Benninghoff/Goerttler

Lehrbuch der Anatomie des Menschen

Benninghoff/Goerttler

Lehrbuch der Anatomie des Menschen

Makroskopische und mikroskopische Anatomie unter funktionellen Gesichtspunkten

Begründet von Professor Dr. Alfred Benninghoff

Fortgeführt von Professor Dr. Kurt Goerttler

Herausgegeben und neubearbeitet von

Professor Dr. Helmut Ferner
Vorstand der I. Anatomischen Lehrkanzel der Universität Wien

und

Professor Dr. Jochen Staubesand
Direktor des Anatomischen Instituts der Universität Freiburg i. Br.

1. Band: Allgemeine Anatomie, Cytologie
   und Bewegungsapparat

2. Band: Eingeweide und Kreislauf

3. Band: Nervensystem, Haut und Sinnesorgane

Urban & Schwarzenberg · München - Wien - Baltimore

Benninghoff/Goerttler

Lehrbuch der Anatomie des Menschen

Makroskopische und mikroskopische Anatomie unter funktionellen Gesichtspunkten

Erster Band

Allgemeine Anatomie, Cytologie
und Bewegungsapparat

Von

Jochen Staubesand

Mit Beiträgen von
Ernst-Günter Afting, Eduard Amtmann, Gerd Brunner,
Hans Fischer, Wolf Georg Forssmann, Benno Kummer,
Erne Maier, Hans-Joachim Merker, Günther Osche, Berton A. Rahn,
Urs N. Riede, Dieter Sasse, Willy Schwarz und Christian Vogel

13., überarbeitete Auflage
556 zum Teil mehrfarbige Abbildungen und 7 Farbtafeln

Urban & Schwarzenberg · München - Wien - Baltimore   1980

Anschrift des Herausgebers:

JOCHEN STAUBESAND, Professor Dr. med., Direktor des Anatomischen Instituts der Albert-Ludwigs-Universität, Albertstraße 17, D 7800 Freiburg i. Br.

Anschriften der Mitarbeiter:

ERNST-GÜNTER AFTING, Priv.-Doz. Dr. rer. nat. et med., Biochemisches Institut der Universität, Hermann-Herder-Straße 7, D 7800 Freiburg i. Br.

EDUARD AMTMANN, Professor Dr. rer. nat., Med. Hochschule Hannover, Anatomisches Institut, Karl-Wiechert-Allee 9, D 3000 Hannover 61

GERD BRUNNER, Univ. Doz. Dr. phil., Institut für Immunologie der Universität, Obere Zahlbacherstraße 67, D 6500 Mainz

HANS FISCHER, Professor Dr. med., Anatomisches Institut der Universität, Albertstraße 17, D 7800 Freiburg i. Br.

WOLF GEORG FORSSMANN, Professor Dr. med., Anatomisches Institut der Universität, Im Neuenheimer Feld 307, D 6900 Heidelberg

BENNO KUMMER, Professor Dr. med., Anatomisches Institut der Universität zu Köln, Joseph-Stelzmann-Straße 9, D 5000 Köln 41

ERNE MAIER, Professor Dr. med., Ministerium für Soziales, Gesundheit und Umweltschutz des Landes Rheinland-Pfalz, Bauhofstraße 4, D 6500 Mainz 1

HANS-JOACHIM MERKER, Professor Dr. med., II. Anatomisches Institut der Universität, Königin-Luise-Straße 15, D 1000 Berlin 33

GÜNTHER OSCHE, Professor Dr. phil. nat., Lehrstuhl für Zoologie I der Universität, Katharinenstraße 20, D 7800 Freiburg i. Br.

BERTON A. RAHN, Priv.-Doz. Dr. med. et med. dent., Laboratorium für experimentelle Chirurgie, CH 7270 Davos Platz

URS N. RIEDE, Professor Dr. med., Pathologisches Institut der Universität, Albertstraße 19, D 7800 Freiburg i. Br.

DIETER SASSE, Professor Dr. med., Anatomisches Institut der Universität, Albertstraße 17, D 7800 Freiburg i. Br.

WILLY SCHWARZ, Professor Dr. med., II. Anatomisches Institut der Universität, Königin-Luise-Straße 15, D 1000 Berlin 33

CHRISTIAN VOGEL, Professor Dr. rer. nat., Lehrstuhl für Anthropologie der Universität, Bürgerstraße 30, D 3400 Göttingen

Benninghoff 1. Auflage 1942, 2. Auflage 1944, 3. Auflage 1948, 4. Auflage 1949
Benninghoff-Goerttler 5. Auflage 1954, 6. Auflage 1957, 7. Auflage 1960, 8. Auflage 1961, 9. Auflage 1964, 10. Auflage 1968 (ISBN 3-541-00240-9), 11. Auflage 1975 (ISBN 3-541-00241-7), 12. Auflage 1978 (ISBN 3-541-00242-5)

CIP-Kurztitelaufnahme der Deutschen Bibliothek

Benninghoff, Alfred:
Lehrbuch der Anatomie des Menschen : makroskop. u. mikroskop. Anatomie unter funktionellen Gesichtspunkten / begr. von Alfred Benninghoff. Fortgef. von Kurt Goerttler. Hrsg. u. neubearb. von Helmut Ferner u. Jochen Staubesand. – München, Wien, Baltimore : Urban und Schwarzenberg.
 Auf d. Haupttitels. auch: Benninghoff-Goerttler.
NE: Ferner, Helmut [Hrsg.]; Goerttler, Kurt [Bearb.]; Benninghoff-Goerttler, . . .
Bd. 1. Allgemeine Anatomie, Cytologie und Bewegungsapparat / von Jochen Staubesand. Mit Beitr. von Ernst-Günter Afting . . . – 13., überarb. Aufl. – 1980.
 ISBN 3-541-00243-3
NE: Staubesand, Jochen [Bearb.]

Für Verlag, Herausgeber und Autorenteam bedeutet es Ermutigung und Ansporn, daß schon nach kaum mehr als einem Jahr der vorliegende Band neubearbeitet werden mußte. Das Buch ist zweifellos trotz seines Anspruchs und seiner im Vorwort zur 12. Auflage (1978) neuerlich prononciert umrissenen Konzeption von den Studierenden weiterhin „angenommen" worden. Noch ist also Raum für ein von den Zwängen sog. Gegenstandskataloge und normierter Curricularmodelle unabhängiges Lehrbuch der Anatomie.

Die vorliegende Neuauflage betraf z. T. tiefgreifende Umgestaltungen — auch formaler Art — mit Schwerpunkten auf den Gebieten der Allgemeinen Anatomie und der speziellen Anatomie des Bewegungsapparates. Die Aufnahme zahlreicher neuer Abbildungen konnte durch das Entgegenkommen des Verlages ermöglicht werden, wodurch sich die Anschaulichkeit der textlichen Darstellung weiterhin verbessern ließ.

Ausgebaut wurden u. a. die Kapitel „Morphologische Untersuchungsmethoden" (Prof. Dr. D. SASSE), „Bau und Funktion tierischer Zellen" (mit Beiträgen von PD Dr. E.—G. AFTING und Prof. Dr. U. N. RIEDE) sowie „Entwicklung und Biologie des Bewegungsapparates" mit einem Kapitel über „Osteosynthese und Knochenreaktion" von PD Dr. B. A. RAHN). Mehr oder weniger weitgehend wurde auch der Teil „Makroskopische Anatomie des Bewegungsapparates" in die Überarbeitung einbezogen. Sehr dankbar bin ich Herrn Professor Dr. AMTMANN für die Neubearbeitung des „Atemmechanismus" und Herrn Prof. Dr. E. MAYER für die Einbringung bisher unberücksichtigter Gesichtspunkte zur Anatomie des Fußes. Eingefügt wurde ein Kapitel über die „Erklärung wichtiger Begriffe und Fachausdrücke" zur Makroskopischen Anatomie des Bewegungsapparates (Dr. med. HUBERT SCHMIEBUSCH).

Autoren und beteiligten Mitgliedern des Verlags Urban & Schwarzenberg (allen voran Herrn A. GULLATH) danke ich aufrichtig für hervorragende und verständnisvolle Kooperation, meinen unmittelbaren Mitarbeitern für ihre unermüdliche, engagierte und kompetente Zuarbeit während aller Phasen dieser Neuauflage, stellvertretend nenne ich Frau G. ADELMANN, Frau M. ENGLER und Frau Dr. med. HEIDRUN SCHMIEBUSCH.

Freiburg, im Frühjahr 1980   J. STAUBESAND

Aus dem Vorwort zur 1. Auflage

Das geistige Band, das in diesem Buch die Teile zusammenhalten soll, ist die Funktion, d. h. die Bedeutung des Gliedes für das Ganze. Es hatte sich in langjähriger Arbeit gezeigt, daß bei dieser funktionellen Betrachtungsweise manche Einzelheit ihre Isolierung verlor und in einen größeren Zusammenhang eingefügt werden konnte. Daraus aber ergaben sich große Vorteile für den Unterricht, denn es ist leichter, Teile im wirkenden Zusammenhang zu begreifen, als eine Summe beziehungsloser Einzelheiten sich einzuprägen.

Da ein Lehrbuch eine andere Aufgabe hat als die, ein Handbuch des Fachwissens zu sein, ist es nicht erwünscht, daß es sich streng gegen die Nachbarfächer abgrenzt. Es muß vielmehr versuchen, Brücken zu schlagen und darf es nicht dem Lernenden allein überlassen, sich aus den Einzelfächern ein Bild des Menschen zusammenzusetzen. Daher wurde versucht, die Betrachtung womöglich so weit zu führen, daß die Physiologie, die Pathologie und die Klinik den Faden direkt aufnehmen können. Alles, was zur Erfassung der lebendigen Form dient, ist uns daher willkommen, auch wenn es nicht allein mit anatomischen Methoden gewonnen wurde.

Möchte das Ziel dieser gemeinsamen Bemühungen erreicht werden, die Anatomie bei den Studierenden und Ärzten zu einer lebendigen Wirksamkeit zu bringen und sie zu einer schöpferischen Grundlage der ärztlichen Wissenschaft und des ärztlichen Denkens werden zu lassen.

Kiel, im November 1938   ALFRED BENNINGHOFF

Aus dem Vorwort zur 5. Auflage

Das Vermächtnis, dieses Buch weiterzuführen, ist mir zur Aufgabe geworden. Ihr Ziel ist die Erhaltung der gedanklichen Gestalt des Ganzen, trotz aller Änderungen im einzelnen, die durch den Fortschritt unserer wissenschaftlichen Erkenntnisse und notwendigerweise auch durch meine persönliche Auffassung sich ergeben werden.

Freiburg, im Juni 1954   KURT GOERTTLER

Aus dem Vorwort zur 11. Auflage

Der vorliegende 1. Band des neuaufgelegten, von ALFRED BENNINGHOFF begründeten, später von KURT GOERTTLER fortgeführten und mitgeprägten Lehrbuches der Anatomie des Menschen „dargestellt unter Bevorzugung funktioneller Zusammenhänge" ist – vor allem in den Kapiteln der Allgemeinen Anatomie – tiefgreifend verändert worden. Bei Planung und Gestaltung der Neuauflage galt es, einem Zeitgeist zu widerstehen, der einem breiter angelegten Anatomie-Lehrbuch entgegenstand. Doch der Weg zum „Kurzlehrbuch" sollte keinesfalls beschritten werden. Als Gegengewicht zu der vom Gesetzgeber verordneten einschneidend reduzierten anatomischen Ausbildung der Medizinstudenten war vielmehr ein Lehrbuch erforderlich, das die verschiedenen Aspekte der Anatomie aufzeigen und die Eigeninitiative der Lernenden wecken und fördern sollte.

Ein als Einführung, systematischer Leitfaden und Nachschlagewerk konzipiertes Buch stellte besondere didaktische Anforderungen. Mehrere Kapitel wurden neu eingefügt, andere erweitert, ergänzt und vertieft, andere durch Straffung des Textes konzentriert.

Besonderen Wert habe ich auf die Verbesserung des Bildmaterials gelegt. Schwerpunkte lagen hier bei den cytologisch-histologischen Teilen und bei den Kapiteln des speziellen Bewegungsapparates, denen u. a. eine ganze Reihe zusätzlicher Röntgenbilder beigegeben wurde.

Die neu eingefügten Schwarz-Weiß- und Farbvorlagen hat Frau G. PAPANTONIOU-KOSANKE angefertigt, die meine Vorstellungen mit großem Einfühlungsvermögen verwirklicht hat.

In allen Teilen des Bandes wurden die Hinweise auf klinische Zusammenhänge vermehrt, um schon dem Anfänger deutlich zu machen, daß verantwortungsbewußtes ärztliches Handeln in vielen Bereichen bis ins einzelne gehende anatomische Kenntnisse zur Voraussetzung hat. Anatomie ist aber keineswegs nur eine aufs Praktische zielende Wissenschaft. Die in den einleitenden Kapiteln behandelten Grundlagen möchten den Zugang zu anthropologischen und biologischen Problemen öffnen. Für diesen Teil des Bandes haben spezielle Sachkenner Beiträge geliefert, die eine wesentliche Bereicherung des Bandes bedeuten. Den Autoren dieser Beiträge danke ich für ihre verständnisvolle Zusammenarbeit. Alle nicht namentlich gekennzeichneten Kapitel habe ich als Herausgeber verfaßt bzw. unter Verwendung der Texte früherer Auflagen neubearbeitet.

Freiburg i. Br., im März 1975   JOCHEN STAUBESAND

Aus dem Vorwort zur 12. Auflage

Seit dem Erscheinen der 11. Auflage des 1. Bandes dieses Lehrbuches sind drei Jahre vergangen. Die – fast wider Erwarten – schon nach dieser Zeit erforderlich gewordene Neuauflage hatte – mit Schwerpunkten in den Kapiteln der Allgemeinen Anatomie, der Cytologie und der Baumaterialienkunde des Bewegungsapparates – viele neue Ergebnisse zu berücksichtigen. Sollte doch an dem Anspruch festgehalten werden, den Studenten ein modernes Lehrbuch der funktionellen Anatomie in die Hand zu geben, in dem die Betrachtung womöglich so weit zu führen war, daß Physiologie, Pathologie und Klinik den Faden direkt aufnehmen können – wie es ALFRED BENNINGHOFF programmatisch im Vorwort zur 1. Auflage (1938) gefordert hatte.

Gerade in der heutigen Zeit, in der die Verkürzung der vorklinischen Ausbildung bei gleichzeitigem Fächer- und Wissenszuwachs die anatomische Ausbildung im Hörsaal immer mehr zurückdrängt, fallen dem anspruchsvolleren Lehrbuch wachsende Bedeutung und Verantwortung zu. Die Morphologie erzieht zum erkennenden Betrachten, Begreifen und Verstehen. Sie kann – oder sollte jedenfalls – nicht nur in rein verbalen Formulierungen vermittelt oder gar „per Fragebogen abgerufen" werden. Um deutlich von solchen Verfahren Distanz zu halten, ist bewußt jeder Hinweis auf einen „Gegenstandskatalog" vermieden worden. Daß die Autoren die von ihnen bearbeiteten Gebiete möglichst weitgehend dem heutigen Wissensstand anzupassen versucht haben, war selbstverständlich und bedurfte keiner besonderen Orientierungshilfe.

Einer ganzen Reihe in- und ausländischer Fachkollegen habe ich für hilfreichen Zuspruch und kritische Anregungen zu danken. Auch von studentischer Seite kamen nach Erscheinen der letzten Auflage überraschend viele positive Zuschriften, z. T. mit Hinweisen und Wünschen, die in der Neuauflage so weit wie möglich berücksichtigt wurden.

Mein besonderer Dank gilt den Mitarbeitern des Anatomischen Instituts der Universität Freiburg für ihre andauernde Unterstützung.

Den Kollegen, die ihre Beiträge für dieses Buch neu durchgearbeitet haben, danke ich für ausgezeichnete Kooperation, ebenso wie Herrn Dr. GERD BRUNNER, der für das neu aufgenommene Kapitel über die Zellmembran verantwortlich ist. Kollegen, die mir umfangreichere Hinweise gegeben bzw. größere Änderungsvorschläge unterbreitet haben, wurde an jeweils entsprechender Stelle gedankt.

Freiburg i. Br., im Januar 1978   J. STAUBESAND

Verzeichnis der Farbtafeln

Inhalt

3. Entwicklung und Biologie des Bewegungsapparates

4. Makroskopische Anatomie des Bewegungsapparates

Allgemeine Anatomie

1.1. Zur Evolutionsbiologie des Menschen
Historische Aspekte der menschlichen Anatomie

Von GÜNTHER OSCHE

Evolution und Zeugnisse für die Abstammung des Menschen

Die Verwandtschaft mit den Affen

Der Mensch nimmt unter allen Lebewesen eine besondere Stellung ein. Der Besitz einer Symbole verwendenden Lernsprache, seine Fähigkeit, rational zu denken, die Entwicklung einer Technik und Kultur heben ihn weit über alles Tierische hinaus. Dennoch weist er eine Fülle Übereinstimmungen mit den Tieren auf, ist er trotz aller „Sonderstellung" *auch* ein Tier. Innerhalb des Tierreichs sind es vor allem die Affen *(Primaten)*, denen er besonders nahesteht. Schon ARISTOTELES, der die dem Menschen am meisten ähnlichen Menschenaffen (z. B. Schimpanse und Gorilla) noch gar nicht kannte, sondern nur von den „Tieraffen", wie Makaken und Paviane wußte, hat den Menschen als den Affen nahestehend betrachtet. Der englische Anatom und Chirurg EDWARD T. TYSON hat schon 1699 eine vorbildliche Sektion eines jungen Schimpansen, den er *Homo troglodytes* (Waldmensch) nannte, vorgenommen und dabei 47 Übereinstimmungen festgestellt, in denen der Schimpanse dem Menschen mehr gleicht als den Tieraffen. Als der bedeutende schwedische Systematiker CARL V. LINNÉ in seinem Werk „Systema Naturae" den großartigen Versuch unternahm (erste Auflage 1735, die bedeutende 10. Auflage 1758) die Fülle der Arten zu ordnen, stellte er den Menschen als Homo sapiens in dieselbe Gattung *(Homo)* wie den Schimpansen (damals als Homo troglodytes) und den Menschen zusammen mit den Affen in die Gruppe der „Herrentiere" (Primates).

Dies alles geschah noch vor der Entwicklung des Evolutionsgedankens (erst im 19. Jahrhundert). Man sah in den Übereinstimmungen von Affen und Mensch den Ausdruck eines gemeinsamen Schöpferplanes, ging also von einer rein typologischen Betrachtungsweise aus. Mit der Entwicklung der Evolutionstheorie, vor allem durch CHARLES DARWIN (1859), nach der die Mannigfaltigkeit der Organismen im Laufe der Jahrmillionen der Erdgeschichte entstand, also auf gemeinsame Ahnen zurückführbar ist (stammesgeschichtliche Entwicklung = *Phylogenese)*, konnte die bislang rein typologisch gesehene Formenverwandtschaft des Men-

schen nun als Abstammungsverwandtschaft verstanden werden. Heute wissen wir, daß der Mensch in einer Jahrmillionen während stammesgeschichtlichen Entwicklung aus äffischen Vorfahren hervorgegangen ist und mit den heute lebenden Menschenaffen auf gemeinsame Ahnen zurückgeführt werden kann (s. Kapitel Kurzer Abriß der Fossilgeschichte des Menschen).

Homologie als Zeugnis für stammesgeschichtliche Verwandtschaft

Ganz allgemein bezeichnen wir im Organismenreich Organe und Strukturen, die in besonderer Weise Übereinstimmungen aufweisen (z. B. die gleiche Lage im Gefügesystem eines Organismus einnehmen) als homolog *(Homologie)*. Solche Übereinstimmungen beruhen auf einer gemeinsamen Information, die den „Plan" darstellt, nach dem in der Individualentwicklung, der sog. *Ontogenese*, die Organe in ihrem spezifischen Bau angelegt und ausgebildet werden. Wir wissen heute, daß diese spezifische Information als Erbinformation in der DNS der Chromosomen festgelegt ist und daß sie durch Vererbung nur von Eltern auf deren Kinder weitergegeben werden kann. Der Nachweis der homologen Ausbildung von Organen bei verschiedenen Arten, zwischen denen heute keine Kreuzung und daher kein Austausch von Erbinformation möglich ist, ist daher ein Beleg dafür, daß die heute getrennten Arten auf einen gemeinsamen Ahnen zurückführbar sind, ihre Übereinstimmungen also ein gemeinsames altes Erbe darstellen.

Mechanismen der Evolution und die Anpassung

Da der Mensch nicht nur eine Kulturgeschichte, sondern auch eine Naturgeschichte aufweist, ist es zu einem Verständnis seiner spezifischen Organisation (also auch seiner Physiologie und seines Verhaltens) unerläßlich, den Weg seiner stammesgeschichtlichen Entwicklung mit zu berücksichtigen und somit den historischen Aspekt hinzuzufügen. Es ist eine der wesentlichen Aufgaben der *Human-*

biologie, dies zu tun, und an Hand einiger Beispiele soll dies im folgenden geschehen. Die stammesgeschichtliche Entwicklung *(Phylogenese* oder *Evolution)* einer Organismengruppe ist ein Prozeß, der sich über lange Zeiträume in der Generationenfolge abspielt. Durch Erbänderungen *(Mutationen)* und immerwährende *Neukombination* der verschiedenen Erbanlagen durch *sexuelle Fortpflanzung* entsteht eine hohe *genetische Variabilität,* die bei der Vielzahl der Erbanlagen so groß ist, daß kein Individuum (ausgenommen eineiige Zwillinge) dem anderen völlig gleicht. Durch die *natürliche Auslese (Selektion)* kommt es dazu, daß die Träger von Erbeigenschaften, die sich unter bestimmten Umweltbedingungen als günstiger (besser angepaßt) erweisen, mit höherer Wahrscheinlichkeit einen größeren Fortpflanzungserfolg (mehr Nachkommen) haben als andere und dadurch ihre Erbeigenschaften in der nächsten Generation zahlreicher vertreten sind. Dies führt über die Generationenfolge hinweg zu einer Änderung der genetischen Zusammensetzung der Population, damit natürlich auch zu einer Änderung ihrer „Eigenschaften", und das ist es, was wir als stammesgeschichtlichen Wandel, als Phylogenese bezeichnen *Selektionstheorie* DARWINS). Im Verlauf der Phylogenese einer Gruppe werden dabei auch neue Umweltbezüge erschlossen, neue Lebensweisen entwickelt und in Anpassung an diese durch Selektion die Eigenschaften abgewandelt. Dabei übernehmen alte Organe häufig neue und andere Funktionen *(Funktionswechsel),* wofür auch die Evolution zum Menschen Beispiele liefert (s. unten).

Der stammesgeschichtliche Wandel vollzieht sich in kleinen Schritten, also gleitend und langsam. Die Organismen müssen in jeder Phase ihrer Phylogenese an ihre Umwelt angepaßt sein *(Anpassungen, Adaptationen* aufweisen), sonst würden sie aussterben. Organismen können also während ihrer stammesgeschichtlichen Umwandlung niemals ihren „Betrieb wegen Umbau geschlossen" halten. Phylogenese bedeutet deshalb „Umbau" und „Anbau", nicht „Neubau". Darauf ist es zurückzuführen, daß die heutigen Lebewesen — auch der Mensch — in ihrem Bau (und in ihrer Ontogenese, s. unten) Spuren ihrer stammesgeschichtlichen Entwicklung aufweisen, historische Reste, d. h. „Anpassungen von gestern", die uns neben den fossilen Funden (s. diese) wichtige Hinweise auf den stammesgeschichtlichen Weg des Menschen geben und die nur historisch zu verstehen sind. Auf solche Bildungen des Menschen wird im folgenden an einigen Beispielen besonders hingewiesen.

Keimesentwicklung (Ontogenese) und Stammesentwicklung (Phylogenese)

Wenn es im Laufe der Generationenfolge einer Art zu phylogenetischen Umwandlungen kommt, dann müssen sich diese über Umwandlungen in der Keimesentwicklung manifestieren. Da, wie wir sagten, solche Umwandlungen nur in kleinen Schritten, durch „Umbau" und „Anbau" möglich sind, ist zu erwarten, daß in der Keimesentwicklung zuerst „ursprüngliche" Zustände angelegt, also „wiederholt" werden *(Rekapitulation),* ehe solche Anlagen u. U. über einen „Umweg" (Umwegentwicklung) durch „Umbau" oder „Anbau" in die fortgeschrittenere (abgeleitete) Form überführt werden. Insofern könnte die Ontogenese Hinweise auf die Phylogenese eines Organismus geben. In der Tat sind z. B. frühe Keimesstadien von Wirbeltieren, seien es nun Fisch-, Molch-, Vogel- oder Säugetierkeime, in der Grundorganisation (Grundgestalt) einander außerordentlich ähnlich, weshalb KARL ERNST VON BAER schon 1828 sein *„Gesetz der Embryonenähnlichkeit"* formulierte. Vorher (1821) hat der Anatom JOHANN FRIEDRICH MECKEL d. J. festgestellt, daß in der menschlichen Embryonalentwicklung der Uterus zunächst ein proximal noch weitgehend getrenntes, zweiteiliges Stadium durchläuft, das an den sog. Uterus bicornis erinnert, wie wir ihn bei niederen Affen finden, und erst später in der Ontogenese eine weitergehende Verwachsung zum einheitlichen Uterus simplex führt. Vor allem der Zoologe ERNST HAECKEL hat aus diesen Tatbeständen seine sog. *biogenetische Grundregel* formuliert (1866 und 1874), wonach es in der Ontogenese zu einer kurzen „Rekapitulation" der Phylogenese kommen soll, die Keimesgeschichte also einen kurzen Auszug der Stammesgeschichte darstellt. Wir wissen heute, daß diese Regel, wenn man sie auf die Entwicklung des gesamten Organismus mit dem raumzeitlichen Zueinander aller Organe bezieht, viele Ausnahmen aufweist. Bezogen auf die Ausformung (Morphogenese) von einzelnen Organen in der Keimesentwicklung, kommt es jedoch in sehr zahlreichen Fällen zu Rekapitulationen von embryonalen Anlagen, wie sie Ahnenformen zukamen, so daß die Keimesentwicklung in der Tat wichtige Hinweise auf den stammesgeschichtlichen Weg eines Organs (und damit seines Trägers) geben kann. Kommt es während der Embryonalentwicklung eines Organismus zu Störungen, die zu einer Hemmung der weiteren Organmorphogenesen führen, so können u. U. solche rekapitulierten Ahnenzustände als sog. *Atavismen* auch am voll ausgebildeten Organismus persistieren.

Beispiele für Rekapitulationen in der Ontogenese des Menschen

Betrachtet man einen menschlichen Embryo etwa am Ende des ersten Monats (bei einer Länge von ca. 7 mm), so stellt man eine Reihe von Eigenschaften fest, die dem fertig entwickelten Organismus fehlen oder bei ihm anders gestaltet sind, die also im weiteren Verlauf der Ontogenese rückgebildet oder umgebaut werden (Abb. 1.1—1). Die auffallendsten davon sind:

Die Anlage einer Kiemenregion

In der Kopf- und Halsregion kommt es zur Ausbildung von eigenartigen Wülsten und Gruben (Abb. 1.1—1). Lateralen Ausstülpungen des vorderen Darmabschnittes (Schlundtaschen) stehen Einsenkungen der Haut (Hautfurchen) gegenüber. Gleichartige Bildungen finden sich auch bei Fischembryonen und stellen hier die Anlage der Kiemenregion dar. Bei Fischen brechen im Verlauf der weiteren Ontogenese die Trennwände zwischen den Schlundtaschen und Hautfurchen durch, und es entstehen so die Kiemenspalten. Beim Menschen unterbleibt dieser Durchbruch. Bei ihm entwickelt sich aus der vordersten Schlundtasche jederseits die Paukenhöhle (Mittelohr), die ihre offene Verbindung zum Rachenraum als EUSTACHIsche Tube beibehält. Entsprechende „Kiemenanlagen" finden wir in der Ontogenese aller Landwirbeltiere. Sie sind nur als eine Rekapitulation eines Anlagesystems zu verstehen, wie es den Fischen zukommt. Diese Entwicklung zeigt daher, daß die Landwirbeltiere *(Tetrapoden)* auf Fische als Ahnen zurückgeführt werden müssen, ein Schluß, der auch durch fossile (versteinerte) Übergangsformen zwischen Fischen und ersten Landwirbeltieren *(Amphibien)* belegt ist.

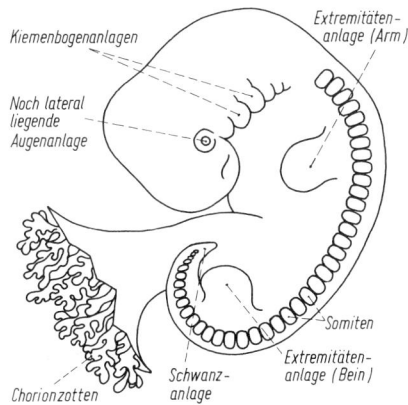

Abb. 1.1—1. *Menschlicher Embryo Anfang des 2. Monats, ca. 7 mm lang* (nach GILBERT aus MOODY: Introduction to evolution. Harper, New York 1964).

Als *Mißbildung* kommen beim Menschen gelegentlich Halsfisteln vor, die auf dem anomalen (oft auch nur einseitigen) Durchbruch einer solchen embryonalen Kiemenanlage beruhen können.

Die Lageveränderung der Augen

Derselbe Embryo läßt weiter die Anlagen der Augen ganz an der Seite des Kopfes (lateral) erkennen (Abb. 1.1—1), während sie beim neugeborenen Menschen doch weit nach vorne (frontal) gestellt sind, wodurch ein stereoskopisches Sehen ermöglicht wird (s. unten). Diese „Wanderung" der Augen nach frontal findet erst im Verlauf der weiteren Embryonalentwicklung statt. Die zunächst laterale Anlage rekapituliert einen Zustand, wie wir ihn bei der Mehrzahl der Wirbeltiere zeitlebens finden (so etwa bei Fischen, Eidechsen, Mäusen, Pferden usw.).

Die Anlage eines Schwanzes

Schließlich zeigt der menschliche Embryo auch die Anlage eines äußeren Schwanzes, in der auch Entwicklungsstadien (hier als Somiten) von 8—9 Schwanzwirbeln zu erkennen sind (Abb. 1.1—1). Ein Schwanz findet sich bei vielen Säugetieren, auch bei Affen, fehlt aber den Menschenaffen und dem Menschen stets. Die Anlage eines Schwanzes beim Menschen ist eine typische Rekapitulation. Seine Anlage wird im Laufe der Embryonalentwicklung auch wieder abgebaut, und die dabei erhalten bleibenden vier Schwanzwirbel verschmelzen zum Steißbein (Os coccygis), das im Inneren des Körpers verborgen bleibt. In seltenen Fällen kommt es jedoch auch beim Menschen als *Atavismus* zu einem Persistieren der äußeren Schwanzanlagen, so daß auch nach der Geburt ein äußeres Schwänzchen, z. T. sogar mit quergestreifter (willkürlicher) Muskulatur versehen, erhalten bleibt.

Das fetale Haarkleid (Lanugo)

Eine weitere typische Rekapitulation in der menschlichen Embryonalentwicklung tritt erst später auf und ist daher in Abb. 1.1—1 nicht zu erkennen. Während der Mensch, im Gegensatz zu den Säugetieren (auch den Menschenaffen), eine weitgehende Reduktion der Körperbehaarung aufweist (s. unten), kommt es während des 7. bis 9. Monats der Fetalentwicklung zur Ausbildung eines relativ langen, aus Wollhaar bestehenden Haarkleides am ganzen Körper. Dieses fetale Haarkleid *(Lanugo)* erinnert an die Wollhaare im Pelz von Säugetieren, wird jedoch schon vor der Geburt, also bevor es Funktionen übernehmen könnte, wieder abgestoßen und ist daher ein typischer „historischer Rest" in der Entwicklung. Auch hier kommt es gele-

5

gentlich zu einem Persistieren dieses Haarkleides bis zum ausgewachsenen Menschen („Löwenmenschen").

Der embryonale Augenverschluß

Ein besonders interessantes Beispiel für Rekapitulationsentwicklung beim Menschen ist schließlich das feste „Verkleben" der Augenlider im 3. Embryonalmonat (Augenverschluß). Schon im 7. Monat öffnen sich die Lider wieder. Etwa gleichzeitig mit dem Augenverschluß kommt es auch zu einem vorübergehenden Verschluß der Nasenöffnung. Dieses eigenartige Verhalten ist nur historisch zu verstehen. Viele Säugetiere, so etwa die Mäuse, Kaninchen, Katzen und Hunde, aber auch manche Halbaffen (die primitivste Gruppe der Primaten), werden auf einem noch recht unentwickelten Stadium nackt und blind, mit verschlossenen Augen, Nasen und oft auch Ohren geboren. Sie sind auch in ihrer Fortbewegungsweise noch nicht ausgereift und bleiben daher als „Nesthocker" im Nest sitzen. Der Verschluß von Auge, Nase und Ohr schützt die sich nach der Geburt noch weiter entwickelnden Sinnesorgane und erhält ihnen auf diese Weise das feuchte Milieu, das während des intrauterinen Lebens vom Fruchtwasser geliefert wurde. Diesen Nesthockern unter den Säugetieren stehen die sog. Nestflüchter gegenüber, die mit offenen Augen (Nasen und Ohren) zur Welt kommen und vielfach auch wenige Minuten nach der Geburt schon voll bewegungsfähig sind, wie etwa Rinder, Pferde, Robben und Elefanten. Auch der Mensch, wenngleich für Monate nach der Geburt noch recht hilflos, kommt mit offenen Sinnesorganen zur Welt. So wie er rekapitulieren jedoch auch die Embryonen all der Nestflüchter unter den Säugetieren während der Embryonalentwicklung ein Stadium, in dem es zum schützenden Verschluß der Augen (und der übrigen Sinnesorgane) kommt, ein Prozeß, der nur als Rekapitulation einer Sonderentwicklung der Nesthocker zu verstehen ist. Wir wissen heute, daß die ursprünglichen Säugetiere (auch unter den heute lebenden, z. B. die Spitzmäuse) Nesthocker waren, Nestflüchter also die abgeleitete Situation darstellen und heute noch in der Embryonalentwicklung durch den Verschluß der Sinnesorgane „Vorbereitungen" für eine vorzeitige Geburt rekapitulieren, die nicht stattfindet.

Überzählige Brustdrüsen

Zum Schluß sei noch auf bei einzelnen Individuen des Menschen gelegentlich auftretende Bildungen verwiesen, die ebenfalls auf dem aberranten Erhaltenbleiben ursprünglicher Zustände beruhen, was man allgemein als „Rückschlag" oder Atavismus bezeichnet. Der Mensch — und die Mehrzahl der Affen — sind durch zwei brustständige (pektorale) Milchdrüsen (Mammae) und Brustwarzen (Papillae mammae) im weiblichen Geschlecht charakterisiert (die auch beim Mann schwächer entwickelt sind). Diese geringe Zahl von Brustdrüsen entspricht der geringen Zahl von ein bis höchstens zwei Nachkommen pro Schwangerschaft, wie sie für die meisten Primaten charakteristisch ist (s. unten). Säugetiere mit mehr Jungen pro Wurf haben daher eine entsprechende größere Anzahl von Mammae (z. B. Hunde, Schweine, aber auch manche Halbaffen, letztere bis zu drei Paar). Diese sind entlang einer embryonal angelegten sog. Milchleiste angeordnet, die von der Achsel zur Leistenbeuge führt. Gelegentlich entwickeln sich nun auch beim Menschen (selbst beim Mann) überzählige Brustwarzen, die ganz entsprechend auf dieser „Milchleiste" angeordnet sind und damit einen Zustand „rekapitulieren", wie er für ursprünglichere Säugetiere mit mehreren Jungtieren pro Wurf charakteristisch ist.

„Schlüsselmerkmale" und die Bildung neuer ökologischer Nischen

Die Selektion, die zu den Anpassungen (Adaptationen) der Organismen im Laufe der Phylogenese führt (s. oben), hängt wesentlich vom Umweltbezug der Organismen, von der Art und Weise, wie sie sich mit ihrer Umwelt auseinandersetzen, ab. Im Laufe der Evolution des Organismenreiches haben bestimmte Tiergruppen immer wieder neue Umweltbezüge erschlossen und damit Tausende verschiedener Möglichkeiten realisiert, auf dieser, unserer Erde zu leben. So wurde von den Wirbeltieren, ausgehend von den Fischen, das Land erobert, was zu einer Fülle von Anpassungen an das terrestrische Leben und zur Entstehung der Landwirbeltiere (Tetrapoda) führte. Die Evolution der Vögel ist mit der Entwicklung des Flugvermögens und damit der Erschließung und Nutzung des vorher unzugänglichen Luftraumes verbunden, um nur zwei besonders bekannte Beispiele zu zitieren. Die Erschließung neuer Umweltbezüge, die Entwicklung einer neuen Nutzung der Umweltgegebenheiten, nennt man in der Evolutionsbiologie die Bildung einer neuen „ökologischen Nische". Die Evolution der Organismen ist verbunden mit der Bildung immer wieder neuer ökologischer Nischen. Dabei sind die in der Stammesgeschichte einer Gruppe entwickelten Anpassungen an eine bestimmte ökologische Nische oft wichtige Voraussetzungen (Präadaptationen oder Prädispositionen) zur Erschließung einer anderen neuen Nische. Man spricht in solchen Fällen geradezu von „Schlüsselmerkmalen", ohne deren vorhergegangene Entwicklung bestimmte, später realisierte ökologische Nischen einer Art oder Gruppe gar nicht hätten gebildet werden können. Wenigstens zwei der wichtigsten Etappen in der Evolution der Säugetiere, die die Entwicklung zum Menschen vorbereitet (d. h. die nötigen Schlüsselmerkmale zur Ausbildung der typischen ökologischen Nische des Menschen bereitgestellt) und ermöglicht haben, seien kurz diskutiert.

Der Erwerb der arborikolen Lebensweise durch die Säugetiere und ein Überblick über die Hauptgruppen der Primaten

Die ursprünglichen Säugetiere, heute noch durch die Insektivoren (z. B. Spitzmäuse) vertreten, waren bodenbewohnende, nachtaktive Tiere. Die Warmblütigkeit erlaubte den ursprünglichen Säugern (im Gegensatz zu den von der Sonnenbestrahlung als Wärmequelle abhängigen, wechselwarmen Kriechtieren, von denen sie sich ableiten) Aktivität in der Nacht. Als Anpassung an die *ursprünglich nächtliche Lebensweise der Säugetiere* finden wir u. a. ein Zurücktreten der Orientierung durch das *Auge*. Den meisten ursprünglichen Säugetieren fehlt daher ein *Farbensinn* — worin auch begründet ist, daß viele Säugetiere wenig bunt sind, da Farbe im Sozialkontakt keine Rolle spielen kann (man vergleiche dagegen die bunte Fülle der farbtüchtigen Reptilien und Vögel).

Dagegen sind Sinne, die auch nachts eine Orientierung ermöglichen, stark entwickelt. Der gut ausgebildete *Geruchssinn* vieler Säuger äußert sich in einer stark entwickelten Nasenregion (Schnauzenbildung) und in der starken Entwicklung von Duftdrüsen, da Düfte im Sozialkontakt eine dominierende Rolle spielen (Hunde).

Weiter ist der *Tastsinn* bei Säugern primär stark entwickelt. Tasthaare (Vibrissen), an der Nasen- und Augenregion (Schnurrhaare der Katze), ein nackter, meist feuchter Nasenspiegel *(Rhinarium)*, der stark tastempfindlich ist (z. B. beim Hund), sind typische Anpassungen an taktile Orientierung.

Auch der *Gehörsinn* der Säuger ist gut entwickelt. Nur sie besitzen im Gegensatz zu den Reptilien und Vögeln eine meist bewegliche äußere Ohrmuschel, die eine bessere Schallortung ermöglicht. Selbst der Mensch besitzt noch Reste einer Muskulatur zum Bewegen der Ohrmuscheln. Ein entscheidender Schritt zur Ausbildung einer neuen „Großnische" (auch *ökologische Zone* genannt) in der letztlich auch zum Menschen führenden Entwicklung war die Erschließung der Bäume als Lebensraum, die Ausbildung der *arborikolen (baumbewohnenden) Lebensweise*. Damit wurden die Blätter, Früchte und Insekten der Baumwipfel als Nahrungsquelle nutzbar. An den Boden gebundenen Raubtieren

könnte auf diese Weise entgangen werden. Freilich machte die Fortbewegung auf den Ästen und Zweigen der Bäume eine Fülle von Anpassungen erforderlich, die in der Frühphase der Primatenevolution ausgebildet werden mußten. Der Weg zur arborikolen Lebensweise wurde offensichtlich schon früh in der Evolution der Säugetiere durch die ursprünglichen Insektivoren, spitzmausähnliche Säuger, eingeschlagen und führte zur Entwicklung der Affen, der Primaten. Die heute u. a. in Südasien lebenden, etwa eichhorngroßen, sog. *Spitzhörnchen (Tupajas)* können als Modelle für diesen Entwicklungsweg dienen, zeigen sie in ihrer Organisation doch sowohl Züge, die an die Insektivoren, als auch solche, die an Primaten erinnern.

Die *Primatenorganisation* tritt uns auch heute noch in unterschiedlicher „Evolutionshöhe" entgegen. Da gibt es die primitiven sog. *Halbaffen (Prosimia)*, die z. B. mit den Lemuren heute im wesentlichen auf Madagaskar (wo es keine höheren Affen gibt, die ihnen Konkurrenz machen können) erhalten geblieben sind. Eine „höhere", spätere „Entwicklungsstufe" stellen die sog. „höheren Affen" *(Simia)* dar, unter denen man die *Breitnasenaffen (Platyrrhini)* oder Neuweltaffen (ausschließlich in Südamerika verbreitet) und die *Schmalnasenaffen (Catarrhini)* unterscheiden kann, die mit ca. 200 Arten die alte Welt (Afrika und Asien) besiedeln. Zu den Schmalnasenaffen gehören die *Tieraffen (Cercopithecoidea)*, mit den Meerkatzen, Makaken, Pavianen und anderen und die *Hominoidea*, als welche die Gibbons (Hylobatidae), die *Menschenaffen (Pongidae)* und Menschen *(Hominidae)* zusammengefaßt werden. Der heutige Mensch, als einzige lebende Art der Familie der Hominidae, stellt also die Schwesterfamilie zu den Gibbons und den Menschenaffen (Pongidae) dar, zu welch letzteren der *Schimpanse (Pan)*, der *Gorilla (Gorilla)* und der *Orang-Utan (Pongo)* gehören.

Welches waren nun die typischen Anpassungsmerkmale, die auf dem Weg zur arborikolen Lebenweise (und damit zu den Primaten) entwickelt wurden und die Schlüsselmerkmale für die weitere Entwicklung zum Menschen darstellen?

Anpassungen an die arborikole Lebensweise als Schlüsselmerkmale für die Evolution zum Menschen

Während die primitiven Primaten wohl, wie heute noch die Tupajas, mit den Krallen an ihren Fingern und Zehen, ähnlich wie die Eichhörnchen, kletterten und auf Ästen liefen, gilt als typische Anpassung an die kletternde Lebensweise bei den Affen die Ausbildung der fast allen Primaten eigenen *Greifhände und Greiffüße* — denen sich bei manchen südamerikanischen Breitnasenaffen zusätzlich noch (gewissermaßen als 5. „Extremität") ein *Greifschwanz* (Wickelschwanz) zugesellt. Die Ausbildung von Greifhand und Greiffuß (Abb. 1.1—2 und 1.1.—8) wird dadurch erreicht, daß an den an sich relativ ursprünglich gebliebenen 5-strahligen *(pentadaktylen) Extremitäten*, wie wir sie z. B. auch bei vielen Reptilien und Amphibien finden, der erste Strahl (Daumen bzw. Großzehe) abgespreizt und durch Rotation den anderen Fingern gegenübergestellt (opponiert) werden kann (Abb. 1.1—2). Dadurch wird ein Umfassen von Ästen und Zweigen möglich. Verbunden mit dieser Ausbildung von Greifextremitäten ist die Umwandlung der Krallen in *Plattnägel*, wie sie für Primaten charakteristisch sind. Ein Einhaken von Krallen ist nicht mehr nötig, und durch Nägel werden die Fingerkuppen versteift. Solche Greifwerkzeuge ermöglichen auch eine beträchtliche Körpergrößensteigerung, da der Griff auch einem schweren Körper Halt gibt.

Zur Erhöhung der *Haftfestigkeit* besitzen alle Primaten auf den Handflächen und auf den Fingerkuppen ein charakteristisches Hautleistensystem (Dermatoglyphia). Finger und Handflächen bleiben daher auch nackt. Das individuell variable Hautleistenmuster (Fingerabdruck des Menschen in der Kriminalistik, für Abstammungsbeurteilungen und als Hinweis auf bestimmte chromosomale Aberrationen und konstitutionelle Anomalien)

wirkt wie das Haftprofil von einem Autoreifen (Abb. 1.1—2) und wird in der Haftfähigkeit noch dadurch unterstützt, daß dort keine Talgdrüsen vorhanden sind, jedoch zahlreiche besonders große Schweißdrüsen „Haftflüssigkeit" ausscheiden (vgl. das „In-die-Hände-Spucken" bei kräftiger Handarbeit). Da jetzt die Hände und Füße beim Klettern vorausgehen, sind die Hand- und Fußflächen und die Fingerkuppen (durch das Fehlen von Krallen freigelegt) auch besonders stark innerviert und vermitteln taktile Reize. Vibrissen und Tastempfindung in der Nasenregion (wie bei den Bodenformen, bei denen der Kopf bei der Bewegung vorangeht) sind bei den Primaten dagegen zurückgebildet.

Ursprüngliche Primaten (Halbaffen) bewegen sich im Geäst vielfach auch springend fort, wobei die Hinterextremitäten die Antriebskraft liefern. Damit ist korreliert eine Verlagerung des Körperschwerpunktes nach hinten (in Nähe der Antriebskräfte) und die Ausbildung eines steuernden und Balance haltenden langen Schwanzes. Die *Verlagerung des Schwerpunktes in Beckennähe* ermöglicht gleichzeitig ein *aufrechtes Sitzen* ohne Unterstützung durch die Vorderextremitäten, wie es (im Gegensatz etwa zum Hund) für alle Primaten charakteristisch ist. Durch dieses Aufrechtsitzen werden die Hände frei und können etwa zum Ergreifen und Zerkleinern der Nahrung genutzt werden, die jetzt auch mit den Händen zum Mund geführt werden kann. Damit übernimmt die Vorderextremität zusätzliche neue Funktionen *(Funktionswechsel* bzw. *Funktionserweiterung).*

Diese Entwicklung der Greifhand als Anpassung an die arborikole Lebensweise der Primaten ist eine wesentliche Voraussetzung für die spätere Entwicklung zum Menschen. Gerade die Hand ist es, mit der der Mensch seine Umwelt manipulieren kann, Werkzeuge herstellt und führt. Sie macht ihn „handlungsfähig" im weitesten Sinne. Auch als Tastwerkzeug und Sinnesorgan hilft sie dem Menschen Dinge zu „begreifen" und in den „Griff" zu bekommen.

Vergleichen wir *die Hand des Menschen* mit der der Menschenaffen (Abb. 1.1—2), so stellen wir eine Fülle von Übereinstimmungen fest. Eine Besonderheit der menschlichen Hand ist der relativ stark entwickelte Daumen, der mit allen übrigen Fingern eine Fingerkuppenberührung erzeugen kann, was neben dem zugreifenden „Kraftgriff" auch den „Präzisionsgriff" ermöglicht, wie er typisch für den Menschen ist. So wird die Hand zum „Kulturorgan" (KÄLIN) des Menschen, neben der Entwicklung seines Gehirns eine der wesentlichen Voraussetzungen seiner technischen und kulturellen Evolution.

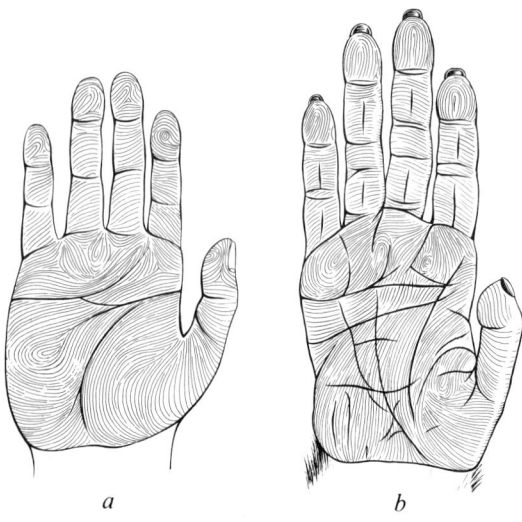

a   *b*

Abb. 1.1—2. *Hand von Mensch (a) und Schimpanse (b).* Man beachte die relative Länge des Daumens zu den übrigen Fingern und die Dermatoglyphen (nach BIEGERT 1963 in WASHBURN: Classification and human evolution. Aldine Publ. Co., Chicago 1963).

Von großem Einfluß war die arborikole Lebensweise auch auf die *Sinnesorgane*. Eine Fortbewegung im kompliziert strukturierten Geäst der Bäume macht eine genaue Lokalisation der anzuspringenden oder zu greifenden Zweige nötig, wie sie auf Distanz nur durch den optischen Sinn möglich ist. Primaten sind daher mit der Mehrzahl der Arten tagaktiv. Damit verbunden ist die Ausbildung eines wohlentwickelten *Farbensinnes*, der, bei den Halbaffen noch schwach entwickelt, bei den höheren Affen dem des Menschen gleicht. Im Gegensatz zum eintönigen Grau und Braun der nachtaktiven Säuger gehören Affen daher auch zu den buntesten Säugetieren, kommen doch auch rote, blaue und grüne Farben bei ihnen vor. Typisch für die Primaten ist schließlich die *Vorverlagerung der Augen*. Dadurch wird ein binokulares, räumliches (stereoskopisches) Sehen (mit sich überschneidenden Sehfeldern) möglich, so daß zusätzlich zu Höhe und Breite nun als dritte Dimension die Tiefe (wichtig beim Sprung im Geäst) erfaßt werden kann. Bei der Mehrzahl der bodenbewohnenden Säuger stehen die Augen dagegen seitlich am Kopf, eine Lage, die von den Primaten (auch vom Menschen) in der Embryonalentwicklung rekapituliert wird (Abb. 1.1–1). Verbunden mit dieser Vorverlagerung der Augen ist die Ausbildung einer knöchernen Trennwand, die die Augenhöhlen des Schädels (Orbitae) von den dahinterliegenden Schläfengruben (Fossa temporalis) trennt. Eine solche Trennwand fehlt bei Säugern mit lateral stehenden Augen. Im Zusammenhang mit dem stereoskopischen Sehen steht auch, daß bei der Überkreuzung der Augennerven (Nervi optici) im Chiasma bei den Primaten ein zunehmender Teil von Nervenfasern nicht in die gegenüberliegende, sondern in die gleichseitige Hirnhälfte geführt wird, beim Menschen etwa 50%.

Allgemein verbunden mit dem guten Koordinieren von Bewegungen und dem raschen Erfassen der immer wechselnden Gegebenheiten im Geäst ist die Vergrößerung entsprechender Koordinationszentren und damit die zunehmende Vergrößerung und Differenzierung des Gehirns, wie sie bei Primaten als wichtige Voraussetung für die Menschwerdung von so großer Bedeutung ist. Man hat in diesem Zusammenhang geradezu von der Entwicklung einer „Raumintelligenz" gesprochen.

Der *Geruchssinn* hat dagegen bei arborikoler Lebensweise an Bedeutung verloren. Er ist bei Primaten daher (im Vergleich etwa zu den gut witternden Bodentieren, z. B. Hund) relativ schwach entwickelt. Damit im Zusammenhang steht die Verkürzung der Nasenregion. Ein feuchter Nasenspiegel (Rhinarium) kommt daher nur noch bei einigen primitiven Halbaffen vor.

Arborikole Lebensweise und Zahl der Nachkommen

Die kletternde und springende Fortbewegungsweise im Geäst hat bei den Primaten auch eine Rückbildung der Nachkommenzahl bedingt, da die trächtigen Weibchen nicht zu sehr belastet sein dürfen. Während bei einigen primitiven Halbaffen noch Mehrlingsgeburten vorkommen, wird bei allen höheren Primaten (wie auch beim Menschen) in der Regel bei jeder Schwangerschaft nur ein Kind ausgetragen. Damit im Zusammenhang steht, daß (ausgenommen einige primitive Halbaffen mit Mehrlingsgeburten) auch nur ein Paar pektoraler Mammae zur Ausbildung kommt (s. oben). Typisch für arborikole Säugetiere (auch Ameisenbär, Koalabär) und besonders für Primaten ist, daß das Junge sich mit Händen und Füßen im Fell eines Elterntieres festklammert und so zunächst herumgetragen wird (auch hierzu sind die Greifhände und -füße gut geeignet). Auch das Menschenbaby verfügt noch über diesen Greifreflex an den Händen, der sich besonders gut mit einem Büschel Haare auslösen läßt. Frühgeborene sind sogar in der Lage, mit Händen und Füßen (!) sich über Minuten frei an einem Seil zu halten. Der Greifreflex der Füße (nur historisch zu verstehen) erlischt im Laufe der weiteren Entwicklung früher als der der Hände.

Die Reduktion der Jungenzahl bei den Primaten war gleichzeitig eine Voraussetzung für die intensive Beschäftigung der Eltern mit dem Jungtier, wodurch dieses viele Verhaltensweisen erlernen kann und so „Traditionen" entstehen können. Wie wichtig diese Voraussetzung für die kulturelle Entwicklung des Menschen mit seiner besonders langen, weil langsamen Jugendentwicklung ist, liegt auf der Hand.

Schwinghangeln als eine der möglichen Voraussetzungen für die aufrechte Körperhaltung des Menschen

Die Landwirbeltiere und auch viele Primaten bewegen sich auf allen Vieren *(quadruped)* bei waagrechter Haltung der Wirbelsäule *(pronograd)* fort, wobei letztere als Brückenbogen fungiert, in dem die Wirbelkörper und die Zwischenwirbelscheiben unter Druck stehen, die Bänder oberhalb der Wirbelsäule dagegen die Spannung abfangen.

Unter den quadruped sich fortbewegenden Primaten gingen im Laufe der Evolution einige größere Formen zu hangelnden Fortbewegungsweise *(Brachiation)* über. Hierbei wird ein Ast vor dem Kopf des Tieres ergriffen und nun im Schwung, wobei der Körper an einem Arm hängt, mit dem anderen Arm ein entfernterer Ast erfaßt oder eine Strecke sogar frei im Schwung („fliegend") überbrückt. Innerhalb der Affen gibt es sehr verschieden weit fortgeschrittene Schwinghangler (Brachiatoren). Am weitesten

9

entwickelt ist diese Fortbewegungsweise bei den Klammeraffen Südamerikas und unter den Altweltaffen bei den Gibbons.

Verbunden mit dem Schwinghangeln ist eine *Verlängerung der Vorderextremität* (vor allem des Unterarms) (Abb. 1.1—7a), da dadurch weiter entfernte Äste ergriffen und ein größerer Schwung erreicht werden kann. Auch die Phalangen (Finger) werden verlängert, so daß eine lange schlanke Hakenhand entsteht (Abb. 1.1—7a). Typisch für die „schwinghangelnden" Menschenaffen ist eine *„Versteifung" der Wirbelsäule*, die eine wichtige Voraussetzung für den späteren Erwerb des aufrechten Ganges bei der Evolution zum Menschen war. Diese Versteifung ist dadurch zustande gekommen, daß die Zahl der Lendenwirbel (bei den quadrupeden Pavianen z. T. 9 Stück) auf nur 4 (bei den Menschenaffen) reduziert wurde. Da der Mensch auch nur 5 Lendenwirbel besitzt, vermutet man, daß seine äffischen Vorfahren ebenfalls eine, wenn auch weniger ausgeprägte Phase als „Hangler" in ihrer Evolution durchlaufen haben. Dafür sprechen auch andere anatomische Besonderheiten des Menschen. So sind bei Hanglern die Vorderextremitäten länger als die Hinterextremitäten (Abb. 1.1—7a), während sie bei quadrupeden Tieraffen annähernd gleich lang sind. Auch der Mensch

„rekapituliert" in der Embryonalentwicklung ein Stadium, wo die Arme fast um $1/3$ länger als die Beine sind — erst später holen die Beine auf (eine Anpassung an die zweibeinige Fortbewegung, s. u.). Typisch für Hangler ist weiter die extreme Beweglichkeit (auch seitliche) der Vorderextremität. Da die Vorderextremitäten nicht mehr vorwiegend als Stütze dienen, kommt es zu einer Verbreiterung des Brustkorbs und einer Verlagerung der Schulterblätter (Scapulae) von mehr lateral nach mehr dorsal, was auch Folgen für die Orientierung des Schultergelenkes hat, so daß sich quadrupede Tieraffen und Menschenaffen deutlich unterscheiden (Abb. 1.1—3). Auch die Wirbelsäule wird bei den Menschenaffen ventralwärts in den Brustkorb verlagert, was zu einer Vorverlagerung des Körperschwerpunktes führt, die eine günstige Voraussetzung für das aufrechte Gehen darstellt (Abb. 1.1—3b und 1.1—4c).

Auch die Entwicklung zur nur dem Menschen eigenen dauernd aufrechten *(orthograden)* Körperhaltung, wobei nur die Hinterextremitäten als Stütze dienen *(Bipedie)*, muß sich in der Evolution kontinuierlich vollzogen haben. Die aufrechte Haltung beim Sitzen der Primaten (s. oben), die betont aufrechte Haltung beim Hangeln und die durch die Verlängerung der Arme bedingte aufrechtere Haltung auch beim Laufen auf allen vieren (Abb. 4a) waren wohl wichtige Voraussetzungen, die die Entwicklung des aufrechten Ganges des Menschen ermöglichten.

Der Übergang zum Bodenleben und der aufrechte Gang des Menschen

Eines der entscheidenden *Schlüsselereignisse* in der Evolution zum Menschen war der Übergang seiner Vorfahren vom Baum- zum Bodenleben. Ein solcher Übergang ist bei den Primaten mehrfach erfolgt. Auch die Paviane sind weitgehend Bodenformen, bleiben dabei jedoch stets quadruped und haben in ihrer Evolution vorher auch keine Hanglerphase durchlaufen.

Welche Umstände diejenigen baumbewohnenden Menschenaffen, die die Entwicklung zum Menschen einleiteten, zur Erschließung der neuen ökologischen Nische mit Bodenleben geführt haben, bleibt offen. Die zunehmende Körpergröße mit der damit verbundenen Schwierigkeit, sich auf Bäumen fortzubewegen (auch die großen und schweren Gorillas halte sich vorwiegend auf dem Boden auf), mag ebenso dazu beigetragen haben wie die zunehmende Ausdehnung von Savannen- und Steppenbiotopen (Grasländer mit nur noch vereinzelten Büschen und Bäumen) als Lebensraum. Die aufrechte Körperhaltung hat in einem solchen Lebensraum

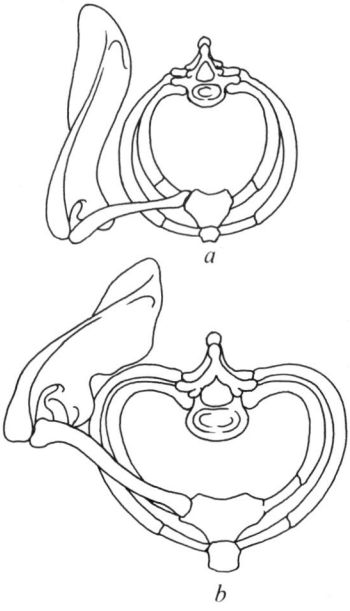

Abb. 1.1—3. *Brustkorb und rechter Teil des Schultergürtels eines Makaken (a) und des Menschen (b)*. Beachte die Ventralverlagerung der Wirbelsäule in den Brustkorb hinein und die Dorsalverlagerung der Schulterblätter beim Menschen. Vom Brustkorb sind jeweils nur die beiden ersten Rippen dargestellt (nach SCHULTZ 1957 in HEBERER 1965).

wohl in mehrfacher Beziehung Vorteile gebracht. So brachte ein Aufrichten mit hocherhobenem Kopf freien Blick über die hohen Gräser hinweg (auch andere Tiere des offenen Landes machen zum Sichern „Männchen", wie etwa die Hasen, Murmeltiere und Ziesel). Vor allem aber befreit die dauernd aufrechte Körperhaltung die Vorderextremität von den Aufgaben der Fortbewegung und macht die Hände frei zum Tragen von Früchten, zum „Handhaben" von primitivsten „Werkzeugen" und zum Betasten. Auch Menschenaffen, so Gibbons und Schimpansen, können über kürzere Strecken aufrecht biped gehen, und Schimpansen nutzen dies auch, um die Hände für den Transport von Früchten einzusetzen. Freilich erreicht dieser aufrechte Gang z. B. des Schimpansen nicht annähernd die Vollendung, wie wir sie, durch besondere Umkonstruktionen ermöglicht, beim Menschen finden (s. unten). So ist die Wirbelsäule auch der Menschenaffen eine nach dorsal leicht gebogene Brücke (kyphotische Krümmung), so daß bei der Aufrichtung der Körperschwerpunkt weit vor der Wirbelsäule und dem Becken liegt (Abb. 1.1—4b). Folglich müssen die Füße weit nach vorne gestellt und das Hüftgelenk gebeugt werden, was wiederum eine Beugung und leichte Auswärtsstellung der Kniegelenke bedingt. Nur der Mensch hält beim Stehen

Oberschenkel und Schienbein direkt untereinander, steht also mit durchgedrückten Knien und gestrecktem Hüftgelenk (Abb. 1.1—4c). Interessanterweise sind auch beim Säugling (wie bei den Primaten) die Knie leicht angewinkelt und nach außen gedreht.

Einige Anpassungen des menschlichen Skeletts an die aufrechte Körperhaltung

Die Wirbelsäule

Ein wesentlicher Unterschied in der Form der Aufrichtung von Menschenaffen und Mensch besteht darin, daß der Schimpanse die typische Haltung eines aufgerichteten Vierfüßers (Quadrupeden) „beibehält", also den Rumpf mitsamt dem Becken aufrichtet (Abb. 1.1—4b). Im Gegensatz dazu bleibt das Becken des Menschen in mehr horizontaler Haltung. Die Aufrichtung beim Menschen kommt vielmehr dadurch zustande, daß die präsakrale (vor dem Kreuzbein gelegene) Region der Wirbelsäule aufgebogen ist und so einen scharfen, nach vorne gerichteten Knick zwischen Sakral- und Lendenwirbel besitzt, das *Promontorium*, (Abb. 1.1.—5). Die präsakrale Wirbelsäule weist dann beim Menschen einige charakteristische Biegungen auf, und zwar zunächst eine Biegung nach vorn in der sog. *Lendenlordose*, dann in der Brustregion eine Biegung nach hinten *(Brustkyphose)* und schließlich wieder eine Vorwärtsbiegung in der *Halslordose* (Abb. 1.1—4c). Auf diese Weise wird der Schwerpunkt auf die Höhe des Hüftgelenks verlagert und entsteht aus der

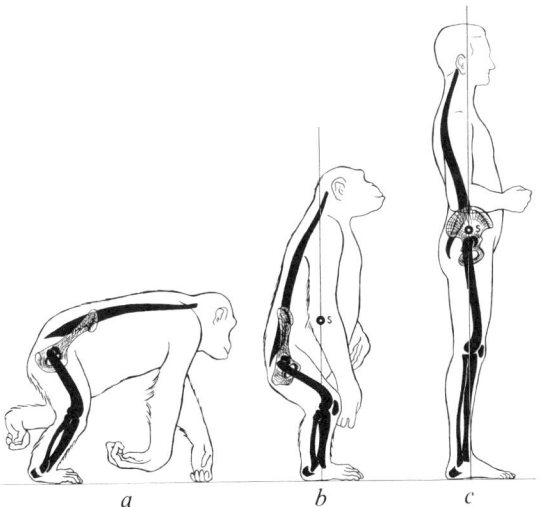

Abb. 1.1—4. *Körperhaltung des Schimpansen beim quadrupeden Gehen (a), aufgerichtet auf den Hinterextremitäten (b) und des Menschen bei aufrechter Haltung (c). Beachte die unterschiedliche Lage des Körperschwerpunktes (S) und vergleiche die Lagebeziehungen von Becken zu Wirbelsäule und Oberschenkel und die Stellung von Ober- zu Unterschenkel. Das starke Promontorium an der Sakral-Lumbal-Grenze, die „S"-förmige Krümmung der Wirbelsäule sowie die typische Kopfhaltung beim Menschen sind deutlich zu erkennen (nach* KUMMER *in* HEBERER *1965).*

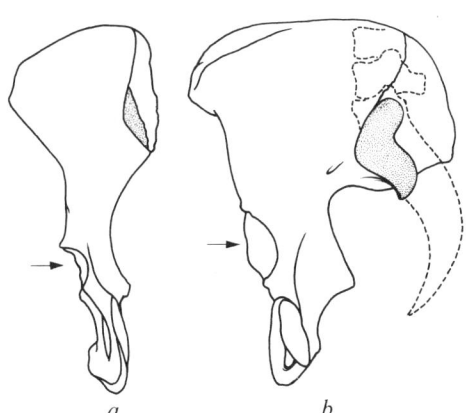

Abb. 1.1—5. *Becken des Schimpansen (a) und des Menschen (b). Die Gelenkfläche zur Sakralregion der Wirbelsäule ist punktiert, die Pfeile deuten auf das Hüftgelenk (Acetabulum). Die Wirbelsäule mit dem Promontorium ist bei (b) gestrichelt eingezeichnet. Beachte die „Knickung" des menschlichen Beckens, die Verbreiterung des Os ilium sowie die Annäherung des Sakralgelenks an das Hüftgelenk (nach* CAMPBELL *1972).*

11

Wirbelsäule gewissermaßen ein federndes „S", das in besonderer Weise geeignet ist, das Gewicht des Körpers abzufangen und auf die Hinterextremitäten zu übertragen (vgl. Abb. 1.1—4c).

Das für die Aufrichtung des Menschen so charakteristische Promontorium der Wirbelsäule an der Grenze Sakral- zu Lumbalregion findet sich angedeutet schon bei Affen. Der durch die Abknickung entstandene Winkel beträgt bei adulten Makaken (Tieraffen) 11°, beim Schimpansen 35°, beim ausgewachsenen Menschen jedoch 60° bis 64°. Interessanterweise wird diese Abbiegung jedoch wiederum erst in der Embryonalentwicklung hergestellt, nachdem zunächt eine weitgehend gerade Wirbelsäule, wie bei einem Vierfüßer, „rekapituliert" worden ist. Bei einem menschlichen Feten beträgt der Winkel zunächst 3°, bei der Geburt 20°, und erst mehrere Jahre nach der Geburt wird die endgültige Knickung von 60° (bei der Frau) bis 64° (beim Mann) erreicht. Auch die Lordosen und Kyphosen, die die typische „S"-Form der menschlichen Wirbelsäule ergeben, sind erst etwa im 4. bis 5. Lebensjahr gut ausgebildet — beides typische Fälle von Rekapitulation in der Onotogenese (s. Abb. 1.1— 6).

Schon vor dem Aufkommen des Evolutionsgedankens im 19. Jahrhundert hat der italienische Anatom PIETRO MOSCATI (1770) bemerkt, daß der Mensch als Vierfüßer angelegt wird und den aufrechten Gang noch nicht richtig „verkraftet" hat, daher Krampfadern und Hämorrhoiden bekäme, eine Äußerung, die KANT sehr beeindruckt hat.

In der Tat lassen sich auch an der Wirbelsäule Anzeichen dafür finden. So hat das extreme Promontorium des Menschen den Nachteil, daß dadurch das Gewicht von den Lendenwirbeln sehr ungünstig auf das abgeknickte Kreuzbein und damit auf das Becken übertragen wird. Das letzte Lendensegment neigt daher dazu, sich ventral zu verschieben, was zum sog. Wirbelabgleiten (Spondylolisthese) führt.

Das Becken

Das Becken (Pelvis) verbindet die Wirbelsäule mit den Hinterextremitäten, die beim Menschen die ganze Last des Körpers zu tragen haben. Beim Menschen ist das Ilium (Darmbein), im Vergleich zu den Menschenaffen, verkürzt und verbreitert (Darmbeinschaufeln), wodurch seine Gelenkfläche zum Sacrum näher an seine Gelenkfläche zum Oberschenkel (Acetabulum) gebracht wird, was eine höhere Stabilität beim Stehen und Gehen gewährleistet (Abb. 1.1—5 und 1.1—6). Gleichzeitig dient das breite schüsselförmige „Becken" (daher sein Name) zum Tragen der Eingeweide, was durch die aufrechte Haltung des Rumpfes nötig wird. Auf

diese Weise zeigt das Becken eine Reihe typischer Anpassungen an die Bipedie, die es gestatten, aus den Funden fossiler Becken von Frühformen der menschlichen Entwicklungslinie Rückschlüsse auf die Körperhaltung zu ziehen (s. Kapitel Kurzer Abriß der Fossilgeschichte des Menschen). Die im Zusammenhang mit der aufrechten Haltung bedingte Umgestaltung des Beckens des Menschen hat im weiblichen Geschlecht auch Einfluß auf die Weite des Geburtskanals genommen. Die Größe des Kindes (vor allem des Kopfes) bei der Geburt und damit sein Reifegrad wird daher von der Weite des Geburtskanals limitiert.

Im Zusammenhang mit der aufrechten Haltung steht auch die Ausbildung der *Gesäßmuskulatur (M. glutaeus maximus)*. Diese kippt bei aufrechter Haltung gewissermaßen das Becken nach hinten, hält es in dieser Lage fest und verhindert so ein Vorkippen des Körpers. Der Glutaeus maximus ist daher beim Menschen im Vergleich zu den Verhältnissen bei den Affen (auch Menschenaffen) ganz besonders stark entwickelt (Abb. 1.1—6). Die Ausbildung eines stark entwickelten, prominenten Gesäßes ist ein typisch menschliches Merkmal, das allen Affen fehlt. Es ist wohl kein Zufall, daß das durch ein subkutanes Fettpolster zusätzlich betonte weibliche Gesäß in allen Kulturkreisen des Menschen als sexualler Auslöser dient. Auch das prominente Gesäß des Menschen entwickelt sich in seiner typischen Ausprägung erst nach der Geburt und ist erst mit dem 5. bis 6. Lebensjahr gut ausgebildet.

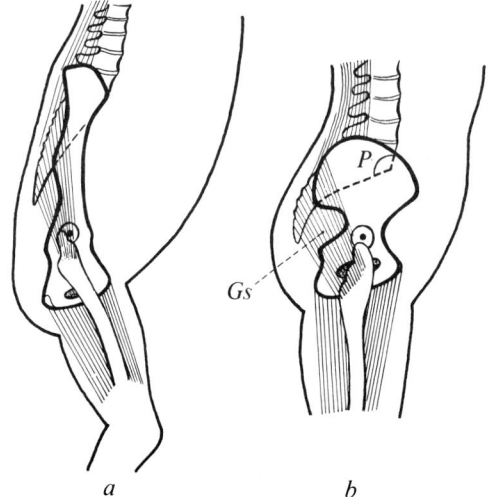

a   *b*

Abb. 1.1—6. *Stellung des Beckens und Ausbildung der Glutäalmuskulatur bei Schimpanse (a) und Mensch (b). Beachte die „Kippung" des Beckens, das starke Promontorium und die Ausbildung eines Gesäßes beim Menschen. P = Promontoriumswinkel, Gs = Gesäßmuskel (nach* BIEGERT 1960 *aus* AUTRUM u. WOLF 1973).

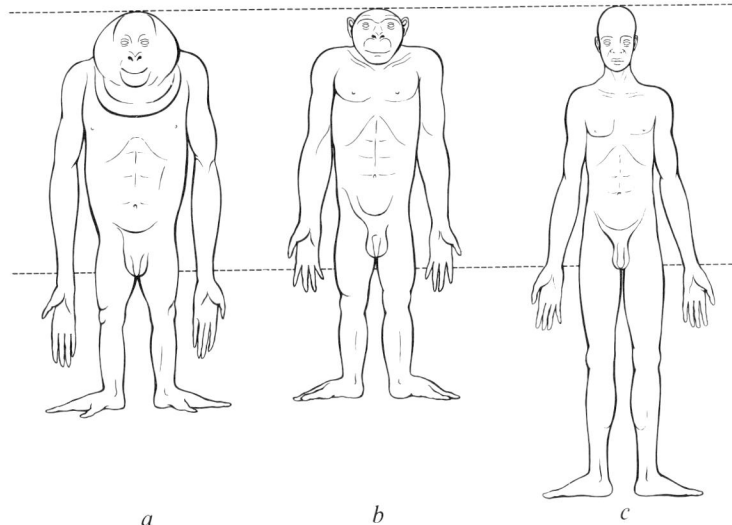

Abb. 1.1—7. *Die Körperproportionen von Orang-Utan (a), Schimpanse (b) und Mensch (c).* Beachte die unterschiedliche Länge der Arme und Beine und die typische Halsbildung des Menschen. Der Orang-Utan (a) als Hangler ist durch lange Arme (besonders Unterarme) und Hände ausgezeichnet, der Mensch (c) als Aufrechtgänger durch die Länge seiner Beine (in Anlehnung an SCHULTZ 1933 in HEBERER 1965).

a   *b*   *c*

Bein und Fuß

Selbstverständlich hat der aufrechte Gang des Menschen besondere Einflüsse auch auf die Ausbildung von Bein und Fuß ausgeübt. Während bei den quadrupeden Affen Bein- und Armlänge einander weitgehend entsprechen und bei den Brachiatoren (Hanglern) die Arme die Beine an Länge zum Teil weit übertreffen, ist dies beim Menschen nur während bestimmter Phasen der Embryonalentwicklung der Fall (s. oben). Später holen die Beine durch Wachstum auf und übertreffen schließlich die Länge der Arme um ca. ⅓. Während die Beine beim Schimpansen z. B. nur 128% der Rumpflänge ausmachen, können sie beim Menschen 171% erreichen (Abb. 1.1—7).

Im Zusammenhang mit dem aufrechten Gang des Menschen steht auch die besonders starke Entwicklung der *Wadenmuskulatur*, die über die Achillessehne an dem im Vergleich zu den Affen verlängerten Fersenbein ansetzt. Die Ausbildung prominenter Waden ist daher im Verein mit der Langbeinigkeit ebenfalls ein typisch menschliches Merkmal, das den Affen fehlt (Abb. 1.1—4b, c).

Typisch für die Entwicklung des menschlichen Fußes ist, daß er von einem *Greiffuß* mit abspreizbarer (abduzierbarer) Großzehe zu einem *Standfuß* umgestaltet worden ist, bei dem der Hallux an die übrigen Zehen durch Bänder fest angeschlossen wird und die übrigen Zehen stark reduziert sind (Abb. 1.1—8). Interessanterweise gleichen die Füße menschlicher Embryonen weitgehend denen von Affenfeten und lassen noch eine gewisse Abspreizung der großen Zehe erkennen *(Halluxdivergenz)* (Abb. 1.1—9). Auch die Tatsache, daß die Fußsohlen des Menschen stark innerviert sind und über zahlreiche Schweißdrüsen und Hautleisten verfügen, läßt noch erkennen, daß dem Fuß bei den Ahnenformen ursprünglich auch Tast- und Greiffunktion zukam. Wir haben schon darauf hingewiesen, daß Frühgeborene auch mit den Füßen noch greifen können.

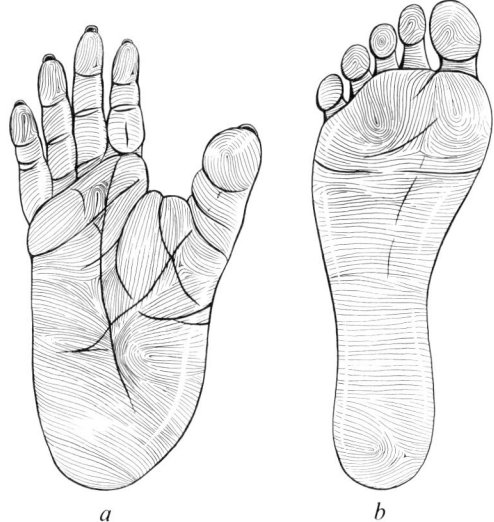

a   *b*

Abb. 1.1—8. *Greiffuß eines Schimpansen (a) und Lauf-Standfuß des Menschen (b).* Beachte die Halluxdivergenz (abspreizbarer Hallux) beim Schimpansen, die Verkürzung der Zehen und die Ausbildung von Dermatoglyphen auch beim menschlichen Fuß (nach BIEGERT 1963 in WASHBURN: The study of human evolution. Univ. Oregon books, Eugene 1968).

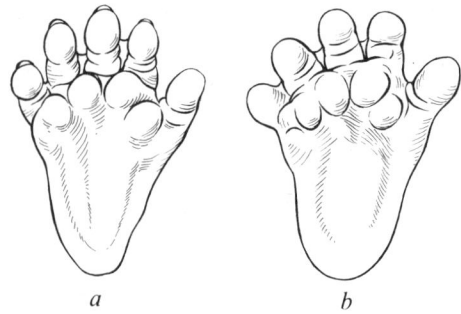

Abb. 1.1—9. *Fuß eines Makakenfetus (a) und eines Menschenfetus (b).* Beide Feten sind ca. 24 mm lang. Beachte die starke Spreizung der Zehen und die gut ausgebildeten Anlagen von Tastpolstern auch beim menschlichen Fetus (nach SCHULTZ 1957 aus SCHULTZ 1972).

Auswirkungen der aufrechten Körperhaltung auf den Bau des Schädels

Bei den vierfüßigen Säugetieren hängt der mehr oder weniger schwere Schädel mit seinem Hinterende (Okzipitalregion) an der Halswirbelsäule und muß von kräftigen Nackenmuskeln gehalten werden, die am Hinterhaupt inserieren, wo oft besondere Knochenkämme als Ansatzflächen entwickelt sind. Auch die Dornfortsätze (Processus spinosi) der Halswirbel sind als Ansatzstellen entsprechend lang entwickelt. Durch die aufrechte Haltung des Menschen hat der Schädel eine völlig andere Orientierung erhalten und kann nun auf der Wirbelsäule „balanciert" werden (Abb. 1.1—4c). Dementsprechend sind das Hinterhauptsloch *(Foramen magnum)* und die *Condylen* (Gelenkflächen zum 1. Halswirbel) weit nach vorne verlagert, so daß der Schwerpunkt des ausgewachsenen Schädels nur ca. 3 cm vor den Condylen liegt, ganz im Gegensatz zu den weit hinten liegenden Condylen ausgewachsener Affenschädel (Abb. 1.1—10). Das liegt auch daran, daß Affen eine durch das kräftige Gebiß bedingte stark vorspringende Schnauzenregion entwickeln *(Prognathie)*, die dem Menschen fehlt *(Orthognathie)*. Folge dieser nahezu zentralen Lage des Schädelschwerpunktes über den Condylen ist, daß beim Menschen im Vergleich zu den Menschenaffen nur ca. $\frac{1}{6}$ der Nackenmuskulatur nötig ist, um den Schädel am Umkippen nach vorne zu hindern. Daher fehlen dem menschlichen Hinterhaupt Knochenkämme als Ansatzflächen, und auch die Dornfortsätze der Halswirbel sind stark reduziert. Im Gegensatz zu den „stiernackigen" Affen zeichnet sich der Mensch daher durch einen schlanken Hals aus (Abb. 1.1—7c). Während bei den Embryonen der Säugetiere, einschließlich der Halbaffen, das Hinterhauptsloch und die Condylen von Anfang an am

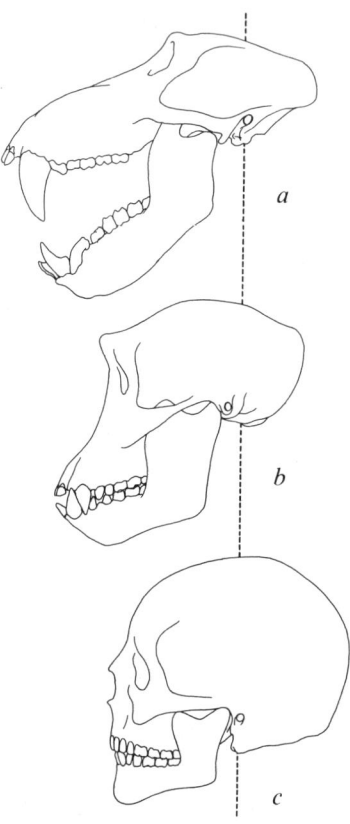

Abb. 1.1—10. *Schädel von Mandrill (a), Schimpanse (b) und Mensch (c).* Beachte die unterschiedliche Lage der Condylen (durch senkrechte Linie markiert) sowie die starke Prognathie und kräftige Ausbildung der Canini (Eckzähne) in den Affenschädeln (besonders beim männlichen Mandrill). (Kombiniert in Anlehnung an Abbildungen aus SCHULTZ 1972 und CAMPBELL 1972).

Hinterende des Schädels ausgebildet werden, entstehen sie bei allen Affen weit vorne unter dem Schädel, so daß Affenembryonen in dieser Beziehung Verhältnisse zeigen, die an die des Menschen erinnern. Im Verlauf der weiteren Entwicklung wächst jedoch (auch noch nach der Geburt) die Schnauzenregion bei den Affen aus, und es kommt dadurch zu einer Verlagerung des Foramen magnum nach hinten, eine Entwicklung, die beim Menschen unterbleibt. Der Schädel des Menschen entspricht in dieser Beziehung daher weit mehr dem eines Affenfeten, ein Phänomen, das unter anderem den niederländischen Anatomen BOLK zu seiner *Fetalisationshypothese* führte, die in dem Satz, „der Mensch ist ein geschlechtsreif gewordener Affenfetus" ihre überspitzte Formulierung fand. Wir wissen heute, daß Fetalisation (Stehenbleiben auf einem frühen ontogenetischen Entwicklungsstadium) zwar in der

14

Evolution einzelner Organe des Menschen eine gewisse Rolle gespielt haben mag, die wesentlichsten Züge der menschlichen Organisation jedoch nicht dadurch bedingt sind.

Die Entlastung des Gebisses und Anpassungen an die Sprechfunktion

Das differenzierte *(heterodonte)* Gebiß der Säugetiere dient primär dem Erwerb, der Zerkleinerung und dem Kauen der Nahrung. Daneben spielt es vor allem als Waffe und bei Drohgesten (Zähnefletschen) gegenüber Feinden eine Rolle, wird jedoch auch zum Transport der Jungen (z. B. Hunde und Katzen) und zur Reinigung des Felles eingesetzt.

In der Evolution zum Menschen wurde das Gebiß durch die Entwicklung der vielseitig einsetzbaren Hand und deren gesteigerte Einsatzmöglichkeit durch den aufrechten Gang von vielen dieser Aufgaben befreit. Ergreifen und Zerkleinern der Nahrung konnte mit den Händen geschehen (schon vielfach bei Affen), die Kinder konnten am Körper getragen werden (schon bei Affen halten sie sich im Fell fest), und der Einsatz von Werkzeugen zur Abwehr von Feinden (schon Schimpansen gehen mit Knüppeln gegen Leoparden vor) hat auch die Waffenfunktion des Gebisses reduziert.

Folge dieser Funktionsentlastung des Gebisses ist, daß es beim Menschen im Vergleich zu den Affen erheblich schwächer ausgebildet ist (Abb. 1.1— 11). Das äußert sich in der allgemeinen Reduktion der Schnauzenregion (Orthognathie des Menschen gegenüber der Prognathie der Affen), vor allem aber auch in der Verkleinerung des Eckzahns (Caninus), der bei Affen in der Regel sehr stark entwickelt ist. (Abb. 1.1— 10) und als Waffe und zum Drohen eingesetzt wird. Beim Drohen ziehen Affen die Mundwinkel nach unten und entblößen dadurch die stark entwickelten Canini. Häufig sind

bei Affen daher auch die Eckzähne *sexualdimorph* entwickelt, indem die männlichen Tiere, die den Schutz ihrer Gruppe übernehmen, erheblich stärker ausgebildete Canini besitzen (s. Abb. 1.1—10, 1.1—11). Die stark entwickelten Canini der Affen werden bei geschlossenem Maul jeweils in *Zahnlücken (Diastema)* des gegenüberliegenden Kiefers gelegt *(Affenlücke)*, die des Unterkiefers vor die des Oberkiefers. Dadurch ist das „zahnlückige" Gebiß der Affen bedingt (Abb. 1.1—11a). Beim Menschen ist im Zusammenhang mit der völligen Entlastung des Gebisses von der Verteidigungs- und Drohfunktion vor allem der Caninus wesentlich verkleinert worden und hat weniger Hauer- als Spatelform. Die Tatsache, daß er im Vergleich mit den benachbarten Zähnen eine unverhältnismäßig große Wurzel besitzt, weist darauf hin, daß bei den äffischen Vorfahren des Menschen dieser Zahn stärker entwickelt war. Mit der Reduktion des Eckzahns beim Menschen wird auch die Ausbildung entsprechender Zahnlücken aufgegeben, und es entsteht der geschlossene menschliche Zahnbogen (Abb. 1.1— 11b). Bei dem fossilen Frühmenschen *Homo erectus* (Java- und Pekingmensch, s. folgendes Kapitel) läßt sich vor allem bei Kinderschädeln im Milchgebiß noch die Andeutung einer „Affenlücke" erkennen. Auch die Tatsache, daß der heutige Mensch in Wut eine angeborene Drohmimik zeigt, wobei er die Mundwinkel herunterzieht und damit den unteren Eckzahn entblößt, läßt sich von einer entsprechenden Drohmimik der Affen ableiten, nur daß bei diesen dadurch ein stark entwickelter Caninus zur Schau gestellt werden kann.

Diese Umgestaltungen im Gebiß bei der Evolution zum Menschen stehen im Verein mit anderen Umwandlungen auch im Zusammenhang mit der *Sprechfunktion des Mund- und Rachenraumes*, einer neuen, typisch menschlichen Funktion, die diesen Strukturen nun zukommt. Beim Menschen sind, einzig unter den Säugetieren, alle Zähne annähernd gleich hoch und bilden eine lückenlos *geschlossene Zahnreihe*. Dies ist zur Bildung vieler menschlicher Laute (z. B. der Zahnlaute d, t, f) nötig. Auch ist der *Gaumen* beim Menschen hochgewölbt im Gegensatz zum meist ganz flachen Gaumen der Säugetiere. Durch diese Hochwölbung erhält die Zunge zur Lautgebung Spielraum in der Mundhöhle, so kann der Mundraum auch als Vokalhöhle dienen.

Auch die fleischigen und beweglichen *Lippen* des Menschen (im Gegensatz zu den schmalen der Affen) mögen mit der Sprechfunktion in Verbindung stehen (Lippenlaute, wie b, p, w, m).

Besonders eigenartig ist jedoch *die Lageveränderung des menschlichen Kehlkopfes*. Der Kehlkopf des Menschen steht bis zur Geburt, wie bei den übrigen Säugetieren (auch den Primaten), in hoher

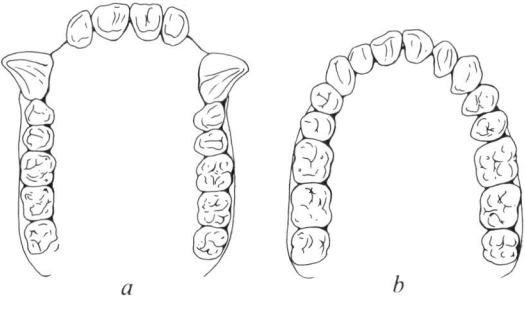

Abb. 1.1—11. *Oberkiefer von Schimpanse (a) und Mensch (b).* Beachte die starke Entwicklung der Canini und die Ausbildung des Diastemas („Affenlücke") beim Schimpansen im Vergleich zu dem geschlossenen Zahnbogen des Menschen (nach SCHULTZ 1958 in HEBERER 1965).

15

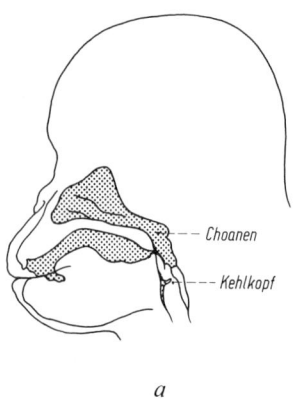

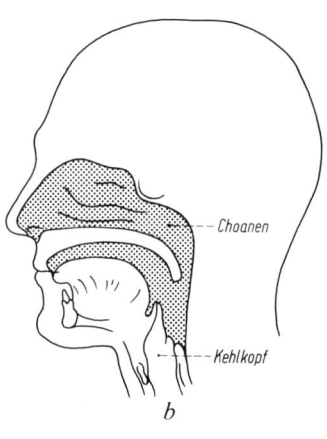

Abb. 1.1—12. *Lage des Kehlkopfes bei Orang-Utan (a) und Mensch (b)*. Beachte den Anschluß des Kehlkopfes an die inneren Nasenöffnungen (Choanen) beim Affen und die tiefe Lage des Kehlkopfes, verbunden mit der Bildung eines Pharynxrohres beim Menschen (in Anlehnung an eine Abb. bei MILLER in PRINGLE: Biology and the human sciences. Clarendon, Oxford 1972).

Lage, direkt im Anschluß an die inneren Nasenöffnungen (Choanen), so daß der Kehldeckel (Epiglottis) den Rand des Gaumendaches berührt, was zu einer Trennung des Nahrungsweges (seitlich um den Kehldeckel) von den Atemwegen führt. So bleibt es auch beim Säugling, und dies ermöglicht es ihm, gleichzeitig zu trinken und zu atmen. Während diese Lage des Kehlkopfes bei allen Säugetieren zeitlebens erhalten bleibt, kommt es nur beim Menschen, beginnend im ersten Lebensjahr, zu einem *„Abstieg des Kehlkopfes"* (Descensus laryngis), der im zweiten Lebensjahr sich rascher fortsetzt, bis im 8. bis 9. Lebensjahr die definitive Lage erreicht wird und der Kehldeckel ungefähr 1,5 cm vom Gaumenrand entfernt ist (Abb. 1.1—12). Auf diese Weise entsteht ein typischer Rachenraumabschnitt *(Pharynx)*, der verformbar ist und für die Bildung der Laute von Bedeutung sein soll. Freilich besteht dadurch auch die Gefahr, daß Nahrung in die Luftröhre gelangt (sich verschlucken), was durch einen komplizierten Schutzmechanismus des Luftweges verhindert werden muß.

Die Reduktion des Haarkleides — der „nackte" Mensch

Der Mensch gehört zu den wenigen Säugern, die weitgehend nackt sind (wie etwa auch die Wale, Elefanten u. a.). Dieser Verlust eines schützenden Felles weist eindeutig auf die Tropenherkunft des Menschen hin. Bei der späteren Besiedlung kälterer Gebiete werden daher tierische Felle als Bekleidung benutzt. Die Reduktion des Haarkleides ist nicht durch Verlust, sondern durch Verkürzung und Verdünnung der Körperhaare erfolgt. Der Mensch hat annähernd so viele Haarfollikel in der Körperhaut wie die Menschenaffen auch, jedoch wachsen sie nicht zum Fell aus. Daß während der Embryonalentwicklung ein „Fell" als *Lanugo* rekapituliert wird, haben wir schon erwähnt. Trotz der Reduk-

tion der Körperbehaarung ist auch beim Menschen das Körperhaar mit einem Muskel *(M. arrector pili)* versehen, durch dessen Kontraktion das Haar aufgerichtet werden kann. Bei Säugetieren dienen die Lageveränderungen der Haare der Thermoregulation, bei starker Aufrichtung (Haarsträuben) in Streßsituationen auch als Drohgeste. Auch beim Menschen führt die Kontraktion dieser Muskeln in „haarsträubenden Situationen" zur Aufrichtung der kleinen Körperbehaarung, wobei es zu Eindellungen der Haut kommt (die bekannte „Gänsehaut") — ein Verhalten, das nur als Relikt zu verstehen ist.

Während Tieraffen bereits stark behaart geboren werden, sind Menschenaffen bei der Geburt bis auf einen Haarschopf auf dem Kopf an vielen Körperstellen nahezu nackt. Erst später wachsen dann bei den Menschenaffen die Körperhaare weiter aus, eine Entwicklung, die beim Menschen weitgehend unterbleibt. Auch dieses Phänomen hat BOLK (1926) seiner *Fetalisationstheorie* zugeordnet (s. oben).

Nicht befriedigend gelöst ist bis heute die Frage, welche Funktion die Haarlosigkeit des Menschen hat. Daß Haare u. a. auf der Kopfhaut als Schutz des Gehirns vor zu intensiver Sonneneinstrahlung erhalten geblieben sind, leuchtet ein. Es ist kein Zufall, daß die Angehörigen schwarzer Rassen, die in Gebieten besonders starker Sonneneinstrahlung leben, gekraustes Kopfhaar aufweisen, das besonders viel Luft (als schlechten Wärmeleiter) einschließt und so wie ein Tropenhelm wirkt. Warum aber der weitgehende Haarverlust auf dem Körper? Eine der vielen Erklärungsversuche nimmt an, daß dadurch die Haut in größerem Umfang in den Dienst der *Thermoregulation* treten konnte. Dies könnte im Zusammenhang mit dem Verlassen des Waldes und dem Übergang zum Leben in Savannen und Steppen stehen. Die Mehrzahl der baumbewohnenden Affen lebt vegetarisch von Sprossen,

Blättern und Früchten. Das gilt auch für die Menschenaffen Gorilla und Orang-Utan; lediglich vom Schimpansen ist bekannt, daß er daneben gelegentlich Tiere erbeutet und Fleisch frißt. In den frühen Evolutionsstufen zum Menschen war das Leben in den Steppenbiotopen auch mit der Nutzung der dort in großer Zahl lebenden Tiere verbunden, so daß sich eine mehr und mehr *räuberische Lebensweise* herausbildete. Die Fähigkeit des Menschen, rasch zu rennen, wird als eine Anpassung an die Verfolgungsjagd aufgefaßt, erhöhte gleichzeitig aber auch seine Fähigkeit zu rascher Flucht vor den im neuen Lebensraum zahlreichen Raubtieren. Man nimmt an, daß die Rückbildung des Haarkleides eine zu starke Überhitzung bei raschem Rennen verhinderte, da die Wärmeabgabe über die nackte Haut leicht erfolgen konnte. Für diese Hypothese spricht, daß der Mensch unter allen Säugetieren das am stärksten ausgebildete und effektivste (ekkrine) *Schweißdrüsensystem* besitzt und so die bei der Verdunstung des Schweißes auftretende Verdunstungskälte zur Abkühlung benutzen kann. Die ekkrinen Schweißdrüsen der Affen sind besonders auf den Hand- und Fußflächen ausgebildet und dienen der Erhöhung der Haftfähigkeit dieser Greiforgane (s. oben). Menschenaffen besitzen auch auf der behaarten Haut Schweißdrüsen, jedoch weniger zahlreiche und weniger leistungsfähige als der Mensch. Durch Veränderlichkeit der Durchblutung der Hautkapillaren der nackten Haut des Menschen ist die Möglichkeit zur Thermoregulation über die Haut noch gesteigert.

Schluß

Das hier Ausgeführte stellt, höchst unvollständig und nur an einigen Beispielen, dar, welche Voraussetzungen für die spätere Entwicklung zum Menschen in der frühen Primatenevolution entstanden und welche Schlüsselereignisse und Funktionserweiterungen in der menschlichen Stammesgeschichte von großer Bedeutung waren. Was hier an wenigen Beispielen dargestellt wurde, ließe sich für eine Reihe weiterer Systeme, die hier keine Berücksichtigung finden konnten, fortführen. Ziel der vorangegangenen Ausführungen konnte jedoch nur sein, die die historische Komponente berücksichtigende, dynamische Betrachtungsweise der Evolutionsbiologie darzustellen, um zu zeigen, wie sie zu einem Verständnis der Eigenart der menschlichen Anatomie — und nur sie konnte hier Gegenstand der Betrachtung sein — beitragen kann.

Literatur

Autrum, H., u. U. Wolf: Humanbiologie. Springer, Heidelberg 1973

Bolk, L.: Das Problem der Menschwerdung. Fischer, Jena 1926

Campbell, B. G.: Entwicklung zum Menschen, Fischer, Stuttgart 1972

Gadamer, H. G. u. P. Vogler: Neue Anthropologie / Biologische Anthropologie. Thieme, Stuttgart 1972

Hassenstein, B. (Hg.): Freiburger Vorlesungen zur Biologie des Menschen. Quelle & Meyer, Heidelberg 1979

Heberer, G. (Hg.): Menschliche Abstammungslehre. Fischer, Stuttgart 1965

Schultz, A. H.: Die Primaten. In: Die Enzyklopädie der Natur, Bd. 18, Ed. Rencontre, Lausanne 1972

Steitz, E.: Die Evolution des Menschen Taschentexte 16, Verlag Chemie, Weinheim 1974

Von Christian Vogel

Allgemeines

Die realhistorisch abgelaufene Stammesgeschichte der *Hominidae* (das ist die Familie der „Menschenartigen" innerhalb der Ordnung *Primates* in der biologischen Systematik) kann nur an Hand von *Fossilfunden* rekonstruiert werden. Fossil erhalten bleiben (von seltenen Ausnahmen wie Abdrücken oder Ausgüssen von Weichteilen abgesehen) nur Hartteile des Organismus, bei Wirbeltieren im wesentlichen also Knochen und Zähne. Die geborgenen Skelettteile sind zudem meist nur sehr fragmentarisch und stammen in der Regel von wenigen Individuen, die keinen Schluß auf die Variabilität von Populationen zulassen. Noch immer weist das Fundmaterial große zeitliche (und geographische) Lücken auf, wodurch die Verknüpfung der vorliegenden Dokumente zu einem wirklichkeitsgetreuen Gesamtbild des Evolutionsablaufes erschwert ist.

Die Bearbeitung und Deutung der Fossilfunde erfolgt mit den qualitativen und quantitativen Methoden der *vergleichenden Morphologie.* Da ein Maximum an Informationen aus oft sehr kleinen Fragmenten herausgeholt werden muß, haben die Aussagen bisweilen vorläufigen und hypothetischen Charakter; sie bedürfen ständiger Überprüfung an neuem Material.

Eine besonders wichtige Rolle für die Rekonstruktion der Stammesgeschichte spielt die genaue zeitliche An- und Einordnung der Funde.

Datierung und geologischer Zeitrahmen

Man unterscheidet *relative* und *absolute Datierungsverfahren.* Eine *relative* zeitliche Anordnung fossiler Funde kann mittels der *geologisch-stratigraphischen* Methoden vorgenommen werden, die zu einer Rekonstruktion der zeitlichen Reihenfolge der Ablagerung geologischer Schichten führen. Die Parallelisierung von Fundschichten über größere geographische Räume erfolgt an Hand sog. „*Leitfossilien*" (fossile Organismen mit möglichst großräumiger Verbreitung bei erdzeitlich enger Begrenzung oder bei relativ schneller evolutiver Formänderung, so daß ganz bestimmte Formen oder Formausprägungen weiträumig als typisch für ganz bestimmte geologische Zeitperioden angesprochen

werden können). Ein weiteres Verfahren relativer zeitlicher Zuordnung stellt der sog. „*Fluortest*" dar. Diese Methode ist geeignet nur zur Prüfung des Fossilienalters im Verhältnis zu umgebenden Sedimenten oder anderen Fossilien derselben Fundlokalität, weil die Ergebnisse stark von lokalen geohydrologischen Gegebenheiten beeinflußt werden.

Zur *absoluten Datierung (= Chronometrie)* haben für die Zeitspanne der Hominidenevolution folgende Verfahren besondere Bedeutung: die *Kalium-Argon* (K^{40}/Ar^{40})-*Methode,* die eine exakte Datierung nur für Fundschichten zuläßt, die vor mehr als ca. 300 000 Jahren abgelagert wurden, dabei aber an vulkanische Materialien wie Laven oder Tuffe gebunden ist, und die *Radiokarbon* (C^{14})-*Methode,* die jedoch nur für organische Substanzen, die maximal 50 000 Jahre alt sind, verläßliche Daten liefern kann. Beide Methoden beruhen auf Messungen des *radioaktiven Zerfalls natürlicher Isotope* in Gesteinen (K/Ar) bzw. organischen Substanzen (C^{14}). In den letzten Jahren wurden zusätzlich noch direkte *Aminosäuretests (Razemat-Methode)* entwickelt, die zunehmende Bedeutung für die Datierung fossilen Knochenmaterials gewinnen, u. a. aber wegen der Temperaturlabilität der molekularen Strukturveränderungsprozesse nach dem Tod des Organismus noch im Stadium der Erprobung stehen.

Während unsere Erde nach Auskunft der Astrophysiker mehrere Milliarden Jahre alt ist, nimmt die gesamte Primatenevolution nur die letzten 65—70 Millionen Jahre, die spezifische Hominidenevolution kaum mehr als 20 Millionen Jahre der Erdgeschichte ein (Tabelle 1.2—1).

Die stammesgeschichtliche Wurzel der Hominiden

Die Hominiden entstammen dem sog. „*Dryopithecus-Kreis*", einer in den oberen *Tertiär*-Epochen *Miozän* und *Pliozän* (Tabelle 1.2—1) in der Alten Welt weit verbreiteten fossilen Menschenaffengruppe, die wie alle heute lebenden Menschenaffen und der Mensch u. a. durch einen besonderen Bau der Molarenkronen charakterisiert ist, den man das „*Dryopithecus-Muster*" nennt (s. Abb. 1.2—1). Alle genannten Formen werden in der systematischen Überfamilie der *Hominoidea* zusammengefaßt. Genaue Angaben über den Zeitpunkt der Abzwei-

Tabelle 1.2—1. Geologische Gliederung des Känozoikums (Tertiär und Quartär) mit wichtigen Entwicklungsstufen aus der Primaten- und Hominidenevolution.

| Absolute Zeitangabe | Geologische Gliederung | | | Evolutionsstufen |
	Ära	Periode	Epoche	
10000	Känozoikum bzw. Neozoikum	Quartär	Holozän	*Homo sapiens sapiens* einziger Hominide
3 Mill.			Pleistozän	Differenzierung der Gattung *Homo (H. erectus* und *H. sapiens)*
13 ± 1 Mill.		Tertiär	Pliozän	*Australopithecus, Homo* *Ramapithecus,* *Dryopithecus*
25 ± 1 Mill.			Miozän	
36 ± 2 Mill.			Oligozän	erste sichere Hominoidea erste sichere Simiae (echte Affen)
58 ± 2 Mill.			Eozän	Prosimiae (Halbaffen)
63 ± 2 Mill.			Paleozän	erste Prosimier-Radiation
	Mesozoikum	Kreide		Entstehung der Primaten

gung der speziellen Hominidenlinie von den Stammlinien, die zu den heute lebenden großen Menschenaffen (insbesondere Schimpanse und Gorilla) führten, lassen sich derzeit noch nicht machen, doch dürfte diese Gabelung im *Miozän* gelegen haben.

Als älteste Hominidengruppe wird heute von zahlreichen Autoren die ausgestorbene Gattung *Ramapithecus* gewertet, von der Zahn- und Kieferfunde aus den Siwalikablagerungen Nordindiens und Pakistans sowie aus Ostafrika (am Viktoria-See), der Türkei, aus Griechenland und Ungarn geborgen wurden. Aus Kenia liegen Kalium-Argon-Datierungen der Fundschichten von ungefähr

14—12,6 Millionen Jahren (oberes Miozän, Tabelle 1.2—1) vor; ein ähnliches Alter scheinen die anatolischen Fundschichten zu haben, die Siwalik-Funde aus Nordindien und Pakistan dürften etwa 2—5 Mill. Jahre jünger sein (unteres Pliozän), doch fehlen hier absolute Datierungen. Die Zuordnung der bisher geborgenen Zähne und Kieferfragmente von *Ramapithecus* (Abb. 1.2—2) zu den Hominiden muß noch als hypothetisch und unsicher angesprochen werden; sie stützt sich im wesentlichen auf die Kurzkiefrigkeit, kleine Schneide- (Incisivi) und Eckzähne (Canini) bei entsprechend kleinem *Diastema* (sog. „Affenlücke") zwischen Eckzahn und äußerem Schneidezahn im Oberkiefer, die an-

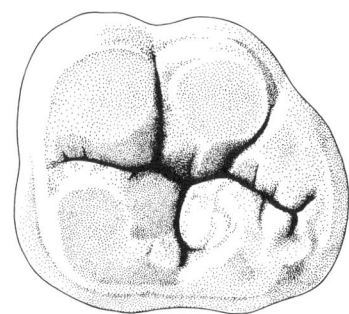

Abb. 1.2—1. Als „*Dryopithecus-Muster*" bezeichnetes typisches Furchenmuster eines unteren Molaren der Hominoidea. Der Zahn ist hier so abgebildet, daß links die Vorder-(Mesial-)Seite, rechts die Hinter-(Distal-)Seite, oben die Außen-(Buccal-)Fläche und unten die Innen-(Lingual-)Fläche gelegen ist.

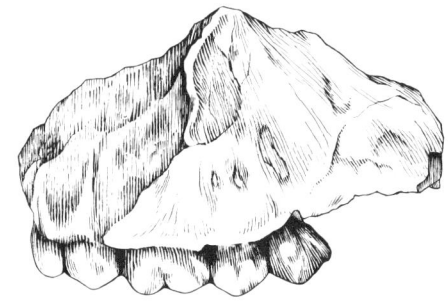

Abb. 1.2—2. Rechtes Oberkieferfragment von *Ramapithecus punjabicus* aus den Siwaliks Nordwest-Indiens (Fundort: Haritalyangar) in lateraler Ansicht. In situ befinden sich beide Prämolaren und die Molaren 1 und 2 sowie die Wurzel des lateralen Incisivus.

nähernd homomorph (zweihöckerig mit etwa gleich großem Innen- und Außenhöcker) gestalteten unteren vorderen Prämolaren (P$_3$ nach der Nomenklatur der vergleichenden Odontologie), die relativ breiten Molarenkronen mit niedrigen Höckern und einer bestimmten Form der interstitiellen Abnutzung sowie den verdickten Zahnschmelz. Der phylogenetische Aussagewert mehrerer der genannten Merkmale ist jedoch durchaus noch umstritten. Der endgültige Beweis, daß *Ramapithecus* tatsächlich als hominid bezeichnet werden darf, und natürlich erst recht Belege für die Spekulationen, daß er bereits *biped* (zweifüßig) aufrecht ging und Steingeräte herstellte, stehen derzeit noch aus. Weitere Fossilfunde müssen hier abgewartet werden.

Unabhängig von der speziellen Diskussion um *Ramapithecus* gilt heute eine Abzweigung der Hominidenlinie aus dem *Dryopithecus*-Stamm während des Miozän als sehr wahrscheinlich.

Der Australopithecus-Kreis und die Entstehung der Gattung Homo

Die ältesten uns derzeit bekannten eindeutig aufrecht gehenden Hominiden werden der Gattung *Australopithecus* zugeordnet. Wir kennen unbestrittene Vertreter dieser Gattung aus Süd- und Ostafrika. Sie stammen aus geologischen Schichten, die ein Alter zwischen ca. 5,5 und 0,8 Mill. Jahren abdecken (oberes *Pliozän* und Unter-*Pleistozän*; s. Tabelle 1.2—2).

Der Nachweis, daß *Australopithecus biped* aufrecht ging, läßt sich aus der Form des knöchernen Beckengürtels (Abb. 1.2—3, z. B. breite, relativ niedrige Darmbeinschaufeln, gegenüber *quadrupeden* [= vierfüßigen] Primaten verkürzte Sitzbeine, Lage und Größe der Anheftungsmarken verschiedener Muskeln der Hüftregion am Knochen), aus dem Bau der Femora und des Kniegelenkes sowie aus der Fußkonstruktion (Abb. 1.2—4, Großzehe z. B. nicht mehr wie bei Affen stark abduzierbar) eindeutig führen. *Australopithecus* hatte noch einen absolut und relativ kleinen Gehirnschädel, dessen Hirnschädelvolumen mit durchschnittlich etwa 500 cm^3 in der Variationsbreite des rezenten Gorilla liegt (Tabelle 1.2—3). Das Kieferskelett war in Relation zum Hirnschädel besonders groß entwickelt und insgesamt deutlich vorspringend, das Gebiß jedoch mit seinen kleinen Eck- und Schneidezähnen bei geschlossener Zahnreihe (also fehlendem *Diastema*), mit seinen homomorphen unteren vorderen Prämolaren und seinen flachhöckerigen Molaren bereits voll hominid, wobei die Molaren freilich gegenüber anderen Hominiden (s. unten) deutlich vergrößert erscheinen.

Die südafrikanischen *Australopithecus*-Funde lassen sich zwei unterschiedlichen Formtypen zuordnen, die offenbar zeitlich nacheinander lebten: eine grazilere Form (Abb. 1.2—5, bekannt unter dem Artnamen *Australopithecus africanus*), die älter zu sein scheint und bei den Fundorten Sterkfontein und Makapansgat (Abb. 1.2—7) geborgen wurde, und eine „robuste" Form (Abb. 1.2—6, *Australopithecus robustus* genannt) mit besonders stark vergrößerten Molaren und sehr kräftig entwickeltem Kieferskelett. Sie besitzt mit dem dem Schädeldach aufsitzenden Knochenkamm *(Crista sagittalis)* vergrößerte Anheftungsflächen für den M. temporalis und massive Jochbögen für den stark ausgebildeten M. masseter. Diese Form ist bekannt von den südafrikanischen Fundplätzen Swartkrans und Krom-

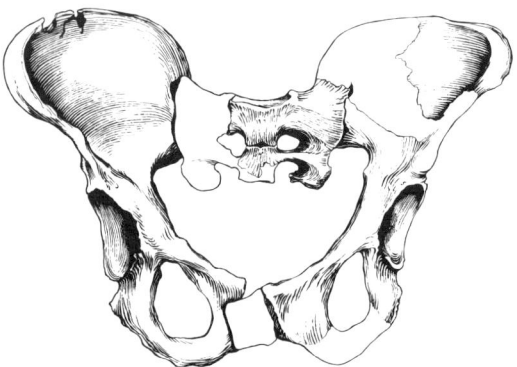

Abb. 1.2—3. Rekonstruierter knöcherner Beckengürtel eines *Australopithecus africanus* vom Fundort Sterkfontein (Südafrika). Die in der Abbildung weiß gelassenen Teile sind rekonstruiert.

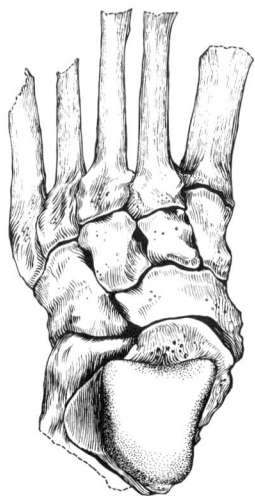

Abb. 1.2—4. Ca. 1,7 Mill. Jahre altes Fußskelett aus dem Bed I der Olduvai-Schlucht („Olduvai hominid 8") in Tansania.

Tabelle 1.2—2. Zeitliche Einordnung der Fundorte und Fundschichten von *Australopithecus* und frühen Vertretern der Gattung *Homo* in Ost- und Süd-Afrika. Fundplätze unsicherer Datierung sind mit einem ? versehen.

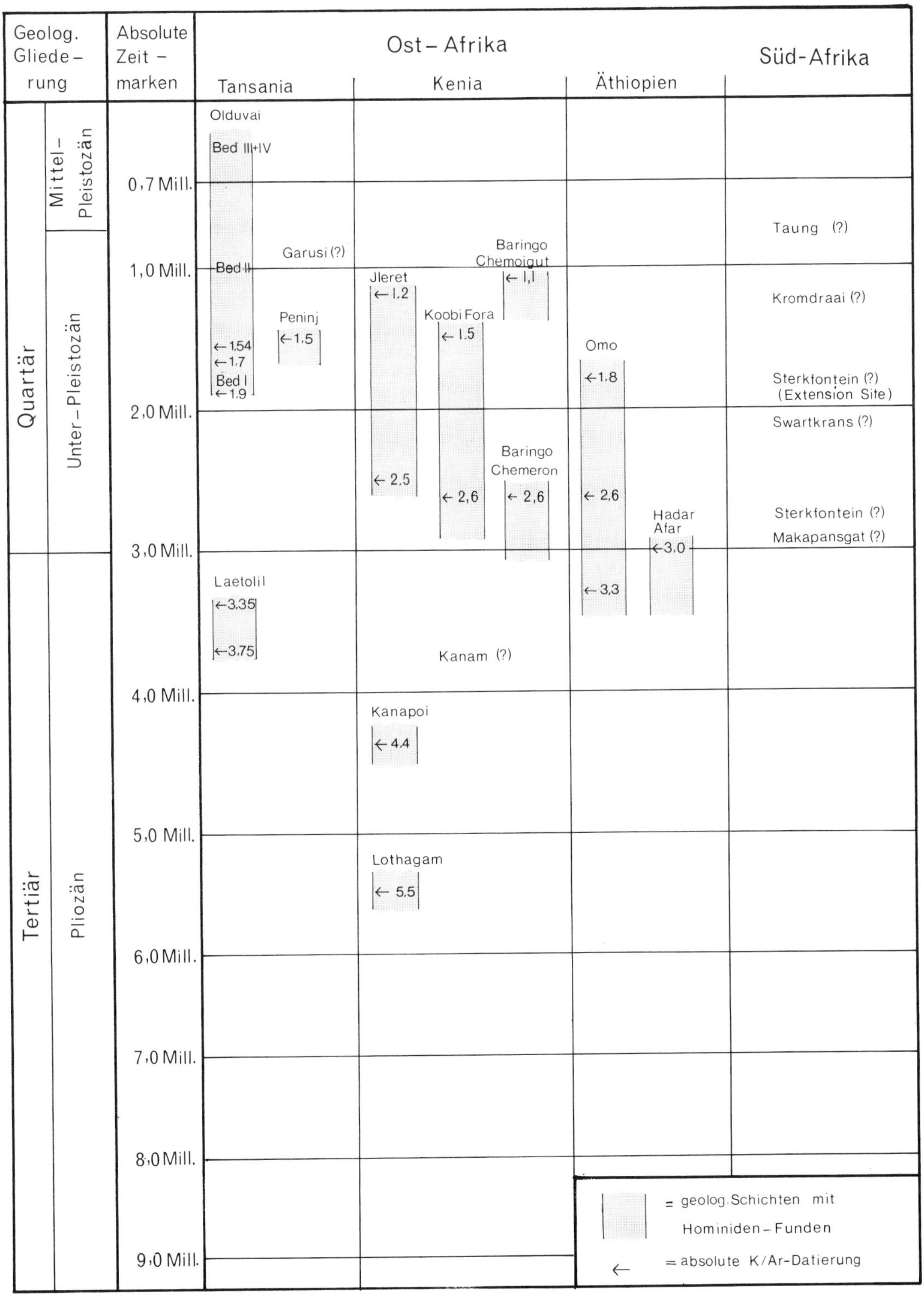

Geolog. Gliederung		Absolute Zeit-marken	Ost – Afrika			Süd-Afrika
			Tansania	Kenia	Äthiopien	
Quartär	Mittel-Pleistozän		Olduvai Bed III+IV			
		0,7 Mill.				
	Unter-Pleistozän					Taung (?)
		1,0 Mill.	Garusi (?) Bed II	Baringo Chemoigut ← 1,1		
				Jleret ← 1.2		Kromdraai (?)
			Peninj ← 1.5	Koobi Fora ← 1.5		
			← 1.54 ← 1.7 Bed I ← 1.9		Omo ← 1.8	Sterkfontein (?) (Extension Site)
		2,0 Mill.				Swartkrans (?)
				← 2.5	Baringo Chemeron	
				← 2,6 ← 2,6	← 2,6	Sterkfontein (?)
					Hadar Afar ← 3.0	Makapansgat (?)
		3,0 Mill.				
			Laetolil ← 3.35		← 3,3	
			← 3.75	Kanam (?)		
		4,0 Mill.				
				Kanapoi ← 4.4		
Tertiär	Pliozän	5,0 Mill.				
				Lothagam ← 5.5		
		6,0 Mill.				
		7,0 Mill.				
		8,0 Mill.				
		9,0 Mill.				

= geolog. Schichten mit Hominiden – Funden

← = absolute K/Ar-Datierung

21

Tabelle 1.2—3. Gehirnschädelvolumina (in cm³) von fossilen und rezenten Hominoidea.

	Variationsbreite	Mittel
Homo sapiens sapiens	ca. 1100–2000	ca. 1350
Homo sapiens neanderthalensis	ca. 1200–1700	ca. 1450
Homo erectus	ca. 700–1300	ca. 1000
„Homo habilis"	ca. 590–690	ca. 640
Australopithecus (africanus, robustus + boisei)	ca. 400–530	ca. 500
Gorilla (Gorilla gorilla)	ca. 340–750	ca. 500
Schimpanse (Pan troglodytes)	ca. 320–480	ca. 390
Orang-Utan (Pongo pygmaeus)	ca. 290–480	ca. 410

draai (Abb. 1.2—7) und offenbar etwas jünger als *A. africanus*. Der Erstfund von *Australopithecus* (im Jahre 1924), der berühmte Kinderschädel von Taung (Abb. 1.2—8), auf welchen der Name *Australopithecus africanus* zurückgeht, ist heute als Vertreter der Art *A. africanus* umstritten, nachdem jüngst auf Grund der Begleitfauna wahrscheinlich

gemacht werden konnte, daß Taung der zeitlich jüngste der südafrikanischen *Australopithecus*-Funde sei; vielleicht handelt es sich also um einen kindlichen *A. robustus*. Absolute Datierungen der Fundschichten fehlen aus Südafrika, die absolute zeitliche Einstufung bleibt daher noch etwas unsicher (Tabelle 1.2—2).

In Ostafrika erscheint die Situation nach den zahlreichen Neufunden der letzten Jahre zunächst noch ziemlich verwirrend. Auf der anderen Seite wurde gerade hier durch die weite Verbreitung vulkanischen Gesteinsmaterials eine absolute Datierung vieler Fundschichten mit der Kalium-Argon-Methode möglich.

Zum einen lebte auch in Ostafrika eine „robuste" *Australopithecus*-Form, welche besonders massive Kiefer und extrem großflächige Molaren besaß. Man bezeichnete diese Art als *A. boisei*. Funde dieser Spezies liegen aus Tansania (Olduvai-Schlucht und Penj am Natron-See), Kenia (Koobi Fora, Ileret und Baringo-See) sowie aus Äthiopien (Omo-Tal) vor; sie umfassen ein Alter von ca. 2,6—1 Mill. Jahren (s. Abb. 1.2—7 und Tabelle 1.2—2).

Zum zweiten gibt es Funde, die auf das Vorhandensein einer „grazilen" *Australopithecus*-Linie auch in Ostafrika (jedoch wahrscheinlich nicht identisch mit der südafrikanischen Art *A. africanus*) hindeuten. Diese reichen zeitlich sogar am weitesten zurück (Lothagam und Kanapoi in Kenia ca. 5,5 bzw. 4,4 Mill. Jahre alt). Weitere Funde dieser Gruppe stammen aus dem Omo-Tal und von Hadar-Afar in Äthiopien (ca. 3,5—2,5 Mill. Jahre), vom Baringo-See (ca. 3 Mill. Jahre), von Koobi Fora und Ileret (ca. 2,6—1,6 Mill Jahre) in Kenia sowie aus der Ol-

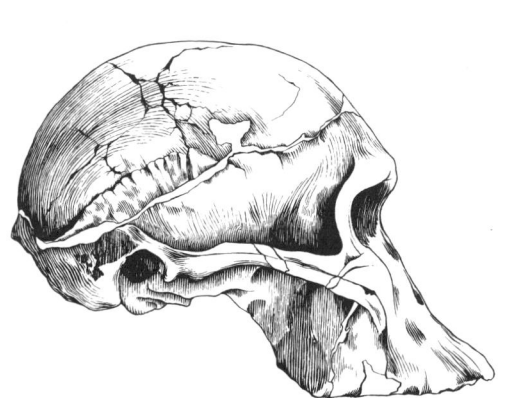

Abb. 1.2—5. Leicht restaurierter Schädel eines erwachsenen *Australopithecus africanus* vom Fundort Sterkfontein (Südafrika).

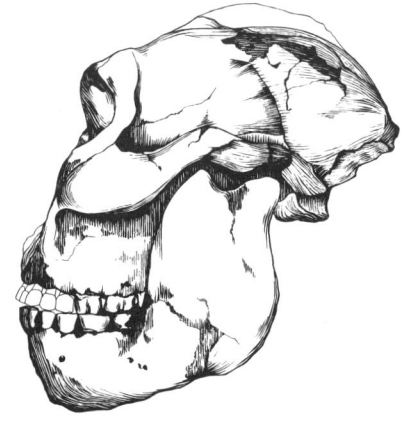

Abb. 1.2—6. Leicht restaurierter Schädel eines erwachsenen *Australopithecus robustus* vom Fundort Swartkrans (Südafrika). Beachte den besonders massiven Kauapparat und die Crista sagittalis auf dem Schädeldach.

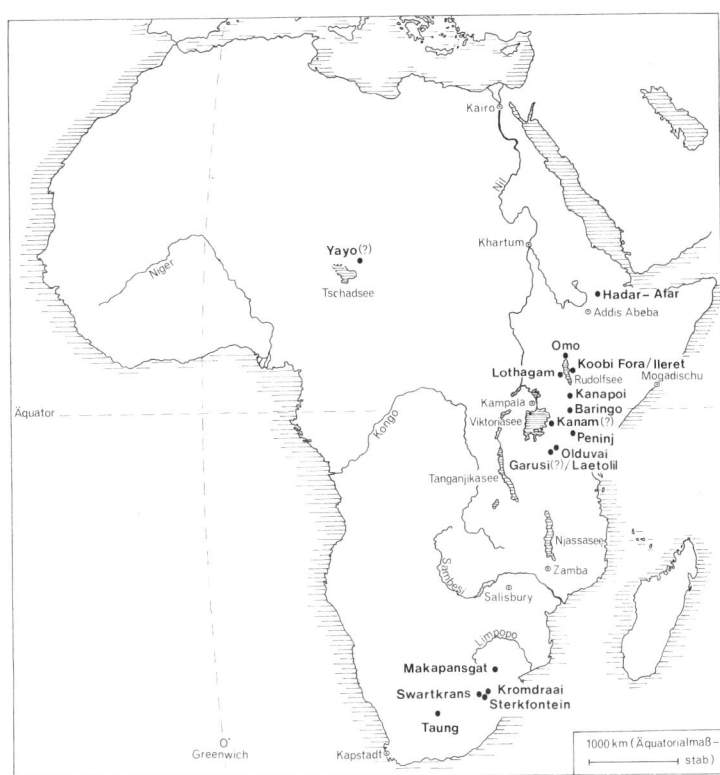

Abb. 1.2—7. Australopithecus-Fund-
plätze in Afrika.

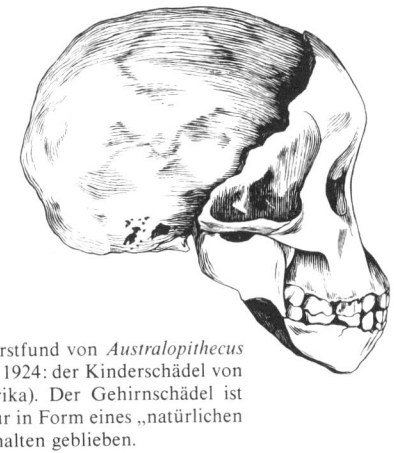

Abb. 1.2—8. Erstfund von *Australopithecus*
aus dem Jahre 1924: der Kinderschädel von
Taung (Südafrika). Der Gehirnschädel ist
größtenteils nur in Form eines „natürlichen
Ausgusses" erhalten geblieben.

duvai-Schlucht (ca. 1,8—1,5 Mill. Jahre) in Tansania (s. Abb. 1.2—7 und Tabelle 1.2—2).

Schließlich mehren sich durch zahlreiche Neu-
funde die Indizien dafür, daß zeitparallel und an
gleichen Orten *(sympatrisch)* neben *Australopithecus* bereits sehr früh auch Vertreter der Gattung
Homo gelebt haben. Schon im Jahre 1964 hatten
LEAKEY, TOBIAS und NAPIER einzelne Kiefer- und
Schädelfragmente sowie Zähne und Bruchstücke
postkranialer Skeletteile aus den unteren Schichten

der Olduvai-Schlucht (ca. 1,8—1,4 Mill. Jahre
alt) unter dem Namen *Homo habilis* der Gattung
Homo zugeschrieben. Sie lösten damit eine Diskussion aus, die bis heute nicht abgeschlossen ist. Diese
Zuordnung erfolgte aufgrund der gegenüber *Australopithecus* schlankeren, weniger großen Molaren
und Prämolaren, der größeren Schneide- und Eckzähne, des dünnwandigen, gerundeten Hirnschä-
dels und der offenbar etwas größeren Gehirnschädelkapazität (s. Tabelle 1.2—3) dieser Funde. Später wurden auch an anderen ostafrikanischen Fundplätzen hominide Fossilien geborgen, die u. a. wegen ihrer relativ großen Eck- und Schneidezähne
sowie ihres deutlichen *Diastema* nicht zu *Australopithecus* passen. Sie entstammen teilweise sehr alten
Ablagerungen (z. B. den Laetolil-Schichten in Tansania: 3,75—3,35 Mill. Jahre alt; Hadar-Afar: ca.
3,5—3 Mill. Jahre alt, und Omo: ca. 1,85 Mill. Jahre und jünger, in Äthiopien sowie Koobi Fora: ca.
3—2,5 Mill. Jahre alt, in Kenia) (s. Abb. 1.2—7 und
Tabelle 1.2—2). Wie immer man diese Funde bezeichnen will, ob ebenfalls als *Homo habilis* oder
vorläufig als *Homo* indeterminatus (also als noch
nicht eindeutig bestimmten Vertreter der Gattung
Homo), sicher ist, daß über mindestens 2 Mill. Jahre
in Ostafrika mehrere Hominiden-Formen zeitgleich nebeneinander gelebt haben.

23

Übrigens liegen auch aus dem Unter-Pleistozän in Südafrika einzelne Kiefer- und Schädelfragmente vor, die von einigen Autoren der Gattung *Homo* zugerechnet werden, so aus Swartkrans (1949 von BROOM und ROBINSON unter dem Namen „*Telanthropus capensis*" beschrieben, geschätztes Alter zwischen 1 und 2,5 Mill. Jahre) und aus einer gegenüber den *A. africanus*-Fundschichten jüngeren Ablagerung (sog. „Extension Site") von Sterkfontein (auf ein Alter von ca. 1,5—2 Mill. Jahre geschätzt), wo im August 1976 große Bruchstücke eines Schädels gefunden wurden (s. Abb. 1.2—7 und Tabelle 1.2—2).

Man nimmt heute überwiegend an, daß sich die Gattung *Homo*, vielleicht bereits vor 3—4 Mill. Jahren, aus dem *Australopithecus*-Kreis (die gemeinsamen Vorfahren dürften *A. africanus* ähnlich gewesen sein) allmählich entwickelt hat, wobei *Homo habilis* eine Durchgangsstufe darstellen würde (s. Abb. 1.2—9).

Auf der anderen Seite ist die vielleicht auf rein vegetarische Nahrung (s. Molarengröße und starke Zahnabnutzung) spezialisierte „robuste" *Australopithecus*-Linie offenbar am Ende des Unter-Pleistozän (vor ca. 0,8 Mill. Jahren, s. Abb. 1.2—9) nachkommenlos ausgestorben. Ähnlich scheint es der südafrikanischen Art *A. africanus* ergangen zu sein.

Umstritten ist noch, ob die Gattung *Australopithecus* über Afrika hinaus verbreitet gewesen ist. Von einigen Fachleuten werden z. B. zwei Unterkieferfragmente aus den Djetis-Schichten von Java (s. unten), die zunächst unter dem Namen „*Meganthropus palaeojavanicus*" beschrieben worden waren, mit der „robusten" Linie von *Australopithecus* in direkte Verbindung gebracht.

Die ältesten Steinwerkzeuge (sog. „*pebble tools*", Geröllgeräte) fanden sich bei ost- und südafrikanischen Fundplätzen in Schichten, die bis zu ca. 2,6 Mill. Jahren alt sein dürften (z. B. Omo, Hadar Afar und Koobi Fora). Es ist noch immer umstritten, ob neben *Homo* auch bereits *Australopithecus* als Hersteller solcher Steingeräte in Frage kommt.

Homo erectus und die Entstehung des Homo sapiens

Unter dem Namen „*Pithecanthropus*" (= „Affenmensch") wurde eine im Mittel-Pleistozän (Tabelle 1.2—4) in der Alten Welt weit verbreitete Hominidengruppe bekannt, die man heute einhellig unter dem Artnamen *Homo erectus* in die Gattung *Homo* stellt. Es handelt sich um derbschädelige Formen mit dickwandigen Gehirnschädeln und sehr massiven, stark vorgebauten Überaugendächern, die kräftige *Tori supraorbitales* („Überaugenwülste") bildeten (Abb. 1.2—10). Die Gehirnschädelkapazität lag deutlich über derjenigen der Australopithecinen (ca. 700—1300 cm^3, s. Tabelle 1.2—3), doch war ihre flache Stirn noch stark geneigt, das Stirnhirn relativ niedrig und schmal (starke postorbitale Einschnürung am Schädeldach), und ihre größte Hirnschädelbreite lag basal auf der Pars squamosa ossis temporalis. Der Gesichtsschädel war groß, das Kiefergerüst kräftig und vortretend *(prognath)*, die Nasenbeine standen ziemlich flach, und die zurückweichende Unterkiefersymphyse besaß noch keine Kinnvorwölbung (Abb. 1.2—10). Das Gebiß erscheint gleichwohl in seinen Proportionen und Formmerkmalen schon dem modernen Menschen ähnlich, was auch für das postkraniale Skelett gilt.

Die ältesten Fossilien dieser Gruppe sind aus den sog. Djetis-Schichten (sie zeichnen sich durch eine besondere Faunen-Zusammensetzung gegenüber den jüngeren Trinil-Schichten, s. unten, aus) auf Java geborgen worden (Tabelle 1.2—4 und Abb. 1.2—11), an deren Basis neuerdings Kalium-Argon-Datierungen möglich wurden, die das erstaunliche Alter von ca. 1,9 Mill. Jahren ergaben, so daß diese

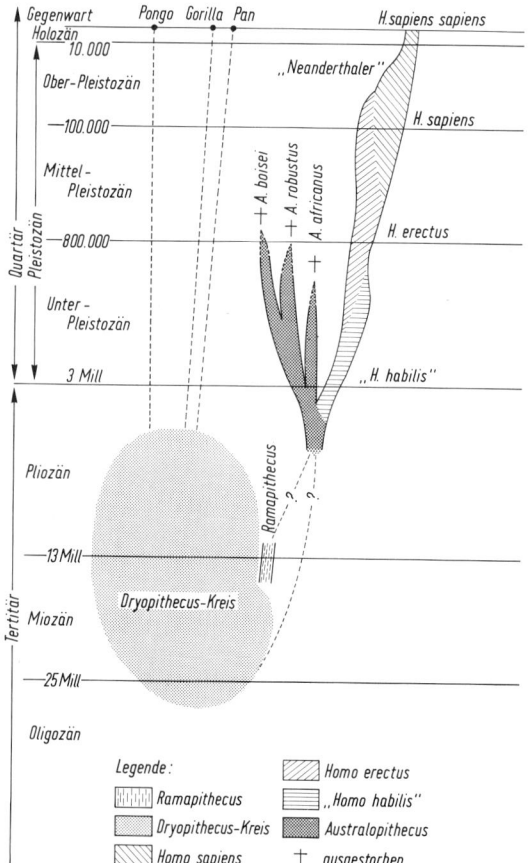

Abb. 1.2—9. Hypothetischer Hominiden-Stammbaum.

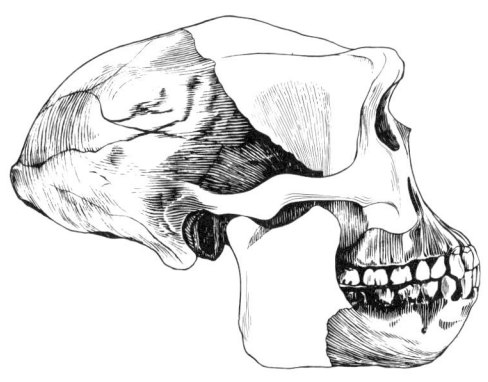

Abb. 1.2—10. Rekonstruierter Schädel eines erwachsenen *Homo erectus* aus den Djetis-Schichten von Sangiran auf Java.

Homo erectus-Funde auf Java zeitlich den untersten *Australopithecus*-Funden aus der afrikanischen Olduvai-Schlucht entsprechen dürften und eindeutig in das Unter-Pleistozän fallen. Damit wurde jetzt der früher allgemein angenommene direkte zeitliche und phylogenetische Anschluß von *Homo erectus* an *Australopithecus* wieder recht problematisch. Sicher scheint derzeit nur, daß *Homo erectus* sein frühes Entwicklungszentrum in Südost- und OstAsien hatte, jedenfalls kennen wir diese Art auch aus den gegenüber den Djetis-Schichten jüngeren Trinil-Schichten (ausgehendes Unter-Pleistozän und unteres Mittel-Pleistozän, s. Tabelle 1.2—4) Javas sowie aus dem sehr frühen und mittleren MittelPleistozän Chinas (Lantian, Provinz Shensi, und Choukoutien bei Peking, s. Abb. 1.2—11 und Tabelle 1.2—4). Vom asiatischen Entwicklungszentrum aus scheint sich die Art im frühen Mittel-Pleistozän (vielleicht aber auch schon im Unter-Pleistozän) über die ganze damals für Hominiden bewohnbare Alte Welt ausgebreitet zu haben: Aus der unteren Hälfte des Mittel-Pleistozän sind *Homo erectus*-Funde auch aus verschiedenen Teilen Afrikas (z. B. Olduvai-Schlucht in Tansania, Ternifine in Algerien) und aus Europa (der berühmte Unterkiefer von Mauer bei Heidelberg) geborgen worden (s. Abb. 1.2—11 und Tabelle 1.2—4). Diese im MittelPleistozän so weit verbreitete Art scheint in einzelnen geographischen Refugialregionen sogar noch bis in das Ober-Pleistozän hinein unter mäßig progressiver Weiterentwicklung überlebt zu haben, so auf Java (s. Ngandong-Funde) und vielleicht in bestimmten Regionen des südlichen Afrikas (evtl. Schädelfunde von Broken Hill, Sambia, und Saldanha, Rep. Süd-Afrika, s. Abb. 1.2—11 und Tabelle 1.2—4); zu Zeiten also, wo *Homo sapiens* andernorts (übrigens auch in der unmittelbaren afrikanischen Nachbarschaft, s. unten) bereits voll entwikkelt war.

Mit Fundlokalitäten bzw. Funden von *Homo erectus* sind neben verschiedenen Steingerätetypen (z. B. *„chopper"* und *„chopping tools"*, Abbevillien- und *Acheuléen-Faustkeilen)* und Knochengeräten vor allem auch die frühesten sicheren Nachweise von *Feuerstellen* (vor ca. 500 000 Jahren) und eindeutige Indizien für *„Kannibalismus"* und evtl. auch *„Kopfjägerei"* (z. B. Choukoutien, ca. 400 000, Ngandong, ca. 100 000 Jahre alt) verbunden.

Man nimmt an, daß sich unsere eigene Art, *Homo sapiens*, aus *Homo erectus*-Formen entwickelt hat (die neuen, oben erwähnten ostafrikanischen grazileren Hominidenfunde machen jedoch auch einen nicht ausschließlich auf *Homo erectus* basierenden Weg denkbar); ob das nur in einer bestimmten (bisher freilich unbekannten) geographischen Region und nur während eines engbegrenzten Zeitraumes im Mittel-Pleistozän geschah oder an verschiedenen Orten parallel und zu jeweils unterschiedlichen Zeiten, das sind derzeit noch offene und unter Fachleuten vieldiskutierte Fragen. Es sollte dabei immer bedacht werden, daß in allen echten phylogenetischen Deszendenzreihen systematischtaxonomische Grenzziehungen ohnehin künstlich sein müssen und lediglich auf Vereinbarung beruhen können. Darüber hinaus müssen wir uns heute wohl grundsätzlich von der alten Vorstellung lösen, daß die Evolution der Hominiden bis hin zum *Homo sapiens* immer eingleisig und über nur von

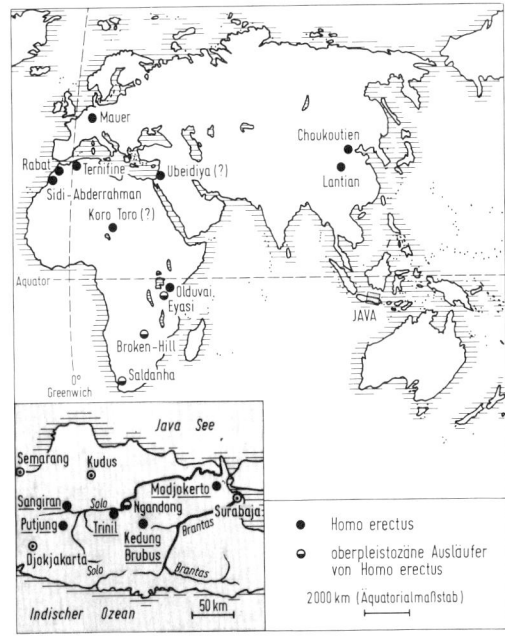

Abb. 1.2—11. Fundplätze von *Homo erectus* in Asien, Afrika und Europa.

Tabelle 1.2.–4. Zeitliche Einordnung von wichtigen Fundorten und Fundschichten des *Homo erectus* und *Homo sapiens* in Asien, Afrika und Europa. Von *Homo sapiens sapiens* wurden nur die jeweils ältesten Funde eingetragen. Fundplätze unsicherer Datierung sind mit einem ? versehen.

Geol. Gliederung	Absolute Zeitmarken	Asien Südost-	Asien Ost-	Afrika Ost- u. Süd-	Afrika Nord-	Europa	Eiszeiten-Gliederung Glazial	Eiszeiten-Gliederung Interglazial
Ober-Pleistozän	30000	Niah	Tzeyang, Liukiang	Eyasi, Saldanha, Border-Cave, Broken Hill	„neanderthaloide" Homo sapiens-Funde	Combe Capelle „Klassische Neanderthaler" Saccopastore Weimar-Ehringsdorf	Würm	
	100000	Ngandong (?)						Riss/Würm
	200000				Rabat (?) Sidi Abderrahman (?)	Arago	Riss	
Mittel-Pleistozän	300000		Choukoutien			Steinheim Swanscombe		Mindel/Riss
	400000					Vertesszöllös (?)		
	500000	←0,5		Bed III u. IV			Mindel	
	600000	Trinil		Olduvai	Ternifine (?)	Petralona?		
	700000	←0,7	Lantian (?)	Bed II		Mauer?		
	←0,73							
	800000 ←0,83				Yayo (Koro Toro) (?)			Günz/Mindel
Unter-Pleistozän	900000	Djetis					Günz	
	1,0 Mill.	←1,9						
	1,5 Mill.							
	2,0 Mill.							

Quartär

Legende:
▨ = geolog. Schichten mit Hominiden-Funden
← = absolute K/Ar-Datierung

einer Hominidenform beherrschte Zeitstufen verlaufen ist. Mit ziemlich hoher Wahrscheinlichkeit sind zumindest von der *Homo erectus*-Stufe an keine *genetischen Fortpflanzungsbarrieren* (die einen Genfluß prinzipiell verhindern) mehr ausgebildet worden, so daß eine echte *Speziation* (= Artentrennung) ausblieb. Hier sind Probleme angesprochen, deren exakte Klärung (auf moderner populationsgenetischer Basis) nur gestützt auf ein geographisch und zeitlich noch erheblich dichteres Fundnetz möglich sein wird.

Der frühe Homo sapiens und die sog. „Neanderthaler"

Leider ist gerade aus dem langen Zeitabschnitt der oben erwähnten Durchgangsphase die fossile Funddokumentation besonders spärlich, fragmentarisch, zeitlich und geographisch lückenhaft und zudem zumeist noch ungenügend datiert (es sei hier daran erinnert, daß gerade für die hier in Frage kommende Zeitspanne weder die Kalium-Argon- noch die Radiokarbon-Methode zur absoluten Datierung geeignet sind, s. oben). Zu den interessantesten Dokumenten gehören wahrscheinlich zwei europäische Funde: Vertesszöllös bei Budapest in Ungarn und Petralona bei Saloniki in Griechenland (Abb. 1.2—14), nur kennt man vom erstgenannten Fundort neben 2½ Milchzähnen nur eine Hinterhauptschuppe (Squama ossis occipitalis), und für Petralona ist die Datierung noch allzu umstritten. Der bis auf den Unterkiefer vollständige Schädel aus der Petralona-Höhle erinnert morphologisch, was die Ausformung des Gehirnschädels (Hirnschädelkapazität ca. 1220 cm³) und des Zahnbogens anbetrifft, stark an *Homo erectus*, doch wollen ihn einige Autoren zeitlich sehr spät, nämlich in das mittlere Ober-Pleistozän, einstufen. Nach neueren Untersuchungen der Stratigraphie und der Be-

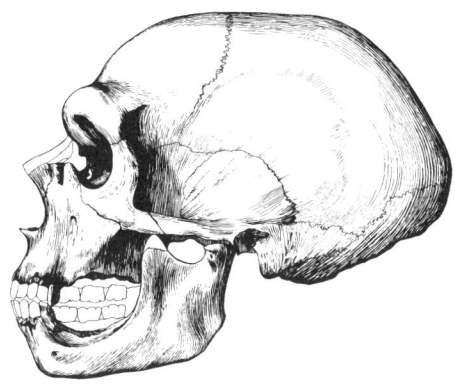

Abb. 1.2—13. In einigen Teilen ergänzter Schädel eines sog. „klassischen Neandertalers" aus West-Europa (bekannt unter dem Namen „der Alte von La Chapelle-aux-Saints" aus der Dordogne in Frankreich).

gleitfauna scheint er aber doch sehr viel älter zu sein und vielleicht sogar in das untere Mittel-Pleistozän (vor das *Mindel-Glazial*, s. Tabelle 1.2—4) zu gehören. Der Vertesszöllös-Fund ist mit ziemlicher Sicherheit mindelzeitlich (ca. 400 000 Jahre alt, s. Tabelle 1.2—4). Das Hinterhaupt ist höher und steiler gerundet als bei *Homo erectus* und weist Ähnlichkeiten zu den jüngeren *Homo sapiens*-Funden (z. B. Steinheim und Swanscombe, s. unten) auf, die Hirnschädelkapazität wird auf ca. 1325—1400 cm³ geschätzt. Für den Fundplatz von Vertesszöllös ist Feuerbenutzung sicher nachgewiesen.

Die in der Zeitabfolge nächsten europäischen Funde (Abb. 1.2—14) stammen aus dem *Mindel-Riß-Interglazial*, sie haben ein absolutes Alter von ca. 250 000—200 000 Jahren und werden einhellig als *Homo sapiens* klassifiziert. Es handelt sich um den Schädel (ohne Unterkiefer) von Steinheim bei Stuttgart (Abb. 1.2—12), die beiden Ossa parietalia und das Os occipitale von Swanscombe bei London sowie um die neueren Funde von mehr oder weniger großen Schädelfragmenten, Kieferknochen und Zähnen bei Arago nahe Perpignan, die in das beginnende *Riß-Glazial* gestellt werden. Sie zeigen — soweit jeweils erhalten — ein hochgerundetes Hinterhaupt, vorgewölbte Tori supraorbitales, den für den modernen Menschen in der Norma occipitalis typischen „hausförmigen" Gehirnschädelumriß mit steilen Seitenwänden, eine flache Wangengrube („Fossa canina") und haben (nach Schätzungen) Hirnschädelkapazitäten zwischen ca. 1100 und 1325 cm³. Sie belegen, daß *Homo sapiens* im oberen Mittel-Pleistozän in Europa bereits weit verbreitet war.

Spätestens am Beginn des Ober-Pleistozäns, im letzten Interglazial *(Riß-Würm)*, also vor ca. 100 000

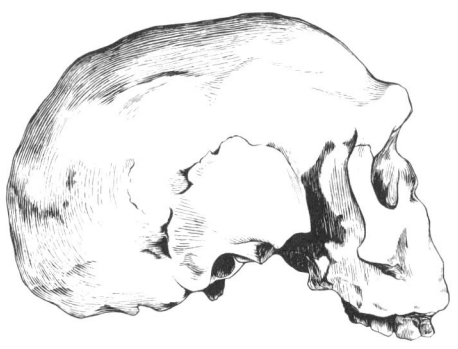

Abb. 1.2—12. Schädel von Steinheim a. d. Murr (bei Stuttgart): ein früher Vertreter der Art *Homo sapiens* in Europa.

Jahren, zeichnet sich in Europa (z. B. an den Funden von Weimar-Ehringsdorf in Thüringen, Saccopastore bei Rom und wahrscheinlich auch von Krapina in Jugoslawien) deutlich eine morphologische Entwicklung ab, die dann im folgenden *Würm-Glazial* (der letzten Eiszeit, s. Tabelle 1.2—4) vor allem in West- und Süd-Europa zur Ausbildung des sog. *„klassischen Neanderthalers"* führte, der hier bis in die beginnende zweite Hälfte des Würm-Glazials (also bis vor ca. 40 000 Jahren) die Szene beherrschte und heute von den meisten Fachleuten als eine geographisch und ökologisch exponierte „Rasse" (bzw. Subspezies) des *Homo sapiens* mit der systematischen Bezeichnung *Homo sapiens neanderthalensis* angesprochen wird. Diese Formgruppe ist durch eine auffällige und unverwechselbare Merkmalskombination charakterisiert (Abb. 1.2—13): der Gehirnschädel ist langgestreckt und relativ flach gewölbt, die Stirn fliehend, das Hinterhaupt wirkt eigentümlich kegelförmig nach hinten ausgezogen, der Gehirnschädelumriß in der Norma occipitalis ist seitlich stark ausgerundet und dadurch fast querelliptisch geformt, über den Orbitae liegen stark vorgewölbte Tori supraorbitales, der Gesichtsschädel ist groß und wirkt in der Ansicht von oben zugespitzt vorgezogen, wobei seitliche Wangengru-

ben fehlen, die Nasenöffnung (Apertura piriformis) ist breit, die Kinnregion nach unten zurückweichend, der weit gerundete Zahnbogen trägt relativ große Zähne mit deutlich vergrößerten Pulpahöhlen der Molaren (sog. *„Taurodontie"*). Die Hirnschädelkapazität der „Neanderthaler" war hoch (von ca. 1200 bis über 1700 cm³), das postkraniale Skelett fällt durch seine Robustheit auf, und die langen Gliedmaßenknochen zeigen teilweise deutliche Schaftkurvaturen.

In vollkommener Ausprägung findet sich dieser Formtyp nur im westlichen und südlichen Europa (durch zahlreiche Funde aus Frankreich, Belgien, Westdeutschland, Italien und Spanien belegt, Abb. 1.2—14) während der ersten Hälfte des Würm-Glazials (Tabelle 1.2—4). Je weiter östlich bzw. südöstlich die Funde, desto weniger markant tritt die ganze Merkmalskombination der westeuropäischen Neanderthaler in Erscheinung; schon die tschechoslowakischen Zeitgenossen zeigen mehrere Merkmale in abgeschwächter Form. Im vorderen Orient schließlich finden sich einzelne Besonderheiten nur noch in Andeutungen, andere fehlen sogar ganz. Funde aus Galiläa, aus dem Carmel-Gebirge bei Haifa, aus dem Irak und aus Nordafrika belegen, daß zu dieser Zeit (vor ungefähr

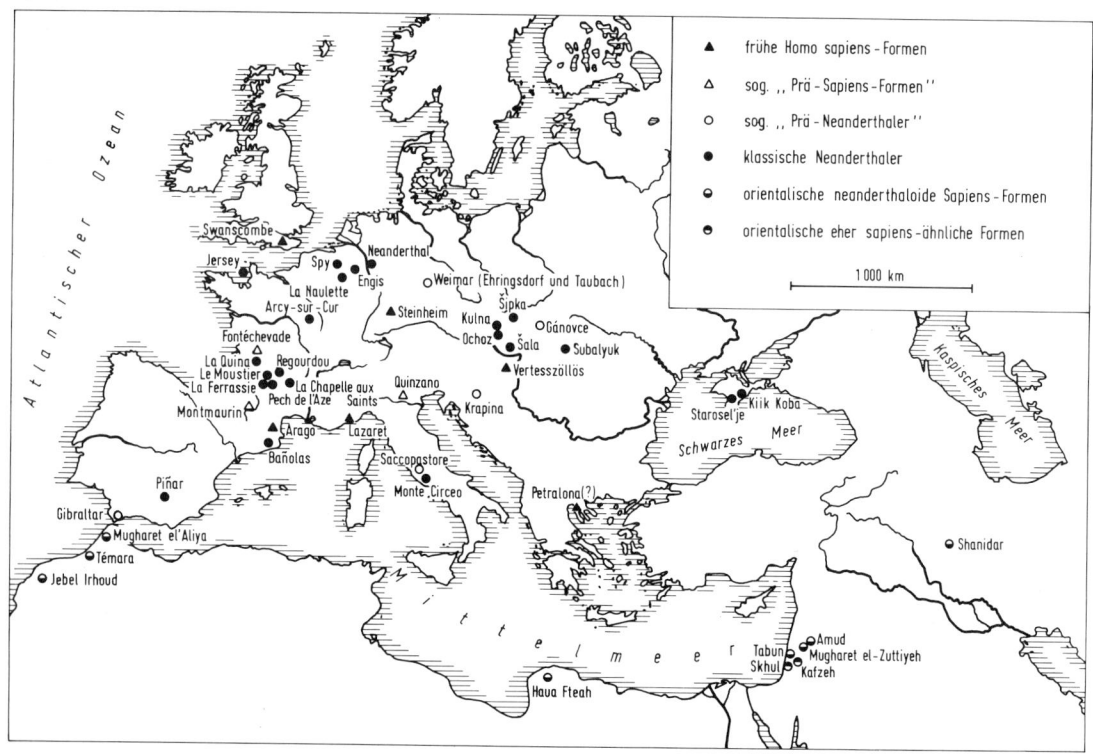

Abb. 1.2—14. Fundplätze verschiedener *Homo sapiens*-Formen aus dem Mittel-Pleistozän und aus der unteren Hälfte des Ober-Pleistozäns in Europa, Nordafrika und West-Asien.

50 000—35 000 Jahren) Populationen mit mosaikartig gemischten Merkmalskombinationen (manche Autoren erblicken darin Anzeichen für *Bastardierung)* in unmittelbarer Nachbarschaft und zeitlich alternierend nebeneinander lebten, die eine klare Abgrenzung von Neanderthalern und *Homo sapiens sapiens* weitgehend unmöglich machen. Hier sind alle Übergänge zum modernen Menschentypus des *Homo sapiens sapiens* gegeben. Auch in anderen Teilen der damals bewohnbaren Alten Welt scheint, nach den freilich sehr spärlichen Funden, die deutlich abgesetzte Merkmalskombination der „klassischen" Neanderthaler weitgehend zu fehlen.

Man sollte daher auch die Bezeichnung „Neanderthaler" auf die durch ihr typisches Formgepräge charakterisierten würmzeitlichen Hominiden West-, Süd- und Mitteleuropas begrenzen. Die „klassischen Neanderthaler" stellten offensichtlich nur einen vom Hauptentwicklungsstrom der Hominiden abgelegenen und mehr oder weniger vom allgemeinen Genfluß abgeschnittenen westlichen Flügel der eurasiatischen *Homo sapiens*-Bevölkerung dar. Dieser freilich starb dann etwa auf dem Höhepunkt der Würm-Vereisung aus, evtl. wurden auch verbleibende Reste von einer vor ca. 40 000 Jahren wohl von Osten her nach Europa nachrückenden Bevölkerung von *Homo sapiens sapiens* genetisch absorbiert. Jedenfalls ist der westeuropäische Neanderthaler nicht als die Stammform der modernen europäischen Bevölkerung anzusprechen.

Für die europäischen Neanderthaler ist ebenso wie für etwa gleichzeitig lebende andere *Homo sapiens*-Formen in verschiedenen geographischen Regionen mit Sicherheit nachgewiesen, daß sie ihre Toten bereits *bestatteten* und andere kultische Handlungen vornahmen (z. B. *Tieropfer:* s. u. a. „Drachenloch" bei St. Gallen; Teshik Tash in Usbekistan, oder *„Schädelkulte":* s. u. a. Monte Circeo bei Rom). Die typische Steingeräte-Industrie dieses Zeitabschnittes wird als *Moustérien* bezeichnet.

Die Ausbreitung des modernen Menschen, Homo sapiens sapiens

Der moderne Mensch *(Homo sapiens sapiens)* — im Schädelbau charakterisiert durch seinen absolut und relativ großen Hirnschädel (Kapazität je nach Population durchschnittlich zwischen ca. 1300 und 1400 cm³, s. Tabelle 1.2—3), dessen größte Breite hoch im Bereich der Ossa parietalia liegt, durch seine meist steil gestellte, gewölbte Stirn, durch die geringe postorbitale Einziehung des Schädeldaches, seine stark basalwärts „abgeknickte" Schädelbasis, das zentral unter dem Hirnschädel gelegene Foramen magnum, seine meist schwach entwickelten, in

manchen Populationen auch weitgehend überhaupt fehlenden Tori supraorbitales, durch seinen relativ kleinen, mehr oder weniger *orthognathen* Gesichtsschädel mit seitlichen Wangengruben und vorspringendem knöchernen Kinndreieck (Trigonum mentale), durch seinen relativ kurzen Zahnbogen und sein in Größe sowie nicht selten auch in der Zahnzahl (z. B. sog. „Weisheitszähne" [dritte Molaren] bisweilen gar nicht mehr angelegt) reduziertes Gebiß (Abb. 1.2—15) — tritt nach den vorliegenden Fossilfunden in Europa vor spätestens ca. 35 000 Jahren in der zweiten Hälfte des Würm-Glazials unvermittelt in Erscheinung. Es gilt als sicher, daß er hier nicht autochthon entstanden ist, sondern (vermutlich vom Osten oder Südosten) einwanderte. Unter den ältesten europäischen Funden seien hier als Beispiele genannt (Datierungen allerdings meist noch ziemlich unsicher): Combe Capelle (Frankreich, Abb. 1.2—15, ca. 34 000 Jahre alt), Cromagnon (Frankreich, ca. 25 000—30 000 Jahre alt), Stetten (Deutschland, ca. 25 000—30 000 Jahre alt), Předmost (ČSSR, ca. 25 000 Jahre alt), Dolni Věstonice (ČSSR, ca. 24 000 Jahre alt). Die ältesten derzeit bekannten eindeutigen *Homo sapiens sapiens*-Funde aus dem ostasiatischen China dürften ebenfalls ein Alter zwischen 20 000 und 30 000 Jahren haben.

Um die gleiche Zeit oder sogar etwas früher erfolgte auch schon die Besiedlung der beiden Kontinente, die zuvor abseits der gesamten Hominidenevolution (wie überhaupt der ganzen Entwicklung der *catarrhinen Primaten,* zu denen die *Hominoidea* gehören) gestanden hatten: Australien und die Neue Welt Amerika. Das wird für Australien belegt durch die derzeit ältesten bekannten Funde von Lake Mungo (ca. 31 000 Jahre alt, eine Feuerstelle soll sogar das Alter von 37 600—44 000 Jahren ha-

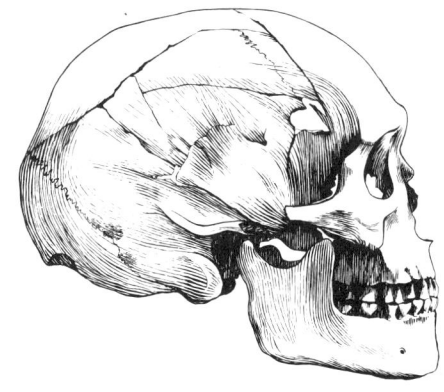

Abb. 1.2—15. Schädel von Combe Capelle (Frankreich): ein früher Vertreter des modernen Menschen *(Homo sapiens sapiens)* in West-Europa.

ben) und von New South Wales (ca. 25 000—32 000 Jahre alt); für Nordamerika durch den sog. „San Diego Man", der nach neuen Aminosäure-Datierungen sogar ein Alter von 48 000 Jahren haben soll, und den als „Los Angeles Woman" bezeichneten Fund (ca. 26 000 Jahre alt). Die Besiedlung Amerikas erfolgte ohne Frage von Asien her über eine Landbrücke im Bereich des heutigen Bering-Meeres. *Homo sapiens sapiens* hat sich demnach um diese Zeit sehr schnell und erfolgreich über die ganze bewohnbare Welt ausgebreitet.

Da die bisher genannten geographischen Regionen offensichtlich sekundär vom modernen Menschen überwandert wurden, erhebt sich die Frage nach früheren Belegen für *Homo sapiens sapiens* aus anderen Teilen der Alten Welt. Abgesehen von den bereits im letzten Kapitel erwähnten Funden aus dem vorderen Orient, muß hier der Fossilfund aus der Niah-Höhle von Borneo mit einer Radiokarbondatierung von 39 600 ± 1000 Jahren genannt werden. Nach neueren Untersuchungen liegen die bisher ältesten Fundplätze jedoch im subsaharischen Afrika, so in der Republik Süd-Afrika (Border Cave, zwei Schädelfunde, neuerdings mit Aminosäuretest auf ca. 89 000 bzw. 60 000 Jahre datiert; Florisbad, ca. 39 000 Jahre alt, Fishhoek, ca. 36 000 Jahre alt), in Kenia (Kanjera, ca. 60 000 Jahre alt, aber unsicher) und in Süd-Äthiopien (Omo, älter als 40 000 Jahre, wahrscheinlich sogar 80 000 Jahre oder noch älter). Ein abschließendes Urteil zur Frage der „Urheimat" des *Homo sapiens sapiens* läßt sich daraus aber noch keineswegs ableiten. Es müssen weitere Funde und exakte absolute Datierungen abgewartet werden.

Mit dem modernen Menschen, *Homo sapiens sapiens*, treten in verschiedenen Regionen der Erde die sog. *„Klingenkulturen"* auf (feingearbeitete und retuschierte Steinmesserklingen, Pfeilspitzen, Bohrer, Stichel, Harpunen, geschliffene Steinbeile usw.), an manchen Stellen erste *halb-* oder *vollplastische Darstellungen* von Tieren und Menschen (z. B. „Venus von Willendorf", ca. 30 000—32 000 Jahre alt) sowie etwas später auch *Zeichnungen* und *Malereien* an Höhlenwänden (z. B. Lascaux, Altamira usw., ca. 15 000—16 000 Jahre alt).

Ausblick

Die umfassende *Evolution der Primaten* schuf mit einer ganzen Reihe typischer Entwicklungstrends die Voraussetzungen für die Entstehung des Menschen. Etwa im Miozän löste sich die spezielle Deszendenzlinie der Hominiden aus dem Kreis der übrigen Primaten vom *Dryopithecus*-Typ. Zuerst erwarben sie die *Bipedie* (bereits im oberen Pliozän perfekt), dann machte ihr *Gehirn* seine enorme *Größensteigerung* durch (vom Unter-Pleistozän an). Während wir über die morphologische Entwicklung durch die Fossilfunde relativ gut informiert werden, sind wir bezüglich der geistig-seelischen Entwicklung auf (meist sehr hypothetische) indirekte Schlüsse angewiesen, sofern nicht *„kulturelle Hinterlassenschaften"* uns bestimmte Wegmarken setzen. Für die Erforschung der Entwicklung *psychischer* Eigenheiten, insbesondere des mehr und mehr durch Traditionen überformten Sozialverhaltens, kognitiver Leistungsfähigkeit und schließlich der Sprachentwicklung, leisten uns derzeit Freilandstudien und Laborexperimente an heute lebenden nicht-menschlichen Primaten die beste Hilfestellung. Sie werden uns zumindest klar vor Augen stellen, welche Wegstrecke es tatsächlich während der Evolution vom Menschenaffen-Niveau zum *Homo sapiens sapiens* zurückzulegen galt.

Literatur

Day, M.: Guide to fossil man. Cassell, London 1965
Genet-Varcin, E.: A la recherche du primate ancêtre de l'homme. Boubée, Paris 1969
Gieseler, W.: Die Fossilgeschichte des Menschen. In Heberer, G. (Hg.): Die Evolution der Organismen. Bd. 3. Fischer, Stuttgart 1974
Heberer, G., W. Henke und H. Rothe: Der Ursprung des Menschen. 4., völlig neubearbeitete und erweiterte Auflage. Fischer, Stuttgart 1975
Howells, W.: Evolution of the genus homo. Addison-Wesley

Publishing Company. Reading, Massachusetts, Menlo Park, California, London, Don Mills, Ontario 1973
Koenigswald, G. H. R., v.: Die Geschichte des Menschen (Verständl. Wissenschaft, Bd. 74), 2. Aufl., Springer, Berlin 1968
Pilbeam, D.: The ascent of man. Macmillan, New York 1972
Simons, E. L.: Primate evolution. Macmillan, New York 1972
Vogel, C.: Humanbiologie: Menschliche Stammesgeschichte und Populationsdifferenzierung (Biologie in Stichworten, Bd. V). Hirt, Kiel 1974

Von Dieter Sasse

Das Lehr- und Forschungsgebiet Anatomie befaßt sich mit der normalen Struktur eines Organismus. Wie jedes mehrzellige Lebewesen, so besteht auch der menschliche Körper aus einer Vielzahl von Unterstrukturen (Organe, Gewebe, Zellen), deren Aufbau dann als normal bezeichnet wird, wenn er von der am häufigsten anzutreffenden Form nicht oder möglichst geringfügig abweicht. Dies führt dazu, daß die lehrbuch-gemäße Darstellung der Normalstrukturen zwar im einzelnen stets die häufigst auffindbare Form beschreibt, insgesamt aber ist die Wahrscheinlichkeit, daß in einem Individuum alle diese häufigsten Strukturelemente zusammentreffen, äußerst gering. Daher sollte jeder angehende Arzt seine Kenntnisse der normalen Anatomie nicht allein aus den Lehrbüchern zu gewinnen suchen, sondern seinen Blick an einer möglichst großen Zahl von Präparaten schulen. Nur so kann ein Bewußtsein von der Variabilität in der Komposition eines normalen Gesamtorganismus entstehen.

Bevor Aussagen über Strukturen hoher Komplexität gemacht werden können, ist es notwendig, die am Aufbau beteiligten Einzelelemente kennenzulernen, um so hinter dem Individuellen das Prinzipielle zu erfassen. Damit ist der methodische Ansatz der Anatomie ein vorzugsweise analytischer Prozeß. Die Notwendigkeit zur Analyse immer kleiner werdender Details führt zur Frage, wo die jeweiligen Erfassungsgrenzen der Erkennbarkeit liegen.

Strukturen, die mit unbewaffnetem Auge betrachtet werden können, werden unter dem Begriff der *„Makroskopischen Anatomie"* (> 1 mm) beschrieben. Die in diesem Bereich erfaßbaren Strukturen können mit Hilfe der manuellen Zergliederung (anatemnein = zerschneiden) zugänglich gemacht werden. Für diese Technik hat sich für das Gebiet der normalen Anatomie der Begriff der Präparation eingebürgert, während in der pathologischen Anatomie die Bezeichnung Sektion gebräuchlich ist. Vor und während der Präparation werden Aufschlüsse über Strukturen erworben durch direkte und indirekte (Röntgenstrahlen, Angiographie, Ultraschall) Betrachtung (= Inspektion), durch die Ertastung (= Palpation) und zum Teil auch durch die in der Klinik häufiger angewendeten Methoden des Abhörens (= Auskultation) und des Abklopfens (= Perkussion). Die mit diesen Techniken erfahrbaren Wissensinhalte der makroskopischen Anatomie werden aus didaktischen Gründen zusammengefaßt, entweder unter dem Aspekt der strukturellen oder funktionellen Zusammengehörigkeit (Anatomie der Systeme = systematische Anatomie) oder der örtlichen Beziehungen (= topographische Anatomie).

Strukturen, die kleiner sind, als daß sie mit bloßem Auge erkannt werden können, machen den Einsatz vergrößernder Systeme notwendig, die mit der Lupenvergrößerung beginnen (0,1–1 mm). Dimensionen jenseits der Lupenvergrößerung können im lichtoptischen Bereich durch zusammengesetzte Systeme *(Mikroskope)* erkannt werden. Dabei ist das Auflösungsvermögen (d), d. h. die kleinste noch auflösbare Distanz zweier Objektpunkte abhängig von der Wellenlänge des verwendeten Lichts (λ) sowie von der numerischen Apertur (NA) des Objektivs. Diese errechnet sich aus der Brechungszahl (n) des Stoffes, der sich zwischen Deckglas und Frontlinse befindet (Luft: n = 1) und aus dem halben Öffnungswinkel (α) des Objektivs. Die Größe dieses Winkels wird nicht in Grad, sondern als Sinuswert („numerischer Wert") angegeben.

$$d = \frac{\lambda}{n \cdot \sin \alpha}$$

Das vom Mikroskopobjektiv entworfene Zwischenbild wird durch das Okular betrachtet. Es ist einleuchtend, daß das durch die Leistungsfähigkeit des Objektivs einmal begrenzte Auflösungsvermögen nicht durch ein noch so stark vergrößerndes Okular weiter verbesssert werden kann. Deshalb sollte die mikroskopische Gesamtvergrößerung (Objektivvergrößerung × Okularvergrößerung) etwa zwischen dem 500- bis 1000fachen der numerischen Apertur des Objektivs gewählt werden (= „förderliche Vergrößerung") (Abb. 1.3–1ab).

Das theoretische Auflösungsvermögen des Lichtmikroskops wird bei Anwendung auf biologische Fragestellungen kaum erreicht, in der Praxis sind Strukturen von 0,5 µm gerade noch erkennbar. Eine Steigerung des Auflösungsvermögens ist aber durch die Anwendung kurzwelliger Strahlen möglich. So kann in Mikroskopen mit Quarzoptik auch ultraviolettes Licht verwendet werden, wodurch das Auflösungsvermögen bis auf 0,1 µm gesteigert wird. Vor allem aber sind es die von einer Kathode des *Elektronenmikroskops* abgegebenen Elektronen, die, im Hochvakuum durch magnetische oder

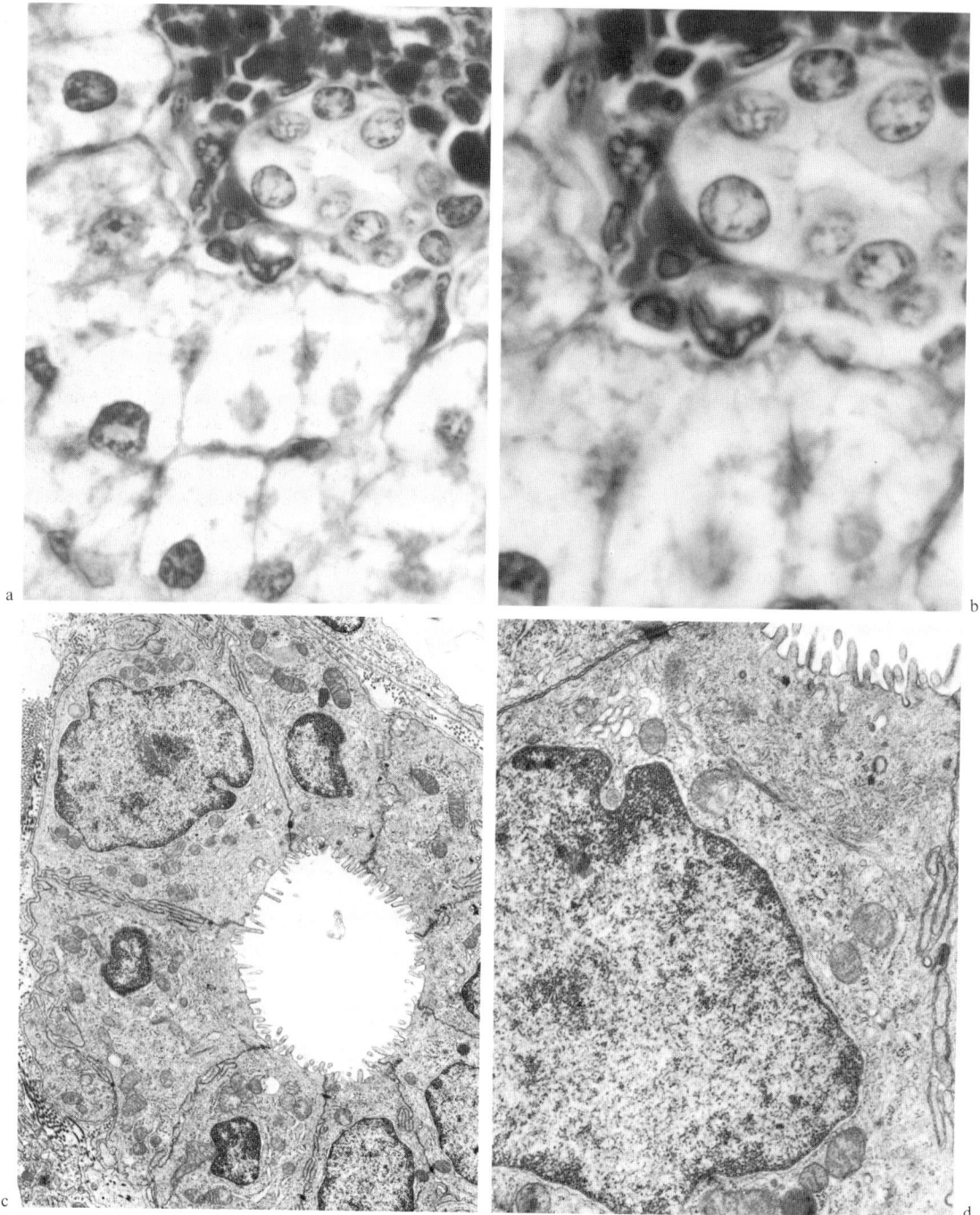

Abb. 1.3—1 Licht-(LM) und elektronenmikroskopische (EM) Auflösung

a.) Gallengang, Leber, Mensch, Azan (LM). Objektiv: 100; NA: 1,3 × ; Okular: 13, Ges.-Vergr.: 1300fach. Gute Auflösung bei förderlicher Vergrößerung.

b.) Gleiches Präparat wie a. (LM). Objektiv: 100; NA: 1,3; Okular: 18 × ; Ges.-Vergr.: 1800fach. Keine weitere Auflösung bei Überschreitung der förderlichen Vergrößerung.

c.) Gallengang, Leber, Ratte, Glutaraldehyd, OsO$_4$ (EM). Dir.-Vergr.: 2900; photogr.-Vergr.: 1,98; Ges.-Vergr.: 5742fach. Übersichtsbild mit Auflösung auch cytologischer Details (Microvilli, Mitochondrien).

d.) Gleiches Präparat wie c, (EM) Dir. Vergr.: 8500; photogr.-Vergr. 2,05; Ges.-Vergr.: 17 425fach. Ausschnitt aus einer Epithelzelle; Auflösung auch kleinster Organellen (Desmosom, Ergastoplasma).

(Original c, d: Prof. Dr. J. Staubesand, Freiburg).

elektrostatische Linsen fokussiert, Auflösungen bis zu 5—10 Å (= 0,5—1 nm) erlauben und damit die Leistungsfähigkeit des Lichtmikroskops um das 1000fache übertreffen (Abb. 1.3 — 1cd). — Erkenntnisse über Strukturen, die mit den verschiedenen vergrößernden Systemen erworben werden, werden unter dem Begriff der *Mikroskopischen Anatomie* zusammengefaßt.

Der mikroskopischen Untersuchung lebender Objekte *(= Vitalmikroskopie)* sind verhältnismäßig enge Grenzen gesetzt. So können dichte, undurchsichtige Gewebe meist nur an der Oberfläche durch Verwendung von Auflicht untersucht werden. Für die Untersuchung im Durchlicht ist es aber eine notwendige Voraussetzung, daß das Objekt sehr dünn, d. h. durchstrahlbar ist. Hauptsächlich wird sie daher für die Beobachtung von Ausstrichen, Zellsuspensionen und Gewebekulturen (Monolayer) angewendet. Im einfachsten Fall erweist sich das zu untersuchende Objekt selbst als ganz oder teilweise gefärbt, in der Regel aber müssen von außen Farbstoffe zugeführt werden, die von den Zellen inkorporiert werden, ohne daß eine toxische Wirkung ausgeübt wird. Man bezeichnet diese Applikation von Farbstoffen an lebendes Gewebe als *Vitalfärbung* (siehe auch: Phagocytose, Speicherung).

Einen besonderen Fortschritt in der Vitalmikroskopie ungefärbter Objekte erbrachte die Einführung des *Phasenkontrastmikroskops*. Mit den üblichen Mikroskopen können Erkenntnisse nur dann gewonnen werden, wenn im Objekt Orte vorliegen, von denen Licht verschiedener Wellenlängen ausgeht (= Farbunterschiede), sowie wenn Amplitudenunterschiede auftreten, die als Helligkeitswerte empfunden werden. Beim Durchtritt des Lichts durch ein inhomogenes Objekt, z. B. eine Zelle, kommt es aber auch zu einer Phasenverschiebung in den einzelnen Partikeln mit unterschiedlichen Brechungsindices. Diese für das Auge direkt nicht sichtbaren Phasenunterschiede werden im Phasenkontrastmikroskop wieder in Amplitudenunterschiede umgewandelt und somit als Helligkeitswerte wahrgenommen.

Eine Weiterentwicklung dieses Prinzips stellt das *Interferenzmikroskop* dar. Hier wird das Licht geteilt, indem es einmal durch das Objekt, zum anderen am Objekt vorbei geführt wird. Bildlicht und Umweglicht sind so aufeinander abgestimmt, daß sie an leeren Stellen exakt gegenphasig sind und damit Dunkelheit ergeben. Die phasenverschiebenden Objekte treten dann hell auf dunklem Untergrund hervor. Ein besonderer Vorteil der Interferenzmikroskopie ist es, daß die Konzentration kleinster Substanzmengen in der lebenden Zelle aufgrund der optischen Daten ermittelt werden kann.

Trotz solcher hochentwickelter Techniken wäre aber der gegenwärtige Informationsstand der mikroskopischen Anatomie ohne geeignete Fixierungs- und Färbemethoden undenkbar.

Das Ziel der *Fixierung* ist es, ein Dauerpräparat herzustellen, in dem die intravitale Struktur möglichst exakt erhalten bleibt. Dies kann dadurch erreicht werden, daß man kleine Gewebeblöckchen z. B. in Isopentan, das mit flüssiger Luft auf ca. —160°C gekühlt wurde, schockartig einfriert und anschließend bei tiefen Temperaturen im Hochvakuum dehydratisiert (= „Gefriertrocknung"). Durch dieses technisch aufwendige Verfahren werden die Autolyseprozesse, die ein wäßriges Medium voraussetzen, unterbunden. Sehr viel komplizierter ist es, die Wirkungsweise der meist angewendeten chemischen Fixierungen zu verstehen. So kann man die Fixierungsmittel aufgrund ihrer Fähigkeit, Eiweiß zu koagulieren unterscheiden. Fixantien, die nicht zu einer Koagulation führen, sind z. B. Formalin und Eisessig; zu den koagulierenden Substanzen werden Alkohol, Trichloressigsäure und Pikrinsäure gerechnet. Sehr häufig werden allerdings Gemische verwendet, die Anteile von Fixantien beider Gruppen enthalten. Die Wahl des jeweils geeigneten Fixierungsmittels ist aber nicht allein abhängig von der Frage der feineren oder gröberen Präzipitation der Gewebeproteine, sondern auch von dem Ziel der sich anschließenden Weiterbehandlung.

Fixierte Gewebe werden nach dem Entwässerungsprozeß (z. B. in der aufsteigenden Alkoholreihe) meist in flüssiges Paraffin (50°—60°C) oder in flüssigen Kunststoff eingebracht und hiervon durchtränkt. Durch Abkühlenlassen des Paraffins bzw. durch Polymerisation des Kunststoffs erhält man dann Blöckchen, in denen Gewebe und Einschlußmittel etwa die gleiche Härte aufweisen. Dies ist die Voraussetzung dafür, daß von dem Gewebe mit Mikrotomen so dünne Schnitte angefertigt werden können, daß eine Transmission mit den jeweils gewünschten Wellenlängen möglich ist. Für lichtmikroskopische Untersuchungen liegen die geeigneten Schnittdicken gewöhnlich im Bereich von 5—20 µm, für die Elektronenmikroskopie sind Schnittdicken von nur einigen 100 Å Voraussetzung.

Wie bereits erwähnt, reichen die in Dünnschnitten auftretenden Helligkeitsunterschiede der einzelnen Strukturelemente für eine direkte Erkennbarkeit nicht aus. Nur in Ausnahmefällen sind bestimmte Strukturen durch primär vorhandene Pigmente (Melanin, Hämoglobin, Lipofuscin) direkt zu erkennen. Deshalb werden für lichtmikroskopische Untersuchungen die Schnitte entparaffiniert und entweder in alkoholische Färbelösungen oder durch die absteigende Alkoholreihe in eine wäßrige Färbelösung eingebracht. Diese Lösungen können nur einen Farbstoff enthalten oder ein Farbstoffgemisch (Simultanfärbung). Es kann aber auch der Schnitt in verschiedene Farblösungen nacheinander eingebracht werden (Sukzedanfärbung). Wichtig ist, daß letztlich gleiche Strukturen (Zellkerne, Cytoplasma, Fasern) immer durch den gleichen Farbstoff markiert werden.

Bei den *Färbeverfahren* können Durchtränkungsfärbungen von Beizenfärbungen unterschieden werden. Der prinzipielle Unterschied wird darin gesehen, daß im ersteren Fall die Farbstoffe dem Gewebe direkt angeboten werden, während im zweiten Fall erst eine besondere Vorbehandlung („Beizung") den Farbstoff als Metallkomplex fixiert. Farbstoffkationen (Methylenblau, Metallacke des Hämatoxylins) werden von anionischen Gruppen im Gewebe elektrostatisch gebunden. Umgekehrt erfolgt die Bindung von Farbstoffanionen (Eosin) an die kationischen Gruppen des Gewebes. Alle elektrostatischen Bindungen setzen voraus, daß die reagierenden Gruppen in dissoziierter Form vorliegen. Daher haben mögliche fixierungsbedingte Veränderungen der Ladungen im Gewebe und der pH-Wert des Färbebades einen entscheidenden Einfluß auf die Farbstoffbindung. Nicht immer jedoch können Färbungen als Ergebnis allein elektrostatischer Kräfte interpretiert werden, auch covalente Bindungen spielen in bestimmten Fällen eine Rolle. Neuerdings wird immer mehr die Auffassung vertreten, daß auch der intermolekularen Anziehung (VAN DER WAALSsche Kräfte) eine große Bedeutung zukommt. Natürlich werden VAN DER WAALSsche Kräfte um so wirksamer werden, je höher das Molekulargewicht des verwendeten Farbstoffs ist. Farbstoffe können auch miteinander aggregieren — eine solche Aggregation wird insbesondere an kationischen Farbstoffen (Heterocyclen) mit planarer Grundstruktur beobachtet, wie etwa an Derivaten des Thiazins (z. B. Methylenblau) oder des Phenazins (z. B. Neutralrot). Diese Farbstoffe sind in der Regel metachromatisch (siehe auch: Metachromasie). — Schließlich sei auch auf die Löslichkeitsverteilung von Farbstofflösung und Gewebekomponenten hingewiesen, wodurch z. B. die Sudanfärbung des Fettgewebes erklärt werden kann.

Eine besondere Gruppe von Farbstoffen sind die Fluorochrome, die bei Bestrahlung mit kurzwelligem Licht (UV) angeregt werden und das Licht im sichtbaren Bereich emittieren. Mit der Hilfe von *Fluoreszenzmikroskopen*, die um einige Größenordnungen empfindlicher sind als die normalen Lichtmikroskope, kann die Primärfluoreszenz körpereigener Stoffe (kollagenes und elastisches Binde-gewebe, Lipide, Porphyrine) von der induzierten Sekundärfluoreszenz unterschieden werden. Hier kommt es durch die Bindung von fluoreszierenden Farbstoffen (z. B. Acridinorange) meist an Biopolymere zu prägnanten Darstellungen dieser Strukturen auf dunklem Hintergrund.

In den ultradünnen Schnitten erfolgt die Strukturmarkierung nicht durch Farbstoffe, da bei der *Transmissions-Elektronenmikroskopie (TEM)* der Kontrast von der Elektronenstreuung an Elementen hoher Ordnungszahl abhängt. Wurde für die Fixierung des Gewebes OsO_4 verwendet, so wirkt das Osmium (Ordnungszahl 76) selbst bereits stark kontraststeigernd. Wenn andere Fixierungen gewählt wurden, so muß nachträglich eine Kontrastierung des Gewebeschnitts mit Schwermetallen, z. B. Blei- oder Uranverbindungen, erfolgen.

Wesentliche Fortschritte für die Aufklärung von Ultrastrukturen bringt auch der Einsatz des *Raster-Elektronenmikroskops* (Scanning electron microscope = *SEM*), das vergleichbar dem lichtoptischen Auflichtverfahren arbeitet. Mit diesen Geräten werden Auflösungen zwischen 100—200 Å erreicht, d. h. Vergrößerungen, die zwar nur das ca. 50fache der Lichtmikroskope bringen, dafür aber ein größeres Blickfeld als im TEM bieten und vor allem eine hervorragende Tiefenschärfe aufweisen. Im SEM rastert der Elektronenstrahl das Objekt zeilenförmig ab, wobei von der Objektoberfläche sekundär Elektronen herausgeschleudert werden. Deren Anzahl wird mit Hilfe einer Elektronik verarbeitet und als Helligkeitsstufen auf einem Oszillographenschirm dargestellt. Untersuchungsobjekte sind entweder natürliche oder künstliche Oberflächen (Brüche). Zunächst glatte Oberflächen können angeätzt werden, so Hartgewebe durch Säuren, tiefgefrorene Weichgewebe durch kontrollierte Sublimation (= Gefrierätzung). Meist kann nicht die Oberfläche eines biologischen Objekts selbst betrachtet, sondern es muß ein entsprechender Abdruck angefertigt werden.

Mit Hilfe der hochentwickelten licht- und elektronenoptischen Geräte und dank der ausgefeilten Präparations-, Färbe- und Kontrastierungstechniken ist es möglich gewesen, die mikroskopische Anatomie bis in molekulare Dimensionen auszudehnen. Es wäre aber völlig verfehlt, die so darstellbaren Strukturen und Ultrastrukturen als statische Elemente aufzufassen. Nicht der Bau, sondern der Umbau, nicht die Form, sondern der Formwandel sind Ausdruck der Lebensvorgänge. Somit sind Strukturen nicht nur das Resultat von Stoffwechselprozessen, sie sind selber miteinbezogen in die Dynamik der Veränderungen. Es ist daher verständlich, daß bereits sehr frühzeitig begonnen wurde, Methoden zu erarbeiten, mit denen die stoffliche

Zusammensetzung von Zellen und Gewebe „in situ" analysiert werden kann (= *Histochemie*).

Aussagen über die Lokalisation von Substanzen und Enzymaktivitäten im Gewebe werden durch die Anwendung *histochemischer Techniken* möglich. Im Prinzip dienen dazu Methoden, die den biochemischen Nachweisverfahren entsprechen. Allerdings muß beim in-situ-Nachweis eine Reihe zusätzlicher Schwierigkeiten bedacht werden. So sind die in einem Gewebeschnitt auftretenden absoluten Mengen bzw. Aktivitäten in der Regel sehr gering, auch können histochemische Reaktionen nicht immer unter den optimalen in-vitro-Bedingungen ablaufen, sondern sie finden im vorgegebenen Milieu der Zelle statt. Weiterhin muß ein histochemischer Nachweis auch immer unter dem Gesichtspunkt einer möglichst optimalen Strukturerhaltung durchgeführt werden, und schließlich soll das endgültige Reaktionsprodukt — im allgemeinen ein Farbstoff — ortsrichtig, d. h. der Lage der nachzuweisenden Substanz oder Enzymaktivität entsprechend intracellulär lokalisiert sein.

Die Charakterisierung spezifischer Gruppen im Gewebe ist bereits dadurch möglich, daß bestimmte Farbstoffe unter standardisierten Bedingungen mit dem morphologischen Substrat reagieren. So können die anionischen Gruppen SO_3O^-, PO_3HO^- und COO^- aufgrund der unterschiedlichen Stärke ihrer sauren Eigenschaften durch basische Farbstoffe markiert werden. Bei einem pH-Wert von 5—7 des Färbebades liegen alle sauren Gruppen in dissoziierter, d. h. reagibler Form vor. Bei pH 2,8 hingegen ist die Dissoziation der Carboxylgruppen zurückgedrängt, so daß nur noch die Phosphat- und Sulfatgruppen reagieren können. Bei pH 1,5 schließlich sind lediglich die Sulfatgruppen dissoziiert und werden jetzt selektiv durch den basischen Farbstoff markiert. Diese Anfärbbarkeit von sauren Gruppen im Gewebe mit basischen Farbstoffen in saurem Milieu wird als *Basophilie* bezeichnet.

Ein anderes färberisches Phänomen, das das Vorliegen saurer Gruppen anzeigt, ist die *Metachromasie*. So färben sich z. B. mit Toluidinblau die meisten Gewebekomponenten blau an (= orthochromatisch), an Orten aber, die eine große Zahl von Sulfatgruppen aufweisen wie z. B. die Knorpelgrundsubstanz (Chondroitinsulfat), entsteht ein roter Farbton (= metachromatisch). Für das Auftreten dieser Metachromasie ist nicht allein die Existenz stark saurer Gruppen verantwortlich, sondern auch ihre Anzahl. Die Dichte der reaktiven Gruppen soll eine Aggregation der Farbstoffmoleküle hervorrufen, so daß es zu einer auch photometrisch meßbaren Verschiebung des Absorptionsmaximums zum kurzwelligen Bereich kommt.

Aber nicht nur die im Gewebe bereits vorhandenen Gruppen können für eine histochemische Charakterisierung benutzt werden; durch geeignete Vorbehandlung ist es möglich, bestimmte reagible Gruppen zu erzeugen, die dann anschließend für eine Farbreaktion benutzt werden. Ein Beispiel dafür ist der Nachweis von Polysacchariden durch die PAS (= Periodic Acid Schiff)-Reaktion. In diesem Fall werden durch Perjodsäure-Vorbehandlung die vicinalen 1,2-Glycolgruppen zu Aldehyden oxidiert, die in einem weiteren Schritt mit Leukofuchsin (Schiffsches Reagens) einen roten Farbstoff bilden.

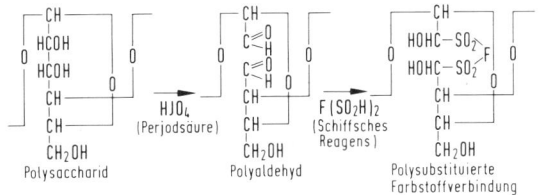

Formelmäßiger Ablauf der PAS-Reaktion nach GRAUMANN, 1953.

Mit Hilfe meist gruppenspezifischer Farbstoffreaktionen in Kombination mit Kontrollen (wie enzymatische Vorbehandlung, Blockierung der reaktiven Gruppen, Kombination verschiedener Reaktionen) kann in Gewebeschnitten eine große Zahl von Substanzen erfaßt werden (z. B. Glykogen, Mucopolysaccharide, Nucleinsäuren, Lipide etc.).

Einen ganz anderen Ansatz für die Analyse des chemischen Aufbaus körpereigener Strukturen benutzt die *Autoradiographie*. Hierzu wird einem Versuchstier eine radioaktiv markierte Substanz appliziert, die verstoffwechselt und in zell- und gewebetypische Strukturen eingebaut wird. So kann nach Gaben von $Na_2{}^{35}SO_4$ nach einer gewissen Zeit der radioaktive Schwefel z. B. im Chondroitinsulfat der Knorpelgrundsubstanz, injiziertes ^3H-Thymidin in der zwischenzeitlich neusynthetisierten DNS von Zellkernen aufgefunden werden. Der Nachweis dieser radioaktiven Substanzen erfolgt meist durch die Überschichtung des Gewebeschnittes mit einer Photoemulsion; nach einer gewissen Expositionsdauer werden Gewebeschnitt und die darauf liegende photoempfindliche Schicht durch das Mikroskop betrachtet. Orte, in denen ein Einbau der radioaktiven Substanzen stattgefunden hat, werden durch die strahlungsbedingten Silbergranula in der Photoschicht markiert. Die Autoradiographie hat den großen Vorteil, daß sie nicht nur ein statisches Verteilungsmuster bestimmter Substanzen im Gewebe aufzeigt, sondern daß durch zeitlich abgestufte Probenentnahmen Rückschlüsse auf die Stoffwechselprozesse der markierten Verbindungen möglich sind (Abb. 1.3—2ab).

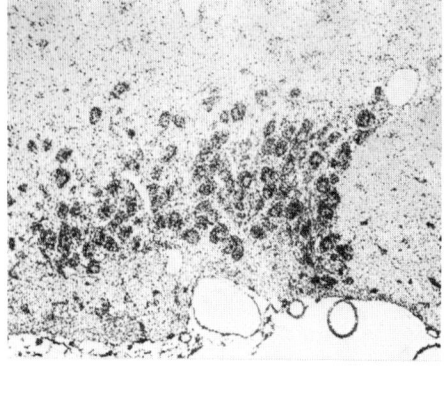

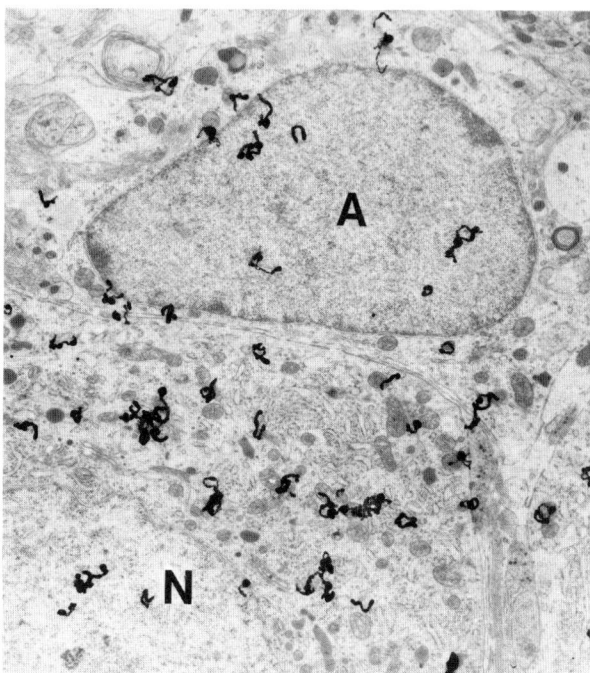

Abb. 1.3−2 Lichtmikroskopisches (a) und elektronenmikroskopisches (b) Autoradiogramm aus dem Gehirn (Nucleus supraopticus) der Ratte, 30 min nach Gabe von [³H]-Leucin.
a.) Die Zellkörper der Nervenzellen zeichnen sich deutlich ab, da die Silberkörner über Stellen intensiver Proteinsynthese besonders dicht liegen. Ges.-Vergr.: 200fach.
b.) Silberkörner erscheinen bei dieser Vergrößerung als Schleifen. Man erkennt, daß neben einer Nervenzelle (N) auch eine Astrogliazelle (A) markiert ist. Die genaue Verteilung und Zuordnung der Schleifen muß durch ein spezielles statistisches Verfahren ermittelt werden. Ges.-Vergr.: 6500fach. (Original: Frau Dr. I. REISERT und Prof. Dr. CH. PILGRIM, Ulm).

Für den Nachweis vieler Substanzen, vor allem von Proteinen, gewinnt die *Immunhistochemie* eine stetig zunehmende Bedeutung. Die Grundvoraussetzung für diese Methode ist die Eigenschaft von Antikörpern, mit ihrem spezifischen Antigen zu präzipitieren. Die Antikörper werden aus dem Blut eines Versuchstiers gewonnen, das zuvor durch Injektionen mit dem Testantigen immunisiert wurde. In einem anschließenden Schritt werden die Antikörper markiert; dies geschieht meist durch Fluoreszenzfarbstoffe oder aber auch durch ein Enzymprotein, dessen Aktivität dann später histochemisch erfaßt werden kann. Die immunhistochemische Reaktion erfolgt entweder direkt, indem der das Antigen enthaltende Gewebeschnitt mit dem markierten Antiserum überschichtet wird oder aber es wird die empfindlichere indirekte Methode angewendet, wobei das Gewebeantigen zunächst mit einem unmarkierten spezifischen Immunglobulin beladen wird. Der Nachweis erfolgt dann durch die anschließende Behandlung des Gewebes mit einem markierten Anti-Immunglobulin.

Außer den Substanznachweisen ist es ein Schwerpunkt der Histochemie, spezifische *Enzymaktivitäten* im Gewebe zu erfassen. Dies kann grundsätzlich auf drei unterschiedliche Arten erfolgen. So ist es möglich, den Gewebeschnitt in einem Medium zu inkubieren, das das Substrat für eine spezifische Produktbildung enthält; nach der Inkubation wird dann das durch die Enzymaktivität gebildete Produkt nachgewiesen (BEISPIEL: Substrat: Uridindiphosphoglucose; Enzymaktivität: Glykogensynthase; nachweisbares Produkt: Glykogen). — Eine andere Nachweismethode für bestimmte Enzymaktivitäten benutzt die Fällbarkeit des durch die enzymatische Wirkung freigesetzten Spaltprodukts (BEISPIEL: Substrat: Glucose-6-phosphat; Enzymaktivität: Glucose-6-phosphatase; Spaltprodukt: Phosphatgruppe). Diese Phosphatgruppen werden durch die im Inkubationsmedium vorhandenen Bleiionen am Ort der Enzymaktivität als Bleiphosphat präzipitiert. In einem anschließenden Schritt wird das farblose Bleiphosphat in das schwarze Bleisulfid umgewandelt, das nun den Ort der Enzymaktivität markiert. — Der dritte methodische Ansatz zur Erfassung von Enzymaktivitäten beruht auf einer Farbreaktion. Dazu werden der im Gewebeschnitt vorhandenen Enzymaktivität im Inkubationsmedium zusammen mit dem Substrat eine Leukoverbindung (= Farbstoffvorstufe) ange-

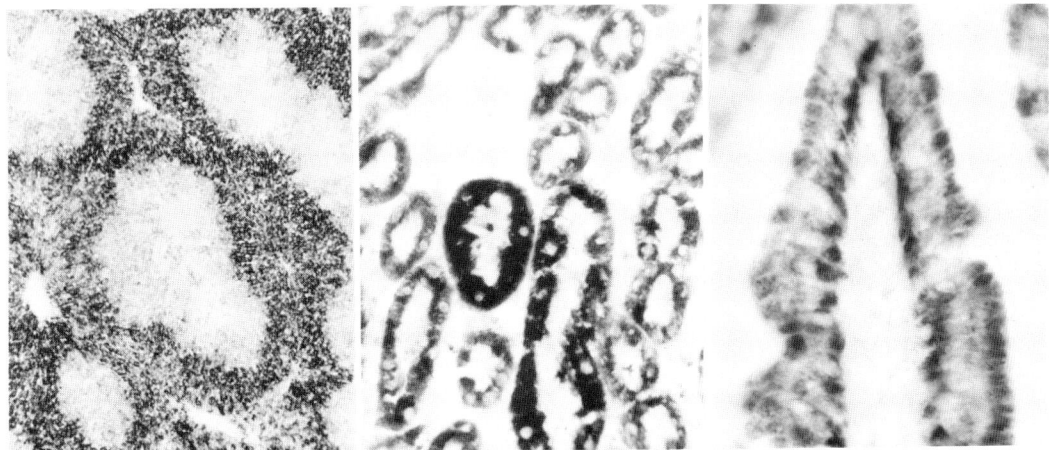

Abb. 1.3—3 Enzymhistochemische Nachweise:

a.) *Produktnachweis:* Glykogensynthase im Leberparenchym (Goldhamster). Aktivitätsmaxima in den periportalen Parenchymzonen. Ges.-Vergr.: 40fach.

b.) *Metallsalzmethode:* Glucose-6-phosphatase in der Niere (Ratte). Hohe Aktivität im Hauptstück, andere Tubulusabschnitte der Rindenzone schwächer, Nierenkörperchen negativ. Ges.-Vergr.: 250fach.

c.) *Farbstoffmethode:* Succinatdehydrogenase im Dünndarmepithel (Ratte). Hohe Aktivitäten supra- und infranucleär entsprechend der Mitochondrienverteilung. Ges.-Vergr.: 400fach.

boten. Dabei kann entweder das durch die enzymatische Wirkung veränderte Substrat oder aber das gebildete Reaktionsprodukt zu einer Farbstoffbildung benutzt werden (BEISPIEL: Substrat: Na_2-Succinat; Leukoverbindung: Tetrazoliumsalz; Enzymaktivität: Succinatdehydrogenase; Reaktionsprodukt: reduziertes Tetrazoliumsalz = farbiges Formazan) (Abb. 1.3—3a—c).

Die histochemischen Methoden zum Nachweis von Substanzen und Enzymaktivitäten sind nicht nur auf den lichtmikroskopischen Bereich beschränkt, in modifizierter Form können sie auch auf elektronenmikroskopische Präparate angewendet werden. Die subzellulären Nachweisverfahren werden als *Ultrahistochemie* bezeichnet.

Histochemische und ultrahistochemische Verfahren sind zunächst einmal qualitative Nachweise, die die Aussage gestatten, daß bestimmte Stoffe oder Enzymaktivitäten an einem bestimmten Ort im Gewebe vorhanden sind (= Topochemie). Darüber hinaus ist es aber oft auch möglich, Gewebeareale oder subzelluläre Strukturen, die aufgrund rein morphologischer Kriterien nicht bestimmbar sind, durch ihren Chemismus zu kennzeichnen (= Chemomorphologie).

Um einen höheren Grad an Objektivität zu erreichen und um die erhobenen Befunde besser miteinander vergleichen zu können, ist es vielfach notwendig, die Resultate histomorphologischer und histochemischer Untersuchungen zu quantifizieren. Zahlreiche Verfahren sind entwickelt worden, Größen und Verteilungsmuster von Strukturen zu erfassen (= *Morphometrie*). So gelingen objektive Aussagen über Flächengrößen durch Umfahrung der photographierten Areale mit einem Planimeter. Andere methodische Ansätze zur Erfassung von Häufigkeiten sind die Punktzählmethode, wobei die Testpunkte eines Gitters über das zu messende Areal gelegt werden. Die Summen der „Treffer" auf Anteilen des Gesamtkollektivs und der Einzelkomponenten werden ins Verhältnis gesetzt und daraus der prozentuale Anteil der Einzelkomponenten errechnet. Diese Techniken sind heute weitgehend automatisiert, so kann mit einer Fernsehkamera das mikroskopische Gesichtsfeld abgefahren werden, wobei die Auszählung und statistische Auswertung der Trefferpunkte durch einen angeschlossenen Computer erfolgen.

Besonders schwierig ist die Quantifizierung histochemischer Nachweise. Hier kann durch Einsatz von *Mikroskop-Cytophotometern* die Absorption des Reaktionsprodukts im Gewebe gemessen werden. Hierdurch wird zunächst einmal der subjektive Eindruck von stark oder schwach reaktiven Gewebekomponenten durch Daten objektiviert. Darüber hinaus können Relativwerte ermittelt werden, die den Vergleich zwischen verschiedenen Arealen ermöglichen. Voraussetzung ist aber immer, daß die gesamte Vorbehandlung bis zur Bildung des endgültigen Reaktionsprodukts exakt standardisiert ist. Von wenigen Ausnahmen abgesehen, ist aber eine direkte Aussage über das Gewicht bzw. die Konzentration einer Substanz oder die Einheiten einer Enzymaktivität pro Gramm Gewebe nicht möglich, da keine strenge Abhängigkeit der „Färbungs"intensität von der Konzentration des untersuchten Stoffes gegeben ist.

Eine objektive Messung von Substanzen und Enzymaktivitäten im Gewebe ermöglicht die LOWRY-Technik. Dazu werden aus unfixierten gefriergetrockneten Gewebeschnitten die interessierenden Areale unter dem Mikroskop manuell oder mit einem Laserstrahl mikrodisseziert, auf Quarzfadenwaagen gewogen (im Nanogrammbereich) und schließlich in ein Inkubationsmedium (µl) eingebracht. Das Reaktionsprodukt kann schließlich durch geeignete Amplifikationsverfahren photometrisch oder fluorometrisch gemssen werden.

Die elektronenmikroskopischen und die verschiedenen lichtmikroskopisch-histochemischen Techniken sowie die mikroquantitative Analyse von Zellen und Zellverbänden stellen zur Zeit die letzte Entwicklungsstufe der morphologischen Untersuchungsmethoden dar. Ihre Anwendung und ihre Ergebnisse reichen über das Fachgebiet der Anatomie hinaus und führen zu einer engen Kooperation mit den biologischen, physikalisch-chemischen, biochemischen und klinischen Nachbardisziplinen.

Literatur

ARNOLD, M.: Histochemie. Einführung in Grundlagen und Prinzipien der Methoden. Springer, Berlin-Heidelberg-New York 1968

LOWRY, O. H., PASSONNEAU, J. V.: A flexible system of enzymatic analysis. Academic Press, New York-San Francisco-London 1972

PEARSE, A. G. E.: Histochemistry. Theoretical and applied. Bd. I: Little, Brown and Company, Boston 1968; Bd. II: Churchill Livingstone, Edinburgh and London 1972

REIMER, L.: Elektronenmikroskopische Untersuchungs- und Präparationsmethoden. 2. Aufl. Springer, Berlin-Heidelberg-New York 1967

ROMEIS, B.: Mikroskopische Technik. 16. Aufl. Oldenbourg, München-Wien 1968

STOWARD, P. J.: Fixation in Histochemistry. Chapman and Hall, London 1973

WITTE, S., RUCH, F.: Moderne Untersuchungsmethoden in der Zytologie. Witzstrock, Baden-Baden-Brüssel-Köln 1976

Zeittafel der Zellforschung und ihrer Begriffe — Jahreszahlen einiger bedeutender Entdeckungen und Ideen

1665 ROBERT HOOKE (1635—1703) erkennt in der Rinde der Korkeiche, im Holundermark und anderen Pflanzenteilen kleine, durch Wände begrenzte Hohlräume. Er führt die Bezeichnung „*cellula*" (= Kämmerchen) ein. Die fundamentale Bedeutung seiner Beobachtung blieb ihm verborgen.

1666 MARCELLO MALPIGHI (1628—1694) beschreibt im Aderlaßblut die Erythrocyten als „*rote Partikel (rubri atomi)*", ohne aber zu erkennen, daß sie konstante Bestandteile des Blutes sind. Schon 1658 hatte JAN SWAMMERDAM (1637—1680) im Froschserum flachovale Teilchen gesehen, diese Beobachtung jedoch nicht veröffentlicht.

1674 ANTHONY VAN LEEUWENHOEK (1632—1723) erkennt im eigenen Blut die *roten Blutkörperchen* (Globuli) als regelmäßig vorhandene korpuskuläre Elemente und beschreibt annähernd zutreffend deren Größe und Gestalt. Ab 1693 erscheinen die Ergebnisse langjähriger Untersuchungen, in denen er bereits u. a. über Protozoen, Bakterien und die *Querstreifung der Muskulatur* berichtet.

1675 MARCELLO MALPIGHI bildet sich als erster eine Vorstellung über *Wesen und Form der Pflanzenzellen*, die er als Bestandteile der Pflanzenorgane beschreibt („Anatome plantarum"). Aber wie sie am Werden und Wachsen der Pflanzen beteiligt sind, wo und wie das Leben in ihnen wirkt, sind Fragen, die noch nicht gestellt werden.

1677 JOHAN HAM (1650 bis ca. 1723) findet im menschlichen Sperma die „*Samentierchen*".

1774 BONAVENTURA CORTI (1729—1813) beobachtet *Bewegungsvorgänge* („circulazione del fluido") in Pflanzenzellen.

1797 FRANÇOIS-XAVIER BICHAT (1771—1802) prägt den Ausdruck „*Gewebe*". Er unterscheidet in seiner „Anatomie générale" 21 Gewebearten, u. a. Drüsen-, Binde-, Knorpel-, Muskel- und Nervengewebe, und entwickelt systematisch die Lehre von den tierischen Geweben. Er hält einzelne Gewebe und nicht ganze Organe für den Sitz der Krankheiten: Das gleiche Gewebe erkrankt gleichartig auch in verschiedenen Organen.

1818 GIOVANNI B. AMICI (1784—1863) konstruiert zusammengesetzte *Mikroskope mit achromatischen Linsen*. Seine Beobachtungen an Insektenmuskeln (1858) gehören zu den besten Leistungen der Lichtmikroskopie.

1819 AUGUST FRANZ JOSEF KARL MAYER (1787—1865) prägt den Begriff „*Histologie*".

1825 Entdeckung des *Keimbläschens* (= Zellkern) im Vogelei durch JAN EVANGELISTA (RITTER VON) PURKINJE (1787 —1869).

1827 Erstbeschreibung des *Säugetiereies* durch KARL ERNST VON BAER (1792—1876).

1828 ROBERT BROWN (1773—1858) beschreibt die Bewegung kleinster Teilchen in Pflanzenzellen (BROWN*sche Molekularbewegung*).

1831 ROBERT BROWN entdeckt den *Zellkern* in Zellen von Orchideen und anderen Pflanzen.

1835 RUDOLF WAGNER (1805—1864) findet den „*Keimfleck*" (= Nucleolus) der Eizelle.

1835 JAN EVANGELISTA PURKINJE erkennt auf der Oberfläche bestimmter Schleimhäute die *Flimmerbewegung*.

1838 CHRISTIAN GOTTFRIED EHRENBERG (1795—1876) veröffentlicht die ersten mikroskopischen Untersuchungen über „Infusionstierchen als vollkommene Organismen".

1838 MATTHIAS JAKOB SCHLEIDEN (1804—1881) beschreibt, daß *Pflanzengewebe aus Zellen* bestehen und aus solchen hervorgehen („Beiträge zur Phytogenesis").

1839 THEODOR SCHWANN (1810—1882) dehnt die *Zellenlehre auf das Tierreich* aus. Er schreibt von der „Übereinstimmung in der Struktur und im Wachsthum der Thiere und Pflanzen" und postuliert ein gemeinsames Entwicklungsprinzip für die verschiedenen Elementarteile der Organismen. SCHLEIDEN und SCHWANN begreifen die Zelle als kleines Bläschen, das mit einer festen Membran einen flüssigen, gummiähnlichen Inhalt umschließe. Sie erkennen das Wesen der Zelle als „*Elementarorganismus*".

1839 JAN EVANGELISTA PURKINJE gebraucht die Bezeichnung „*Protoplasma*", und zwar zunächst für die lebende Substanz tierischer Embryonen, die sich aus gallertigen Kügelchen oder Körnchen aufbauen solle.

1851 HUGO VON MOHL (1805—1872) sieht und beschreibt die *Zellteilung* bei Pflanzenzellen.

1852 ROBERT REMAK (1815—1865) entdeckt, daß auch das Wachstum tierischer Gewebe von einer *Teilung bereits existierender Zellen* begleitet ist.

1852 RUDOLF ALBERT KÖLLIKER (1817—1905), ein Schüler JAKOB HENLES (1809—1885), veröffentlicht mit dem „Handbuch der Gewebelehre des Menschen" die erste *moderne Histologie*.

1852 RUDOLF VIRCHOW (1821—1902): „*Omnis cellula e cellula*"[1]). Mit diesem Programm wird jede Form der Urzeugung bestritten, insbesondere die Blastem-Theorie SCHLEIDENS und SCHWANNS.

1855 CLAUDE BERNARD (1813—1878) prägt den Begriff „*innere Sekretion*".

1857 ERNST WILHELM (RITTER VON) BRÜCKE (1819—1892) stellt mit dem *Polarisationsmikroskop* das verschiedene optische Verhalten der beiden für die Querstreifung der Skelettmuskulatur verantwortlichen Schichten fest.

---

[1]) Vgl. hierzu auch:
1880 W. PREYER: „Omne vivum e vivo"
1882 W. FLEMMING: „Omnis nucleus e nucleo"
1903 TH. BOVERI: „Omne chromosoma e chromosomate"
(zit. nach NOWIKOFF 1949).

1858 RUDOLF VIRCHOW konzipiert die *Zellularpathologie* und beschreibt die Zellen als die „eigentlichen Herde des Lebens und demnach auch der Krankheit" und als „die wahren Träger der lebendigen Funktion, an deren Existenz das Leben gebunden ist". Damit wird die Krankheit, deren Sitz MORGAGNI in den Organen und BICHAT in den Geweben postuliert hatten, auf *Zell*veränderungen zurückgeführt. Von VIRCHOWS bahnbrechenden und grundlegenden Arbeiten sind alle Fächer der Medizin befruchtet worden. Im Mittelpunkt aller Überlegungen steht von nun an die gesunde oder die kranke Zelle. Mit der Zellularpathologie wurden die humoralen und vitalistischen Theorien überwunden und die krankhaften Vorgänge als physikalisch-chemische Veränderungen der Zelle aufgefaßt.

1858 Begründung der *Karminfärbung mikroskopischer Präparate* durch JOSEPH GERLACH (1820—1896) und J.A.L. CLARKE (1817—1880).

1861 ERNST WILHELM BRÜCKE definiert die *Zelle als Elementarorganismus.*

1861 MAX SCHULTZE (1825—1874): „Eine Zelle ist ein mit den Eigenschaften des Lebens begabtes *Klümpchen Protoplasma*, in welchem ein Kern liegt". Der Zellmembran wird im Vergleich mit dem von ihr umschlossenen Inhalt eine untergeordnete Bedeutung beigemessen.

1863 Bahnbrechende Untersuchungen von FRIEDRICH RECKLINGHAUSEN (1833—1910) und JULIUS COHNHEIM (1839—1884) über die *Emigration der „Wanderzellen"* bei der Entzündung.

1865/66 GREGOR JOHANN MENDEL (1822—1884) zerlegt den Phänotyp begrifflich in Merkmale und entdeckt die Zahlenverhältnisse der *Vererbungsvorgänge* durch Kreuzungsversuche an Erbsen.

1867 WILHELM HOFMEISTER (1824—1877) beobachtet die *indirekte Kernteilung an Pflanzenzellen.*

1868 JOHANN FRIEDRICH MIESCHER (1844—1895) entdeckt an Kernen von Eiterzellen und an Lachs- und Stierspermatozoen die *Nucleinsäuren.* Er vermutet als erster die Existenz eines *genetischen Codes.*

1870 EDUARD STRASBURGER (1844—1912) prägt den Begriff „*Cytoplasma*".

1872 *Kondensorbeleuchtungsapparat* des Mikroskopes von ERNST ABBE (1840—1905) konstruiert.

1873 ANTON SCHNEIDER (1813—1890) verfolgt die *Karyokinese an tierischen Zellen.*

1875 EDOUARD VAN BENEDEN (1846—1910) entdeckt die *Längsspaltung der Chromosomen* bei der Zellteilung und die *Konstanz der Chromosomenzahl.*

1876 OSCAR HERTWIG (1849—1922) erklärt die *Befruchtung.* Durch das Studium des Befruchtungsverlaufes beim Seeigel konnte er zeigen, daß die Befruchtung die Verschmelzung eines Spermienkernes mit dem Eizellkern bedeutet.

1876/77 WALTHER FLEMMING (1843—1905) und EDOUARD VAN BENEDEN entdecken unabhängig voneinander das *Centrosom.*

1877 KARL WILHELM VON NAEGELI (1817—1891) entwickelt Anfänge der *Micellartheorie* des Protoplasma.

1878 CLAUDE BERNARD prägt die Begriffe „*milieu externe*" und „*milieu interne*", die auch für die Cytologie große Bedeutung gewinnen.

1879 Erste Gesamtdarstellung der *indirekten Kernteilung* durch WALTHER FLEMMING.

1880 EDUARD STRASBURGER weist nach, daß *jeder Zellkern aus einem Zellkern entsteht.*

1880 WILHELM PFEFFER (1845—1920) färbt lebende Pflanzenzellen mit relativ ungiftigen Farbstoffen und wird zum Bahnbrecher der *Vitalfärbung.*

1882 WALTHER FLEMMING führt die Bezeichnung *Mitose* ein.

1884 ILIA ILJITSCH METSCHNIKOFF (1845—1916) demonstriert die *Phagocytose.*

1885 CARL RABL (1853—1917) stellt das Gesetz der Zahlenkonstanz der Chromosome auf und begründet mit VAN BENEDEN und THEODOR BOVERI (1862—1915) die *Individualitätstheorie der Chromosomen*

1885—1894 PAUL EHRLICH (1854—1915) veröffentlicht grundlegende Arbeiten über die chemischen Voraussetzungen der *Vitalfärbung,* die danach einer Blütezeit entgegengeht.

1886 CAMILLO GOLGI (1844—1926) entdeckt in Nervenzellen den „apparato reticulare interno", der später als GOLGI-*Apparat* in die Literatur eingeht.

1887 WALTER FLEMMING beschreibt die *Reduktionsteilung.*

1888 WILHELM WALDEYER-HARTZ (1836—1921) führt die Bezeichnung „*Chromosomen*" für die Träger der Erbmasse des Zellkerns ein.

1894 RICHARD ALTMANN (1852—1900) beobachtet kleine Zellpartikel, die er „Bioblasten" nennt. Sie werden 1898 von CARL BENDA (1857—1933) wiedergefunden und *Mitochondrien* genannt.

1899 CHARLES GARNIER bezeichnet basophile Bereiche im Cytoplasma als „*Ergastoplasma*", um die Bedeutung dieser Zonen für Biosynthesevorgänge zum Ausdruck zu bringen. — Mit Mitochondrien, GOLGI-Apparat und Ergastoplasma sind die wesentlichen Cytoplasmakomponenten der vorelektronenmikroskopischen Ära der Cytologie beschrieben. „Was die Lichtmikroskopie zur Aufklärung der Zellstruktur mit Anspruch auf Gewißheit leisten konnte, war um die Jahrhundertwende geschehen" (H. RUSKA 1960).

1902/03 THEODOR BOVERI und RICHARD SUTTON begründen unabhängig voneinander die Hypothese, daß die MENDELschen Erbanlagen auf den Chromosomen lokalisiert sind („*Chromosomentheorie der Vererbung*").

1906 CAMILLO GOLGI und RAMÓN y CAJAL erhalten den Nobelpreis als Anerkennung ihrer Arbeiten über den Bau des Nervensystems.

1910 ROSS GRANVILLE HARRISON (1870—1959) züchtet Zellen in vitro und ermöglicht damit die von ALEXIS CARREL (1873—1944) u. Mitarb. ausgebaute Methode der *Gewebekultur* (1911). Er beobachtet das Auswachsen der Nervenfaser aus der Nervenzelle.

1913 OTTO WARBURG (1883—1970) arbeitet Mikromethoden aus, um den Sauerstoffverbrauch der Zelle zu bestimmen und kann feststellen, daß die *Atmung der Zelle* an Partikel gebunden ist (die sich später als Mitochondrien erweisen werden). 1931 Verleihung des Nobelpreises.

Seit 1921 bahnbrechende Studien von HANS SPEMANN (1869—1941) und seinen Schülern über den *Organisatoreffekt* in der Embryologie. 1935 Verleihung des Nobelpreises an HANS SPEMANN.

1922 LUDWIG ASCHOFF führt den Begriff „*Reticuloendotheliales System*" ein.

1923/24 OTTO WARBURG entdeckt den *anaeroben Stoffwechsel* der Krebszellen.

1925 E. GORTER und F. GRENDEL vom pädiatrischen Labor der Universität Leiden in Holland formulieren das Lipid-Doppelschicht-Konzept für biologische Membranen.

1926 KONRAD HEIM weist erstmals nach, daß bei der Explantation von Geweben in Kulturen nicht nur mit embryonalem, sondern auch mit ausdifferenziertem Funktionsgewebe (Endometrium) des menschlichen Organismus Wachstumserfolge zu erzielen sind.

1931 WARREN HARMON LEWIS (1870—1964) entdeckt und filmt die *Pinocytose* in Fibroblastenkulturen.

1932 MAX KNOLL, ERNST RUSKA und BODO VON BORRIES (1905–1956) bauen erste *Elektronenmikroskope*.

1932 Sir CHARLES SCOTT SHERRINGTON und EDGAR DOUGLAS ADRIAN erhalten den Nobelpreis für ihre Arbeiten über die *Funktion des Neurons*.

1933 erhält THOMAS HUNT MORGAN den Nobelpreis für seine Entdeckungen, welche die *Chromosomen als Träger der Vererbung* betreffen.

1934 MAX HALTINGER (1868–1946) führt die *Fluoreszenzmikroskopie* ein.

1935 J. R. DANIELLI und H. A. DAVSON (England) entwerfen ein Membranmodell, nach dem globuläre Proteine an beiden Seiten der Lipiddoppelschicht assoziiert sind. Man kann diese Proteine als die Vorläufer der „peripheren Proteine" ansehen.

1935 FRITZ ZERNIKE (1888–1966) entwickelt das *Phasenkontrastmikroskop*.

1935 HANS KREBS weist den *Zitronensäurezyklus der Mitochondrien*, d. h. den zyklischen Verlauf des Abbaues der Kohlenhydrate, nach. 1953 Nobelpreis.

1938/39 ERNST RUSKA und BODO VON BORRIES fertigen bei *Siemens* (Berlin) die ersten einsatzfähigen *Elektronenmikroskope* an. HELMUT RUSKA u. a. führen die Elektronenmikroskopie in Medizin und Biologie ein.

1939 HANS PETERSEN (1885–1946) definiert die Zelle als „letzte Lebenseinheit, die das Gesetz des Ganzen, seine Artung nach Chemismus, Morphologie und Lebensmelodie noch vollständig in sich trägt, wenn auch nicht jede Zelle es wiederaufbauend verwirklichen kann". Die Zelle sei „nicht nur ein Autonom, sondern das letzte volle Autonom unseres Körpers". Wesentliche Kennzeichen des „autonomen Stoffsystems" seien „Stoffschranken und Stoffverkehr unter einer bestimmten Wahlordnung".

1938 ALBERT CLAUDE entwickelt eine Methode, um durch *Zentrifugieren aus Zellhomogenaten* bestimmte Zellbestandteile zu trennen.

1941 TORBJÖRN O. CASPERSSON und JEAN BRACHET korrelieren die *Proteinsynthese* mit der Menge an cytoplasmatischer Ribonucleinsäure (RNS).

1944 OSWALD THEODORE AVERY (1877–1955) leitet durch den Nachweis, daß die Desoxyribonucleinsäure (= DNS) die materielle Grundlage für die *genetische Information* ist, die Epoche der *molekularen Genetik* ein.

1945 KEITH R. PORTER, ALBERT CLAUDE und ERNEST F. FULLAM beschreiben auf Grund elektronenmikroskopischer Untersuchungen in Gewebezuchtzellen das *endoplasmatische Reticulum*. Schon 1890 hatte GUSTAF RETZIUS dieses intracytoplasmatische Röhrensystem in quergestreiften Muskelfasern lichtmikroskopisch zur Darstellung bringen können.

1949 MURRAY L. BARR und EWART G. BERTRAM entdecken das *Geschlechtschromatin* („BARR-Körper") im Interphasekern bei der Katze.

1950 C. W. OATLEY, V. E. COSLETT, A. D. G. STEWART u. a. entwickeln serienreife *Rasterelektronenmikroskope* zur Abbildung von Oberflächenstrukturen bis in den Ångströmbereich hinein auf der Grundlage physikalischer Prinzipien, die bereits 1935 von MAX KNOLL erkannt waren.

1952 A. L. HODGKIN und A. F. HUXLEY erkennen Ionenbewegungen als Grundlage der Nervenleitung und der Erregung.

1952 LINUS CARL PAULING beschreibt die *α-Helix* als ein *Strukturmodell der Proteine*.

1952 FRITIOF STIG SJÖSTRAND und GEORGE EMIL PALADE veröffentlichen die ersten detaillierten elektronenmikroskopischen Bilder von Mitochondrien.

1953 GEORGE EMIL PALADE bildet elektronenmikroskopisch „dense particles" oder „granules" ab, deren fundamentale Bedeutung für die Eiweißsynthese einige Jahre später erkannt wird (Ribosomen).

1953 JAMES DEWEY WATSON, FRANCIS HARRY COMPTON CRICK und MAURICE HUGH WILKINS interpretieren die DNS-Moleküle als eine Doppelschraube mit paarweise gestellten komplementären Nucleotiden („WATSON-CRICK-*Helix*") und postulieren, das Erbmaterial sei in Form einer genau festgelegten Sequenz von Nucleotiden kodiert. Ihnen wird 1962 der Nobelpreis verliehen.

1954 HUGH ESMOR HUXLEY und JEAN HANSON erklären die *Muskelkontraktion* als eine *Filamentverschiebung*.

1955 entdeckt GEORGE EMIL PALADE die *Ribosomen* und beschreibt sie als „a small particulate component of the cytoplasm".

Ab 1955 CHRISTIAN DE DUVE und seine Mitarbeiter entwickeln das *Lysosomenkonzept*. Sie beschreiben die Lysosomen als membranbegrenzte Zellorganellen, die für den intrazellulären Abbau entscheidenden hydrolytischen Enzyme (mit einem Wirkungsoptimum im sauren pH-Bereich) enthalten.

1955/56 SEVERO OCHOA und ARTHUR KORNBERG gelingt die Synthetisierung von Nucleinsäuren auf enzymatischem Wege. 1959 Verleihung des Nobelpreises an beide Forscher.

1956 JOE HIN TJIO und ALBERT LEVAN bestimmen den diploiden Chromosomensatz des Menschen zum ersten Mal korrekt mit 2n = 46.

1956 CHARLES E. FORD und JOHN L. HAMERTON gelingt die erste für medizinische Zwecke brauchbare Darstellung der meiotischen Chromosomen des Menschen.

1958 J. D. ROBERTSON entwickelt das Konzept der Einheits- oder Elementarmembran („*unit membrane*").

1959 JERÔME LEJEUNE, MARTHE GAUTIER und RAYMOND TURPIN entdecken die erste *Chromosomenaberration* beim Menschen, die Trisomie 21 bei Patienten mit DOWN-Syndrom (= Mongoloide Idiotie).

1961 MARY F. LYON weist bei der Maus nach, daß weibliche Individuen bezüglich der Aktivität der beiden X-Chromosomen ein funktionelles Mosaik repräsentieren.

1961 FRANÇOIS JACOB, JACQUES MONOD und ANDRÉ LWOFF entdecken die genetischen Regulationsmechanismen bei der Proteinsynthese. Ihnen wird 1965 der Nobelpreis verliehen.

1962 JOHN C. KENDREW und MAX F. PERUTZ klären am *Myoglobin* und *Hämoglobin* das Bauprinzip der Proteinstruktur.

1965 F. JACOB und JACQUES MONOD entwickeln ein grundlegendes Modell für die Steuerung einer Zelle durch die DNS.

1965 HENRY HARRIS und J. F. WATKINS fusionieren Zellen verschiedener Species zu Hybridzellen mit Hilfe von Sendai-Virus.

1968 LYNN MARGULIS konzipiert und begründet die Theorie einer Entwicklung der Eukaryontenzelle durch Aufnahme von Symbionten (Mitochondrien, Chloroplasten, Geißeln).

1968 Die Arbeiten von MARSHALL NIRENBERG, H. GOBIN KHORANA und ROBERT HOLLEY führen zur Aufklärung des universellen *genetischen Codes*. Verleihung des Nobelpreises an alle drei Forscher.

1971 EARL W. SUTHERLAND zeigt, daß die Wirkung vieler Hormone intrazellulär durch einen „zweiten Boten" (second messenger), das *cyclische AMP*, vermittelt wird.

1971 TORBJÖRN CASPERSSON, G. LOMAKKA und LORE ZECH beschreiben Quinacrin-Fluoreszenzmuster, die erstmals eine Unterscheidung aller 24 nichthomologen Chromosomen des Menschen erlauben.

1972 S. Singer und G. L. Nicholson (La Jolla, Kalifornien) erweitern die bisherigen Vorstellungen über die Struktur der Zellmembran. Neben den peripheren Proteinen an der Lipiddoppelschicht sind integrale Proteine in die Lipidschicht eingebettet, in der sie wie in einer zweidimensionalen Lösung „schwimmen" können.

1974 Albert Claude, Christian René de Duve und George Emil Palade erhalten für ihre maßgebliche Beteiligung an der Schaffung der modernen Zellbiologie den Nobel-Preis: „Was früher eine Zelle war, mit Komponenten, deren Existenz oft umstritten und deren Funktion weitgehend unbekannt blieben, das ist jetzt ein wohlgeordnetes System von Einheiten für die Produktion lebenswichtiger Stoffe und solchen zur Zerstörung verbrauchter Komponenten sowie für die Verteidigung gegen fremde Stoffe und Organismen."

Literatur

Afzelius, B.: Cellen. Wahlström & Widstrand, Stockholm 1964

Aschoff, L., E. Küster und W. J. Schmidt: Hundert Jahre Zellforschung. Protoplasma-Monographien 17. Bornträger, Berlin 1938

Barr, M. L., and E. A. Bertram: A morphological distinction between neurones of the male and female, and the behavior of the nucleolar satellite during accelerated nucleoprotein synthesis. Nature (Lond.) 163 (1949) 676

Caspersson, T., G. Lomakka, and L. Zech: The 24 fluorescence patterns of the human metaphase chromosomes — distinguishing characters and variability. Hereditas (Lund) 67 (1971) 89—102

Danieli, J. R., and H. A. Davson: A contribution to the theory of permeability of thin films. J. Cell. Physiol., 5 (1935) 495—508

Diepgen, P.: Die biologischen Grundlagen der Medizin: Die Lehre von der Zelle. Geschichte der Medizin I. de Gruyter, Berlin 1951

Diepgen, P., und H. Goerke: Kurze Übersichtstabelle zur Geschichte der Medizin. 7. Aufl. Springer, Berlin 1960

Flemming, W.: Zellsubstanz, Kern und Zellteilung. F. C. W. Vogel, Leipzig 1882

Freund, H. und A. Berg (Hgg.): Geschichte der Mikroskopie; Leben und Werk großer Naturforscher. Umschau Verlag, Frankfurt a. M. 1963

Gorter, E., and F. Grendel: On bimolecular layers of lipoids on the chromocyte of the blood. J. Exp. Med. 41 (1925) 439—443

Harris, H., and J.F. Watkins: Hybrid cells derived from mouse and man: artificial heterokaryons of mammalian cells from different species. Nature (Lond.) 205 (1965) 640—646

Herrlinger, R.: Die Nobelpreisträger der Medizin. 2. Aufl. Heinz Moos, München 1971

Hertwig, G.: Allgemeine mikroskopische Anatomie der lebenden Masse. In: W. v. Möllendorff (Hg.): Handbuch der mikroskopischen Anatomie des Menschen, I/1. Springer, Berlin 1929

Hertwig, O.: Allgemeine Biologie, 4. Aufl. Fischer, Jena 1912

Hsu / Benirschke: An atlas of mammalian chromosomes. I (1967), II (1968), III (1969), IV (1970), V (1971), VI (1971), VII (1973). Springer, Berlin

Hughes, A.: A history of cytology. Abelard-Schumann, London 1959

Lejeune, J., M. Gautier et R. Turpin: Étude des chromosomes somatiques de neuf enfants mongoliens. C. R. Acad. Sci. (Paris) 248 (1959) 1721—1722

Lyon, M. F.: Gene action in the X-chromosome of the mouse (Mus musculus L.). Nature (Lond.) 190 (1961) 372

Mason, St. F.: Geschichte der Naturwissenschaft in der Entwicklung ihrer Denkweisen. Kröner, Stuttgart 1961

Morton, L. T.: A medical bibliography (Garrison and Morton). 3. Ed. André Deutsch, London 1970

Nowikoff, M.: Grundzüge der Geschichte der biologischen Theorien. Hanser, München 1949

Ohnsorge/Holm: Rasterelektronenmikroskopie. Thieme, Stuttgart 1973

Petersen, H.: Die Probleme der Zellenlehre und die ihrer Geschichte. Anat. Anz. 90 (1940) 1—42

Ruska, H.: Der Einfluß der Elektronenmikroskopie auf die biologische Forschung. Marburger Sitz.-Ber. 82 (1960) 3—40

Schmucker, Th.: Geschichte der Biologie. Vandenhoek & Ruprecht, Göttingen 1936

Singer, S. J., and G. L. Nicolson: The fluid mosaic model of the structure of cell membranes. Sience 1975 (1972) 720—731

Studnicka, F. K.: Die Organisation der lebendigen Masse. In: W. v. Möllendorff (Hg.): Handbuch der mikroskopischen Anatomie des Menschen, I/1. Springer, Berlin 1929

Studnicka, F. K.: Aus der Vorgeschichte der Zellentheorie. H. Milne Edwards, H. Dutrochet, F. Raspail, J. E. Purkinje. Anat. Anz. 73 (1931/32) 390—416

Studnicka, F. K.: Matthias Jakob Schleiden und die Zellentheorie von Theodor Schwann, Anat. Anz. 76 (1933) 80—95

Tjio, J. H., and A. Levan: The chromosome number of man. Hereditas (Lund) 42 (1956) 1—6

Ungerer, E.: Die Wissenschaft vom Leben; eine Geschichte der Biologie. III: Der Wandel der Problemlage der Biologie in den letzten Jahrzehnten. In: F. Wagner und R. Brodführer (Hgg.): Orbis academicus, Problemgeschichten der Wissenschaft in Dokumenten und Darstellungen. Albert, Freiburg 1966

Wilson, J. W.: Cell biology, 1860—1925. Graduate J. 7 (1965) 69—86

Zeiger, K.: Zur Geschichte der Zellforschung und ihrer Begriffe. In: F. Büchner, E. Letterer und F. Roulet (Hgg.): Handbuch der Allgemeinen Pathologie, 2/1. Springer, Berlin 1955

Die Zelle — elementare Lebenseinheit des Organismus

Die Zellenlehre (= Cytologie) beschäftigt sich mit Bau und Lebenserscheinungen der Zellen. Jede Zelle gliedert sich in einen Zelleib, dessen lebende Substanz Cytoplasma genannt wird, und einen Zellkern mit Karyo- oder Nucleoplasma (Abb. 1.4—1). Als Protoplasma bezeichnet man die gesamte belebte Materie einer Zelle. Alle Zellen haben einen gemeinsamen Bauplan, aber keine Zellart gleicht der anderen in allen Einzelheiten. Zellen unterscheiden sich durch vielerlei Eigenschaften:

1. Durch ihre *Gestalt.* Sie können kugelig, spindel-, stab-, bandförmig, prismatisch, polyedrisch sein und ziemlich alle denkbaren Formmöglichkeiten realisieren. Für manche Zellen (z. B. Knochenzellen) sind kurze Verzweigungen typisch, für andere (z. B. Nervenzellen), lange Ausläufer, die bei einigen Zellarten eine komplizierte Verästelung besitzen (z. B. bei den PURKINJE-Zellen der Kleinhirnrinde). Nach der Zahl ihrer Fortsätze werden Nervenzellen in unipolare, bipolare und multipolare eingeteilt. Die Gestalt amöboider Zellen (Leukocyten, Makrophagen) ist von ihrer Bewegungsphase abhängig: Ein eben aus der Gefäßbahn emigrierender Leukocyt hat ein anderes Aussehen als die gleiche Zelle im strömenden Blut. Eine schleimgefüllte Becherzelle ist bauchig und auffallend, nach Entleerung ihres Sekretes aber schmal und unscheinbar (Abb. 1.4— 19).

2. Durch ihre *Abmessungen.* Die kleinsten Zellen haben einen Durchmesser bzw. eine Dicke, die an der Grenze des lichtmikroskopischen Auflösungsvermögens liegen (z. B. die Endothelzellen der Blutgefäße), die größten kann man dagegen mit bloßem Auge wahrnehmen: Menschliche Eizellen und Nervenzellen erreichen Durchmesser von 150 μm[1]).

3. Durch ihre *Funktion.* Die meisten Zellen des tierischen Organismus sind auf mehr oder weniger spezielle Funktionen hin differenziert. Motorik (Flimmerzellen, Muskelzellen), Sekretion (Drüsenzellen), Resorption (Darmepithelzellen), Abwehraufgaben (Mikro- und Makrophagen), Erregungsleitung (Nerven- und Sinneszellen) usw. beeinflussen tiefgreifend äußere Gestalt und innere Organisation einer Zelle.

4. Durch ihre *Beweglichkeit.* Viele Zellen sind ortsfest (z. B. Epithel-, Muskel- und Nervenzellen), andere hingegen imstande, sich kriechend fortzubewegen (Mesenchymzellen, Leukocyten, Histiocyten) oder schlängelnd gegen einen Strom zu schwimmen (z. B. Samenzellen). Viele Zellarten, die normalerweise in ihrer natürlichen Umgebung *(„in situ")* „fixiert" sind (Knorpel- und Knochenzellen), gewinnen unter den Bedingungen der Gewebekultur *(„in vitro")* die Fähigkeit zur amöboiden Bewegung zurück.

5. Durch die *Art ihres Zusammenschlusses.* Zellen können zu dicht zusammengefügten Verbänden vereinigt sein (Epithel- und Muskelzellen), lockere

schwammartige Formationen bilden (Mesenchym- und Reticulum-Zellen) oder völlig isoliert liegen (Zellen des faserigen Bindegewebes).

6. Durch ihre *Lebenserwartung.* Manche Zellen sind relativ kurzlebig (Größenordnung: Tage), wie die segmentkernigen Leukocyten und Darmepithelzellen, andere leben wochenlang (z. B. Monocyten), wieder andere haben die Lebensdauer des gesamten Organismus (z. B. Herzmuskel- und Nervenzellen).

7. Durch ihre *Regenerationsfähigkeit* und ihre *Differenzierungspotenz.* Die einzelne Zelle kann einen in sich abgeschlossenen Organismus bilden (Protozoen) oder als Baustein in der Organisationsform einer vielzelligen Pflanze oder eines vielzelligen Tieres aufgehen. Gleichartig differenzierte Zellen schließen sich zu *Geweben* zusammen (Epithel-, Binde-, Muskel-, Nerven- und Gliagewebe). *Organe* bauen sich aus mehreren Geweben auf. Gewebe, Organe und der Gesamtkörper sind lebende Systeme und durch den Gewinn neuer Eigenschaften gekennzeichnete Stufen fortschreitender Komplexität. Jede höhere Organisationsform kann höchstens strukturell, keineswegs jedoch funktionell als Summe ihrer Einzelteile verstanden werden. Die Zelleistungen der meisten Metazoen werden durch besondere Systeme (Nervensystem, System der Hormondrüsen) koordiniert.

Die Zelle läßt sich als die kleinste Funktionseinheit von Teilen definieren, die in einem sich selbst erhaltenden Gleichgewicht stehen, und die sich in den Äußerungen des Lebens wie Stoffwechsel, autochthone Vermehrung und gerichtete Reizbarkeit ergänzen (GRUNDMANN 1964). Als „lebendig" gilt ein Gebilde nur dann, wenn es sich einzeln oder paarweise in einer Umgebung fortpflanzen und vermehren kann, die einen geringeren Grad an Komplexität aufweist als das Gebilde selbst (KLIMA 1967).

Mit ihrer Umwelt steht die Zelle in einer durch ständigen Stoff- und Energieaustausch realisierten Wechselbeziehung: Zellen sind also, physikalischchemisch betrachtet, „offene Systeme" (v. BERTALANFFY 1949). Sie reagieren auf Änderungen des sie umgebenden Milieus (Reizbarkeit!) und können sich durch Teilung reproduzieren. Alle diese Eigenschaften kennzeichnen die Zellen auch dann noch, wenn sie künstlich isoliert worden sind. Dadurch unterscheiden sie sich von allen ihren Bestandteilen, die zwar ebenfalls strukturelle und funktionelle Einheiten darstellen (z. B. Mitochondrien, Ribosomen), denen jedoch grundsätzlich die Fähigkeit fehlt, sich auch außerhalb ihres ursprünglichen cytoplasmatischen Milieus identisch zu replizieren. Ganze Zellen vermehren sich also in künstlichen Medien ohne Schwierigkeiten *auch außerhalb des* Organismus, während isolierte Zell*kerne,* Mito-

---

[1]) 1 μm = $\frac{1}{1000}$ mm.

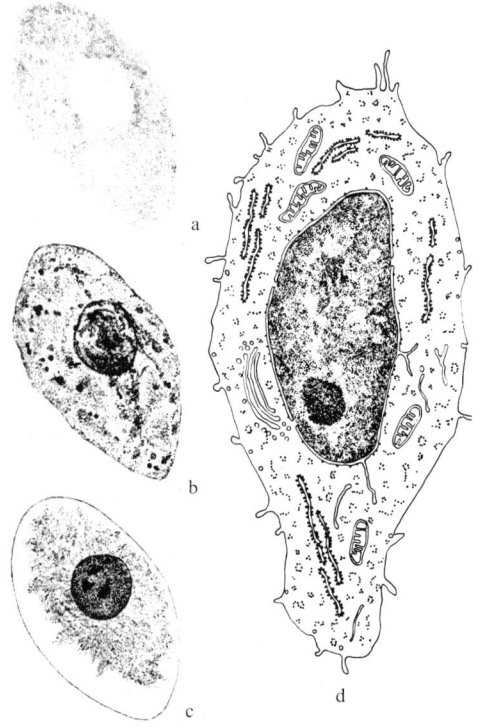

Abb. 1.4—1. Knorpelzellen bei Anwendung verschiedener Untersuchungsmethoden.
a) Lebende Knorpelzelle lichtmikroskopisch: Die Kernblase zeichnet sich im glasig- und strukturlos-homogenen Cytoplasma als etwas hellere Region ab.
b) Lebende Knorpelzelle im Phasenkontrastmikroskop: Im Cytoplasma sind einzelne Granula (Mitochondrien?) zu erkennen, der Kern tritt deutlicher hervor.
c) (Formalin-)fixierte Knorpelzelle, 10 μm dick geschnitten, Häm.-Eosin-Färbung: Die Zelle hat sich von der umgebenden Interzellularsubstanz (= Knorpelkapsel) retrahiert, wodurch ein artefizieller Schrumpfspalt entstanden ist. Der Kern ist fleckig blau (Hämatein), der Zelleib rötlich (Eosin) gefärbt. Bestandteile des Cytoplasma treten nicht hervor.
d) Knorpelzelle (fixiert mit OsO_4), Ultradünnschnitt, Zeichnung nach einer elektronenmikroskopischen Aufnahme. Deutlich zu identifizieren sind: Plasmalemm, Mitochondrien, Membranprofile des glatten und rauhen endoplasmatischen Reticulum, ein GOLGI-Feld, Ribosomen und Polyribosomen, äußere und innere Kernmembran, Kernporen, Übergänge der perinucleären Zisterne in das endoplasmatische Reticulum und als Verdichtungszone im Nucleoplasma ein Nucleolus.

chondrien, Lysosomen, Ribosomen usw. dazu nicht imstande sind. Das hängt nicht etwa mit bisher ungelösten technischen Schwierigkeiten zusammen, sondern spiegelt den fundamentalen Unterschied zwischen dem letzten Autonom „Zelle" und ihren qualitativ anders organisierten, abhängigeren Bestandteilen wider. Werden „Zellorganellen" aus mechanisch aufgebrochenen Zellen im Schwerefeld einer Ultrazentrifuge abgetrennt (vgl. hierzu

den folgenden Abschnitt), funktionieren sie zwar auch außerhalb ihres eigentlichen Lebensraumes, gehen aber innerhalb eines definierten Zeitabschnittes zugrunde. *Die Zelle ist somit die kleinste Einheit, die noch alle Charakteristika des Lebens in sich trägt.*

Wesentliche Kennzeichen der Zelle sind ihr Abschluß gegen die Umgebung durch eine submikroskopisch dünne Membran und ihre Gliederung in Zellkern und Zelleib. Abweichungen von dieser Grundkomposition sind selten. Bei bestimmten Pflanzen (Algen und Pilzen) besteht keine strukturelle, sondern nur eine funktionelle Separierung. Die sog. Energiden besitzen zwar einen Kern und eine ihm jeweils zugeordnete Cytoplasma-Region, aber die Ausbildung trennender Zellgrenzen ist unterblieben (= polyenergide „Zellen").

Wenn auch die meisten tierischen Zellen nur *einen* Kern enthalten, sind doch zwei- und mehrkernige Zellen nicht allzu selten. Das Merkmal der sog. *Riesenzellen* ist nicht in erster Linie ihre Größe, sondern ihre Vielkernigkeit (Abb. 1.4—66). Riesenzellen treten unter normalen und krankhaften Bedingungen in sehr verschiedenen Erscheinungsformen auf. Oft sind sie Ausdruck spezieller Resorptionsleistungen (z. B. Osteoklasten, placentare Riesenzellen, Fremdkörperriesenzellen).

Viele Zellkomponenten können mit dem Lichtmikroskop z. T. auch in lebenden Zellen gesehen werden (z. B. Chromosomen, Nucleoli, Mitochondrien, GOLGI-Apparat, Ergastoplasma, Centriole, Pigmentgranula, Fettröpfchen usw.), andere aber zeigen sich erst in der elektronenmikroskopischen Dimension (z. B. Plasmamembranen, Ribosomen, Mikrotubuli, Transportbläschen, synaptische Vesikel usw.) (Abb. 1.4—1). Die Zelle kann also auf verschiedenen Ebenen ihrer Organisation analysiert werden, ihre *Strukturen* sind dem Lichtmikroskop, ihre *Ultrastruktur* nur dem Elektronenmikroskop (und indirekten Methoden) zugänglich. Die in den lezten beiden Jahrzehnten, d. h. nach Einführung des Elektronenmikroskops in die cytologische Forschung, entdeckten Feinstrukturen haben das Bild, in dem uns die Zelle entgegentritt, detailreicher gemacht und in mancher Hinsicht sogar grundsätzlich verändert.

Bei aller Vielfalt der Formen, die elektronenmikroskopische Aufnahmen von Ultradünnschnitten durch Zellen zeigen, finden sich doch immer nur drei Grundelemente: *Membranen, Granula* und *Filamente*. Aus ihnen bestehen alle komplexeren Strukturen, sie bauen alle geformten Bestandteile des Protoplasma auf. Am hervorstechendsten sind *Membranen*, die im Querschnitt als Linien einer ungefähr gleichen Dicke von 75—100 Å[1]) erscheinen.

---

[1]) 1 Å $= 10^{-4}$ μm $= 10^{-7}$ mm.

Membranen kehren immer wieder in sich zurück. Sie bilden die Plasmahaut der Zelle, begrenzen das Schlauchsystem des endoplasmatischen Reticulum, liefern die Kernhülle (die sich aus einer inneren und einer äußeren Kernmembran zusammensetzt), sie sind ein wesentlicher Bestandteil der Mitochondrien, der Lysosomen, des GOLGI-Apparates, des Ergastoplasma und anderer Zellkomponenten. Das *granuläre* Grundelement wird z. B. durch die Ribosomen repräsentiert, während *Filamente* im Bereich des Zellkerns und des Grundcytoplasma (z. B. Tonofilamente, Plasmafilamente) eine wesentliche Struktur bilden können, aber auch in hochspezialisierten Zellen (Muskel- und Nervenzellen) als Myo- und Neurofilamente gefunden werden. Die Tatsache, daß pflanzliche und tierische Zellen aus den gleichen Strukturelementen bestehen, fundiert die Aussage der klassischen Zellenlehre von der Existenz eines allgemeinverbreiteten organisatorischen Prinzips im Reich des Lebendigen.

Aus der befruchteten Eizelle entwickeln sich die vielen und unterschiedlichen Zellen des Metazoenkörpers. Dabei kommt es zu einer Spezialisierung, d. h. durch *Zelldifferenzierung* zu einer Arbeitsteilung und zur Ausbildung von Zellarten, die bestimmten Funktionen optimal angepaßt sind. Damit werden einige zelluläre Grundeigenschaften zugunsten einer übergeordneten Regelung zurückgestellt, aber keineswegs irreversibel aufgegeben. Prinzipielle prospektive Potenzen bleiben also den hochdifferenzierten Zellen erhalten. Wenn auch im allgemeinen die Zellen ihre einmal mit der Differenzierung vollzogene gestaltliche und funktionelle Sonderung beibehalten, können jedoch in besonderen Situationen ruhende Eigenschaften wieder mobilisiert werden. Zum Beispiel werden fest in den Verband einbezogene Epithelzellen der Epidermis an den Rändern einer Wunde zur Deckung des Defektes wieder amöboid beweglich.

Im folgenden werden die allen Zellen gemeinsamen, obligatorischen oder allgemeinen Bestandteile beschrieben, während die im Zuge der Differenzierung erworbenen fakultativen oder speziellen Zellkomponenten vernachlässigt werden.

Wenn auch die Elektronenmikroskopie heute zur wichtigsten Methode für die Erforschung des *Feinbaus* der Zelle geworden ist, vermag sie doch über die *Funktion* der Zelle und ihrer Bestandteile nur wenig auszusagen. Hier schlagen die In-vitro-Untersuchung durch Ultrazentrifugation isolierter Zellkomponenten sowie die Autoradiographie eine Brücke zu Zellphysiologie und -biochemie.

Literatur

v. BERTALANFFY, L.: Das biologische Weltbild. Bd. 1: Die Stellung des Lebens in Natur und Wissenschaft. A. Francke, Berlin 1949

BIELKA, H. (Hg.): Molekulare Biologie der Zelle. VEB Fischer, Jena 1969

FERNANDEZ-MORAN, H.: Cell fine structure and function — Past and present. Exp. Cell Res. 62 (1970) 90—101

GRUNDMANN, E.: Allgemeine Cytologie. Eine Einführung in die funktionelle Morphologie der Zelle. Thieme, Stuttgart 1964

HIRSCH / RUSKA / SITTE (Hgg.): Grundlagen der Cytologie. Fischer, Stuttgart 1973

KLIMA, J.: Einführung in die Cytologie. Fischer, Stuttgart 1970

KOEHLER, J. K. (Ed.): Biological electron microscopy. Springer, Berlin-Heidelberg-New York 1973

METZNER, H. (Hg.): Die Zelle. Struktur und Funktion. 2. Aufl. Wiss. Verlagsgesellschaft, Stuttgart 1971

METZNER, H.: Die Zelle — Elementarorganismus oder Symbiose? Naturwissenschaften 60 (1973) 507—515

SITTE, P.: Submikroskopische und molekulare Struktur der Zelle. Fortschr. Botanik 31 (1969) 18—44

WOHLFARTH-BOTTERMANN, K. E.: Grundelemente der Zellstruktur. Verh. dtsch. Ges. Naturforsch. u. Ärzte 102 (1963) 77—90

Zellfraktionierung

Die *Zellfraktionierung* hat sich, seitdem im Jahre 1934 erstmals Mitochondrien aus Leberzellen durch Ultrazentrifugierung isoliert und einer direkten Analyse zugänglich gemacht werden konnten, zu einem der bedeutsamsten Verfahren der Ultramikro-Analytik entwickelt, das Aufschlüsse über chemische Konstitution und Hinweise auf die Funktion verschiedener Zellbestandteile (z. B. Kerne, Chromosomen, Mitochondrien, Lysosomen, Ribosomen, Sekretgranula) ermöglicht. So konnte z. B. durch entsprechende Experimente die enge funktionelle Verknüpfung von Ribonucleinsäure (= RNS) und Proteinsynthese gesichert werden. Die entscheidenden Vorteile der Methode beruhen darauf, daß in relativ großen Substanzmengen auch Reaktionen verfolgt werden können, bei denen die Stoffumsätze klein sind, und daß in günstigen Fällen ein relativ einheitliches, morphologisch und biochemisch definierbares Material ausgewertet werden kann (Abb. 1.4—2).

Die Zellfraktionierung liefert auch das Ausgangsmaterial für den Ausbau *zellfreier Systeme*, mit

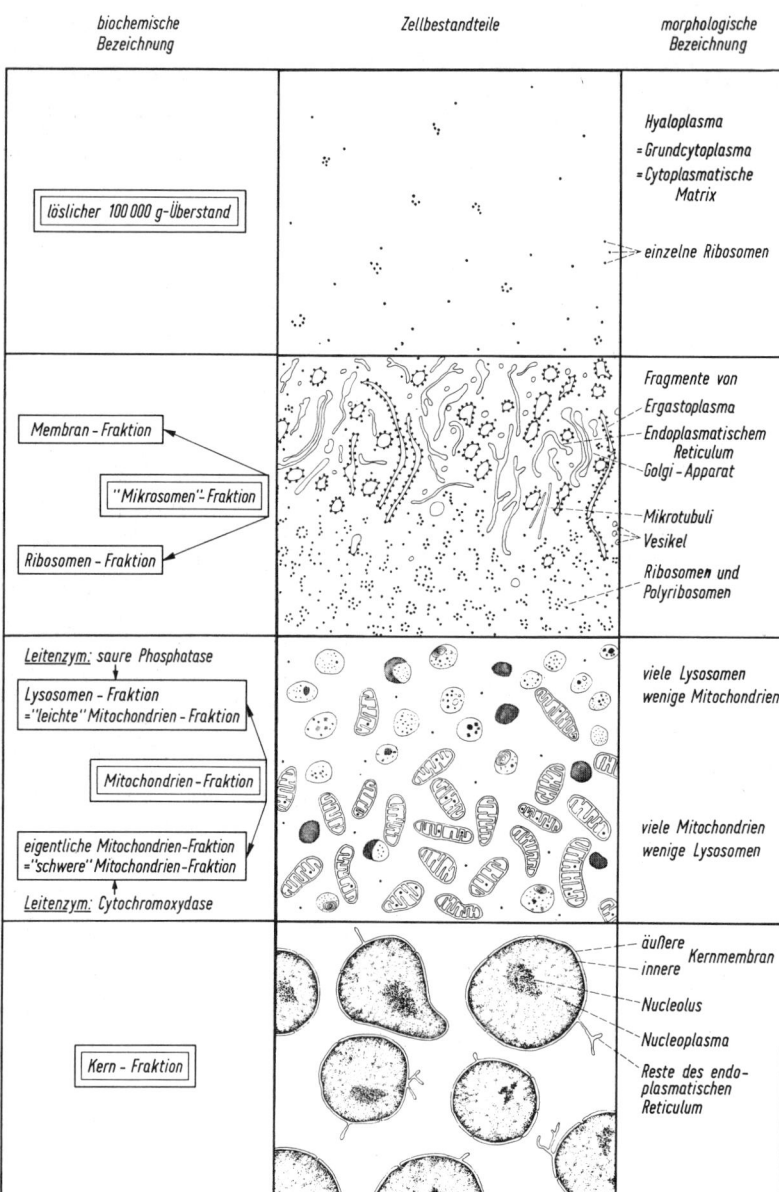

biochemische Bezeichnung	Zellbestandteile	morphologische Bezeichnung
löslicher 100 000 g-Überstand		Hyaloplasma = Grundcytoplasma = Cytoplasmatische Matrix — einzelne Ribosomen
Membran-Fraktion · "Mikrosomen"-Fraktion · Ribosomen-Fraktion		Fragmente von Ergastoplasma Endoplasmatischem Reticulum Golgi-Apparat Mikrotubuli Vesikel Ribosomen und Polyribosomen
Leitenzym: saure Phosphatase · Lysosomen-Fraktion = "leichte" Mitochondrien-Fraktion · Mitochondrien-Fraktion · eigentliche Mitochondrien-Fraktion = "schwere" Mitochondrien-Fraktion · Leitenzym: Cytochromoxydase		viele Lysosomen wenige Mitochondrien viele Mitochondrien wenige Lysosomen
Kern-Fraktion		äußere / innere Kernmembran Nucleolus Nucleoplasma Reste des endoplasmatischen Reticulum

Abb. 1.4—2. Die Schichtung verschiedener Zellbestandteile nach fraktionierender Zentrifugierung (Schema). Gegenüberstellung der morphologischen und biochemischen Bezeichnungen.

deren Hilfe die spezifische Funktion von Zellbestandteilen ermittelt werden kann. Was zunächst als gravierender methodischer Nachteil erscheint, nämlich die Zerstörung der in situ gegebenen Lage- und Funktionsbeziehungen, wird bewußt ausgenutzt, da nur die isolierte Zellkomponente den schwer überschaubaren Wechselbeziehungen entzogen ist, von denen sie innerhalb der lebenden Zelle beeinflußt wird.

Im wesentlichen umfaßt die Zellfraktionierung zwei Arbeitsgänge: 1. die chemische (oder mechanische) Zertrümmerung der Zellmembran (z. B. durch Einwirkung von Scherkräften oder Ultraschall) und 2. die Auftrennung, d. h. Isolierung der Zellbestandteile (z. B. durch Sedimentation im Kraftfeld hochtouriger präparativer oder analytischer Zentrifugen). Suspensionen von Partikeln, die dichter als das Lösungsmittel sind, setzen sich bekanntlich infolge der Erdbeschleunigung ab. Dieser Vorgang erfolgt wesentlich rascher, wenn man die Schwerkraft z. B. durch Zentrifugalkräfte verstärkt. Die Sedimentations*geschwindigkeit* ist vom Molekulargewicht der sedimentierenden Teilchen abhängig. Unter der Sedimentations*konstanten* — sie

46

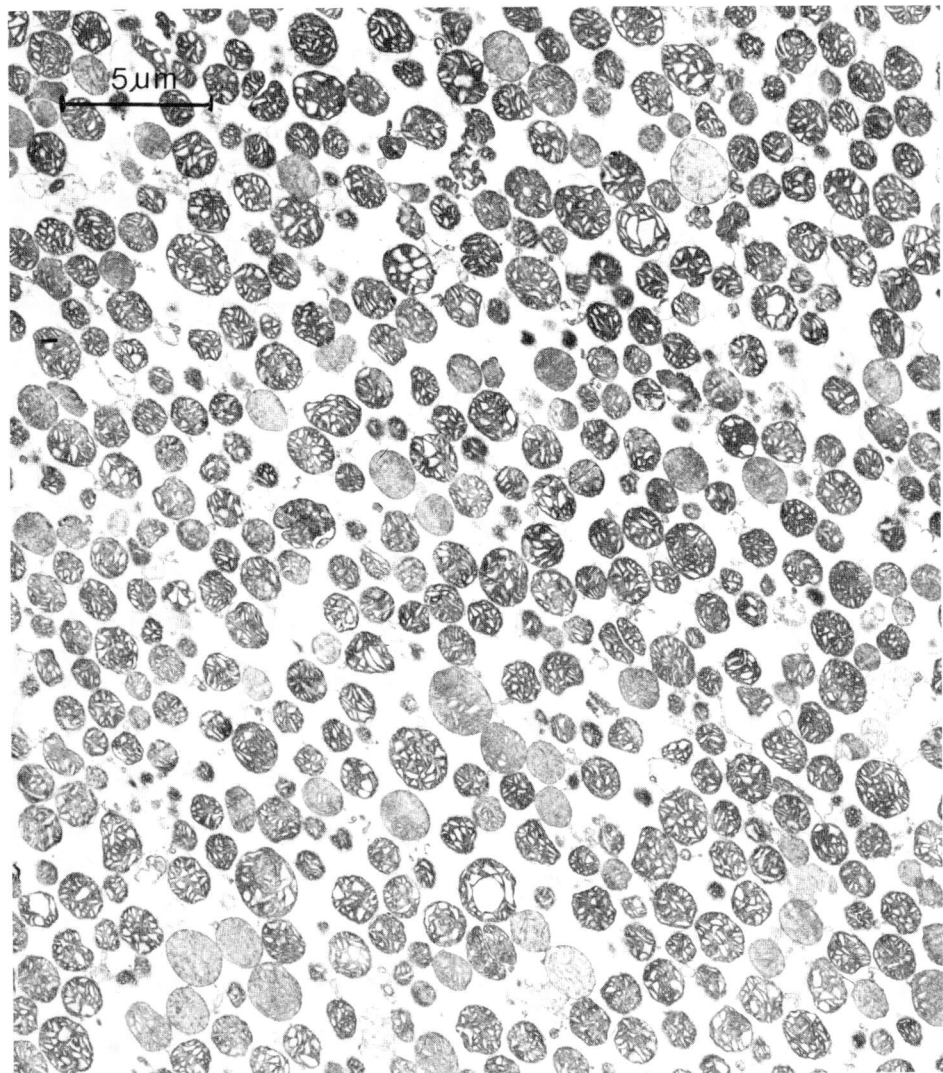

Abb. 1.4–3. Mitochondrienfraktion aus dem Ultrazentrifugat zerkleinerter Rattenleberzellen. Elektronenmikroskopische Aufnahme.

wird in SVEDBERG-Einheiten (S) angegeben — versteht man eine charakteristische Größe aller sedimentierenden Partikel, die ebenfalls in engem Zusammenhang mit dem Molekulargewicht steht (z. B. ist für Ribosomen S = 80, für Polysomen S = 170).

Die Zellkerne besitzen infolge ihres Gehaltes an Nucleotiden ein hohes spezifisches Gewicht. Sie sedimentieren als *Kern-Fraktion* aus einem Organhomogenat schon bei verhältnismäßig geringen Zentrifugalkräften (bei etwa 1000 g[1]) innerhalb von 10 Minuten. Die Gewinnung der *Mitochondrien-Fraktion* (Abb. 1.4–3, 1.4–54, 1.4–56b) erfolgt bei etwa

100 000 g innerhalb von 30 Minuten. Aus dem Rest läßt sich bei noch stärkerer Zentrifugierung eine sog. *„Mikrosomen"Fraktion* bei etwa 100 000 g nach 60 Minuten abtrennen. Die „Mikrosomen"[2] stellen kein einheitliches Zellorganell dar, sondern bestehen aus Fragmenten des rauhen und glatten endoplasmatischen Reticulum, aus Teilen der Zellmembran, aus Trümmern des GOLGI-Apparates (vgl. hierzu auch Abb. 1.4–53) sowie aus freien Ribosomen.

[1]) g = Erdbeschleunigung. Üblicher Näherungswert: g = 981 cm / sec².

[2]) In der Botanik wird der Terminus „Mikrosomen" in einem anderen Sinn gebraucht, und zwar für kugelige, stark lichtbrechende Granula, die wahrscheinlich z. T. mit Fetttröpfchen im Cytoplasma identisch sind.

Die Bruchstücke des ER schließen sich zu membranbegrenzten Bläschen zusammen, deren Inhalt dem der Zisternen und Tubuli des endoplasmatischen Reticulum der intakten Zelle entspricht. Als Rückstand bleibt schließlich die *Hyaloplasma-Fraktion* (= „löslicher 100 000 g-Überstand").

Durch Verfeinerung der Methode — und zwar durch Dichtegradientenzentrifugation in Saccharose-Lösungen steigender Konzentration — ist die weitere Aufgliederung der vier Hauptfraktionen möglich: der „Mikrosomen"-Fraktion in eine Ribosomen- und eine Membran-Fraktion sowie die Isolierung einer Lysosomen-Fraktion (= „leichte" Mitochondrien-Fraktion) von der eigentlichen Mitochondrien-Fraktion (= „schwere" Mitochondrien-Fraktion). Zum Beispiel können die Ribosomen durch Desoxycholat (und andere Detergentien) von den Membranen des Ergastoplasma getrennt und isoliert untersucht werden. Auch lassen sich autoradiographische Verfahren (s. diese) mit der Zellfraktionierung kombinieren, wodurch zusätzliche und wesentliche Rückschlüsse auf zeitlich und örtlich ablaufende Stoffwechselvorgänge und damit auf die Bedeutung der untersuchten Zellbestandteile möglich sind.

Zur unerläßlichen Kontrolle der Fraktionen auf Reinheit werden morphologische (Elektronenmikroskopie) und biochemische Verfahren (Nachweis von Leit-(Marker)-Enzymen) eingesetzt (Abb. 1.4— 3, 1.4—53, 1.4—56b). Da sich die Zusammensetzung der Fraktionen von Organ zu Organ unterscheiden kann, müssen Zell-*Fraktionen* und darin vorhandene Zell-*Bestandteile* klar unterschieden werden: Die Mitochondrien-Fraktion der Leber enthält z. B. überwiegend Mitochondrien, die des Gehirns ist hingegen sehr viel uneinheitlicher zusammengesetzt und besteht neben Mitochondrien aus zahlreichen Nervenendigungen und Bruchstücken von Markscheiden.

Literatur

BIRNIE / FOX (Hgg.): Subcellular components. Preparation and fractionation. Butterworth, London 1969

CLAUDE, A.: Studies on cells. Morphology, chemical constitution and distribution of biochemical functions. The Harvey Lectures 43 (1947/48) 121 — 164

DE DUVE, C.: Tissue fractionation — Past and present. J. Cell Biol. 50 (1971) 20 D — 55 D

GRANT, J. K. (Hg.): Methods of separation of subcellular structural components. Cambridge Univ. Press, London 1963

NOVIKOFF / HOLTZMAN: Zellen und Organellen. BLV Verlagsgesellschaft, München 1973

PALADE, G. E., and P. SIEKEVITZ: Pancreatic microsomes; an integrated morphological and biochemical study. J. biophys. biochem. Cytol. 2 (1956) 671 — 690

REIMER, L.: Elektronenmikroskopische Untersuchungs- und Präparationsmethoden. 2. Aufl. Springer, Berlin-Heidelberg-New York 1967

SITTE, H. u. P. SITTE: Methoden der cytologischen Forschung. In: HIRSCH / RUSKA / SITTE (Hgg.): Grundlagen der Cytologie. Fischer, Stuttgart 1973

Die Zellmembran

Struktur, Dynamik und Funktion

Von GERD BRUNNER

Die Zelle wird durch eine hochorganisierte multifunktionelle Schicht von der Umgebung getrennt. Sie wird Zellmembran, äußere Zellmembran, Plasmamembran oder auch Plasmalemma genannt; sie bringt den spezifischen phänotypischen Zustand einer Zelle am deutlichsten zum Ausdruck. In makroskopische Dimensionen übertragen, würde bei einem Zelldurchmessser von etwa 1 m die Zellmembran 1 mm dick sein. Neben Form- und Strukturfunktionen für die Zelle hat die Zellmembran Funktionen beim Stoff- und Informationsaustausch der Zelle mit der Umgebung. Erst seit Mitte der sechziger Jahre hat man die überaus bedeutende Funktion der Zellmembran für das gesamte Zellgeschehen, einschließlich pathologischer Prozesse, deutlicher erkannt. So ist z. B. die äußere Zellmembran einer Tumorzelle wesentlich verändert, so daß die bei Normalzellen über die Zelloberfläche vermittelte „Wachstumskontrolle" (growth inhibition) verlorengeht (RAPIN et al. 1974) und die Zellen zu ungehemmtem Wachstum, zum Metastasieren und zur Invasion fremder Gewebe fähig werden. Neben vielen anderen pathologischen Erscheinungen sind bestimmte Strukturen der Zelloberfläche auch für immunologische Erkennungs- und Abwehrreaktionen verantwortlich.

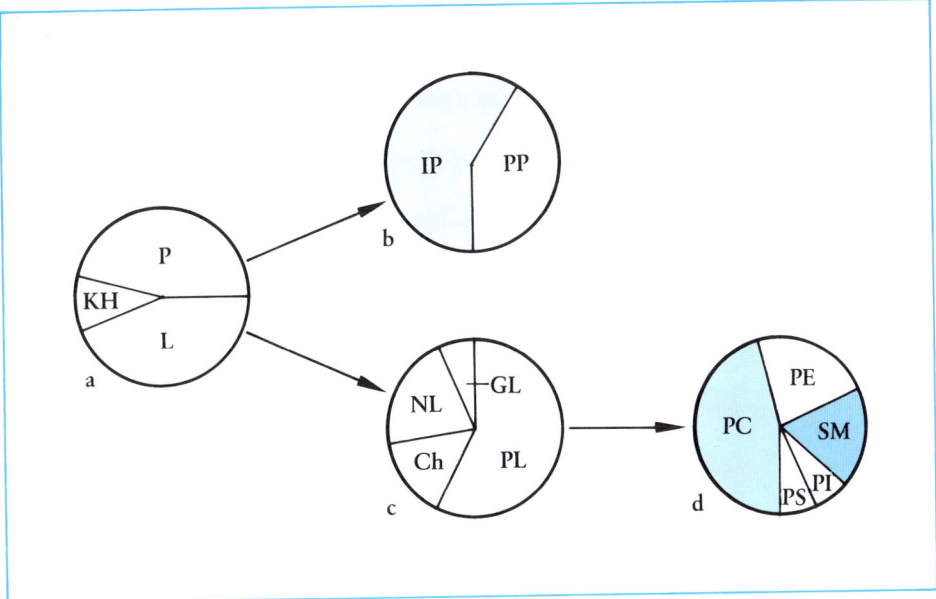

Abb. 1.4—4. Chemische Zusammensetzung (gewichtsbezogen) der Zellmembran aus Leberzellen. a) Proteine (P) und Lipide (L) sind mengenmäßig etwa gleich vertreten, der Kohlenhydrat-(Zucker-)Anteil (KH) liegt um 10%. b) Bezogen auf Gesamtprotein-gehalt der Zellmembran scheinen integrale Proteine (IP) stärker vertreten als die peripheren Proteine (PP). c) Die Lipidphase der Zellmembran wird aufgebaut aus: Phospholipiden (PL), Glycolipiden (GL), Cholesterol (Ch) und Neutrallipiden (NL, Mono-, Di-, Triacylglycerine, freie Fettsäure und Sterylester). d) Die Phospholipide setzen sich wieder aus verschiedenen Spezies zusammen: Phosphatidylcholin (= Lecithin; PC), Phosphatidyläthanolamin (PE), Sphingomyelin (SM), Phosphatidylserin (PS) und Phosphatidylinosit (PI) (nach G. BRUNNER 1978).

I. Struktur der Zellmembran

a) Molekulare Bausteine

Die Zellmembran ist aus Lipiden und Glykoli-piden, Proteinen und Glykoproteinen sowie aus Ionen (Ca^{++}) zusammengesetzt.

Lipide und Glykolipide:

Lipide sind jene Stoffklasse, die in organischen Lösungsmitteln (apolaren Medien) löslich sind. Die die Zellmembran aufbauenden Lipidmoleküle sind meist *amphipathische* Moleküle, d. h., sie besitzen einen polaren (hydrophilen, lipophoben) und ei-nen apolaren (hydrophoben, lipophilen) Teil (Abb. 1.4—6). Solche amphipathischen Moleküle zeigen in Wasser (einem polaren Lösungsmittel) ein besonderes Verhalten.

Da das Wassermolekül eine Dipolstruktur besitzt (eine asymmetrische Verteilung der Elektronen zwischen Sauerstoff und Wasserstoffatom, — der Sauerstoff besitzt eine doppelt negative Teilladung, die zwei Wasserstoffatome je eine positive Teilla-dung), bilden die H$_2$O-Moleküle untereinander schwache, hauptsächlich elektrostatische Bindun-gen (H-Brücken) aus, die dem Wasser eine bestimm-te Struktur verleihen. Jedes Wassermolekül ist näm-lich bestrebt, zu vier benachbarten H$_2$O-Molekülen je eine H-Brücke auszubilden (Abb. 1.4—5a). Apo-lare Substanzen wie Lipide stören diese Wasser-struktur. Die Wassermoleküle versuchen jedoch, diese Struktur möglichst einzuhalten, und zwingen die Lipidmoleküle, sich so zu ordnen, daß ihre hy-drophoben Molekülteile einander zugeordnet sind, während die hydrophilen Teile zum Lösungsmittel, d. h. zum umgebenden Wasser, orientiert sind. Durch diese Repulsionskräfte des Wassers werden Lipid-Doppelschichten (Bilayer) ausgebildet (siehe Abb. 1.4—5b). Die Lipidbilayer stellt das Grundge-rüst der Zellmembran dar.

Die wichtigsten Lipidspezies, die eine Zellmem-bran aufbauen, sind Phospholipide, Cholesterin und Glykolipide. Phospholipide bestehen aus einer polaren Kopfgruppe und zwei apolaren Fettsäure-ketten mit einer Kettenlänge von 12 bis 24 C-Ato-men (Abb. 1.4—6). Eine der beiden Fettsäureketten ist meist „ungesättigt", da Doppelbindungen in die Fettsäurekette eingebaut sind. Der Einbau von Doppelbindungen in Fettsäureketten bringt eine Abwinkelung der Fettsäureketten mit sich und da-durch eine Auflockerung des Molekülverbandes einer Lipidschicht. Ebenso erzeugt eine Erhöhung

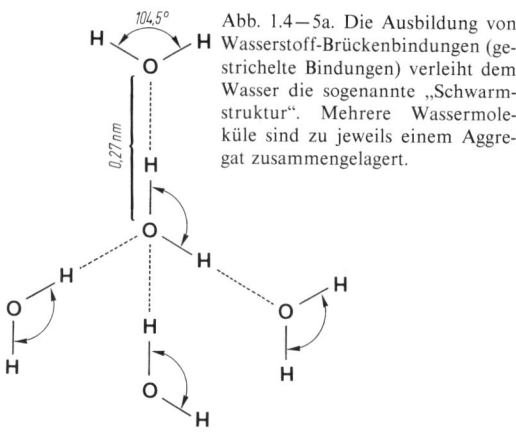

Abb. 1.4−5a. Die Ausbildung von Wasserstoff-Brückenbindungen (gestrichelte Bindungen) verleiht dem Wasser die sogenannte „Schwarmstruktur". Mehrere Wassermoleküle sind zu jeweils einem Aggregat zusammengelagert.

der Temperatur eine Auflockerung bzw. *Fluidisierung* der Lipidschicht, da bei einer für jedes Lipid bestimmten Temperatur (Phasenübergangstemperatur) die Fettsäureketten zu schwingen beginnen (Abb. 1.4−7). Die *Phasenübergangstemperatur* für biologische Membranen liegt zwischen 17 und 25°C. Sie ist abhängig vom pH und Ionenmilieu (TRÄUBLE et al. 1974) und hat wichtige regulative Eigenschaften.

Die Proteine und Glykoproteine:

Neben den Lipiden sind Proteine die zweite wichtige Stoffklasse. Abhängig davon, wie die Proteine mit der Membran assoziiert sind, spricht man von *peripheren* oder *integralen* Proteinen (SINGER 1974). Periphere Membranproteine sind solche, die außerhalb der Lipiddoppelschicht liegen und mit der Lipiddoppelschicht durch elektrostatische Bindungen verknüpft sind. Integrale Proteine sind solche, die in das hydrophobe Core der Lipiddoppelschicht hineinreichen oder es durchspannen. Es wird angenommen, daß integrale Proteine eine Ladungstrennung in ihrer Tertiärstruktur zeigen, d. h., der in die Lipiddoppelschicht eingelagerte Proteinteil besteht entweder aus apolaren Aminosäuren, oder polare Seitenketten der Aminosäuren sind in das Innere des Proteinmoleküls versenkt (Abb. 1.4−8). Bei den Glykoproteinen sind eine bis mehrere Kohlenhydratketten, bestehend aus 8 bis 15 Monosacchariden, an die Polypeptidkette kovalent gebunden (SHARON 1974). Diese Oligosaccharid-Ketten sind nach zell-außen orientiert. Die Außenseite der Zellmembran kann so dicht mit diesen „Zuckerketten" besetzt sein, daß man von einem *Zellcoat* oder *Glycocalyx* spricht (PARSONS et al. 1972).

Ionen:

Zweiwertige Ionen, vor allem Ca^{++}, scheinen für den Aufbau der Zellmembran eine wichtige Funktion zu haben, da bei Entfernen der Ionen die Zellmembran aufgelöst wird. Es wird angenommen, daß die zweiwertigen Ionen (Ca^{++}) Ionenbrücken zwischen Carboxylgruppen ausbilden können, sogar innerhalb des hydrophoben Core der Lipiddoppelschicht (GITLER 1976).

b) Die Struktur der Plasmamembran

Gegenwärtig sprechen die meisten experimentellen Befunde dafür, daß die Zellmembran jene Struktur zeigt, wie sie von SINGER und NICOLSON (1972) als „fluid mosaic membrane model" postuliert wurde (Abb. 1.4−9). Dabei wird angenommen, daß Proteine in eine Lipiddoppelschicht eingebettet oder an diese absorbiert sind. Die Proteine können einzeln oder als Gruppe in diesem Lipidfilm — wie

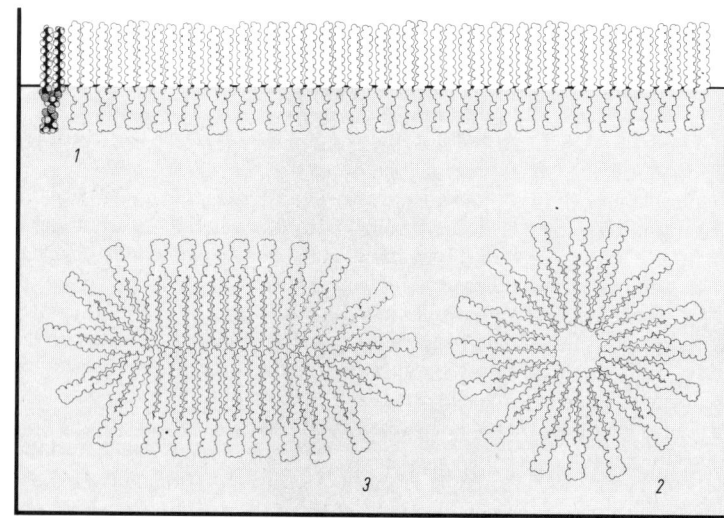

Abb. 1.4−5b. Die Orientierung von Lipidmolekülen in Wasser oder an einer Wasser-Luft-Grenzschicht:
1. An einer Wasseroberfläche sind die polaren Köpfe der Lipide zum Wasser, die apolaren Fettsäureketten sind zur Luft orientiert.
2. In kleinen Konzentrationen bilden Lipide im Wasser Micellen.
3. Nimmt die Konzentration der Lipide zu, so entstehen Lipid-Doppelschichten („Bilayer").
Lipide orientieren im Wasser hydrophobe Fettsäureketten einander zu, wodurch ein „hydrophobes Core" gebildet wird. Die polaren Kopfgruppen sind zum umgebenden polaren Lösungsmittel (Wasser) orientiert.

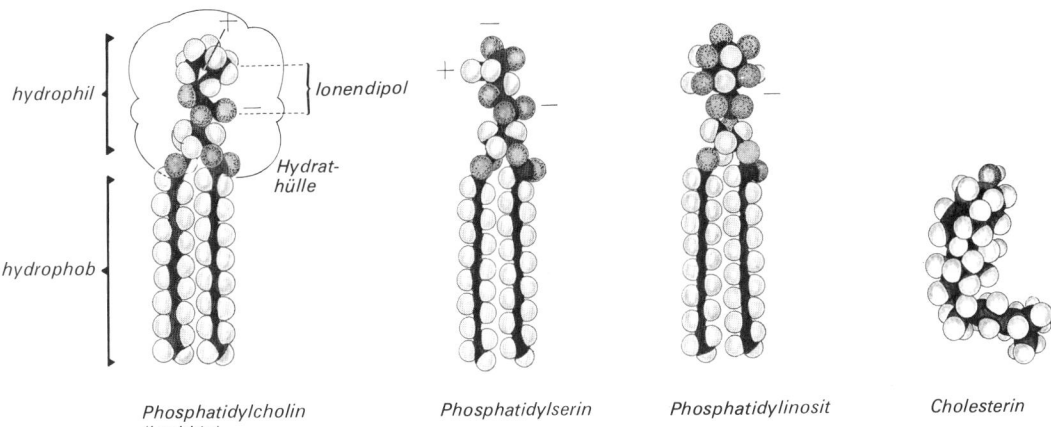

Phosphatidylcholin (Lecithin)   Phosphatidylserin   Phosphatidylinosit   Cholesterin

Abb. 1.4—6. Einige wichtige in der Plasmamembran vorkommende Lipidmoleküle sind in Form der Kalottenmodelle dargestellt. Lipide zeigen einen amphipathischen Charakter. Um die Kopfgruppen wird eine „Hydratschicht" gebildet. Phosphatidylcholin (Lecithin) ist als Gesamtmolekül gesehen neutral, trägt jedoch einen Ionendipol an der Kopfgruppe. Phosphatidylserin trägt eine überzählige negative Ladung und gehört daher zu den negativen oder sauren Phospholipiden. Der Anteil von Cholesterin und Phospholipiden am gesamten Plasmamembranmaterial ist vom Zelltyp abhängig.

Inseln in einem Lipidsee — beweglich sein (CAPALDI 1974). Im elektronenmikroskopischen Bild erscheint die Zellmembran als dunkle Doppellamelle mit einem Abstand von 1—3 nm. (Abb. 1.4—10). Dieses elektronenoptische Grundmuster zeigen alle Biomembranen, so daß es von ROBERTSON als „unit membrane", zu deutsch „Einheitsmembran", bezeichnet wurde. Diese Einheitsmembran gibt jedoch noch keine Auskunft über den detaillierten strukturellen Aufbau einer Biomembran.

Insgesamt zeigt die Zellmembran einen heterogenen und asymmetrischen Aufbau. Membran-Heterogenität bedeutet, daß die einzelnen Molekülkomponenten nicht statistisch über die Zellmembran verteilt sind, sondern daß einzelne Areale mit bestimmten Funktionen und bestimmter Struktur sich von anderen Arealen der Zellmembran unterscheiden. Während man als Heterogenität die ungleiche molekulare Zusammensetzung horizontal in der Membranebene bezeichnet (BRUNNER 1978), wird eine

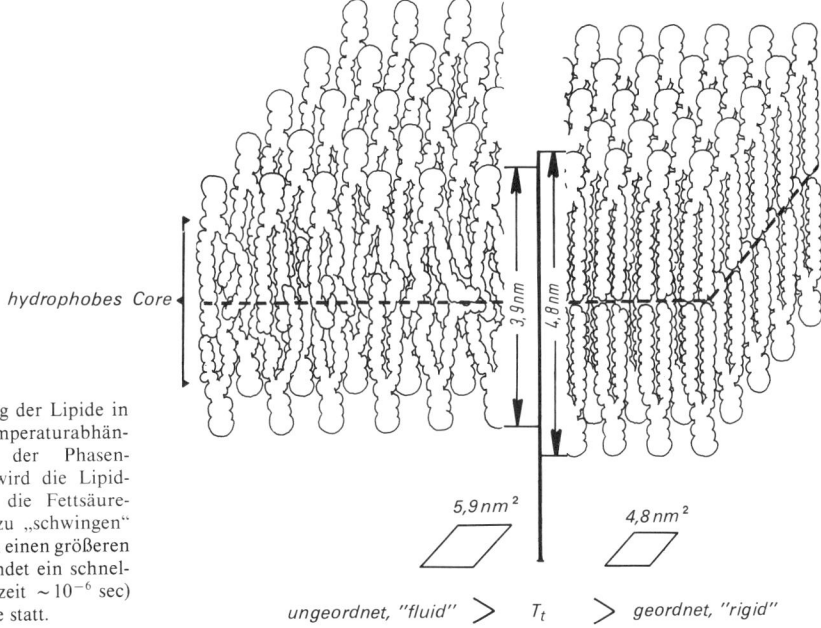

Abb. 1.4—7. Die Anordnung der Lipide in den Doppelschichten ist temperaturabhängig. Bei Überschreiten der Phasenübergangstemperatur (T_t) wird die Lipiddoppelschicht fluid, d. h., die Fettsäureketten der Lipide fangen zu „schwingen" an, die Lipidmoleküle haben einen größeren Platzbedarf. Gleichzeitig findet ein schnellerer Austausch (Halbwertszeit $\sim 10^{-6}$ sec) benachbarter Lipidmoleküle statt.

51

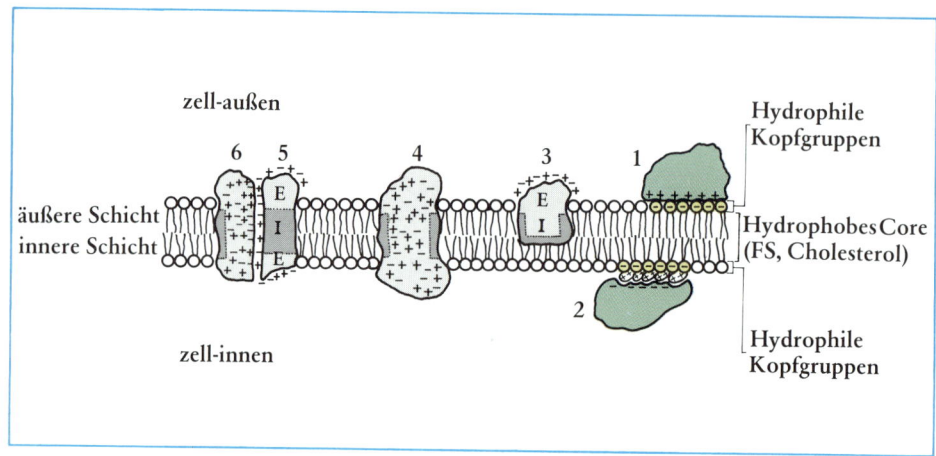

Abb. 1.4−8. Schematische Darstellung der Interaktionen von peripheren (grün, 1, 2) und integralen (grau, 3−6) Membranproteinen mit der Lipidphase der Zellmembran. Periphere Membranproteine können durch geladene Gruppen der Aminosäurekette direkt über elektrostatische Wechselwirkungen an entsprechend gegensinnig geladene Kopfgruppen der Lipiddoppelschicht gebunden sein (1). Zweiwertige Ionen (Ca^{++}) können Ionenbrücken zwischen Phospholipidkopfgruppen und Aminosäureresten gleichsinniger Ladung ausbilden und so periphere Membranproteine an die Lipiddoppelschicht binden. Bei integralen Proteinen muß eine Ladungstrennung innerhalb des Moleküls erfolgen. Jene Bereiche globulärer Proteine, die mit dem hydrophoben Core der Lipidphase interagieren (I), müssen ebenfalls hydrophob sein (schraffierte Bereiche). Dies kann dadurch zustande kommen, daß geladene Aminosäurereste bei der Proteinfaltung ins Molekülinnere versenkt werden (3, 4, 6) oder daß diese Abschnitte nur hydrophobe Aminosäuren enthalten (5). Ionenkanäle können an ihrer luminalen Seite Ladungen tragen (5, 6) (nach G. BRUNNER 1978).

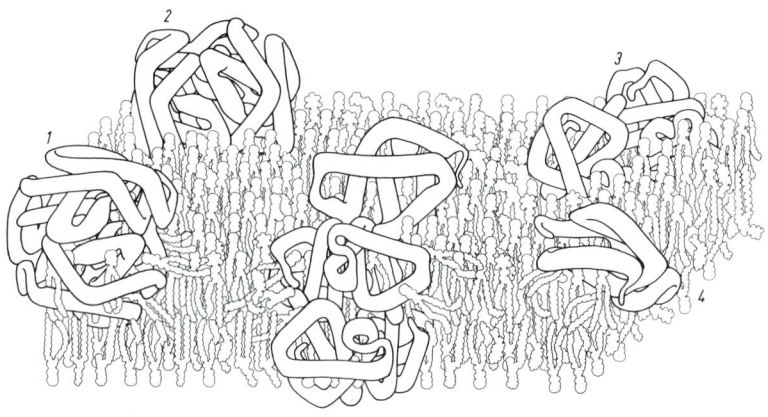

Abb. 1.4−9. „Fluid mosaic". Membranmodell nach SINGER und NICOLSON. Die Abmessung dieses Membranausschnittes sind 18,3 × 7,8 nm, die Lipiddoppelschicht ist 4,4 nm dick. Die Proteine wurden in Form von α-Karbon-Modellen nach DICKERSON eingezeichnet. Gerade Abschnitte dieser globulären Proteine stellen α-helikale Bereiche der Peptidsequenz dar (Durchmesser 0,6 nm). Die hier eingezeichneten Proteine (Hämoglobin, Molekulargewicht 67 000 Dalton (1, 2, 3), Myoglobin, Molekulargewicht 17 000 Dalton (4), sind natürlicherweise nicht in die Membran integriert. Sie sollen nur eine Vorstellung der Größendimensionen der Zellmembran vermitteln.

ungleiche molekulare Verteilung vertikal zur Membranebene als Asymmetrie der Zellmembran bezeichnet (EMMELOT et al. 1975, BRETSCHER et al. 1975), d. h., die beiden Lipidschichten bestehen aus unterschiedlichen molekularen Komponenten. Dies bezieht sich sowohl auf die Verteilung der Lipi-

de (Abb. 1.4−11) in den beiden Hälften der Doppelschicht als auch auf die Verteilung der Membranproteine. So sind die Zuckerreste der Glykoproteine in der Regel nach zell-außen orientiert.

In Tafel I ist ein Schema angegeben, das die gegenwärtigen Vorstellungen von der Membran-

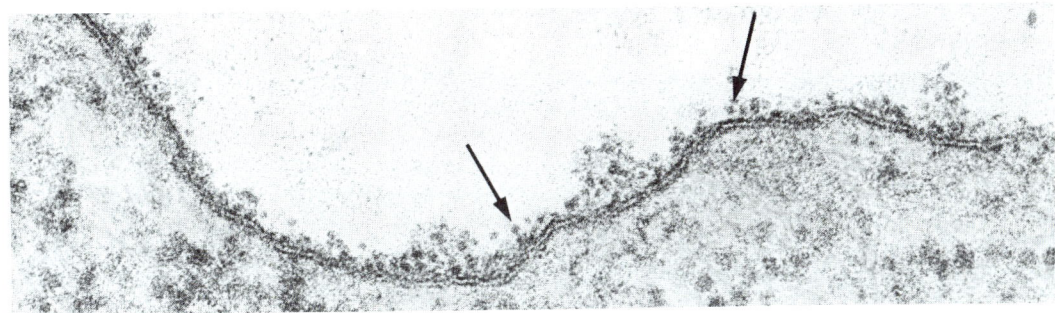

Abb. 1.4—10. Die Zellmembran ist im elektronenmikroskopischen Bild als „unit membrane" als eine dunkle Doppelschicht zu sehen. Die Lokalisation von Rezeptoren an der Außenseite der Zellmembran kann durch Markierung der Liganden mit elektronendichtem Material wie dem Protein Ferritin sichtbar gemacht werden. Das Mitogen Concanavalin A wurde damit markiert; jene Stellen an der Zellmembran, die das markierte Concanavalin A binden, müssen Rezeptoren für dieses Mitogen tragen. Man erkennt die Ferritinmoleküle (Pfeil) direkt an der Zellmembran oder in einem Abstand bis zu 20 nm von der Membran entfernt. Diese Aufnahme zeigt, da Concanavalin A an Zuckerreste bindet, daß die Zelle von einer dichten Schicht aus Zuckerketten umgeben ist (Vergrößerung: 180 000fach. Aufnahme: Dr. J. GOLECKI, Freiburg/Br.).

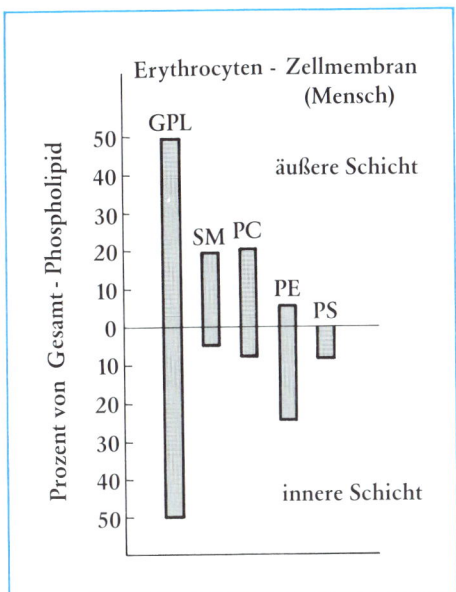

Abb. 1.4—11. Asymmetrische Verteilung der Phospholipide in den beiden Schichten der Lipidbilayer von Erythrocyten. GPL-Gesamtphospholipid, übrige Abkürzungen s. Abbildung 1.4—4. (nach G. BRUNNER 1978).

struktur summarisch darstellt. Aus Untersuchungen des Phasenübergangs der Lipide (TRÄUBLE et al. 1973) weiß man, daß 20% der Lipide eng an Membranproteine gebunden sind, so daß man in diesem Zusammenhang von einem *Lipidhalo* (Microdomäne) spricht, das ein Membranprotein umgibt. Diese Lipide haben oft wichtige regulative Eigenschaften für Membranenzyme (FARIAS et al. 1975). Zumeist sind es negativ geladene Phospholipide (Phosphatidylserin, Phosphatidylglycerin), die in einem solchen Lipidhalo zu finden sind. Weiter zeigen diese Experimente, daß etwa 70 bis 80% der Lipide in einer Bilayer-Schicht angeordnet sind und daß etwa 60% der Membranlipide durch Proteine (periphere Proteine) abgedeckt sind. Proteine und Lipide sind also spezifisch zu größeren molekularen Verbänden assoziiert und können so z. B. als Enzyme metabolische Ketten bilden.

II. Dynamik der Zellmembran

Das in Tafel 1 wiedergegebene Modell der Zellmembran gibt nur eine Momentaufnahme, also nicht nur einen räumlichen, sondern auch einen zeitlichen Ausschnitt wieder. Dieses Zellorganell, Plasmamembran, ist einer ungeheuren Dynamik unterworfen; einzelne Komponenten bewegen sich in der Membranebene, vertauschen die Plätze, andere werden ins Zellinnere aufgenommen, wieder andere Membranbausteine kommen vom Cytoplasma und werden in die Membran eingebaut. Diese immense molekulare Beweglichkeit — von einer dauernden Umstrukturierung der Zellmembran begleitet — ist der Geschäftigkeit eines Großstadtbahnhofs vergleichbar (s. Tab. 1.4—1, S. 57).

Die dynamischen Prozesse, die in der Zellmembran ablaufen, können auf veschiedenen molekularen Organisationsniveaus diskutiert werden:

Intramolekulare Mobilität: Bekanntlich sind Moleküle nicht ganz starre Gebilde, sondern innerhalb von Proteinen, Lipidmolekülen und Zuckerketten können Bewegungen „ablaufen" bzw. konformationelle Änderungen auftreten, die oftmals funktionelle Bedeutung haben.

Neben diesen dynamischen Prozessen im Einzelmolekül können in Molekülverbänden und Molekülgemischen Wechselwirkungen zwischen Molekülen stattfinden. So sind die integralen Membranproteine in der Ebene der Lipiddoppelschicht beweglich; man spricht hier von der *Lateraldiffusion* der Proteine. Dies kann zum Zusammenfließen (= „clustering") einzelner Proteine führen. Die Membranproteine sind aber nicht nur in der Membranebene beweglich, sondern sie können auch vertikal zur Membranebene verschoben werden. Für diese Vorgänge des Eintauchens und Auftauchens wurden die Begriffe „*dipping*" und „*exposing*" vorgeschlagen. Bei Lipiden ist oberhalb des Phasenübergangspunktes eine ungeheure Beweglichkeit festzustellen. Die *Lateraldiffusion* von Lipidmolekülen, die nach Überschreiten der Phasenübergangstemperatur gefunden wird, ist als Platztausch der Lipidmoleküle mit ihren Nachbarmolekülen zu verstehen. Die Halbwertzeit eines solchen Tausches liegt etwa bei 10^{-7} sec. Man stelle sich die Lebhaftigkeit in einem Kinosaal vor, in dem die Zuschauer ihre Plätze mit dem jeweiligen Nachbar mit solch einer Geschwindigkeit tauschen! Der Platztausch kann bei Lipiden nicht nur in der Membranebene, sondern auch vertikal zu ihr erfolgen; die Halbwertzeit für letztere, thermodynamisch sehr ungünstige Molekularbewegung liegt im Stundenbereich. Man nennt einen solchen Platztausch „*flipflop*". Bei Lipidgemischen, so auch der Zellmembran, können in Abhängigkeit von der Temperatur oder von Ionen *Phasenentmischungen* auftreten. Dabei sondern sich Moleküle einer Lipidspezies von dem übrigen Lipidmolekülegemisch gleichsam ab und bilden eine eigene Phase.

Nach diesen dynamischen *intermolekularen* Prozessen in der Zellmembran sind auf einem nächsthöheren Komplexitätsniveau dynamische Prozesse zwischen größeren Struktureinheiten der Zellmembran zu diskutieren, bei denen mehrere Zellorganellen zusammenwirken. So ist der Prozeß des „*capping*" von Rezeptoren vom Cytoskelett abhängig. Man kann diesen Mehrstufenprozeß (‚Ring' → ‚Spot' → ‚Cap' → Endocytose und/oder ‚Shedding') verfolgen, wenn man Membranliganden, die fluoreszenz-markiert sind — also Antikörper, Mitogene, Hormone u. dgl. — einer Zelle zugibt. Die Fluoreszenz ist zunächst gleichmäßig über die Zelle verteilt (Ring), d. h. die Rezeptormoleküle sind homogen über die Zellmembran verstreut. Abhängig von der Art der Rezeptormoleküle und der Membranliganden kann nun innerhalb von Sekunden oder Minuten eine Kreuzvernetzung (crosslinking) zur Aggregation der Rezeptoren induziert werden. Dabei kann man im Fluoreszenzmikroskop beobachten, daß sich die Fluoreszenz zunächst auf einige Punkte in der Zellperipherie konzentriert (‚Spot'-Bildung) (Taf. II). Etwas später findet man die gesamte Fluoreszenz an einer Hälfte, einem Pol, der Zelle (‚Cap').

Diesen gesamten Prozeß nennt man „cappen" oder „capping"; er ist etwa 15 Minuten nach Zugabe des fluoreszierenden Membranliganden beendet. Untersucht man nun eine solche Zelle etwa eine Stunde später wieder, so wird man an der Zelloberfläche keinerlei Fluoreszenz mehr finden. Das Membranmaterial wurde entweder von der Zelle ins umgebende Milieu abgestoßen (‚Shedding') oder von ihr ins Zellinnere aufgenommen und abgebaut (Endocytose). Diese Prozesse von Capping und Endocytose können durch Giftstoffe, die das Cytoskelett destruieren, verhindert werden.

Es gibt eine Reihe weiterer Membranprozesse, an welchen vermutlich das Cytoskelett ebenfalls wesentlich beteiligt ist; so bei den Prozessen der *Membranreorientierung*, die während der Zellpolarisation ablaufen, ebenso bei der Ausbildung von „*Blebs*" (blasenförmige Ausstülpungen der Zellmembran) und *Mikrovilli*. Mit dem Zellinneren können in Form von Vesikeln auch ganze Membranbereiche ausgetauscht werden. Intrazelluläre Vesikel

Tabelle 1.4—1: Dynamische Prozesse in der Zellmembran

a) Intramolekulare Mobilität
   - Proteine
   - Lipide
   - Zuckerketten

b) Intermolekulare Mobilität
   - Lipide:
     Flip-Flop
     Lateral Diffusion
     Phasenseparation
   - Proteine:
     Lateral Diffusion
     Clustering
     Dipping and Exposing

c) Interkompartimentäre Dynamik
   - Membran und Cytoskelett:
     Patching und Capping
     Shedding und Endocytose
   - Membranreorientierung:
     Bleb- und Mikrovilli-Bildung
     Zellpolarisation
   - Membranflow:
     Membranfusion und Membranfission
     Membran-Recycling
   - Membranbiogenese und Membrandifferenzierung

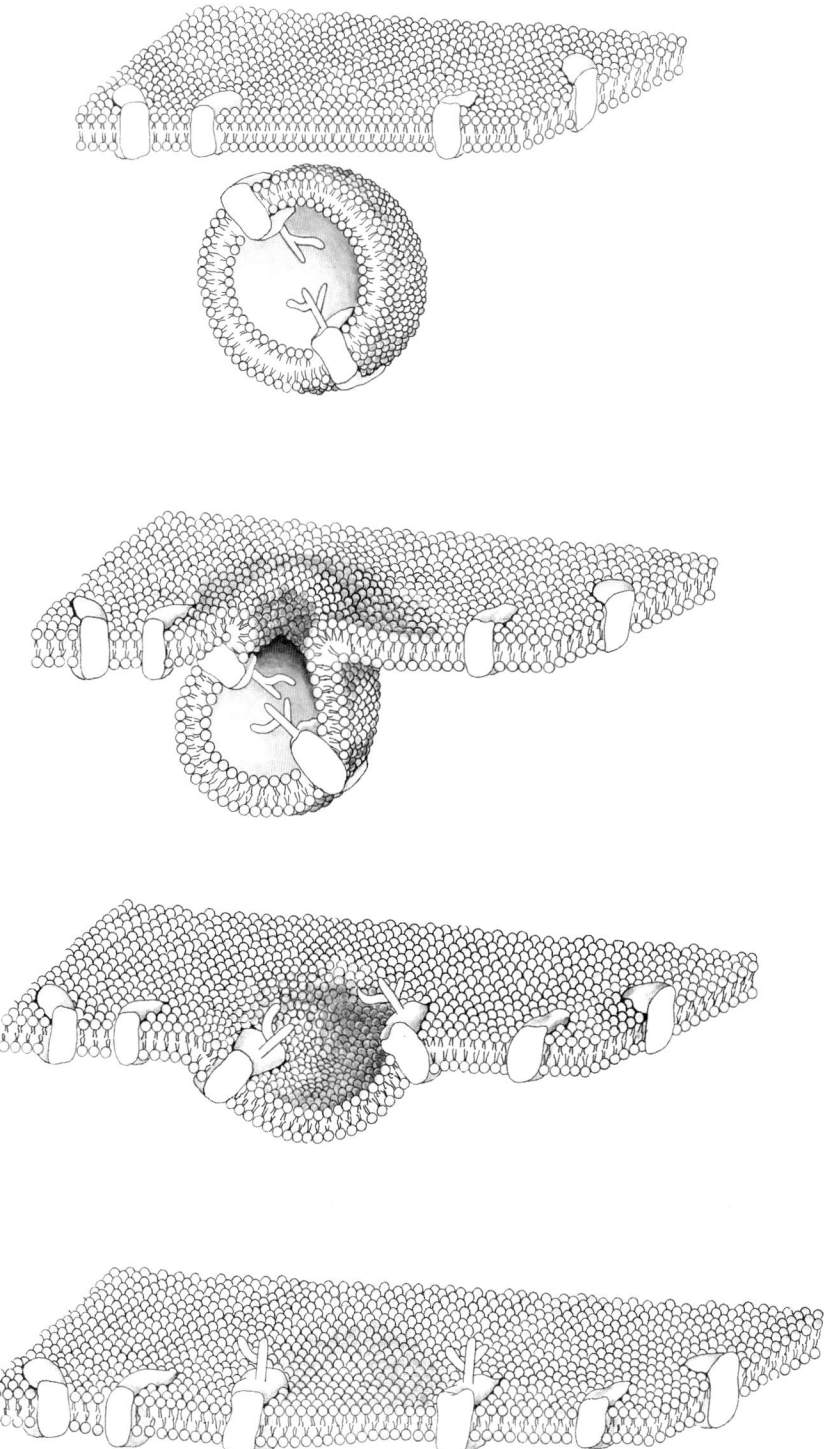

Abb. 1.4—12. Ein intrazelluläres Membranvesikel, das vom GOLGI-Apparat abstammt, wird, wahrscheinlich mit Hilfe des Cytoskeletts, zur Zellperipherie transportiert und fusioniert, dort mit der Zellmembran, so daß die zum Vesikel-Lumen orientierten Teile der Proteine und die Zuckerketten der Glykoproteine ins externe Zellmilieu ragen und so z. B. die Funktion von Rezeptormolekülen übernehmen können (nach LODISH und ROTHMAN 1979).

werden von der cytoplasmatischen Seite her mit der Plasmamembran verschmolzen und sind dann als neue Domäne in der Zellmembran zu finden (Abb. 1.4—12). Auf diese Weise können z. B. neue Rezeptormoleküle in die Zellmembran eingebaut werden. Würde man z. B. das zuletzt erwähnte Fluoreszenzexperiment einen Tag später wiederholen, könnte man feststellen, daß die Zellmembran nach Zugabe des fluoreszierenden Membranliganden zunächst wieder gleichmäßig fluoresziert; d. h. die Zelle hat die entsprechenden Rezeptoren inzwischen wieder neu synthetisiert und in die Zellmembran eingebaut. Wie dieser Umbau der Zellmembran erfolgt, ob es auch bei den Zellmembranen eine Art von „recycling" gibt bei dem Membranbausteine wiederverwendet und bestimmte Membranteile in Form von Vesikeln wieder von der Zellmembran nach innen transportiert werden, ist zur Zeit noch nicht ganz klar. Für letzteren Prozeß wurde der Terminus „membrane-fission" vorgeschlagen. Alle diese in der Zellmembran möglichen dynamischen Prozesse sind in Tab. 1.4—1 zusammengestellt.

III. Funktion der Zellmembran

a) Strukturfunktion

Die Zellmembran grenzt die Zelle von und zu der Umgebung hin ab. Gleichzeitig trägt sie auch die Insertionspunkte des Cytoskeletts an der Innenseite der Membran (Abb. 1.4—13a, b). Das *Cytoskelett* (Tafel I) der Zelle ist aus filamentären Strukturen (Mikrotubuli $\emptyset$ 25 nm, Filamente $\emptyset$ 10 nm, Mikrofilamente $\emptyset$ 6 nm) aufgebaut. Diese filamentären Systeme geben der Zelle die spezifische Form, haben aber offensichtlich auch Funktionen bei der Zellbewegung (Zellmobilität), bei der intracytoplasmatischen Signalübertragung von der Zellmembran zum Zellkern und beim Transport von Organellen in der Zelle.

b) Stoffaustauschfunktion

Eine weitere wichtige Funktion der Zellmembran besteht darin, selektiv Stoffe (z. B. Zucker) für den Zellmetabolismus mit der Umgebung auszutauschen und bestimmte Stoffe (z. B. Ionen) in der Zelle zu konzentrieren. Die Zellmembran ist keine semipermeable Membran, sondern eine selektive Membran, durch die bestimmte Moleküle (H_2O)

frei durch Membranporen (0,4 nm $\emptyset$) (SALOMON 1960) permeieren können, während andere mit Hilfe eines Transportsystems in die Zelle geschafft werden. Dieser Transport (SITTE, 1969) durch die Zellmembran kann entweder katalytisch erleichtert *(erleichterte Diffusion)* oder ein energieverbrauchender Prozeß *(aktiver Transport)* sein. Im letzteren Fall sind ATP-spaltende Enzyme (ATP-asen) in den Transportvorgang eingeschaltet.

c) Informationsaustauschfunktion

Diese Funktion der Zellmembran wurde erst in den letzten Jahren deutlich. Die Plasmamembran wirkt als echtes *regulatives Zentrum*, das Signale aus der Mikroumgebung der Zelle wie eine Relaisstation (biochemisch) transformiert und so bestimmte Folgereaktionen in der Zelle auslöst. Solche Umweltsignale (Abb. 1.4—14) können Oberflächenstrukturen von Partnerzellen sein oder Signalmoleküle — wie Hormone (z. B. Insulin), Mitogene (mitoseauslösende Proteine) —, die an bestimmte Moleküle der Plasmamembran *(Rezeptoren, Rezeptormoleküle)* binden.

Moleküle, die als Signalmoleküle an die Plasmamembran binden, werden als *Membranliganden* bezeichnet. Die Bindung zwischen Liganden und Rezeptormolekül ist hoch spezifisch (GREAVES 1976) und gleicht der Interaktion von Enzym und Substrat. Diese Interaktion verursacht — so die gegenwärtigen Modelle — zunächst eine allosterische Änderung der Tertiärstruktur des Rezeptormoleküls. Dies wiederum löst intermolekulare kooperative Prozesse mit benachbarten Molekülen aus, wodurch letztendlich ein bestimmtes Effektorprotein (Enzym) aktiviert wird (CUATRECASAS et al. 1976). Solche Mechanismen werden auch als *Triggermechanismen* bezeichnet, und es wird angenommen, daß bestimmte Rezeptoren mit Effektormolekülen (Membranproteine, Membranenzyme) und bestimmten Lipiden in der Zellmembran zu sogenannten *Rezeptorarealen (Triggerarealen)* oder „operationalen Einheiten" vergesellschaftet sind (Abb. 1.4—15a). Ein typisches Beispiel für einen solchen Prozeß ist die Aktivierung des membrangebundenen Enzyms Adenylcyclase im Herzmuskel nach Bindung des Hormons Glucagon an den Rezeptor (LEVY 1976). In diesen Prozeß ist das Phospholipid

Abb. 1.4—13a. Ein Lymphozyt wurde durch Gefrierätzung aufgebrochen. Man sieht „in die Zelle hinein". Der Zellkern mit den ▶ Kernporen ist freigelegt, und angebrochene Mitochondrien sind ebenfalls sichtbar. Die Zellmembran wird bei dieser elektronenmikroskopischen Technik im hydrophoben Core gebrochen, und integrale Membranproteine werden als Partikel auf der Membranbruchfläche sichtbar (Vergrößerung ca. 15 000fach. Original: Dr. V. SPETH, Freiburg/Br.)

Abb. 1.4—13b. Das Cytoskelett ist in die aufgebrochene Zelle eingezeichnet. Es durchzieht als dichtes filamentäres System die Zelle, inseriert an der Plasmamembran und umspannt den Zellkern. In der rechten Bildhälfte wurde ein Organisationszentrum abgebildet, von dem aus das filamentäre System zur Plasmamembran hin auswächst. Bei dieser schematischen Darstellung wurde nicht zwischen Mikrotubuli und Filamenten unterschieden (Vergrößerung ca. 15 000fach).

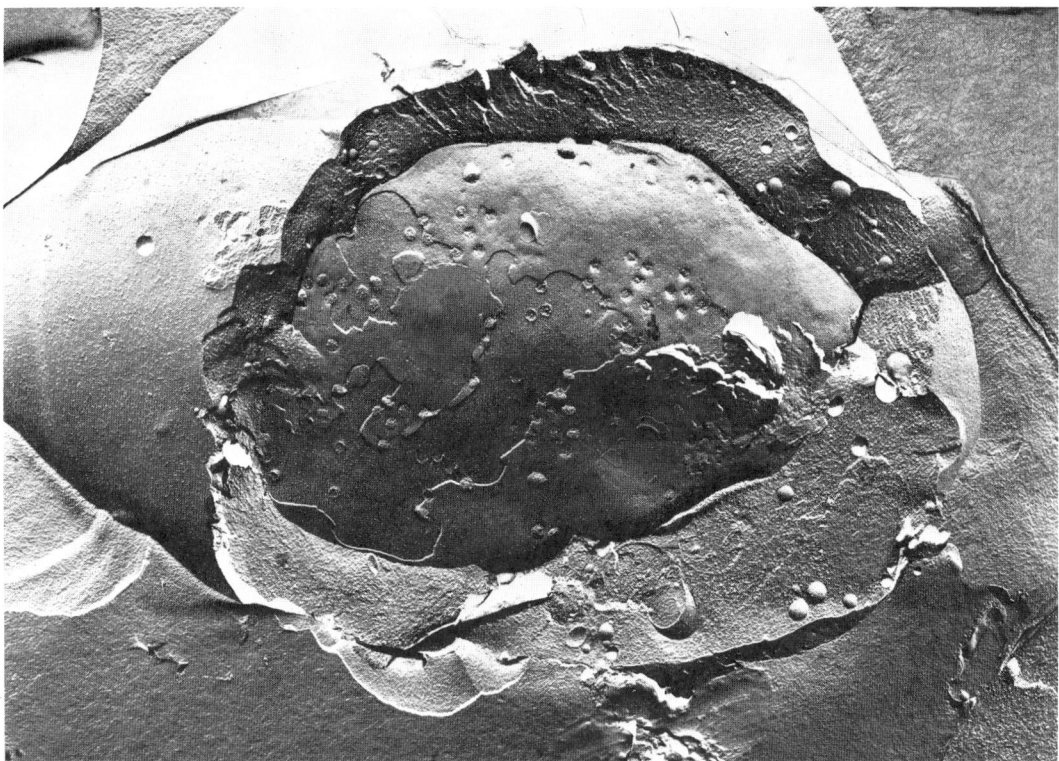

Abb. 1.4—13a

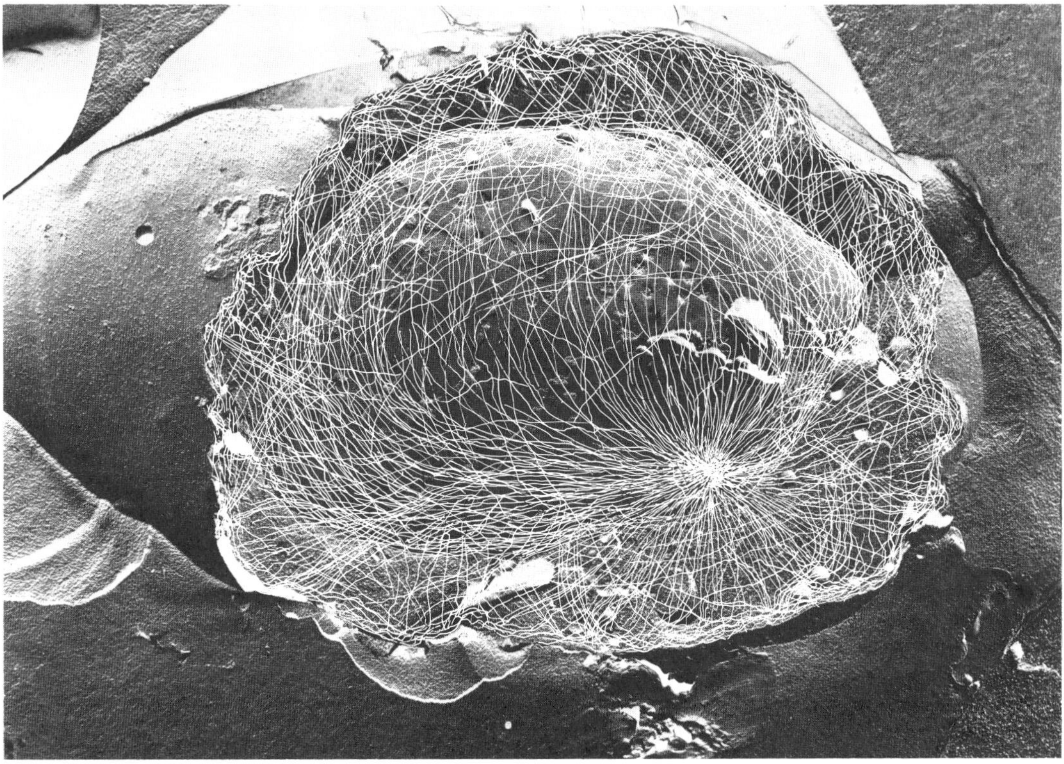

Abb. 1.4—13b

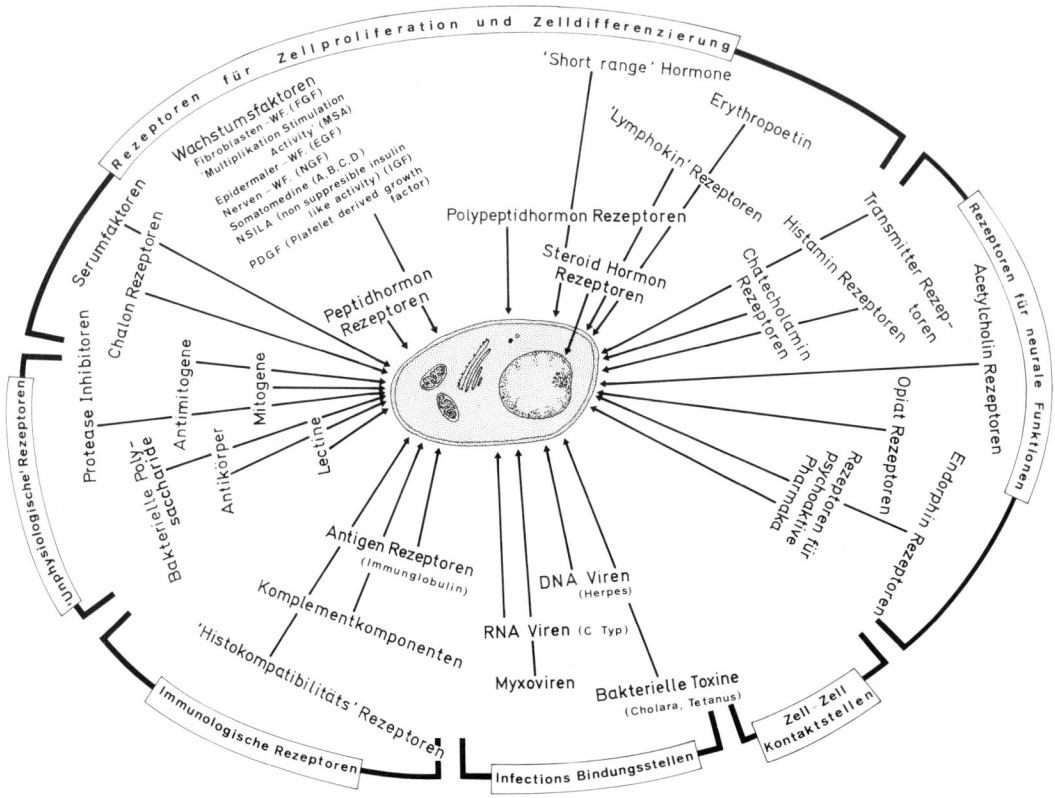

Abb. 1.4 — 14. Die meisten Stoffe aus der Mikroumgebung einer Zelle — damit fast alle Stoffe, die regulativ auf eine Zelle wirken — entfalten ihre Wirkung dadurch, daß sie sich an bestimmte Rezeptormoleküle der Zellmembran binden. Nur die Steroid-Hormone scheinen hier eine Ausnahme zu machen, da von ihnen zur Zeit angenommen wird, daß sie frei durch die Zellmembran permeieren können. Die in der Abbildung angeführten Stoffklassen stellen nur eine Auswahl dar.

Phosphatidylserin involviert. Die Adenylcyclase erzeugt cyclisches AMP, das als „second messenger" (zweiter Botenstoff) in der Zelle neue biochemische Reaktionen in Gang setzt. Das Cytoskelett scheint durch eine steuerbare „Verankerung" der Rezeptoren in bestimmte Stimulationsprozesse involviert zu sein (Abb. 1.4—15a, b) (EDELMAN 1976). Zellinteraktionen (z. B. Ausbildung von Zellbrücken = *Junctions)* und Zell-Zellerkennung wie z. B. bei immunologischen Prozessen werden ebenfalls durch die Zelloberfläche vermittelt.

So kann man heute die äußere Zellmembran, die Plasmamembran, als echten Gegenspieler des Genoms auffassen. Die Zellmembran hat die Funktion des Informationsaustausches mit der Umgebung, das Genom die des Informationsspeichers. *Zelldifferenzierung* kann man nun als *„Ping-Pong"-Interaktion* zwischen der Plasmamembran und dem Genom verstehen (BRUNNER 1977). Dem spezifischen Informationsfluß von der Zellmembran zum Genom *(Membranimpression)* folgt die adäquate *Genexpression*, der Informationsfluß vom Genom

Abb. 1.4—15a. Ein schematischer Ausschnitt der Zellmembran soll das Arealkonzept der Zellmembran veranschaulichen. Die ▶ Zuckerketten der Glykoproteine sind nach zellaußen orientiert. Einzelne Molekülgruppen sind durch spezifische Lipide miteinander gekoppelt (dunkle Lipidbereiche). Einige Proteine durchspannen die Membran, einige liegen „peripher" auf der Membran von der Außen- oder Innenseite her auf. Aktinmoleküle sind in globulärer Form im cytoplasmatischen Raum unter der Zellmembran zu sehen. Vom extrazellulären Raum her kommt ein Ligand (z. B. ein Peptidhormon [Pfeil]) auf die Zellmembran zu.

Abb. 1.4—15b. Der Ligand ist über Glykoproteine an die Zellmembran gebunden und hat dadurch eine Reihe von Konformationsänderungen ausgelöst. Das ursprüngliche Membranareal hat sich in zwei Areale aufgeteilt. Proteine sind in der Lipiddoppelschicht verschoben bzw. herausgehoben (Pfeilspitzen) worden, die Zuckerreste haben neue Orientierungen eingenommen (gebogene Pfeile). Die Aktineinheiten haben sich zu fibrillären Strängen zusammengelagert und können nun so, nach gegenwärtigen Modellvorstellungen (EDELMANN 1976), in der Zelle neue Signale auslösen.

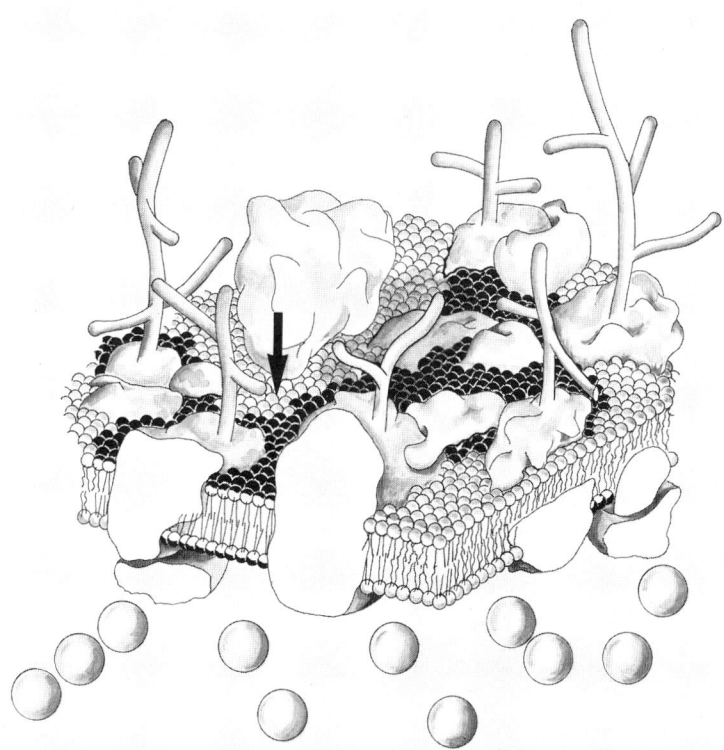

Abb. 1.4–15a

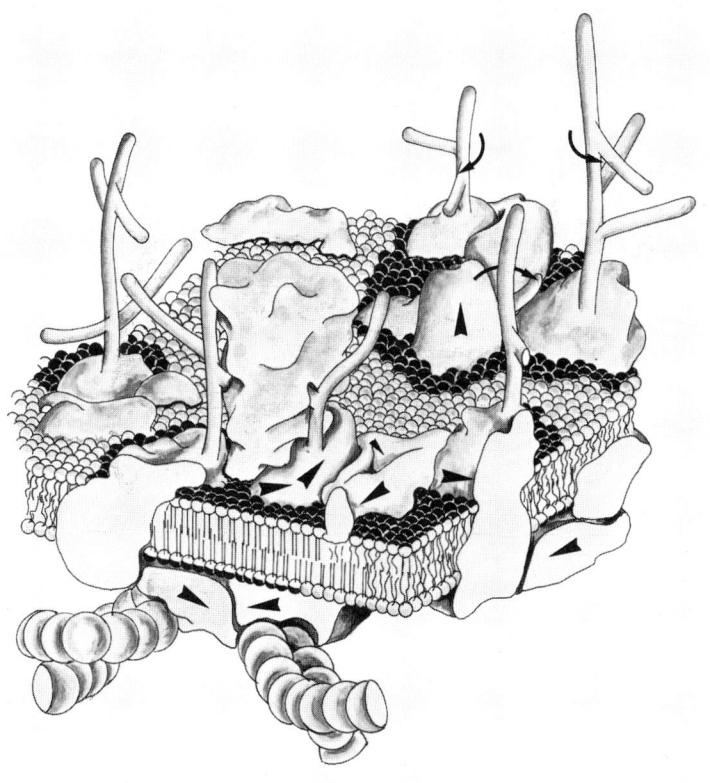

Abb. 1.4–15b

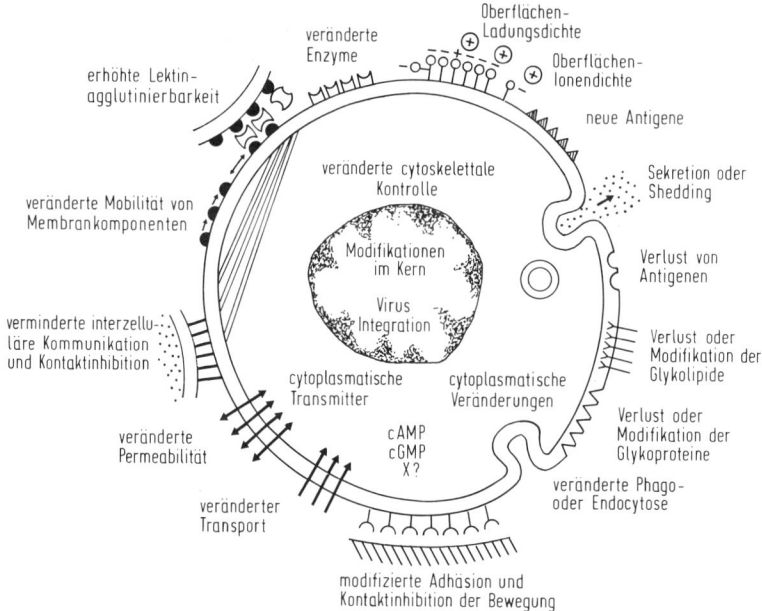

Abb. 1.4—16. Änderungen, die in der Zellmembran nach neoplastischer Transformation gefunden werden (nach G. L. Nicolson 1976).

zur Zellperipherie. Es gibt eine Reihe von Modellvorstellungen, wie solche Rezeptorareale das Umgebungssignal aufnehmen und nach innen weiterleiten. Gegenwärtig scheint es, daß neben „sekundären Botenstoffen" (second messengers) das Cytoskelett eine wichtige Funktion bei der Signaltransduktion von der Zellmembran zum Genom hat (Edelman 1976, Nicolson 1976). Lipide spielen bei dieser Signaltransduktion eine wichtige Rolle.

Bemerkenswert für die Regelprozesse in der Zellmembran ist die *Selbstregulation* der Rezeptoren (Raff 1976). Dabei steuert der spezifische Ligand die Anzahl der korrespondierenden Rezeptoren auf der „Target"-Zelle. So wird z. B. bei zu hohem Insulinangebot die Zahl der Insulinrezeptoren verringert. Bei zu niedrigem Insulinangebot wird die Zahl der Rezeptoren erhöht. Die Zahl der Rezeptormoleküle pro Zelle ist anhängig von der Art des Liganden, von der Phase des Zellzyklus und dem Differenzierungszustand der Zelle. Lymphozyten z. B. tragen pro Zelle rund 1 Million Rezeptoren für das Mitogen Concanavalin A, aber nur 6—10 Rezeptoren für Insulin.

Daß bei pathologischen Prozessen die Zellmembran verändert ist, wurde schon am Beginn dieses Abschnittes angedeutet. Es ist oftmals schwer auszumachen, ob diese Veränderungen in der Zellmembran Ursache oder Auswirkungen eines pathologischen Geschehens sind. Von besonderer Bedeutung sind die Veränderungen, die in der Zellmembran während der neoplastischen Transformation ablaufen. Sie zeigen, daß die Zellmembran beim Tumorwachstum eine wesentliche Rolle spielt. Eine Reihe solcher Veränderungen ist in Abb. 1.4—16 angegeben.

Literatur

Bretscher, M. S., M. C. Raff: Mammalian plasma membranes. Nature 158 (1975) 43—49

Brunner, G.: Struktur der Zellmembran. Biologie i. u. Zeit 8 (1978) 65—74

Brunner, G.: Membrane impression and gene expression, towards a theory of cytodifferentiation. Differentiation 8 (1977) 123—132

Capaldi, R. A.: A dynamic model of cell membranes. Scientific American. Vol 230, No. 3 (1974) 26—33

Cuatrecasas, P., M. D. Hollenberg: Membrane receptors and hormone action. Advances Protein Chemistry 30 (1976) 252—450

Edelman, M. G.: Surface modulation in cell recognition and cell growth. Sience 192 (1976) 218—226

Emmelot, P., R. P. van Hoeven: Phospholipid unsaturation and plasma membrane organization. Chemistry and Physics of Lipids 14 (1975) 236—246

Farias, R. N., B. Bloj, O. Morero, F. Sineriz, E. Trucco: Regulation of allosteric membrane-bound enzymes through changes in membrane lipid composition. Biochim. Biophys. Acta 415 (1975) 231—251

Gitler, C.: On the nature of the lipid-protein interaction in biological membranes. In: A. Martonosi: The enzymes of biological membranes. John Wiley Sons, New York 1976, Vol. 1, 229—245

GREAVES, M. F.: Cell surface receptors. In: P. Cuatrecasas, and M. F. GREAVES: Receptors and Recognition. John WILEY & SONS, New York 1976, Vol. 1, Series A, 1—32

LEVEY, G. S., D. C. LEHOTAY: Adenylatcyclase: General properties and role of phospholipids in hormone activation. In: A. MARTONOSI: The enzymes of biological membranes. John Wiley & Sons, New York 1976, Vol. 4, 259—282

LODISH, H. F., E. ROTHMAN: Die Bildung von Zellmembranen. Spektrum d. Wissenschaft 1, (1979) 31—47

NICOLSON, G. L.: Transmembrane control of the receptors on normal and tumor cells; I. Cytoplasmic influence over cell surface components. Biochim. Biophys. Acta 457 (1976) 57—108

PARSONS, D. F., J. R. SUBJECK: The morphology of the polysaccharide coat of mammalian cells. Biochim. Biophys. Acta 265 (1972) 85—113

RAFF, M.: Self regulation of membrane receptors. Nature 259 (1976) 265—266

RAPIN, A. M., M. M. BURGER: Turmor cell surfaces: General alteration detected by agglutinins. Advances Cancer Res. 20 (1974) 1—91

SHARON, N.: Glycoproteins. Scientific American 230 (1974) No. 5, 78—86

SINGER, J. S.: The molecular organization of membranes. Ann. Rev. Biochem. 43 (1974) 805—833

SINGER, J. S., G. L. NICOLSON: The fluid mosaic model of the structure of cell membranes. Science 175 (1972) 720—731

SITTE, P.: Biomembranen: Struktur und Funktion. Ber. Dtsch. Bot. Ges., Bd. 82, H 5/6 (1969) 329—383

SOLOMON, A. K.: Pores in the cell membrane. Scientific American. Vol. 203, No. 12 (1960) 146—156

TRÄUBLE, H. P. OVERATH: The structure of Escherichia coli-membranes studied by fluorescence measurements of lipid phase transitions. Biochim. Biophys. Acta 307 (1973) 491 bis 512

TRÄUBLE, H., H. EIBL: Electrostatic effects on lipid phase transitions: membrane structure and ionic environment. Proc. Nat. Acad. Sci. USA 71 (1974) 214—219

Örtliche Besonderheiten der Plasmamembran

Viele resorbierende Zellen (Epithelien des Darmes, der Gallenblase, der Chorionzotten [Placenta], der Nierenkanälchen [Hauptstücke], des Plexus chorioideus, Mesothelien des Pleuroperitonealraumes, Osteoklasten u. a.) besitzen an ihrer physiologisch aktiven Grenzfläche eine lichtmikroskopisch deutlich erkennbare Verdichtungszone, die aus senkrecht zur Oberfläche gestellten Stäbchen oder Fäden besteht und als *Bürstensaum* bezeichnet wird (Abb. 1.4—19). Elektronenmikroskopisch sind in derartigen Regionen dichte Rasen sogenannter *Mikrovilli* ausgebildet. Sie stellen von Plasmalemm überzogene, fingerförmige Cytoplasmafortsätze dar (Abb. 1.4—17, 1.4—18 u. 1.4—24). An den Saumzellen des Dünndarms sind die Mikrovilli 0,6 bis 0,8 µm lang und ca. 1000 Å dick. Auf eine resorbierende Darmzelle sollen ungefähr 3000 (!) und auf 1 mm² Darmoberfläche 2 · 10⁸ dieser „Mikrozotten" kommen. Die dadurch realisierte Vergrößerung der resorbierenden Fläche ist also enorm. Das Prinzip der Oberflächenvergrößerung ist somit gerade im Darm in allen Dimensionen verwirklicht: Ma-

kroskopisch durch Falten, lichtmikroskopisch durch Zotten und elektronenmikroskopisch durch Mikrovilli. Die Wirkung von Bürstensäumen beschränkt sich jedoch ganz sicher *nicht* auf den Effekt einer Vergrößerung der für die Aufnahme von Stoffen verfügbaren Oberfläche. Kapillarkräfte und Membranpotentiale müssen durch Art und Anordnung der Mikrovilli zu besonderen physikalischen Auswirkungen kommen.

Die Morphometrie des ultrastrukturellen Bereiches ermöglicht durch exakte Zahlenangaben für Oberflächen- und Volumenrelationen sowie Häufigkeiten von Zellorganellen die quantitative Differenzierung verschiedener Zellarten und bestimmter Funktionszustände. Für Resorptionsvorgänge an Zellgrenzflächen ist die sog. Oberflächendichte, d. h. das Verhältnis Plasmalemmoberfläche/Zellvolumen (= surface/volume ratio oder kurz S/V-Relation), von besonderem Interesse. Hohe Resorptions- (und Exkretions-)leistungen finden ihre morphologische Entsprechung in starken Auf- bzw. Einfaltungen der Zellmembran, die elektronenmikroskopisch neben Mikrovilli auch als basale Labyrinthe (s. u.) in Erscheinung treten können und sich morphometrisch in einer relativ hohen S/V-Relation widerspiegeln.

Zellen, die dicht geschlossene Verbände (z. B. in Epithelien) bilden, sind relativ fest miteinander und mit ihrer Unterlage verbunden. Die interzelluläre Verknüpfung kann so widerstandsfähig sein, daß auch verhältnismäßig starke mechanische Beanspruchungen (wie bei der Haut und den Schleimhäuten der Mundhöhle und des Ösophagus) sie nicht zu sprengen vermögen. Der zwischenzelligen Verankerung dienen besondere Differenzierungen der Zelloberfläche, die lichtmikroskopisch seit langem als Desmosomen und Schlußleisten (Abb. 1.4—19 bis 1.4—23) bekannt sind.

Die *Desmosomen* wurden früher als „Interzellularbrücken" gedeutet: Feine intrazelluläre Fibrillen („Tonofilamente") sollten hier von einer Zelle in die andere übertreten. Elektronenmikroskopische Untersuchungen haben indessen gezeigt, daß die Zellen auch im Bereich der desmosomalen Kontaktpunkte stets getrennt bleiben.

Der Feinbau der Desmosomen ist zwar in den Grundzügen einheitlich, kann aber je nach Standort und Species mannigfaltig variieren. In Schichten der menschlichen Epidermis mit relativ weiten Interzellularräumen (Stratum spinosum) wölben sich Fortsätze benachbarter Zellen einander entgegen und berühren sich entlang kleiner Plateaus oder miteinander verzahnter Firste. Sind die Grenzen benachbarter Epithelzellen glatt und die Interzellularspalten eng, fehlen Zellausläufer. Auch dann sind Kontaktzonen in mehr oder weniger regelmä-

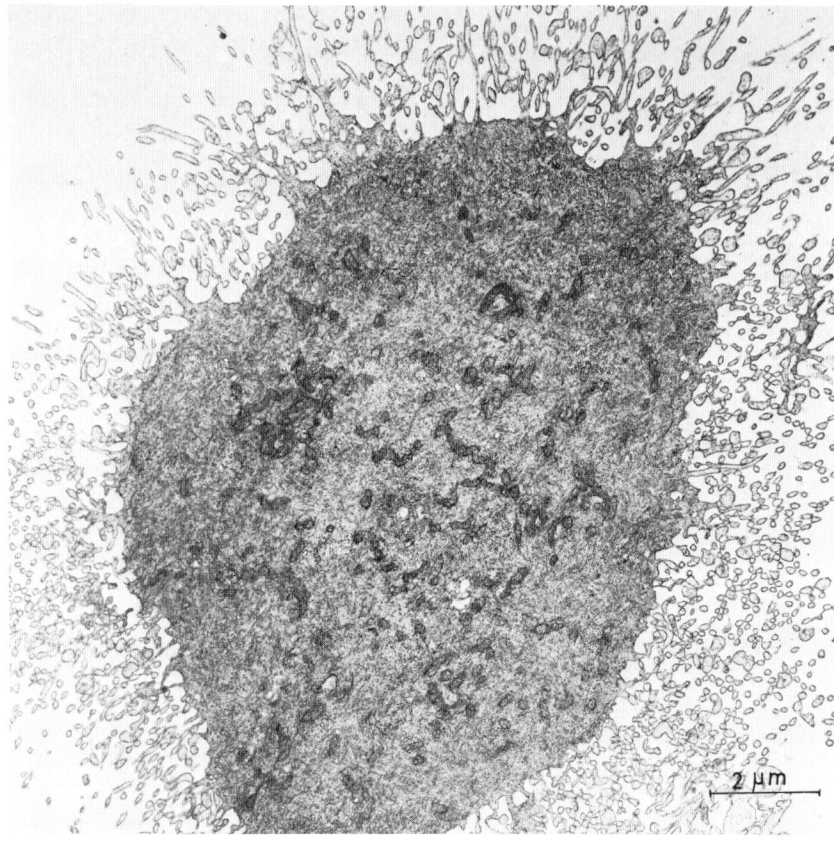

1.4—17. Mikrovilli einer menschlichen Peritoneal-Mesothelzelle, die sich aus dem Verband des Bauchfells als sog. Asziteszelle gelöst hat. Die Zelle ist ringsum von einem dichten Rasen langer, z. T. verzweigter Mikrozotten umgeben. Ihr Kern liegt nicht in der Schnittebene. Innerhalb des Cytoplasma zahlreiche Mitochondrien. Elektronenmikroskopische Aufnahme.[1]

ßigen Abständen entlang der Zellmembranen ausgebildet und liegen sich als typisch strukturierte symmetrische Formationen gegenüber (Abb. 1.4—21 bis 1.4—23) (PORTER 1954, FAWCETT 1961). An der Grenze zur Basalmembran des Corium besitzen die Membranen der Epithelzellen ebenfalls Desmosomen, obwohl dort keine interzellulären Kontakte bestehen. Da diesen Haftstrukturen ihr spiegelbildliches Gegenstück fehlt, nennt man sie *Halbdesmosomen* (Abb. 14—23b).

Desmosomenartige Haftstrukturen sind durchaus nicht nur zwischen Epithelzellen ausgebildet. Sie scheinen vielmehr eine ganz allgemeine Bedeutung für den interzellulären Zusammenhalt zu haben.

Die dauernden Verschiebungen der Zellen während des Wachstums gehen mit der ständigen Entstehung neuer und der Lösung alter Desmosomen einher. Diese „Haft-Organellen" der Zellwand sind also durch *strukturelle Stabilität* und *funktionelle Labilität* gekennzeichnet („Druckknopf-Prinzip").

Während im *Licht*mikroskop *Zellgrenzen* (z. B. zwischen prismatischen Epithelzellen) als verhältnismäßig gerade verlaufende Linien in Erscheinung treten (Abb. 1.4—19 u. 1.4—24), ist die interzelluläre Kontaktfläche bei *elektronen*mikroskopischer Auflösung von einem großen Formenreichtum (Abb. 1.4—18). Der Durchmesser des Spaltraumes liegt in seinen engen Bereichen ziemlich konstant bei 100 Å, kann aber stellenweise erweitert sein. Vor allem jedoch ist das interzelluläre Grenzflächenmuster zumeist durch komplizierte Verzahnungen (= „Interdigitationen") gekennzeichnet (Abb.1.4—18 und 1.4—24). Man darf sich dieses Gebiet nicht starr vorstellen, sondern muß es als ein Transforma-

[1]) Die Abbildungen 1.4—17, 1.4—26, 1.4—27 u. 1.4—67 stammen aus einer gemeinsam mit Prof. Dr. D. WITTEKIND, Freiburg i. Br., durchgeführten Serie von Farbstoffexperimenten.

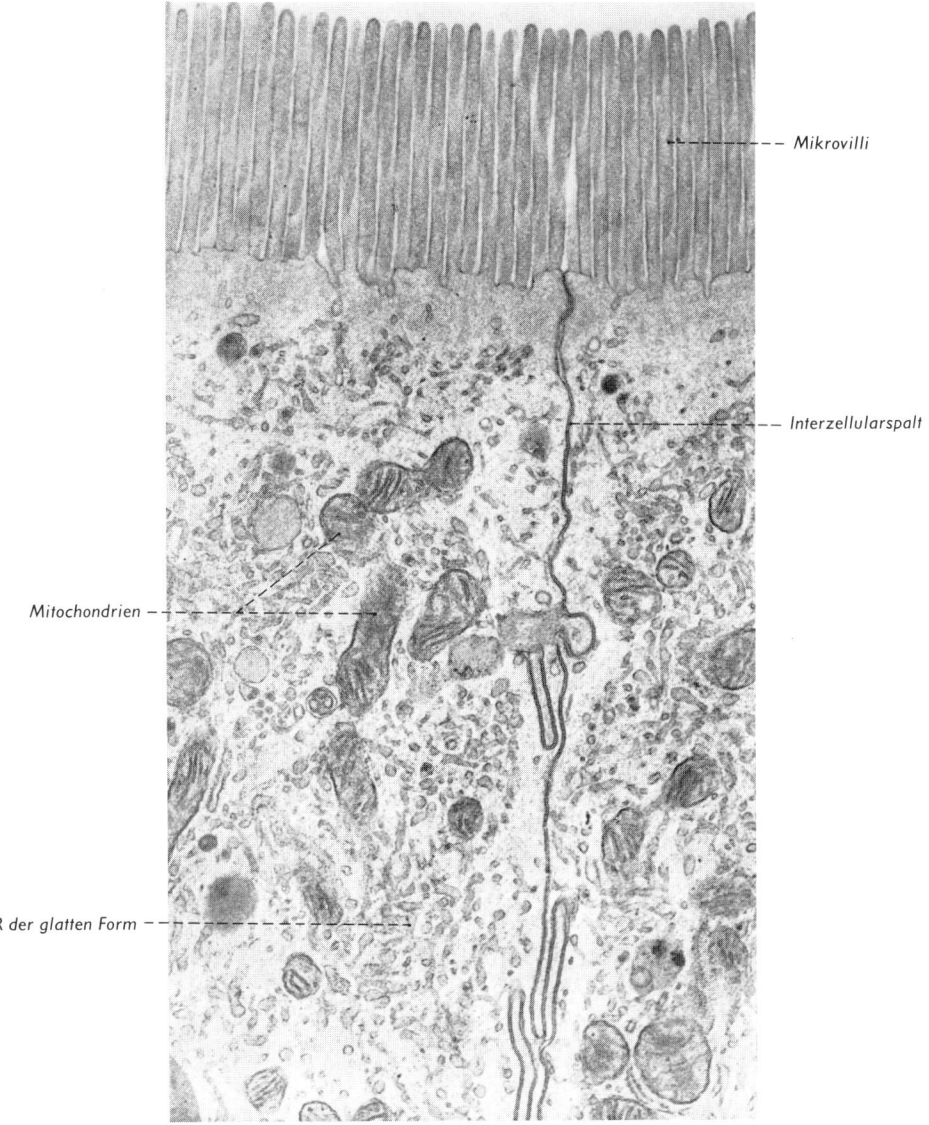

Abb. 1.4—18. Mikrovilli (Darmepithel, Hamster). In der rechten Bildhälfte verläuft eine Zellgrenze. Im apikalen Cytoplasma der Zellen reich entfaltetes glattes endoplasmatisches Reticulum. Elektronenmikroskopische Aufnahme (aus FAWCETT 1973).

tionsfeld auffassen, das sich funktionellen Gegebenheiten anzupassen vermag. Auch verwickelte Verfalzungen können ausgeglichen, geglättet oder sogar vollständig gelöst werden. Das fingerförmige Ineinandergreifen benachbarter Zellflächen bedingt eine erhebliche Oberflächenvergrößerung der Kontaktzone: Dadurch dürften zwischenzellige Austauschvorgänge ebenso wie das mechanische Aneinanderhaften der Zellen begünstigt werden.

Bei prismatischen Epithelien — weniger deutlich auch am Übergangsepithel — sind die der freien Oberfläche zugewandten Zellenden durch *Schlußleisten* verbunden. Sie sehen bei flächenhafter Betrachtung wie ein Gitter mit polygonalen Lücken aus, das die Zelloberflächen umrahmt bzw. begrenzt (Abb. 1.4—20). Am senkrecht zur Zelloberfläche geführten Schnitt erscheinen die Gitterstäbe als Punkte oder kurze Stäbchen, je nachdem, ob sie quer- oder längsgetroffen sind (Abb. 1.4—19 u. 1.4—20). Lichtmikroskopisch läßt sich nicht sicher

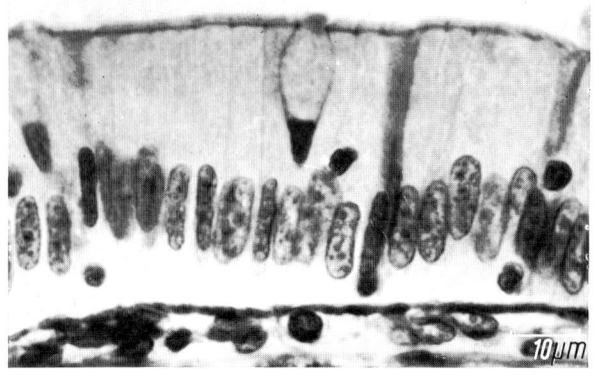

Abb. 1.4−19. Bürstensaum (Duodenalepithel, Mensch). Im Verband des einschichtigen Epithels sind einige teils sekretgefüllte, teils entleerte Becherzellen zu erkennen. Beachte an den oberen Polen der Zellgrenzen die als dunkle Punkte erkennbaren Anschnitte der Schlußleisten. Vgl. Abb. 1.4−21: Lichtmikroskopische Aufnahme (Original: Prof. Dr. F. HAMMERSEN, Freiburg / München).

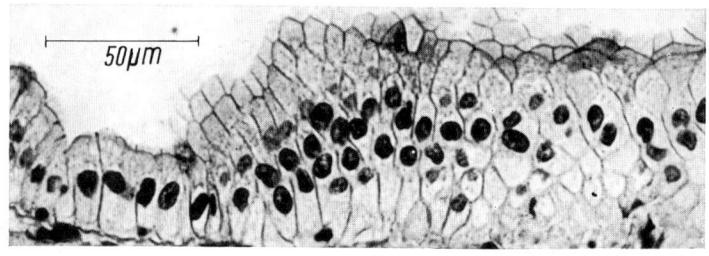

Abb. 1.4−20. Schlußleistennetz (Gallenblasenepithel, Katze). Lichtmikroskopische Aufnahme (Original: Prof. Dr. F. HAMMERSEN, Freiburg / München).

entscheiden, ob die Schlußleisten einer *inter*zellulären Kittsubstanz entsprechen oder ob sie eine der Zellwand selbst zugehörende Struktur darstellen. Für letzteres spricht, daß bei Trennung zweier Zellen die Schlußleisten gespalten werden, daß also an ihnen *beide* benachbarten Zellen beteiligt sind.

Elektronenmikroskopisch enthalten die Schlußleisten eine Formation, die den Desmosomen ähnlich ist und als Macula adhaerens bezeichnet wird. Im einzelnen werden im Gesamtbereich der Schlußleiste drei hintereinandergeschaltete Differenzierungszonen der Zellwand (und z. T. auch der Interzellularsubstanz) unterschieden (Abb. 1.4−21): Apikal die *Zonula occludens* (= tight junction), im mittleren Bereich die *Zonula adhaerens (= belt desmosome)* und im Anschluß daran die *Macula adhaerens (= spot desmosome).*

In der Zonula occludens ist der Interzellularspalt vollständig verschwunden, weil die äußeren elektronendichten Blätter des dreischichtigen Plasmalemm *beider* Nachbarzellen miteinander verschmolzen sind. Die Zonula occludens bewirkt also zweifellos eine Abdichtung des Interzellularspaltes zumindest für Makromoleküle und Partikel kolloidaler Größenordnung. Demgegenüber sind der Interzellularspalt in der Zonula adhaerens auf ca. 200 Å erweitert und das Cytoplasma unter dem Plasmalemm verdichtet. Im Bereich der Macula adhaerens schließlich enthält die bis auf ca. 240 Å erweiterte In-

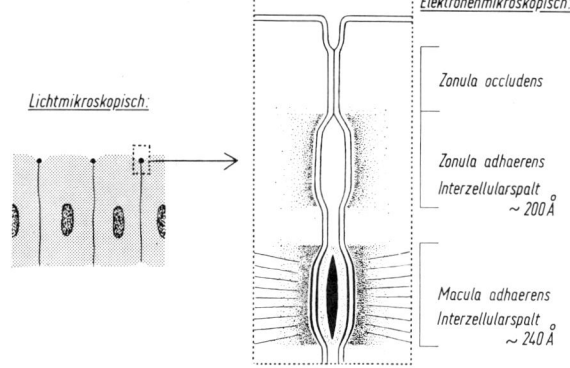

Abb. 1.4−21. Schlußleiste licht- und elektronenmikroskopisch (Schema). Vgl. hierzu Abb. 1.4−23.

terzellularfuge einen deutlich markierten osmiophilen Mittelstreifen (möglicherweise Ausdruck einer „Kittsubstanz"), die Plasmamembranen sind etwas verstärkt, und das sich zelleinwärts anschließende Cytoplasma ist beiderseits, ähnlich wie im Bereich der Zonula adhaerens, verdichtet (Abb. 1.4−21). Meistens, sicher nicht in allen Fällen, strahlen in diese verdichteten Regionen Tonofilamente ein, wodurch die strukturelle Übereinstimmung der Macula adhaerens mit einem Desmosom noch deutlicher wird.

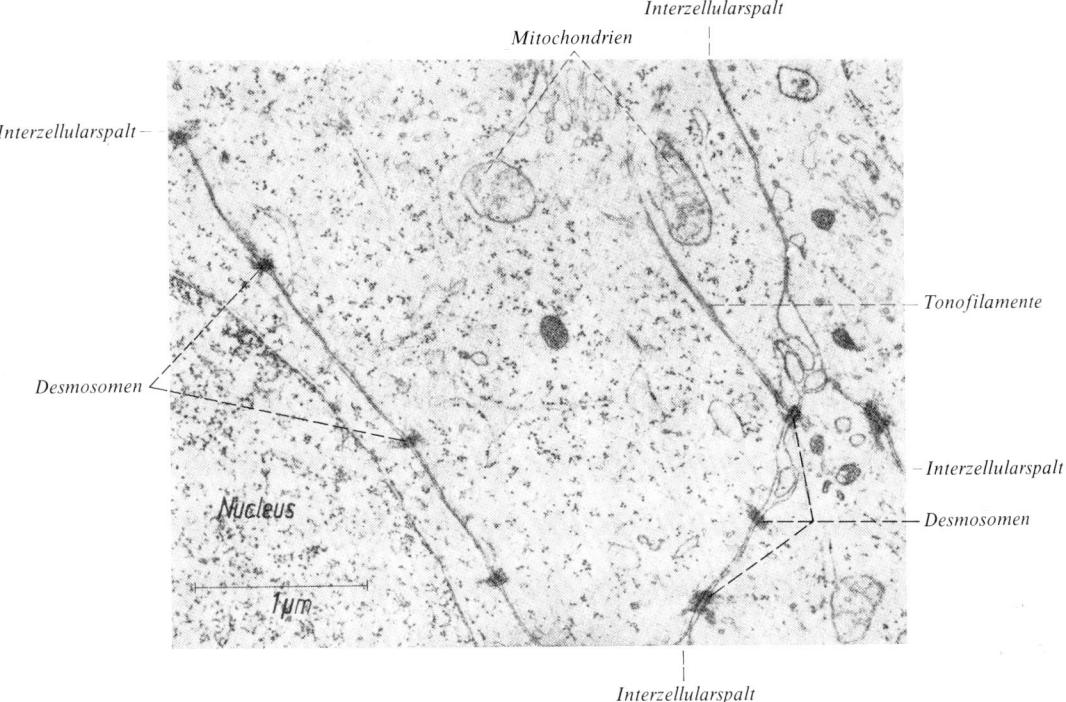

Abb. 1.4–22. Epidermiszellen (Bauchhaut, Kaninchen). Elektronenmikroskopische Aufnahme. Beachte die entlang der Interzellularspalten erkennbaren desmosomalen Verdichtungszonen mit stellenweise einstrahlenden Tonofilamentbündeln. Im Cytoplasma der Zellen einzelne Mitochondrien und zahlreiche Polyribosomen.

Die basale Region mancher Epithelzellen (z. B. in den Hauptstücken der Nierenkanälchen und im Streifenstück der Mundspeicheldrüsen) enthält eine lichtmikroskopisch erkennbare Streifung, gröber und unregelmäßiger ausgebildet als die der Bürstensäume an der Zelloberfläche. Elektronenmikroskopisch entspricht dieser basalen Streifung ein System zahlreicher und tiefer, u. U. bis in die Nähe des Zellkerns reichender Einfaltungen des Plasmalemm (Abb. 1.4–24 u. 1.4–25). Räumlich betrachtet bilden sie Septen, die das basale Cytoplasma untergliedern. In den dadurch voneinander getrennten schmalen Kammern der unteren Zellregion sind zahlreiche langgestreckte Mitochondrien aufgereiht. Die Zellbasis besitzt durch das *„basale Labyrinth"* eine gegenüber der Haftfläche an der Basalmembran erheblich vergrößerte Membranoberfläche. Enzyme in den eingefalteten Membranen dienen Transportmechanismen gegen ein Konzentrationsgefälle, wahrscheinlich speziell der „Natrium-Pumpe". Die hierfür erforderliche Energie liefern Mitochondrien, die in unmittelbarer Nähe in großen Mengen zur Verfügung stehen.

Literatur

FAWCETT, D. W.: Intercellular bridges. Exp. Cell Res. (Suppl.) 8 (1961) 174–187

FAWCETT, D. W.: Atlas zur Elektronenmikroskopie der Zelle. Studienausgabe. Urban & Schwarzenberg, München 1973

KLIMA, J.: Einführung in die Cytologie. Fischer, Stuttgart 1970

RUSKA, H., D. H. MOORE, and J. WEINSTOCK: The base of the proximal convoluted tubule cells of rat kidney. J. biophys. biochem. Cytol. 3 (1957) 249–254

ZELICKSON, A. S., and J. F. HARTMANN: Electron microscopy of skin and mucous membrane. Thomas, Springfield / Ill. 1963.

Membranfluß: Phagocytose (Heterophagie), Pinocytose, Mikropinocytose, Cytopempsis, Autophagie

Das Vermögen der Zelle, feste Partikel zu „fressen" (= Phagocytose, METSCHNIKOFF 1884) bzw. Flüssigkeitströpfchen zu „trinken" (= Pinocytose, LEWIS 1931) ist aufs engste an Eigenschaften ihrer Plasmamembran gebunden. Während Diffusion und aktiver Transport ubiquitäre Formen der Stoffaufnahme sind, können durchaus nicht alle ausdifferenzierten Zellen phagocytieren und pinocytieren. Voraussetzung hierfür ist ihre Fähigkeit zur

65

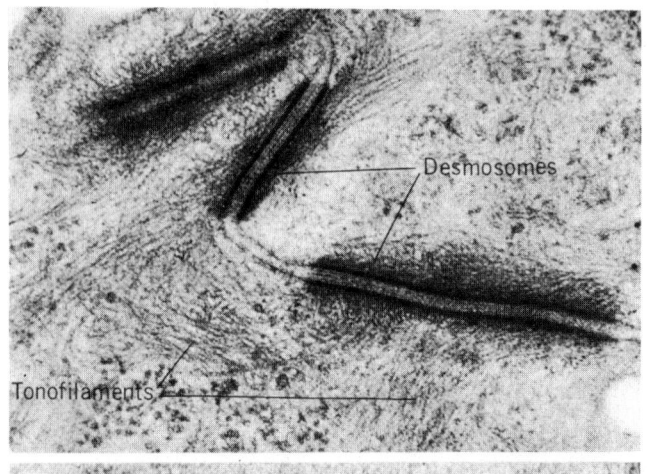

Abb. 1.4—23a. Desmosomen am Spaltraum zwischen zwei Epithelzellen aus der Backentasche eines Hamsters. Elektronenmikroskopische Aufnahme (aus FAWCETT 1973).

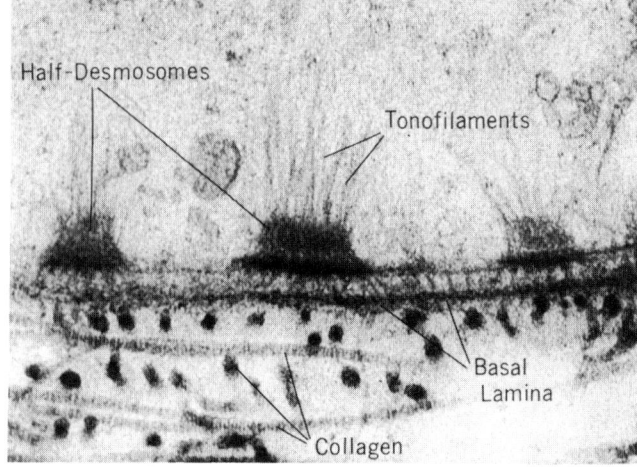

Abb. 1.4—23b. Halbdesmosomen an der Basis einer Epidermiszelle (Larve von Amblyostoma). Elektronenmikroskopische Aufnahme (aus FAWCETT 1973)

amöboiden Bewegung und zur Pseudopodienbildung.

Merkmale beider Prozesse sind 1. die Haftung extrazellulärer fester oder flüssiger Substanzen an der Zelloberfläche, 2. ihre nachfolgende Umschließung durch Pseudopodien (Abb. 1.4—26), 3. die Verlagerung der Membranbarriere in das Zellinnere, wobei es zur Ausbildung von Vakuolen kommt (Abb. 1.4—27), und 4. die anschließende „Verdauung" (und gelegentlich auch Wiederausstoßung) des Vakuoleninhaltes. Da diesen Aufnahmevorgängen offenbar ein gemeinsames Prinzip zugrunde liegt, wurde der Oberbegriff *Endocytose* eingeführt, dem man die *Exocytose* als Sammelbezeichnung für umgekehrt ablaufende „exkretorische" Prozesse gegenüberstellt.

Elektronenmikroskopische Untersuchungen haben gezeigt, daß Endocytose stets mit einer Verlagerung der Plasmamembran in das Zellinnere einhergeht und nicht durch Poren oder Löcher im Plasmalemm ermöglicht wird, durch die das phagocytierte oder pinocytierte Material sozusagen „wie durch ein offenes Tor" in das Cytoplasma einsinkt. Phagocytose und Pinocytose führen zur Bildung zuvor nicht vorhandener intrazellulärer Verdauungs- oder Verarbeitungsvakuolen (Abb. 1.4—27 und 1.4—28), die hydrolytische Enzyme enthalten und heute zu den *Lysosomen* (s. diese) gerechnet werden. Nach Art ihrer Entstehung werden daher *Phago-Lysosomen* und *Pino-Lysosomen* unterschieden.

Während *Phagocytose* bei Protozoen und niederen Metazoen noch in erster Linie der *Nahrungsaufnahme* dient, hat sie bei höheren Tieren einen Bedeutungswandel erfahren. Sie ist zu einem Vorgang geworden, der vor allem *Abwehraufgaben* (z. B. Vernichtung von Bakterien) erfüllt und bei der Beseitigung von abgestorbenen Zellen, Zelltrümmern und Fremdkörpern (Staub, Ruß usw.) eine bedeutende Rolle spielt. Wichtige Phagocyten der Säugetiere sind die Granulocyten (Abb. 1.4—26) — auch *Mi-*

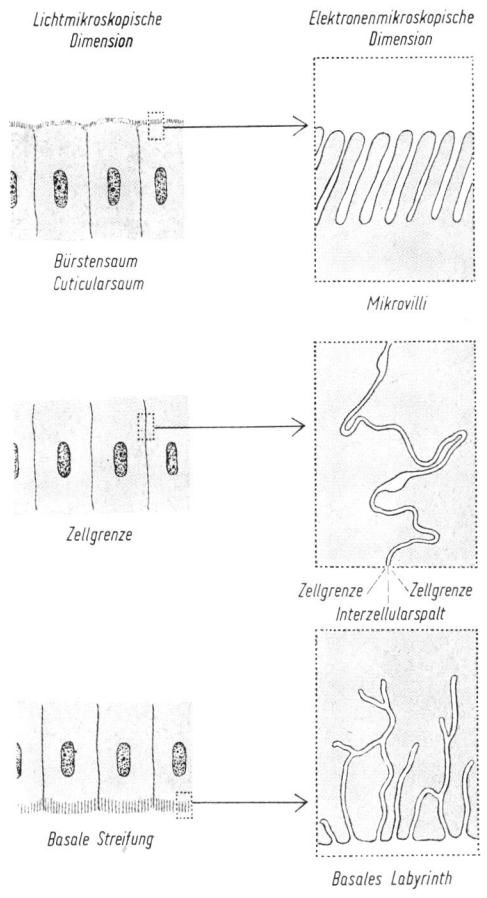

Lichtmikroskopische Dimension

Elektronenmikroskopische Dimension

Bürstensaum
Cuticularsaum

Mikrovilli

Zellgrenze

Zellgrenze   Zellgrenze
Interzellularspalt

Basale Streifung

Basales Labyrinth

Abb. 1.4—24. Differenzierungen der Zellmembran in licht-
und elektronenmikroskopischer Dimension (Schema): Bürstensaum = Mikrovilli, Zellgrenze = Plasmamembranen und
Interzellularspalt, basale Streifung = basales Labyrinth.

krophagen (METSCHNIKOFF) genannt — und Zellen
des reticuloendothelialen Systems. Histiocyten und
Monocyten werden als *Makrophagen* bezeichnet
(METSCHNIKOFF). Sie sind imstande, ganze Zellen
(z. B. geschädigte oder zugrunde gegangene Granulocyten) zu phagocytieren.

Unter *Pinocytose* versteht man die tropfenweise
Inkorporation von Flüssigkeit in das Zellinnere,
wobei diese schluckweise Hereinnahme flüssiger
Substanzen in der Regel ebenfalls die Bildung von
Pseudopodien voraussetzt. Mit der Flüssigkeit werden auch in ihr gelöste oder suspendierte Stoffe aufgenommen. Der Ablauf der Pinocytose umfaßt folgende Schritte: Zunächst tritt ein Pseudopodium
aus dem Niveau der Zellmembran hervor, umfängt
durch weitere Propulsion einen Flüssigkeitstropfen
und fusioniert anschließend an seiner Spitze mit der
gegenüberliegenden Zellmembran, womit die Aus-

klammerung eines kleinen Quantums aus dem extrazellulären Medium abgeschlossen ist. Die so entstandene Vakuole wandert unter Konzentration
und gleichzeitiger Abnahme ihres Umfangs zelleinwärts (Abb. 1.4—28). Zwar ist die Grenzmembran
der Pinocytosevakuole aus dem Plasmalemm hervorgegangen, doch ist durchaus offen, wie lange sie
alle Eigenschaften der äußeren Zellmembran behält und in welchem Ausmaß sie neue Merkmale gewinnt bzw. vorher vorhandene einbüßt. Das weitere Schicksal des Vakuoleninhaltes wird davon jedenfalls entscheidend abhängig sein.

Die Pinocytose vollzieht sich in einem charakteristischen Rhythmus, dessen zyklische Unterbrechungen vielleicht damit zusammenhängen, daß
die Zelle nicht imstande ist, die durch Vakuolenbil-
dung „verbrauchte" äußere Zellmembran kontinuierlich zu ersetzen. Pinocytose stimulierende Substanzen (wie bestimmte Aminosäuren, Proteine, basische Farbstoffe und andere) bezeichnet man als *Pi-
nocytose-Induktoren.*

Die *Bedeutung der Pinocytose* ist z. Z. noch
schwer abzuschätzen. Sie ist einerseits abhängig von
Quantität und Qualität der pinocytierten Flüssig-
keiten, andererseits vom Ausmaß, in dem die Zellen
das von ihnen „getrunkene" Material in ihrem
Stoffwechsel zu verwerten und damit in eine für den
Gesamtorganismus nützliche (oder auch schädliche)
Form zu bringen vermögen.

Im Gegensatz zu Phagocytose und Pinocytose,
die im wesentlichen auf amöboid bewegliche Zellen
mit der Fähigkeit zur Pseudopodienbildung beschränkt bleiben, stellt die *Mikropinocytose* einen
fast allgemein verbreiteten Vorgang in pflanzlichen
und tierischen Zellen dar. Sie ist nur elektronenmikroskopisch nachweisbar, weil ihre Substrate — ta-
schenförmige Einsenkungen des Plasmalemm und
Vesikel eines Durchmessers zwischen 500 und
1000 Å — weit unterhalb des lichtmikroskopischen
Auflösungsvermögens liegen. Die Fähigkeit der
Zellmembran, über grübchenförmige Invaginatio-
nen geschlossene und schließlich frei abgelöste
Bläschen zu bilden, wird nur dadurch ermöglicht,
daß sie keine die Zelle stabil abgrenzende Schicht
ist, sondern eine höchst plastische, sich Dehnungskräften schnell anpassende, zur Lösung wie zur Fu-
sionierung befähigte Organisationsform des Cytoplasma darstellt. Mikropinocytotische Vesikel sollen sich nach Aufschließung ihres Inhaltes wieder
auflösen können. Wahrscheinlicher ist aber, daß sie
mit dem endoplasmatischen Reticulum (s. dieses),
mit Speicherungsvakuolen (Abb. 1.4—28) oder mit
den Membranen anderer Zellbestandteile verschmelzen. So kann ihr aus der extrazellulären Flüssigkeit stammender Inhalt in intrazelluläre Partialräume des Cytoplasma überführt werden, ohne

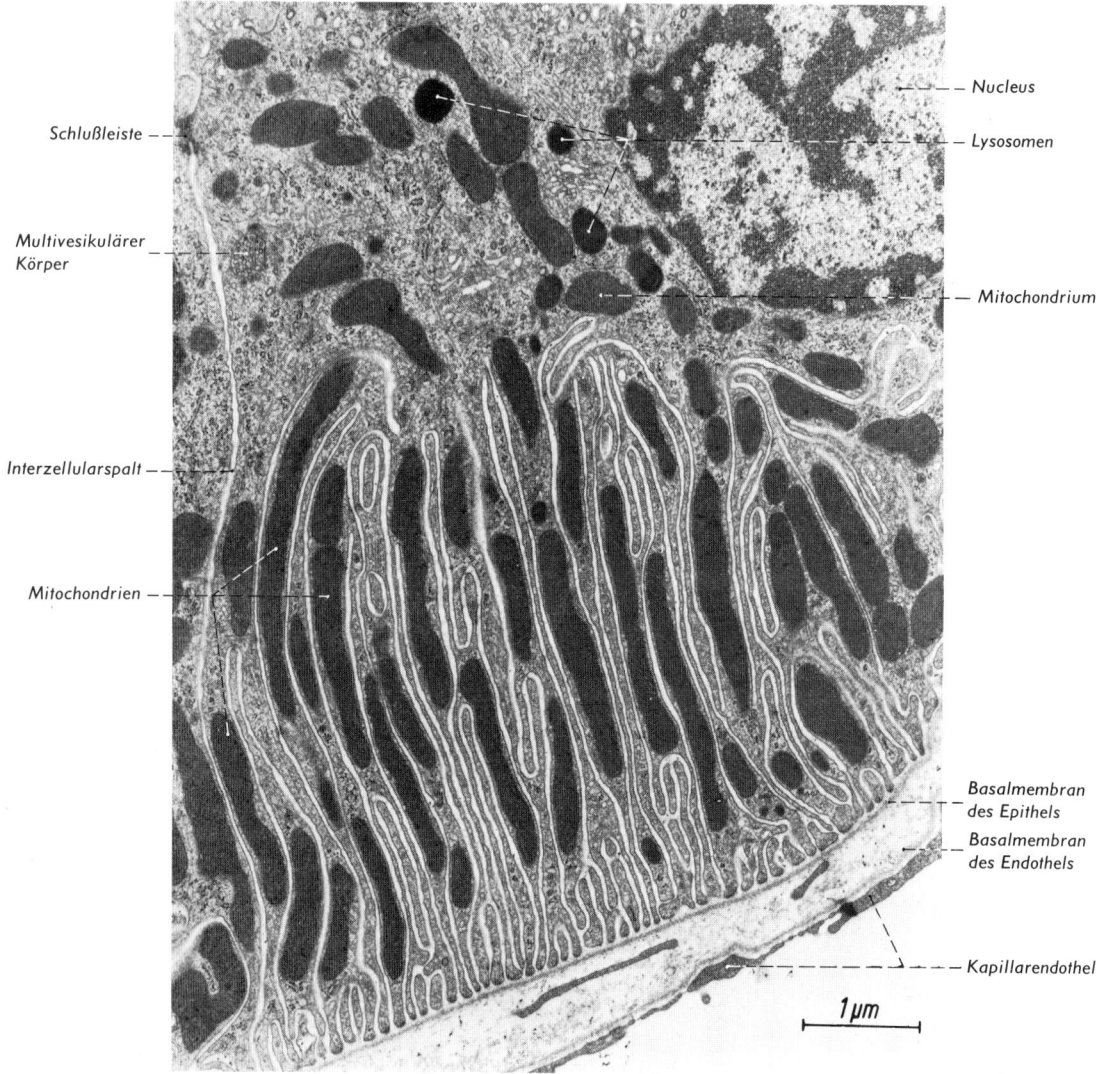

Schlußleiste

Multivesikulärer
Körper

Interzellularspalt

Mitochondrien

Nucleus

Lysosomen

Mitochondrium

Basalmembran
des Epithels

Basalmembran
des Endothels

Kapillarendothel

1 µm

Abb. 1.4—25. Basales Labyrinth aus einer Zelle des Mittelstücks eines Nierenkanälchens (Katze). Der Ausschnitt zeigt die tiefe Einfaltung des basalen Zellabschnittes. Die Mitochondrien sind in den Zellausläufern durch die Einfaltungen radiär zur Tubulusmitte ausgerichtet. Unten rechts Anschnitt einer gefensterten Kapillare. Elektronenmikroskopische Aufnahme (Original: Prof. Dr. K. H. ANDRES, Bochum).

eine Membranschranke passieren zu müssen. Da demnach ständig Teile des Plasmalemm durch Vesikulationsvorgänge in die Tiefe des Cytoplasma verlagert werden, ist die tatsächliche Membranoberfläche der Zelle, verglichen mit ihrer äußeren Oberfläche, sehr viel größer. Die Auseinandersetzung zwischen intra- und extrazellulärem Milieu vollzieht sich also nicht nur entlang des Plasmalemm, sondern in einem noch kaum abschätzbaren Ausmaß an den in das Zellinnere verschobenen Membranen. Nach dem Konzept des „Membranflusses"

und der „Membranvesikulation" werden Teilchen (Ionen, kleine Moleküle usw.) durch Adhäsion an der Zellmembran festgehalten und gelangen durch das „Fließen" der sich in Form von Schläuchen invaginierenden Membran in das Zellinnere. In der Tiefe dieser Einstülpungen sollen sich Bläschen abfalten, deren Inhalt nach Zerfall ihrer Wand unter Umgehung der Zellmembran in die cytoplasmatische Matrix inkorporiert wird. Die konventionellen Begriffe der intra- und extrazellulären Räume sind somit heute in einem physiologischen Sinne recht

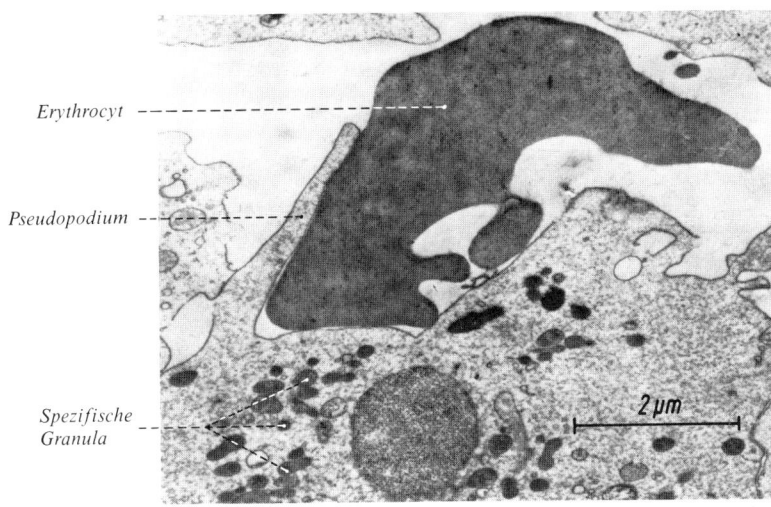

Erythrocyt

Pseudopodium

Spezifische
Granula

2 µm

Abb. 1.4—26. Beginnende Phagocytose eines Erythrocyten durch einen neutrophilen Granulocyten (Meerschweinchen). Elektronenmikroskopische Aufnahme.

problematisch geworden, da Material, das zwar topographisch intrazellulär liegt, biologisch noch extrazellulär lokalisiert ist, solange es von einer durch Phagocytose oder Pinocytose entstandenen Vakuolenmembran umschlossen ist. In einer anderen Dimension, jedoch durchaus vergleichbar, würde sich auch Inhalt des Magen-Darm-Traktes bis zu seiner Resorption durch die Schleimhaut extrakorporal befinden.

Schnüren sich regional submikroskopisch kleine Flächen des Plasmalemm einer Zelle unter Einschließung extrazellulärer Flüssigkeit zelleinwärts ab, um in Form mikropinocytotischer Bläschen durch die Zelle zu wandern *und an einer anderen Stelle der Zellwand wieder ausgefaltet zu werden* (Abb. 1.4—28), können Anteile des Bläscheninhaltes ohne Permeation einer Membran durch das gesamte Cytoplasma hindurchtransportiert werden. Die Wirkung dieser Erscheinung, die man als *Cytopempsis* bezeichnet, gliche demnach der offener Poren oder transzellulärer Kanäle eines den Vesikeln entsprechenden Durchmessers. Ihre physiologische Bedeutung liegt im Gegensatz zu Pinocytose und Mikropinocytose nicht in der Aufnahme und intrazellulären Verarbeitung von Flüssigkeit (und der in ihr gelösten und suspendierten Stoffe), sondern in einem *transzellulär gerichteten Passagemechanismus*. Die Cytopempsis dient (speziell beim Kapillarendothel, bei den Mesothelien des Pleuroperitonealraumes und möglicherweise auch bei Darmepithelzellen) wahrscheinlich dem Transport von Stoffen kolloidaler Größenordnung, hochmolekularer Proteine und anderer Großmoleküle. Der transzelluläre Durchgang von Wasser, hydratisierten Ionen und kleineren organischen Molekülen wird nur insofern von der Cytopempsis beeinflußt, als auch

durch diesen Vorgang natürlich eine beträchtliche Oberflächenvergrößerung der Membrangrenzfläche zwischen Extra- und Intrazellulärraum herbeigeführt wird.

Als *Autophagie* bezeichnet man einen Vorgang, bei dem innerhalb einer Zelle bestimmte Cytoplasmaportionen durch Membranen abgegrenzt und damit in ein eigenes Kompartiment (s. Kapitel: Die Partialräume der Zelle) verlagert werden. Das so ausgegliederte oder segregierte Material wird sodann in Vakuolen enzymatisch verdaut, d. h. in kleinere Einheiten aufgespalten. Wenn dabei ganze Zellorganellen (z. B. Mitochondrien) zerstört werden (Abb. 1.4—37), steht im elektronenmikroskopischen Bild der Abbau von Strukturen im Vordergrund. Demgegenüber tritt der Abbau von Substanzen der verschiedenen Stoffklassen morphologisch meist sehr viel weniger eindrucksvoll in Erscheinung.

Da es auch bei der *Phagocytose (= Heterophagie)* zur Ausbildung besonderer Partialräume kommt, hat die zelluläre Autophagie mit diesen Vorgängen gewisse Verwandtschaft. Die gemeinsame Endstrecke von Autophagie und Phagocytose ist die lysosomale Verdauung.

In diesem Zusammenhang spielt der Begriff der Cytolysosomen eine Rolle, mit dem intracytoplasmatische Gebilde bezeichnet worden sind, die sich gegen das Grundcytoplasma durch eine Membran abgrenzen und deren Inhalt aus Cytoplasmabestandteilen besteht. Die Bezeichnungen *Autophagosom* und *Autolysosom* beziehen sich auf verschiedene Stadien eines Vorganges, nämlich auf die primäre, nicht lysosomale und auf die sekundäre, lysosomale Phase. Der übergeordnete Terminus *autophagische Vakuole* kennzeichnet einen morphologi

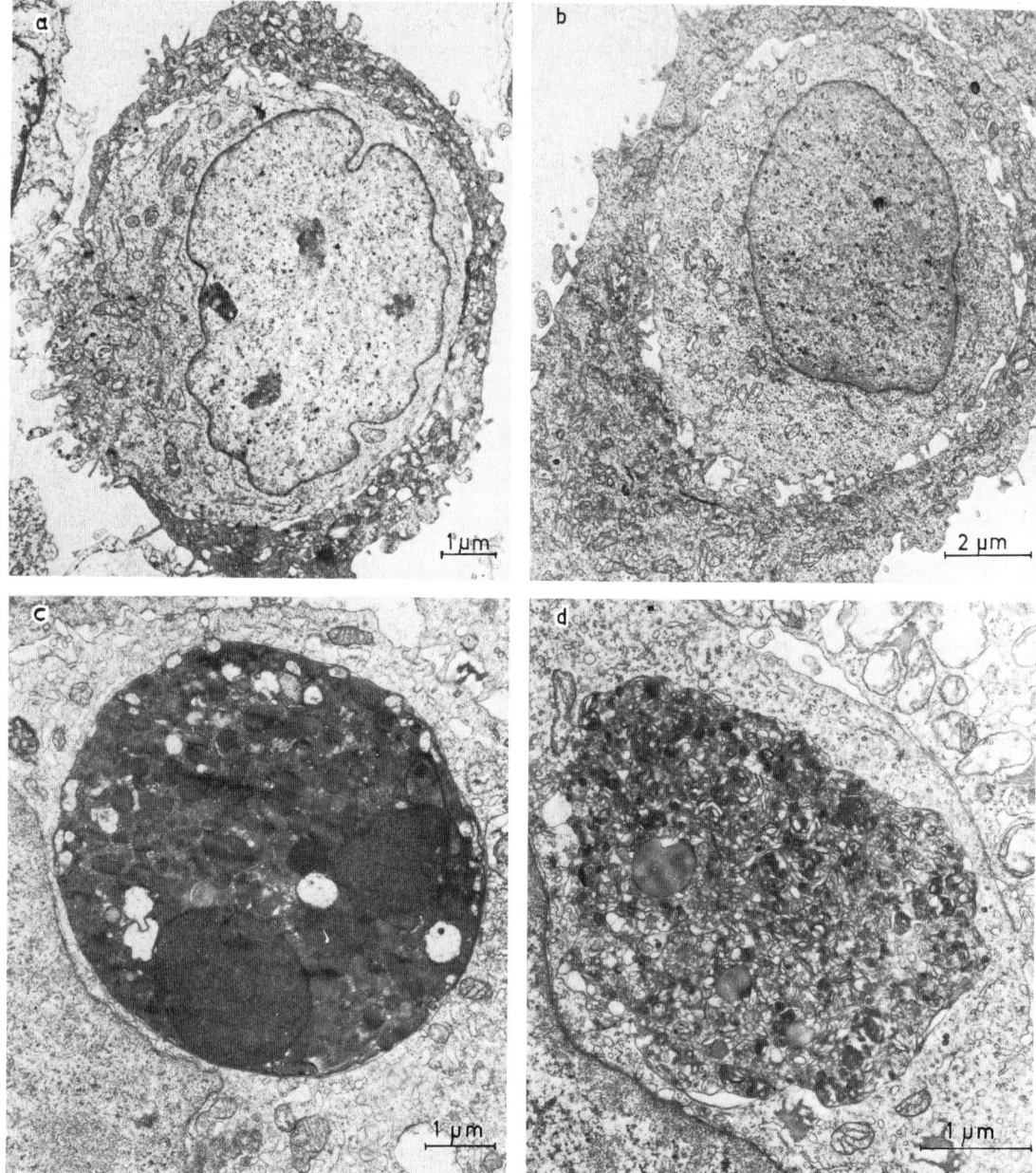

Abb. 1.4—27. Verschiedene Phagocytose-Stadien. Elektronenmikroskopische Aufnahmen.
a) Ein schmaler Cytoplasmasaum der phagocytierenden Zelle umgibt die fast vollständig phagocytierte Zelle.
b) Die phagocytierte Zelle liegt in einer geschlossenen Vakuole (= Phagosom).
c) Die phagocytierte Zelle weist Zeichen eines bereits fortgeschrittenen Abbaus auf.
d) Innerhalb des Phagosoms nur noch Trümmer bzw. Reste der phagocytierten Zelle erkennbar.

schen Befund ohne fermentcytochemische Diffe-renzierung. Erst letztere ermöglicht die Unterschei-dung von Autophagosomen und Autophago-Lyso-somen. Während sich die Zelle bei der Autophagie mit sich selbst, d. h. mit dem Abbau eigener Bestand-teile beschäftigt, dient die Heterophagie ihrer Aus-einandersetzung mit Partikeln, die aus dem extrazel-lulären Raum stammen.

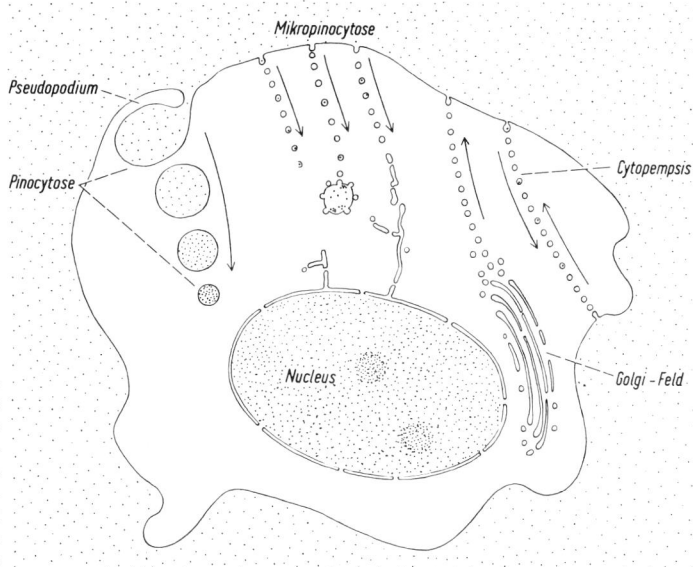

Abb. 1.4—28. Pinocytose, Mikropinocytose, Cytopempsis und Wanderung von GOLGI-Vesikeln zur Zelloberfläche (Schema, elektronenmikroskopische Dimension). Die Pfeile deuten Bewegungsrichtungen an. Es sind drei Möglichkeiten mikropinocytotischer Transporte berücksichtigt: in die cytoplasmatische Matrix (nach Auflösung der Vesikelmembran), in Richtung auf eine (Speicherungs-)Vakuole und zum endoplasmatischen Reticulum.

Literatur

BENNETT, H. ST: The concepts of membrane flow and membrane vesiculation as mechanisms for active transport and ion pumping. J. biophys. biochem. Cytol. 3 (Suppl.) (1956) 99—103

BESSIS, M.: Living blood cells and their ultrastructure. Springer, Berlin 1973

BUVAT, R.: Origin and continuity of cell vacuoles. In: BEERMANN / REINERT / URSPRUNG (Eds.): Origin and continuity of cell organelles. Springer, Berlin 1971

CHAPMAN-ANDRESEN, C.: Pinocytosis of inorganic salts by Ameba proteus (Choas diffluens). C. R. Lab. Carlsberg, Sér. chim. 31 (1958) 77—92

DE DUVE, C.: The lysosome concept. In: A. V. S. DE REUCK and M. P. CAMERON (Eds.): Lysosomes. Ciba Found. Symp. Churchill, London 1963

LEWIS, W. H.: Pinocytosis. Bull. Johns Hopk. Hosp. 49 (1931) 17—27

METSCHNIKOFF, I. I.: 1883, zit. nach I. I. METSCHNIKOFF: Lecons sur la pathologie comparée de l'inflammation. Masson, Paris 1892

MOORE, D. H., and H. RUSKA: The fine structure of capillaries and small arteries. J. biophys. biochem. Cytol. 3 (1957) 457—462

PFEIFER, U.: Probleme der cellulären Autophagie. Morphologische, enzymcytochemische und quantitative Untersuchungen an normalen und alterierten Leberepithelien der Ratte. Erg. Anat. Entwickl.-Gesch. 44 (1971) 1—74

PFEIFER, U.: Probleme der cellulären Autophagie. Springer, Berlin 1971

STAUBESAND, J.: Cytopempsis. In: K. E. WOHLFAHRT-BOTTERMANN (Hg.): Funktionelle und morphologische Organisation der Zelle. Sekretion und Exkretion. Springer, Berlin 1965

WITTEKIND, D.: Pinocytose. Naturwissenschaften 50 (1963) 270—277

Cytoskelett

Zu den wichtigsten und faszinierendsten Ergebnissen der Zellbiologie der letzten Jahre gehören die Befunde, daß der cytoplasmatische Raum zwischen Zellmembran und Zellkern nicht nur vom Cytoplasma, in dem zahlreiche Zellorganellen „schwimmen", ausgefüllt ist, sondern daß eine Art dynamisches und elastisches Netzwerk, das *Cytoskelett*, diesen Raum durchspannt (Abb. 1.4—29a, b). Es sind drei unterschiedliche Netzwerksysteme, die am Aufbau des Cytoskeletts beteiligt sind: *Mikrofilamente, „intermediäre Filamente"* (100Å-Filamente) und *Mikrotubuli* (vgl. auch Abb. 1.4—30,

1.4—35 und 1.4—36). Jedes dieser Netzwerke wird von einem anderen Proteintyp aufgebaut.

Zur Zeit gibt es nur ungefähre Vorstellungen über Aufgaben und Zusammenwirken der einzelnen Filamentsysteme. Nach den derzeitigen Kenntnissen umspannen diese filamentären Netzwerke den Zellkern und durchziehen die Zelle zur Zellmembran hin, an der sie auf bisher unbekannte Weise verankert sind. Im Rahmen der funktionellen Bedeutung dieser Netzwerke wird eine Mitwirkung bei der Signalweitergabe — nach Binden eines Signalmoleküls an der Zellmembran — in das Zellinnere und

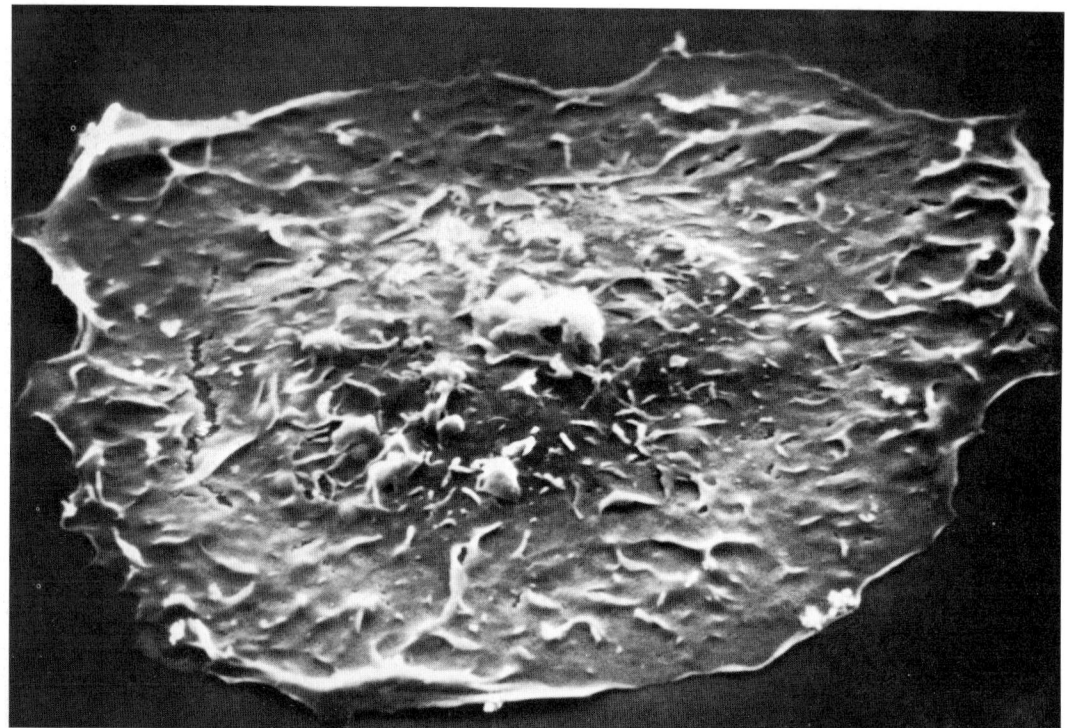

a

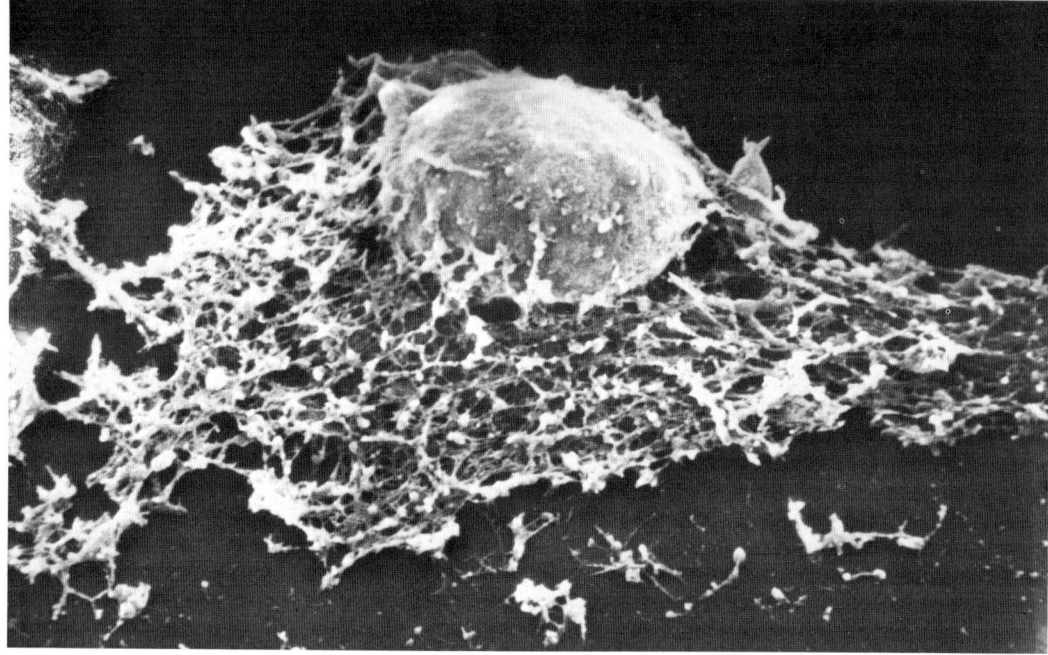

b

Abb. 1.4—29a. Rasterelektronenmikroskopische Aufnahme einer Makrophagenzelle. Vergrößerung ca. 3500fach (Original: Dr. V. SPETH, Freiburg).

Abb. 1.4—29b. Bei einem Makrophagen wurden die Zellmembran und das Cytoplasma durch Detergensbehandlung extrahiert und das Cytoskelett und der Zellkern freigelegt. Deutlich ist zu sehen, wie das cytoskelettäre Netzwerk den Zellkern umspannt und die Zelle an der Unterlage verankert. Vergrößerung ca. 3500fach (Original: Dr. V. SPETH, Freiburg).

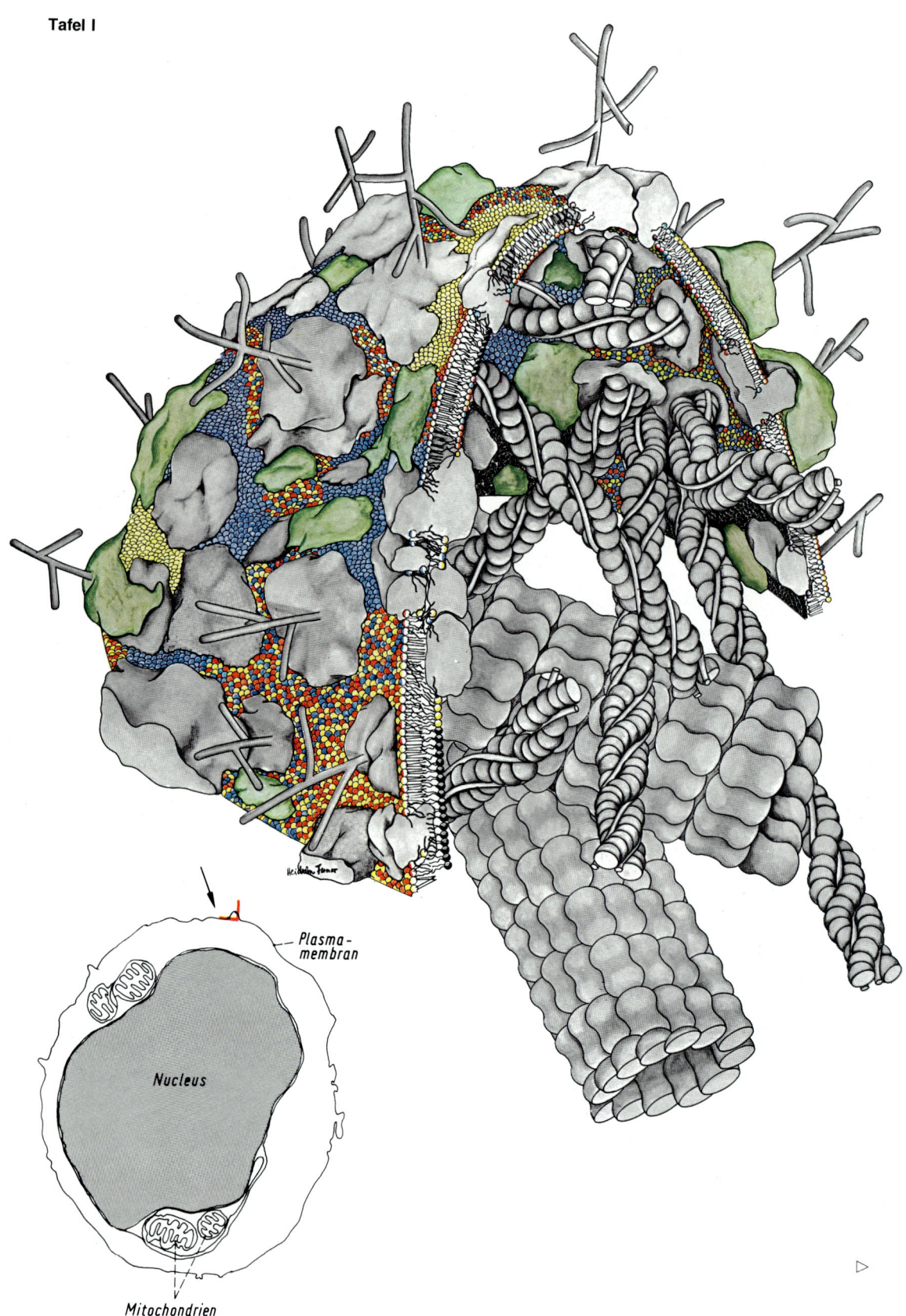

Plasma-
membran

Nucleus

Mitochondrien

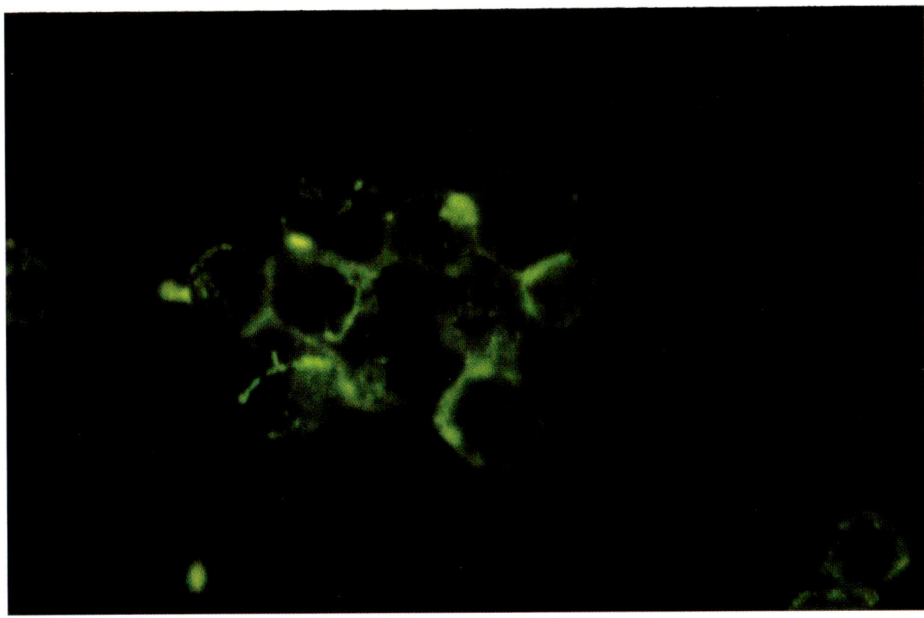

Tafel II
Fluoreszenzaufnahme von Tumorzellen (GH₃-Zellen), die mit einem fluoreszenzmarkierten Mitogen (Concanavalin A) inkubiert wurden. Man sieht deutlich eine ungleiche Verteilung der Fluoreszenz an der Peripherie der Zellen.

Tafel I
Ein kleiner Sektor (siehe Übersichtsschema; vgl. Abb. 1.4–39a) mit einem Radius von ungefähr 70 nm wurde aus einem Lymphozyten, wie er in Abb. 1.4–39a elektronenmikroskopisch dargestellt ist, herausgeschnitten und dessen Plasmamembran gemäß den Vorstellungen des „Arealkonzepts" bzw. der „Mosaikstruktur" schematisch dargestellt. Die Größenrelationen der einzelnen Membrankomponenten sind wirklichkeitsgetreu wiedergegeben. Die Lipiddoppelschicht hat eine Dicke von etwa 5 nm, die Proteine müßten nach dieser Darstellung Molekulargewichte zwischen 30 000 und 200 000 Dalton besitzen. Es sind periphere (grün) und integrale (grau) Proteine eingezeichnet. Zuckerketten der Glykoproteine stehen bis 20 nm in den extrazellulären Raum (vgl. Abb. 1.4–10). An der Membraninnenseite inserieren Mikrofilamente mit 6 nm Durchmesser. Mikrotubuli (22 nm Durchmesser), aus Untereinheiten aufgebaut, sind als große, das Bild beherrschende Strukturen sichtbar. Neben der Asymmetrie, die durch die Glykoproteine gegeben ist, wurde die Asymmetrie innerhalb der Lipidphase berücksichtigt. Phosphatidyläthanolamin (schwarz) ist nur in der cytoplasmatischen Hälfte der Lipidbilayer zu finden. Lipidbereiche („Cluster") aus Phosphatidylserin (gelb) – sie können durch zweiwertige Ionen induziert und stabilisiert sein –, Cluster aus Phosphatidylcholin (blau) und Mischcluster aus Sphingomyelin (rot) und Phosphatidylserin sind eingezeichnet. Einzelne funktionell zusammengehörige Areale wurden vereinfachend durch Einbetten in dieselbe Lipidspezies markiert. An einige Proteine ist teilweise nur eine ganz bestimmte Lipidspezies angelagert. Geordnete Lipidbereiche (gerade Fettsäurereste) wechseln mit mehr fluiden Lipidbereichen (gewinkelte Fettsäurereste) ab. Vereinzelt finden sich Lipidkopfgruppen im hydrophoben Core an Proteine assoziiert, den Vorstellungen von GITLER (1976) entsprechend. Die Lipiddoppelschicht um die Proteine ist oftmals gestört und als Lipidhalo ausgebildet. Proteine sind zu Aggregaten zusammengelagert, die durch die Membran reichen und so bei der Signaltransduktion als funktionelle Einheiten wirken können. Es sei nochmals darauf hingewiesen, daß das hier abgebildete Schema nach gegenwärtigen Vorstellungen und Kenntnissen entworfen wurde und primär einen Gesamteindruck der Membranstruktur vermitteln soll.

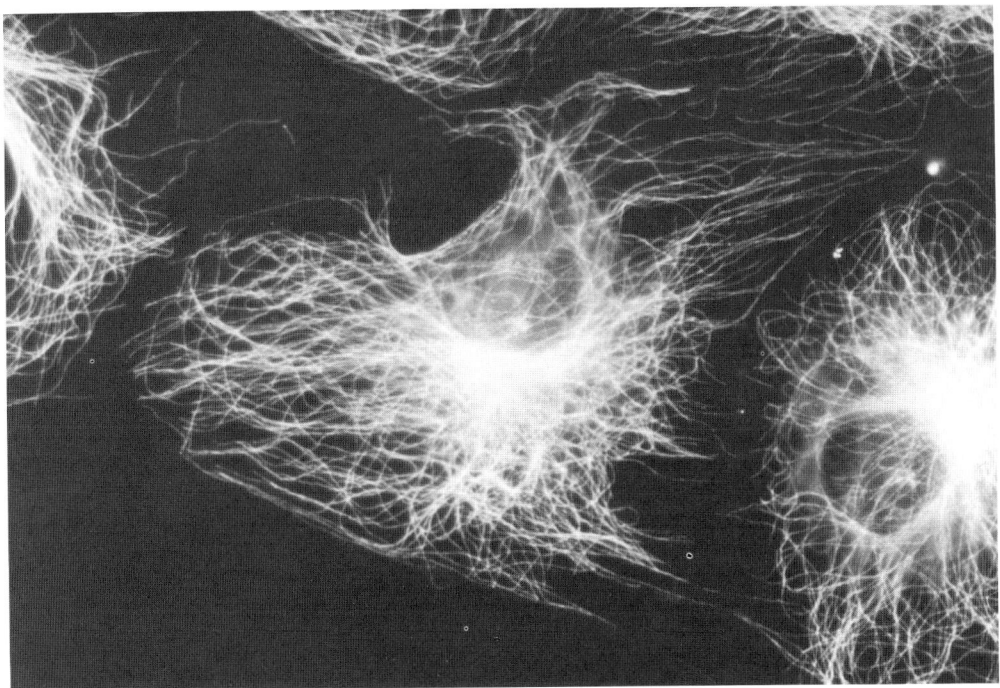

Abb. 1.4—30. Mikrotubuli in PtK 2-Zellen.[1]) Die Mikrotubuli treten als helle fädige Strukturen besonders perinukleär in Erscheinung. Darstellung durch indirekte Immunfluoreszenztechnik mit einem Tubulinantikörper. Vergrößert ca. 950fach (Original: Prof. Dr. K. WEBER und Dr. M. OSBORN, Göttingen).

beim Transport von Vesikeln und Granulae durch die Zelle diskutiert. Strukturelle Bedeutung kommt dem Cytoskelett bei der Ausbildung der Zellpolarisation und beim Aufbau von interzellulären Brükken zwischen benachbarten Zellen, den sog. „junctions" zu (STAEHLIN and HULL 1978). So stehen die „tight junctions" (= Zonulae occludentes) die für die Mikroumgebung impermeable Bereiche zwischen Zellen ausbilden, in engen Verbindungen mit dem Mikrofilamentsystem, die „spot desmosomes" (= Maculae adhaerentes), die die mechanische Stabilität zwischen zwei Zellen herstellen, in engen Verknüpfungen mit den intermediären Filamenten. Die „belt desmosomes" (= Zonulae adhaerentes), die ebenfalls eher Funktionen für die mechanische Stabilität zwischen Zellen haben, sind dagegen wiederum mit dem Mikrofilamentsystem verbunden. Ohne Interaktion mit dem Cytoskelett scheinen die „gap junctions" (= Nexus) zu sein, die einen metabolischen Austausch zwischen Zellen erlauben.

Aber nicht nur das Cytoplasma wird von einem Cytoskelett durchspannt, auch der Interphase-Zellkern scheint eine Art skelettäres Netzwerk zu besitzen (WUNDERLICH 1978), das zum Großteil von Proteinen aufgebaut wird. Über eine Interaktion dieses „Kernskeletts" mit dem Cytoskelett ist zur Zeit noch wenig bekannt.

Literatur

DUSTIN, P.: Microtubules. Springer, Berlin — Heidelberg — New York 1978

STAEHLIN, L. A. and B. E. HULL: Junctions between Living Cells. Sci. Amer. 238 (1978) 141—152

WUNDERLICH, F.: Die Kernmatrix: Dynamisches Proteingerüst in Zellkernen. Naturwiss. Rundschau 31 (1978) 282—288

Mikrotubuli[1])

Im lichtmikroskopisch strukturlosen Grundcytoplasma verbirgt sich u. a. eine Zellkomponente, die wegen ihrer Abmessungen nur im Elektronenmikroskop ausgemacht werden kann und Mikrotu-

---

[1]) Bei den PtK 2-Zellen handelt es sich um eine Zellinie, die aus der Niere des Rattenkänguruhs (Protorous tridactylis) gezüchtet wurden. Protorous tridactylis Kidney = PtK.

---

[1]) Herrn Prof. Dr. C. F. BARDELE, Tübingen, danke ich für wertvolle Hinweise.

bulus genannt wird. Heute lassen sich Mikrotubuli auch mit Hilfe der indirekten Immunofluoreszenztechnik im Lichtmikroskop darstellen. Damit steht eine besonders ökonomische Technik zur Untersuchung dynamischer Abläufe an Mikrotubulisystemen zur Verfügung (Abb. 1.4—30). Es handelt sich offenbar um dieselbe Struktureinheit, die, zu neun „triplets" gebündelt, das Centriol aufbaut. Seit wenigen Jahren weiß man, daß Mikrotubuli in fast allen pflanzlichen und tierischen Zellen (besonders reichlich in Epithelien, Endothelien, kernhaltigen Erythrocyten und Nervenzellen usw.) auch außerhalb der streng geordneten Centriolen, Basalkörperchen, Kinocilien und verwandter Formationen vorkommen (Abb. 1.4—31).

Erste Kenntnisse über Existenz, Anordnung und Bau dieser Bildungen wurden an Vorstufen von Spermien und — in verschiedenen Zelltypen — am mitotischen Spindelapparat gewonnen, der sich aus unzähligen Mikrotubuli zusammensetzt. Die Mitosespindel zeigt sich in der lichtmikroskopischen Dimension als eine gel-artige, ziemlich starre Cytoplasmaregion, in der sich fädige Komponenten unterscheiden lassen. In der Regel laufen diese Fäden konvergierend auf die Spindelpole zu, in denen die Centriole liegen. Elektronenmikroskopisch erweisen sich die Fäden der Spindel als ein hochorganisiertes Mikrotubulisystem.

Unter einem Mikrotubulus versteht man ein unverzweigtes Röhrchen eines Durchmessers von 210 bis 250 Å. Mikrotubuli können über relativ lange Zeiträume persistieren (z. B. in Centriolen, Cilien und Tentakeln) oder als transitorische Strukturen mit relativ kurzer Lebensdauer auftreten. Die Wand eines Mikrotubulus besteht aus 13 längsorientierten Protofilamenten (Tannin-Glutaraldehyd-Fixierung).

Die einzelnen Protofilamente sind aus perlschnurartig angeordneten globulären Untereinheiten eines Durchmessers von ca. 40 Å zusammengesetzt. Bei den aus sog. Tubulin bestehenden Untereinheiten handelt es sich um ein Protein. Auch in vitro können Mikrotubuli aus Tubulin aggregieren (= „Assembly"). Man nimmt an, daß im Grundcytoplasma der Zelle die an Polyribosomen synthetisierten Tubulinuntereinheiten in einem Pool vorliegen, der sich mit den formierten Mikrotubuli in einem — wahrscheinlich vom Ca-Ionen-Vorrat der Zelle abhängigen — dynamischen Gleichgewicht befindet. Wird dieses verschoben, kommt es zur Organisation neuer oder zur Disaggregation (= „Disassembly") bereits vorhandener Mikrotubuli.

In einer Mitosespindel verlaufen Mikrotubuli entweder kontinuierlich zwischen den Spindelpolen oder als chromosomale Mikrotubuli, denen die Chromosomen mit ihrem Kinetochor anhängen.

Manche Autoren bezweifeln die Existenz kontinuierlich von einem Pol zum anderen ziehender Mikrotubuli bei höheren Eukaryonten und sprechen von zwei ineinandergreifenden Halbspindeln. Bei einigen Protozoen und Pilzen gibt es jedoch zumindest während der Aufbauphase der Spindel solche kontinuierliche Mikrotubuli. Zunächst hatte man die Vorstellung, die chromosomalen Mikrotubuli seien kontraktil und könnten die Chromosomen zu den Spindelpolen ziehen, die von den kontinuierlichen Mikrotubuli auseinandergestemmt („Stemmkörper") würden. Nachdem jedoch zwischen den Mikrotubuli Brücken mit hoher ATP-ase-Aktivität aufgefunden wurden, wird angenommen, daß sie nach dem Sliding-filament-Prinzip unter ATP-Verbrauch aneinander vorbeigleiten, ein Vorgang, bei dem die ATP-ase-Aktivität durch Ca-Ionen bestimmt wird. Letztere sollen in zwischen den Mikrotubuli lokalisierten Vesikeln des ER eingelagert sein.

Nach einer anderen Vorstellung wird beim Chromosomentransport Tubulin im Bereich des Zell-Äquators zu Mikrotubuli „assembliert" und gleichzeitig an den Spindelpolen abgebaut. Die mit den Mikrotubuli in einer noch unbekannten Weise verbundenen Chromosomen würden so zu den Spindelpolen transportiert. Bei diesem Prozeß sollen die chromosomalen an den kontinuierlichen Mikrotubuli als Leitschienen vorbeigleiten.

Der Spindelapparat kann somit als ein aus mikrotubulären Einheiten bestehendes transitorisches System gedeutet werden, dessen Glieder unter Energieverbrauch schnell aus Untereinheiten zusammengefügt werden können, alsdann Transport- und Verteilerfunktionen übernehmen und schließlich, abhängig von der Ca-Ionen-Konzentration, wieder in ihre Tubulin-Untereinheiten zerfallen. Es haben sich zunehmend Hinweise auf das Vorkommen von Aktin und Myosin im Spindelapparat gefunden (vgl. „Mikrofilamente und intermediäre Filamente").

Die Mikrotubuli stellen hochdynamische Zellstrukturen dar, die im Dienste sehr verschiedener Funktionen stehen. Bei aller Gleichförmigkeit ihrer strukturellen Organisation sind ihre Aufgaben in der Zelle unterschiedlicher als die anderer Strukturen. Primär dürfte den Mikrotubuli eine Art Skelettfunktion zukommen. Darüber hinaus bedingt schon ihre Form, daß sie potentiell auch als Leitstrukturen wirken, denn jede Art von Transport wird sich parallel zu ihrer Längsachse vollziehen, unabhängig davon, ob die Mikrotubuli ursächlich mit dem Transportmechanismus verknüpft sind oder nicht. Über ihre statischen Funktionen als Cytoskelett und Leitstrukturen hinaus können die Mikrotubuli, die durch das Assembly-Disassembly-Ge-

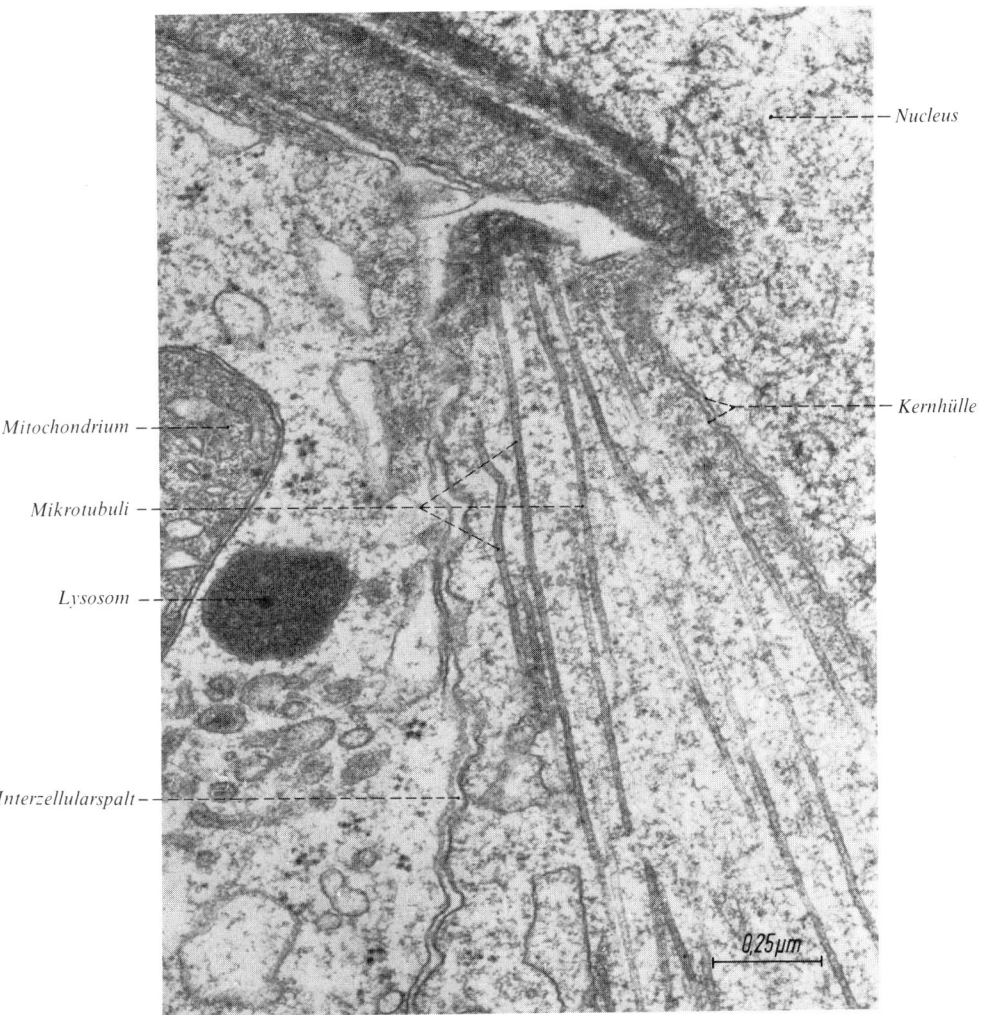

Nucleus

Kernhülle

Mitochondrium

Mikrotubuli

Lysosom

Interzellularspalt

0,25 µm

Abb. 1.4—31. Mikrotubuli im Längsschnitt aus einer Spermatide des Rattenhodens. Die Mikrotubuli kommen aus dem sog. Kernring, der aus einem Centrosom hervorgegangen ist. Im Kern (rechts oben) beginnt die Polymerisation der an Histone gebundenen DNS. Links im Anschnitt das Zytoplasma einer SERTOLI-Zelle. Elektronenmikroskopische Aufnahme (Original: Prof. Dr. K. H. ANDRES, Bochum).

schehen selbst schon einen dynamischen Aspekt aufweisen, zusätzlich an Bewegungs- und Transportvorgängen beteiligt sein (z. B. Spindelapparat, Melanosomentransport, Cilienbewegungen).

Literatur

BARDELE, C. F.: Struktur, Biochemie und Funktion der Mikrotubuli. Cytobiologie 7 (1973) 442—488

BARDELE, C. F.: Mikrotubuli. Verh. Anat. Ges. 72 (1978) 179—191

BRINKLEY, B. R., and J. CARTWRIGHT, jr.: Ultrastructural analysis of mitotic spindle elongation in mammalian cells in vitro. J. Cell Biol, 50 (1971) 416—431

DUSTIN, P.: Microtubules. Springer, Berlin — Heidelberg — New York 1978

HIRAMA, M. N., and Y. MANO: Polysomes of the sea urchin embryo; Identification of tubulin-synthetizing polysomes. Exp. Cell Res. 86 (1974) 15—24

MCINTOSH, J. R.: Bridges between microtubules. J. Cell Biol. (1974) 166—187

MURPHY, D. B., and L. G. TILNEY: The role of microtubules in the movement of pigment granules in teleost melanophores. J. Cell Biol. 61 (1974) 757—779

NOVIKOFF / HOLTZMAN: Cells and Organelles. Holt-Rinehart-Winston 1976

ROBERTS, R.: Cytoplasmic microtubules and their functions. Prog. Biophys. Molec. Biol. 28 (1974) 373—420

SNYDER, J. A., and J. R. MCINTOSH: Initiation and Growth Microtubules from Mitotic Centers in Lysed Mammalian Cells. J. Cell Biol. 67 (1975) 744—760

SOIFER, D. (Ed.): The Biology of Cytoplasmic Microtubules. Ann. N. Y. Acad. Sci. 253, New York 1975

STEPHENS, R. E., and K. T. EDDS: Microtubules: Structure, chemistry and function. Phys. Rev. 56 (1976) 706—777

TILNEY, L. G.: Origin and continuity of microtubules. In: BEERMANN / RENNERT / URSPRUNG (Eds.): Origin and continuity of cell organelles. Springer, Berlin 1971

TILNEY, L. G., J. BRYAN, D. J. BUSH, K. FUJIWARE, M. S. MOOSEKER, D. B. MURPHY, and D. H. SNYDER: Microtubules: Evidence for 13 Protofilaments. J. Cell. Biol. 59 (1973) 267—275

Centriol

Das *Centriol* oder Zentralkörperchen ist ein Zellorganell, das sich an der Grenze der lichtmikroskopischen Sichtbarkeit befindet. In Interphasezellen liegt es als ein FEULGEN-positives, homogenes Granulum oder Stäbchen, einzeln oder als paariges *Diplosom* in einem strukturlosen Cytoplasmabereich (= Centroplasma oder Mikrozentrum) meist in unmittelbarer Nähe, gelegentlich auch in einer Bucht des Zellkerns. Oft bestehen enge räumliche Beziehungen zu Anteilen des GOLGI-Apparates (Abb. 1.4—33). Bei beginnender Karyokinese wandert je ein Zentralkörperchen zum Zellpol. Die Verdoppelung des Centriols zum Diplosom liegt zeitlich spätestens am Ende der Anaphase, meist schon in der Pro- oder Metaphase, und erfolgt nicht durch Längs- oder Querspaltung, sondern durch Neubildung eines zweiten Körperchens in unmittelbarer Nähe des schon vorhandenen.

Centriol und Basalkörperchen (= *Kinetosom*) der Flimmerhaare und Geißeln sind nach einer schon um die Jahrhundertwende entwickelten Vorstellung („HENNEGUY-LENHOSSEKsche Theorie" 1898), die durch neuere Untersuchungen weitgehend bestätigt worden ist, identische Formationen. Auch elektronenmikroskopisch haben sie gleiche Beschaffenheit. Ebenso wie das Diplosom die Bildung des Spindelapparates veranlaßt, sind die Basalkörperchen für Entstehung und Funktion der Kinocilien von ausschlaggebender Bedeutung. Das eine Gebilde kann im übrigen aus dem anderen hervorgehen und / oder für das andere eintreten. Soweit bislang erkennbar, hat das Centriol nur oder vorwiegend die Aufgabe, bestimmte Bewegungsphänomene anzuregen und zu leiten.

Centriole sind Zellorganellen mit einem charakteristischen Feinbau. Jedes Zentralkörperchen gleicht einem — etwa 0,5 μm langen und 0,15 μm dicken — Zylinder, dessen Wand aus einem System feinster Röhrchen aufgebaut ist. Die Anordnung dieser Mikrotubuli ist von großer Regelmäßigkeit: Jeweils zu dritt („triplet structure") miteinander verbunden, formieren sie stets neun in genau gleichem Abstand voneinander liegende Gruppen, wodurch ein sehr typisches, an ein Mühlrad erinnerndes Querschnittsbild entsteht (Abb. 1.4—33).

Die drei Tubuli jeder Gruppe, von innen nach außen A, B und C genannt, sind teilweise miteinander verschmolzen. Jeweils der innerste Tubulus (A) besitzt zwei kurze Fortsätze, die als Arme bezeichnet werden. Der eine zeigt radiär einwärts und weist mit seinem freien Ende auf das Zentrum des Cen-

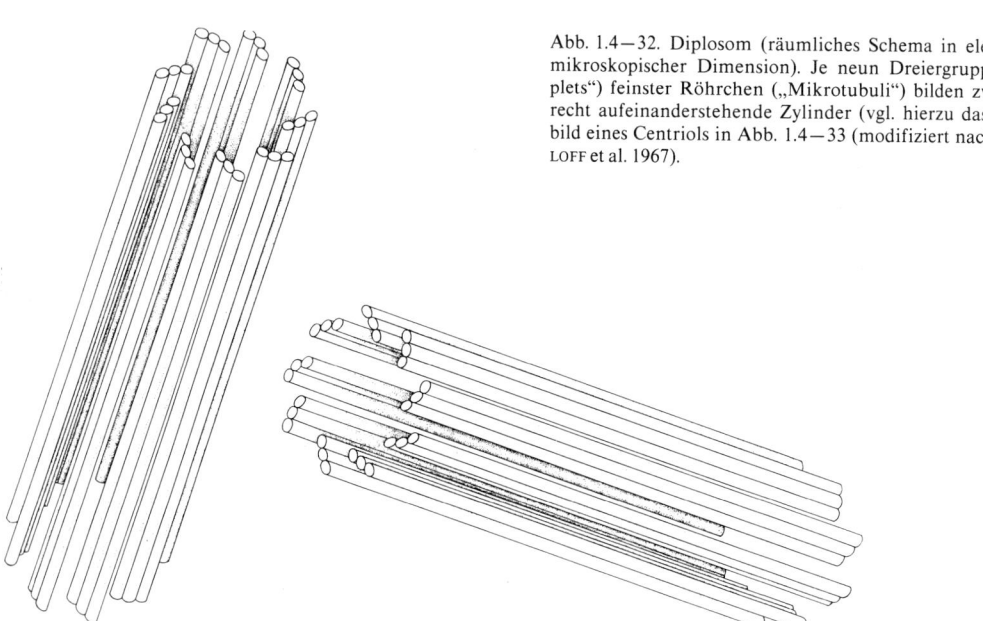

Abb. 1.4—32. Diplosom (räumliches Schema in elektronenmikroskopischer Dimension). Je neun Dreiergruppen („triplets") feinster Röhrchen („Mikrotubuli") bilden zwei senkrecht aufeinanderstehende Zylinder (vgl. hierzu das Schnittbild eines Centriols in Abb. 1.4—33 (modifiziert nach BERKALOFF et al. 1967).

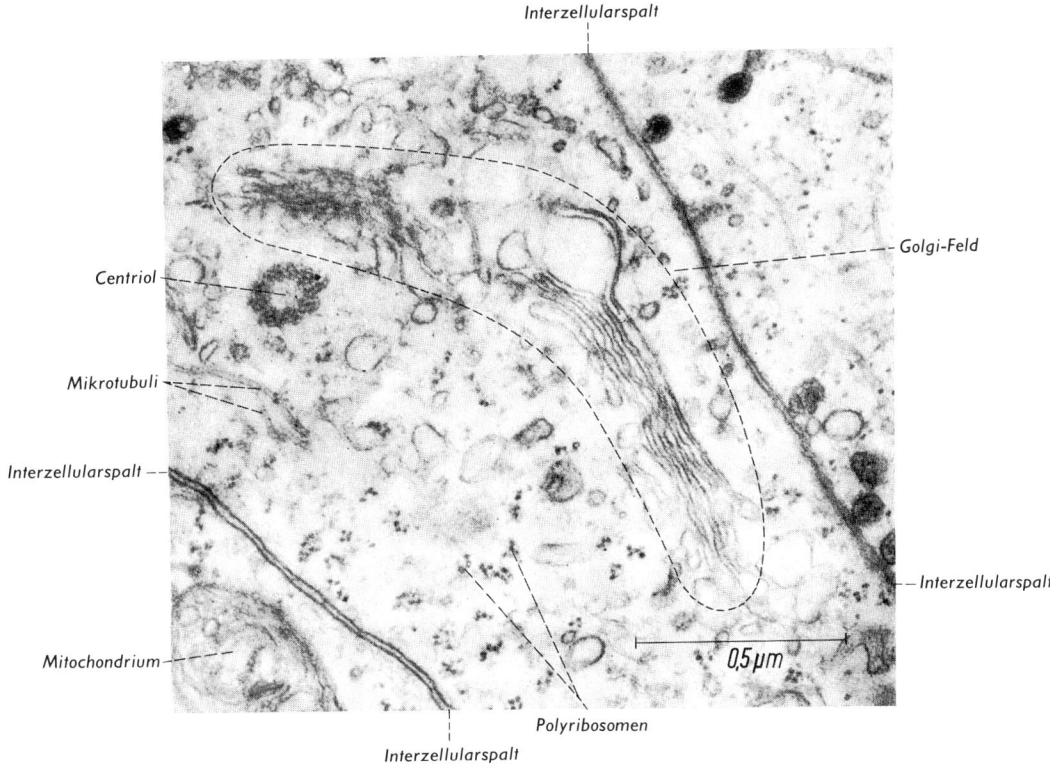

Abb. 1.4—33. Dictyosom (durch eine gestrichelte Linie hervorgehoben), Centriol, Mikrotubuli und Polyribosomen. Elektronenmikroskopische Aufnahme.

triols, während sich der nach außen gerichtete Arm mit dem Tubulus C der nächsten Dreiergruppe verbindet. Die Ultrastruktur des Centriols wurde zuerst in weißen Blutkörperchen entdeckt, später jedoch in völlig gleicher Ausbildung auch in vielen anderen Zelltypen gefunden.

Die Centriole verdoppeln sich (in einer noch nicht genauer bekannten Weise) dergestalt, daß sich ein Tochtercentriol im rechten Winkel zu dem bereits vorhandenen Zentralkörperchen neu bildet (*Diplosom*, Abb. 1.4—32). Wegen ihrer typischen Lage an den Spindelpolen während der Mitose wird ihnen ein erheblicher Einfluß auf die Ausbildung des Spindelapparates zugeschrieben. Zwischen den Centriolen kann auch dann eine Spindel entstehen, wenn der Kern zuvor aus der Zelle entfernt worden ist. Daß jedoch die Zellen bestimmter Entwicklungsformen (z. B. bei den *Fungi* und den *Angiospermen*) keine Centriole besitzen, wohl aber Mitosespindelapparate ausbilden, spricht dafür, daß die Centriole für den geregelten Ablauf einer Mitose nicht unabdingbar erforderlich sind.

Literatur

FAWCETT, D. W.: Cilia and flagella. In: J. BRACHET and A. MIRSKY (Eds.): The Cell. Biochemistry, Physiology, Morphology, Vol. II. Acad. Press, New York 1961

FAWCETT, D. W.: Atlas zur Elektronenmikroskopie der Zelle (Studienausgabe). Urban & Schwarzenberg, München 1973

FULTON, Ch.: Centrioles. In: BEERMANN / REINERT / URSPRUNG (Eds.): Origin and continuity of cell organelles Springer, Berlin 1971

HENNEGUY, L. F.: Sur les rapports des cils vibratiles avec les centrosomes. Arch. anat. micr. 1 (1898) 482—496

HUBERT, J.-P., J. FLAMENT-DURAND, and P. DUSTIN: Centrioles and cilia multiplication in the pituitary of the rat after Furosemid and Colchicine treatment. Cell Tiss. Res. 149 (1974) 349—361

v. LENHOSSEK, M.: Über Flimmerzellen. Verh. anat. Ges. (Jena) 12 (1898) 106—128

NOVIKOFF / HOLTZMANN: Zellen und Organzellen. BLV Verlagsgesellschaft, München 1973

SCHNEIDER, L.: Centriolen und Wimperapparat. In: HIRSCH / RUSKA / SITTE (Hgg.): Grundlagen der Cytologie. Fischer, Stuttgart 1973

SITTE, P.: Allgemeine Mikromorphologie der Zelle. In: H. METZNER (Hg.): Die Zelle — Struktur und Funktion. 2. Aufl. Wiss. Verlagsgesellschaft, Stuttgart 1971

Mikrofilamente und intermediäre Filamente

Von ERNST-GÜNTER AFTING

Neben den Mikrotubuli enthält das Cytoplasma eukaryonter Zellen — wie einleitend bereits erwähnt — zwei weitere Typen fibrillärer Proteine, die *Mikrofilamente* und die *intermediären Filamente* (100 Å Filamente). Sie durchspannen die cytoplasmatische Matrix als feinfädige Netzwerke (Abb. 1.4—13b und Tafel I / I). Das Cytoskelett der Zelle ist kein starres, sondern ein hochdynamisches System, das sich effizient den zellulären Erfordernissen anpassen kann. Elektronenmikroskopische (Abb. 1.4—31 und 1.4—34), immunfluoreszenz-mikroskopische (vgl. mit Abb. 1.4—30, 1.4—35 und 1.4—36) und biochemische Untersuchungen erlaubten es, dem jeweiligen Cytoskelettsystem spezifische Strukturproteine zuzuordnen.

Die *Mikrofilamente* haben einen Durchmesser von 5—7 nm. In elektronenmikroskopischen Präparaten der Zelle findet man sie in allen Ebenen angeschnitten (Abb. 1.4—34). Mikrofilamente sind als dichte Bündel unter der Plasmamembran, in Pseudopodien und Mikroprojektionen der Zelle, wie Filopodien und Mikrovilli anzutreffen. In Gewebekulturzellen können diese zu Fasern von 100—200 nm Durchmesser gebündelt auftreten („*stress fibers*"). Durch ihre Fähigkeit, spezifisch das Myosinsubfragment Heavy Mero-Myosin (HMM, Abb. 2.5—6) zu binden, wurden sie als *Aktin*-Filamente (*cytoplasmatisches* Aktin) identifiziert. Neuerdings lassen sich die Mikrofilamente auch durch markierte Aktin-Antikörper fluoreszenzop-tisch darstellen (Abb. 1.4—35a). Die intrazelluläre Konzentration von cytoplasmatischem Aktin ist offenbar seiner Funktion angepaßt. In aktiv verformbaren, beweglichen Zellen (wie Makrophagen) bzw. Zellderivaten (wie Blutplättchen) stellt Aktin 20—30%, in Gewebeverbandszellen (wie Leberparenchymzellen) jedoch nur 1—2% des Zellproteins dar.

Aktin (Abb. 1.4—35a), eine Hauptkomponente glatter Muskelzellen und quergestreifter Muskelfasern, bildet den monomeren Grundbaustein der dünnen Filamente des Sarkomers (vgl. Kap. Muskelgewebe). Dieses *Muskel*-Aktin weist mit dem *cytoplasmatischen* Aktin anderer Zellen eine Skala überraschender Ähnlichkeiten auf. Molekulargewicht und Aminosäuresequenz sind außerordentlich ähnlich. Cytoplasmatisches Aktin bindet wie Muskel-Aktin das Muskel-Tropomyosin-Troponin-System (Abb. 2.5—7) und aktiviert die im Muskel Myosinkopf (Abb. 2.5—6, S 1) lokalisierbare Adenosintriphosphatase. Im Gegensatz zum hochstrukturierten und als Polymer stabilen Muskel-Aktin scheint das cytoplasmatische Aktin der Nicht-Muskelzellen nicht nur in filamentärer Form vorzuliegen. Es besitzt in vivo ausgeprägte Fähigkeiten, gezielt aus dem monomeren, globulären-Aktin (G-Aktin) zum spiralig-fibrillären Aktin (F-Aktin) zu polymerisieren und in der Rückreaktion zu depolymerisieren. Spezifische intrazelluläre Proteine können offenbar dieses Polymerisations-Depolymerisa-

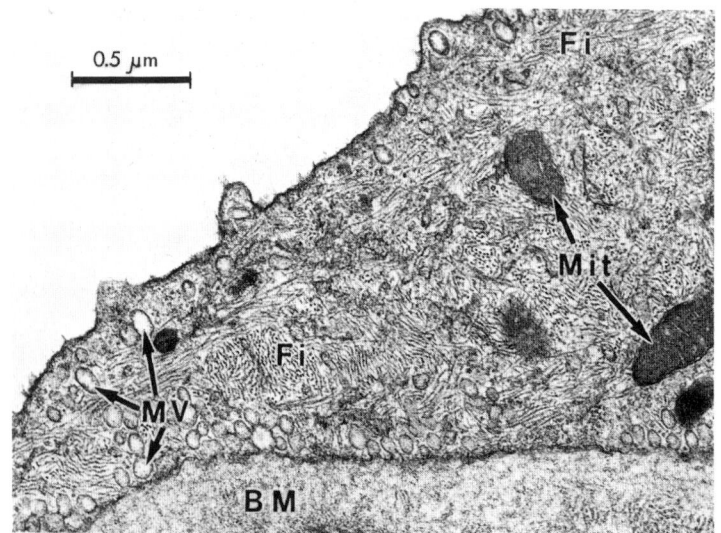

Abb. 1.4—34. Mikrofilamente in Endothelzellen. Elektronenmikroskopische Aufnahme quer, schräg und längs getroffener Mikrofilamente (= Fi) im Cytoplasma einer Endothelzelle der A. poplitea (Mensch). Mit = Mitochondrien, MV = mikropinocytotische Vesikel; BM = Basalmembran. Endvergrößerung 33 000fach (Maßstab = µm) (Original: Prof. Dr. J. STAUBESAND, Freiburg / Br.).

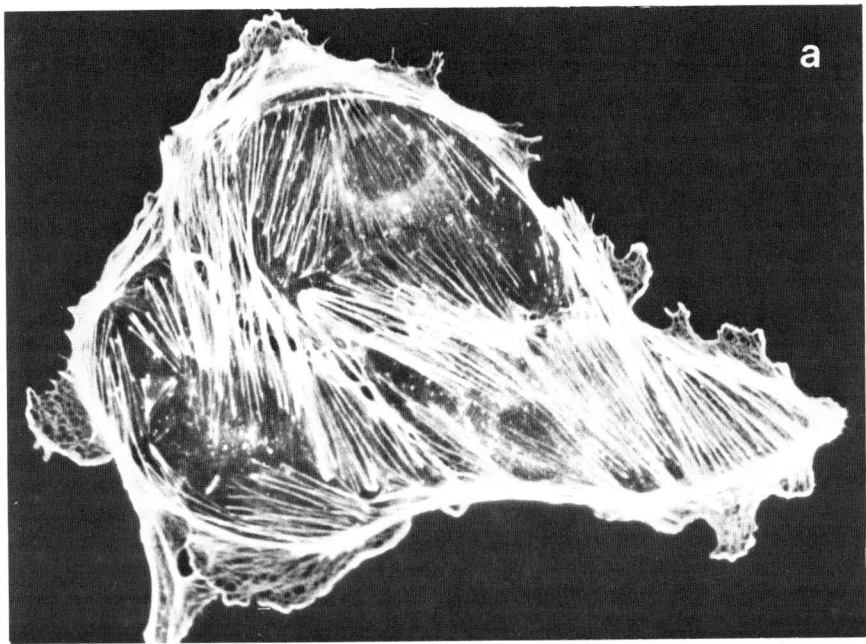

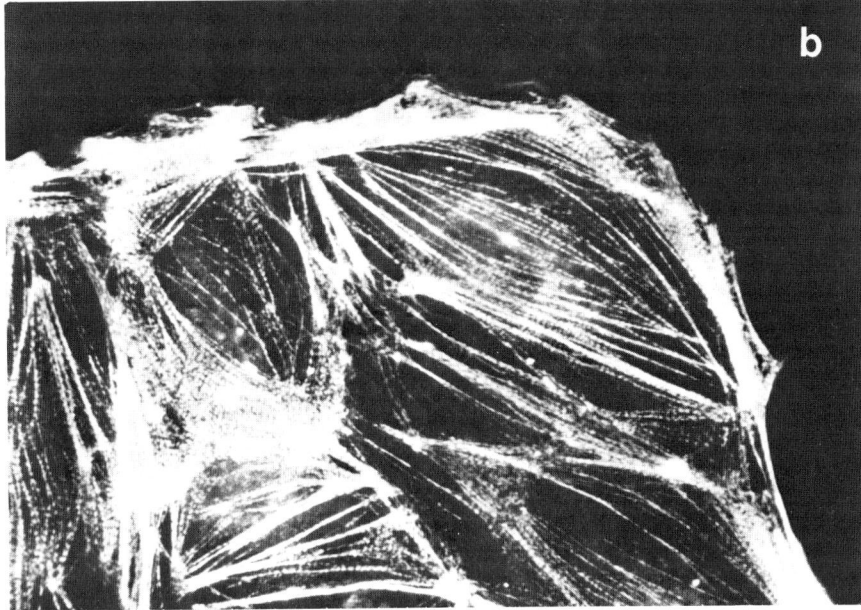

Abb. 1.4—35a, b. Aktin- und Myosinfilamente in PtK 2-Zellen. Die als helle, besonders in der Peripherie sichtbaren Strukturen der Aktinfilamente (a) und der Myosinfilamente (b) wurden durch indirekte Immunfluoreszenztechnik mit einem Aktin- bzw. Myosinantikörper dargestellt. a: Vergr. ca. 600fach; b: Vergr. ca. 950fach. (Original: Prof. Dr. K. WEBER und Dr. M. OSBORN, Göttingen).

tionsgleichgewicht sowie die Richtung der Polymerisation in der Zelle beeinflussen, wodurch sich die dynamischen Erscheinungsformen des Mikrofilamentsystems erklären. So verlieren Gewebekulturzellen beim Eintritt in die Mitose ihre zu stress fibers gebündelten Mikrofilamente. Während der Telophase läßt sich das Aktin fluoreszenzoptisch diffus, nicht fibrillär über die Zelle verteilt darstellen; nur in der Durchschnürungszone liegt es als fibrillärer Ring vor. Gegen Ende der Cytokinese tritt es in den der Durchschnürungszone gegenüber liegenden Zellpolen an jenen Stellen konzentriert auf, an denen sich Pseudopodien bilden, um Mutter- und Tochterzelle zu trennen. Erst nach kompletter Zellseparation und Eintritt der Zellen in die Interphase bilden sich die stress fibers wieder aus. Für Zellen im Geweberverband eines Organs ist im Zuge der Zellteilung ein ähnlicher Verlauf der Aktinverteilung anzunehmen.

Die Ähnlichkeiten des cytoplasmatischen Aktins mit dem Muskel-Aktin rechtfertigen die interessante Hypothese, daß die cytoplasmatischen Aktinfilamente in Analogie zu den dünnen Filamenten der Skelettmuskulatur Bausteine eines intrazellulären Bewegungssystems sind. Wenn auch *Myosin* (Abb. 1.4—35b) im Cytoplasma nicht in der bipolaren Struktur dicker Filamente wie in Muskelzellen gefunden werden konnte, ließ es sich doch in Hirn (Neurone und Glia), Leberparenchymzellen, Leukocyten, Makrophagen, Blutplättchen u. a. in enger Korrelation zu den Mikrofilamenten nachweisen. Myosin liegt im Verhältnis zum Aktin jedoch in wesentlich geringerer Konzentration vor als im Skelettmuskel. Damit scheinen auch Nicht-Muskelzellen mit den kontraktilen Grundelementen der Muskelzellen ausgestattet zu sein und ein *cytomotiles System* zu besitzen. Im Bereich aktiver Bewegungsvorgänge treten Mikrofilamente gehäuft auf, wie bei der Phagocytose, Exocytose, in der mitotischen

Spindel und im schon erwähnten kontraktilen Ring sich teilender Zellen während der Cytokinese. Mikrofilamente sind wahrscheinlich auch bei der Morphogenese von besonderer Bedeutung: Der Wachstumskegel sich entwickelnder Nervenaxone besitzt Mikroprojektionen, die Aktinfilamente enthalten. Diese legen offenbar die Wachstumsrichtung der Axone fest.

Als erster hat HOFFMANN-BERLING an Glycerinbehandelten Fibroblasten gezeigt, daß die intrazellulären Bewegungsabläufe sowohl ATP als auch geringe Konzentrationen an Ca^{++} erfordern. Seine Befunde wurden inzwischen an verschiedenen Epithelien und Geweben bestätigt. Damit kristallisiert sich auch für Nicht-Muskel-Zellen eine im Vergleich zum Skelettmuskel ähnliche, wenn auch biochemisch nicht identische Steuerung des cytomotilen Bewegungssystems durch Ca^{++} heraus.

Die *intermediären Filamente* (100 Å Filamente, Skeletinfilamente, Tonofilamente, Neurofilamente) (Abb. 1.4—36) sind wesentlich weniger als die Mikrotubuli und Mikrofilamente untersucht worden. Sie sollen der Zelle Resistenz gegen Zug- und Druckkräfte verleihen und sind am Aufbau der Desmosomen (Abb. 1.4—23) beteiligt. Die Proteinbausteine der intermediären Filamente (Desmin) wurden in ersten Ansätzen charakterisiert. Sie scheinen recht heterogen zu sein und von Species zu Species zu variieren.

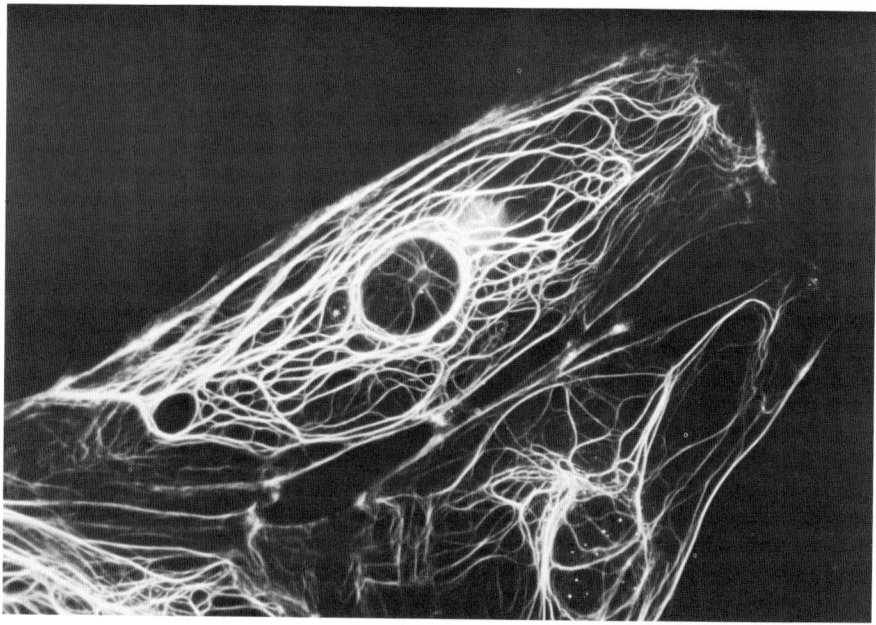

Abb. 1.4—36. Tonofilamente in PtK 2-Zellen. Die Tonofilamente wurden durch indirekte Immunfluoreszenztechnik mit einem Desminantikörper dargestellt. Vergr. ca. 950fach (Original: Prof. Dr. K. WEBER und Dr. M. OSBORN, Göttingen).

Literatur

CLARKE, M., and J. A. SPUDICH: Nonmuscle Contractile Proteins: The Role of Actin and Myosin in Cell Motility and Shape Determination. Ann. Rev. Biochem. 46 (1977) 797—822

GOLDMAN, R., T. POLLARD, and J. ROSENBAUM: Cell Motility, Cold Spring Harbor Conferences on Cell Proliferation, Vol. III. Cold Spring Harbor Laboratory, Cold Spring Harbor 1976

HITCHCOCK, S. E.: Regulation of Motility in Nonmuscle Cells. J. Cell Biol. 74 (1977) 1—15

HOFFMANN-BERLING , H.: Relaxation of Fibroblast Cells. In: R. D. ALLEN and N. KAMIYA Eds.): Primitive Motile Systems in Cell Biology. Academic Press. New York 1964

KORN, E. D.: Biochemistry of Actomyosin Dependent Cell Motility. Proc. Natl. Acad. Sci. 75 (1978) 588—599

POLLACK, R., M. OSBORN, and K. WEBER: Patterns of Organization of Actin und Myosin in Normal and Transformed Cultured Cells. Proc. Natl. Acad. Sci. 72 (1975) 994—998

POLLARD, T. D., and R. R. WEIHING: Actin and Myosin and Cell Movement. Crit. Rev. Biochem. 2 (1974) 1—65

SANGER, J. W.: Changing Patterns of Actin Localisation during Cell Division. Proc. Natl. Acad. Sci. 72 (1975) 1913—1916

WEBSTER, R. E., D. HENDERSON, M. OSBORN, and K. WEBER Three dimensional electron microscopical visualization of the cytoskeleton of animal cells: Immunoferritin identification of actin- und tubulin-containing structures. Proc. Natl. Acad. Sci. 75 (1978) 5511—5515

Das Cytoplasma: Bestandteile und Leistungen

Lysosomen

Untersuchungen von Zellhomogenaten mit Hilfe der Fraktionierungsmethode in verschiedenen Dichtegradienten führten zu einer Aufgliederung der vermeintlich einheitlichen Mitochondrienfraktion in eine „schwere" (= „H"-) und eine „leichte" (= „L"-)[1] Fraktion. Während sich in der H-Fraktion überwiegend mitochondriale (Atmungs-) Fermente anreichern, zeichnet sich die L-Fraktion durch ihren hohen Gehalt an Hydrolasen aus, deren pH-Optimum deutlich im sauren Bereich, in der Regel um pH 5, liegt. Die Hydrolasen spalten zusammengesetzte Naturstoffe unter Aufnahme von Wasser zu einfacheren Bausteinen auf. Inzwischen sind mehr als drei Dutzend saurer Hydrolasen aus Partikeln der L-Fraktion isoliert worden.

Da in intakten Zellen diese Enzyme ihre Substrate (wie DNS, RNS, Polysaccharide, Proteine, Triacylglycerole) im allgemeinen nicht angreifen, forderte man eine Grenzmembran, die die Enzyme von der cytoplasmatischen Matrix trennt und die die Selbstverdauung verhindert. Für das Vorhandensein dieser Membran sprach auch, daß isolierte Partikel der L-Fraktion ein geeignetes Substrat nach einer Latenzzeit, d. h. erst dann spalten, wenn die Organellen durch bestimmte Methoden, z. B. durch Detergentien, Ultraschall, Bestrahlung mit UV-Licht, Inkubation in hypotonischen Lösungen u. a. aufgebrochen worden sind. Die lysosomalen Enzyme gelangen also normalerweise nicht aus ihren membranumschlossenen Räumen in das Grundcytoplasma. Die enzymatische Aktivität intakter Lysosomen ist relativ gering. Die Träger hydrolytischer Enzyme wirken also in der Regel nicht als „suicide bags", da die Membran der Partikel das umgebende Cytoplasma normalerweise vor der aggressiven Wirkung der lytischen Enzyme schützt.

Elektronenmikroskopisch werden in der L-Fraktion mehr oder weniger dichte Körperchen gefunden, die stets von einer Membran umgeben sind. Solche Partikel nannte DE DUVE wegen ihrer lytischen Aktivitäten *Lysosomen*. Auf Grund ihrer biochemischen Beschaffenheit haben die Lysosomen ganz allgemein die Funktion, durch Endocytose (d. h. Phagocytose, Pinocytose oder Mikropinocytose) aufgenommene zellfremde Stoffe sowie abbaureifes zelleigenes („endogenes") Material (z. B. Mitochondrien mit ihrer durchschnittlichen Lebenszeit von 20 Tagen, Abb. 1.4—37) zu verarbeiten (*intrazelluläre „Verdauung"* oder *„Reinigung"* im Zuge des Turnover von Zellbestandteilen).

Die Größe der Lysosomen reicht von ca. 250 (—500) Å bis zu 1 (—2) μm. Ihr Aussehen ist im elektronenmikroskopischen Bild polymorph (Abb. 1.4—37, 1.4—41 und 1.4—65). So kommen Lysosomen mit homogenen, granulären, vesikulären und membranösen Inhaltsstrukturen vor. Diese Variabilität hängt u. a. damit zusammen, daß die Lysosomen meist in verschiedenen Entwicklungs- und Differenzierungsstadien vorliegen. Ein leicht durchschaubarer „Bauplan" — wie bei Mitochondrien, beim GOLGI-Apparat oder bei Centriolen — ist bei den Lysosomen nicht ohne weiteres zu erkennen, wodurch die Diagnose dieser Organellen erschwert ist. Die empirische Entscheidung, ob ein bestimmtes Gebilde als Lysosom oder als ein anderes Zellorganell anzusprechen ist, stützt sich nicht allein auf morphologische Methoden. Zwar ist elektronenmikroskopisch das Vorhandensein einer begrenzenden Membran ein zwingendes Erfordernis, doch muß zusätzlich der cytochemische Nachweis einer oder mehrerer Hydrolase-Aktivitäten gefordert wer-

---

1) „H" und „L" von „Heavy" und „Light"

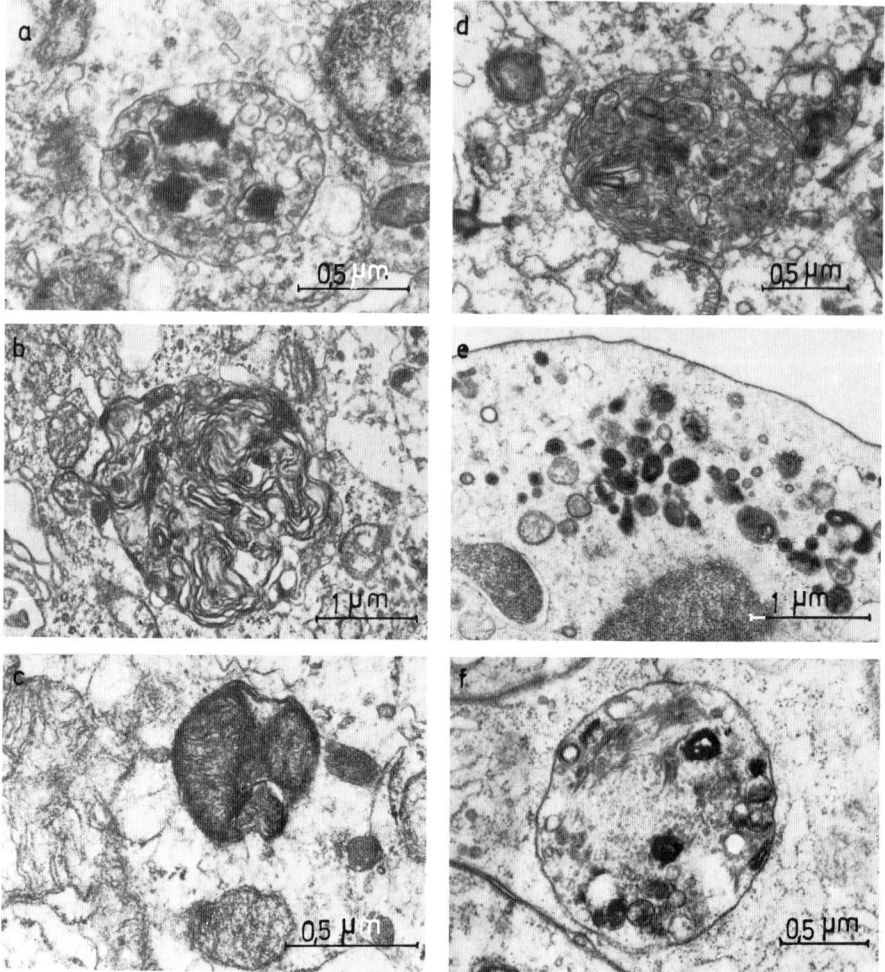

Abb. 1.4—37. Verschiedene Abbauvakuolen (Lysosomen, auto- und heterophagische Vakuolen). Elektronenmikroskopische Aufnahmen. a: Multivesicular body aus einem Histiocyten (Ratte); b: Abbauvakuole mit vorwiegend lamellären Binnenstrukturen aus einer HeLa-Zelle; c: Autophagische Vakuole mit Resten eines Mitochondrium aus einer Follikelepithelzelle der Schilddrüse (Ratte); d und f: Abbauvakuolen mit heteromorphem Inhalt aus v. KUPFERschen Sternzellen der Leber (Ratte); e: Spezifische Granula (Lysosomen) eines neutrophilen Granulocyten (Mensch).

den, die für biochemisch untersuchte Lysosomen der betreffenden Zellart kennzeichnend sind. Ein wichtiges und relativ gut darstellbares *Markierungsenzym* für Lysosomen ist die *Saure Phosphatase*.

Nach dem *Lysosomen-Konzept* DE DUVES lassen sich grundsätzlich drei Arten von Lysosomen unterscheiden: 1. *Primäre Lysosomen (= Prälysosomen)* als Speicherorte hydrolytischer Enzyme, 2. *Substratvakuolen (= heterophagische* und *autophagische Vakuolen* oder *Hetero-* und *Autophagosomen* sowie *Pinosomen)* mit Material exogenen oder endogenen Ursprungs, doch ohne lytische Enzyme, und 3. *sekundäre Lysosomen* oder Verarbeitungs- und

Verdauungsvakuolen (= *Phago-* bzw. *Pinolysosomen* und *Autolysosomen*).

Die Primärlysosomen treten elektronenmikroskopisch als mehr oder weniger dichte Vesikel (begrenzt von glatten oder „coated" Membranen) in Erscheinung und enthalten *kein* Substrat. Sie stammen aus dem GOLGI-Feld und haben sich hier von den Sacculi und / oder vom tubulären Netzwerk abgeschnürt. Wahrscheinlich sind die lytischen Enzyme über das ER, wo sie ihre Entstehung der Syntheseleistung der Ribosomen verdanken, in den GOLGI-Apparat gelangt. Im Zusammenhang mit der Lysosomenentstehung spricht man vom „GOL-

GI-endoplasmic reticulum-lysosome"-Komplex (= GERL). Die Substratvakuolen entstehen durch Hetero- und Autophagocytose (s. diese) sowie durch Pinocytose und Mikropinocytose (s. diese). Sie werden nach Verschmelzung mit primären Lysosomen zu Verarbeitungsvakuolen, deren Inhalt überwiegend metabolisiert wird. Die unverdaulichen Endprodukte (vor allem das sog. Alterspigment *Lipofuscin*) bleiben als *Restkörper* (= „*residual bodies*" oder *Zellschutt*) entweder mehr oder weniger lange im Cytoplasma liegen oder werden durch Exocytose ausgestoßen („Defäkation").

Bei der Entstehung der *Autolysosomen*, auch als *Cytolysosomen* bezeichnet, teilen sich bestimmte Cytoplasmabereiche durch eine Membran vom Grundcytoplasma ab. Nach Hinzutritt lytischer Enzyme kommt der Abbau der sequestrierten Region mit ihrem verbrauchten Membranmaterial und anderen Zellbestandteilen in Gang. Auf autolytischen „Aufräum-"Mechanismen unter führender Beteiligung von Lysosomen beruhen auch *physiologische Rückbildungsvorgänge* (z. B. nach der Stillegung von Blutgefäßen, die postnatal funktionslos werden, bei der Altersatrophie, bei der Involution der Mamma nach der Laktationsphase usw.), *pathologische Einschmelzungen* im Verlauf von Entzündungen, toxisch oder anders verursachten Nekrosen sowie die abakterielle *postnatale Autolyse*.

Lysosomen sind in phagocytierenden Zellen (z. B. des reticulohistiocytären Systems) besonders reichlich vorhanden, kommen aber auch in Zellen der Leber, der Niere, der Milz sowie in Nerven-, Drüsen- und Muskelzellen vor. Bei den spezifischen Granula der neutrophilen und eosinophilen Granulocyten (Abb. 1.4—37, 1.4—41 und 1.4—65) handelt es sich ebenfalls um primäre Lysosomen, deren Zahl im übrigen nach phagocytotischer Aktivität der Zellen deutlich abnimmt (= Degranulation), da der Lysosomenbestand verbraucht wird. Auch bei niederen Tieren bis hin zu den Protozoen und selbst in pflanzlichen Zellen sind Lysosomen beschrieben worden. Diese Verbreitung spricht für ein hohes phylogenetisches Alter dieser Organellen ebenso wie für ihre allgemeine biologische Bedeutung. Bei Mangel oder Fehlen lysosomaler Enzyme kann es intrazellulär zu einem gestörten Materialabbau mit Speicherungsvorgängen (z. B. bei „POMPES disease", einer Glykogenspeicherkrankheit) kommen.

Literatur

APPELMANS, F., R. WATTIAUX and C. DE DUVE: Tissue fractionation studies. 5. The association of acid phosphatase with a special class of cytoplasmic granules in rat-liver. Biochem. J. 59 (1955) 438—445

COLE, S., A. MATTER, and M. J. KARNOWSKY: Autophagic vacuoles in experimental atrophy. Exp. Molec. Path. 14 (1971) 158—175

DECKER, R. S.: Lysosomal packaging in differentiating and degenerating anuran lateral motor column neurons. J. Cell Biol. 61 (1974) 599—612

DINGLE/FELL: Lysosomes in biology and pathology. Vol. 1 und 2. North-Holland Publ. Comp., Amsterdam 1969

DINGLE, J. T.: Lysosomes in biology and pathology. Vol. 3. North-Holland Publ. Comp., Amsterdam 1973

DE DUVE, C.: The lysosome concept. In: A. V. S. DE REUCK and M. P. CAMERON (Eds.): Ciba Found. Symp. Lysosomes. Churchill, London 1963

HELMINEN, H. J., and J. L. E. ERICSON: Ultrastructural studies on prostatic involution in the rat. Mechanism of autophagy in epithelial cells, with special reference to the rough-surfaces endoplasmic reticulum. J. Ultrastruct. Res. 36 (1971) 708—724

NOVIKOFF/HOLTZMAN: Zellen und Organellen. BLV Verlagsanstalt, München 1973

PIPAN, N.: Autophagie in den Drüsenzellen des Magens bei jungen Mäusen. Z. Zellforsch. 127 (1972) 258—269

TESSENOW, W.: Lysosomen. In: H. BIELKA (Hg.): Molekulare Biologie der Zelle. 2. Aufl. Fischer, Stuttgart 1973

WEISSENFELS, N.: Lysosomen. In: HIRSCH/RUSKA/SITTE (Hgg.): Grundlagen der Cytologie. Fischer, Stuttgart 1973

Endoplasmatisches Reticulum

Das Cytoplasma wird von einem Labyrinth dünner Röhren und platter Zisternen durchzogen, dessen Membranen kontinuierlich in das Plasmalemm und die Kernmembranen übergehen (Abb. 1.4—39a und b). Die Lichtungen dieses Röhrensystems, das *endoplasmatisches Reticulum* (= ER) genannt wird, stehen also in offener Verbindung mit dem die Zelle umgebenden Medium. Formal betrachtet können daher die Membranen des ER als in das Cytoplasma verlagerte Anteile der Plasmahaut aufgefaßt werden. Bei höherer elektronenmikroskopischer Auflösung zeigt sich freilich, daß zwischen dem Plasmalemm und der Grenzschicht des ER Kaliberunterschiede bestehen. Während die Plasmahaut die Abmessungen der typischen Elementarmembran besitzt, sind die Membranen des ER, die eine eingeschränkte Permeabilität besitzen, mit Werten um 50 Å deutlich dünner. Ihr Durchmesser ist außerdem, z. B. in den Zwischenzellen des Hodens (Abb. 1.4—38) ein anderer als der in den Leberzellen. Das könnte mit Besonderheiten ihrer chemischen Konstitution, z. B. der Lipoidzusammensetzung und dem Hydratationsgrad, zusammenhängen.

Ungeachtet der Tatsache, daß bereits RETZIUS (1890), VERATTI (1902), HEIDENHAIN (1911) u. a. das endoplasmatische Reticulum in quergestreiften Muskelfasern fast vollständig zur Darstellung gebracht haben und daß es neuerdings an geeigneten Objekten wenigstens teilweise auch phasenkontrastmikroskopisch in lebenden Zellen beobachtet werden konnte, ist diese Zellkomponente nicht für das *licht*mikroskopische Bild der Zelle, sondern für ihre *elektronen*mikroskopische Dimension kennzeichnend.

Grundsätzlich kommt das ER in zwei Formen vor: die eine ist von „*glatten*" (GER) oder „*agranulären*", die andere von „*rauhen*" (RER) oder „*granulären*" Membranen begrenzt, die sich von ersteren dadurch unterscheiden, daß sie plasmaseits mit Ribosomen besetzt sind (Abb. 1.4—42 und 1.4—49). Obgleich beide Differenzierungen innerhalb einer Zelle auftreten und sogar ineinander übergehen können, verhalten sie sich (auch abgesehen von ihrer fehlenden oder vorhandenen Ribosomenbesiedelung) verschieden: Die glatten Membranen des ER begrenzen vorzugsweise *röhren*förmige, oft stark gewundene Hohlräume eines wechselnden Kalibers (Abb. 1.4—38), die rauhen hingegen zumeist *zisternen*artige, viel regelmäßiger gestaltete Kammern (Abb. 1.4—49). Gegenüber Autolyse und Fixierung ist das agranuläre ER labiler als seine granuläre Form. Nach Anwendung von Osmiumsäure und anderen Fixierungsmitteln zerfallen die Röhrchen des ER meist in isolierte Vesikel. Nur

Glutaraldehyd und ähnliche Fixatoren erhalten die Membranen in ihrer natürlichen Form.

In einigen Zellarten ist das ER spärlich ausgebildet, in anderen jedoch reich entfaltet. Zu einer Vermehrung des ER kommt es in proliferierenden und regenerierenden Zellen sowie bei erhöhter Leistung (z. B. bei Stimulierung der B-Zellen in den LANGERHANSschen Inseln des Pankreas). *Glattes* ER kommt vor allem in quergestreiften Muskelzellen sowie in Zellen, die Steroide und Lipoide synthetisieren, vor (z. B. in den LEYDIGschen Zwischenzellen des Hodens, Abb. 1.4—38, den Zellen des Corpus luteum, der Nebennierenrinde und in Fettzellen), während das *granuläre* ER als in die Proteinsekretion eingeschaltetes Organell einen charakteristischen Bestandteil entsprechender Drüsenzellen (z. B. der Speicheldrüsen und des Pankreas) bildet. Sind dicht gepackte, parallel zueinander angeordnete Zisternen des rauhen ER in umschriebenen Bereichen des Cytoplasma konzentriert, werden sie als *Ergastoplasma* der organisierten Form bezeichnet.

Wenn auch die Ausprägung des glatten ER — offenbar abhängig vom Funktionszustand der Zelle

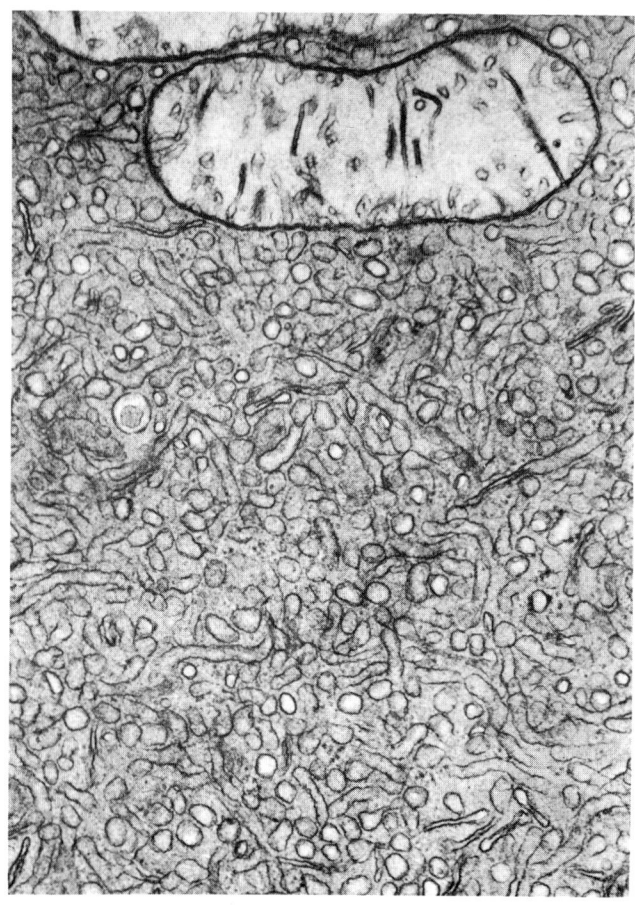

Abb. 1.4—38. Endoplasmatisches Reticulum der glatten (= agranulären) Form, Hodenzwischenzelle (Opossum). Elektronenmikroskopische Aufnahme (aus FAWCETT 1973).

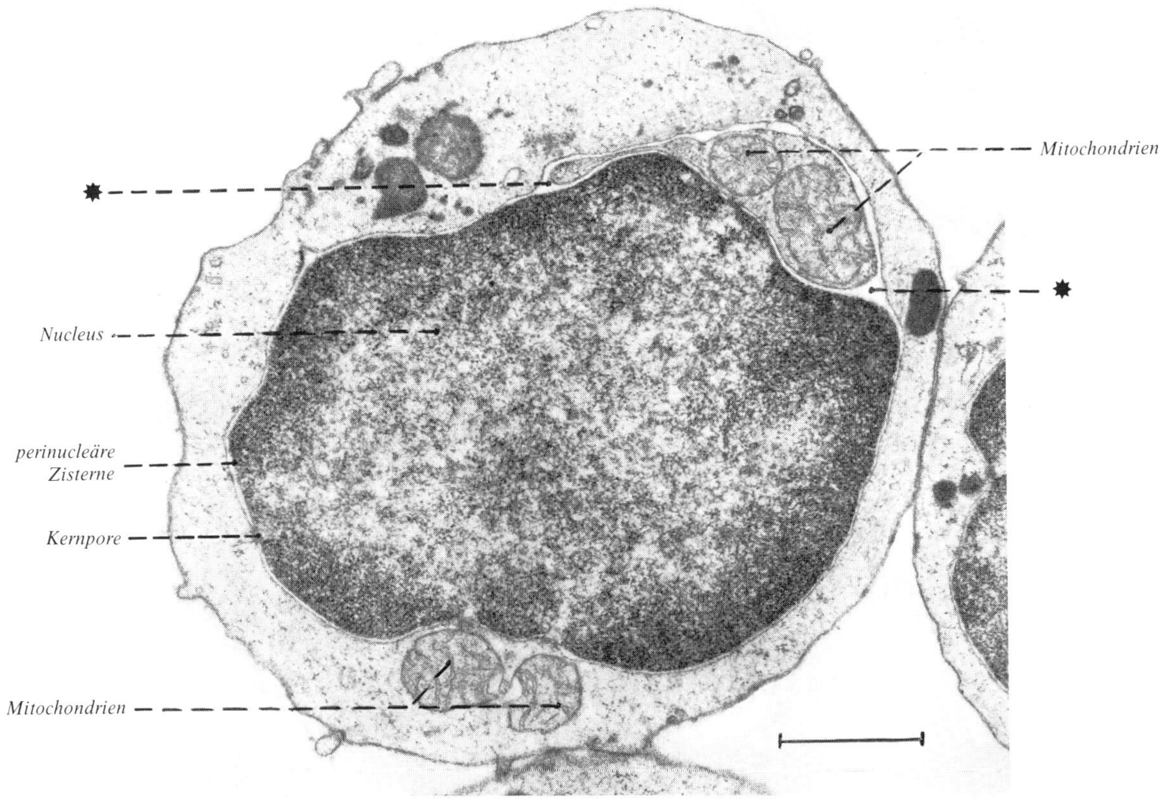

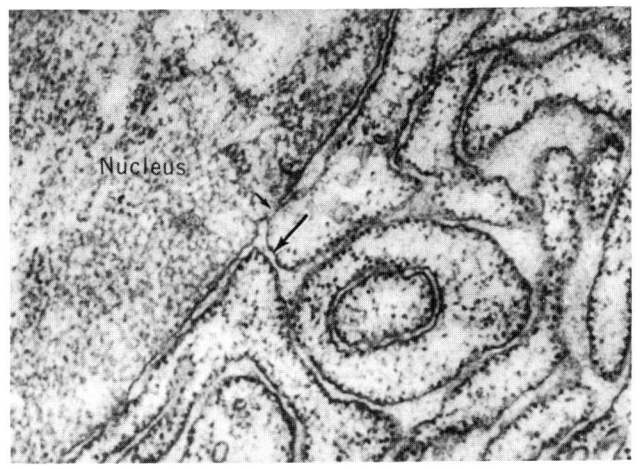

Mitochondrien

*

Nucleus

perinucleäre
Zisterne

Kernpore

Mitochondrien

Abb. 1.4—39a. Lymphozyt (Ratte). Die perinucleäre Zisterne kommuniziert an zwei Stellen mit dem endoplasmatischen Reticulum (*). Elektronenmikroskopische Aufnahme.

Nucleus

Abb. 1.4—39b. Verbindung der perinucleären Zisterne mit den Räumen des rauhen (= granulären) ER (langer Pfeil). Kurzer Pfeil = Kernpore. Seröse Speicheldrüsenzelle (Maus). Elektronenmikroskopische Aufnahme (aus Fawcett 1973).

— innerhalb weiter Grenzen variiert, zeigt es doch für bestimmte Zellarten durchaus charakteristische Züge: Es bildet locker oder dicht vernetzte Hohlräume mit engen oder weiteren Lichtungen sowie regellose, in anderen Zellen hingegen streng geordnete Formationen. In Skelett- und Herzmuskelzellen — hier *sarkoplasmatisches Reticulum* (Abb. 1.4—40) genannt — umspinnt es in gesetzmäßiger „Triaden"-Anordnung jeweils in Höhe der Z-Linie oder an der Grenze von A- und I-Banden des Sarkomers die Myofilamentbündel (vgl. hierzu Kapitel: „Das Muskelgewebe").

Eine Sonderform des ER bildet die *perinucleäre Zisterne.* Dieser Spalt hat einen Durchmesser von ca. 500 Å, wird von der inneren und äußeren Kernmembran begrenzt (Abb. 1.4—39a und b), umschließt das Nucleoplasma und paßt sich allen Formänderungen der Kernblase an. An der äußeren

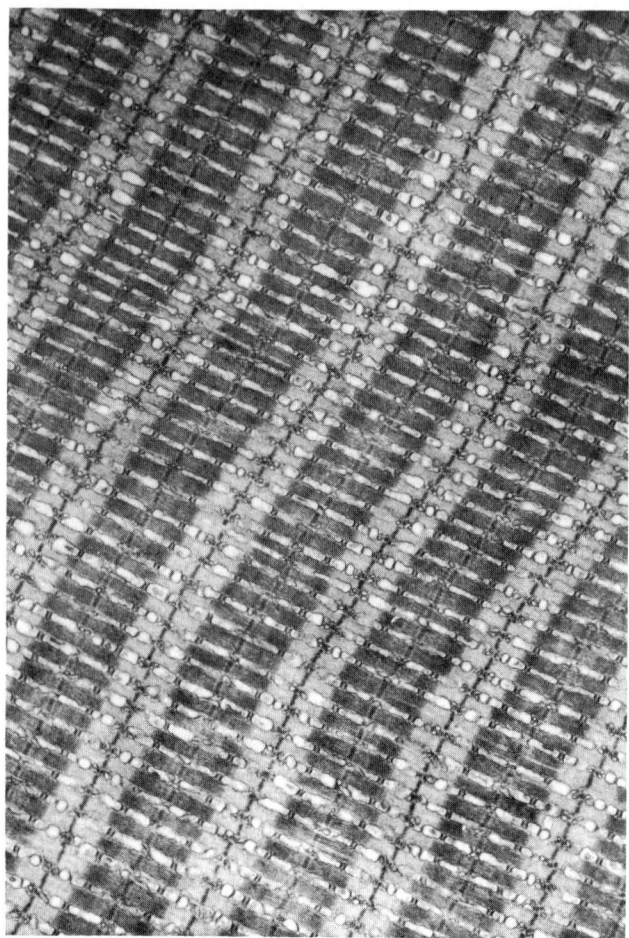

Abb. 1.4—40. Sarkoplasmatisches Reticulum aus einer quergestreiften Muskelfaser (Opsanus tau). Elektronenmikroskopische Aufnahme (aus FAWCETT 1973).

Kernmembran haften zahlreiche in Reihen oder Spiralen angeordnete Ribosomen (Abb. 1.4—39b). Wo das äußere Blatt der Kernhülle in ihr inneres umschlägt, entstehen sog. *Kernporen* bzw. Porenkomplexe (s. „Der Interphasekern und seine Bedeutung").

Die extrazelluläre Flüssigkeit hat auf dem Wege über das ER einen sozusagen freien Zugang zur perinucleären Zisterne, so daß Substanzen von diesem in jenen Raum gelangen können, ohne eine Membranbarriere passieren zu müssen.

Die Auffassung, die Kernhüllen seien trotz aller ihrer Besonderheiten differenzierte Anteile des ER, wird u. a. dadurch gestützt, daß am Ende der Kernteilung, während der es zur vollständigen Auflösung der Kernmembranen kommt, ihre Wiederherstellung aus dem ER erfolgt (vgl. hierzu auch Kapitel „Annulierte Lamellen").

Die *Funktionen* des ER wurden ursprünglich darin gesehen, der Zelle als Cytoskelett „Form und Organisation" zu verleihen und ihr zugleich als Transportsystem sowie als Träger von Enzymen zur Verfügung zu stehen. Wahrscheinlich hat das ER verschiedene Aufgaben mit der Plasmamembran gemeinsam. Das ER vergrößert die für den aktiven und passiven Stoffaustausch verfügbare Membranoberfläche in einem bislang nicht abschätzbaren Ausmaß. Auch die Abgabe von Substanzen aus dem Grundcytoplasma in den Extrazellularraum kann auf dem Wege über die Kanäle des ER erfolgen. In ihren Grenzmembranen sind Enzyme lokalisiert (z. B. für Synthese und Abbau der Fettsäuren, der Phospholipide und der Steroide), die sich von denen des Plasmalemm unterscheiden. Im ER des Darmepithels (Abb. 1.4—18) werden resorbierte Lipide transportiert, während das ER in den Gonaden und in Zellen der Nebennierenrinde eine Rolle bei der Synthese steroider Hormone spielt. Wahrscheinlich können Proteine und andere Stoffe im ER befördert und in die verschiedenen Bereiche

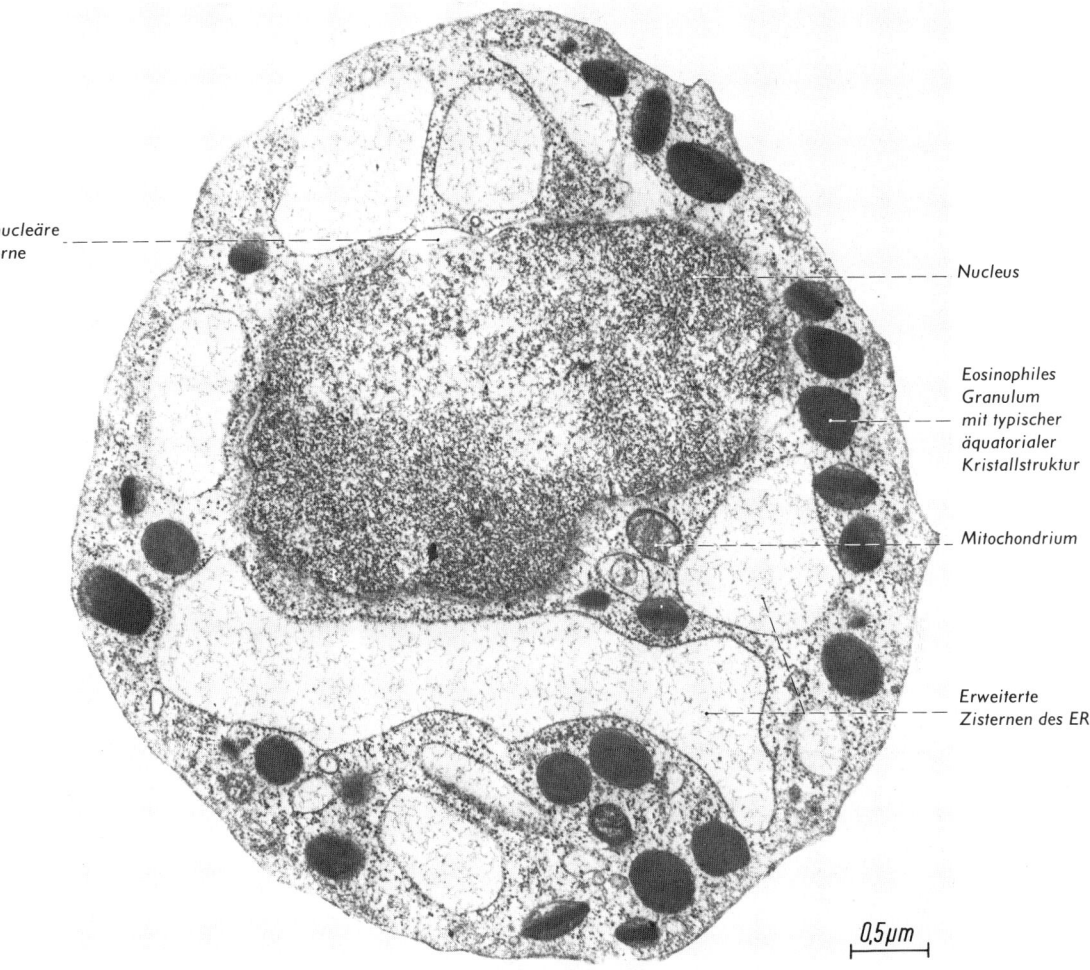

perinucleäre Zisterne

Nucleus

Eosinophiles Granulum mit typischer äquatorialer Kristallstruktur

Mitochondrium

Erweiterte Zisternen des ER

0,5 μm

Abb. 1.4—41. (Wahrscheinlich schon pathologisch) erweiterte ER-Zisternen (Speicherform des ER). Noch nicht voll ausgereifter eosinophiler Granulocyt aus dem Knochenmark (Ratte). Elektronenmikroskopische Aufnahme.

der Zelle verteilt werden. Bestimmte Stoffe werden offenbar über längere Zeiträume innerhalb des ER gespeichert, wobei es zu erheblichen regionalen Ausweitungen kommen kann (Abb. 1.4—41). In Leberzellen kommt es nach Verabreichung fettlöslicher Arzneimittel (z. B. Chloroform, Barbiturate) zu einer deutlichen Vermehrung des ER mit einem gleichzeitigen Anstieg von Enzymen, die diese Substanzen abbauen. Hier scheint sich also eine der Funktionen des glatten ER auf die Entgiftung bestimmter Substanzen zu beziehen.

In Plasmazellen läßt sich zeigen, daß größere Bereiche des granulären ER unterschiedliche Proteine synthetisieren. Es gibt also offenbar Regionen des ER, die auf die Synthese ganz bestimmter Proteine spezialisiert sind.

Fragmentierung und Vesikulierung der Zisternen des ER (sog. „Zisternenkollaps") wird bei schwersten Zellschädigungen kurz vor dem Zelltod beobachtet. Im Zuge degenerativer Veränderungen können neue Membrankonfigurationen in Form konzentrisch geschichteter, myelinfigurenartiger „Lamellenkörper" (sog. „finger print degeneration") in Erscheinung treten.

Literatur

BIELKA, H.: Endoplasmatisches Retikulum. In: H. BIELKA (Hg.): Molekulare Biologie der Zelle. 2. Aufl. Fischer Stuttgart 1973

FAWCETT, D. W., and S. ITO: Observations on the cytoplasmatic membranes of testicular cells, examined by phase contrast

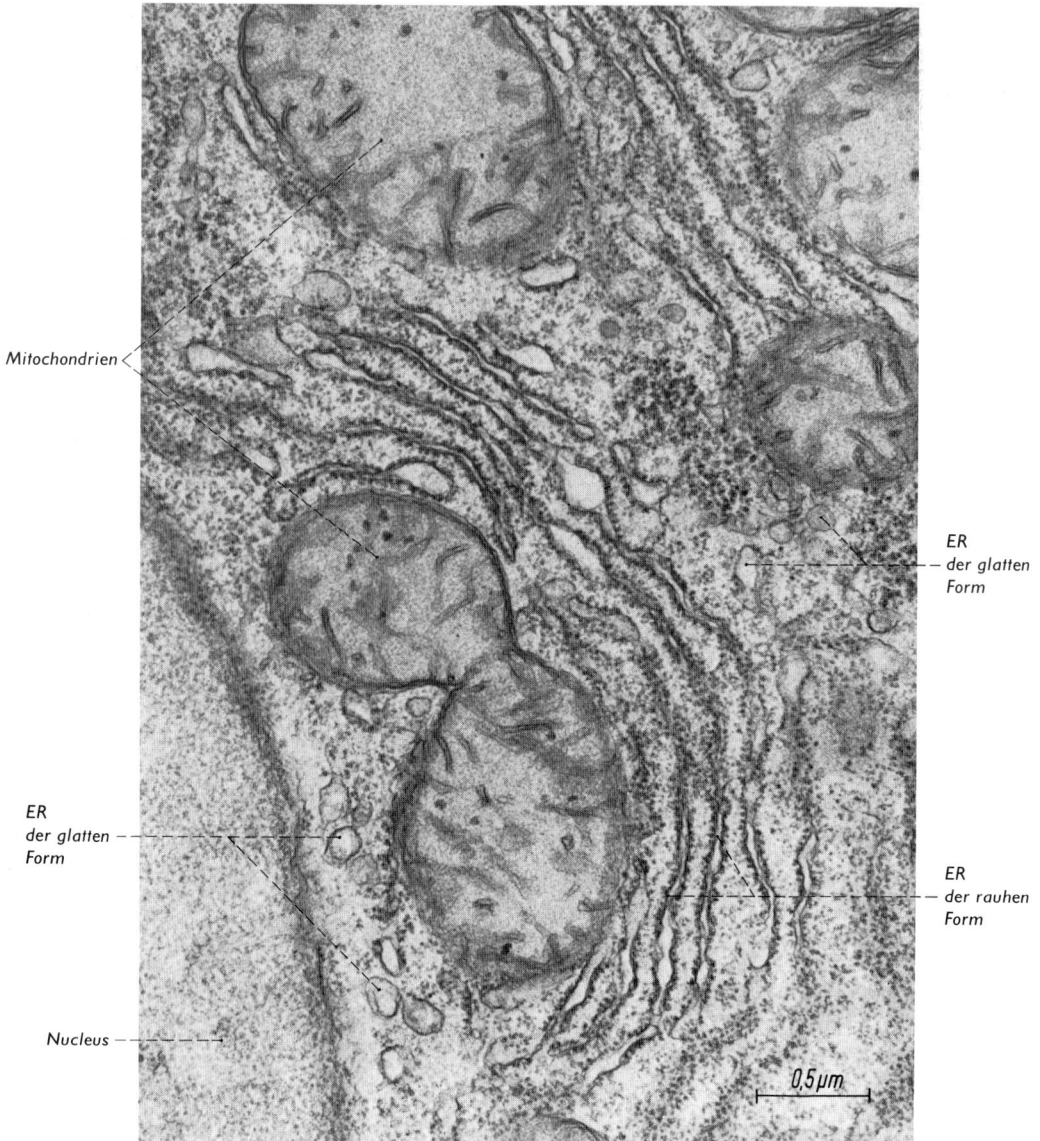

Mitochondrien

ER
der glatten
Form

ER
der glatten
Form

ER
der rauhen
Form

Nucleus

0,5 μm

Abb. 1.4—42. An Membranen des ER gebundene Ribosomen aus einer Leberzelle (Ratte). In der Umgebung der Zisternen des rauhen ER Anschnitte von Tubuli des glatten ER. Elektronenmikroskopische Aufnahme (Original: Prof. Dr. J. C. H. DE MAN, Leiden).

and electron microscopy. J. biophys. biochem. Cytol. 4 (1958) 135—141

HEIDENHAIN, M.: Plasma und Zelle. Eine allgemeine Anatomie der lebenden Masse. 2. Lieferung. Fischer, Jena 1911

NOVIKOFF/HOLTZMAN: Zellen und Organellen. BLV Verlagsgesellschaft, München 1973

PALADE, G. E.: The endoplasmatic reticulum. J. biophys. biochem. Cytol. 2 (Suppl.) (1956) 85—98

PALAY, S. L.: On the appearance of absorbed fat droplets in the nuclear envelope. J. biophys. biochem. Cytol. 7 (1960) 391—392

PORTER, K. R.: The endoplasmatic reticulum: Some current interpretations of its forms and functions. Acad. Press, London 1961

RETZIUS, G.: Muskelfibrille und Sarcoplasma. In: G. RETZIUS: Biol. Untersuchungen, Neue Folge I. Stockholm und Leipzig 1890

VERATTI, E.: Recherche sulla fine struttura della fibra colare striata. Memorie Ist. Lomb. Cl. sci. e nat. 19 (1902) 87—133

WALLACH/KNÜFERMANN: Plasmamembranen. Springer, Berlin 1973

WATSON, M. L.: Further observations on the nuclear envelope of the animal cell. J. biophys. biochem. Cytol. 6 (1959) 146—155

Annulierte Lamellen

Unter *annulierten Lamellen* versteht man einen Bestandteil des Cytoplasma (sehr viel seltener des Karyoplasma), der sich aus einem mehr oder weniger ausgedehnten Stapel parallel orientierter, membranbegrenzter Zisternen zusammensetzt (Abb. 1.4—43 und 1.4—44). Das kennzeichnendste Merkmal dieser Formation ist darin zu sehen, daß die zumeist engen Zisternen — im Gegensatz zum endoplasmatischen Reticulum — in regelmäßigen Abständen von Poren unterbrochen sind, sich also sehr ähnlich wie die Kernhüllen verhalten (vgl. mit Abb. 1.4—68).

Seit ihrer elektronenmikroskopischen Entdekkung im Cytoplasma der Eizelle der Seeigelart *Arbacia* (McCulloch 1952) sind die annulierten Lamellen in den verschiedensten Zellarten wiedergefunden und unter Bezeichnungen wie periodische Lamellen, gefensterte Zisternen, gefensterte Lamellen oder gefensterte Membranen beschrieben worden. Die meisten Fundorte beziehen sich jedoch auf Keimzellen und auf Zellen mit einer hohen Teilungsrate, wie embryonale und neoplastische Zellen, aber auch Epidermis- und andere Epithelzellen.

Die annulierten Lamellen sind nicht nur hinsichtlich ihres Aufbaus weitgehend mit der Kernhülle identisch, sondern offenbar auch in bezug auf ihre Morphogenese an letztere gekoppelt. Das weist auf eine erhebliche Membransyntheseleistung der Kernhülle hin und läßt daran denken, daß die Kernmembran auch an der Neubildung anderer Zellorganellen beteiligt sein könnte.

Da die annulierten Lamellen im Bereich ihrer Terminalsäcke Übergänge zum glatten und rauhen ER aufweisen können (Abb. 1.4—44), ist vermutet worden, daß sie als intermediäre Stadien bzw. strukturelle Vorläufer des endoplasmatischen Reticulum aufzufassen seien. Andere sehen in den annulierten Lamellen an der Kernhülle entstehende spezifisch differenzierte Membranen. Sie sollen am Beginn der Mitose in Strukturinformationen tragende Vesikel zerfallen, aus denen sich im Laufe der Telophase neue Kernhüllen organisieren könnten. Auf diese Weise würde zugleich der Mehrbedarf an Membranmaterial durch die Tochterzellen schon in der Mutterzelle bereitgestellt werden. Danach wäre die Bildung annulierter Lamellen als eine Leistung teilungsbereiter Zellen mit zeitlich vorverlegter Produktion eines erst später benötigten Organells anzusehen. Im Cytoplasma der hochspezialisierten Sertoli-Zellen der Hodenkanälchen dürften den annulierten Lamellen eine spezielle (bisher freilich noch undurchsichtige) Funktion zufallen. Sie treten hier in einer Sonderform, nämlich als konzentrisch geschichtete Membranpakete, in Erscheinung (Abb. 1.4—44).

Literatur

Benzo, C. A.: The annulate lamellae of chick embryo liver cells in organ culture. Anat. Rec. 174 (1973) 399—406

Picheral, B., et R. Folliot: Sur un nouvel élément intracisternal de la structure du pore de l'enveloppe nucléaire et des lamelles annelées. J. Microscopie 12 (1971) 459—462

Wischnitzer, S.: The annulate lamellae of Salamander oocytes. Wilhelm Roux Arch. Entwickl.-Mech. Org. 164 (1970) 279—292

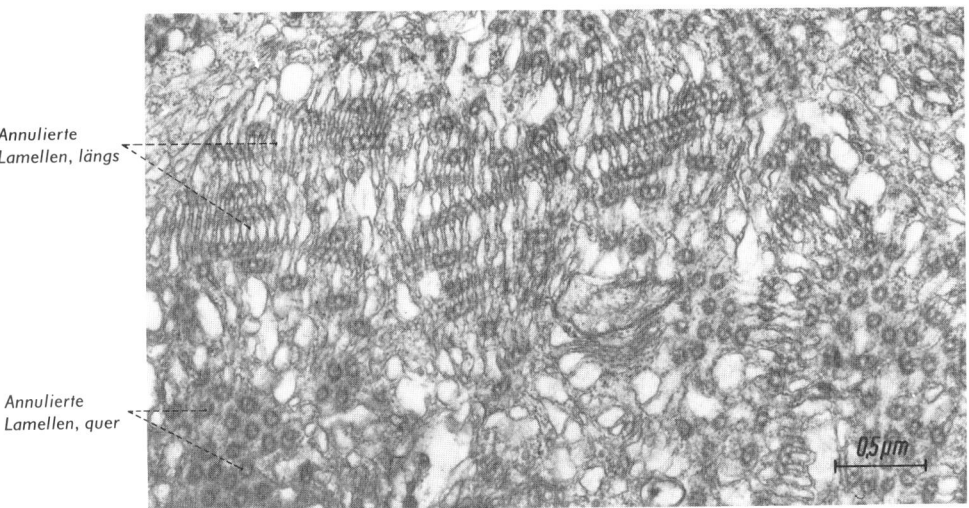

Annulierte Lamellen, längs

Annulierte Lamellen, quer

0,5 μm

Abb. 1.4—43. Stapel annulierter Lamellen aus einer HeLa-Zelle. Elektronenmikroskopische Aufnahme.

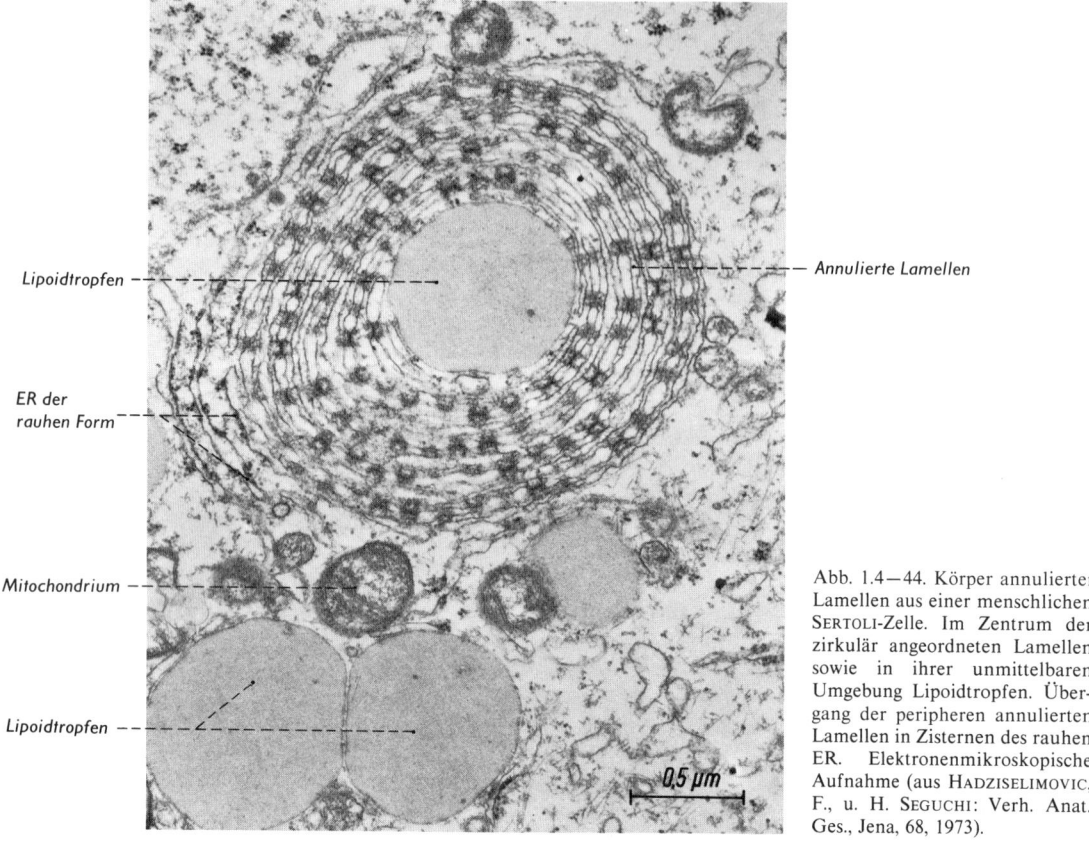

Lipoidtropfen

Annulierte Lamellen

ER der
rauhen Form

Mitochondrium

Lipoidtropfen

0,5 µm

Abb. 1.4—44. Körper annulierter Lamellen aus einer menschlichen SERTOLI-Zelle. Im Zentrum der zirkulär angeordneten Lamellen sowie in ihrer unmittelbaren Umgebung Lipoidtropfen. Übergang der peripheren annulierten Lamellen in Zisternen des rauhen ER. Elektronenmikroskopische Aufnahme (aus HADZISELIMOVIC, F., u. H. SEGUCHI: Verh. Anat. Ges., Jena, 68, 1973).

Ribosomen, Polyribosomen[1]

Schon wenige Jahre nach ihrer Entdeckung wurden kleine, kompakte, im elektronenmikroskopischen Bild verwaschen begrenzte Partikel (Abb. 1.4—42, 1.4—45 und 1.4—46) als ubiquitäre und obligatorische Komponenten des Plasmas *aller* lebenden Organismen erkannt. Diese Partikel, wegen ihres Gehaltes an Ribonucleinsäure Ribosomen genannt, finden sich nicht nur im Cytoplasma, wenngleich dort die überwiegende Mehrheit lokalisiert ist; sie kommen auch im Zellkern und in Mitochondrien vor. Die Ribosomen der Mitochondrien sind etwas kleiner als die des Cytoplasma. Sie sind in Bakterien und Blaualgen ebenso vorhanden wie in den hoch differenzierten Nerven- und Sinneszellen höherer Tiere und des Menschen. Physiologisch sind sie die Reaktionsorte der Proteinbiosynthese.

Die Ribosomen sind annähernd kugelig gestaltet, besitzen *keine* umgebende Membran und haben einen Durchmesser von 100—250 Å (womit sie weit unterhalb der lichtmikroskopischen Sichtbarkeit liegen). Zahl, Anordnung und Verteilung der Partikel hängen weitgehend vom Zelltyp ab. Rasch wachsende Zellen, Zellen mit hoher Teilungsrate (wie embryonale Zellen und Krebszellen) oder großem Eiweißumsatz (wie Leber-, Nerven- und Drüsenzellen) enthalten wesentlich mehr Ribosomen als inaktive Zellen und Zellen mit niedriger Teilungsrate oder geringem Eiweißumsatz. In einem Bakterium (*Escherichia coli*) wurde die Gesamtzahl der Ribosomen auf 10 000 geschätzt, in Zellen eines Hefepilzes (*Schizosaccharomyces pombe*) wurden ca. 500 000, in den Hämoglobin synthetisierenden Reticulocyten rund 100 pro µm³ Cytoplasma (= 0,5% des gesamten Zellvolumens), in Lymphocyten der Ratte weit über 500 000 und in größeren Zellen einige Millionen gezählt.

Ribosomen finden sich einzeln oder bilden zusammenhängende Gruppen *(Polyribosomen, Polysomen oder Ergosomen)*, die entweder frei in der cytoplasmatischen Matrix liegen und ihr im elektronenmikroskopischen Bild eine charakteristische Tüpfelung verleihen (Abb. 1.4—42) oder in Verbin-

---

[1] Herrn Prof. Dr. G.SCHREIBER, University of Melbourne, Parkville, Australien, danke ich für wertvolle Hinweise.

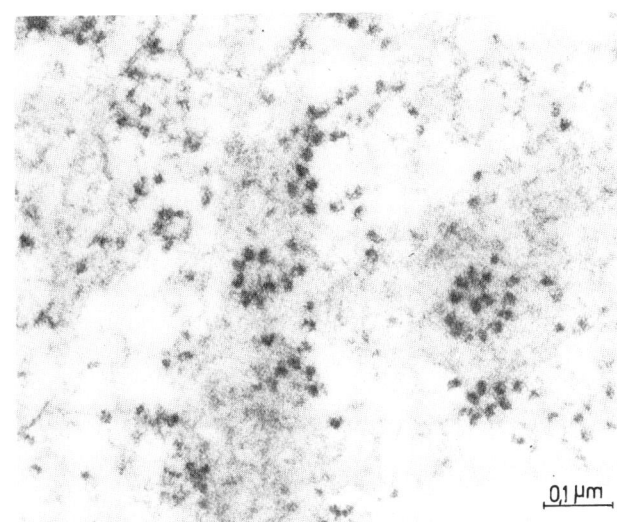

0,1 µm

Abb. 1.4—45. Polyribosomen, teils in Rosetten, teils in Kettenform, aus einem Fibroblasten. Stellenweise ist die Unterteilung der Ribosomen in kleinere und größere Partikel noch wahrnehmbar. Elektronenmikroskopische Aufnahme.

dung mit den Membranen des endoplasmatischen Reticulum (= ER) stehen (Abb. 1.4—42 und 1.4—49). Sind die Membransysteme des ER parallel orientiert und dicht mit Ribosomen besetzt, spricht man von Ergastoplasma (Abb. 1.4—49). Da die Ribonucleinsäuren (= RNS) Kationen und basische Farbstoffe binden, ist die Stärke der Basophilie einer Zelle oder eines Zellbereiches ein *lichtmikroskopischer* Indikator für die Menge von RNS und Ribosomen im Cytoplasma.

Freie Ribosomen lassen sich u. a. aus homogenisierten Bakterien, Hefezellen, Reticulocyten und Leberzellen (Abb. 1.4—42) abzentrifugieren. Membrangebundene Ribosomen lassen sich durch Behandlung mit Desoxycholat oder anderen Detergentien vom endoplasmatischen Reticulum (d. h. in der Regel zumeist aus der Mikrosomenfraktion) ablösen und durch Differentialzentrifugation isolieren. Chemisch bestehen die Ribosomen aus Protein und Ribonucleinsäure und gehören damit zu den Ribonucleoproteiden. Vom Ribosom kann man schrittweise Proteine wegnehmen, wobei ein Kern, ein sog. „Core", der aus RNS und einer Anzahl von Proteinen besteht, zurückbleibt. Solche „Cores" können wieder mit abgespaltenen Proteinen, sog. „Split-proteins", zu funktionell aktiven Ribosomen rekombiniert werden.

Die einzelne Ribosomeneinheit ist aus zwei unterschiedlich gestalteten Untereinheiten zusammengesetzt (Abb. 1.4—45a).

Die zu *Polyribosomen* zusammengefaßten Ribosomen bilden an Hieroglyphen erinnernde Ornamente bzw. rosetten- oder maulbeerförmige Muster (Abb. 1.4—45) und sind durch ein Filament (Durchmesser 10—15 Å) miteinander verbunden,

an dem die einzelnen Partikel wie Perlen an einem Faden aufgereiht sind (Abb. 1.4—45). Auch in Präparaten isolierter Polyribosomen kann eine kettenartige Anordnung gefunden werden, wobei zwischen den einzelnen Ribosomen stellenweise ein Filament in Erscheinung tritt (Abb. 1.4—46).

Die Frage nach der Natur des „Fadens" führt zur Funktion dieser unscheinbaren Körnchen. Es ist ein grundsätzliches Problem, wie die Zelle die ihr eigentümlichen Proteine zu bilden vermag. Vor ca. 20 Jahren waren die Grundprinzipien der molekularen Prozesse der Proteinsynthese durch die Entdeckung erkannt worden, daß die mikrosomale Fraktion eines Zellhomogenates in Anwesenheit einer Energiequelle die Fähigkeit besitzt, radioaktiv markierte Aminosäuren in Protein einzubauen.

An der Synthese der Proteine sind 20 verschiedene Aminosäuren beteiligt. Die Zahl ihrer Verknüpfungsmöglichkeiten ist fast unvorstellbar groß (sie beträgt mehr als $2 \cdot 10^{20}$!). Auswahl- und Bestimmungsprinzip ihres Zusammenbaus ist die *genetische Information*. Sie legt die Reihenfolge fest, in der die Aminosäuren bei der Proteinsynthese aneinandergehängt werden und ist in der Basensequenz der Desoxyribonucleinsäuren (= DNS) des Kernes kodifiziert (s. Interphasekern). Die DNS vermittelt ihre Information durch die ihr komplementär gebildete RNS an das Cytoplasma (= *Transkription*), und zwar 1. als ribosomale *RNS* (= r-RNA)[1], die zusammen mit Protein die Ribosomen aufbaut, 2. als „*transferRNS*" (= t-RNA)[2], die spezifisch ak-

[1]) Aus dem Angelsächsischen für *ribonucleic acid.*
[2]) Diese RNS wird auf Grund ihres niederen Molekulargewichts auch als lösliche (engl. soluble) RNS (= s-RNA) bezeichnet.

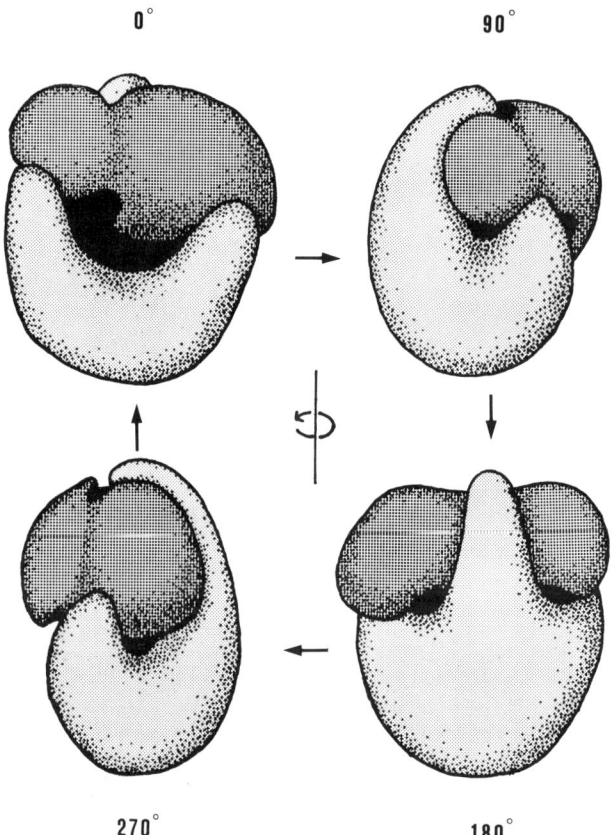

0°   90°

270°   180°

Abb. 1.4—45a. Dreidimensionales Modell des 70 S-Ribosoms (von E. coli). Durch schrittweise Drehung um jeweils 90° gegen den Uhrzeigersinn werden vier Seiten des Modells sichtbar. Die kleinere 30 S-Untereinheit, die einem Embryo ähnelt, besteht aus 21 Proteinen und einem RNS-Molekül (16 S). Die größere, an einen Lehnsessel erinnernde Untereinheit ist aus 34 Proteinen und 2 RNS-Molekülen (5 S und 23 S) zusammengesetzt (nach H. G. Wittmann 1976).

tivierte Aminosäuren bereitstellt, und 3. als *Boten-RNS* (= messenger oder m-RNA), die als „Informationsstrang" — das ist der oben erwähnte „Faden" — in Verbindung mit den Ribosomen tritt und sie zu Polysomen auffädelt. Alle drei Arten von RNS werden zunächst als größere Präkursoren an der DNS gebildet. Aus diesen größeren Präkursoren entstehen dann durch verschiedene Modifikationen (Anfügen chemischer Gruppen, Herausschneiden von Abschnitten des Nucleinsäurestranges und Wiederaneinanderfügen der Enden) die funktionell aktiven, „reifen" RNS-Formen. An den Ribosomen wird nun die Basensequenz der m-RNA innerhalb von Sekunden bis wenigen Minuten in die charakteristische Aminosäurenreihung der Proteine übersetzt (= Translation) (Abb. 1.4—47). Die sich hierbei abspielenden Prozesse lassen sich in die Reaktionsabschnitte Kettenstart, Kettenverlängerung und Kettenabschluß gliedern.

Kurze Stränge mit wenig Ribosomen enthalten ein kurzes m-RNA-Molekül und sind Bildungsort kleinerer Proteine; große Polyribosomen-Komplexe (von u. U. 40 und mehr Ribosomen) werden durch ein langes m-RNA-Molekül miteinander verknüpft und sind das „Fließband" eines relativ

großen Proteins. *Die Ribosomen — vereint mit dem Informationsstrang der Boten-RNS — spielen somit die entscheidende Rolle bei der Synthese von Proteinen für den Eigenstoffwechsel der Zelle und bei der Bildung von Sekreteiweißen.* Recht anschaulich sind die Ribosomen deshalb die „Proteinnähmaschinen" der Zelle genannt worden.

Neuere Untersuchungen betreffen den Mechanismus des intrazellulären Transportes von Proteinen und dessen Zusammenhang mit der posttranslationellen Modifikation von Proteinen. Die zu sezernierenden Eiweiße werden am N-Terminus mit einer speziellen „Erkennungssequenz" synthetisiert, die sehr reich an hydrophoben (lipophilen) Aminosäuren ist. Dadurch wird wahrscheinlich der Kontakt des anfänglich frei im Cytoplasma befindlichen Ribosoms mit der Membran des rauhen ER hergestellt. Beim Durchtritt des in statu nascendi befindlichen Proteins wird die „Erkennungs- (oder auch „Prä-)Sequenz" wieder abgespalten. In manchen sekretorischen Proteinen, z. B. dem Albumin in der Leberzelle und dem Parathormon in der Nebenschilddrüsenzelle, bleiben die nächst folgenden Aminosäuren (= „Pro-Sequenz") bis zur Erreichung des Golgi-Apparates (s. diesen) zunächst er-

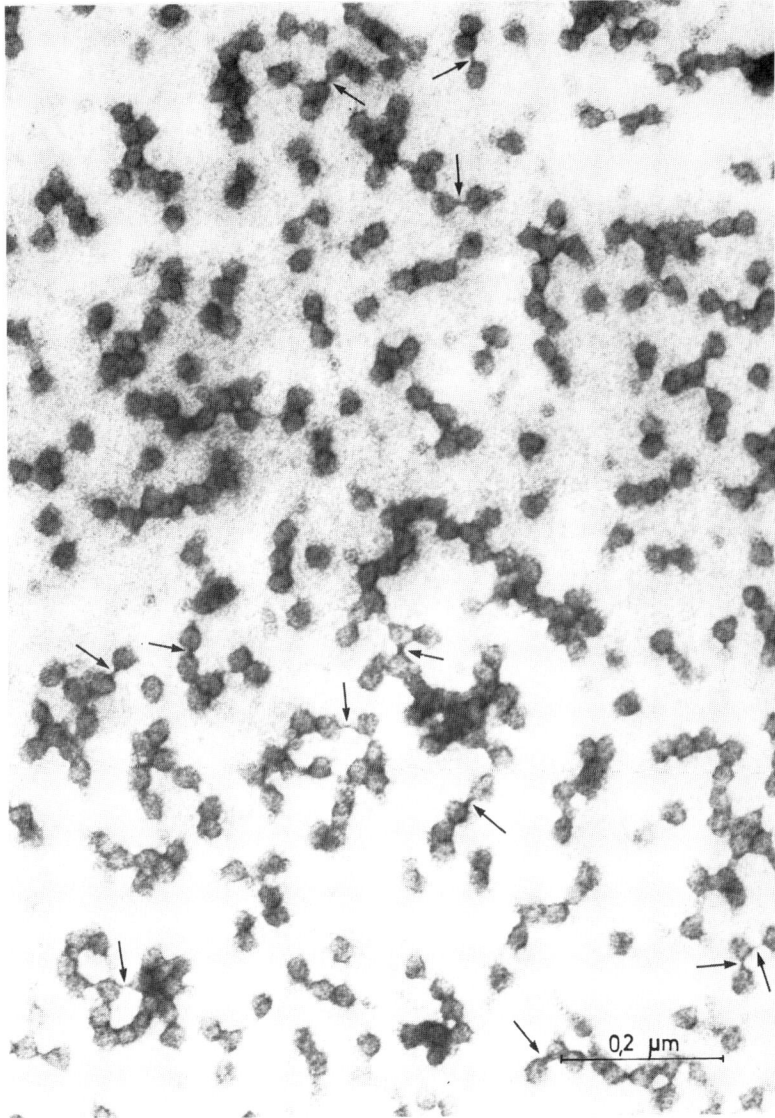

Abb. 1.4−46. Isolierte Polyribosomen aus Leberzellhomogenaten (Ratte). Zwischen den einzelnen Ribosomen erkennt man stellenweise (Pfeile) Verbindungsfäden, bei denen es sich möglicherweise um die Boten-RBS handelt. Elektronenmikroskopische Aufnahme (Original: Prof. Dr. J. C. H. DE MAN, Leiden).

halten. Zwischen Stationen im GOLGI-Apparat und dem endgültigen Verlassen der Zelle erfolgt eine weitere Spaltung: Die „Pro-Sequenz" wird entfernt und das fertige Protein sezerniert (vgl. SCHREIBER u. URBAN 1978, BLOBEL 1979, SCHREIBER 1979).

Die *einzeln* im Cytoplasma liegenden Ribosomen sind inaktiv. Sie funktionieren erst, wenn sie durch die aus dem Kern ausgeschleuste Boten-RNS „programmiert" worden sind. Bei diesem Vorgang muß das Ribosom seine Information von dem m-RNA-Faden „ablesen".

Die Herkunft der Ribosomen hängt eng mit den Problemen der RNS-Synthese und mit den Kern-Cytoplasma-Beziehungen zusammen. Viele Befunde sprechen dafür, daß die ribosomale RNS im Nucleolus gebildet wird und aus dem Kernraum in das Cytoplasma gelangt. Wo und wie dort das ribosomale Protein synthetisiert wird, ist noch unklar. Die Kernmembran kann offenbar von relativ großen Gebilden passiert werden, wobei die Kernporen eine Rolle spielen könnten.

93

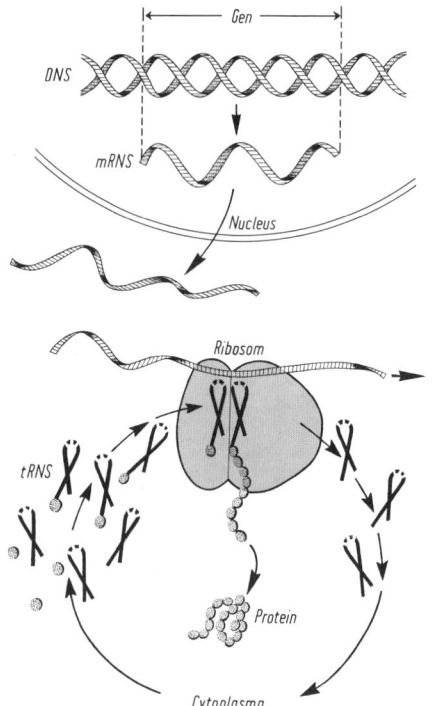

Abb. 1.4—47. Schema zur Proteinbiosynthese (aus SPIRIN/ GAVRILOVA. The Ribosome. Molecular biology, biochemistry, and Biophysics. Vol. IV. Springer, Berlin 1969).

Literatur

AMELUNXEN, F.: Ribosomen. In: HIRSCH / RUSKA / SITTE (Hg.): Grundlagen der Cytologie. Fischer, Stuttgart 1973

BLOBEL, G.: Translocation of proteins across membranes: The signal hypothesis and beyond. In: H. HOLZER and H. TSCHESCHE (Eds.): Biologische Funktionen von Proteinasen. 30. Mosbacher Kolloquium der Ges. f. Biol. Chemie. Springer, Berlin — Heidelberg — New York 1979 (in press)

BRIMACOMBE, R., G. STÖFFLER and H. G. WITTMANN: Ribosome structure. Ann. Rev. Biochem. 47 (1978) 217—249

HUXLEY, H. E., and G. ZUBAY: Electron microscope observations on the structure of microsomal particles from „Escherichia coli". J. Mol. Biol. 2 (1960) 10—18

KAUDEWITZ, F.: Molekulare Grundlagen der Vererbung. In: H. METZNER (Hg.): Die Zelle, Struktur und Funktion. Wissenschaftliche Verlagsgesellschaft, Stuttgart 1966

KEYHANI, E., A. CLAUDE, R. E. LECOCQ, and J. E. DUMONT: An electron microscope study of ribosomes and polysomes isolated from sheep thyroid gland J. Microscopie 10 (1971) 269—282

DE MAN, J. C. H. und N. J. A. NOORDUYN: Bau und Aspekte der Funktion der Ribosomen. Verh. Anat. Ges. (Jena) 64 (1969) 19—23

DE MAN / NOORDUYN: Ribosomes, properties and function. Handbook of molecular cytology. North Holland Publishing Comp., Amsterdam 1970

PALADE, G. E.: A small particulate component of the cytoplasm. J. biophys. biochem. Cytol. 1 (1955) 59—68

PALADE, G. E., and G. SIEKEVITZ: Liver microsomes. An integrated morphological and biochemical study. J. biophys. biochem. Cytol. 2 (1956) 171—198

SCHREIBER, G.: Die Translation der genetischen Information am Ribosom. Angew. Chem. 83 (1971) 645—658

SCHREIBER, G.: The processing of plasma proteins in the liver. In: H. HOLZER and H. TSCHESCHE (Eds.): Biologische Funktionen von Proteinasen. 30. Mosbacher Kolloquium der Ges. f. Biol. Chemie. Springer, Berlin — Heidelberg — New York 1979 (in press)

SCHREIBER, G., and J. URBAN: The synthesis and secretion of albumin. Res. Physiol. Biochem. Pharmacol. 82 (1978) 28—95

SPIESS, E. und F. AMELUNXEN: Untersuchungen zur Struktur der Ribosomen. Elektronenmikroskopische Analyse CsCl-behandelter 50-S-Untereinheiten von Escherichia coli. Cytobiologie 5 (1972) 190—207

WATSON, J. D.: The involvement of RNA in the synthesis of proteins. Science 140 (1963) 17—26

WITTMANN, H.-G.: Die Eiweißfabriken der Zelle. Aufbau und Arbeitsweise von Ribosomen. In: Generalverwaltung der Max-Planck-Ges. München (Hg.): Max-Planck-Gesellschaft, Jb.1976. Vandenhoeck & Ruprecht, Göttingen 1976

Ergastoplasma

Das Cytoplasma bestimmter Zellarten enthält stark basophile Zonen. Für solche Bereiche sezernierender Drüsenzellen wurde schon Ende des vorigen Jahrhunderts die Bezeichnung *Ergastoplasma* eingeführt.

Lichtmokroskopisch kann diese Zellkomponente in der verschiedensten Weise in Erscheinung treten: Als eine vorzugsweise an der Zellbasis lokalisierte streifige Struktur (z. B. in exokrinen Pankreaszellen, Abb. 1.4—48 und anderen Protein sezernierenden Drüsenzellen), in Form gröberer und feinerer Schollen (z. B. in Leber- und Nervenzellen, bei letzteren unter dem Namen „Tigroid-Substanz" oder „NISSL-Schollen" bekannt) oder auch diffus über den ganzen Zelleib verteilt (z. B. in Plasmazellen und haematopoetischen Stammzellen). Die Ausprägung des Ergastoplasma ist weitgehend vom Zustand der Zelle abhängig. In Drüsenzellen variiert seine Ausbildung mit dem Sekretionsrhythmus, in Leberzellen verschwindet es bei Eiweißmangelernährung oder Vergiftungen, in funktionell überbeanspruchten Nervenzellen wird es in die Zellperipherie verlagert und gelegentlich ganz eingeschmolzen (= *Chromato-* oder *Tigrolyse*). Auch Abtrennung des Neuriten (das ist der lange Fortsatz der Nervenzelle) führt während der sog. retrograden Degeneration zum staubförmigen Zerfall bzw. zur vollständigen Auflösung des Ergastoplasma.

Elektronenmikroskopisch liegt dem lichtmikroskopisch basophilen Ergastoplasma eine recht einheitliche Ultrastruktur zugrunde, nämlich *endoplasmatisches Reticulum der rauhen Form, dessen Zisternen eng geschichtete Stapel bilden* (Abb. 1.4—49). Die meist streng parallel orientierten, dicht mit Ribosomen besetzten Membranen erscheinen mitunter als gekrümmt verlaufende Profile, die (z. B. in Pankreaszellen) die Zellkontur nachzeichnen können. Die Basophilie des Ergastoplasma ist an den Ribosomenreichtum dieses Zellbestandteils gebunden.

Von einigen Autoren wird vorgeschlagen, ein „organisiertes" von einem „unorganisierten" Ergastoplasma zu unterscheiden. Ersteres, auch retikulä-

rer Typ genannt, ist dadurch gekennzeichnet, daß in ihm Ribosomen und endoplasmatisches Reticulum in einem morphologisch eindeutigen und offenbar auch funktionell bedeutsamen Zusammenhang stehen (Abb. 1.4—49a und b). Demgegenüber besteht das unorganisierte Ergastoplasma aus Riboso-

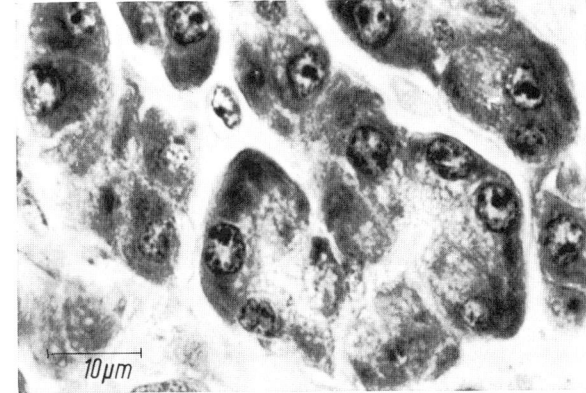

Abb. 1.4—48. Ergastoplasma (exokrine Pankreaszellen, Maus). Beachte die in der Schwarzweiß-Aufnahme dunklen ergastoplasmatischen Zonen an der Basis der Drüsenzellen, deren apikale Pole durch Herauslösung der Zymogen-Granula schaumig wirken. Lichtmikroskopische Aufnahme (Original: Prof. Dr. F. HAMMERSEN, Freiburg / München).

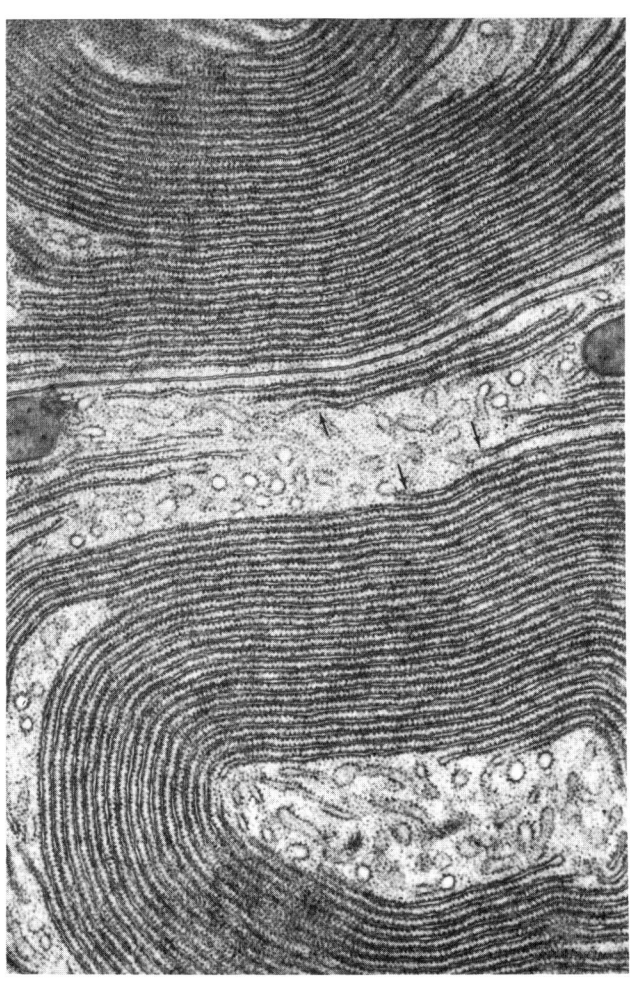

Abb. 1.4—49a. Konzentrische Systeme dichtgepackter Zisternen des rauhen ER in zwei benachbarten Pankreas-Acinuszellen (Fledermaus). Die Zellgrenze verläuft gerade oberhalb des am linken Bildrand liegenden Mitochondriums nach rechts. Die äußeren Zellmembranen unterscheiden sich bei dieser Vergrößerung von den Membranen des granulären ER vor allem durch den fehlenden Ribosomenbesatz. Übergänge der Zisternen des rauhen ER in tubuläre Anteile des Reticulum sind durch Pfeile markiert. Elektronenmikroskopische Aufnahme (aus FAWCETT 1973).

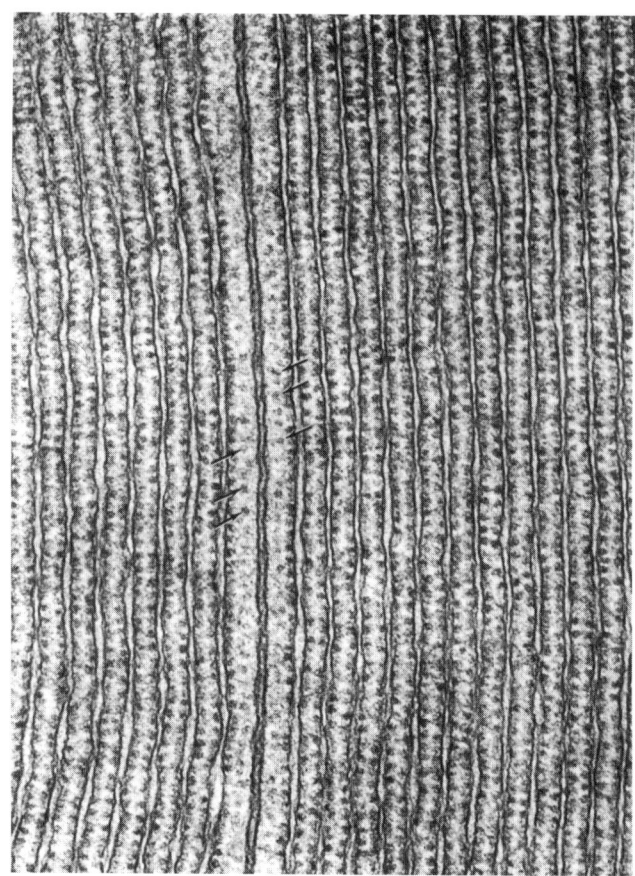

Abb. 1.4—49b. Dichtgepackte Zisternen des rauhen ER (Ergastoplasma) bei höherer Auflösung (Pankreas-Acinuszellen, Fledermaus). Bei dieser Vergrößerung sind die äußeren Zellmembranen etwas dicker als die Membranen des ER. Das Plasmalemm besitzt keinen Ribosomenbesatz, obgleich im angrenzenden Cytoplasma zahlreiche freie Ribosomen vorhanden sind (Pfeile). Elektronenmikroskopische Aufnahme (aus Fawcett 1973).

men und Polyribosomen, die ohne Bindung an Membransysteme frei in der cytoplasmatischen Matrix verteilt sind.

Das organisierte Ergastoplasma dient der Speicherung und dem Transport der an den Ribosomen synthetisierten Proteine, die *nicht für den zelleigenen Gebrauch* bestimmt sind. Die enge Verbindung seiner Membranen mit Ribosomen ist offenbar nur dann erforderlich, wenn das Produkt der Proteinsynthese *als Sekret* aus der Zelle abgegeben wird. Die Membranen des Ergastoplasma separieren also die Sekretvorstufen vom Grundcytoplasma und begrenzen Transportwege. In Reticulocyten, an deren Polyribosomen der Proteinanteil des in der Zelle verbleibenden Hämoglobin synthetisiert wird, sind die ribosomalen Strukturen nicht an Membranen des endoplasmatischen Reticulum gebunden. In diesen Zellen liegt demnach Ergastoplasma der unorganisierten Form vor.

Grundsätzlich umfaßt der Vorgang der *Sekretion* (Abb. 1.4—50), in dessen Ablauf das Ergastoplasma eine entscheidende Rolle spielt, drei Teilschritte: 1. *Aufnahme* der „Rohstoffe" (Aminosäuren) durch die Zelle, 2. die *Synthese* und 3. die *Abgabe* bzw. *Ausschleusung* des Sekretes. Das Schicksal bestimmter Proteine kann heute durch eine Kombination aus elektronenmikroskopischen Untersuchungen, biochemischen Analysen isolierter Zellorganellen und autoradiographischen Studien verfolgt werden. In exokrinen Pankreaszellen werden die Aminosäuren durch das Plasmalemm an der Zellbasis aufgenommen und innerhalb weniger Minuten in den Ribosomen zu Proteinen „zusammengenäht". Die so synthetisierten Produkte werden aus den Ribosomen in die Zisternen des Ergastoplasma überführt, in denen granuläre oder kristalline Verdichtungen auftreten können. Die Natur dieses *geformten* intrazisternalen Materials ist noch nicht geklärt, sicher ist nur, daß Sekretprodukte innerhalb der Zisternen in einem *amorphen* Zustand nachgewiesen werden können. In den weiteren Ablauf wird der Golgi-Apparat einbezogen, in dessen Vakuolen die Ausreifung des Sekretes erfolgt, da schließlich in Form der sog. Zymogen-Granula auch lichtmikroskopisch am apikalen Zellpol sichtbar wird (Abb. 1.4—50). Die Übertragung des Sekrets aus dem Ergastoplasma in Räume des Golgi-Apparates könnte über Röhrchen des glatten endoplasmati-

Elektronenmikroskopische Dimension

Lichtmikroskopische Dimension

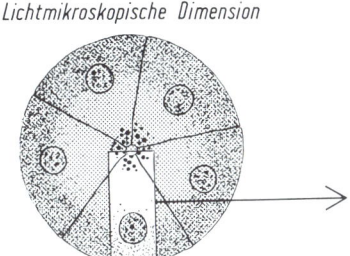

Abb. 1.4—50. Proteinsezernierende Drüsenzellen (Pankreas) in licht- und elektronenmikroskopischer Dimension (Schema). Die roten Pfeile unten symbolisieren die Permeation der Rohstoffe (Aminosäuren), die an Ribosomen zu Protein synthetisiert werden. Nach seiner Einschleusung in Zisternen des Ergastoplasma gelangt das Sekreteiweiß entweder über Anteile des glatten endoplasmatischen Reticulum oder mit Hilfe von Transportvesikeln in GOLGI-Vakuolen, in denen es kondensiert und komplettiert wird. Mit der Wanderung der Vakuolen zum apikalen Zellpol reift das Sekret zu den sog. „Zymogen-Granula", die lichtmikroskopische Abmessungen erreichen. Schließlich erfolgt die Ausschleusung der Sekretkörnchen in die Lichtung des Drüsenendstük-kes. Die (hypothetischen) Wege des Sekretes sind durch rote Pfeile markiert.

schen Reticulum oder durch abgeschnürte Transportbläschen erfolgen. Bei der exocytotischen Ausschleusung des Sekretes in die Lichtung des Drüsenendstückes verschmilzt die Membran, die das Zymogen-Granulum umgibt, mit dem Plasmalemm (Abb. 1.4—50).

Literatur

BIELKA, H.: Endoplasmatisches Retikulum. In: H. BIELKA (Hg.): Molekulare Biologie der Zelle 2. Aufl. Fischer, Stuttgart 1973

FAWCETT, D. W.: Atlas zur Elektronenmikroskopie der Zelle (Studienausgabe). Urban & Schwarzenberg, München 1973

GARNIER, Ch.: Contribution à l'étude de la structure et du fonctionnement des cellules glandulaires séreuses. Du rôle de l'ergastoplasma dans la sécrétion. Thesis, Fac. méd. Nancy 1899

WARTENBERG, H.: Die Eizellen. In: HIRSCH/RUSKA/SITTE (Hgg.): Grundlagen der Cytologie. Fischer, Stuttgart 1973

Golgi-Apparat

Nach der Beschreibung charakteristischer gerüstoder netzartiger argyrophiler Strukturen im Cytoplasma von Nervenzellen durch CAMILLO GOLGI (1898) als „*apparato reticulare interno*" haben sich die Bezeichnungen GOLGI-Apparat, GOLGI-Substanz oder GOLGI-Komplex für diesen Bestandteil der Zelle eingebürgert (Abb. 1.4—51). Lichtmikroskopisch war die reale Existenz des GOLGI-Apparates (= G. A.) lange umstritten, obgleich es schon wenige Jahre nach seiner Entdeckung gelungen war, ihn auch mit einer anderen Methode, der sog. Osmierung, aufzufinden.

In verschiedenen Zellen läßt sich nach längerer Osmiumsäure-Einwirkung am G. A. ein tiefschwarz gefärbtes osmiophiles GOLGI-*Externum* von einem ungefärbten osmiophoben GOLGI-*Internum* unterscheiden. Nur in bestimmten Arten *lebender* pflanzlicher und tierischer Zellen kann man den G. A. bei Beobachtung im Phasenkontrast oder im Dunkelfeld erkennen.

Oft breitet sich der G. A. perinucleär aus, in Pflanzenzellen ist er unregelmäßiger im Cytoplasma verteilt. Häufig besteht eine enge Lagebeziehung zum Centriol (Abb. 1.4—33). Auffallend reich ist der G. A. in Nerven- und Drüsenzellen entwickelt (Abb. 1.4—51). Während des Arbeitszyklus der exokrinen Pankreaszelle hat er schon lichtmikroskopisch in jeder Funktionsphase ein charakteristisches Aussehen.

Zur Aufrechterhaltung des G. A. ist das Vorhandensein des Zellkerns unbedingt erforderlich. Nach künstlicher Enucleation werden die GOLGI-Felder der betroffenen Zelle kleiner und sind schließlich nicht mehr nachweisbar. Bei einer daraufhin untersuchten Amöbenart dauert es einige Stunden, bis sich der G. A. nach Renucleation wieder ausgebildet hat. In Becherzellen des Dickdarms soll die Er-

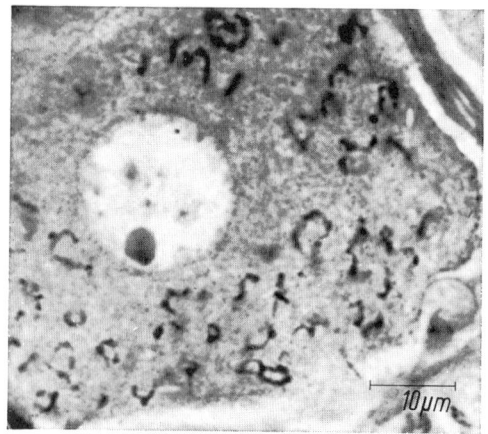

Abb. 1.4—51. GOLGI-Apparat einer Nervenzelle (Spinalganglion, Hund). Methode: Osmierung nach KOLLATSCHEW. Lichtmikroskopische Aufnahme (Original: Prof. Dr. F. HAMMERSEN, Freiburg / München).

neuerung des gesamten G. A. demgegenüber nur 20—40 Minuten dauern, und für den Ersatz einzelner Sacculi sollen sogar nur 2—4 Minuten erforderlich sein.

Durch elektronenmikroskopische Untersuchungen konnte gesichert werden, daß der G. A. in allen kernhaltigen pflanzlichen und tierischen Zellen mit normaler Organellenausstattung vorhanden ist. Er bildet Komplexe ca. 60—75 Å dicker Membranen. Seine Grundeinheit ist ein *Dictyosom* oder GOLGI-Feld genannter Stapel von 3—7 dicht beieinander liegenden, gestreckt oder leicht gekrümmt verlaufenden glatten (d. h. ribosomenfreien) Membranen. Sie begrenzen spaltenförmig enge, an ihren Enden meist etwas erweiterte Räume (Abb. 1.4—52a). Nur ausnahmsweise besteht ein Dictyosom aus weniger als 2 oder mehr als 20 derartiger Räume, die als *Sacculi* bezeichnet werden, um sie von den ähnlich gestalteten Bestandteilen des endoplasmatischen Reticulum, den Zisternen, auch terminologisch abzugrenzen. In Annäherung ist diese Formation einem Stoß aufeinandergesetzter Teller oder flacher Schüsseln vergleichbar. Zwischen den Membranen benachbarter Sacculi lassen sich Querbrücken nachweisen, die der Aufrechterhaltung der charakteristischen räumlichen Verhältnisse innerhalb des Organells dienen sollen. Die Randpartien der

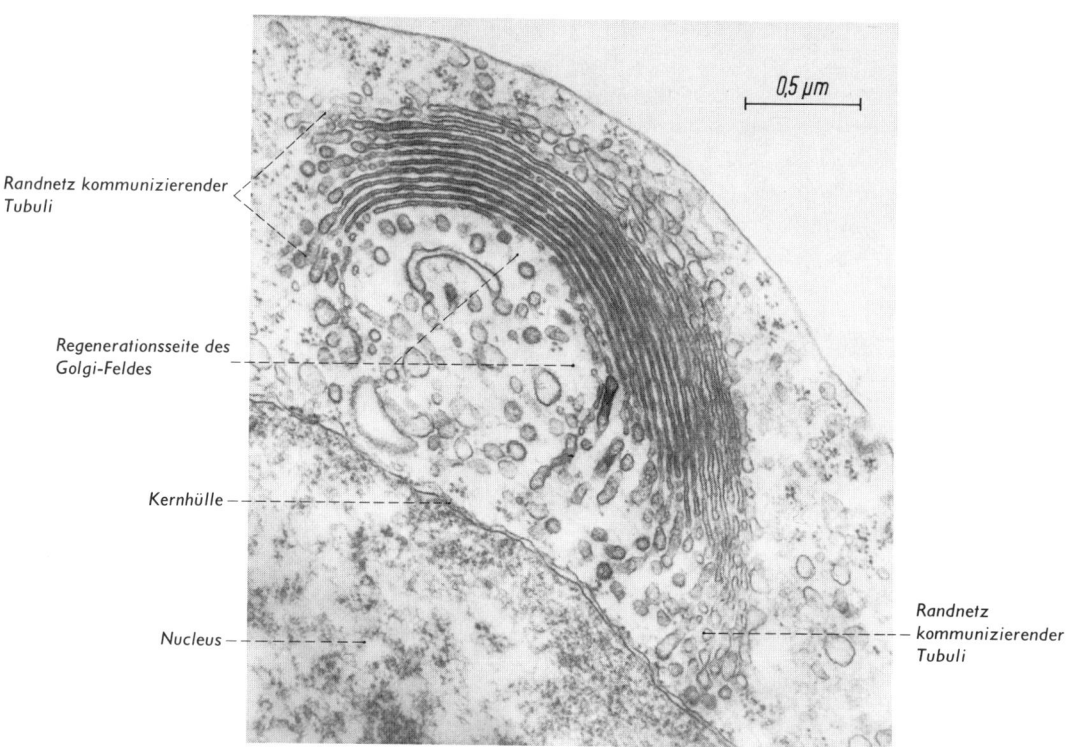

Abb. 1.4—52a. GOLGI-Feld aus einer Präspermatide *(Eisenia foetida)* (Original: Frau Prof. Dr. CH. STANG-VOSS, Freiburg / Köln).

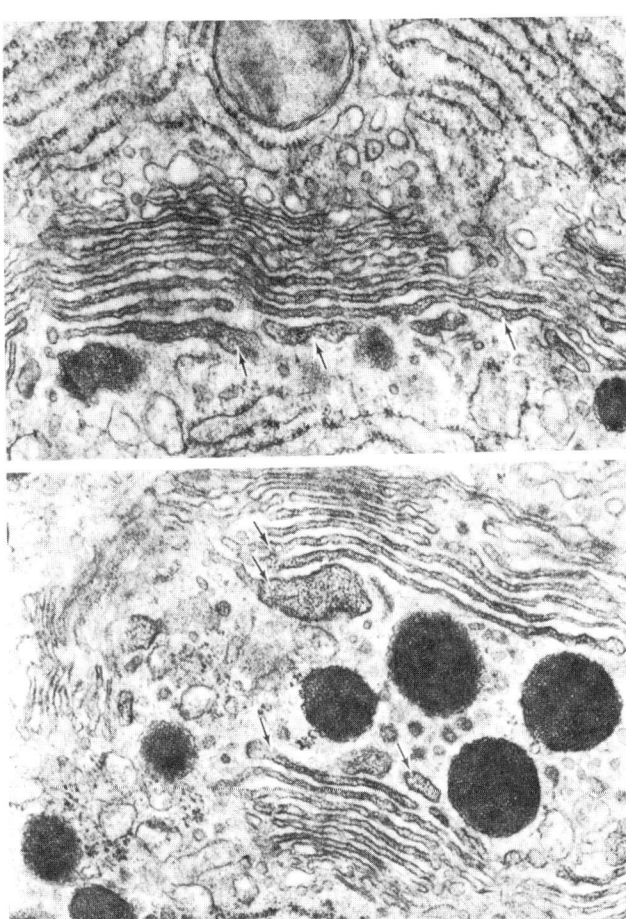

Abb. 1.4—52b. GOLGI-Felder aus BRUNNER-schen Drüsenzellen (Maus). Beachte die polare Differenzierung der Sacculi. Gegen das Innere des GOLGI-Feldes sind die Sacculi weiter und enthalten ein flockiges Material (s. Pfeile) von ähnlicher Dichte und Beschaffenheit wie das der neugebildeten Sekretgranula. Elektronen-mikroskopische Aufnahme (aus FAWCETT 1973).

Sacculi gehen in ein System netzartig kommunizierender Tubuli über. Wegen der mehr oder weniger gekrümmten Form des Membranpakets (Abb. 1.4—52a) können eine konvexe und eine konkave Seite unterschieden werden. Der Durchmesser eines GOLGI-Feldes liegt bei 1 μm. Die Gesamtheit aller GOLGI-Felder einer Zelle bildet den GOLGI-Apparat.

Die Membranen des G. A. sind quer durch den Stapel hindurch so differenziert, daß sie auf der einen (oft der konkaven) Seite des Dictyosoms denen des ER und der Kernhülle ähnlich sind, während sie auf der anderen (oft der konvexen) Seite mehr der Zellmembran gleichen. Diese Polarität weist darauf hin, daß die Membranen innerhalb eines GOLGI-Feldes eine Transformation erfahren. Das Organell wird in diesem Zusammenhang auch als „Einwegventil" gedeutet innerhalb eines Systems, das aus den Gliedern Kernhülle → endoplasmatisches Reticulum → Vesikel → GOLGI-Apparat → Vesikel → Zellmembran besteht. Ein Membranfluß vom ER über Vesikel zum Dictyosom mit

einem gerichteten Stofftransport, der durch Markierung mit Isotopen gekennzeichnet und verfolgt werden konnte, ist erwiesen.

Ebenfalls Ausdruck der Polarität eines GOLGI-Feldes ist es, daß in bestimmten Zellen auf der einen Seite — der sog. Sekretionsseite — des Membranstapels bevorzugt GOLGI-Vesikel entstehen, während an der anderen Seite — Regenerationsseite genannt — noch unvollständig ausgebildete Sacculi in engem Kontakt zu Zisternen des ER liegen. In der Regel sind die Sacculi der Regenerationsseite weiter als die der Sekretionsseite (Abb. 1.4—52b). Beide Bereiche eines GOLGI-Feldes unterscheiden sich auch hinsichtlich ihrer Enzymausstattung. An der Sekretionsseite der GOLGI-Felder treten vielfach größere, Sekretionsstoffe enthaltende Bläschen auf, die von den Randbezirken der Sacculi, im Bereich des tubulären Netzwerkes und / oder durch Abrundung ganzer Sacculi entstehen.

Der G. A. konnte erst in jüngerer Zeit (z. B. aus Pflanzenzellen, Nebenhoden- und Leberzellhomogenaten) durch Fraktionierung von anderen aus

Membranen bestehenden Zellorganellen abgetrennt und biochemisch analysiert werden. Übereinstimmend wurden saure Phosphatase und in vielen Fällen auch Thiamin-Phosphatase nachgewiesen. Zunächst bereitete es erhebliche Schwierigkeiten, das charakteristische Membranmaterial mit ausreichender Sicherheit zu isolieren und anzureichern.

Die wesentlichen Funktionen des G. A. werden heute in der *Synthese*, der *Kondensation* und der *Formung* von (stofflich je nach Zelltyp recht unterschiedlichen) *Sekretprodukten* sowie in der *Bildung* und *Transformation* von *Membranmaterial* (G. A. als „*Membrandepot*") einschließlich des Plasmalemm und seiner Deckschichten und einschließlich des Acrosom der Spermatiden (Abb. 1.4—52a) gesehen. Hinzu kommt, daß der G. A. auch im Zusammenhang mit der *Lysosomenbildung* eine wichtige Rolle spielt, da sich die Enzymvakuolen (= primäre Lysosomen) als eine bestimmte Art von GOLGI-Vesikeln erwiesen haben.

Am Beispiel einer sekretorisch aktiven Zelle (BRUNNERsche Drüse), die ein glykoproteinreiches Sekret produziert, soll das Wirken des GOLGI-Apparates verfolgt werden. Die Funkton des GOLGI-Komplexes wurde hier durch kombinierte elektronenmikroskopisch-autoradiographische Untersuchungen näher analysiert. Die elektronenmikroskopische Autoradiographie ermöglicht es, radioaktiv markierte Substanzen — z. B. die Aminosäure ^{3}H-Leucin — auf ihrem Weg durch die Zelle zu verfolgen und zu verschiedenen Versuchszeiten bestimmten Zellkomponenten zuzuordnen. Nach ihrer ribosomal-ergastoplasmatischen Synthese gelangen in der BRUNNERschen Drüsenzelle die neu gebildeten Proteine in das GOLGI-Feld, wo sie durch Wasserentzug kondensiert und mit Kohlenhydraten gekoppelt werden. Da unmittelbare Verbindungen zwischen Ergastoplasma und GOLGI-Apparat umstritten sind, könnte die Weitergabe der Sekretproteine von diesem zu jenem Partialraum der Zelle durch Transport-Vesikel erfolgen. Tatsächlich finden sich gerade an den in unmittelbarer Nähe eines GOLGI-Feldes liegenden Ergastoplasma-Membranen vermehrt knospenartige Aussackungen (sog. *buds*), die sich offenbar unter Einschließung ihres Inhalts abschnüren und als Bläschen in Richtung

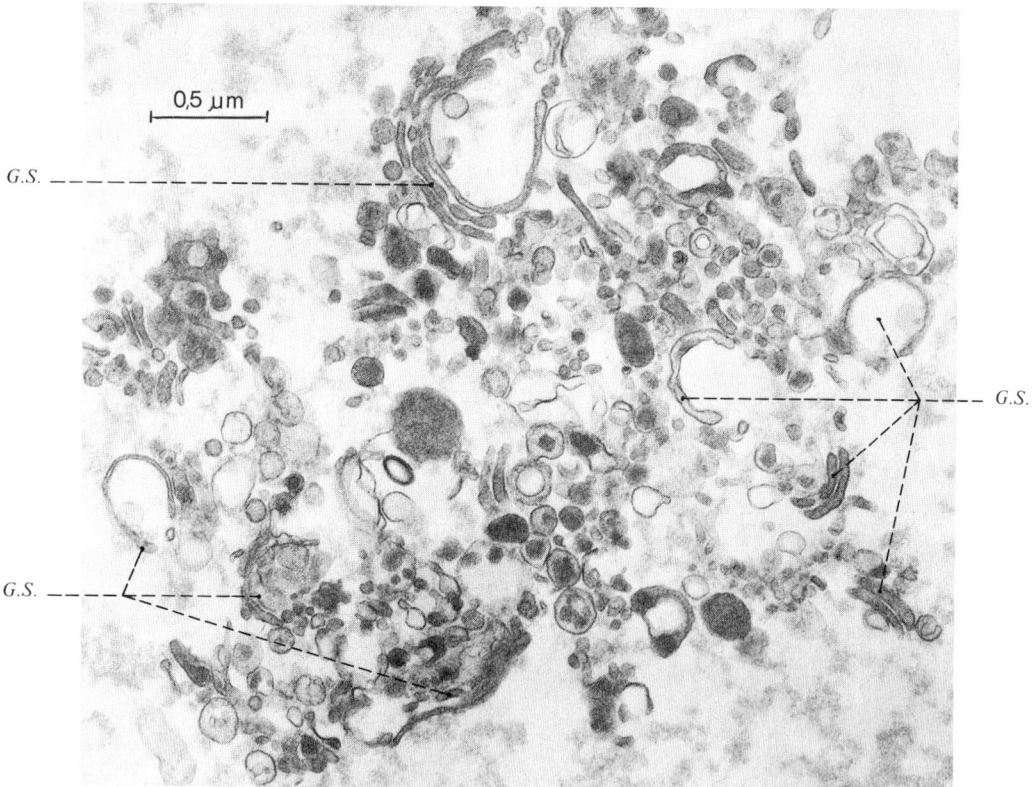

Abb. 1.4—53. GOLGI-Fraktion aus dem Ultrazentrifugat zerkleinerter Rattenleberzellen. Elektronenmikroskopische Aufnahme. G.S. = einzelne bzw. stapelweise zusammenliegende GOLGI-Sacculi.

auf das Dictyosom wandern können. Falls sie in einem nächsten Schritt durch eine Art Umkehrung ihres Entstehungsmechanismus mit den Membranen der GOLGI-Lamellen verschmelzen, wird ihr Inhalt — das neugebildete Protein — in einen GOLGI-Sacculus eingeschleust. Es handelt sich bei den Bläschen in der Umgebung der Dictyosome also sowohl um Transportvesikel als auch um Vesikel mit den spezifischen Funktionen des GOLGI-Apparates. In einer letzten Phase schnüren sich von den Membranen des Dictyosoms Bläschen und Vakuolen mit dem definitiven Sekret ab, wandern an den apikalen Zellpol, wo sie sich öffnen, ihren Inhalt entleeren und zugleich ihre Membran in das Plasmalemm eingliedern.

In diesem Sonderfall, der als Modell für die Wirksamkeit des GOLGI-Apparates in Drüsenzellen (nicht jedoch in anderen Zellarten!) angesehen werden darf, lassen sich die Funktionen dieses Organells wie folgt zusammenfassen: 1. Beteiligung an der Sekretbildung (durch Kondensation der Sekretproteine und Koppelung mit Kohlenhydraten), 2. Trennung des Sekretes vom Grundcytoplasma durch Einschließung in GOLGI-Sacculi, -Vakuolen und -Vesikel und 3. Neubildung des bei der Abgabe der Sekrettröpfchen verlorengehenden bzw. mit dem Plasmalemm fusionierten Membranmaterials und damit Bedeutung für den Membranumsatz der Zelle.

Literatur

DALTON, A. J., and M. D. FELIX: Cytologic and cytochemica characteristics of the GOLGI-substance of epithelial cells of the epididymis — in situ, in homogenates and after isolation. Amer. J. Anat. 94 (1954) 171—187

FRANKE, W. W., J. KARTENBECK, S. KRIEN, W. J. VANDERWOUDE, U. SCHEER, and D. J. MORRÉ: Inter- and intracisternal elements of the GOLGI apparatus. A system of membrane-to-membrane cross-links. Z. Zellforsch. 132 (1972) 365—380

GOLGI, C.: Sur la structure des cellules nerveuses. Arch. Ital. Biol. 30 (1898) 60—71

KOPSCH, FR.: Die Darstellung des Binnennetzes GOLGI in spinalen Ganglienzellen und anderen Körperzellen mittels Osmiumsäure. Sitz.-Ber. Akad. Wiss. Berlin 39 (1902)

MORRÉ, D. J., H. H. MOLLENHAUER, and C. E. BRACKER: Origin and continuity of GOLGI apparatus. In: BEERMANN / REINERT / URSPRUNG (Eds.): Origin and continuity of cell organelles. Springer, Berlin 1971

ROHR, H. P., J. SCHMALBECK und A. FELDHEGE: Elektronenmikroskopisch-autoradiographische Untersuchungen über die Eiweiß-Synthese in der BRUNNERschen Drüse der Maus. Z. Zellforsch. 80 (1967) 183—204

SIEVERS, A.: GOLGI-Apparat. In: HIRSCH / RUSKA / SITTE (Hg.): Grundlagen der Cytologie. Fischer, Stuttgart 1973

WOLFARTH-BOTTERMANN, K. E.: Grundelemente der Zellstruktur. Verh. Ges. dtsch. Naturforsch. u. Ärzte 102 (1963) 77—90

Mitochondrien[1]

1898 entdeckte BENDA im Mittelstück des Spermiums der Maus kleine Körnchen, die er wegen ihrer Tendenz, Ketten zu bilden, *Mitochondrien* oder *Fadenkörner* nannte. Bald darauf wurden im Cytoplasma auch anderer Zellen homogene Fäden und Stäbchen gefunden, die sich färberisch genau wie die von BENDA beschriebenen Gebilde verhielten. Für die Gesamtheit aller Mitochondrien einer Zelle wurde schon vor mehr als 50 Jahren der noch heute gebräuchliche Ausdruck *Chondriom* eingeführt. Die erste (Supra-) Vitalfärbung der Mitochondrien gelang mit dem Farbstoff Janus Grün B. Die Prinzipien ihrer Ultrastruktur wurden vor etwa 25 Jahren durch elektronenmikroskopische Untersuchungen aufgedeckt.

Von einigen wenigen Ausnahmen abgesehen, sind Mitochondrien regelmäßige Bestandteile aller kernhaltigen pflanzlichen und tierischen Zellen. Manche Bakterien enthalten mitochondrienähnliche Strukturen („Membrankörper", „Chondrioide" oder „Mesosomen").

Die *Anzahl* der Mitochondrien ist vom Zelltyp abhängig: Männliche und weibliche Geschlechtszellen, Osteoblasten, Histiocyten, Drüsen-, Nierentubulus- und Leberzellen, quergestreifte Muskelfasern und embryonale Zellen, um nur einige Beispiele zu nennen, besitzen relativ viele; Epidermis-, Endothel-, Mesothel-, glatte Muskelzellen und Leukocyten hingegen weniger; ausgereifte Erythrocyten keine. Funktionstüchtige Leberzellen sollen über 2500 Mitochondrien enthalten, während z. B. in gezüchteten Hühnerherzmyoblasten je nach Alter und Zustand der Kultur lichtmikroskopisch nur 50 bis 80 pro Zelle gezählt wurden. In manchen Fällen sollen auf das Chondriom 15—25% des gesamten Zellvolumens entfallen. Allgemein gilt, daß mit steigendem Energiebedarf einer Zelle auch die Zahl ihrer Mitochondrien zunimmt. — Im Verlauf der Zellteilung machen die Mitochondrien einen charakteristischen Formwandel durch.

In menschlichen Fibroblastenkulturzellen haben Messungen der Gesamtlänge des Chondrioms gezeigt, daß während der Interphase ein kontinuierliches Wachstum der Mitochondrien stattfindet. Während der Zellteilung werden die Mitochondrien zu annähernd gleichen Teilen auf die Tochterzellen verteilt.

Im Schnittpräparat lassen sich die Mitochondrien u. a. mit Säurefuchsin, mit der Eisenalizarin-Kristallviolett-Methode und mit Eisenhaematoxylin lichtmikroskopisch gut darstellen. Nach Anwen-

---

[1] Herrn Prof. Dr. W. VOGELL, Düsseldorf, danke ich für wertvolle Hinweise.

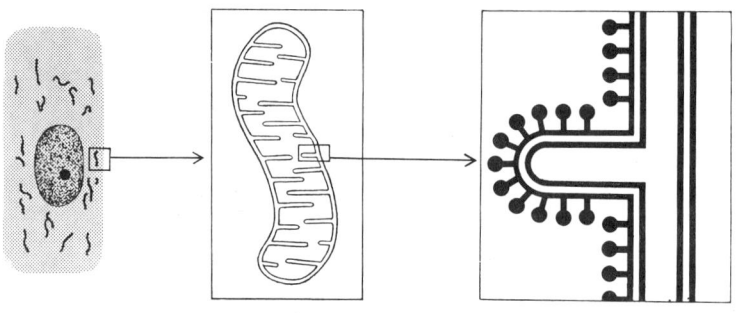

Abb. 1.4—54. Mitochondrien in licht- und elektronenmikroskopischer Dimension (Schema). In der Zeichnung rechts sind die „Elementarpartikel" der Mitochondrien-Innenmembran berücksichtigt.

dung der in histologischen Kursen gebräuchlichen Übersichtsfärbungen, wie Häm.-Eosin, Azan, VAN GIESON, Trichrom nach MASSON, sind sie jedoch nicht zu erkennen (vgl. Abb. 1.4—1). Lichtmikroskopisch erscheinen sie in der fixierten und entsprechend gefärbten Zelle als homogene kugelige Granula, gewundene oder gekrümmte Stäbchen bzw. kompliziertere Ketten, die u. U. eine Länge von mehreren Mikrometern erreichen können (Abb. 1.4—54).

Die Beobachtung *lebender* Zellen im Dunkelfeld oder mit dem Phasenkontrastmikroskop zeigt die Mitochondrien als formveränderliche Gebilde, die sich in dauernder schlängelnder, drehender und kreisender Bewegung befinden. Kleinste, eben noch erkennbare Körperchen können zu größeren Fäden mit Verzweigungen heranwachsen, die zerfallen und gelegentlich auch wieder zu fusionieren vermögen (Abb. 1.4—55). Doch ist zu berücksichtigen,

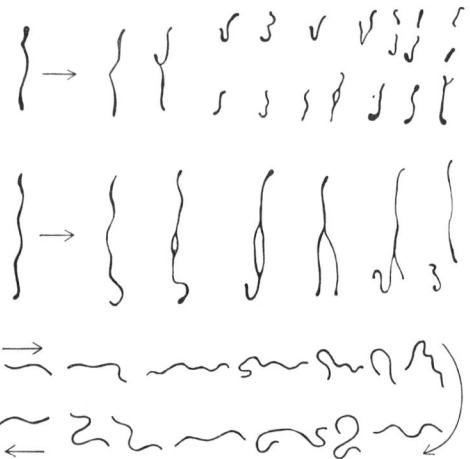

Abb. 1.4—55. Formwandel der Mitochondrien nach Lebendbeobachtungen. Obere und mittlere Reihe: Fibroblasten-Mitochondrien (nach FRÉDÉRIC und CHEVREMONT 1951/52), untere Reihe: Mitochondrien aus einer Blumenblattzelle der Tulpe (nach GUILLIERMOND u. LUNDEGAARD 1922). Beachte die mehrfache Fragmentierung des in der oberen Reihe wiedergegebenen Mitochondrium.

daß das Verhalten von Mitochondrien „in vitro" untersuchter Zellen nicht identisch sein muß mit dem von Zellen in ihrer natürlichen Umgebung. Das schließt nicht aus, daß sich die Mitochondrien einiger Zellarten auch „in situ" aktiv bewegen und umwandeln können. In bestimmten Zellarten (z. B. in Lcukocyten) sind die Mitochondrien ganz sicher frei beweglich und imstande, sich dorthin zu verlagern, wo sie gerade benötigt werden. In anderen Zellen hingegen nehmen sie eine feste Position ein, weil die durch oxidative Phosphorylierung (s. u.) gewonnene Energie vorwiegend an definierten Zellorten erforderlich ist. So sind in quergestreiften Muskelfasern (Abb. 2.5—3), Herzmuskel- und Epithelzellen des Hauptstückes der Nierenkanälchen sowie in den Mittelstücken der Spermien die Mitochondrien ziemlich „ortsfest" in Reihen geordnet (Abb. 1.4—25) und entlang anderer Zellstrukturen, wie Myofilamentbündel oder Einfaltungen der Zellmembran, ausgerichtet.

Elektronenmikroskopisch bestehen die Mitochondrien aus zwei porenlosen Membranen, die ein Binnenmaterial, die Matrix, umschließen. Die glatte äußere Membran umgibt das Organell als *Hüllmembran* vollständig und grenzt es gegen das Grundcytoplasma ab, während sich die innere Membran je nach Mitochondrientyp in Gestalt mehr oder weniger zahlreicher Einfaltungen als *Cristae, Tubuli, Prismen* oder *Sacculi* in den Matrixraum einstülpen (Abb. 1.4—56a).

Der Abstand der beiden Mitochondrienmembranen beträgt in den Bereichen, in denen sie parallel zueinander verlaufen, ca. 60—100 Å. Jedes Mitochondrium besteht aus zwei durch die Mitochondrien-Innenmembran getrennten Kompartimenten oder Partialräumen. Zwischen Außen- und Innenmembran sowie innerhalb der Cristae („intracristal") oder Tubuli befindet sich die äußere Phase, das wenig elektronendichte „*Hüllenkompartiment*" (= äußeres Chondrioplasma), während die innere wäßrige Phase, die meist strukturarme sog. *Mitochondrienmatrix* (= inneres Chondrioplasma), den von der Innenmembran umschlossenen Raum einnimmt. Die Oberfläche der Innenmembran ist stets

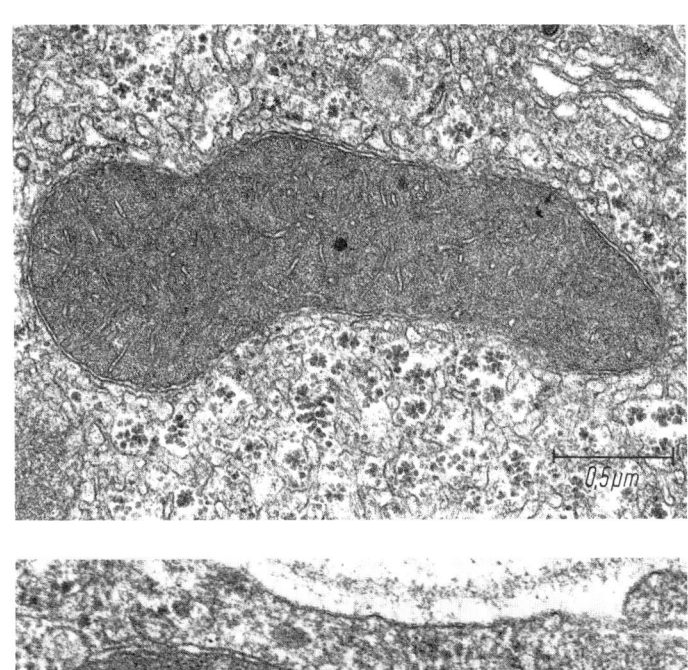

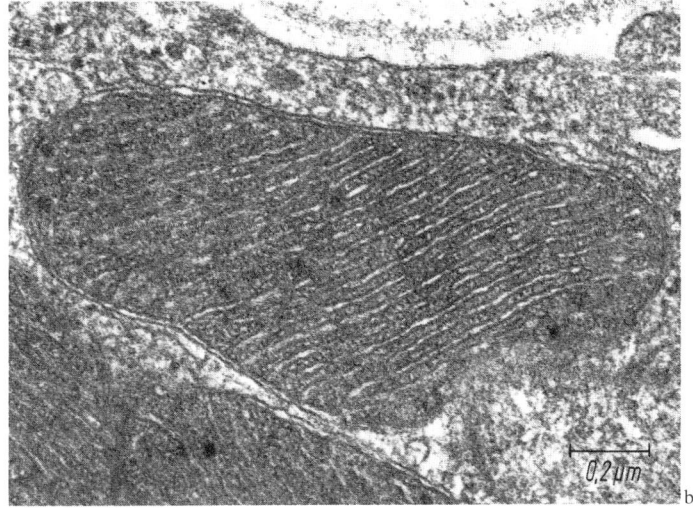

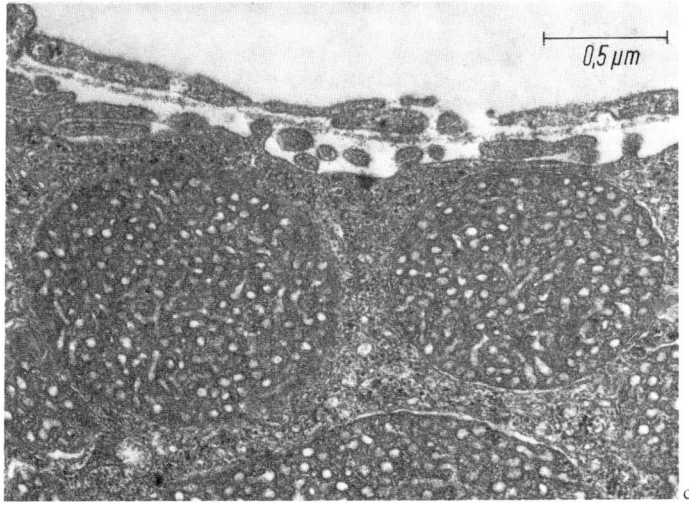

Abb. 1.4—56. Verschiedene Mitochondrientypen im elektronenmikroskopischen Bild. a. Mitochondrium aus einer Leberzelle (Katze). b. Mitochondrium vom Crista-Typ aus einer Belegzelle des Magens (Ratte). c. Mitochondrien vom tubulären Typ aus einer Zelle der Zona fasciculata der Nebennierenrinde (Ratte) (Originale: Prof. Dr. K. H. ANDRES, Bochum).

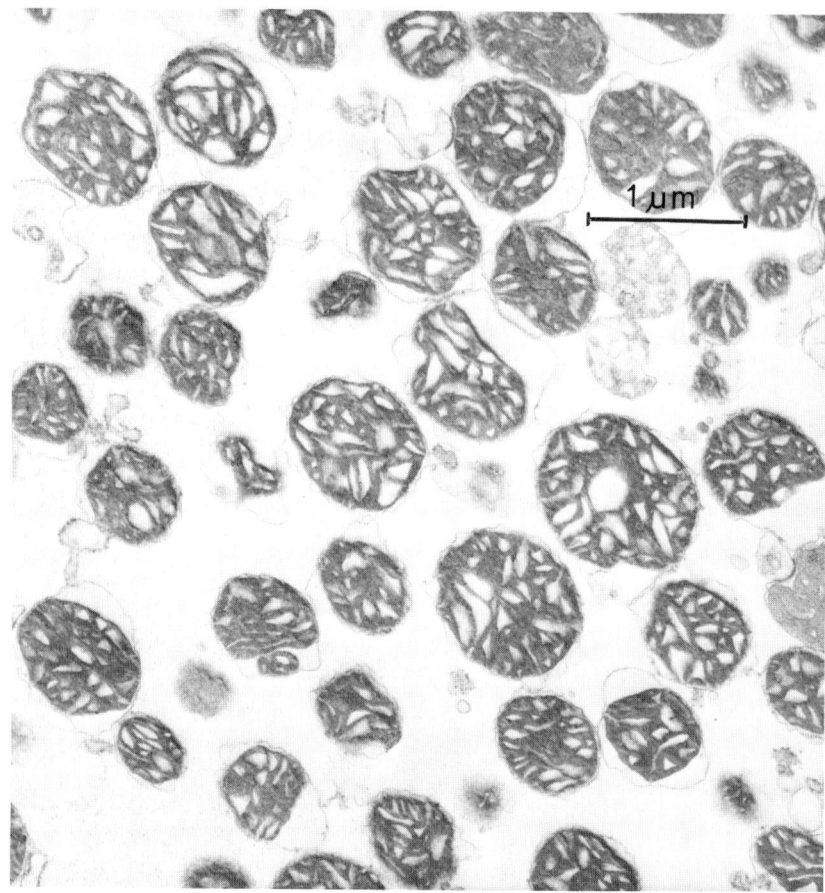

Abb. 1.4—56b. Mitochondrienfraktion aus dem Ultrazentrifugat zerkleinerter Rattenleberzellen. Isolierte Mitochondrien können in zwei unterschiedlichen Konfigurationen in Erscheinung treten: als Mitochondrien des *,,orthodoxen"* und als Mitochondrien des *,,kondensierten"* Typs. Energiereiche Mitochondrien zeigen den orthodoxen Zustand, der identisch ist mit den fixierter Mitochondrien des elektronenmikroskopischen Schnittbildes (vgl. z. B. mit Abb. 1.4—56a—c). Der kondensierte Mitochondrientyp, wie er in dieser Abbildung vorliegt, ist vor allem durch eine erhebliche Reduktion des Matrixvolumens (d. h. des Volumens des äußeren Chondrioplasmas) und einen dementsprechenden Anstieg des Volumens des intracristalen Partialraumes (d. h. des Volumens des Hüllenkompartiments) bei konstantem Gesamtvolumen der Mitochondrien gekennzeichnet (vgl. HAKKENBROCK 1966, 1968; SJÖSTRAND 1978).

erheblich größer als die der Außenmembran. Erreicht wird diese Vergrößerung durch die erwähnten Einstülpungen, ein Prinzip, das die Zelle in vergleichbarer Weise auch an ihrer Oberfläche nutzt.

Es stehen heute Methoden zur Verfügung, die die Trennung der beiden Mitochondrienmembranen (also der Hüllmembran und der sog. Cristamembran) sowie die Isolierung bestimmter Anteile der Matrix ermöglichen. Dies war die Voraussetzung für die Zuordnung der verschiedenen Enzymaktivitäten zu den Membranen und Kompartimenten der Mitochondrien.

Beide Mitochondrienmembranen weisen morphologische und funktionelle Unterschiede auf. Die äußere Membran ist z. B. weitgehend unspezifisch permeabel, während die innere selbst für niedermolekulare Substanzen spezifisch permeabel ist. Nur die innere Membran verfügt über die Fähigkeit zur oxydativen Phosphorylierung. Sie ist Sitz der Atmungskettenkomponenten. Auf ihrer dem inneren Chondrioplasma zugewandten Seite zeigt sie — vor allem nach Negativkontrastierung — einen dichten Besatz gestielter sog. *Elementarpartikel* (Abb. 1.4—54 und 1.4—57), die geordneten Makromolekülkomplexen mit einer typischen Enzymgarnitur entsprechen und der mit dem Elektrontransport gekoppelten oxydativen Phosphorylierung dienen. An den Partikeln werden ein kugeliges Kopfstück, ein ca. 50 Å langes, zylindrisches Stielchen und ein Fußstück, das als Basalplatte Bestandteil der inneren Mitochondrienmembran ist, unterschieden.

Obgleich alle Mitochondrien in diesem Bauplan grundsätzlich übereinstimmen, weisen sie bezüglich ihrer Innenstrukturen beträchtliche Unterschiede auf, die im allgemeinen mehr organspezifisch als artspezifisch sind. Bei allen „Spielarten" jedoch begrenzt eine glatte Außenmembran einen zerklüfteten und gekammerten Innenkörper mit zwei Anteilen: der ausgedehnten, meist regelmäßig gefalteten oder auch nach anderen Formprinzipien gegliederten Innenmembran und der strukturarmen Matrix. Letztere ist in verschiedenen Mitochondrientypen unterschiedlich elektronendicht und kann unregelmäßig verstreute, hinsichtlich ihrer Anzahl variable osmiophile Körner (= „Granula mitochondrialia" oder „intramitochondrialia") eines Durchmessers von 300 bis 600 Å enthalten.

Die Matrix enthält *DNS* (in Form eines ringartigen, geknäulten ca. 20—30 Å dicken und bis 5 μm langen Stranges), RNS-haltige Partikel (diese *Mitoribosomen* sind meist etwas kleiner als die Ribosomen im Cytoplasma, die sog. *Cytoribosomen*), *Lipide*, einzeln liegende oder zu Rosetten geordnete *Glykogenpartikel, Ionen*, vor allem aber *Enzyme*.

Am verbreitetsten sind Mitochondrien vom Crista- und vom Tubulus-Typ. Bei dem einen bildet die Innenmembran kulissenartig hintereinanderstehende Septen, bei dem anderen ist sie in Form enger, mehrfach umeinandergewundener Schläuche in die Matrix eingebettet. Crista- und Tubulus-Mitochondrien kommen nur ausnahmsweise nebeneinander in ein und derselben Zelle vor. Die hochorganisierten Einzeller, allerdings auch die steroidproduzierenden Zellen z. B. des Corpus luteum, der Hodenzwischenzellen und der Nebennierenrinde, besitzen Mitochondrien vom Tubulus-Typ, die meisten Zellen der Metazoen und höherer Pflanzen hingegen Mitochondrien vom Crista-Typ. Seltener sind Formen, deren Innenmembran prismatische Säulchen (z. B. in Astrocyten) oder gestielte Bläschen (z. B. in Nebennierenrindenzellen) bildet.

Das Problem der *Mitochondrien-Vermehrung* steht wegen der zentralen Bedeutung dieser Organellen für den Zellstoffwechsel und wegen der immer wieder geäußerten Vermutung, sie seien Träger plasmatischer Vererbungsfaktoren, seit langem im Brennpunkt des Interesses. Die Beobachtung lebender Zellen (vgl. Abb. 1.4—55) und elektronenmikroskopische Studien haben gezeigt, daß Mitochondrien durch Teilung aus ihresgleichen entstehen können. Das stimmt mit biochemischen und quantitativen Untersuchungen überein, wonach eine Vermehrung des Chondrioms durch Einlagerung neuen Materials in bereits existierende Mito-

chondrien (Wachstum) und ihre nachfolgende Vermehrung durch Teilung erfolgen kann. Bei der Vermehrung der Mitochondrien aus ihresgleichen sind mitochondriale Nucleinsäuren und die Fähigkeit der Mitochondrien zur Proteinsynthese am Aufbau einiger — aber nicht aller dazu benötigten — Proteine beteiligt. Trotz ihrer bis zu einem gewissen Grade vorhandenen genetischen Autonomie und Kontinuität wirken bei der Vermehrung von Mitochondrien aus Mitochondrien Kern-DNS sowie Enzyme und andere Bestandteile des Cytoplasma mit. Ein Teil der Polypeptide, aus denen die mitochondrialen Enzyme bestehen, wird durch Kern-DNS codiert und entsprechend im Cytoplasma synthetisiert.

Da aus Gründen der Energieversorgung der Zelle während des ganzen Zellzyklus das Volumenverhältnis Mitochondrien / Cytoplasma (wie auch experimentell nachgewiesen wurde) annähernd konstant bleiben muß, ist davon auszugehen, daß die Vermehrung der Mitochondrien an den Zellzyklus gekoppelt ist. An synchronisierten Zellen konnte dieser Vorgang sowohl mit elektronenmikroskopisch-morphometrischen als auch biochemischen Methoden untersucht werden. Folgende Ergebnisse zeichnen sich ab: Das Wachstum der Mitochondrien erfolgt kontinuierlich und proportional zum Zellwachstum, also vorwiegend in der Interphase. Für den Zeitpunkt der Mitochondrienteilung liegen

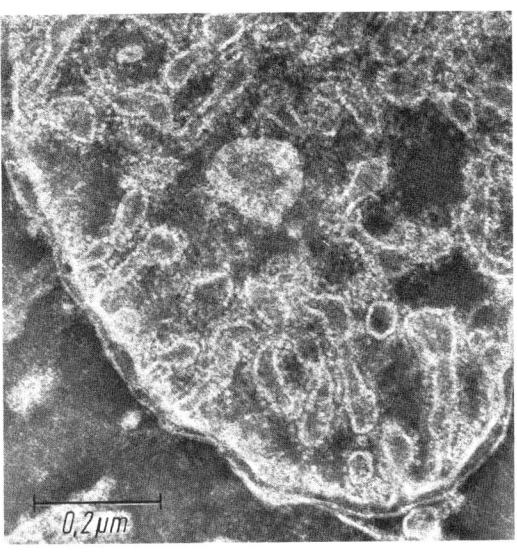

Abb. 1.4—57. Negativkontrastierung isolierter Herzmuskelmitochondrien (Ratte). Isoliertes Mitochondrium mit Innen-Kontrastierung. Beachte den Partikelbesatz nur auf der Matrixseite der Cristae (vgl. mit Abb. 1.4—54 und 1.4—56a). Elektronenmikroskopische Aufnahme (Original: Prof. Dr. W. VOGELL, Düsseldorf).

dagegen noch widersprüchliche Ergebnisse vor: Bei mehreren Zellarten wurde eine synchrone Mitochondrienteilung, zumeist am Ende der S-Phase, beobachtet; in einigen Fällen lassen die Befunde, die vor allem an Gewebekulturzellen erhoben wurden, auch auf eine kontinuierliche Mitochondrienteilung schließen.

Die *Lebensdauer* der Mitochondrien ist unterschiedlich und offenbar abhängig vom Zelltyp und von der Zellbelastung. Die Mitochondrien z. B. der Leberzellen haben einen Turnover von 5 bis 10 Tagen. Der Abbau gealterter Mitochondrien kann in Autolysosomen (s. diese, Abb. 1.4—37) erfolgen, aber auch die Ausstoßung ganzer Mitochondrien aus Zellen (z. B. aus Reticulocyten), in denen sie funktionslos geworden sind, ist erwiesen.

Die Trockensubstanz der Mitochondrien besteht etwa zu 25—30% aus Lipiden und zu 60—70% aus Proteinen. Da auch die sonst nur im Zellkern vorhandene DNS in ihnen — wenn auch in geringer Menge — nachgewiesen werden konnte, sind Mitochondrien Träger genetischer Informationen. Die biochemischen Unterschiede zwischen der DNS des Zellkerns und der der Mitochondrien (sog. extranucleäre oder extrachromosomale DNS) sowie der Nachweis einer mitochondrialen RNS zeigen, daß in den Mitochondrien Proteine synthetisiert werden können.

Das spezifische Gewicht der Mitochondrien ist größer als das des Grundcytoplasma. Deshalb lassen sie sich ohne wesentliche Beschädigung durch Ultrazentrifugierung lebender Zellen sedimentieren (Abb. 1.4—56b). *Alle Mitochondrien enthalten zahlreiche Enzyme, und zwar vor allem solche, die bei der Zellatmung eine Rolle spielen* (Enzyme des Zitronensäure-Zyklus, der Atmungskette und die damit verknüpften Enzyme für die Bildung von energiereichem Adenosintriphosphat = ATP). Auch isolierte Mitochondrien nehmen in vitro O_2 und Phosphat auf und produzieren aus entsprechenden Substraten CO_2, H_2O und ATP. Das Stoffwechselendprodukt der Atmungskette ist H_2O. Aus Substratwasserstoff wird durch die Dehydrogenasen H_2 abgespalten und in der Atmungskette „verbrannt". CO_2 ist u. a. ein Produkt des Zitronensäurezyklus und fällt an, wenn Substrate dieses Zyklus den „in vitro Mitochondrien" angeboten werden (was in der Regel bei den biochemischen Tests der Fall ist). *Die Mitochondrien sind die entscheidenden Organellen der biologischen Oxydation.* In ihnen ist die gesamte Fähigkeit der Zelle konzentriert, mit Sauerstoff zu reagieren. Mitochondrien-Enzyme übertragen die bei der Atmung entstehende Energie auf Adenosindiphosphat (= ADP), wobei durch die sog. oxydative Phosphorylierung energiereiche Phosphatverbindungen (vor allem ATP) entstehen.

Die Mitochondrien dienen also der Umwandlung, Speicherung und Freisetzung von Energie, die für allgemeine und spezielle Funktionen (wie Kontraktion und andere Bewegungsvorgänge, Sekretion, Resorption, aktiver Ionentransport u. dgl.) des betreffenden Zelltyps erforderlich ist.

Darüber hinaus enthalten sie das Enzymsystem für den Endabbau des Kohlenstoffskeletts und die Enzyme des Fettsäurestoffwechsels (vgl. hierzu die Lehrbücher der Biochemie sowie Einzelheiten bei GREEN 1963, KLINGENBERG 1963). Energiereiches ATP benötigt die Zelle z. B. für Eiweißsynthesen, für die Muskelkontraktion oder für die Aufrechterhaltung von Membranpotentialen.

Ohne Zweifel hängen die Beweglichkeit der Mitochondrien und ihre zeitweilige Konzentration an bestimmten Zellorten, z. B. an der Kernmembran oder zwischen Ergastoplasma-Zisternen, mit den Erfordernissen lokaler und temporärer Steigerungen der Energielieferung zusammen. Auch der Reichtum embryonaler Zellen an Mitochondrien und die mehr oder weniger weit fortschreitende Reduktion des Chondrioms während der Zelldifferenzierung finden von hier aus ihre Deutung. Insbesondere im Hinblick auf die Kürze des Weges für ATP vom Ort der Entstehung zum Ort des Verbrauchs ist die Anordnung der Mitochondrien „zweckmäßig bis zum letzten". Dies wird u. a. am Beispiel der „schnellperiodischen" Insektenflugmuskeln evident: Hier finden sich zwischen den Myofibrillen, dicht gepackt in kontinuierlichen Säulen, ungewöhnlich lange Mitochondrien, die durch eine außerordentliche Vergrößerung der inneren Membranfläche gekennzeichnet sind. Die engen räumlichen Beziehungen zwischen den Mitochondrien und den interfibrillären Tracheolen schaffen hier zusätzlich optimale Verhältnisse zwischen dem Sauerstoff transportierenden System und dem oxydativen enzymatischen Apparat. Neben der Größe der Mitochondrien und ihrem Volumenanteil am gesamten Cytoplasma dürfte es vor allem die Organisation des mitochondrialen „Innenkörpers" sein (Fläche und Ordnung des Membranmaterials, Art und Menge der Matrix), die in Korrelation zur Stoffwechselaktivität zu setzen ist. Nach Teilblockade der Atmungsfunktion (z. B. durch Behandlung von Zellen mit Na-Cyanid) kommt es zu einer deutlichen Längenzunahme der einzelnen Mitochondrien. Die Zelle versucht also, nach partieller Blockierung ihrer Atmung diesen Zustand durch eine Vergrößerung ihrer Mitochondrien zu kompensieren.

Ein Teil der in den Mitochondrien lokalisierten Enzyme ist in streng geordneter Folge an die Innenmembran gebunden (wie die Enzyme der Elektronentransportkette und der oxydativen Phosphorylierung), während sich viele andere frei in der mitochondrialen Matrix finden (wie die Enzyme des Zitronensäurezyklus).

Sauerstoffmangel, chemische und physikalische Einwirkungen können deutliche Veränderungen der Mitochondrien wie Aufblähung, Rarefizierung und Fragmentation ihrer Binnenstrukturen zur Folge haben. Erniedrigung bzw. Erhöhung des osmotischen Druckes führt sehr rasch zu Schwellung bzw. Schrumpfung. Substanzen, die an den Mitochondrienmembranen angreifen (Detergentien, Lipoidlösungsmittel, Cyankali) bewirken Abweichungen von der normalen Konfiguration und Permeabilität der Membranen. Das Chondriom reagiert wie ein feiner Indikator früher und empfindlicher auf Zellschädigungen als andere Bestandteile des Cytoplasma.

Die *Symbiontenhypothese*. Eine Eigentümlichkeit, die die Mitochondrien einzig mit den Chloroplasten der Pflanzenzellen teilen, stellt die das Organell umschließende *doppelte* Membran dar. Mit den Plastiden haben die Mitochondrien außerdem noch andere Merkmale gemeinsam, wie die *Verschiedenartigkeit* der *äußeren* und der *inneren Membran*, eine gewisse *genetische Autonomie* sowie — damit in Zusammenhang stehend — eine *eigene DNS* und ein *eigenes Proteinsynthesesystem*, das auffallenderweise mehr dem der Bakterien als dem der höheren Organisationsformen gleicht.

Eine geistvolle Hypothese versucht alle diese Tatbestände damit zu erklären, daß Mitochondrien und Plastiden in einem sehr frühen Evolutionsstadium von außen kommend in das innere System der Zelle eingegliedert worden sind, wo sie sich wie intrazelluläre Symbionten, und zwar wie „extrem domestizierte Endosymbionten" verhalten.

Literatur

BENDA, C.: Über die Spermatogenese der Vertebraten und höherer Evertebraten. Verh. physiol. Ges. Berlin 1898, 14—17

COHEN, S. S.: Are/were mitochondria and chloroplasts microorganisms? Amer. Scientist 58 (1970) 281—289

DAVID, H.: Struktur der Mitochondrien. In: H. BIELKA (Hg.): Molekulare Biologie der Zelle. 2. Aufl. Fischer, Stuttgart 1973

FRÉDÉRIC, J.: Recherches sur le chondriome normal ou soumis à l'expérimentation dans des cellules vivantes cultivées in vitro. Arch. Biol. (Liège) 69 (1958) 167—349

GUILLIERMOND, A., und LUNDEGÅRD, H. 1922; zit. nach G. HERTWIG: Allgemeine mikroskopische Anatomie der lebenden Masse. In: W. v. MÖLLENDORFF: Handbuch der mikroskopischen Anatomie des Menschen, Bd. 1. Springer, Berlin 1922

HACKENBROCK, C. R.: Ultrastructural Bases for Metabolically Linked Mechanical Activity in Mitochondria. I. Reversible Ultrastructural Changes with Change in Metabolic Steady State in Isolated Liver Mitochondria. J. Cell Biol. 30 (1966) 269—297

HACKENBROCK, C. R.: Ultrastructural Bases for Metabolically Linked Mechanical Activity in Mitochondria. II. Electron Transport-Linked Ultrastructural Transformations in Mitochondria. J. Cell Biol. 37 (1968) 345—369

KUNZ, W.: Funktion der Mitochondrien. In: H. BIELKA (Hg.): Molekulare Biologie der Zelle. 2. Aufl. Fischer, Stuttgart 1973

METZNER, H.: Die Zelle — Elementarorganismus oder Symbiose? Naturwissenschaften 60 (1973) 507—515

MEVES, F.: Verfolgung des sogenannten Mittelstückes des Echinidenspermiums im befruchteten Ei bis zum Ende der ersten Furchungsteilung. Arch. mikr. Anat. 80 (1912) 81—123

MICHAELIS, L.: Die vitale Färbung, eine Darstellungsmethode der Zellgranula. Arch mikr. Anat. 55 (1900) 558—575

MICHEL, K.: Die Reifeteilungen (Meiose) bei der Spermatogenese der Schnarrheuschrecke (Psophus stridulus L.). Inst. f. d. wissenschaftl. Film, Film-Nr. C 443, Göttingen 1943

NOVIKOFF, A. B.: Mitochondria (Chondriosomes). In: J. BRACHET and A. E. MIRSKY (Eds.): The cell. Vol. 2. Acad. Press, New York 1961

PALADE, G. E.: An electron microscope study of the mitochondrial structure. J. Histochem. Cytochem. 1 (1953) 188—211

REALE, E.: Mitochondrien. In: HIRSCH / RUSKA / SITTE (Hgg.): Grundlagen der Cytologie. Fischer, Stuttgart 1973

SCHNEDL, W.: Veränderungen des Mitochondrienbestandes während des Zellzyklus. Cytobiologie 8 (1974) 403—411

SITTE, P.: Allgemeine Mikromorphologie der Zelle. In: H. METZNER (Hg.): Die Zelle — Struktur und Funktion. 2. Aufl. Wiss. Verlagsgesellschaft, Stuttgart 1971

SJÖSTRAND, F. S.: Electron microscopy of mitochondria and cytoplasmic double membranes. Nature 171 (1953) 30—32

SJÖSTRAND, F. S.: The structure of mitochondrial membranes: A new concept. J. Ultrastruct. Res. 64 (1978) 217—245

VOGELL, W.: Struktur und funktionelle Biochemie der Mitochondrien. I. Die Morphologie der Mitochondrien. In: P. KARLSON (Hg.): Funktionelle und morphologische Organisation der Zelle. Springer, Berlin 1963

WENDT, E. und D. SCHÄFER: Lebendbeobachtungen und elektronenmikroskopische Untersuchungen der Neuentstehung von Mitochondrien in gezüchteten Hühnerherzzellen. Ber. d. Kernforsch.-Anl. Jülich, Nr. 492 (1967)

Peroxisomen

von URS N. RIEDE

Die Peroxisomen sind *morphologisch* definiert als ovaloide Organellen, die von einer einfachen Membran umhüllt sind und eine dichte Matrix enthalten (Abb. 1.4—58). *Funktionell* zeichnen sie sich als zytoplasmatische Partikel mit spezifischer Sedimentationscharakteristik aus, die biochemisch mindestens eine H_2O_2 produzierende Oxidase zusammen mit Katalase enthalten. Die Leberparenchymzellen sind bei jung adulten, lebergesunden Menschen 11 500 μm^3 groß und enthalten ca. 1 000 Peroxisomen, mit einem Gesamtvolumen von 135 μm^3. Diese Menschenleberperoxisomen haben ein durchschnittliches Einzelvolumen von 0,125 μm^3 und einen Durchmesser von 0,6 μm.

Peroxisom　　　*Mitochondrien*

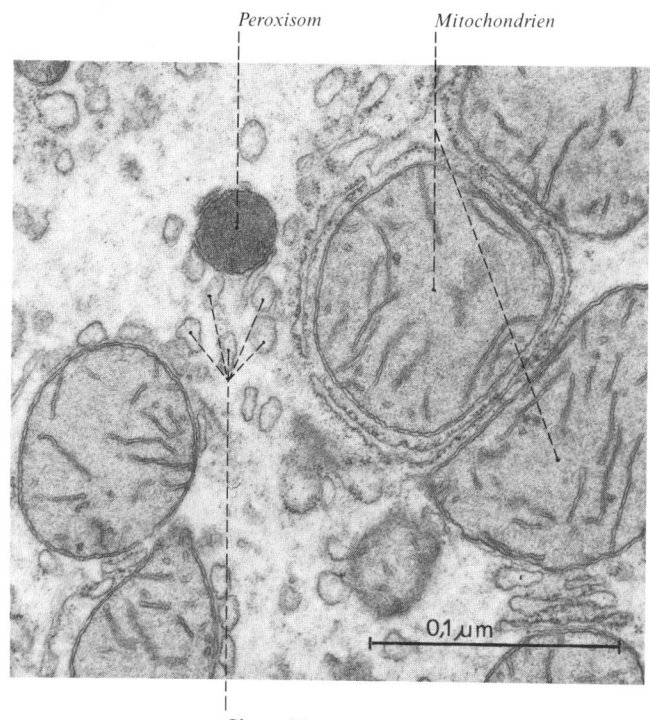

0,1 μm

Glattes ER

Abb. 1.4—58.　　Elektronenmikroskopische Aufnahme eines Peroxisoms in einem Hepatozyten eines lebergesunden Knaben (11 Jahre), umgeben von Mitochondrien. Vergrößerung 45 000 ×.

Die Peroxisomen gehören beim Menschen zu den kleinsten Organellen und sind in nahezu allen kernhaltigen Zellen nachgewiesen. Die Bezeichnung Peroxisomen rührt daher, daß sich in diesen Organellen vor allem Peroxidasen nachweisen lassen. Die früher verwandte, doch allzu unverbindliche Bezeichnung Microbodies sollte man fallen lassen. In den Epithelien des Leberparenchyms und der Nierentubuli, d. h. in Zellen mit hoher Glykolyseaktivität, sind sie zahlreicher und größer als in anderen Organzellen. Am zweithäufigsten sind die Peroxisomen in solchen Zellen anzutreffen, die Lipide und / oder Steroidhormone synthetisieren, metabolisieren oder speichern. Dazu gehören die Zellen der Nebennierenrinde, LEYDIGzellen, Corpus luteum-Zellen, Fettzellen und Darmepithelzellen. In allen anderen Organzellen sind sie seltener. Die Peroxisomen in den Leber- und Nierentubulusepithelien weisen artspezifische zentrale Verdichtungen der Matrix auf. Normale menschliche Leber- und Nierenperoxisomen haben keine zentralen Kernstücke (= Nucleoid), gelegentlich aber randständige Matrixverdichtungen (Abb. 1.4—59).

Die *Peroxisomen entstehen* aus Ausknospungen des endoplasmatischen Reticulum und bilden mit ihm ein Membrankontinuum. In der Leberzelle beträgt ihre Halblebenszeit 5 Tage, die Abbauzeit ist

4mal kürzer als die der Mitochondrien und dauert etwa 4 Minuten. Ihr Abbau erfolgt über den Mechanismus der Autophagie (= Selbstverdauung, s. dieses Kapitel) oder Autolyse (= Selbstauflösung).

Die Peroxisomen enthalten Enzyme, die für ihre Mitbeteiligung am Glucose- und Fettstoffwechsel, am Harnsäureabbau und an der Zellatmung sprechen. Aufgrund ihrer winzigen Abmessungen ist allerdings zur Zeit die Isolierung der Peroxisomenenzyme in der Zellfraktion schwierig, so daß die Funktionen der Peroxisomen im Zellstoffwechsel noch nicht vollständig geklärt sind. Bei Peroxisomen und Mitochondrien handelt es sich um Zellorganellen, die synergistisch an der Zellatmung beteiligt sind. Die Mitochondrien liefern dabei energiereiche Phosphate, die Peroxisomen jedoch nicht. Funktionelle Wechselbeziehungen drückten sich auch darin aus, daß bei vielen Zellreaktionen, sei es infolge vermehrter Beanspruchung oder infolge einer Schädigung, Peroxisomen und Mitochondrien stets zusammen mit entsprechenden Strukturveränderungen reagieren. Es kommt hinzu, daß bei der Zellatmung fortwährend H_2O_2 anfällt, so daß den Peroxisomen mit ihrem hohen Katalasegehalt eine Schutzfunktion gegenüber diesem Zellgift zukommt.

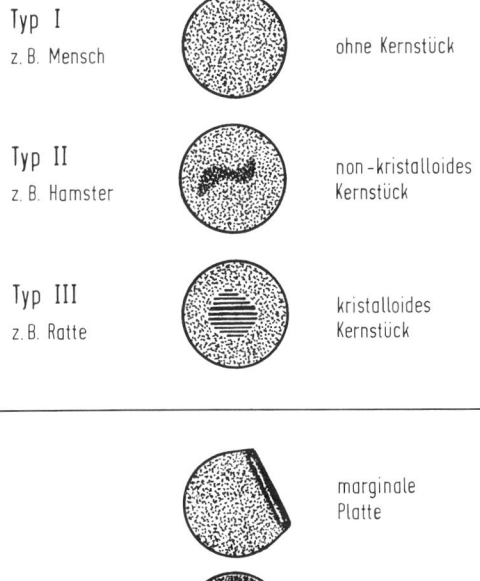

Typ I
z. B. Mensch

ohne Kernstück

Typ II
z. B. Hamster

non-kristalloides
Kernstück

Typ III
z. B. Ratte

kristalloides
Kernstück

marginale
Platte

marginale
Verdichtung

Abb. 1.4—59. Schematische Darstellung der Peroxisomentypen.

Vielfach ist die *Peroxisomenfunktion* an Krankheitsbildern mit entsprechenden Ausfällen zu erkennen. So sind bei der Fettleber kaum Peroxisomen vorhanden, während alle Arzneimittel, die eine Senkung des Fettspiegels im Blut bewirken, eine massive Peroxisomenvermehrung hervorrufen. Folglich ist die Rolle der Perroxisomen im Fettstoffwechsel, wenn auch bei weitem noch nicht in allen Einzelheiten geklärt, so doch insgesamt gesichert. Die Peroxisomen tragen offenbar auch wesentlich zur Funktion der Zellmembran bei. Dies äußert sich in folgenden Beobachtungen: Die Peroxisomen sind im Bereiche der Leberzellmembranen mit den Desmosomen (s. diese) zu Komplexen verkittet. In den Nierentubulusepithelien liegen sie im Bereiche des basalen Labyrinths (s. dieses), wo die energieaufwendige Rückresorption stattfindet. In den Epithelzellen des Dünndarms wandern die Mitochondrien während der Resorptionsphase zu den Peroxisomen unmittelbar an der Basis der Mikrovilli.

Auch bei verschiedenen Erkrankungen sind die Peroxisomen beteiligt: So fehlt z. B. bei der Akatalasemie (= genetischer Katalasemangel) den betreffenden Individuen die peroxisomale Katalase.

Beim sog. ZELLWEGER-Syndrom, einem angeborenen Peroxidasedefekt, sind die Peroxisomen insgesamt nicht nachweisbar. Bei bakteriellen und viralen Infektionen sowie bei Infestationen[1] und abakteriellen Entzündungen reagieren die Peroxisomen in Form eines Enzymverlustes mit. Schließlich sind die Peroxisomen auch Gradmesser für die Bösartigkeit eines Tumors: So haben schnell wachsende Tumoren nur wenige und winzige Peroxisomen, während langsam wachsende Tumoren in ihrem Zytoplasma zahlreiche große Peroxisomen enthalten. Für menschliche Leberzellkarzinome z. B. gilt deshalb die Faustregel: Je weniger Peroxisomen in den Tumorzellen, desto größer das Ausmaß von Entdifferenzierung und Malignität.

[1] Ansteckende Erkrankung durch Einzeller (Amöben) oder Mehrzeller (Spulwurm)

Literatur

NOVIKOFF, Ph. M., A. B. NOVIKOFF, N. QUINTANA, and C. DAVIS: Studies on microperoxisomes. III. Observations on human and rat hepatocytes. J. Histochem. Cytochem. 21 (1973) 540—558

RIEDE, U. N., and H. P. ROHR: Das Reaktionsmuster der Leberperoxisomen (= Microbodies) im Verlauf einer Zellschädigung. Beitr. Path. 151 (1974) 111—127

ROHR, H. P., J. LÜTHY, F. GUDAT, M. OBERHOLZER, C. GYSIN, and L. BIANCHI: Stereology of liver biopsies from healthy volunteers. Virchows Arch. A Path. Anat. and Histol. 371 (1976) 251—263

STERNLIEB, I., and N. QUINTANA: The peroxisomes of human hepatocytes. Lab. Invest. 36 (1977) 140—149

Transportvesikel

Im Cytoplasma kommen mehr oder weniger zahlreich Bläschen eines Durchmesser zwischen 500 und 1000 Å vor, die im Ultradünnschnitt als kreisförmige Membranprofile in Erscheinung treten (Abb. 1.4—28). Ein großer Teil dieser Bläschen ist offenbar durch Abschnürung vom Plasmalemm entstanden (Abb. 1.4—28) und steht im Zusammenhang mit Mikropinocytose und Cytopempsis. Auch GOLGI-Vesikel können durch das Cytoplasma wandern und ihren Inhalt in den Extrazellularraum abgeben, wobei ihr Membrananteil in das Plasmalemm einbezogen wird.

Andererseits können Vesikel Anschluß an Vakuolen (Abb. 1.4—28) oder Zisternen finden und auf diese Weise ihren Inhalt von einem Kompartiment der Zelle in ein anderes, nicht unmittelbar angrenzendes befördern. So kann z. B. ein vesikulärer Transport aus dem ER in Zisternen der GOLGI-Felder oder umgekehrt („pendelnder Austausch") und aus Zellkompartimenten an die Zellperipherie und in den extrazellulären Raum („umgekehrte Mikropinocytose" oder „Krinocytose") erfolgen.

Eine besondere Art mikropinocytotischer Vesikel ist durch das sog. „coating" gekennzeichnet. Ihre Membranen sind nicht glatt, sondern besitzen eine rauhe Beschaffenheit, deren Zusammensetzung noch unbekannt ist. *Coated vesicles*, auch als *Akanthosomen* bezeichnet, kommen z. B. in Vorstufen der Erythrocyten sowie in Eizellen regelmäßig vor. Möglicherweise dienen diese speziell differenzierten Bläschen besonderen Transportfunktionen. In der Eizelle sollen sie auch in Zusammenhang mit dem Transport resorbierter Stoffe zu den Dottervorstufen stehen.

Viele intracytoplasmatische Bläschen scheinen somit „intracytotischen" *Transportfunktionen* zu dienen: Stofftransporten in die Zelle hinein (= Mikropinocytose), aus der Zelle heraus (= Exocytose, Krinocytose) oder durch die Zelle hindurch (= Cytopempsis) (Abb. 1.4—28). Während dieser Transporte wird es zum Austausch von Stoffen zwischen dem Bläscheninhalt und der cytoplasmatischen Matrix kommen, sofern Diffusion und aktiver Transport in ähnlicher Weise ablaufen wie an der Zelloberfläche. Als Weg in das Zellinnere (in das Grundcytoplasma, in das endoplasmatische Reticulum und in andere Partialräume), für den Austausch von Inhaltsteilen zwischen den Zisternen des Ergastoplasma und des GOLGI-Apparates und für den Weg „nach außen" besteht also die Möglichkeit des Transportes durch Vesikel, deren Inhalt von einem Partialraum der Zelle in einen anderen gelangt, *ohne eine Membran passieren zu müssen*. Wahrscheinlich dienen auch die in den Nervenendigungen vorkommenden synaptischen Bläschen, deren lichte Weite dem Durchmesser der durch Mikropinocytose entstandenen Vesikel entspricht, in erster Linie dem Transport eines Neurotransmitters. Kompartimentierung und vesikulärer Transport spielen also auch bei der Signalübertragung an den Synapsen eine Rolle. Die Stoffe, die den Erregungsvorgang von einer Nervenzelle zur folgenden übermitteln, sind in den präsynaptischen Nervenendigungen in Vesikeln („Synaptosomen") kompartimentiert, werden beim Eintreffen einer Erregung in den synaptischen Spalt ausgeschüttet und erzeugen in der benachbarten Zelle einen Erregungszustand, wodurch die Weiterführung des Signals gewährleistet ist. Einzelheiten hinsichtlich der Bewegungsrichtungen und -kräfte der Bläschen sind noch hypothetisch (s. Grundcytoplasma), sicher aber ist, daß bei Bildung bestimmter Zellprodukte (z. B. Drüsensekrete) der Milieuwechsel von einem Zellkompartiment in ein anderes eine wichtige Rolle spielt.

Literatur

MÜLLER, E.: Allgemeine Struktur- und Funktionsprinzipien der Zellen. In: H. BIELKA (Hg.): Molekulare Biologie der Zelle. 2. Aufl. Fischer, Stuttgart 1973

NOVIKOFF / HOLTZMAN: Zellen und Organellen. BLV Verlagsgesellschaft, München 1973

RUSKA, H.: Die Konstruktion der Zelle. In: HIRSCH / RUSKA / SITTE (Hgg.): Grundlagen der Cytologie. Fischer, Stuttgart 1973

STAUBESAND, J.: Cytopempsis. In: K. E. WOHLFAHRT-BOTTERMANN, K. E. (Hg.): Funktionelle und morphologische Organisation der Zelle. Sekretion und Exkretion. Springer, Berlin 1965

Vorratsstoffe

Meist frei im Grundcytoplasma, gelegentlich auch in membranbegrenzten Vakuolen, liegen bestimmte Vorratsstoffe (Glykogen, Eiweiße, Lipoide) sowie Pigmente. Sind diese Substanzen in größeren Mengen in der Zelle vorhanden, lassen sie sich bereits lichtmikroskopisch durch cytochemische Methoden bzw. durch ihre Eigenfarbe (z. B. des Melanins) als granuläre, tropfige oder schollige Massen nachweisen.

Leber-, (vgl. Abb. 1.4—63 im Pigmentkapitel) Muskel- und Knorpelzellen sind reich an *Glykogen*, das elektronenmikroskopisch nach geeigneter Kontrastierung (z. B. mit Bleiacetat) in Form ungefähr isodiametrischer, etwas unscharf begrenzter, 150—300 Å messender Partikel in Erscheinung tritt (Abb. 1.4—60). Gelegentlich sind sie zu größeren Komplexen aggregiert (z. B. in der Leber), die einen Durchmesser bis zu 0,1 μm erreichen können.

Die häufigsten *Fett*einschlüsse stellen Tröpfchen aus Triglyceriden dar, die als Energiespender gespeichert werden (z. B. in Fettzellen) oder pathologischerweise als Ausdruck einer Zellschädigung auftreten. Gelegentlich bilden sie scharf begrenzte geometrische Körper (Rhomben, Ellipsoide usw.) mit deutlich kristalliner Binnenstruktur und ähneln damit gewissen *Eiweiß*kristalloiden, die in vergleichbarer Form in bestimmten Zellen (z. B. in den LEYDIGschen Zwischenzellen des Hodens) vorkommen. Gewisse Eiweiße können sich als „hyaline Tropfen" finden, die entweder Ausdruck gestörter Sekretionsvorgänge mit nachfolgender Proteinfällung (z. B. die RUSSELschen Körperchen in den Plasmazellen) oder resorptiver Leistungen mit anschließender Speicherung sind (z. B. in den Tubuluszellen der Niere).

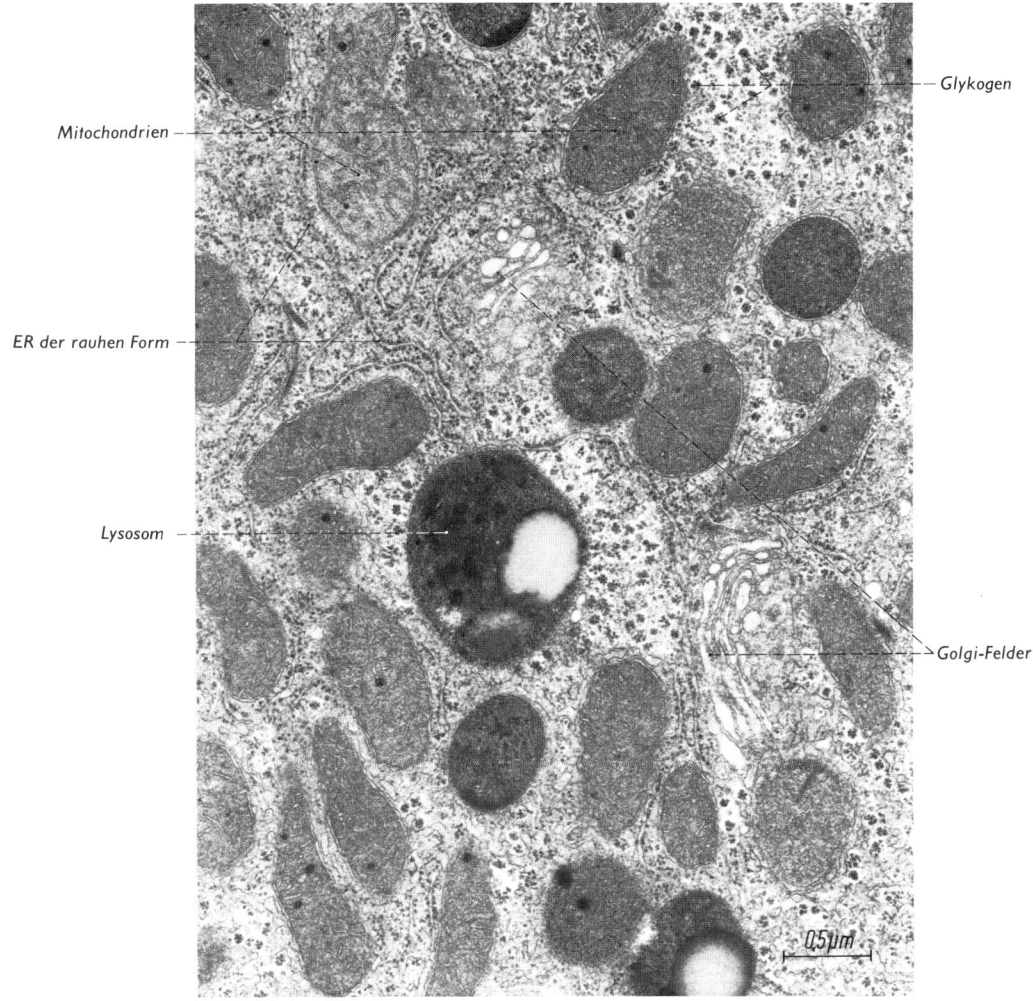

Abb. 1.4—60. Mitochondrien, ER der rauhen Form, GOLGI-Apparat, Lysosomen und Glykogenpartikel einer Leberparenchymzelle (Katze). Elektronenmikroskopische Aufnahme (Original: Prof. Dr. K. H. ANDRES, Bochum).

Pigmente

von URS N. RIEDE

Die Pigmente (Lat. Pigmentum = Farbstoff, Schminke) sind Stoffe, die aufgrund ihrer Eigenfarbe in lebenden, ungefärbten Geweben und Zellen erkannt werden können. Die Pigmente entstehen entweder im Körper selbst (= *endogene* Pigmente) oder gelangen von außen in oder auf den Körper (= *exogene* Pigmente).

I. Exogene Pigmente

Lippen, Augenbrauen und Kopfhaare können durch die äußerliche Aufbringung von Farbstoffen (= *kosmetische Pigmente*) gefärbt werden. Bei der Tätowierung werden Kohle, Tusche oder Zinnober in die Haut gebracht, wo sie, von Bindegewebszellen phagocytiert, entweder liegenbleiben oder zu den nächsten Lymphknoten abtransportiert werden. Neben dieser freiwilligen Färbung kommt es besonders bei Stadtbewohnern zu einer Schwarzfärbung der Lunge (= *Anthrakose*), die sich im Laufe des Lebens verstärkt. Dabei werden Kohlepartikel der Atemluft von den Alveolarmakrophagen aufgenommen und auf dem Lymphweg abtransportiert. In ähnlicher Weise werden auch eisenhaltige Stoffe bei Stahlarbeitern und bleihaltige Stäube bei Autoabgasexposition in den Lungen abgelagert (= *inhalagene Pigmente*).

Schließlich sind noch die *iatrogenen Pigmente* zu

111

erwähnen, die im Rahmen therapeutischer Maßnahmen zu einer Gewebeverfärbung führen. Zum Beispiel kommt es bei chronischer Verabreichung von silberhaltigen Desinfizienzien, chronischem Abrieb von quecksilberhaltigem Amalgam in Zahnfüllungen (= Argyrose) oder von titaniumhaltigem Osteosynthesematerial zu einer Graufärbung des umgebenden Bindegewebes (= Metallose). Tetrazykline werden in kindliche Knochen- und Zahngewebe eingebaut und können diese irreversibel gelb färben. Reichliche Gabe von Karottensaft kann eine Gelbfärbung der Babyhaut durch vermehrte Carotineinlagerung bewirken (s. unten).

II. Endogene Pigmente

a) Atmungspigmente

Die qualitativ und funktionell bedeutungsvollsten Pigmente sind die Atmungspigmente. Dazu gehören die *Zytochrome* (Flavoenzym = gelbes Atmungsferment), das *Hämoglobin* und das *Myoglobin*. Der rote Blutfarbstoff (= Hämoglobin) besteht aus einer Eiweißkomponente (= Globin) und einem Farbstoff (= Häm). Das darin enthaltene Eisen ist komplexgebunden, so daß es histochemisch keine positive Eisenreaktion abgibt. Das Myoglobin ähnelt dem Hämoglobin. Bei ihm ist aber das Häm nur an eine Peptidkette gebunden. Myoglobin hat eine stärkere Affinität zu O_2 und wirkt zusätzlich noch als intrazellulärer Sauerstoffspeicher. Der Synthese des *Häms* ist die *Porphinsynthese* vorgeschaltet. Bei angeborenen Stoffwechselstörungen treten atypische *Porphyrine* auf, welche die Haut braun verfärben. Tritt bei Gewebezerstörung Blut aus den Gefäßen aus, so machen die Erythrocyten eine Reihe von Veränderungen durch. Im Inneren der Blutung, wo die Erythrocyten nicht mit lebenden Makrophagen in Berührung kommen, zerfällt das Hämoglobin. Das Eisen wird abgespalten und der den Pyrrolring enthaltende Rest kristallisiert in Form eines eisenfreien braun-roten Pigmentes, dem Hämatoidin, aus. Das *Hämatoidin* ist mit dem indirekten Bilirubin identisch. Überall dort, wo Hämoglobin in den Phagocyten abgebaut wird, entsteht das pyrrolhaltige und eisenfreie grüne *Biliverdin* und durch Reduktion das gelbe *Bilirubin*. Auf diese Weise wechselt ein „Blaues Auge" nach einer Schlägerei seine Farbe von violett nach grün und schließlich nach gelb. Im Unterschied zum eisenfreien Hämatoidin entsteht *Hämosiderin* nur innerhalb lebender Zellen, die auch das Eisen in dieser Form speichern. Hämosiderin ist eisenhaltig, aber pyrrolfrei: in Form gold-gelber intrazellulärer Körnchen weist es in Makrophagen auf eine alte Blutung hin. *Hämatin* entsteht immer dann, wenn Hämoglobin im Magen mit HCl zusammentrifft.

Dadurch entsteht ein schwarz-braunes Pigment. Es färbt den Magen- und Darminhalt sowie den Stuhl schwarz. Kaffeesatzerbrechen und Teerstuhl sind folglich hämatinhaltig und Zeichen einer gastrointestinalen Blutung.

b) Melanine

Ein Hauptvertreter der endogenen Pigmente sind die Melanine und deren Abkömmlinge. Die Melaninbildung erfolgt durch Zellen, die aus der Neuralleiste stammen. Als *Melanoblasten*, erkennbar an ihren Prämelanosomen (s. unten), bilden sie zunächst eine Zellfamilie (= Clone). Erst dann wandern sie beim Menschen von der 8. Schwangerschaftswoche an in die Epidermis aus und besiedeln mosaikartig die Haut und zwar zuerst die Epidermis und dann die Haarfollikel. Verschiebungen und lokale Unterdrückung dieser Auswanderungs- und Besiedlungsart rufen *Sommersprossen* oder pigmentfreie Hautstellen (= Vitiligo) hervor. In der Haut differenzieren sich die Melanoblasten zu Melanocyten aus. Dies beruht auf einer Aktivierung derjenigen Gene, welche die Pigmentierung in die Wege leiten. Dazu ist das Zusammenspiel folgender Mechanismen notwendig:

— Umgebungsvorbereitung der zu pigmentierenden Hautregion
— Melaninsynthese und Melanosomenbildung
— Melanosomentransport in die Zellen des Stratum basale der Haut (Keratinocyten).

Melaninsynthese (Abb. 1.4—61)

Die Melaninsynthese beginnt zunächst mit der Überführung der Protyrosinase in die aktive *Tyrosinase*. Dank der bifunktionellen Rolle des Tyrosinasesystems wird Tyrosin zu Dopa hydroxyliert, Dopa zu Dopachinon überführt und über Zwischenstufen zu Indolchinon oxidiert. Dieses *Indolchinon* wird schließlich polymerisiert und an Protein gebunden. Das Apoenzym der Tyrosinase ist ein Cuproenzym. Die kupferbindenden SH-Gruppen des Glutathions wirken als natürliche Tyrosinaseinhibitoren. Letztere können durch nicht proteingebundenes Eisen blockiert werden, so daß das Tyrosinasesystem unnötig angekurbelt wird. Das Resultat ist eine krankhaft bronzene Hautfarbe *(Hämochromatose)*. Ultraviolette Strahlen zerstören das Glutathionsystem und führen auf diese Weise zur Hautbräunung. Physiologische *Aktivatoren* des Tyrosinasesystems sind ACTH, MSH und Oestrogene; physiologische *Inhibitoren* sind Melatonin, Phenylalanin und Hydrochinon. Das Hautmelanin liegt im menschlichen Körper in zwei Arten vor: Das *Eu-Melanin* bewirkt die braune Pigmentierung der Haut und die Schwarzfärbung der Haare; das

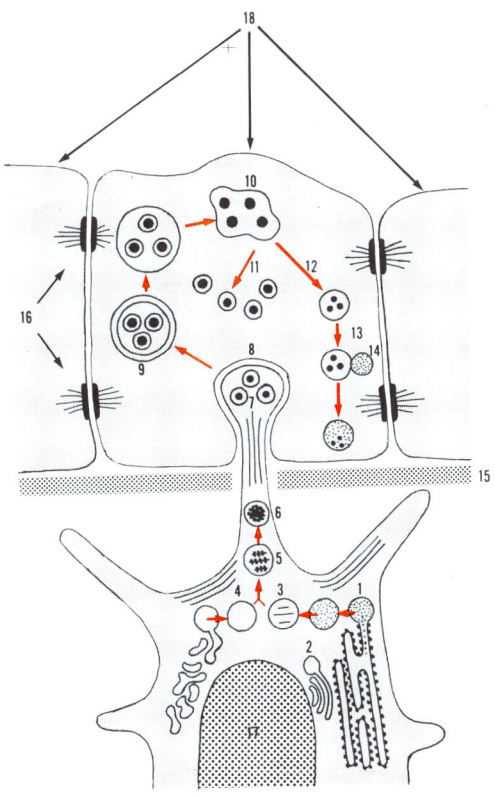

die Synthese der Melaninvorstufen erfolgt (= Melanosomen Stufe I). Nun wandern vom SER[1] her andere Vesikel (= Prämelanosomen) in die Nähe des GOLGI-Apparates. Sie enthalten eine feinfilamentöse Innenstruktur (= Melanosomen Stufe II). Nach Verschmelzung der Melanosomen Stufe I mit Melanosomen Stufe II setzt die Melanineinlagerung in deren spiralförmige Filamente ein (= Melanosomen Stufe III; Abb. 1.4—62), bis das Innere der *Melanosomen* mit Melanin vollgepackt ist (= Melanosomen Stufe IV).

Melanosomentransport

Die Melanocyten sind Zellen, die den Gliazellen des zentralen Nervensystems gleichen. Sie weisen dendritische Ausläufer auf und enthalten in ihrem Cytoplasma Mikrofilamente (s. diese). Unter dem Einfluß von MSH werden die Melanocyten in ihrer äußeren Gestalt unter Mitwirkung der Mikrofilamente vielzipflig (= dendritischer) und die Melanosomen wandern entlang der Melanocytendendriten in deren endständige Aussackungen. Die Melanocyten nehmen nun mit den Epidermiszellen (= Keratinocyten) Kontakt auf und senken sich mit ihren Fortsätzen in deren Cytoplasma. Das melanosomenhaltige Dendritenstück wird abgeschnürt und von den Keratinocyten phagocytiert. Später liegen sie im Keratinocytencytoplasma einzeln oder in aggregierter Form vor.

Neuromelanin

Neuromelanin wird in Pigmentzellen von Gehirn, Auge und Innenohr gebildet. Es liegt ebenfalls in intracytoplasmatischen Granula, weist aber keine Innenstruktur auf. Dieses Pigment leitet sich zwar auch vom Tyrosin her, scheint aber ein Seitenprodukt der Katecholamin-Synthese zu sein und ist folglich mit den adrenochromhaltigen Granula in den Nebennierenmarkzellen verwandt. Das Neuromelanin findet sich im Gehirn in pigmentierten Ganglienzellen der *Substantia nigra, Area postrema, Trigonum vagi* und des *Locus coeruleus.* Es ist im Auge in den Pigmentzellen der *Chorioidea* und der *Retina* sowie in den *chromophilen Epithelien* der *Stria vascularis* des Innenohres vorhanden.

Bedeutung der Melanine

Das Melanin bewirkt, je nach Typ, in seiner Gesamtheit eine Gelb-rot- oder Braun-schwarz-Färbung der Haut und der Haare. Die braune Hautbe ist aber nicht von der Melanocyten-*Zahl*, sondern von der *Menge* und *Ausreifung* der Melanosomen abhängig. So finden sich bei Negern und Wei-

Abb. 1.4—61. Schematische Darstellung der Melanosomenbildung und des Melanosomentransportes. Die Tyrosinase wird im RER (1) gebildet, gelangt in GOLGI-Vesikel (2), dort erfolgt Synthese der Melaninvorstufen = Melanosomen Stufe I (3). Vom SER her wandern Praemelanosomen heran (4), sie enthalten filamentöse Binnenstrukturen, an denen sich nach Verschmelzung mit Melanosomen Stufe I Melanin anlagert (5), bis das ganze Bläschen voll gepackt ist = Melanosom Stufe IV (6). Die Melanosomen werden unter Mitwirkung von Mikrofilamenten in endständige Aussackungen von Melanocytenfortsätzen transportiert (7). Jene werden von Keratinocyten umschlossen (8), abgeschnürt und phagocytiert (9). Auf diese Weise gelangen mehrere Melanosomen in eine nur noch eine Hüllmembran besitzende Vakuole (10). Bei Negern sind die zahlreichen Melanosomen einzeln und diffus im Keratinocytenplasma verteilt (11), bei Weißhäutigen liegen sie hingegen in aggregierter Form vor (12).
Der Melanosomenabbau erfolgt lysosomal (13). Primärlysosom (14). Basalmembran (15). Desmosomen (16). Melanocytenkern (17). Keratinocyten (18).

Phaeo-Melanin ist für gelbe Hauptpigmentierung und Rotfärbung der Haare verantwortlich.

Melanosomenbildung (Abb. 1.4—61)

Voraussetzung für die *Melanogenese* ist die ribosomale Synthese der Tyrosinase und deren Überführung in die Zisternen des RER. Die Tyrosinase gelangt portionenweise in den GOLGI-Apparat, wo

---

[1] SER = *Smooth Endoplasmic Reticulum*

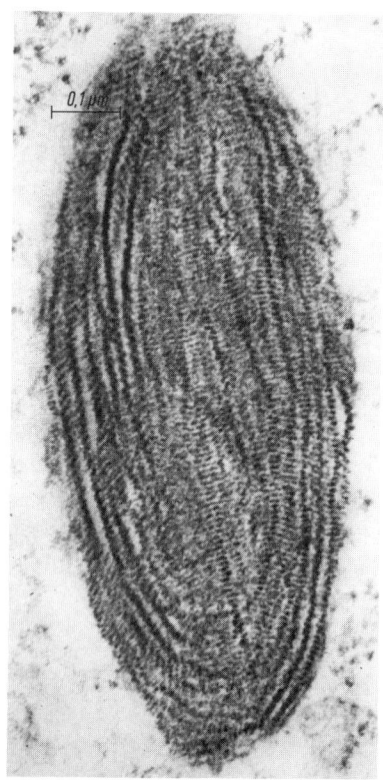

Abb. 1.4—62. Elektronenmikroskopische Aufnahme eines Melanosoms (Stufe III) aus dem retinalen Pigmentepithel eines 14 Wochen alten menschlichen Feten. Vergr.: 90 000 × (aus Fawcett 1973).

ßen ca. 1 500 Melanocyten pro mm² Haut. Die Präputialhaut der Neger enthält 25% Prämelanosomen und 75% Melanosomen, die der Europäer 70% Prämelanosomen und 30% Melanosomen und die der Mongolen weist 65% Prämelanosomen und 35% Melanosomen auf. Bei Negern sind sie sehr zahlreich und als Einzelelemente dispers verteilt, bei Mongolen und Weißen liegen sie hingegen in aggregierter Form vor. Melanin verhindert das schädliche Eindringen von Strahlen, besonders von ultravioletten. Es schützt so die empfindliche Kollagensynthese in den Hautfibroblasten und reguliert die Ultraviolettaktivierung des Vitamin D. Außerdem hat Melanin ein Redoxpotential, mit dem es im Gewebe entstandene Peroxide beseitigen kann. Verschiedene Erkrankungen des zentralen Nervensystems (Parkinsonismus) und des Auges (Retinitis pigmentosa) sowie bestimmte Formen der Innenohrtaubheit gehen mit einem Melaninverlust der Melanosomen einher. Bei einigen angeborenen Stoffwechselerkrankungen sind Hautpigmentanomalien, Störungen des Extrapyramidalsystems,

Taubheit und Psychosen oft miteinander vergesellschaftet, so daß dem Melanin als Redoxsystem hier eine Kontrollfunktion der Erregungsübertragung zuzuschreiben ist.

Bösartige Tumoren, die von den Melanocyten ausgehen, werden maligne *Melanome* genannt. Je nach Differenzierungsgrad können sie Melanosomen oder nur unpigmentierte Prämelanosomen enthalten. Aufgrund ihrer Entstehung aus auswachsenden Zellen der Neuralleiste (s. oben) ist bei ihnen das infiltrative Wachstum besonders ausgeprägt.

c) Lipopigmente

Zu den *Lipopigmenten* gehören die *Lipochrome* und das *Lipofuscin*. Die Lipochrome sind gelbe Farbstoffe, die als Carotin und dessen Vorstufe *Lycopin* mit der Nahrung aufgenommen werden und dem Fettgewebe eine dottergelbe Farbe geben. Der *Sehpurpur* als Vitamin A-Proteinkomplex ist ein Chromoproteid. Es ist ein Derivat des Carotin und

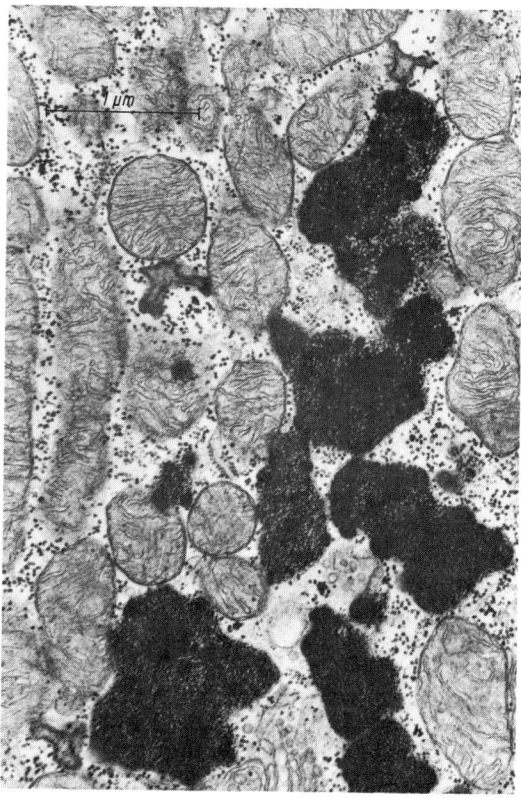

Abb. 1.4—63. Elektronenmikroskopische Aufnahme einer Papillarmuskelzelle aus der rechten Herzkammer einer alten Katze. Zahlreiche Lipofuszingranula und Mitochondrien sind neben vielen dichten, kleinen Glykogenpartikeln zu sehen. Vergr.: 20 000 × (aus Fawcett 1973).

spielt eine wichtige Rolle beim Sehvorgang. Sein Mangel ruft Nachtblindheit hervor.

Das *Lipofuscin* liegt in der Zelle in Form goldgelber Granula vor und kann (stark vereinfacht) als „Alters-" bzw. „Abnutzungspigment" angesehen werden. Biochemisch handelt es sich um ein heterogenes Material aus Eisen-Kupfer-haltigen ungesättigten Lipidproteinkomplexen, die durch Peroxidation entstanden sind. Die Lipofuscingranula sind Endstufen im lysosomalen Verdauungsprozeß, in dem aus noch ungeklärten Gründen die Aktivität bestimmter Lipasen und Peroxidasen erloschen ist. Je nach Bauweise einer Zelle werden sie als Telolysosomen aus der Zelle ausgeschleust. Diesbezüglich sind vor allem sezernierende Zellen wie Nierentubuluszellen, Hepatocyten und Enterocyten im Vorteil, in dem sie sich der Lipofuscingranula über eine „Zelldefäkation" in ein abführendes Kanalsystem (Harnkanälchen, Gallenwege, Darmlumen) entledigen können. Ganglienzellen oder Myocardzellen haben diese Eigenschaft nicht (Abb. 1.4—63). In ihnen sammeln sich deshalb altersabhängig Lipofuscingranula an. Von einer gewissen Menge an hemmen sie die Zellfunktion und sind dann möglicherweise nicht nur Folge, sondern auch Ursache der *Alterung*.

Literatur

BRUMBAUGH, J.A., R. R. BOWERS, and G. E. CHATTERJEE: Genotype-Substrate interactions altering Golgi-Development during melanogenesis. In: V. J. McGOVERN and V. RUSSELL: Mechanisms in pigmentation. In: V. RILEY (Ed.): Pigment Cell. Vol. 1, Karger, Basel — München — Paris — London — New York — Sydney 1973

FAWCETT, D. W.: Atlas zur Elektronenmikroskopie der Zelle (Studienausgabe, übersetzt und bearbeitet von J. STAUBESAND). Urban & Schwarzenberg, München 1973

FITZPATRICK, T. B., W. C. QUEVEDO, G. SZABO, and M. SEIJI: Biology of the melanin pigmentary system. In: T. B. FITZPATRICK (Ed.): Dermatology in general medicine. McGraw-Hill, New York 1971

GEDIGK, P. und R. FISCHER: Über die Entstehung von Lipopigmenten in Muskelfasern. Virchows Arch. Abt. A 332 (1959) 431—468

McGOVERN, V. J. and V. RUSSEL: Mechanisms in Pigmentation. In: V. RILEY (Ed.): Pigment Cell. Vol. 1. Karger, Basel — München — Paris — London — New York — Sydney 1973

RILEY, V.: Unique properties of melanocytes. In: V. RILEY (Ed.): Pigment Cell. Vol. 3. Karger, Basel — München — Paris — London — New York — Sydney 1973

STANKA, P.: Elektronenmikroskopische Untersuchung über die Praemelanosomenentstehung im retinalen Pigmentepithel von Hühnerembryonen. Z. Zellforsch. 112 (1971) 120—128

Grundcytoplasma

Grundcytoplasma, Grundplasma oder *Hyaloplasma* wurden in der lichtmikroskopischen Ära ein „hyaliner", „homogener" bzw. strukturloser Cytoplasmaanteil genannt, in den man sich die erkennbar geformten Zellkomponenten eingelagert vorstellte. Heute versteht man unter dem Grundplasma, auch als *cytoplasmatische Matrix* bezeichnet, das zwischen den membranbegrenzten Strukturen vorhandene Material bzw. die vom Plasmalemm umschlossene Grundsubstanz, in die die „funktionellen Struktureinheiten" des Zelleibs eingebettet sind.

Es wäre jedoch ebenso willkürlich wie unzweckmäßig, alle elektronenmikroskopisch sichtbaren Formationen begrifflich vom Grundplasma abzugrenzen. Zum Beispiel führt von den Ribosomen eine Stufenfolge von Strukturen über Multienzymkomplexe und die aus mehreren Untereinheiten bestehenden Enzyme bis zu den einfachen Proteinen. Sie alle stehen in einer Art Gleichgewicht mit ihren im Grundcytoplasma „gelösten" Untereinheiten und können bei gegebenen Voraussetzungen spontan aus diesen zusammentreten.

Das Grundplasma hat in der elektronenmikroskopischen Dimension ein verwaschen-homogenes oder krümelig-flockiges Aussehen. Von bestimmten Filamenten abgesehen, hat sich eine charakteristische, gegenüber Artefakten gesicherte abgrenzbare Struktur bisher nicht darstellen lassen. Obgleich es somit morphologisch noch unergiebig ist, kommt ihm als größtem Volumenanteil des Zelleibs eine weit größere Bedeutung zu als nur die eines Bindegliedes oder Füllmaterials zwischen den strukturierten Zellkomponenten.

Das Grundplasma besitzt u. a. folgende Eigenschaften: 1. Es ist der Reaktionsraum für eine noch unübersehbar große Zahl enzymatisch katalysierter und genetisch gesteuerter Reaktionen. 2. Es ist der stoffliche Kommunikationsraum zwischen den Zellkompartimenten. 3. Es zeigt Beweglichkeit (ist damit für die Zellmotilität verantwortlich) und ermöglicht zugleich die gerichtete Verlagerung von Organellen (wie Mitochondrien, Lysosomen, Transportvesikel) und anderen Zellbestandteilen.

Neuere Untersuchungen erweisen die Bedeutung der cytoplasmatischen Matrix als Substrat für das lange gesuchte „kontraktile Gel-Reticulum". Für das Grundplasma charakteristische 60—70 Å dicke „*Plasmafilamente*" sind offenbar identisch mit myosin- und aktinähnlichen Eiweißen, auf die sich als triebkrafterzeugende Strukturen (in amöboid beweglichen Zellen) die Zellmotilität zurückführen läßt.

Der Biochemiker identifiziert mit der cytoplasmatischen Matrix den „löslichen Rest" des Cytoplasma, der gewonnen wird, wenn aus dem Zellhomogenat die Partikelfraktionen (Kern-, Mitochondrien-, „Mikrosomen"-Fraktion) abzentrifugiert worden sind. In diesem „löslichen Überstand"

(Abb. 1.4—2) lassen sich zahlreiche Enzyme nachweisen, die u. a. auf die Glykolyse, die Kohlenhydratsynthese und den Pentosephosphat-Zyklus wirken.

Literatur

FREY-WISSLING, A.: Die submikroskopische Struktur des Cytoplasmas. Protoplasmatologia, Bd. II / A 2. Springer, Wien 1955

KOMNICK, H., W. STOCKEM u. K. E. WOHLFARTH-BOTTERMANN: Ursachen, Begleitphänomene und Steuerung zellulärer Bewegungserscheinungen. Fortschr. Zool. 21 (1972) 1 — 74

MÜLLER, E.: Allgemeine Struktur- und Funktionsprinzipien der Zellen. In: H. BIELKA (Hg.): Molekulare Biologie der Zelle. 2. Aufl. Fischer, Stuttgart 1973

WOLFARTH-BOTTERMANN, K. E.: Grundplasma. In: HIRSCH / RUSKA / SITTE (Hgg.): Grundlagen der Cytologie. Fischer, Stuttgart 1973

Zellkern[1]

Der Kern (= *Nucleus*) besitzt bei allen teilungsfähigen Zellen *zwei* Erscheinungsformen: Während seiner Teilung (= *Karyokinese*) ist er in erster Linie durch das Sichtbarwerden der *Chromosomen* gekennzeichnet. In dem Intervall zwischen zwei Zellteilungen (= *Interphase*) liegt er jedoch in einem Zustand vor, in dem er sich zwar vom Cytoplasma durch charakteristische Eigenschaften (z. B. die Zusammensetzung seiner Inhaltsstoffe) unterscheidet, aber viel weniger eindrucksvolle Strukturen bietet als während seiner Teilung. Deshalb hat man dem auffälligeren „*Teilungskern*" einen intermitotischen „*Ruhekern*" in der Vorstellung gegenübergestellt, der Zellkern sei *nur* während seiner Teilung aktiv. Diese Annahme trifft jedoch nicht zu: *Der Nucleus ist durchaus nicht ausschließlich Träger und Bewahrer von Erbanlagen, sondern er induziert die Ausbildung aller während der Zelldifferenzierung entstehenden Strukturen des Cytoplasma, bewirkt deren Funktionieren und kontrolliert ständig die gesamte Aktivität der Zelle.* Der Kern ist somit als genetisches Steuerungszentrum für alle Lebensäußerungen der Zelle verantwortlich. Die in einem für jede Zelle typischen Rhythmus alternierenden Zustandsformen des Kernes werden hier als *Interphasekern* und *Mitosekern* bezeichnet.

Die meisten Zellen sind einkernig. Doch kommen auch Zellen mit zwei Kernen vor (häufig z. B. die Belegzellen in den Drüsenschläuchen des Magenfundus, in Leberzellen, in den Deckzellen des

Übergangsepithels, in Knorpelzellen). Nicht selten werden sogar Zellen mit mehreren bis vielen Kernen gefunden (z. B. Osteoklasten, Fremdkörperriesenzellen), (Abb. 1.4—66). Nur Bakterien und Cyanophyceen sind kernlos (= *Akaryonten, Prokaryonten*). Sie besitzen zwar kernäquivalente Strukturen, doch fehlen ihnen die typischen Organisationsmerkmale eines Zellkerns. Im Gegensatz dazu enthalten die roten Blutkörperchen der Säuger kein nucleäres Material, da ihr Kern während der Reifung vollständig eliminiert worden ist.

Der Kern lebender Zellen ist im gewöhnlichen Lichtmikroskop nahezu unsichtbar (Abb. 1.4—1). Phasenkontrastmikroskopisch erkennt man ihn deutlicher (Abb. 1.4—1) und kann u. a. feststellen, daß er gegen den Zelleib durch eine „Hülle" abgegrenzt ist, ein oder mehrere Kernkörperchen (= *Nucleoli*) enthält (Abb. 1.4—1) und sich innerhalb des Cytoplasma hin und her sowie in langsamen Rotationen um seine Achse bewegen kann. Erst im fixierten und gefärbten Zustand, in dem die Zelle abgetötet und ihre meisten Bestandteile irreversibel denaturiert sind, hat der Kern das vom histologischen Präparat her vertraute Aussehen (Abb. 1.4—1).

Die *Form* des Kernes gleicht meist der Grundgestalt der Zelle: In polyedrischen und prismatischen Epithelzellen ist er kugelig bis ellipsoid, in glatten Muskelzellen stäbchenförmig und in Granulocyten „segmentiert" (Abb. 1.4—64 und 1.4—65). Wenn im Cytoplasma Vorratsstoffe in größerem Ausmaß gespeichert sind (z. B. in Fettzellen), oder wenn Arbeitsstrukturen (z. B. kontraktile Myofibrillen) die Zelle fast ganz ausfüllen, wird der Kern zu einem randständig plattgedrückten, scheiben- oder linsen-

---

[1] Herrn Prof. Dr. H. G. SCHWARZACHER, Wien, danke ich für wertvolle Hinweise.

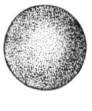

a

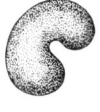

b

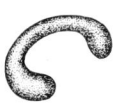

c

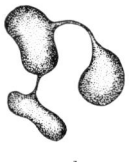

d

Abb. 1.4—64. Verschiedene Kernformen: a = Kugelkern einer Eizelle, b = Monocytenkern, c = Kern eines jugendlichen „stabkernigen" Granulocyten, d = segmentierter Kern eines Granulocyten.

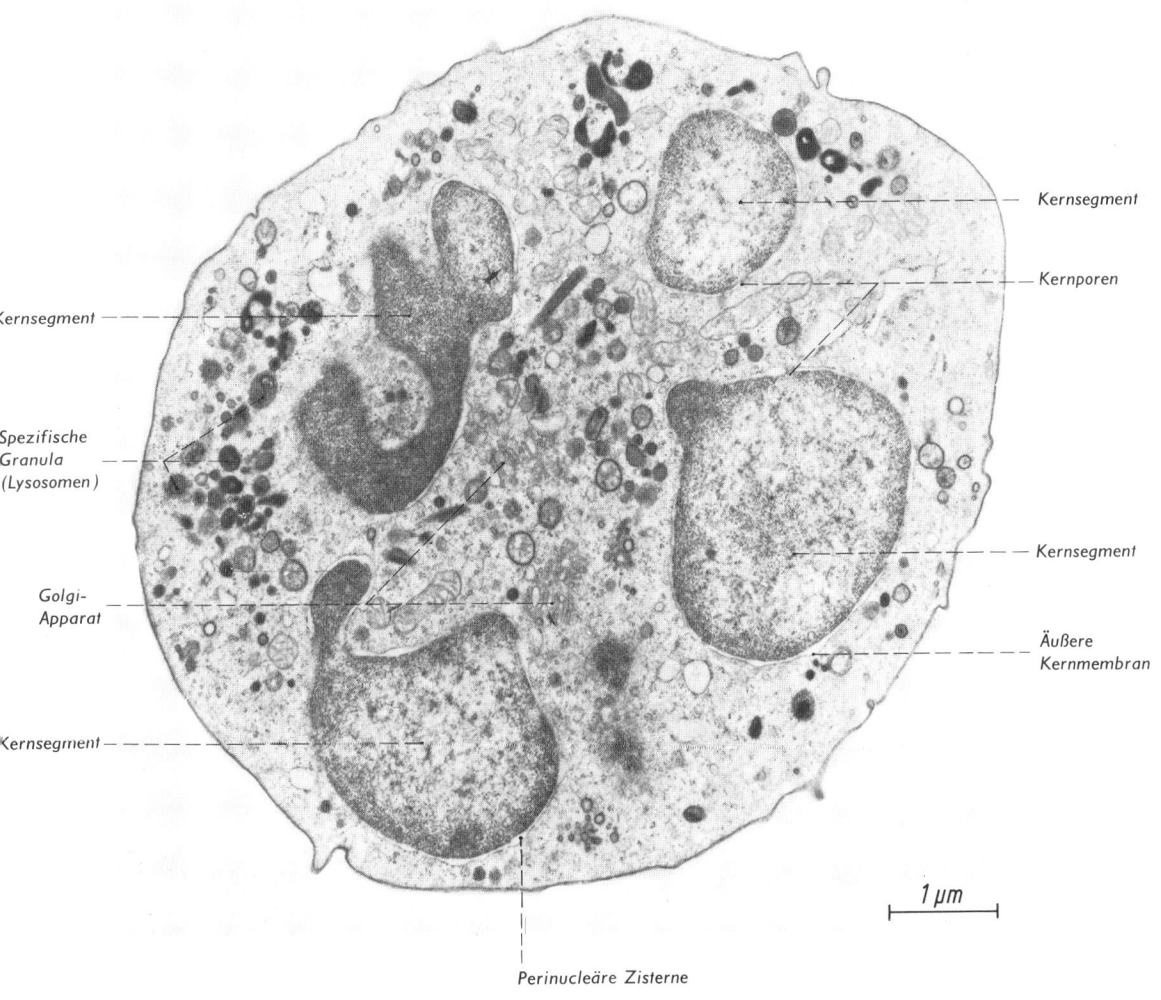

Kernsegment

Kernporen

Kernsegment

Äußere
Kernmembran

Kernsegment

Spezifische
Granula
(Lysosomen)

Golgi-
Apparat

Kernsegment

1 µm

Perinucleäre Zisterne

Abb. 1.4—65. Segmentkerniger neutrophiler Granulocyt. Aufhellungen des Randchromatins unter den Kernporen werden als „intranuclear channels" bezeichnet. Diese „Kanäle" verbinden das Nucleoplasma des Kerninneren mit dem Grundcytoplasma. Elektronenmikroskopische Aufnahme.

förmigen Gebilde. In amöboid beweglichen Zellen (Histiocyten, Leukocyten) folgt er Veränderungen der Zellgestalt und kann vorübergehend eingeschnürt oder lang ausgezogen werden, um bei Rückkehr der Zelle in ihre Ruheform sein ursprüngliches Aussehen wiederzugewinnen. Polymorphkernige Granulocyten und Knochenmarksriesenzellen (= *Megakaryocyten*) sind durch ihre kompliziert gelappten Nuclei gekennzeichnet (Abb. 1.4—64 und 1.4—65). Die Bedeutung solcher Sonderformen dürfte in der Vergrößerung der karyocytoplasmatischen Grenzfläche zu suchen sein. Oft sind derart unregelmäßig geformte Kerne polyploid, und meist haben sie ihre Teilungsfähigkeit eingebüßt.

Kerngrößen. Zellkerne haben unterschiedliche Volumina: Beim Menschen besitzen z. B. Eizellen und viele Nervenzellen sehr große, Lymphocyten, Mikrogliazellen (Oligodendrocyten, HORTEGA-Zellen) und Erythroblasten (orthochromatische Normoblasten) relativ kleine Kerne. In vielen Fällen besteht eine deutliche, wenn auch nicht streng gesetzmäßige Beziehung zwischen Kern- und Zellgröße, dergestalt, daß das Kernvolumen dem des Cytoplasma direkt proportional ist („Kern-Plasma-Relation" R. HERTWIG 1903). Wenn sich die Zelle vergrößert, nehmen Cytoplasma und Zellkern daran im gleichen Verhältnis teil. Überschreitet das Zellwachstum eine kritische Grenze, wird in vielen Fällen eine Mitose induziert. Die Kerngröße ist u. a. artspezifisch (z. B. ist das mittlere Kernvolumen der motorischen Vorderhornzellen des *Gras*frosches kleiner als das der gleichen Zellen des *Wasser*frosches) und geschlechtsabhängig: Entsprechende Zellen weiblicher Tiere haben oft größere Kerne als die männlicher. Das Volumen eines Kernes erlaubt prinzipiell keine Rückschlüsse auf Menge und Wirksamkeit seiner chromosomalen Substanz. So zeichnen sich die (diploiden) Nervenzell- und Lymphocytenkerne sowie die (haploiden) Eizell- und Spermienkerne zwar durch jeweils gleiche Chromosomenzahlen, aber höchst unterschiedliche Größen aus. Das Kernvolumen wird also nicht nur durch die Menge der Chromosomen, sondern auch durch andere Bestandteile (RNS, Nucleoproteide, Proteine, Hydratationswasser) entscheidend mitbestimmt.

Das Kernvolumen ist im Rahmen gewisser Grenzen labil und hängt von zahlreichen inneren und äußeren Faktoren ab. Kernvergrößerungen *können* z. B. durch rhythmische Verdoppelung des Chromosomensatzes (endomitotische Polyploidie, s. diese) oder durch den Arbeitszustand der Zelle („funktionelles Kernödem", BENNINGHOFF 1950) verursacht sein. Viele Zellen reagieren auf Reizung mit einer (reversiblen) *Kernschwellung* und auf Herabsetzung ihres Stoffwechsels (Kälte, Narkose usw.) mit einer *Kernschrumpfung*. Das Verhalten des Kernvolumens kann geradezu als Indikator der Zellaktivität gelten, so daß sich *durch Kernvolumenmessungen der Funktionszustand bestimmter Zelltypen prüfen läßt*. Nicht nur normale Stoffwechselbelastungen, sondern auch Zellschädigungen (z. B. durch Vergiftungen oder krankhafte Veränderungen) führen infolge einer kompensatorischen Stoffwechselsteigerung nicht selten zu einer Kernvolumenzunahme („pathologisches Kernödem").

Die *Lage* des Kernes innerhalb der Zelle ist mehr oder weniger charakteristisch für jede Zellart. Oft findet er sich im Massenmittelpunkt des Cytoplasma, gelegentlich ist er basalwärts verschoben (z. B. in Becherzellen) oder er liegt wandständig (z. B. in

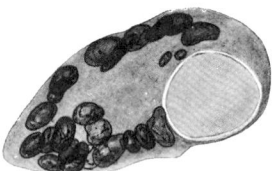

Abb. 1.4—66. Fremdkörperriesenzelle mit vielen Kernen aus dem Unterhautbindegewebe der Ratte. In der Vakuole rechts Teil eines von der Zelle phagocytierten Seidenfadens.

quergestreiften Skelettmuskelfasern). Sind Zellen mit Reservestoffen (z. B. Fettzellen) oder phagocytiertem Material beladen, kann der Kern vorübergehend an die Zelloberfläche verdrängt werden.

Der Interphasekern und seine Bedeutung

Im fixierten und gefärbten Schnittpräparat zeigt der Kern *lichtmikroskopisch* kennzeichnende Strukturen, deren Ausprägung vom Zelltyp (z. B. besitzen die Kerne der Plasmazellen eine unverkennbare „Radspeichen"-Struktur) oder von der Art der Fixierung (s. Kapitel: „Mikromorphologische Untersuchungsmethoden") abhängt. Vom Cytoplasma grenzt eine deutliche Kontur, die *Kernmembran*, den Kernraum ab, der stark *basophile* Brocken und Schollen („*Chromocentren*") oder ein feines bis gröberes Netzwerk enthält. Die Gesamtheit dieses Materials ist das *Chromatin*. Das organspezifische Muster der Chromocentren (s. diese) erlaubt z. B. die Unterscheidung eines Epidermisvon einem Leberzell- oder einem Fibrocytenkern.

Die in Zahl und Größe variablen, in der Regel kugeligen und scharf abgegrenzten *Kernkörperchen* (= *Nucleoli*) können hingegen auch schwach basophil oder sogar acidophil sein. Sie haben einen Durchmesser um 1—3 μm. Ihre Lokalisation innerhalb des Kernes wechselt: Gewöhnlich liegen sie zentral, sie können aber auch je nach Zellart und Funktionszustand der Kernwand genähert sein oder ihr dicht anliegen. An geeignetem Material läßt sich licht- und elektronenmikroskopisch zeigen, daß der Nucleolus aus zwei Komponenten aufgebaut ist: einer strukturlosen *Pars amorpha* und einem mehr fädigen Anteil (= *Nucleolonema*), der meist als Knäuel oder Netz vorliegt (Abb. 1.4—67). Der Nucleolus ist im Gegensatz zum Chromatin weit überwiegend „FEULGEN-negativ". Ihm dicht anliegende Chromatin-Bröckchen werden als Nucleolus-Satelliten oder perinuleoläre Chromocentren bezeichnet. Da dieser engen topographischen Beziehung auch eine funktionelle Verknüpfung zugrunde liegen dürfte, wird der Gesamtbereich — also Nucleolus + perinucleoläre Chromocentren — auch *Nucleolar-Apparat* oder -*Komplex* genannt. Die Kerne embryonaler Zellen der SERTOLIschen Stützzellen in den Hodenkanälchen, der Ei-, Nerven- (Abb. 1.4—51) und vieler Drüsenzellen besitzen auffallend große, Zellen mit geringer Syntheseleistung (z. B. Spermien, Muskelzellen) und hungernde Zellen sehr kleine (oder völlig fehlende) Nucleolen. Schon daraus kann man folgern, daß dieser Kernbestandteil ein Stoffwechselzentrum darstellt, insbesondere eine Schlüsselfunktion bei der cyto-

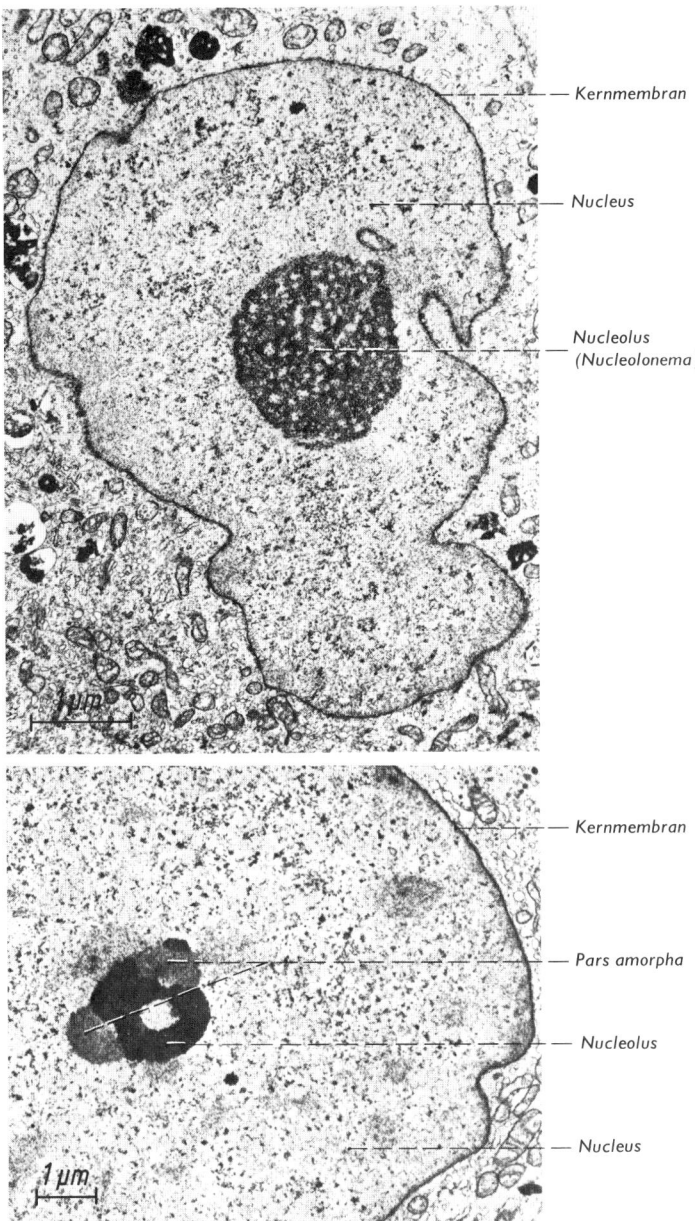

— Kernmembran

— Nucleus

— Nucleolus
(Nucleolonema)

— Kernmembran

— Pars amorpha

— Nucleolus

— Nucleus

Abb. 1.4—67. Nucleoli aus Kernen von HeLa-Zellen. Im Zellkern des oberen Bildes sind das Nucleolonema, im Zellkern des unteren Bildes die Pars amorpha des Nucleolus deutlich zu erkennen. Elektronenmikroskopische Aufnahme.

plasmatischen Proteinsynthese ausübt, eine Annahme, die u. a. dadurch gestützt wird, daß isolierte Zerstörung der Nucleolus-Region die Fähigkeit der Zelle zur Proteinsynthese weitgehend blockiert.

Chromatin und Kernkörperchen werden von einer strukturlosen, färberisch nicht darstellbaren Masse, dem *Kernsaft (= Karyolymphe)*, umgeben.

Das Chromatinmuster des Interphasekerns zeigt einen bemerkenswerten Geschlechtsunterschied: Bei normalen weiblichen Individuen enthält der Zellkern ein distinkt umschriebenes, ungefähr 0,8—1,1 µm messendes Chromocentrum, das zumeist der Kernmembran anliegt und als *X-Chromatin, Geschlechtschromatin (= „sex chromatin")* bezeichnet wird (BARR und BERTRAM 1949). Das Geschlechtschromatin entspricht einem der beiden X-Chromosomen. Normale weibliche Zellen enthalten als Geschlechtschromosomen 2 X-Chromosomen (s. Kapitel: „Mitosekern und Feinbau der Chromosomen"), von denen eines zum großen Teil inaktiv ist und als verdichtetes heterochromatisches Chromozentrum in Erscheinung tritt.

119

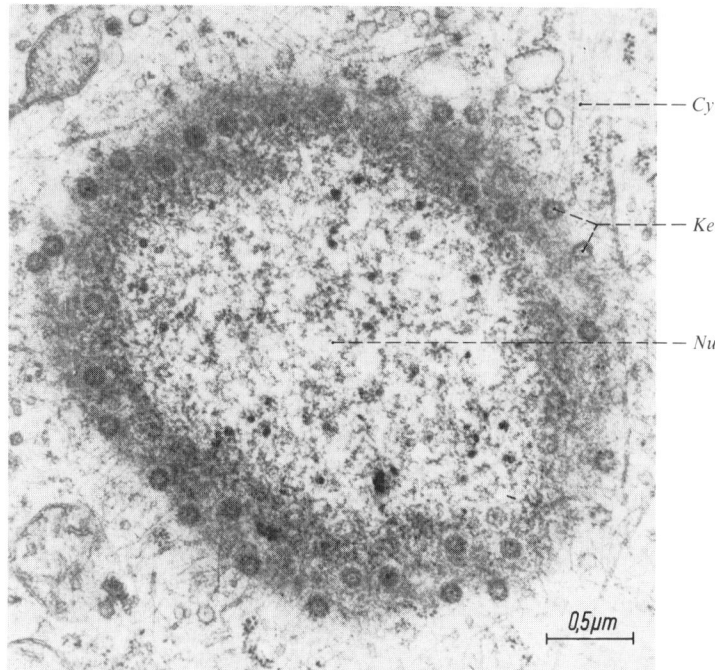

— *Cytoplasma*

— *Kernporen*

— *Nucleoplasma*

0,5μm

Abb. 1.4—68. Kernporen im Flachschnitt durch eine Kernhülle. Sympathische Nervenzelle aus dem Ganglion cervicale superius (Ratte). Im Bereich der unscharf begrenzten ringförmigen Zone, die den tangential getroffenen Kernmembranen entspricht, treten an den sog. Porenkomplexen (inkonstant vorhandene) elektronendichte Ringe sowie je ein zentrales Granulum hervor. Elektronenmikroskopische Aufnahme (Original: Frau Prof. Dr. H. BEHRENDT, Freiburg / Düsseldorf).

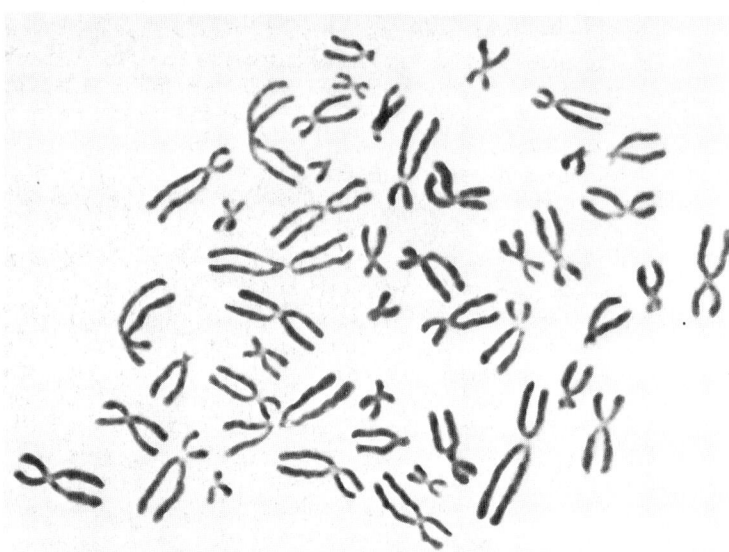

Abb. 1.4—69. Lymphocyten-Metaphase (♀). Luft-Trocken-Präparat. Färbung mit essigsaurem Orcein (Original: Prof. Dr. U. WOLF, Freiburg).

Besonders deutlich ist der geschlechtsspezifische „*Barr-Körper*" in Zellkernen der Nebennierenrinde, des Hyalinknorpels und vieler Nervenzellen ausgebildet. Von klinischer Bedeutung für die cytologische Geschlechtsbestimmung (z. B. bei Zweifeln über das chromosomale Geschlecht eines Menschen infolge Entwicklungsstörungen seiner äußeren Geschlechtsmerkmale) ist vor allem die Untersuchung der Zellkerne in den leicht zugänglichen Plattenepithelzellen der Mundhöhle (Abstrichpräparate, „Mundepitheltest") und der ebenfalls ohne Schwierigkeiten zu gewinnenden Leukocyten des strömenden Blutes. Beim „Leukocytentest" ist zu beachten, daß das Geschlechtschromatin der neutrophilen Granulocyten in Form eines Kernanhängsels — „*Trommelschlegel*" oder „*drum-stick*" genannt — vorliegt. Durchschnittlich sind freilich nur 3% (Streuung 1—10%) der Kerne aller neutrophiler Granulocyten chromosomal weiblicher Individuen durch einen „Trommelschlegel" gekennzeichnet, so daß bei der Auswertung mindestens 1000 Zellkerne berücksichtigt werden müssen.

Die Untersuchung des Geschlechtschromatins erfolgt heute im allgemeinen aus Mundhöhlenepithel oder Haarbalgzellen. Auch das die Männlichkeit bestimmende Y-Chromosom (s. Kapitel: „Mitosekern und Feinbau der Chromosomen") kann in Interphasekernen nachgewiesen werden. Man verwendet dazu Fluoreszenzfarbstoffe (wie z. B. Atebrin), die einen Teil (des langen Armes) des Y-Chromosoms extrem stark anfärben, so daß es als *Y-Chromatin* im sonst schwächer fluoreszierenden Kern aufleuchtet (Abb. 1.4—72 und 1.4—73).

Die Normwerte betragen in ausgezählten Kernen für das X-Chromatin in Mundschleimhautabstrichen 10—20%, in Haarbalgzellen 50—80%. Das Y-Chromatin findet sich in männlichen Zellen mit 60—80%.

Die *Ultrastruktur* des Zellkerns. Ganz anders als das Cytoplasma, dessen auffälligstes Merkmal seine Gliederung durch begrenzende und ordnende Membransysteme ist, besitzt der Zellkern (von bestimmten Einschlußkörpern abgesehen) *keine* membranbegrenzten Partialräume. Der gegenüber dem Cytoplasma dichtere Kernraum enthält im *elektronenmikroskopischen* Bild zahlreiche feine Granula (= Karyosomen) eines Durchmessers von 150—200 Å, die vor allem aus Nucleinsäuren, speziell DNS, zusammengesetzt sind. Zwischen den Körnchen liegen ca. 50—60 Å dicke Filamente, die schraubenförmig verlaufen und gebündelt sein können und als Chromosomenbestandteile des Interphasekerns interpretiert werden. Der Ultradünnschnitt birgt naturgemäß nur eng begrenzte, willkürliche Anschnitte scheinbar wirr durcheinanderlaufender und vielfach verdrillter Stränge, als welches sich das Kerninnere darbietet. Gerade am Kern wird besonders deutlich, daß das Zerschneiden einer komplexen Struktur eine erhebliche und störende Artefizierung bedeutet.

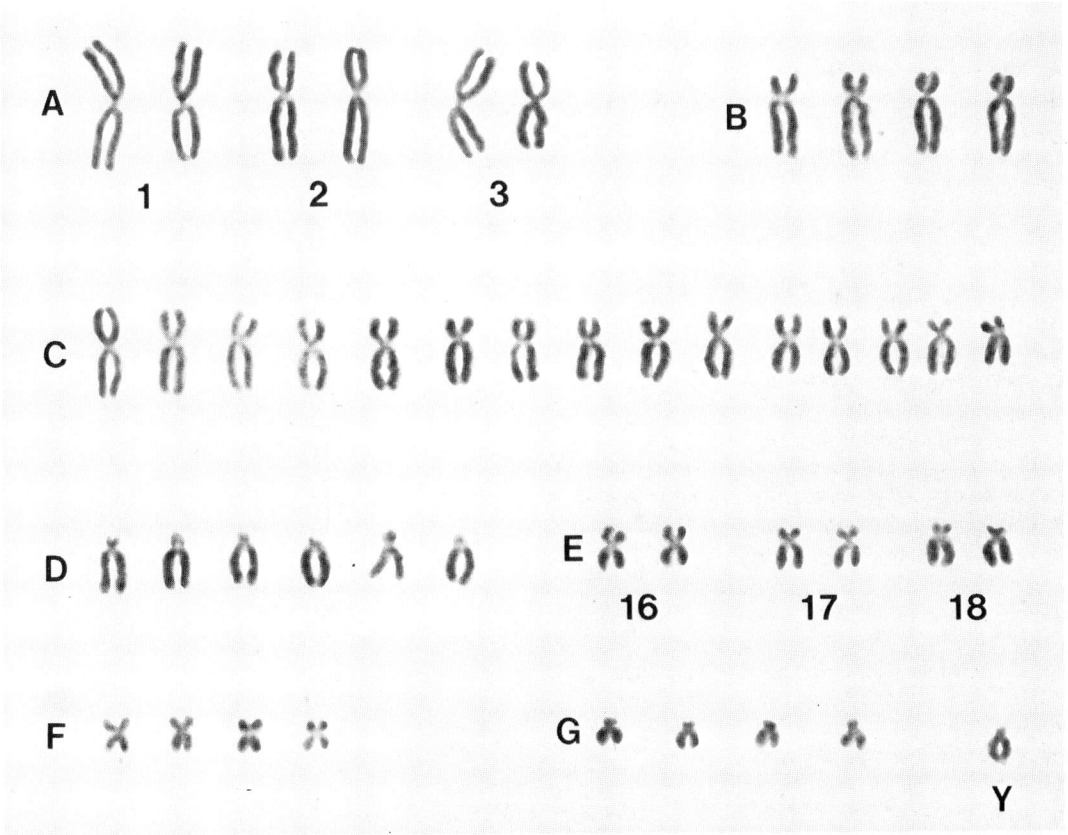

Abb. 1.4—70. Männlicher Karyotyp aus einer Lymphocyten-Metaphase. Die 46 Chromosomen lassen sich sieben Gruppen zuordnen. Innerhalb der Gruppen sind die Chromosomenpaare 1—3, 16—18 und das Y-Chromosom individuell identifizierbar. Die Gruppe C enthält 15 Chromosomen, darunter das X-Chromosom (Original: Prof. Dr. U. WOLF, Freiburg).

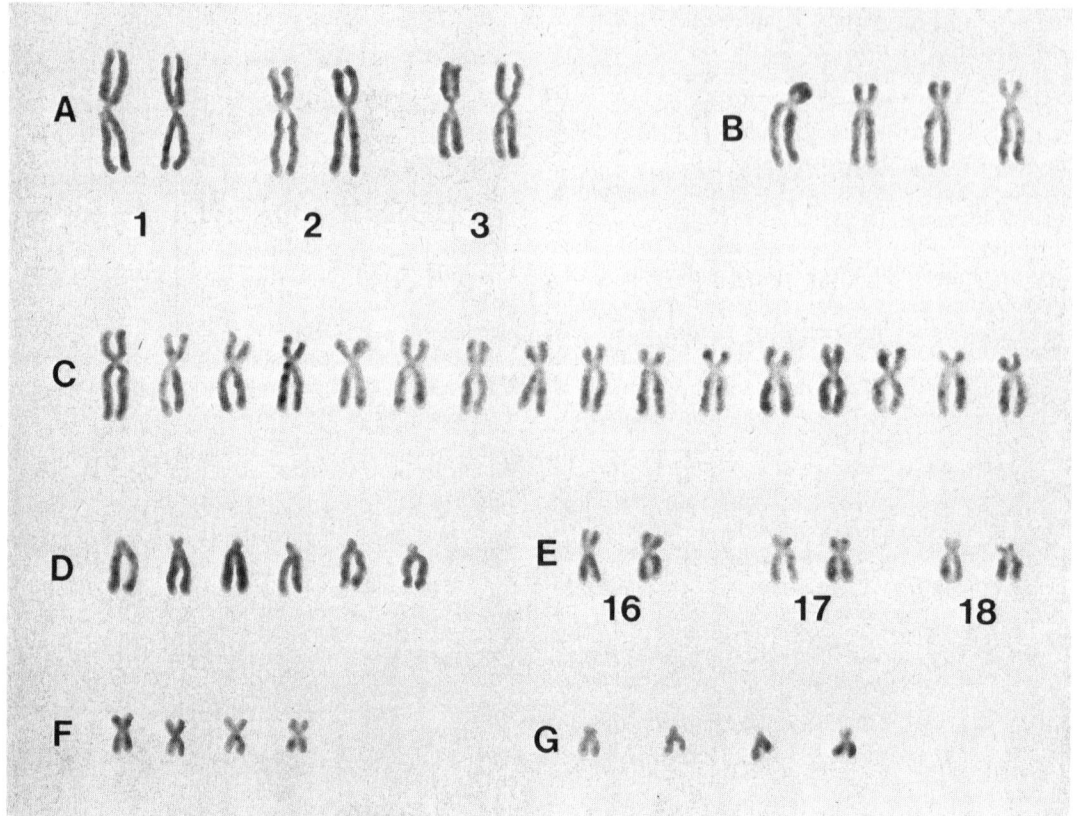

Abb. 1.4—71. Weiblicher Karyotyp aus einer Lymphocyten-Metaphase. Anordnung der Chromosomen wie in Abb. 1.4—70. In der Gruppe C finden sich 16 Chromosomen (Original: Prof. Dr. U. WOLF, Freiburg).

Der *Nucleolus* hat elektronenmikroskopisch hinsichtlich Größe, Gestalt und Anordnung seiner Bestandteile ein sehr unterschiedliches Aussehen. Stets fällt er durch seine ungewöhnlich hohe Dichte auf. Es gibt u. a. homogene, granuläre, reticuläre und andere Formen (Abb. 1.4—67). Eine Membranabgrenzung gegen den übrigen Kernraum ist nicht vorhanden. Unter günstigen Bedingungen findet sich ein homogen-feingranulärer Bereich (wahrscheinlich entspricht er der lichtmikroskopischen Pars amorpha), der von einem dreidimensionalen Netzwerk (= *Nucleolonema*) umgeben wird (Abb. 1.4—67). Dieses Netz besteht seinerseits aus einer Art Matrix-Material, in das Filamente und Körnchen eines Durchmessers um 150 Å eingebettet sind. Ihre Ähnlichkeit mit den cytoplasmatischen Ribosomen macht wahrscheinlich, daß sie die Ribonucleoproteid-Komponente des Nucleolus darstellen. Die große Variabilität im Aussehen des Nucleolus hängt zweifellos mit seinen Eigenschaften als typische Funktionsstruktur zusammen.

Die *Kernhülle* — ein speziell differenziertes Derivat des endoplasmatischen Reticulum — trennt während der Interphase das Nucleoplasma von der cytoplasmatischen Matrix. Sie setzt sich aus zwei Membranen zusammen, die schalenartig einen mit dem ER an vielen Stellen kommunizierenden Spaltraum (= *perinucleäre Zisterne*) umschließen (Abb. 1.4—39 und 1.4—40). Während der Durchmesser dieses Spaltes normalerweise 200—800 Å mißt, kann er sich unter bestimmten funktionellen oder pathologischen Bedingungen stellenweise blasig erweitern, eine (wohl reversible) Veränderung, die oft mit einer Vakuolisierung des ER einhergeht. Wenn auch die Kernmembranen als Teil des ER in Erscheinung treten, sind sie doch in einer nur ihnen eigentümlichen Weise spezialisiert.

In mehr oder weniger regelmäßigen Abständen gehen innere und äußere Kernmembran ineinander über, wodurch sog. *Kernporen* eines Durchmessers zwischen 300 und 1000 Å als präformierte Wege eines nucleocytoplasmatischen Stoffverkehrs entstehen (Abb. 1.4—39, 1.4—40, 1.4—65 und 1.4—68).

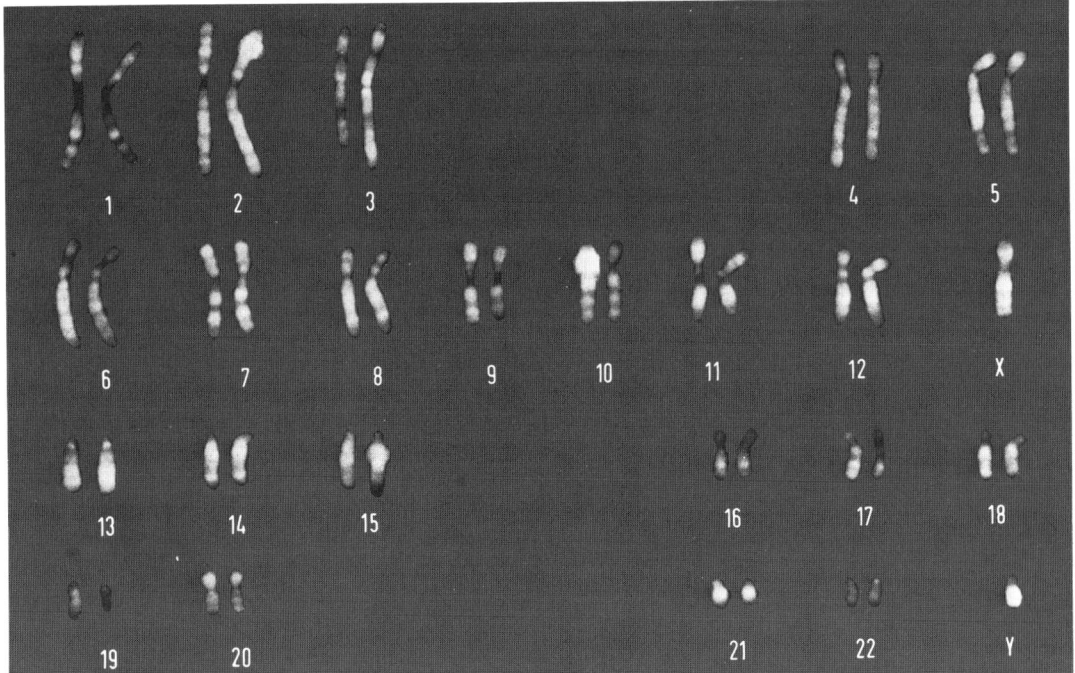

Abb. 1.4—72. Männliche Lymphocyten-Metaphase nach Fluoreszenz-Färbung mit einem Chinacrin-Derivat. Die hierdurch dargestellten Bändermuster erlauben die individuelle Identifizierung sämtlicher Chromosomenpaare einschließlich des X- und Y-Chromosoms. Die starke Fluoreszenz auf dem langen Arm des Y-Chromosoms ist auch in Interphasekernen nachweisbar (Original: Dr. WALTHER VOGEL, Freiburg).

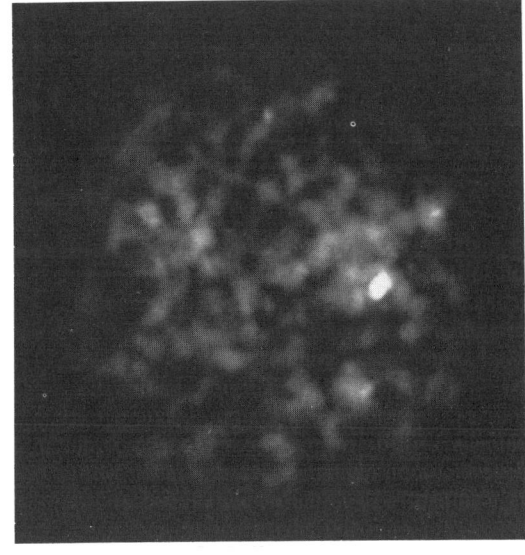

Abb. 1.4—73. Männlicher Zellkern nach Färbung mit Atebrin. Die starke Fluoreszenz des langen Arms des Y-Chromosoms ist deutlich erkennbar (Orginal: Dr. WALTHER VOGEL, Freiburg).

Die Kernporen hat man sich nicht einfach als offene Löcher vorzustellen. An ihrem Rand liegen globuläre Einheiten, die einen doppelten Ringwulst, den sog. *Anulus*, bilden. Gewöhnlich sind auf der dem Cytoplasma und auf der dem Karyoplasma zugekehrten Seite der Pore jeweils 8 Globuli nachweisbar, wodurch die Poren eine achtstrahlige Symmetrie erhalten.

Die Poren sind durch ein feinfibrilläres bis amorphes Material, das auch als Poren-Septum (=

Poren-Diaphragma) bezeichnet wird, verschlossen. Offenbar wird im Zentrum des Porenkomplexes nur bei Bedarf eine enge Öffnung freigegeben. Dieser Durchlaß hat eine lichte Weite von ca. 150 Å und ist temporär durch ein aus Nucleoproteinen bestehendes sog. *Zentralgranulum* verschlossen. Da die Porenkomplexe eine hohe ATP-ase-Aktivität aufweisen, ist anzunehmen, daß für die Aufrechterhaltung und das Funktionieren ihrer komplizierten Struktur Energie benötigt und verbraucht wird.

Mit ihren zahlreichen Porenkomplexen ermöglicht die Kernhülle den Durchgang makromolekularer Kernprodukte cytoplasmawärts und bestimmter Plasmaprodukte (z. B. Histone) kernwärts. Die Kernporenzahl steht offenbar in einem direkten Verhältnis zur Stoffwechselaktivität der betreffenden Zellen. Sie wechselt, abhängig vom Funktionszustand, sogar in ein und derselben Zelle. In den Kernmembranen der α-Zellen des Hypophysenvorderlappens sollen 800, in den Hüllen anderer Kerne bis zu 10 000 Poren vorhanden sein und damit fast 15% der gesamten Kernoberfläche einnehmen.

Abgesehen vom Stoffverkehr durch die Poren, muß an der Kernhülle auch mit einem membrangebundenen „*aktiven Transport*" — möglicherweise zusätzlich mit einem der Cytopempsis vergleichbaren vesikulären Transport *(„nucleocytoplasmatische Pempsis")* — gerechnet werden.

Über das ER können Stoffe aus dem extrazellulären Raum unter Umgehung einer Membranbarriere bis in die perinucleäre Zisterne gelangen. Ionen und kleinere Moleküle sollen auf diesem Wege in den Kern geschleust werden können, ohne durch das eigentliche Cytoplasma zu diffundieren.

Auch die gelegentlich engen Kontakte zwischen dem äußeren Blatt der Kernhülle und Mitochondrien werden mit Austauschvorgängen in Zusammenhang gebracht. Entweder wandern die Mitochondrien zum Kern, um ihren Nucleinsäurebestand zu erneuern, oder sie ermöglichen dort energiefordernde Prozesse.

Während der Prophase zerfallen die Kernmembranen in einzelne Bläschen, um sich am Ende der Mitose wieder vollständig zu rekonstruieren (Abb. 1.4—78).

Die *chemische Zusammensetzung* des Zellkerns ist vor allem durch *Desoxyribonucleinsäure* (= DNS) gekennzeichnet, die im Cytoplasma nicht oder nur in geringen Mengen vorkommt. Sie ist außerordentlich stoffwechselstabil und macht 20—25% des Kerntrockengewichtes aus. Der DNS-Gehalt eines Kernes ist absolut konstant und wird selbst in extremen Hungerzuständen der Zelle nicht reduziert. Änderungen der DNS-Menge, und zwar im Sinne einer Verdoppelung (oder Vervielfältigung), treten nur bei der Vorbereitung des Kernes auf eine Teilung (und die damit verbundene Verdoppelung des Chromosomensatzes) oder eine Polyploidisierung (s. diese) ein. Durch histoautoradiographische Untersuchungen (s. Mikromorphologische Untersuchungsmethoden, Autoradiographie) kann die DNS-Verdoppelung exakt verfolgt werden. Bringt man nämlich Vorstufen der DNS, die durch Tritium (^{3}H) radioaktiv „markiert" worden sind (z. B. Tritium-Thymidin), in einen lebenden Or-

ganismus ein, wird diese Substanz *nur* in *die* Zellkerne eingebaut, in denen die DNS im Zuge der Vorbereitung zu einer Mitose redupliziert wird. Auf diese Weise lassen sich Lokalisation und Zahl der Zellteilungen genau verfolgen. Zwischen zwei Zellteilungen wird bei Säugern nur in einem Zeitraum, der zwischen 5 und 8 Stunden liegt, radioaktives Thymidin in die DNS eingebaut. Nach dieser Phase, die *S-Phase* (= Synthese-Phase) genannt wird, setzt die Mitose nicht unmittelbar ein, sondern es folgt ihr eine Ruhe-Phase *(= G_2-Phase* [1]*).* Die am Ende der Mitose folgende Phase scheinbarer Ruhe wird als *G_1-Phase* bezeichnet. Von allen diesen Phasen ist bei Säugetieren die G_1-Phase die variabelste, während die S- und M-(= Mitose-)Phasen sehr konstant sind (Abb. 1.4—75).

Außer DNS findet sich im Kern auch *Ribonucleinsäure* (= RNS), deren Menge meist nur $^1/_8$ bis $^1/_{10}$ des DNS-Gehaltes ausmacht und im Gegensatz zur DNS beträchtlichen — von Funktion und Stoffwechselintensität der Zelle abhängigen — Schwankungen unterliegt. Der RNS-Bestand des Nucleoplasma umfaßt neben Transfer-, ribosomaler und Boten-RNS auch andere hochmolekulare RNS-Fraktionen. Die Nucleinsäuren können histochemisch durch ihre Reaktion mit bestimmten Farbstoffen (Pyronin, Safranin, Gallocyanin, FEULGEN-Reaktion) nachgewiesen werden. Die FEULGEN-Reaktion [2] hat vor allem deshalb große Bedeutung gewonnen, weil sie nicht nur die *qualitative* Lokalisation der DNS des Kernes, sondern auch *quantitative* Messungen ihrer Menge auf cytophotometrischem Wege ermöglicht.

70—75% des Kerntrockengewichtes entfallen auf Proteine, unter denen zumindest die *Histone* kernspezifisch sind und wegen ihres Basencharakters wahrscheinlich in Salzbindung mit den Nucleinsäuren vorliegen. Die Proteine sind im Chromosomen-Material und in der Nucleolar-Substanz an die Nucleinsäuren gebunden und als Enzymeiweiße frei im Kernsaft gelöst. Unter den zahlreichen *Enzymen* des Kernes sind vor allem DNS-Polymerase, RNS-Polymerase, NAD-Pyrophosphorylase und Nucleosidtriphosphatasen direkt mit der genetischen Funktion des Zellkerns verknüpft. Typisch für den Kern ist sein hoher Natrium- und Chloridge-

---

[1] G von engl. gap = Lücke, Loch
[2] Das Prinzip der FEULGEN-Reaktion beruht darauf, daß fuchsinschweflige Säure (= SCHIFFsches Reagenz) mit je zwei Aldehydgruppen, die einen Abstand von mindestens 10 Å haben müssen, eine rotgefärbte Verbindung eingeht. Vom DNS-Gerüst läßt sich durch saure Hydrolyse die Purinbase entfernen, wobei freie Aldehydgruppen im Abstand von 10,2 Å entstehen. An die purinfreie DNS-Helix lagert sich die fuchsinschweflige Säure an. Mit RNS fällt die Reaktion deshalb negativ aus, weil bei ihnen der Abstand der einzelnen „Treppenstufen" *nicht* zwischen 10 und 11 Å liegt.

halt, der das Acht- bis Zehnfache des Cytoplasma-Wertes beträgt (und damit etwa gleich hoch wie im extrazellulären Raum liegt). Auch Kalium ist in höherer Konzentration als im Cytoplasma vorhanden.

Die *Nucleolen* bestehen hauptsächlich aus Riboproteinen. Sie enthalten nur sehr geringe Mengen DNS, dagegen den größten Teil der im Kern vorhandenen RNS. Protein- und RNS-Anteile liegen zumeist als Ribonucleoproteid-Komplexe wahrscheinlich in den ribosomenähnlichen partikulären Komponenten des Nucleolus vor. Histoautoradiographisch konnte nachgewiesen werden, daß die RNS rasch in den Nucleoli angereichert wird, einen intensiven „turn-over" hat und sekundär an das Cytoplasma abgegeben wird.

Die *Nucleinsäuren.* Für eine der wesentlichsten Eigenschaften der lebenden Substanz, nämlich für ihre Fähigkeit, sich selbst zu reproduzieren, haben die *Nucleoproteide* und insbesondere deren Wirkgruppen, die *Nucleinsäuren,* eine grundlegende Bedeutung. Die hochmolekularen Nucleinsäuren bestehen aus einer großen Zahl von *Nucleotiden,* das sind Einheiten aus einer heterozyklischen organischen Base, einem Kohlenhydrat und Phosphorsäure.

Die Bausteine der DNS-Phosphate, Zucker und vier Stickstoffbasen (Adenin, Thymin, Guanin und Cytosin), bilden einen parallel verlaufenden Doppelfaden mit unzähligen Querverbindungen, den man sich wie eine Art Wendeltreppe oder regelmäßig gewundene Leiter vorzustellen hat, deren „Stufen" oder „Sprossen" aus je einem genau zusammenpassenden, durch Wasserstoffbrücken verbundenen Stickstoffbasenpaar bestehen (WATSON-CRICK-Helix 1953). Da die Basenmoleküle eine verschiedene Länge besitzen und Wasserstoffbrücken aus räumlichen Gründen nur zwischen Adenin und Thymin sowie zwischen Guanin und Cytosin (nicht aber zwischen Adenin und Cytosin bzw. Guanin und Thymin) möglich sind, können die Stufen der Wendeltreppe nur aus dem einen oder dem anderen der beiden erstgenannten Basenpaare zusammengesetzt sein. Die Anordnung der Nucleotide in dem einen Faden bestimmt daher zwingend auch die Reihenfolge der Nucleotide in dem einzig möglichen Molekül, das sich mit ihm zu einem Doppelfaden verbinden kann. Art, Länge und spezielle Sequenz der Basenkombination innerhalb der Leiter sind die Substrate der Botschaften, die die Instruktionen für jedes zu vererbende Merkmal übermitteln. Die DNS hat die entscheidende und höchst merkwürdige Fähigkeit zur *identischen Reduplikation,* die dadurch ermöglicht wird, daß zugleich mit dem Auseinanderweichen der Treppe an ihrem einen Ende frei im Kernraum zur Verfügung stehen-

de Nucleotide so ausgewählt und enzymatisch aneinandergefügt werden, daß zwei neue, mit den primär vorhandenen Molekülfäden identische Nucleinsäuren entstehen. Weil also die vier Stickstoffbasen nur in der ursprünglichen Reihung wieder verknüpft werden können, bilden sich zwei komplementäre DNS-Moleküle mit eben demselben chiffrierten „Code", der auch schon vor der Aufspaltung vorhanden war. Durch die Basenpaarung nach der Matrize eines vorhandenen Moleküls können identische neue Moleküle entstehen. Diese Verdoppelung der DNS muß sich im Zellkern kurz vor der Chromosomenspaltung vollziehen.

Es bestehen Gründe anzunehmen, daß die *Gene,* die die Erbanlagen tragen, „Sätze" verschiedener Länge in der chiffrierten Botschaft der DNS sind. Da ein menschliches DNS-Molekül bis zu 10 000 Sprossen in seiner Leiter hat, kann eine ungeheure Vielfalt an Erbanlagen übertragen werden, deren Kombinationsmöglichkeiten fast unvorstellbar groß sind.

Die DNS-Helix ist die chemische Grundeinheit der *Chromosomen,* in denen die DNS-Fäden in einer komplizierten Sekundärstruktur vorliegen, und zwar in chemischer Bindung mit Proteinen als Nucleoproteide. Auf die sauren PO_4-Gruppen der Nucleinsäuren ist z. T. deren Affinität zu basischen Farbstoffen zurückzuführen (Chromatin!).

Die DNS erfüllt in der Zelle *zwei* entscheidende Funktionen: Einmal wird sie nach ihrer identischen Verdoppelung als genetisches Material in den Chromosomen von Zelle zu Zelle und von Individuum zu Individuum unverändert auf die folgenden Generationen weitergegeben, zum anderen beherrscht sie den Stoffwechsel der Zelle. Zwar hat sie selbst keinen unmittelbaren Anteil an Stoffwechselvorgängen, aber sie konserviert die Information für die Synthese der Enzym- und Strukturproteine, die in ihrer Nucleotidsequenz niedergelegt ist. Schlüsselsubstanz bei der *Auswertung* der genetischen Information ist die RNS. Die Synthese der RNS bedeutet zugleich die Übertragung des Informationsgehaltes bestimmter DNS-Abschnitte des *Genoms* auf RNS-Moleküle. Von dem bei diploidem Chromosomensatz doppelt in der Zelle enthaltenen genetischen Material können daher sehr viele RNS-Kopien hergestellt werden. Diese Kopien gelangen vom Zellkern, dem Ort der RNS-Synthese — wahrscheinlich durch die Kernporen — in das Cytoplasma, wo die Information bei der Synthese spezifischer Proteine verwertet wird. Drei biochemisch gut charakterisierbare Nucleinsäuren wirken dabei zusammen: Die Boten-RNS (= messenger RNA), die lösliche oder „transfer" RNS und die ribosomale RNS (vgl. Ribosomen, Polyribosomen).

Das Problem der *Chromosomen-Persistenz.* Ob-

125

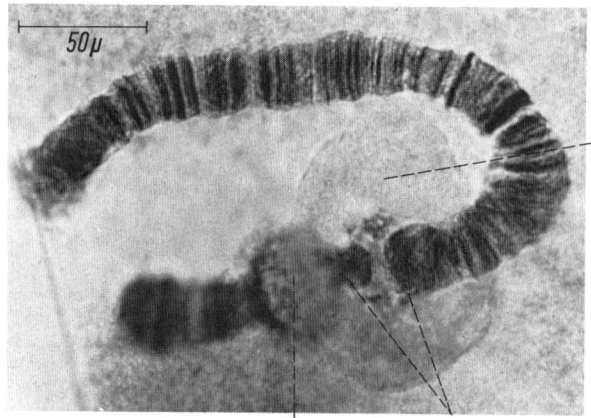

Nucleolus

„Puff" Nucleolus-Organisator

Abb. 1.4—74. Riesenchromosom aus einer Speicheldrüsenzelle der Zuckmückenlarve *(Chironomus)* mit Nucleolus-Organisator; teils verdeckt durch den Nucleolus ein „Puff". Essigkarminpräparat (Original: W. MAIER, Freiburg).

gleich sich die Chromosomen während der Interphase im Regelfall nicht erkennbar im Kernraum ausbreiten, gibt es einige morphologische Befunde, die zeigen, daß auch in den jeweils zwischen zwei Mitosen liegenden Zeiträumen die Chromosomen individuell und sogar an bestimmten Orten erhalten bleiben. In den Kernen einiger spezieller Zellen kann man *jederzeit* Chromosomen beobachten (z. B. in den Speicheldrüsenzellen der Taufliege). Sonderfälle sind die auch während der Interphase sichtbaren *Riesenchromosomen* (Abb. 1.4—74) der Speicheldrüsenzellen vieler Insekten (Dipteren) und die sog. *Lampenbürstenchromosomen.* Die Riesenchromosomen bleiben trotz nahezu vollständiger Entspiralisierung infolge ihrer Polytänie (= Vielsträngigkeit) deutlich erkennbar und sind deshalb zu einem wichtigen Studienobjekt der genetischen Forschung geworden.

In manchen Kernen entspricht die Zahl der vorhandenen Chromosomen sehr genau den *Interphase-Chromocentren*, die man während der Mitose als distinkte Abschnitte der einzelnen Chromosomen wiederfinden kann. Auch wenn die Chromosomen des Interphasekernes in den meisten Fällen der unmittelbaren Beobachtung nicht zugänglich sind, so bleibt doch innerhalb einer Tierart das Chromatinmuster der spezifischen Zellen eines bestimmten Organs relativ konstant. In dieses Muster fügen sich auch die Nucleolen ein. Nahe verwandte Arten können ganz unterschiedliche Chromatinmuster aufweisen.

Die *Bedeutung des Interphasekerns.* Der Kern reguliert während der Interphase die synthetische Aktivität des Cytoplasma entsprechend dem Bedarf und gemäß seinem Erbinformations-„Code". Diese Steuerfunktion übt er nicht nur autonom aus, sondern auch als Glied eines Regelkreises, das Informationen aus dem Cytoplasma und der Zellumwelt mit der Aktivierung bestimmter *Genorte* zu beant-

worten vermag. Den Beziehungen zwischen Kern, Cytoplasma und Außenwelt dient der Austausch von Botenmolekülen verschiedener chemischer Konstitution (wohl vor allem RNS und Proteine). So werden z. B. auch durch Hormone Nachrichten an die Zellkerne übermittelt.

Der *Nucleolus* spielt bei diesem Geschehen eine besondere Rolle. Sein Vermögen, RNS zu bilden und damit die cytoplasmatische Proteinsynthese zu ermöglichen, wurde vor allem durch die von CASPERSSON entwickelte Methode der Ultraviolettspektrographie gesichert. Bereits lichtmikroskopisch hatten sich Hinweise auf die Abgabe nucleolärer Stoffe an das Cytoplasma ergeben. Dabei kommt es zu einer Verlagerung des Nucleolus aus dem Kernzentrum in die Kernperipherie.

Die vom Nucleolus an das Cytoplasma abgegebene RNS wird zum Aufbau der Ribosomen verwendet (ribosomale RNS). Ihre Ausschleusung soll durch die Kernporen erfolgen, allerdings ist es bisher noch nicht sicher gelungen, mit Ribosomen identifizierbare Partikel innerhalb der Poren nachzuweisen. Es wäre deshalb vorstellbar, daß der Transport ribosomaler RNS und anderer RNS-Fraktionen aus dem Kern in das Cytoplasma in einer Weise erfolgt, die sich mit den elektronenmikroskopischen Möglichkeiten noch nicht zuverlässig erfassen läßt.

Neuerdings macht man für den Übergang der Produkte des Nucleolus in das Cytoplasma ein „Ribonucleoproteinnetzwerk" verantwortlich.

Literatur

ALTMANN, H.-W.: Der Intermitose-Kern. In: HIRSCH / RUSKA / SITTE (Hgg.): Grundlagen der Cytologie. Fischer, Stuttgart 1973
BARR, M. L., and E. G. BERTRAM: A morphological distinction between neurons of the male and female, and the behaviour

of the nucleolar satellite during accelerated nucleoprotein synthesis. Nature (London) 163 (1949) 676—677

BARR, M. L., and D. H. CARR: Nuclear sex. In: J. L. HAMERTON (Ed.): Chromosomes in medicine. Little Club Clinics in Developmental Medicine No. 5. Heinemann, London 1962

BURCK, H.-C.: Histologische Technik. Leitfaden für die Herstellung mikroskopischer Präparate in Unterricht und Praxis. 3. Aufl. Thieme, Stuttgart 1973

BUSCH / SMETANA: The nucleolus. Academic Press, New York 1970

CASPERSSON, T.: Cell growth and cell function. Norton, New York 1950

CRICK, F. H. C.: Über den genetischen Code. Angew. Chemie 75 (1963) 425—460

DALTON, A. J., and F. HAGUENAU: The nucleus. Vol. 3 of Ultrastructure in biological systems. Academic Press, New York 1968

GRUMMT, F.: Interphasekern. In: H. BIELKA (Hg.): Molekulare Biologie der Zelle. 2. Aufl. Fischer, Stuttgart 1973

GRUNDMANN, E. und P. STEIN: Über das organspezifische Chromatin im normalen und carcinomatösen Parenchymzellkern. Verh. dtsch. Ges. Path. 45 (1961) 93—97

HAGUENAU, F., et W. BERNHARD: Particularités structurales de la membrane nucléaire. Étude au microscope électronique de cellules normales et cancéreuses. Bull. Ass. franç. E. Cancer 42 (1955) 537—544

HERTWIG, R.: Über das Wechselverhältnis von Kern und Protoplasma. München 1903

MIRSKY, A. E., and S. OSAWA: The interphase nucleus. In: A. MIRSKY and J. BRACHET (Eds.): The Cell. Vol. II. Academic Press, New York 1961

MOSES, M. J.: Breakdown and reformation of the nuclear envelope at cell division. In: W. BARGMANN, D. PETERS und C. WOLPERS (Hgg.): Verh. 4. Internat. Kongr. Elektronenmikroskopie 1958, Bd. II. Springer, Berlin 1960

ROBERTS, K., and D. H. NORTHCOTE: Ultrastructure of the nuclear envelope; structural aspects of the interphase nucleus of sycamore-suspension culture cells. Microscop. Acta 71 (1971) 102—120

SANDRITTER, W.: Methoden und Ergebnisse der quantitativen Histochemie. Dtsch. med. Wschr. 86 (1961) 2177—2183

SIEBERT, G.: Biochemische Leistungen des Zellkerns. In: WIELAND und G. PFLEIDERER (Hgg.): Molekularbiologie. Bausteine des Lebendigen. Umschau-Verlag, Frankfurt / Main 1967

SITTE, P.: Allgemeine Mikromorphologie der Zelle. In: H. METZNER (Hg.): Die Zelle: Struktur und Funktion. Wissenschaftliche Verlagsgesellschaft, Stuttgart 1966

WATSON, J. D.: Die Beteiligung der Ribonucleinsäure an der Proteinsynthese. Angew. Chemie 75 (1963) 439—449

WATSON, J. D., and F. G. C. CRICK: Molecular structure of nucleic acids. A structure for desoxyribose nucleic acid. Nature (Lond.) 171 (1953) 737—738

Mitosekern und Feinbau der Chromosomen

Von einigen hochdifferenzierten Zellarten in ihrem natürlichen Milieu abgesehen (z. B. Nerven- und Sinneszellen, Herzmuskelzellen, Skelettmuskelfasern, Granulocyten), haben alle Zellen die Fähigkeit, sich in zwei gleiche Tochterzellen zu teilen. Während dieses Vorgangs müssen Reduplikation des Kernes (= *Karyokinese*) und Durchschnürung des Zelleibs (= *Cytokinese*) unterschieden werden. Die Kernteilung vollzieht sich entweder als *Mitose*, bei der zwei identische Tochterzellen mit einer

der Mutterzelle entsprechenden Chromosomenzahl und ihr genau gleichendem genetischen Material entstehen, oder als *Meiose*, die nur während der Bildung der Geschlechtszellen vorkommt und zu einer Halbierung der Chromosomenzahl und damit des Genoms führt. Mit dem Kernteilungszyklus synchron verlaufen Teilung des Zelleibs und Teilung des Centriols als voneinander prinzipiell unabhängige Phänomene, die nur über bestimmte Steuerungen miteinander verknüpft sind (und isoliert gestört werden können). Beim Vollzug der Kernteilung spielen das *Centriol* (s. dieses) und die von ihm ausgehenden *Pol-* und *Spindelfasern*, deren Gesamtheit als *achromatischer Apparat* bezeichnet wird, eine wesentliche Rolle. Die etwa $\frac{1}{2}$ bis 2 Stunden dauernde Zellteilung läßt sich in vier typische Stadien einteilen, die seit alters her als *Prophase, Metaphase, Anaphase* und *Telophase* beschrieben werden (Abb. 1.4—76). Mit dieser Phaseneinteilung wird ein kontinuierlicher Vorgang willkürlich untergliedert. Während der Karyokinese erfolgt die Umwandlung der Chromosomen aus ihrer Funktionsform in ihre Transportform.

Die *Chromosomen* bilden sich niemals neu, sondern gehen durch Längsteilung aus ihresgleichen hervor. Ihre Zahl, Größe und Form variieren in weiten Grenzen, sind jedoch für jede Species von absoluter Konstanz.

Die Chromosomenzahl allein läßt keine Rückschlüsse auf den Verwandtschaftsgrad der Arten zu. Systematisch weit auseinanderstehende Species haben oft gleiche, nahe verwandte Arten jedoch oft sehr verschiedene Chromosomenzahlen.

Bemerkenswert ist aber, daß die verschiedenen Species einer Klasse alle etwa gleichviel Chromosomenmaterial pro diploidem Zellkern besitzen, d. h. also, entweder wenige große oder viele kleine Chromosomen. Für die Säuger liegen die Extreme, soweit bisher bekannt, zwischen 10 (*Wallabia bicolor,* Rattenkänguruh) und 78 (*Lycaon pictus,* Afrikanischer Jagdhund). Der Mensch besitzt in seinen somatischen Zellen 46 Chromosomen, von denen zwei Geschlechtschromosomen sind.

Wie ihre Zahl, ist auch ihre Größe artspezifisch: Einige Pilze haben besonders kleine (nur 0,1 µm lange), andere Pflanzen jedoch 30 µm und sogar noch längere Chromosomen. Die bis zu 300 µm messenden Riesenchromosomen (Abb. 1.4—74) fallen ganz aus dem Rahmen, weil ihr DNS-Bestand vervielfacht ist. Die Metaphasechromosomen des Menschen zeigen Längen zwischen 0,9 und 7 µm.

Jedes Chromosom hat seine charakteristische *Form,* die bis in die feinsten Einzelheiten durch alle Zellteilungen hindurch, von mutativen Veränderungen abgesehen, bewahrt wird. Oft haben die Chromosomen die Gestalt kleiner, ein- oder mehrfach taillenartig eingeschnürter, gekrümmter Stäbchen (Abb. 1.4—69 bis 1.4—71).

Eine Einschnürung, die sog. primäre Einschnürung, hat besondere Bedeutung, weil sie dem späteren Anheftungspunkt der Spindelfasern entspricht. Dieser Bereich wird als Centromer bezeichnet. Kinetochor nennt man eine Verdichtung beiderseits dem Centromer, an dem die Spindelfasern während der Anaphase ansetzen. Gewöhnlich sind die Metaphasechromosomen am Kinetochor abgewinkelt, so daß je nach dessen Lage das Chromosom Winkel mit typischer Schenkellänge bildet. Die individuellen Längen der Chromosomenschenkel werden zur Identifizierung der einzelnen Chromosomen eines Satzes herangezogen. Als „metazentrisch" werden Chromosomen bezeichnet, wenn das Centromer nahe der Mitte, als „akrozentrisch", wenn es nahe dem Ende liegt. Ein weiteres Erkennungsmerkmal ist die Lage sekundärer Einschnürungen. Die Nucleolen werden an bestimmten sekundären Einschnürungen gebildet, die man deshalb als Nucleolen-Organisator bezeichnet. Beim Menschen finden wir in diploiden Zellen 10 Nucleolus-Organisatoren, die in den akrozentrischen Chromosomen liegen. (D- und G-Gruppe, s. Abb. 1.4—71; Chromosom 13, 14, 15, 21, 22, s. Abb. 1.4—72).

Vor Beginn der Mitose bis zum Ende der Metaphase zeigen die Chromosomen entsprechend der vorhergegangenen Reduplikation eine Doppelstruktur. Sie bestehen aus je zwei Stäbchen, *Chroma-*

tiden genannt, die am Centromer miteinander zusammenhängen (Abb. 1.4—69). In der Anaphase trennen sich die beiden Chromatiden, so daß jetzt — bis zur nächsten Reduplikation — jedes Chromosom aus einem Chromatid besteht.

Der Chromosomenbestand eines Kernes ist der *Chromosomensatz* oder die *Chromosomengarnitur*. Die Gesamtheit der darin enthaltenen Erbanlagen (= *Gene*) bezeichnet man als *Genom*. Der einfache Chromosomensatz haploider Zellen wird mit dem Buchstaben „n", der diploider Zellen mit „2n", der tetraploider mit „4n" usw. gekennzeichnet.

Der diploide Chromosomensatz besteht aus einer konstanten Zahl von Chromosomen*paaren* identischer Form, den *Autosomen*. Daneben gibt es aber geschlechtsabhängig beim Menschen und allen Tieren mit ähnlicher Geschlechtsdeterminierung zwei Chromosomen, denen sich kein identischer Partner zuordnen läßt. Sie werden als *Heterosomen, Gonosomen* oder *Geschlechtschromosomen* bzw. als X- und Y-Chromosom bezeichnet. Treffen sich bei der Vereinigung der haploiden Chromosomensätze aus Spermium und Eizelle zwei X-Chromosomen, so resultiert daraus eine weibliche Erbanlage. Treffen aber ein X- und ein Y-Chromosom zusammen, ist der dabei entstandene diploide Cygotenkern männlich determiniert.

Außer durch die beschriebenen Individualitätskriterien ihrer Größe und Form sind die einzelnen Chromosomen bzw. bestimmte Abschnitte *eines* Chromosom durch unterschiedliche Affinität gegenüber basischen Farbstoffen gekennzeichnet. Stark angefärbte Bereiche werden als *Heterochromatin*, schwach angefärbte Zonen dagegen als *Euchromatin* bezeichnet. Diese Unterschiede beziehen sich allerdings hauptsächlich auf die Chromosomen während der Interphase und nur in geringem Maße auf Mitose-Chromosomen, die alle ziemlich gleich stark kondensiert sind. Man kann daher die heterochromatischen Chromosomenabschnitte auch so auffassen, daß sie sich am Ende der Mitose nicht wie die euchromatischen entspiralisieren und daher auch während der Interphase stärker kondensiert bleiben. Damit wären verschiedene Zustände des gleichen Materials Ursache des unterschiedlichen färberischen Verhaltens. Möglicherweise weichen heterochromatische Abschnitte aber auch chemisch vom Euchromatin ab, z. B. durch verschiedenen Histongehalt. Zu beachten ist außerdem, daß heterochromatische Abschnitte genetisch weitgehend inaktiv sind.

Der Anteil heterochromatischer Chromosomenregionen am gesamten Chromosomensatz ist in verschiedenen Arten von Lebewesen different, er kann von nur 1% bis zu 20% betragen. Beim Menschen ist in weiblichen Zellen eines der zwei

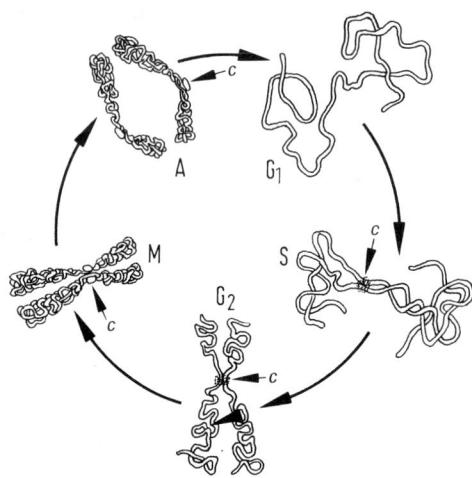

Abb. 1.4—75. Der Kondensations-Dekondensations-Zyklus der Chromosomen. G_1: die Chromosomen sind entspiralisiert; S: Synthesephase mit Verdoppelung der DNS; G_2: beginnende Kondensation. In Metaphase (M) und Anaphase (A) sind die Chromosomen maximal kondensiert und die beiden Centromeren (c) deutlich sichtbar (aus DE ROBERTIS / SAEZ / DE ROBERTIS jr.: Cell Biology. 6th Ed. Saunders, Philadelphia-London-Toronto 1975).

X-Chromosomen heterochromatisch und im Interphasekern als „*Geschlechtschromatin*" (s. dieses) erkennbar.

Die Chromosomen bestehen aus ungefähr 100—200 Å dicken Fibrillen. Eine Fibrille ist vermutlich aus einem in sich gefalteten DNS-Doppelschraubenmolekül (sichtbar als etwa 20 Å dickes Filament) mit einer umgebenden Proteinhülle aufgebaut und entspricht dem *DNS-Protein-Komplex (DNP-Fibrille)* (SCHWARZACHER 1970).

Hinsichtlich der Anzahl der ein Chromosom aufbauenden filamentösen Grundeinheiten besteht inzwischen Klarheit. Nach der älteren *Mehrstranghypothese* sollte das einzelne Chromosom aus einem ganzen Bündel fädiger Längselemente bestehen, die sich über *Chromatiden, Halbchromatiden* und die 200—300-Å-Fibrillen bis zu den 30—40 Å dicken Filamenten untergliederten. Im Gegensatz dazu geht die heute gültige *Einstranghypothese* von nur *einem* in unregelmäßigen Windungen angeordneten Längselement aus (s. Abb. 1.4—75).

Das Ausmaß der jeweiligen Wendelung könnte durch angelagerte Eiweißmoleküle (Histone, Protamine usw.) stabilisiert werden und die Entspiralisierung enzymatisch erfolgen. Vieles spricht für die Richtigkeit dieser Vorstellung.

Auch elektronenmikroskopische Untersuchungen an menschlichen Metaphasechromosomen schließen nicht aus, daß nur eine DNS-Protein-Fibrille ein Chromatid aufbaut, in dem sie vielfach gewunden vorliegt (Abb. 1.4—77).

Während der Mitose werden die DNP-Fibrillen durch mehrfache Wendelung und Faltung zu den lichtmikroskopisch gut sichtbaren Chromosomen dicht gepackt. In der Interphase sind die Fibrillen im allgemeinen lockerer zusammengefügt („entspiralisiert"), doch sind auch hier im Grad der Kondensation Unterschiede vorhanden. Besonders deutlich wird das bei den *Riesenchromosomen* der Speicheldrüsenzellen bestimmter Insekten (Abb. 1.4—74). Die Größe der Riesenchromosomen rührt daher, daß sie wie ein Kabel aus Hunderten von Chromatiden bestehen, die zu einem dicken Bündel assoziiert sind. Offenbar sind diese Chromatidbündel durch vielfache Verdoppelung ohne mitotische Teilung der Stränge entstanden (s. Endomitose).

Die Riesenchromosomen lassen eine charakteristische Querstreifung durch dunklere Partien (sog. *Chromomeren*) erkennen. Diese ist dadurch hervorgerufen, daß jede einzelne DNP-Fibrille (d. h. jedes Chromatid, hier auch „*Chromonema*" genannt) an den Stellen der Chromomeren stärker spiralisiert bzw. kondensiert ist als an den dazwischenliegenden weniger dicht erscheinenden Regionen. Man versteht also unter Chromomeren verschieden große, doppelbrechende und perlschnurartig aneinandergereihte Querscheiben, die durch weniger stark spiralisierte Zwischenstücke, die sog. Interchromomeren, verbunden sind. An Stellen hoher genetischer Aktivität sind die DNP-Fibrillen völlig entfaltet, so daß das Chromosom hier aufgelockert erscheint („*Puff*" oder BALBIANI-*Ring*, Abb. 1.4—74). Ähnliche Entfaltungen sind in Form seitlicher Schlingen auch an den *Lampenbürstenchromosomen* der Oozyten von Amphibien zu beobachten.

Man hielt die Chromomeren für die Substrate der linear auf den Chromonemata aufgereihten Gene. Jedoch ist nach wie vor unklar, wieviel Gene im

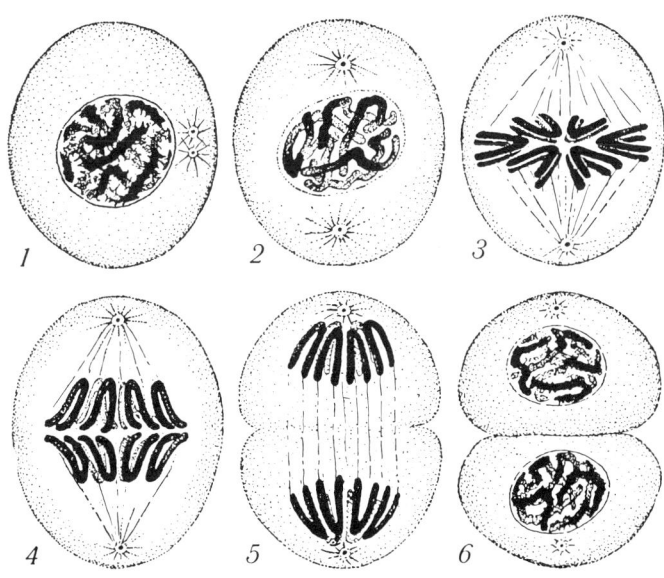

Abb. 1.4—76. Schema der mitotischen Kern- und Zellteilung. 1. Knäuelstadium (Prophase), 2. Zerbrechen des Knäuels in Chromosomen, 3. Mutterstern (Metaphase), 4. Auseinanderrücken der Kernhälften (Anaphase), 5. Tochtersterne, beginnende Zelleinschnürung, 6. Tochterkerne im Knäuelstadium (Telophase und Rekonstruktionsphase).

Bereich eines Chromomers enthalten sind. Man hat davon auszugehen, daß ein Gen als Funktionseinheit *(= Cistron)* für die Bildung eines Polypeptids verantwortlich ist. Die kleinste Informationseinheit innerhalb eines Cistrons ist das *Codon,* das mindestens drei Nucleotide umfaßt und gerade eine Aminosäure festlegen kann. Ein Gen oder Cistron ist also aus einer ganzen Anzahl von Codonen aufgebaut. Die Querscheiben der Riesenchromosomen (Abb. 1.4—74) bestehen aus jeweils zahlreichen homologen Chromomeren auf den Chromonemata dieser vielsträngigen (= polytänen) Gebilde.

Der *Ablauf der Mitose.* Die Teilungsbereitschaft einer Zelle kündigt sich meist durch ihre Abkuge-

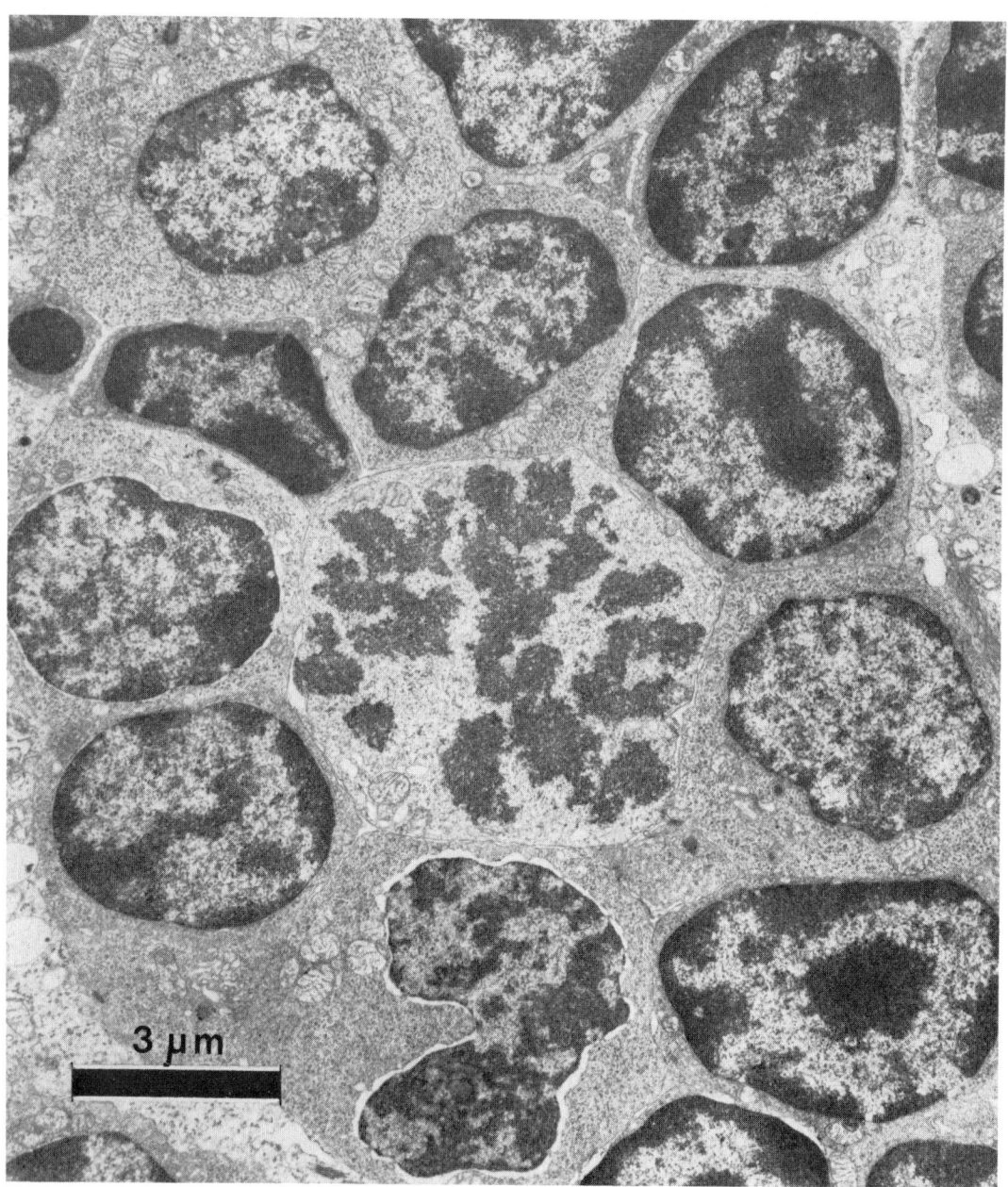

Abb. 1.4—76 a. Metaphase einer Lymphocyten-Mitose (Bildmitte) aus dem Thymus einer Ratte. Elektronenmikroskopische Aufnahme.

lung sowie charakteristische Veränderungen in Cytoplasma und Karyoplasma an: Fortsätze werden eingezogen, Funktionsstrukturen (wie Mikrovilli, Ergastoplasma, Cilien) verschwinden, Kern und Zelleib nehmen durch Wasseraufnahme an Volumen zu. Mit dem Eintritt in die *Prophase* beginnt sich im Kernraum ein wirres Fadenwerk ohne erkennbare Anfangs- und Endstücke abzuzeichnen (Abb. 1.4—76), aus dem sich nach und nach einzelne Chromosomen herausgliedern. Schon bei beginnender Prophase besteht jedes Chromosom aus zwei umeinandergewundenen Hälften, deren Dichte sich mit zunehmender Kontraktion verstärkt. Am Ende dieser Phase haben die Chromosomen ihre definitive Transportform erlangt, gleichzeitig sind der Nucleolus (bzw. die Nucleoli) verschwunden und die Kernmembranen fragmentiert. Im elektronenmikroskopischen Bild deutet eine Kette von Vesikeln noch eine Zeitlang ihren früheren Verlauf an, bis sie sich im Grundcytoplasma verteilen. Während der intranucleären Transformationen wandern die beiden Körnchen des Diplosom an die Zellpole (Abb. 1.4—76) und induzieren die

Ausbildung des Spindelapparates und der Polstrahlung. Nach Auflösung der Kernhülle dringen bestimmte Spindelfasern (= Mantelfasern) in den Kernraum ein und gewinnen Kontakt mit dem Kinetochor der Chromosomen, die an dieser Stelle einknicken und damit ihre typische Winkelform erhalten. Das Bild des Spindelapparates mit den beiderseitigen radiären Polstrahlen erinnert an das Feldliniensystem zwischen zwei Magneten. In der lebenden Zelle ist der Verlauf seiner Fasern durch deren Doppelbrechung analysierbar. Chemisch bestehen isolierte Spindelfasern aus einem Eiweißkörper, der Ähnlichkeit mit dem Actin der Muskelfasern bzw. den Proteinen der Flagellatengeißeln hat, und elektronenmikroskopisch setzen sich die einzelnen Fasern aus Bündeln von Mikrotubuli und Mikrofibrillen (Abb. 1.4—31) zusammen.

Haben sich die abgewinkelten Chromosomen in der Äquatorialebene (das ist die mittlere Ebene zwischen den beiden Spindelpolen) mit ihren Scheiteln zum Zellzentrum orientiert und den sogenannten Mutterstern *(= Monaster)* gebildet, ist der Kern in die *Metaphase* eingetreten. In diesem Stadi-

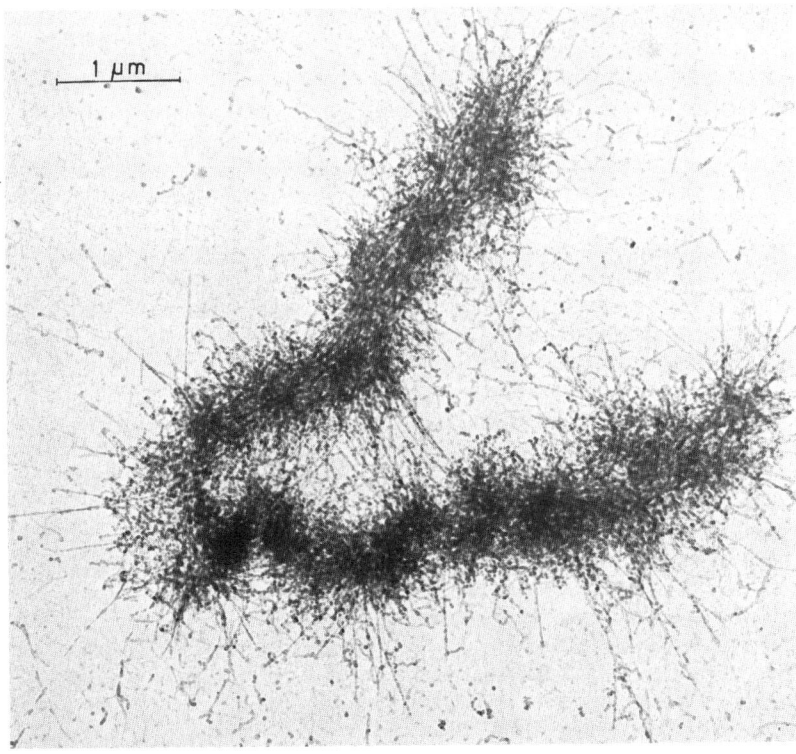

Abb. 1.4—77. Elektronenmikroskopische Totalpräparation des akrozentrischen Markierchromosoms einer menschlichen Tumorzelle nach Oberflächenspreizung und „Kritischer Punkt Trocknung". Die gesamte Masse des Chromosoms wird aus vielfach gewundenen 200 bis 300 Å dicken Fäden gebildet. Die Chromosomenarme zeigen ebenfalls eine angedeutete Verwindung. Trotz der verschiedentlich sichtbaren, artefiziell abgebrochenen Fadenenden, die aus den Chromatiden herausragen, ist es wahrscheinlich, daß ein einzelner, vielfach gewundener Faden die Gesamtstruktur und die Gesamtmasse eines Chromosoms bildet (aus F. LAMPERT 1969).

um pendeln die Chromosomen zunächst hin und her, bis sie kurz zur Ruhe kommen, ehe sich ihre beiden Hälften mit dem Beginn der *Anaphase* auch im Bereich der Centromeren voneinander lösen und mit ihren Scheitelpunkten langsam polwärts einbiegen (Abb. 1.4—76). Dabei weichen die beiden Tochterchromosomen mit dem Scheitel voran auseinander. Schließlich liegen beide Tochterchromosomensätze wie zwei zum Zelläquator hin offene Schirmchen *(= Diaster)* an den Zellpolen. Chromosomenbruchstücke ohne Kinetochor, die durch schädigende Einflüsse entstehen können, haben nicht die Fähigkeit, Kontakt zu den Spindelfasern zu gewinnen und bleiben in der Metaphaseebene liegen. Das zeigt: Existenz und Funktionieren des Faserapparates sind Voraussetzung für die Chromosomenbewegung. Hierbei spielen Mikrotubuli und Mikrofilamente (s. die diesbezüglichen Abschnitte) eine wesentliche Rolle. Aktin- und Myosinfilamente sind auch fluoreszenzmikroskopisch innerhalb des Spindelapparates nachgewiesen worden. Der Vorgang der Chromosomenbewegung ist mit einem merklichen Verbrauch von ATP verbunden. Auch in abgetöteten Mitosezellen läßt sich eine begonnene Anaphase durch ATP-Zugabe zu Ende führen. In der *Telophase* (= Rekonstruktionsphase) ist die Chromosomenbewegung zum Abschluß gekommen, und es vollzieht sich ein umgekehrter

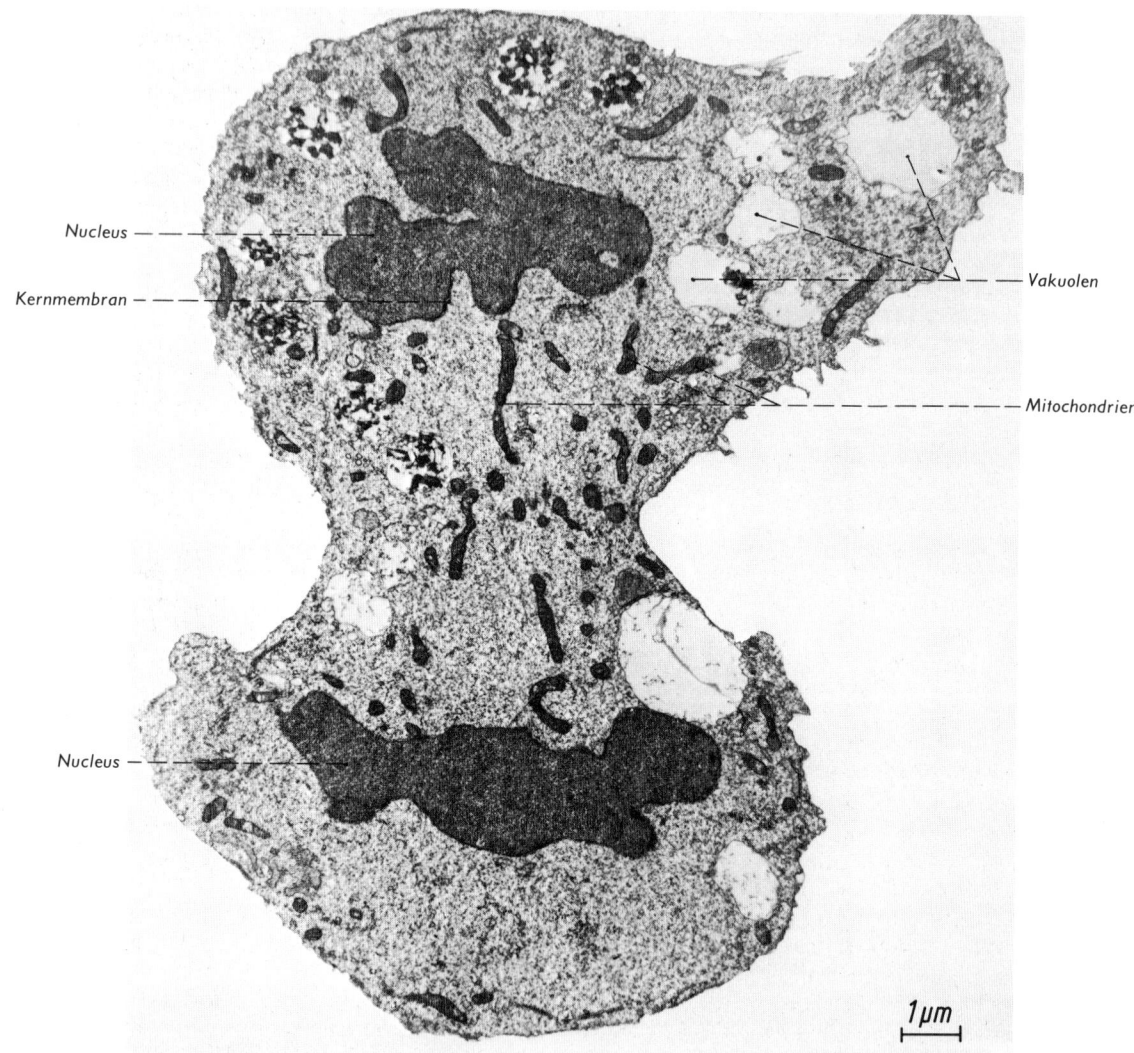

Abb. 1.4—78. Telophase einer Fibroblasten-Mitose. In der Mitte der sich teilenden Zelle taillenförmige Einschnürung im Zuge der Cytokinese. Elektronenmikroskopische Aufnahme.

Vorgang wie bei der Prophase: Die verkürzten Chromosomen nehmen wieder an Länge zu, lockern sich zusehends auf und verlieren nach und nach ihre sichtbare Individualität, bis der Zustand des Interphasekerns wiederhergestellt ist (Abb. 1.4—76). Mit der Neubildung der Nucleolen und Chromocentren haben sich auch die Kernmembranen rekonstruiert (Abb. 1.4—78).

Noch während der Telophase, in manchen Fällen bereits in späten Stadien der Anaphase, teilt sich das Cytoplasma gewöhnlich in Höhe der ehemaligen Metaphaseebene *(Cytokinese)*. Häufigste Form der Cytokinese ist die Zelldurchschnürung durch einen offenbar vom Plasmalemm ausgehenden Kontraktionsvorgang, der den Bereich des Zelläquators irisblendenartig einzieht (Abb. 1.4—78). Zwischen beiden Tochterzellen bleibt schließlich nur eine fadenförmige Verbindung bestehen, die mit dem Auseinanderweichen der Zellen reißt. Bleibt im Anschluß an die Kernteilung die Cytokinese aus, entstehen mehrkernige Zellen. Während Pro- und Telophase relativ lange dauern, laufen Meta- und Anaphase meist innerhalb von 10—20 Minuten ab. Dem entspricht die relative Stadienhäufigkeit, wie man sie in Präparaten teilungsaktiver Zellen auszählen kann.

Zur Darstellung und Auszählung von Chromosomen ist die Metaphase am geeignetsten (Abb. 1.4—69 bis 1.4—71). Um im Präparat eine möglichst große Anzahl von Metaphasen zu erhalten, vergiftet man die in Teilung befindlichen Zellen mit Colchicin. Dieses Alkaloid stört die Mitose anfänglich nicht, hemmt aber — wohl durch Zerstörung der Disulfid-Brücken in den Spindelfasereiweißen — die Ausbildung des Spindelapparates. Dadurch laufen die Mitosen bis zur Metaphase normal ab. Die Polwanderung der Chromosomen wird aber unterbunden, und die Metaphasen reichern sich im Präparat an (Abb. 1.4—69).

Zum Begriff der *Endomitose*. Vermehrt sich der Chromosomensatz einer Zelle im Sinne einer Verdoppelung, Vervierfachung usw., ohne daß es zur Spindelbildung und zur Teilung des Kernes kommt, entstehen Zellkerne mit entsprechend hohen Chromosomenzahlen und entsprechend große Zellen. Diesen Vorgang nennt man Endomitose, sein Ergebnis sind *polyploide* Zellkerne (GEITLER 1937). Die endomitotische Polyploidisierung, die in manchen Fällen nur zur Tetraploidie, in anderen jedoch bis zur 1024- und 2048-Ploidie führen kann, ist bei Einzellern und Vielzellern, bei Pflanzen und Tieren weit verbreitet. Fast 50% der Leberzellkerne sind polyploid, extreme Polyploidie zeigen die Knochenmarksriesenzellen und gelegentlich die Zellkerne bösartiger Tumoren. Die Endomitose stellt einen gesetzmäßig ablaufenden Vorgang hochspezialisier-

ter Gewebe dar, der mit der Differenzierung der betreffenden Zellen wesentlich verknüpft ist. Mit steigender Zahl der Chromosomensätze vergrößert sich das Kernvolumen meistens im Verhältnis 1 : 2 : 4 : 8 usw. („rhythmisches Verdopplungswachstum", JAKOBJ 1925) und damit auch das Volumen des Cytoplasma. Allerdings kann auch eine Zellfusion mit nachfolgender Kernfusion zur Polyploidisierung führen. Nicht *jede* Kernvergrößerung wird allerdings durch Polyploidisierung hervorgerufen, da das Kernvolumen nicht nur vom chromosomalen Material, sondern auch von der Menge der *extra*chromosomalen Substanzen abhängt (vgl. hierzu „funktionelle Kernschwellung").

Die Bedeutung der Endomitose dürfte in dem Zusammenschluß zahlreicher Genome und damit einer erhöhten DNS-Synthese in Relation zu einem entsprechend vergrößerten Cytoplasmabereich zu suchen sein. Die Neigung der Gewebe zur endomitotischen Polyploidisierung ist dann am größten, wenn die Teilungsbereitschaft der Zellen nachläßt. Wahrscheinlich ist es für stoffwechselaktive Zellen ökonomisch, mit einer durch Endomitose erhöhten DNS-Synthese zu arbeiten, weil dadurch der Funktionsrhythmus der Zelle weniger gestört wird als bei der Mitose.

Polytänie liegt vor, wenn sich neu entstandene Chromonemata nicht trennen, wie z. B. bei den Riesenchromosomen der Dipteren. Ihr Effekt — Verdoppelung oder Vervielfachung des Genoms ohne Kernteilung — ist jedoch dem der Polyploidie sehr ähnlich.

Unter *Amitose* versteht man die direkte Durchschnürung des Zellkerns, ohne daß Chromosomen in Erscheinung treten. Die Amitose ist meist *nicht* mit einer Cytokinese gekoppelt. Ob die amitotische Kernteilung mit einer gleichwertigen Verteilung des Genoms einhergeht, ist nicht endgültig geklärt. Differenzierungen des Cytoplasma, die während der Mitose zurückgebildet werden, bleiben bei der direkten Kernteilung erhalten („keine Unterbrechung des Arbeitsbetriebes"). Wenn auch in vielen Fällen als Ergebnis einer Amitose gleichgroße Tochterkerne entstehen, können sich von den Riesenkernen bestimmter Invertebraten (z. B. von den Makronuclei der Ciliaten) kleinere Kernteile amitotisch abschnüren („Kernfragmentation" oder „Kernknospung").

Zwischen den Vorgängen der Endomitose und der Amitose bestehen enge Beziehungen. Durch Amitose können polyploide Kerne in Teilstücke niederer Werte zerlegt werden. Ähnlich wie durch Endomitose eine Hochregulierung von diploiden zu polyploiden Kernen erfolgt, vollzieht sich in Kernen, die sich amitotisch durchschnüren, eine Herabregulierung des Genoms durch Depolyploidisierung. Der auslösende Faktor ist dabei wahrscheinlich das ungünstige Verhältnis zwischen Kern*volumen* und Kern*oberfläche*. Durch Amitose wird eine Oberflächenvergrößerung der Kerne bewirkt, die bei polyploiden Zellen mit hoher Stoffwechselaktivität und hoher DNS-Synthese auch sinnvoll wäre. Da in den meisten Fällen auf amitotische Kernteilung keine Zellteilung folgt und das gesamte Chromosomenmaterial ohnehin in der Zelle verbleibt, scheint eine genau gleiche Verteilung des Genoms nicht notwendig zu sein. Besonders in Tumoren findet man häufig Endomitosen und Amitosen nebeneinander. — Der Befund, daß Amitosen auch oft in der Nähe von Nekrosen, z. B. im Randgebiet von Infarkten und in der Nähe frischer, aber schon regenerierender Muskelverletzungen vorkommen, weist auf die Möglichkeit hin, daß diese Kernteilungsform unter reduzierten Lebensbedingungen für die Zelle häufiger wird.

Literatur

BAHR, G. F.: Human chromosome fibers. Exp. Cell Res. 62 (1970) 39—49

BEERMANN, W.: Chromosomenstruktur und Zelldifferenzierung in der Speicheldrüse von Trichocladius vitripennis. Z. Naturforsch. 7 b (1952) 237—242

BEERMANN, W.: Results and Problems in Cell Differentiation. Vol. IV: Developmental Studies on Giant Chromosomes. Springer, Berlin — Heidelberg — New York 1972

BIER, K.: Somatische Polyploidie bei Tieren. Struktur und Funktion der Riesenchromosomen. In: HIRSCH / RUSKA /

SITTE (Hgg.): Grundlagen der Cytologie. Fischer, Stuttgart 1973

BOUTEILLE, M.: Ultrastructural localization of proteins and nucleoproteins in the interphase nucleus. Acta endocr. (Kbh.) 71, Suppl. 168 (1972) 11—34

BUCHER, O.: Die Amitose der tierischen und menschlichen Zelle. In: L. v. HEILBRUNN und F. WEBER (Hgg.): Protoplasmatologia. Bd. VI / E I. Springer, Wien 1959.

GEITLER, L.: Endomitose und endomitotische Polyploidisierung. In: L. v. HEILBRUNN und F. WEBER (Hgg.): Protoplasmatologia VI / C. Springer, Wien 1953

GRUNDMANN, E.: Mitose. In: HIRSCH / RUSKA / SITTE (Hgg.): Grundlagen der Cytologie. Fischer, Stuttgart 1973

HOFFMANN-BERLING, H.: Zellmodelle und die beiden Hauptmechanismen der Zellbewegung. Ber. ges. Physiol. 172 (1955) 149—150

JAKOBJ, W.: Über das rhythmische Wachstum der Zellen durch Verdoppelung ihres Volumens. Beitrag X zur synthetischen Morphologie. Roux's Arch. Entwickl.-Mech. 106 (1925) 124—192

LAMPERT, F.: Feinstruktur und Trockengewicht menschlicher Chromosomen. Naturwissenschaften 56 (1969) 629—633

LAMPERT, F., G. F. BAHR, and E. J. DuPRAW: Ultrastructure of a BURKITT's lymphoma marker chromosome, as investigated by quantitative electron microscopy. Cancer 24 (1969) 367—376

PANITZ, R. u. R. RIEGER: Chromosomen der Eukaryonten. In: H. BIELKA (Hg.): Molekulare Biologie der Zelle. 2. Aufl. Fischer, Stuttgart 1973

SCHWARZACHER, H. G.: Die Ergebnisse elektronenmikroskopischer Untersuchungen an somatischen Chromosomen des Menschen. Humangenetik 10 (1970) 195—208

SCHWARZACHER, H. G.: Chromosomes in Mitosis and Interphase. In: W. BARGMANN (Hg.): Handbuch der mikroskopischen Anatomie des Menschen. I/3. Springer, Berlin — Heidelberg — New York 1976

Partialräume der Zelle

Die Zelle ist durch Membranen gegliedert, die eng benachbarte jedoch voneinander getrennte Reaktionsräume oder „*Kompartimente*" begrenzen. In der vorelektronenmikroskopischen Ära der klassischen Cytologie wurden in der Zelle nur zwei „Phasen", nämlich Cytoplasma und Karyoplasma, unterschieden, während man heute verschiedene, durch Membranen mehr oder weniger vollständig abgeschlossene Teilräume abgrenzen kann, nämlich: *Nucleo-*(oder *Karyo-*)*Plasma* (= Inhalt der Kernblase), *Reticulumplasma* (= Inhalt des endoplasmatischen Reticulum einschließlich des kontinuierlich mit ihm verbundenen perinucleären Plasma zwischen innerer und äußerer Kernmembran), GOLGI-*Plasma* (= Inhalt der GOLGI-Sacculi, -Vakuolen und -Vesikel), äußeres *Chondrioplasma* (= Inhalt des Raumes zwischen Mitochondrien-Außenmembran und Mitochondrien-Innenmembran) und *inneres Chondrioplasma* (= mitochondriale Matrix einwärts der Mitochondrien-Innenmembran). Alle diese Räume sind — mit Ausnahme des inneren Chondrioplasma, das durch *zwei* Membra-

nen abgetrennt ist — vom Grundcytoplasma durch eine Membran geschieden.

Dieses zunächst kompliziert erscheinende Ordnungsprinzip bezieht sich nicht nur auf die morphologische Organisation des Protoplasma, sondern ist für das Verständnis vieler in der Zelle ablaufender Stoffwechselvorgänge von erheblicher Bedeutung. Die Unterteilung der Zelle in verschiedene Partialräume ermöglicht u. a. das ständige ungestörte Nebeneinander von Enzymen und ihren Substraten. Die Membranen unterbinden als Diffusionsbarrieren den freien Stoffaustausch, aber ermöglichen und bewirken zugleich den aktiven Transport bestimmter Stoffe gegen ein Konzentrationsgefälle und verhindern auf diese Weise die gleichmäßige Verteilung der Substanzen in der Zelle.

Einige Kompartimente sind freilich nur unvollkommen voneinander geschieden. Zum Beispiel stehen Karyoplasma und Grundcytoplasma durch mehr oder weniger offene (jedenfalls nicht durch eine Elementarmembran verschlossene) Poren in Verbindung, ganz abgesehen davon, daß die Kernmembran in der Prophase in einzelne Fragmente zerfällt, sich also Karyoplasma und cytoplasmatische Matrix während der Kernteilung ungehindert mischen können. Wenn man davon ausgeht, daß ein Kompartiment einen Zellraum darstellt, der von anderen Partialräumen durch eine Membran abgetrennt ist, gehören Karyoplasma und Grundcytoplasma während der Mitose demselben Kompartiment an, der sog. nucleocytoplasmatischen Matrix, während in der Interphase Kern- und Cytoplasmakompartimente durch unterschiedliche Vorgänge und differente Bestandteile als gesonderte Reaktionsräume wirken.

Da auch Anteile des GOLGI-Apparates mit dem endoplasmatischen Reticulum bzw. mit Zisternen des Ergastoplasma sowie mit Lysosomen verschmelzen können, müssen die in ihnen enthaltenen „Phasen" bei aller stofflichen Verschiedenheit einander doch so ähnlich sein, daß sie sich mischen können. Sie stellen also offenbar nur verschiedene Variationen eines Stoffes dar. Außerdem ist zu berücksichtigen, daß endoplasmatisches Reticulum, GOLGI-Vesikel, Pinocytose- und Phagocytose-Vakuolen sowie mikropinocytotische Vesikel temporär und intermittierend bei der Stoffaufnahme und -abgabe mit dem die Zelle umgebenden Medium kommunizieren. Bei allen diesen Vorgängen besteht zumindest vorübergehend eine kontinuierliche Verbindung zwischen Membranen intracytoplasmatischer Kompartimente und dem Plasmalemm. So-

mit enthalten die Reaktionsräume des endoplasmatischen Reticulum, des GOLGI-Apparates und der bei Phagocytose, Pinocytose und Mikropinocytose entstandenen Vakuolen und Bläschen einen Inhalt, der dem umgebenden Milieu „phasengleich" ist und deshalb besser nicht als „Plasma" bezeichnet wird, unterscheidet er sich doch grundlegend von der nucleocytoplasmatischen Matrix und vom inneren und äußeren Chondrioplasma, deren Membranabschluß gegen die Umgebung der Zelle *stets* erhalten bleibt.

Literatur

MOSES, V.: Aufgliederung des Stoffwechsels in verschiedene Reaktionsräume. In: H. METZNER (Hg.): Die Zelle, Struktur und Funktion. Wissenschaftliche Verlagsgesellschaft, Stuttgart 1971

MÜLLER, E.: Allgemeine Struktur- und Funktionsprinzipien der Zellen. In: H. BIELKA (Hg.): Molekulare Biologie der Zelle. 2. Aufl. Fischer, Stuttgart 1973

RUSKA, H.: Die Konstruktion der Zelle. In: HIRSCH / RUSKA / SITTE (Hgg.): Grundlagen der Cytologie. Fischer, Stuttgart 1973

SCHNEPF, E.: Organellen-Reduplikation und Zellkompartimentierung. In: P. SITTE (Hg.): Probleme der biologischen Reduplikation. Springer, Berlin 1966

Maßstäbe

$$1 \ \mu\text{m (Mikrometer)} = 1 / 1000 \ \text{mm} = 10^{-3} \ \text{mm}$$
$$1 \ \text{nm (Nanometer)} = 1 / 1000 \ \mu\text{m} = 10^{-6} \ \text{mm}$$
$$1 \ \text{Å (Ångström)} = 1 / 10 \ \text{nm} = 10^{-7} \ \text{mm}$$

Erklärung der wichtigsten Begriffe und Fachausdrücke des vorhergehenden Kapitels

achromatischer Apparat: Pol- und Zentralspindeln während der Mitose.

a *(l)* — verneinendes Präfix; chróma *(gr)* — Farbe[1])

Acidophilie: siehe Chromophilie

Acinuszellen: Zellen acinöser Drüsenendstücke (z. B. Parotis, Pankreas)

acinus *(l)* — Beere einer Traube

Acrosom: Kopfkappe des Spermium; bei seiner Entstehung über die proacrosomalen Granula spielt der GOLGI-Apparat eine entscheidende Rolle

ákros *(gr)* — scharf, spitz; sóma *(gr)* — Körper

agranuläres Reticulum: Form des endoplasmatischen Reticulum, dessen Hohlräume (vorwiegend Tubuli) von „glatten", d. h. nicht mit Ribosomen besetzten Membranen begrenzt sind

a *(l)* — verneinendes Präfix; granulum *(l)* — Körnchen; reticulum *(l)* — Netz

Akanthosomen: Synonym für „fuzzi vesicles", „coated vesicles" oder „alveolate vesicles"; mikropinocytotische Bläschen, die sich durch eine dickere Membran und durch deren stacheliges oder fusseliges Aussehen von anderen mikropinocytotischen Bläschen (z. B. in Endothelzellen) unterscheiden

ákantha *(gr)* — Dorn, Stachel; sóma *(gr)* — Körper

Akaryonten: Lebewesen, die keinen echten Kern enthalten (z. B. Bakterien und Blaualgen)

a *(l)* — verneinendes Präfix; káryon *(gr)* — Kern

akrozentrische Chromosomen: Chromosomen, bei denen das Centromer (s. dieses) in der Nähe eines Chromosomenendes liegt

ákros *(gr)* — am äußersten Ende

Aktin: Strukturprotein eines hauptsächlich in den I-Streifen (der Skelettmuskelfasern und Herzmuskelzellen) lokalisierten Filamenttyps, der zusammen mit den Myosinfilamenten (hauptsächlich in den A-Streifen) den Kontraktionsmechanismus nach dem Prinzip der gleitenden Filamente bewirkt

agere *(l)* — in Bewegung setzen

α-*Glykogenpartikel:* aus β-Glykogenpartikeln zusammengesetzte „Rosetten", deren Größe abhängig von der Zahl der Einzelkörperchen ist

Amitose: direkte Durchschnürung des Zellkerns, ohne daß Chromosomen in Erscheinung treten

a *(l)* — verneinendes Präfix; mítos *(gr)* — Faden, Schleife

Amöbe: einzelliges „Wechseltierchen", das u. a. durch seine mit der Bewegung wechselnde Gestalt gekennzeichnet ist

amoibaíos *(gr)* — wechselnd

amöboide Bewegung: mit Pseudopodienbildung einhergehende Bewegungsform der Wanderzellen (z. B. Histiocyten, Leukocyten)

amoibaíos *(gr)* — wechselnd; idés *(gr) (von eídos — Aussehen)* ähnlich

Anaphase: Wanderungsphase der Chromosomen zu den Kernpolen während der Mitose

aná *(gr)* — hinauf

Angiospermen: Bedecktsamer, Unterabteilung der Blüten- oder Samenpflanzen

angeíon *(gr)* — Gefäß (für Sporen); spérma *(gr)* — Samen

annulierte Lamellen: Parallel angeordnete, membranbegrenzte, flache Zisternen, die in regelmäßigen Abständen Poren — ähnlich den Poren in der Kernhülle — aufweisen

annulus (besser: anulus) *(l)* — kleiner Ring, Diminutiv von anus *(l)* — Ring; lamella *(l)* — Platte, Blatt

annulus (besser: anulus): hier gemeint der aus globulären Proteinen bestehende Ringwulst der Porenkomplexe in der Kernhülle

anulus *(l)* — kleiner Ring, Diminutiv von anus *(l)* — Ring

Anthrakose: durch Kohlepartikel hervorgerufene grauschwärzliche Pigmentierung von Zellen und Organen (z. B. der Lunge)

ánthrax *(gr)* — Kohle

Apoferritin: eisenfreier Eiweißkörper, der z. B. bei der Eisenresorption als Schutzkolloid eine Rolle spielt

apó *(gr)* — fern von; ferrum *(l)* — Eisen

argyrophil: durch Versilberung darstellbar

árgyros *(gr)* — Silber; phílos *(gr)* — liebend

Artefakt: Kunstprodukt; in der Cytologie und Histologie Strukturen, die vor allem durch die Vorbehandlung der Präparate (wie Entnahme, Fixieren, Schneiden, Färben) verursacht worden sind, sich also keinen vitalen Substraten zuordnen lassen

ars *(l)* — Kunst; facere *(l)* — machen

Astrocyten: sternförmig verzweigte Zellrasse des zentralen Gliagewebes

astér *(gr)* — Stern; kýtos *(gr)* — Zelle

Autolyse: Selbstverdauung, d. h. durch zelleigene Enzyme bewirkte „Auflösung" abbaubereiter, zelleigener organischer Substanz

autós *(gr)* — selbst; lýein *(gr)* — auflösen

Autolysosom: Verarbeitungsvakuole, in der durch lytische Enzyme zelleigenes Material abgebaut wird

autós *(gr)* — selbst; lýein *(gr)* — auflösen

Autophagie: intrazelluläre Segregation bestimmter Cytoplasmaportionen und anschließende Verdauung des in membranbegrenzte Partialräume verlagerten Materials

autós *(gr)* — selbst; phagéin *(gr)* — fressen

autophagische Vakuole: Synonym für Autophagosom (s. dieses)

Autophagosom: Substratvakuole noch ohne lytische Enzyme mit Material endogener (= zelleigener) Herkunft

autós *(gr)* — selbst; phagéin *(gr)* — fressen; sóma *(gr) Körper*

Autoradiographie: Methode zur Lokalisation radioaktiv markierter Metabolite im Gewebe

autós *(gr)* — selbst; radius *(l)* — Strahl; gráphein *(gr) schreiben*

Autosomen: Chromosomen, die sich im diploiden Satz paarweise in Gestalt und innerer Gliederung entsprechen

autós *(gr)* — selbst, eigentlich; sóma *(gr)* — Körper

Bakterien: „Spaltpilze"; niedere Organismen ohne organisierten Zellkern

baktería *(gr)* — Stock, Stab

BALBIANI-*Ring:* bei der Aktivierung von Genorten auftretende lokale Aufblähung einer Chromomerenscheibe der Riesenchromosomen (Synonym: „Puff")

BARRscher *Körper:* Synonym für Geschlechtschromatin

basales Labyrinth: nur elektronenmikroskopisch nachweisbare tiefe Einfaltungen des basalen Plasmalemm, z. B. an Hauptstückzellen der Niere im Dienst von Transportmechanismen gegen ein Konzentrationsgefälle, Lichtmikroskopisch oft als sog. *basale Streifung* sichtbar

Basalkörperchen: Zellorganell an der Basis der Flimmerhaare, das dem Centriol entspricht und von dem die Ausbildung der Flimmerhaare ausgeht

Basalmembran: mukopolysaccharidreiche Grenzlamelle des Bindegewebes gegen Epithelien und andere Gewebe

Basophilie: siehe Chromophilie

Becherzelle: schleimproduzierende einzellige Drüse von (in bestimmten Funktionszuständen) becherförmiger Gestalt

---

[1]) *(l)* = lateinisch, *(gr)* = griechisch

β-Glykogenpartikel: isodiametrische Glykogenteilchen eines Durchmessers zwischen 150 und 300 Å

Bilirubin: rotgelber, pyrrolhaltiger Gallenfarbstoff, der beim intrazellulären Abbau von Hämoglobin als Reduktionsstufe des Biliverdins auftritt
bilis *(l)* — Galle; ruber *(l)* — rot

Bioblasten: Bezeichnung, unter der die Mitochondrien 1894 von R. ALTMANN erstmals beschrieben wurden
bíos *(gr)* — Leben; blastánein *(gr)* — bilden

BRUNNERsche Drüse: schleimbildende Drüse in der Submucosa des Duodenum
JOHANN KONRAD BRUNNER (1653— 1727), Leibarzt des Kurfürsten von der Pfalz und Professor in Heidelberg

„buds": nur elektronenmikroskopisch sichtbare, knospenartige Aussackungen ergastoplasmatischer Membranen. Die „buds" sollen sich unter Einschließung von Inhaltsstoffen des Ergastoplasma abschnüren und als Bläschen zum Dictyosom wandern können

Bürstensaum: lichtmikroskopisch sichtbare feinfädige Oberflächendifferenzierung resorbierender Zellen (elektronenmikroskopisch: Mikrovilli)

Carrier: hypothetische Trägersubstanz für den aktiven Transport von Stoffen durch Membranen

Centriol: Organell, von dem die Ausbildung des Spindelapparates bei der Mitose ausgeht; elektronenmikroskopisch: Hohlzylinder aus feinsten Röhrchen (Mikrotubuli)

Centromer: Einschnürung des Chromosom, die beiderseits von einer Verdichtung, dem Kinetochor (s. dieses), flankiert wird
méros *(gr)* — Teil

Centrosom: Zentralkörperchen, Synonym für Centriol (s. dieses)

Chloroplasten: photosynthetisch aktive Chromatophoren; elektronenmikroskopisch: Zellorganell, die ähnlich den Mitochondrien u. a. aus der Hüllmembran und einer typische Strukturen bildenden Innenmembran bestehen; Untergruppe der Plastiden (s. diese)
chlorós *(gr)* — hellgrün, grün; plásso *(gr)* — bilden, verfertigen

Chondrioide: mitochondrienähnliche Organellen in Bakterien
chóndros *(gr)* — Körnchen; -idés *(gr)* (von eídos — Aussehen) — ähnlich

Chondriom: Gesamtheit aller Mitochondrien einer Zelle

Chondrioplasma: Plasma zwischen den Mitochondrienmembranen (= äußeres Chondrioplasma) und Plasma im Binnenraum des Mitochondrium (= inneres Chondrioplasma)
plásma *(gr)* — das Gebilde, das Geformte

Chondroblasten: Knorpelbildungszellen
chóndros *(gr)* — Körnchen, im übertragenen Sinne auch Knorpel; blastánein *(gr)* — bilden

Chondrocyten: Knorpelzellen
chóndros *(gr)* — Körnchen, im übertragenen Sinne auch Knorpel; kýtos *(gr)* — Zelle

Chromatiden: Vom Beginn der Mitose bis zum Ende der Metaphase bestehen die Chromosomen aus zwei Stäbchen, den Chromatiden, die am Centromer miteinander zusammenhängen. Erst nach ihrer Trennung in der Anaphase besteht jedes Chromosom aus einer Chromatide
chróma *(gr)* — Farbe

Chromatin: Gesamtheit aller färberisch darstellbaren Kernbestandteile
chróma *(gr)* — Farbe

Chromatolyse: Auflösung der basophilen Substanz (= NISSL-Schollen) im Cytoplasma der Nervenzelle nach Überreizung oder Schädigung des Neuron
chróma *(gr)* — Farbe; lýsis *(gr)* — Auflösung

Chromocentren: auch während der Interphase durch Basophilie in Erscheinung tretende heterochromatische Bereiche der Chromosomen
chróma *(gr)* — Farbe

Chromomer: stark basophile knotige Verdickung auf dem Chromonema
chróma *(gr)* — Farbe; méros *(gr)* — Teil, Glied

Chromonema: schraubig gewundener, lichtmikroskopisch gerade noch auflösbarer Faden innerhalb eines Chromosom
chróma *(gr)* — Farbe; néma *(gr)* — Faden

Chromophilie: Affinität zu Farbstoffen:
Acidophilie = Affinität zu sauren Farbstoffen z. B. Eosinophilie, Basophilie = Affinität zu basischen Farbstoffen, Neutrophilie = Affinität zu basischen *und* sauren Farbstoffen; daher bei MAY-GRÜNWALD-GIEMSA-Färbung etwa violetter Farbton der Granula in den neutrophilen Granulocyten. Die auf P. EHRLICH zurückgehende Hypothese, daß eine chemische Umsetzung zwischen Farbstoff und Substanz nach Art einer Salzbildung erfolgt (= chemische Theorie der histologischen Färbung) berücksichtigt nur einen Teilaspekt eines komplexen Vorgangs
chróma *(gr)* — Farbe; phílos *(gr)* — liebend

Chromosomen: (im spiralisierten Zustand) stark färbbare, faden- oder schleifenförmige Bestandteile des Zellkerns
chróma *(gr)* — Farbe; sóma *(gr)* — Körper

Chromosomensatz: Gesamtheit aller Chromosomen eines Zellkerns

Cistron: Synonym für Gen

coated vesicles: siehe Akanthosomen

Codon: kleinste, mindestens drei Nucleotide umfassende Informationseinheit innerhalb eines Cistrons, die gerade eine Aminosäure festlegen kann

Corpus luteum: Gelbkörper im Ovar, Entstehung aus dem geplatzten Follikel und seiner umgebenden Bindegewebshülle (Theca folliculi); Hormonbildung: Progesteron, Östrogene
corpus *(l)* — Körper; luteus *(l)* — gelb

Crista mitochondrialis: plattenförmige Einstülpung der inneren Mitochondrienmembran, die im Schnitt als Leiste erscheint
crista *(l)* — Leiste, Kante

Cyanophyceen: Blaualgen
kyáneos *(gr)* — blau; phýein *(gr)* — wachsen

Cyclosis: Protoplasmaströmung (speziell in pflanzlichen Zellen), die Rotations- und Zirkulationsbewegungen umfaßt

Cygote: befruchtete Eizelle nach Verschmelzung der Kerne von Ei- und Samenzelle
zygón *(gr)* — Joch, Zweigespann

Cytokinese: Durchschnürung des Cytoplasma bei der Zellteilung
kýtos *(gr)* — Zelle; kínein *(gr)* — bewegen

Cytologie: Zellenlehre
kýtos *(gr)* — Zelle; lógos *(gr)* — Lehre

Cytolysosom: Synonym für Autolysosom (s. dieses)

Cytopempsis: transzelluläre Passage von Stoffen in kleinen, nur elektronenmikroskopisch sichtbaren Bläschen eines Durchmessers um 500 Å
kýtos *(gr)* — Zelle; pémpein *(gr)* — schicken, senden

Cytoplasma: lebende Substanz des Zelleibs
kýtos *(gr)* — Zelle; plásma *(gr)* — das Gebilde, das Geformte
cytoplasmatische Matrix: siehe Grundcytoplasma

Cytophotometrie: Methode zur quantitativen Bestimmung von Zellinhaltsstoffen. Dabei wird die Absorption bestimmter Wellenlängen durch die mit spezifischen Farbreaktionen gekennzeichneten Stoffe im Mikroskop gemessen (z. B. DNS bei FEULGEN-Färbung)
phós *(gr)* — Licht; métron *(gr)* — Maß

Cytoribosomen: Synonym für Ribosomen (gebraucht im Gegensatz zum Begriff Mitoribosomen) für die im Cytoplasma vorkommenden RNS-Partikel
kýtos — Zelle

Cytoskelett: intracytoplasmatisches elastisches Stützwerk, als dessen Bestandteile u. a. Mikrotubuli und Filamentstrukturen diskutiert werden

137

kytos *(gr)* — Zelle; skeletós *(gr)* — ursprünglich; ausgetrockneter Körper, Mumie

Degeneration: Verlust bzw. Einschränkung vitaler Fähigkeiten, Schädigung spezifischer Zelleigenschaften; Entartung im Sinne verschlechterter Entwicklungs-, Anpassungs- und Heilungspotenzen
degenerare *(l)* — entarten

Dendrit: kurzer, hüllenloser Fortsatz der Nervenzelle, der sich meist in unmittelbarer Nähe des Perikaryon verzweigt
déndron *(gr)* — Baum

Desmosom: Haftstrukturen zwischen (Epithel-)Zellen mit charakteristischem Feinbau
desmós *(gr)* — Band, Bindung; sóma *(gr)* — Körper

Desoxyribonucleinsäure (= DNS): siehe Nucleinsäuren

Diaster: Tochtersterne. Charakteristische Anordnung der Chromosomen an beiden Zellpolen während der mitotischen Telophase
di- *(gr)* — zwei; astér *(gr)* — Stern

Dictyosom: siehe GOLGI-Feld
díctyon *(gr)* — Netz; sóma *(gr)* — Körper

diploid: zweifach. Hier gemeint der doppelte (2n) Chromosomensatz somatischer Zellen
diplóos *(gr)* — zweifach, doppelt

Diplosom: verdoppeltes Centriol
diplóos *(gr)* — zweifach, doppelt; sóma *(gr)* — Körper

drum-stick: trommelschlegelförmiges, dem Geschlechtschromatin entsprechendes Kernanhängsel neutrophiler Granulocyten

Elektronenmikroskop: Gerät, bei dem mit kurzwelligen β-Strahlen gearbeitet wird, die an einer Glühkathode erzeugt und auf einem Leuchtschirm abgebildet werden. Magnetische oder elektrostatische Felder wirken als „Linsen". Der Strahlengang verläuft im Hochvakuum, so daß lebende Objekte nicht untersucht werden können. Das Präparat muß außerordentlich dünn sein. Auflösungsvermögen heute unter 10 Å

Elektronentransportpartikel: künstlich erzeugte Membranfragmente (Vesikel) aus der inneren Mitochondrienmembran, die über die Eigenschaften des Elektronentransports und der Phosphorylierung verfügen

Elementarmembran: Einheitsmembran oder „unit membrane", elektronenmikroskopisch: dreischichtige Lipoproteidmembran

Elementarpartikel (der Mitochondrien): gestielte Körperchen auf der Mitochondrien-Innenmembran (80—100 Å Durchmesser), die vielleicht einem bestimmten Enzymkomplex entsprechen

Endocytose: übergeordneter Begriff für alle durch Mikropinocytose, Pinocytose und Phagocytose erfolgenden Stoffaufnahmen in das Cytoplasma
éndon *(gr)* — innen; kýtos *(gr)* — Zelle

endokrine Drüsen: Drüsen mit innerer Sekretion (= Hormondrüsen), d. h. Drüsen ohne Ausführungsgang, deren Sekrete (= Inkrete, Hormone) unmittelbar in das Blut (die Lymphe oder das Gewebsflüssigkeit) abgegeben werden
éndon *(gr)* — innen; krínein *(gr)* — absondern

Endometrium: Schleimhaut des Uterus
éndon *(gr)* — innen; méter *(gr)* — Mutter

Endomitose: Vermehrung des Chromosomensatzes im Sinne einer Verdopplung bis Vervielfachung ohne Spindelbildung und ohne Kernteilung. Ergebnis: Polyploidie des Chromosomensatzes
éndon *(gr)* — innen; mítos *(gr)* — Faden, Schleife

endoplasmatisches Reticulum: intracytoplasmatisches Röhrensystem, dessen Membranen kontinuierlich mit dem Plasmalemm und der äußeren Kernmembran zusammenhängen. Das ER besteht zumeist aus „glatten" (= GER), stellenweise jedoch auch aus „rauhen" (= RER), d. h. mit Ribosomen besiedelten Membranen (z. B. das äußere Blatt der Kernhülle). Übergänge zum Ergastoplasma kommen vor

éndon *(gr)* — innen; plásma *(gr)* — das Gebilde, das Geformte; reticulum *(l)* — Netz

Endosymbionten: zu gesetzmäßigem Zusammenleben (Symbiose) speziell angepaßte Lebewesen oft sehr unterschiedlicher Organisationsstufen, bei denen sich der eine Partner im Inneren des anderen zu gegenseitigem Nutzen befindet
éndon *(gr)* — innen; sýn *(gr)* — zusammen mit; bíos *(gr)* — Leben

Endothel: epithelähnliche Schicht platter Zellen, die Blut- und Lymphgefäße auskleiden
éndon *(gr)* — innen; -thel *(gr)* von (epi-)theléein — darüber hinwachsen

Energide: Funktionseinheit von Kern und Cytoplasma, die nicht zwingend durch eine Plasmamembran separiert ist
energéiai *(gr)* — Wirkung, Wirksamkeit

Enucleation: Entkernung, z. B. experimentell zur Erforschung des Verhaltens kernloser Zellen
e *(l)* — aus, heraus; nucleus *(l)* — Kern

Enzym: als Biokatalysator wirkendes Protein
én *(gr)* — innen; zymé *(gr)* — Sauerteig

Eosinophilie: siehe Chromophilie

Epidermis: mehrschichtiges, verhorntes Plattenepithel der Haut
epí *(gr)* auf; dérma *(gr)* — Haut

Epithelien: flächenhafte Verbände von Zellen, die innere und äußere Oberflächen überziehen
epitheléein *(gr)* — über etwas hinwachsen

Ergastoplasma: lichtmikroskopisch basophile Bereiche im Cytoplasma (speziell eiweißsezernierender Drüsenzellen). Elektronenmikroskopisch besteht das Ergastoplasma aus parallel verlaufenden Zisternen, die von Ribosomen tragenden Membranen begrenzt werden
ergastikós *(gr)* — arbeitsam, verarbeitend; plásma *(gr)* — das Gebilde, das Geformte

Ergosom: Polyribosom oder Polysom, durch einen Boten-RNS-Faden verbundene Gruppe von Ribosomen
érgon *(gr)* — Arbeit; sóma *(gr)* — Körper

Erythroblast: kernhaltige Erythrocytenvorstufe
erythrós *(gr)* — rot; blastánein *(gr)* — bilden

Erythrocyten: rote Blutkörperchen
erythrós *(gr)* — rot; kýtos *(gr)* — Zelle

Erythropoese: Bildung der roten Blutkörperchen
erythrós *(gr)* — rot; poiéein *(gr)* — machen, bilden

Euchromatin: weniger stark spiralisierte, schwach oder gar nicht färbbare Chromosomenabschnitte (vgl. Heterochromatin)
éu *(gr)* — gehörig, der Regel entsprechend; chróma *(gr)* — Farbe

Evolutionslehre: Theorie, nach der sich alle Lebewesen einschließlich des Menschen unter dem Einfluß der natürlichen Auslese aus einer ursprünglichen Form des Lebens durch Mutationen und Neukombinationen von Erbanlagen weiterentwickelt haben
evolvere *(l)* — hervorwälzen, auswickeln, entwickeln

Exocytose: übergeordneter Begriff für die Ausscheidung von Stoffen aus dem Cytoplasma in den Extrazellulärraum
éxo *(gr)* — außerhalb

exokrine Drüsen: Drüsen mit äußerer Sekretion, d. h. Drüsen, deren Sekret auf eine äußere oder innere Oberfläche abgegeben wird
éxo *(gr)* — außen; krínein *(gr)* — absondern

extrachromosomale (oder *extranucleäre*) *DNS:* intramitochondriale DNS
extra *(l)* — außerhalb; chróma *(gr)* — Farbe; sóma *(gr)* — Körper; nucleus *(l)* — Kern

extranucleär: außerhalb des Zellkerns; z. B. findet sich die extranucleäre RNS außerhalb des Zellkerns und innerhalb der Mitochondrien
extra *(l)* — außerhalb von etwas; nucleus *(l)* — Kern, Zellkern

extrazellulär: außerhalb der Zelle, z. B. liegt ein Zymogengranulum (s. dieses) zunächst innerhalb, nach seine Ausschleusung aber außerhalb der Zelle, also extrazellulär
  extra *(l)* — außerhalb von etwas; cellula *(l)* — Kämmerchen, Zelle

Ferment: Synonym für Enzym
  fermentum *(l)* — Sauerteig, Gärhefe

Ferritin: beim Abbau von Erythrocyten (z. B. in Phagocyten) auftretende, fast farblose Substanz, die aus einer Ferri-Verbindung und Apoferritin besteht. Ferritin ist elektronenmikroskopisch sichtbar, die Ferritin-Moleküle besitzen charakteristische Strukturen und können deshalb als Markierungsstoffe in der Elektronenmikroskopie verwendet werden
  ferrum *(l)* — Eisen

FEULGEN-*Reaktion*: spezifische histochemische Reaktion zum Nachweis von DNS
  ROBERT FEULGEN (1884–1955), Biochemiker in Gießen

Fibroblasten: noch nicht voll ausdifferenzierte Bindegewebszellen, die Anteile der bindegewebigen Interzellularsubstanz produzieren und Funktionen bei der Regeneration haben
  fibra *(l)* — Faser; blastánein *(gr)* — bilden

Fibrocyten: verzweigte Bindegewebszellen, die die (temporär) inaktive Form der Fibroblasten darstellen. Auch synonym für Fibroblasten gebraucht
  fibra *(l)* — Faser; kýtos *(gr)* — Zelle

Filamente: feinste, nur elektronenmikroskopisch sichtbare intra- oder extrazelluläre Fäden
  filum *(l)* — Faden

finger print degeneration: siehe Lamellenkörper

Flimmerepithel: Epithelien, deren freie Oberfläche mit Flimmerhaaren (Kinocilien) besetzt ist

Flimmerhaare: siehe Kinocilien

Fluoreszenzmikroskopie: mikroskopisches Verfahren, bei dem entweder durch Fluoreszenzfarbstoffe markierte Zellstrukturen oder Zellbestandteile mit ausgeprägter Eigenfluoreszenz (z. B. Pigmente) durch UV-Licht zur Emission einer längerwelligen Sekundärstrahlung angeregt werden (Fluoreszenz) und in magischen Farben auf dunklem Untergrund aufleuchten

Fungi: zusammenfassende Bezeichnung der eigentlichen Pilze im Unterschied zu Spalt- und Schleimpilzen
  fungus *(l)* — Pilz

Gen: Synonym für Cistron. Einheit der Erbinformation mit dem Code für ein Enzym
  génesis *(gr)* — Entstehung

Genom: Summe der Erbinformationen eines Kernes
  génesis *(gr)* — Entstehung

GERL: Abkürzung für „GOLGI-endoplasmic reticulum-lysosome" Komplex als morphogenetisches Funktionssystem

Geschlechtschromatin: siehe Sex-chromatin

Gewebe: Verbände gleichartig differenzierter Zellen und ihrer Abkömmlinge

Gewebekultur: Methode zur Züchtung von Zellen und Geweben „in vitro", d. h. in künstlichen Nährmedien

Gliagewebe: mit dem Nervengewebe verbundenes Material, das u. a. Stütz- und Stoffwechselaufgaben erfüllt und aus verschiedenen Zellrassen besteht
  glia *(gr)* — Leim, Kitt

Glycocalyx: Sammelbezeichnung für die Glykoprotein- bzw. Polysaccharidschichten, die die Plasmamembran vieler Zellen bedecken
  glykýs *(gr)* — süß; kályx *(gr)* — Kelch, Kapsel

GOLGI-*Apparat*: Summe aller GOLGI-Felder einer Zelle
  CAMILLO GOLGI (1844–1926), Anatom in Pavia

GOLGI-*Feld*: polar differenzierter Stapel von 3–7 flachen, membranbegrenzten Räumen (Sacculi), die in den Randpartien ein ausgedehntes tubuläres Netzwerk erkennen lassen. Synonym für GOLGI-Feld (Durchmesser ca. 1 μm)

wird auch der ursprünglich nur auf pflanzliche Zellen angewandte Ausdruck Dictyosom gebraucht

GOLGI-*Zisterne*: nur elektronenmikroskopisch sichtbare Baueinheit des Dictyosom. Flacher, scheibenförmiger, membranbegrenzter Hohlraum. Heute auch Sacculus genannt, um ähnlich gestaltete Räume des ER auch terminologisch zu unterscheiden

Gonaden: Keimdrüsen (Hoden bzw. Ovar)
  goné *(gr)* — Geschlecht; adén *(gr)* — Drüse

granuläres Reticulum: siehe endoplasmatisches Reticulum
  granulum *(l)* — Körnchen, Diminutiv von granum *(l)* — Korn, reticukum *(l)* — Netz

Granulocyten: granulierte Leukocyten (= weiße Blutkörperchen), man unterscheidet neutrophile, eosinophile und basophile Granulocyten (siehe auch Chromophilie)
  granulum *(l)* — Körnchen, Diminutiv von granum (l) — Korn; kýtos *(gr)* — Zelle

Granulum: Körnchen
  Diminutiv von granum *(l)* — Korn

Grundcytoplasma (= Grundplasma): licht- und elektronenmikroskopisch nicht typisch strukturierter Teil des Cytoplasma. Synonym: cytoplasmatische Matrix. Lichtmikroskopisch auch Hyaloplasma genannt
  kýtos *(gr)* — Zelle; plásma *(gr)* — das Gebilde, das Geformte

Hämatoidin: gelbbraunes, eisenfreies, hämoglobinogenes Pigment, das beim Abbau des roten Blutfarbstoffes entsteht und chemisch mit dem Bilirubin identisch ist, sich von letzterem aber durch Art und Ort seiner Bildung unterscheidet
  haíma *(gr)* — Blut; idés *(gr)* (von eídos — Aussehen) ähnlich

Hämatopoese: Bildung der Blutzellen
  haíma *(gr)* — Blut; poiéein *(gr)* — machen

Hämoglobin: roter Blutfarbstoff
  haíma *(gr)* — Blut; globus *(l)* — Kugel

Hämosiderin: gelbbraunes, eisenhaltiges, hämoglobinogenes Pigment, das z. B. beim Abbau von Erythrocyten entsteht
  haíma *(gr)* — Blut; sideros *(gr)* — Eisen

Halbdesmosomen: entlang des an die Basalmembran grenzenden Plasmalemm vorkommende, nur elektronenmikroskopisch sichtbare Haftstrukturen, die halbierten Desmosomen entsprechen

haploid: einfach. Hier der einfache (1n) Chromosomensatz der Geschlechtszellen gemeint
  haplóos *(gr)* — einfach

HeLa-Zellen: die sog. HeLa-Kultur, eine der verbreitetsten Kulturen menschlicher Zellen, geht zurück auf Cervix-Carcinom-Zellen der *Henrietta Lacks*, einer amerikanischen Mulattin, die in den fünfziger Jahren an den Folgen des Tumors starb. Die gemeinsame Herkunft der HeLa-Zellen ermöglicht die Vergleichbarkeit von Befunden, die an diesem Material erhoben werden

Heterochromatin: stark spiralisierte, intensiv basophile Chromosomenabschnitte (vgl. Euchromatin)
  héteros *(gr)* — verschieden, abweichend; chróma *(gr)* — Farbe

heteromorph: von unterschiedlichem Aussehen
  héteros *(gr)* — verschieden, abweichend; morphé *(gr)* — Gestalt

Heterophagie: Aufnahme und Verarbeitung *extra*zellulärer Materialien (siehe Phagocytose), im Gegensatz zur Autophagie (s. diese), dem Abbau *intra*zellulärer Strukturen in Autolysosomen (s. diese)
  héteros *(gr)* — verschieden, abweichend; phageín *(gr)* — fressen

Heterophagosom: Substratvakuole (s. diese), deren Inhalt durch Heterophagie (s. diese) in die Zelle gelangt ist
  héteros *(gr)* — verschieden, abweichend; phageín *(gr)* — fressen; sóma *(gr)* — Körper

Heterosomen: Synonym für Gonosomen oder Geschlechtschromosomen
  héteros *(gr)* — verschieden, abweichend; sóma *(gr)* — Körper

Histiocyten: amöboidbewegliche und zur Phagocytose befähigte Bindegewebszellen
histós *(gr)* — Gewebe; kýtos *(gr)* — Zelle

Histoautoradiographie: siehe Autoradiographie

Histologie: Gewebelehre
histós *(gr)* — Gewebe; lógos *(gr)* — Wort, Lehre

Histone: basische, kernspezifische Proteine

Hodenzwischenzellen: siehe LEYDIGSCHE Zwischenzellen

homogen: von einheitlicher Beschaffenheit, von gleichem Aussehen, gleichartig
homós *(gr)* — gleich; gígnomai *(gr)* — entstehe

HORTEGA-*Zellen:* bewegliche, zur Phagocytose befähigte Glia-Zellen (Mikroglia)
PIO DEL RIO HORTEGA (1882—1945), spanischer Anatom, zuletzt Buenos Aires

Hyaloplasma: (lichtmikroskopisch) strukturloses, homogenes Cytoplasma
hyálinos *(gr)* — klar, durchsichtig; plásma *(gr)* — das Gebilde, das Geformte

Hyperplasie: Organvergrößerung durch Vermehrung der Zellen und Interzellularsubstanzen
hypér *(gr)* — über; plássein *(gr)* — bilden

in situ: meint die natürliche Lokalisation der Zellen oder Organe im Körper
in *(l)* — in, nach, auf; situs *(l)* — Lage, Stellung

in vitro: meint die (künstlichen) Zuchtbedingungen der Kultur (siehe Gewebezucht)
vitrum *(l)* — Glas, Kristall

in vivo: meint die Bedingungen der lebenden Zellen oder Gewebe, unabhängig, ob in situ oder in vivo
vivere *(l)* — leben, sich ernähren, sich aufhalten

Infusorien: „Aufgußtierchen"; Einzellerfauna, die sich in Heuaufgüssen bildet und im wesentlichen aus Ciliaten und Flagellaten besteht
infundere *(l)* — aufgießen

Interdigitationen: meist nur elektronenmikroskopisch sichtbare Verzahnungen der Zellmembranen entlang eines (epithelialen) Interzellularspaltes
inter *(gr)* — zwischen; digitus *(l)* — Finger

Interphase: Intervall zwischen zwei Mitosen

Interstitium: Zwischenraum, z. B. interstitielles Bindegewebe = Bindegewebe, das die Räume zwischen den Parenchymzellen eines Organs ausfüllt
interstitium *(l)* — Zwischenraum

interzellulär: zwischen den Zellen befindlich, z. B. die Interzellularsubstanz des Bindegewebes
inter *(l)* — zwischen; cellula *(l)* — Kämmerchen, Zelle

intracristal: innerhalb der Mitochondrien-Cristae; z. B. befindet sich die äußere Chondrioplasma zwischen Mitochondrienaußen- und -innenmembran sowie innerhalb der Cristae mitochondriales, also intracristal
intra *(l)* — innerhalb von etwas; crista *(l)* — Leiste, Kante

intranucleär: innerhalb des Zellkerns; z. B. liegt der Nucleolus intranucleär
intra *(l)* — innerhalb von etwas; nucleus *(l)* — Kern, Zellkern

intrazellulär: innerhalb der Zelle; z. B. liegen die Zellorganellen intrazellulär
intra *(l)* — innerhalb von etwas; cellula *(l)* — Kämmerchen, Zelle

Invertebraten: wirbellose Tiere
in *(l)* — verneinendes Präfix; vertebra *(l)* — Gelenk, Wirbel

Isotope: an der gleichen Stelle des periodischen Systems stehende, also chemisch gleichgeartete Atome von verschiedener Neutronenzahl bei gleicher Protonenzahl
ísos *(gr)* — gleich; tópos *(gr)* — Ort, Stelle

Karyokinese: indirekte Kernteilung
káryon *(gr)* — Kern; kínein *(gr)* — bewegen

Karyolymphe: Kernsaft, unstrukturierter Inhalt des Kernraumes
káryon *(gr)* — Kern; lympha *(l)* — klares Wasser

Karyoplasma: lebende Substanz des Zellkerns
káryon *(gr)* — Kern; plásma *(gr)* — das Gebilde, das Geformte

Karyosomen: lichtmikroskopisch synonym für Chromocentren gebraucht, elektronenmikroskopisch: Kerngranula
káryon *(gr)* — Kern; sóma *(gr)* — Körper

Kernhülle: Grenzschicht zwischen Nucleoplasma und Cytoplasma, bestehend aus innerer und äußerer Kernmembran sowie der perinucleären Zisterne bzw. den Kernporenkomplexen

Kernkörperchen: siehe Nucleolus

Kernmatrix: besserer Ausdruck für Kernsaft oder Karyolymphe

Kernpore: nur elektronenmikroskopisch sichtbare Unterbrechung der Kernmembran, Übergang der inneren in die äußere Kernmembran entlang eines ringförmigen Feldes, vgl. Porenkomplex

Kernsaft: siehe Karyolymphe

Kinetochor: Spindelfaseransatzstelle am Chromosom, Verdichtung beiderseits des Centromer (s. dieses)
kínein *(gr)* — bewegen; chóra *(gr)* — Raum, Ort

Kinetosom: Synonym für Centriol und Basalkörperchen
kínein *(gr)* — bewegen; sóma *(gr)* — Körper

Kinozilie: Synonym für Flimmerhaar. Autonom bewegliches Fädchen an der Zelloberfläche mit einer charakteristischen Ultrastruktur
kínein *(gr)* — bewegen; cilium *(l)* — Wimper

Kompartimente: durch Membranen getrennte Reaktions- oder Partialräume der Zelle. Die Zellkompartimentierung ermöglicht u. a. das ständige ungestörte Nebeneinander von Enzymen und ihren Substraten
cum *(l)* — zusammen mit; pars *(l)* — Teil

Kondensor: Linsensystem am Mikroskop zur Erzeugung eines parallelstrahligen Lichtbündels
condensēre *(l)* — verdichten

Kontrastierung („staining"): siehe Negativkontrastierung

Krinocytose: Sog. umgekehrte Mikropinocytose, d. h. Ausfaltung mikropinocytotischer Vesikel durch Einbau ihrer Membran in die Plasmalemm und Abgabe ihres Inhaltes in den Extrazellulärraum
krinéin *(gr)* — absondern; kýtos *(gr)* — Zelle

Lamellenkörper: Degenerationsform des endoplasmatischen Reticulum, bei der es zu einer Transformation i. S. konzentrisch geschichteter Membranfiguren („Myelinfiguren" oder „finger prints") kommt

Lampenbürsten-Chromosomen: nur gering kondensierte Chromosomen in Eizellen von Fischen, Amphibien und Vögeln. Charakteristisches Merkmal: Die symmetrische Anordnung schlingenförmig entspiralisierter, seitlicher DNS-Schleifen (aktive Genorte) an einem Achsenfaden, so daß ein Gebilde entsteht, das einer Lampenbürste ähnlich sieht

Leptotän: bestimmter Abschnitt während der Prophase
leptós *(gr)* — dünn, zart; taenia *(l)* — Band

Leukocyten: Sammelbezeichnung der weißen Blutkörperchen
leukós *(gr)* — weiß; kýtos *(gr)* — Zelle

LEYDIG*sche Zwischenzellen:* zwischen den Hodenkanälchen meist gruppenweise zusammenliegende Zellen, die das männliche Geschlechtshormon (Testosteron) produzieren
FRANZ V. LEYDIG (1821—1908), Professor der Physiologie in Würzburg, zum Teil in Tübingen, der vergleichenden Anatomie in Bonn

Lipasen: Fette spaltende Fermente
lípos *(gr)* — Fett

Lipide: Sammelbegriff für Fette und fettähnliche Substanzen
lípos *(gr)* — Fett

Lipofuscin: sog. Alters- oder Abnutzungspigment von braunschwärzlicher Farbe. Heute zu den Lysosomen gezählter Restkörper nicht metabolisierbarer Stoffe
lípos *(gr)* — Fett; fuscus *(l)* — dunkel, schwärzlich

Lipoide: in ihrem chemischen Aufbau den Fetten verwandte lebenswichtige Stoffe (z. B. Phosphatide, Cerebroside usw.)
lipos *(gr)* — Fett; -idés *(gr)* — ähnlich (von eidos — Aussehen)

Lymphocyten: in den lymphatischen Organen gebildete Zellrasse der weißen Blutkörperchen
lympha *(l)* — klares Wasser; kýtos *(gr)* — Zelle

Lysosomen: membranbegrenzte, fermentreiche (saure Hydrolasen) Zellorganellen, die ganz allgemein die Funktion haben, durch Endocytose (Phagocytose, Pinocytose, Mikropinocytose) aufgenommene zellfremde Stoffe sowie abbaureifes zelleigenes Material im Zuge einer „intrazellulären Verdauung" zu verarbeiten

Macula adhaerens: nur elektronenmikroskopisch sichtbarer, besonders differenzierter Abschnitt im Bereich der Schlußleisten und der Desmosomen
macula *(l)* — Fleck; adhaerere *(l)* — anhaften

Makrophagen: Zellen, die relativ große korpuskuläre Elemente phagocytieren können (Histiocyten, Monocyten)
makrós *(gr)* — groß; phagéin *(gr)* — fressen

Mammalier: Säugetiere
mamma *(gr)* — Brustdrüse

Matrix: grundsubstanzartiges Material, z. B. in cytoplasmatischer Matrix oder Mitochondrienmatrix
mater *(l)* — Mutter

Megakaryocyt: Knochenmarkriesenzelle
mégas *(gr)* — groß; káryon *(gr)* — Kern; kýtos *(gr)* — Zelle.

Meiose: Reduktionsteilung, bei der der diploide Chromosomensatz (2n) halbiert wird (1n)
meióein *(gr)* — zerkleinern, verringern

Melanine: stickstoffhaltige, braune bis braunschwarze endogene Pigmente, z. B. in Pigmentzellen der Haut, der Haare, in bestimmten Kernen des Zentralnervensystems, in der mittleren Augenhaut
mélas *(gr)* — schwarz

Melanocyten: das Pigment Melanin enthaltende Farbstoffzellen
mélas *(gr)* — schwarz; kýtos *(gr)* — Zelle

Melanosomen: intracytoplasmatische membranbegrenzte melaninhaltige Pigmentkörper mit einer hochorganisierten inneren Struktur, die mit fortschreitender Melanisierung maskiert wird
mélas *(gr)* — schwarz; sóma *(gr)* — Körper

Membrana propria: bindegewebige Unterlage eines Epithels, die zusammen mit letzterem eine Schleimhaut (= Mucosa) bildet
proprius *(l)* — allein gehörig, eigentümlich

Membranen: Lipoproteinschichten, die in der elektronenmikroskopischen Dimension eine charakteristische Struktur besitzen. Membranen begrenzen die Zelle als Ganzes (siehe Plasmalemm) und ihre Partialräume (siehe Kompartimente)
membrana *(l)* — zarte Haut

Membrankörper: mitochondrienähnliche Gebilde in Bakterien. Synonym für Mesosomen oder Chondrioide

Mesenchym: primitives, pluripotentes Binde- und Füllgewebe aus sternförmigen, amöboid beweglichen Zellen und einer noch unstrukturierten Interzellularsubstanz
mésos *(gr)* — mitten; én *(gr)* — innen; chýmenos *(gr)* — das Ausgegossene (chéein — gießen)

Mesosom: mitochondrienähnliche Organellen in Bakterien
mésos *(gr)* — mitten darin; sóma *(gr)* — Körper

Mesothel: Verband platter Zellen, die die serösen Körperhöhlen auskleiden
mésos *(gr)* — mitten, innen darin; -thel von (epi)theléein *(gr)* — darüber hinwachsen

Messenger-RNS (m-RNS): „Boten-RNS", die den genetischen Code „abliest" und auf die Ribosomen überträgt
messenger *(engl)* — Bote

Metaphase: Mitosephase, während der sich die Chromosomen in der Äquatorialebene der Zelle zum Monaster anordnen

metá *(gr)* — inmitten, dazwischen; phásis *(gr)* — Erscheinung

metazentrische Chromosomen: Chromosomen, bei denen das Centromer (s. dieses) in der Nähe der Chromosomenmitte lokalisiert ist
metá *(gr)* — inmitten

Metazoen: im natürlichen System der Tiere: die auf die Gesamtheit der Einzeller folgenden Mehrzeller
metá *(gr)* — nach; zóon *(gr)* — Tier

Microbodies: heute weniger gebräuchliches Synonym für Peroxysomen

Mikroglia: kleine Zellrassen der zentralen Glia (HORTEGA-Zellen, Oligodendrogliazellen)
mikrós *(gr)* — klein; glía *(gr)* — Leim

Mikrophagen: Zellen, die kleine Partikel — etwa bis zu Bakteriengröße — phagocytieren können (z. B. neutrophile Granulocyten)
mikrós *(gr)* — klein; phagéin *(gr)* — fressen

Mikropinocytose: Stoffaufnahme durch Abfaltung kleiner, nur elektronenmikroskopisch sichtbarer Bläschen (Durchmesser ca. 500 Å) vom Plasmalemm
mikrós *(gr)* — klein; pínein *(gr)* — trinken; kýtos *(gr)* — Zelle

Mikrosomen-Fraktion: heteromorphe Zellfraktion, die bei 100 000 g in der Ultrazentrifuge sedimentiert. Sie besteht elektronenmikroskopisch vor allem aus bläschenförmigen Bruchstücken des rauhen und glatten endoplasmatischen Reticulum, der Zellmembran, des GOLGI-Apparates, aus freien Ribosomen und Polyribosomen. Biochemisch ist sie reich an Ribonucleotiden und „mikrosomalen" Enzymen
mikrós *(gr)* — klein; sóma *(gr)* — Körper

Mikrotubuli: intracytoplasmatische Röhrenstrukturen (Durchmesser ca. 250 Å), die u. a. Bauelemente des Centriol und der Cilien darstellen, aber auch einzeln oder gebündelt im Cytoplasma vorkommen
mikrós *(gr)* — klein; tubulus *(l)* — Röhrchen

Mikrovilli: nur elektronenmikroskopisch sichtbare, fingerförmige Fortsätze an der freien Oberfläche resorbierender Zellen. Bilden Mikrovilli dichte Rasen, entsprechen sie den lichtmikroskopischen Cuticular- und Bürstensäumen
mikrós *(gr)* — klein; villus *(l)* — Zotte

Mikrozentrum: lichtmikroskopisch strukturloser Cytoplasmabereich, in dem das Centriol liegt

Mitochondrien: enzymreiche Zellorganellen (Enzyme des Zitronensäurezyklus, der Atmungskette und Enzyme für die Bildung von energiereichem Phosphat), die durch eine charakteristische Binnenstruktur gekennzeichnet sind
mitos *(gr)* — Schlinge, Schleife; chóndros *(gr)* — Körnchen

Mitoribosomen: innerhalb der Mitochondrienmatrix vorkommende RNS-Partikel
mítos *(gr)* — Schlinge, Schleife

Mitose: indirekte Zell- oder Kernteilung
mítos *(gr)* — Schlinge, Schleife

Mitosespindel: bei der Mitose auftretendes System von Mantel- und Zentralfasern, die die Bewegungen der Chromosomen bewirken und deren Gesamtheit den achromatischen Apparat bildet

Mittelstück des Spermium: Bei menschlichen Spermien ca. 6 µm langes Verbindungsstück zwischen Spermienhals und Spermienschwanz, in dem sich die Mitochondrien in charakteristischer ringförmiger Anordnung finden

Monaster: in der Äquatorialebene als „Mutterstern" eingestellte Chromosomen
mónos *(gr)* — allein; astér *(gr)* — Stern

Monocyten: relativ große, den Leukocyten zugehörige Zellrasse (Makrophagen)
mónos *(gr)* — allein; kýtos *(gr)* — Zelle

Momoribosomen: einzeln liegende (inaktive) Ribosomen
mónos *(gr)* — allein

Mucine: zu den Glykoproteiden gehörende Schleimstoffe
mucus *(l)* — Schleim

Myelinfiguren: siehe Lamellenkörper

Myoblasten: Bildungszellen der Muskelzellen (Myocyten)
mýs *(gr)* — Maus, im übertragenen Sinne Muskel; blastánein *(gr)* — bilden

Myofilamente: fädige Strukturen im Cytoplasma der Muskulatur. Die Verschiebung der Myofilamente gegeneinander
bewirkt den Kontraktionsvorgang
mýs *(gr)* — Maus, übertragen: Muskel; filum *(l)* — Faden

Myosin: Strukturprotein eines hauptsächlich in den A-Streifen
(der Skelettmuskelfasern und Herzmuskelzellen) lokalisierten Filamenttyps, der zusammen mit den Aktinfilamen-
ten (hauptsächlich in den I-Streifen) den Kontraktionsmechanismus nach dem Prinzip der gleitenden Filamente bewirkt
mýs *(gr)* — Maus, übertragen: Muskel

Negativkontrastierung („negative staining"): Biologische Objekte haben eine relativ kleine spezifische Dichte, da sie
meistens aus Elementen mit niedrigem Atomgewicht bestehen. Die Streuung von Elektronen im Elektronenmikroskop ist daher gering. Die gewünschte oder notwendige Kon-
trasterhöhung kann man bei biologischen Objekten dadurch erreichen, daß man Schwermetalle daran bindet (=
Kontrastierung oder „staining") oder daß man die Dichte
des Untergrundes mit Hilfe von Schwermetallsalzen erhöht (= Negativkontrastierung oder „negative staining").
Es hat sich gezeigt, daß sich auf diese Weise eine höhere
Auflösung erreichen läßt als bei „positiver Färbung".

Neurit: langer, meist mit speziellen Hüllen versehener Fortsatz
der Nervenzelle
néuron *(gr)* — Nerv, Schnur

Neurofilamente: fädige Strukturen im Perikaryon und in Fortsätzen der Nervenzellen
néuron *(gr)* — Nerv, Schnur; filum *(l)* — Faden

Neurosekretion: das Vermögen bestimmter Nervenzellen, Sekrete, die in Form neurosekretorischer Granula im Cytoplasma der Neurone nachweisbar sind, zu bilden und abzu-
sondern
néuron *(gr)* — Schnur, Sehne, Nerv; secernere *(l)* — abson-
der

Neurotubuli: im Axoplasma der Nervenzellfortsätze
vorkommende und den Mikrotubuli im Cytoplasma anderer Zellarten gleichende Röhrchen
néuron *(gr)* — Schnur, Sehne, Nerv; tubulus *(l)* — Röhrchen

Neutrophilie: siehe Chromophilie

Nexus: Haftstruktur zwischen benachbarten glatten Muskelzellen, die möglicherweise die Erregungsausbreitung innerhalb der glatten Muskulatur erleichtert
nexus *(l)* — Verknüpfung, Verbindung

Nissl-*Schollen:* siehe Nissl-Substanz

Nissl-*Substanz:* stark basophile Schollen und Körnchen in
den Perikaryen und Dendritenabgängen der Nervenzellen.
Elektronenmikroskopisch: Komplexe des granulären en-
doplasmatischen Reticulum
Franz Nissl (1850—1919), Professor für Psychiatrie und
Neurologie in Heidelberg und München

nucleocytoplasmatische Pempsis: ein prinzipiell der Cytopempsis (s. diese) vergleichbarer (noch hypothetischer)
Vorgang, bei dem durch Vesikelabfaltung von der inneren
Kernmembran, Vesikelwanderung durch die perinucleäre
Zisterne und Inkorporation der Vesikelmembran in die äußere Kernmembran der Vesikelinhalt vom Kernraum in
den Cytoplasmaraum transportiert wird
nucleus *(l)* — Kern, Zellkern; kýtos *(gr)* — Zelle; plásma *(gr)*
— das Gebilde, das Geformte; pémpein *(gr)* — schicken,
senden

Nucleolar-Apparat: Nucleolus und die ihm unmittelbar anliegenden Chromocentren
nucleolus *(l)* — kleiner Kern, Diminutiv von nucleus *(l)* —
Kern

Nucleolus: Kernkörperchen
nucleolus *(l)* — kleiner Kern, Diminutiv von nucleus *(l)* —
Kern

Nucleolus-Satelliten: perinucleoläre Chromocentren satelles
(l) — Trabant, Anhänger

Nucleolonema: fädiger Anteil des Kernkörperchens
nucleolus *(l)* — kleiner Kern, Diminutiv von nucleus *(l)* —
Kern; nema *(gr)* — Faden

Nucleoplasma: lebende Substanz des Zellkerns
nucleus *(l)* — Kern; plásma *(gr)* — das Gebilde, das Geformte

Nucleus: Zellkern
nucleus *(l)* — Kern

Oesophagus: Speiseröhre
oíso *(gr)* — ich werde befördern (von phérein — tragen);
phagéin *(gr)* — fressen, essen

Oligodendrocyten: Gliazellen mit wenigen Verzweigungen.
Oligodendrocyten gehören zur Mikroglia
oligos *(gr)* — wenig; déndron *(gr)* — Baum; kýtos *(gr)* —
Zelle

Oocyten: Eizellen vor den Reifeteilungen
óon *(gr)* — Ei; kýtos *(gr)* — Zelle

osmiophil: durch Osmiumsäure darstellbar
phílos *(gr)* — liebend

Osteoblast: Knochenbildungszelle
ostéon *(gr)* — Knochen; blastánein *(gr)* — bilden

Osteocyten: Knochenzellen
ostéon *(gr)* — Knochen; kýtos *(gr)* — Zelle

Osteoklast: knochenauflösende Zelle
ostéon *(gr)* — Knochen; kláein *(gr)* — brechen, abbrechen

Oxysomen: Begriff, der nicht mehr verwendet werden sollte,
da die funktionell kleinste Einheit, die über Elektronen-
transport und Phosphorylierung verfügt, morphologisch
nicht definierbar ist
„oxy" weist auf die Beteiligung am oxydativen Stoffwechsel
hin
sóma *(gr)* — Körper

Pankreas: Bauchspeicheldrüse
pán *(gr)* — ganz; kréas *(gr)* — Fleischgericht, das Eßbare
vom Tier

Pathologie: Lehre von der Entstehung und dem Wesen der
Krankheiten
páthos *(gr)* — Schicksal, Leid, Leiden; lógos *(gr)* — Wort,
Lehre

Perikaryon: Zelleib (der Nervenzelle ohne Fortsätze)
perí *(gr)* — ringsum; káryon *(gr)* — Kern

perinucleäre Zisterne: ca. 500 Å messender Spaltraum zwischen den beiden Kernmembranen
perí *(gr)* — rundherum; cisterna *(l)* — Brunnen

Peroxysomen: enzymreiche, membranbegrenzte Zellorganellen, die Uricase, Oxydasen und Katalase enthalten und
wahrscheinlich in den H_2O_2-Stoffwechsel eingreifen

Phänotyp: Aus der Summe aller äußeren Merkmale geprägtes
Erscheinungsbild eines Einzelwesens im Gegensatz zum
Genotyp, dem Erb- oder Anlagenbild
phainómenon *(gr)* — Erscheinung; typóein *(gr)* — formen,
prägen

Phagocytose: Aufnahme und Verarbeitung fester Teile (ganze
Zellen, Zelltrümmer, Bakterien usw.) durch Zellen

Phagolysosomen: Substratvakuolen (s. diese) nach Hinzutritt
lytischer Enzyme durch Verschmelzung mit primären Lysosomen. Phagolysosomen sind Verarbeitungsvakuolen,
deren Inhalt überwiegend metabolisiert wird.
phagéin *(gr)* — fressen; lyein *(gr)* — auflösen; sóma *(gr)* —
Körper

Phagosom: durch Phagocytose entstandener Zelleinschluß
phagéin *(gr)* — fressen; sóma *(gr)* — Körper

Phasenkontrastmikroskopie: lichtmikroskopische Methode
zur Untersuchung *ungefärbter* Objekte. Dabei treten Strukturen in Erscheinung, die sich durch ihren Brechungsindex

unterscheiden (Brechungsdifferenzen werden in verschiedene Helligkeitswerte transponiert).

Pigment: Stoff mit einer charakteristischen Eigenfarbe
pigmentum *(l)* — Farbstoff, Schminke

Pinocytose: die lichtmikroskopisch wahrnehmbare Aufnahme von Flüssigkeitströpfchen durch lebende Zellen
pínein *(gr)* — trinken; kýtos *(gr)* — Zelle

Pinolysosomen: Lysosomen, die neben lysosomalen Enzymen Flüssigkeit enthalten, die durch Pinocytose in das Cytoplasma gelangt ist
pinein *(gr)* — trinken; lyein *(gr)* — lösen; sóma *(gr)* — Körper

Pinosomen: durch Pinocytose entstandene Zelleinschlüsse
pinein *(gr)* — trinken; sóma *(gr)* — Körper

Placenta: Mutterkuchen
placenta *(l)* — Kuchen

Plasmafilamente: feinste, nur elektronenmikroskopisch sichtbare 60—70 Å dicke fädige Strukturen im Grundcytoplasma. Sie gelten als das triebkrafterzeugende Substrat bestimmter Bewegungsvorgänge (z. B. der amöboiden Bewegung).
plásma *(gr)* — das Gebilde, das Geformte; filum *(l)* — Faden

Plasmalemin: elektronenmikroskopisch charakteristisch strukturierte Zellhülle aus Lipoproteinen
plásma *(gr)* — das Gebilde, das Geformte; lémma *(gr)* — Kapsel, Schale

Plasmazellen: ergastoplasmareiche Zellrasse des Bindegewebes

Plastiden: Zellorganellen aller photoautotrophen Pflanzen (mit Ausnahme der Blaualgen und der photosynthetisch aktiven Bakterien), die u. a. der Photosynthese dienen
plastós *(gr)* — gebildet, geformt

Plexus chorioideus: Adergeflechte in den Hirnkammern. Bildungsort des Liquor cerebrospinalis
plexus *(l)* — Netz, Gewebe; chórion *(gr)* — Zottenhaut; -ide *(gr)* (von eídos — Aussehen) — ähnlich

Polarisationsmikroskopie: mikroskopisches Verfahren, das mit polarisiertem Licht (durch NICOL-Prisma) arbeitet und zur Analyse doppelbrechender Strukturen (z. B. kollagener Fasern) verwendet wird

Polstrahlen: Anteile des achromatischen Apparates, die sich zu Beginn der Mitose radiär im Bereich der Zellpole um die Diplosomen entwickeln

Polyploidie: Vervielfachung des Chromosomensatzes
polýploos *(gr)* — vielfach

Polyribosom (Polysom): durch einen m-RNS-Faden verknüpfte Ribosomengruppe
polýs *(gr)* — viel; sóma *(gr)* — Körper

Polysaccharide: aus einfachen Zuckern bestehende Polymere (z. B. Glykogen)
polýs *(gr)* — viel; saccharum *(l)* — Zucker

Polytänie: Vielsträngigkeit, die auftritt, wenn sich neu entstandene Chromonemata nicht trennen (z. B. bei den Riesenchromosomen)
polýs *(gr)* — viel; taenia *(l)* — Band, Schnur

Porendiaphragma: dünnes Septum im Bereich der nur elektronenmikroskopisch sichtbaren Kernporen

Porenkomplex: besonders strukturierte, ATP-ase-reiche Felder der Kernhülle, die aus den eigentlichen Poren, dem Porenseptum sowie umgebenden Formationen bestehen und dem nucleocytoplasmatischen Stoffaustausch dienen

Porenseptum: Synonym für Porendiaphragma (s. dieses)

Prälysosomen: wahrscheinlich aus dem tubulären Netzwerk des GOLGI-Feldes abgeschnürte Vesikel (= Primärlysosomen), die lytische Enzyme, aber kein Substrat enthalten
prae *(l)* — vor, vorher; lýein *(gr)* — auflösen; sóma *(gr)* — Körper

Primärlysosomen: Synonym für Prälysosomen (s. diese)

Promitochondrien: (noch hypothetische) Vorstufen der Mitochondrien

pro *(l)* — vor; mitos *(gr)* — Faden; chóndros *(gr)* — Körnchen

Prophase: Initialphase der Mitose, bei der die Chromosomen sichtbar werden
pro *(l)* — vor; phásis *(gr)* — Erscheinung

Proteine: allgemeine Bezeichnung für Eiweißkörper
prótos *(gr)* — das Erste, Erstvorhandene

Protoplasma: die gesamte lebende Substanz einer Zelle
prótos *(gr)* — das Erste; plásma *(gr)* — das Gebilde, das Geformte

Protozoen: alter systematischer Begriff für einzellige Tiere, jetzt aufgeteilt in echte Einzeller (Cytomorpha) und unechte, höher organisierte „Einzellerähnliche" (Cytoidea)
prótos *(gr)* — das Erste, Ursprüngliche; zóon *(gr)* — Tier

Pseudopodien: Scheinfüßchen. Ausstülpungen des Zellkörpers im Dienst der amöboiden Bewegung
pséudein *(gr)* — täuschen, vortäuschen; póus *(gr)* — Fuß

„Puff": siehe BALBIANI-Ring

PURKINJE-*Zellen:* charakteristisch verzweigte (spalierbaumförmige) Nervenzellen der Kleinhirnrinde
JAN EVANGELISTA PURKINJE (1787— 1869), Physiologe und Anatom in Breslau und Prag

Pyknose: Verklumpung des Nucleus, Degeneration des Kernraums unter Depolymerisierung der Nucleotide, die zu einem intensiv färbbaren Klumpen zusammensintern
pyknós *(gr)* — dicht

Rasterelektronenmikroskop: ermöglicht die Darstellung der dritten Dimension in einem zweidimensionalen Bild für einen weiten Vergrößerungsbereich. Das Rasterelektronenmikroskop (= REM) dient vor allem der Aufklärung räumlicher Oberflächenstrukturen

Reduktionsteilung: siehe Meiose
reducere *(l)* — zurückführen

Regeneration: biologische Wiederherstellung durch Ersatz verlorengegangener Zellen, Gewebe, Organteile oder Funktionen
regenerare *(l)* — wiedererzeugen, wiederherstellen

Renucleation: Wiedereinbringung eines Zellkerns in eine zuvor künstlich entkernte Zelle (siehe Enucleation)
re *(l)* — zurück, wieder; nucleus *(l)* — Kern

„residual bodies": Lysosomen, die nicht metabolisierbare Reste von phagocytierten oder pinocytierten Stoffen enthalten

Resorption: alter, allgemeiner Begriff zur Kennzeichnung von Stoffaufnahmen durch dafür differenzierte Zellen
re- *(l)* — zurück; sorbere *(l)* — schlürfen

Restkörper („residual body"): „Zellschutt", unverdauliche Endprodukte des lysosomalen Abbaus. Die Restkörper werden entweder im Cytoplasma deponiert (z. B. als Lipofuscin, s. dieses) oder durch Exocytose eliminiert („Defäkation")

Reticulocyten: Vorstufen der Erythrocyten, die durch die Substantia granulofilamentosa gekennzeichnet sind
reticulum *(l)* — Netz; kýtos *(gr)* — Zelle

reticuloendotheliales System (RES): Zellsystem, das vorwiegend Abwehraufgaben erfüllt. Es besteht u. a. aus Reticulum- und bestimmten Endothel-Zellen

reticulohistiocytäres System (= RHS): vor allem im Dienst der Abwehr stehendes Zellsystem, zu dem u. a. Reticulum-Zellen und Histiocyten gehören (vgl. auch reticuloendotheliales System, RES)

Reticulum-Plasma: Inhalt des endoplasmatischen Reticulum

Reticulum-Zellen: sternförmig verzweigte und zur Phagocytose befähigte Zellen des retikulären Bindegewebes

Ribonucleinsäure (= RNS): siehe Nucleinsäuren

Ribosomen: nur elektronenmikroskopisch darstellbare RNS-reiche Partikel in der Zelle (Durchmesser 100—250 Å), an denen die Proteinsynthese erfolgt

Riesenchromosomen: durch endomitotische Polyploidisierung in ihrem DNS-Bestand vervielfachte, polytäne Chromosomen in den Kernen der Speicheldrüsenzellen der Dipteren und in bestimmten Pflanzenzellen.

Riesenzellen: vor allem durch Vielkernigkeit charakterisierte Zellen

Sacculus: abgeplatteter, membranbegrenzter Raum innerhalb eines GOLGI-Feldes. Meist sind mehrere Sacculi zum Dictyosom übereinander gestapelt. Sacculus bezeichnet auch eine (seltene) Form der Mitochondrien-Innenmembran
  sacculus *(l)* — Säckchen, Diminutiv von saccus *(l)* — Sack

Sarkolemm: Plasmalemm der quergestreiften Muskelfasern
  sárx *(gr)* — Fleisch, Muskel; lémma *(gr)* — Kapsel, Hülle

Sarkomer: durch zwei Z-Streifen begrenzte Funktionseinheit der quergestreiften Muskulatur
  sárx *(gr)* — Fleisch, Muskel; méros *(gr)* — Teil

sarkoplasmatisches Reticulum: das in typischer Weise angeordnete endoplasmatische Reticulum der quergestreiften Muskulatur
  sárx *(gr)* — Fleisch, Muskel; plásma *(gr)* — das Gebilde, das Geformte; reticulum *(l)* — Netz

Sarkosomen: Synonym für die Mitochondrien der quergestreiften Muskulatur
  sárx *(gr)* — Fleisch, Muskel; sóma *(gr)* — Körper

SAT-Chromosom: Chromosom mit dem Nucleolus-Organisator
  SAT = *s*ine *a*cido *t*hymonucleinico

Schlußleisten: lichtmikroskopisch sichtbare, allseitig die freien Zellkanten umziehende Verdichtungszone an der Oberfläche bestimmter Epithelien (elektronenmikroskopisch aus Zonula occludens, Zonula adhaerens und Macula adhaerens bestehend)

Sekretion: Absonderung, Abscheidung (speziell zur Bezeichnung der Funktion von Drüsen)
  secernere *(l)* — absondern

sekundäre Lysosomen: Synonym für Verarbeitungs- und Verdauungsvakuolen (= Phago- bzw. Pinolysosomen und Autolysosomen)

Sequestrierung: ursprünglich Abgrenzung eines abgestorbenen Knochenstückes (Sequester) vom gesunden Gewebe. Hier im Zusammenhang mit der Autophagie gebraucht als Abgrenzung (zum Abbau bestimmter Zellbestandteile durch eine Membran) vom Grundcytoplasma
  sequestrare *(l)* — absondern

SERTOLI-*Zellen:* Stütz- und Nährzellen des Keimepithels der Hodenkanälchen
  ENRICO SERTOLI (1842—1910), Physiologe in Mailand

Sex-Chromatin: Geschlechts-Chromatin, FEULGEN-positives, meist randständiges Chromocentrum in den Kernen weiblicher Individuen

Spermatiden: haploide Vorstufen der Spermien, von denen die eine Hälfte ein X-, die andere Hälfte ein Y-Chromosom enthält
  spérma *(gr)* — Samen

Spermatocyten: aus den Spermatogonien hervorgehende Vorstufen der Spermien. Man unterscheidet Spermatocyten I. und II. Ordnung.
  spérma *(gr)* — Samen; kýtos *(gr)* — Zelle

Spermien: Samenzellen
  spérma *(gr)* — Samen

Spindelapparat: Fasern des während der Mitose entstehenden achromatischen Apparates, die sich spindelförmig zwischen den beiden Zellpolen ausspannen

Spindelfasern: siehe Mitosespindel

Streifenstücke: durch eine basale Streifung (elektronenmikroskopisch: basales Labyrinth) gekennzeichnete Abschnitte des Ausführungsgangsystems der großen Mundspeicheldrüsen

Substratvakuolen: Cytoplasmavakuolen, in denen extrazelluläres, durch Heterophagie oder Pinocytose aufgenommenes Material bzw. zelleigene, durch Autophagie sequestrierte Strukturen durch eine Membran vom Cytoplasma abge-

trennt werden. Nach Zutritt von Prälysosomen (s. diese) erfolgt der Abbau des in den Substratvakuolen kompartimentierten Materials

Synapse: Durch morphologische und physiologische Besonderheiten gekennzeichnete Umschaltstelle zur Erregungsübertragung von einem Neuron auf ein anderes oder auf eine Effektorzelle
  synápten *(gr)* — zusammenknüpfen

synaptische Vesikel: im präsynaptischen Bereich vorkommende, nur elektronenmikroskopisch sichtbare Bläschen eines Durchmessers um 500 Å, die die synaptische Transmitter-Substanz enthalten
  synápten *(gr)* — zusammenheften, verknüpfen

Synaptosomen: hier für die den Neurotransmitterstoff enthaltenden Vesikel in den präsynaptischen Nervenendigungen gebraucht (auch synonym für die ganzen präsynaptischen Endauftreibungen verwendet)
  synápten *(gr)* — zusammenknüpfen; sóma *(gr)* — Körper

Telophase: letzte Phase der mitotischen Kernteilung
  télos *(gr)* — Ende

Thrombocyten: Blutplättchen, Gerinnselzellen
  thrómbos *(gr)* — Klumpen; kýtos *(gr)* — Zelle

Tigroid-Substanz: siehe NISSL-Schollen

Tigrolyse: siehe Chromatolyse

Tonofibrillen: lichtmikroskopisch gerade noch sichtbare Bündel von (Tono-)Filamenten. Vorkommen: in mechanisch beanspruchten Epithelien
  tónos *(gr)* — Spannung; fibrilla *(l)* — kleine Faser, Diminutiv von fibra *(l)* — Faser

Tonofilamente: nur elektronenmikroskopisch sichtbare fädige Strukturen (Durchmesser ca. 100 Å), die Baueinheiten der Tonofibrillen sind und Beziehungen zu den Desmosomen aufnehmen können
  tónos *(gr)* — Spannung; filum *(l)* — Faden

Tracheolen: luftführende Röhrchen eines charakteristischen Wandbaus in den Organen der Insekten
  tracheía *(gr)* — Luftröhre

Transkription: Vermittlung der genetischen Information an das Cytoplasma mit Hilfe der an der DNS komplementär gebildeten RNS
  transcribere *(l)* — überschreiben, übertragen

Translation: Umsetzung der Basensequenz der Messenger-RNS in die Aminosäurekette eines Proteins
  transferre *(l)* — überführen

Transportvesikel: Bläschen in der Größenordnung mikropinocytotischer Vesikel, die intrazellulären Transportvorgängen, z. B. vom ER zum GOLGI-Feld oder von letzterem zu Phagosomen, dienen. Derartige intrazelluläre Transporte werden auch als Intracytose bezeichnet

Triacylglycerole: in der internationalen Nomenklatur übliche, systematische Bezeichung der Triglyceride; Ester höherer Fettsäuren mit dem dreiwertigen Alkohol Glycerol (= Glycerin)

Triaden: zu Dreiergruppen geordnete Bestandteile des sarkoplasmatischen Reticulum

Triplet:
1. zu einer Dreiergruppe verbundene Mikrotubuli. Triplet-strukturen kommen in Centriolen und Basalkörperchen vor.
2. Drei Nucleotide in linearer Folge. Auch als Codon bezeichnet (s. dieses)
  triplex *(l)* — dreifach

Tubuline: Proteine, die dem Aktin (s. dieses) der Muskelfasern ähnlich sind. Sie bilden die perlschnurartig angeordneten globulären Untereinheiten der 12—13 Protofilamente, aus denen die Wand der Mikrotubuli besteht
  tubulus *(l)* — Röhrchen; Diminutiv von tubus *(l)* — Rohr

Tubulus: Röhrchen
  Diminutiv von tubus *(l)* — Röhre

Übergangsepithel: das typische Epithel der harnableitenden Wege (Nierenbecken, Harnleiter, Harnblase, Anfangsteil der Urethra)

Vakuole: membranbegrenztes, oft auch lichtmikroskopisch sichtbares (Durchmesser zwischen 1000 Å und mehreren Mikrometern), bläschenförmiges Gebilde im Cytoplasma (z. B. Pinocytosevakuole, Nahrungsvakuole, Substratvakuole)
vacuus *(l)* — leer, frei

Verarbeitungsvakuolen: mit Primärlysosomen (s. diese) verschmolzene Substratvakuolen (s. diese), deren Inhalt überwiegend metabolisiert wird

Vertebraten: Wirbeltiere
vertebra *(l)* — Gelenk, Wirbel

Vesikel: membranbegrenztes, bläschenförmiges Gebilde eines Durchmessers bis 1000 Å. Vesikel können sich z. B. vom Plasmalemm, vom ER, von den Räumen des GOLGI-Feldes abschnüren
vesicula *(l)* — Bläschen, Diminutiv von vesica *(l)* — Blase

Vitalfärbung: Methode, bei der die optisch erkennbaren Reaktionen lebender Zellen mit Farbstoffen ausgewertet werden

Zentralgranulum: Aus Nucleoproteinen bestehendes Körnchen, das im Zentrum des Porenkomplexes eine ca. 150 Å messende zentrale Öffnung des Porendiaphragma temporär verschließt
granulum *(l)* — Körnchen, Diminutiv von granum *(l)* — Korn

Zisterne: flacher, memebranbegrenzter Raum des ER
cisterna *(l)* — Wasserbehälter, Zisterne

Zonula adhaerens: der mittlere, nur elektronenmikroskopisch sichtbare Abschnitt der Schlußleiste
adhaerere *(l)* — kleben, wie eine Klette haften

Zonula occludens: der obere, nur elektronenmikroskopisch sichtbare Abschnitt der Schlußleiste
occludere *(l)* — verschließen

Zygotän: bestimmter Abschnitt während der Prophase, bei dem sich die Chromosomen durch Spiralisierung verkürzen
zýgon *(gr)* — Joch; taenia *(l)* — Band

Zymogengranula: proteinreiche Sekretkörnchen im apikalen Pol der exokrinen Pankreaszellen
zymé *(gr)* — Sauerteig; gennáein *(gr)* — erzeugen; granulum *(l)* — Diminutiv von granum *(l)* — Korn

Unter *Geweben* versteht man Verbände gleichartig differenzierter Zellen und ihrer Abkömmlinge. Die Gewebe sind als spezifisch geprägte Baumaterialien der Organe Bestandteile höherer Systeme. Ein Skelettmuskel z. B. besteht durchaus nicht nur aus Muskelgewebe in Form quergestreifter Muskelfasern, sondern auch aus Bindegewebe, das ihn als Faszie umhüllt und das ihn als Stroma durchdringt. Er enthält außerdem Blutgefäße (Arterien, Kapillaren und Venen sowie Lymphgefäße mit ihren spezifischen Baumaterialien) und Anteile des Nervengewebes. Sie versorgen ihn als motorische Nerven und übermitteln durch sensible Fasern dem zentralen Nervensystem Informationen z. B. über seinen Spannungszustand.

„Reine" Gewebe kommen innerhalb des Körpers im Grunde nicht vor, sie lassen sich zwar „in vitro" züchten, doch können die Kulturbedingungen ihre Eigenschaften verändern (vgl. den Abschnitt: Die Zelle — elementare Lebenseinheit des Organismus).

Die *Histologie* befaßt sich mit der Systematik der Gewebe, die *mikroskopische Anatomie* mit dem Bau der Organe in der (licht-)mikroskopischen Dimension.

Es werden folgende Gewebe unterschieden:
— *Epithelgewebe,*
— *Binde- und Stützgewebe,*
— *Muskelgewebe,*
— *Nerven- und Gliagewebe.*

Das *Epithelgewebe* besteht aus flächenhaften Verbänden dicht zusammengeschlossener Zellen, die innere und äußere Oberflächen überziehen. Unter inneren Oberflächen versteht man in diesem Zusammenhang die Schleimhäute der mit der Umwelt an den Körperöffnungen kommunizierenden Räume und Hohlorgane (wie Magen-Darm-Kanal), Respirationstrakt und Urogenitalsystem). Die Epithelien grenzen den Körper gegen das äußere Milieu ab, erfüllen Schutzfunktionen und ermöglichen durch Aufnahme und Abgabe von Stoffen Wechselbeziehungen mit dem umgebenden Medium.

Nach Funktion und Morphologie lassen sich *Oberflächenepithelien* (bei ihnen stehen oft Schutzfunktionen im Vordergrund wie bei der Epidermis oder beim sog. Übergangsepithel in den ableitenden Harnwegen), *Drüsenepithelien* (die vor allem der

Abgabe von Stoffen in Form von Sekreten und Inkreten dienen) und *Sinnesepithelien* (für die Aufnahme von Reizen) unterscheiden.

Bei den einschichtigen Tapeten platter Deckzellen, die abgeschlossene *Binnenräume* des Organismus (wie Herzbeutel, Brust- und Bauchhöhle, Herz-Gefäß-System, Gelenke und Schleimbeutel) auskleiden und die formal einem einschichtigen Epithel gleichen, handelt es sich nicht um echte Epithelien mit Oberflächenfunktionen, sondern um *Endothelien* (im Herz-Gefäß-System), *Mesothelien* (in den serösen Höhlen), synoviale Deckzellen (in Gelenken, Sehnenscheiden und Schleimbeuteln), die sich als Binnengewebe hinsichtlich ihrer Herkunft wie ihres biologischen Verhaltens von den Epithelien als Grenzschichten liefernde Materialien unterscheiden.

Die *Binde-* und *Stützgewebe* werden als eine Gruppe von Baumaterialien, die beim Bewegungsapparat schon quantitativ eine große Rolle spielen, nachfolgend eingehender beschrieben (vgl. die Kapitel Bindegewebe, Fettgewebe, Knorpelgewebe und Knochengewebe).

Das *Muskelgewebe* umfaßt die *glatte Muskulatur,* die *quergestreifte* (oder Skelett-)Muskulatur und die *Herzmuskulatur.* Die glatte Muskulatur arbeitet unwillkürlich, bewirkt vor allem Bewegungsvorgänge im Bereich der inneren Organe, in der Haut (Mm. arrectores pilorum) und im Auge (Iris- und Ziliarkörpermuskulatur). Die Herzmuskulatur kommt beim Menschen nur in der Herzwand vor. Sie ähnelt in bezug auf die Anordnung des kontraktilen Materials der quergestreiften Skelettmuskulatur. Letztere stellt die aktiven Bestandteile des Bewegungsapparates und wird deshalb in diesem Band genauer behandelt (vgl. das Kapitel Muskelgewebe).

Das *Nervengewebe* dient vor allem der Entstehung, der Fortleitung und Übertragung von Erregungen. Nervenzellen mit ihren Fortsätzen (Neuriten, Dendriten) bilden innerhalb des zentralen Nervensystems (Gehirn, Rückenmark) und im peripheren Nerven eine Funktionseinheit mit Gliazellen, deren verschiedene Arten für unterschiedliche Aufgaben differenziert sind (vgl. die einschlägigen Kapitel im 3. Band dieses Lehrbuches).

Teil II: Spezielle Anatomie des Bewegungsapparates

2.1. Bindegewebe

Von WILLY SCHWARZ

Die Interzellularsubstanz

Zu den Stütz- und Bindegeweben rechnet man das eigentliche Bindegewebe, das Knorpel- und das Knochengewebe. Diese bestehen wie andere Gewebearten des Organismus aus *Zellen* und einer *Interzellularsubstanz*. Bei den Binde- und Stützgeweben stehen jedoch die Interzellularsubstanzen quantitativ stark im Vordergrund. Ihr Aufbau und ihre Zusammensetzung prägen die verschiedenen Formen dieser Gewebe. Gemeinsam ist ihnen die Art des organischen zwischenzelligen Materials, das aus kollagenen Fibrillen und / oder elastischen Fasern sowie einer Kittsubstanz besteht. Die Fibrillen werden unter Beteiligung letzterer zu Fasern gebündelt. Man hat also eine Kittsubstanz innerhalb der Fasern und eine zwischen den Fasern zu unterscheiden.

In der Vergangenheit wurde das gesamte zwischenzellige Material Grundsubstanz genannt, später nur die Kittsubstanz, d. h. der Raum zwischen den Fasern. Deshalb ist es besser, den Ausdruck „Grundsubstanz" ganz zu vermeiden und die Bezeichnungen „Interzellularsubstanz" und „Kittsubstanz" zu verwenden. Unter *Kittsubstanz* versteht man die licht- und elektronenmikroskopisch weitgehend leer erscheinende gelartige Matrix, in die alle strukturierten Elemente (Zellen und Fibrillen) eingebettet sind. Sie besteht vorwiegend aus einem Spektrum von Mukopolysaccharid-Protein-Komplexen, den Proteoglykanen (PG), dessen qualitative und quantitative Zusammensetzung organ-, spezies- und altersspezifisch ist. Diese PG haben die Eigenschaft, durch Polymerisation lange Ketten zu bilden. Sie zeichnen sich durch starke Wasserbindungsfähigkeit, Reaktionsfähigkeit gegenüber Farben und Ionen sowie durch mechanische Festigkeit aus. Daneben kommen noch andere zuckerhaltige Proteinkomplexe (Glykoproteide) und all die Substanzen vor, die sich von den Blutkapillaren zu den Lymphkapillaren und zu den Zellen bzw. umgekehrt bewegen.

Im Bindegewebe kann man lichtmikroskopisch *Retikulin-* und *Kollagenfasern* (Abb. 2.1—1) unterscheiden. Beide Faserarten bestehen aus Fibrillen (Abb. 2.1—3 u. 2.1—4) und einer Kittsubstanz. Die Synthese des Kollagens läuft an den Ribosomen des rauhen endoplasmatischen Reticulum ab. Die aufwachsende kollagene Polypeptidkette gelangt dabei in die Hohlräume dieses Zellorganells. Von hier aus wird das Syntheseprodukt Kollagen durch einen Vesikelfluß, d. h. Abschnürung, Wanderung und Wiederverschmelzung von Bläschen, in den GOLGI-Apparat transportiert. Dort erfolgt die Abpackung in Sekretgranula, die dann zur Zellmembran gelangen und ihren Inhalt nach außen abgeben.

Im genetischen Code der Interzellularsubstanz produzierenden Zellen müssen mehrere Genorte für die Kollagensynthese lokalisiert sein. Inzwischen konnten fünf kollagene Polypeptidketten isoliert werden, die sich durch geringe Abweichungen in die Aminosäurezusammensetzung und in der Länge unterscheiden:

1. α_1 (I)
2. α_2
3. α_1 (II)
4. α_1 (III)
5. α_1 (IV)

Die Polypeptidketten bestehen weitgehend aus helikalen Abschnitten. Nur die Endbereiche sind nicht helikal. Diese Telopeptide spielen bei den im folgenden ablaufenden *Aggregationsvorgängen* eine

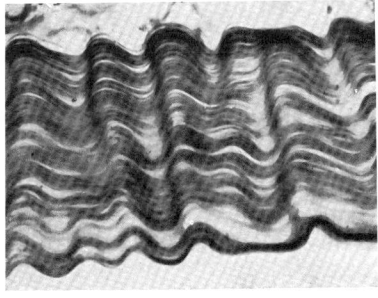

Abb. 2.1—1. Gewelltes Band aus kollagenen Fibrillen aus dem Herzbeutel des Menschen (nach WALLRAFF). Vergr. 112 ×.

wesentliche Rolle. Sie lagern sich zuerst in Dreiergruppen parallel zusammen, und von hier aus erfolgt dann die weitere Umschlingung der restlichen Kettenbereiche in Form einer α-Helix. Es entsteht auf diese Weise aus 3α-Ketten ein sog. Prokollagenmolekül. Diese Polypeptidketten können sich zu vier Prokollagen-Kombinationen zusammenlagern:

$$\alpha_1 (I) \searrow [\alpha_1 (I)]_2 \alpha_2 = \text{Typ I}$$
$$\alpha_2 \nearrow$$
$$\alpha_1 (II) - [\alpha_1 (II)]_3 = \text{Typ II}$$
$$\alpha_1 (III) - [\alpha_1 (III)]_3 = \text{Typ III}$$
$$\alpha_1 (IV) - [\alpha_1 (IV)]_3 = \text{Typ IV}$$

Typ I-Kollagen, bei dem sich $2\alpha_1(I)$ und $1\alpha_2$ zu einer Tripelhelix umwinden, findet sich im Knochen, in Sehnen, Faszien, im Corium und in anderen sehnigen Bezirken des Bindegewebes. *Typ II* kommt in embryonalen und hyalinen Knorpeln sowie frühembryonal im Bereich der Achsenstrukturen vor.

Typ III läßt sich besonders gut in den Gefäßwänden, im Muskel und — zusammen mit Typ I — im Corium nachweisen.

Typ IV-Kollagen ist in den Basalmembranen lokalisiert. Die kollagenen Bausteine zeigen hier die geringste Aggregationsneigung. Elektronenmikroskopisch ist nur ein Netzwerk feiner Filamente nachweisbar, die etwa 5 nm dick sind. Die Räume zwischen den Filamenten können als Poren des Basalmembranfilters betrachtet werden.

Die Entstehung der Tripelhelix muß mit großer Wahrscheinlichkeit noch in den intrazellulären Bereichen — Hohlräume des ER, des GOLGI-Apparates bzw. der Sekretgranula — lokalisiert werden.

Alle folgenden Prozesse laufen im Extrazellularraum ab. Zunächst wird vom Prokollagen der nicht helikale Bereich enzymatisch abgespalten (KollagenPeptidase). Es entsteht das *Tropokollagen* (vgl. Abb. 2.1—2), der eigentliche Baustein aller folgenden höheren Aggregationsformen des Kollagens. Fünf dieser sog. TC-Moleküle finden sich jeweils um ein Viertel ihrer Gesamtlänge ($\sim$ 2800 Å) gegeneinander versetzt zu einem *Primärfilament,* das etwa 40—50 Å dick und damit bereits gut elektronenmikroskopisch darstellbar ist. Die Primärfilamente lagern sich nun Seit-zu-Seit und End-zu-End zu immer größeren Einheiten zusammen: Filamente: Sie sind dicker als 50 Å und dünner als 170 Å. Sie zeigen noch keine Querstreifung und sind vorwiegend regellos angeordnet und nicht gebündelt. Bei einem Durchmesser von 200 Å beginnt die Querstreifung deutlich zu werden. Aus den Filamenten sind Fibrillen geworden. Die *Fibrillogenese* besteht also aus Synthese und Sekretion des Prokollagen-Moleküls, Bildung des TC-Moleküls, Filament- bzw. Fibrillenaggregation und schließlich Dickenwachstum.

Inzwischen sind auch andere Versetzungsmuster bekannt. So gibt es *Aggregationsformen ohne Versetzung,* bei der die TC-Moleküle streng parallel oder antiparallel im Register angeordnet sind. Diese Formen lassen sich im Reagenzglas erzeugen und wachsen meistens nicht zu längeren Fibrilleneinheiten heran. Sie werden deshalb als SLS = segment long spacing Kollagen bezeichnet. Fibrilläre Strukturen mit einer Periodenlänge von 2 800 Å, das FLS = fibril long spacing, kommen im Subkortikal-, Subfornikalorgan und im Lig. pectinatum des Auges vor. Daneben lassen sich vereinzelt noch im Reagenz-

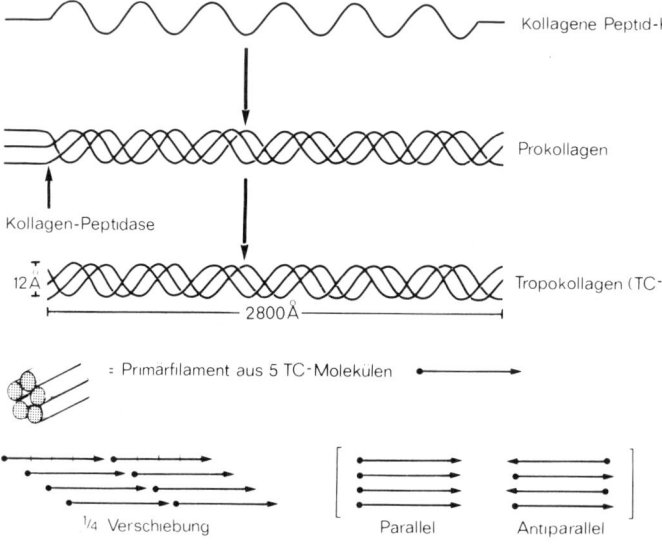

Kollagene Peptid-Kette

Prokollagen

Kollagen-Peptidase

12 Å — Tropokollagen (TC-Molekül)

2800 Å

= Primärfilament aus 5 TC-Molekülen

¼ Verschiebung   Parallel   Antiparallel

Abb. 2.1—2. Aggregation der kollagenen Polypeptidketten zu höheren Einheiten: Prokollagen, Tropokollagen, Primärfilamente und Registeranordnung dieser Bausteine (Bildung der Querstreifung).

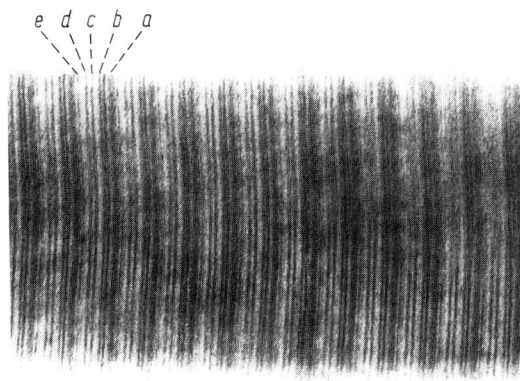

e d c b a

Abb. 2.1−3. Starke Vergrößerung eines Längsschnittes durch eine reife Kollagenfibrille aus der Rattenschwanzsehne. Eine Periode mit 7 dunklen und 6 hellen Streifen ist 640 Å lang. Die Periodenunterteilung wird mit a−e bezeichnet. Kontrastierung: Phosphorwolframsäure. Vergr. 120 000 ×.

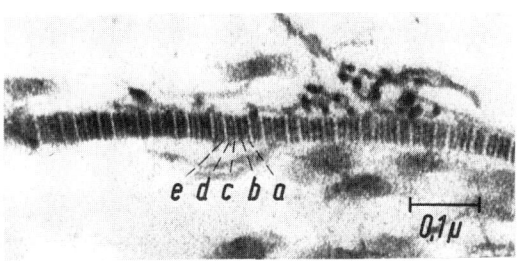

e d c b a

0,1 μ

Abb. 2.1−4. Retikulinfibrille aus dem Endomysium des M. tibialis anterior eines 45jährigen Menschen. Die Hauptperiode ist etwa 640 Å lang und zeigt eine ähnliche Unterteilung wie die Kollagenfibrille. Die Unterperioden sind im Doppel- bzw. Dreifachstreifen so zusammengefaßt, daß Perioden von 210 Å sichtbar werden. Neben der Fibrille liegen im Schräg- und Querschnitt Mikrofibrillen mit einem Durchmesser von 120−200 Å. Kontrastierung: Uranylacetat und Bleicitrat.

elektronendichtem Wolfram beladen. Durch die geordnete Aggregationsform entsteht ein hochunterteiltes Querstreifungsmuster. Bisher konnten bis zu 17 solcher dunkler Linien *(„bands")* mit entsprechenden hellen Zwischenzonen *(„interbands")* in einer Periode von 640 Å Länge nachgewiesen werden. Diese „bands" werden mit den Buchstaben a, b, c usw. fortlaufend benannt. Eine Periode von 640 Å im Mittel entspricht der röntgenologischen *Kleinwinkelinterferenz* von 642 Å. Daneben kommen aber noch starke Reflexe im Röntgendiagramm vor bei 321; 214,5; 160,5; 128,3 und bei 107,8 Å. Interessanterweise findet man diese Periodenlängen auch im elektronenmikroskopischen Bild, jedoch nicht in ausgereiften Kollagenfibrillen, sondern in Retikulinfibrillen, in Fibrillen fetaler Bindegewebsfasern und unter pathologischen Bedingungen.

In den meisten Geweben sind neben den Kollagenfasern auch *elastische Fasern* (Abb. 2.1−5) vor-

glas und in vivo Fibrillen mit anderen Periodenmustern unterscheiden.

Charakteristisches Merkmal der nativen Kollagenfibrille im elektronenmikroskopischen Bild ist eine *periodische Querstreifung* (s. Abb. 2.1−3). Die Periode bei Sehnenfibrillen mißt im Durchschnitt 640 Å bei einer Schwankungsbreite von 500−700 Å, ein Wert, der gut mit dem Versetzungsmuster der TC-Moleküle übereinstimmt. Diese Periodik ist bereits in den nativen Fibrillen vorhanden, und zwar als Dichteunterschied zwischen einem hellen (H-Teil, A-Teil) und einem dunkleren Teil (D-Teil, B-Teil). Diese Unterschiede kommen durch Faltungen, Überlappungen oder Seitenketten der TC-Moleküle zustande und können durch Behandlung mit OsO_4 hervorgehoben werden. Bei der sog. Kontrastierung mit Phosphorwolframsäure werden reaktive Gruppen des TC-Moleküls mit

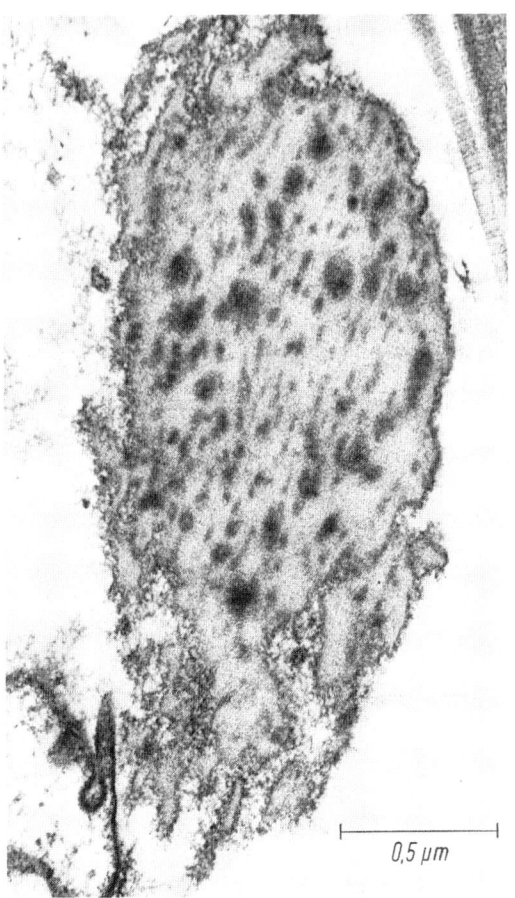

0,5 μm

Abb. 2.1−5. Elastische Faser aus der menschlichen Haut. Elektronenmikroskopische Aufnahme.

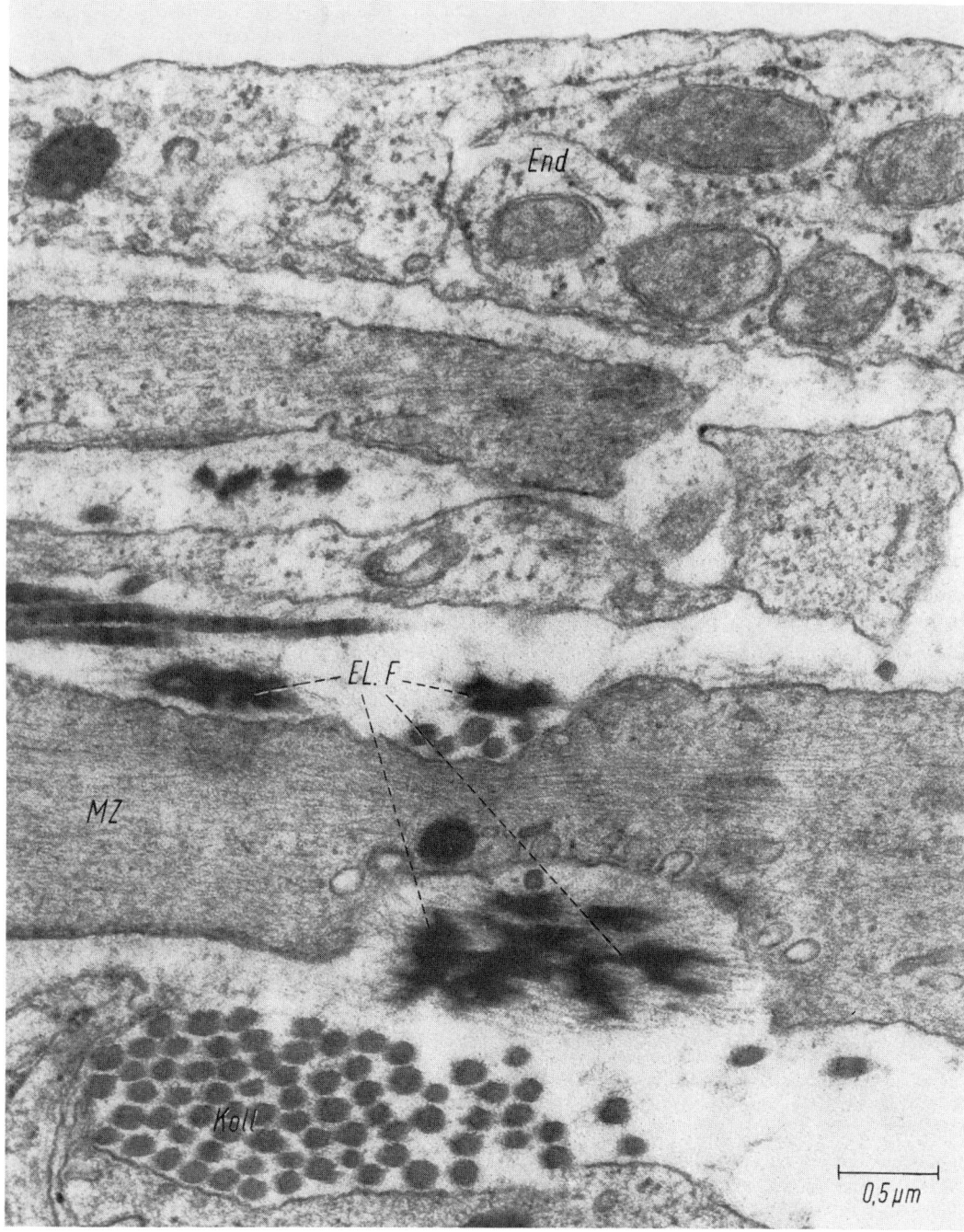

Abb. 2.1—6. Kollagene Fibrillen (= Knoll) und elastische Fasern (= EL. F) aus der Gefäßwand (kleine Lebervene, Ratte). Elektronenmikroskopische Aufnahme. End = Endothel, MZ = glatte Muskelzelle (Original: Prof. Dr. J. STAUBESAND, Freiburg/Br).

handen. Ihre Morphologie unterscheidet sich deutlich vom Aufbau der Retikulin- und Kollagenfasern. Lichtmikroskopisch bilden sie unterschiedlich breite Fasern, die sich verzweigen und miteinander anastomosieren (Abb. 2.1—7). Sie kommen in Form von Lamellen bzw. Membranen (z. B. in der Aorta), Netzen (z. B. in der Haut) oder Bändern (Lig. nuchae) sowie als Einzelfasern vor. Ihre Dar-

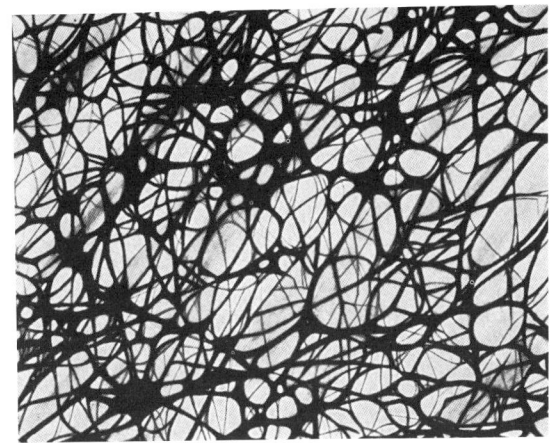

Abb. 2.1—7. Netz elastischer Elemente aus der Wand der Gallenblase (nach HARTING).

stellung gelingt nur mit bestimmten Farbstoffen, z. B. *Orcein*. Elektronenmikroskopisch bestehen sie aus einer dichten homogenen Grundsubstanz, in die Filamente von 60—80 Å Dicke eingelagert sind (Abb. 2.1—5). Im Zentrum der Faser verlaufen diese Filamente angedeutet parallel zur Längsachse der Faser. Am Rande sind sie zahlreicher und ragen z. T. radiär aus der Grundsubstanz heraus. Damit setzt sich die elastische Faser aus einer mukopolysaccharidreichen Kittsubstanz (Elastomucin) und aus fädigen Proteinstrukturen zusammen, deren chemischer Aufbau noch nicht geklärt ist.

Die Bausteine der oben erwähnten bindegewebigen Interzellularsubstanz (Proteoglykane, Kollagen und Elastin) werden vorwiegend von *ortsständigen* Zellen, den Fibroblasten (Abb. 2.1—8), Osteoblasten und Chondroblasten gebildet. Neben diesen klassischen Produzenten der Interzellularsubstanz sind in neuerer Zeit *auch andere Zellgruppen* bekannt geworden, die Kollagen und Proteoglykane synthetisieren. Besonders auf dem Gebiet der Embryologie konnten solche Befunde erarbeitet werden. So produziert das Epithel der Cornea, der Chorda und des Neuralrohres die charakteristischen Substanzen der mesenchymalen Interzellularsubstanz. Selbst in Leberzellen konnte eine Kollagensynthese nachgewiesen werden. Interessant und von Bedeutung für die Pathologie ist die Fähigkeit der glatten Muskelzellen, z. B. in den Gefäßwänden und im Uterus, Kollagen und Proteoglykane zu bilden. Damit sind diese Zellen nicht nur an dem normalen Aufbau und dem „turnover" der bindegewebigen Zwischensubstanzen in den Gefäßwänden, sondern auch an der Entstehung von Gefäßwandveränderungen beteiligt. Diese klassischen Zellen der Interzellularsubstanzproduktion, z. B. die Fibro-

blasten, haben im elektronenmikroskopischen Bild einen plumpen Zelleib mit einzelnen Fortsätzen. Ihr Cytoplasma reagiert meistens basophil. *Elektronenmikroskopisch* kann man diese Zellen an einem ausgeprägten rauhen endoplasmatischen Reticulum (ER) erkennen, das in Form langer flacher Säcke angeordnet ist. Auf der Höhe der Synthese können die Hohlräume des ER zu Zisternen erweitert sein. An den Ribosomen dieses endoplasmatischen Reticulum werden sowohl die kollagenen Polypeptidketten als auch die Proteinanteile der Proteoglykane synthetisiert. In Analogie zur Proteinsynthese in anderen Zellarten stellt das kollagene Polypeptid ebenfalls eine Kette von Aminosäuren mit genau festgelegter Sequenz dar. Kennzeichnend für das Kollagen ist das gehäufte Vorkommen der Aminosäuren Glycin und Hydroxyprolin in einem bestimmten Verhältnis zu den anderen Aminosäuren. Hydroxyprolin macht ungefähr 13% des Kollagengewichtes aus. Damit läßt sich durch Bestimmung der Hydroxyprolinmenge und durch Multiplikation dieses Wertes mit dem Faktor 7,46 der *Gehalt an Kollagen berechnen*.

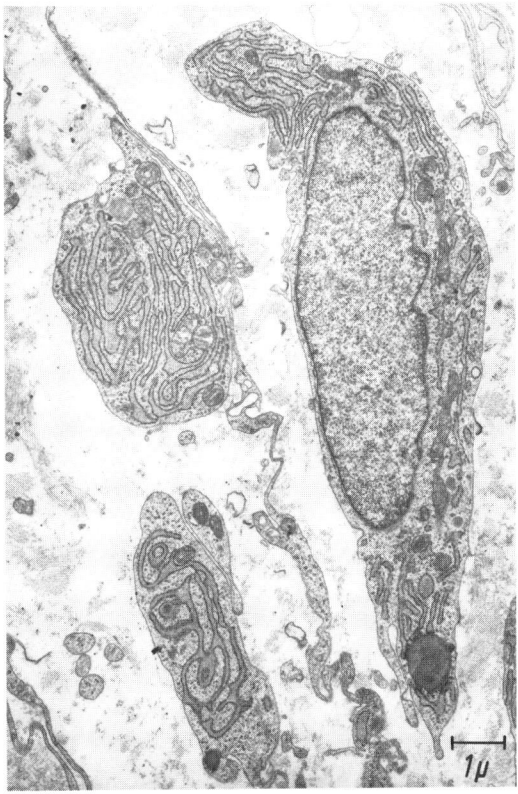

Abb. 2.1—8. Fibroblasten aus dem Mesenchym eines 15 Tage alten Rattenembryos. Das rauhe endoplasmatische Reticulum ist stark entwickelt.

Abhängig von der Zahl der aggregierten Kollagenmoleküle schwankt die *Fibrillendicke* in den verschiedenen Organen. In der fetalen Zeit sind sie noch gleich dick: 20—25 nm. Nur in der Cornea und im Glaskörper bleiben sie zeitlebens in diesem Dickenbereich. In allen anderen Organen nimmt der Durchmesser bis zu einem charakteristischen Wert zu. Die Verteilungskurve der Fibrillendicken ist damit typisch für jedes Organbindegewebe, für Spezies und Alter. Dieser Wert wird nach funktioneller Inanspruchnahme des Organs erreicht. Das bedeutet, daß z. B. die Achillessehne erst ihre spezifische Fibrillendicke während des Laufenlernens, nach Vollendung des 1. Lebensjahres, erreicht. Diese Fibrillendicke wird während des größten Lebensabschnittes beibehalten; im Alter nimmt sie dann wieder ab. Die drei Phasen, Dickenwachstum der Fibrillen, Gleichbleiben der Fibrillendicke unter funktionaler Belastung und Dickenabnahme der Fibrillen im Alter, werden als *präfunktionale, funktionale* und *regressive Phase* bezeichnet. Die regressive Phase beginnt in den Organen zu verschiedenen Zeitpunkten. So verringern die Fibrillen im Interstitium der Lunge schon nach dem 50. Lebensjahr ihre Dicke.

Während die *Retikulinfibrillen* (Abb. 2.1—4) (retikuläres Gewebe, Interstitium, Arachnoidea) eine Dickenverteilungskurve besitzen, die der GAUSS-schen Zufallskurve entspricht, zeigen die sehnigen Organe eine Verteilungskurve, die weit auseinandergezogen ist und mehrere Maxima aufweist. Die dünnsten Fibrillen finden sich in der Cornea, im Glaskörper und in den Aortenklappen (Maximum 25 nm). Die Sehnen haben eine Schwankungsbreite von 35—250 nm. Retikulin- und Kollagenfasern unterscheiden sich also nicht prinzipiell, da sie beide aus Fibrillen und Kittsubstanz bestehen. Sie differieren geringfügig in der Aminosäuresequenz der Polypeptidketten, in der Dicke der Einzelfibrillen, im Volumenverhältnis Kollagen/Kittsubstanz und in der Qualität der Kittsubstanz. Dadurch läßt sich auch der unterschiedliche *Versilberungsmodus* (s. Abb. 2.1—9) der beiden Faserarten und fetalen Fasern erklären. Nach Behandlung mit ammoniakalischer Silberlösung (nach GÖMÖRI) werden Retikulinfasern schwarz bis violett und Kollagenfasern bräunlich bis rot angefärbt. Im elektronenmikroskopischen Bild läßt sich der Niederschlag des reduzierten Silbers in charakteristischer Weise lokalisieren: 1. In fetalen Bindegewebsfasern lagern sich die relativ großen Silbergranula in der Kittsubstanz auf der Fibrillenoberfläche unregelmäßig an (unregelmäßige Außenversilberung). 2. Die Retikulinfasern zeichnen sich durch regelmäßige Außenversilberung der Fibrillen aus. Dabei sind die Silbergranula um den D-Teil der Fibrillen gruppiert (regelmäßige Außenversilberung). 3. Die Kollagenfasern lagern das Silber in den D-Teil der Fibrillen ein (regelmäßige Innenversilberung). Bei der *Differenzierung des Bindegewebes* werden diese drei Stufen durchlaufen. In fetaler Zeit weist auch das kollagene Bindegewebe zunächst eine unregelmäßige Außenversilberung auf, die sich später zu einer regelmäßigen Außenversilberung wandelt. Kurz vor der eigentli-

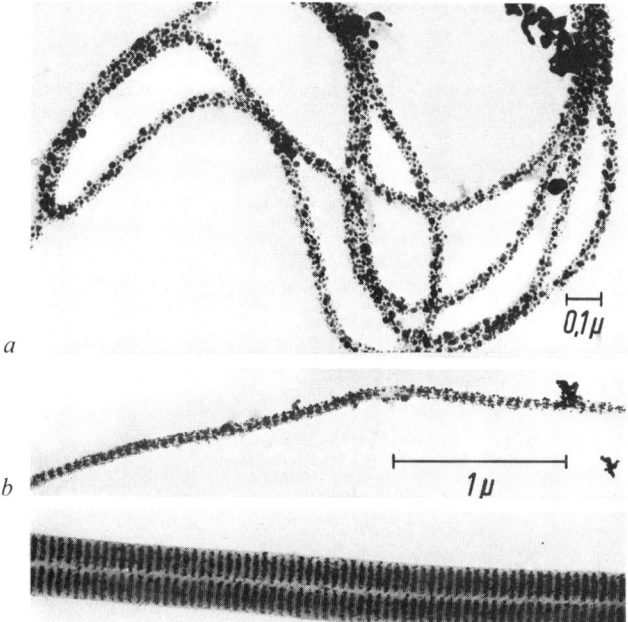

a

b

c

Abb. 2.1—9. Versilberungsbilder (nach GÖMÖRI) von Bindegewebsfibrillen.
a) Unregelmäßig außenversilberte präkollagene Fibrille aus einem Rattenlymphknoten. Im Lichtmikroskop argyrophil.
b) Regelmäßig außenversilberte Retikulinfibrille aus einem Rattenlymphknoten.
c) Regelmäßig innenversilberte Kollagenfibrille aus einer Rattenschwanzsehne. Lichtmikroskopisch gelb oder rötlich, nicht argyrophil.

chen funktionellen Beanspruchung des Organs wird die Außenversilberung zu einer regelmäßigen Innenversilberung. Bei der Achillessehne erfolgt dieser letzte Schritt ca. ein Jahr nach der Geburt. Deshalb kann Retikulin auch als Präkollagen bezeichnet werden. Die retikuläre Form des Bindegewebes verbleibt also auf einer niedrigeren Differenzierungsstufe.

Ebenso wie die Fibrillen als ein hochgeordnetes Syntheseprodukt der Fibroblasten entstehen, werden auch die *Mukopolysaccharid-Protein-Komplexe* (Proteoglykane) in diesen Zellen gebildet. Die Synthese der Proteinanteile geht analog der des Kollagens im rauhen ER vor sich. Die Bildung der Polysaccharidketten findet im Grundzytoplasma und im ER statt. Die Koppelung beider Substanzen und die Sulfatierung spielen sich im GOLGI-Apparat ab. Mit dieser Syntheseleistung für die Neubildung und das Wachstum der Fibrille ist aber die Aufgabe der Fibroblasten noch nicht beendet. Wie jede andere organische Struktur im Körper unterliegt auch die bindegewebige Substanz einem „turnover". Dieses Auswechseln von Bausteinen, gemessen als Halbwertzeit einer eingebauten markierten Substanz, geht bei den Glykosaminoglykanen schneller, bei Kollagen langsamer vor sich. In retikulären Geweben beträgt die *Halbwertzeit für Kollagen* im Uterus 9 Tage bis 3 Wochen und in der Lunge 12 Wochen. In Sehnen erhöht sie sich auf Monate. Damit wird eine Unterscheidung von Fibroblasten und Fibrocyten schwierig, da sie nur auf quantitativen Unterschieden beruhen kann. Die Verringerung der Fibrillendicken im Alter läßt sich daher mit einem Nachlassen der Stoffwechselaktivität der Fibrocyten erklären.

Das gallertige Bindegewebe

Das gallertige Bindegewebe kommt in der Nabelschnur vor und wird als WHARTONsche Sulze bezeichnet. Es besteht aus Fibroblasten und einer Interzellularsubstanz (Abb. 2.1 — 10), die sich aus Retikulinfibrillen und einer Kittsubstanz zusammensetzt. Ein hoher Gehalt an Mukopolysaccharid-Protein-Komplexen zeichnet die Kittsubstanz aus, die auf Grund ihres Wasserbindungsvermögens dem Gewebe einen gallertigen Charakter gibt. Das wichtigste Glykosaminoglykan ist hier die Hyaluronsäure. In der älteren Nabelschnur kommt noch das Chondroitinsulfat C hinzu. Die Dicke der Fibrillen schwankt um 27 nm. Ihre Querstreifung zeigt eine fortlaufende Bänderung. Faßt man einen hellen und einen dunklen Streifen als Periode auf, so beträgt ihre Länge 16 nm. Die Mukopolysaccharid-Protein-Komplexe sind fädige Strukturen, die bis zu 50 Å dick sind und sich zu granulären Makromo-

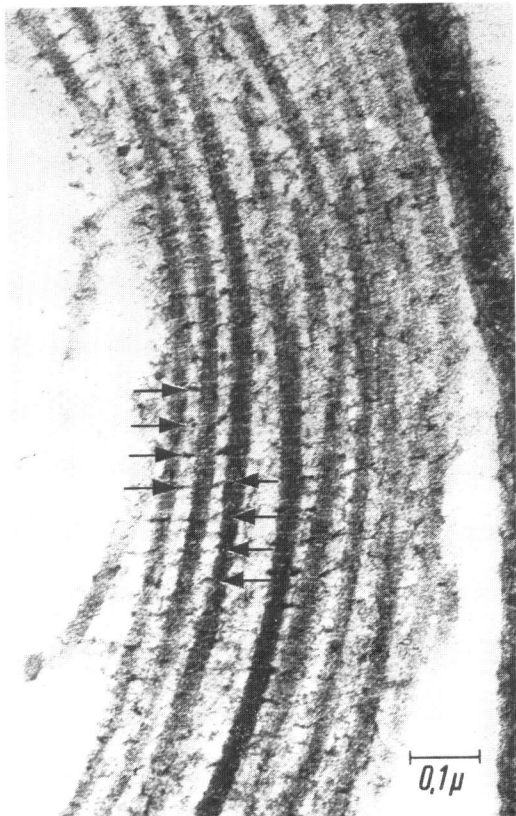

0,1μ

Abb. 2.1.—10. WHARTONsche Sulze aus der Nabelschnur der Ratte. Fibrillenbündel mit periodisch anhaftenden Mukopolysaccharid-Protein-Komplexen, die mit Rutheniumrot angefärbt sind.

lekülen knäueln können. Sie verlaufen häufig senkrecht zu den Fibrillen. Auf Querschnitten erkennt man, daß sie innerhalb der hexagonal gepackten Fibrillen radiär angeordnet sind. Genetisch leitet sich die WHARTONsche Sulze vom primären, extraembryonalen Mesenchym ab.

Die Funktion des gallertigen Gewebes liegt in seiner *Plastizität*. Die Nabelschnurgefäße verlaufen also in einem flexiblen Strang, der deshalb nicht zu knicken ist. Dadurch wird eine ungestörte Blutversorgung des Embryos gewährleistet.

Das retikuläre Bindegewebe

Das retikuläre Bindegewebe entwickelt sich gemeinsam mit dem kollagenen aus einem Blastem, das als sekundäres Mesenchym (Abb. 2.1 — 11) bezeichnet wird und ein mehr oder weniger ausgeprägtes *Netzwerk* bildet. Durch mächtige Entwicklung des rauhen ER und die Vergrößerung des GOLGI-Apparates differenzieren sich die Mesen-

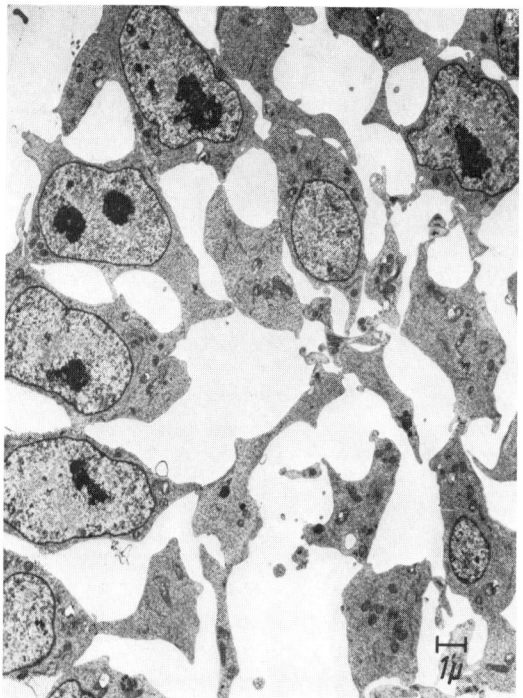

Abb. 2.1—11. Mesenchym aus einem 12 Tage alten Rattenembryo.

chymzellen zu Fibroblasten, Osteoblasten oder Chondroblasten. Den Zellen angelagert liegen Retikulinfasern (Abb. 2.1—12), die lichtmikroskopisch argyrophil sind und elektronenmikroskopisch eine periodische Außenversilberung der Fibrillen aufweisen. Die elektronenmikroskopische Periode der Retikulinfibrillen hat meistens neben der für Kollagen typischen Periode von 640 Å noch Unterperioden von 210, 105 und 70 Å Länge.

Das *retikuläre Bindegewebe* bildet einmal das Grundgerüst der lymphatischen Organe, der Milz, des Knochenmarks und des Thymus. Eine gewisse Dehnbarkeit der Fasern ist vorhanden. Sie beruht darauf, daß eine Streckung der nicht vollkommen geordneten Strukturen in den Fasern erfolgen kann. Zum anderen liefert es auch den Mutterboden für die *Erythro-, Leuko- und Lymphopoese.* Außerdem bestehen Pia, Arachnoidea, das interstitielle Gewebe der Organe (lockeres Bindegewebe) und die Lamina propria der meisten Schleimhäute aus dieser Bindegewebsform. Auch können sich hier die Retikulumzellen zu verschiedenen anderen Zellformen, wie Histiocyten, Lymphocyten, Plasmazellen und eosinophile Leukocyten, differenzieren. Diese Zellen werden dann als *freie Zellen* bezeichnet im Gegensatz zu den festen Bindegewebszellen (Fibroblasten). Auch bei der Wundheilung spielt das retikulä-

re Gewebe eine führende Rolle, da es zusammen mit Kapillaren das sog. Granulationsgewebe bilden kann.

Freie Zellen

Neben den ortsständigen Fibroblasten kommt im Bindegewebe noch eine Reihe anderer Zellen vor, die sich aus den Reticulumzellen differenzieren können und als freie Zellen bezeichnet werden. Häufig entstehen sie im retikulären Gewebe der lymphatischen Organe und des Knochenmarks. Zu diesen Zellen gehören Histiocyten (Abb. 2.1—13), Monocyten (siehe Abb. 2.1—14), Plasmazellen (Abb. 2.1—15), Lymphocyten (Abb. 2.1—16), eosinophile Leukocyten (s. Abb. 2.1—17), basophile Mastzellen (Abb. 2.1—18) und neutrophile Leukocyten (Abb. 2.1—19).

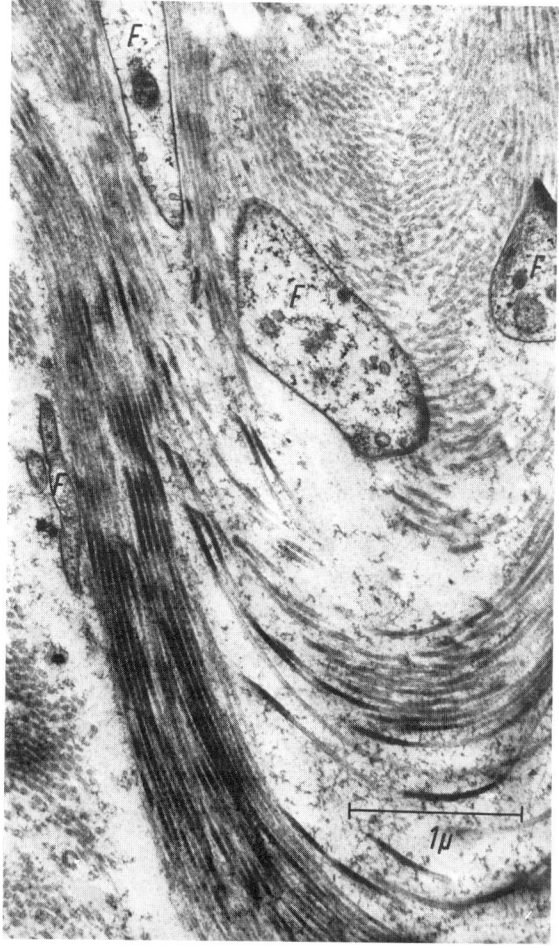

Abb. 2.1—12. Retikulinfasern aus dem Endomysium eines Skelettmuskels. Zwischen den Fasern angeschnittene Fibrocytenfortsätze (F).

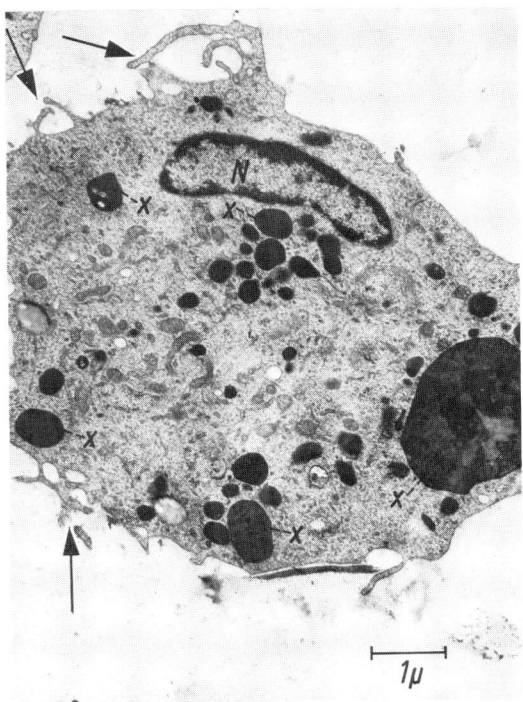

Abb. 2.1—13. Histiocyt aus dem Bindegewebe des Omentum majus einer Ratte. Unregelmäßige Zelloberfläche mit phagocytotischen (↓) und anderen Vesikulationsstadien. Zahlreiche heteromorphe Einschlüsse (×). N = Nucleus.

Der *Histiocyt* (Abb. 2.1—13) zeichnet sich durch starke endocytotische Aktivität und durch zahlreiche polymorphe Einschlüsse aus. Die Endocytose der Histiocyten besteht aus pinocytotischen, mikropinocytotischen und phagocytotischen Vorgängen (s. diese). Das durch ausgeprägte Membranaktivität inkorporierte Material wird durch das lysosomale System abgebaut. Das morphologische Äquivalent sind die kennzeichnenden Einschlüsse (Phagolysosomen), die pinocytiertes und phagocytiertes Material in verschiedenen Abbaustufen enthalten. Dadurch kommt die außerordentliche Polymorphie des Inhalts zustande. Neben der großen Zahl von Einschlüssen enthalten die Histiocyten ein gut ausgeprägtes rauhes ER, einen GOLGI-Apparat und zahlreiche vesikuläre Strukturen. Die Histiocyten sind an Abwehrvorgängen beteiligt und werden deshalb dem reticulo-endothelialen System (RES) zugeordnet.

Der *Monocyt* (Abb. 2.1—14) hat eine runde bis ovale Form und besitzt einen etwas exzentrisch liegenden, nierenförmigen Kern. Im Gegensatz zum Histiocyten verläuft seine Zellmembran verhältnismäßig glatt. Das Cytozentrum mit GOLGI-Apparat und Zentriol ist meistens gut ausgebildet und liegt in der Einbuchtung des Kerns. Der Monocyt ist in

der Lage, sich in eine phagozytierende Zelle (Histiocyt) und in einen Fibroblasten umzuwandeln.

Die *Plasmazelle* (Abb. 2.1—15) ist unverkennbar charakterisiert durch ihr rauhes ER, das in konzentrisch angeordneten Schalen fast die gesamte Zelle ausfüllt. Ein Teil des ER kann stark gebläht sein (MOTTsche Zelle) und elektronendichtes Material enthalten (RUSSEL body). Der GOLGI-Apparat ist stark entwickelt und bildet Sekretgranula. In dem lichtmikroskopischen Bild zeichnet sich diese Zelle durch eine Radspeichenstruktur des Kerns aus, der etwas exzentrisch im basophilen Cytoplasma liegt. Die Plasmazellen bilden und sezernieren freie Antikörper, die in der γ-Globulinfraktion nachweisbar sind.

Die *Lymphocyten* (Abb. 2.1—16) weisen bei kleinem Durchmesser eine große Kern-Plasma-Relation auf. Der Kern ist dicht. Der schmale Cytoplasmasaum enthält nur wenige Zellorganellen, vorwiegend freie Ribosomen, Mitochondrien und einige Granula, die im Lichtmikroskop als Azurgranula sichtbar werden.

Der *eosinophile Leukocyt* (Abb. 2.1—17) ist im Lichtmikroskop durch seine azidophilen Granula und im Elektronenmikroskop durch den Feinbau dieser Einschlüsse charakterisiert. Sie enthalten in einer feingranulären Matrix eine kristalloide Struktur. Die Form dieser Kristalle ist wetzsteinartig. Die Bedeutung der eosinophilen Leukocyten beruht

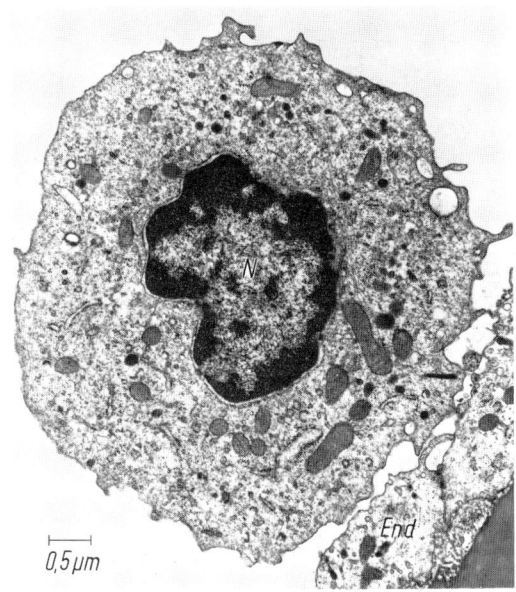

Abb. 2.1—14. Intravasaler Monocyt. Im Cytoplasma Mitochondrien, Membranprofile des glatten und rauhen ER und einige Vakuolen. N = Zellkern, End = Endothelzelle. Elektronenmikroskopische Aufnahme (Original: Prof. Dr. J. STAUBESAND, Freiburg / Br.).

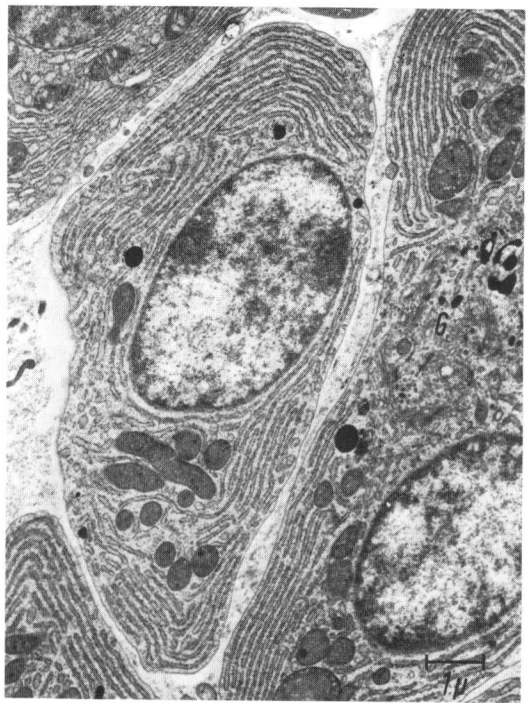

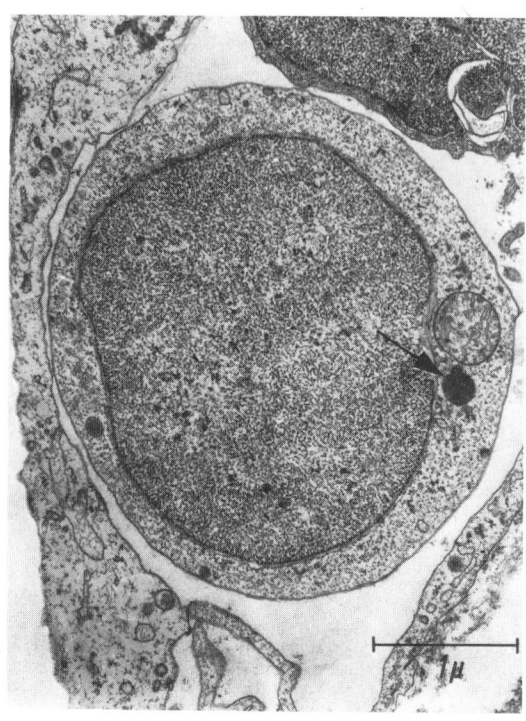

Abb. 2.1–15. Plasmazellen aus dem Lymphknoten eines Menschen. Im Cytoplasma zahlreiche zwiebelschalenförmig angeordnete Membranen des rauhen ER. G = GOLGI-Feld.

Abb. 2.1–16. Lymphocyt aus dem Knochenmark eines Menschen. Azurophiles Granulum (↓).

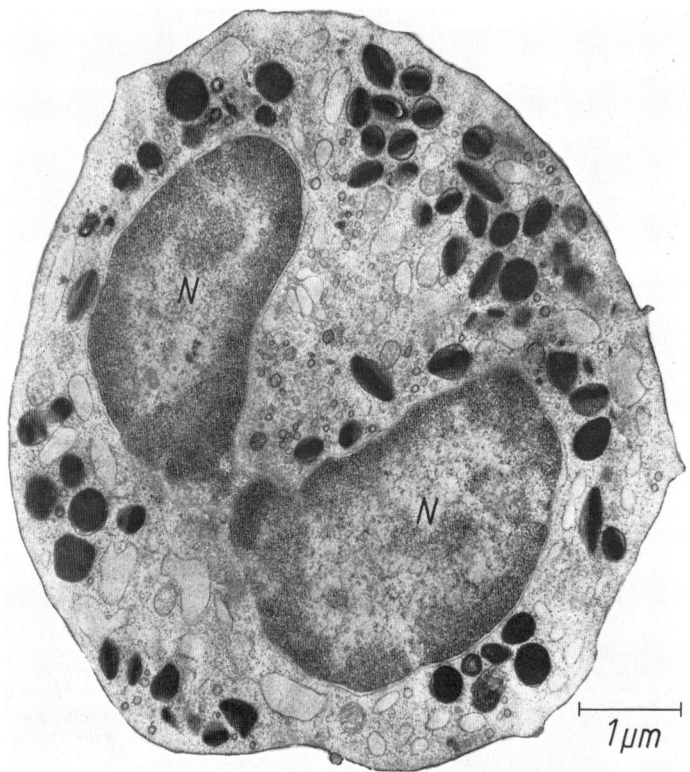

Abb. 2.1–17. Eosinophiler Granulocyt aus dem Knochenmark (Ratte). Beachte die beiden Kernsegmente (N) und die Struktur der spezifischen Granula. Elektronenmikroskopische Aufnahme (Original: Prof. Dr. J. STAUBESAND, Freiburg / Br.).

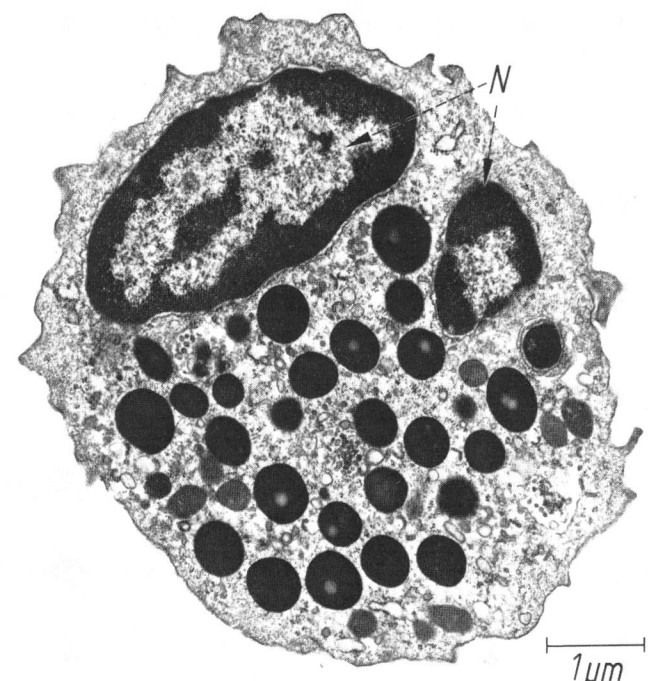

Abb. 2.1—18. Blutmastzelle (Ratte) mit großen dichten Granula. Elektronenmikroskopische Aufnahme (Original: Prof. Dr. J. Staubesand, Freiburg / Br.).

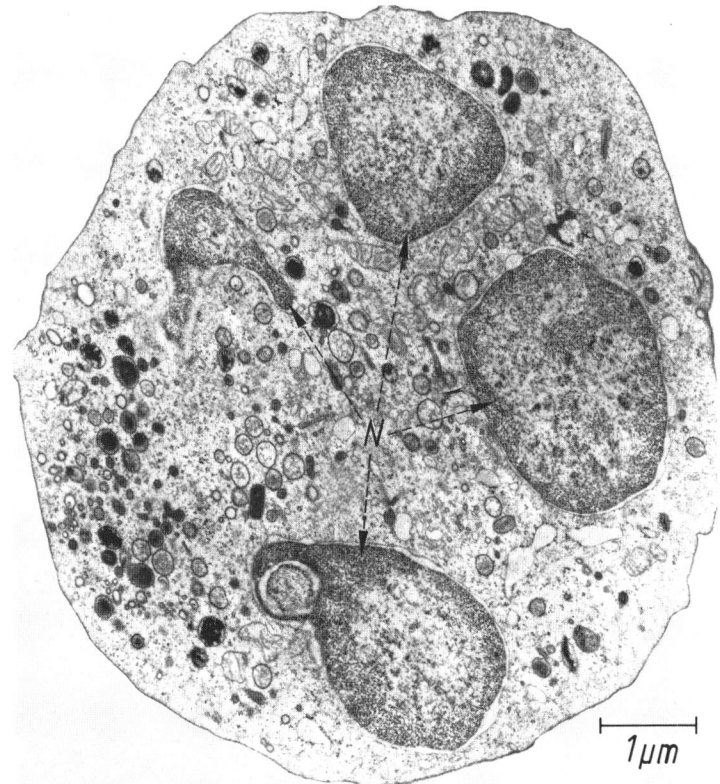

Abb. 2.1—19. Neutrophiler Granulocyt aus dem Knochenmark (Ratte). N = Kernsegmente. Elektronenmikroskopische Aufnahme (Original: Prof. Dr. J. Staubesand, Freiburg / Br.).

159

auf ihrer Fähigkeit, Antigen-Antikörper-Komplexe zu phagocytieren. Deshalb sind bei allergischen Erkrankungen die eosinophilen Leukocyten vermehrt.

Die *Mastzelle* (Abb. 2.1–18) zeichnet sich durch basophile Granula aus, die im Vergleich mit den Granula der übrigen Leukocyten größer und dichter sind. Sie bestehen vorwiegend aus Mukopolysacchariden (Heparin). Ihre Funktion ist bis heute nicht sicher bekannt. Umstritten ist auch die Beziehung der Gewebemastzelle zu den basophilen Granulocyten im strömenden Blut. Im elektronenmikroskopischen Bild finden sich keine grundlegenden Unterschiede.

Das kollagene Gewebe

Das kollagene Gewebe (straffes Bindegewebe, Abb. 2.1–20) besteht aus Fibroblasten und einer Interzellularsubstanz, die Fibrillen und eine Kittsubstanz enthält. Die Fibrillen haben unterschiedliche Dicke und zeigen nach Versilberung eine Einlagerung der Silberkörner in den D-Teil. Dadurch sind die kollagenen Fasern im Lichtmikroskop nicht argyrophil, vielmehr haben sie einen gelblichen oder rötlichen Ton. In der Sehne ist das Volumenverhältnis Kollagen zu Kittsubstanz groß. Das kollagene Gewebe kommt z. B. in der Sehne, der Dura, in den Bändern und Organkapseln, in Fas-

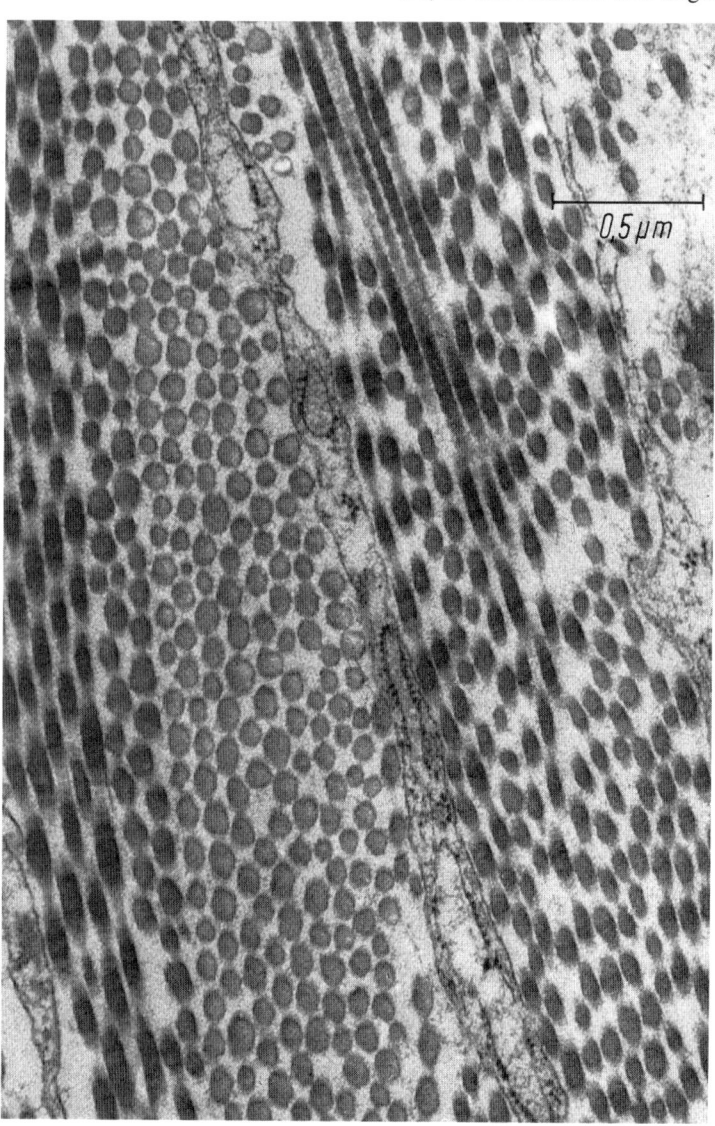

Abb. 2.1–20. Kollagene Fibrillenbündel quer, längs und schräg getroffen aus der Adventitia einer Arterie (Ratte). Elektronenmikroskopische Aufnahme (Original: Prof. Dr. J. Staubesand, Freiburg / Br.).

zien, im Periost und im Corium der Haut vor. Die Fasern sind in ihrer Fibrillendicke, ihrer Bündelung und in ihrer Richtung den örtlichen Belastungen genau angepaßt. Die eigentliche Funktion besteht in dem Auffangen von Zugspannungen. Deshalb zeigt das Gewebe verschiedene Texturen. In der Sehne finden sich hauptsächlich parallele Verlaufsrichtungen der Fibrillen. In Aponeurosen und Organkapseln überkreuzen sie sich in verschiedenen Richtungen, im Corium bilden sie ein mattenförmiges Geflecht.

Literatur

ALBERT, N. E., E. FLEISCHER: A new electron-dense stain for elastic tissue. J. Histochem. Cytochem. 18 (1970), 697—708

BOWES, J. H., R. G. ELLIOT, J. A. MOSS: Some differences in the compositions of collagen and extracted collagens and their relation to fibre formation and dispersion. In: RANDALL, J. T. (Ed.): Nature and Structure of Collagen. Butterworth, London 1953

CONRAD, G. W.: Collagen and mucopolysaccharide biosynthesis in the developing chick cornea. Develop. Biol. 21 (1970), 292—317

GIESEKING, R.: Submikroskopische Strukturunterschiede zwischen Histiocyten und Fibroblasten. Beitr. path. Anat. 128 (1963), 259—282

GOLDBERG, B., H. GREEN: Relation between collagen synthesis and collagen prolinhydroxylase activity in mammalian cells. Nature 221 (1969), 267—268

HASHIMOTO, K., R. J. di BELLA: Electron microscopic studies of normal and abnormal elastic fibers of the skin. J. invest. Derm. 48 (1967), 405—423

HAYES, R. L., E. R. ALLEN: Electron microscopic studies on a double-stranded beaded filament of embryonic collagen. J. Cell Sci. 2 (1967), 419—434

HÖRMANN, H., M. von WILM: Kollagensegmente mit symmetrischer Querstreifung. Naturwissenschaften 51 (1964), 464—465

JURUKOVA, B., H. P. ROHR: Beitrag zur Bildung bindegewebiger Matrix in glatten Muskelzellen. Elektronenmikroskopisch-autoradiographische Untersuchungen mit ^{35}S-Sulfat an glatten Muskelzellen nach Doppelligatur der Arteria carotis. Path. Europaea 3 (1968), 551—570

KNESE, K.-H., A. M. KNOOP: Über den Ort der Bildung des Mukopolysaccharid-Proteinkomplexes im Knorpelgewebe. Elektronenmikroskopische und histochemische Untersuchungen. Z. Zellforsch. 53 (1961), 201—258

KÜHN, K., E. ZIMMER: Die Eigenschaften des Tropokollagenmoleküls und ihre Bedeutung bei der Fibrillenbildung. Z. Naturforsch. 16 b (1961), 648—658

MERKER, H. J.: Elektronenmikroskopische Untersuchungen über die Fibrillogenese in der Haut menschlicher Embryonen. Z. Zellforsch. 53 (1961), 411—430

NEMETSCHEK, Th.: Zur Frage typischer Querstreifenmuster des Kollagens. Naturwissenschaften 52 (1965), 478—479

PORTER, K. R.: Cell fine structure and biosynthesis of intercellular macromolecules. Biophys. J. 4 (1964), 167—196

ROSS, R.: The fibroblast and wound repair. Biol. Rev. 43 (1968), 51—56

SCHWARZ, W.: Elektronenmikroskopische Untersuchungen über die Differenzierung der Cornea- und Sklerafibrillen des Menschen. Z. Zellforsch. 38 (1953), 78—86

SCHWARZ, W.: Elektronenmikroskopische Untersuchungen an Sehnenfibrillen verschiedener Wirbeltiere. Z. Zellforsch. 48 (1958), 309—323

SCHWARZ, W., H. J. MERKER, A. KUTZSCHE: Elektronenmikroskopische Untersuchungen über die Fibrillogenese in Fibroblastenkulturen. Z. Zellforsch. 56 (1962), 107—124

SERAFINI-FRACASSINI, A., P. J. WELLS, J. W. SMITH: Studies on the interactions between glycosaminoglycans and fibrillar collagen. In: BALAZS, E. A. (Ed.): Chemistry and molecular biology of the intercellular matrix, Bd. 2, Acad. Press, New York 1970

WASSERMANN, F.: The intercellular components of connective tissue: origin, structure and interrelationship of fibres and ground substance. Erg. Anat. Entwickl.-Gesch. 35 (1956), 240—333

2.2. Fettgewebe

Von WILLY SCHWARZ

Alle Zellarten sind in der Lage, Fett zu synthetisieren und abzubauen, wie es besonders augenfällig in der Leber nachzuweisen ist. Jedoch nur die typische Fettzelle kann ohne Störung ihres Stoffwechsels Fett längere Zeit speichern. Grundsätzlich kann man *weißes* und *braunes Fett* unterscheiden.

Das *weiße Fett* läßt sich noch unterteilen in das sog. *Baufett* und das *Speicherfett.* Das Baufett hat mechanische Bedeutung auf Grund seiner prallelastischen Eigenschaften. Es findet sich z. B. in der Palma manus, Planta pedis und im Kniegelenk. Die Menge des *Speicher-* oder *Depotfettes* hängt vom Ernährungszustand ab. Bei entsprechendem Angebot wird es unter normalen Bedingungen vorwiegend in der Subcutis und im subserösen Bindegewebe angelegt. Im Bedarfsfall wird dieser Kalorienspeicher wieder abgebaut. Dagegen bleibt das Baufett auch im leichten *Hungerzustand* erhalten. Es wird nur bei langen und schweren Hungerzuständen entspeichert. Die *Fettverteilung* ist in den Lebensaltern verschieden und gehorcht übergeordneten Regulationen. Der normale Säugling hat ein ausgedehntes Fettpolster. Sogar die Haut seines Handrückens hat viel Fett gespeichert, was beim Erwachsenen nicht der Fall ist. Ein Regulationsprinzip stellt zweifellos das hormonale System dar. Bekannt ist die Stammfettsucht beim sog. Morbus CUSHING, einer Überfunktion der Nebennierenrinde, oder bei Überdosierung von Nebennierenrindenhormonen. Auch die Geschlechtshormone haben einen Einfluß auf die Fettverteilung. Die Frau zeigt eine größere Fettansammlung in der Hüftregion und an der Brust-

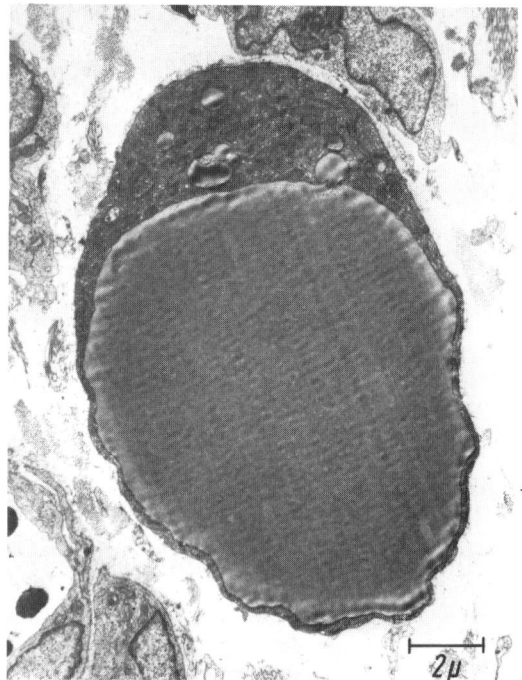

Abb. 2.2.—1. Elektronenmikroskopische Übersichtsaufnahme einer Fettzelle (Ratte) (Material Prof. Dr. F. HAMMERSEN, Freiburg/München)

„Hoden weg"

drüse, der Mann dagegen in der Bauchregion. Nur bei Kastraten und im *Klimakterium* kommt es auch beim Manne zu einer größeren Fettspeicherung um die Hüften. Daß genetische Faktoren hierbei ebenfalls eine Rolle spielen, wird bei den verschiedenen *Konstitutionstypen* deutlich. So zeigt der athletische Habitus im mittleren Alter eine fettarme Haut, wodurch das Muskelrelief gut sichtbar wird. Der Pykniker hingegen neigt zu größerer Fettsucht im Bereich der Bauchhaut und des Bauchraumes. Am wenigsten ist beim Astheniker das Fettpolster ausgebildet.

Die reife *Fettzelle* des weißen Fettgewebes enthält in der Regel einen großen Fetttropfen, der von einem schmalen Protoplasmasaum umgeben ist (Abb. 2.2—1). Lichtmikroskopisch verhält sich dieser Saum wie eine Membran. In ihm liegen neben dem Kern alle anderen Zellorganellen, die zur Fettsynthese notwendig sind. Bei Beladung der Fettzelle und bei Entspeicherung nehmen in der Zelle die Hohlräume des glatten ER, die Vesikel und die Vesikulationsprozesse stark zu. Nach biochemischen Vorstellungen wird die Fettzelle nicht durch Aufnahme von Fettpartikeln beladen, sondern sie synthetisiert Fett entweder aus Glucose und Aminosäuren oder durch Resynthese vorher gespaltener Triglyceride aus Glycerin und Fettsäuren. Die beteiligten Enzyme sollen an den Membranen des ER und der Vesikel lokalisiert sein. Jede Fettzelle wird um-

sponnen von einem Netz argyrophiler präkollagener Filamente (Abb. 2.2—2), die ebenfalls vom Zytoplasmasaum der Fettzelle gebildet werden. Diese Gitterfaserhülle wird durch den Turgor der Fettzelle gespannt. Einzelne Fibrillen verbinden sich zu größeren Zügen, die die Fettzellen zu Gruppen und diese Gruppen zu läppchenartigen Formationen zusammenfassen (Abb. 2.2—2). Durch diese Verknüpfung der einzelnen Fettzellen kommt die prallelastische Eigenschaft des Fettgewebes zustande.

Die Fettzellen leiten sich vom Mesenchym ab. Während der embryonalen Entwicklung wird ein Teil des Fettgewebes in Form sog. Primitivorgane angelegt. Jedoch sind auch die Zellen des retikulären Bindegewebes in der Lage, sich zu Fettzellen zu transformieren. Dieser Vorgang ist besonders gut im Knochenmark und im Thymus zu erkennen. Hier wandeln sich typische Reticulum-Zellen zu Blutzellen oder Fettzellen um. — Während der *Differenzierung der Fettzellen* erscheinen in den Mesenchymzellen einzelne kleinere Fetteinschlüsse, die unter Abrundung der Zelle zu einem großen Fetttropfen zusammenfließen. Bei der Entspeicherung des Fettgewebes kommt es zu einer Umkehrung dieses Vorganges.

Das *braune Fettgewebe* stellt eine Sonderform des Fettgewebes dar und findet sich bevorzugt an bestimmten Stellen: im Mediastinum, am Hals und in

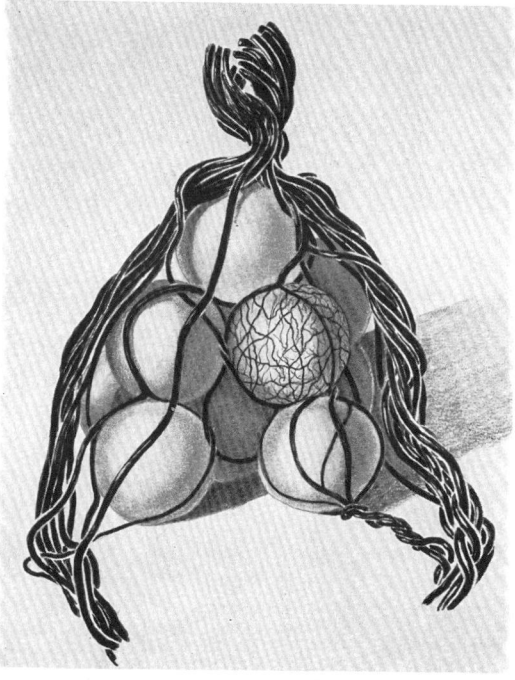

Abb. 2.2—2. Schema vom Systemzusammenhang der Gitterfasern einer Gruppe von Fettzellen (nach LAUBINGER).

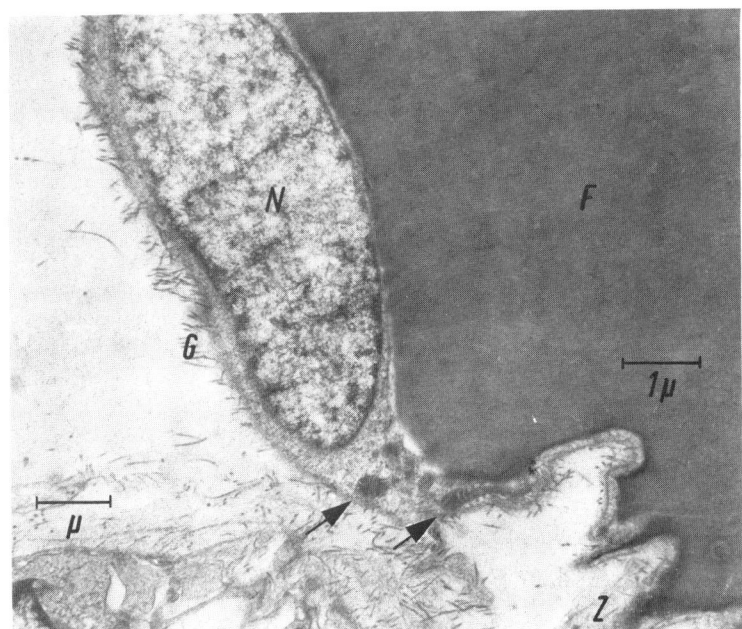

Abb. 2.2—3. Teil einer weißen Fettzelle (Ratte) mit schmalem Zytoplasmasaum und Gitterfaserhülle (elektronenmikroskopische Aufnahme). Z = Zytoplasmasaum, F = Fetttropfen, N = Nucleus, Mitochondrien (↑↑), G = Gitterfasern.

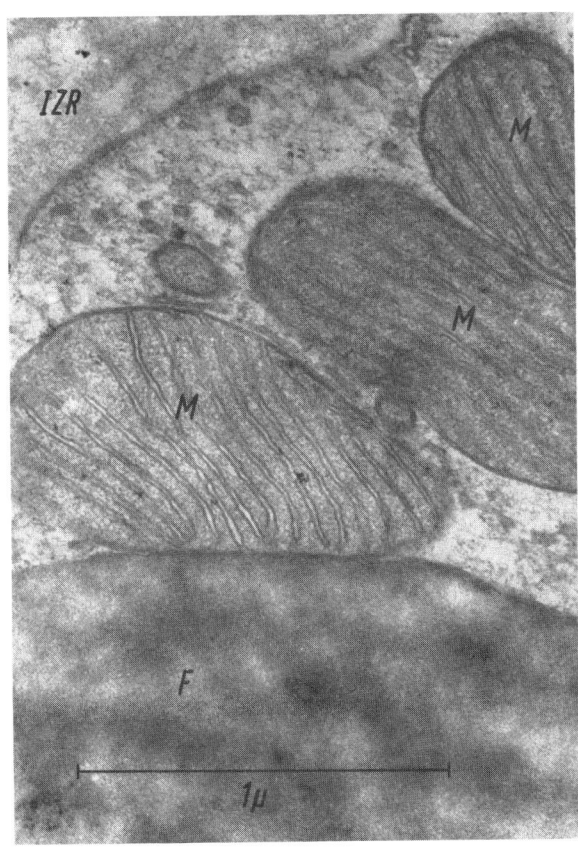

Abb. 2.2—4. Teil einer braunen Fettzelle (Ratte), mit großen, cristaereichen Mitochondrien (M) im Cytoplasmasaum (elektronenmikroskopische Aufnahme). F = Fetttropfen, IZR = Interzellularraum.

der Interskapularregion. Die Bezeichnung braunes Fett beruht auf dem hohen Gehalt an Fettfarbstoffen, den sog. Lipochromen. Cytologisch zeichnet es sich durch einen zentral liegenden Kern und mehrere Fettvakuolen aus (plurivakuoläres Fett). Im Elektronenmikroskop fällt der Reichtum an Zellorganellen, vor allem an cristaereichen großen Mitochondrien auf (Abb. 2.2—4). Im Unterschied zum weißen Fettgewebe fehlt eine ausgeprägte Gitterfaserhülle um die Zelle herum. Das braune Fettgewebe wird wegen seiner starken Entwicklung bei Winterschläfern auch als *Winterschlafdrüse* bezeichnet. Bei anderen Tieren konnte eine Beteiligung an der Temperaturregulation durch schnelle Substratverbrennung nachgewiesen werden.

Literatur

CUSHMAN, S. W.: Structure-function relationships in the adipose cell. I: Ultrastructure of the isolated adipose cell. J. Cell Biol. 46 (1970), 326—341

CUSHMAN, S. W.: Structure-function relationships in the adipose cell. II: Pinocytosis and factors influencing its activity in the isolated adipose cell. J. Cell Biol. 46 (1970), 342—353

SCHAFFER, J.: Das Stützgewebe. In: W. v. MÖLLENDORFF (Hg.), Handbuch der mikroskopischen Anatomie des Menschen, II/2. Springer, Berlin 1930

WASSERMANN, F.: Die Fettorgane des Menschen. Entwicklung, Bau und systematische Stellung der sogenannten Fettgewebes. Z. Zellforsch. 3 (1926), 235—328

WILLIAMSON, J. R.: Adipose tissue. Morphological changes associated with lipid mobilization. J. Cell Biol. 20 (1964), 57—74

2.3. Knorpelgewebe

Von HANS-JOACHIM MERKER

Die *Fettzellen* kann man als Flüssigkeitsbläschen auffassen, die von bindegewebigen Hüllen (Basalmembran und Gitterfasergerüst) umgeben sind. Geraten sie unter Druck, setzt das flüssige Fett diese Hülle unter Spannung und widersteht so der einwirkenden Kraft. Durch die Summation der mechanischen Eigenschaften der Einzelzellen in einem Verband vermag das Fettgewebe als mechanisches Polster zu wirken. Auch die Chorda dorsalis (Rückensaite), die z. B. bei Amphioxus und Petromyzon dauernd und bei den Wirbeltieren nur in der frühen Ontogenese als Achsenskelett funktioniert, ist nach dem Prinzip des blasigen Stützgewebes *(Turgor-Gewebe)* aufgebaut. Allerdings wird hier nicht jede Zelle einzeln, sondern eine Vielzahl turgeszenter Zellen von einer straffen, bindegewebigen Hülle umgeben (Chorda-Scheide). Ein Material, das Druck abfangen kann (Zellen), wird also kombiniert mit einem Material, das auf Zug belastbar ist (Bindegewebe). Dadurch entsteht aus einem nur zugfesten bzw. nur druckfesten Baustoff ein mechanisch stark belastbarer prallelastischer, biegungsfester Stab.

Dieses Konstruktionsprinzip, bei dem die Turgoreigenschaften der Zellen und die Zugfestigkeit des Bindegewebes eine Rolle spielen, findet sich auch noch in einigen Formen des eigentlichen Knorpelgewebes angedeutet, in den sog. zellreichen Knorpeln oder *Zellknorpeln* von Tieren (z. B. Flossenknorpel von Petromyzon, Ohrknorpel der Maus) und während der frühen Knorpelentwicklung beim Menschen (Vorknorpel). Die mechanischen Eigenschaften des typischen Knorpels werden dagegen nicht mehr von Zellen, sondern durch Quantität und Qualität der *Interzellularsubstanz* geprägt.

Die Kenntnis ihres Aufbaus ist deshalb eine wesentliche Voraussetzung für das Verständnis von Struktur und Funktion des Knorpelgewebes. Sie besteht aus kollagenen Fibrillen, elastischen Fasern (nur im elastischen Knorpel) und einer interfibrillären Grund- oder Kittsubstanz. Sie enthält die sog. *Glycosaminoglycane* (GAG), die überwiegend zu größeren Einheiten, den *Proteoglycanen* (PG) verknüpft sind, die niedermolekularen Kollagenbausteine und alle jene Substanzen, die in den Knorpel hinein- oder von den Knorpelzellen kommend, herausdiffundieren (z. B. Serumproteine, Zucker, Elektrolyte). Unter den GAG spielen quantitativ Chondroitinsulfat A und C eine hervorragende Rolle. Die Trockenmasse der wasserreichen Interzellularsubstanz des Knorpels (60—70% Wassergehalt) besteht zu 30—45% aus Chondroitinsulfat, zu 5—10% aus nichtkollagenem Eiweiß und bis zu 10% aus Mineralbestandteilen (Asche).

Morphologie, Menge und Anordnung der kollagenen Fibrillen in den einzelnen Knorpelarten unterscheiden sich in charakteristischer Weise. Dabei spielen Spezies, Typ, Lokalisation, Alter und funktionelle Beanspruchung des Knorpels eine wichtige Rolle. Aus diesem Verhalten kann auf eine genetische Prägung des Fibrillenbildes geschlossen werden, das zudem durch funktionelle Faktoren beeinflußbar ist. Die Möglichkeit zur Variabilität beruht einmal auf der Aggregation der kollagenen Strukturen aus kleinen Untereinheiten, den kollagenen Po-

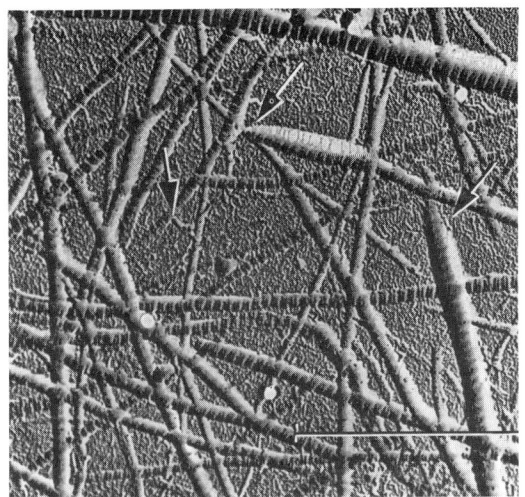

Abb. 2.3−1. Isolierte und bedampfte Fibrillen aus dem hyalinen Knorpel des Kniegelenkes eines Mannes. Fibrillen mit zugespitzten Enden, sog. Taktoide (↓).

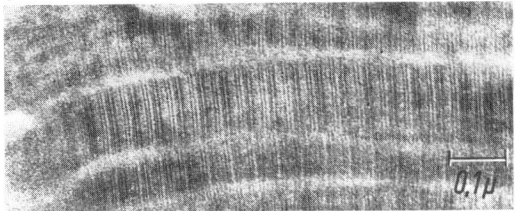

Abb. 2.3−2. Querstreifung der Fibrillen aus hyalinem Knorpel im Schnitt

lypeptidfäden (α-Ketten), den Tropokollagen-(TC)-Molekülen oder den Primärfilamenten aus 5 dieser TC-Moleküle. Sie bauen durch seitliche sowie End-zu-End-Aggregation unterschiedlich lange und dicke Filamente (ohne Querstreifung) oder Fibrillen (mit Querstreifung) auf. Dünne Filamente (∼ 100 Å) findet man z. B. im Vorknorpel, dicke Fibrillen (bis zu 2000 Å) in den Gelenk- und Faserknorpeln. Die Länge dieser Fadenstrukturen ist im Schnitt nur schwer zu beurteilen. Im elektronenmikroskopischen Bild isolierter Fibrillen (Abb. 2.3−1 u. 2.3−2) aus hyalinen Knorpeln fällt aber auf, daß viele Fibrillen relativ kurz sind (wenige Mikron) und mit zugespitzten Enden auslaufen (sog. Taktoide). Außerdem wird die Morpologie der Fibrillen auch durch den Kollagentyp wesentlich beeinflußt. Der hyaline Knorpel enthält Typ II-Kollagen, der Faserknorpel dagegen Typ I-Kollagen. Schließlich existieren experimentelle Befunde, die auf eine Beteiligung der GAG und PG an der Prägung der Fibrillendicke hinweisen.

Wie aus der chemischen Analyse der knorpeligen Interzellularsubstanz hervorgeht, kann der Kollagenanteil in den einzelnen Knorpelarten deutlich variieren. Häufig ist dabei ein reziprokes Verhältnis der Proteoglykane zum Kollagen zu beobachten: Je mehr PG vorhanden sind, desto geringer ist der Kollagenanteil. Morphologisch drücken sich diese Unterschiede in einer abweichenden Dicke und/oder Zahl der Fibrillen aus. So findet man z. B. im Vorknorpel während der Ontogenese nur wenige und sehr dünne Filamente (Abb. 2.3−3), während die interterritoriale Region des hyalinen Knorpels sehr viele dichtgepackte und dicke Fibrillen enthält (Abb. 2.3−4).

Die morphologischen und funktionellen Unterschiede zwischen den einzelnen Knorpelarten werden nicht nur von dem Verhältnis Kollagen / PG sowie von Dicke, Länge und Zahl der Filamente bzw. Fibrillen bestimmt, sondern auch durch die Anordnung (Textur) der kollagenen Strukturen. Hier gibt es ebenfalls wieder eine große Zahl von Variationsmöglichkeiten. In den Höfen des hyalinen Knorpels und im Vorknorpel liegt z. B. eine regellose Verteilung isoliert verlaufender Filamente bzw. Fibrillen (Abb. 2.3−5 und 2.3−6) vor, in der Interterritorialsubstanz und im Faserknorpel dagegen eine parallele Ausrichtung bei dichter Lagerung zu typischen Fasern. In der Kapsel um die Zellen des hyalinen Knorpels finden sich ungebündelte Filamente oder Fibrillen, die aber eine vorwiegend uniplanare zirkuläre Anordnung zeigen (Abb. 2.3−7).

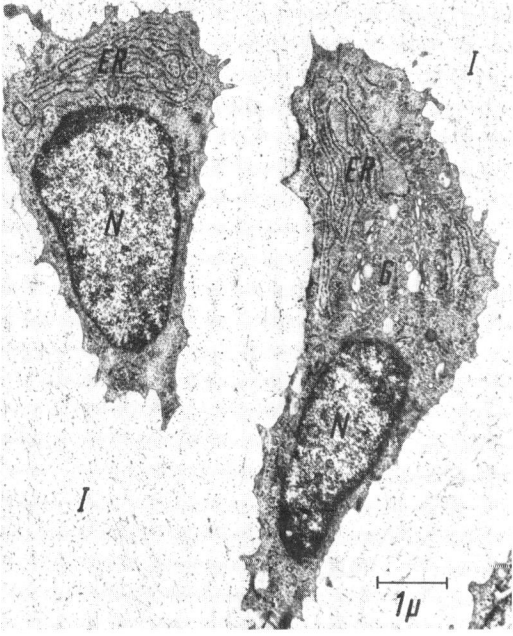

Abb. 2.3−3. Vorknorpelzellen aus der Extremitätenanlage eines menschlichen Keimlings (mens. III.) mit reichlichem rauhen endoplasmatischen Retikulum (ER) und einem großen Golgi-Feld (G). I = Interzellularsubstanz mit unregelmäßig verlaufenden Filamenten, N = Nucleus.

165

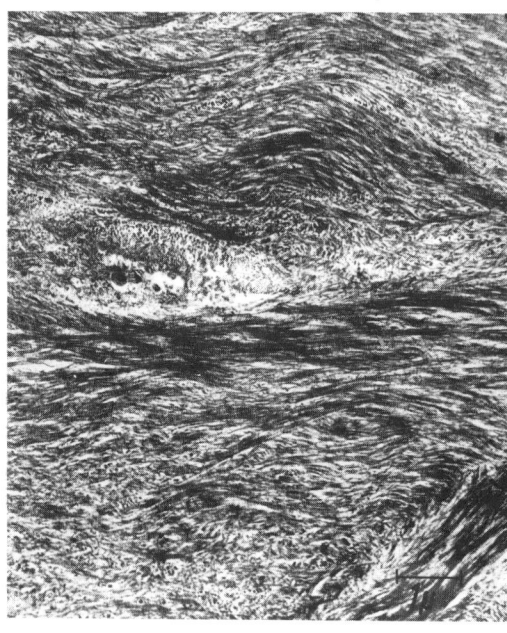

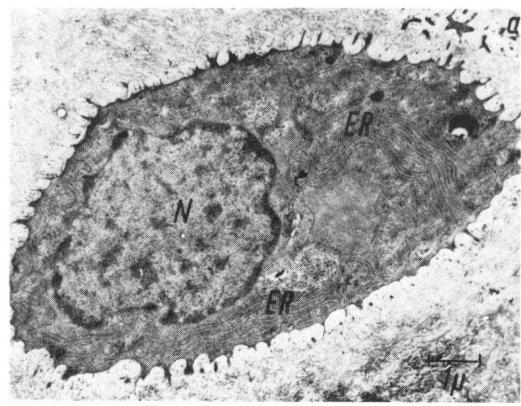

Abb. 2.3−4. Interterritorialsubstanz aus dem hyalinen Rippenknorpel eines erwachsenen Mannes mit typischen, sich kreuzenden Fibrillenbündeln.

Abb. 2.3−5. Zelle aus dem Knorpel des Kniegelenkes (5jähriges Kind) mit reichlichem rauhen endoplasmatischen Retikulum (ER). Zahlreiche feine Fortsätze zur Kapsel hin.

Die PG, besonders die Chondroitinsulfate A und C, haben eine wesentliche Bedeutung für die mechanischen Eigenschaften des Knorpels (Abb. 2.3−8). Sie bestehen aus Disaccharidketten wechselnder Länge, deren endständige Peptidstücke sich zu einem unterschiedlich langen zentralen Proteinfaden zusammenlagern. Eine wechselnde Zahl dieser Einheiten wird — zumindest im hyalinen Knorpel — durch ein Hyaluronsäure-Makromolekül zu Proteoglykanen verknüpft. Dabei können Molekulargewichte bis zu 10 000 000 erreicht werden. Die negativen Ladungen machen diese Makromoleküle zu linearen *Polyelektrolyten*. Sie sind außerdem in der Lage, durch Verknäuelung, Polymerisation und Vernetzung mit Nachbarmolekülen oder Kollagenfibrillen mechanischen Einwirkungen (Druck-, aber auch Zugkräften) zu widerstehen. Darüber hinaus können die PG aufgrund ihres großen Wasserbindungsvermögens über den Hydratationsdruck die mechanischen Eigenschaften fördern und variieren. Eine Veränderung dieser Eigenschaften gelingt auch über die Beeinflussung des Knäuelungsgrades (z. B. durch Änderung der Elektrolytkonzentration) und des Polymerisationsgrades. Eine weitere wesentliche Bedeutung erlangen die PG durch ihre Verknüpfung mit Kollagenmolekülen. Dadurch prägen sie das typische Aggregationsmuster in den Fibrillen, das zum Entstehen der Querstreifung und einer bestimmten Dicke führt. Wichtig für die Funktion des Knorpels ist aber auch die Beteiligung der PG an der Entwicklung der Architektonik der Faserstruktur, der *Textur*. Das Netzwerk der fädigen PG-Makromoleküle ordnet sich zunächst unter dem Einfluß genetischer und physikalischer Kräfte zu einem Muster, das einem Kraftlinienfeld vergleichbar ist. Durch die Beteiligung der GAG bzw. PG an der Aggregation der Kollagenfibrillen wächst jetzt auf dieser Matrize ein Trajektoriensystem kollagener Fasern auf. In die Maschen der PG — oder später der Fasermatrize ordnen sich die Zellen ein. Sie haben allerdings durch ihre Fähigkeit sowohl zur Neubildung als auch zum Abbau der knorpeligen Interzellularsubstanz die Möglichkeit, dieses System zu verändern. Über die durch Zellen gesteuerten Umbauvorgänge kommt auch im Knorpel ein deutlicher „turn over" zustande, d. h. es werden ständig Strukturbestandteile abund wieder eingebaut.

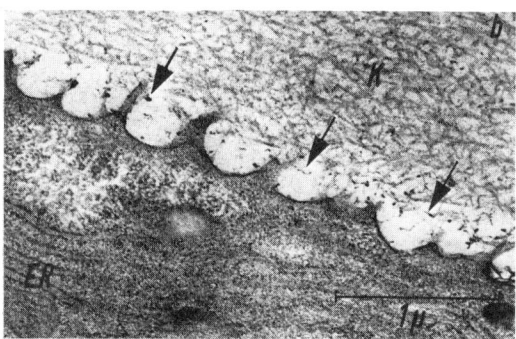

Abb. 2.3−6. Höhere Auflösung der Kapsel mit der Knorpelzellperipherie. Zwischen Zellmembran und Kapsel (K) zahlreiche GAG-Makromoleküle (↓).

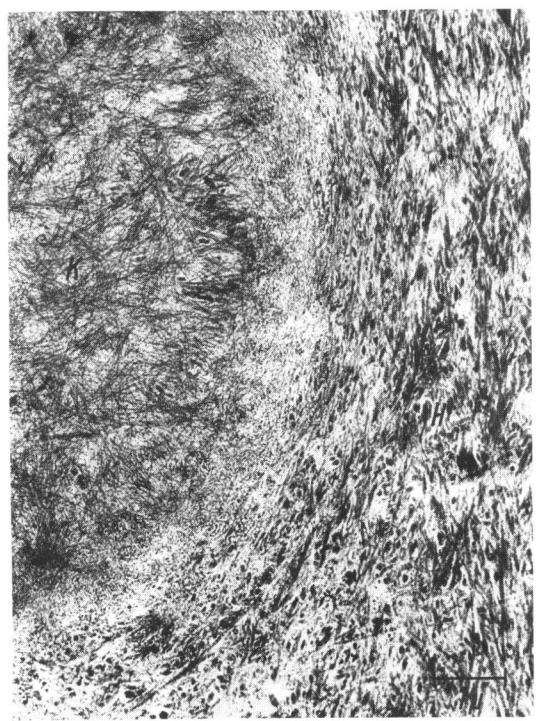

Abb. 2.3—7. Hyaliner Knorpel aus dem Kniegelenk eines erwachsenen Mannes. Tangentialschnitt durch eine Knorpelkapsel (K) und Hof. Kapsel mit typisch gekreuzter Filamenttextur.

Die unterschiedliche Zusammensetzung und die variable Struktur der knorpeligen Interzellularsubstanz erlauben eine Einteilung des Knorpels in drei Gruppen:

— *hyaliner Knorpel,*
— *elastischer Knorpel,*
— *Faserknorpel.*

Hyaliner Knorpel

Der hyaline Knorpel erscheint makroskopisch milchig, in dünnen Schnitten jedoch glasig-durchscheinend, „hyalin". Beim Menschen bestehen der größte Teil des embryonalen Stützgewebes sowie im reifen Organismus die Gelenkflächen, die Epiphysenfuge, Teile der Rippen und das Skelett der Luftwege aus hyalinem Knorpel. Hyaline Knorpelstücke, z. B. Nasen-, Kehlkopf- und Trachealknorpel, haben eine unterschiedlich dicke Hülle aus straffem Bindegewebe, das *Perichondrium*. Es besteht aus mehreren Lagen parallel zur Knorpeloberfläche angeordneter, flacher bipolarer Fibrocyten, zwischen denen Bündel kollagener Fibrillen verlaufen. Zum

Knorpel hin runden die Zellen sich ab. Die eigentliche Zelle des hyalinen Knorpels ist annähernd rund, jedoch können sich dichtgelagerte Zellen gegenseitig verformen (siehe Abb. 2.3—3, 2.3—5 und 2.3—9). Im Rippenknorpel und während der embryonalen Entwicklung kommen auch verzweigte oder retikuläre Zellformen vor. Der Epiphysenknorpel nimmt eine Sonderstellung ein. Zum Innenraum des Gelenkes hin fehlt ein eigentliches Perichondrium, und zur Knochengrenze hin kommt es zur Vergrößerung und schließlich vakuoligen Aufblähung der Zellen.

Die Knorpelzellen liegen einzeln in Höhlen der Interzellularsubstanz, häufig aber auch zu zweit oder in Gruppen (Ballen). Auf normalen histologischen Bildern ist die Membran der Knorpelzelle von der Höhlenwand (Kapsel) retrahiert. Nur einzelne zipfelförmige Ausläufer überbrücken diesen Raum und haften an der Kapsel. Dieses Bild soll durch die starke Schrumpfungsneigung der Knorpelzellen zustande kommen. Elektronenmikroskopische Befunde vermitteln eine etwas abweichende

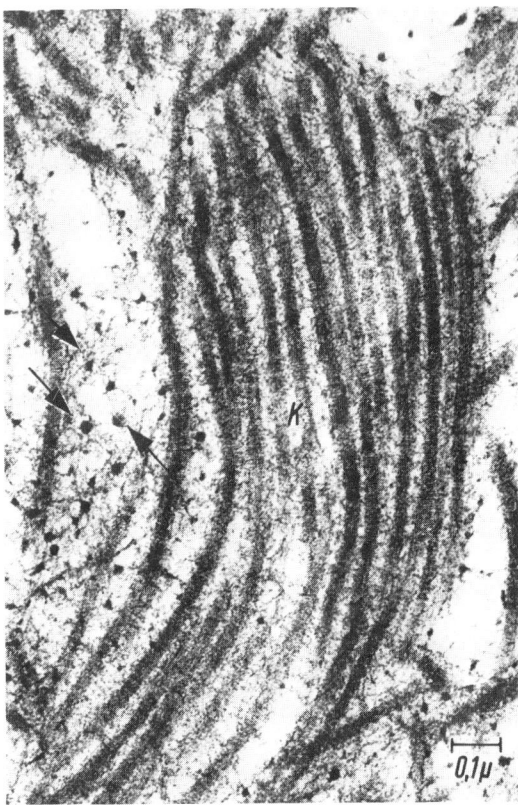

Abb. 2.3—8. Kleines Bündel kollagener Fibrillen aus dem Rippenknorpel eines erwachsenen Mannes. Darstellung der Glycosaminoglycan-Makromoleküle mit der Rutheniummethode (↓).

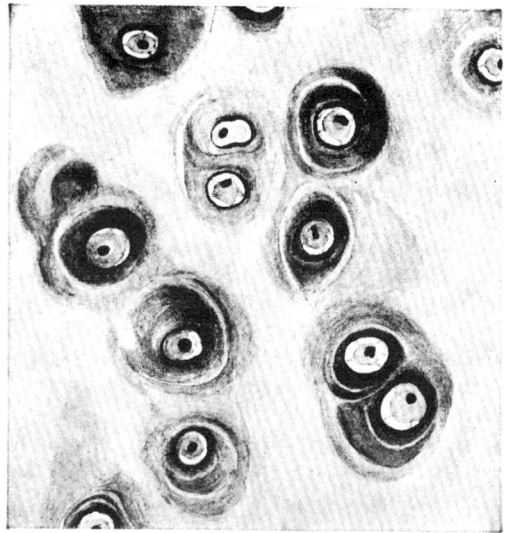

Abb. 2.3–9. Hyaliner Knorpel aus der Mitte der Nasenscheidenwand des Menschen. Darstellung der Schichtenbildung um die Knorpelzellen (Chondrone): Deutliche Kapsel, schwacher Hof und nicht angefärbte Interterritorialsubstanz.

Vorstellung. Zunächst ist die Kapselbegrenzung der Höhle nicht so exakt definierbar. Feine finger- oder plattenförmige Fortsätze mit einem Durchmesser von 750–2000 Å ziehen teilweise beträchtlich weit in die umgebende Interzellsubstanz (IZS) hinein. Außerdem scheint ein Teil des Raumes zwischen Zellmembran und Kapsel GAG und PG, Stoffwechsel- und Syntheseprodukte (z. B. niedermolekulares Kollagen) sowie Abbaumaterial aus der IZS zu enthalten. Der „Schrumpfungsraum" würde also z. T. durch die schlechte Darstellbarkeit und leichte Löslichkeit der darin vorhandenen Substanzen entstehen (Abb. 2.3–6).

Die Knorpelzelle selbst entspricht dem Bild einer eiweißsynthetisierenden und -sezernierenden Zelle: Typisch sind ein großer, meist aufgelockerter Kern mit einem ausgeprägten Nucleolus, stark entwickeltes rauhes endoplasmatisches Reticulum und ein ausgebreiteter GOLGI-Apparat mit großen Vakuolen. In vielen Knorpelzellarten imponieren darüber hinaus große Mengen dichtgepackter Glykogengranula (250 bis 350 Å). Der Knorpel gehört nämlich mit zu den glykogenreichsten Geweben des Organismus. Daneben kommen noch andere Einschlüsse vor, z. B. große Lipidtropfen (im Xiphoid-Knorpel) oder einzelne kleine Pigmentkörnchen.

Die Interzellularsubstanz zeigt in dem hyalinen Knorpel in Abhängigkeit von der Lokalisation einen typischen Aufbau der im elektronenmikroskopischen, polarisationsoptischen, lichtmikrosko-

pisch-färberischen Bild zum Ausdruck kommt. Um die einzelne Zelle oder um Haufen aus isogenen Zellen (aus einer Mutterzelle hervorgegangen) liegt als Wand der Zellhöhle die stark metachromatisch reagierende und lichtbrechende *Kapsel*. Nach außen folgt dann der unterschiedlich breite *Knorpelhof*, der sich basophil und metachromatisch verhält sowie im Polarisationsmikroskop eine zirkuläre Fibrillentextur zeigt. Die Höfe um mehrere Zellen (Knorpelballen) werden als Territorien bezeichnet; Zelle und Hof bzw. Zellen und *Territorium als Chondron* (Abb. 2.3–7 und 2.3–9). Die dazwischenliegenden Räume enthalten die *interterritoriale Substanz* die sich mehr azidophil verhält und polarisationsoptisch langgestreckte Faserzüge aufweist (s. Abb. 2.3–4). Im elektronenmikroskopischen Bild findet sich eine deutliche Abhängigkeit der Fibrillendicken von der Entfernung zur Zellmembran. In der Knorpelkapsel liegen vorwiegend regellos zueinander, aber annähernd zirkulär (selektiv uniplanar) angeordnete Filamente und dünnere Fibrillen. In den Höfen dagegen kommen Fibrillen von mittlerem Durchmesser vor, die teilweise bereits zu unterschiedlich dicken Fasern zusammengelagert sind. Sie verflechten sich und verlaufen zirkulär oder aber tangential aus dem Hof in die interterritoriale Substanz einstrahlend. Hier sind sie dann dicht zu großen langgestreckten Bündeln aus sehr dicken Fibrillen gepackt, die gemeinsam ein funktionsgerechtes Trajektoriumsystem bilden. Die Dickenwerte dieser Fibrillen variieren in Abhängigkeit von der Lokalisation, dem Lebensalter, dem Geschlecht und der funktionellen Beanspruchung. Im Gelenkknorpel des Kniegelenkes werden z. B. Werte von 1500 Å, im Bronchialknorpel solche von 750 Å erreicht.

Die Darstellung der GAG/PG, der anderen Komponente der Interzellularsubstanz des hyalinen Knorpels, gelingt mit färberischen Methoden (Metachromasie, PAS), jedoch elektronenmikroskopisch weniger gut. Jetzt können aber mit neuen Verfahren (z. B. Rutheniumrot) diese Makromoleküle im interfibrillären Raum nachgewiesen werden (Abb. 2.3–8). Die feinfädigen, teilweise geknäuelten Strukturen kommen in großer Zahl sowohl isoliert und untereinander verknüpft als auch an den Fibrillen haftend im hyalinen Knorpel vor. In den Zonen mit weniger dicht gepackten und dünneren Fibrillen (Knorpelkapsel und -hof) ist ihre Zahl deutlich größer als in der Interterritorialsubstanz mit vielen dicken und eng aneinandergelagerten Fibrillen. Diese chondroitinsulfatreiche, früher als Chondromucoid bezeichnete Interfibrillarsubstanz prägt neben den physikalischen und färberischen Eigenschaften wesentlich auch das Verhalten im optischen System. Aufgrund ihres Lichtbrechungsvermögens maskiert sie die Fibrillen und Fasern, so daß eine gleichmäßig glasige, „hyaline" Masse entsteht. Nur das Polarisationsmikroskop vermag im lichtmikroskopischen Bereich durch die starke Doppelbrechung der Fibrillen das fibrilläre Grundgerüst darzustellen.

Durch die geringere Menge PG und damit das Überwiegen der kollagenen Anteile in den dicken Fasern der interterritorialen Substanz reicht hier stellenweise die maskierende Kraft der PG nicht aus. Dadurch ergeben sich Areale, in denen die Faserstrukturen sichtbar werden, die Asbestfaserung. Da im Alter darüber hinaus die Wasserbindung nachläßt, sich die Zusammensetzung der Interzellularsubstanz zugunsten des Kollagens verschiebt und auch starke Belastungen über Zellnekrosen in diesem Sinne wirken, ist eine altersabhängige Zunahme der Asbestfaserung verständlich.

Eine weitere Sonderform des Knorpels kommt an der Oberfläche des hyalinen Gelenkknorpels vor. Hier findet man eine dünne, nur wenige Mikron breite Schicht, die aus relativ dicht gepackten, aber dünnen Fibrillen und wahrscheinlich einer großen Menge GAG besteht. Sie spielt bei der Gelenkfunktion als abschließende Gleitschicht eine wichtige Rolle und wird als *Lamina splendens* bezeichnet.

Elastischer Knorpel

Der elastische Knorpel kommt beim Menschen in den Ohrknorpeln, in der Cartilago epiglottica, der Cartilago arytaenoidea (Processus vocalis) und

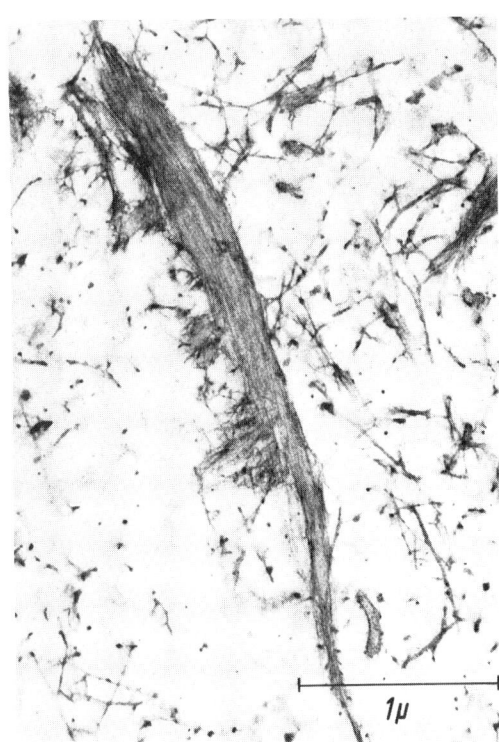

Abb. 2.3—11. Elastische Faser aus elastischem Knorpel (Ohr eines menschlichen Neugeborenen).

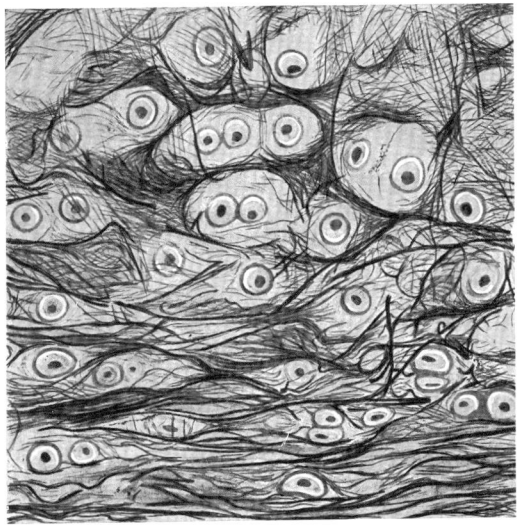

Abb. 2.3—10. Elastischer Knorpel (Oberknorpel des Menschen) nahe dem Perichondrium (unten). Färbung der elastischen Fasern mit Resorcinfuchsin, dazwischen typische Chondrone.

in den Knorpelstückchen der kleinen Bronchien vor. Makroskopisch ist er nicht vollständig hyalin, sondern erscheint etwas gelblich und trübe („gelber Knorpel"). Seine Zellen liegen meistens einzeln in den Höhlen der Interzellularsubstanz. Kapseln und Höfe sind wie im hyalinen Knorpel nachzuweisen (Abb. 2.3—10). In der interterritorialen Substanz kommen aber neben kollagenen Fibrillen noch langgestreckte elastische Fasernetze vor, die sich kontinuierlich in das Perichondrium fortsetzen (Abb. 2.3—11). Die Durchmesser der Kollagenfibrillen sowie Dicke und Packungsdichte der Fasern erreichen nicht die Werte des hyalinen Knorpels. Ihrem Aufbau entsprechend ist diese Knorpelart durch eine besondere Elastizität und elastische Formbarkeit ausgezeichnet.

Faserknorpel

Das Vorkommen des Faser- oder Bindegewebsknorpels beschränkt sich beim Menschen auf Zwischenwirbelscheiben, Symphysis pubica, Teile der Gelenkknorpel von Bindegewebsknochen (Kiefer- und Schlüsselbeingelenk), Apophysen und Menisci. In dieser Knorpelart ist das Kollagen vom Typ I

169

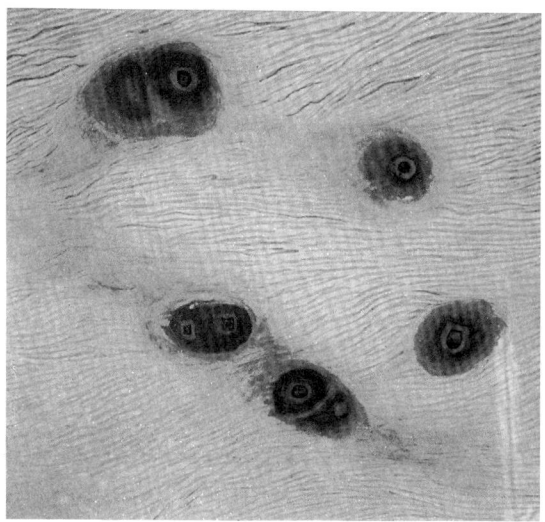

Abb. 2.3–12. Faserknorpel aus der Zwischenwirbelscheibe des Menschen. Zwischen den typischen Chondronen deutliche Darstellung des Faserverlaufes.

gegenüber den PG und Zellen stark vermehrt. Der größte Teil der kräftigen Bündel, die aus dicken Fibrillen bestehen, ist deshalb nicht maskiert und entspricht im licht- und elektronenmikroskopischen Bild der Interzellularsubstanz des Sehnengewebes. Zwei Unterschiede lassen sich aber erkennen: 1. hat Faserknorpel typische Chondrone, also Knorpelzellen, die von einer hyalinen Kapsel und einem hyalinen Hof umgeben sind, und 2. fehlt das typische lockere Bindegewebe mit Gefäßen, das die Sehnenbündel umspinnt (Abb. 2.3–12).

Es muß jedoch an dieser Stelle darauf hingewiesen werden, daß es häufig keine strengen Grenzen zwischen diesen geschilderten Knorpelarten gibt. So sieht man beim Einstrahlen der Sehnen in die Apophysen der großen Röhrenknochen oft einen kontinuierlichen Übergang von Sehnengewebe zu Faserknorpel, dann zu hyalinem Knorpel und schließlich zu Knochen. Die einzelnen Knorpelarten sollten deshalb nicht als starre Einheiten betrachtet werden. Sie gehören alle zur großen Gruppe der Binde- und Stützgewebe, die durch eine kräftige und besonders ausgebildete Interzellularsubstanz charakterisiert ist. Die einzelnen Gewebearten unterscheiden sich nur im Verhältnis von Zelle / Interzellularsubstanz und Kollagen / Glycosaminoglycan sowie in der Qualität der kollagenen Fibrillen und der GAG. Eine Modulation oder auch Transformation dieser Zelle in andere morphologische Ausdrucksformen des Binde- und Stützgewebes ist deshalb verständlich.

Funktion des Knorpels

Die Funktion des Knorpels wird durch seine physikalischen Eigenschaften ermöglicht. Diese sind im Bauprinzip der knorpeligen Interzellularsubstanz begründet: Die hochpolymeren, verknäuelten PG, die untereinander vernetzt sind und zusätzlich große Mengen Wasser binden, haben eine hochvisköse Konsistenz. Diese Matrix wird stabilisiert durch Einlagerung der kollagenen Fibrillen, und umgekehrt stabilisieren die PG dieses Fasersystem durch Vernetzung mit den Fibrillen. Auf diese Weise werden bei Druckeinwirkung die Bewegung der Fibrillenbündel und ihr Gleiten in der viskösen Interfibrillärsubstanz stark gehemmt. Die unter der Belastung eintretende elastische Verformung und Zugspannungen werden darüber hinaus durch das Trajektoriensystem der kollagenen Bündel zusätzlich aufgefangen. Deshalb spielt die Architektonik der Trajektoriensysteme zur Bewältigung der funktionellen Aufgaben eine wichtige Rolle. Um die Aufklärung dieser Architektonik hat sich besonders BENNINGHOFF verdient gemacht. So verlaufen in den Knorpelringen der Trachea die Fibrillenbündel s-förmig von innen nach außen, wobei sich zwei Systeme im Inneren der Spange spitzwinklig überkreuzen. Bei Belastung entstehen sowohl Druck- als auch Zugspannungen. Letztere werden zusätzlich an der Oberfläche durch ein stark ausgebildetes fibröses Perichondrium aufgefangen (Abb. 2.3–13). Im epiphysären Knorpel des Kniegelenks steigen die Fibrillenbündel von der Knorpel-Knochen-Grenze zur Oberfläche auf, hier biegen sie entweder parallel zur Oberfläche um oder kehren bogenförmig wieder in den Knochen zurück. In diese Textur

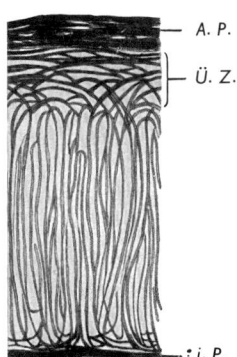

— A. P.

— Ü. Z.

— i. P.

Abb. 2.3–13. Luftröhrenknorpel vom Rind. Schnitt quer zur Luftröhre. Darstellung der Faserzüge. A.P. = äußeres Perichondrium, verstärkte Zuggurtung. Ü.Z. = Übergangszone mit deutlichen Arkaden = neutrale Schicht bei Biegung. i.P. = dünnes inneres Perichondrium. Zwischen Ü.Z. und i.P. liegen radiäre Züge, die mit den Chondronen auf Querdruck beansprucht werden (nach BENNINGHOFF).

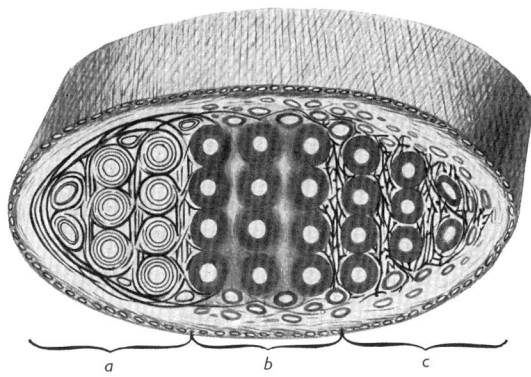

Abb. 2.3—14. Schema vom Bau des Knorpels.
Das linke Drittel a zeigt den Faserverlauf mit den Wicklungen
unterschiedlicher Ordnung. Das mittlere Drittel b soll den
hyalinen Knorpel darstellen, wobei der Faserverlauf durch die
Glycosaminoglycane der Interzellularsubstanz maskiert ist.
Das rechte Drittel stellt die Einlagerung elastischer Fasern dar
(elastischer Knorpel).

sind die Knorpelkapseln und -höfe eingelagert, die
aufgrund ihres Wandaufbaues nur schwer zusammenpreßbar sind und so die Zellen schützen. Dieser
Aufbau läßt im Gelenkknorpel vier Schichten unterscheiden: 1. Die oberflächliche Tangentialschicht,
2. die Übergangszone, 3. die Radiärzone und 4. die
Verkalkungszone.

Unabhängig von diesen auf ganz bestimmte
Funktionen zugeschnittenen Texturen läßt sich gerade im Hyalinknorpel eine allgemeine Anordnung
der Fibrillenzüge ablesen, die eine entsprechende
Druck- und Zugbelastung erlauben (Schachtelsystem): Kleinere Fibrillenbündel umkreisen die
Chondrone im Bereich der Höfe, strahlen in die Interterritorialsubstanz aus, zweigen erneut in den
nächsten oder auch einen ferner liegenden Hof ab,
gewinnen wieder Anschluß an das Interterritorialsystem und münden schließlich in das fibröse, nach
außen stabilisierende Perichondrium ein. Dadurch
können nun die einzelnen Knorpeleinheiten oder
Chondrone in eine belastungsfähige Funktionseinheit zusammengefaßt werden (Abb. 2.3—14).

Entstehung, Wachstum, Anpassung und Alterung des Knorpels

Der Knorpel entsteht, wie alle Binde- und Stützgewebe, aus dem undifferenzierten, embryonalen
Mesenchym. Im Bereich der Knorpelanlagen liegen zunächst blastemartige, d. h. dichtgepackte Zellverbände. Die Zellen beginnen dann Interzellularsubstanz zu synthetisieren und auch zu sezernieren.
Sie werden dadurch allmählich immer weiter auseinander geschoben. Das Wachstum des Knorpels

erfolgt also zu einem beträchtlichen Teil durch Vermehrung der Interzellularsubstanz. Daneben kann
natürlich immer noch die Zahl der Knorpelzellen
durch mitotische Teilung zunehmen. Dieses Wachstum ist jedoch durch die mechanische Festigkeit der
Interzellularsubstanz begrenzt. Die Teilung einer
Knorpelzelle innerhalb einer Kapsel führt deshalb
zunächst zu einer gegenseitigen Beeinflussung der
entstandenen Tochterzellen. Erst allmählich schaffen Ab- und Umbauvorgänge, die sich auch in der
Interzellularsubstanz des reifen Knorpels noch ständig abspielen, Platz, um die neuzubildende Interzellularsubstanz (IZS) ablagern zu können. Die beiden
Vorgänge — Zunahme der Interzellularsubstanz
und Anwachsen der Zellzahl mit folgender IZS-Vermehrung — können die Knorpelanlage von innen
heraus vergrößern und beim reifen Knorpel den
Verschleiß kompensieren. Sie werden deshalb als interstitielles oder intussuszeptionelles Wachstum bezeichnet. — Daneben findet sich aber immer noch
eine Vergrößerung des Knorpels von außen her,
das appositionelle Wachstum. Hierbei werden fibrozytenähnliche Zellen des Perichondriums zu typischen Knorpelzellen. Gleichzeitig bilden sie eine
entsprechende knorpelige IZS. Dieser Prozeß geht
mit einer mitotischen Aktivität im Perichondrium
einher. — Eine Sonderstellung nimmt auch hier wieder der epiphysäre Gelenkknorpel ein, da ein eigentliches Perichondrium fehlt. Ein ständiges Wachstum, auch im Sinne einer Anpassung oder Regeneration, kommt aber zweifellos vor. Bislang wurde
angenommen, daß Zellen in der basalen, d. h. knochennahen Zone eine mitotische Aktivität besitzen.
Neuerdings wird freilich die Existenz einer proliferationsfähigen Zone diskutiert. Die neugebildeten
Zellen werden danach durch eine Art appositionelles Wachstum von der Oberfläche her und eine zunehmende Verknöcherung von basal her allmählich in die Tiefe verlagert.

Funktionelle Anpassung und Regeneration: Die
Fähigkeit des Knorpels zum interstitiellen, besonders aber zum appositionellen Wachstum bleibt,
langsam nachlassend, bis ins hohe Alter erhalten.
Ebenso läuft ständig ein „turn over" der einzelnen
zellulären und extrazellulären Bausteine ab. Dabei
bleibt in der Regel der Abbau dem Einbau ungefähr
gleich, ist also allein morphologisch nicht sicher zu
erfassen. Einbauuntersuchungen mit markierten
Substanzen beweisen aber eindeutig solche Vorgänge. Diese Befunde erklären die Möglichkeit zur Anpassung und Regeneration des Knorpelgewebes.
Bei einem Wechsel der Beanspruchung, z. B. durch
Variation der Stärke oder Richtung der einwirkenden Kraft, paßt sich der Knorpel durch qualitative
und/oder quantitative Veränderung der Interzellularsubstanz, gesteuert über die Stoffwechselaktivi-

tät der Knorpelzellen, den neuen Bedingungen an. Außerdem besteht noch die Möglichkeit einer Adaptation über eine appositionelle, vielleicht auch interstitielle Vermehrung der Knorpelzellen. Diese Möglichkeit wird besonders zur Ausfüllung von Knorpeldefekten genutzt. Häufig entsteht dabei zunächst ein relativ undifferenziertes, faseriges Bindegewebe, das sich erst langsam zu typischem Knorpelgewebe umformt. Ein klassisches Beispiel für die Anpassungsfähigkeit des Knorpelgewebes stellt der Ohrknorpel des Kaninchens dar, wenn er längere Zeit in gebogener Stellung fixiert wird. An der Zugseite verdickt sich das Perichondrium, an der Druckseite dagegen nimmt die Menge der Interzellularsubstanz auf Kosten der Zelldichte zu. — Darüber hinaus ist aber auch im normalen Bindegewebe noch die Potenz zur Knorpelbildung vorhanden. Die Bindegewebszellen sind also offenbar in der Lage, durch Änderung ihres Syntheseprogrammes eine IZS zu bilden, die den jeweiligen Funktionsbedürfnissen angepaßt ist. Nach PAUWELS gibt es nur 2 qualitativ verschiedene mechanische Reize, welche die Differenzierung des mesenchymalen Gewebes beeinflussen können: die Dehnung, die eine Bildung und entsprechende Anordnung von Fibrillen hervorruft, und der Druck als spezifischer Reiz für die Bildung des Knorpelgewebes. Darüber hinaus glaubt KROMPECHER noch der Sauerstoffversorgung und einer sauerstoffarmen Stoffwechselsituation eine fördernde Bedeutung zur Knorpelbildung beimessen zu können.

Zu den Alterserscheinungen des Knorpels gehören das Auftreten (vom 30. Jahre an) bzw. die Zunahme der Asbestfaserung, die Ablagerung feiner sogen. Albumoidkörnchen in der Interzellularsubstanz (wie Elastin färbbar), die Abnahme des Wassergehaltes und des Quellungsvermögens sowie die zunehmende Neigung zu Stickstoffspeicherung und Verkalkung. Diese Vorgänge sind z. T. auf die nachlassende Teilungs- oder Synthesefähigkeit der Knorpelzellen zurückzuführen. Da ständig Zellen durch physiologische Vorgänge zugrunde gehen, sind die restlichen Knorpelzellen nicht mehr in der Lage, einen entsprechenden „turn over" durchzuführen. Dabei sind natürlich die Glycosaminoglycane mit einer kürzeren Halbwertzeit gegenüber dem trägeren Kollagen benachteiligt. Die Folge ist eine „Demaskierung" der kollagenen Fasern durch Mangel an PG (Asbestfaserung), eine Abnahme der Wasserbindungsfähigkeit und eine Ablagerung von nicht mehr verwertbaren Produkten in der IZS (Albumoidkörnchen). Durch das Nachlassen der zellulären Aktivität ist auch ein Schutzfaktor, der die Verkalkung verhindern könnte, nicht mehr in ausreichendem Maß vorhanden, so daß eine zunehmende Kalkeinlagerung die Folge ist. Dieser Vorgang ist in den Kehlkopfknorpeln regelmäßig zu beobachten. Eine Verkalkung von Knorpelgewebe, dessen Zellen z. B. durch Kälteeinwirkung (Ohrknorpel) geschädigt oder abgetötet sind, kann ebenfalls auf diese Weise erklärt werden.

Literatur

ANDERSON, D. R.: The ultrastructure of elastic and hyaline cartilage of the rat. Amer. J. Anat. 114 (1964), 403—433

BARGMANN, W.: Zur Kenntnis der Knorpelarchitekturen (Untersuchungen am Skeletsystem von Selachiern). Z. Zellforsch. 29 (1939), 405—424

BENNINGHOFF, A.: Der funktionelle Bau des Hyalinknorpels. Erg. Anat. Entwickl.-Gesch. 26 (1925), 1—54

BENNINGHOFF, A.: Form und Bau der Gelenkknorpel in ihren Beziehungen zur Funktion. II: Der Aufbau des Gelenkknorpels in seinen Beziehungen zur Funktion. Z. Zellforsch. 2 (1925), 783—862

BUCHER, O.: Beitrag zum funktionellen Bau des hyalinen Knorpels auf Grund von Untersuchungen im polarisierten Lichte. Z. Zellforsch. 32 (1943), 281—300

BROWER, TH. D., HSU, WAN-YI: Normal articular cartilage. Clin. Orthop. related Res. 64 (1969), 9—23

CAMPBELL, C. J.: The healing of cartilage defects. Clin. Orthop. related Res. 64 (1969), 45—57

DURNING, W. C.: Submicroscopic structure of frozen-dried epiphyseal plate and adjacent spongiosa of the rat. J. Ultrastruct. Res. 2 (1958), 245—260

EKHOLM, R.: Nutrition of articular cartilage. A radioautographic study. Acta anat. (Basel) 24 (1955), 329—338

GODMAN, G. C., K. R. PORTER: Chondrogenesis, studied with the electron microscope. J. biophys. biochem. Cytol. 8 (1960), 719—760

HOLMDAHL, D. E., B. E. INGELMARK: Der Bau des Gelenkknorpels unter verschiedenen funktionellen Verhältnissen. Acta anat. (Basel) 6 (1948), 309—375

KNESE, K. H.: Struktur und Ultrastruktur des Knorpels. In: Handbuch der medizinischen Radiologie, IV/1. Springer, Berlin 1970

KROMPECHER, S.: Die Entstehungsbedingungen des Faserknorpels. Verh. anat. Ges. (Jena) 45 (1938), 229—236

LINDNER, J.: Histochemische Untersuchungen am nicht krankhaft und krankhaft veränderten Gelenkknorpel. Zbl. allg. Path. path. Anat. 93 (1955), 88

MATUKAS, V. J., B. J. PANNER, J. L. ORBISON: Studies on ultrastructural identification and distribution of proteinpolysaccharide in cartilage matrix. J. Cell Biol. 32 (1967), 365—377

McGALL, J. G.: Scanning electron microscopy of articular surfaces. Lancet 1968, 1194—1197

MILLER, E. J., J. K. KORST, L. SOKOLOFF: Collagen of human articular and costal cartilage. Arthritis and Rheumatism 12 (1969), 21—31

PAUWELS, F.: Eine neue Theorie über den Einfluß mechanischer Reize auf die Differenzierung der Stützgewebe. Z. Anat. Entwickl.-Gesch. 121 (1960), 478—515

REVEL, J. P., E. D. HAY: An autoradiographic and electronmicroscopic study of collagen synthesis in differentiating cartilage. Z. Zellforsch. 61 (1963), 110—144

SCHAFFER, J.: Die Stützgewebe. In: Handbuch der mikroskopischen Anatomie des Menschen, II / 2. Springer, Berlin 1930

SCHMIDT, W. J.: Zur Polarisationsoptik des Knorpelgewebes. Z. Zellforsch. 37 (1952), 534—546

SHELDON, H., R. A. ROBINSON: Studies on cartilage: Electron

microscope observations on normal rabbit ear cartilage. J. biophys. biochem. Cytol. 4 (1958), 401—406

Scott, B. L., D. C. Pease: Electron microscopy of the epiphyseal apparatus. Anat. Rec. 126 (1956), 465—495

Silberberg, R., M. Silberberg, D. Feir: Life cycle of articular cartilage cells: An electron microscope study of the hip joint of the mouse. Amer. J. Anat. 114 (1964), 17—47

Silberberg, R., M. Silberberg, A. Vogel, W. Wettstein: Ultrastructure of articular cartilage of mice of various ages. Amer. J. Anat. 109 (1961), 251—275

Spycher, M. A., H. Moor, J. R. Ruettner: Electron microscopic investigations on aging and osteoarthrotic human articular cartilage. II: The fine structure of freeze etched aging hip joint cartilage. Z. Zellforsch. 98 (1969), 512—524

Staub, W.: Über den funktionellen Bau des elastischen Knorpels. Acta anat. (Basel) 9 (1950), 309—329

Zelander, T.: Ultrastructure of articular cartilage. Z. Zellforsch. 49 (1959), 720—738

2.4. Knochengewebe

Von Hans-Joachim Merker

Auch im Knochen findet sich das allgemeine Bauprinzip der Binde- und Stützgewebe wieder: Er besteht aus Zellen und einer mächtig entwickelten Interzellularsubstanz, die als wesentliche Bestandteile kollagene Fibrillen und Mukopolysaccharid-Protein-Komplexe (als PG) enthält. Die Härte und die Widerstandsfähigkeit des Knochens gegenüber mechanischen Einwirkungen gründen sich vor allem auf die Einlagerung von Kalkkristallen in seine Interzellularsubstanz. Diese unter bestimmten Bedingungen vorkommenden Verkalkungen von Knorpel und Bindegewebe unterscheiden sich grundsätzlich vom Knochengewebe, das sich u. a. durch charakteristische Fasertexturen des Kollagenanteils und eine typische räumliche Zuordnung der Kalkkristalle zu den kollagenen Fibrillen auszeichnet.

Die Interzellularsubstanz des Knochens wird durch ortsständige, vom Mesenchym abstammende *Zellen*, hier Osteoblasten genannt, produziert. Der Feinbau dieser Zellen entspricht im großen und ganzen dem der bereits beschriebenen Fibroblasten und Chondroblasten. Der plumpe Zelleib der Osteoblasten enthält ein stark entwickeltes rauhes ER und einen ausgedehnten Golgi-Apparat. Die durch diese Organellen synthetisierten und in den Interzellularraum abgesetzten Substanzen mauern die Osteoblasten und die von ihnen ausgehenden Fortsätze schließlich ein. Nachdem die Neubildung von Interzellularsubstanz allmählich verringert oder sogar eingestellt worden ist, übernehmen bzw. kontrollieren die Zellen deren Erhaltungsstoffwechsel im Rahmen des normalen „turn over". Aus den Osteoblasten sind damit typische Knochenzellen, Osteocyten, geworden. Sie haben die flache Form von Zwetschgenkernen und besitzen zahlreiche dünne, in alle Richtungen des Raumes ausstrahlende Fortsätze (Abb. 2.4—1), deren Zahl und Ausdehnung während der Knochenentwicklung zunehmen, so daß reifer Knochen von einem dichten cytoplasmatischen Fortsatzsystem durchzogen wird. In 1 mm³ kompaktem Knochengewebe sind beim Menschen ca. 700 bis 900 Osteocyten vorhanden. Ihre Fortsätze liegen in Kanälchen der Interzellularsubstanz, die nicht mit den gefäßführenden Haversschen und Volkmannschen Kanälen verwechselt werden dürfen. Die Interzellularsubstanz des Knochens ist durchaus kein träges oder inertes Material, sondern reagiert auf Grund ihrer dichten Durchsetzung mit Cytoplasmafortsätzen relativ schnell und intensiv. Diese Fähigkeit spielt bei Umbauprozessen, z. B. nach Knochenbrüchen, oder bei Krankheiten und bei Anpassungsvorgängen nach Belastungsänderungen eine bedeutende Rolle.

Die *Interzellularsubstanz* des Knochens besteht zum größten Teil aus den kollagenen Fibrillen, den Glycosaminoglycanen (GAG), Proteoglycanen (PG) und Ca-Apatit-Kristallen. Die kollagenen Fibrillen besitzen ebenso wie die Kollagenstrukturen anderer Bindegewebe eine in sich weiter unterteilte Querstreifung mit einer Periodenlänge von 640 Å. Ihre Dicke ist abhängig von Spezies, Lokalisation und Alter. Entsprechend dem Bildungsmodus der Fibrillen nimmt ihre Dicke während der Reifung zu, bis ein für Spezies, Alter und Skelettstück charakteristischer Wert erreicht ist (funktionelle Phase). Im Alter kann die Fibrillendicke wieder abnehmen (regressive Phase).

Die Menge der PG ist im Knochen deutlich geringer als in anderen Bindegeweben, da die Packungsdichte und häufig auch die Dicke der kollagenen Fibrillen größer als z. B. im Knorpel sind. Das zeigt sich auch bei chemischen Analysen des Knochens in folgenden Werten: 20% Wasser, 25% Kollagen, 1—2% GAG bzw. PG, 1,25% übrige Proteine und 60—70% anorganische Stoffe.

Eine Sonderstellung nimmt die Auskleidung der Hohlräume ein, in denen die Osteocyten und ihre Fortsätze liegen, also die Zone zwischen Zellmembran einerseits und typischem Knochengewebe andererseits. Sie ist nicht verkalkt und enthält statt dichtgepackter Fibrillen einzelne vorwiegend zirkulär verlaufende kollagene Filamente oder Fibrillen und reichlich PG-Makromoleküle. Dieser Raum

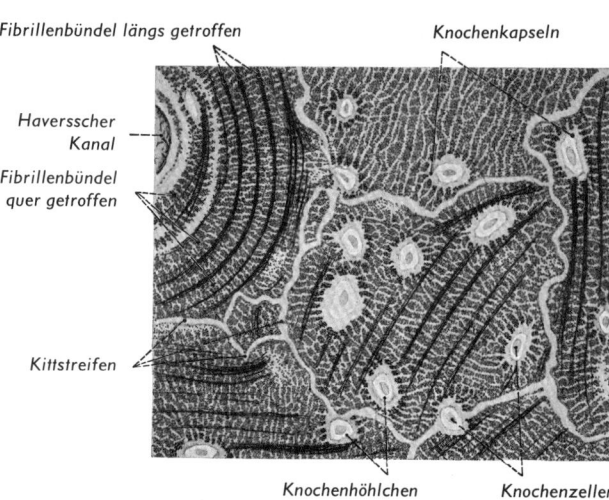

Fibrillenbündel längs getroffen

Knochenkapseln

Haversscher Kanal

Fibrillenbündel quer getroffen

Kittstreifen

Knochenhöhlchen

Knochenzellen

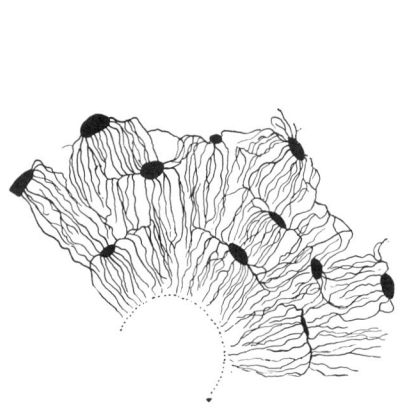

Abb. 2.4—1. Knochenzellen mit ihren Fortsätzen aus dem Radius. Nach der Thionin-Phosphorwolfram-Methode (SCHMORL) gefärbter Knochenschnitt.

Abb. 2.4—2. Knochenfibrillen in feinen Bündeln, teils quer, teils längs getroffen, in der Grundsubstanz liegend. Fibrillenfärbung nach BIELSCHOWSKY-STUDNICKA.

wird in Analogie zur Kapsel um die Knorpelzelle als Knochenkapsel (Abb. 2.4—2) und Grenzscheide bezeichnet.

An anorganischen Bestandteilen besitzt der Knochen 85% Calciumphosphat, 10% Calciumcarbonat, 1,5% Magnesiumphosphat, 0,3% Calciumfluorid, 0,2% Calciumchlorid und 2% Alkalisalze. Ein großer Teil dieser Kalksalze liegt in Kristallform vor, nach Röntgenuntersuchungen überwiegend als Hydroxylapatit. Elektronenmikroskopisch stellen sich diese Kristalle als langgestreckte schmale Plättchen dar, die etwa 400—1000 Å lang und 15—60 Å dick sind. Die Größe der Kristalle schwankt abhängig vom Kristallisationsgrad.

Ein charakteristisches Merkmal des typischen Knochengewebes ist eine geordnete räumliche Beziehung zwischen kollagenen Fibrillen und Apatit-Kristallen. Die Längsachsen der Fibrillen und der Kristalle verlaufen parallel, und die überwiegende Zahl der Kristalle ist etagenartig entsprechend den Querstreifungsperioden um die Fibrillen angeordnet. Hierdurch können der Fibrillenverlauf und das Querstreifungsmuster, obwohl im elektronenmikroskopischen Bild völlig von den Apatit-Kristallen überlagert und maskiert, aus der Kristallanordnung abgelesen werden. Zwischen den Fibrillenschichten kommen fibrillenfreie Zonen vor, die vorwiegend PG enthalten. Auch in diese Gebiete sind in dichter, jedoch ungeordneter Packung Apatit-Kristalle eingelagert (Abb. 2.4—2 bis 2.4—5).

Die Apatit-Kristalle lassen sich aus der organischen Knochenmatrix durch Säure-Einwirkung

herauslösen. Auf diese Weise entsteht der biegsame sog. Knorpelknochen. Umgekehrt kann man durch Glühen die organischen Bestandteile des Knochens zerstören. Er wird dabei spröde und brüchig. Die mechanischen Eigenschaften des Knochens beruhen also auf dem Zusammenwirken seiner organischen und anorganischen Bestandteile.

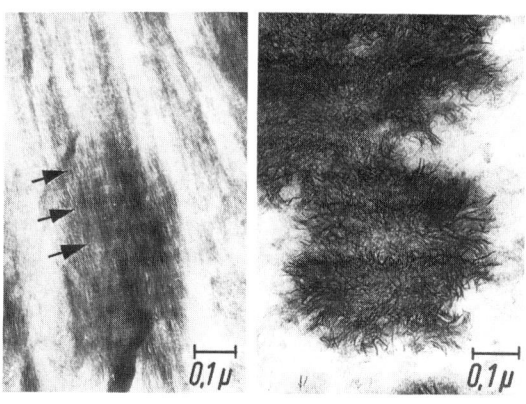

0,1 μ

0,1 μ

Abb. 2.4—3   Abb. 2.4—4

Abb. 2.4—3. Os parietale eines menschlichen Feten (mens. VI). Anordnung der Ca-Apatit-Kristalle entsprechend dem Querstreifenmuster (↓) der kollagenen Fibrillen.

Abb. 2.4—4. Verkalkender Blasenknorpel aus der Extremitätenanlage eines Rattenfeten des 18. Schwangerschaftstages. Drusenartige Anordnung der Ca-Apatit-Kristalle.

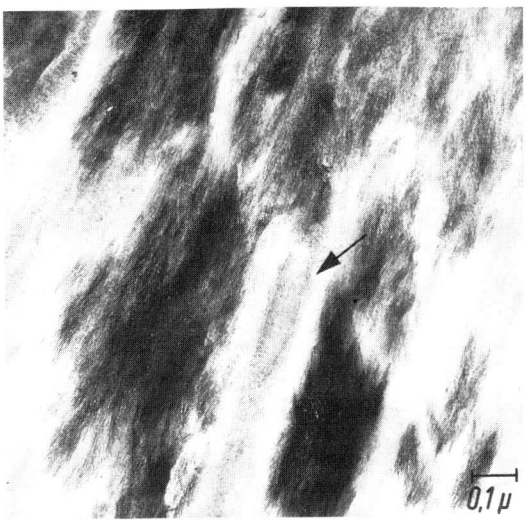

0,1 μ

Abb. 2.4—5. Oberschenkelknochen eines erwachsenen Mannes, leicht entkalkt, parallele Anordnung der Ca-Apatit-Kristalle. Im Zentrum ein Osteocytenfortsatz (↓).

Auf Grund der Anordnung der kollagenen Fibrillen und der Osteocyten werden zwei Knochenarten unterschieden: *Geflechtknochen* und *Lamellenknochen*.

Die Interzellularsubstanz des geflechtartigen Knochens enthält derbe Fibrillenbündel (Fasern), die denen des straffen Bindegewebes entsprechen. Sie verflechten sich untereinander und stehen auch mit der Knochenhaut, dem Periost, in direkter Verbindung. Diese Knochenart findet sich bei Amphibien, Reptilien und einigen Spezies kleiner Säugetiere. Bei den großen Säugetieren und beim Menschen wird das Skelett zunächst ebenfalls als Faserknochen angelegt, dann aber zu Lamellenknochen umgebaut. Nur an den Einstrahlungsstellen der meisten Bänder und Sehnen bleibt in der Regel der ursprüngliche Faserknochen erhalten. Derartige Bezirke bilden makroskopische Rauhigkeiten an der Knochenoberfläche.

Der Lamellenknochen ist durch eine schichten- bzw. schalenartige Anordnung schraubig verlaufender, parallel angeordneter Fibrillen mit einer entsprechenden Ausrichtung der Apatit-Kristalle gekennzeichnet. Die Lamellen, die ein Skelettstück nach außen und beim Röhrenknochen auch nach innen zum Markraum hin abgrenzen, werden als äußere bzw. innere Grund- oder Generallamellen bezeichnet (Abb. 2.4—6). Von außen (d. h. vom Periost) und von innen (d. h. vom Markraum) aus können ständig neue Lamellen gebildet werden (appositionelles Wachstum). Beim Umbau dringt Bindegewebe mit Blutgefäßen kanalartig in den Knochen

ein und baut ihn zunächst ab. In diesen Resorptionshöhlen wird dann — möglicherweise rhythmisch — Interzellularsubstanz von Osteoblasten lamellenartig abgelagert. Innerhalb einer Schicht herrscht eine einheitliche Verlaufsrichtung der Fibrillen vor. In benachbarten Schichten ist sie im allgemeinen gegensinnig.

Zwischen den Fibrillenschichten finden sich schmale Zonen PG-reicher Interzellularsubstanz, in die ebenfalls Apatit-Kristalle eingelagert sind. Durch immer neue zirkulär angeordnete Osteoblastengenerationen entstehen schließlich konzentrisch geschichtete Systeme von Fibrillenlamellen (bis zu 20) um zentrale Gefäße. Jede Lamelle ist ungefähr 2—10 μm breit und wird von einer großen Zahl von Osteocytenfortsätzen vorwiegend radiär durchzogen. Der jeweils mehr oder weniger zentral gelegene Hohlraum mit Gefäßen wird als HAVERS*scher Kanal* bezeichnet (Durchmesser 20—100 μm), die konzentrisch angeordneten Fibrillenschichten heißen HAVERS*sche* oder *Spezial-Lamellen*. Das gesamte Gebilde, das einige Zentimeter lang sein kann, nennt man HAVERS*sches System* oder *Osteon*. Die Osteone werden durch fibrillenfreie und PG-haltige, nur selten von Osteocytenfortsätzen durchzogene Schichten, die sog. Kittstreifen (siehe Abb. 2.4—2), von den Nachbarosteonen getrennt. Die in den HAVERSschen Kanälen verlaufenden Arterien stammen von periostalen Gefäßnetzen ab. Äste der Periostarterien ziehen durch schräg bis senkrecht zur Knochenoberfläche orientierte Kanäle (VOLKMANN*sche Kanäle*), welche die Lamellensysteme durchbrechen und mit den HAVERSschen Kanälen kommunizieren (Abb. 2.4—7).

Im Knochen laufen ständig Ab- und Aufbauvorgänge gleichzeitig ab. Während alte Osteone resorbiert werden, entwickeln sich in den entstehenden Hohlräumen neue Lamellensysteme. Fragmente der alten Osteone werden als Schaltlamellen oder interstitielle Lamellen bezeichnet. Vor allem in Regionen, die reichlich Schaltlamellen enthalten (Femurschaft, Mandibula), spricht man vom Brekzienbau des Knochens (Brekzien = durch kalkige oder tonige Bindemittel zusammengehaltene Bruchstücke bzw. Trümmer von Gesteinen).

Der Aufbau aus Osteonen gilt nur für die feste Rinde der Knochen, die Substantia compacta. Die Epiphysen der langen Röhrenknochen (s. Abb. 2.4— 10), der Innenraum der kurzen Knochen (z. B. Fußwurzelknochen) und die zentrale Schicht der platten Knochen bestehen dagegen aus einem Bälkchenwerk, der Spongiosa. Im Übergangsgebiet zwischen Compacta und Spongiosa weiten sich die HAVERSschen Kanäle zunächst trichterförmig aus (Spongiosa tubulosa), so daß schließlich nur noch Blätter und Balken bestehen bleiben (Abb. 2.4—7),

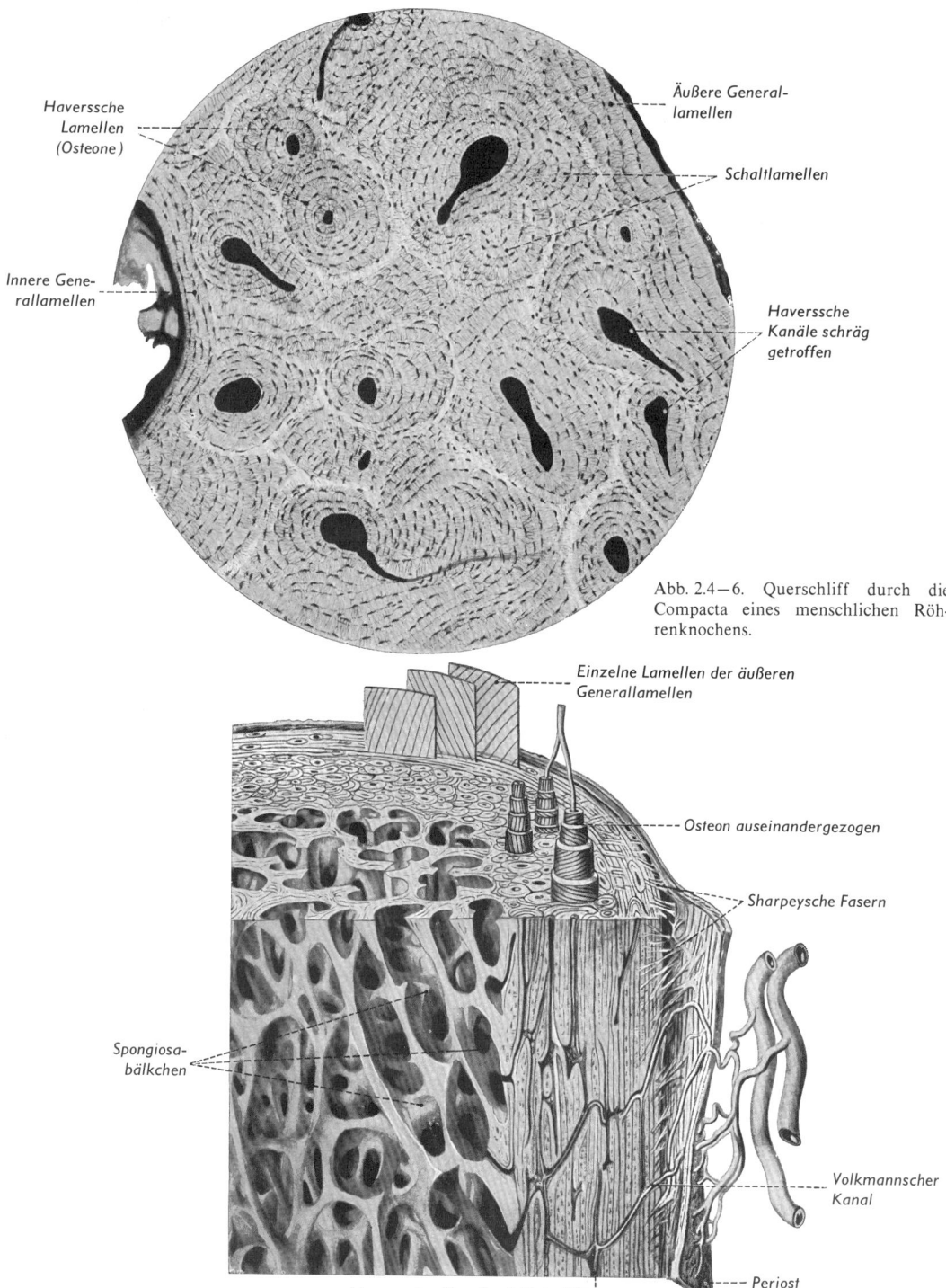

Haverssche
Lamellen
(Osteone)

Innere Gene-
rallamellen

Äußere General-
lamellen

Schaltlamellen

Haverssche
Kanäle schräg
getroffen

Abb. 2.4—6. Querschliff durch die Compacta eines menschlichen Röhrenknochens.

Einzelne Lamellen der äußeren Generallamellen

Osteon auseinandergezogen

Sharpeysche Fasern

Spongiosa-
bälkchen

Volkmannscher
Kanal

Haversscher Kanal mit Blutgefäß

Periost

Abb. 2.4—7. Schema vom Aufbau des Lamellenknochens. Drei Osteone in der Compacta sind teleskopartig auseinandergezogen zur Darstellung der verschiedenen Verlaufsrichtungen, welche die kollagenen Fibrillenbündel in den Lamellen nehmen. Aus demselben Grund sind drei Lamellen im Bereich der äußeren Generallamellen hochgezogen gezeichnet. Die den Knochen versorgenden Blutgefäße gelangen vom Periost aus durch VOLKMANNsche Kanäle in die mehr parallel zur Knochenoberfläche orientierten HAVERSschen Kanäle, die in der Achse der Osteone verlaufen. Zwischen den Spongiosabälkchen ist das — hier nicht dargestellte — Knochenmark eingebettet.

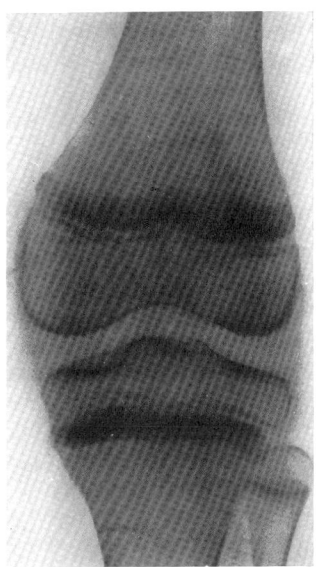

Abb. 2.4–8. Kniegelenk eines 11jährigen Knaben. An den Epiphysenlinien erkennt man neugebildeten Knochen als dunkle Streifen nach Gaben von Phosphorlebertran. Röntgenaufnahme: Prof. Dr. G. Küntscher (Hamburg).

die sich aus kurzen Lamellenschichten, aber meist nicht mehr aus durchlaufenden Systemen aufbauen.

Bei den kurzen Knochen bildet die Spongiosa den Hauptbestandteil. Hier liegt unter der meist sehr dünnen Knochenrinde zunächst eine Spongiosa in Rundmaschenform, die dann in typische Bälkchenspongiosa übergeht. Bei den platten Knochen sind zwischen zwei kompakten Schichten Spongiosapfeiler ausgespannt.

Außen werden die Knochen durch die bindegewebige Knochenhaut (Periost) umhüllt, an der sich während der Osteogenese zwei Schichten unterscheiden lassen: Die zell- und blutgefäßreiche Kambiumschicht und das Stratum fibrosum. Die Osteoblasten der Kambiumschicht bilden die äußeren Grundlamellen. Obgleich nach Abschluß der Osteogenese diese Schicht nicht mehr sicher nachweisbar ist, können sich hier jederzeit Bindegewebszellen — z. B. unter dem Reiz eines Knochenbruches oder einer erheblichen Belastungsänderung — zu Osteoblasten differenzieren.

Die äußere Schicht der Knochenhaut besteht aus derbem faserigen Bindegewebe. Aus dieser Schicht strahlen kollagene Fibrillenbündel als Sharpeysche Fasern in die Außenzone des Knochens ein (Abb. 2.4–7). Die kollagenen Fasern der Sehnen übertragen die Muskelkraft entweder in den Faserstrumpf der Knochenhaut, oder sie verankern sich direkt in Rauhigkeiten der Knochenoberfläche.

Die Foramina nutricia der Röhrenknochen enthalten Gefäße, die den Markraum des Knochens und damit rotes blutbildendes Knochenmark bzw. gelbes Fettmark versorgen. Das Verhältnis von rotem zu gelbem Knochenmark ist vom Lebensalter, von der funktionellen Beanspruchung und vom Zustand der übrigen Blutbildungsherde abhängig.

Knochenentwicklung

In den drei Hauptstadien der Skelettentwicklung — dem blastematischen oder häutigen Skelett, dem Knorpel- oder Primordialskelett und dem knöchernen oder definitiven Skelett — herrschen als Stützmaterialien jeweils bestimmte Gewebe vor: Blasteme genannte Mesenchymverdichtungen, hyaliner (Zell-)Knorpel und Knochengewebe.

Ihrer Entstehung nach werden zwei Knochenarten unterschieden:

1. *Deck-, Beleg-, Haut-* oder *Bindegewebsknochen* und
2. *Ersatzknochen.*

Die Ausbildung des Bindegewebsknochens wird als desmale Ossifikation bezeichnet, weil sich dieser Knochentyp frei im Bindegewebe (d. h. hier: unabhängig von einem vorgeformten Knorpelmodell) entwickelt. So entstehen das knöcherne Schädeldach, die Mehrzahl der Knochen des Gesichtsschädels und Teile des Schlüsselbeins. Die Zellen der Blasteme, in denen sich Knochen bilden wird, werden zunächst auffällig glykogenreich; später nehmen sie eine plumpe bis kugelige Gestalt an und produzieren eine als Osteoid bezeichnete, Proteoglycane und kollagene Fibrillen enthaltende Interzellularsubstanz. Aus ursprünglichen Mesenchymzellen sind Osteoblasten geworden (Abb. 2.4–12).

Das Auftreten einer Alkalischen Phosphatase in und außerhalb der Zellen (Abb. 2.4–9) wird mit der Mineralisierung des Osteoids in Zusammenhang gebracht. Sie beginnt mit der Einlagerung von Apatitkristallen, die zu Plaques aggregieren und ursprünglich keine räumliche Beziehung zu den ungeordneten und lockergepackten Kollagenfibrillen erkennen lassen.

Mit zunehmender Zahl und Packungsdichte der Fibrillen werden auch die Kristallaggregate größer, aber erst später ordnen sich die Einzelkristalle entsprechend der Verlaufsrichtung und der Periodizität der Fibrillen, so daß ihre Anordnung schließlich der im reifen Knochengewebe entspricht.

Da die Ersatzknochen auf der Grundlage knorpeliger Skelettstücke entstehen, spricht man von chondraler Ossifikation oder chondraler Osteogenese. Hierbei kommt es niemals zu einer Umwand-

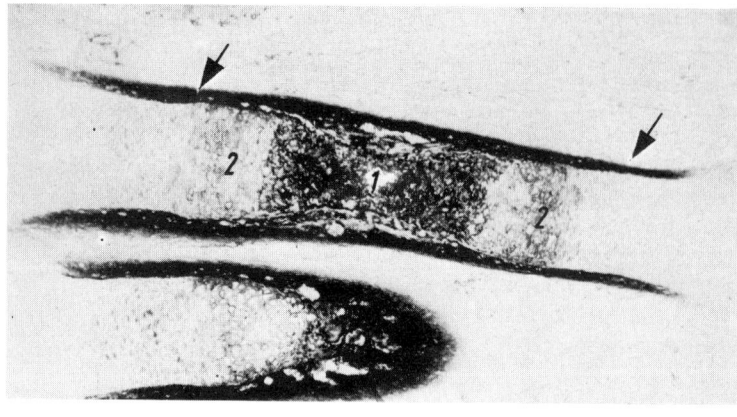

Abb. 2.4−9. Darstellung der alkalischen Phosphatase. Rattenembryo, vordere Extremität, Tag 20. Enzymaktivität in der perichondralen Knochenmanschette (↓), in dem Bereich der enchondralen Ossifikation in der primären Markhöhle (1) und geringer im verkalkenden Blasenknorpel (2).

lung von Knorpel in Knochengewebe, sondern ersterer wird durch letzteres ersetzt (daher Ersatzknochen). Ein wesentlicher Unterschied gegenüber der desmalen Ossifikation beruht also darauf, daß mit der Bildung des Knochengewebes ein zuvor vorhandenes anderes Gewebe, nämlich Knorpel, beseitigt wird. Allerdings muß betont werden, daß letztlich „*Knochengewebe überall und immer auf dieselbe Weise, nämlich durch spezifische Knochenbildungszellen, die Osteoblasten, erzeugt wird*" (SCHAFFER 1916). Die Unterscheidung von desmaler und chondraler Ossifikation bezieht sich also im wesentlichen auf die Art, wie ein bestimmtes Skelettstück entsteht, nicht aber auf den Modus, nach dem ganz allgemein das Knochengewebe unter der Wirkung von Osteoblasten, über von diesen produziertes Osteoid, über die Mineralisation dieses Materials und schließlich über weitere Umbauvorgänge sich entwickelt.

Der Ersatz der ursprünglich knorpeligen Skelettstücke durch knöcherne gestaltet sich bei den Röhrenknochen anders als bei den kurzen und platten Knochen. Die Knorpelmodelle letzterer werden nämlich zunächst nur von innen her durch Knochen ersetzt, während bei den knorpeligen Vorläufern der späteren Röhrenknochen auch außen auf der Knorpeloberfläche Knochen entsteht. Nach dem Bildungsort des Knochengewebes werden deshalb eine enchondrale (d. h. eine im Inneren der Knorpelstücke verlaufende) und eine perichondrale (d. h. eine außen, vom Perichondrium ausgehende) Ossifikation unterschieden. An den knorpeligen Vorläufern der späteren Röhrenknochen beginnt die chondrale Osteogenese mit der Ausbildung einer Knochenmanschette im diaphysären Perichondrium. Diese perichondrale Ossifikation vollzieht sich nach dem Prinzip der oben beschriebenen desmalen Verknöcherung.

Dem Abbau des Diaphysenknorpels gehen charakteristische Veränderungen voraus: Die Knorpel-

zellen beladen sich zunehmend mit Glykogen, das dann allmählich wieder verschwindet. Gleichzeitig kommt es zu Schwellungserscheinungen im Cytoplasma (Blasenknorpel). Außerdem lagern sich Kalkkristalle in die Interzellularsubstanz vor allem der zentralen Blasenknorpelbereiche ein. Diese Kristalle liegen zunächst vereinzelt ohne deutliche Beziehungen zu den Kollagenfibrillen, aggregieren dann zu drüsenartigen Formationen mit einer vorwiegend radiären Anordnung der Kristalle in der Peripherie und fließen schließlich zu großen, dichtgepackten und ungeordneten Komplexen zusammen. Unter einem „*Verknöcherungspunkt*" versteht man einen weißlichen Herd innerhalb des Knorpelstückes, der durch blasige Auftreibung (z. T. auch durch Absterben) der Knorpelzellen und durch verkalkte Interzellularsubstanz gekennzeichnet ist. Die Bezeichnung ist freilich mißverständlich, weil hier noch keine echte Verknöcherung, sondern ein Stadium der Degeneration bzw. der Vorbereitung des Knorpels auf seinen späteren Abbau vorliegt. In Richtung auf den Verknöcherungspunkt dringen durch die perichondrale Knochenmanschette Mesenchym und Blutgefäße in das Knorpelstück ein. Unter der Wirkung speziell differenzierter Riesenzellen, sog. Chondroklasten und anderer Mesenchymzellen, wird der Verknöcherungspunkt abgebaut. An seine Stelle tritt die mit primärem Knochenmark ausgefüllte primäre Markhöhle. Von hier aus breitet sich ein Prozeß, der ebenfalls durch Blasenknorpel, verkalkte Interzellularsubstanz und den anschließenden Abbau des so veränderten Knorpels gekennzeichnet ist, in Richtung auf die Epiphysen aus. Gleichzeitig entstehen durch enchondrale Ossifikation Osteoidbälkchen im Inneren der primären Markhöhle und eine sie auskleidende Osteoidtapete. Dabei wird das enchondrale Osteoid teils auf stehengebliebene Sparren der verkalkten Knorpelgrundsubstanz (Richtungsbalken der Verknöcherung) und teils von innen her auf das perichondrale Knochengewebe abgeschieden. Auch in das enchondral entstandene Osteoid werden Ca-Apatit-Kristalle eingelagert. Allerdings unterscheidet sich hier die Art der Mineralisation von den Verhältnissen bei der Verkalkung des desmalen Osteoids und von der Verkalkung der Knorpelgrundsubstanz an den Verknöcherungspunkten bzw. im Bereich des Blasenknorpels. Das bei der enchondralen Ossifikation gebildete Osteoid besteht aus breiten Zügen parallel verlaufender, dicht gepackter und bis zu 1000 Å dicker Fibrillen, an die sich die Apatitkristalle von Anfang an parallel und in einer wechselnden Zahl von Schichten anlagern. Die meisten Osteoidbälkchen werden mit dem Wachstum des Skelettstückes wieder abgebaut, wodurch Platz für die Bildung neuer Osteoidtrabekel geschaffen wird. Die perichondrale Knochenmanschette des Diaphysenbereiches wächst in die Dicke und in die Länge, indem sie sich in Richtung auf die Epiphysen ausdehnt. Da aber auch die knorpeligen Epiphysen durch Zellteilungen und Vermehrung der Interzellularsubstanz größer werden, bleibt die Anordnung der knorpeligen und knöchernen Teile zueinander bis zum Ende des Wachstums erhalten.

Eine charakteristische Besonderheit bei der Ossifikation der knorpeligen Skelettstücke, welche die Vorläufer für die Röhrenknochen bilden, ist der sog. Säulenknorpel. Er besteht aus reihenförmig in der Längsrichtung des Skelettstückes orientierten Knorpelzellen und soll dadurch zustande kommen, daß das Knorpelwachstum durch die perichondrale Knochenmanschette seitwärts zu behindert wird.

Die chondrale Ossifikation der Röhrenknochen ist durch vier typische „Zonen" gekennzeichnet, die von den Epiphysen in Richtung auf den Diaphysenschaft etagenförmig aufeinanderfolgen (Abb. 2.4—13 u. 2.4—14):

1. Die Zone des unverändert wachsenden Epiphysenknorpels umfaßt die gesamte Epiphyse, die wie ein Sektkorken in der perichondralen Knochenmanschette steckt.
2. Die sich anschließende Zone des Säulenknorpels besteht zur Markhöhle hin aus Blasenknorpel mit verkalkter Interzellularsubstanz.
3. In der sog. Eröffnungszone wird der geblähte oder bereits zugrunde gegangene Knorpelzellen enthaltende verkalkte Knorpel von der Markhöhle her durch Chondroklasten abgebaut, wobei es zur Eröffnung der Höhlchen kommt, in denen die Chondrocyten oder Reste bereits abgestorbener Knorpelzellen liegen.
4. Die Markhöhle mit Osteoidbälkchen und Knochenmark, das primär vor allem aus Blutkapillaren, Mesenchymzellen, zur Phagocytose befähigten Wanderzellen, Chondroklasten und Osteoblasten besteht.

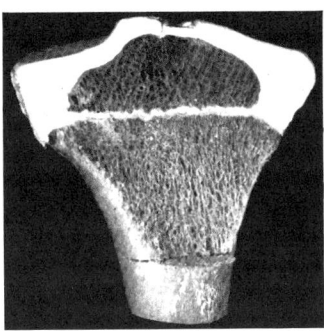

Abb. 2.4—10. Frontalschnitt durch die obere Epiphyse des Schienbeines eines 6½jährigen Knaben. Beachte den Knochenkern und die Epiphysenfuge.

Schließlich entsteht auch innerhalb jedes Epiphysenknorpels ein Verknöcherungspunkt, der sog. Epiphysenkern, mit einer nachfolgenden primären Markhöhle und anschließender enchondraler Verknöcherung. Epiphysenkerne sind beim Menschen zum Zeitpunkt der Geburt normalerweise in den distalen Femurephiphysen und in den proximalen Tibiaepiphysen vorhanden und gelten deshalb als Reifezeichen.

Durch den Epiphysenkern wird der Knorpel in den Bereich des Gelenkknorpels und in den der Epiphysenlinie zerlegt (Abb. 2.4—8 bis 2.4—10), die bis zum Abschluß des Längenwachstums erhalten bleibt. Während sich der Gelenkknorpel am Wachstum der Epiphyse beteiligt, ist der Knorpel der Epiphysenlinien für das Längenwachstum des Knochenschaftes und damit der Extremitäten und des gesamten Körpers verantwortlich. In ihrer mittleren Zone besteht die Epiphysenlinie aus Proliferationsknorpel, an den sich epiphysen- und diaphysenwärts Säulenknorpel und Eröffnungszonen anschließen. Die Epiphysenlinien sind Wachstumszonen mit begrenzter Lebensdauer. Mit ihrem Ver-

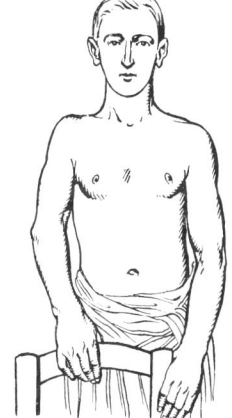

Abb. 2.4—11. Verkürzung des rechten Oberarms nach Verletzung der proximalen Epiphysenfuge in frühester Jugend (nach HELFERICH).

179

schwinden — etwa zur Zeit der Pubertät — ist auch das Längenwachstum des Körpers weitgehend abgeschlossen, während ein Dickenwachstum der Knochen und Umbauvorgänge zur Anpassung an veränderte Belastung durch das ganze Leben hindurch erhalten bleiben.

Wird eine Epiphysenlinie zerstört, so ist das Längenwachstum des betreffenden Skelettstückes an dieser Stelle beendet (Abb. 2.4—11). Den Sexualhormonen soll eine fördernde Wirkung auf den sog. Schluß der Epiphysenlinien zukommen. Bei bestimmten Formen der Pubertas praecox erfolgt deshalb ein vorzeitiger Abschluß des Längenwachstums der Röhrenknochen. Auch bei der Chondrodystrophie, einer erblichen Störung der Knorpelbildung (vor allem in den Epiphysenlinien) und der enchondralen Ossifikation kommt es zu einer Verkürzung der Extremitäten, während der Rumpf vergleichsweise massig erscheint. Umgekehrt können verminderte Produktion und erst recht Fehlen von Geschlechtshormonen eine verlängerte Wachstumsperiode bewirken (eunuchoider Hochwuchs). Das somatotrope Hypophysenhormon stimuliert u. a. die Proliferation der Knorpelzellen in Wachstumszonen und beeinflußt dadurch das Gesamtwachstum.

Bei der Entstehung der kurzen und platten Knochen kommt es nicht zur Ausbildung perichondraler Manschetten. Oft entwickeln sich in Randbezirken dieser Skelettstücke kleine separate Verknöcherungspunkte mit entsprechenden Epiphysenfugen. Solche Randepiphysen ermöglichen das breitflächige Wachstum z. B. von Schulterblatt und Darmbein. Das Höhenwachstum der Wirbelkörper geht im wesentlichen von den knorpeligen Deck- und Schlußplatten an den Bandscheiben-Wirbelkörpergrenzen aus.

Umbauvorgänge in Knochen

Wesentliche Voraussetzung für das Wachstum des Knochens, für seine Anpassung an veränderte Belastungen und allgemeiner, für seine Reaktionsfähigkeit auf verschiedene Reize, ist der relativ rasche, durch die Knochenzellen gesteuerte „turn over" seiner Interzellularsubstanz. Während das Knorpelgewebe durch Intussuszeption und Apposition, d. h. durch Einbau und Anbau wachsen kann, laufen zwar auch im Knochen deutliche Anbauvorgänge ab (Dickenwachstum erfolgt ausschließlich durch perichondrale bzw. periostale Apposition), doch muß dem Einbau hier stets ein Abbau vorausgehen. Vergleicht man ein embryonales Skelettstück mit dem ihm entsprechenden reifen Knochen, wird deutlich, daß Vergrößerung und Formausbau nicht nur durch Wachstum erfolgen,

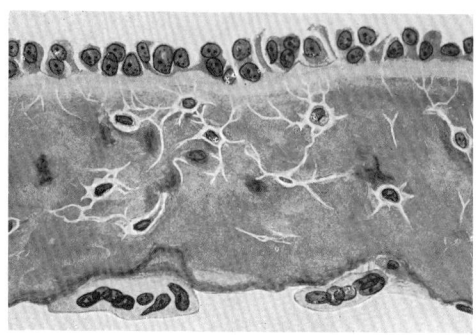

Abb. 2.4—12. Scheitelbein eines menschlichen Embryos. Osteoblasten am oberen Rand, darunter schmaler unverkalkter Streifen von Knochengrundsubstanz („osteoider Saum"), am unteren Rande zwei Osteoklasten. Vergr. 440×.

sondern daß hierbei tiefgreifende Abbauvorgänge entscheidend mitbeteiligt sind. Ein embryonaler Röhrenknochen paßt in die Markhöhle des gleichen Knochens beim Kleinkind und letzterer läßt sich im Markraum des ausgewachsenen Skelettstückes unterbringen.

Auch die Umwandlung des ursprünglichen Geflechtknochens in den an seine Stelle tretenden Lamellenknochen, die Entstehung von Schaltlamellen aus HAVERSschen Systemen und die Ausbildung neuer Osteone sind mit Abbauvorgängen verbunden. An allen diesen Prozessen, bei denen die Beseitigung bereits vorhandenen Knochengewebes im Vordergrund steht, sind hochspezialisierte, mehrkernige Riesenzellen, sog. Osteoklasten (Abb. 2.4—12), beteiligt. In ihrem Cytoplasma fallen vor allem ein reich entwickeltes ER und zahlreiche Lysosomen auf. Ihre dem Knochen zugekehrte Seite hat

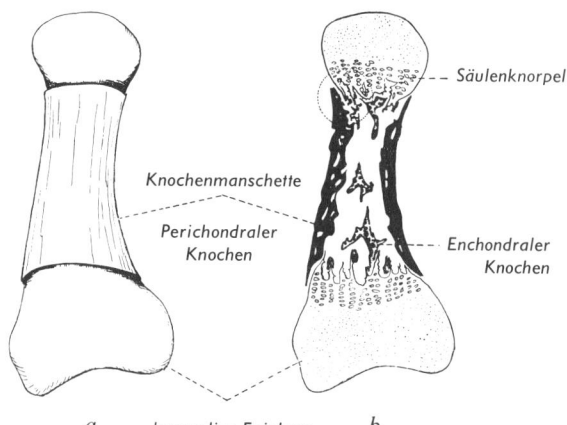

Abb. 2.4—13. Kleiner Röhrenknochen vom Fuß eines 5monatigen menschlichen Embryos. a) Knochenmanschette von außen, b) Längsschnitt (Knochen schwarz). Der punktierte Kreis links oben bezeichnet den Ausschnitt, der in Abb. 2.4—14 vergrößert dargestellt ist. Halbschematisch.

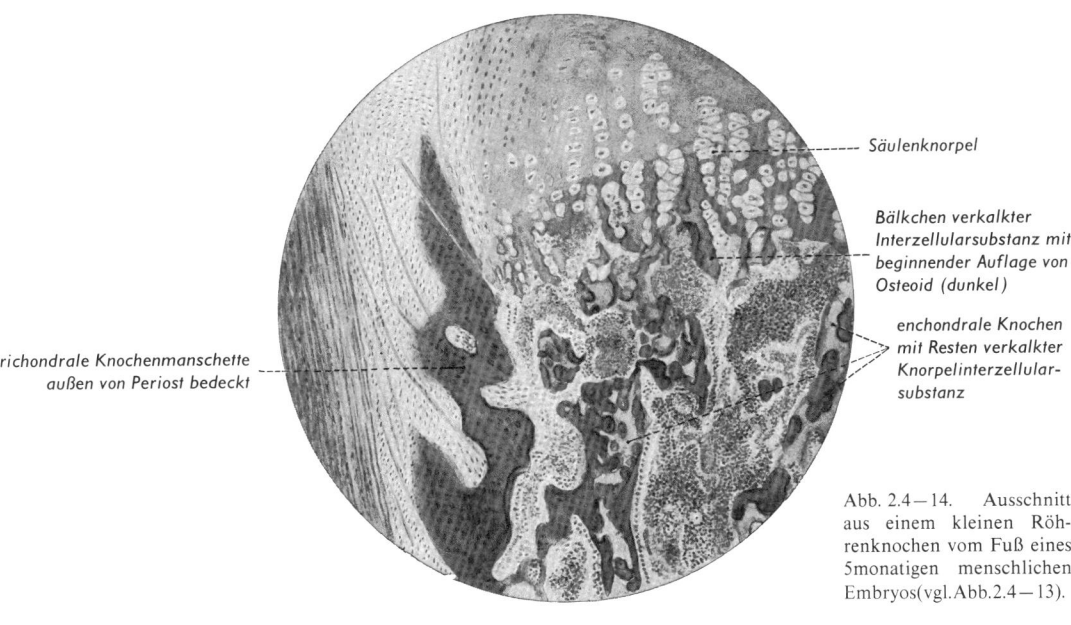

Säulenknorpel

Bälkchen verkalkter Interzellularsubstanz mit beginnender Auflage von Osteoid (dunkel)

enchondrale Knochen mit Resten verkalkter Knorpelinterzellularsubstanz

perichondrale Knochenmanschette außen von Periost bedeckt

Abb. 2.4—14. Ausschnitt aus einem kleinen Röhrenknochen vom Fuß eines 5monatigen menschlichen Embryos(vgl.Abb.2.4—13).

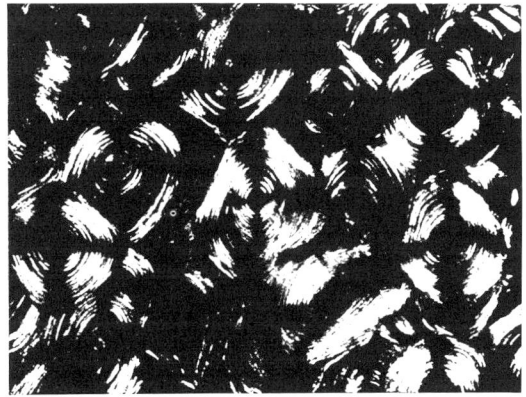

Abb. 2.4—15. Ungefärbter Knochenquerschliff im polarisierten Licht (Compacta des Radius). Die Schwingungsebenen der beiden NICOLS ungefähr parallel zu den Seiten der Abbildung. Beachte die dunklen Kreuze im Bereich der Osteone, die sich abhängig vom Steigungswinkel der kollagenen Fibrillen aus hellen und dunklen Lamellen zusammensetzen.

lichtmikroskopisch ein unregelmäßig feingestreiftes Aussehen, elektronenmikroskopisch findet sich hier ein durch tiefe Ein- und weite Ausstülpungen des Plasmalemms zerklüfteter Cytoplasmabereich. In diesem Gebiet einer erheblich vergrößerten Oberfläche der Osteoklasten werden — wahrscheinlich durch die Wirkung der Carboanhydrase — Wasserstoffionen frei, die eine Säuerung des Milieus und damit eine Lösung der Apatitkristalle aus der verkalkten Knocheninterzellularsubstanz bewirken. Auch andere Substanzen, wie Milchsäure, sollen hierbei eine Rolle spielen. Der Abbau des organi-

schen Anteils des Knochens erfolgt durch lysosomale Enzyme. Mit Osteoklasten besiedelte, muldenförmige Vertiefungen an der Oberfläche des dem Abbau verfallenden Knochenstückes werden als HOWSHIPsche Lakunen bezeichnet.

Die relativ kleine Zahl von Osteoklasten in Knochenabbauzonen deutet darauf hin, daß auch andere Zellen an der Beseitigung von Knochengewebe beteiligt sind. Das wird noch dadurch bestätigt, daß Knochenabbau bei bestimmten Tierarten und bei bestimmten Skelettstücken sogar ganz ohne Osteoklasten erfolgen kann. Man nimmt deshalb an, daß auch unauffällig aussehende mesenchymale Zellen an der physiologischen Knochenzerstörung mitwirken können. Vor allem aber den Osteocyten mit ihrer Fähigkeit, den Stoffwechsel der Knocheninterzellularsubstanz zu kontrollieren und zu beeinflussen, wird hierbei eine nicht zu unterschätzende, wenn auch im einzelnen noch keineswegs durchsichtige Bedeutung (z. B. im Sinne einer Auflockerung der Knochenstruktur) zukommen.

Literatur

AMPRINO, R.: On the growth of cortical bone and the mechanism of the osteon formation. Acta anat. (Basel) 52 (1963), 177—187

ASCENZI, A.: The relationship between mineralization and bone matrix. In: H. J. J. BLACKWOOD (Ed.): Bone and tooth, Pergamon Press, Oxford 1964

ASCENZI, A., E. BONUCCI, D. S. BOCIARELLI: An electron microscope study of osteon calcification. J. Ultrastruct. Res. 12 (1965), 287—303

BAHLING, G.: Entwicklung des Querschnittes der großen Extremitätenknochen bis zum Säuglingsalter. Morph. Jb. 99 (1958), 109—188

BAUD, C. A.: Morphologie et structure inframicroscopique des ostéocytes. Acta anat. (Basel) 51 (1962), 209–225

BOYDE, A., M. H. HOBDELL: Scanning electron microscopy of lamellar bone. Z. Zellforsch. 93 (1969), 213–231

BROOKES, M.: The vascularization of long bones in the human fetus. J. Anat. (Lond.) 92 (1958), 261–267

CAMERON, D. A., H. A. PASCHALL, R. A. ROBINSON: The ultrastructure of bone cells. In: H. M. FROST (Ed.): Bone biodynamics. Little, Brown, Boston / Mass. 1964

CARLSTRÖM, D., A. ENGSTRÖM: Ultrastructure and distribution of mineral salts in bone tissue. In: G. H. BOURNE (Ed.): The biochemistry and physiology of bone. Acad. Press, New York 1956

COHEN, J., W. H. HARRIS: The threedimensional anatomy of Haversian systems, J. Bone J. Surg. 40 (1958), 419–434

DUDLEY, H. R., D. SPIRO: The fine structure of bone cells. J. biophys. biochem. Cytol. 11 (1961), 627–649

EASTOE, J. E.: Chemical aspects of the matrix concept in calcified tissue organisation. Calc. Tiss. Res. 2 (1968), 1–19

FROST, H. M.: Specific surface and specific volume of normal human lamellar bone. Henry Ford Hosp. Bull. 8 (1962), 35

GLIMCHER, M. J., S. M. KRANE: The organization and structure of bone, and the mechanism of calcification. In: G. N. RAMACHANDRAN (Ed.): Treatise of collagen. Vol. 2 B. Acad. Press, New York 1968

HERT, J.: Das Längenwachstum der Röhrenknochen beim Menschen. Das Aktivitätsverhältnis der Epiphysenknorpel. Anat. Anz. 106 (1959), 399–413

HOBDELL, M. H., A. BOYDE: Microradiography and scanning electron microscopy of bone sections. Z. Zellforsch. 94 (1969), 487–495

JOWSEY, J., B. L. RIGGS, P. J. KELLY: Mineral metabolism in osteocytes. Proc. Mayo Clin. 39 (1964), 480–484

KNESE, K.-H.: Knochenstruktur als Verbundbau. Versuch einer technischen Deutung der Materialstruktur des Knochens. In: W. BARGMANN u. W. DOERR (Hgg.): Zwangl. Abh. aus dem Gebiet der norm. und path. Anat. Thieme, Stuttgart 1958

KNESE, K.-H.: Über die Mineralablagerungen im Knorpel und Knochengewebe unter Berücksichtigung elektronenmikroskopischer Befunde. Acta histochem. (Jena) Suppl. 3 (1963), 31–56

KNESE, K.-H.: Zell- und Faserstruktur des Knochengewebes. Acta anat. (Basel) 53 (1963), 369–394

KNESE, K.-H., D. VOGES, I. RITSCHL: Untersuchungen über die Osteon- und Lamellenformen im Extremitätenskelet des Erwachsenen. Z. Zellforsch. 40 (1954), 323–360

KNESE, K.-H.: Struktur und Ultrastruktur des Knochengewebes. In: E. DIETHELM u. O. OLSSON (Hgg.): Handbuch Med. Radiologie, IV/1. Springer, Berlin 1970

KNIEF, J. H.: Quantitative Untersuchung der Verteilung der Hartsubstanzen in Knochen in ihrer Beziehung zur lokalen mechanischen Beanspruchung. Z. Anat. Entwickl.-Gesch. 126 (1967), 55–80

KUMMER, B.: Biomechanik des Säugetierskelets. In: KÜKENTHAL / KRUMBACH: Handbuch der Zoologie, 8, 24, de Gruyter, Berlin 1959

LACROIX, P.: Bone and cartilage. In: J. BRACHET, and A. E. MIRSKY (Eds.): The cell. Vol. 5. Acad. Press, New York 1961

MARSHALL, J. H., R. E. ROWLAND, J. JOWSEY: Microscopic metabolism of calcium in bone. II. Quantitative autoradiography. Radiat. Res. 10 (1959), 213–233

NEUMAN, W. F., M. W. NEUMAN: The chemical dynamics of bone mineral. Chicago University Press, Chicago 1958

PAUWELS, F.: Über die Bedeutung der Bauprinzipien des Stütz- und Bewegungsapparates für die Beanspruchung des Röhrenknochens. Acta anat. (Basel) 12 (1951), 207–227

ROBINSON, R. A.: Chemical analysis and electron microscopy of bone. In: K. RODAHL (Ed.): Bone as a tissue. McGraw-Hill, New York 1960

ROBINSON, A., D. A. CAMERON: Bone. In: ST. KURTZ (Ed.): Electron microscopic anatomy. Acad. Press, New York 1964

SCHÜTTE, E.: Stoffwechsel des Knochengewebes. 7. Colloquium der Ges. für physiol. Chemie, Springer, Berlin 1956

SCHWARZ, W., G. PAHLKE: Elektronenmikroskopische Untersuchungen an der Interzellularsubstanz des menschlichen Knochengewebes. Z. Zellforsch. 38 (1953), 475–487

SCOTT, B. L., D. PEASE: Electron microscopy of the epiphyseal apparatus. Anat. Rec. 126 (1956), 465–495

SEDLIN, E. D.: The half-life of the osteon: a method of determination. J. surg. Res. 3 (1963), 82–83

SHELDON, H., R. A. ROBINSON: Electron microscope studies of crystal collagen relationship in bone. IV. The occurrence of crystales within collagen fibrils. J. biophys. biochem. Cytol. 3 (1957), 1011–1015

SMITH, J. W.: The arrangement of collagen fibres in human secondary osteones. J. Bone J. Surg. 42 (1960), 588–605

2.5. Muskelgewebe

Von WOLF G. FORSSMANN

Das Muskelgewebe ermöglicht die aktiven Bewegungsvorgänge des Körpers. Kontraktilität und Beweglichkeit sind zwar Grundlage vieler Zellfunktionen, wie z. B. der Mitose und Sekretion, jedoch sind nur in den Muskelgeweben große und zu einer allgemeinen Funktion organisierte Mengen an kontraktilen Proteinen vorhanden, die sonst weit verbreitet in tierischen Zellen gefunden wurden (POLLARD et al. 1970).

Auf Grund morphologischer und physiologischer Eigenschaften unterscheidet man drei Formen des Muskelgewebes: 1. *die glatte Muskulatur,* das ist vor allem die relativ langsam arbeitende unwillkürliche Muskulatur der Eingeweide; 2. die regelmäßig und rhythmisch sich kontrahierende *Herzmuskulatur* und 3. die nach Dauer, Kraft und Geschwindigkeit der Kontraktion bewußt regulierbare *quergestreifte* oder *Skelettmuskulatur.*

Die Elemente der Skelettmuskulatur liefern in erster Linie den Motor des gesamten Bewegungsapparates am Stamm und an den Gliedmaßen. Sie bilden darüber hinaus auch die mimische Muskulatur des Gesichts, die äußeren Augenmuskeln, die inneren Ohrmuskeln (M. stapedius, M. tensor tympani), die Tunica muscularis des Vorderdarms bis zur Mitte der Speiseröhre, die Muskeln des Kehlkopfes, des Beckenbodens und den M. cremaster.

Das aktive Muskelfleisch besteht aus langen, zylindrischen Fasern[1]), die von einer zarten Bindegewebsschicht umgeben und durch dichtere Bindegewebssepten zu Bündeln zusammengefaßt sind. In diesem Bindegewebe verlaufen Blutgefäße und Nerven. Die Muskelenden sind durch Sehnen aus straffem Bindegewebe mit dem Knochen verbunden.

Die Skelettmuskulatur und ihre Hilfsapparate sind ein aus verschiedenen Bestandteilen aufgebautes Gewebe, das einer geregelten und harmonischen Kraftentfaltung und Kraftübertragung auf den knöchernen Bewegungsapparat dient.

Neben Bindegeweben, Blutgefäßen und Nervenfasern gehören u. a. Fettpolster zwischen den Muskeln und Muskelfaserbündeln sowie sensible Endorgane (Muskelspindeln und Sehnenrezeptoren) zu den Hilfsapparaten der Muskulatur.

Wichtiger Bestandteil des Muskelgewebes sind auch die sogenannten Satellitenzellen, die der Muskelfaser ganz dicht anliegen und unregelmäßig auf der Oberfläche verteilt zu sein scheinen.

Quergestreifte Skelettmuskelfasern

Mikroskopische Anatomie und Ultrastruktur

Der elementare Baustein des Skelettmuskelgewebes ist die *quergestreifte Muskelfaser* (Abb. 2.5—1), eine schlauch- oder spindelförmige Zelle, deren Wand als Sarkolemm bezeichnet wird. Da diese Muskelfasern eine Länge bis zu 15 cm und eine Dikke bis zu 0,1 mm erreichen können, sind sie oft schon makroskopisch sichtbar. Die Muskelfasern erstrecken sich nur teilweise über die ganze Länge des Muskels; ihre Länge ist so nicht allein durch die des Muskels selbst bestimmt.

Die wesentlichen Komponenten der Muskelfasern sind die Zellmembran (inneres Sarkolemm), die Cytoplasma-Grundsubstanz (Sarkoplasma), die Mitochondrien (Sarkosomen), die kontraktilen Myofibrillen, das sarkoplasmatische Reticulum (eine Sonderform des endoplasmatischen Reticulum), die Zellkerne und als Speicherprodukte Fettvakuolen und Glykogen.

Die Muskelfaser enthält so viele *Kerne,* daß man sie nicht als Zelle zu bezeichnen pflegt. Die lang diskutierte Frage, ob sie durch Verschmelzung der Myoblasten während der Faserentwicklung, also als Syncytium, oder durch Ausbleiben der Zellteilung nach der Kernteilung, also als Plasmodium, entsteht, ist eindeutig geklärt (s. u.), nachdem eine Fusion der Myoblasten nachgewiesen ist. Die Kerne der Muskelfasern liegen in der Regel randständig, d. h. subsarkolemmal (Abb. 2.5—3); viel seltener

sind sie in der Mitte der Faser zu finden (z. B. in den sog. langsamen Muskelfasern der äußeren Augenmuskeln). Im lichtoptischen Bild sind die Kerne der Satellitenzellen von den Muskelfaserkernen nicht unterscheidbar.

Das *Sarkolemm,* eine mehrschichtige Membran, hat u. a. die wesentliche Funktion, das Membranpotential aufrechtzuerhalten. Dafür ist die innere Schicht des Sarkolemm (Abb. 2.5—4 und 2.5—9), also die eigentliche Cytoplasma-Membran, verantwortlich. Dieses innere Sarkolemm mißt etwa 90 Å und hat den typischen dreischichtigen Bau einer Cytoplasma-Membran. Das äußere Sarkolemm wird von der inneren Sarkolemm-Membran durch einen Spalt von 20—30 Å getrennt und hat eine Dicke von 200 Å. Elektronenoptisch besteht es aus feinem filamentösem Material und entspricht einer Basallamina. Im Gefrierbruchverfahren lassen sich zahlreiche Membranpartikel und Mikropinocytosevesikelabschnürungen sowie das Oberflächenrelief der Muskelzelle besonders schön darstellen (Abb. 2.5—4).

Das *Sarkoplasma* bildet die Cytoplasma-Grundsubstanz (Matrix oder Grundcytoplasma) der Muskelfaser, eine wäßrige Phase, in die alle Cytoplasma-Organellen, die Myofibrillen sowie Glykogen (Abb. 2.5—9) eingelagert sind.

Den größten Volumenanteil der Muskelfaser nehmen die kontraktilen Elemente ein. Was makroskopisch als Muskel erscheint, ist je nach verfeinerter Untersuchungsmethode in Muskelfasern (Lupenvergrößerung), Myofibrillen (lichtmikroskopisch) oder in Myofilamente (elektronenmikroskopisch) auflösbar (Abb. 2.5—1). Die kennzeichnende, schon im ungefärbten Präparat lichtoptisch sichtbare Querstreifung (Abb. 2.5—2) der Muskulatur erklärt sich aus der regelmäßigen Zusammenlagerung der Makromoleküle Actin und Myosin, d. h. der Myofilamente (Abb. 2.5—3 und 2.5—5). Durch die unterschiedliche Lichtbrechung der regelmäßig zusammengelagerten Myosin- und Actinfilamente entstehen die anisotropen A-Streifen und isotropen bzw. schwach anisotropen I-Streifen. In der Längsachse sind die Myosin- und Actinfilamente periodisch aneinandergereiht und bilden die sog. Sarkomere oder Myomere mit ihrer charakteristischen Querstreifung. Ein Sarkomer reicht jeweils von einem Z-Streifen bis zum nächsten Z-Streifen (Abb. 2.5—5); im Z-Streifen sind die Actinfilamente zweier aufeinanderfolgender Sarkomere aneinandergeheftet. In der Querachse sind die beiden Filamente durch Querbrücken vernetzt; im Querschnitt zeigen sie ein hexagonales Muster (Abb. 2.5—8). Dieses regelmäßige Molekülgitter erlaubt, außer mit den Methoden der Elektronenmikroskopie weitere strukturelle Einzelheiten mit Hilfe der Rönt-

---

[1]) In der Histologie bezeichnet der Ausdruck „Faser" verschiedene Elemente: hier bedeutet Faser eine vielkernige, spindelförmige Zelle.

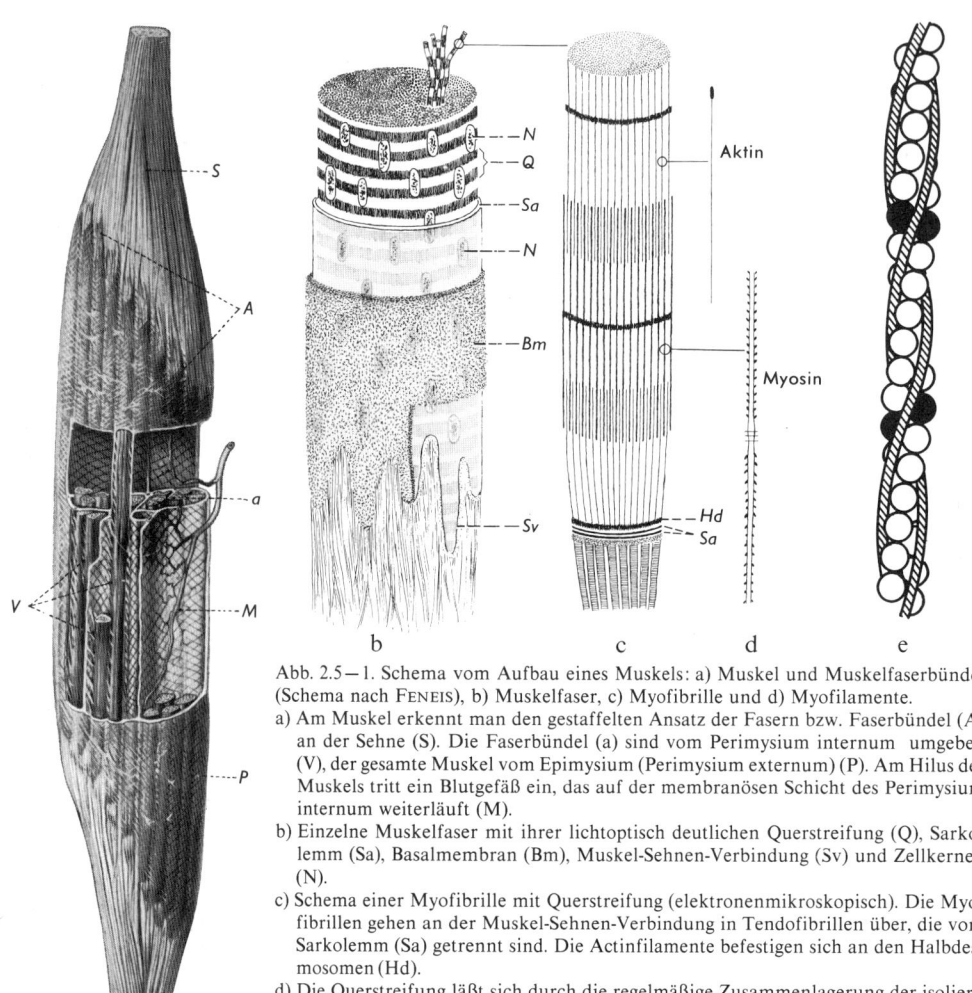

Abb. 2.5—1. Schema vom Aufbau eines Muskels: a) Muskel und Muskelfaserbündel (Schema nach FENEIS), b) Muskelfaser, c) Myofibrille und d) Myofilamente.
a) Am Muskel erkennt man den gestaffelten Ansatz der Fasern bzw. Faserbündel (A) an der Sehne (S). Die Faserbündel (a) sind vom Perimysium internum umgeben (V), der gesamte Muskel vom Epimysium (Perimysium externum) (P). Am Hilus des Muskels tritt ein Blutgefäß ein, das auf der membranösen Schicht des Perimysium internum weiterläuft (M).
b) Einzelne Muskelfaser mit ihrer lichtoptisch deutlichen Querstreifung (Q), Sarkolemm (Sa), Basalmembran (Bm), Muskel-Sehnen-Verbindung (Sv) und Zellkernen (N).
c) Schema einer Myofibrille mit Querstreifung (elektronenmikroskopisch). Die Myofibrillen gehen an der Muskel-Sehnen-Verbindung in Tendofibrillen über, die vom Sarkolemm (Sa) getrennt sind. Die Actinfilamente befestigen sich an den Halbdesmosomen (Hd).
d) Die Querstreifung läßt sich durch die regelmäßige Zusammenlagerung der isoliert, schematisch dargestellten Actin- und Myosinfäden erklären (Myofilamente). Die Querbrücken des Myosins sind vereinfacht gezeichnet; diese sind für die Bildung des Actin-Myosin-Komplexes bei der Kontraktion verantwortlich.
e) Ausschnitt aus Actinfilament mit kugelfömigen Actinmolekülen (G-Actin), die zu einer Doppelspirale (F-Actin) polymerisiert sind.
f) Ausschnitt aus Myosinfilament mit sichtbaren Myosinmolekülen, deren doppelte Köpfe aus dem Faden als Querbrücken hervorstehen.

gen- und Elektronenstrahlbeugung nachzuweisen (Abb. 2.5—6 und 2.5—7). Die Ergebnisse dieser molekular-morphologischen Untersuchungen haben wesentlich zum Verständnis der Muskelkontraktion beigetragen; sie werden im entsprechenden Abschnitt besprochen.

Das *Sarkomer* (Abb. 2.5—5), die molekulare und funktionelle Einheit der Muskulatur, ist beiderseits durch den licht- und elektronenmikroskopisch nachweisbaren schmalen, dichten Z-Streifen begrenzt. Vom Z-Streifen gehen beiderseits die den I-Streifen bildenden Actinfäden aus (HUXLEY 1960). Die Actinfäden überlappen sich mit dem Myosinfäden, die den A-Streifen bilden. Ein H-Streifen bildet sich im helleren, mittleren Teil des A-Streifens, wo keine Überlappung der Actin- und Myosinfäden vorliegt. Der H-Streifen enthält also allein Myosin (Abb. 2.5—5). Weitere elektronenmikroskopisch sichtbare Querstreifen entstehen durch Querbrücken zwischen den Myofilamenten oder verschiedene Dicken: der M-Streifen wird durch Verbindungen (auch Mesophragma genannt) in der Mitte des Myosinmoleküls hervorgerufen.

Das *sarkoplasmatische Reticulum* besteht aus membranbegrenzten Hohlräumen, die längs in der Muskelfaser verlaufende Tubuli und Zisternen um die einzelnen Myofibrillen bilden (longitudinales oder L-System) (Abb. 2.5—9 bis 2.5—13). Im weite-

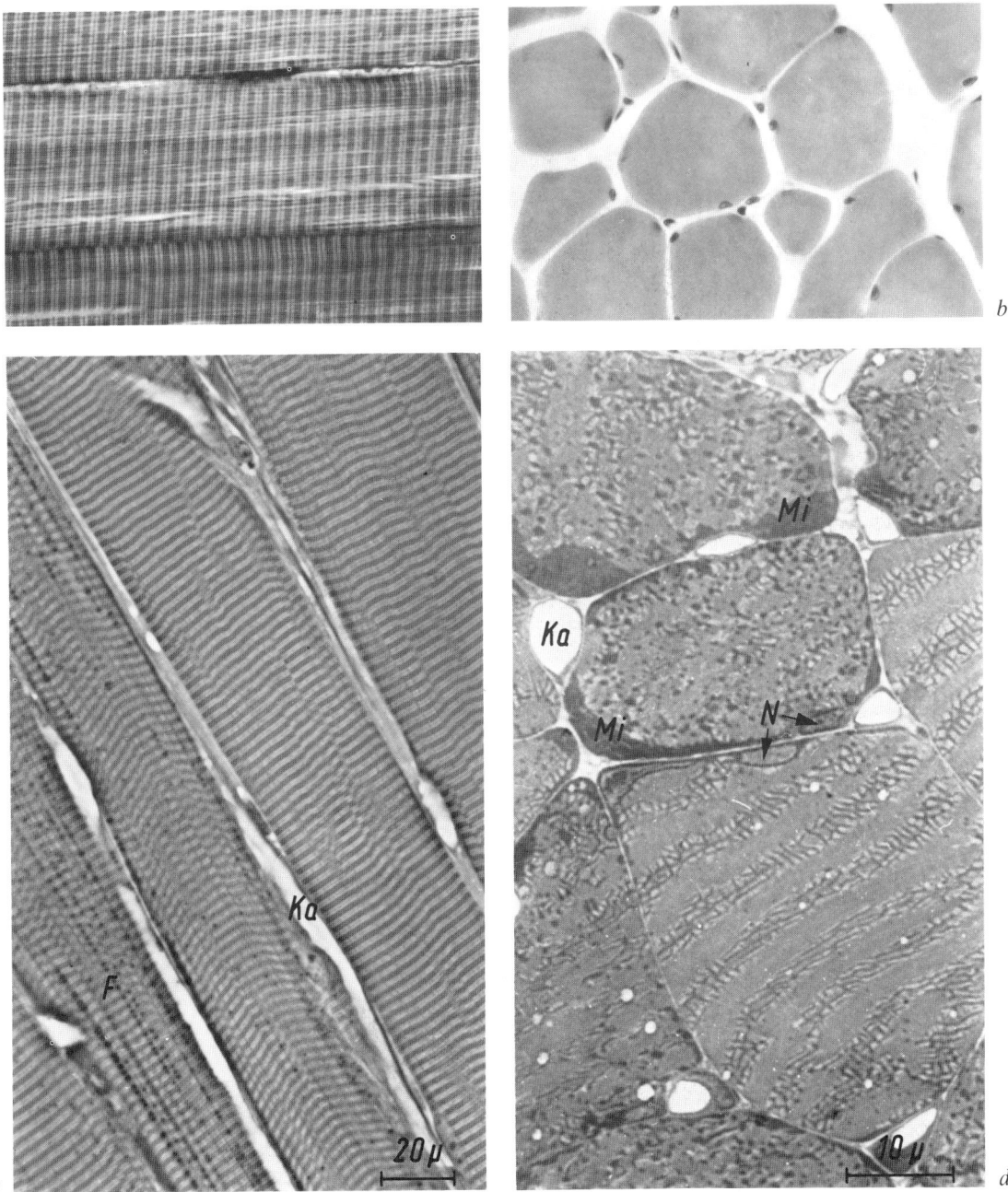

Abb. 2.5—2. Lichtmikroskopische Bilder von Muskelfasern bei Hämatoxylin-Eosin-Färbung (Längsschnitt: M. brachioradialis; Querschnitt: M. omohyoideus, Mensch; Präparate a) und b) von Prof. Dr. J. STAUBESAND) sowie phasenkontrastmikroskopische Aufnahmen ungefärbter Muskelfasern:

a) und c): Man erkennt im Längsschnitt die regelmäßige Querstreifung des relaxierten Muskels, wobei die I-Streifen ungefärbt bzw. hell und die A-Streifen gefärbt bzw. dunkel erscheinen. Die schwarzen, körnigen Einschlüsse in den beiden Muskelzellen links oben sind Fetttröpfchen (F). Die Kapillaren (Ka) verlaufen großenteils in Längsrichtung mit den Muskelfasern.

b) und d): Im Querschnitt zeigen die Muskelfasern eine polygonale Form: die Kapillaren (Ka) liegen vorwiegend an den Kanten der Muskelfasern. Die Zellkerne (N) sind randständig. Das unterschiedliche Aussehen der Fasern im Querschnittsbild wird durch die Anordnung der dunklen Mitochondrien hervorgerufen. Die Mitochondrien (Mi) sind oft auch zu dichten Feldern am Rande einiger Muskelzellen zu sehen. Das Präparat stammt von einem perfusionsfixierten Rattenzwerchfell (Glutaraldehydperfusion und Nachfixierung mit Osmium, Eponeinbettung, Semidünnschnitte, Originalpräparate), daher sind die Blutgefäße gespült und enthalten keine Blutkörperchen.

185

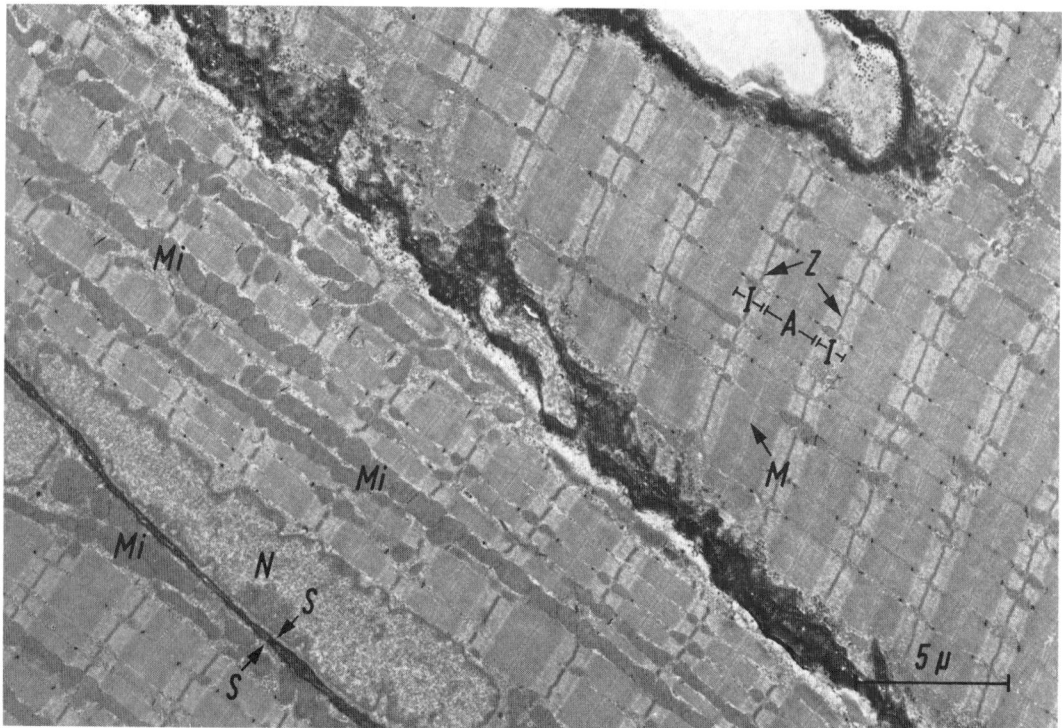

Abb. 2.5—3. Elektronenmikroskopische Übersichtsaufnahme aus drei Muskelfasern. Man erkennt schon bei dieser verhältnismäßig schwachen Vergrößerung feinere Einzelheiten der Querstreifung (Z-Streifen in der Mitte der I-Streifen und M-Streifen im A-Streifen). Die Mitochondrien (Mi) sind teils in langen Säulen zwischen den Myofibrillen zu finden. Randständiger Zellkern (N). Der gesamte Extrazellulärraum zwischen dem Sarkolemm (S) ist nach intravenöser Injektion von Peroxydase (anschließend Perfusionsfixation) und histochemischer Reaktion auf die Peroxydase schwarz markiert: das mit dem Extrazellulärraum in Verbindung stehende T-System in den Muskelfasern ist ebenfalls geschwärzt.

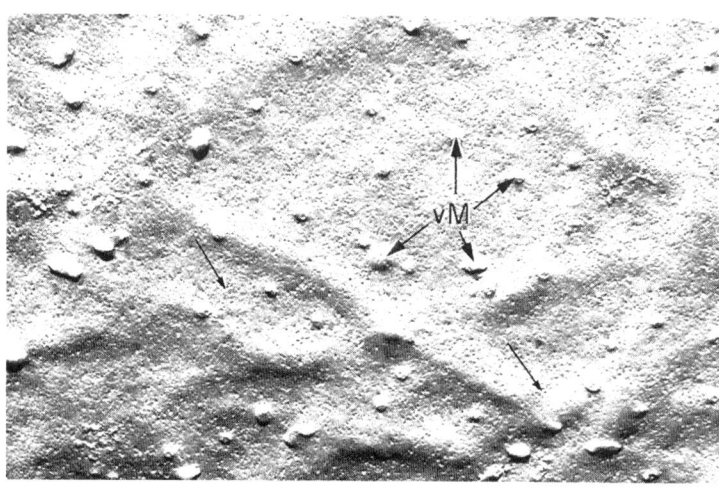

Abb. 2.5—4. Darstellung des Sarkolemm im Gefrierbruchverfahren. Die Membran ist durch die äußere und innere Doppellamelle gebrochen, und man sieht von außen auf die innere Lamelle der Cytoplasmamembran (P-Seite). Man erkennt zahlreiche Stomata von Mikropinocytosevesikeln (Mv) und die Unebenheiten des Sarkolemm sowie die dicht gelagerten Membranpartikel (Pfeile). Präparat von Dr. P. Kalmbach und Prof. Dr. W. G. Forssmann, Vergr. 62 500 ×.

ren Sinne rechnet man auch das T-System (transversales System) zum sarkoplasmatischen Reticulum. Das T-System besteht aus schlauchförmigen Einstülpungen des inneren Sarkolemm. So ist das Lumen des T-Systems mit dem Extrazellulärraum in Verbindung; das L-System hat dagegen keine Öffnungen.

In der Skelettmuskelfaser der Mammalier liegen

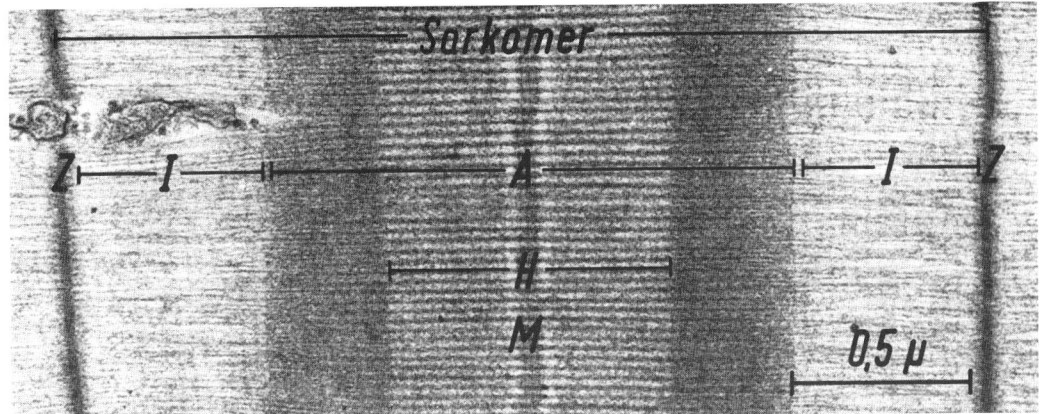

Abb. 2.5–5. Ausschnitt eines Sarkomers aus einer relaxierten Froschmuskelfaser (M. sartorius). Alle Elemente der Querstreifung kommen hier deutlich zum Vorschein.

diese aus der Cytoplasmamembran gebildeten (transversalen) T-Tubuli stets beiderseits der Z-Streifen im Abstand von 0,3 µm; im relaxierten Zustand des Muskels befinden sie sich auf der Grenze zwischen I- und A-Streifen. Die T-Tubuli haben einen regelmäßigen Durchmesser von etwa 500 Å. Das L-System besteht aus längsverlaufenden, miteinander kommunizierenden flachen Tubuli, die nicht mit dem Sarkolemm und dem Extrazellulärraum in Verbindung sind. Die netzförmige Ausbreitung des L-Systems ist in Flachschnitten darstellbar (Abb. 2.5–13), schöner aber noch im Gefrierbruch zu erkennen (Abb. 2.5–11).

Die T-Tubuli sind an bestimmten Stellen von zwei L-Zisternen umgeben: Man nennt diese Anordnung von einem T- und zwei L-Tubuli „Triade" und die Membrananlagerung zwischen den Hohlräumen „T-L-Junktion". T-System, T-L-Junktionen und L-System sind für die Erregungsausbreitung in der Muskelzelle bedeutende Strukturen (Abb. 2.5–10).

An der T-L-Junktion sind besondere Anordnungen der Membranproteine (Partikel) gefunden worden (RAYNS et al. 1975, FRANZINI-ARMSTRONG 1975), die für den Weg der Erregungsausbreitung wichtig sein sollen.

Die *Mitochondrien* der Muskelfasern sind zwischen den Myofibrillen entweder zu Säulen oder beiderseits der Z-Streifen an den I-Streifen gitterförmig angeordnet (Abb. 2.5–9 und 2.5–13). Die Zahl der Mitochondrien hängt u. a. von der Faserart ab (s. Abschnitt „Muskelfasertypen").

Das *Glykogen* liegt vorwiegend im interfibrillären Sarkoplasma, also in der Nähe des L-Systems. Es besteht aus kleinen, gleichmäßigen und elektronendichten Körnchen (Abb. 2.5–13). Manchmal fin-

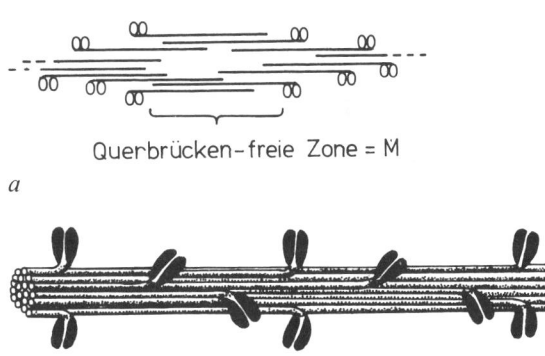

Querbrücken-freie Zone = M

a

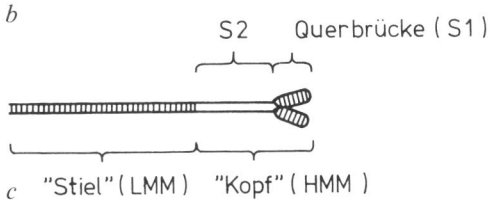

b

S2   Querbrücke (S1)

„Stiel"(LMM)   „Kopf"(HMM)

c

Abb. 2.5–6. Molekular-morphologische Modellvorstellung des Aufbaues der Myosinfilamente (nach SQUIRE 1975): a) Zusammenlagerung der Myosinmoleküle in einem dicken Filament mit einer mittleren, Querbrücken-freien Zone. b) Teil eines Myosinfilaments mit „Myosin-Köpfen", die als spiralig angeordnete Querbrücken hervorstehen. c) Einzelnes Myosin-Molekül mit „Stiel" (LMM) und „Kopf" (HMM), der aus einem „Kopfstiel" (S 2-Fragment) und einem doppelten „Kopfteil" (S 1-Fragment) zusammengesetzt ist.

den sich die Glykogenkörner auch zwischen den Myofilamenten perlschnurartig aufgereiht. Das Glykogen ist ein Reservestoff, der durch Phosphorolyse zu Glucose gespalten wird und damit für die Energiereserven verantwortlich ist.

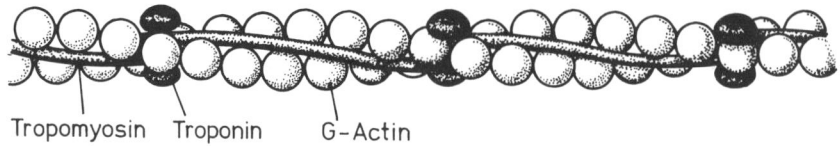

Tropomyosin   Troponin   G-Actin

Abb. 2.5–7. Molekular-morphologische Modellvorstellung des Aufbaues der Actinfilamente (nach Ebashi und Endo 1968; Squire 1975): Man erkennt die doppelt spiralige Anlagerung der G-Actinmoleküle (Kugeln) zu einem Actinfilament (F-Actin), dem sich seitlich Tropomyosin (Fäden) und Troponin (dunkle Kugeln) anlagern.

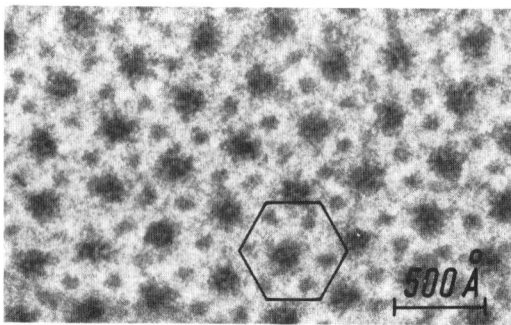

Abb. 2.5–8. Querschnitt durch eine Myofibrille in Höhe des A-Streifens mit Überlappung der Actin- und Myosinfilamente. Die dickeren Myosinfilamente sind jeweils von sechs Actinfilamenten umgeben (hexagonales Muster) (M. gastrocnemius, Ratte).

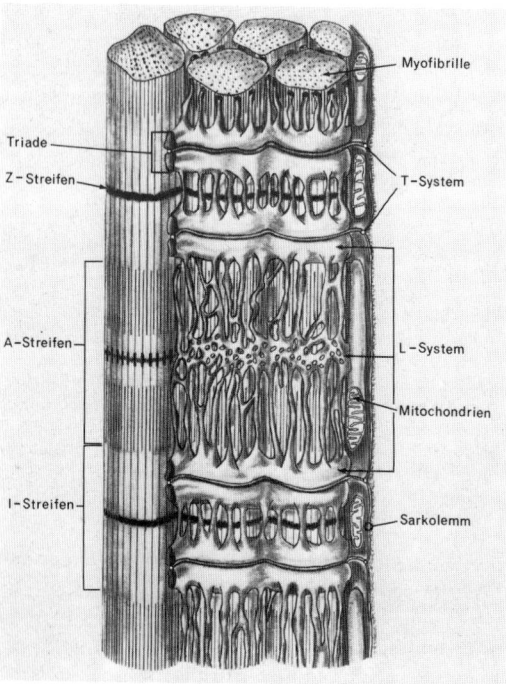

Der Kontraktionszyklus der quergestreiften Muskulatur

Die kontraktionsauslösenden und relaxierenden Vorgänge in der Muskelfaser

Unter einem Kontraktionszyklus versteht man den Vorgang der Muskelkontraktion bis zur Wiederherstellung des Erschlaffungszustandes. Der Muskelkontraktion liegen komplizierte Vorgänge zugrunde: Zunächst gehen der Kontraktion eine Erregungsbildung im entsprechenden Motoneuron und die Fortleitung der Erregung entlang der Nervenfaser voraus. An den Nervenendigungen, d. h. an den motorischen Endplatten oder an den multiplen Endigungen, wird die Erregung auf die postsynaptische Membran übertragen, indem Acetylcholin freigesetzt und die postsynaptische Endplattenmembran depolarisiert werden. Die Erregung breitet sich sodann auf der gesamten Zelloberfläche aus: eine Depolarisationswelle, das *Aktionspotential,* leitet sich über die Sarkolemm-Membran fort (zelluläre Erregungsausbreitung). Dann dringt die Erregungswelle von der Zelloberfläche in das Zellinnere ein (intrazelluläre Erregungsausbreitung). Dazu dient das T-System des sarkoplasmatischen Reticulum. Durch seine Kontinuität mit der Zellmembran wird diese Funktion des T-Systems gewährleistet.

Es war eine entscheidende Erkenntnis der elektronenmikroskopischen Forschung, diese Kontinuität des T-Systems mit dem Sarkolemm bewiesen zu haben. Man benutzte dazu Stoffe eines höheren Molekulargewichtes als sog. *Diffusionsmarkierer:* diese durchdringen nämlich nicht die Zellmembran, lassen sich aber innerhalb des T-Systems nachweisen. So kann das T-System wie der Extrazellulärraum mit dem Diffusionsmarkierer „angefüllt"

Abb. 2.5–9. Schematische Darstellung vom Aufbau des sarkoplasmatischen Reticulum (T-System, L-System und Triaden) und der Myofibrillen im Skelettmuskel der Säugetiere. Man beachte das T-System: es entspricht einer Invagination des Sarkolemms, die regelmäßig beiderseits der Z-Streifen liegt. Modifiziert nach einer Zeichnung von Sylia Keene in Bloom-Fawcett: A Textbook of Histology. Saunders, Philadelphia 1968.

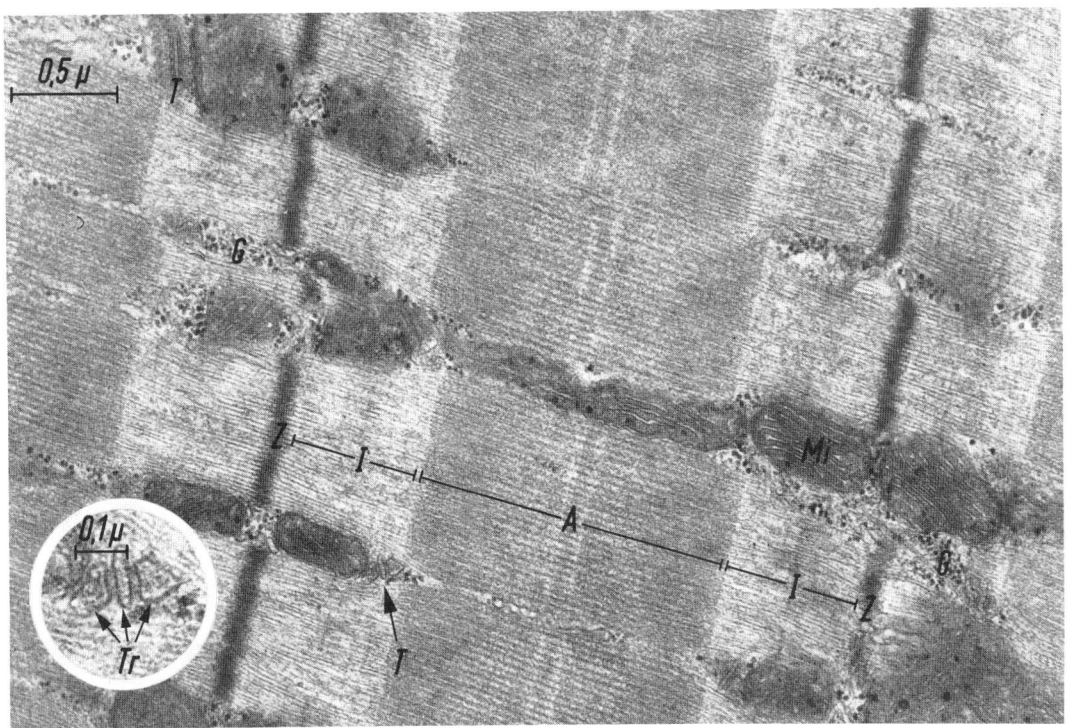

△
Abb. 2.5—10. Ausschnitt aus einer Muskelfaser (Zwerchfell, Ratte). Beachte Querstreifung, T-System (T), Mitochondrien (Mi) und das Glykogen (G). Eine Triade (Tr) ist in stärkerer Vergrößerung abgebildet.
28 000 ×, Ausschnittvergr. 104 000 ×.

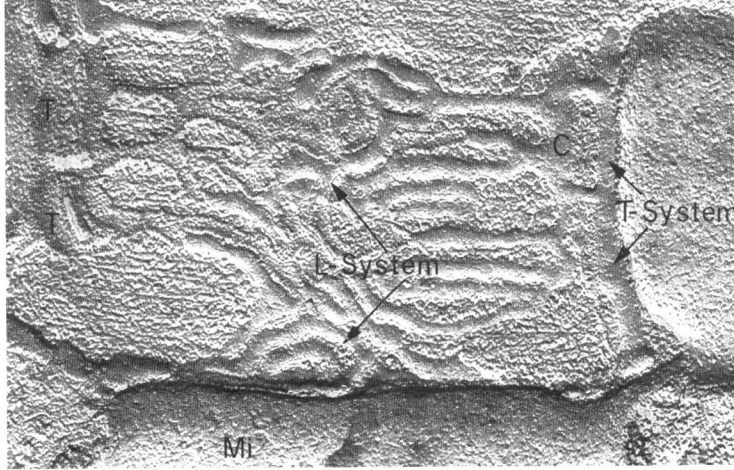

Abb. 2.5—11. Darstellung des sarkoplasmatischen Reticulum im Gefrierbruchbild. Man erkennt deutlich die terminalen Cisternen (C) und das Netzwerk des L-Systems in der Sarkomeren-Mitte (Pfeile), angebrochene Mitochondrienmembran (Mi), T-System (T). Präparat von Dr. P. KALMBACH. Vergr. 72 000 ×.

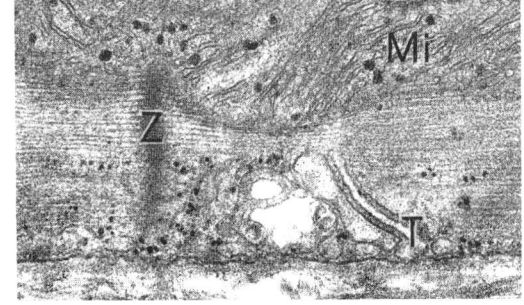

Abb. 2.5—12. Mündungsstelle eines T-Tubulus (T) am Sarko- ▷ lemm. Man erkennt das indirekte Einmünden in subsarkolemmale Vesikel, die wie Mikropinozytosebläschen aussehen, Z-Streifen (Z), Mitochondrien (Mi). Präparat von Dr. E. WEIHE und Prof. Dr. W. G. FORSSMANN. Vergr. 45 000 ×.

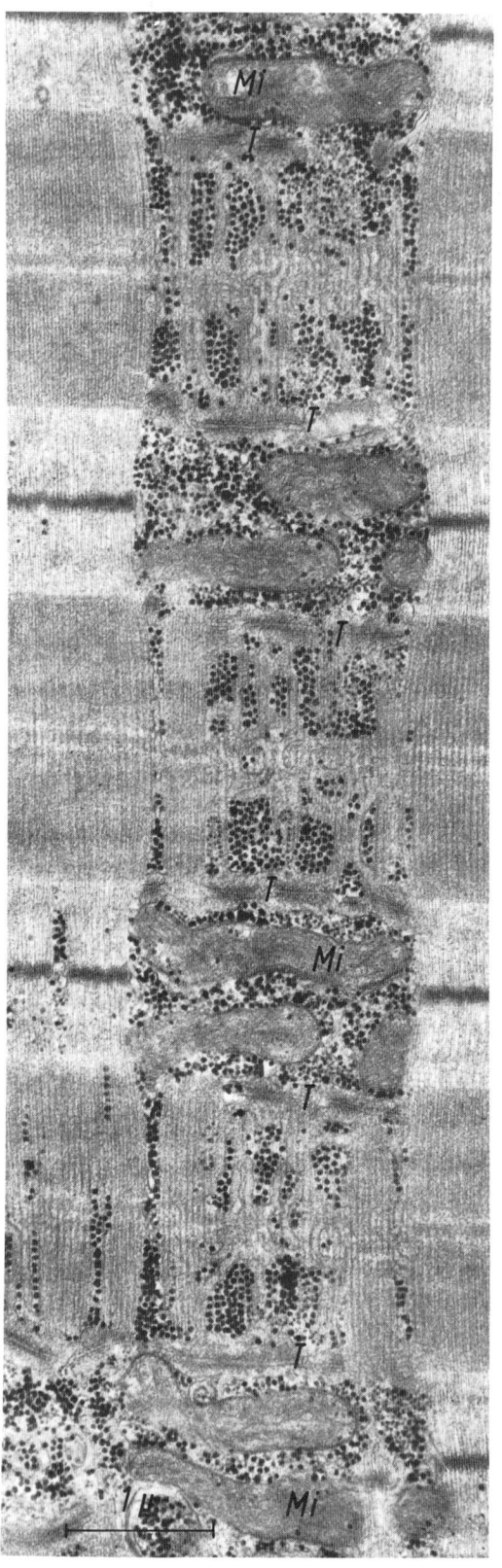

werden (s. Abb. 2.5–3). Auch durch Serienschnitte konnte elektronenmikroskopisch die Kontinuität des T-Systems mit dem Interstitium bewiesen werden.

Durch bestimmte Versuchsanordnungen (Glyzerinisierung der Muskelfaser: die isolierten Muskeln werden in eine Elektrolytlösung, der z. B. 400 mMol Glycerin zugefügt wird, gebracht und dann wieder in normale Elektrolytlösung zurückgeführt) läßt sich die Kontinuität des T-Systems unterbrechen, so daß eine intrazelluläre Erregungsausbreitung unmöglich wird (EISENBERG und EISENBERG 1968, HOWELL 1969, NIEMEYER und FORSSMANN 1971): die Muskelfasern zeigen dann zwar noch eine normale elektrische Aktivität (Aktionspotential) des Sarkolemms, haben aber ihre Kontraktilität eingebüßt.

Den funktionellen Nachweis, daß das T-System der intrazellulären Erregungsausbreitung dient, brachten die Versuche von HUXLEY et al. (1958). Mit einer Mikroelektrode läßt sich von der Öffnung des T-Systems her eine lokale Kontraktionsauslösung entlang des T-Systems erzeugen. Über den in Einzelheiten noch ungeklärten Vorgang der intrazellulären Erregungsausbreitung bestehen zur Zeit mehrere Hypothesen, insbesondere die einer elektrotonischen Ausbreitung und die einer fortschreitenden, wie an der Zelloberfläche ablaufenden Depolarisation.

Die Erregung wird vom T-System auf das L-System übertragen, wozu offenbar die Triaden bzw. die T-L-Junktionen dienen (Abb. 2.5–9 und 2.5–10). Am L-System wird schließlich die Permeabilität der Membran verändert, so daß die in ihm gespeicherten Calciumionen freigesetzt werden. Die Erhöhung der Ca^{++}-Konzentration außerhalb des L-Systems auf über $5 \cdot 10^{-7}$Mol aktiviert die Myosinadenosintriphosphatase, und die Energie zur *Syneräse* (d. h. Bildung eines Actinomyosin-Komplexes mit Verkürzung) wird freigesetzt. Die Actin- und Myosinfäden gleiten aneinander vorbei, die Sarkomeren werden verkürzt. Der Kontraktionszustand ist normalerweise vollständig, wenn die Enden der Myosinmoleküle den Z-Streifen erreichen.

Die Relaxation wird durch die Ca^{++}-speichernde Aktivität des L-Systems eingeleitet. Es senkt durch seine Calciumionenpumpe wieder den Calciumgehalt in der sarkoplasmatischen Matrix um die Myofilamente, die ATP-ase wird gehemmt und die Myofilamente gleiten passiv durch Dehnung wieder auseinander: die Muskelzelle ist relaxiert. Die

Abb. 2.5–13. Ausschnitt aus einer Muskelfaser des Zwerchfells der Ratte (elektronenmikroskopische Aufnahme). Das T-System (T) findet sich regelmäßig auf der Grenze von A- und I-Streifen. Das L-System ist von zahlreichen schwarzen Glykogenkörnern umlagert. Mitochondrien (Mi).

Ca-Speicherung im L-System kann morphologisch durch Präzipitate von Ca-Oxalaten nachgewiesen werden.

Der mechanische Vorgang der Muskelkontraktion

Die Verkürzung der Muskelfaser wird nach der sog. *Gleittheorie* durch ein Aneinandervorbeigleiten der Actin- und Myosinfäden bewirkt (Abb. 2.5—14). Diese Theorie gründet sich auf ein übrigens bereits 1874 von K. KAUFMANN beobachtetes Verhalten der Muskelfaser bei der Kontraktion: die konstante Länge der A-Streifen (d. h. der Myosinfäden). Diese konstante Länge der Myosinfäden während der Kontraktion wurde später elektronenmikroskopisch eindeutig nachgewiesen; lediglich bei der sog. Superkontraktion kommt es auch zu Deformierungen der Myosinfilamente. Das Aneinandervorbeigleiten der Myofilamente wird in zahlreichen, reizvollen Hypothesen diskutiert: Eindeutig scheint jedoch zu sein, daß die Muskelverkürzung auf das „Aneinandervorbeigleiten" der Actin- und Myosinfilamente zu beziehen ist (s. Abb. 2.5—14).

Um den Kontraktionsvorgang zu verstehen, wurde in vielen Untersuchungen der letzten Jahre der molekulare Bau der Filamente genauer erforscht (FUCHS 1974, SQUIRE 1975, MANNHERZ und GOODY 1976).

Die *dünnen Filamente* bestehen im wesentlichen aus Actin, das zu spiraligen Fäden polymerisiert ist. Zwei weitere Molekülarten, nämlich Troponin und Tropomyosin, sind in diesen Fäden enthalten; außerdem befindet sich Actinin an einem Ende des Molekülkomplexes und dient der Anheftung an den Z-Streifen. Die Polymerisation des globulären Grundmoleküls (G-Actin) führt zu einer doppelten Spirale mit einer Periodizität von 380 Å; die gestreckten Tropomyosinmoleküle liegen in der Grube längs der Actin-Doppelspirale (Abb. 2.5—7 und 2.5—17). Dem Tropomyosin ist das Troponin angelagert. Durch Tropomyosin wird der Anteil des F-Actin verdeckt, der mit den Myosinquerbrücken reagiert. Troponin hat nun die regulatorische Eigenschaft, durch Ca^{++}-Bindung die Konforma-

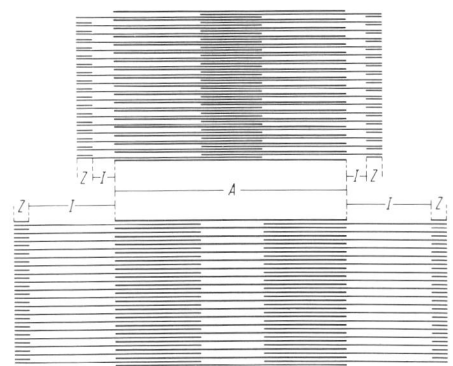

Abb. 2.5—14. Schema vom Gleitmechanismus der Muskelkontraktion: oben kontrahiertes Sarkomer; unten relaxiertes Sarkomer mit breitem I-Streifen. Durch ein Gleiten der Actinfilamente in den A-Streifen verkürzt sich das Sarkomer mit dem I-Streifen, während die A-Streifen eine konstante Länge behält. Die hier angegebenen Sarkomerenlängen entsprechen den Befunden relaxierter und kontrahierter Muskeln in situ. Bei isolierten Muskelfasern sind jedoch weit extremere Verhältnisse der Überlappung beobachtet worden.

tion von Tropomyosin so zu ändern, daß die Querbrücken-reaktiven Flächen frei werden und Actin und Myosin in Wechselwirkung treten, um den Kontraktionszyklus zu ermöglichen (Abb. 2.5—17).

Die *dicken Filamente* bestehen aus zusammengelagerten *Myosin*molekülen. Das Myosinmolekül ist ein Komplex aus einem stabförmigen „Stiel" (vier Moleküle LMM = light meromyosin) und einem „Kopfteil" (zwei Moleküle HMM = heavy meromyosin). Der Kopfteil enthält einen gestreckten Übergang und zwei „Köpfe", die aus trennbaren Molekülen (S_1- und S_2-Fragment) bestehen (s. Abb. 2.5—6 und 2.5—15). Die Myosinmoleküle sind nun so zu Myosinfilamenten gebündelt, daß die Köpfe als Querbrücken nach außen gelagert sind. Durch die aktive Beweglichkeit dieser Querbrücken am Myosinfilament soll über einen komplizierten, weitgehend noch modellförmig vorgestellten Mechanismus die Muskelverkürzung stattfin-

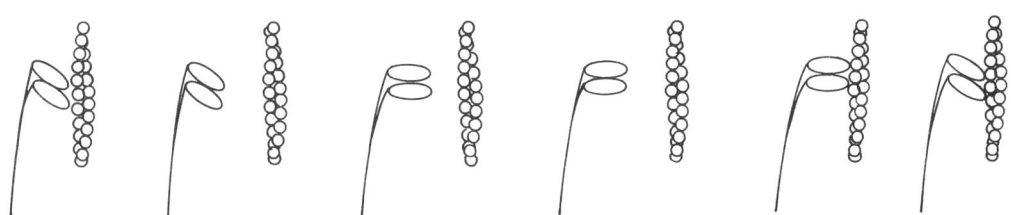

Abb. 2.5—15. Darstellung der Actin-Myosin-Komplex-Bildung bei der Aktivierung der Querbrücken und Modellvorstellung der Gleitverschiebung der Myofilamente (nach HOLMES et al. 1976).

191

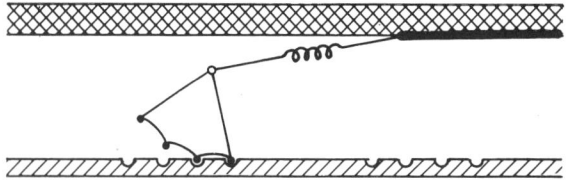

Abb. 2.5—16. Darstellung eines Querbrückenzyklus nach A. F. HUXLEY (1974). Der Vorschub des Actinfilaments wird bewirkt 1. durch Verkürzung im S2-Fragment und 2. durch Rotieren des S1-Fragments.

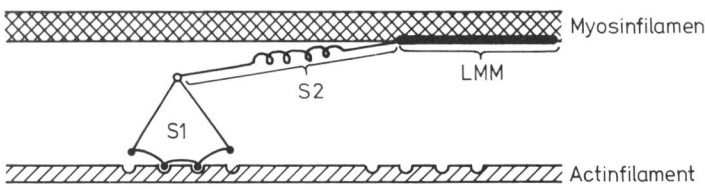

Myosinfilament

Actinfilament

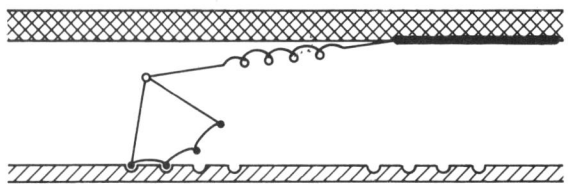

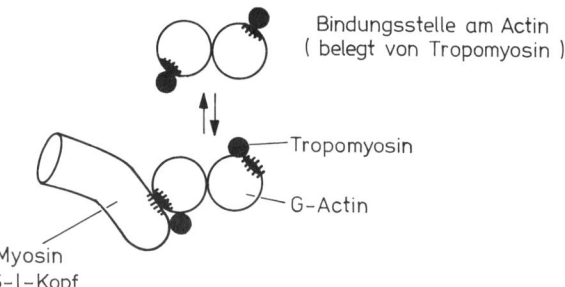

Bindungsstelle am Actin (belegt von Tropomyosin)

Tropomyosin

G-Actin

Myosin S-I-Kopf

Abb. 2.5—17. Vorgang zur Wirkung von Tropomyosin und Troponin beim „Freimachen" der Bindungsstellen am dünnen Filament (Querschnitt des Filaments): Durch Ca^{++}-Ionen in einer Konzentration 10^{-5} Mol wirkt das Troponin im Sinne einer Verschiebung des Tropomyosin. Die Bindungsfläche für das Myosin wird frei, und das S1-Fragment kann ansetzen.

den, indem die Actinfilamente in einer Art Schlagbewegung in die Mitte der Sarkomere geschoben werden (Abb. 2.5—16). Dabei wird ATP, das energieliefernde Substrat, am Myosinkopf gespalten.

Diese Deutung wird weiterhin daher gestützt, daß die Querbrücken im Rigor (d. h. Dauerkontraktur) in Richtung zur Sarkomerenmitte angewinkelt sind. Die Vorgänge des Schlagzyklus wurden von THORSON und WHITE (1969) anschaulich dargestellt und das Modell der Beweglichkeit der Seitenbrücken von HUXLEY (1974) verfeinert (Abb. 2.5—16).

Durch bestimmte Versuchsanordnungen kann ein „synchrones Schlagen" aller dieser Querbrücken ausgelöst werden. Dann erzeugt man mechanisch erfaßbare Oszillationen, die im Rhythmus der Schlagfrequenz auftreten. Man könnte dann das

Fortgleiten der Myosinfilamente mit dem rhythmischen Antrieb eines Ruderbootes vergleichen, bei dem die maximale Kraft am Ende eines Schlages entfaltet wird: der maximale Wert im Mechanogramm (d. h. der Kontraktionskurve). Zur Verdeutlichung der asynchronen Schlagbewegung stelle man sich das Myosinmolekül als einen Tausendfüßler vor, der zwischen den Actinfilamenten vorankriecht. Übrigens wurde auch die Zahl der ATP-Moleküle berechnet, die pro Brückenbewegung gespalten werden.

Muskelfasertypen

Nach Aussehen, Aufbau und Funktionsweise unterscheidet man mindestens zwei Muskelfasertypen (s. Abb. 2.5—2). In Abb. 2.5—18 sind die im folgenden besprochenen Befunde zusammengefaßt.

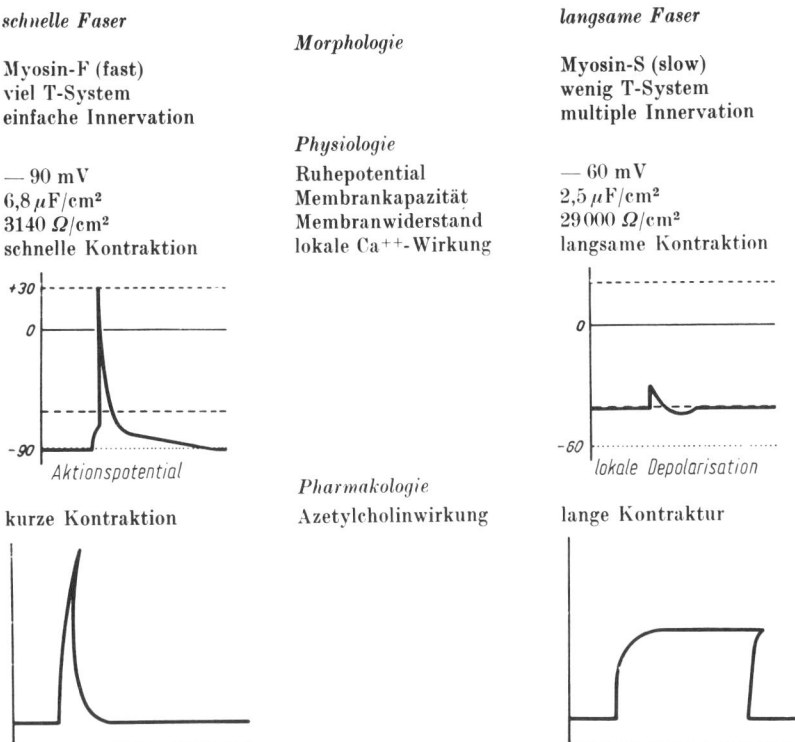

schnelle Faser	Morphologie	langsame Faser
Myosin-F (fast)		Myosin-S (slow)
viel T-System		wenig T-System
einfache Innervation		multiple Innervation
	Physiologie	
— 90 mV	Ruhepotential	— 60 mV
6,8 μF/cm²	Membrankapazität	2,5 μF/cm²
3140 Ω/cm²	Membranwiderstand	29000 Ω/cm²
schnelle Kontraktion	lokale Ca^{++}-Wirkung	langsame Kontraktion

Aktionspotential — *lokale Depolarisation*

kurze Kontraktion	Pharmakologie	lange Kontraktur
	Azetylcholinwirkung	

Abb. 2.5—18. Unterscheidung der schnellen und langsamen Muskelfasern des Frosches nach morphologischen, physiologischen und pharmakologischen Kriterien nach Angaben von SOMMERKAMP (1928). KUFFLER u. VAUGHAN WILLIAMS (1953), PEACHEY u. HUXLEY (1962), PAGE (1965), ADRIAN u. PEACHEY (1965), COSTANTIN, PODOLSKY u. TICE (1967) sowie eigenen Befunden (Tabelle aus FORSSMANN u. MATTER 1968).

Schon in der klassischen Physiologie wurden „schnelle" und „langsame" Muskelfasern beim Frosch beschrieben. Die schnellen isolierten Muskelfasern sind durch ihre Einzelzuckung, Aktionspotential und Nichttetanisierbarkeit (Tetanisierbarkeit ist die Erzeugung einer anhaltenden Kontraktion durch mehrfache, aufeinanderfolgende oder andauernde Reizung) charakterisiert. Dagegen zeigen die langsamen Muskelfasern eine Kontraktur auf Dauerreiz, sie bilden kein Aktionspotential, sondern sind nur lokal depolarisierbar. Daher kommt langsamen Fasern eine spannungsregelnde, sog. tonische Funktion zu, während schnelle Fasern für die kraftvolle Einzelzuckung verantwortlich sind. Morphologische Untersuchungen zeigen, daß bei langsamen Fasern das sarkoplasmatische Reticulum nur schwach ausgebildet ist; zum anderen ist das Myosin bei langsamen Fasern in der Mitte nicht durch das Mesophragma verbunden, das bei den schnellen Fasern den M-Streifen bildet. Das Glykogen besteht in langsamen Fasern aus feineren Partikeln.

Bei Säugetieren konnte man die beiden klassischen Fasertypen, wie sie beim Frosch beobachtet wurden, nicht nachweisen. Es kommen in der Regel drei Fasertypen vor: (1) schnelle tetanische (twitch) Fasern, (2) intermediäre tetanische und (3) langsame tetanische Fasern. Diese Fasertypen unterscheiden sich in kontraktilen Eigenschaften (CLOSE 1972), histochemischen und biochemischen Merkmalen (GUTH und SAMAHA 1969, SRETER et al. 1973) sowie ihrer motorischen Endplatte (ELLISMAN et al. 1976). Darüber hinaus liegen in den Augenmuskeln Fasern mit besonderen Charakteristika vor, die teils einzelne, teils multiple Innervation haben (MAYR 1971).

Neuere Befunde haben gezeigt, daß die Eigenschaften bestimmter Muskelfasertypen durch Dauerreizung sehr schnell geändert werden können (GRUBER 1977) (Abb. 2.5—19). Es ist anzunehmen, daß für die Ausbildung der Fasertypen die eingehenden Nervenstimuli von Wichtigkeit sind (PETTE et al. 1973). Auch die Verteilung von Acetylcholinreceptoren, die sich bei der Denervation ändert, ist ein Hinweis auf die trophische Beziehung zwischen

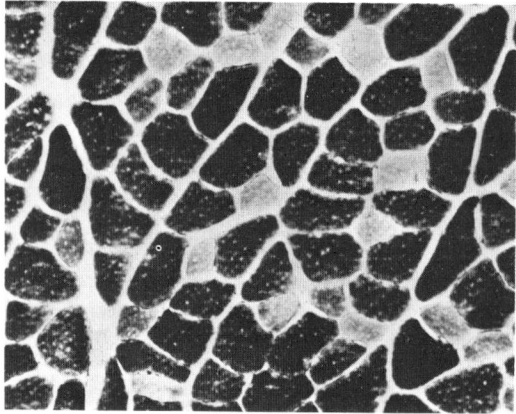

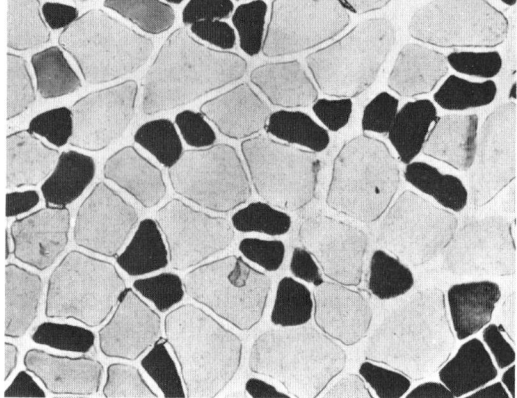

Abb. 2.5–19. Darstellung der Glykogenentleerungsreaktion bei Skelettmuskelfasern. Man erkennt oben im Bild die vorwiegend glykogenhaltigen Muskelfasern. Unten nach 30minütiger Reizung vorwiegend entleerte Muskelfasern. Präparat von Dr. H. Gruber, Wien. Vergr. 300×.

Nervenfaser und Muskelfaser, die bei der Ausbildung eines Muskelfasertyps eine entscheidende Rolle zu spielen scheint.

Die Membraneigenschaft der langsamen Fasern des Froschmuskels bedingt eine besondere Innervationsart: Da die Zellmembran bei diesen Muskelfasern kein Aktionspotential leitet, muß durch eine multiple Innervation eine Kontraktionsauslösung über die gesamte Faser gewährleistet werden. In bestimmten Augenmuskelfasern der Säuger findet sich die gleiche Innervation, obwohl diese Muskelzellen ein Aktionspotential zu leiten scheinen. Multipel innervierte Fasern haben keine in ihrer Mitte lokalisierte motorische Endplatte, sondern zahlreiche, in verschiedenen Abständen liegende Kontakte mit Nervenfasern.

Neben der Einteilung in langsame und schnelle Fasern werden vom Aussehen her rote und weiße Muskelfasern unterschieden. Die roten Fasern sind reich an Mitochondrien und für Dauerleistungen spezialisiert (ein besonderes Beispiel ist der mitochondrienreiche Herzmuskel). Da die langsamen Muskelfasern meist Dauerleistungen bringen müssen, sind sie in der Regel rote, mitochondrienreiche Fasern, z. B. die Fasern des M. soleus.

Besondere Muskelfasertypen kommen bei Säugetieren außer in den äußeren Augenmuskeln und im Zwerchfell auch im Innenohr vor. Die bisher vorliegenden Untersuchungen zeigen eine in Einzelheiten individuelle Muskelfaserstruktur, die den unterschiedlichen funktionellen Ansprüchen gerecht wird. Schließlich sei in diesem Zusammenhang noch auf die quergestreifte Oesophagus-Muskulatur mit ihrer besonderen Innervation hingewiesen, die Eigenschaften motorischer Endplatten und vegetativer Endigungen an glatten Muskelfasern zugleich aufweist (Gruber 1968).

Innervation der Muskelfasern

Die motorische Endplatte

Die Skelettmuskelfaser wird in einer spezialisierten Zone, der motorischen Endplatte, innerviert. Dort tritt ein Fortsatz der sich aufzweigenden Nervenfaser in enge Beziehung zur Muskelmembran (Abb. 2.5–20). An der Stelle der motorischen Endplatte ist die Muskelfaser plateauförmig verbreitert, da Nervenfasern und Zellen der Teloglia (Hüllzellen des peripheren Nervensystems) auf die Muskelfaser aufgelegt sind. An isolierten Zupfpräparaten und nach histochemischer Reaktion auf Acetylcholinesterase kann die Endplatte in ihrer charakteristischen Form abgebildet werden (Abb. 2.5–21 und 2.5–22): Nachdem die motorische Nervenfaser (s. Abb. 2.5–23) ihre Myelinscheide verloren hat, verzweigen sich meist mehrere Endigungen kranzförmig, jedoch kommen zahlreiche Formvarianten vor, deren funktionelle Bedeutung noch nicht ge-

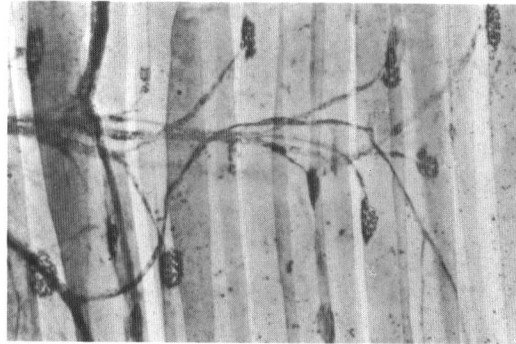

Abb. 2.5–20. Motorische Endplatten (Zwerchfell, Ratte) mehrerer Muskelfasern mit den sich aufzweigenden motorischen Nerven. Original: Prof. Dr. J. Staubesand.

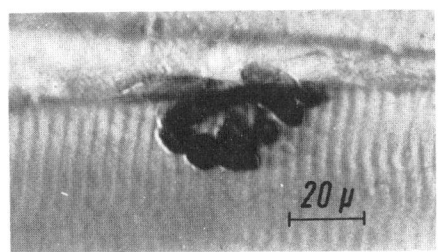

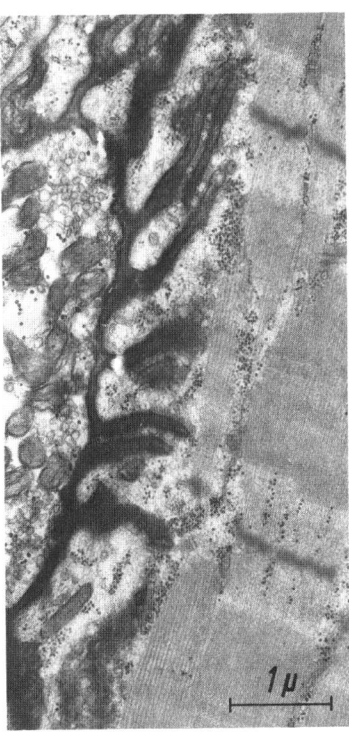

Abb. 2.5—21. Motorische Endplatte nach Acetylcholinesterasedarstellung (Zupfpräparat, Zwerchfell, Ratte). Nur der terminale, verzweigte Bereich der Endplatte, nicht aber die Nervenfaser ist dargestellt.

Abb. 2.5—22. Darstellung der motorischen Endplatte durch Acetylcholinesterasereaktion im Schnitt (Zwerchfell, Ratte) bei elektronenmikroskopischer Untersuchung. Man erkennt, daß nur die Synapsenspalten vom Reaktionsprodukt angefüllt sind. Für weitere Erklärung vgl. auch mit Abb. 2.5—23. Originalpräparat von Dr. A. MATTER und Prof. Dr. M. KARNOVSKY, Genf und Boston. Vergr. 13 800 ×.

klärt ist. Die zur Endplatte gehörenden Strukturen sind die terminale Nervenfaser, die plateauförmige Muskelfaserregion und die Satellitenzellen der Teloglia. Insbesondere durch die Satellitenzellen ist die Endplattenregion kernreich (Abb. 2.5—24a). Einige größere Zellkerne in der Nähe der Endplatte gehören der Muskelfaser an.

Die Nervenendigungen enthalten entlang der präsynaptischen Membran (Membran der Nervenfaser) und im Axoplasma (Cytoplasmagrundsubstanz der Nervenfaser) zahlreiche kleine Vesikel (Abb. 2.5—24b und c); diese Synapsenvesikel sollen Acetylcholin speichern, das zur Erregungsübertragung freigesetzt wird. Außerdem finden sich im präsynaptischen Axon relativ viele Mitochondrien, Mikrotubuli und Mikrofilamente.

Zwischen der präsynaptischen, zur Nervenfaser gehörenden Membran und dem spezialisierten, zur Muskelfaser gehörenden Sarkolemm, liegt ein Spalt von etwa 1000 Å, der primäre Synapsenspalt (Abb. 2.5—23 und 2.5—24). Die postsynaptische Membran, das ist das an der Endplatte spezialisierte Sarkolemm, besitzt zahlreiche Einfaltungen, die lichtmikroskopisch als „Lamellen" erscheinen. Sie werden als sekundäre Synapsenspalten bezeichnet. Die primären und sekundären Synapsenspalten sind mit einer feingranulären Substanz angefüllt, die dem Material der Basalmembran, also der äußeren

Sarkolemm-Membran entspricht. Die postsynaptische Membran unterscheidet sich funktionell und morphologisch vom übrigen Sarkolemm. Das kommt elektronenmikroskopisch durch eine Membranverdichtung zum Ausdruck. Physiologisch zeigt sich, daß hier das Sarkolemm durch Acetylcholin depolarisierbar ist. Die lichtmikroskopische Darstellung der motorischen Endplatte durch den histochemischen Nachweis der Acetylcholinesterase beruht lediglich auf einer Bildung eines Reaktionsproduktes in den Synapsenspalten (Abb. 2.5—21 und 22). Das Enzym Acetylcholinesterase soll in der postsynaptischen Membran lokalisiert sein.

Die Erregungsübertragung an der Synapse stellt man sich so vor, daß durch die an der Nervenendigung eintreffende Depolarisationswelle Acetylcholin aus den Vesikeln freigesetzt wird. Diese Überträgersubstanz soll durch den Synapsenspalt diffundieren und die Permeabilität der postsynaptischen Membran für Ionen erhöhen. Die entstehende Depolarisation erzeuge dann eine Depolarisationswelle, die sich, von der Endplatte ausgehend, über die ganze Muskelfaser ausbreite. Die Acetylcholinesterase baut die freigesetzte Überträgersubstanz jeweils schnell wieder ab, so daß nur eine kurzdauernde Depolarisation der Endplattenmembran eintritt.

Der Nachweis, daß sich die Vesikel bei der motorischen Endplatte entleeren, gelang auch mit Diffu-

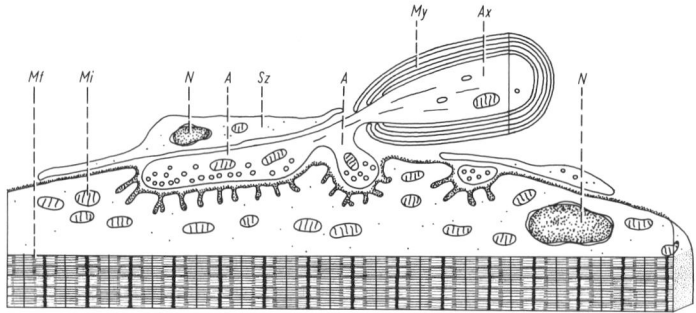

Abb. 2.5–23. Schema einer motorischen Endplatte nach licht- und elektronenmikroskopischen Befunden: die Übersicht zeigt das motorische Axon (Ax) mit seiner Myelinscheide (My) und der marklosen Aufzweigung am terminalen Abschnitt (A). Satellitenzellen (Sz) der Teloglia bedecken die Endplatte. Die Muskelfaser (Mf) zeigt Querstreifung, Zellkerne (N) und Mitochondrien (Mi). Die gestrichelten Fortsätze an der Membran des terminalen Axons stellen die Synapsenfalten dar (nach COUTEAUX 1958).

sionstracern, die bei der Entladung der Vesikel in die sich öffnenden Vesikel diffundieren. Im Gefrierbruchbild erscheinen die Vesikelöffnungen als sogenannte „Stomata" (PEPER et al. 1974, ELLISMAN et al. 1976), die an den „aktiven Zonen" der Endplattenmembran gefunden werden. Bei starker Stimulation nimmt weiterhin die Zahl der Vesikel auch beträchtlich ab.

Multipel innervierte Muskelfasern

Einige Muskelfasern besitzen Membraneigenschaften, die keine fortgeleitete Erregung ermöglichen. Dadurch führt nur eine lokale Depolarisierung von den Nervenendigungen zu einer Kontraktion. Aus diesem Grund muß die Muskelfaser zahlreiche motorische Nervenendigungen besitzen, um sich in ihrer ganzen Länge kontrahieren zu können: man nennt sie multipel innervierte Fasern. Jede Nervenendigung an diesen Muskelzellen ist feiner, meist traubenförmig, so daß man auch von Endtrauben oder „terminaisons en grappe" gegenüber den Endplatten „terminaisons en plaque" spricht.

Zu den multipel innervierten Muskelfasern führen efferente Nervenfasern von geringerem Durchmesser. An den Synapsen fehlen die sekundären Synapsenspalten (Abb. 2.5–24c). Funktionell sind die Fasern durch eine lokale Depolarisation

dauerhaft kontrahierbar: es sind tonische Muskelfasern. Weiterhin löst Acetylcholin bei diesen Fasern keine kurze Einzelzuckung, sondern eine Kontraktur aus. Muskelspindelfasern besitzen ebenfalls eine motorische Innervation dieses Types.

Die motorische Einheit

Die Motoneuronen (multipolare Nervenzellen) des Vorderhorns im Rückenmark versorgen jeweils mehrere Fasern eines Muskels, da sich die Axone während ihres Verlaufes besonders im präterminalen Abschnitt verzweigen (s. Abb. 2.5–20 und 2.5–25) und mehrere motorische Endplatten bilden: Eine einzelne Muskelfaser kann sich demnach nicht isoliert gesteuert kontrahieren, sondern immer nur eine Gruppe von Fasern, die von einem Neuron zusammen innerviert wird. Jedes Neuron bildet mit den von ihm innervierten Muskelfasern eine motorische Einheit. Die Zahl der Muskelfasern pro Neuron in den motorischen Einheiten variiert: je weniger Muskelfasern eine motorische Einheit bilden, um so feiner abgestufte Bewegungen kann dieser Muskel ausführen. In den Augenmuskeln sollen die motorischen Einheiten aus weniger als 10 Muskelfasern bestehen, während die der Extremitätenmuskeln mehr als 100 Fasern besitzen. Die asynchrone Aktivierung der motorischen Einheiten eines Mus-

Abb. 2.5–24. Innervation der Muskelfasern (elektronenoptisch):
a) Motorische Endplatte bei schwacher Vergrößerung (Zwerchfell, Ratte). Man erkennt zwei Anschnitte des marklosen, termina- ▷ len Axons, Satellitenzellen der Teloglia sowie die Synapsenfalten. Mitochondrien und Zellkerne.
b) Ausschnitt aus Abb. 2.5–24a mit Synapsenvesikeln und Mitochondrien im terminalen Axon. Der primäre Synapsenspalt und Synapsenfalten (sekundärer Synapsenspalt) mit der verdickten postsynaptischen Membran sind zu erkennen.
c) Neuromuskuläre Verbindung bei einer multipel innervierten Faser (Augenmuskel, M. rectus superior der Ratte). Das terminale Axon gleicht weitgehend dem in Abb. 2.5–24b; es finden sich jedoch auf der Seite der Muskelfasern keine sekundären Synapsenfalten.

A = terminales Axon, M = Muskelfasern, Mi = Mitochondrien, N = Zellkerne, Sf = Synapsenfalten, Ss = primärer Synapsenspalt, Sv = Synapsenvesikel.

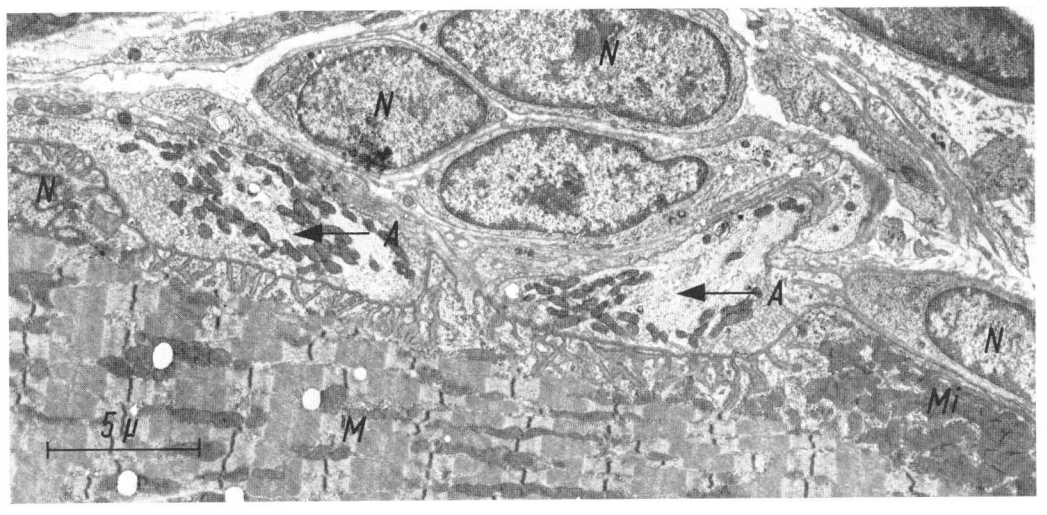

a

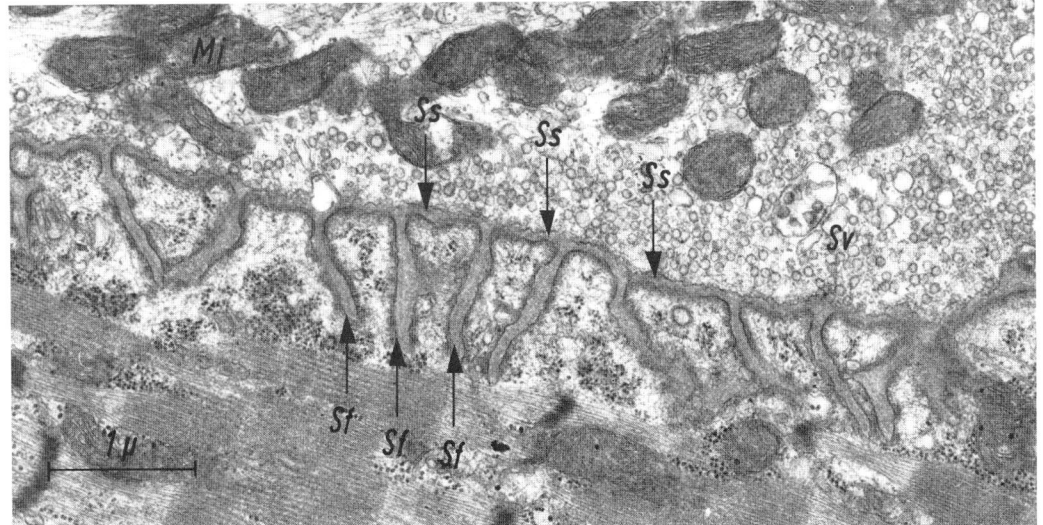

b

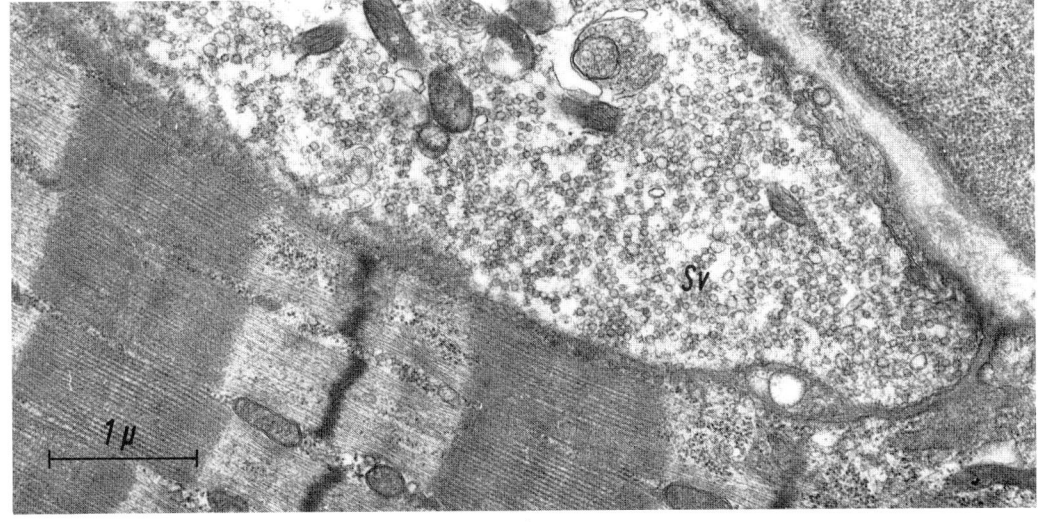

c

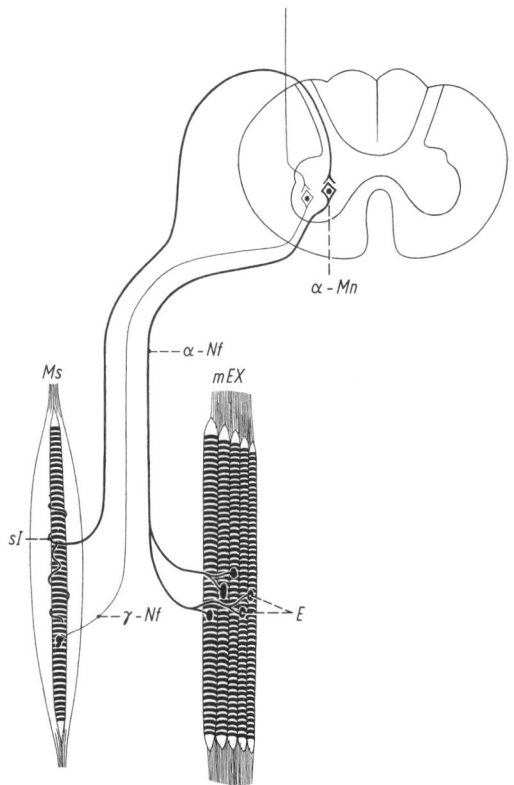

Abb. 2.5–25. Stark vereinfachte Darstellung einer motorischen Einheit mit einem α-Motoneuron (α-Mn), α-Nervenfaser (α-Nf), deren Aufzweigung und Bildung von mehreren motorischen Endplatten (E) am Muskelfaserbündel. Über die sensible Innervation (sI) an der Muskelspindel (Ms) kann eine Stimulation der motorischen Einheit (mEX) bewirkt werden, je nach Vorspannung der Spindel, die wieder von der motorischen Innervation der Spindelfaser (γ-Motoneuron mit dünner Nervenfaser, γ-Nf) abhängt. Die zentrale Innervation der motorischen Einheit ist nicht eingezeichnet.

kels ist die Voraussetzung für geschmeidig ablaufende Muskelbewegungen.

Entwicklung, Degeneration und Regeneration von Muskelfasern

Die Entwicklung der vielkernigen, großen Muskelzellen verläuft in vier Stadien. (1) Zunächst liegt eine undifferenzierte einkernige Mesenchymzelle vor, die noch keine kontraktilen Filamente bildet. Diese *Prämyoblasten* sind klein und rundlich gebaut. (2) Wenn die Prämyoblasten beginnen, kontraktiles Material zu synthetisieren, sprechen wir von *Myoblasten*. Die Bildung der Myosin- und Actinfilamentbestandteile verläuft dabei asynchron. (3) Die Myoblasten lagern sich zusammen, verschmelzen und bilden die langgestreckten *Myotubi*.

Diese sind durch mehrere im Zentrum der Zelle angeordnete Kerne, ein helles, glykogenreiches Zentrum und randständige, organisierte Myofibrillen gekennzeichnet, die deutliche Querstreifung aufweisen. Es beginnt auch die Bildung von sarkoplasmatischem Reticulum. Myotubi enthalten enorm viel Glykogen und noch reichlich Ribosomen und Ergastoplasma. (4) Durch weitere Fusion von Myotubi entstehen die endgültigen Muskelfasern mit vorwiegend Myofibrillen, Mitochondrien und sarkoplasmatischem Reticulum sowie randständigen Kernen. Außerdem bildet sich die Basalmembran als äußeres Sarkolemm.

Auffällige Vorgänge bei der Entwicklung sind auch der schnelle Abbau des embryonalen Glykogen nach der Geburt durch Autophagolyse sowie die gleichzeitige Ausbildung der Membranpartikel in den L-System-Vesikeln mit Auftreten der sarkoplasmatischen Calciumpumpe.

Die Muskelfaser entsteht offensichtlich durch Verschmelzung von Zellen. Einige der undifferenzierten Zellen bleiben erhalten und liegen als sogenannte Satellitenzellen dicht am inneren Sarkolemm und unter der Basalmembran (äußeres Sarkolemm) der Muskelfasern (Abb. 2.5–26). Sie spielen eine wichtige Rolle bei der Regeneration.

Durch verschiedene Einflüsse (Druck, Durchblutungsmangel, Gifte) kann es zu lokaler Degeneration von Muskelgewebe kommen. Als allgemeine Reaktion werden dann innerhalb weniger Stunden eine Autophagolyse beobachtet und anschließend der Abbau durch Makrophagen (Heterophagolyse). Trotz scheinbar vollständigen Abbaus kommt es nach einigen Tagen wieder zu vollständiger Neubildung von Muskelgewebe, was allerdings davon abhängt, ob die Satellitenzellen erhalten bleiben. Es wurde neuerdings im Experiment gezeigt, daß die Satellitenzellen sich dann in Myoblasten umwandeln und der gleichartige Vorgang, der in der Embryogenese stattfindet, auch bei der Regeneration beobachtet wird. Hierbei ist die Entwicklung wieder stark von den trophischen Eigenschaften der motorischen Nervenfasern abhängig: Denervierte Muskeln regenerieren bedeutend langsamer als bei erhaltenem Nerv.

Die Stärke der Muskulatur ist besonders vom Trainingszustand abhängig. Bei Einstellen der Bewegung kommt es zur Atrophie, die bei Denervation besonders ausgeprägt ist. Bei der Atrophie werden eine Abnahme von Muskelfasern, Muskelfaserdicke, Muskelkapillaren sowie eine desorganisierte Myofibrillenanlagerung beobachtet. Die bei der starken und andauernden Belastung (Training) beobachtete Massenzunahme (Hyperplasie) ist umgekehrt auf Zunahme der Faserzahl, Faserdicke und Kapillarversorgung zu beziehen.

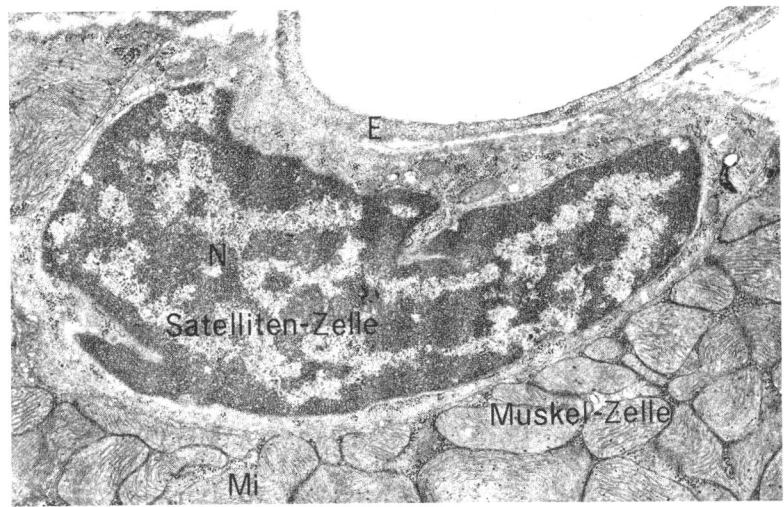

Abb. 2.5—26. Satellitenzelle im Diaphragma der Ratte. Man erkennt den gelappten Zellkern (N) und einen relativ undifferenzierten, schmalen Saum von Cytoplasma. Die Zelle liegt wie eingebettet in die mitochondrienreiche (Mi) Muskelfaser, oben eine Kapillare mit Endothel (E). Vergr. 14 000 × .

Hilfsapparate der Muskulatur

Muskelspindeln

Muskelspindeln sind Gruppen besonders differenzierter Muskelfasern, die in eine Kapsel gehüllt sind und neben einer motorischen Innervation sensible Nervenendigungen besitzen. Sie dienen als Rezeptoren der Tiefensensibilität und liefern Informationen über den Spannungszustand der Muskeln.

Die Muskelspindeln werden von einer bindegewebigen und zellulären Hülle umgeben, deren äußere Schicht dem Endomysium entspricht (Abb. 2.5—27). Die beiden Enden der Spindel sind am inneren bindegewebigen Teil des Muskels oder an der Sehne befestigt. Die 2 bis 5 intrafusalen Fasern werden an ihren *Polen* von einem äußeren Kapselraum und der äußeren Kapsel umgeben. Die Schichten der äußeren Kapsel entsprechen einer inneren, perineuralen Zellschicht (das Perineurium ist die äußere Hülle der Nerven, die aus flachen, endothel-ähnlichen Zellen besteht) und einer äußeren endomysialen Bindegewebsschicht. Der äquatoriale, mittlere Abschnitt der intrafusalen Fasern ist noch von der weiteren, lockeren Zellschicht der inneren Kapsel umgeben, die einen inneren Kapselraum bildet (Abb. 2.5—27 und 2.5—28).

Die Spindelfasern unterteilt man in zwei Typen, die sog. Kernkettenfasern und die sog. Kernhaufenfasern, die man je nach der Lagerung der Zellkerne im äquatorialen, sensiblen Abschnitt erkennt. Den beiden intrafusalen Fasertypen soll eine unterschiedliche Funktion zukommen, da sie in Innervation und Ultrastruktur verschieden sind. Auf Grund der licht- und elektronenmikroskopischen Beschreibung erscheint die Innervation der Spindelfasern recht kompliziert: es werden bis zu fünf Innervationsarten, drei motorische und zwei sensible angegeben. Die Innervation der intrafusalen Fasern ist daher aus didaktischen Gründen vereinfacht besprochen:

Die Kernkettenfasern sind „dunkle" Zellen mit einem M-Streifen ihrer Myofibrillen. Je ein afferenter dicker Nerv (Aα-Faser) bildet ein verzweigtes, teils spiraliges und teils längsverlaufendes Geflecht sensorischer Kontaktstellen, die auf den äquatorialen Abschnitt der Muskelspindel beschränkt sind. Die Muskelfaser und die sensible, terminale Nervenfaser[1] liegen gemeinsam in einer nur aus einer Basalmembran bestehenden Hülle. An einem Pol der Kernkettenfaser findet sich eine kleine Endplatte, so daß dieser intrafusalen Faserart eine einfache motorische Innervation ähnlich der einer schnellen Muskelfaser zugeschrieben wird, jedoch ist die Nervenfaser vom Typ Aγ.

Unter Kernhaufenfasern versteht man „hellere" Zellen ohne M-Streifen. Sie zeigen eine gleichartige

---

[1] Die Nervenfasern werden in die Gruppen A, B und C eingeteilt: A- und B-Fasern besitzen eine Myelinscheide, die C-Fasern sind marklos. Unter den A-Fasern teilt man wieder je nach Dicke des Faserdurchmessers in Aα-, Aβ-, Aγ- und Aδ-Fasern ein. Die dicksten Fasern (Aα) leiten die Erregung am schnellsten; sie innervieren die extrafusalen Muskelzellen und bilden die sensiblen Fasern der Muskelspindel.

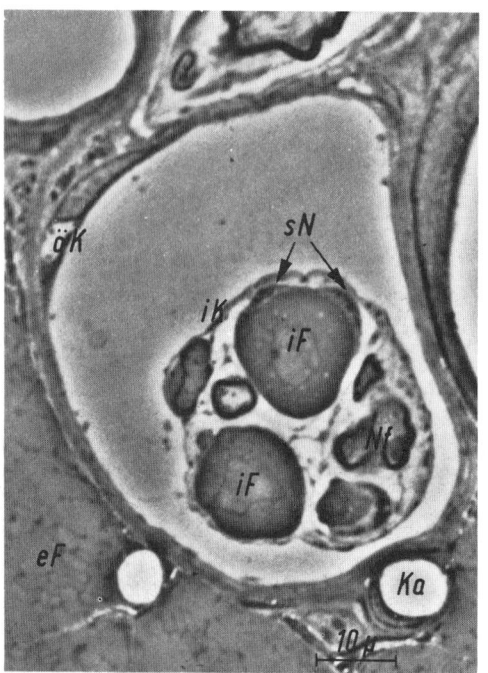

Abb. 2.5—27. Phasenkontrastoptische Aufnahme einer Muskelspindel im Querschnitt. Man erkennt drei intrafusale Fasern (iF), eine mit sensiblen Nervenendigungen (sN). Der Schnitt durch den äquatorialen Abschnitt zeigt den inneren und äußeren Kapselraum sowie die innere (iK) und äußere (äK) Kapsel. Myelinhaltige Nervenfasern (Nf), Kapillaren (Ka) und extrafusale Muskelzellen (eF).

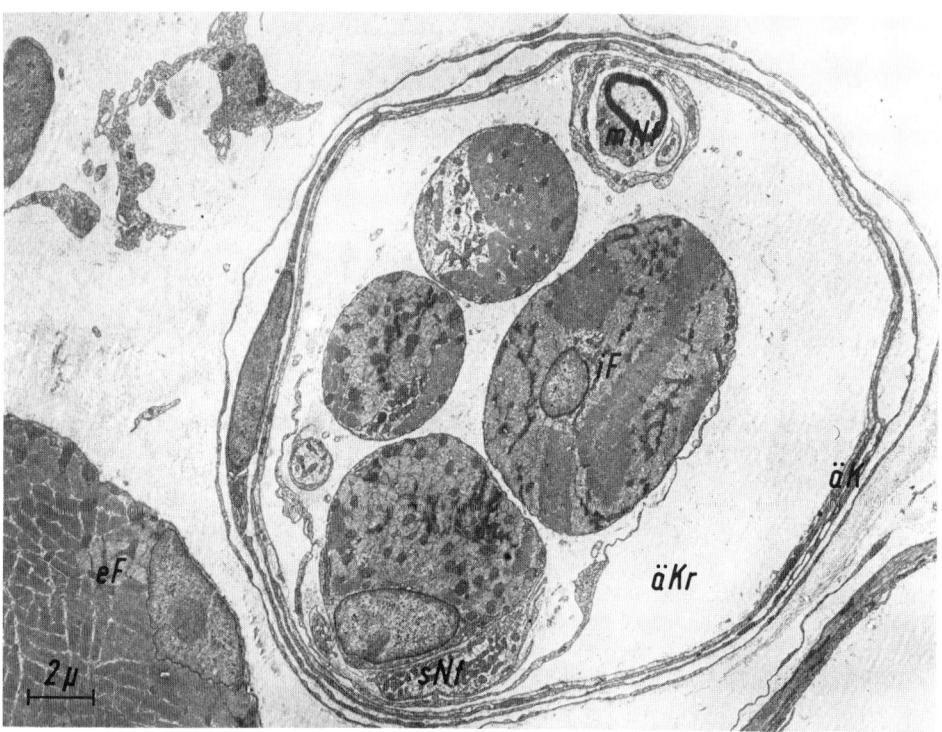

Abb. 2.5—28. Elektronenmikroskopische Aufnahme einer Muskelspindel im Querschnitt. Die von flachen Zellen gebildete äußere Kapsel (äK) umgibt den äußeren Kapselraum (äKr), einige flache Zellen im Kapselraum stammen von der inneren Kapsel, die in dieser paraäquatorialen Region unvollständig ist. Eine der vier intrafusalen Fasern (iF) besitzt eine sensible Nervenfaser (sNf). Weiterhin sieht man eine myelinhaltige, vom Perineurium umgebene Nervenfaser (mNf); eF = extrafusale Fasern. Elektronenmikroskopisches Präparat von Prof. Dr. F. HAMMERSEN (Freiburg / München).

sensible Innervation wie die Kernkettenfasern, während die motorische Innervation bei dieser Faser anscheinend komplizierter ist: man findet sowohl größere lockere Endplatten als auch multiple Endigungen.

Über die Unterscheidung in sog. primäre und sekundäre sensible Endigungen liegen keineswegs klare morphologische Kriterien vor; die Reaktion der primären sensiblen Endigungen auf Zugbelastung und der sekundären auf Druckveränderungen in der Spindelkapsel wird diskutiert.

Die Bedeutung der sensiblen Innervation der Spindel liegt in ihrer Empfindlichkeit auf Dehnungsreize. Die gedehnte Spindel erzeugt Rezeptorpotentiale, die in den sensiblen Aα-Fasern geleitet werden, und zwar in einer mit der Dehnung zunehmenden Frequenz. Im gestreckten Muskel findet man eine gesteigerte sensible Aktivität; diese führt zu einer Regulation, indem die zugehörigen Muskeln kontrahiert werden. Die Kontraktion des Muskels führt andererseits zu einem Aussetzen der sensiblen Aktivität. Die abgestufte und geschmeidige Reaktion der Muskelgruppen ist damit von diesem sensiblen Apparat der Muskulatur abhängig (Abb. 2.5—25).

Neben den Muskelspindeln sind die sog. GOLGIschen Sehnenapparate an der Regulation der Muskelspannung beteiligt. Die Ultrastruktur dieser Rezeptoren der Muskelspannung ist neuerdings analysiert worden (SCHOULTZ und SWETT 1972).

Muskel-Sehnen-Verbindungen

Die Übertragung der Muskelkraft auf die Sehnen erfolgt am Muskelfaserende, also nicht über eine Anspannung des sog. Faserschlauches, d. h. der zarten bindegewebigen Hülle der Muskelfaser. Letztere besitzt eine langgestreckte, fast zylindrische Gestalt, und die Myofibrillen verlaufen in ihr im wesentlichen kontinuierlich von einem Faserende zum anderen. Die Bildung eines Muskelbauches rührt also nicht von einer zunehmenden Verdickung in der Mitte ihrer einzelnen Muskelfasern her, sondern von ungleich langen Muskelfasern.

An ihren Enden ist die einzelne Muskelfaser entweder abgerundet, schräg oder stufenförmig. Dort befinden sich die Verankerungen zwischen den krafterzeugenden Myofibrillen und den kraftübertragenden Tendofibrillen, Verankerungen, die erst elektronenoptisch genauer analysiert werden konnten. Das Sarkolemm ist an den Muskel-Seh-

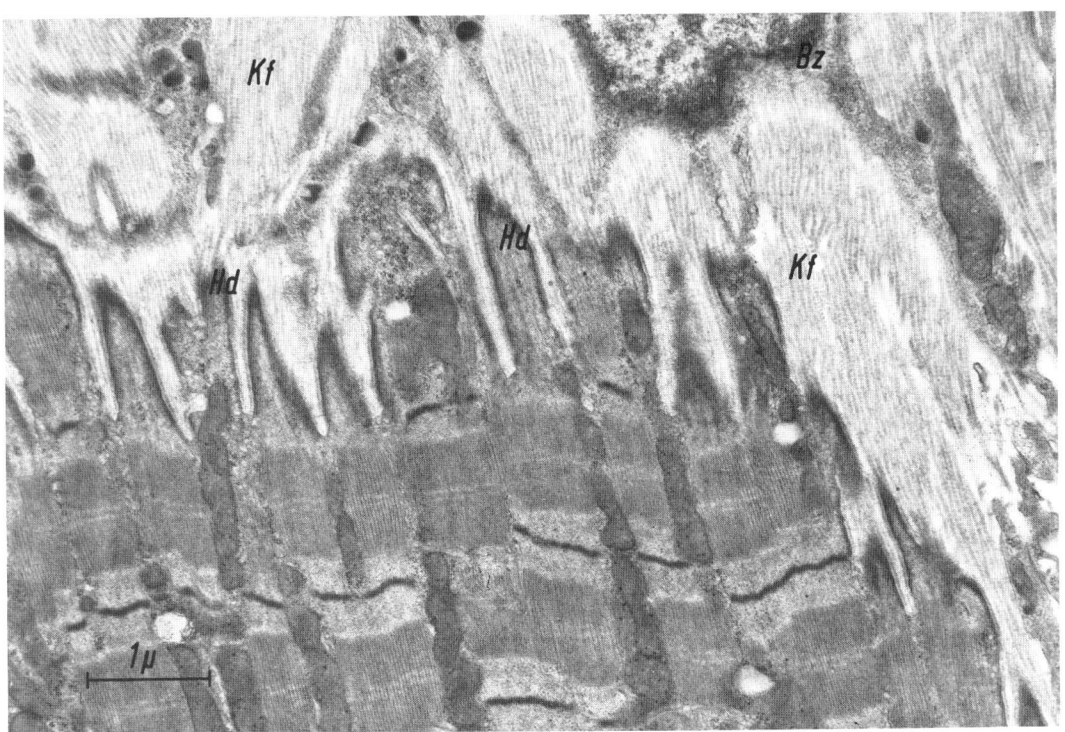

Abb. 2.5—29. Muskel-Sehnen-Verbindung (elektronenmikroskopisch, Zwerchfell, Ratte): die Myofibrillen enden in den fingerförmig verzweigten Fortsätzen der Muskelfaser an Halbdesmosomen (Hd). Am äußeren Sarkolemm befestigen sich die Kollagenfasern (Kf), die auch zwischen die Vorstülpungen des Muskelfaserendes eindringen. Im Sehnenabschnitt finden sich zwischen den quergestreiften kollagenen Fibrillen Bindegewebszellen (Bz) mit ihren schmalen Fortsätzen.

nen-Verbindungen besonders stark eingefaltet: die zahlreichen, fingerförmigen Fortsätze erzeugen eine beträchtliche Oberflächenvergrößerung (s. Abb. 2.5—29). Das innere Sarkolemm ist hier durch eine Substanzanlagerung zu *Halbdesmosomen* (s. diese) verdichtet, in die die Actinfilamente einstrahlen. Das äußere Sarkolemm (d. h. Basalmembran) folgt allen Einfaltungen und ist dicht mit den Kollagenfibrillen der Sehne verfilzt. Die Muskel-Sehnen-Verbindung zeigt demnach eine strenge Trennung der Myofibrillen (intrazellulär) von den Tendofibrillen (extrazellulär). In diesem Zusammenhang sei darauf hingewiesen, daß die Insertion der Actinfilamente an den Halbdesmosomen der Befestigung der Actinfilamente am Glanzstreifen der Herzmuskulatur entspricht (s. 2. Band dieses Lehrbuches).

Die innere Organisation des Muskels und des Sehnenapparates

Makroskopisch erkennt man, daß der einzelne Muskel von einer straffen Bindegewebeschicht, dem Epimysium (oder Perimysium externum bzw. der äußeren Faszie), umgeben ist (s. Abb. 2.5—1a), das sich als Epitendineum (Abb. 2.5—31) um die Sehnen fortsetzt. Größere Bündel von Muskelfasern im Muskel werden durch mehr oder weniger dicke Bindegewebssepten, Perimysium internum, unterteilt, von dem wieder die feineren Bindegewebsfasern des Endomysium ausgehen (Abb. 2.5—1a). Das Endomysium schließt jede einzelne Muskelfaser in eine eigene Hülle, den sog. Faserstrumpf oder die Gitterfaserhülle, ein. Es bildet ein bindegewebiges, interstitielle Zellen enthaltendes Stroma zwischen Muskelfasern, Kapillaren und Nerven, zu dem auch die Basalmembran gehört.

Die Sehne ist nicht nur der feste, weiße Strang, der an den Muskelenden sichtbar ist, sondern sie setzt sich auch in das Innere des Muskels fort und verbindet sich dort mit dem interstitiellen Bindege-

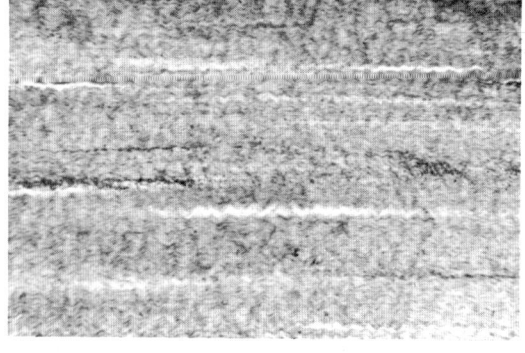

Abb. 2.5—30. Längsschnitt durch eine Sehne (Mensch; Original: Prof. Dr. J. STAUBESAND). Man sieht den leicht gewellten Verlauf der kollagenen Fibrillen. Vergr. 190 × .

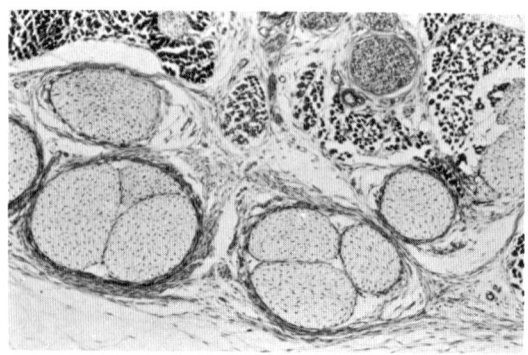

Abb. 2.5—31. Querschnitt durch Sehnen (fetaler Katzenschwanz; Präparat von Prof. Dr. F. HAMMERSEN, Freiburg/München). Die Sehnenbündel sind vom Peritendineum umhüllt. Die Sehnenzellen sind regelmäßig zwischen den Sehnenfasern gelagert und deutlich angefärbt. Vergr. 190 × .

webe. Dadurch wird die Haftfläche zwischen Sehne und Muskel außerordentlich vergrößert. So findet man in den Sehnen die gleiche Aufteilung in Sehnenfaserbündel, die vom Epitendineum (oder Peritenonium externum) und Peritendineum (oder Peritenonium internum) umhüllt sind (Abb. 2.5—31). Der gesamte Bindegewebsapparat des Muskels gibt diesem einen inneren Halt und gewährleistet zugleich eine Verschieblichkeit zwischen den Faserbündeln. Durch besondere Gruppenfaszien werden größere Muskelgruppen zusammengefaßt. Bei schraubenartig verlaufenden Muskeln (z. B. M. sartorius, M. sternocleidomastoideus) dienen Faszienlogen zur Führung bei der Kontraktion.

Schleimbeutel

Die Schleimbeutel stellen Gewebsspalten dar, die von einer Bindegewebskapsel umgeben sind. Sie erreichen eine verschiedene Größe und sind gelegentlich gekammert. In ihrem Inneren befindet sich eine schlüpfrige Flüssigkeit (Synovia), die teils von der interstitiellen Flüssigkeit stammt, teils von der Synovialmembran abgesondert wird. Schleimbeutel sind kleinen Wasserkissen vergleichbar, die den Druck der Sehnen verteilen. Die Schleimbeutel ermöglichen große Schichtverschiebungen bei geringer Reibung, wo Muskeln oder Sehnen über den Knochen laufen. Man trifft sie daher dort, wo örtliche Druckeinwirkungen mit starken Verschiebungen auftreten, zwischen Knochen und Haut (z. B. an der Kniescheibe). Neue Schleimbeutel bilden sich, wenn unter der Haut liegende Knochenpunkte, die nicht durch Fettpolster geschützt sind, wiederholt einem stärkeren Druck mit seitlicher Verschiebung ausgesetzt werden (z. B. bei Sackträgern auf den druckbelasteten Teilen des Schulterblattes).

Die Struktur der *Synovialmembran* ist aus Untersuchungen der gleichartig aufgebauten Schicht der Gelenkkapsel bekannt. Sie wird aus einer mehrschichtigen, epithelartigen Anlagerung von fibrozytären Zellen gebildet, die in zwei Typen eingeteilt werden. Die eine Zellart enthält plumpe Fortsätze mit zahlreichen Vakuolen, in denen sich die vom GOLGI-Apparat gebildeten Substanzen der Synovialflüssigkeit befinden sollen. Die zweite Zellart besitzt ein reichlich entwickeltes Ergastoplasma. Ob den Zellen der Synovialmembran eine aktive Transportfunktion oder die Bildung einer Diffusionsbarriere zukommt, ist nicht geklärt. Keinesfalls ist die Membran jedoch einem echten Epithel vergleichbar, da ihr die abdichtenden Zonulae occludentes (s. diese) fehlen und durch die weiten interzellulären Räume, die zwischen den Zellen der Synovialmembran beobachtet werden, ein freier Stoffdurchtritt gewährleistet zu sein scheint.

Sehnenscheiden

Den Schleimbeuteln ähnliche Einrichtungen an den Sehnen sind die Sehnenscheiden (Abb. 2.5—32). Es sind Bindegewebsschläuche um die Sehnen, die die Reibung und den Druck auf das umliegende Gewebe vermindern. Man findet sie daher an allen Stellen, wo die Sehnen von ihrem geraden Verlauf abbiegen und auf Knochen und Bänder einen stärkeren Druck ausüben. An beiden Enden ist die Sehnenscheide durch lockeres Bindegewebe, das sich in das Peritendineum fortsetzt, verschlossen, andernfalls würde die Gleitflüssigkeit (Synovia) ausfließen. Der Gleitspalt ist von einer Synovialmembran ausgekleidet, die sowohl die fibröse Scheide als auch die Sehnen überzieht und die Synovia absondert. Beide Blätter der Synovialhaut können durch eine Art Gekröse (Mesotendineum) ineinander übergehen. Diese führt Gefäße und Nerven zur Sehne hin. An den Beugesehnen der Finger und Zehen heißen diese Verbindungen, die stellenweise unterbrochen sind, Vincula tendinum. In einigen Fällen wird die Wand der Sehnenscheide durch Bänder verstärkt und an den Knochen geheftet (z. B. bei den Beugesehnen der Finger); so entstehen osteofibröse Kanäle.

Blutversorgung

Die Eintrittspforte der Gefäße und Nerven in die Muskeln wird als Hilus bezeichnet (s. Abb. 2.5—1a). Der Hilus liegt oft auf der Höhe des geometrischen Mittelpunktes des Muskels (SCHWALBEsche Regel). Die größeren Blutgefäße verlaufen zwischen den Muskelfaserbündeln meist in Längsrichtung mit den Bündeln (Abb. 2.5—33 und 2.5—34). Von den größeren Gefäßen gehen quer zur Muskelfaserrichtung verlaufende Äste ab, die sich wieder in Längsrichtung aufzweigen. Dieses Aufteilungsprinzip liegt bis zu den Kapillaren vor, so daß in den Querschnitten des Muskels ebenfalls fast nur quergeschnittene Kapillaren zu finden sind (siehe Abb. 2.5—2d). Bei den verschiedenen Muskelarten umgeben 4 bis 8 Kapillaren eine einzelne Muskelfaser;

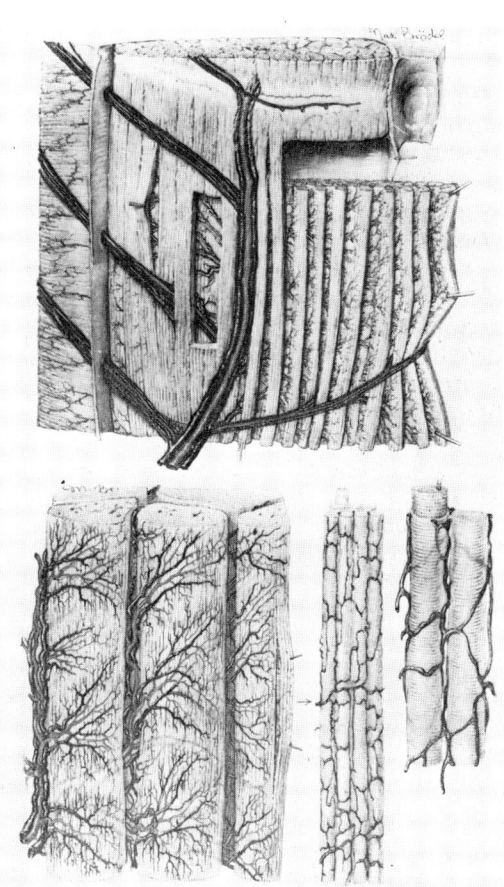

Abb. 2.5—33. Blutversorgung der Skelettmuskulatur: Am Gefäßhilus finden sich jeweils eine Arterie und zwei Venen, deren Verzweigungen zwischen den Bindegewebssepten des Endomysiums verlaufen (s. oberes Bild). Unten sind das Aufteilungsprinzip der Blutgefäße um die Muskelfaserbündel (links), das Eindringen der kleineren Gefäße in die Muskelfaserbündel (Mitte) und die Lagerung der Kapillaren um die einzelne Muskelfaser (rechts) zu sehen (aus BRÖDEL 1937).

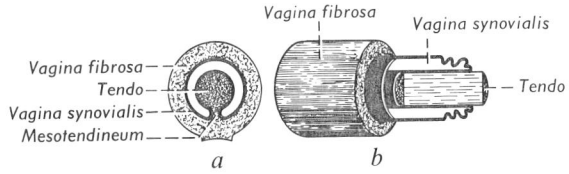

Abb. 2.5—32. Schema einer Sehnenscheide. a) Querschnitt, b) Eröffnung durch einen Längsschnitt.

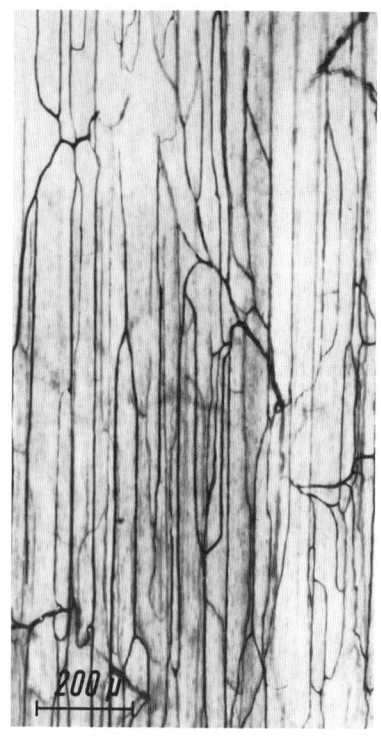

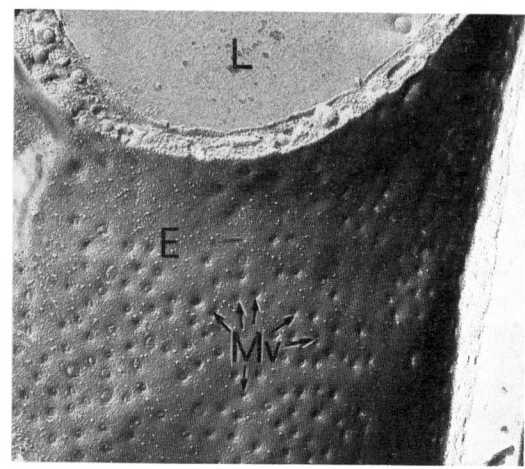

Abb. 2.5—35. Darstellung einer Muskelkapillare im Gefrierbruchbild. Man erkennt das Gefäßlumen (L). Endothel im Abbruch (E) und die zahlreichen Mikropinozytosevesikelabschnürungen (MV), die auf einen regen Stoffaustausch schließen lassen (Präparat von Profres Dres J. METZ und W. G. FORSSMANN, Heidelberg). Vergr. 19 000 ×.

Abb. 2.5—34. Darstellung der terminalen Gefäßnetze im M. rectus abdominis (Kaninchen, Präparat von Prof. Dr. F. HAMMERSEN, Freiburg/München, Berlinerblau-Gelatine, Mayers Haemalaun). Beachte die vorwiegend in Längsrichtung orientierten Kapillaren.

um dünne Fasern finden sich meist mehr Kapillaren als um dicke Fasern. Da jedoch eine Kapillare jeweils mindestens zwei Muskelfasern berührt, ist das absolute Verhältnis der Kapillarquerschnitte pro Muskelfaser immer geringer. Bei lebensgetreuer Fixation durch Perfusion sind diese Verhältnisse besonders anschaulich dargestellt: sie zeigen, daß die Muskelbündel aus kompakt zusammengelagerten Kapillaren und Muskelfasern bestehen (s. Abb. 2.5—2d). Die Muskelfasern erscheinen unter diesen Bedingungen nicht rund, sondern polygonal und an den Kanten der Muskelfasern liegen die Kapillaren.

Die Wände der *Muskelkapillaren* werden von einem *kontinuierlichen Endothel* und einer Basalmembran gebildet (Abb. 2.5—35). Die Endothelzelle mißt 100 bis 200 nm und ist am Zellkern verdickt. Die Mikropinocytosebläschen sind als Transportvesikel in den Muskelkapillaren besonders zahlreich. Während der Transport von versorgenden Stoffen durch die Mikropinocytosevesikel allgemein anerkannt ist, wird der Stoffaustausch zwischen den Endothelzellfugen bezweifelt (SIMIONESCU et al. 1975, FORSSMANN 1976.)

Die Pericyten sind charakteristische Bauelemente der Muskelkapillaren. Sie bilden eine diskontinuierliche Schicht flacher Zellen, die die Endothelzellen halbmondförmig umgeben. Ihre Fortsätze sind stellenweise mit den Endothelzellen innig verzahnt,

jedoch meist durch eine die Pericyten umhüllende Basalmembran von den Endothelzellen getrennt. Die Basalmembran ist für die Pericyten typisch, so daß sie leicht von anderen Zellen, wie z. B. Fibrocyten, unterschieden werden können. Die Pericyten sollen nach neueren Untersuchungen den glatten Muskelzellen verwandt sein und mit den ebenfalls kontraktilen Endothelzellen die Weite des Kapillarlumens regeln.

Allgemeine Muskellehre

Makroskopischer Bau der Muskulatur

Bei makroskopischer Betrachtung erkennt man, daß die Muskelfasern im allgemeinen staffelförmig unter einem mehr oder minder großen Winkel am Sehnenblatt oder mit kurzen Sehnen am Knochen ansetzen (s. Abb. 2.5—1a). Die verschiedenen Muskelformen sind in Abb. 2.5—36 dargestellt. Bei einem deutlich sichtbaren Ansatzwinkel sprechen wir von *einseitig* oder *doppelseitig gefiederten* Muskeln. *Parallelfaserige* Muskeln mit einem Muskelsehnenübergang an der gleichen Querschnitthöhe kommen im allgemeinen nicht vor; allerdings gibt es Muskeln, die parallelfaserig sind und sich daher bei der Kontraktion ohne beträchtliche Scherung verdicken. Das sind jedoch nur dünnbauchige oder flache Muskeln.

Die Muskelfasern dickerer Muskeln setzen meist

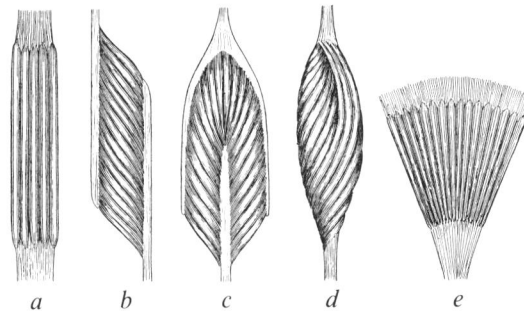

a   b   c   d   e

Abb. 2.5–36. Formen der Anordnung von Muskelfasern in den verschiedenen Muskeln: a) parallelfaserig; b) parallelfaserig mit schrägem Ansatz (einseitig gefiedert); c) doppelseitig gefiedert; d) spiralig; e) fächerförmig.

spitzwinklig am Sehnenblatt oder an der Knochenfläche an, so daß der Muskel Raum für seine mit der Kontraktion einhergehende Dickenzunahme gewinnt, indem sich der Ansatzwinkel vergrößert (Abb. 2.5–37). Durch diese sog. *mechanische Selbststeuerung* wird verhindert, daß die im Inneren der Muskeln und die zwischen den Muskeln verlaufenden Nerven und Blutgefäße bei der Muskelkontraktion komprimiert werden; die Interstitien werden im Gegenteil erweitert, so daß die Kapillardurchblutung verbessert wird und die dünnwandigen Venen sich öffnen. Die wechselnde Zusammenziehung und Erschlaffung der Muskeln steuert somit auch zur Durchblutungsverbesserung bei, die über die aktiven Regelkreise des arteriellen Systems hinaus eine große Rolle spielen.

Muskelbauch und Sehne ergeben erst das mit einem Namen versehene anatomische Muskelindividuum. Man unterscheidet dessen *Ursprung, Origo*, von seinem *Ansatz, Insertio*. Was Ursprung und was Ansatz sei, ist konventionell festgelegt. Gewöhnlich wird das proximale, d. h. das der Körpermitte näher liegende Muskelende als Ursprung bezeichnet; das distale Ende ist der Ansatz.

Ein Muskel mit seiner Sehne kann, je nachdem wie viele Gelenke er überspringt, an mehr oder weniger komplizierten Bewegungen beteiligt sein. Man spricht von *ein- und mehrgelenkigen Muskeln*. Andere Muskeln haben überhaupt keine Beziehung zu den Gelenken (z. B. Gesichtsmuskulatur, Augenmuskeln).

Manche Muskeln entspringen oder setzen nicht am Knochen, sodern an derben Bindegewebshäuten an, die als Bindegewebsskelett eine Fortsetzung des knöchernen Skeletts darstellen, z. B. die Membrana interossea zwischen den beiden Unterarm- und Unterschenkelknochen. Ferner dienen Faszien und die Septa intermuscularia, die zwischen Muskelgruppen und Knochen liegen, als Ursprung oder Ansatz.

Beim *Ansatz der Sehne am Knochen* (oder Knorpel) strahlen die Sehnenfasern in das Periost (bzw. Perichondrium) ein; die Bindegewebsfasern setzen sich als SHARPEYSche Fasern in den Knochen fort. Die auf den Knochen übertragene Kraft wird auf eine möglichst große Oberfläche verteilt. Andere Sehnen, wie die Achillessehne, die Sehne des M. pectoralis major, die des M. biceps brachii usw., treffen die Knochenoberfläche in einem stumpfen oder spitzen Winkel und befestigen sich auf Knochenerhebungen. Dabei sind die Sehnenbündel oberflächlich in den Knochen eingekittet, so wie ein flach gedrückter Pinsel im erkalteten Leimtopf haftet. In anderen Fällen wird die Sehne vor ihrem Ansatz durch Bänder (Retinacula), knöcherne Sehnenanteile (Sesambeine) oder Knochenfortsätze (Hypomochlien) so abgelenkt, daß der Sehnenansatzwinkel bei der Bewegung sich nicht ändert (z. B. die langen Beuger und Strecker an Hand und Fuß).

Die Sehnen, die in Weichteile ausstrahlen, wie z. B. die Sehnen der Muskeln des Gesichtes, in der Haut oder jene Zungenmuskeln, die in das Sehnenblatt des Zungenrückens einstrahlen, besitzen zahlreiche elastische Fasern. Diese elastischen Sehnen strahlen pinselförmig in die Weichteile aus und können diese in eine erhöhte Spannung versetzen.

Mechanische Eigenschaften des Muskels

Die *Hubhöhe* des Muskels ist der Länge der Muskelfaserbündel und der Änderung ihres Ansatzwinkels proportional. Auf Grund des Gleitmechanismus der Myofilamente kann eine stärkere Verkürzung als auf 50% der maximalen Dehnungslänge nicht vorkommen. Nach eigenen Beobachtungen liegt die ultrastrukturell feststellbare Längenveränderung *in vivo* bei 25%–30%; das entspricht auch

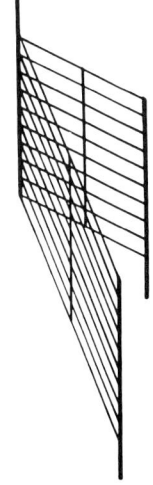

Abb. 2.5–37. Schema für die mechanische Selbststeuerung des Muskels. Dicke vertikale Linien entsprechen den Sehnen. Bei der Kontraktion wird der Fiederungswinkel größer und damit der Raum für die Dickenentfaltung der Muskelfasern freigegeben. Im Interesse der Übersichtlichkeit sind die kontrahierten Fasern zu lang gehalten (nach BENNINGHOFF 1939).

makroskopischen Beobachtungen (siehe Abb. 2.5—14).

Gefiederte Muskeln mit verschiedenen Ansatzwinkeln ihrer Fasern an der Sehne haben auch Fasern von ungleicher Länge, so daß trotz der unterschiedlichen Fiederungswinkel bei einer Verkürzung eine gleiche Hubhöhe an der Sehne erzielt wird.

Die *Kraft* des Muskels hängt von der Summe der Querschnitte der Fasern und von ihrem Ansatzwinkel ab. Gewöhnlich erreicht ein Muskel eine Kraft von 3—5 kg/cm². Diese Muskelkrafteinheit ist individuell wechselnd, Alter sowie Konzentration des Willens spielen dabei eine besondere Rolle. Die *Arbeit* eines Muskels (Kraft mal Weg) ist vom Faserquerschnitt und von der Hubhöhe abhängig. Die *Leistung* entspricht der Schnelligkeit der Kontraktionen (Kraft mal Hubhöhe pro Zeit).

Die natürlichen Bewegungsabläufe

Der mit einem Namen (z. B. M. latissimus dorsi) versehene „Muskel" der systematischen Anatomie ist ein infolge seiner Bindegewebshüllen isoliert darstellbares Gebilde.

An natürlichen Bewegungen sind immer zahlreiche Muskeln zugleich oder nacheinander beteiligt: sie wirken entweder gleichsinnig, *Synergisten,* oder gegensinnig, *Antagonisten.* Nur bei äußerster Anstrengung kontrahieren sich *alle* Muskelfasern eines Muskels gleichzeitig. An allen platten, großflächigen und ausgedehnten Muskeln (z. B. in der Bauchwand, in der langen tiefen Rückenmuskulatur) treten bei natürlichen Bewegungen und mäßiger Anstrengung nur bestimmte Streifen oder Faserrichtungen des Gesamtmuskels in Tätigkeit, und zwar solche Streifen oder Faserzüge, die sich im Rahmen eines bestimmten Bewegungsablaufes in die jeweils angespannte Muskelkette einfügen.

Beim Bewegungsablauf erkennt man ein *Punctum fixum* und ein *Punctum mobile* des Bewegungsapparates. Die schematischen Angaben über Muskelfunktionen beziehen sich im allgemeinen darauf, daß der Ursprung das Punctum *fixum,* der Ansatz das Punctum *mobile* sei. Das ist in Wirklichkeit aber nur selten der Fall.

Was Punctum fixum oder mobile ist, muß nämlich auf Grund des beobachteten natürlichen Bewegungsablaufes analysiert werden. Als Punctum fixum bezeichnet man in der Regel eine Stelle des Bewegungsapparates, die in bezug auf eine feste Unterlage oder auf den Rumpf des Körpers unbewegt ist. Das Punctum mobile ist auf Grund der geringeren Masse der bewegte Teil. Die Bezeichnungen Punctum fixum et mobile sind ebenso wie die der Muskelansätze (Origo et Insertio) willkürlich

oder relativ auf den Bewegungsvorgang und die Topographie des Muskels bezogen.

Die meisten natürlichen Bewegungen (z. B. Atmen, Gehen) laufen rhythmisch unter abwechselnder Kontraktion und Erschlaffung antagonistischer Muskelgruppen ab. In der Ruhe befindet sich der Muskel bereits in einem Spannungszustand, der deutlich wird, wenn ein Knochen gebrochen ist und die gespannten Muskeln die Bruchenden gegeneinander verschieben. Dieser Spannungszustand des Muskels heißt *Tonus.* Nach Durchschneidung der zuführenden Nerven und in tiefer Narkose wird der Tonus stark herabgesetzt. Der Tonus beruht auf einer reflektorischen Dauererregung über die Muskelspindeln. Er ist konstitutionell verschieden. Die Muskeln, die gewohnheitsmäßig am meisten gebraucht werden, sollen einen höheren Tonus besitzen. Mit der wechselnden Körperhaltung ändert sich auch der Spannungszustand eines jeden Muskels. Die Spannung des Muskels wächst mit der Ruhedehnung entsprechend der Ruhedehnungskurve und in Abhängigkeit von der Regulation über die Muskelspindeln.

Bei vielen Muskeln ist die Aufrechterhaltung eines bestimmten Tonus die eigentliche Funktion; man spricht von *Haltemuskeln,* die sich nur wenig verkürzen (z. B. bei den kurzen Fußmuskeln, die das Fußgewölbe verspannen). Für die Haltefunktion sind im allgemeinen gefiederte, fischgrätenartig gebaute Muskeln mit einem großen Ansatzwinkel geeignet. Stark spitzwinklig gefiederte Muskeln dienen gewöhnlich Bewegungsfunktionen.

Die Dehnung im Bewegungsablauf wird durch die *Antagonisten* oder durch die *Schwerkraft* von Körperteilen bewirkt; eine aktive Verlängerung ist beim Muskel nicht möglich, wie aus dem Gleitmechanismus hervorgeht (einsinniger Schlagzyklus der Seitenbrücken des Myosins). So fällt das erhobene Bein durch seine eigene Schwere abwärts, wenn die Spannung der Muskeln nachläßt, die das Bein in die gehobene Stellung gebracht haben; die gleichen Muskeln werden dabei gedehnt. Die Schwerkraft ist bei vielen Bewegungen für den Richtungsablauf ausschlaggebend.

Eine sichtbare Bewegung einer Gliedmaße beginnt erst, wenn ein anfänglicher Widerstand gegen den Tonus der Antagonisten und gegen die Schwerkraft überwunden ist; diese anfängliche Kontraktion der Muskelfasern ohne Verkürzung des Muskels selbst erhöht seinen Spannungszustand. Eine solche Kraftentfaltung wird als *isometrische* Kontraktion bezeichnet. Nach der isometrischen Kontraktion (z. B. Anspannen des Muskels, um einen Wassereimer zu heben) beginnt der Bewegungsablauf bei gleichbleibender Spannung mit einer Verkürzung (isotonische Kontraktion). Alle

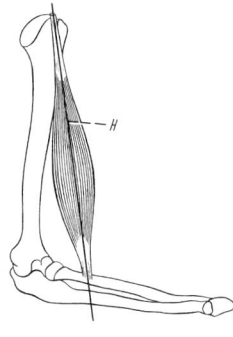

Abb. 2.5—38. Verlauf der Hauptlinie (H) durch einen Muskelbauch.

Bewegungen entstehen aus einem gleichmäßigen Übergang von isometrischer in isotonische Kontraktion.

Die Mechanik des Muskels an Gelenken folgt dem Hebelgesetz: in bezug auf den Ansatz an den Gelenken unterscheiden wir einarmige und zweiarmige Hebel. Der M. biceps brachii wirkt z. B. auf das Ellenbogengelenk als einarmiger Hebel, da der Lastarm (Unterarm) und der Kraftarm (Unterarm bis zum Ansatz des M. biceps) auf der gleichen Seite des Drehpunktes liegen; der M. triceps brachii ist in bezug auf das gleiche Gelenk als ein zweiarmiger Hebel wirksam. Da bei der Muskelarbeit mit Übersetzung gearbeitet wird (Lastarm länger als Kraftarm), ist die entwickelte Kraft am Sehnenansatz um ein Vielfaches höher als das am Lastarm bewegte Gewicht.

Die Hauptrichtung der Kraftentfaltung geht bei vielen Muskeln durch die Längsachse des Muskels und der Sehne: man spricht von *Hauptlinie* (Abb. 2.5—38). Manche Muskeln besitzen mehrere oder wechselnde Hauptlinien, je nach Bewegungsablauf, wie insbesondere bei fächerförmigen Muskeln. Während des Bewegungsablaufs wechseln also die mechanischen Verhältnisse der Wirkung eines Muskels; so kann der gleiche, anatomisch definierte Muskel sein eigener Antagonist sein (z. B. M. deltoideus in seiner Funktion auf das Schultergelenk). Durch Überstreckung eines Gelenkes wandert die Hauptachse gelegentlich über den Drehpunkt, so daß ein Beuger als Strecker wirken kann (z. B. der M. brachioradialis).

Wenn die Hauptlinie eines Muskels durch den Drehpunkt eines Gelenkes verläuft, entwickelt der Muskel eine stauchende Kraft und belastet das Gelenk, ohne eine Drehwirkung zu erzeugen. Die maximale Drehwirkung auf ein Glied tritt bei einem rechtwinkligen Ansatz des Muskels auf. Da während der Muskelkontraktion der Verlauf der Hauptlinie in bezug auf den Drehpunkt des Gelenkes sowie der Ansatzwinkel am Knochen wechseln, variieren auch die Belastung auf das Gelenk und der Nutzeffekt des Muskels.

Literatur

Die quergestreiften Skelettmuskelfasern

Mikroskopische Anatomie und Ultrastruktur

EBASHI, S., and M. ENDO: Calcium ion and muscle contraction. Progr. Biophys. Mol. Biol. 18 (1968), 123—182

FRANZINI-ARMSTRONG, C.: Membrane particles and transmission at the triad. Fed. Proc. 34 (1975), 1382—1389

HUXLEY, H. E.: Muscle cells. In: J. BRACHET and A. E. MIRSKY (Eds.): The Cell, Vol. IV. Academic Press, New York 1960

PEACHEY, L. D.: The sarcoplasmatic reticulum and transverse tubules of the frog's sartorius. J. Cell Biol. 25 (1965), 209—231

PEARSON, C. M.: The striated muscle. Monographs in Pathology, No. 12. Baltimore: Williams Wilkins, 1973

POLLARD, T. D., E. SHELTON, R. R. WEIHING, and E. D. KORN: Ultrastructural characterization of F-actin isolated from Acanthamoeba castellanii and identification of cytoplasmic filaments as F-actin by reaction with rabbit heavy meromyosin. J. Mol. Biol. 50 (1970), 91—97

PORTER, K. R., and G. E. PALADE: Studies on the endoplasmic reticulum. III. Its form and distribution in striated muscle fibres. J. Biophys. Biochem. Cytol. 3 (1957), 269—300

RAYNS, D. G., C. E. DEVINE, and C. L. SUTHERLAND: Freeze fracture studies of membrane systems in vertebrate muscle. I. Striated muscle. J. Ultrastr. Res. 50 (1975), 306—321

SMITH, D. S.: Muscle. New York, Academic Press 1977

SQUIRE, J. M.: Muscle filament structure and muscle contraction. Ann. Rev. Biophys. Bioeng. 4 (1975), 137—163

Der Kontraktionszyklus der quergestreiften Muskulatur

Die kontraktionsauslösenden und relaxierenden Vorgänge in der Muskelfaser

ANDERSSON-CEDERGEN, E.: Ultrastructure of motor end plate and sarcoplasmic components of mouse skeletal muscle fiber as revealed by three dimensional reconstructions from serial sections. J. Ultrastruct. Res. Suppl. 1 (1959), 1—191

COSTANTIN, L. L., R. J. PODOLSKY and L. W. TICE: Calcium activation of frog slow muscle fibers. J. Physiol. 188 (1967), 261—271

EISENBERG, B., and R. S. EISENBERG: Selective disruption of the sarcotubular system in frog sartorius muscle. J. Cell Bio. 39 (1968), 451—468

ENDO, M.: Entry of fluorescent dyes into the sarcotubular system of the frog. J. Physiol. 185 (1966), 224—238

FLECKENSTEIN, A.: Metabolic aspects of the excitation-contraction coupling. In: J. F. HOFFMANN (Ed.): The cellular funktions of membrane transport. Prentice-Hall, New Jersey 1963

FORSSMANN, W. G., und A. MATTER: Morphologie und deren Bedeutung bei einigen quergestreiften Muskelzelltypen und Herzmuskelzellen. Morphol. Jb. 111 (1967), 319—332

GAGE, P. W., and R. S. EISENBERG: Action potentials, after potentials and excitation-contraction coupling in frog sartorius fibers without transverse tubules. J. Gen. Physiol. 53 (1969), 298—310

HASSELBACH, W.: Relaxation and sarcotubular calcium pump. Fed. Proc. 23 (1964), 909—912

HASSELBACH, W., und H. H. WEBER: Die intrazelluläre Regulation der Muskelaktivität. Naturwiss. 52 (1965), 121—128

HOWELL, J. N.: A lesion of the transverse tubules of skeletal muscle. J. Physiol. 201 (1969), 513—533

HUXLEY, A. F., and R. W. STRAUB: Local activation and interfibrillar structure in striated muscle. J. Physiol. 143 (1958), 40—41

HUXLEY, A. F., and R. E. TAYLOR: Local activation of striated muscle fibers. J. Physiol. 144 (1958), 426—441

HUXLEY, A. F.: Local activation of muscle. Ann. N. Y. Acad. Sci. 81 (1959), 446—452

207

HUXLEY, H. E.: Evidence for continuity between central elements of the triads and extracellular space in frog sartorius muscle. Nature 202 (1964), 1067–1071

NIEMEYER, G., and W. G. FORSSMANN: Comparison of glycerol treatment in frog skeletal muscle and mammalian heart. J. Cell Biol. 50 (1971), 288–299

PEASE, D. C., D. J. JENDEN and J. N. HOWELL: Calcium uptake in glycerol-extracted rabbit psoas muscle fibers. II. Electron microscopic localization of uptake sites. J. Cell Comp. Physiol. 65 (1965), 141–154

PORTZEHL, H., P. C. CALDWELL and J. C. RÜEGG: The dependence of contraction and relaxation of muscle fibers from the crab Maia squinado on the internal concentration of free calcium ions. Biochem. Biophys. Acta 79 (1964), 581

Der mechanische Vorgang der Muskelkontraktion

DAVIES, R. E.: A molecular theory of muscle contraction: calcium-dependent contractions with hydrogen bond formation plus ATP-dependent extensions of part of the myosin-actin cross-bridges. Nature 199 (1963), 1068–1075

FUCHS, F.: Striated muscle. Ann. Rev. Physiol. 36 (1974), 461–502

HANSON, J., and H. E. HUXLEY: Structural basis of the cross-striations in muscle. Nature 172 (1953), 530–532

HUXLEY, A. F., and R. NIEDERGERKE: Structural changes in muscle during contraction. Interference microscopy of living muscle fibers. Nautre 173 (1954), 971–973

HUXLEY, A. F.: Muscular contraction. J. Physiol. (London) 243 (1974), Z. 183, 1–43

HUXLEY, H. E., and J. HANSON: Changes in the cross-striations of muscle during contraction and stretch and their structural interpretation. Nature 173 (1954), 973–976

HUXLEY, H. E.: The mechanism of muscular contraction. Sciene 164 (1969), 1356–1366

KAUFMANN, K.: Über Contraction der Muskelfaser. Reichert und DuBois-Reymonds Arch. (1874), 273–285

MANNHERZ and GOODY: Proteins of contractile systems. Ann. Rev. Biochem. 45 (1976), 427–465

REEDY, M. K., K. C. HOLMES and R. T. TREGEAR: Induces changes in orientation of the cross-bridges of glycerinated insect flight muscle. Nature 207 (1965), 1276–1280

RÜEGG, J. C., and R. T. TREGEAR: Mechanical factors affecting the ATPase activity of glycerol-extracted insect fibrillar flight muscle. Proc. Roy. Soc. B 165 (1966), 497–512

SQUIRE, J. M.: Muscle filament structure and muscle contraction. Ann. Rev. Biophys. Bioeng. 4 (1975), 137–165

THORSON, J., and D. C. S. WHITE: Distributed representations for actin-myosin interaction in the oscillatory contraction of muscle. Biophys. J. 9 (1969), 360–390

Die Muskelfasertypen

ADRIAN, R. H., and L. D. PEACHEY: The membrane capacity of frog twitch and slow muscle fibres. J. Physiol. 181 (1965), 324–336

BACH-Y-RITA, P., and F. ITO: In vivo studies on fast and slow muscle fibers in cat extraocular muscles. J. Gen. Physiol. 49 (1966), 1177–1198

CLOSE, R. L.: Dynamic properties of mammalian skeletal muscles. Physiol. Rev. 52 (1972), 129–197

COSTANTIN, L. L., R. J. PODOLSKY and L. W. TICE: Calcium activation of frog slow muscle fibers. J. Physiol. 188 (1967), 261–271

ELLISMAN, M. H., J. E. RASH, L. A. STAEHELIN, and K. R. PORTER: Studies of excitable membranes. II. A comparison of spezializations at neuromuscular junctions and nonjunctional sarcolemmas of mammalian fact and slow twitch muscle fibers. J. Cell Biol. 68 (1976), 752–779

FORSSMANN, W. G., and A. MATTER: Zur Klassifizierung der Skelettmuskulatur. 62 Verh. Anat. Ges., Anat. Anz., Erg.-heft 121 (1968), 5–17

GAUTHIER, G. F.: The structural and cytochemical heterogeneity of mammalian skeletal muscle fibers. In: R. J. PODOLSKY, (Ed.): Contractility of muscle cells and related processes. Prentice-Hall, Inc. 1971

GRUBER, M.: Über Stuktur und Innervation der quergestreiften Muskulatur des Oesophagus der Ratte. Z. Zellforsch. 91 (1968), 236–247

GRUBER, H.: Zur motorischen Innervation des Oesophagus der Ratte: Innervationsgebiete von rechtem und linkem N. vagus. Verh. Anat. Ges. 72 (1978), 781

GUTH, L., and F. J. SAMAHA: Qualitative differences between actomyosin ATPase of slow and fast mammalian muscle. Exp. Neurol. 25 (1969), 138–152

HESS, A.: The structure of vertebrate slow and twitch muscle fibers. Invest. Ophthalmology 6 (1967), 217–228

KRÜGER, P.: Tetanus und Tonus der quergestreiften Skelettmuskeln der Wirbeltiere und des Menschen. Akademische Verlagsgesellschaft. Leipzig 1952

KUFFLER, S. W., and E. M. VAUGHAN WILLIAMS: Small-nerve junctional potentials. The distribution of small motor nerves to frog skeletal muscle, and the membrane characteristics of the fibers they innervate. J. Physiol. 121 (1953), 289–317

KUFFLER, S. W., and E. M. VAUGHAN WILLIAMS: Properties of the „slow" skeletal muscle fibers. J. Physiol. 121 (1953), 318–340

MAYR, R., L. STOCKINGER und W. ZENKER: Elektronenmikroskopische Untersuchungen an unterschiedlich innervierten Muskelfasern der äußeren Augenmuskulatur des Rhesusaffen. Z. Zellforsch. 75 (1966), 434–452

MAYR, R.: Structure and distribution of fibre types in the external eye muscles of the rat. Tissue Cell 3 (1971), 433–462

PAGE, S. A.: A comparison of the fine structure of frog slow and twitch fibers. J. Cell Biol. 26 (1965), 477–497

PETTE, D., M. E. SMITH, H. W. STAUDTE, and G. VROBA: Effects of long-term electrical stimulation on some contractile and metabolic characteristics of fast rabbit muscles. Pflügers Arch. ges. Physiol. 338 (1973), 257–272

SOMMERKAMP, H.: Das Substrat der Dauerverkürzung am Froschmuskel (Physiologische und pharmakologische Sonderstellung bestimmter Muskelfasern). Naunyn-Schmiedebergs Arch. exp. Path. Pharm. 128 (1928). 99–115

SRETER, F. A., J. GERGELY, S. SALMONS, and F. ROMANUL: Synthesis by fast muscle of myosin light chains characteristic of slow muscle in response to long-term stimulation. Nature New Biol. 241 (1973), 17–19

Die Innervation der Muskelfasern

ANDERSSON-CEDERGREN, E.: Ultrastructure of motor end plate- and sarcoplasmic components of mouse skeletal muscle fiber as revealed by three dimensional reconstructions from serial sections. J. Ultrastruct. Res. Suppl. 1 (1959), 1–191

CECCARELLI, F., W. P. HURLBUT, and A. MAURO: Turnover of transmitter and synaptic vesicles at the frog neuromuscular junction. J. Cell Biol. 57 (1973), 499–524

COUTEAUX, R.: Morphological and cytochemical observations on the post-synaptic membrane at motor-end-plates and ganglionic synapses. Exp. Cell Res. Suppl. 5 (1958), 294–322

DAVIES, R., and G. B. KOELLE: Electron microscopic localization of acetylcholinesterase and non specific cholinesterase at the neuromuscular junction by the gold-thiocholine and gold-thiolacetic acid methods. J. Cell Biol. 34 (1967), 157–171

DÜHRING, M. V.: Zur Feinstruktur der motorischen Endplatte von Mammalia. Z. Zellforsch. 81 (1967), 74–90

ELLISMAN, M. H., J. E. RASH, L. A. STAEHELIN, and K. R. PORTER: Studies of excitable membranes. II. A comparison of spezializations at neuromuscular junctions and nonjunctional sarcolemmas of mammalian fast and slow twitch muscle fibers. J. Cell Biol. 68 (1976), 752—774

HESS, A.: The structure of slow and fast extrafusal muscle fibers in extraocular muscle and their nerve endings in guinea pigs. J. Cell Comp. Physiol. 58 (1961), 63—79

NICKEL, E.: Die Ultrastruktur der motorischen Endplatte. Bull. Schweiz. Akad. Med. Wiss. 22 (1966), 433—442

PEPER, K., F. DREYER, C. SANDRI, K. AKERT, and H. MOOR: Structure and ultrastructure of the frog motor endplate. A freezeetching study. Cell Tiss. Res. 149 (1974), 437—455

ZACKS. S. J.: The motor-endplate. Saunders, Philadelphia 1964

ZENKER, W., and H. ANZENBACHER: On the different forms of myo-neutral junction in two types of muscle fiber from the the external ocular muscles of the rhesus monkey. J. Cell Comp. Physiol. 63 (1964), 273—285

Entwicklung von Muskelfasern

BASKIN, R. J.: Ultrastructure and calcium transport in microsomes from developing muscle. J. Ultrastr. Res. 49 (1971), 348—371

BISCHOFF, R., and H. HOLTZER: Radioautographic study of the relation between mitosis and the subsequent fusion of myogenic cells in vitro. J. Cell Biol. 41 (1969), 188—200

FISCHMAN, D. A.: The synthesis and assembly of myofibriles in embryonic muscle. Curr. Top. develop. Biol. 5 (1970), 235—280

HAY, E. D.: Electron microscopic observations on muscle differentiation in regenerating Amblystoma limbs. Develop. Biol. (1959), 555—485

ICHIKAWA, A., and M. ICHIKAWA: Electron microscope radioautography of the satellite cells labeled with ^{3}H-thymidine during skeletal muscle regeneration. In: 10th Int. Cong. Anat., p. 328. Tokyo 1975

ISHIKAWA, H.: Formation of elaborate network of T-system tubules in cultured skeletal muscle with special reference to T-system formation. J. Cell Biol. 38 (1968), 51—60

JIRMANOVA, I., and S. THESLEFF: Ultrastructural study of exper538 imental muscle degeneration and regeneration in the adult rat. Cell Tiss. Res. 131 (1972), 77—97

MENDELL, J. R., R. I. ROELOFS, and W. K. ENGEL: Ultrastructural development of explanted human skeletal muscle in tissue culture. J. Neuropath. Exp. Nerol. 31 (1972), 433—446

WARREN, R. H.: Interaction of the sarcoplasmic reticulum with Z-lines during myogenesis in amphibian skeletal muscle. Anat. Rec. 177 (1973), 225—242

Die Hilfsapparate der Muskulatur

Muskelspindeln

ADAL, M. N., and D. BARKER: The fine structure of cat fusimotor endings. J. Physiol. 192 (1967), 50—52

BARKER, D., D. HARKER, M. J. STACEY, and C. R. SMITH: Fusimotor innervation. In: Research in muscle development and the muscle spindle. B. O. BANKER et al., (Eds.) Excerpta Medica, International Congress Series No. 240, pp. 227—250, Amsterdam 1972

BOYD, I. A.: The structure and innervation of the nuclear bag muscle fiber system and the nuclear chain muscle fiber system in mammalian muscle spindles. Phil. Trans. B 245 (1962), 81—136

BRIDGMAN, Ch., S. SWEENEY and E. ELDRED: The effects of contraction and stretch of a muscle on morphology of its spindles. Anat. Rec. 156 (1966), 67—82

CORVAJA, N., V. MARINOZZI and O. POMPEIANO: The sensory innervation in the muscle spindles of the cat. In: Fourth European Reg. Conf. Electron Microscopy Rome (1968), 537—538

DÜHRING, M. v., und K. H. ANDRES: Zur Feinstruktur der Muskelspindel von Mammalia. Anat. Anz. 124 (1969), 566—573

HENNIG, G.: Die Nervenendigungen der Rattenmuskelspindel im elektronen- und phasenkontrastmikroskopischen Bild. Z. Zellforsch. 96 (1969), 275—294

KARLSSON, U., E. ANDERSSON-CEDERGREN and D. OTTOSON: Cellular origin of the frog muscle spindle as revealed by serial sections for electron microscopy. J. Ultrastruct. Res. 14 (1966), 1—35

LANDON, D. N.: Electron microscopy of muscle spindles. In: B. L. ANDREW (Ed.): Control and innervation of skeletal muscle. Thomson, Dundee 1966

MAYR, R.: Untersuchungen an isolierten Muskelspindeln der Ratte nach Cholinesterasedarstellung und Sudanschwarz-Färbung. Z. Zellforsch. 93 (1969), 594—606

MERRILLEES, N. C. R.: The fine structure of muscle spindles in the lumbrical muscles of the rat. J. Biophys. Biochem. Cytol. 7 (1960), 725—742

SCHOULTZ, T. W., and J. E. SWETT: The fine structure of the Golgi tendon organ. J. Neurocytol. 1 (1972), 1—26

Muskel-Sehnen-Verbindungen

GELBER, D., D. H. MOORE, and H. RUSKA: Observations of the myo-tendon junction in mammalian skeletal muscle. Z. Zellforsch. 52 (1960), 396—400

MATTER, A., und W. G. FORSSMANN: Muskelsehnenverbindungen. 62. Verh. Anat. Ges., Anat. Anz. Erg.heft 121 (1968), 73—81

SCHIPPEL, K., und D. REISSIG: Elektronenmikroskopische Befunde am Muskel-Sehnenübergang im Zwerchfell von Ratte und Kaninchen. Z. mikr. anat. Forsch. 76 (1967), 1—11

SCHWARZACHER, H. G.: Untersuchungen über die Skeletmuskel-Sehnenverbindung. I. Elektronenmikroskopische und lichtmikroskopische Untersuchungen über den Feinbau der Muskelfaser-Sehnenverbindung. Acta Anat. 40 (1960), 59—86

Schleimbeutel

BARLAND, P., A. B. NOVIKOFF and D. HAMERMAN: Electron microscopy of the human synovial membrane. J. Cell Biol. 14 (1962), 207—220

CASTOR, C. W.: The microscopic structure of normal human synovial tissue. Arth. and Rheumat. 3 (1960), 140—152

LANGER, E., und F. HUTH: Untersuchungen über den submikroskopischen Bau der Synovialmembran. Z. Zellforsch. 51 (1960), 545—559

Blutversorgung

BRÖDEL, M.: Anatomy of the rectus abdominis muscle. Bull. Johns Hopkins Hosp. 61 (1937), 295—316

BRUNS, R. R., and G. E. PALADE: Studies on blood capillaries. I. General organization of blood capillaries in muscle. J. Cell Biol. 37 (1968), 244—276

FORSSMANN, W. G.: Die normale Gefäßwand und Transportphänomene. Med. Welt 27 (1976), N. F.: 1606—1610

HAMMERSEN, F.: Das Gefäßmuster der Skeletmuskulatur. In: L. DELIUS und E. WITZLEB (Hg.): Probleme der Haut- und Muskeldurchblutung. Bad-Oeynhausen Gespräche VI. Springer, Berlin 1964

KARNOVSKY, M. J.: The ultrastructural basis of capillary permeability studied with peroxidase as a tracer. J. Cell Biol. 35 (1967), 213—236

MATTER, A., L. ORCI and CH. ROUILLER: Die dreidimensionale Rekonstruktion des Kapillarperizyten im Muskel. 63. Verh. Anat. Ges., Anat. Anz., Erg.heft 125 (1969), 125—130

NICKEL, E., und E. GRIESHABER: Elektronenmikroskopische Darstellung der Muskelkapillaren im Gefrierätzbild. Z. Zellforsch. 95 (1969), 445—461

SIMIONESCU, N., and G. E. PALADE: Segmental differentiations of cell junctions in the vascular endothelium. The microvasculature. J. Cell Biol. 67 (1975), 863—886

3.1. Entwicklungsgeschichte des Bewegungsapparates und ontogenetische Grundzüge der Skelettmuskel-Innervation

Von HANS FISCHER

Der Wirbeltierkörper zeigt in einem bestimmten Embryonalstadium eine deutlich ausgeprägte, bei Betrachtung der Körperoberfläche gut erkennbare segmentale Gliederung. Diese wird durch regelmäßig gestaltete Zellager hervorgerufen, die sich im dorsalen Abschnitt des mittleren Keimblattes *(Mesoderm)* beiderseits der Chorda dorsalis paarweise bilden und *Ursegmente* oder *Somiten* genannt werden (Abb. 3.1—1). Diese Ursegmente werden da-

durch gebildet, daß sich der unmittelbar neben der Chorda dorsalis gelegene, aus dicht gelagerten Zellen bestehende Abschnitt des mittleren Keimblattes, der auch *paraxiales Mesoderm* oder *Stammplatte* genannt wird, durch nacheinander auftretende Querfurchungen *(Intersegmentalspalten)* von kranial nach kaudal untergliedert (Farbtafel III, Abb. 2 und Abb. 3.1—4a). Das erste Somitenpaar entsteht beim Menschen am 20.—21. Tag der Ent-

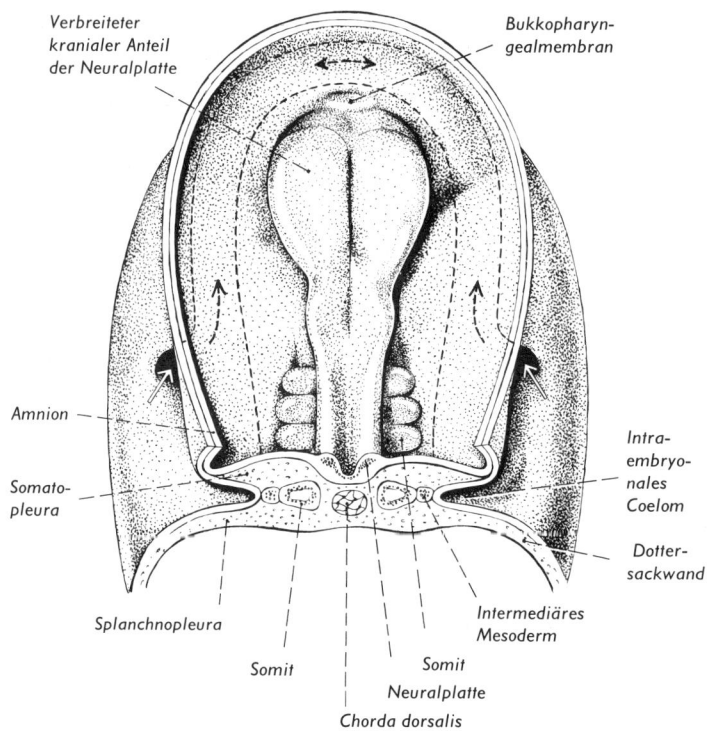

Verbreiteter kranialer Anteil der Neuralplatte

Bukkopharyngealmembran

Amnion

Somatopleura

Splanchnopleura

Somit

Somit

Neuralplatte

Chorda dorsalis

Intermediäres Mesoderm

Intra-embryonales Coelom

Dotter-sackwand

Abb. 3.1—1. Schematische Darstellung des kranialen Teils eines menschlichen Embryos im Somitenstadium. Die gestrichelten Pfeile liegen im kranialen Bereich des intraembryonalen Coeloms, aus dem später die Perikardhöhle wird. Die weißen Pfeile zeigen die Verbindung zwischen diesem kranialen intraembryonalen Coelom und dem extraembryonalen Coelom an. Weiter kaudal, z. B. an der Stelle, die auf der Abbildung mit „intraembryonales Coelom" bezeichnet ist, geht das intraembryonale Coelom lateral ohne scharfe Grenze in das extraembryonale Coelom über (nach HAMILTON / BOYD / MOSSMAN: Human Embryology, 4. Ed., Heffer, Cambridge; William & Wilkins, Baltimore 1972).

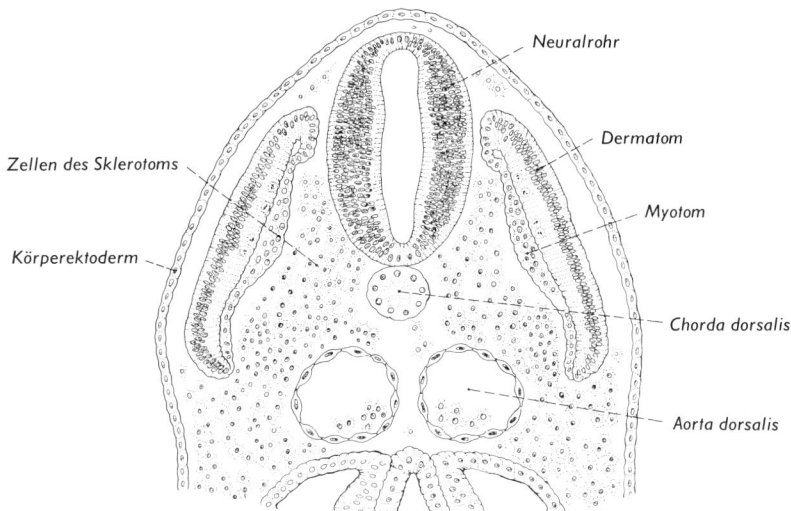

Abb. 3.1—2. Differenzierung der Ursegmente in Sklerotom, Myotom und Dermatom (nach J. LANGMAN: Medizinische Embryologie, 2. Aufl. — Deutsche Übersetzung von U. DREWS. Thieme, Stuttgart 1972). In dem hier gezeigten Entwicklungsstadium verlieren die Zellen des Sklerotoms immer mehr ihren epithelialen Charakter und wandeln sich in Mesenchymzellen um.

wicklung im späteren Okzipitalbereich. Nach kaudal zu bilden sich, wie bereits angedeutet, dann nach und nach weitere Somiten aus, die nun wie Glieder einer Kette hintereinander liegen. In fast gleichmäßiger zeitlicher Aufeinanderfolge sind so bis zum 30. Entwicklungstag etwa 35 Ursegmentpaare entstanden. Am Ende der 5. Woche hat die Somitenzahl ihr Maximum erreicht; es sind nun 42—44 Paare vorhanden, von denen sich ein Teil wieder zurückbildet. Nach lateral und ventral zu schließen sich an die Ursegmente zunächst das sog. *intermediäre Mesoderm (Ursegmentstiele)* und dann die *Seitenplatten* an, die ungegliedert sind und sich in zwei Schichten teilen, von denen die dem äußeren Keimblatt (Ektoderm) benachbarte zur *Somatopleura*, die dem inneren Keimblatt (Entoderm) benachbarte zur *Splanchnopleura* wird (Abb. 3.1—1). Der Spalt, der bei dieser Aufteilung entsteht, stellt die erste Anlage der Körperhöhle *(Coelom)* dar. Die Zellen, die dem Spaltraum zugekehrt sind, differenzieren sich formal zu einem einschichtigen Plattenepithel, dem späteren *Mesothel.* Das Mesothel der Somatopleura kleidet die Wand der Körperhöhle aus, das der Splanchnopleura bildet die glatte äußere Oberfläche der Organe, die in dieser Höhle liegen.

Die *Chorda dorsalis*, mechanisch betrachtet ein biegsamer Achsenstab, stellt ein charakteristisches Kennzeichen für einen ganzen Tierstamm dar und gibt diesem den Namen. Bei den Wirbeltieren, die ja zu den Chordaten gehören, wird die Chorda dorsalis zwar embryonal angelegt, bleibt aber dann, von wenigen Ausnahmen abgesehen, nicht zeitle-

bens erhalten. Sie wird durch die Wirbelsäule ersetzt. Reste der Chorda dorsalis werden beim Bau der Zwischenwirbelscheiben (s. diese) verwendet.

Auf der Abb. 3.1—1 ist oberhalb der Chorda dorsalis die sog. *Neuralplatte* als eine Verdickung des Ektoderms zu erkennen. Der verbreiterte vordere Anteil dieser Platte stellt die Hirnanlage dar; aus dem schmalen hinteren Anteil, der sich über den Schnittrand hinaus noch weiter nach kaudal zu fortsetzt, geht die Rückenmarksanlage hervor.

Die Neuralplatte zeigt eine mediane Einsenkung, die *Neuralrinne.* Mit der zunehmenden Vertiefung dieser Rinne wölben sich die linken und rechten Plattenhälften als Wülste vor. Die Wülste beider Seiten wachsen schließlich dorsal zusammen. Aus der Neuralplatte ist das *Neuralrohr* geworden (Abb. 3.1—2 u. 3).

Die Ursegmente, die vorübergehend eine kleine Höhle besitzen (Abb. 3.1—1) und deren Zellen ein epithelähnliches Aussehen aufweisen, bestehen nur kurze Zeit. Aus ihnen gehen jeweils drei Anlagebezirke hervor, deren Namen bereits eine Aussage über das weitere Schicksal dieser Gebilde machen: *Sklerotom* (von skleros = hart), *Myotom* (von mýs, Genitiv mýos = Muskel) und *Dermatom* (von derma = Haut) (Abb. 3.1—2 u. 3).

Die Zellen des Sklerotoms wandern frühzeitig aus den medialen Anteilen der Ursegmente aus und umwachsen schließlich die Chorda dorsalis (s. Abb. 3.1—2 u. 3). Die auswandernden Zellen verlieren ihren epithelartigen Charakter und wandeln sich zu typischen Mesenchymzellen um. Wie bereits

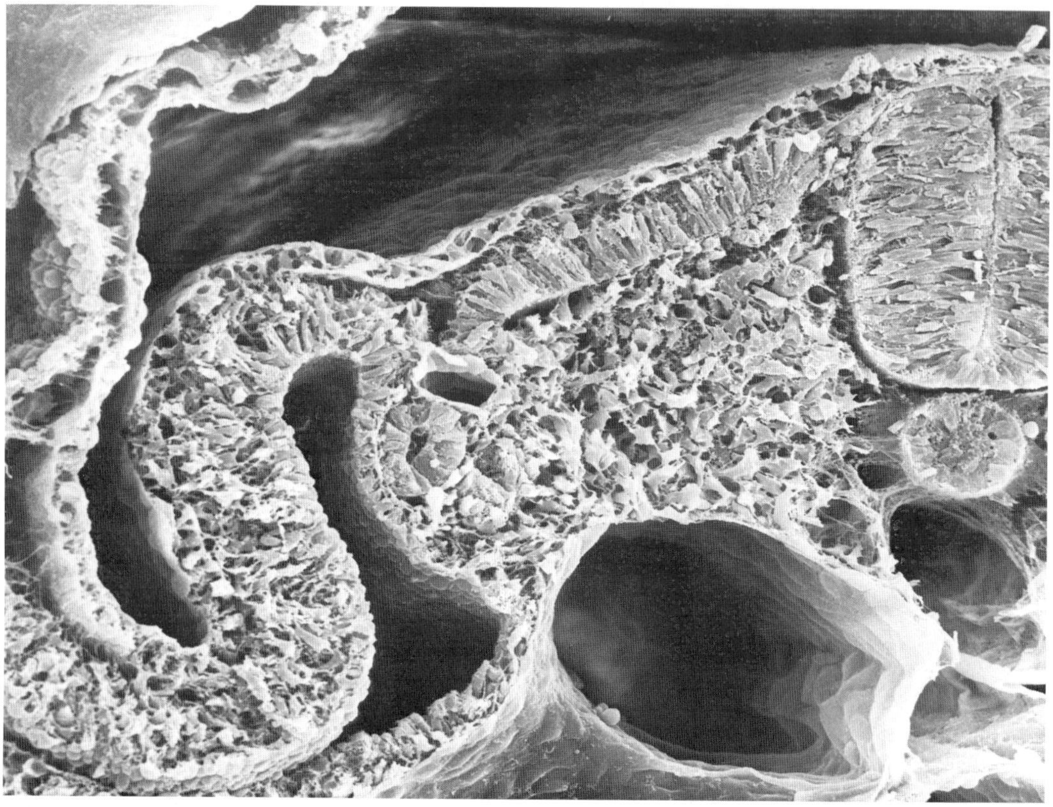

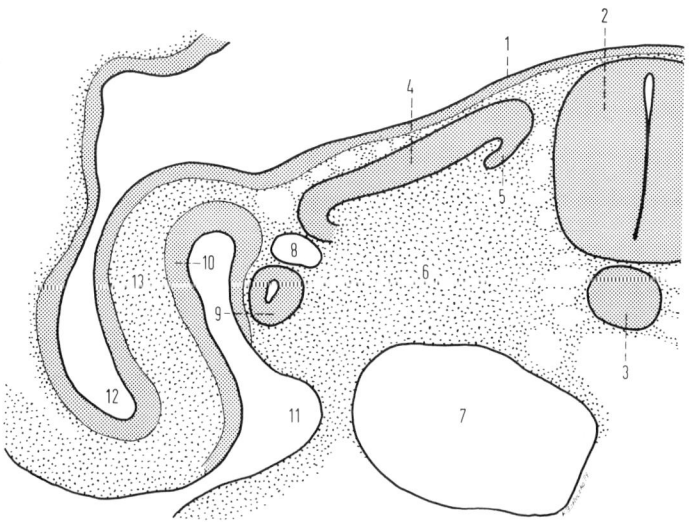

Abb. 3.1—3a. Hühnerembryo am Beginn des dritten Bebrütungstages. Rasterelektronenmikroskopische Aufnahme eines Querbruches in Höhe der Armanlage (aus: CHRIST, B. und H. J. JACOB: Über die embryonale Entwicklung der Gliedmaßenmuskulatur. Medizin in unserer Zeit 2 (1978) 166—176). Vergleiche dieses Bild mit der linken Seite der Abb. 3.1—2.

Abb. 3.1—3b. Erläuterungsskizze zu Abb. 3.1—3a. 1 = Ektoderm, 2 = Neuralrohr, 3 = Chorda dorsalis, 4 = Dermatom, 5 = beginnendes Myotom, 6 = Sklerotom, 7 = Aorta, 8 = Urnierenvene, 9 = WOLFFscher Gang, 10 = Somatopleura mit Serosaepithel und Mesenchym im Bereich der Armanlage, 11 = Coelom, 12 = Sulcus limitans lateralis, 13 = ventrolaterale Körperwand, aus der die Armanlage hervorgeht (Originalzeichnung: Prof. Dr. B. CHRIST, Bochum).

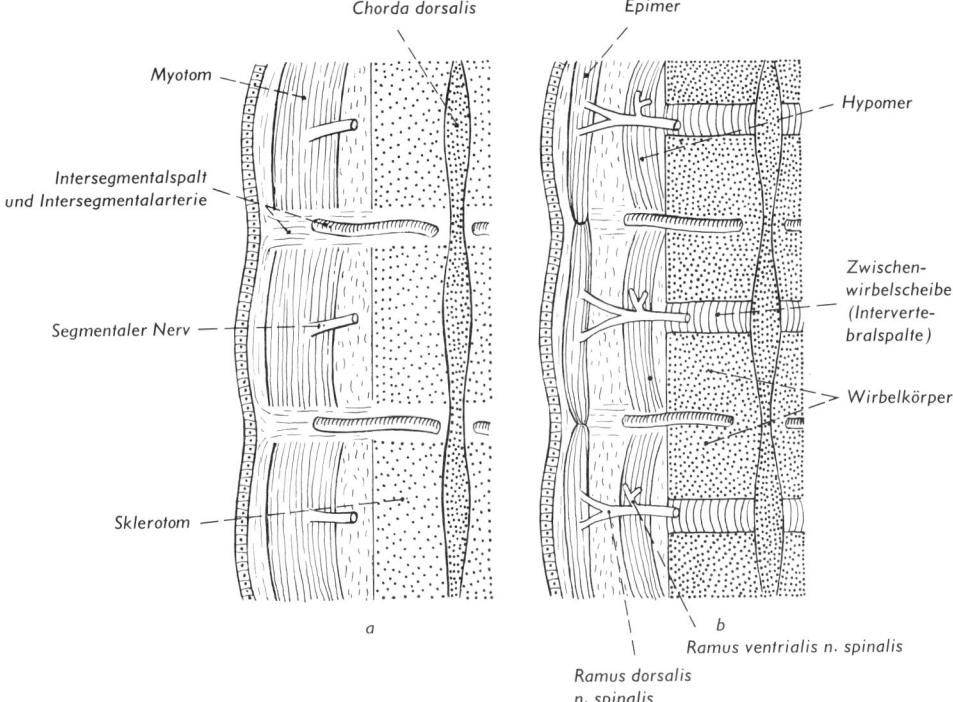

Abb. 3.1—4. Schema zur Entwicklung der Wirbelsäule, a) Anordnung der Sklerotome. b) Anordnung der Wirbel. Jeder Wirbel entsteht aus der Vereinigung der kaudalen Hälfte eines Sklerotoms mit der kranialen Hälfte des folgenden. Bei dieser Umgliederung verschwinden die intersegmentalen Spalten zwischen den Sklerotomen. Statt dessen bilden sich in Höhe der segmentalen Nerven neue Spalten (b). Letztere werden Intervertebralspalten genannt. In ihrem Bereich entwickeln sich anschließend die Zwischenwirbelscheiben. In a) liegen die Myotome und Sklerotome in gleicher Höhe. Nach der Neugliederung (b) überbrücken die Muskelsegmente die Zwischenwirbelscheiben und können damit die Wirbel gegeneinander bewegen (nach HAMILTON / BOYD / MOSSMAN: Human Embryology, 4. Ed.; Heffer, Cambridge; William & Wilkins, Baltimore 1972).

an anderer Stelle (s. Kapitel „Bindegewebe") mitgeteilt wurde, ist das Mesenchym ein multipotentes Muttergewebe, aus dem sich u. a. die verschiedenen Binde- und Stützgewebe differenzieren. Aus dem Mesenchym um die Chorda dorsalis bildet sich dann in der weiteren Entwicklung das definitive Achsenskelett, die Wirbelsäule. Auf die Bildung der einzelnen Wirbel muß später noch zurückgekommen werden.

Die Außenwände der Somiten bleiben länger epithelial. In jedem Segment gliedert sich die Außenwand in zwei Schichten, die wie Doppellamellen nebeneinander liegen. Die äußere, dem Körperektoderm benachbarte Schicht bildet das Dermatom, die innere das Myotom (Abb. 3.1—2 u. 3.1—3).

Die Myotomzellen ordnen sich in Längsrichtung und differenzieren sich zu *Myoblasten*. Aus den Myotomen geht die quergestreifte Muskulatur des Stammes hervor. Ein Teil der Muskeln des Halses entstammt ebenfalls den Myotomen. Die übrigen Muskeln des Halses und die Mehrzahl der Muskeln im Kopfbereich gehören der Kiemenbogenmuskulatur an, auf die weiter unten noch näher eingegangen wird[1]. Die Muskeln aus beiden Herkunftsgebieten können sich erheblich gegeneinander verschieben. Die Zellen der Dermatome verlieren schließlich ebenfalls ihre epitheliale Anordnung und breiten sich als Mesenchym unter dem Ektoderm aus. Aus diesen Mesenchymzellen entstehen später die bindegewebigen Anteile des Integuments *(Corium* und *Subcutis)*.

Ursprünglich zeigen die Sklerotome, Myotome und Dermatome die gleiche Hintereinanderschaltung, *Metamerie* (meta = nacheinander; meros = Teil), wie die Ursegmente, denen sie entstammen. Dieser Zustand ändert sich jedoch recht bald. Die Sklerotome teilen sich durch eine intrasegmentale Spaltbildung in eine kraniale und eine kaudale Hälfte. Die kaudale Hälfte eines Sklerotoms verwächst dann mit der kranialen Hälfte des folgenden.

---

[1]) Die quergestreifte Muskulatur des Oesophagus bleibt in diesem Zusammenhang unberücksichtigt.

213

Aus dieser Verschmelzung gehen als neue Baueinheiten die Wirbel hervor (siehe Abb. 3.1—4). Die ursprünglichen Intrasegmentalspalten werden bei dieser Umgliederung zu Intervertebralspalten, in deren Bereich sich später die Zwischenwirbelscheiben entwickeln. Die Chorda dorsalis verschwindet innerhalb der Wirbel; im Nucleus pulposus der Zwischenwirbelscheiben aber verbleibt ein umgewandelter Rest (Abb. 3.1—4).

Die Umgliederung der Sklerotome zu Wirbeln führt dazu, daß nun die Muskelsegmente an zwei benachbarten Wirbeln inserieren und dabei die Zwischenwirbelscheiben überbrücken. Die Muskelsegmente können damit die Wirbel gegeneinander bewegen. Die metameren kurzen Muskeln bleiben beim Menschen nur an wenigen Stellen (zwischen den Rippen und zwischen den Wirbeln) erhalten. Bei den Fischen findet sich die segmentale Anordnung der Muskulatur auch beim adulten Tier deutlich ausgeprägt. Der überwiegende Teil der Rumpfmuskulatur ist bei ihnen in *Myomeren*[1]) angeordnet, deren Zahl der Wirbelzahl entspricht. Durch rhythmische alternierende Kontraktion der Muskeln beider Seiten führt der Fischkörper schlängelnde Bewegungen aus und wird so vorwärts getrieben. Bei den höheren Wirbeltieren wird die ursprüngliche Metamerie dadurch verwischt, daß sich mehrere Myotome oder Myotomanteile zu übersegmentalen Muskeleinheiten zusammenschließen; so zeigen die Muskeln der Wirbelsäule alle Übergänge von monosegmentalen zu plurisegmentalen Individuen.

Die Muskulatur, die ein Abkömmling der Ursegmente ist, bezeichnet man als *somatische* Muskulatur. Der somatischen Muskulatur werden auch die Muskeln der Extremitäten zugeordnet. Bei den niederen Vertebraten läßt sich das Anlagematerial der Gliedmaßenmuskulatur wenigstens mit proximalen Anteilen von den Myotomen herleiten. Bei den höheren Wirbeltieren konnte ein Zusammenhang zwischen Somitendifferenzierung und Gliedmaßenmyogenese erst in jüngster Zeit eindeutig nachge-

wiesen werden. Hierauf wird weiter unten noch näher eingegangen.

Die somatische Muskulatur, der auch, wie eben erwähnt, die Muskeln der Extremitäten angehören, wird von Rückenmarksnerven *(Spinalnerven)* innerviert. Die Zungenmuskulatur, die ebenfalls der somatischen Muskulatur zugerechnet wird, wird vom XII. Hirnnerv *(N. hypoglossus)* innerviert. Der N. hypoglossus entspricht unter phylo- und ontogenetischen Gesichtspunkten der Vereinigung von 3—4 präzervikalen Spinalnerven, die den okzipitalen Somiten zugeordnet werden müssen. In Abb. 3.1—5 sind die Anlagebezirke der somatischen Muskulatur im Rumpf-, Extremitäten-, Hals- und Kopfbereich orange dargestellt. Die Herkunft der äußeren Augenmuskeln ist ungewiß. Sie werden vom III. (N. oculomotorius), IV. (N. trochlearis) und VI. (N. abducens) Hirnnerv innerviert. Diese Hirnnerven werden in manchen Lehrbüchern den ventralen (motorischen) Wurzeln der Spinalnerven gleichgestellt. Die Autoren, die dieser Ansicht sind, rechnen dann die äußeren Augenmuskeln ebenfalls der somatischen Muskulatur zu. Wegen der Unklarheiten, die noch bestehen, haben wir in Abb. 3.1—5 die Anlagebezirke der äußeren Augenmuskulatur durch einen besonderen Farbton kenntlich gemacht.

Der bisher genannten Muskulatur muß die *Kiemenbogenmuskulatur* gegenübergestellt werden. Diese differenziert sich jeweils in den einzelnen Kiemenbögen und wird von den entsprechenden *Kiemenbogennerven* (V. [N. trigeminus], VII. [N. facialis], IX. [N. glossopharyngeus], X. [N. vagus], XI. [N. accessorius] Hirnnerv) versorgt. Mit Aufgabe der Kiemen beim Übergang zum Landleben hat die Kiemenbogenmuskulatur nicht ihre Bedeutung verloren. Sie bleibt in stark veränderter Form auch bei höheren Vertebraten erhalten und übt wichtige Funktionen aus. Ihr gehören Kau-, Rachen- und Kehlkopfmuskeln als wesentliche Elemente an. Ein Teil der Kiemenbogenmuskulatur liegt oberflächlich, so die Gesichtsmuskulatur oder die Mm. trapezius und sternocleidomastoideus. Die Anlagebezirke der Kiemenbogenmuskulatur sind in Abb. 3.1— 5 blau dargestellt.

Die *Neuroblasten* (Vorläufer der fertigen Nervenzellen) in der Wand des Neuralrohres zeigen sehr bald eine typische Differenzierung. Es entstehen schließlich Zellen, die neben mehreren Fortsätzen, die kurz bleiben (Dendriten), einen längeren Zellfortsatz (Neurit) aufweisen, der mehr und mehr auswächst. Bei einem Teil der Zellen verlassen die Neuriten das Neuralrohr, wachsen auf eine Muskelanlage zu und nehmen hier Kontakt auf. Diese Neuriten werden in der entwicklungsgeschichtlichen Literatur schon dann als *„Nervenfasern"* bezeichnet,

---

[1]) Der Begriff „Myomer" hat in der Literatur nicht immer die gleiche Bedeutung. Es kommt vor, daß die Begriffe „Myotom" und „Myomer" als Synonyme gebraucht werden. Der Begriff „Myomer" wird aber auch in dem Sinn verwendet, wie er sich aus dem obigen Kontext ergibt. In diesem Fall wären die Myomeren die aus den Myotomen hervorgegangenen segmentalen Muskeln, die zeitlebens die ursprüngliche Metamerie beibehalten. In der Praxis führt diese unterschiedliche Nuancierung des Wortsinns kaum zu Mißverständnissen. Eine vollständig andere Bedeutung hat aber der Ausdruck „Myomer" in dem Kapitel „Das Muskelgewebe" dieses Buches. Dort wird „Myomer" gleichgesetzt mit „Sarkomer". Die Verwendung des gleichen Begriffes für ganz verschiedene Dinge ließe sich vielleicht vermeiden. Es ist jedoch manchmal besser, auf begriffliche Schwierigkeiten hinzuweisen, als sie zu umgehen.

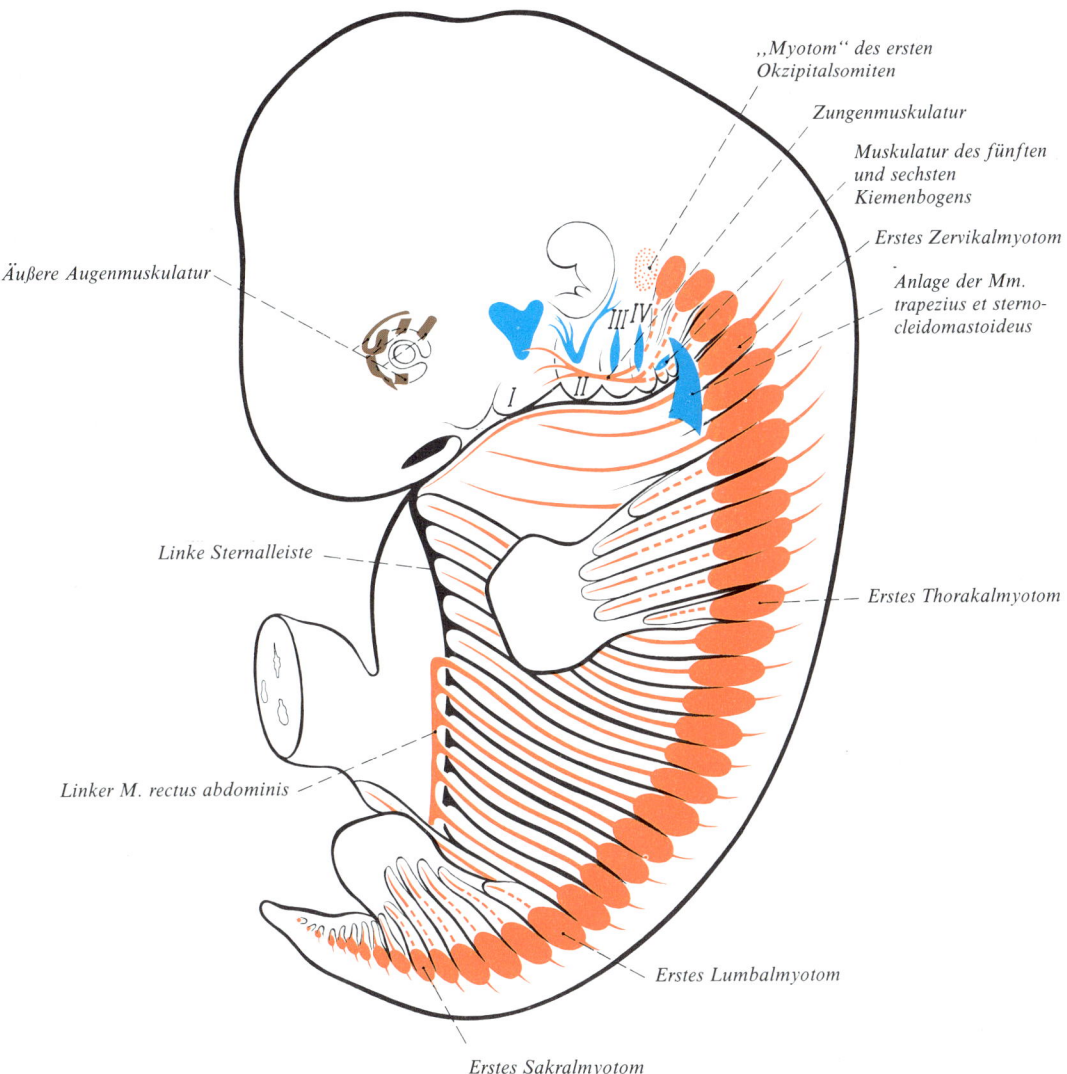

„Myotom" des ersten
Okzipitalsomiten

Zungenmuskulatur

Muskulatur des fünften
und sechsten
Kiemenbogens

Erstes Zervikalmyotom

Anlage der Mm.
trapezius et sterno-
cleidomastoideus

Äußere Augenmuskulatur

Linke Sternalleiste

Erstes Thorakalmyotom

Linker M. rectus abdominis

Erstes Lumbalmyotom

Erstes Sakralmyotom

Abb. 3.1—5. Schematische Darstellung der Anlagebezirke der somatischen und der Kiemenbogenmuskulatur bei einem menschlichen Embryo von etwa 10 mm Länge. Orange: Somatische Muskulatur. Blau: Kiemenbogenmuskulatur.
Der erste Okzipitalsomit wird zurückgebildet. Die übrigen drei Okzipitalsomiten differenzieren sich zunächst in ähnlicher Weise
wie die übrigen Ursegmente. Die von den Myotomen ausgehenden, ventral verlaufenden voll ausgezogenen orange Linien stellen
die ventralen Fortsätze der Myotome dar. Die kurzen nach dorsal gerichteten orange Linien, die ebenfalls an den Myotomen beginnen, sollen die Anlagebezirke der autochthonen Rückenmuskulatur veranschaulichen. Die Muskulatur der Augen, Zunge
und Extremitäten differenziert sich in loco. Die Herkunft der Augenmuskulatur ist ungewiß. Die Muskulatur der Extremitäten
wandert in einem noch nicht differenzierten Zustand aus den Somiten aus und in die Extremitätenanlage ein. Aus diesem Grund
ist die Extremitätenmuskulatur durch gestrichelte orange Linien mit den entsprechenden Myotomen verbunden. Bei der Zungenmuskulatur laufen wahrscheinlich die gleichen Entwicklungsvorgänge ab wie bei der Gliedmuskulatur. Auch hier wurden zur
Darstellung der Entwicklungsvorgänge gestrichelte orange Linien verwendet. Mit lateinischen Ziffern sind die ersten vier Kiemenbögen bezeichnet, die sich im Gegensatz zu den folgenden reliefartig aus der Körperoberfläche hervorheben. Der Nerv des
ersten Kiemenbogens ist der N. trigeminus, der des zweiten der N. facialis, der des dritten der N. glossopharyngeus, der des vierten und der folgenden Kiemenbögen der N. vagus (einschl. des N. accessorius). Die Muskeln, die von den genannten Hirnnerven
innerviert werden, sind Derivate der den Nerven zugeordneten Kiemenbogenmuskulatur.

215

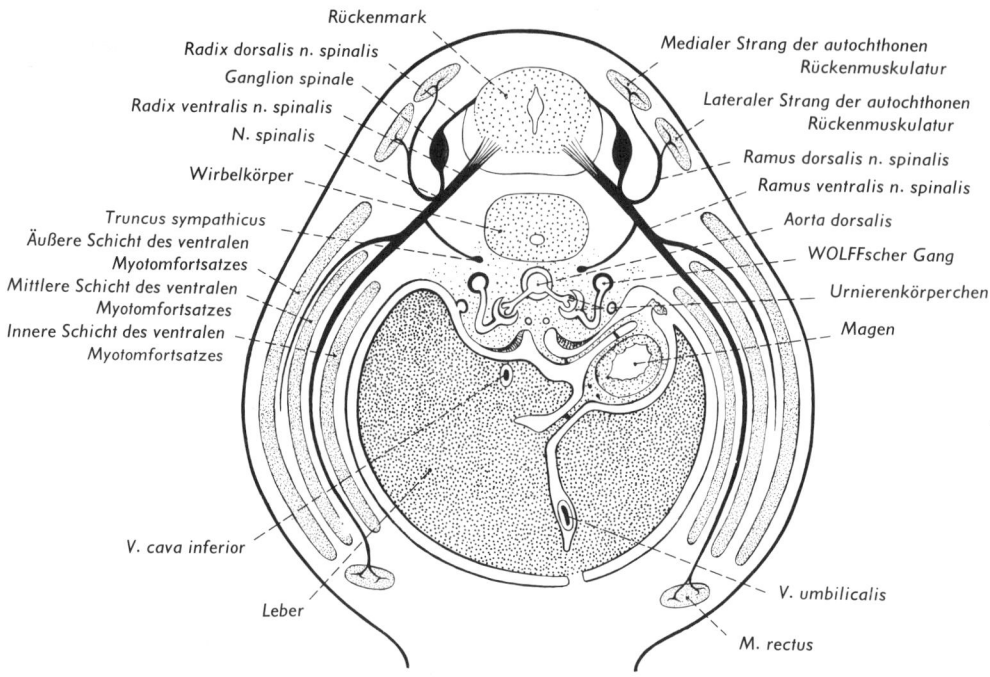

Abb. 3.1—6. Schematische Zeichnung eines Querschnittes durch die Brustregion eines 15 mm langen menschlichen Embryos. Darstellung der ventralen und dorsalen Stammuskulatur und der sie versorgenden Nerven (nach HAMILTON / BOYD / MOSSMAN: Human Embryology, 4. Ed., Heffer, Cambridge; Williams & Wilkins, Baltimore 1972).

wenn sie noch nackt sind, d. h. wenn sie noch keine Hülle aus Gliazellen besitzen. Zunächst wachsen nur wenige Fasern *(Pionierfasern)* in die Muskelanlage ein. Die Wege vom nervösen Zentralorgan zu den Muskelanlagen sind, das muß immer bedacht werden, im Embryonalkörper zunächst sehr kurz (vgl. Abb. 3.1—2 u. 3, auf denen zu erkennen ist, daß die Myotome der Rückenmarksanlage eng benachbart liegen). Den Pionierfasern lagern sich zunehmend weitere Fasern an und benutzen sie als Leitweg. Es bilden sich somit kabelartige Vereinigungen von Nervenfasern, die man bereits als *Nerven* bezeichnen kann. Die Zellen, deren Perikaryen im Neuralrohr liegen und deren Neuriten in die Muskelanlage ziehen, übernehmen die motorische Innervation. Man kann also von motorischen Nervenzellen, oder, wenn man nur die Fasern betrachtet, von motorischen Nervenfasern sprechen. Sie leiten als efferente Verbindungen die nervöse Erregung vom Zentralorgan zur Muskulatur. Oben wurde erwähnt, daß man die quergestreifte Muskulatur des Wirbeltierkörpers, wenn man von der problematischen Herkunft der äußeren Augenmuskeln einmal absieht, in somatische und Kiemenbogenmuskulatur unterteilen kann. In entsprechender Weise kann man auch von *somatomotorischen* und *branchiomotorischen* (Branchia = Kiemen) Nerven-

fasern sprechen[1]). Die somatomotorischen Fasern verlassen das Rückenmark ventral und bilden hier die sog. vorderen Wurzeln (vordere Wurzel = *Radix ventralis*)(Abb. 3.1—6). In ihrem Versorgungsgebiet liegen die motorischen Fasern zunächst den Vorstufen der Muskelfasern eng an. Die *motorischen Endplatten*, die im Kapitel „Das Muskelgewebe" (s. dieses) beschrieben werden, bilden sich erst aus, wenn sich die Muskelfasern mit ihren typischen Merkmalen ausdifferenziert haben. Das nervöse Zentralorgan könnte die Bewegungsabläufe nicht steuern, wenn die Nerven, die zur Muskulatur ziehen, nur motorische Fasern enthielten. Es müssen auch rückläufige (afferente) Verbindungen bestehen, die Informationen aus der Peripherie an die Zentrale weitergeben. Diese Aufgabe wird von den sensiblen Nervenfasern übernommen (s. in diesem Zusammenhang auch den Abschnitt „*Muskelspindeln*"im Kapitel „Das Muskelgewebe"). Die sensiblen Nervenfasern sind Fortsätze von Nervenzellen, die der Neuralleiste entstammen. Die paarigen Neuralleisten liegen zwar beiderseits neben der Neural-

---

[1]) Wenn hier von motorischen Fasern gesprochen wird, so sind nur die somato- und branchiomotorischen Fasern gemeint. Die viszeromotorischen Fasern des vegetativen Nervensystems sind — zumindest in diesem Kapitel — nicht unter dem Oberbegriff „motorisch" subsumiert.

platte, stellen aber selbständige Anlagebezirke dar. Die sensiblen Nervenzellen differenzieren sich also außerhalb des nervösen Zentralorgans. Sie bilden zwei Fortsätze aus, die sich später mit ihren Anfangsstücken vereinigen *(pseudounipolare Nervenzellen)*. Der periphere Fortsatz zieht in das künftige Versorgungsgebiet, der zentrale findet Anschluß an das zentrale Nervensystem. Die Perikaryen bleiben immer ein Stück weit vom Rückenmark und Gehirn entfernt; sie liegen in lokalen Anhäufungen, den *Spinalganglien* (Abb. 3.1—6) und den diesen entsprechenden *sensiblen Kopfganglien* (V.[1]), VII., IX. und X. Hirnnerv).

Die zentralen Fortsätze der Spinalganglienzellen ziehen in das Rückenmark auf dessen dorsaler Seite. Sie bilden hier die sensible Wurzel, Radix dorsalis (Abb. 3.1—6). Radix ventralis und Radix dorsalis vereinigen sich zum Spinalnerven (Abb. 3.1—6). Da die Spinalnervenwurzeln das Rückenmark in bestimmten Abständen verlassen, erhält es äußerlich ebenfalls eine metamere Gliederung. Man kann jedem Spinalnerv ein Teilstück des Rückenmarks zuordnen und in diesem Sinn auch von Rückenmarkssegmenten sprechen. Obgleich diese Unterteilung eine gewisse Künstlichkeit nicht entbehrt, spielt die Segmentalanatomie des Rückenmarks in der Klinik eine wichtige Rolle. Nachdem sich aus den Sklerotomen die Wirbel entwickelt haben, verlassen die Spinalnerven das Rückenmark jeweils zwischen zwei Wirbeln. Den somatomotorischen und sensiblen Fasern gesellen sich noch Fasern des vegetativen Nervensystems zu. Letztere innervieren u. a. die glatte Muskulatur der Gefäße. Der Rückenmarksnerv enthält also unter funktionellen Aspekten verschiedenartige Fasertypen; er ist „gemischt". Neuerdings wurde aus Speicheldrüsen männlicher Mäuse ein Protein *(Nerve Growth Factor)* isoliert, das in spezifischer Weise das Auswachsen der Neuriten aus den Nervenzellen der Spinalganglien und aus den *vegetativen Nervenzellen* des Sympathikus in einer zeitlich begrenzten Phase der Entwicklung stimuliert. Bei den sensiblen Nervenzellen ist die Entwicklungsphase, in der der Nerve Growth Factor einwirkt, kürzer als bei den sympathischen Ganglienzellen.

Vergleicht man die Hirnnerven untereinander, so weist die Verteilung der Fasertypen erhebliche Unterschiede auf. Der Ast eines Rückenmarksnerven, der in einen Muskel eintritt, enthält, in Übereinstimmung mit dem bisher Gesagten, somatomotorische, sensible und vegetative Nervenfasern. Hinsichtlich

der Anforderungen an das Nervensystem unterscheidet sich die quergestreifte Muskulatur, die von Spinalnerven versorgt wird, nicht prinzipiell von der, die von Hirnnerven innerviert wird. Im Gegensatz zum gemischten Spinalnerv werden die Hirnnerven III (ohne Fasern für die Binnenmuskulatur des Auges), IV, VI, VII (ohne N. intermedius), XI und XII häufig als rein motorisch bezeichnet. Bei diesen „rein" motorischen Nerven ergibt sich die Frage, wie die für die Steuerung der Muskeltätigkeit notwendigen sensiblen Fasern in das Versorgungsgebiet gelangen. Die Frage ist noch nicht in allen Einzelheiten geklärt. Die ersten Fasern, die in die Muskelanlage einwachsen, sind, das wurde besprochen, motorisch. Diesen motorischen Fasern lagern sich dann, zumindest bei Muskeln, die von gemischten Nerven innerviert werden, in einem zweiten Entwicklungsschritt sensible und vegetative Fasern an.

Es wurde mehrfach betont, daß die Verbindung zwischen Nerv- und Muskelanlage in der Embryonalentwicklung frühzeitig zustande kommt. Diese Verbindung wird dann, vielleicht von einigen wenigen Ausnahmen abgesehen, nicht mehr gelöst. Der Nerv wird mitgenommen, wenn sich die Muskeln während der weiteren Entwicklung verlagern und gegeneinander verschieben. Im adulten Zustand kann man den Muskeln, von ihren Insertionen am Skelett aus betrachtet, die Herkunft nicht mehr ansehen. Eng benachbarte Muskeln können aus unterschiedlichen Anlagebezirken hervorgehen. Beispielsweise wird jeder der drei Muskeln, die am *Processus styloideus ossis temporalis* ihren Ursprung haben, von einem anderen Hirnnerv (VII, IX, XII) innerviert und entstammt damit auch einem anderen Bildungsort. Ursprünglich hat jedes Myotom sein metameres Nervenstämmchen (siehe Abb. 3.1—4), durch das es mit dem zugehörigen Rückenmarkssegment verbunden wird. Jedes Myotom wird von einem anderen Rückenmarkssegment aus innerviert. Die Reihenfolge der Myotome und die der Rückenmarkssegmente entsprechen sich dabei genau. Da viele Skelettmuskeln aus der Vereinigung mehrerer Myotome oder Myotomanteile hervorgegangen sind, müssen die Nervenfasern dieser Muskeln verschiedenen Rückenmarkssegmenten entstammen. Am Hilus eines derartigen Muskels sind die Fasern der verschiedenen Segmente kabelartig zusammengefaßt und bilden einen mehr oder weniger dicken Nervenast. Dieser kann sich mit anderen Nervenästen, die nicht immer Muskeläste zu sein brauchen, zu einem größeren Nerven vereinigen, der dann in Richtung Rückenmark zieht. Vor Eintritt in den Wirbelkanal müssen sich die Fasern der verschiedenen Segmente nach Art der Entflechtung eines Kabels wieder voneinander trennen. Es bilden sich dabei neue Stränge, von denen aus die

---

[1] Bei bestimmten sensiblen Fasern des V. Hirnnervs, die dem N. mandibularis entstammen, liegen die Perikaryen nicht im Ganglion trigeminale, sondern im Nucleus tractus mesencephalici N. V., also im Gehirn selbst (s. auch 3. Band dieses Lehrbuches).

Fasern schließlich auf den Spinalnerv übergehen, dessen vordere und hintere Wurzel das zuständige Rückenmarkssegment erreichen. Bei der Mehrzahl der plurisegmental innervierten Muskeln sind die Abkömmlinge der verschiedenen Myotome vielfach ineinandergeschoben, so daß die Nervenfasern der einzelnen Rückenmarkssegmente an der Versorgung aller Abschnitte des Muskels beteiligt sind. Fallen somatomotorische Nervenzellen im Vorderhorn eines oder mehrerer Segmente aus, etwa nach spinaler Kinderlähmung, so kann die Restinnervation ausreichen, die Kontraktionsfähigkeit des gesamten Muskels, wenn auch in abgeschwächter Form, zu erhalten.

Die Myotome gliedern sich bereits zwischen der 5. und 6. Entwicklungswoche in einen dorsalen *(Epimer)* und einen ventralen *(Hypomer)* Anteil (Abb. 3.1—4). Diese Aufteilung hat eine grundlegende Bedeutung; ihr entspricht die Aufzweigung des Spinalnerven in einen Ramus dorsalis und einen Ramus ventralis (Abb. 3.1—4 u. 6). Der Ramus dorsalis innerviert die Derivate der dorsalen Myotomhälfte und den darüberliegenden Hautbezirk. Aus den dorsalen Myotomhälften entwickelt sich die autochthone (= bodenständige) Rückenmuskulatur, die sich dann in einen medialen und einen lateralen Muskelstrang aufteilt (Abb. 3.1—6).

Die vorderen Anteile der Myotome, die vom Ramus ventralis der Spinalnerven innerviert werden, bilden ventrale Fortsätze aus, die sich bei den thorakalen und oberen lumbalen Myotomen weit in die Somatopleura hineinschieben (vgl. auf der Abb. 3.1—5 die ausgezogenen — nicht gestrichelten — orangenen Linien, die von den Myotomen ausgehen und diese Fortsätze darstellen). Die Myotomfortsätze gliedern sich dann anschließend in 3 Schichten auf (Abb. 3.1—6). Im Thoraxbereich, wo durch die Ausbildung der Rippen die ursprüngliche Metamerie erhalten bleibt, entstehen so die *Mm. intercostales externi*, die *Mm. intercostales interni* und als Derivate der tiefen Schicht die *Mm. intercostales intimi* und der *M. transversus thoracis*. In der Bauchwand verschmelzen die segmentalen Muskelanlagen zu großen Platten und bilden den *M. obliquus externus*, den *M. obliquus internus* und den *M. transversus abdominis*. An den ventralen Kanten der Myotomfortsätze entsteht ein longitudinaler Muskelstreifen. Im Abdominalbereich wird aus ihm der *M. rectus abdominis*, der mit seinen *Intersectiones tendineae* den ursprünglichen segmentalen Charakter wenigstens partiell beibehält. Die geraden Bauchmuskeln beider Körperseiten liegen anfangs noch weit auseinander (Abb. 3.1—6). Sie werden dann schrittweise einander genähert bis zur Bildung der *Linea alba*. Im Brustbereich bildet sich der longitudinale Muskelzug in der Regel zurück; er

kann aber gelegentlich als *M. sternalis* erhalten bleiben. Im Halsbereich gehören die unteren Zungenbeinmuskeln zu diesem Rectus-System.

Die Extremitäten werden beim Menschen in der 5. Entwicklungswoche als kleine, flache, padelförmige Erhebungen *(Extremitätenknospen)* an der ventrolateralen Oberfläche des Embryos sichtbar. Die Knospen bestehen wie bei allen tetrapoden Vertebraten aus einem mesenchymalen Kern, der von der *Somatopleura* herstammt, und werden von Ektoderm bedeckt. Die Abb. 3.1—3 zeigt eine rasterelektronenmikroskopische Aufnahme dieses Mesenchyms der ventrolateralen Körperwand in der Höhe der Armanlage bei einem Hühnerembryo. Im Mesenchym der Extremitätenanlagen treten dann sehr bald Zellverdichtungen auf und es bilden sich so in situ *Blasteme*, aus denen die Muskeln und Skelettstücke der Gliedmaßen hervorgehen. Diese Beobachtungen könnten so gedeutet werden, daß die Muskulatur der Extremitäten letzten Endes ein Derivat des Mesenchyms ist, das aus der Somatopleura hervorgeht. Der Schluß ist jedoch nicht zwingend. Es könnte auch so sein, daß etwa noch nicht ausdifferenzierte Myotomzellen, in jedem Fall aber Zellen, die aus den Ursegmenten stammen und die formal von Mesenchymzellen nicht zu unterscheiden sind, in die Armanlage einwandern und sich hier zu *Myoblasten* und *Myotubi* weiterentwickeln (s. auch das Kapitel „Das Muskelgewebe"). Ob die eine oder die andere Auffassung richtig ist, kann mit anatomischen Methoden nicht erschlossen, sondern muß experimentell ermittelt werden. Das ist neuerdings gelungen. Man kann Keimabschnitte der Japanischen Wachtel auf Hühnerembryonen transplantieren. In der Entwicklungsphysiologie werden Transplantationen zwischen Keimen verschiedener Arten als *Chimärenbildung*[1] bezeichnet. Aus derartigen Transplantaten hervorgehende Zellen lassen sich auch nach langdauernder postoperativer Wiederbebrütung im Wirtsembryo dadurch identifizieren, daß die Interphasekerne der Wachtelzellen gegenüber denen der Hühnchenzellen durch eine besonders auffällige Kondensation ihres Heterochromatins gekennzeichnet sind. Diese charakteristischen Unterschiede in der Kernstruktur zwischen Hühnchen- und Wachtelzellen zeigt die chimärische Hautanlage der Farbtafel III, Abb. 1, deren *Ektoderm* vom Hühnchenembryo und deren *mesenchymaler Anteil* von einem Wachtelembryo stammt. Mit der experimentellen Erzeugung interspezifischer Chimären aus Abschnitten von Hühner- und Wachtelembryonen steht somit eine Untersuchungsmethode zur Verfügung, die es erlaubt,

---

[1] Chimäre (gr. chimaira = Ziege) in der griechischen Sage Fabeltier aus Löwe, Ziege und Drache.

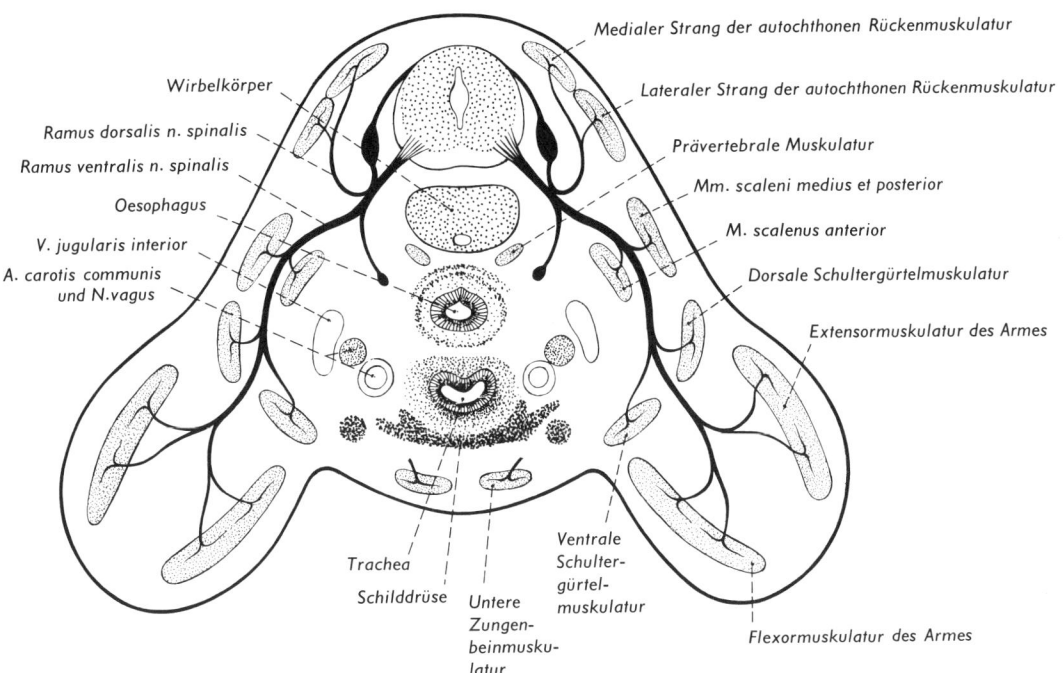

Abb. 3.1—7. Schematische Zeichnung eines Querschnittes durch einen 15 mm langen menschlichen Embryo in Höhe der oberen Extremität. Darstellung der Muskelanlagen und der sie versorgenden Nerven (nach HAMILTON / BOYD / MOSSMAN: Human Embryology, 4. Ed.; Heffer, Cambridge; Williams & Wilkins, Baltimore 1972).

die Zellwanderungen während der Embryogenese über beliebig lange Zeiträume zu verfolgen. B. CHRIST und H. J. JACOB (1978) haben bei einem zwei Tage alten Hühnerkeim das schon teilweise in Somiten untergliederte Stammplattenmesoderm in Höhe der Armanlage herausgeschnitten und durch den entsprechenden Abschnitt eines gleichaltrigen Wachtelembryos ersetzt (Taf. III / 2). Nach dem Austausch wurde der Keim weiterbebrütet. Nach 6 Tagen waren Zellen mit Kernen vom Wachteltyp in die Unterarmanlage eingewandert (Taf. III / 3) und differenzierten sich, wie weiter festgestellt wurde, hier zu Muskelblastemen. Das Bindegewebe der Anlage zeigte Zellen vom Hühnchentyp. Es hatte sich, wie durch weitere Experimente belegt wurde, ortsständig aus der Somatopleura entwickelt. Es konnte schrittweise nachgewiesen werden, daß dieses Gewebe, das der Somatopleura entstammt, das Material für die Sehnen, Faszien und das intramuskuläre Bindegewebe liefert und vielleicht als Leitstruktur die spezielle Muskelform bestimmt. Die Somiten hingegen liefern, wie bereits gesagt, die eigentliche kontraktile Substanz, die quergestreiften Skelettmuskelfasern. Um der Tatsache gerecht zu werden, daß die Zellen, aus denen die Skelettmuskelfasern für die Extremitätenmuskeln hervorgehen, zwar bereits determiniert, aber noch nicht differenziert in

die Gliedmaßenanlage einwandern, wurden auf der Abb. 3.1—5 die Verbindungslinien zwischen den Myotomen und den Anlagen der Extremitätenmuskeln nicht voll ausgezogen, sondern nur gestrichelt.

Die Muskeln der Extremitäten werden genau wie die vorderen Anteile der Myotome und deren ventrale Fortsätze vom *Ramus ventralis* der Spinalnerven innerviert. Die unterbrochenen organgefarbenen Linien der Abb. 3.1—5 weisen auch hinsichtlich der Innervation auf einen wichtigen Zusammenhang hin. Die einzeln gestrichelte Linie zeigt auch, daß das Myotom, von dem sie ausgeht, von dem gleichen Spinalnerven innerviert wird wie die Muskelanlage in den Extremitäten, zu der sie hinzieht. Die Abb. 3.1—7 zeigt diesen Zusammenhang konkreter. Äste des gleichen Spinalnerven innervieren erstens die Anlage der *Mm. scaleni* und zweitens Anlagen der Extremitätenmuskulatur. Die Mm. scaleni sind als Fortsetzung der Mm. intercostales nach kranial unmittelbar von den Myotomen als differenzierte *Muskelknospen* herzuleiten. Die Anlagen der Extremitätenmuskeln entstammen den gleichen Somiten, die Zellen sind aber, wie beschrieben, in einem noch nicht differenzierten Zustand ausgewandert und entwickeln sich erst nach dieser Wanderung in die Extremitätenanlagen zu Muskelblastemen. Diese Muskelblasteme zerfallen zunächst in Hauptgruppen wie Beuger und Strecker (Abbn. 3.1—7). Im Bereich der oberen Extremitäten können sich einige Extremitätenmuskeln sekundäre auf den Rumpf verschieben. Dabei kann dorsal und ventral die Mittellinie erreicht werden.

Die Anfangsstadien der Extremitätenentwicklung bedürfen weiterer Untersuchungen. In diese müssen auch die Stoffwechselvorgänge einbezogen werden, die bei der Differenzierung der Gewebe ablaufen. Gerade am Anfang ihrer Entwicklung ist die Extremitätenanlage besonders störanfällig. Vor etwa 2 Jahrzehnten haben die tragischen Fälle der *Thalidomidembryopathie* gezeigt, daß die stärksten Fehlbildungen der Gliedmaßen *(Dysmelien)* auftraten, wenn das Medikament von der Mutter relativ früh, am 25.—28. Tag der Embryonalentwicklung, genommen wurde. Es konnten dann beispielsweise die oberen Gliedmaßen vollständig fehlen *(Amelie)*, oder die Hände saßen unmittelbar an der Schulter *(Phokomelie, „Robbengliedrigkeit")*. Bei der zuletzt genannten Mißbildung fehlen die langen Röhrenknochen des Armes. Die obere Extremität ist auf einen ein- bis dreistrahligen Handrest reduziert. Bei späterer Einnahme des Thalidomids, am 36. Tag der Embryonalentwicklung, kamen nur noch leichte Mißbildungen vor (z. B. Triphalangie des Daumens).

Es wurde bereits erwähnt, daß die *Zungenmuskulatur* ebenfalls der somatischen Muskulatur zugeordnet werden muß. Es wurde auch schon gesagt, daß der motorische Nerv dieser Muskulatur, der N. hypoglossus, der Vereinigung der vorderen Wurzeln von 3—4 präzervikalen Spinalnerven entspricht. Die Einwanderung von Muskelanlagen aus okzipitalen Myotomen in die Zunge ist aber, im Gegensatz zu niederen Wirbeltieren, bei den Säugern nicht zu beobachten. Bei den Mammaliern differenziert sich das Muskelgewebe in loco. Hier werden wahrscheinlich die gleichen Entwicklungsvorgänge ablaufen, wie sie bei der Entwicklung der Extremitätenmuskulatur beschrieben wurden. Aus diesem Grund wurden auf der Abb. 3.1—5 die Verbindungslinien zwischen den okzipitalen Myotomen und der Zungenmuskulatur, ähnlich wie bei der Darstellung im Extremitätenbereich, nur gestrichelt und nicht voll ausgezogen.

Literatur

CHRIST, B., H. J. JACOB und M. JACOB: Über den Ursprung der Flügelmuskulatur. Experimentelle Untersuchungen mit Wachtel- und Hühnerembryonen. Experientia 30 (1974) 1446—1448

CHRIST, B., H. J. JACOB und M. JACOB: Über die Herkunft der Mm. pectorales major et minor. Experimentelle Untersuchungen an Wachtel- und Hühnerembryonen. Verh. Anat. Ges. 70 (1976) 1007—1011

CHRIST, B., H. J. JACOB und M. JACOB: Experimentelle Befunde zur Muskelentwicklung in den Extremitäten von Hühnerembryonen. Verh. Anat. Ges. 71 (1977) 1231—1237

CHRIST, B. und H. J. JACOB: Über die embryonale Entwicklung der Gliedmaßenmuskulatur. Medizin in unserer Zeit, 2 (1978) 166—176

GROSSER / ORTMANN: Grundriß der Entwicklungsgeschichte des Menschen. 7. Aufl. Springer, Berlin-Heidelberg-New York 1970

HAMILTON / BOYD / MOSSMAN: Human Embryology. 4. Ed., Heffer, Cambridge; Williams & Wilkins, Baltimore 1972

KNESE, K. H.: Stützgewebe und Skelettsystem. In W. v. MÖLLENDORFF und W. BARGMANN (+) (Hgg.): Hb. mikr. Anat. d. Menschen II / 5. Springer, Berlin-Heidelberg-New York 1979

LANGMAN, J.: Medizinische Embryologie (übersetzt von U. DREWS). 4. Aufl. Thieme, Stuttgart 1976

LEVI-MONTALCINI, R., R. H. ANGELETTI and P. U. ANGELETTI: The Nerve Growth Factor. In: G. H. BOURNE (Ed.): The Structure and Function of Nervous Tissue. Academic Press, New York — London 1972

SIMSON, J. A. V., D. HAZEN, S. S. SPICER, R. A. MURPHY and M. YUNG: Secretagogue-mediated Discharge of Nerve Growth Factor from Granular Tubules of Male Mouse Submandibular Glands: An Immunocytochemical Study. Anat. Rec. 192 (1978) 375—388

STARCK, D.: Embryologie. 3. Aufl. Thieme, Stuttgart 1975

WESSELLS, N. K.: Tissue Interactions and Development. W. A. Benjamin, Menlo Park, California — Reading, Massachusetts — London — Amsterdam — Don Mills, Ontario — Sydney 1977

WILLERT, H. G. und H. L. HENKEL: Klinik und Pathologie der Dysmelie. Die Fehlbildungen an den oberen Extremitäten bei der Thalidomid-Embryopathie. In R. HEGGLIN, F. LEUTHARDT, R. SCHOEN, H. SCHWIEGK, A. STUDER und H. U. ZOLLINGER (Hgg.): Experimentelle Medizin, Pathologie und Klinik. 26. Springer, Berlin — Heidelberg — New York 1969

3.2. Das postnatale Auftreten von Ossifikationszentren im Extremitätenskelett

Das mit Ausnahme der Clavicula knorpelig angelegte Extremitätenskelett verknöchert in einer typischen zeitlichen Folge teils prä-, teils erst postnatal. Dabei können sich sogar innerhalb *eines* Knochenstückes Verknöcherungspunkte vor und nach der Geburt entwickeln. Zum Beispiel entsteht im Primordialknorpel des späteren Schulterblattes ein Knochenkern im lateralen Teil der Platte bereits bei 30 mm langen Embryonen, während sich im Processus coracoideus scapulae im 1. Lebensjahr und in der Wurzel des Proc. coracoideus sowie in angrenzenden Teilen der Schultergelenkpfanne sogar erst im 10. Lebensjahr je ein weiterer Knochenkern ausbilden.

In den Diaphysen der meisten Gliedmaßenröhrenknochen treten Knochenkerne schon bei Embryonen von 18 und 20 mm SSL auf; in den Epi- und Apophysen beginnt die Ossifikation hingegen sehr viel später, meist erst nach der Geburt (Tabelle 5).

Detaillierte Kenntnisse über Wachstum und Reifung sind für die Arbeit des Arztes bei der Betreuung von Kindern und Jugendlichen erforderlich, da diese Parameter ein wesentlicher Bestandteil der Gesundheit des heranwachsenden Menschen sind (O. BUTENANDT 1977). Auch ist die Beurteilung der Skelettentwicklung bei manchen klinischen Problemen im Rahmen bestimmter Erkrankungen (z. B. bei *Hypo-* und *Hyperthyreosen, hypophysärem Zwerg-* und *Riesenwuchs, adrenogenitalem Syndrom* und *Pubertas praecox)* von erheblicher Bedeutung. Von der Geburt bis zur abgeschlossenen Verknöcherung des Skeletts kann die typische zeitliche Aufeinanderfolge der regionalen Ossifikationsprozesse gestört sein.

Berücksichtigt man die Tatsache, daß im Zeitraum zwischen Geburt und Pubertät über 70 Knochenkerne zu verschiedenen Zeitpunkten am Extremitätenskelett in gegenseitiger Abhängigkeit auftreten, wird verständlich, daß allein schon deren röntgenologische Auswertung wesentliche Befunde für die Diagnostik zu liefern vermag. Der Ablauf der Knochenentwicklung war deshalb schon frühzeitig nach der Entdeckung der Röntgenstrahlen Gegenstand eingehender Untersuchungen. Am längsten sind Einzelheiten der Entstehung der Handwurzelknochen belegt (Abb. 3.2—1). Doch ist die Differenzierung der anderen Extremitätenknochenkerne inzwischen ebenfalls statistisch gesichert (SCHMIDT u. HALDEN 1949).

Für die häufigsten klinischen Fragestellungen haben die in Tabelle 5 zusammengefaßten Angaben als weitgehend verläßlich zu gelten. Bei der röntgenologischen Auswertung verschiedener Skelettregionen ermöglichen sie zu entscheiden, ob bestimm-te Epiphysenkerne vorzeitig, zeitgemäß oder verspätet auftreten. Dabei liegt eine gewisse Variationsbreite noch innerhalb der Norm. Bei der Bewertung der Knochenentwicklung ist auch zu berücksichtigen, daß zu Beginn und während der Pubertät Mädchen ein „Knochenalter" aufweisen, das dem gleichaltriger Knaben um ca. 2 Jahre vorauseilt. Für eine ins einzelne gehende Bewertung des Knochenalters stehen heute spezielle Atlanten zur Verfügung.

Das zeitliche Auftreten der *Pubertät* läßt sich auf Grund der Knochenentwicklung sicherer voraussagen als auf Grund von Körpergröße oder Lebensalter: Bei kontinuierlich rasch fortschreitendem Knochenalter setzt die Pubertät relativ früh ein. Mit dem Ossifikationsbeginn der Apophyse am Beckenkamm kann bei Mädchen die Menarche innerhalb der folgenden 6 Monate erwartet werden.

Auch zwischen der *definitiven Körpergröße* eines Individuums und dem Auftreten sowie dem Reifezustand der verschiedenen Ossifikationszentren besteht eine Abhängigkeit. So ist es z. B. schon nach dem 6. Lebensjahr auf Grund des Knochenalters und der bestehenden Längenmaße möglich, mit weitgehender Genauigkeit die zu erwartende Körpergröße des Erwachsenen vorauszusagen.

Die Verknöcherungszeiten der Epiphysenfugen an den langen Extremitätenknochen und damit der Abschluß des Längenwachstums ergeben sich aus Tabelle 6.

Körpergröße und Gewicht eines Kindes lassen bereits gewisse Rückschlüsse auf das abgelaufene Wachstum und die Geweberelationen zu. Weitere anthropometrische Parameter, wie Kopfumfang, Hautfaltendicke, Extremitäten- zu Rumpflänge u. a., erlauben differenzierte *Wachstumsanalysen.* Bestimmte Meßergebnisse lassen sich mit den entsprechenden Werten anderer gleichaltriger Kinder vergleichen, die nur einmal gewonnen wurden (Querschnittsdaten), oder man kann die in bestimmten Altersintervallen vorgenommenen Messungen zueinander in Beziehung setzen und sie mit wiederholten Messungen an einer Gruppe anderer Kinder vergleichen (Längsschnittsdaten) (BERGMANN et al. 1977).

Durchschnittsnormen geben die Meßwerte von Kindern einer Bevölkerung wieder, die unter bestimmten sozialen Gegebenheiten und Lebensumständen aufwachsen. Sie müssen erneuert und neu interpretiert werden, wenn sich die Lebensverhältnisse so ändern, daß sie das Wachstum beeinflussen. Werden hingegen Kinder unter optimalen Lebensbedingungen groß und können damit ihre genetisch vorgegebene Wachstumspotenz voll entfalten, lassen sich Idealnormen aus ihren Meßdaten kon-

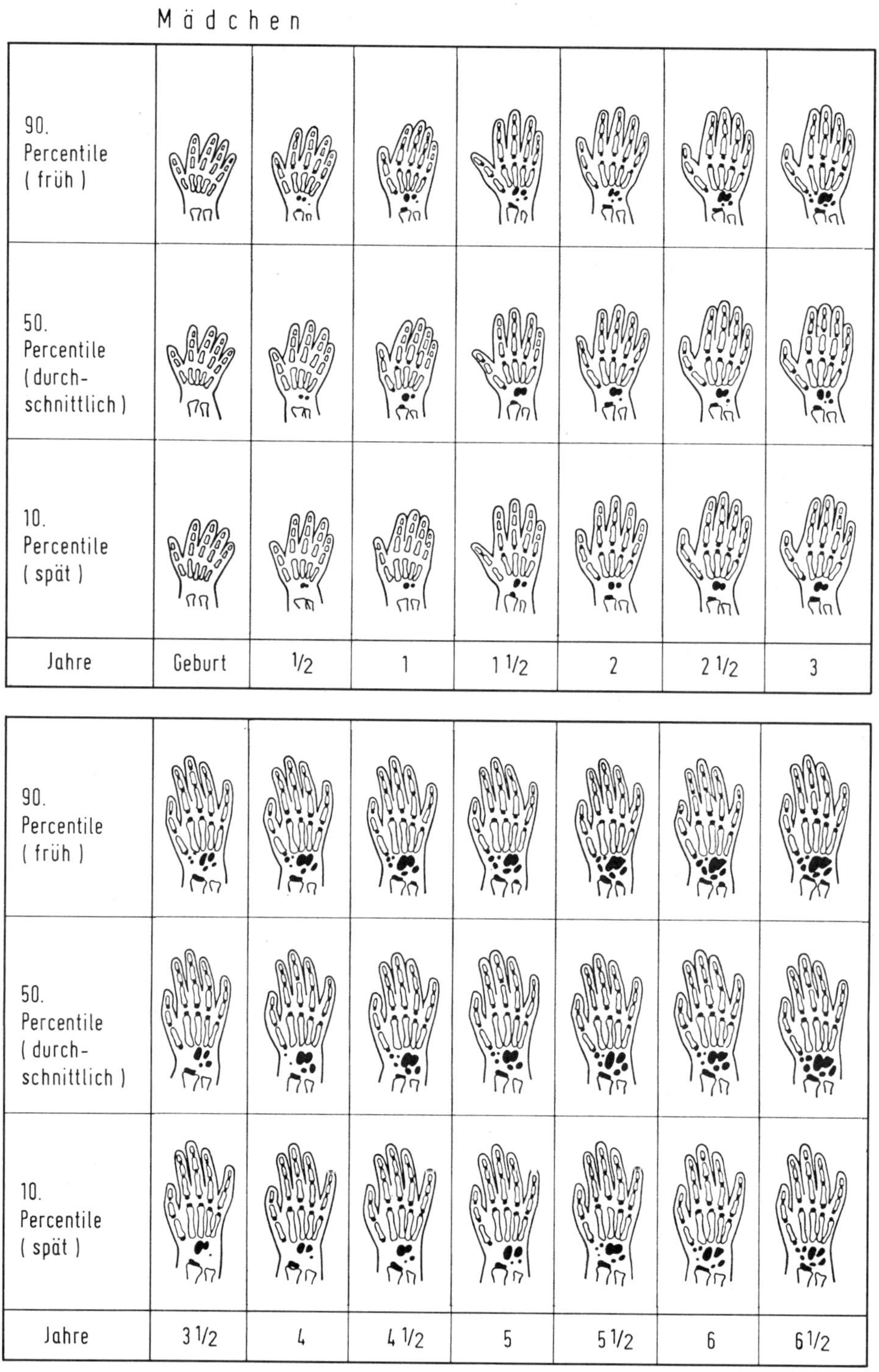

Abb. 3.2—1. Normale Reifung des Handskeletts bei Mädchen und Jungen im Alter bis zu 6 ½ Jahren.
Während sich die Beurteilung des Knochenalters auf morphologische und metrische Kriterien stützt, zu deren sachgerechter Beurteilung große Erfahrung gehört, läßt sich bis zum Alter von 7 Jahren am Auftreten bestimmter Knochenkerne ein ungefährer Eindruck von der Skelettreife eines Kindes gewinnen. Die hier abgebildeten Skizzen geben eine Vorstellung, wie unterschiedlich

Jungen

90. Percentile (früh)								
50. Percentile (durch- schnittlich)								
10. Percentile (spät)								
Jahre	Geburt	1/2	1	1 1/2	2	2 1/2	3	

90. Percentile (früh)							
50. Percentile (durch- schnittlich)							
10. Percentile (spät)							
Jahre	3 1/2	4	4 1/2	5	5 1/2	6	6 1/2

die Zahl der Knochenkerne des Handskeletts bei Kindern gleichen Alters sein kann. Der Percentilenwert gibt an, bei wieviel Prozent des normalen Bezugskollektivs ein Knochenkern in einem gegebenen Alter noch nicht vorhanden ist. Aus R. BERGMANN et al. (1977) nach E. C. VOGT und V. S. VICKERS: Radiology 31 (1938) 441

Tabelle 3.2−2. Zeitliches Auftreten der Knochenkerne in Epiphysen und Apophysen des Extremitätenskeletts (nach SCHMIDT u. HALDEN 1949 u. Documenta Geigy 1968)

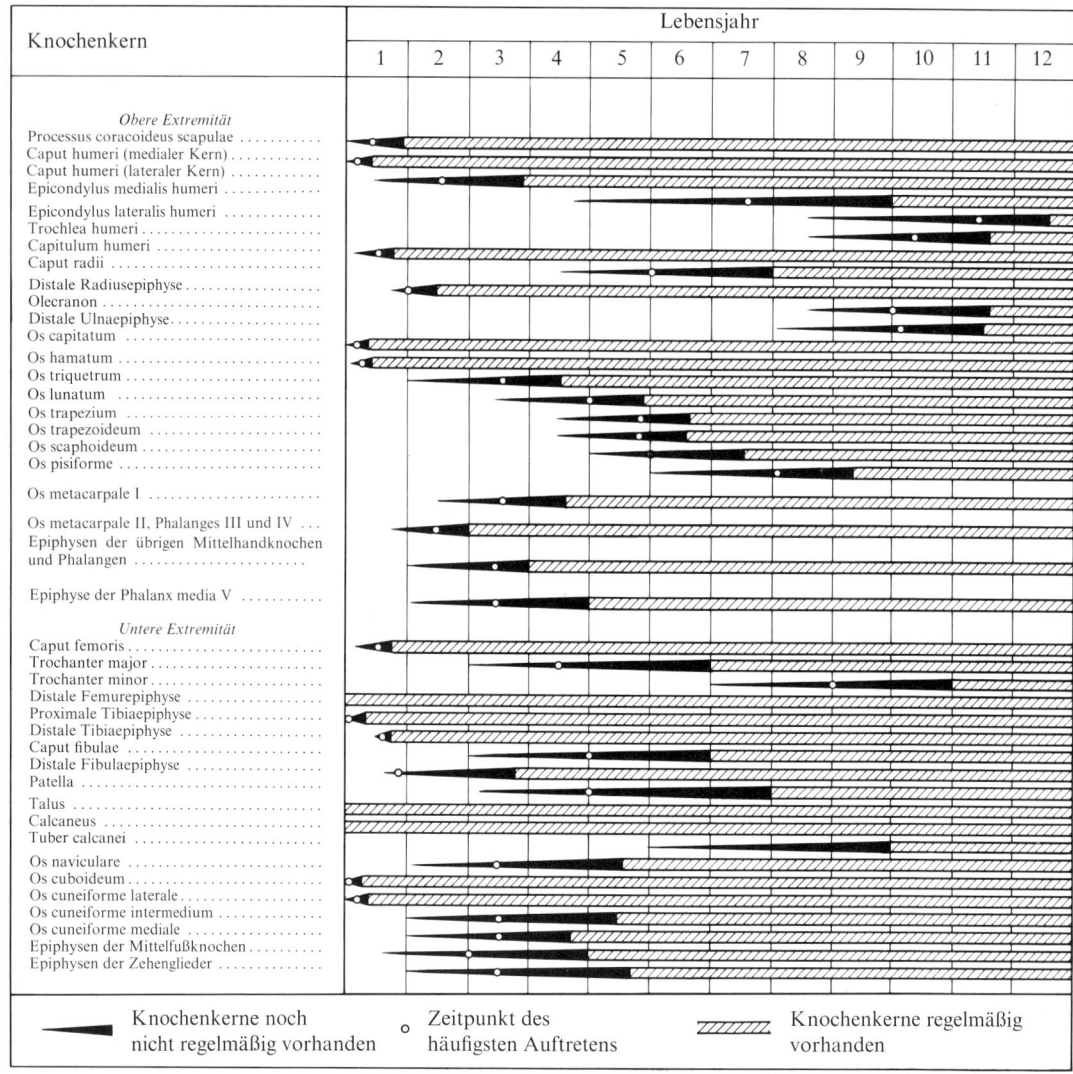

Knochenkern	Lebensjahr											
	1	2	3	4	5	6	7	8	9	10	11	12
Obere Extremität												
Processus coracoideus scapulae												
Caput humeri (medialer Kern)												
Caput humeri (lateraler Kern)												
Epicondylus medialis humeri												
Epicondylus lateralis humeri												
Trochlea humeri......................												
Capitulum humeri												
Caput radii												
Distale Radiusepiphyse................												
Olecranon												
Distale Ulnaepiphyse..................												
Os capitatum												
Os hamatum												
Os triquetrum												
Os lunatum												
Os trapezium												
Os trapezoideum												
Os scaphoideum												
Os pisiforme												
Os metacarpale I												
Os metacarpale II, Phalanges III und IV ...												
Epiphysen der übrigen Mittelhandknochen und Phalangen												
Epiphyse der Phalanx media V												
Untere Extremität												
Caput femoris........................												
Trochanter major.....................												
Trochanter minor.....................												
Distale Femurepiphyse												
Proximale Tibiaepiphyse												
Distale Tibiaepiphyse												
Caput fibulae												
Distale Fibulaepiphyse												
Patella												
Talus												
Calcaneus												
Tuber calcanei												
Os naviculare												
Os cuboideum												
Os cuneiforme laterale												
Os cuneiforme intermedium												
Os cuneiforme mediale												
Epiphysen der Mittelfußknochen												
Epiphysen der Zehenglieder												

Knochenkerne noch nicht regelmäßig vorhanden   o Zeitpunkt des häufigsten Auftretens   Knochenkerne regelmäßig vorhanden

struieren. *Akzeleration* oder säkularer Trend spielen hier keine und selbst genetische Unterschiede verschiedener Bevölkerungsgruppen und Völker — von Ausnahmen abgesehen — eine geringere Rolle (BERGMANN et al. 1977).

Aber sogar unter Idealbedingungen sind genau gleich alte, gesunde Kinder derselben Bevölkerung verschieden groß. Man kommt deshalb nicht mit einem Normalwert, etwa dem Mittelwert, aus, wenn man „Normalität" beschreiben will, sondern muß den ganzen Streubereich ihrer Körpergrößen als normal ansehen. Dieser Normalbereich läßt sich so beschreiben, daß man den niedrigsten und höchsten aller vorkommenden Werte angibt. Damit ist aber noch nichts darüber ausgesagt, wie häufig jeder einzelne Meßwert innerhalb dieses Bereiches gefunden wurde. Eine Vorstellung über die Verteilung der Meßwerte erhält man, wenn man den Mittelwert ($\bar{y}$) und die Standardabweichung (s), die etwa der mittleren Abweichung aller vorkommenden Meßwerte vom Mittelwert entspricht, kennt. Dies gilt dann, wenn die Meßwerte in einer GAUSS-Verteilung anzuordnen sind: am häufigsten kommt der Mittelwert als Meßergebnis vor, alle anderen Werte sind um so seltener, je weiter sie vom Mittelwert entfernt sind; positive und negative Abweichungen sind symmetrisch und glockenförmig um den Mittelwert verteilt. Die Körperlängen für jedes Alter ha-

Abb. 1. Chimärische Haut mit Ek- ▷ toderm vom Hühnerembryo (oben) und Mesenchym vom Wachtelembryo (unten). Die Kerne der Wachtelzellen sind durch eine auffällige Kondensation des Heterochromatins charakterisiert. FEULGEN-Reaktion und Gegenfärbung mit Lichtgrün (aus: CHRIST, B. und H. J. JACOB: Über die embryonale Entwicklung der Gliedmaßenmuskulatur. Medizin in unserer Zeit, 2 [1978] 166–176).

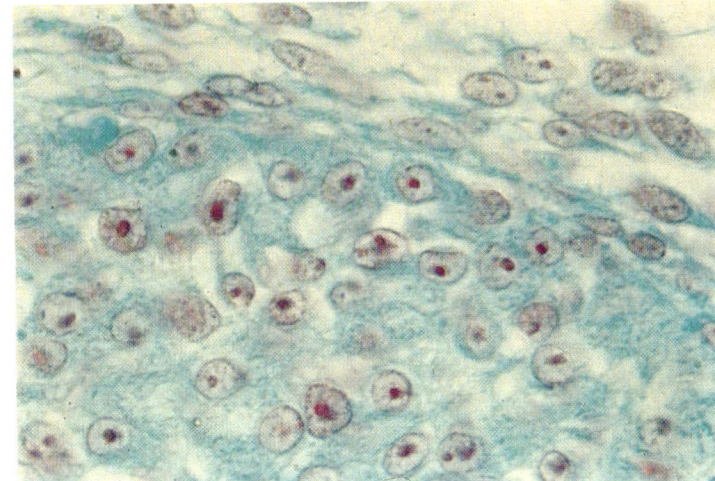

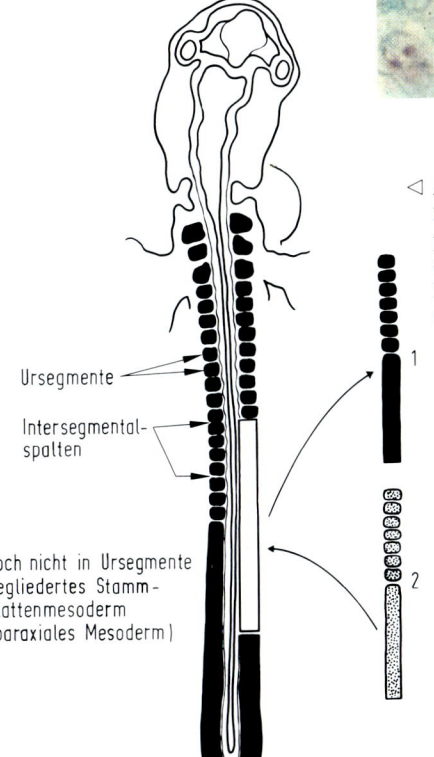

Ursegmente

Intersegmental-spalten

Noch nicht in Ursegmente gegliedertes Stamm-plattenmesoderm (paraxiales Mesoderm)

1

2

◁ Abb. 2. Schematische Darstellung des operativen Vorgehens bei einem 2 Tage alten Hühnerembryo. Nach Exstirpation eines Abschnittes des paraxialen Mesoderms (1) beim Hühnerembryo erfolgt die Implantation eines entsprechenden Mesodermabschnittes vom Wachtelembryo (2). Der Austausch erfolgte in Höhe der späteren oberen Extremität (Original: Prof. Dr. B. CHRIST, Bochum).

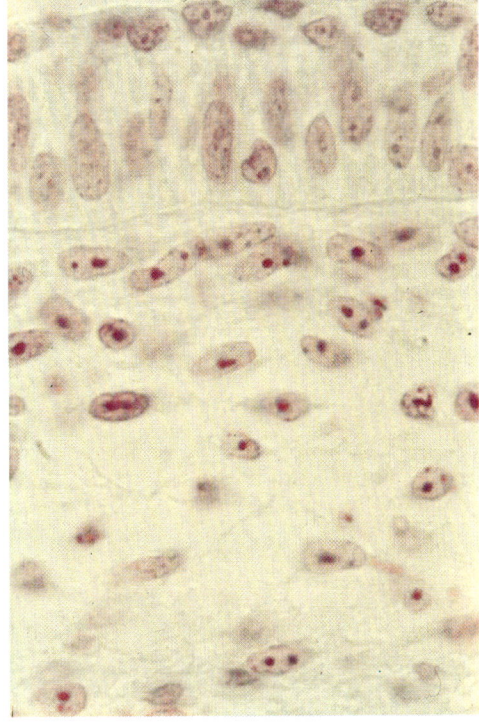

Abb. 3. Muskelblastem aus dem Unterarm eines sechs ▷ Tage postoperativ reinkubierten Hühnerembryos nach Exstirpation der brachialen Somiten und Implantation entsprechender Somiten vom Wachtelembryo. Die Zellen der Muskelblasteme enthalten Kerne vom Wachteltyp, während die Zellen des angrenzenden Bindegewebes (Faszie) durch Kerne vom Hühnchentyp gekennzeichnet sind. Färbung wie Abb. 1 (aus: CHRIST, B. und H. J. JACOB: Über die embryonale Entwicklung der Gliedmaßenmuskulatur. Medizin in unserer Zeit, 2 [1978] 166–176).

Tabelle 6. Schluß der Epiphysenfugen an Extremitätenknochen (nach D. STARCK, 1965).

	Proximale Epiphysenfuge	Distale Epiphysenfuge
Humerus	20.–22. Lebensjahr	16.–17. Lebensjahr
Radius	16.–18. Lebensjahr	21. Lebensjahr
Ulna	18.–21. Lebensjahr	16.–18. Lebensjahr
Femur*	17.–19. Lebensjahr	19.–24. Lebensjahr
Tibia	19.–24. Lebensjahr	16.–19. Lebensjahr
Fibula	19.–24. Lebensjahr	19.–22. Lebensjahr

* Apophysenfugen des Trochanter major im 17. und des Trochanter minor im 16. Lebensjahr.

ben etwa diese Verteilung. Beim Körpergewicht sind die Abweichungen in Richtung „schwer" ausgeprägter als die nach „leicht", d. h. die Verteilung ist asymmetrisch nach rechts verschoben. Der Mittelwert für das Körpergewicht ist dadurch größer als der Wert, der in der Mitte zwischen gleich vielen dickeren und dünneren Kindern liegt.

Der ganze Streubereich der Meßwerte läßt sich in sog. Percentilen aufgliedern, z. B. bedeutet die 10. *Percentile*, daß 10% aller Meßwerte kleiner, 90% größer sind. Werte außerhalb der 3. bzw. 97 Percentile sind als abnorm zu betrachten. (Vgl. BERGMANN et al. 1977.)

Literatur

BERGMANN, R. K. BERGMANN, F. KOLLMANN, R. MAASER und O. HÖVELS: Wachstum-Atlas. Gesellschaft für Target-Products, Wiesbaden 1977
Documenta Geigy, Wissenschaftliche Tabellen. 7. Aufl. 1968. 1. Revidierter Nachdruck 1969 (in Zusammenarbeit mit H. J. KAUFMANN, Kinderspital Basel). Redaktion: K. DIEM u. C. LENTNER. (Hgg.): Geigy AG, Basel
GREULICH / PYLE: Radiographic Atlas of Skeletal Development of the Hand and Wrist. Stanford Univ. Press, Stanford 1950
HOERR, N. L., et al.: Radiographic Atlas of Skeletal Development of the Foot and Ankle. Thomas, Springfield 1962
PYLE / HOERR: Radiographic Atlas of Skeletal Development of the Knee. Thomas, Springfield 1955
SCHMID / MOLL: Atlas der normalen und pathologischen Handskelettentwicklung. Springer, Berlin 1960
SCHMID / WEBER: Röntgendiagnostik im Kindesalter. Bergmann, München 1955
SCHMIDT, F. u. L. HALDEN: Die postfetale Differenzierung und Größenentwicklung der Extremitätenknochenkerne. Fortschr. Röntgenstr. 71 (1949)
STARCK, D.: Embryologie, 2. Aufl. Thieme, Stuttgart 1965

3. 3. *Mechanische Beanspruchung und biologisches Verhalten des Knochens*

Von HANS FISCHER

Wirkt eine äußere Kraft auf einen festen Körper ein, so wird dieser verformt. In einfachen Fällen — und diese sollen hier nur interessieren — ist die Verformung keine dauernde. Sie verschwindet mit dem Aufhören der „Beanspruchung". Während der Krafteinwirkung treten innerhalb eines Körpers „Spannungen" auf, die der einwirkenden Kraft Gleichgewicht halten. Der Begriff „Spannungen" soll an einem einfachen Beispiel erläutert werden. Auf Abb. 3.3–1c wird eine Säule durch zwei Gewichte belastet. Die Gewichte sind so gelagert, daß sie symmetrisch zur Achse der Säule liegen. Dank dieser Anordnung wird das Gewicht der Last gleichmäßig über den Querschnitt der Säule verteilt und in Richtung der eingezeichneten Pfeile auf die Bodenplatte übertragen. Die Länge der Pfeile symbolisiert die Größe der Beanspruchung. Nach dem bisher Gesagten müssen die Pfeile parallel zur Achse der Säule verlaufen und alle gleich lang sein. Würde das Gewicht der Last verdoppelt, so würde das Material der Säule in Richtung der eingezeichneten Pfeile doppelt so stark beansprucht, und man müßte, um im Maßstab zu bleiben, auch die Länge der Pfeile verdoppeln. Bliebe das Gewicht gleich und würde der Querschnitt der Säule verdoppelt, so würde das Material der Säule in Richtung der Pfeile nur halb so stark beansprucht, weil sich nun das Gewicht der Last über einen doppelt so großen Querschnitt verteilt. In diesem Fall dürfte die Länge der Pfeile nur die Hälfte betragen. Die Größe der Beanspruchung, d. h. die Größe der „Spannungen", wie man nun sagen darf, wird also durch den Quotienten Kraft:Fläche bestimmt. In Richtung der Pfeile wird das Material der Säule zusammengedrückt. Man kann mithin sagen, daß senkrecht zur Querschnittsfläche Druckspannungen auftreten, deren Größe man bestimmen kann, wenn man das Gewicht der Last und die Größe der Querschnittsfläche kennt.

Würde man nun die Säule genau in einer Quer-

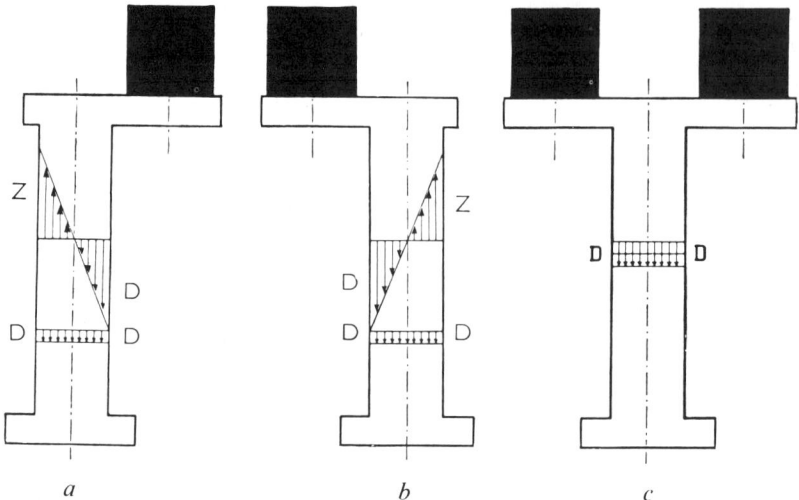

Abb. 3.3—1. Beanspruchung einer Säule bei unterschiedlicher Lage der Last. Bei a) und b) liegt die Last exzentrisch. Die Wirkungslinie der Last verläuft parallel zur Säulenachse. Die Säule wird nicht nur auf Druck, sondern auch auf Biegung beansprucht. Die Biegebeanspruchung ruft auf der einen Seite der Säule Druckspannungen (D im oberen Diagramm), auf der anderen Seite Zugspannungen (Z im oberen Diagramm) hervor. Diese Spannungen haben am Säulenrand ihren höchsten Wert. Neben den Biegespannungen treten als Folge der Druckbelastung noch zusätzlich reine Druckspannungen auf (D im unteren Diagramm). Bei c) liegt die Last zentrisch. Die Säule wird gleichmäßig über den Querschnitt verteilt auf Druck beansprucht. Obgleich das Gewicht der Last doppelt so groß ist wie bei a) und b), sind die Spannungen bei c) kleiner (aus PAUWELS 1965)

schnittsebene in zwei Teile zersägen und die Teilstücke so aufeinandersetzen, daß die ursprüngliche Gestalt der Säule erhalten bleibt, so würde sich bei der hier gewählten Belastungsart die Kontinuitätstrennung nicht auswirken. Ganz andere Verhältnisse sind aber gegeben, wenn man die Säule in einer Ebene durchsägt, die *schräg* zur Achse steht. Versucht man nun die Teilstücke so zusammenzusetzen, daß die ursprüngliche Form der Säule wieder zustandekommt, so gelingt der Versuch nur dann, wenn die Schnittflächen genügend rauh sind. Die Rauhigkeit möge so beschaffen sein, daß das obere Teilstück, das zunächst unbelastet sein soll, gerade noch getragen wird. Läßt man aber noch zusätzlich die oben erwähnte Last einwirken, so würde sich das obere Teilstück gegen das untere verschieben müssen. Durch diesen Schub würden die Säulenstücke gegeneinander abkippen, und die Last würde zu Boden stürzen. Diese Überlegung läßt den Schluß zu, daß senkrecht zur Querschnittsfläche, also in Richtung der Pfeile, ausschließlich Druckspannungen auftreten, da in *dieser* Ebene die Druckspannungen nicht mit Schubspannungen kombiniert sind. Druckspannungen und Zugspannungen — der zuletzt genannte Begriff wird im folgenden erklärt —, denen keine Schubspannungen zugeordnet sind, bezeichnet man als „Hauptspannungen". Wäre die Säule der Abbildung in Rich-

tung der Achse oder achsenparallel längs gespalten, so würden sich die Teilstücke genau wie bei einer Querdurchtrennung nicht verschieben. Senkrecht zur Achse treten also ebenfalls keine Schubspannungen auf, es liegt wiederum eine Hauptspannungsrichtung vor. Hauptspannungen, und das gilt nicht nur für das gewählte Beispiel, sondern ganz allgemein, stehen immer senkrecht aufeinander. Die dritte Hauptspannungsrichtung würde auf der Abb. 3.3—1c senkrecht zur Bildebene stehen. Auf der Abb. 3.3—1c wirkt senkrecht zur Säulenachse keine Kraft auf die Säule ein. Aus diesem Grund ist in dem vorliegenden, keineswegs aber in jedem Fall, die Größe der zweiten und auch der dritten Hauptspannung gleich Null. Die Säule wird zwar durch die Lasteinwirkung quergedehnt, Dehnungen sind jedoch nicht automatisch mit Spannungen verbunden. Fälschlicherweise werden leider häufig Querdehnungen mit Zugspannungen gleichgesetzt.

Die Art, wie die Säule in der Abb. 3.3—1c belastet wird, läßt sich noch genauer definieren. Man kann sich die Masse der Last in ihrem Schwerpunkt vereinigt denken. Der Schwerpunkt liegt dann genau über der Achse der Säule. Die „Wirkungslinie" der Last fällt mit der Säulenachse zusammen. In diesem Sinn wird die Säule „axial" auf Druck beansprucht.

Wäre die Säule der Abb. 3.3—1c an ihrem oberen Ende fixiert und hinge der Säulenschaft frei herab, so ließe sich die Last, wiederum symmetrisch um die Achse der Säule verteilt, am unteren freien Ende der Säule anbringen. In diesem Fall würde die Säule auf „Zug" beansprucht. Man braucht die bisherigen Überlegungen nicht zu wiederholen und abzuwandeln, sondern kann sofort zu folgender Aussage kommen: Die Säule wird nun axial auf Zug beansprucht. Als Folge dieser Zugbelastung treten senkrecht zum Querschnitt Zugspannungen auf, die gleichmäßig über den Querschnitt verteilt sind und hier überall die gleiche Größe besitzen.

In den bisherigen Beispielen lag der Schwerpunkt der Last entweder genau *über* oder genau *unter* der Säulenachse. Auf der Abb. 3.3 — 1a u. b sind diese Verhältnisse nicht mehr gegeben. Die Last liegt auf einem Querbalken. Die Tatsache, daß das Gewicht der Last nur halb so groß ist, wie auf der Abb. 3.3 — 1c, soll vorläufig unberücksichtigt bleiben. Die ein Stück weit eingezeichnete Wirkungslinie der Last würde etwas weiter oben durch den Schwerpunkt des belastenden Gewichtes verlaufen. Sie fällt nun nicht mehr mit der Säulenachse zusammen, sondern ist parallel zu dieser verschoben. Infolge der exzentrischen Belastung wird die Säule auf Biegung beansprucht. Nimmt man an, die Säule wäre durch einen Gummistab ersetzt, so würde sich der Stab zur Last hin sichtbar durchbiegen. Die Konkavität des verbogenen Stabes wäre dabei zur Last hingekehrt, die Konvexität würde zur Gegenseite zeigen. Auf der Seite der Konkavität wird das Material zusammengedrückt, auf der Seite der Konvexität auseinandergezogen. Auf der Seite der Konkavität treten also Druck-, auf der Konvexität Zugspannungen auf. Die Verformung, die der Gummistab deutlich zeigt, ist bei einem Stab aus weniger biegsamem Material ebenfalls prinzipiell vorhanden. Die Größe der Biegebeanspruchung hängt nicht nur von der Größe des Gewichts, sondern auch von der Länge des Hebelarmes ab. Würde die Last auf dem Querbalken weiter von der Säulenachse weg verschoben, so würden auch die „Biegespannungen" zunehmen. Man kann die Querschnittsfläche der Säule unterteilen und ein Zugfeld gegen ein Druckfeld abgrenzen. Der Übergang von der Druck- in die Zugzone vollzieht sich natürlich nicht im Sprung, sondern erfolgt kontinuierlich. Das obere Diagramm (Abb. 3.3 — 1a), das in die Säule eingezeichnet wurde, gibt diesen Sachverhalt wieder. Im Bereich der Druckspannungen sind die Pfeile nach unten, in dem der Zugspannungen nach oben gerichtet. An der Grenzlinie, an der die Druck- in die Zugzone übergeht und die Pfeilrichtung wechselt, sind die Spannungen gleich Null. Diese Grenzlinie bezeichnet man als „neutrale Faser", sie verläuft senkrecht zur Ebene der Zeichnung. Die größten Spannungen auf der Druck- und auf der Zugseite

treten am Rand der Säule auf. Hier sind die Pfeile am längsten. Man spricht von „maximalen Randspannungen".

Die Säule in der Abb. 3.3 — 1a wird nicht nur auf Biegung, sondern gleichzeitig auf Druck beansprucht. Der Zusammenhang, der zwischen Biege- und Druckspannung besteht, bereitet der unmittelbaren Vorstellung zunächst Schwierigkeiten. Das gleiche Biegemoment kann erzielt werden, wenn die Last verkleinert und als Ausgleich dafür das verkleinerte Gewicht auf dem Querbalken von der Säule weg verschoben und damit der wirksame Hebelarm vergrößert wird. Würde man in beiden Fällen die Säule mit Bodenplatte, Querbalken und Last auf eine Waage bringen, so würde diese in dem einen und in dem anderen Fall ein unterschiedliches Gewicht anzeigen. Die Differenz zwischen den unterschiedlichen Gewichtsangaben kommt allein durch die unterschiedliche Größe der Last zustande, da die Biegebeanspruchung von der Waage nicht registriert wird. Das Gewicht der Last wird aber letzten Endes über die Säule auf die Waagschale übertragen. Dadurch werden Druckspannungen hervorgerufen, die von der Größe der Last abhängig sind. Diese zusätzliche Druckbeanspruchung ist in dem unteren Diagramm der Abb. 3.3 — 1a dargestellt. Ein endgültiges Bild der Spannungsgrößen und der Spannungsverteilung über den Querschnitt würde sich erst dann ergeben, wenn man die Länge der Pfeile beider Diagramme an den Stellen, an denen die Pfeile die gleiche Richtung aufweisen, miteinander addiert und an den Stellen, an denen sie entgegengerichtet sind, voneinander subtrahiert. Nach Durchführung einer derartigen Addition, die die Vorzeichen beachtet, wird die Druckzone des oberen Diagramms vergrößert, die Zugzone verkleinert. Die neutrale Faser schneidet dann nicht mehr die Achse der Säule, sondern sie wäre auf der Abb. 3.3 — 1a nach links verschoben. Auf der Abb. 3.3 — 5b liegt die gleiche Belastungsart vor. In dem Diagramm, das in die Säule eingezeichnet ist, ist die Linksverschiebung der neutralen Faser zu erkennen. Die maximalen Randspannungen werden auf der Druckseite vergrößert, auf der Zugseite verkleinert. Obgleich die Last in Abb. 3.3 — 1c doppelt so groß ist wie in Abb. 3.3 — 1a u. b, sind die maximalen Randspannungen einer auf Biegung beanspruchten Säule sehr viel größer als die Spannungen einer rein axial beanspruchten. Für die Bruchgefährdung einer Säule, die auf Biegung beansprucht wird, sind aber die maximalen Randspannungen allein ausschlaggebend. Ist das Material nicht genügend druckfest, kommt es auf der Seite der Konkavität, ist es nicht genügend zugfest, auf der Seite der Konvexität am Rand zu einem initialen Einriß. Am Grund dieser „Kerbe" werden durch eine Art He-

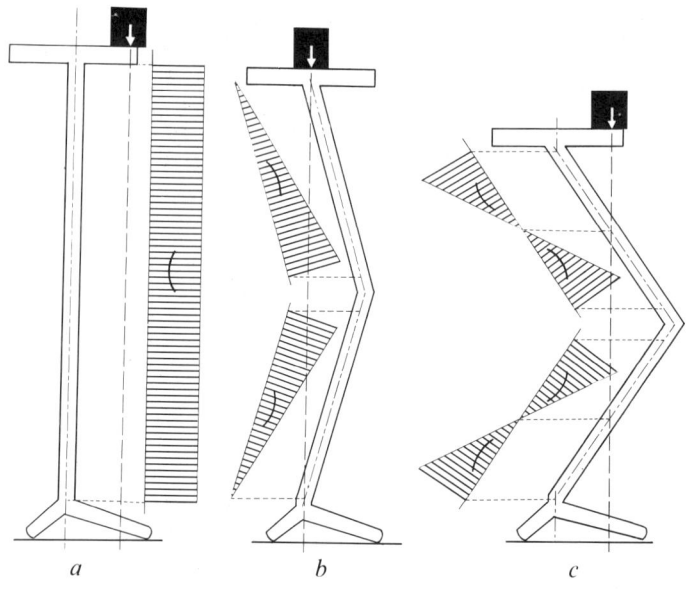

a   *b*   *c*

Abb. 3.3—2. Unterschiedliche Biegebeanspruchungen des Beinskeletts durch das Körpergewicht bei drei charakteristischen Stellungen. Die Wirkungslinie des Körpergewichts hat bei a), b) und c) einen unterschiedlichen Verlauf. Von diesem Verlauf ist die Gestalt der Momentflächen (schraffiert) abhängig. Der Biegungssinn ist durch Kreisbögen markiert. Stellung b) entspricht der mittleren Phase der Standbeinperiode des Ganges (aus Pauwels 1965)

belwirkung die Spannungen noch größer als diejenigen, die zum ersten Einriß führten. Die Säule reißt zunehmend tiefer ein, die Spannungen im „Kerbgrund" werden dabei immer größer, schließlich bricht die Säule durch.

Auf der Abb. 3.3—2 sind drei charakteristische Stellungen des Beinskeletts grobschematisch dargestellt. Die Skelettstücke sind zur Vereinfachung durch Stäbe ersetzt. Das Körpergewicht wird durch die eingezeichnete Last repräsentiert. Beim Schema des gestreckten Beines (Abb. 3.3—2a) liegen grundsätzlich die gleichen Verhältnisse vor wie bei der Abb. 3.3—1a. Die Wirkungslinie der Last hat überall den gleichen Abstand von der Achse des langen Stabes, der Femur und Tibia symbolisiert. Wegen des Parallelverlaufes der beiden Linien sind auch die Biegemomente in allen Querschnittshöhen des Stabes gleich groß. Die Größe eines Biegemoments läßt sich graphisch durch die Länge einer Linie darstellen. Auf der Abb. 3.3—2 ist eine Fülle derartiger Linien zu sehen. Zur besseren Übersicht wurden die Stabachsen noch ein zweites Mal, zu ihrer Lage im Stab parallel verschoben, eingezeichnet. Die vielen Linien, die die Biegemomente repräsentieren, stehen senkrecht auf der verschobenen Stabachse. Die einzelne Linie schneidet die verschobene Achse in einer bestimmten Querschnittshöhe und liefert mit ihrer Länge eine Aussage über die Größe des Biegemoments, das in dieser Querschnittshöhe einwirkt. Wie bereits eben gesagt, ist auf der Abb. 3.3—2a die Größe der Biegemomente in allen Querschnittshöhen gleich. Dementsprechend muß auch die Länge der Linien, die diese Biegemomente repräsentieren,

überall gleich sein. Aus diesem Grunde hat die „Momentfläche" die Gestalt eines Rechteckes. Der Biegungssinn entspricht dem Verlauf des in das Diagramm eingezeichneten Kreisbogens.

Beim Schema des leicht gebeugten Beines (Abb. 3.3—2b) entfernt sich die Wirkungslinie zunehmend mehr von der Achse des Femur. Beim Schienbein ist es umgekehrt. Die Wirkungslinie nähert sich der Tibia von oben nach unten und läuft dann schließlich durch einen Punkt, der seiner Lage nach der Achse des oberen Sprunggelenkes entsprechen würde. Die Momentfläche hat für jeden der beiden Röhrenknochen die Form eines Dreiecks. Der Biegungssinn beider Knochen ist gleich, aber umgekehrt wie bei der Abb. 3.3—2a. Beim Schema des stark gebeugten Beines (Abb. 3.3—2c) hat die Momentfläche für jeden Röhrenknochen die Gestalt eines Doppeldreiecks. Bei jedem der beiden Knochen wird die obere und untere Hälfte nach entgegengesetzter Richtung hin ausgebogen. Die Last, die ja das Körpergewicht simulieren soll, ist auf dem oberen Querbalken der drei Schemata nicht einheitlich gelagert, aber dennoch sinnvoll angebracht:

Man kann den Oberkörper nach vorwärts und nach rückwärts beugen und damit seinen Schwerpunkt verlagern. In jedem Fall muß aber das Lot, das von dem Schwerpunkt ausgeht, durch die Unterstützungsfläche der Füße verlaufen, weil man sonst umfiele. Bei dem mittleren Schema (Abb. 3.3—2b) hat die Schwerelinie einen Verlauf, der auf die Verhältnisse in vivo übertragen, die Achse des Hüft- und des oberen Sprunggelenkes, nicht aber die des

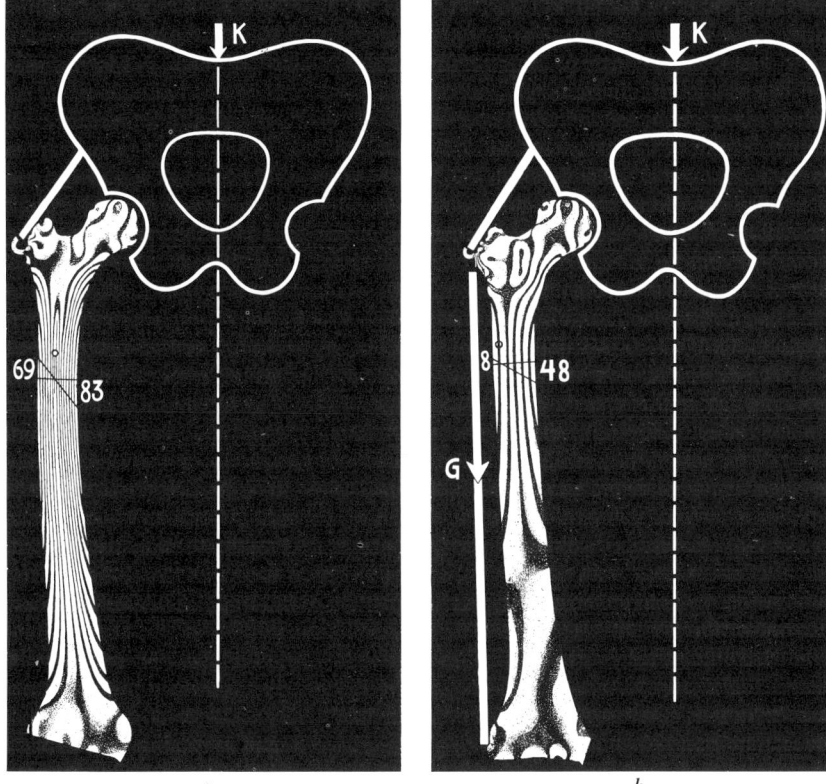

a   b

Abb. 3.3—3. Spannungsoptischer Versuch zur Darstellung der Beanspruchungserniedrigung des Fermurschaftes durch die Zuggurtungswirkung des Tractus iliotibialis. a) hohe Druck- und Zugspannungen (große Isochromatenzahl!), wenn das Körpergewicht allein einwirkt. b) niedrige Druck- und Zugspannungen (kleine Isochromatenzahl!) nach dem Anbringen einer dem Tractus iliotibialis entsprechenden Zuggurtung (G). Die Zahlen geben die maximalen Randspannungen in den entsprechenden Querschnittshöhen an. Die Spannungen sind auf der Druckseite größer als auf der Zugseite (aus PAUWELS 1965)

Kniegelenkes passieren würde. Eine derartige Belastung wird in der mittleren Phase der Standbeinperiode des Ganges realisiert. Auf dem linken Schema der Abb. 3.3—2 lassen sich die Stellen, an denen das Hüft- und das obere Sprunggelenk liegen würden, ohne Schwierigkeiten markieren. Bei dem mittleren und rechten Schema würde auch die Lagebestimmung des Kniegelenkes keine Schwierigkeiten bereiten. Würde man die genannten Gelenke auf den Abbildungen als Kontinuitätstrennungen einzeichnen, so würden die Schemata unglaubwürdig. Ohne zusätzlichen Halteapparat könnten die gelenkig miteinander verbundenen Einzelstäbe die Last ja gar nicht tragen. Die Stäbe würden sich in den Gelenken drehen, und das ganze System würde zusammensinken. Dies könnte durch Halteseile verhindert werden. Man könnte sie beispielsweise so anbringen, daß sie in ihrer Lage, ihren Insertionen und in ihrer Länge den Muskeln entsprechen, die durch ihre Kontraktion die drei Stellungen des

Beinskelettes in vivo ermöglichen. Mit dieser Feststellung läßt sich aber noch keines der Konstruktionsprinzipien erkennen, die dem Bewegungsapparat zugrunde liegen. Hierzu müssen zunächst einfachere Beispiele gewählt werden.

Bei einer Waage ist die Säule der Waage gelenkig mit dem Balken, an dem die Schalen hängen, verbunden. Belastet man eine Schale, so sinkt der Waagebalken auf dieser Seite herunter. Um den Gleichgewichtszustand wiederherzustellen, könnte man statt eines Gegengewichtes den Arm des Balkens, dessen Waagschale unbelastet bleibt, durch eine Schnur mit der Säule der Waage verbinden. Ein derartiger Gleichgewichtszustand ist mutatis mutandis auf der Abb. 3.3—3 wiedergegeben.

Beim Stand auf einem Bein entspricht dem oberen Teil der Säule das Femur, dem Waagebalken das Becken. Die eine Seite des Waagebalkens wird durch das Körpergewicht, dessen Wirkungslinie eingezeichnet ist, belastet. Das Halteseil, durch eine dicke weiße Linie markiert, geht vom Trochanter major des Femur aus und zieht zu dem Teil des Beckens hin, der dem Arm des Waagebalkens entspricht, an dem nicht das Körpergewicht hängt. Auf die Verhältnisse in vivo übertragen repräsentiert das Halteseil die Mm. glutaei medius und minimus. Im Bereich des Gelenkes können wegen des Gleichgewichtszustandes nur Druckkräfte auftreten. Eine Biegebeanspruchung ist hier unmöglich. Wird der Gleichgewichtszustand geändert, erfolgt eine Drehung. Es wirkt also kein Biegemoment, sondern ein Drehmoment ein. Sind die kleinen Glutaeen beim Menschen gelähmt, so sinkt das Becken beim Stand auf einem Bein zu der Seite hin ab, auf der die Wirkungslinie des Körpergewichtes liegt (TRENDELENBURGsches Phänomen). Der Gleichgewichtszustand im Gelenkbereich wirkt sich aber nicht auf den Femurschaft aus. Hier sind andere Verhältnisse gegeben. Die Wirkungslinie des Körpergewichts fällt nicht mit der Femurachse zusammen, sondern läuft ein Stück weit am Schaft vorbei. Die Diaphyse dieses langen Röhrenknochens wird also auf Biegung beansprucht. Weiter oben wurde am Beispiel der exzentrisch belasteten Säule erläutert, daß sich Biege- und Druckbeanspruchungen überlagern können. Eine exzentrische Belastung des Femur liegt auch beim Stand auf einem Bein vor. Als Folge dieser kombinierten Beanspruchung sind daher die maximalen Randspannungen, die auf der Abb. 3.3—3a durch Zahlenangaben gekennzeichnet sind, auf der Druckseite größer als auf der Zugseite. Daß die Zahlenrelation auf der Abb. 3.3—3a den Verhältnissen in vivo nicht entspricht, soll zunächst unberücksichtigt bleiben. Große maximale Randspannungen, die zwangsläufig die Bruchsicherheit eines Bauelements herabsetzen, sind in der Technik unerwünscht. Der Techniker nutzt alle Konstruktionsmöglichkeiten aus, um diese Spannungen zu verhindern. Es wurde bereits festgestellt, daß die maximalen Randspannungen der Säule in Abb. 3.3—1a sehr viel größer sind als die Spannungen der Säule auf der Abb. 3.3—1c, obgleich diese das doppelte Gewicht trägt. Durch das Gegengewicht wird die Biegebeanspruchung aufgehoben. Die Biegung wird gewissermaßen durch eine Gegenbiegung annulliert. Die gleiche Wirkung könnte erzielt werden, wenn statt des Gegengewichtes ein Seil angebracht würde, das oben an den lastfrei gewordenen Querbalken befestigt und senkrecht darunter unten in der Bodenplatte verankert wird. Natürlich müßte das Seil in einem richtigen Ausmaß angespannt sein. Wäre die Anspannung zu stark, so würde der Ausgleich der Biegung überkompensiert, wäre sie zu schwach, so würden die Biegespannungen nicht ganz aufgehoben. Bei der Erfüllung seiner Funktion wird das Seil selbst auf Zug beansprucht. Man spricht deshalb von einer „Zuggurtung". Verläuft das Seil schräg zur Achse der Säule, so werden die Biegemomente, die durch das gespannte Seil hervorgerufen werden, mit der Vergrößerung des Seilabstandes von der Säulenachse größer, mit der Verringerung dieses Abstandes kleiner. Es entstehen dann Momentflächen, die nicht die Gestalt eines Rechteckes haben. Der Wirkungslinie der Last kann man eine Wirkungslinie der Kraft entgegensetzen. Letztere würde dann der Achse des gespannten Seils entsprechen. Diese Gegenüberstellung macht einen elementaren Unterschied deutlich. Die Wirkungslinie der Last verläuft immer vertikal, sie entspricht dem Lot, das vom Schwerpunkt ausgeht. Die Zugseile hingegen können prinzipiell in allen Richtungen des Raumes verlaufen. Auch dann, wenn der Biegungssinn, der durch die Einwirkung der Last hervorgerufen wird, und der, der durch die Einwirkung der Kraft zustande kommt, entgegengerichtet sind, ist damit noch nicht gewährleistet, daß die Biegung durch die Gegenbiegung vollständig ausgeglichen wird. Beide Biegemomente brauchen ja nicht gleich groß zu sein. Subtrahiert man sie voneinander, kann eine Restbiegebeanspruchung übrig bleiben. Jede Herabsetzung der Biegespannungen vermindert aber bereits die Bruchgefährdung der Säule und ist mithin ein Konstruktionsvorteil. Die Abb. 3.3—3b zeigt, daß der Tractus iliotibialis als Zuggurtung wirksam ist. Die maximalen Randspannungen des Femur werden durch diese Zuggurtung erheblich herabgesetzt. Das wird sofort deutlich, wenn man die Zahlenangaben auf der Abb. 3.3—3a mit denen der Abb. 3.3—3b vergleicht. Diese Zahlenangaben beziehen sich streng genommen nur auf die Querschnittshöhen, die auf den Abbildungen markiert sind. Für alle übrigen Querschnittshöhen des Femurschaftes gilt aber im Prinzip das gleiche, durch die Zuggurtung wird die Bruchgefährdung des Femur geringer.

Es ist sehr schwierig, in der Regel sogar unmöglich, die Spannungen, die in einem kompliziert gebauten Körper auftreten, unmittelbar zu berechnen. Wir werden uns weiter unten mit diesem Sachverhalt auseinanderzusetzen haben. Ist die direkte Berechnung unmöglich oder zu verwickelt, bedient man sich methodischer Hilfsmittel, wie der *Spannungsoptik*. Für die Durchführung spannungsoptischer Untersuchungen werden Modelle, die den „Originalausführungen" geometrisch ähnlich sein müssen, aus einem durchsichtigen, optisch isotropen Material hergestellt. Ebenfalls muß die äußere Beanspruchung, die Krafteinwirkung auf das Modell den tatsächlichen Gegebenheiten im Prinzip entsprechen. Die physikalischen Grundlagen der Spannungsoptik und die Gesetze der Ähnlichkeitsmechanik, die bei der Durchführung der Untersuchungen beachtet werden müssen, sollen hier nicht abgehandelt werden. Eine ausführliche und korrekte Darstellung ist nur mit Hilfe der mathematischen Formelsprache möglich. Es soll darauf verzichtet werden, die komplizierten Formeln zu entwickeln. Hier können nur einige kurze Hinweise gegeben werden. Es ist bekannt, daß die elastischen Fasern optisch isotrop sind. Diese Aussage gilt aber nur für die ungespannte Faser. Werden die elastischen Fasern gedehnt, so werden sie anisotrop, d. h. doppelbrechend. In ähnlicher Weise verhalten sich manche Stoffe, z. B. Glas oder bestimmte Kunstharze. Wird ein Körper aus einem derartigen Material, das sich im spannungsfreien Zustand optisch isotrop verhält, einer mechanischen Beanspruchung unterzogen, so ruft diese Doppelbrechungen hervor. Das Beispiel der elastischen Faser darf nicht dazu verführen, daß zur Erzeugung der Doppelbrechung unbedingt eine Zugbelastung vorliegen muß. Unter Beanspruchung ist jede äußere Kraft zu verstehen, die auf den Körper als Druck, Zug oder Schub einwirkt. Diese verschiedenen Beanspruchungsarten können auch miteinander kombiniert sein. Die mechanische Erzeugung der Doppelbrechung ist das Grundphänomen, auf dem die spannungsoptischen Untersuchungen beruhen.

Es wurde bereits erwähnt, daß Modell und Originalausführung geometrisch ähnlich sein müssen. Die Knochen stellen dreidimensionale Gebilde dar. Bringt man ein entsprechendes Modell in den Strahlengang einer spannungsoptischen Anlage, lassen sich die optischen Phänomene, die im Folgenden näher beschrieben werden, nicht auswerten. In der Dimension der durchfallenden Lichtstrahlen, also in der Dimension der Modell-,,Dicke", ist die Beanspruchung des Materials in hintereinanderliegenden Schichten in der Regel nicht gleichmäßig. Der Lichtstrahl durcheilt nacheinander Orte unterschiedlicher Spannungszustände. Der Versuch einer spannungsoptischen Analyse wird sinnlos. Derartige Überlagerungseffekte lassen sich praktisch vermeiden, wenn nur eine dünne Scheibe durchleuchtet wird. In der Praxis werden 3—6 mm dicke Kunststoffscheiben verwendet. Für die Herstellung derartiger Scheiben bieten sich zwei Möglichkeiten an: 1. Man läßt das belastete dreidimensionale Modell „einfrieren", d. h. so erstarren, daß sich der Zustand im Innern des Modellkörpers nicht mehr verändern kann, wenn die Beanspruchung durch Fortnahme der einwirkenden Kräfte aufgehoben wird. Das Modell wird anschließend in Scheiben zersägt. Man kann nun die einzelnen Platten der Reihe nach untersuchen und anschließend die dreidimensionalen Spannungszustände rekonstruieren. Das Verfahren ist technisch schwierig

und mühsam, wurde aber bereits erfolgreich für Untersuchungen über die Beanspruchung des Knochens angewandt. 2. Man verzichtet von vornherein auf die Untersuchung des dreidimensionalen Spannungszustandes und stellt Profilscheiben her, die in ihren Umrissen den Konturen des Bauteils, z. B. des Knochens, in der Ebene ähnlich sein müssen, deren Spannungszustände interessieren. Man muß dann die äußere Belastung so anbringen, daß sie den Kräften entspricht, die in dieser Ebene einwirken. Es werden also in diesem Fall keine dreidimensionalen, sondern ,,ebene" Spannungszustände untersucht. Besitzt ein fester Körper eine völlig unregelmäßige Form, so ist nur mit Hilfe der dreidimensionalen Spannungsoptik eine exakte Spannungsanalyse möglich. Eine zweidimensionale Spannungsanalyse ist in der Regel nur dann sinnvoll, wenn der Körper eine symmetrische Form aufweist und die Modellscheibe einer Ebene entspricht, die den Körper in zwei symmetrische Hälften zerlegt und außerdem die Wirkungslinien der Last und der Kraft in dieser Ebene verlaufen. Diese Voraussetzungen sind bei den Schemata der Säulen (Abb. 3.3—1) und des Beinskeletts (Abb. 3.3—2) gegeben. Die Betrachtungen, die mit Hilfe dieser Zeichnungen angestellt wurden, bezogen sich also auf ebene Spannungszustände, was initial gar nicht erwähnt, sondern stillschweigend vorausgesetzt wurde. Die Modellscheiben des Femur (Abb. 3.3—3) erfüllen die geforderten Voraussetzungen nicht ganz. An dieser Stelle soll nur darauf hingewiesen werden, daß das Femur außen Knochenleisten aufweist und in der Sagittalebene gekrümmt ist. Diese Faktoren dürfen aber vernachlässigt werden. Trotzdem sind die Ergebnisse der spannungsoptischen Untersuchungen prinzipiell richtig. Alle spannungsoptischen Bilder dieses Lehrbuches (Abb. 3.3—3, 4 u. 9) sind an Hand von Profilscheiben und nicht von dreidimensionalen Modellen hergestellt worden.

Zur Grundausrüstung einer spannungsoptischen Anlage gehören zwei Polarisationsfilter (Polarisator und Analysator), die senkrecht aufeinander stehen und gemeinsam gedreht werden können. Zwischen diese Filter wird die eingefrorene oder belastete Modellscheibe gebracht. Stimmt die Richtung einer Hauptspannung mit der Polarisationsrichtung überein, so passiert die Lichtwelle das Modell unverändert, und der Analysator, der ja senkrecht zum Polarisator steht, läßt die Welle nicht durch und ist an dieser Stelle dunkel. Man kann die Säulenschemata der Abb. 3.3—1 als Modellscheiben auffassen. Auf diesen Abbildungen wurden die Richtungen der beiden Hauptspannungen bereits bestimmt. Sie verlaufen parallel zur Achse der Säule und senkrecht dazu. Stimmt die Ebene, in der der polarisierte Lichtstrahl schwingt, mit einer der beiden genannten Richtungen überein, so läßt sich das Auslöschphänomen beobachten, das eben beschrieben wurde. Hierauf müssen wir später noch zurückkommen.

Steht die Polarisationsrichtung schräg zur Achse der Säule, so wird die Lichtwelle in zwei Teilwellen zerlegt, die in Richtung der beiden Hauptspannungen schwingen. Betrachtet man das vorliegende Lehrbuch, wenn es geschlossen ist, als Teil der Säulenmodellscheibe, würden die beiden Schmal- und die beiden Längsseiten in Richtung der Hauptspannungen liegen. Der Polarisator könnte so eingestellt werden, daß die Ebene, in der das polarisierte Licht schwingt, durch zwei schräg gegenüberliegende Ekken des Buches, z. B. von links unten nach rechts oben, verläuft. Die Länge dieser Diagonalen kann und soll die Größe des „Lichtvektors" repräsentieren. Nimmt man an, das Licht schwingt nach oben, dann würde die rechte obere Ecke der Spitze des Vektorpfeils entsprechen. Über die beiden Teilwellen, die entstehen, sind sofort mehrere Aussagen möglich. Die Ebene, in der die Teilwellen schwingen, entsprechen der linken Längs- und der unteren Schmalseite. Die Größe der Lichtvektoren der beiden Teilwellen wird durch die Länge der beiden genannten Seiten dargestellt. Die Spitzen der Vektorpfeile würden an der linken oberen und an der rechten unteren Ecke liegen. Dreht man nun das Buch so, daß die Diagonale senkrecht zur Tischkante steht und die linke untere Ecke die Tischkante berührt, so stellt letztere die Richtung dar, in der der Analysator das Licht passieren lassen kann. Projiziert man nun die linke Längsseite und die untere Schmalseite auf die Tischkante, kann man sich bereits durch den bloßen Augenschein überzeugen, daß die Projektion der Längs- und die der Schmalseite gleich lang sind. Die Feststellung mag im ersten Augenblick verblüffend erscheinen. Der Sachverhalt ist aber unmittelbar einleuchtend, wenn man berücksichtigt, daß die Projektion der unteren Schmalseite auch als Projektion der rechten Längsseite aufgefaßt werden kann. Der Vektorpfeil an der linken oberen Ecke zeigt nach der Projektion nach links, der an der unteren rechten Ecke nach der Projektion nach rechts. Es entstehen somit durch die Projektion zwei Teilvektoren, die gleich groß aber entgegengesetzt gerichtet sind. Überträgt man die geometrischen Überlegungen auf den physikalischen Vorgang, so läßt sich sagen, daß der Analysator nur Teilkomponenten der beiden Lichtwellen durchläßt. Diese Teilkomponenten sind gleich groß, aber entgegengesetzt gerichtet. Liegt keine Phasenverschiebung vor, so löschen sich die beiden Komponenten wegen der entgegengesetzten Richtung aus: der Analysator ist an dieser Stelle dunkel.

Bei der bisherigen Beschreibung wurde ein Sachverhalt noch nicht berücksichtigt. Die beiden Teilwellen, die in einer belasteten Modellscheibe entstehen, durcheilen diese mit unterschiedlicher Geschwindigkeit. Die Geschwindigkeitsdifferenz ist der Differenz der beiden Hauptspannungen proportional. Wenn die Lichtwellen das Modell verlassen haben, wird ihre Geschwindigkeit natürlich wieder gleich groß. Man kann den Gangunterschied der beiden Lichtwellen, wenn sie die Modellscheibe passiert haben, in Wellenlängen angeben. Nur dann, wenn das Licht gerade eingeschaltet wurde, kommen die beiden Lichtwellen mit einem ganz geringen zeitlichen Unterschied am Analysator an. Während des Versuches passiert das Licht alle Teile der Anlage in kontinuierlichen Wellenzügen. Der Gangunterschied wirkt sich aber aus und kennzeichnet zunächst einmal das Ausmaß, mit dem die Berge und Täler der beiden Teilwellen gegeneinander versetzt sind. Ist der Gangunterschied gleich Null, oder entspricht er genau einer Wellenlänge, oder einem ganzzahligen Vielfachen, so schwingen die Teilkomponenten im Analysator, wie es weiter oben bereits angedeutet wurde, in Gegenphase und löschen sich aus. Beträgt die Phasenverschiebung eine halbe Wellenlänge oder ist der Gangunterschied die Hälfte einer ungeraden Zahl, so ergibt sich daraus, daß sich die Wellen in größtmöglicher Weise addieren. Der Analysator zeigt an diesen Modellstellen eine maximale Helligkeit. Mit der Größe der Hauptspannungsdifferenz wird eine eindeutige quantitative Aussage über den Spannungszustand gemacht, der an einer bestimmten Stelle des belasteten Objektes besteht. Teilt man z. B. die Hauptspannungsdifferenz durch zwei, so ist damit die Größe der maximalen Schubspannungen angegeben, die an der betreffenden Objektstelle auftreten. Über die Richtung der maximalen Schubspannungen wird dabei gar keine Aussage gemacht. Wenn im folgenden von der Spannungsgröße gesprochen wird, ist damit die Hauptspannungsdifferenz gemeint.

Wird der Begriff Spannungsgröße in dem soeben definierten Sinne gebraucht, so läßt sich sagen, der Gangunterschied der Teilwellen des zerlegten Lichtstrahls ist der Spannungsgröße proportional. Nimmt man an, die Spannung einer Säule nehme von der neutralen Faser zum Rand hin kontinuierlich zu, so werden auch die Gangunterschiede entsprechend größer. Im Bereich der neutralen Faser ist der Gangunterschied gleich Null, zum Rand hin wird er größer als Null und wächst kontinuierlich. Im Rand selbst ist er maximal. Werden die Gangunterschiede zunehmend größer, so müssen mit diesem Anstieg in der Modellscheibe Stellen auftreten, an denen der Gangunterschied $\frac{1}{2}$, 1, 1$\frac{1}{2}$, 2 usw. Wellenlängen beträgt. Diese Orte interessieren besonders, weil an ihnen bei monochromatischem Licht im Analysator entweder eine maximale Helligkeit oder ein Auslöschen des Lichtes zu beobachten ist. Der Abstand der hellen und dunklen Stellen wird um so geringer sein, je steiler der Spannungsanstieg ist. Die Aufeinanderfolge von dunklen und hellen Bezirken wurde bisher nur in der Dimension der Wanddicke beschrieben. Die Dimension der Säulenlänge blieb dabei unbeachtet. Die Spannungsverteilung über den Querschnitt kann bei einer Säule in allen Höhen gleichbleiben (z. B. Abb. 3.3—1a, b u. 2a). In diesem Fall liegen die dunklen und hellen Bezirke in allen Querschnittshöhen an den gleichen Stellen und vereinigen sich somit zu durchlaufenden dunklen und hellen Liniensystemen.

Die dunkle Linie, die den neutralen Fasern der Querschnitte entspricht, wird zweckmäßig als „Null-Linie" bezeichnet, weil hier keine Spannungen einwirken und keine Phasenverschiebung vorliegt. In der ersten dunklen Linie („1. Isochromate") neben der Null-Linie haben die Spannungen eine bestimmte Größe. In jeder folgenden dunklen Linie beträgt die Größe der Spannungen ein ganzzahliges Vielfaches der Spannungsgröße in der ersten Linie, und zwar haben die Spannungen in der zweiten dunklen Linie („2. Isochromate") die doppelte Größe wie in der ersten Linie, in der dritten Linie die dreifache und in der fünften Linie die fünffache Größe. Durch einfaches Abzählen der Linien, von der Null-Linie beginnend, läßt sich also die Größe der in den einzelnen Linien auftretenden Spannungen ohne weiteres ermitteln. Bei den Beispielen der Abb. 3.3—1a, b u. 2a würden die Isochromaten parallel zur Achse der Säule verlaufen, also in einer Hauptspannungsrichtung liegen. Dieser Sachverhalt darf nicht zu der Annahme verführen, man könne aus dem Verlauf der Isochromaten ohne weiteres die Hauptspannungsrichtungen erschließen. Isochromaten sind eben Orte gleicher Hauptspannungsdifferenzen oder auch, wie weiter oben erläutert wurde, Orte gleicher Schubspannungen, sie werden daher auch „Schubgleichen" genannt.

Nicht in jedem Fall ist die Spannungsverteilung über den Querschnitt in allen Säulenhöhen gleich. Auf der Abb. 3.3—2b werden die Biegemomente des Femur von oben nach unten größer. Dementsprechend vergrößern sich auch die Spannungen in den zugeordneten Querschnitten. Die Spannungsveränderungen erfolgen jedoch nicht sprunghaft sondern allmählich. Es entstehen dann Isochromaten, die nicht achsenparallel verlaufen. Außerdem wird die Isochromatenzahl in der Richtung zunehmen, in der die Spannungen größer werden. Betrachtet man unter diesen Aspekten die Abb. 3.3—3b so läßt sich deutlich erkennen, daß der Tractus iliotibialis als Zuggurtung wirksam ist und die Biegespannungen herabsetzt. Man kann ferner sehen,

daß die Biegebeanspruchung zum Knie hin geringer wird, die Isochromatenzahl nimmt in dieser Richtung ab. Die beiden Bilder zeigen aber auch, daß es nahezu unmöglich ist, die Beanspruchung des Schenkelhalses, des Schenkelkopfes und des Trochanter major zu interpretieren, wenn, wie in diesem Fall, nur Isochromatenbilder vorliegen.

In ähnlicher Weise wie der Tractus iliotibialis, der die Biegespannungen des Femur herabsetzt, wirken auch zahlreiche Muskeln. Wir sind es gewohnt, die Wirkung der Muskeln vor allem unter motorischen Gesichtspunkten zu sehen und sprechen daher von „aktiven Anteilen" des Bewegungsapparates. Um die motorischen Funktionen zu gewährleisten, müssen aktiver und passiver Bewegungsapparat aufeinander abgestimmt sein. So stellt beispielsweise der Arm mit der Hand ein Greiforgan im Blickfeld der Augen dar und hat damit ganz andere Aufgaben als die vordere Extremität bei den meisten Vierfüßern. Zur Erfüllung der motorischen Aufgaben müssen die Muskeln so angebracht und angeordnet sein, daß das feine Bewegungsspiel ermöglicht wird. Die Armmuskulatur kann auch sehr erhebliche Kräfte entfalten, man braucht nur an die Schwerathletik zu denken. Die dicken Muskeln sitzen aber an solchen Stellen, an denen die feineren Bewegungen nicht beeinträchtigt und das Blickfeld nicht eingeengt werden. Eine plumpe obere Extremität würde dem Menschen wenig nützlich sein.

Um die genannten Aufgaben, die hier nur angedeutet wurden, zu erfüllen, müssen bestimmte Konstruktionsprinzipien eingehalten werden. Der Zusammenhang, der zwischen den Bewegungsmöglichkeiten und der Kraftleistung auf der einen Seite und der Anordnung, Größe und Gestalt der Muskeln auf der anderen besteht, ist aber nicht so beschaffen, daß die Anatomie des Armes bereits logisch abgeleitet werden könnte. Das heißt aber, daß auch andere Muskelanordnungen denkbar wären, die die gleichen Bewegungen mit dem notwendigen Kraftaufwand verrichten könnten. Trotz der Gebundenheit an bestimmte Konstruktionsprinzipien besteht auch eine Konstruktionsfreiheit, und dieser „Freiheitsgrad" wird ausgenützt. Die Muskeln liegen grundsätzlich so, daß sie bei der Ausübung von Bewegungen und Haltefunktionen zugleich die Biegebeanspruchung des Skelettes wesentlich herabsetzen. Diese statischen Funktionen sind aber der unmittelbaren Vorstellung schwerer zugänglich. Zu ihrer Analyse sind Untersuchungen notwendig, bei denen die Spannungsoptik das wesentliche Hilfsmittel ist. Man könnte heute bereits, vor allem nach den Untersuchungen von PAUWELS (1965, 1973) und von KUMMER (1959), ein umfangreiches Buch schreiben, in dem der Bewegungsapparat unter sta-

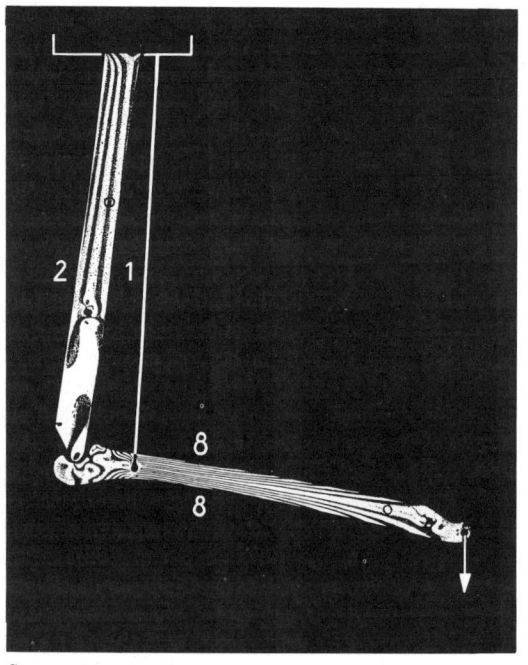
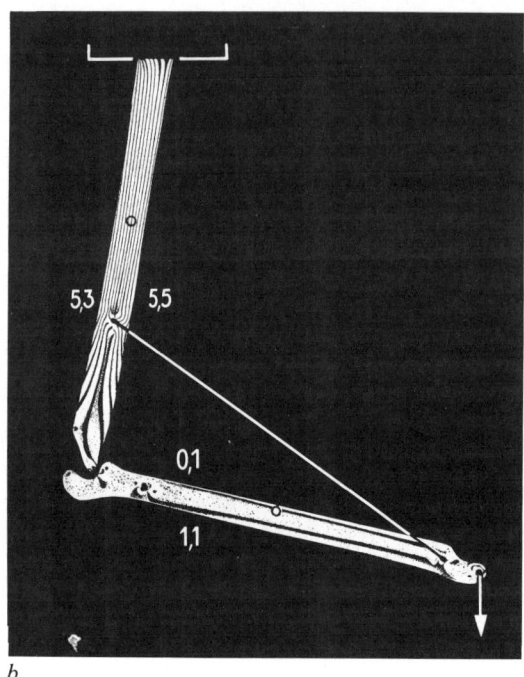

a   *b*

Abb. 3.3—4. Darstellung der Herabsetzung der Biegebeanspruchung des Humerus und des Unterarmskeletts durch Zuggurtungswirkung des M. biceps und des M. brachioradialis. Die Last ist am Ende des Unterarmskeletts angebracht (s. Pfeil). a) Herabsetzung der Biegebeanspruchung des Humerus durch den Bizeps. b) Herabsetzung der Biegebeanspruchung des Unterarmskeletts durch den Brachioradialis. c) Herabsetzung der Biegebeanspruchung des Humerus und des Unterarmskeletts bei Einwirkung beider Muskeln. Die Zahlen geben die maximalen Randspannungen an (aus PAUWELS 1965).

tischen Gesichtspunkten betrachtet wird. Dieser Aspekt hat keine geringere Bedeutung als eine Betrachtungsweise, die die Ausübung der Bewegungen in den Vordergrund stellt. Für die Orthopädie und die sich immer mehr ausweitende Osteosynthesetherapie ist er zweifellos von allergrößter Bedeutung. Im Rahmen dieses Lehrbuches ist es unmöglich, die zahlreichen Einzelergebnisse anzuführen, die die statischen Untersuchungen erbracht haben. Im Bereich des Armskelettes soll wenigstens ein Beispiel angeführt werden.

Auf der Abb. 3.3—4 werden die Zuggurtwirkungen des M. biceps und des M. brachioradialis mit Hilfe spannungsoptischer Untersuchungen deutlich gemacht. Im Modellversuch wurde die Wirkung der Muskeln durch entsprechend angespannte Schnüre simuliert, diese sind auf den Abbildungen als weiße Linien dargestellt. Das Unterarmskelett wurde wesentlich vereinfacht. Radius und Ulna werden als einheitliches Skelettstück aufgefaßt. Die Profilscheibe ähnelt in ihren Konturen mehr der Ulna, sie stellt aber auch den Radius dar, wie aus der Insertion des M. brachioradialis· hervorgeht. Die Vereinfachung ist natürlich nur im Rahmen der Problemstellung erlaubt und bei der Durchführung

der Versuche aus Zweckmäßigkeitsgründen sogar geboten. Größe und Richtung der Last werden durch einen Vektorpfeil am distalen Ende des Unterarmskelettes angegeben. Wären die Halteseile (die „Muskeln") nicht vorhanden und wäre das Ellenbogengelenk in ähnlicher Weise ankylotisch verankert wie die Gelenke auf der Abb. 3.3—2, so würde sich das Unterarmskelett wie ein einseitig eingespannter Biegebalken verhalten und sich bei der hier gewählten Belastungsart so durchbiegen, daß die Konvexität nach oben gerichtet ist. Der Humerus würde sich so verformen, daß die Konvexität nach vorne zeigt. Die Zugspannungsseiten beider Skelettstücke sind also dem rechten Winkel, die Druckseiten dem überstumpfen Winkel zugekehrt. Ohne Zuggurtung wäre die Isochromatenzahl für den Humerus ähnlich groß wie im proximalen Bereich des Oberarmknochens auf der Abb. 3.3—4b. Die Schubgleichendarstellung für das Unterarmskelett entspräche praktisch dem Isochromatenbild, wie dieses sich distal des Bizepsansatzes auf der Abb. 3.3—4a darbietet. Die Abb. 3.3—4a läßt folgenden Sachverhalt erkennen. Die Biegespannungen im Bereich des Humerus würden extrem herabgesetzt, wenn der Bizeps allein die Last heben oder

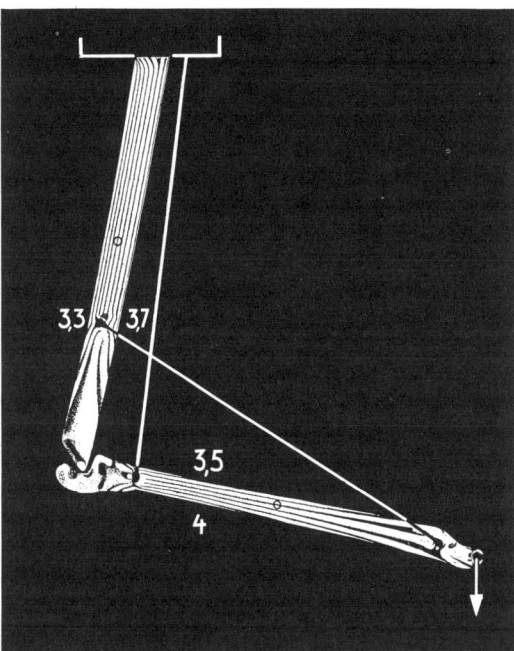

Abb. 3.3—4c

gung des Humerus. Ein Vorteil wird also jeweils mit einem Nachteil erkauft. Die Gesamtbilanz ist aber positiv, wie sich aus dem Vergleich der Zahlen für die maximalen Randspannungen auf allen drei Abbildungen ergibt. Ohne die Zuggurtungen der beiden Muskeln müßten die Skelettstücke dicker und schwerer sein, wenn die gleiche Bruchsicherheit gewährleistet werden soll. Ohne die Berücksichtigung der Statik fiele es sehr schwer, die Wirkungsweise des M. brachioradialis sinnvoll zu erklären. Der Muskel setzt am distalen Ende des Radius an, wirkt also über einen langen Hebelarm und wäre deshalb in diesem Sinne ein „Lasten"-beuger. Dieser Vorteil wird aber weitgehend wieder aufgehoben, weil er mit dem Skelettstück, an dem er inseriert, einen spitzen Winkel bildet. Eine Zerlegung seiner Kraft mit Hilfe des Kräfteparallelogramms würde zeigen, daß die hebende Komponente, die der Last entgegengerichtet ist, relativ klein ist. Als zusätzlicher Beuger wäre der Muskel entbehrlich, sein Fehlen könnte ohne weiteres durch eine Verstärkung der Mm. biceps und brachialis kompensiert werden. Erst dann, wenn die statische Bedeutung des M. brachioradialis für den Knochenbau in die funktionelle Betrachtung eingeschlossen wird, wird die Existenz des Muskels besser verständlich.

Arm und Hand sind in ihrer Beweglichkeit durch eine freie Kombination von Einzelmuskeln gekennzeichnet, während am Bein eine mehr automatische Gruppentätigkeit vorherrscht. Das Bein hat das Körpergewicht zu tragen. Diese Feststellungen lassen bereits erwarten, daß an der unteren Extremität die statische Wirkung der Muskelgruppen besonders deutlich erkennbar mit ihrer kinetischen gekoppelt ist. Bei der Gehbewegung wird der Rumpf abwechselnd von einem Bein getragen (Standbein), während das andere Bein an dem ersteren vorbeischwingt (Spielbein). Auf der Abb. 4.5—90 sind wesentliche Phasen dieser Bewegungen wiedergegeben. Bei Beginn der Standbeinperiode ist das Kniegelenk leicht gebeugt und der Fuß steht nur mit der Ferse auf dem Boden auf. Die Wirkungslinie des Körpergewichts liegt hinter dem Schienbein und verläuft durch den Unterstützungspunkt der Ferse. Das Körpergewicht trachtet, die Tibia nach vorne konvex auszubiegen. Das Sprunggelenk wird bei erhobener Fußspitze durch die vor der Tibia wirkenden Muskeln festgestellt, in erster Linie durch den M. tibialis anterior. Dieser Streckmuskel biegt die Tibia nach hinten konvex aus, also in umgekehrter Richtung wie das Körpergewicht. Die Biegemomente gleichen sich nicht vollkommen aus. Es bleibt eine Restbiegebeanspruchung übrig, deren Konvexität nach vorne gerichtet ist, so daß im Knochenquerschnitt hinten Druckspannungen und vorne Zugspannungen auftreten.

halten würde. Der Vorteil wäre aber wenig nütze, weil die große Biegebeanspruchung des Unterarmskeletts unbeeinflußt bliebe. Aus der Abb. 3.3—4b geht hervor, daß der M. brachioradialis die Biegespannungen des Unterarmskelettes fast optimal vermindern würde, wenn er allein vorhanden wäre. In diesem Fall müßte der Konstruktionsnachteil in Kauf genommen werden, daß die hohen Biegespannungen des Humerus erhalten bleiben. Auf der Abb. 3.3—4c wirken beide Muskeln zusammen. Die Isochromatenbilder lassen erkennen, daß die Spannungen im Bereich des Humerus kleiner sind als auf der Abb. 3.3—4b, aber größer sind als auf der Abb. 3.3—4a. Für das Unterarmskelett gilt die umgekehrte Aussage. Die Spannungen sind größer als auf Abb. 3.3—4b, aber kleiner als auf Abb. 4.4—4a. Die ideale Herabsetzung der Biegebeanspruchung, die für jedes einzelne Skelettstück denkbar ist, wenn jeweils nur ein Muskel einwirkt, ist also nicht möglich, wenn die Spannungen beider Skelettstücke zugleich vermindert werden sollen. Es wurde bereits erwähnt, daß die Konvexität der Durchbiegung des Unterarmskelettes nach oben gerichtet ist. Der Bizeps wirkt zwar auf den Humerus als Zuggurtung, zugleich aber auf das Unterarmskelett als Querkraft, die nach oben zieht und die mit diesem Zug die Durchbiegung des Unterarmskelettes verstärkt. Der M. brachioradialis verhält sich genau umgekehrt. Er stellt eine Zuggurtung für das Unterarmskelett dar, vergrößert aber die Durchbiegung des Humerus.

235

Die mittlere Phase der Standbeinperiode wurde an Hand der Abb. 3.3—2b bereits besprochen. Der Fuß steht mit ganzer Sohle dem Boden auf. Die Wirkungslinie des Körpergewichts liegt hinter der Tibia und nähert sich in ihrem Verlauf von oben nach unten immer mehr der Achse dieses Knochens und verläuft schließlich durch das Drehzentrum des oberen Sprunggelenkes. Es herrscht vorübergehend ein labiler Gleichgewichtszustand, d. h. es sind keine Muskeln zur Feststellung des oberen Sprunggelenkes erforderlich. Die Momentfläche des Körpergewichtes, das nun allein die Tibia beansprucht, hat die Form eines Dreiecks, so wie es auf Abb. 3.3—2b dargestellt ist. Der Biegungssinn ist wiederum durch eine Konvexität nach vorne gekennzeichnet. Die Muskeln, die vom Beginn der Standbeinperiode bis zur eben erwähnten mittleren Phase den Unterschenkel nach vorn ziehen und von denen der M. tibialis anterior der wichtigste ist, bewirken gleichzeitig eine Herabsetzung der Biegespannungen. Hierdurch wird erreicht, daß die statische Beanspruchung der Tibia trotz der Verlagerung des Körpergewichtes nicht verändert wird. Nach der mittleren Phase bis zum Ende der Standbeinperiode verläuft die Wirkungslinie des Körpergewichtes vor der Achse des oberen Sprunggelenkes. Hierbei wird ein Zustand durchlaufen, in welchem, ähnlich wie auf der Abb. 3.3—2c, die Wirkungslinie die Achse des Schienbeines schneidet. Die genannte Abbildung gibt jedoch diese Phase der Standbeinperiode nicht genau wieder. Das Kniegelenk ist nicht so stark gebeugt, wie es auf dem Schema dargestellt ist. Die Momentflächen des Körpergewichtes, die der Tibia zugeordnet sind, sind daher schmaler. Der Biegungssinn wird durch diese Verschmälerung natürlich nicht verändert. Er ist daher auf der Abbildung richtig wiedergegeben. In dieser Phase der Standbeinperiode muß die Wadenmuskulatur das Körpergewicht halten. Die Muskelkraft trachtet also die Tibia nach vorne konvex auszubiegen. Im unteren Bereich der Tibia heben sich die Biegung, die das Körpergewicht hervorruft, und die Gegenbiegung durch die Muskelkraft weitgehend auf. An dieser Stelle dominiert jedoch die Muskelkraft. Die Momentflächen des Körpergewichtes und der Muskelkraft vereinigen sich zu einer Resultierenden, die, ähnlich wie in der ersten Phase der Standbeinperiode, wiederum der unteren Momentfläche auf der Abb. 3.3—2b entspricht. Auch der resultierende Biegungssinn ist wiederum gleich. Am Ende der Standbeinperiode ist das Bein nahezu gestreckt. Die Wirkungslinie des Körpergewichts liegt vor der Tibia und verläuft durch den Vorderfußballen, auf dem der Fuß ruht. Das Körpergewicht biegt die Tibia nach hinten konvex aus. Die Wadenmuskulatur hat inzwischen die Ferse gegen die Körperschwere

nach oben gezogen und hält im oberen Sprunggelenk das Gleichgewicht. Die kräftige Muskulatur trachtet wiederum die Tibia nach vorne konvex auszubiegen. Die Momentfläche der Muskelkraft wird nach oben hin breiter als die Momentfläche des Körpergewichtes. Infolgedessen hat die resultierende Momentfläche wieder die Form eines Dreiecks, dessen Spitze am Sprunggelenk liegt. Die resultierende Biegebeanspruchung zeigt neuerlich eine Konvexität nach vorn. Zusammenfassend sind zwei Aussagen möglich. 1. Die Größenverteilung der Biegebeanspruchung über die Knochenlänge und der Biegungssinn sind bei der Tibia in allen Phasen der Standbeinperiode gleich. 2. Die statische Wirkung der Muskeln ist mit ihrer kinetischen eng gekoppelt.

Ohne die gleichmäßige Beanspruchung in allen Phasen der Standbeinperiode müßte die Tibia in ihren Ausmaßen dicker und damit plumper und schwerer sein. Es kann bereits an dieser Stelle der Schluß gezogen werden, daß die Knochenform in entscheidender Weise durch die statische Beanspruchung bestimmt wird. Bekanntlich ist der Schaft der Tibia bei Erwachsenen dreikantig, während er bei Feten und bei Kindern bis zum zweiten Lebensjahr einen rundlichen Querschnitt besitzt. Werden die Unterschenkelmuskeln frühzeitig gelähmt, dann bleibt die rundliche Form bestehen, ein Zeichen dafür, daß die funktionelle Beanspruchung die dreikantige Form erzwingt.

In ähnlicher Weise wie bei der Tibia läßt sich auch die Beanspruchung des Femur in der Standbeinperiode des Ganges analysieren. In der Schlußphase der Standbeinperiode trachtet das Körpergewicht das Femur nach hinten konvex durchzubiegen. Diese Biegung wird durch die Zuggurtungen der Beuger des Kniegelenkes nicht vollständig ausgeglichen. Das Femur zeigt aber, wie es bei der speziellen Beschreibung dieses Knochens noch näher erläutert wird, in der Sagittalebene eine Krümmung, deren Konvexität nach vorne gerichtet ist. Die Biegebeanspruchung wird also durch eine Gegenbiegung ausgeglichen. Die angeführten Beispiele ließen sich durch zahlreiche weitere ergänzen. Es würde jedesmal nachgewiesen, daß Zuggurtungen die statische Beanspruchung der Röhrenknochen herabsetzen. Das Konstruktionsprinzip, das hier realisiert wird, läßt an die Leichtbauweise der Technik denken. Jedoch muß sofort auf einen Unterschied hingewiesen werden. Der Ingenieur kann dann, wenn er seine Berechnungen großzügig handhabt, bei Tragwerken zu viel Material verwenden; Knochen hingegen wird an Stellen, an denen er nicht oder nur ungenügend beansprucht wird, in der Regel resorbiert. Die Abb. 4.7—23 zeigt den zahnlosen Unterkiefer einer Greisin. Der Alveolarfortsatz, der vorher die Zähne gehalten und getragen hatte, ist abgebaut. Über die Bedeutung der Nasennebenhöhlen wurde sehr viel diskutiert. Es wurde auch die Ansicht vertreten, daß die Nebenhöhlen der Gewichtsersparnis dienen. Dieser Ansicht wurde mit dem Hinweis widersprochen, daß die Gewichtszunahme des ganzen Schädels nur 2% betrage, wenn die Höhlen mit Spongiosa gefüllt wären. Argument und Gegenargument sind falsch, weil beide von teleologischen Gesichtspunkten ausgehen und den entscheidenden kausal-mechanischen Faktor nicht berücksichtigen, daß der Knochen an Stellen, an denen er nicht beansprucht wird, dem Abbau verfällt. Geht z. B. im Seitenzahnbereich des Oberkiefers ein Zahn verloren, so dehnt sich die Kieferhöhle im Verlauf weniger Monate in den Bereich der ehemaligen Alveole hinein aus. Dem Ingenieur steht nur totes Material zur Verfügung. Er muß Regulationen, die der Knochen selbst vornimmt und die durch An- und Abbauvorgänge gekennzeichnet sind, durch planende Voraussicht ersetzen. Die konstruktive Betrachtungsweise der Technik schafft deswegen einen Zugang zum Verständnis der Knochenbeanspruchung, weil sie Einsichten vermittelt, die sonst verborgen blieben.

Auf der Abb. 3.3—5 wird eine Säule, wie oben besprochen, zentrisch durch Druck beansprucht. Hierbei haben die Spannungen im Querschnitt überall die gleiche Größe. Infolgedessen ist bei einem massiven Querschnitt das Material an jeder Stelle gleich gut zur Widerstandsleistung ausgenutzt. Bei Biegebeanspruchung sind die Spannungen dagegen, wie es bereits eingehend erläutert wurde, ungleichmäßig über den Querschnitt verteilt. Sie sind am Rand am höchsten und fallen gegen die neutrale Faser auf Null ab (Abb. 3.3—5b). Die neutrale Faser liegt auf dem Schema links der Säulenachse, weil die Biegebeanspruchung durch eine Druckbeanspruchung überlagert wird. Bei einem massiven Querschnitt ist das Material im Bereich der neutralen Faser überhaupt nicht zur Widerstandsleistung ausgenutzt, in ihrer Nähe sehr schlecht und nur in den Randpartien sehr gut, weil hier die höchsten Spannungen auftreten. Bei Biegebeanspruchung besteht deshalb die Möglichkeit, das Material besser auszunutzen, indem man es dorthin legt, wo die höchsten Spannungen wirken und da fortläßt, wo keine oder nur kleine Spannungen vorhanden sind. Man kann also an Stelle einer massiven Säule ein Rohr verwenden, das bei einem geringeren Materialaufwand den gleichen Widerstand gegen die Biegebeanspruchung aufbietet (s. Abb. 3.3—5c). Bekanntlich sind die Schäfte der langen Röhrenknochen hohl *(Markhöhle)*. Sie weisen damit ein Querschnittsprofil auf, das das Auffangen von Biegebeanspruchungen bei einem geringen Materialauf-

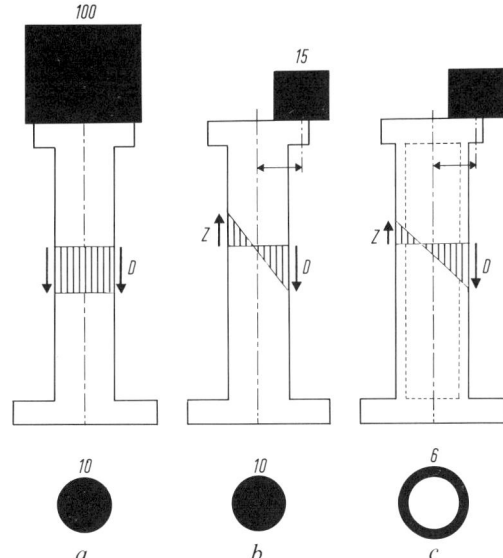

Abb. 3.3—5. Beispiel für die Materialersparnis bei Biegebeanspruchung durch zweckmäßige Materialanordnung im Querschnitt (Rohrform). Die Bruchsicherheit der Säulen ist bei a), b) und c) gleich. Im übrigen vgl. Legende zu Abb. 3.3—1 (aus Pauwels 1965)

wand möglich macht. Im Kapitel „Kausale Histogenese der Gewebe des Bewegungsapparates und funktionelle Anpassung" wird näher darauf eingegangen, wie die Markhöhle zustande kommt und welche Faktoren ihre Größe bestimmen.

Die Röhrenknochen weisen an ihrer äußeren Oberfläche Knochenleisten auf, die der Insertion von Muskeln dienen. Würde an der Hohlsäule der Abb. 3.3—5c im Bereich der höchsten Druck- oder Zugspannungen außen eine schmale Leiste angebracht, so würde die Biegefestigkeit der Säule nicht erhöht, sondern herabgesetzt. Die Leiste vergrößert zwar die Querschnittsfläche, die einer Belastung Widerstand bietet, und wirkt in diesem Sinne spannungsvermindernd, gleichzeitig wird aber im Leistenbereich der Abstand von der neutralen Faser größer, die maximalen Randspannungen wachsen damit an. Wenn eine schmale Verstärkungsleiste die Biegefestigkeit eines Rohres erhöhen soll, so darf sie nicht in der Biegungsebene liegen, sondern muß so angebracht sein, daß sie den Querschnitt an der Stelle der höchsten Spannungen verbreitert. Dieses Prinzip wird bei Knochenleisten realisiert. Die Linea aspera des Femur beispielsweise ist gegen die Biegungsebene um etwa 40° versetzt.

Werden die bisherigen Feststellungen zusammengefaßt, so lassen sich folgende Aussagen machen:

Die langen Röhrenknochen werden dominierend auf Biegung beansprucht. Diese Biegebeanspru-

chungen werden durch Zuggurtungen von Muskeln und Bändern weitgehend reduziert. Die statische Wirkung der Muskeln führt nicht zu einer Beeinträchtigung ihrer kinetischen Funktionen. Statische und dynamische Wirkungen sind vielmehr eng miteinander verzahnt. Reste von Biegebeanspruchung können dadurch vermindert werden, daß der Knochen eine bestimmte Form aufweist (z. B. die Biegung des Femur). Die genannten Bauprinzipien führen zu einer Materialersparnis am Knochen. Diese wird noch dadurch vergrößert, daß die Diaphysen der langen Röhrenknochen hohl und die Knochenleisten so angebracht sind, daß sie spannungserniedrigend wirken. Das knöcherne Skelett stellt somit einen optimalen Leichtbau im Sinne der Technik dar.

Die funktionelle Bedeutung der Substantia spongiosa blieb bislang unberücksichtigt. Wir nehmen an, die Säulen der Abb. 3.3—1 seien durchsichtig. In ihrem Innern seien vor der Beanspruchung etliche kleine kugelförmige Gebiete durch einen Farbstoff sichtbar gemacht. Unter Einwirkung der eingezeichneten Last würde jede dieser Kugeln in ein Ellipsoid verformt. Man könnte das Schema der Abb. 3.3—1c ergänzen und die Umrisse der verformten Kugeln als Ellipsen einzeichnen. Die kleinen Achsen der Ellipsen wären dann in Richtung der Pfeile orientiert, die großen stünden senkrecht dazu. Die Achsen verlaufen also in den Hauptspannungsrichtungen. In Abb. 3.3—1a würden auf der Druckseite die kleinen Achsen in Pfeilrichtung stehen; auf der Zugseite würden die großen Achsen diese Richtung aufweisen. Verbindet man die Achsen benachbarter Verformungsellipsoide miteinander, so entsteht ein räumliches orthogonales Liniensystem, das die Hauptspannungsrichtungen („Spannungstrajektorien") kennzeichnet.

Die angeführten Beispiele, von denen die Betrachtung ausging, sind einfach. Nur aus diesem Grunde war es möglich, von der Vorstellung her eine Aussage über die Lage der Achsen der Verformungsellipsoide und damit auch über die räumliche Orientierung der Spannungstrajektorien zu machen. Eine Säule hat eine einfache geometrische Form. Ganz andere Verhältnisse sind aber gegeben, wenn ein unregelmäßig gestalteter Körper durch äußere Kräfte beansprucht wird, deren Richtungspfeile außerdem vielleicht noch schräg zur Oberfläche des Körpers stehen. In solchen Fällen versagen Vorstellung und Berechnungsversuch. Spannungsoptische Modelluntersuchungen bringen jedoch Aufklärung. Es wurde bereits bei der Besprechung der Isochromaten erwähnt, daß der polarisierte Lichtstrahl das Modell unverändert passieren kann und der Analysator an dieser Stelle dunkel bleibt, wenn die Polarisationsrichtung mit der Richtung einer Hauptspannung übereinstimmt. Orte mit gleichen

Hauptspannungsrichtungen werden Isoklinen genannt. Isochromaten und Isoklinen treten im spannungsoptischen Versuch häufig gleichzeitig auf. Es muß noch einmal betont werden, daß die Isochromaten nur von der Spannungsgröße, die Isoklinen dagegen nur von der Spannungsrichtung abhängig sind. Durch technische Kunstgriffe lassen sich Isochromaten und Isoklinen im spannungsoptischen Versuch voneinander trennen. Durch systematisches Vorgehen, bei dem der Analysator von Winkelstellung zu Winkelstellung gedreht wird, läßt sich das ganze Modell nach Isoklinen abtasten. Mit Hilfe der Isoklinen lassen sich die Spannungstrajektorien konstruieren. Letztere stellen, von einfachen Beispielen abgesehen, in der Regel keine gerade verlaufenden Linien dar. Haben sie einen gekrümmten Verlauf, so bezeichnen die Tangenten an die Kurve die Richtungen der Hauptspannungen. Die räumlichen Kurvenscharen schneiden sich, das wurde bereits erörtert, unter einem rechten Winkel. Es entsteht somit ein räumliches Fachwerk. Entlang des Verlaufes einer Spannungstrajektorie kann die Größe der Hauptspannungen unterschiedlich sein, ja das Vorzeichen kann wechseln, d. h. eine Druckspannung kann in eine Zugspannung übergehen. Im Epiphysenbereich werden die Röhrenknochen dicker. Diese Verdickung ist notwendig, weil die Gelenkflächen aus Knorpel bestehen. Knorpel ist weniger druckfest als Knochen. Um die Spannungen herabzusetzen, wird daher die den Druck aufnehmende Fläche vergrößert. Es würde der Leichtbauweise widersprechen, wenn unter dem Knorpel kompakte Knochensubstanz vorhanden wäre. Eine Auflockerung der Knochenstruktur ist also zu erwarten. Es wurde bereits erwähnt, daß im Gelenkbereich nur Druckkräfte auftreten. Eine Biegebeanspruchung ist hier aus Gleichgewichtsgründen unmöglich. Wird der Gleichgewichtszustand geändert, erfolgt keine Biegung, sondern eine Drehung. Treten keine Biegespannungen auf, so werden die Einzelelemente des aufgelockerten Knochens, wenn sie spannungstrajektoriell ausgerichtet sind, rein axial auf Druck belastet. Stünde das Einzelelement schräg zur Druckrichtung, wäre es also nicht spannungstrajektoriell orientiert, so müßte der Materialaufwand größer sein, um die Beanspruchung abzufangen. Das Bälkchen würde sich in diesem Fall nach und nach umbauen, bis es schließlich genau in Richtung der Druckkraft eingestellt ist (s. Kapitel „Kausale Histogenese des Bewegungsapparates"). Derartige Umbauten laufen tatsächlich ab, wenn sich die äußere Beanspruchung, etwa als Folge pathologischer Vorgänge, ändert. Nach PAU-WELS (1965), dem wir auch hierfür grundlegende Untersuchungen verdanken, ist die Spongiosa als biegungsfreies Fachwerk mit der größten Mate-

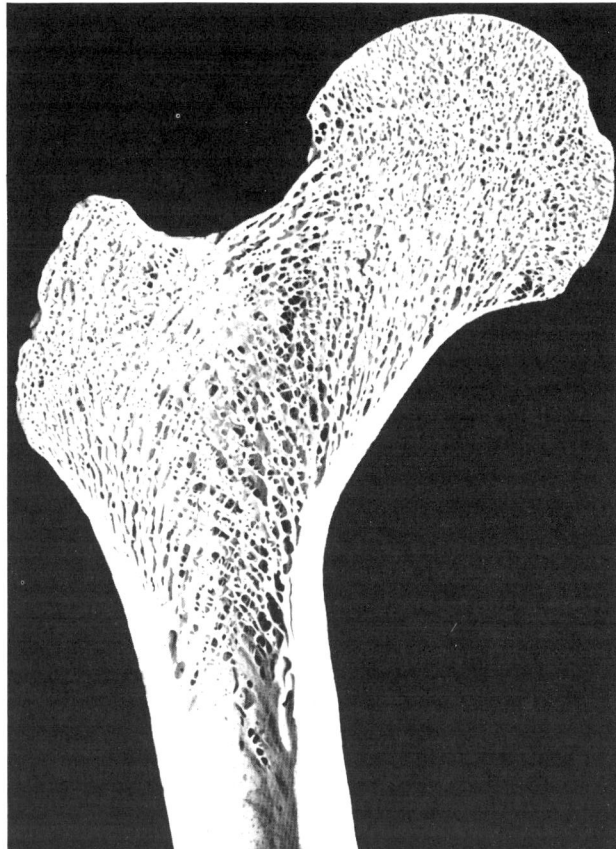

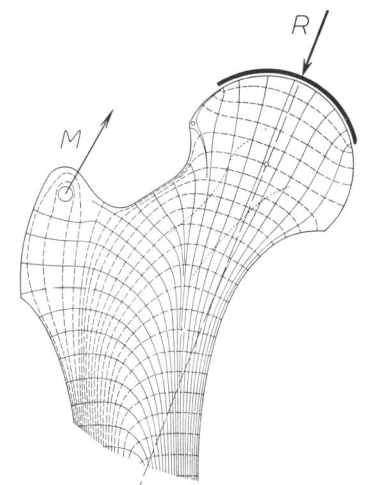

◀Abb. 3.3—6. Frontalschnitt durch das obere Ende des Femur. Beachte die Spongiosastruktur (Präparat Prof. Dr. K. ZEIGER)

Abb. 3.3—7. Verlauf der Spannungstrajektorien im koxalen Gelenkende eines menschlichen Femur. Das Liniensystem wurde an Hand spannungsoptischer Modelluntersuchungen aus dem Isoklinenverlauf konstruiert. M = Muskelzug der Abduktoren. Die resultierende Druckkraft R verläuft durch das Drehzentrum (durch einen kleinen Kreis markiert) des Gelenkes (aus PAUWELS 1965)

rialersparnis gebaut. Sehr kompliziert ist die Beanspruchung des Schenkelhalses (Abb. 3.3—6). Das Trajektorienbild (Abb. 3.3—7) gibt zwar wieder, wie die Spongiosabälkchen verlaufen müssen, sagt aber nichts über die Verteilung der Spongiosadichte aus. Diese Verteilung geht aus der Röntgenaufnahme (Abb. 3.3—8) sowie aus der mazerierten Knochenhälfte (Abb. 3.3—6) hervor. Man darf von vornherein erwarten, daß die Dichte der Spongiosa an jeder Stelle im groben der Größe der auf sie einwirkenden Spannung entspricht. Diese Erwartung würde bestätigt, wenn man zum Vergleich das Isochromatenbild heranziehen würde. Die Isochromaten haben in diesem Fall einen sehr unregelmäßigen Verlauf (Abb. 3.3—9). Die Auswertung eines derartigen Bildes ist so kompliziert, daß an dieser Stelle auf seine Interpretation verzichtet wird. Das Isochromaten- (Abb. 3.3—9), Trajektorien- (Abb. 3.3—7) und Röntgenbild (Abb. 3.3—8) müßten hierbei gewissermaßen auf einen Nenner gebracht werden. In einer Beziehung darf man sich jedoch keiner Illusion hingeben: röntgenologische und spannungsoptische Untersuchungen sind letz-

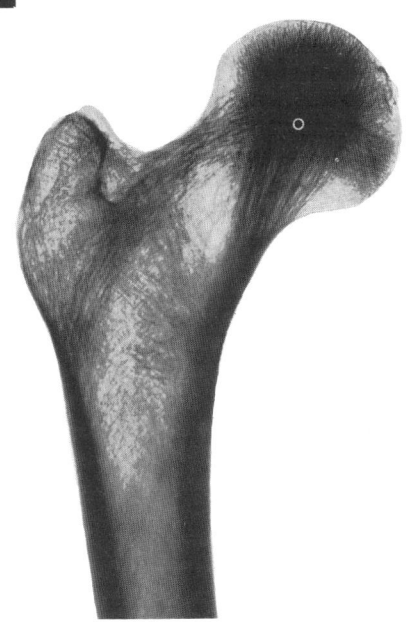

Abb. 3.3—8. Röntgenaufnahme des oberen Femurendes in frontaler Projektionsebene. Zwischen den beiden besonders dicken Spongiosapfeilern unterhalb der Kreuzung das spongiosaarme sog. WARDsche Dreieck (aus PAUWELS 1965)

239

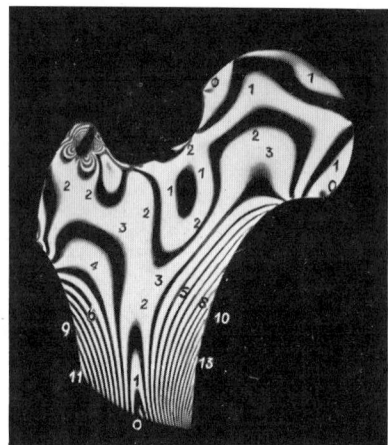

Abb. 3.3—9. Verlauf der Isochromaten in einem Modell des koxalen Femurendes. Die erste Isochromatenordnung im Bereich des Collum anatomicum (relativ breite dunkle „Linie" mit Abrundungen oben und unten) entspricht dem WARD-schen Dreieck in der Abb. 3.3—8 (aus PAUWELS 1965)

ten Endes registrierende Verfahren. Sie liefern mit den Ergebnissen die Erklärung nicht mit. Ein Isochromatenbild beispielsweise zeigt zwar, wie die Schubgleichen verlaufen, und läßt mit Hilfe von Kunstgriffen die Isochromatenordnungen erkennen, sagt aber nicht aus, warum sie so und nicht anders verlaufen und angeordnet sein müssen. Dem Untersucher bleibt die Aufgabe, den Sachverhalt theoretisch zu durchleuchten und zu erklären. Für den Fall des Schenkelhalses hat PAUWELS das getan. In der Mitte des Schenkelhalses findet sich auf der Abb. 3.3—8 eine Aufhellungszone (WARDsches Dreieck), das medial von einem Druck- und lateral von einem Zugbündel begrenzt ist. Im Bereich dieses Dreiecks treten nur minimale Schubspannungen auf. Der Grund für diese Tatsache ist theoretisch einsichtig, er soll aber hier nicht erörtert werden. Die Abb. 3.3—10 zeigt die dreidimensionale Anordnung der Trajektorien. Auf dieses Bild werden wir noch einmal zurückkommen.

Die Abb. 3.3—11a u. b beziehen sich auf das Präparat einer knöchernen Kniegelenksankylose. Die richtige Deutung derartiger Spongiosastrukturen war früher unmöglich. Die Abb. 3.3—11b gibt den spannungsoptisch ermittelten Trajektorienverlauf an einem Modell desselben Präparates wieder. Die Übereinstimmung beider Bilder ist bestechend. Der Geübte kann aus dem Trajektorienverlauf und der Verteilung der Spongiosadichte wesentliche Rückschlüsse ziehen und erkennen, in welcher Weise der pathologisch veränderte Knochen beansprucht worden ist.

Die dreidimensionale Anordnung der Trajekto-

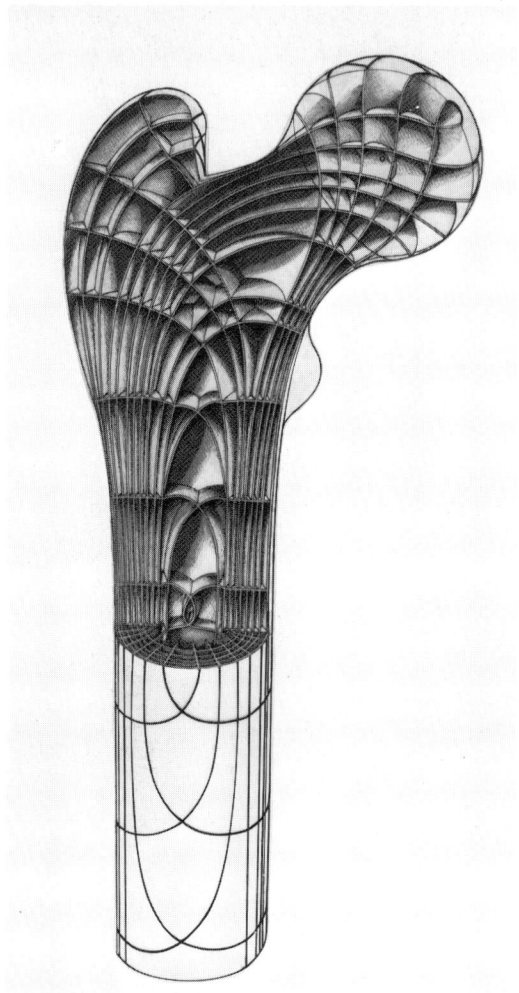

Abb. 3.3—10. Dreidimensionale Darstellung des Trajektoriensystems im oberen Drittel des Femur auf der Basis spannungsoptischer Modellversuche (Auswertung der Isoklinenbilder). Zur besseren Übersicht wurde im oberen Bildbereich die vordere Hälfte des Knochens fortgelassen (aus KUMMER 1966)

rien auf der Abb. 3.3—10 wurde auf der Basis spannungsoptischer Modellversuche gewonnen. Um den Verlauf der Spannungstrajektorien im Bereich des Schenkelhalses richtig wiederzugeben, mußte die Belastung so eingeleitet werden, daß sie den Verhältnissen in vivo, etwa beim Stand auf einem Bein entsprach. Hierbei wird das Femur in der Frontalebene lateralkonvex durchgebogen (vgl. die Abb. 3.3—3b). Verfolgt man die Trajektorien im unteren Bildbereich der Abb. 3.3—10, also im Gebiet der Diaphyse, so kann man feststellen, daß sie aus einem mehr achsenparallelen Verlauf nach vorne

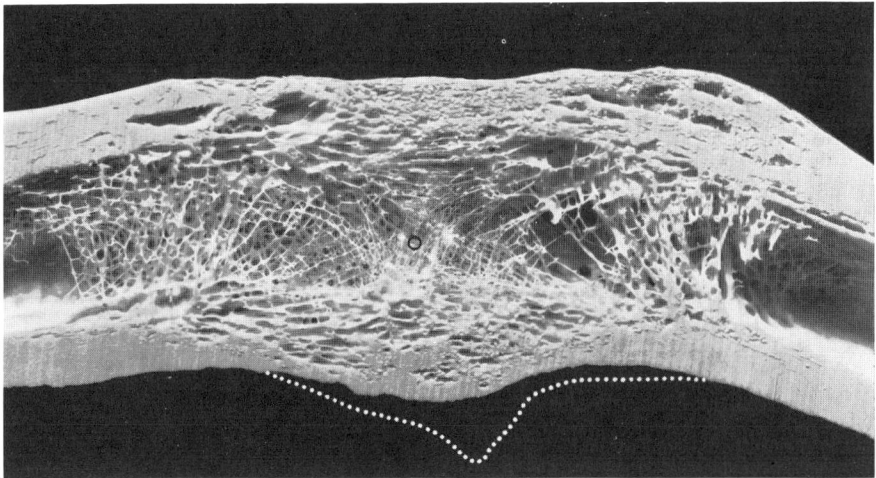

Abb. 3.3—11a. Spongiosaarchitektur einer sagittal durchschnittenen Kniegelenksankylose aus der Sammlung des Anatomischen Instituts in Würzburg. Mediale Hälfte des Präparates

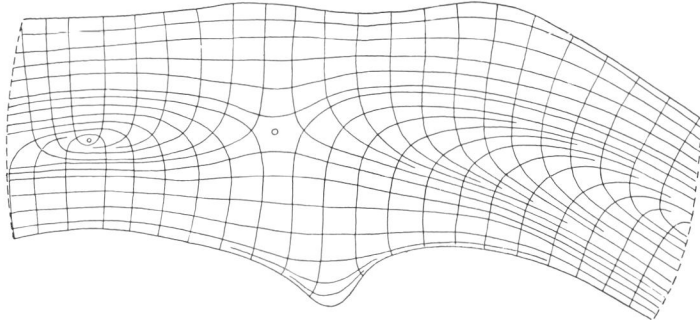

Abb. 3.3—11b. Spannungsoptisch ermittelter Trajektorienverlauf an einem Modell desselben Präparates (aus PAUWELS 1965)

ausscheren und dann sich rechtwinklig kreuzende Bögen bilden, deren Spitzen nach unten gerichtet sind. Aus der Richtung dieser Bogenspitzen läßt sich schließen, daß die Biegung nach unten abnimmt. Dieser Sachverhalt stimmt auch mit dem Isochromatenbild der Abb.3.3—3b überein, auf dem die Zahl der Schubgleichen nach unten zu kleiner wird. An den Stellen, an denen diese Spannungstrajektorien gebogen sind, führen sie nur kleine Spannungen, in den längsverlaufenden Abschnitten sind die Spannungen am höchsten. Würden die Osteonenzüge der Substantia corticalis dem Bogenverlauf folgen, so wiesen sie eine ungünstige Richtung auf, weil hier die Spannungen klein sind. In den geraden Abschnitten der Trajektorien wäre eine entsprechende Ausrichtung der Osteone hingegen angebracht, weil hier die Spannungen groß sind. In der bisherigen Betrachtung blieb die wichtigste Tatsache noch unberücksichtigt: Die Ebene, in der der Röhrenknochen auf Biegung beansprucht wird, hat keine konstante Lage, sondern wechselt ihre Richtung bei der Bewegung der Glieder. Die spitzen Bögen würden dann jeweils an anderen Stellen der Zirkumferenz des Knochens liegen, die geraden Abschnitte der Trajektorien, die die höchsten Spannungen führen, verlaufen aber immer achsenparallel. Zeigen also die Osteonenzüge eine achsenparallele Orientierung, wie es die Abb. 2.4—7 zeigt, so sind sie bei jeder Lage der Biegungsebene denkbar günstig ausgerichtet. Die Ausrichtung der Osteone ist wachstumsbedingt. Sie sind nicht trajektoriell, in erweitertem Sinne aber funktionell orientiert. Die Substantia corticalis stellt schon deshalb keine zusammengeschobene Substantia spongiosa dar, weil nur letztere trajektoriell ausgerichtet ist.

Die Corticalis reagiert auf veränderte Beanspruchungen durch Änderung der Querschnittform und der Materialverteilung, während sich die Spongiosa durch Umbau ihres Bälkchenfachwerkes anpaßt.

Die Aussage von PAUWELS über den wachstums-

241

bedingten Verlauf der Osteone und die funktionelle Bedeutung ihrer Ausrichtung hat ihre Gültigkeit nicht verloren, sie muß aber heute weitgehend ergänzt werden. Die *Oesteosynthes*etherapie und die Tierexperimente, die nötig wurden, um Einzelheiten des Heilverlaufes bei Anwendung dieser modernen operativen Frakturbehandlung zu erfassen und für den Patienten nutzbar zu machen, hat eine Fülle neuer Erkenntnisse erbracht (vgl. hierzu das Kapitel „Osteosynthese und Knochenreaktion").

In diesem Kapitel wurde weiter oben die Verformung von Kugeln in Ellipsoide rein theoretisch betrachtet. Neuerdings wurde sie auch experimentell durchgeführt (STOCK 1976). In ein Knochenmodell, das aus durchsichtigem Kunstharz bestand, wurden Kugeln eines anderen Kunststoffes eingegossen. Bei Modellbelastung verformen sich diese natürlich zu Ellipsoiden. Mit dem Mikroskop wird das Ausmaß der Formveränderung und deren Richtung festgestellt. Die Werte dienen zur Ermittlung der am Ort eines Einschlußkörpers bestehenden Hauptspannungen und deren Orientierung. Einen anderen Weg schlägt SCHOLTEN (1975, 1976) ein. Nach Verfahren, die sich im Flugzeugbau bewährt haben (Computer-Struktur-Analyse), wird mit Hilfe elektronischer Großrechner die mechanische Beanspruchung in Knochenstrukturen bestimmt.

Literatur

KUMMER, B.: Bauprinzipien des Säugerskeletts. Thieme, Stuttgart 1959

PAUWELS, F.: Gesammelte Abhandlungen zur funktionellen Anatomie des Bewegungsapparates. Springer, Berlin-Heidelberg-New York 1965

PAUWELS, F.: Atlas zur Biomechanik der gesunden und kranken Hüfte. Springer, Berlin-Heidelberg-New York 1973

SCHOLTEN, R.: Über die Berechnung der mechanischen Beanspruchung in Knochenstrukturen mittels für den Flugzeugbau entwickelter Rechenverfahren. Med. orthop. Techn. 95 (1975) 130—138

SCHOLTEN, R.: Über die Berechnung der mechanischen Beanspruchung in Knochenstrukturen. Techn. Med. 6 (1976) 85—89

STOCK, D.: Das Kugeldeformationsverfahren. Fortschr. Med. 95 (1977) 2675—2679

3.4. Kausale Histogenese der Gewebe des Bewegungsapparates und funktionelle Anpassung

Von BENNO KUMMER

Während bei den *Protozoen* noch alle Funktionen des Lebens von einer einzigen Zelle voll und ganz wahrgenommen werden, hat bei den *Metazoen* eine Arbeitsteilung stattgefunden, indem verschiedene Zellkomplexe einzelne Funktionsbereiche bevorzugt übernahmen und sich damit in den Dienst des Gesamtorganismus stellten. Auf dieser Basis differenzierten sich die sog. „Organsysteme" der höheren Tiere als funktionelle Komplexe. Wenn nun im folgenden von *Funktion* gesprochen wird, so ist damit stets jene Leistung gemeint, die ein Gewebe, ein Organ oder ein System von Organen für den Gesamtorganismus ausübt. Dabei soll jedoch nicht übersehen werden, daß daneben noch verschiedene andere Vorgänge ablaufen können, die mehr oder weniger ausschließlich der eigenen Erhaltung des Organs dienen. In Analogie zu einer Bezeichnungsweise der Blutgefäßversorgung kann somit eine *Functio publica* von einer *Functio privata* unterschieden werden. Die Grenze zwischen beiden Begriffen ist keineswegs scharf; außerdem kann ein Organsystem auch verschiedene Functiones publicae erfüllen, wobei allerdings meist eine von ihnen ganz besonders im Vordergrund steht. In diesem Rahmen erscheint der Bewegungsapparat als ein komplexes Organsystem, dessen wesentliche Functio publica die mechanische Leistung ist: Die Bauelemente des Skeletts erhalten die Körpergestalt entgegen der Belastung durch das Körpergewicht im Gravitationsfeld der Erde; die Muskeln sind ursprünglich ausschließlich Lokomotionsorgane; sie liefern die für die Fortbewegung benötigten Kräfte. Die Lokomotion erfordert nun bewegliche Verbindungen zwischen den einzelnen Skelettelemente, die Gelenke. In der Ruhehaltung des Körpers können diese Gelenkverbindungen allerdings nur unter Kraftaufwand (größtenteils durch Muskeln und nur ausnahmsweise durch Bänder) fixiert werden.

Seit Mitte des vergangenen Jahrhunderts wurde die Ansicht vertreten, daß die einzelnen Komponenten des Bewegungsapparats der höheren Wirbeltiere und insbesondere des Menschen durch ihren anatomischen Bau an die mechanische Funktion optimal angepaßt seien. Die Zusammenhänge zwischen Form und Funktion sind bei den Strukturen des Skeletts am augenfälligsten und wurden daher dort zuerst bemerkt und bis heute am eingehendsten untersucht. Die klassischen Arbeiten von HERMANN v. MEYER, JULIUS WOLFF, WILHELM ROUX und ALFRED BENNINGHOFF sind wichtige Marksteine auf diesem Weg. Eine erste geschlossene Darstellung der Wechselwirkungen zwischen mechanischer Funktion und morphologischer Gestaltung und die Entwicklung einer in sich widerspruchsfreien Theorie blieb jedoch FRIEDRICH PAUWELS vorbehalten, der deshalb wohl mit Recht als Begründer einer modernen *Biomechanik* angesehen werden darf.

Das Schwergewicht dieser neuen Betrachtungsweise liegt auf der Feststellung, daß biologische Gewebe sich gegenüber mechanischer Beanspruchung grundsätzlich anders verhalten als ein Baumaterial der Technik. Während das letztere unter der Einwirkung von Kräften lediglich passiv verformt werden kann (elastische oder plastische Deformation), dabei geringeren oder größeren Widerstand leistet (Festigkeit) oder schließlich zu Bruch geht, kann das biologische „Material" darüber hinaus in einer nur ihm eigenen Weise auf die Beanspruchung aktiv reagieren. Die Reaktion nach Art eines Feed-back-Mechanismus führt zu einer derart differenzierten Anpassung an die funktionellen Erfordernisse, wie sie im technischen Bereich auch der versierteste Konstrukteur kaum zustande bringen kann.

Der Gedanke, daß die Gewebe des Stützapparates sich unter dem Einfluß spezifischer Reize differenzieren, ist grundsätzlich nicht neu, allerdings standen die älteren Erklärungsversuche, die alle im wesentlichen auf W. ROUX zurückgehen, vielfach im Widerspruch zu biologischen und klinischen Beobachtungen, oder stützten sich auf falsche Vorstellungen von den physikalischen Grundlagen. Deshalb soll hier ausschließlich die „kausale Histogenese" von F. PAUWELS dargestellt werden, die zur Zeit als die am besten begründete Arbeitshypothese gelten kann.

Grundlage dieser Theorie ist die Vorstellung, daß der Zellstoffwechsel eines noch weitgehend indifferenten Muttergewebes (Mesenchym) durch mechanische Einflüsse in spezifischer Weise verändert wird, wobei sich zugleich die Zellen morphologisch umgestalten. Bei dieser Sachlage wäre es müßig, darüber zu streiten, ob die Ursachen für die Gewebsdifferenzierung in erster Linie chemische oder physikalische (mechanische) seien, da beide in der oben skizzierten Weise miteinander verknüpft sind. Ausgangsgewebe ist das *Mesenchym*, von dem sich die Binde- und Stützgewebe ableiten. Dieses Gewebe, das lediglich aus Zellen und einer Interzellularflüssigkeit besteht, kann deformierenden Kräften praktisch keinen nennenswerten Widerstand entgegensetzen.

Die von außen angreifenden Kräfte können im Gewebe zu Druck-, Zug-oder Schubbeanspruchung führen. In der Abb. 3.4—1 sind die Verformungen dargestellt, die kugelförmige Elementarteilchen eines Materials unter den drei genannten Beanspruchungsarten erleiden. Unter Druckbeanspruchung werden diese Partikel zu platten Rotationsellipsoiden verformt, deren kurze Symmetrieachse in der

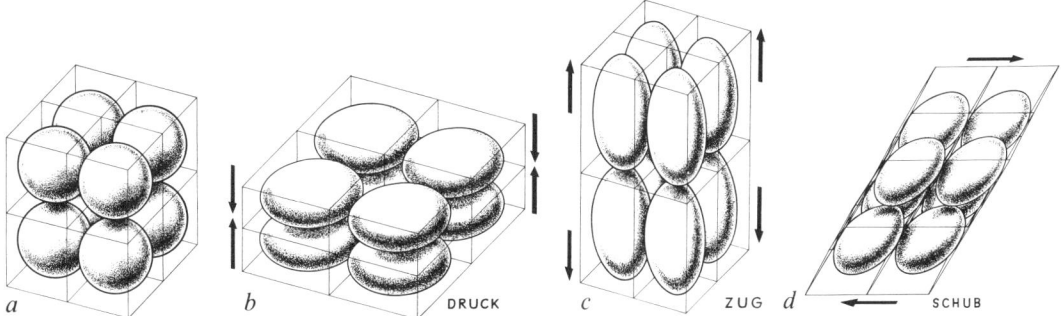

Abb. 3.4—1. Kugelförmige Elementarteilchen eines elastischen Körpers werden unter mechanischer Beanspruchung deformiert (aus KUMMER 1959 b). a) Gestalt der unbeanspruchten Teilchen. b) Unter Druckbeanspruchung entstehen Rotationsellipsoide, deren (kurze) Symmetrieachse in Druckrichtung liegt. c) Unter Zugbeanspruchung entstehen Rotationsellipsoide, deren (lange) Symmetrieachse in Zugrichtung liegt. d) Unter Schubbeanspruchung entstehen aus Kugeln dreiachsige Ellipsoide, deren längste und kürzeste Achsen um 45° gegen die Schubrichtung geneigt sind, und zwar weist die längste Achse in Schubrichtung. Die dritte Achse entspricht dem ursprünglichen Kugeldurchmesser und steht auf den beiden anderen Achsen senkrecht.

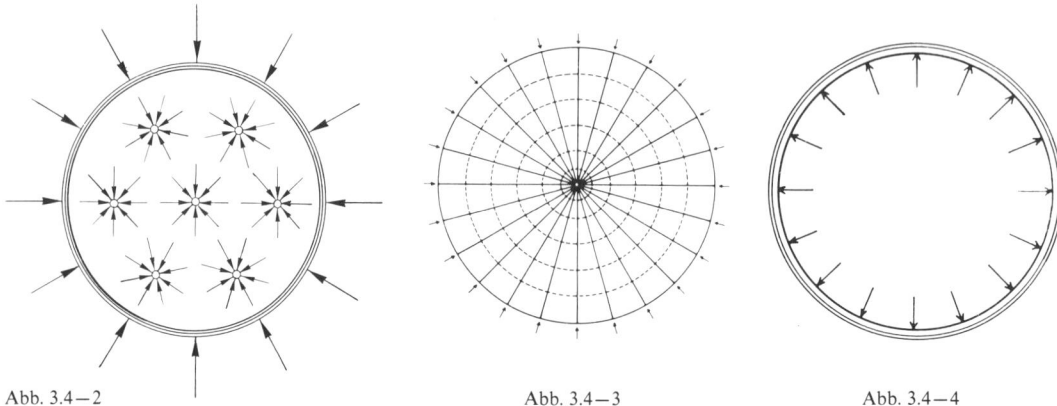

Abb. 3.4—2   Abb. 3.4—3   Abb. 3.4—4

Abb. 3.4—2. In einer Flüssigkeitsblase, die in eine zugfeste Hülle eingeschlossen ist, pflanzt sich ein von außen einwirkender Druck in allen Richtungen in gleicher Größe fort: Hydrostatischer Druck (aus KUMMER 1963).

Abb. 3.4—3. Spannungstrajektorien sind Linien, die an jedem Punkt eines beanspruchten Körpers die Richtungen der Hauptspannungen angeben. An Orten, an denen keine Vorzugsrichtungen der Hauptspannungen bestehen, herrschen quasi „hydrostatische" Bedingungen (singuläre Punkte = hydrostatische Punkte). Hier treffen sich die Druckspannungstrajektorien in einem attraktiven singulären (hydrostatischen) Punkt im Zentrum der Kugel (aus KUMMER 1963).

Abb. 3.4—4. Ein expandierender Gewebsbezirk, der in eine zugfeste Hülle (etwa aus kollagenen Fasern bestehend) eingeschlossen ist, erzeugt im Innern annähernd hydrostatischen Druck. Damit sind die mechanischen Grundbedingungen für die Differenzierung zu Knorpelgewebe gegeben (aus KUMMER 1963).

Druckrichtung liegt. In der Ebene senkrecht zu dieser Achse wird das Material gedehnt. Bei Zugbeanspruchung entstehen langgestreckte Rotationsellipsoide, deren lange Symmetrieachse in Zugrichtung liegt und zugleich die Richtung größter Dehnung angibt. Schubbeanspruchung verformt kugelförmige Teilchen zu dreiachsigen Ellipsoiden, deren längste Achse wiederum die Dehnungsrichtung anzeigt und gegen die Schubrichtung um 45° geneigt ist.

Für die Theorie der kausalen Histogenese ist es nun wichtig, daß bei allen drei Beanspruchungsarten, Druck, Zug und Schub, im Material Dehnungen auftreten.

Ausreifende Mesenchymzellen differenzieren sich primär zu Fibroblasten und produzieren Tropokollagen. Dabei kann zur Zeit noch nichts darüber ausgesagt werden, unter welchen (mechanischen) Bedingungen die verschiedenen Kollagentypen entstehen. Es ist aber bekannt, daß sich die fädigen Makromoleküle erst extrazellulär zur Bindung von Protofibrillen und dann zu immer dickeren Fibrillenaggregaten zusammenschließen. Deformation des Substrats unter mechanischer Einwirkung führt zur Parallelisierung der Tropokollagenmoleküle in Fließrichtung (die mit der Hauptdehnungsrichtung beanspruchter fester Materialien identisch ist) und damit zu Fibrillenbildung.

Auf diese Weise ist es verständlich, daß bereits die ersten entstehenden Kollagenfibrillen in die Dehnungsrichtung des Gewebes eingestellt sind. Da es sich beim Kollagen aber um im wesentlichen zugfestes Material handelt, werden die wachsenden Fibrillen mehr und mehr die Dehnung verhindern, wobei sie selbst unter Zugspannung geraten. Eine exakt trajektorielle Ausrichtung des Kollagenmaterials ergibt sich unter diesen Umständen von selbst. Für diese Gewebsdifferenzierung spielt es übrigens keine Rolle, ob die Deformation des Gewebes (Dehnung) durch äußere Krafteinwirkung hervorgerufen wird oder die Folge von Wachstumsvorgängen ist; in jedem Fall handelt es sich um ein mechanisches Phänomen.

Einen ganz anderen Einfluß auf das mesenchymale Gewebe haben demgegenüber Spannungen, die in allen Richtungen des Raumes gleich oder nahezu gleich groß sind (Abb. 3.4—2), wie es z. B. in einer unter Druck stehenden Flüssigkeit der Fall ist. Wegen dieses Vergleichs wird dieser Zustand hydrostatischer Druck genannt. In der Elastizitätslehre spricht man übrigens von hydrostatischen Punkten auch bei solchen Orten in festen Körpern, an denen die Spannungen in allen Richtungen gleiche Größe haben (Abb. 3.4—3). Die Unkenntnis dieser Definition hat schon zu mancher Kontroverse Anlaß gegeben.

Aus Versuchen in der Gewebezüchtung ist bekannt, daß sich Zellen verschiedener Gewebe unter künstlich erzeugtem hydrostatischen Druck abrunden und mehr oder weniger Kugelform annehmen. Entsprechendes wird auch bei der Ausdifferenzierung von Knorpelgewebe beobachtet und Pauwels konnte zeigen, daß an diesen Stellen des menschlichen Körpers, an denen Knorpel entsteht, hydrostatische Orte im Sinne der Elastizitätslehre vorliegen.

Für die mechanische Situation ist es übrigens grundsätzlich gleich, ob der hydrostatische Druck durch von außen einwirkende Kräfte erzeugt wird oder gewissermaßen von innen heraus entsteht. Letzteres ist z. B. dann der Fall, wenn ein Gewebskomplex durch Wachstum expandiert, während er in eine zugfeste oder nur wenig nachgiebige Umhüllung eingeschlossen ist (s. Abb. 3.4—4).

Unter dem Gesichtspunkt der kausalen Histogenese sieht dann die Differenzierung des hyalinknorpeligen Skeletts folgendermaßen aus: Mesenchymkomplexe expandieren durch lebhafte Zellvermehrung; dadurch tritt in der Randzone und deren unmittelbarer Umgebung Dehnung auf, die zur Fibrillenbildung führt. Auf diese Weise schließt sich jeder wachsende Zellkomplex in eine immer fester werdende zugfeste Hülle ein. Bei weiterer Zellvermehrung kommt es zu einem Druckanstieg im Innern dieses Gewebsbezirks und damit auch zur Gestaltänderung der Zellen. Es ist zu vermuten, daß auch

die Umstellung des Stoffwechsels in diesem vorknorpeligen Blastem mit der besonderen mechanischen Situation des hydrostatischen Drucks in Zusammenhang steht, denn sie vollzieht sich parallel zu den morphologischen Veränderungen. Tatsache ist jedenfalls, daß Knorpel ein relativ bradytrophes Gewebe ist und daß zumindest in den ausdifferenzierten Knorpelgeweben des Erwachsenen Blutgefäße in der Regel fehlen.

Die reichliche Produktion von Interzellularsubstanz, insbesondere der unstrukturierten Interfibrillarsubstanz (s. Kapitel Knorpelgewebe), führt zu weiterer Volumenausdehnung und damit zum Ansteigen des Binnendrucks im Gewebe. Darauf reagieren die Zellen mit blasiger Quellung, was weitere Erhöhung des hydrostatischen Drucks zur Folge hat. Diese Entwicklung geht solange weiter, wie reiner hydrostatischer Druck herrscht. Am Ende stehen schließlich die Eröffnung der großen Knorpelhöhlen und der Abbau der Interzellularsubstanz durch Chondroklasten.

Beim erwachsenen Menschen bleibt Hyalinknorpel offenbar nur dort erhalten, wo der oben beschriebene Prozeß dadurch aufgehalten wird, daß

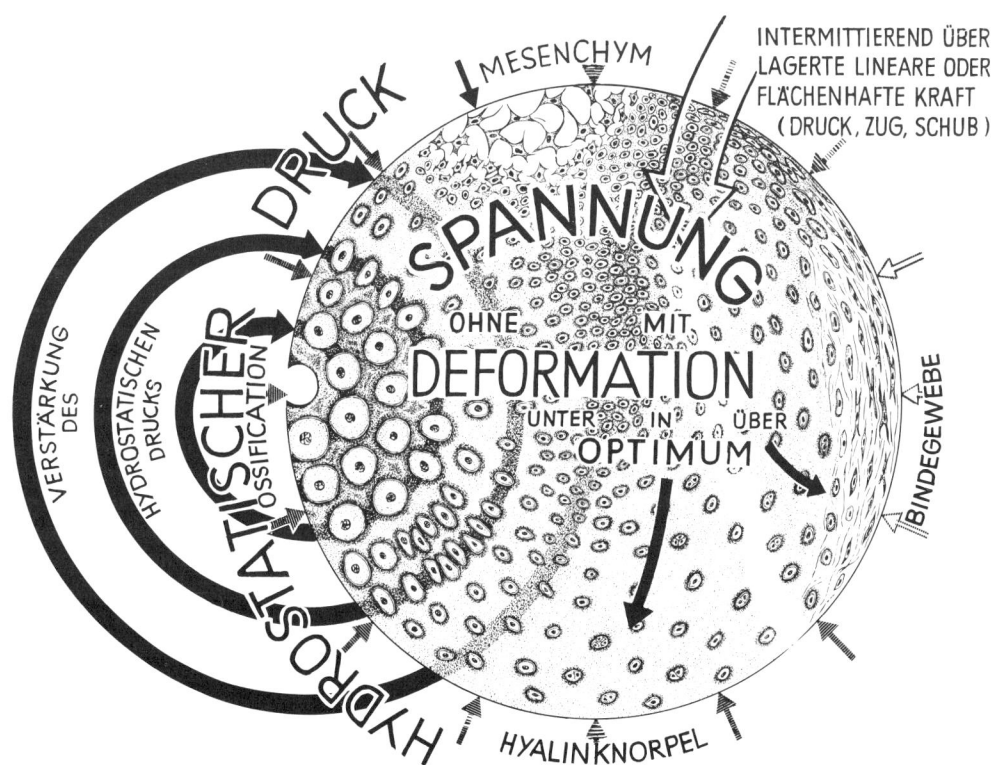

Abb. 3.4—5. Knorpelgewebe entsteht unter dem Einfluß von hydrostatischem Druck, bleibt aber nur bei Überlagerung von Deformation in einer „optimalen" Größenordnung erhalten (mittlerer Pfeil). Ist die Deformation zu stark (Dehnung!), so tritt eine Umdifferenzierung zu Bindegewebe ein (rechte Seite des Schemas), bei zu geringer Deformation oder reinem hydrostatischen Druck verschwindet der Knorpel im Zuge der chondralen Ossifikation (linke Seite) (aus Kummer 1963).

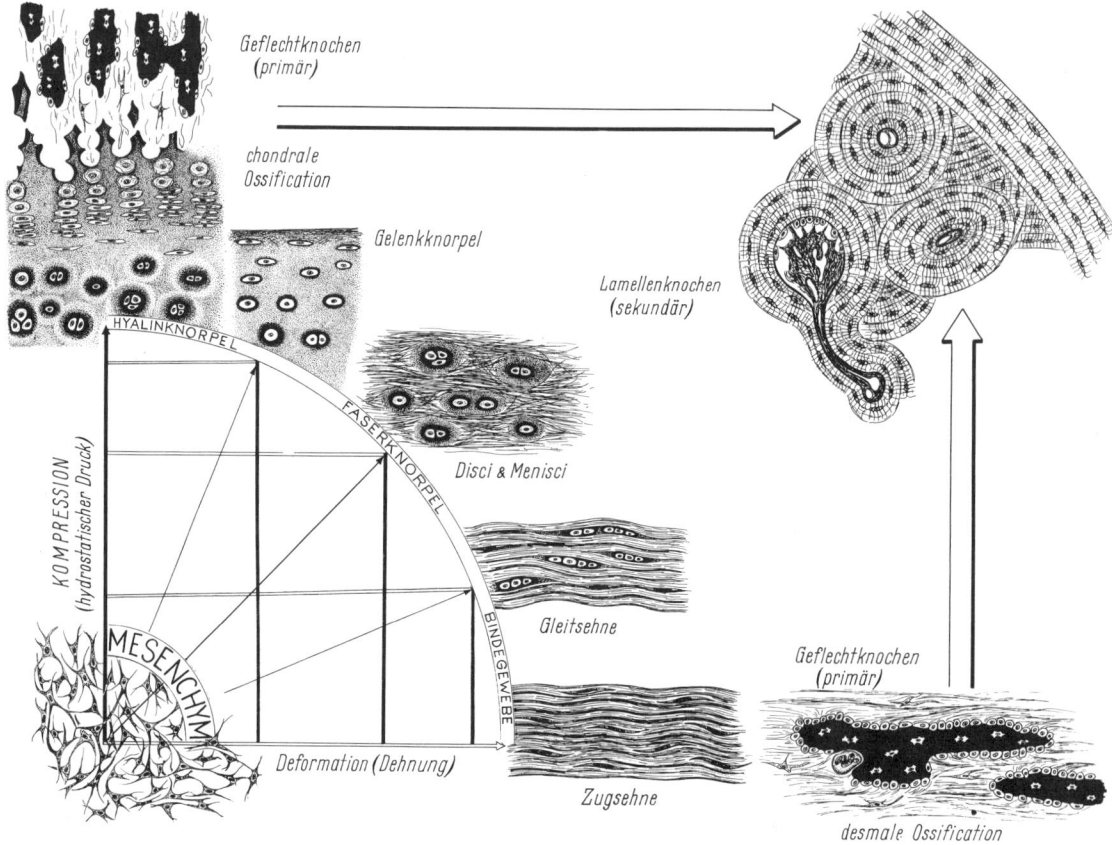

Abb. 3.4—6. Schema der „kausalen Histogenese" nach der Vorstellung von PAUWELS (aus KUMMER 1963).

der hydrostatische Druck von anderen mechanischen Beanspruchungen überlagert wird, so daß die Quellung der Knorpelzellen nicht in Gang kommt. Das ist z. B. beim Gelenkknorpel der Fall. Es ist bekannt, daß der intermittierende Druck, der bei Bewegungen und Belastung der Gelenke auftritt, für die Persistenz des Knorpelgewebes an den Gelenkflächen der Diarthrosen (Juncturae synoviales) unerläßlich ist.

Fehlt dieses „Durchwalken", so verschwindet der Gelenkknorpel unter Blasenknorpelbildung durch chondrale Ossifikation (s. diese); sind die überlagerte Beanspruchung und die damit verbundene Dehnung allerdings zu groß, so „degeneriert" der Knorpel unter Vermehrung der kollagenen Fibrillen („Asbestfaserung").

Daraus ergibt sich, daß Hyalinknorpel (vor allem an Gelenkflächen) nur unter ganz bestimmten, optimalen mechanischen Bedingungen existieren kann (s. Abb. 3.4—5). Er ist in dieser Beziehung äußerst empfindlich, wie auch klinische Beobachtungen eindringlich zeigen.

Im Gegensatz zu älteren Auffassungen (insbesondere der heute noch oft zitierten ROUXschen Lehre) kennt die Theorie der kausalen Histogenese von PAUWELS keine besondere mechanische Beanspruchungsart für die Entstehung von Knochengewebe. Nach ihr differenziert sich Knochengewebe überall dort, wo ein bereits vorhandenes Stützgewebe ohne gröbere Deformation mechanisch beansprucht wird.

Als spezifischer Reiz für die Knochenbildung kommt offenbar die elastische Verformung in Frage, die in mikroskopischer Größenordnung liegt und über das HOOKEsche Gesetz mit der Spannungsgröße gekoppelt ist.

Aus der Tatsache, daß am belasteten Knochen strukturabhängige piezoelektrische Effekte nachgewiesen werden konnten, wurde geschlossen, daß elektrische oder magnetische Felder die Knochenbildung steuern. Versuche, die Knochenbruchheilung zu stimulieren haben jedoch keine eindeutig reproduzierbaren Erfolge gezeitigt und müssen daher heute wohl allgemein als gescheitert angesehen werden. Vermutlich ist der piezoelektrische Effekt, ähnlich wie bei Kristallen, eine Folge der durch die Belastung bedingten elastischen Verformung des Knochens und kein Beweis dafür, daß elektrische Phänomene ursächlich als Reiz für die Knochenbildung in Frage kommen.

Ganz offenbar ist Knochen ein *sekundäres Stützgewebe*, das nur auf der Grundlage anderer, bereits vorhandener, mechanisch belastbarer Gewebe gebildet werden kann. Die primären Gewebsarten, von denen eine Ossifikation ausgehen kann, sind Bindegewebe und Knorpel. Dementsprechend werden *desmale* und *chondrale Ossifikation* unterschieden (vgl. Kapitel Knochenentwicklung). Diese Begriffe, die sich ausschließlich auf das histologische Geschehen beziehen (und deshalb nicht ohne weiteres synonym für Deckknochen und Ersatzknochen verwendet werden dürfen), umschreiben letztendlich nicht wesentlich verschiedene Vorgänge, denn schließlich entwickelt sich das Knochengewebe in beiden Fällen durch die Tätigkeit der Osteoblasten, die vom Bindegewebe abstammen. Das zunächst gebildete Knochengewebe ist Geflechtknochen. Die Lamellen- und insbesondere die Osteonknochen entstehen erst später durch Umbau, der ebenfalls von der mechanischen Beanspruchung gesteuert wird.

Einen Gesamtüberblick über die hier beschriebenen Zusammenhänge zwischen der Differenzierung der Stützgewebe und mechanischer Beanspruchung gibt Abb. 3.4—6. Sie soll insbesondere veranschaulichen, daß Knochen ein sekundäres Stützgewebe ist und daß man seiner definitiven histologischen Struktur nicht mehr ansehen kann, auf welche Weise er entstanden ist.

Knochengewebe bildet sich demnach unter mechanischer Beanspruchung (Druck- oder Zugspannungen) bei gleichzeitiger absoluter mechanischer Ruhe. Eine Fraktur wird folglich solange nicht knöchern verheilen können, wie die Fragmente gegeneinander bewegt werden. *Ruhigstellung* ist deshalb oberstes Gebot bei der Behandlung eines Knochenbruchs. Die notwendige mechanische Beanspruchung ist unter diesen Umständen praktisch nur unter Einwirkung von *Druck* zu erreichen. Hierauf beruht die Technik der *Osteosynthese*, die bei richtiger Anwendung eine fast kallusfreie Knochenheilung zur Folge hat. Im Gegensatz zu vielen komplizierten modernen Verfahren hat PAUWELS gezeigt, daß die natürlichen Kräfte (Körpergewicht und Muskelkräfte) durch geschicktes Anlegen einer *Zuggurtung* (im Fall der Abb. 3.4—7 durch eine Drahtschlinge) über eine Art Nußknackermechanismus zur Erzeugung von Druckkräften ausgenutzt werden können, die auf dem Frakturspalt senkrecht stehen und die Fragmente deshalb ohne verschiebende Komponente gegeneinander pressen.

Einen ähnlichen Weg geht auch die Natur, denn bei Tieren in freier Wildbahn heilen viele Knochenbrüche ohne ärztliche Behandlung. Unter diesen Umständen wird das gebrochene Skelettelement in der Regel durch Belastung und Muskelkräfte an der Frakturstelle abgeknickt, bis die Weichteile auf

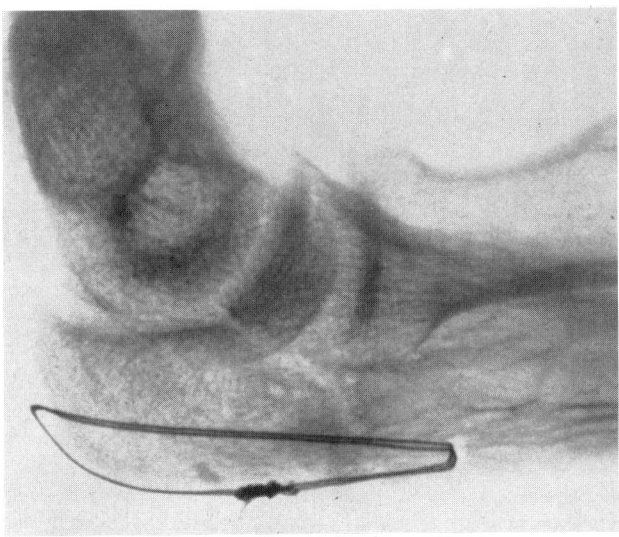
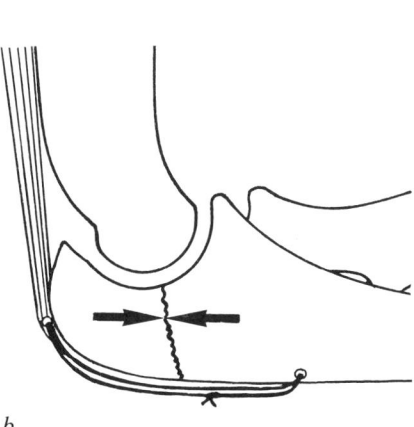

a   *b*

Abb. 3.4—7. Das Fragment eines bei einem Unfall gebrochenen Olecranon wird durch die Zuggurtungswirkung einer Drahtschlinge in den Sehnenansatz des M. triceps brachii bei Belastung des Ellenbogengelenks fest an die Ulna gepreßt. Die Fraktur verheilt unter diesen Bedingungen in kürzester Zeit (nach MAQUET 1972). a) Röntgenbild des klinischen Falles. Der dunkle Schatten der Drahtschlinge ist deutlich erkennbar. b) Schematische Skizze mit eingezeichneter Triceps-Sehne.

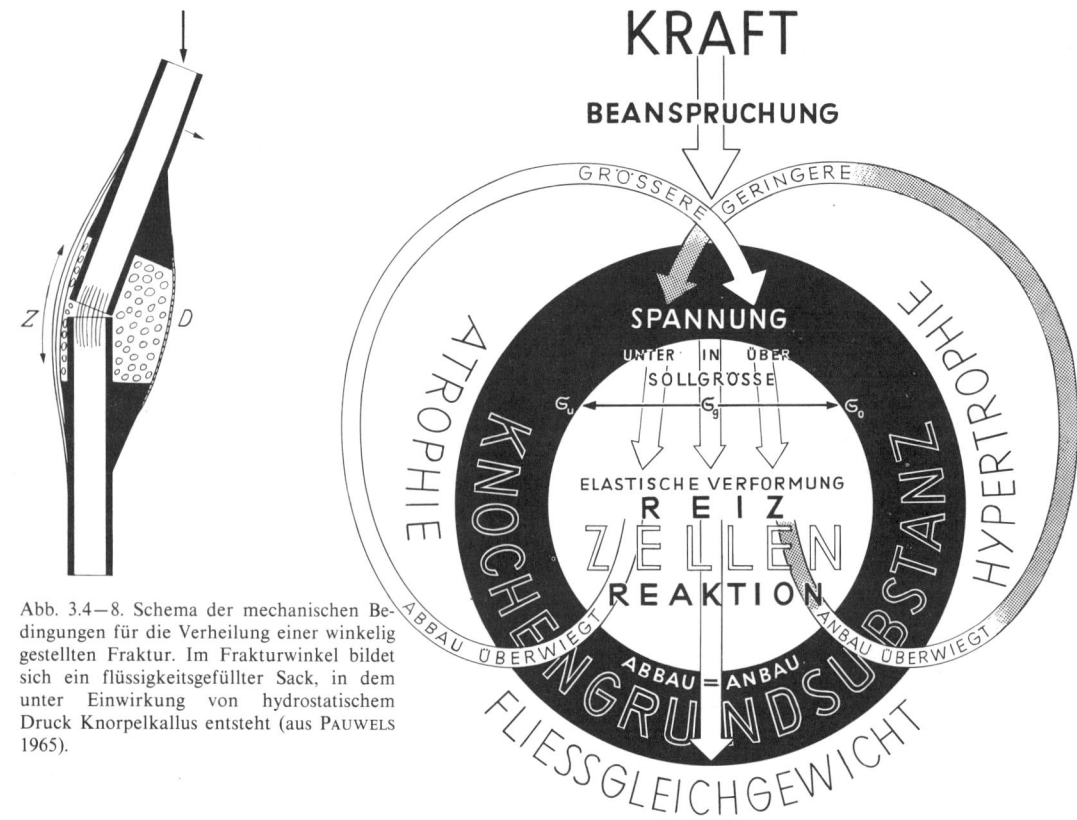

Abb. 3.4—8. Schema der mechanischen Bedingungen für die Verheilung einer winkelig gestellten Fraktur. Im Frakturwinkel bildet sich ein flüssigkeitsgefüllter Sack, in dem unter Einwirkung von hydrostatischem Druck Knorpelkallus entsteht (aus Pauwels 1965).

Abb. 3.4—9. Der Knochen reagiert auf mechanische Beanspruchung wie ein technischer Regler. Regelgröße ist die Normalspannung σ (bzw. die Deformation), Störgröße ist die Beanspruchung unter der Einwirkung äußerer Kräfte (aus Kummer 1963).

der Konvexseite der Biegung angespannt sind und damit eine natürliche Zuggurtung darstellen. In dem Winkel der Konkavseite sammeln sich Blut und Exsudat (Abb. 3.4—8). Dieses Hämatom wird von einer sich immer mehr verdichtenden bindegewebigen Hülle umschlossen (Dehnung!), die zum Teil aus dem sich abhebenden Periost besteht. Unter der Einwirkung belastender Kräfte kommt es im Innern dieses Sackes zu hydrostatischem Druck und auf dieser Basis zur Ausbildung eines *knorpeligen Kallus*, der dann durch chondrale Ossifikation in Knochen umgewandelt wird. In den spitzen Winkeln des abgehobenen Periostes und auf der Konvex-(Zug-)Seite der gegeneinander abgeknickten Fragmente wird in der Regel desmale Ossifikation beobachtet.

Im Gegensatz zum Knorpelgewebe, das nur unter genau definierten mechanischen Bedingungen persistieren kann und gegenüber Schwankungen der Beanspruchung eine sehr geringe Toleranzbreite besitzt, ist das Knochengewebe gegenüber Änderungen der Beanspruchung weitaus anpassungsfähi-

ger. Es verhält sich in dieser Hinsicht wie ein technischer Regler (vgl. Abb. 3.4—9). Jede Belastung kann durch eine von außen einwirkende Kraft repräsentiert werden. Sie führt zu einer Beanspruchung des Knochens, vor allem seiner Grundsubstanz, die elastisch verformt wird und in der dementsprechend Spannungen auftreten. Wegen der durch das Hookesche Gesetz gegebenen Beziehungen zwischen Spannung und Deformation können den weiteren Betrachtungen die meß- und berechenbaren Spannungen zugrunde gelegt werden, obwohl die Verformungen als unmittelbarer Reiz für alle an der Knochenbildung beteiligten Zellen anzusehen sind. Die Pauwelssche Theorie besagt nun, daß bei einer bestimmten Spannungsgröße, die wir hier „*Sollspannung*" nennen wollen, die stets ablaufende Apposition und Resorption von Knochengewebe sich genau die Waage halten, der Knochen als Ganzes befindet sich im *Fließgleichgewicht*.

Steigen die Spannungen über den Sollwert an, so werden zunächst mehr Calciumsalze in das Knochengewebe eingelagert; bei längere Zeit anhaltendem Spannungsanstieg überwiegt zudem die Neubildung von Osteoid über den stets weitergehenden Knochenabbau: die Menge des Knochengewebes nimmt zu. W. ROUX bezeichnete diesen Vorgang, dessen Ablauf im Detail und dessen auslösende Ursachen er im einzelnen noch nicht kannte, als *Aktivitätshypertrophie.*

Durch die Apposition von neuem Knochengewebe wächst der tragende Querschnitt des Skelettelements. Hierdurch werden die Spannungen herabgesetzt, wenn inzwischen die äußere Belastung nicht weiter ansteigt.

Sinkt die aktuelle Spannung aber unter den Sollwert (etwa durch eine geringere körperliche Aktivität oder durch eine Reduktion des Körpergewichts, wie sie z. B. in ganz extremer Weise bei Astronauten im Zustand der Schwerelosigkeit auftritt), so wird der Knochen zunächst dekalzifiziert (Astronauten!) und im weiteren Verlauf überwiegt die Resorption von Knochengewebe über die (nie ganz erlöschende) Neubildung. Damit wird das Element als Ganzes sowohl schwächer (Dekalzifikation!) als auch in seiner Gesamtmasse reduziert. Durch den letzteren Vorgang wird der tragende Querschnitt verringert und dadurch steigen die Spannungen wieder an. ROUX hatte diesen Zusammenhang auch für das Knochengewebe intuitiv erahnt und *Inaktivitätsatrophie* genannt.

Verschiedene Beobachtungen an biologischen Experimenten und den Verläufen klinischer Fälle weisen allerdings darauf hin, daß sowohl die Aktivitätshypertrophie als auch die Inaktivitätsatrophie nicht bis zu beliebig großen bzw. kleinen Spannungen ungestört ablaufen. So hat man z. B. festgestellt, daß bei fortgesetztem erheblichen Spannungsanstieg der Knochen nach einer ersten Phase der Kondensation (d. h. Zunahme der *„Röntgendichte"* durch Einlagerung von Calciumsalzen) in eine Destruktionsphase übergeht, in der nun paradoxerweise Knochengewebe abgebaut wird. Dies ist ein deutlicher Hinweis auf eine Überlastung. Andererseits zeigten Tierexperimente, daß die einmal ausgebildeten Skelettelemente auch bei offenbar totaler Entlastung (Ausschalten der Belastung durch das Körpergewicht, Durchtrennung und Denervieren der Muskeln) nicht mehr völlig resorbiert werden und verschwinden, sondern daß bei äußerster Rarefizierung doch noch ein schemenhafter Rest des Skelettstücks zurückbleibt.

Der oben definierte Spannungssollwert, bei dem das Knochengewebe im Stadium des Fließgleichgewichts in seiner Gesamtmasse nicht verändert wird, muß durchaus nicht für alle Menschen gleich sein. Es ist noch nicht einmal sicher, ob er bei ein- und demselben Individuum in den verschiedenen Lebensaltern oder auch zur selben Zeit in allen Körperregionen gleich groß ist. Zudem ist damit keineswegs ausgesagt, daß dem Knochen auf diese Weise nur gerade jene Festigkeit verliehen werde, die ausreicht, um der aktuellen Belastung standzuhalten. Vielmehr baut der Knochen stets mit einem gewissen (aber offenbar überall gleich großen) Materialüberschuß, der es ihm gestattet, auch momentanen Maximalbelastungen zu widerstehen, die das „normale" Belastungsniveau überschreiten. Auch technische Bauten werden auf diese Weise ausgeführt und der Ingenieur spricht von einem „Sicherheitsfaktor".

Wenn man sich diese Reaktionweise aller am Aufbau des Knochens beteiligten Gewebselemente auf die mechanische Beanspruchung nach Art eines technischen Regelsystems vor Augen hält, dann wird klar, daß das Skelett bis ins feinste an seine mechanische Funktion angepaßt sein kann, und zwar viel genauer, als dies jemals bei technischen Konstruktionen geschehen kann. Der Feed-back-Mechanismus sorgt ferner dafür, daß eine stetige Anpassung an sich etwa ändernde Beanspruchungen gewährleistet ist.

Änderungen der Architektur der Substantia spongiosa beim jungen und erwachsenen Menschen waren bereits von J. WOLFF und W. ROUX mit einer veränderten Funktion in Verbindung gebracht worden, aber erst F. PAUWELS konnte sie mit seinem von der kausalen Histogenese abgeleiteten „Bauprinzip" befriedigend erklären.

Aus dem oben geschilderten Regelvorgang ergibt sich zwangsläufig, daß ein massives Knochenelement, z. B. ein Spongiosabälkchen, durch Gewebsapposition an den Stellen höherer Spannungen und durch Resorption an den Stellen geringerer Spannungen solange umgebaut werden muß, bis die Spannungen in ihm überall gleich groß sind und dem Sollwert entsprechen. Dann ist das Bälkchen letztendlich so ausgerichtet, daß die Wirkungslinie der belastenden Kraft genau mit seiner Achse zusammenfällt: es wird axial beansprucht und kann infolgedessen bei vorgegebenem Sicherheitsfaktor mit einem Minimum an Material gebaut sein.

PAUWELS hat unter den unterstellten Bedingungen einen solchen Umbau am Reißbrett vorgenommen und damit nachgewiesen, daß sein theoretisch formuliertes Bauprinzip tatsächlich zu einer *„Minimumkonstruktion"* führt, d. h. zu einem Stützelement, das die geforderte Widerstandsleistung mit der kleinstmöglichen Materialmenge erfüllt (Abb. 3.4—10). Inzwischen sind mathematische Modelle entwickelt worden, mit denen im Elektronenrechner dieser Umbauvorgang simuliert werden kann.

Wenn alle Spongiosaelemente des Knochens auf diese Weise in jeweils axiale Beanspruchung einge-

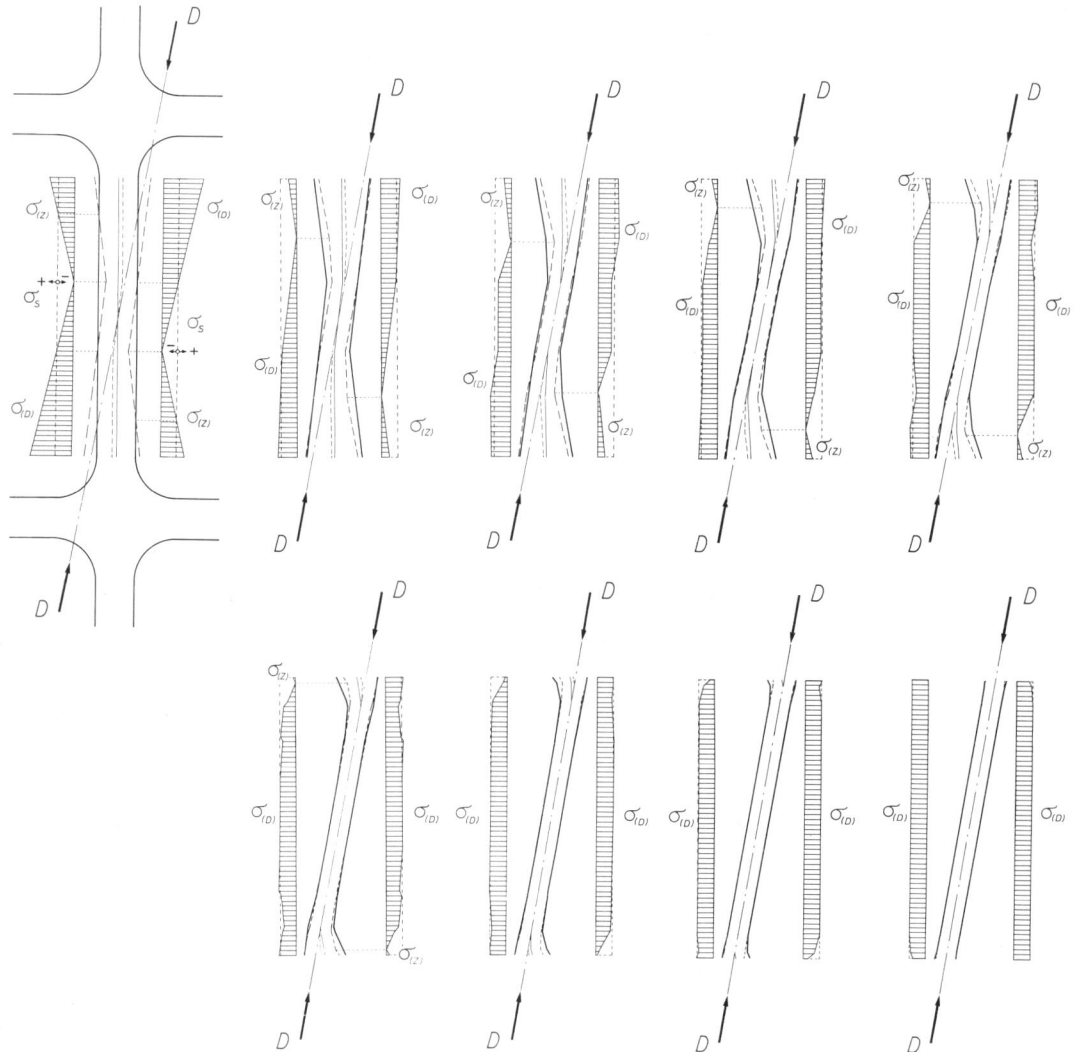

Abb. 3.4–10. Unter der Annahme, daß sich ein Fließgleichgewicht zwischen An- und Abbau von Knochengewebe bei einer Soll-spannung σ_S einstellt und daß bei höheren Absolutwerten der Spannungen die Apposition, bei geringeren Spannungen dagegen die Resorption überwiegt, hat PAUWELS den Umbau eines hypothetischen Knochenbälkchens berechnet. Die Wirkungslinie der Druckkraft D-D verlaufe schräg zur Längsachse des Knochenbälkchens (s. Skizze links oben). Zu beiden Seiten des Bälkchens sind die Spannungsverteilungen über die Länge aufgetragen. In diesen Diagrammen bedeuten $\sigma_{(D)}$ Druckspannungen. Das Ni-veau der Sollspannung σ_S ist beiderseits punktiert eingezeichnet. Wenn nun „Knochenmaterial" überall dort zugegeben wird, wo die aktuelle Spannung ($\sigma_{(D)}$ oder $\sigma_{(Z)}$) die Sollspannung σ_S übersteigt, und wenn Material weggenommen wird, wo sie σ_S unter-schreitet, dann ändert das Bälkchen seine Gestalt. Für die neue Form wurden wiederum die Spannungen berechnet und entspre-chend der Über- oder Unterschreitung des Sollwertes Material an- oder abgebaut. Man sieht, daß sich das Bälkchen auf diese Weise durch fortwährenden Umbau schließlich so einstellt, daß die Wirkungslinie der beanspruchenden Kraft axial liegt (nach PAUWELS aus KUMMER 1963).

stellt werden, so resultiert ein räumliches *trajektoriel-les Fachwerk* (vgl. Kapitel Mechanische Beanspru-chung und biologisches Verhalten des Knochens), das auch als Ganzes die maximale Festigkeit mit einem Minimum an Baumaterial erreicht.

Unter der Voraussetzung des gleichen Umbau-prinzips läßt sich auch die Ausbildung der Mark-höhle eines Röhrenknochens als funktionelle An-passung an eine Biegebeanspruchung erklären. Bei Biegung durch eine achsenparallele Längsdruck-kraft mit größerer Exzentrizität entstehen in einem massiven Stab in den Randfasern erhebliche Druck- und Zugspannungen, die in der neutralen Faser auf den Wert null abfallen (vgl. Kapitel „Mechani-

Abb. 3.4—11a. Verteilung der Normalspannungen (Druck und Zug) über den Querschnitt eines auf Biegung beanspruchten Rundstabs. Zugspannungen werden positiv, Druckspannungen negativ gerechnet.

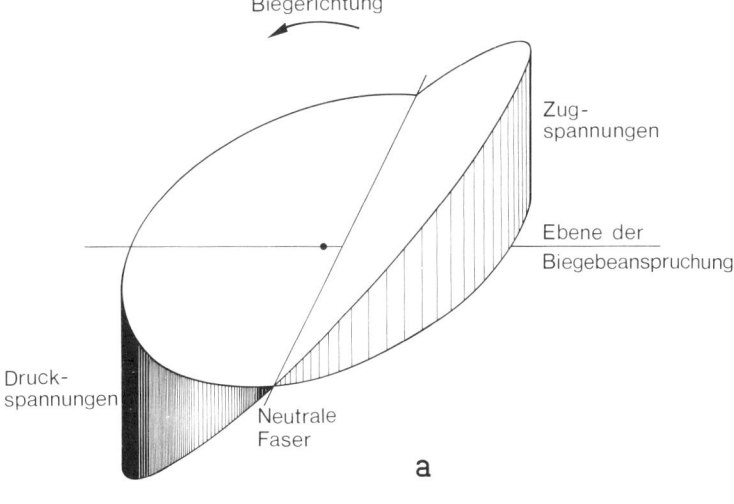

Abb. 3.4—11b. Zur Darstellung der absoluten (vom Vorzeichen unabhängigen) Spannungsgrößen werden die Druckspannungen nach oben „umgeklappt" gedacht. Zugleich ist das Niveau der „Sollspannung" σ_s eingetragen.

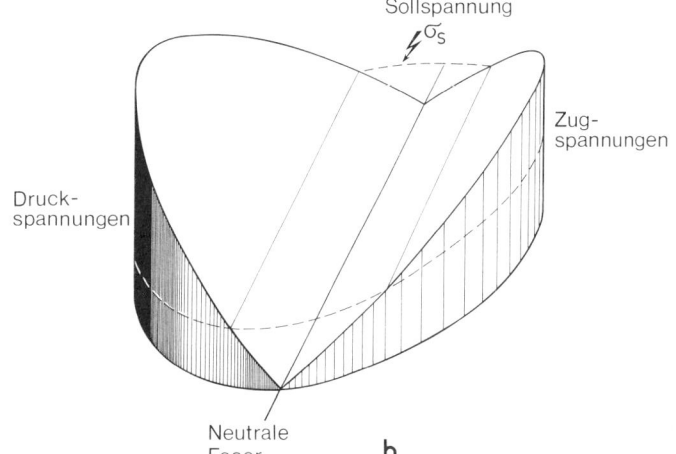

sche Beanspruchung und biologisches Verhalten des Knochens" und Abb. 3.4—11a). Um deutlich zu machen, daß nach der PAUWELSschen Hypothese nur die absoluten Spannungsgrößen ohne Berücksichtigung ihres Vorzeichens für den Knochenumbau maßgeblich sind, kann man im Modell das Vorzeichen der Druckspannungen umkehren und zugleich das Niveau der Sollspannung σ_s einzeichnen (Abb. 3.4—11b). Wenn nun eine Resorption von Knochengewebe in jenem Bereich angenommen wird, in dem die absoluten Spannungswerte die Größe σ_s unterschreiten, dann müßte der massive Knochenbalken durch einen sich ausbildenden Längsschlitz in zwei Stäbe gespalten werden.

Nun liegt zwar die Ebene, in der die langen Skelettelemente auf Biegung beansprucht werden (Biegeebene), bei allen Stellungen der Glieder und in verschiedenen Funktionssituationen im großen und ganzen in der gleichen Richtung, bei genauerer Analyse stellt sich jedoch heraus, daß sie um eine Mittelstellung mit größeren oder kleineren Winkelausschlägen schwankt. Die Auswirkung dieser Richtungsänderung der Biegebeanspruchung kann an einem Modell mittels eines photographischen Tricks anschaulich demonstriert werden (siehe Abb. 3.4—12). Man sieht nunmehr einen zentralen „Resorptionsbereich", der rundum von knochenerhaltenden Spannungsgrößen umgeben ist. Je größer der Drehwinkel ist, um den die Biegeebene schwankt, desto kleiner und abgerundeter wird die „Markhöhle".

Das einmal ausgebildete Knochenrohr (d. h. die Diaphyse eines Röhrenknochens) reagiert auf die Biegebeanspruchung mit ihrer ungleichmäßigen Spannungsverteilung ganz anders als ein massiver Stab. Hier kommt der Umbau bereits zum Stillstand, wenn sich die Wanddicke auf der lastzugewandten

251

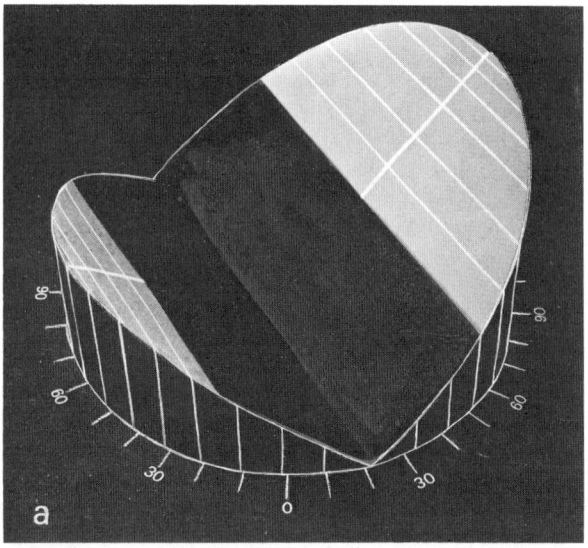

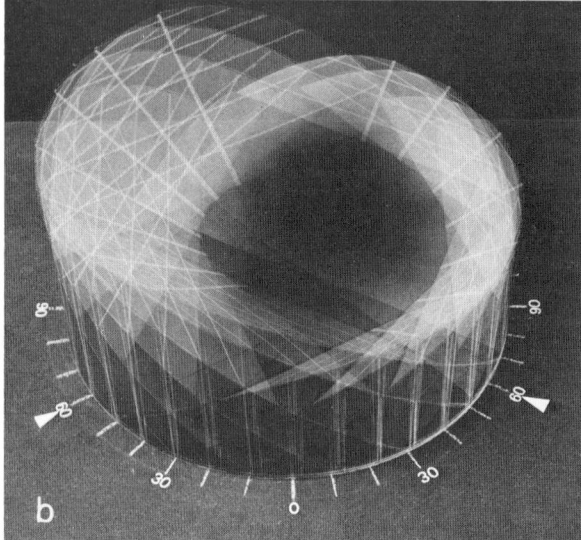

Abb. 3.4—12. Modell zur photographischen Erzeugung einer „Markhöhle".

a. In einem räumlichen Modell der absoluten Spannungsgrößen-Verteilung über den Querschnitt eines auf Biegung beanspruchten Rundstabs sind die Spannungswerte unterhalb des Niveaus der Sollspannung durch Schwarzfärbung „ausgelöscht".

b. Mehrfachbelichtung des oben abgebildeten Modells in verschiedenen Drehstellungen (Drehung um ± 60° aus der Ausgangsstellung) ergibt dieses Bild: der (schwarzgefärbte) Resorptionsbereich des Knochens rundet sich zu einer „Markhöhle" (aus B. KUMMER 1978).

Seite (Druckseite) und auf der lastabgewandten Seite (Zugseite) praktisch unabhängig voneinander an die lokale Spannungsgröße angeglichen haben. PAUWELS, dem wir diese Erkenntnis verdanken, zeigt auch, daß sich dabei Lage und Gestalt der Knochenachse nur unwesentlich ändern (Abb. 3.4— 13).

Des weiteren verfügt der Knochen offenbar über die Möglichkeit, auf die wechselnde Größe der mechanischen Beanspruchung mit einer lokalen Änderung seiner Materialdichte zu reagieren. Dies kann sowohl durch eine Veränderung der „Porosität" (Verhältnis der Hohlraumsysteme — HAVERSsche u. VOLKMANNsche Kanäle — zu Grundsubstanz) als

auch durch unterschiedliche Kalksalzeinlagerung geschehen. Beides läuft letztendlich darauf hinaus, die in der Volumeinheit des Knochengewebes enthaltene Mineralsalzmenge zu regulieren, die für die spezifische Festigkeit des Knochens im wesentlichen verantwortlich ist. Die Stärke der Röntgenstrahlenabsorption hängt zum weitaus größten Teil von der Menge der Mineralsalze ab. Deshalb kann mit der Schwärzungsmessung einer Röntgenaufnahme des Skeletts (Densitometrie) der örtliche Mineralsalzgehalt bestimmt werden. Farbtafel IV zeigt, daß die Röntgendichte über dem Querschnitt mehr oder weniger gleichmäßig sein kann. Dabei können Verteilungsmuster der örtlichen Material-

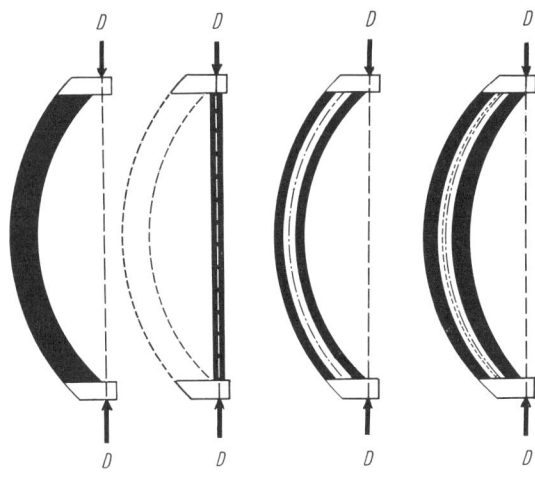

Abb. 3.4—13. Nach dem PAUWELSschen Bauprinzip des Knochens wird ein solides Bauelement, das auf Biegung beansprucht ist, letztlich genau axial in die Wirkungslinie der beanspruchenden Kraft eingestellt (beide linke Figuren), während ein Rohr unter den gleichen Bedingungen lediglich durch Ausbildung einer örtlich verschiedenen Wanddicke reagiert, ohne daß sich seine Achsenform wesentlich ändert (rechte Figuren) (nach PAUWELS aus KUMMER 1963).

dichte (und damit der Festigkeit) vorkommen, die als Anpassungen sowohl an eine Biegebeanspruchung als auch an eine axiale Druckbeanspruchung gedeutet werden können.

Wenn an anderer Stelle (s. Kapitel Mechanische Beanspruchung und biologisches Verhalten des Knochens) die Anpassung der Gesamtgestalt der langen Röhrenknochen an die spezifische (Biege-) Beanspruchung beschrieben und festgestellt wird, daß die besondere Achsenform jeweils eine Verminderung des Biegemoments zur Folge hat, so ergibt sich daraus die Frage nach der Art dieses Anpassungsmechanismus. Wie wir gesehen haben, ist das PAUWELSsche Umbauprinzip des Knochens nicht imstande, die Achsenform eines fertigen Röhrenknochens noch wesentlich zu verändern, sie wird vielmehr in den entscheidenden Zügen in der Entwicklung festgelegt.

Auch die grundsätzlichen Vorgänge der Knochenentwicklung verlaufen ohne Widerspruch zu der PAUWELSschen Theorie der funktionellen Anpassung und kausalen Histogenese der Stützgewebe. Die langen Röhrenknochen werden als knorpelige Elemente angelegt (vgl. Kapitel Knochenentwicklung). Sie werden schon frühzeitig durch die Spannung des umgebenden Weichteilschlauchs und die Kontraktion der Muskeln mechanisch beansprucht. Da es sich um lange, schlanke Elemente handelt, ist

es prinzipiell unwahrscheinlich, daß die Resultierende aus allen, sich im Gleichgewicht haltenden Kräften jeweils genau mit der Stabachse zusammenfällt: Das einzelne knorpelige Skelettelement wird auf Biegung beansprucht. Das maximale Biegemoment wird irgendwo mitten im Stab liegen. Dort erscheint im Trajektorienbild des Modells eines Biegestabes ein attraktiver singulärer Punkt (Abb. 3.4—14), der anzeigt, daß es sich hier um einen „hydrostatischen Punkt" im Sinne der Elastizitätstheorie handelt.

In Übereinstimmung mit der Theorie der kausalen Histogenese, nach der an Orten permanenten hydrostatischen Drucks Blasenknorpel entsteht, dem chondrale Ossifikation nachfolgt, zeigen sich auch wirklich im Niveau des Biegungsmaximums fast gleichzeitig die perichondrale Knochenmanschette und die zentrale Blasenknorpelbildung (Abb. 3.4—15). Auch die perichondrale Ossifikation ist durch dieselbe Theorie zu erklären, denn an dieser Stelle erreichen die Biegespannungen und damit die Deformation des Perichondrium ihren Höchstwert.

Wenn die Ossifikation gegen die Gelenkenden vorgedrungen ist, entstehen in den Knorpelepiphysen wiederum Spannungsmuster, in denen ein oder mehrere attraktive singuläre (hydrostatische) Punkte erscheinen, an denen Blasenknorpel und enchondrale Ossifikation auftreten. Auf diese Weise

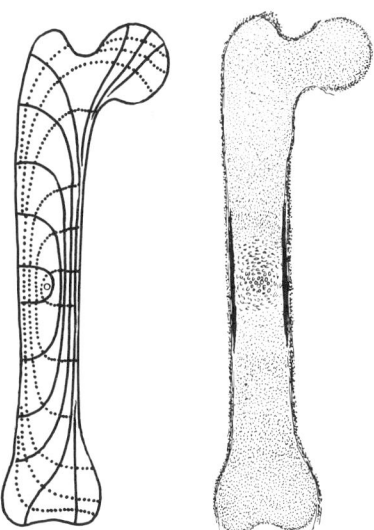

Abb. 3.4—14. Spannungstrajektorien im Modell eines embryonalen menschlichen Femur. In der Schaftmitte befindet sich ein hydrostatischer (attraktiver singulärer) Punkt.

Abb. 3.4—15. Halbschematische Zeichnung des Längsschnittes durch ein embryonales menschliches Femur bei Ausbildung der perichondralen Knochenmanschette (schwarz), unter der der Blasenknorpel entsteht.

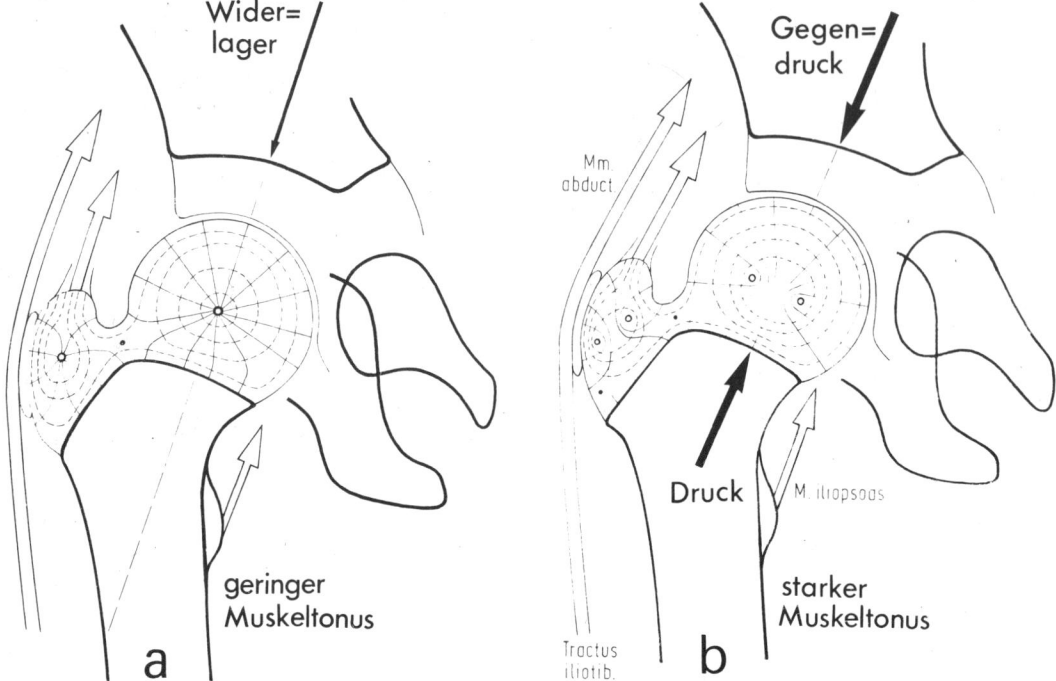

Abb. 3.4—16. a) Trajektorienmuster im Modell der proximalen knorpeligen Femurepiphyse. Im Kopfzentrum erscheint ein attraktiver singulärer (hydrostatischer) Punkt. b) Modell des Trajektorienverlaufs in einem knorpeligen Femurkopf bei überlagertem stärkeren axialen Druck. Der normalerweise genau im Zentrum gelegene hydrostatische Punkt ist durch eine ringförmige hydrostatische Zone ersetzt, die auf diesem Frontalschnitt als verdoppelter attraktiver singulärer Punkt erscheint.

entstehen die knöchernen Epiphysenkerne. Spannungsoptische Untersuchungen haben gezeigt, daß in relativ breiten und niedrigen Knorpelepiphysen, wie z. B. der distalen Femurepiphyse, zwei attraktive singuläre Punkte vorkommen, denen auch zwei Knochenanlagen entsprechen. In mehr kugelförmigen Epiphysen, etwa dem Femurkopf, liegt bei gleichmäßiger Beanspruchung dagegen nur ein zentraler attraktiver singulärer Punkt vor, und folgerichtig wird in der Norm auch nur ein knöcherner Epiphysenkern beobachtet (siehe Abb. 3.4—16a, 3.4—17).

Da die unpaaren singulären Punkte Ausdruck einer allseitig genau ausgewogenen Beanspruchung sind, können sie durch Unregelmäßigkeiten der von außen einwirkenden Kräfte sehr leicht irritiert werden. Eine überlagerte größere Längsdruckkraft, wie sie etwa bei stärkerer Kontraktion der Oberschenkelmuskeln auf das Caput femoris einwirkt, führt zu einer Aufspaltung des zentralen unpaaren attraktiven singulären Punktes in eine ringförmige „singuläre (hydrostatische) Zone" (Abb. 3.4—16 b), in deren Bereich entweder eine ringförmige Ossifikation oder mehrere Knochenkerne auftreten können.

Der von der Kante gesehene Ossifikationsring erscheint im Röntgenbild wie ein „doppelter Knochenkern" (Abb. 3.4—18), eine an sich harmlose Erscheinung, die bei Säuglingen im 3. oder 4. Lebensmonat gar nicht so selten beobachtet wird.

Die gleichen gesetzmäßigen Zusammenhänge gelten auch für die Knochenkerne in den Apophysen, wie z. B. den Trochanteren des Femur (s. d.) oder den Tubercula des Humerus (s. d.), die Muskelanheftungen ihre Entstehung verdanken und entwicklungsgeschichtlich wohl als Derivat mit der Diaphyse verschmolzener Sesambeine aufzufassen sind.

Der knöcherne Epiphysenkern wächst und dehnt sich damit sowohl gegen die Gelenkoberfläche als auch gegen die knöcherne Diaphyse aus. An der Gelenkfläche kommt die Ossifikation zum Stillstand, sobald hier die Knorpellage so dünn geworden ist, daß die durch Belastung des Gelenks bedingten (zeitlich und in der Größe schwankenden) Deformationen jenen Wert erreicht haben, der für die Erhaltung des Hyalinknorpels optimal ist, weil er eine weitere Blasenknorpelbildung verhindert. Diese „optimale knorpelerhaltende Deformation"

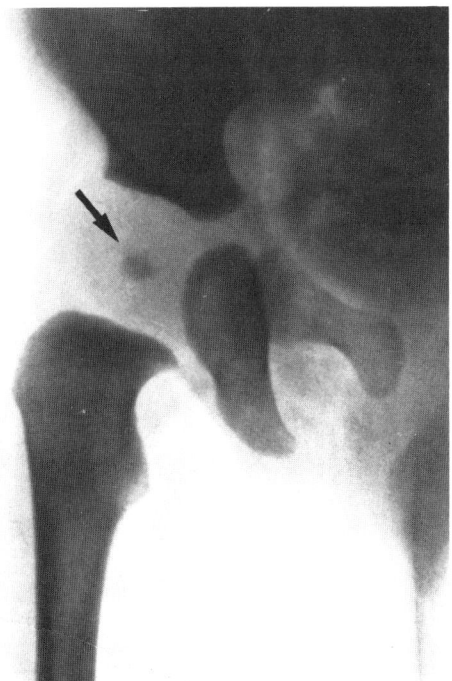

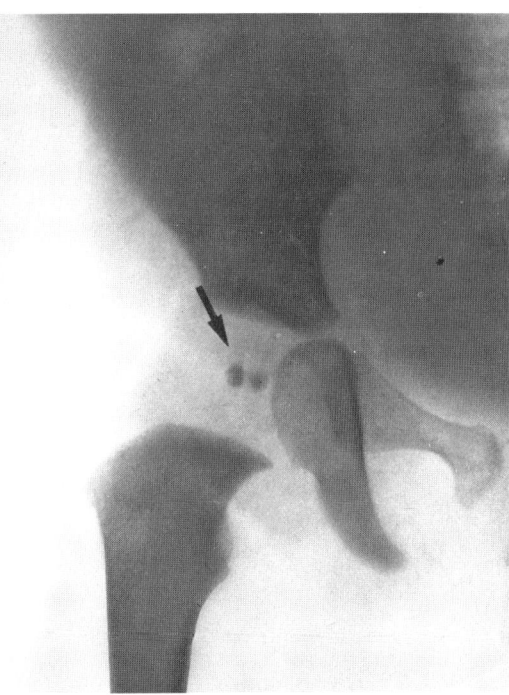

Abb. 3.4—17. Röntgenbild der Hüfte eines 4 Monate alten Säuglings. Das Knorpelgewebe gibt keinen Röntgenschatten und ist daher nicht zu sehen. Im Kopfzentrum erkennt man einen (enchondralen) Knochenkern (Pfeil).

Abb. 3.4—18. Röntgenbild der Hüfte eines 3 Monate alten Säuglings mit „doppeltem Femurkopfkern" (Pfeil).

reicht bei größeren Gelenkbelastungen naturgemäß weiter in die Tiefe als bei geringeren, weshalb bei stärker beanspruchten Gelenken auch die dickeren Gelenkknorpel gefunden werden. Im Tierversuch wurde ferner nachgewiesen, daß eine künstlich erhöhte Belastung eines Beines dort zu einer meßbaren Verdickung der Gelenkknorpel führt, was darauf schließen läßt, daß die funktionelle Beanspruchung den Gelenkknorpel nicht nur erhält, sondern auch als Stimulus für seine Proliferation anzusehen ist.

Klinische Beobachtungen am Menschen haben andererseits gezeigt, daß der Knorpelbelag in für lange Zeit ruhiggestellten Gelenken schwindet. Hier kann es dann schließlich zu einer knöchernen Überbrückung des Gelenkspalts kommen, man spricht von einer *Ankylose* (Abb. 3.3—11).

Aus diesen Zusammenhängen ergibt sich die Konsequenz, daß die beobachtete Gestalt der überknorpelten Gelenkflächen letztendlich ein genaues Abbild der Beanspruchungsverteilung ist. Dies wurde insbesondere am Beispiel des Hüftgelenks in eingehenden Untersuchungen dargelegt. So finden z. B. nicht selten anzutreffende, von der Norm abweichende Formen der überknorpelten Facies luna-

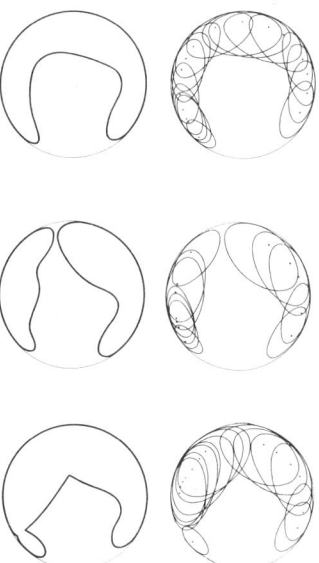

Abb. 3.4—19. Formvarianten der überknorpelten Facies lunata der Hüftgelenkspfanne. Nur jene Partien sind von Knorpel bedeckt, an denen die überlagerte Druckbeanspruchung jeweils eine bestimmte untere und obere Grenze nicht überschreitet (aus TILLMANN 1969).

ta ihre Erklärung jeweils in den besonderen Beanspruchungsverhältnissen (Abb. 3.4—19).

Zwischen dem knöchernen Epiphysenkern und der knöchernen Diaphyse bleibt in der Regel noch über Jahre eine Knorpelzone erhalten (Epiphysenknorpel, Wachstumsknorpel). Der mechanische Grund ist hier der gleiche wie beim Gelenkknorpel: Zwischen den beiden Knochen wird der Knorpel durch die funktionelle Belastung deformiert, was seine Ossifikation erschwert und sein Wachstum stimuliert. Auch hier führt höhere Beanspruchung zu lebhafterer Proliferation. Dies hat bei ungleichmäßiger Druckverteilung im Epiphysenknorpel auch ein ungleichmäßiges Dickenwachstum zur Folge (Abb. 3.4—20). Dadurch muß sich der Epiphysenknorpel stets so einstellen, daß seine Fläche senkrecht zur Wirkungslinie der beanspruchenden Kraft (Gelenkresultierende) steht. Wenn die Gelenkresultierende im Laufe der Wachstumszeit ihre Richtung ändert, so muß der Epiphysenknorpel darauf durch ein entsprechendes „Kippen" reagieren, der durch Ossifikation nachfolgende Knochen folgt der Richtung der Epiphysenfuge, und seine Achse zeigt infolgedessen charakteristische Krümmungen. PAUWELS konnte überzeugend darlegen, daß die Umgestaltung des für den Säugling typischen O-Beins *(Genu varum)* in das X-Bein *(Genu valgum)* des Kleinkindes eine Folge der veränderten Beanspruchung beim Übergang vom quadrupeden Kriechen zum bipeden Stehen und Gehen ist. Er zeigt ferner im gleichen Zusammenhang, daß bei in schiefer Stellung verheilten Knochenbrüchen eine Geraderichtung der Knochenachse stattfinden kann, solange die knorpeligen Epiphysenfugen noch nicht ossifiziert sind (Abb. 3.4—21).

Auch die knorpeligen Apophysenfugen zeigen nur bei gleichmäßiger Spannungsverteilung ein gleichmäßiges Dickenwachstum. Damit wird die Gestalt der Apophysen ebenfalls durch die mechanische Beanspruchung beeinflußt.

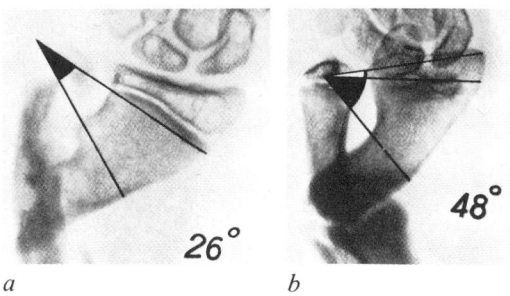

Abb. 3.4—21. Das distale Ende eines nach Fraktur in Winkelstellung verheilten kindlichen Radius hat sich durch keilförmigen Zuwachs wieder in Richtung der Längsachse des Unterarms eingestellt (aus PAUWELS 1965).

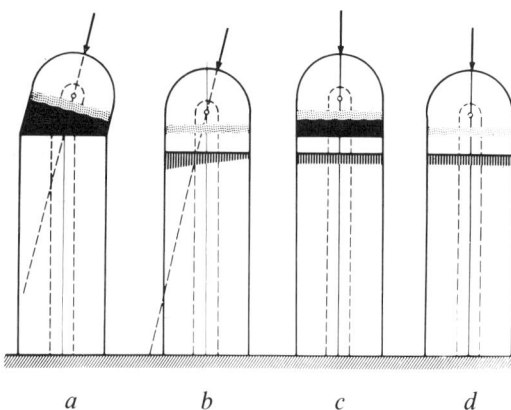

Abb. 3.4—20. Das Wachstum des Epiphysenknorpels wird durch die Spannungsverteilung gesteuert. In den schematischen Skizzen ist die knorpelige Epiphysenplatte punktiert, der enchondral gebildete Knochen schwarz und das Spannungsdiagramm schraffiert dargestellt.
a) Die beanspruchte Kraft (Pfeil) trifft den Epiphysenknorpel zentral, das Spannungsdiagramm besitzt über den gesamten Querschnitt gleiche Höhe.
b) Der enchondral gebildete Knochen wächst über den gesamten Querschnitt gleichmäßig, die Achse des Skelettelements bleibt gerade.
c) Die beanspruchende Kraft trifft schräg und exzentrisch auf den Epiphysenknorpel. Das Spannungsdiagramm ist schief.
d) Der Knochen hat entsprechend dem schiefen Spannungsdiagramm einen keilförmigen Zuwachs erfahren. Die Knochenachse ist abgeknickt, und die Epiphysenplatte ist nun wieder rechtwinklig zur beanspruchenden Kraft gestellt (aus KUMMER 1959).

Literatur

Amtmann, E.: Mechanical stress, functional adaptation and the variation structure of the human femur diaphysis. Ergebn. Anat. Entwickl.-Gesch. 44 (1971) 1—89

KUMMER, B.: Bauprinzipien des Säugerskelettes. Thieme, Stuttgart 1959a

KUMMER, B.: Biomechanik des Säugetierskeletts. KÜKENTHALS Handbuch Zool. VI / II. de Gruyter, Berlin 1959b

KUMMER, B.: Funktioneller Bau und funktionelle Anpassung des Knochens. Anat. Anz. 111 (1962) 261—293

KUMMER, B.: Grundlagen der Biomechanik des menschlichen Stütz- und Bewegungsapparates IXᵉ. Congr. Soc. Internat. Chir. orthop. Traumatol. II. Wien 1963, D-65 bis D-88

KUMMER, B.: Biomechanics of bone. In: Y. C. FUNG, N. PERRONE, M. ANLIKER (Hgg.): Biomechanics, its foundation and objectives. Prentice-Hall, Englewood Cliffs. N. J. 1972

KUMMER, B.: Mechanische Beanspruchung und funktionelle Anpassung des Knochens. Verh. Anat. Ges. 72 (1978) 21—46

v. MEYER, H.: Die Architektur der Spongiosa. Reichert u. Du Bois-Reymond's Archiv (1867) 615—628.

PAUWELS, F.: Gesammelte Abhandlungen zur funktionellen Anatomie des Bewegungsapparates. Springer, Berlin 1965

PAUWELS, F.: Atlas zur Biomechanik der gesunden und kranken Hüfte. Springer, Berlin 1973

ROUX, W.: Gesammelte Abhandlungen über Entwicklungsmechanik der Organismen. I. II. Engelmann, Leipzig 1895

TILLMANN, B.: Die Beanspruchung des menschlichen Hüftgelenks. III. Die Form der Facies lunata. Z. Anat. Entwickl.-Gesch. 128 (1969) 329—349

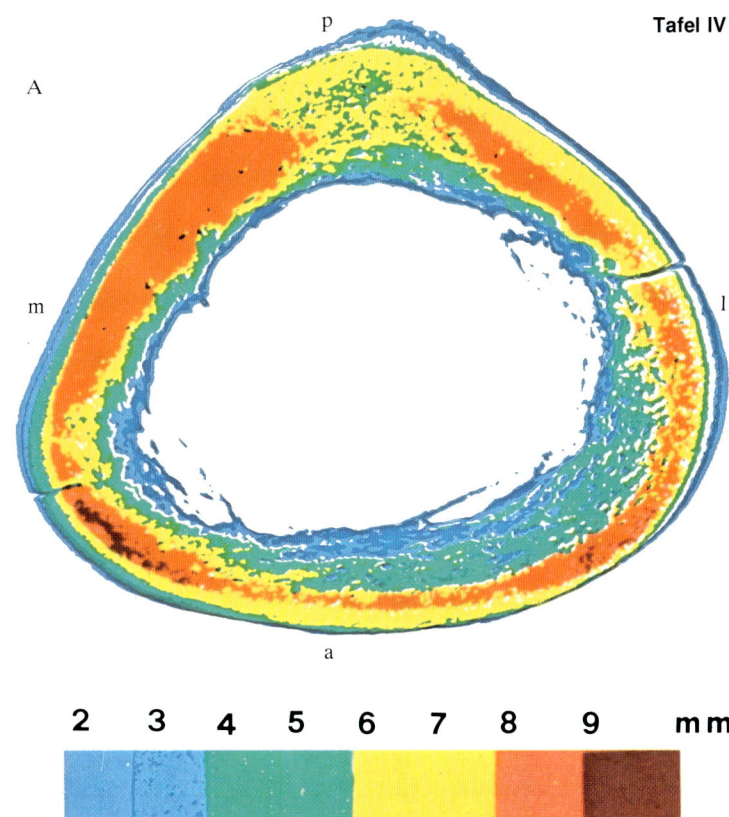

A

p

m

l

a

2   3   4   5   6   7   8   9   **m m**

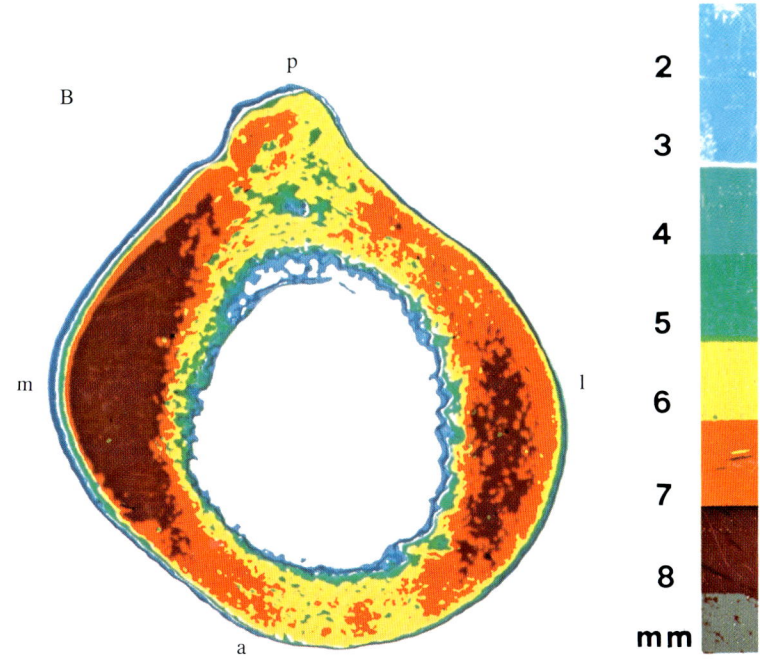

Tafel IV

Verteilung der Röntgendichte des Knochengewebes über Querschnitten aus der Femurdiaphyse. Die verschiedenen Farben kennzeichnen Zonen gleicher Röntgenstrahlenabsorption und damit gleichen Mineralgehalts. Die farbige Skala ist die Abbildung eines Stufenkeils aus Aluminium, der auf dem gleichen Röntgenfilm mit aufgenommen wurde. Die eingetragenen Zahlen geben die Höhen der Stufen in mm an. Damit kann die Dichte des Knochengewebes in mm Schichtdicke Aluminium ausgedrückt werden.

A) Querschnitt aus dem unteren Schaftdrittel. Die Dichteverteilung kann als Anpassung an eine nur geringe Biegung (fast axiale Druckbeanspruchung) angesehen werden.

B) Querschnitt aus der Schaftmitte. Die deutlichen, medial und lateral gelegenen Dichtemaxima können als Anpassung an eine erhebliche, von lateral nach medial gerichtete Biegebeanspruchung angesehen werden (vergl. das Spannungsdiagramm der Abb. 3.4–11a).

Die Richtungsbezeichnungen sind: a = anterior, p = posterior, m = medial, l = lateral. (Originalbilder T. Yamaguchi, Köln)

B

p

m

l

a

2

3

4

5

6

7

8

mm

3.5. Osteosynthese und Knochenreaktion

Von Berton A. Rahn

Durch eine Fraktur wird die Funktion des Bewegungsapparates sowohl in mechanischer als auch in biologischer Hinsicht gestört.

Für die *Mechanik* des Skelettsystems bedeutet eine Kontinuitätsunterbrechung, daß die komplizierten Hebelsysteme (vgl. Kapitel 3.3.) nicht mehr in gewohnter Weise wirken können. Je nach Lage der Fraktur und des Ansatzpunktes der Muskelzüge werden die Fragmentenden verschoben. Dadurch entstehen verschiedene Typen der Dislokation, die in chirurgischen Lehrbüchern systematisiert sind. Bei frakturierten Röhrenknochen greifen äußere Kräfte und Muskelzüge oft an langen Hebelarmen an. Geringe Kräfte führen deshalb bereits zu größeren Bewegungen im Frakturbereich, die in ihrem Ausmaß durch den Weichteilmantel und das Haematom kaum reduziert werden.

Im *biologischen* Bereich kommt den *Gefäßverletzungen* eine kardinale Bedeutung für die Frakturheilung zu. Die Verletzung von größeren Gefäßen hat je nach topographischer Lokalisation eine deutliche Verzögerung der Frakturheilung zur Folge. Meistens zeigen distal gelegene Fragmente eine schlechtere Blutversorgung, in isolierten Fragmenten kann die Zirkulation vollständig unterbrochen sein, und eine Verletzung einer Arteria nutricia an ihrer Eintrittsstelle in den Knochen kann nur schwer kompensiert werden.

Die Mikrozirkulation in den im Kortikalisinneren verlaufenden Haversschen Kanälen wird an den Fragmentenden ebenfalls unterbrochen. Diese feinen Gefäße zeigen im Anschluß an ein Frakturtrauma eine retrograde Thrombosierung[1], so daß die Fragmentenden bis zu einer Strecke von einigen Millimetern ohne Zirkulation sind. Als Folge von Gefäßverletzungen und Haematomen ist die Zirkulation im Frakturgebiet sowohl auf der afferenten wie auf der efferenten Seite allgemein verschlechtert.

Jede *Frakturbehandlung* zielt darauf ab, sowohl mechanisch wie biologisch optimale Voraussetzungen für die Frakturheilung zu schaffen. Bei den nicht operativen Verfahren der Knochenbruchbehandlung treten in bestimmten Fällen Probleme auf, die mit Hilfe der Osteosynthese reduziert oder umgangen werden sollen. Eine Hauptindikation zur

Osteosynthese sind Frakturen mit Gelenkbeteiligung. Gelenke müssen anatomisch exakt reponiert und fixiert werden, denn Stufen in einer Gelenkfläche führen früher oder später zu einer Arthrose mit entsprechenden Beschwerden. Heilungsvorteile ergibt die Osteosynthese z. B. auch bei Vorderarmfrakturen, die sonst in einem gewissen Prozentsatz zu Pseudarthrosen[1] führen. Ein weiterer Vorteil der Osteosynthese ist die Möglichkeit der frühen Mobilisation. Die Gipsbehandlung bezieht die der Fraktur benachbarten Gelenke in die Immobilisation mit ein und damit wird auch die Muskulatur zur Inaktivität verurteilt. Dies wird vom Jugendlichen meist problemlos und ohne Spätfolgen ertragen. Die Osteosynthese dagegen bietet von Anfang an zumindest eine sogenannte Übungsstabilität, welche eine physikalische Therapie erlaubt. Bei älteren Patienten kann eine dadurch ermöglichte Frühmobilisation erwünscht sein, um durch Pumpwirkung der Muskulatur die Zirkulation zu verbessern, Thrombosen und Dekubitalgeschwüre zu vermeiden, Muskelatrophien auf ein Minimum zu reduzieren und eine volle Beweglichkeit in den Gelenken zu erhalten.

Die *technische Grundlage der Osteosynthese* besteht darin, daß mit direkt am Knochen angreifenden mechanischen Mitteln eine Reposition erzielt

[1]) Pseudarthrose: Scheingelenk, Beweglichkeit an einer Stelle, die eigentlich fest sein sollte. Eine Fraktur, die nach 12 Monaten nicht verheilt ist, wird als Pseudarthrose bezeichnet. Klinisch-radiologisch ist sie dadurch charakterisiert, daß ein Knochendefekt zwischen den Fragmentenden persistiert, der Markraum an den Fragmentenden geschlossen erscheint und keine Veränderungen bei periodischen Röntgenkontrollen zu beobachten sind.

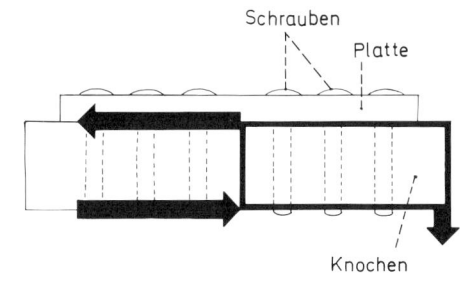

Abb. 3.5—1. Prinzip der Zuggurtung bei Plattenosteosynthese. Um eine Dislokation der Fragmente zu verhindern, soll die Platte in erster Linie Zugkräfte auffangen. Druckkräfte werden durch den reponierten Knochen übertragen.

[1]) Nach einer Verletzung von Gefäßen führt die Blutgerinnung zu einer Blutpfropfbildung, welche das Gefäß verschließt. Als Folge der gestörten Strömungsverhältnisse kann sich der intravaskuläre Gerinnungsvorgang über eine gewisse Strecke weiter ausdehnen.

und diese gegen die von außen einwirkenden Kräfte und die Muskelzüge aufrecht erhalten wird. Dazu stehen uns verschiedene technische Möglichkeiten mit unterschiedlichen Wirkungsmechanismen zur Verfügung. Ein Knochen kann bei unterbrochener Kontinuität senkrecht zur Frakturebene weiterhin Druckkräfte übertragen, während Zugkräfte sofort zu einem Öffnen des Frakturspaltes führen. Osteosynthesematerialien werden deshalb in erster Linie so eingesetzt, daß sie Zugkräfte übernehmen könen, während der Knochen weiterhin auf Druck beansprucht wird (Abb. 3.5–1). Zur korrekten Plazierung der Implantate[1]) ist deshalb eine genaue Kenntnis der Belastung jedes einzelnen Knochens erforderlich (vgl. Kapitel: 3.3. „Mechanische Beanspruchung und biologisches Verhalten des Knochens"). Zusätzlich zur Zuggurtungswirkung des Implantats kommt dem interfragmentären Druck eine große Bedeutung zu: Die axiale Kompression wirkt gegen mögliche Distraktionskräfte und erhöht gleichzeitig die Reibung zwischen den Fragmentenden, was die gegenseitige Verschiebung erschwert oder unter physiologischer Belastung verhindern soll. Die Wirksamkeit der Druckstabilisation ist vor allem bei Schrauben und Platten so gut, daß im Frakturspalt absolut keine Bewegung der Fragmentenden gegeneinander herrscht. Bei frakturfern angreifenden Osteosynthesemitteln, z. B. beim fixateur externe[2]), ist die Reposition zwar gut,

aber Mikrobewegungen im Frakturbereich werden nicht verhindert. Ein Marknagel im Markraum wirkt trotz seiner Quer- und Längsverspannung in der Markhöhle vor allem als innere Schienung, und es treten häufig ebenfalls noch Mikrobewegungen auf. Wenn ein Draht als Zuggurtung eingesetzt wird (Abb. 3.4–7), kann eine sehr gute Stabilität erzielt werden, als Drahtumschlingung bei Schrägfrakturen ist die Ruhigstellung jedoch oft ungenügend.

Primäre Knochenheilung

Der Ausdruck „primäre Knochenheilung" wurde unseres Wissens erstmals von LANE (1914) in Analogie zur primären Weichteilheilung verwendet und bezeichnet eine Heilung mit einem minimalen Aufwand von Narben- respektive Kallusgewebe für den Fall des Knochens. Radiologisch ist die Primärheilung dadurch gekennzeichnet, daß die Frakturlinie zuerst verwischt wird und allmählich verschwindet (Abb. 3.5–2). DANIS (1949) hat diesen Vorgang mit einem Verschweißen der Fragmentenden verglichen. Beim primären Heilungstyp fehlen die von der spontanen Frakturheilung her gewonte Resorption der Fragmentenden und die Kallusbildung. Histologisch basiert die primäre Knochenheilung (SCHENK und WILLENEGGER, 1967; SCHENK 1973) auf einem intrakortikalen (HAVERSschen) Umbau[1]). Dabei wird durch eine Osteoklastengruppe ein Tunnel von einem Durchmesser von ca. 0,2 bis 0,3 mm resorbiert. Nachfolgende Osteoblasten

[1]) Implantate: Zur operativen Frakturbehandlung werden meist metallische Hilfsmittel wie Schrauben, Platten, Nägel, Drähte usw. in den Körper „eingepflanzt" (= implantiert), wo sie bis zum Abschluß der Frakturheilung verbleiben.

[2]) Fixateur externe: Die Knochenfragmente werden durch die Haut hindurch mit Nägeln oder Gewindebolzen angespießt, und anschließend werden diese Nägel außerhalb des Körpers miteinander verbunden.

[1]) HAVERSscher Umbau: Mechanismus, welcher zur Bildung von neuen Osteonen (= HAVERSschen Systemen) in bereits bestehender Kompakta führt (siehe Kapitel 2.4)

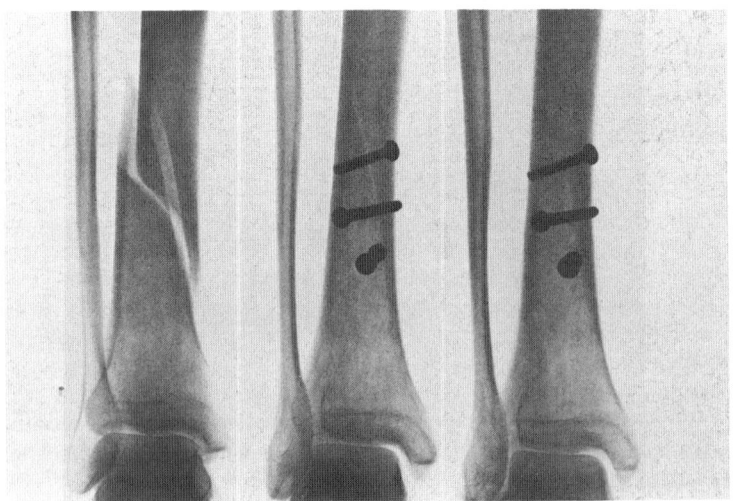

Abb. 3.5–2. Radiologischer Aspekt der Primärheilung nach Verschraubung. Die Abbildung zeigt von links nach rechts eine Spiralfraktur unmittelbar nach dem Unfall, nach fünf und nach fünfundzwanzig Wochen. Die Frakturspalte verschwindet, ohne daß Kallus sichtbar wird (übernommen aus: MUELLER, M. E. ALLGOEWER, M. WILLENEGGER, H.: Technik der operativen Frakturenbehandlung. Springer Berlin-Heidelberg-New York 1963).

Osteoblastensaum

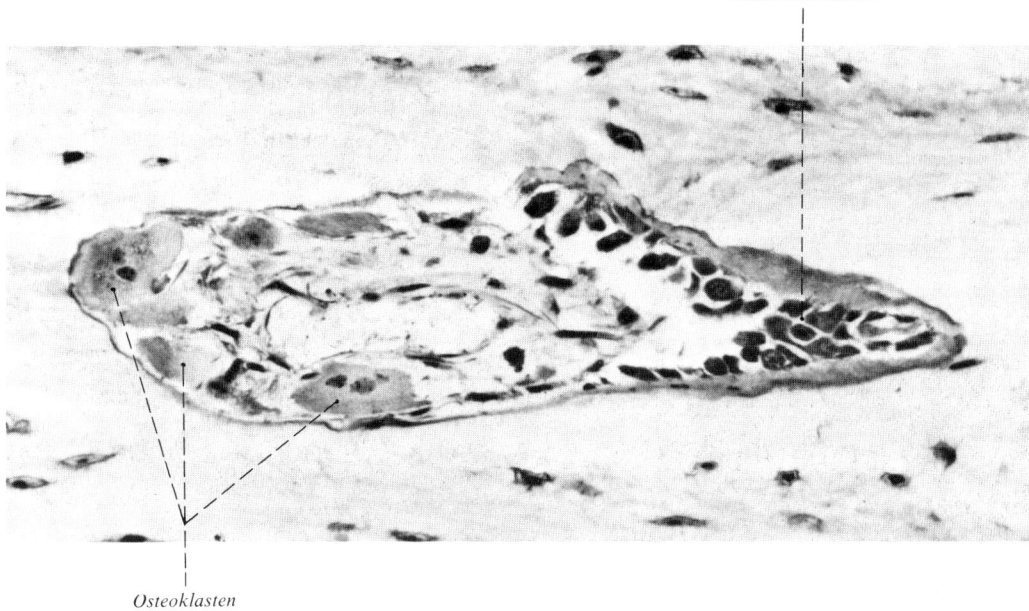

Osteoklasten

Abb. 3.5—3. Intrakortikaler Knochenumbau. Durch eine Osteoklastengruppe (links) wird im kortikalen Knochen ein Tunnel von 200—300 µm Durchmesser ‚gebohrt'. Hinterher bilden Osteoblasten neuen Knochen und engen den Kanal wieder ein (6µm-Schnitt, unentkalkt, Giemsa-Färbung).

bilden konzentrische Knochenablagerungen und engen die Kanäle wieder ein (Abb. 3.5—3). Ein derart gebildetes neues Osteon kann eine Länge bis zu mehreren Millimetern erreichen. Dieser intrakortikale Umbau führt Schritt für Schritt zu einem Ersatz des vorbestehenden durch neuen Knochen (Abb. 3.5—4). Der Knochen im Osteon ist lamellär aufgebaut (Abb. 3.5—5) und normalerweise in Längsachse des Knochens ausgerichtet. Wenn eine Frakturspalte haarfein adaptiert und absolut ruhiggestellt ist, kann der HAVERSsche Umbau vom einen ins andere Fragmentende übergreifen (Taf. V/1). Damit entsteht eine Überbrückung der Fraktur direkt mit Knochen, welcher in Struktur und Ausrichtung dem ursprünglichen Knochen weitgehend entspricht. Das direkte Durchwachsen von Osteonen durch eine Kontaktstelle wird als *Kontaktheilung* bezeichnet (Abb. 3.5—6). Durch die lokalisierte Resorptionstätigkeit erscheinen die Fragmentenden im Röntgenbild vorübergehend weniger dicht.

Eine Fraktur ist oft nicht immer so reponierbar, daß überall Kontaktstellen erzielt werden, sondern es finden sich Stellen mit feinen Spalten. Diese Spaltstellen sind ebenfalls ruhiggestellt, sofern sie durch benachbarte Kontaktstellen abgestützt sind. In diesen Spalten kann sich lamellärer Knochen bilden (Taf. V/2). In einer zweiten Phase werden dann ebenfalls wie in den Kontaktzonen neue

Vollständig aufgefüllte neue Osteone *Bohrkanal*

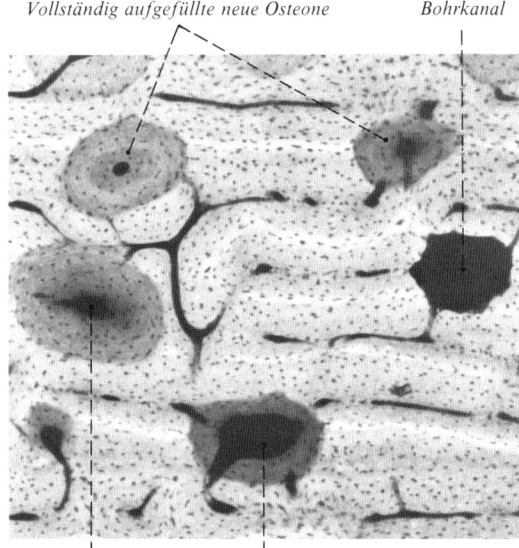

Teilweise aufgefüllter Kanal *Beginnende Knochenbildung*

Abb. 3.5—4. Verschiedene Stadien des intrakortikalen (HAVERSschen) Umbaus. Die Mikroradiographie eines unentkalkten Knochenschliffs zeigt quer angeschnitten verschiedene Stadien der Osteonbildung. Rechts im Bild ist ein noch offener Bohrkanal, in der Mitte unten ist wandständig bereits neuer Knochen abgelagert, links ist das Lumen schon stärker, links oben bis auf einen engen Kanal eingeengt. Die neugebildeten Osteone sind noch weniger stark mineralisiert als der umgebende alte Knochen.

259

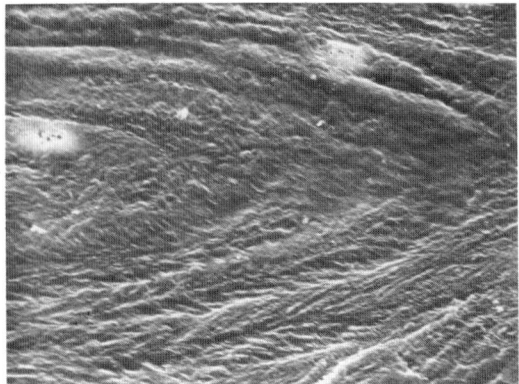

Abb. 3.5–5. Lamellärer Aufbau eines Osteons. Deutlich sichtbar ist die von Lamelle zu Lamelle wechselnde Anordnung der Fasern (rasterelektronenmikroskopische Aufnahme eines Sägeschnitts).

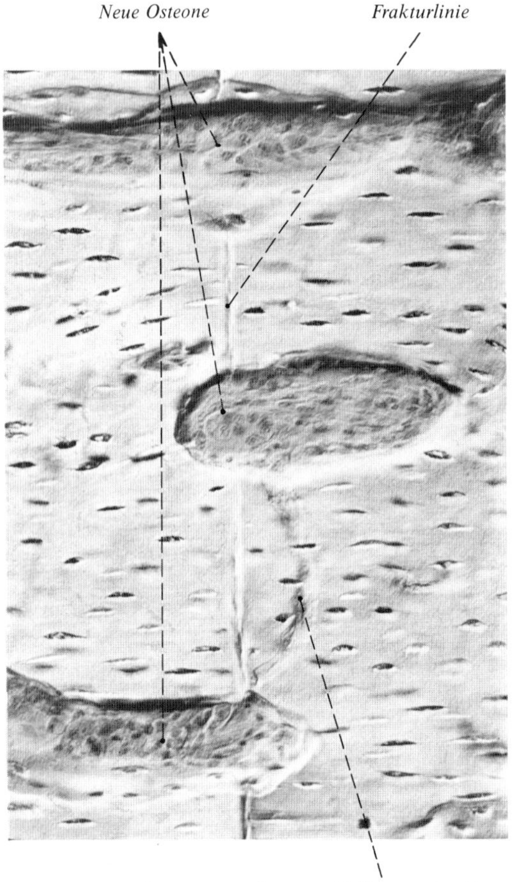

Osteone vom einen Fragmentende ins andere durchwachsen und dabei die aufgefüllte Spaltzone durchqueren (Taf. V / 3). Neben diesen gibt es auch Osteone, welche in der aufgefüllten Spalte entspringen und in eines der Fragmente eindringen. Bei größeren Spalten ist ein einzeitiges Auffüllen nicht mehr möglich. In diesem Fall wird eine Unterteilung des Spaltraumes durch Faserknochenbälkchen beobachtet (Abb. 3.5–7).

Das Bild der *primären Knochenheilung* ist also bestimmt durch ein Nebeneinander der *Kontaktheilung* mit der *Spaltheilung*. Der Anteil der Spaltheilung dürfte deutlich über 50% betragen. Die primäre Frakturheilung wurde im Tierexperiment nur im Zusammenhang mit Plattenfixation oder nach Versorgung mit einem Kompressionsmarknagel nachgewiesen. Beide Methoden zielen darauf ab, eine absolute Ruhigstellung des Frakturspaltes zu

Neue Osteone   *Frakturlinie*

Faserknochenbälkchen

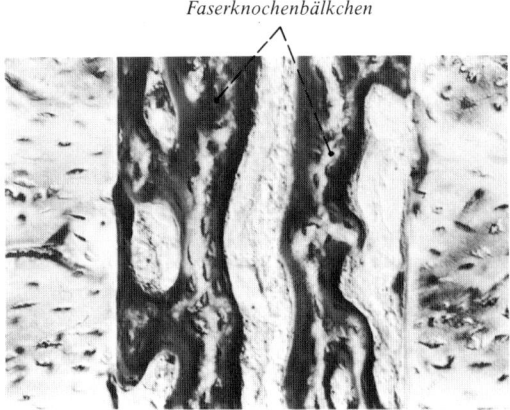

Abb. 3.5–7. Faserknochen in breiten Spalten. Breite Spalten werden zuerst durch ein Netzwerk von Faserknochenbälkchen unterteilt, anschließend können die Maschen mit lamellärem Knochen aufgefüllt werden (Sägeschnitt, Differential-Interferenzkontrast).

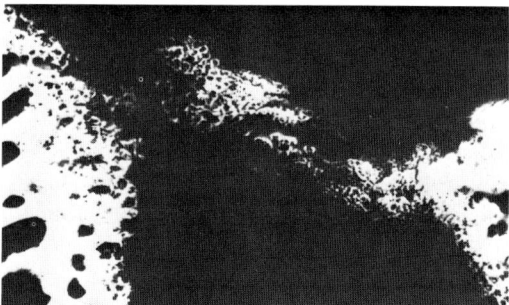

Abb. 3.5–8. Verkalkung im Frakturspalt. Durch Kalkeinlagerung in die Interzellularsubstanz des Faserknorpels wird die Fraktur zunehmend versteift (Mikroradiographie).

Knapp angeschnittener Volkmannscher Kanal

Abb. 3.5–6. Primäre Knochenheilung: Kontaktheilung. Neue Osteone sind durch den perfekt adaptierten und absolut ruhiggestellten Spalt durchgewachsen und verbinden die beiden Fragmentenden. Dieses direkte Durchwachsen ist von der vierten postoperativen Woche an zu beobachten (Sägeschnitt, Differential-Interferenzkontrast).

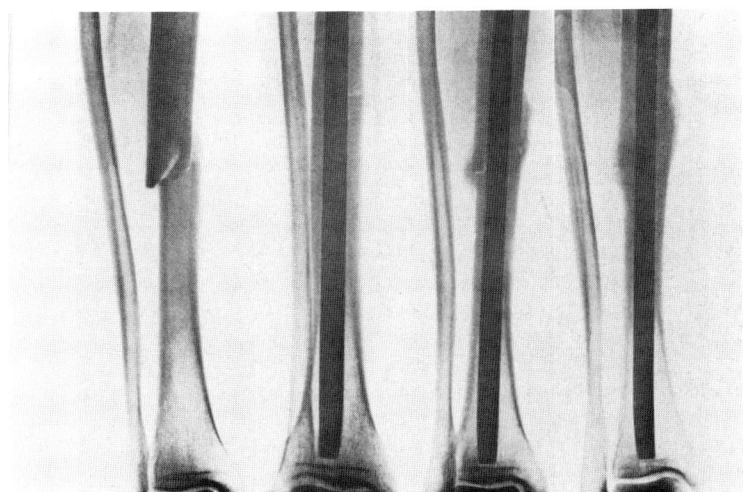

Abb. 3.5—9. Heilung mit Kallus nach Marknagelung. Der Marknagel schließt Mikrobewegungen im Frakturspalt nicht vollständig aus, die Heilung erfolgt deshalb normalerweise mit Kallusbildung (übernommen aus: MUELLER, M. E. ALLGOEWER, M. WILLENEGGER, H.: Technik der operativen Frakturenbehandlung, Springer, Berlin-Heidelberg-New York 1963).

erreichen, und es scheint, daß dies eine Grundbedingung für die primäre Knochenheilung ist. Das Auftreten von Kallus bei einer Plattenfixation ist ein eindeutig abnormer Verlauf. Er weist darauf hin, daß das Operationsziel, d. h. die absolute Ruhigstellung, nicht erreicht wurde. Experimentell konnte nachgewiesen werden, daß eine mit flexiblen Platten überbrückte Fraktur nur unter Kallusbildung abheilen kann (HUTZSCHENREUTER et al. 1969). Ein Anlegen der Platte an einer biomechanisch ungünstigen Stelle, d. h. auf der Konkavseite eines Biegebalkens, führt ebenfalls zu einer ungenügenden Stabilisierung.

Kallus nach Osteosynthese

Eine Heilung über Kallus wird bei einer ganzen Reihe von Osteosyntheseverfahren als normaler Verlauf angetroffen, im Gegensatz zur Plattenfixation, wo Kallus als Zeichen ungenügender Stabilität angesehen wird. Marknagel (Abb. 3.5—8), Drahtnaht und Cerclagen[1]), wobei hier zusätzliche Ruhigstellung durch Gips oder Schienenverbände notwendig ist, oder der fixateur externe, der frakturfern angreift, können keine absolute Ruhigstellung im Frakturbereich gewährleisten. In der Folge beobachtet man ein Heilungsbild, welches der spontanen Frakturheilung gleicht. Radiologisch läßt sich dabei während der ersten Wochen ein Abrunden der Fragmentenden beobachten. Dadurch kommt es zu einer Verbreiterung des Frakturspaltes. Histologisch läßt sich für diesen Zeitpunkt an den Fragmentenden eine vermehrte Osteoklastenaktivität zeigen. Von der ersten Woche an bildet

sich an den Fragmentenden noch etwas frakturfern auf der periostalen Seite eine Kallusmanschette, die allmählich auf die Fragmentenden zuwächst und sich gleichzeitig verbreitert, damit den Querschnitt im Frakturbereich vergrößernd. Der Aufbau dieses Kallus erfolgt in verschiedenen Stufen: Das initiale Haematom wird durch Granulationsgewebe ersetzt, welches dann zu kollagenem Bindegewebe ausreift. In diesem Bindegewebe entsteht ein Faserknochengerüst, das durch Einlagerung von lamellärem Knochen in den Maschen weiter versteift wird (Taf. V/4). Dieser Kallus weitet sich auf der Periostalseite bogenförmig aus, bis es zu einer Überbrückung der Frakturspalte kommt. Radiologisch äußert sich dies in einem Verwischen der Frakturspalte. Gleichzeitig wird Faserknorpel, der sich im interfragmentären Bereich gebildet hat, und der durch seine Struktur sowohl Druck- als auch Zugkräfte aufnehmen kann, allmählich Verkalkungen seiner Interzellularsubstanz zeigen (Abb. 3.5—9). Diese kommen von den Fragmentenden her und engen den Frakturspalt sukzessiv ein. Damit wird die Bewegung der Fragmente immer mehr reduziert, bis ein knöcherner Durchbau möglich ist. Ein Teil der Stabilität wird durch das Implantat aufgebracht, weshalb größere Dislokationen verhindert und die Bewegungen im Frakturbereich vermindert werden. Die Größe des Kallus und die Resorption der Fragmentenden sind deshalb meist nicht so ausgeprägt wie bei spontaner Frakturheilung oder nach Gipsschienung. Der prinzipielle Aspekt bleibt aber sehr ähnlich. Nach der Überbrückung mit Kallus ist die Frakturheilung aber noch lange nicht abgeschlossen. Durch Einlagerung von lamellärem Knochen wird das Kallusgewebe weiter konsolidiert, und im Verlauf der nächsten Monate und Jahre wird der Kallus in einem langdauernden Prozeß

---
[1]) Cerclage: Drahtumschlingung einer Schrägfraktur.

durch HAVERSschen Umbau umstrukturiert, bis wieder eine der ursprünglichen Knochenform entsprechende Struktur, nämlich ein Röhrenknochen mit Markraum, erreicht ist.

Mechanik und Heilungsbild

Im Heilungsablauf — sei die Fraktur nun operativ behandelt oder durch äußere Schienung — können im Frakturspalt verschiedene Grade von Beweglichkeit auftreten. Bei Osteosynthese wird im optimalen Fall eine absolute Stabilität erreicht, d. h., die Beweglichkeit im Frakturspalt wird auf Null reduziert. Andererseits ist die Beweglichkeit im Frakturspalt bei vollständig unbeeinflußter, spontaner Heilung sehr groß. Die Bewegung führt zu einer *Dehnung* der Gewebe im Frakturspalt. PERREN und BOITZY (1978) haben die Gewebsdehnung im Frakturspalt zur Grundlage einer theoretischen Analyse der Gewebsdifferenzierung während der Frakturheilung gemacht. Sie gehen davon aus, daß Gewebe unter Bedingungen, die seine mechanischen Eigenschaften, im speziellen seine Dehnbarkeit überschreiten, nicht länger existiert und auch nicht neu gebildet werden kann. Aus diesem Grunde verläuft die Frakturheilung über verschiedene Stufen mit unterschiedlichen mechanischen Eigenschaften. Während für Granulationsgewebe eine Dehnung von

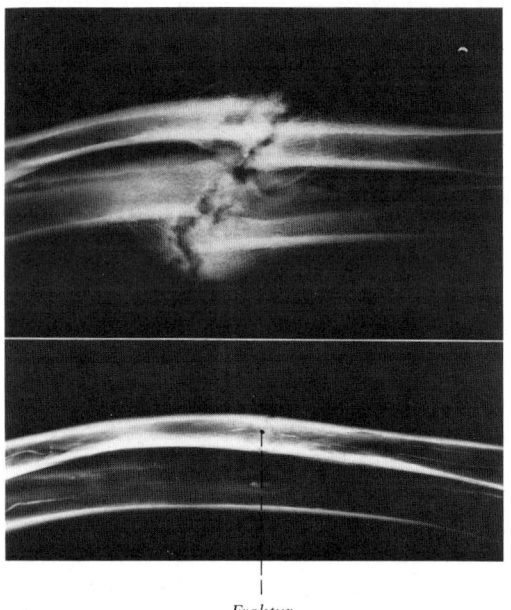

Fraktur

Abb. 3.5—10. Bewegungsabhängiges Heilungsmuster. Bei einer Fraktur beider Vorderarmknochen (Kaninchen) führt die große Beweglichkeit zu massiver Kallusbildung. Bei einer isolierten Radiusfraktur genügt beim Kaninchen die Schienung durch die intakte Ulna, um ein Heilungsbild zu bewirken, das demjenigen nach operativer Versorgung gleicht.

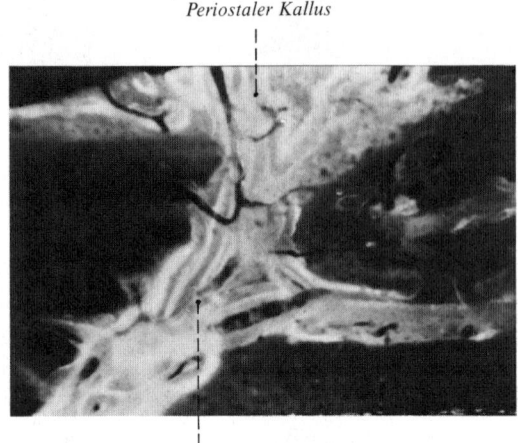

Periostaler Kallus

Lamellärer Knochen in Frakturspalte

Abb. 3.5—11. Lamellärer Knochen im Frakturspalt. Auch unter spontanem Heilungsablauf kann lamellärer Knochen gebildet werden, wenn die Bewegung im Frakturspalt genügend klein ist (Sägeschnitt, Blaulicht-Fluoreszenz aus dem in Abb. 3.5—10 unten abgebildeten Knochen).

100% angenommen wird, erträgt ausdifferenziertes Bindegewebe, z. B. Perichondrium, nur noch eine Dehnung von ungefähr 15%, Knorpel von ungefähr 10%, während Knochen eine Gewebsdehnung von weniger als 2% toleriert und deshalb zu seiner Bildung eine entsprechend reduzierte Beweglichkeit benötigt. Gewisse Weichgewebe lassen sich bis zur doppelten Länge dehnen, bis sie zerreißen. Zusammen mit einer Vergrößerung des Querschnitts im Frakturbereich durch die Kallusmanschette wird aber bereits eine gewisse Bewegungseinschränkung erzielt, welche die Bildung der nächsten Gewebsstufe erlaubt. Diese Theorie läßt sich auf alle Arten der Frakturheilung beziehen. Bei absoluter Stabilisierung mit Hilfe von Platten wird die Dehnung im Frakturspalt kleiner als 2% sein, deshalb kann direkt Knochen gebildet werden. Bei flexibler Platte (HUTZSCHENREUTER et al. 1969) ist eine größere Gewebsdehnung zugelassen, in der Folge ist direkte Knochenbildung nicht möglich, und die Heilung muß über Kallus erfolgen. Im Gegensatz dazu kann auch bei spontaner Heilung ohne Plattenimplantate eine direkte Knochenbildung erfolgen, sofern genügend Stabilität vorhanden ist. Diese Situation mag am Beispiel einer Fraktur am Kaninchen-Vorderlauf illustriert werden (Abb. 3.5—10): Bei einer Fraktur beider Vorderlaufknochen resultiert eine große Beweglichkeit im Frakturspalt. Die Heilung erfolgt über Kallus mit den entsprechenden Abstufungen während des Heilungsverlaufs. Eine isolierte Radiusfraktur ist jedoch beim Kaninchen wegen der starken Verbindung zur intakten Ulna so weit geschient, daß die Bewegung im Frakturspalt

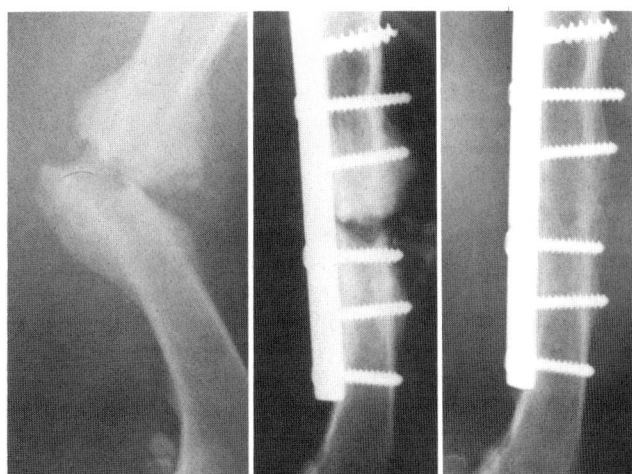

Abb. 3.5—12. Pseudarthrosenheilung. Das Anlegen der Platte auf der Konvexseite als Zuggurtung gibt die zusätzlich notwendige Stabilität, die als alleinige Maßnahme genügt, um eine knöcherne Heilung zu erzielen (PD Dr. S. M. PERREN, Labor f. exp. Chirurgie, Davos).

minimal wird. Die Gewebsdehnung wird damit klein gehalten, und deshalb ist eine direkte Bildung von lamellärem Knochen im Frakturspalt möglich (Abb. 3.5—11).

Wenn die Gewebsdehnung im Frakturbereich nie unter 2% sinkt, was auch immer die Gründe dafür sein mögen, ist eine Knochenbildung, die den Frakturspalt überbrückt, nicht möglich. Als Folge bildet sich eine Pseudarthrose. Sobald eine zusätzliche Stabilisierung erfolgt, wird die Gewebsdehnung im Frakturspalt reduziert, und es kommt zur Heilung (Abb. 3.5—12).

Die Anwendung der beschriebenen Theorie kann auch auf den mikroskopischen Bereich ausgedehnt werden. Bei der Bildung von Kallusgewebe wird der bindegewebige Kallus durch Einlagern von Kalzium allmählich versteift. Dabei entsteht ein Faserknochengitter, welches weniger deformierbar ist als das Bindegewebe. Diese Ruhigstellung genügt nun, um die Einlagerung von lamellärem Knochen in die Maschen des Faserknochengerüstes zu erlauben (Taf. V/4).

Probleme bei operativer Knochenbruchbehandlung

Druckanwendung

Bei der operativen Stabilisierung von Frakturen findet immer eine Druckanwendung auf den Knochen statt, sei es, daß die Fragmentenden gegeneinander oder die Implantatmaterialien gegen den Knochen komprimiert werden. Die interfragmentäre Kraft bei Plattenosteosynthesen beträgt z. B. bei der Tibia ungefähr 800 bis 1400 N[1]. Bei der Annahme einer gleichmäßigen Druckverteilung über den

---
[1] N (= NEWTON): Maß für Kraft, ersetzt das früher verwendete Kilopond (kp). 9.81 N entsprechen 1 kp.

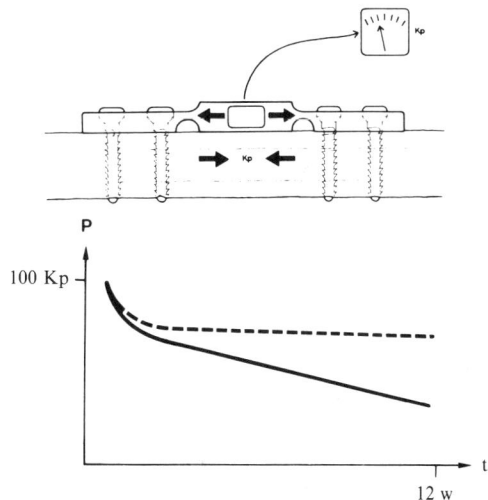

Abb. 3.5—13. Druckverlauf nach Osteosynthese. Der durch eine Osteosyntheseplatte initial angebrachte Druck zeigt während der ersten Woche einen etwas rascheren Abfall. Der Kurvenverlauf ist für toten Knochen in vitro (gestrichelt) anfänglich gleich wie in vivo, während später deutliche Unterschiede zwischen lebendem und totem Knochen bestehen. Der initiale Druckabfall steht hauptsächlich im Zusammenhang mit den viskoelastischen Materialeigenschaften des Knochens, während in der zweiten Phase der Druckabfall parallel zum intrakortikalen Umbau verläuft (nach: PERREN et al., 1969).

gesamten Knochenquerschnitt würde ein Druck von ungefähr 2 bis 3,5 N / mm² resultieren. Diese bei der Osteosynthese erreichten Durchschnittswerte betragen ungefähr ein Dreißigstel bis ein Fünfzigstel der maximalen Druckfestigkeit von kompaktem Knochen (YAMADA 1970) und liegen innerhalb des physiologischen Belastungsbereichs. In der Frühzeit der operativen Knochenbruchbehandlung bestanden Befürchtungen, daß als Folge einer Druck-

Überlastete Zone *Durchgewachsenes Osteon*

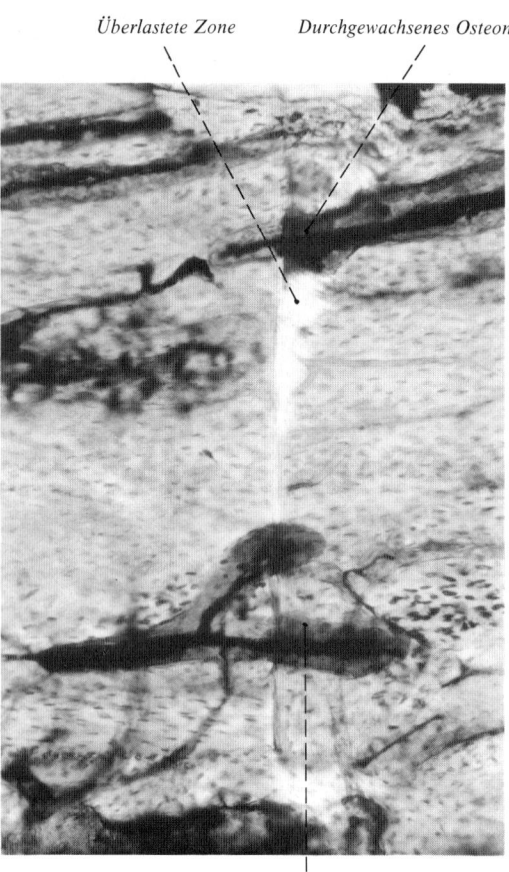

Kontaktstelle mit durchgewachsenem Osteon

Abb. 3.5—14. Primärheilung trotz irreversibler Knochendeformation durch lokalisierte Überlastung. In einer dreieckförmigen Zone (oben rechts) wurde die Knochenstruktur durch lokalisierte Kraftkonzentration irreversibel deformiert. Die verbleibende Abstützung in der Kontaktzone genügt aber, um eine primäre Heilung zu ermöglichen. Neue Osteone wachsen nicht nur durch die intakte Kontaktzone, sondern auch durch die deformierte Zone (Sägeschnitt, polarisiertes Licht).

nekrose eine Knochenresorption resultieren würde. PERREN et al. (1969) haben den Druckverlauf nach Osteosynthese am Knochen experimentell über längere Zeit verfolgt und dabei festgestellt, daß der Druck zwar allmählich abfällt, daß er aber über Wochen und sogar Monate nachweisbar ist. Der Druckabfall (Abb. 3.5—13) geschieht parallel mit dem HAVERSschen Umbau (Abb. 3.5—3 u. 3.5—4). Dabei wird alter, vorgespannter Knochen Schritt für Schritt durch neuen, nicht vorgespannten Knochen ersetzt.

Es gibt aber Situationen, in denen die Druckfestigkeit des Knochen überschritten werden kann. Bei ungenauer Reposition entsteht eine Inkongru-

Legende zu Tafel V (gegenüberstehend):

Abb. 1. Osteon am Frakturspalt. Der intrakortikale Umbau ist am ruhiggestellten Frakturspalt angelangt, ein Osteoklast liegt teilweise im Fragment jenseits des Frakturspalts (Sägeschnitt, Blaulicht-Fluoreszenz).

1 = Frakturspalte
2 = Osteoklasten

Abb. 2. Primäre Knochenheilung: Spaltheilung, erste Phase. Bei kleineren Inkongruenzen der Adaptation entstehen zwischen den abstützenden Kontaktstellen auch Spalträume. In diesen Spalten beginnt nach der ersten postoperativen Woche die Einlagerung von lamellärem Knochen (Sägeschnitt, Blaulicht-Fluoreszenz).

3 = Frakturspalte mit quer eingebautem lamellärem Knochen
4 = Osteoid in neuen Osteonen
5 = Tetrazyklinmarkierung

Abb. 3. Primäre Knochenheilung: Spaltheilung, zweite Phase. Die mit lamellärem Knochen aufgefüllte Spaltzone wird in den intrakortikalen Umbau mit einbezogen und von neuen, in der Knochenlängsachse ausgerichteten Osteonen durchwachsen (Sägeschnitt, Blaulicht-Fluoreszenz).

6 = quer aufgefüllte Frakturspalte
7 = längs gerichtetes Osteom

Abb. 4. Zeitlicher Ablauf des Kallusaufbaus. Die polychrome Sequenzmarkierung der Knochenbildung läßt erkennen, daß zuerst ein Netzwerk aus Faserknochen gebildet wird (orange, zweite Woche), in welches sukzessive lamellärer Knochen eingelagert wird (grün dritte, gelb vierte und rot fünfte Woche, Sägeschnitt, Blaulicht-Fluoreszenz). Diese Knochenmarkierung beruht darauf, daß dem Versuchstier in vorbestimmten zeitlichen Abständen farblich unterscheidbare Fluoreszenzfarbstoffe verabreicht werden. Diese Substanzen werden im verkalkenden Gewebe eingebaut und können später im histologischen Präparat als Zeitmarken identifiziert werden (RAHN 1976).

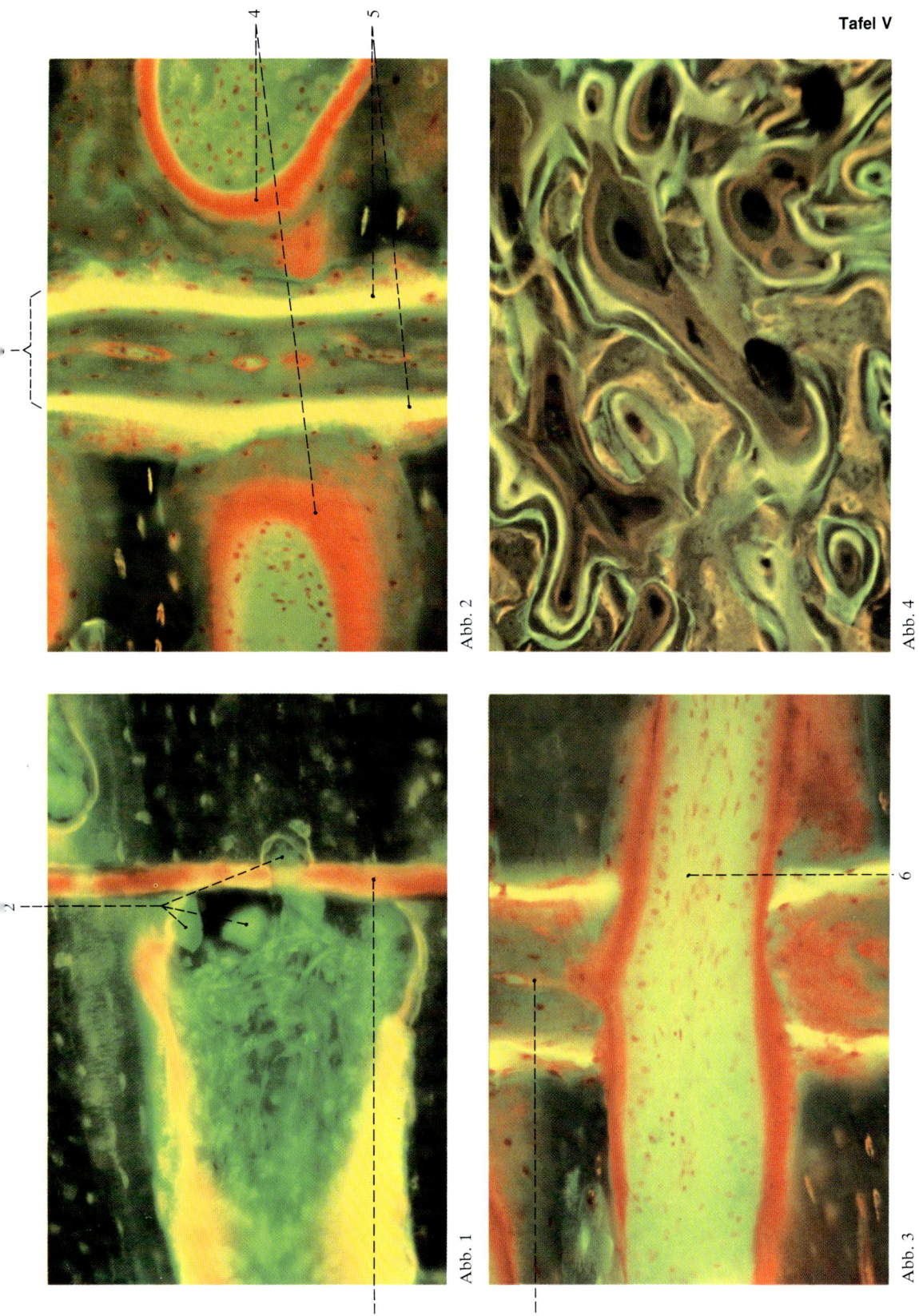

Abb. 1

Abb. 2

Abb. 3

Abb. 4

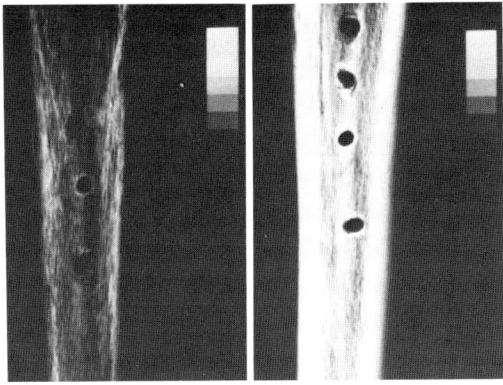

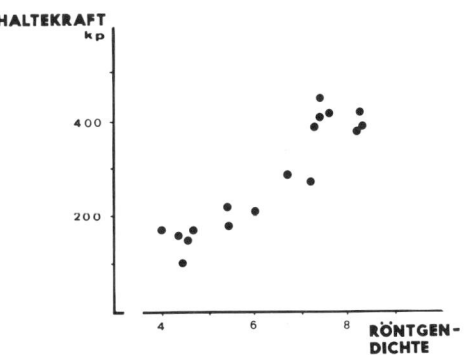

Abb. 3.5—15. Röntgendichte und Festigkeit. Eine Osteoporose erschwert die operative Frakturbehandlung wegen der reduzierten Verankerungsmöglichkeit. Es besteht ein deutlicher Zusammenhang zwischen der Röntgendichte und der Haltekraft für Schrauben (der mitgeröntgte Stufenkeil dient der Standardisierung der Meßwerte).

enz der Fragmentenden. Damit werden die bei der operativen Stabilisierung auftretenden Kräfte auf eine kleinere Fläche konzentriert, und es kann lokalisiert zu einem Überschreiten der Druckfestigkeitsgrenze kommen. In der Folge brechen die Kontaktspitzen zusammen, bis die tragende Fläche genügend groß wird, um der Belastung Stand zu halten. Nach einer Verteilung der Kraft auf eine größere Fläche kann die Stabilität trotzdem erzielt

werden und eine Primärheilung wird möglich (Abb. 3.5—14). Die deformierten Zonen werden in den HAVERSschen Umbau mit einbezogen.

Porose der Kortikalis

Der Erfolg einer operativen Stabilisierung hängt stark von einer soliden Verankerung der Implantate im Knochen ab. Speziell im osteoporotischen Skelett[1]), also in Fällen, in denen eine rasche Mobilisierung ausgesprochen erwünscht ist, ist mit Schwierigkeiten zu rechnen. Das Anziehen von Schrauben hat in dieser Situation sorgfältig zu geschehen, um ein Durchdrehen und Ausreißen der knöchernen Gewinde zu vermeiden. Die Festigkeit kann an Hand der oberflächlichen Härte oder auch der Kortikalisdicke nur schlecht abgeschätzt werden, weil die Porose anfänglich die Kortikalis in Markraumnähe auflockert, ohne die periostale Schicht zu beeinträchtigen und ohne die Gesamtdicke der Kortikalis zu reduzieren. Es hat sich aber gezeigt, daß mit radiologischen Techniken die mechanischen Eigenschaften von porotischem Knochen abgeschätzt (Abb. 3.5—15) und die Belastung entsprechend angepaßt werden können (RAHN et al. 1978).

Eine andere Art von Porose entsteht im direkten Zusammenhang mit der operativen Frakturbehandlung. Vor allem bei Plattenosteosynthesen wurde eine Porosierung des Knochens unter der Platte beobachtet (MATTER et al. 1974). Als Grund dafür kommen, möglicherweise kombiniert, eine lokale Zirkulationsstörung und eine Entlastung des Knochens durch das Implantat, eine sogenannte „stress protection" in Frage. Die Zirkulation wird durch eine Plattenosteosynthese in der betroffenen Extremität allgemein verbessert, weil die Beweglichkeit erhalten bleibt. Auch ist ein rascheres Wiederverheilen von Gefäßen dank der Ruhigstellung

---

[1]) Osteoporose: Schwund der Knochenmasse zu Gunsten der Markräume, z. B. im Alter. Der Abbau erfolgt meist zuerst an den mechanisch weniger bedeutungsvollen Stellen.

Markarterie

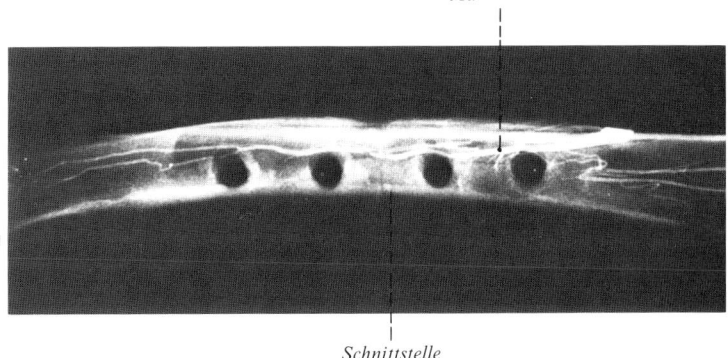

Abb. 3.5—16. Rasche Gefäßregeneration dank Stabilität. Schon zwei Wochen nach vollständiger Durchtrennung und Plattenversorgung einer Kaninchentibia kann wieder eine durchgängige Markarterie dargestellt werden (GANZ, R., J. BRENNWALD: L'ostéosynthèse du tibia du lapin. In: BOITZY, A., Ostéogénèse et compression. Huber, Bern 1972).

Schnittstelle

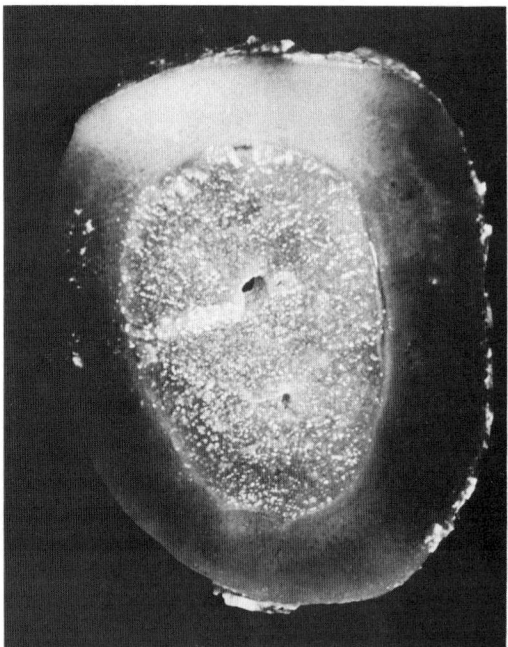

Abb. 3.5—17. Zirkulationsstörung unter Osteosyntheseplatte. Die Vorteile der operativen Frakturbehandlung müssen mit einer vorübergehenden lokalisierten Störung der Blutzirkulation erkauft werden. Die Vitalfärbung einer Kaninchentibia mit Disulfinblau zeigt deutlich einen ausgesparten Bezirk oben in der Zone unter der Platte (GUNST et al., 1979).

Metallimplantation

Um den mechanischen Anforderungen an ein Implantat bezüglich Festigkeit und Duktilität zu genügen (um die Implantate den Knochenkonturen anpassen zu können), stehen praktisch nur Metalle oder Metall-Legierungen zur Verfügung. Kunststoffe kommen zur Zeit wegen ihrer Viskosität für die routinemäßige Anwendung in der Osteosynthese nicht in Frage. Gute Verträglichkeit setzt eine möglichst geringe Abgabe von Korrosionsprodukten ans Gewebe voraus. Sie ist durch die Auswahl spezieller Metalle oder Legierungen zu erreichen, die an der Oberfläche eine dichte und möglichst unlösliche Oxydschicht bilden. Durch diese Oxydschicht wird das Implantat vor der Elektrolytlösung der Körperflüssigkeit geschützt und gleichzeitig das Gewebe vor den Korrosionsprodukten. Deshalb sind relativ wenig Komplikationen wegen Metallunverträglichkeit von Implantaten beschrieben, obwohl bisher unzählige Osteosynthesen durchgeführt wurden. Bei schlechter Stabilität einer Fixation kann es jedoch zu einer Reibung zwischen Implantaten, z. B. zwischen Schraube und Platte kommen. Dadurch wird die Oxydschicht dauernd verletzt und eine Korrosion ermöglicht. Dies führt lokal zu toxischen Reaktionen, und begünstigt die Möglichkeit zur Entwicklung einer Metallallergie. Eine nachgewiesene Induktion von Tumoren durch Osteosyntheseimplantate ist aus der Literatur nicht bekannt.

möglich (Abb. 3.5—16). Lokal ist aber unter einer Osteosyntheseplatte die Zirkulation gestört (GUNST et al. 1979, Abb. 3.5—17). In dieser Zone ist in der Folge eine starke Umbautätigkeit zu beobachten, die zu einer vorübergehenden Porose führt. Nach ungefähr einem Jahr ist dieser Umbau aber abgeschlossen, und eine annähernd normale Dichte des Knochens ist wiederhergestellt. Andererseits führen Implantate aber zu einer meßbaren Entlastung des Knochens, und besonders bei im Verhältnis zum Knochen massiven Implantaten wird ein großer Teil der normal belastenden Kräfte vom Implantat aufgenommen. Anschließend paßt sich der Knochen der neuen mechanischen Situation an und reduziert seine Struktur auf das aktuell Nötige. Nach der Plattenentfernung hat der Knochen noch nicht die Festigkeit, die der Norm entspricht. In Extremfällen kann dann ein relativ geringes Trauma genügen, um eine Refraktur zu bewirken. Eine derartige Refraktur geht meist nicht durch die alte Frakturlinie, sondern irgendwo durch den porotischen Bereich (Abb. 3.5—18), wobei Porositäten und Inhomogenitäten der Struktur zu lokalisierter Stresskonzentration führen und den Frakturverlauf bestimmen.

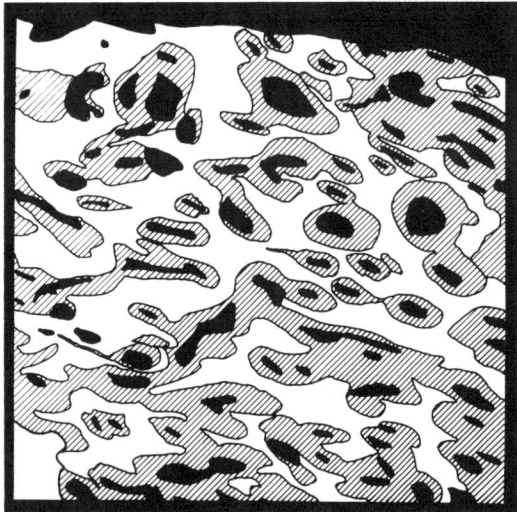

Abb. 3.5—18. Kortikalisstruktur ein Jahr nach Osteosynthese. In dieser anläßlich einer Osteosynthese bei erneuter Fraktur gewonnenen Biopsie beträgt der Anteil des alten Knochens (weiß) 29%, des jungen Knochens (schraffiert) 60%, während 11% auf Porositäten entfallen (Prof. Dr. M. ALLGÖWER, Chirurgisches Departement, Kantonsspital Basel).

Bei Unverträglichkeitsreaktionen helfen nur die Entfernung des unverträglichen Metalls und der Ersatz durch andere Metalle oder der Verzicht auf eine operative Stabilisierung.

Infekte

Nach Osteosynthesen kann ein gewisser, wenn auch sehr kleiner Prozentsatz von Infekten auftreten. Wenn ein Infekt diagnostiziert wird und die Fixation stabil ist, soll das Implantat belassen werden. Durch die gewährleistete Ruhigstellung bleibt der Infekt in Grenzen, und die Fraktur kann knöchern überbrückt werden (RITTMANN und PERREN 1974). Nach Überbrücken der Fraktur wird das Implantat entfernt, und der Infekt kann unter Bedingungen der mechanischen Ruhe leichter behandelt werden. Der Vorteil der Stabilisierung überwiegt hier eindeutig den Nachteil des Fremdkörperreizes.

Literatur

DANIS, R.: Théorie et pratique de l'ostéosynthèse. Masson Paris 1949

GUNST, M. A., C. SUTER, B. A. RAHN: Die Knochendurchblutung nach Plattenosteosynthese. Helv. Chir. Acta 46 (1979) 171—175

HUTZSCHENREUTER, P., S. M. PERREN, S. STEINEMANN: Some effects of rigidity of internal fixation on the healing pattern of osteotomies. Injury 1 (1969) 77—81

LANE, W. A.: The operative treatment of fractures. The Medical Publishing, London 1914

MATTER, P., J. BRENNWALD, S. M. PERREN: Biologische Reaktion des Knochens auf Osteosyntheseplatten. Helv. Chir. Acta Suppl. 12 (1974)

MUELLER, M. E., M. ALLGOEWER, H. WILLENEGGER: Technik der operativen Frakturbehandlung. Springer, Berlin-Göttingen-Heidelberg, 1963

PERREN, S. M., A. HUGGLER, M. RUSSENBERGER, M. ALLGOEWER, R. MATHYS, R. SCHENK, H. WILLENEGGER, M. E. MUELLER: The reaction of cortical bone to compression. Acta Orthop. Scand., Suppl. 125, (1969) 17—27

PERREN, S. M., A. BOITZY: Cellular differentiation and bone biomechanics during the consolidation of a fracture. Anat. Clinica 1 (1978) 13—28

RAHN, B. A.: Die polychrome Sequenzmarkierung des Knochens. Nova Acta Leopoldina 44 (1976) 249—255

RAHN, B. A., T. MATTER, E. MIKUSCHKA-GALGOCZY, W. J. ZIEGLER, J. CORDEY, S. M. PERREN: Relationship between radiological density, hardness, holding power of screws, and microscopic structure in human cortical bone. In: E. ASMUSSEN, K. JÖRGENSEN, Biomechanics VI-B, University Park Press, Baltimore 1978

RITTMANN, W. W., S. M. PERREN: Corticale Knochenheilung nach Osteosynthese und Infektion. Springer, Berlin-Heidelberg-New York 1974

SCHENK, R., H. WILLENEGGER: Morphological findings in primary fracture healing. Symp. Biol. Hung. 7 (1967) 75—86

SCHENK, R. K.: Fracture repair. Proc. 9th Europ. Symp. Calc. Tiss., Cztober & Eschberger, Wien 1973

YAMADA, H.: Strength of biological materials. Williams and Wilkins, Baltimore 1970

3.6. Allgemeine Gelenklehre, Arthrologie

Von EDUARD AMTMANN

Die Tragkonstruktion unseres Körpers ist nicht als starres Gerüst wie bei vielen technischen Bauwerken angelegt, sondern als ein Stützwerk aufgebaut, das in gegeneinander bewegliche Einzelelemente gegliedert ist. Die Stützelemente, die als Stäbe oder Platten durch ihre Querschnittsgestaltung und durch Schaftkrümmungen in die Gesamtkonstruktion materialsparend eingefügt sind, nehmen in ihren gelenkigen Verbindungen die Kräfte auf, die unter der Wirkung der Schwerkraft und unter den Muskelaktionen entstehen. Diese Kräfte werden in den Gelenkverbindungen durch die elastischen Gestaltverzerrungen der Binde- und Stützgewebe auf die knöchernen Stäbe und Platten die lokalen Spannungen dämpfend übertragen oder in koordinierte Bewegungen umgeformt.

Freiheitsgrade

Betrachten wir zwei Knochenstäbe in einem rechtwinkeligen Koordinatensystem (Abb. 3.6—1), so können äußere Kräfte diese Stäbe in drei Richtungen des Raumes bewegen. Verschiebt eine äußere Kraft einen Stab auf einer geraden Linie, z. B. in Richtung der X-Achse, so daß für jeden Massenpunkt des Stabes die zwei anderen Koordinaten konstant bleiben, ist die Lage des Stabes im Raume durch die X-Koordinate angebbar. Wir sagen: Die in einer Geraden geführte Knochenmasse hat *einen* Freiheitsgrad der Beweglichkeit, da eine Koordinate zur Lagebestimmung des Stabes frei gewählt werden kann. Kann sich der Knochenstab in einer der Ebenen frei bewegen, so ist seine Lage durch die Angabe je eines Punktes auf den zwei entsprechenden Koordinaten festgelegt. In der Ebene besitzt der Knochenstab daher *zwei* Freiheitsgrade der Beweglichkeit. Entsprechend hat er im allgemeinen Fall der Bewegung im Raum *drei* Freiheitsgrade. Wird ein Körper auf diese Weise parallel zu sich selbst im Raume verschoben, so heißt diese Verschiebung *Translation.*

Tatsächlich besitzt ein Körper aber sechs Frei-

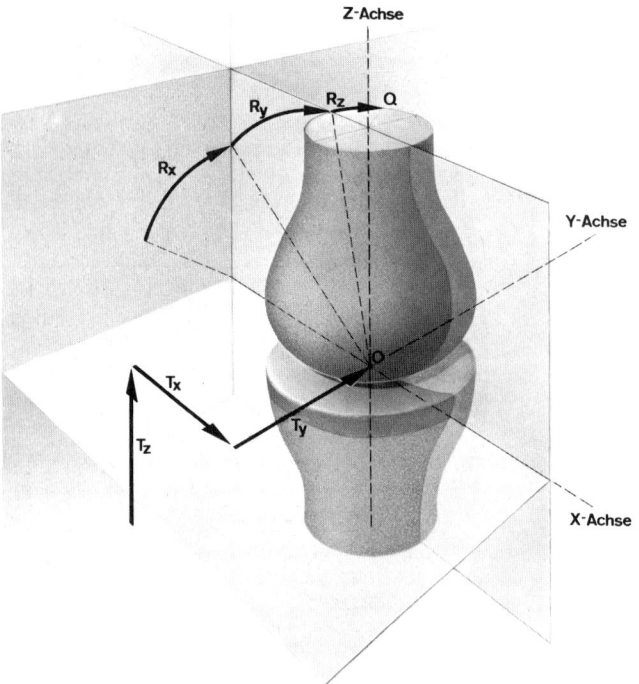

Abb. 3.6—1. Im Raum besitzt ein starrer Körper sechs Freiheitsgrade der Beweglichkeit. Durch drei Translationen (T_x, T_y, T_z) parallel zur X-, Y- und Z-Achse läßt sich der Markierungspunkt O an jede vorgegebene Stelle des Raumes schieben. Durch weitere drei Rotationen (R_x, R_y, R_z) um die X-, Y- und Z-Achse bei fixiert gedachtem Punkt O läßt sich der zweite Markierungspunkt Q an einen vorgegebenen Zielpunkt und damit der Körper in eine gewünschte Position drehen.

heitsgrade der Beweglichkeit. Das wird an einem Gedankenexperiment deutlich. Nehmen wir an, es sei uns die Aufgabe gestellt, das obere Knochenstück der Abb. 3.6—1 von einer willkürlich vorgegebenen Lage, z. B. in unserer Hand, in die in der Abbildung angegebene Position zu bringen. Dann können wir die dazu notwendige Bewegung in maximal sechs Teilbewegungen zerlegen. Zunächst verschieben wir das Knochenstück hintereinander, aber in beliebiger Reihenfolge in Richtung der X-, Y- und Z-Achse, bis der Markierungspunkt O seinen vorgegebenen Koordinatenpunkt erreicht hat. Nach diesen drei Translationsbewegungen können wir einen zweiten Markierungspunkt Q auf drei Kreisbahnen in der YZ-, XZ- und XY-Ebene um die X-, Y- bzw. Z-Achse rotieren lassen, bis der Punkt Q seinen vorgegebenen Koordinatenpunkt erreicht hat. Der Punkt O bleibt dabei im Koordinatensystem fixiert. Nach der Translation des Markierungspunktes O benötigen wir somit drei Winkelangaben, um den Punkt Q und damit das Knochenstück in die gewünschte Position zu bekommen. Diese Bewegung heißt *Rotation.* Ihr entsprechen ebenfalls drei Freiheitsgrade.

Gelenkformen

Die Stabilität und gleichzeitige Beweglichkeit unseres Stützapparates wird nun dadurch erreicht, daß in den verschiedenen Gelenken diese sechs Freiheitsgrade der Beweglichkeit durch die besondere Gestaltung der Bindemittel und der artikulierenden Flächen mehr oder weniger eingeschränkt wird. In den Bindemitteln werden durch die äußeren Kräfte Gegenkräfte, sog. Zwangskräfte, erzeugt und durch das Zusammenspiel aller dieser Kräfte die artikulierenden Stäbe auf vorgeschriebene Bahnen gezwungen. Wir sprechen daher von einer Gelenkführung.

Allgemein werden die Verbindungen zwischen Knochen als Junkturen bezeichnet. Bei kontinuierlicher bindegewebiger Vereinigung spricht man von Synarthrosen und unterscheidet weiter Syndesmosen, Synchondrosen und Synostosen, je nachdem, ob die Gewebebrücke als Bindegewebe, Knorpel oder sekundär als Knochen ausgeformt wurde. Ist die Vereinigung diskontinuierlich und durch einen mit Gelenkschmiere (Synovia) gefüllten Spalt unterbrochen, so spricht man von Diarthrosen. Die artikulierenden Flächen dieser sog. echten Gelenke sind von Hyalinknorpel überzogen, und die Gelenkhöhle ist von einer aus zwei Schichten, Stratum fibrosum und Stratum synoviale, bestehenden Gelenkkapsel umschlossen. Werden nur zwei Knochenelemente gegeneinander bewegt, spricht man auch von einer Articulatio simplex, sonst von einer Articulatio composita.

Synarthrosen

Synchondrosen sind temporäre knorpelige Verbindungen zwischen den Diaphysen und Epiphysen des postkranialen Skeletts und zwischen den Knochenplatten des Chondrocranium. Diese im wesentlichen aus hyalinem Knorpel bestehenden Wachstumsfugen sind Translationskräften in allen Richtungen des Raumes und Rotationskräften um die Längsachse der Diaphyse unterworfen. Die dadurch bei den Bewegungen auftretenden Druck- und Schubkräfte werden durch die Verzahnung der aufgefalteten Fugenflächen und die Zugkräfte durch Kollagenfasern von der Diaphyse auf die Epiphyse oder umgekehrt übertragen. An einigen Stellen einer Fuge kann der hyaline Knorpel durch parallel ausgerichtete Kollagenfasern fast völlig ersetzt sein, wenn hier ständig gleichgerichtete Zugkräfte durch Muskelaktionen auftreten (s. Kapitel Kausale Histogenese der Gewebe des Bewegungsapparates und funktionelle Anpassung).

Suturen sind temporäre, durch eine feine Bindegewebeschicht gekennzeichnete Knochenverbindungen des Desmocranium. Die der Sutur zugewandten Knochenränder sind vielfach ineinander verzahnt, so daß Verschiebungen der benachbarten Knochenplatten in der Längsrichtung der Naht beinahe ausgeschlossen, in den Richtungen senkrecht dazu aber für die Wachstumsbewegungen freigegeben sind. In den Schädelnähten treten während des Wachstums oft sekundäre Knorpelbildungen auf. Die Synchondrosen und Suturen werden nach Abschluß des Wachstums durch Verknöcherung in unbewegliche *Synostosen* umgeformt, deren Lage in den Enden der Röhrenknochen aus dem dichten Gefüge der Spongiosa erkennbar bleibt. Im distalen Tibiofibulargelenk (s. dieses) sind die Tibia und Fibula durch kollagene Fasern sehr eng miteinander verbunden, so daß beide Knochenelemente sich hier nur geringfügig gegeneinander bewegen können. Wir bezeichnen ein derartiges Gelenk als *Syndesmose*. Diese Form eines Gelenkes ist aber nicht klar von einigen Knochenverbindungen abzugrenzen, die gleichfalls durch Zwischenknochenbänder gekennzeichnet sind, wie die Membranae interosseae zwischen den Unterschenkel- bzw. Unterarmknochen, die Ligamenta flava zwischen den Wirbelbögen und die Ligamenta sacroiliaca dorsalia et interossea zwischen Os ilium und Os sacrum. Diese Knochenverbindungen und die Suturen des Desmocranium werden daher gelegentlich gleichfalls als Syndesmosen bezeichnet.

Symphysen sind faserknorpelige Knochenverbindungen, die geringfügige Translationsbewegungen in allen drei Richtungen des Raumes zulassen, aber für die gleichfalls möglichen Rotationen keine aufeinander gleitenden Gelenkflächen besitzen. Die Schambeinfuge und die Zwischenwirbelscheiben sind gute Beispiele. In diesen Verbindungen werden Druck-, Zug- und Schubkräfte übertragen, die gleichzeitig oder wechselnd bei Körperbewegungen

auftreten. Bei zentrischer und geringfügig exzentrischer Druckbeanspruchung übertragen die Symphysen ungleichmäßig über die eine Knochenfläche verteilte Kräfte durch das Knorpelgewebe gleichmäßig nach dem Prinzip des Wasserkissens auf die andere Knochenfläche. Die dabei radiär und tangential zur Knorpelscheibe auftretenden Dehnungen werden durch parallele, in tangentialer Streichrichtung angeordnete Kollagenfasern in Zwangskräfte umgeformt, die normalerweise den Zusammenhalt des Gefüges gewährleisten. Die artikulierenden Knochenflächen sind vielfach mit einer Schicht hyalinen Knorpels abgedeckt. Rotieren die beiden artikulierenden Knochenelemente gegeneinander, treten auch Schubkräfte auf, die durch starke Kollagenfasern aufgenommen werden. Diese auf Schub und Zug beruhenden Dehnungen sind bei den Rotationen im Innern der Symphysen am geringsten, so daß z. B. bei den Zwischenwirbelscheiben regelmäßig und bei der Symphysis pubica gelegentlich mit Flüssigkeit gefüllte Spalten auftreten. Symphysen bleiben meist während des ganzen Lebens als funktionierende Gelenke erhalten, können aber durch Verknöcherung im Alter zu Synostosen umgestaltet werden (*Symphysis ossium pubis* und *Manubriosternalgelenk*).

Diarthrosen

Während in den Synarthrosen nur geringfügige Translations- und Rotationsbewegungen möglich sind, geben die echten Gelenke, die Diarthrosen, besonders ausgiebige Rotationsbewegungen frei. Die Bindemittel, zu Gelenkkapseln und Gelenkbändern organisierte Kollagenfasern, sind ganz an den Rand der Knochenverbindung gerückt und umgreifen einen mit einer viskösen Gleitschmiere *(Synovia)* gefüllten Gelenkspalt. Die aufeinander annähernd reibungsfrei gleitenden Gelenkflächen sind mit einer unterschiedlich dicken Schicht hyalinen Knorpels überdeckt.

Die Gelenkkapsel, *Capsula articularis*, umschließt das Gelenk vollständig. Man unterscheidet an ihr eine äußere derbe Faserschicht, die *Membrana fibrosa*, und eine spezifische Innenschicht, die Gelenkinnenhaut, *Membrana synovialis*. Diese legt sich über alle Flächen des Gelenkspaltes, die bei den Gelenkbewegungen nicht unmittelbar Druckbeanspruchungen ausgesetzt sind. Die Faserschicht ist ungleich dick und verdichtet sich meist an zwei Stellen zu Verstärkungszügen, die sich präparatorisch regelmäßig als mehr oder weniger klar abgrenzbare *Bänder* darstellen lassen. Zwischen diesen Verstärkungszügen kann die Kapsel bei manchen Gelenken sehr dünn sein und bei den Gelenkbewegungen die Gelenkinnenhaut durch diese Lücken bruchsackartig vorgestülpt werden. Diese in

269

der Fachsprache als *Ganglien* bezeichneten Aussakkungen der Synovialmembran von Gelenkkapseln und Sehnenscheiden bezeichnet die Umgangssprache als *Überbeine*. Die Faserschicht der Kapsel setzt sich in die des Periosts fort und bildet so eine alle Skelettelemente, Knorpel und Knochen, durchlaufend bedeckende Schicht, die entsprechend als *Periost, Perichondrium* und *Capsula articularis* bezeichnet wird. Der Übergang der Gelenkkapsel in das Periost kann dicht am Gelenkknorpelrand liegen, oder es kann, wie z. B. beim Hüftgelenk, ein Teil des von Periost und Stratum synoviale (periostale) bedeckten Knochens in die Gelenkhöhle einbezogen sein.

Die Gelenkinnenhaut, Membrana synovialis, ist eine weiche, verschiebliche Bindegewebehaut, die alle nicht artikulierenden Flächen der Synovialgelenke, die Schleimbeutel und Sehnenscheiden auskleidet (s. Kapitel Die Hilfsapparate der Muskulatur). Sie bedeckt aber nicht die Zwischenscheiben, Menisci und Knorpelflächen. Von der elastische Fasern und Fettzellen enthaltenden Schicht können ins Gelenkinnere Fettfalten und Fettwülste vorspringen, die bei Gelenkbewegungen die von der geringen Menge Synovia nicht erfüllten Räume ausfüllen. An anderen, von Druck- und Scherkräften freien Stellen können Synovialfalten oder finger- bis blattförmige Synovialzotten, die lange und weite, schlingen- oder knäuelförmige Kapillaren enthalten, ins Innere des Gelenkes vorragen und die aktive Fläche der Synovialmembran vergrößern. Die ursprünglich glatten Gelenkfalten und die glatten Gelenkwände erhalten im Laufe des Lebens einen immer zahlreicheren Zottenbesatz. Sinkt die spezifische Leistungsfähigkeit der Synovialfalten und -zotten während der Alterung ab, so werden sie über mehrere Degenerationsstufen aufgelöst (LANG 1957). Durch Neubildung von Synovialfalten und Zotten werden andererseits neue, funktionstüchtige Produktionsstätten der Gelenkflüssigkeit gebildet. In pathologischen Fällen kann die Zahl der Zotten sehr stark vermehrt sein.

Die Gelenkschmiere, *Synovia*, ist eine visköse, fadenziehende und mucinhaltige Flüssigkeit, in der sich einzelne Zellen, Fettkörnchen und auch einzelne abgerissene Gewebsfragmente finden. Sie ist klar oder gelblich durchscheinend und überschreitet mengenmäßig selbst in den großen menschlichen Gelenken wie dem Kniegelenk kaum 0,5 ml. Der unspezifische Anteil der Synovia ist ein eiweißhaltiges Dialysat des Blutplasma, der spezifische ist ein Produkt der A-Zellen des Stratum synoviale und enthält Mucine, hauptsächlich Hyaluronsäure. In einem ruhenden menschlichen Gelenk werden je ml Synovia normalerweise etwa 60 Monozyten, Lymphozyten, Makrophagen, freie Synovialiszellen und gelegentlich polymorphkernige Leukozyten gefunden. Bei krankhafter Reizung kann es zur Absonderung einer größeren Menge seröser Flüssigkeit kommen, wodurch die Gelenkkapsel angespannt wird *(seröser Erguß)*. Aus der Gelenkspalte können gelöste Stoffe durch die Synovialmembran entweder direkt in die Kapillaren und Venulen oder über die Lymphkapillaren in die regionären Lymphknoten überführt werden. Die oberflächliche Schicht der Synovialmembran ist außerdem in der Lage, durch Phagozytose Zellfragmente der Synovia zu entnehmen. Die Funktion der Synovia besteht in der Schaffung eines flüssigen Milieus im Gelenkspalt zur Ernährung des Gelenkknorpels und der intraartikulären Strukturen. Sie setzt die auf Reibung beruhenden Scherkräfte in den artikulierenden Oberflächen herab und gewährleistet durch Kohäsionskräfte ein Nichtabreißen des Flüssigkeitsfilms auch bei hohem lokalen Druck zwischen den Kontaktflächen.

Zwischenscheiben, *Disci articulares*, werden in einigen Gelenken als besondere Einrichtungen zur Verbesserung des Gelenkkontaktes gefunden. Sie stellen Reste eines Zwischengewebes dar, das auf dem Knorpelstadium des Skelettes den Ort des späteren Gelenkspaltes ausfüllte. Sie bestehen aus kollagenen Bündeln, einigen elastischen Fasern und eingekapselten Knorpelzellen, d. h. aus Faserknorpel (s. Kapitel Das Knorpelgewebe). Mit ihren meist verdickten äußeren Rändern können die Zwischenscheiben an die Gelenkkapsel angeheftet sein und damit die Gelenkhöhle in teilweise oder völlig getrennte Abteilungen zerlegen. Ist die Trennung unvollständig, wie z. B. im Kniegelenk, wird die Zwischenscheibe auch als *Meniscus* bezeichnet. Im Kiefergelenk zerlegt die Zwischenscheibe das Gelenk in zwei getrennte Kammern, bei einigen Menschen ist der Diskus aber unvollständig ausgebildet. Die funktionelle Bedeutung der Zwischenscheiben ist umstritten und mag in den verschiedenen Gelenken jeweils eine andere sein. Sie können bei Inkongruenz der Gelenkflächen den Gelenkkontakt und die Verteilung der geringen Menge Gelenkschmiere verbessern, indem sie die Gelenkhöhle auf kapilläre Spalträume in den verschiedenen Gelenkstellungen einengen. Da sie bei den Gelenkbewegungen vielfach zwischen den Gelenkflächen verschoben werden, vermögen sie bei den verschiedenen Gelenkstellungen eine gleichmäßigere Spannungsverteilung innerhalb der Gelenkhöhle und über die momentan sich berührenden Knorpelflächen zu erzielen und eventuell die Gelenkränder in den Spannungsverteilmechanismus mit einzubeziehen. In ihrer inneren Struktur und in ihrer funktionellen Bedeutung den Zwischenwirbelscheiben vergleichbar, erweitern sie deren funktionellen Rahmen durch die Möglichkeit ausgiebiger Translationsbewegungen (s. z. B. Kiefergelenk).

Pfannenlippen, *Labra glenoidalia*, bestehen aus einem derbfaserigen Knorpel, der ringförmig die Ränder einiger Gelenke (z. B. Gelenkpfannen des Schulter- und Hüftgelenkes) vergrößert. Die innere Struktur deutet auf eine den Zwischenscheiben vergleichbare Beanspruchung hin. Die Möglichkeit zu Translationsbewegungen besteht aber meist nicht, da der im Querschnitt dreieckige Ring im Pfannenrand oft durchgehend angeheftet ist.

Die Nervenversorgung eines Gelenkes soll generell von den Nerven ausgehen, die auch die Muskeln innervieren, die dieses Gelenk bewegen. Diese Anordnung würde eine besondere Bedeutung für die Geschwindigkeit der bei den Gelenkbewegungen ablaufenden Reflexe haben. An einigen Gelenken wurde beobachtet, daß Kapselareale, die von einem Muskel bei seinen Aktionen gespannt werden, von Nerven versorgt sind, die den Antagonisten innervieren (GARDNER 1948). An den meisten Gelenken aber überlagern sich die Aufzweigungsgebiete der einzelnen Nerven, so daß es isolierte Innervationsareale eines Nerven nicht gibt. Am Ansatz der Gelenkkapsel und der Gelenkbänder endigen zahlreiche marklose und dünne markhaltige Nervenfasern, welche wahrscheinlich Schmerzempfindungen übermitteln. Die dickeren Nervenfasern sind mit Mechanorezeptoren in der Membrana fibrosa verbunden, die Informationen über Geschwindigkeit und Richtung der Bewegung und über Vibrationen zentripetal leiten. Die Synovialmembran ist relativ schmerzunempfindlich und wird nur von wenigen freien Nervenendigungen erreicht.

Die Gelenkflächen sind mit hyalinem Knorpel, dem *Gelenkknorpel* bedeckt, der gefäß- und nervenfrei ist. An der freien Oberfläche fehlt ein Perichondrium. In wenigen Fällen, wie z. B. im Kiefergelenk und dem Sternoklaviculargelenk, findet sich Faserknorpel. Es sind das zugleich die Gelenke, die einen Discus articularis besitzen. Die Dicke des Knorpels variiert erheblich in den verschiedenen Gelenken und mit dem Alter. Sie beträgt in den großen Gelenken Jugendlicher maximal bis zu 7 mm und wird bei älteren Menschen meist mit 1—3 mm angetroffen. Bei statischer Belastung deformiert sich der Gelenkknorpel progressiv, bis eine Gleichgewichtslage bei etwa 50 % Dehnung erreicht ist. Bei zyklischer Belastung stabilisieren sich die Deformationen bereits nach wenigen Zyklen, offensichtlich durch zusätzliche Flüssigkeitsaufnahme, die auch bei starker Gelenkbeanspruchung zu temporärer Verdickung führt (WALKER 1974). Fehlt eine regelmäßige „Durchwalkung", etwa bei Ruhigstellung des Gelenkes, oder kommt es innerhalb der Gelenk-

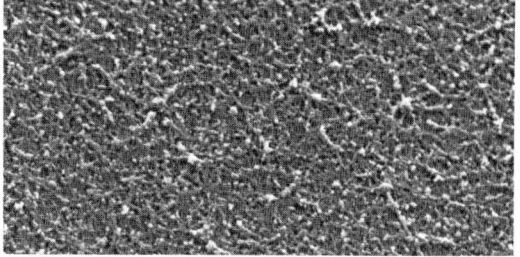
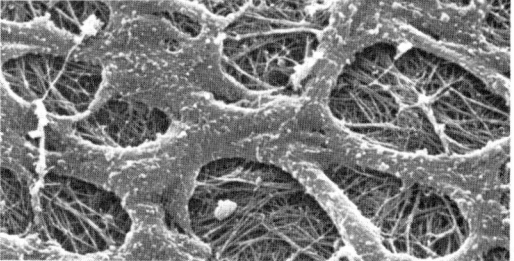
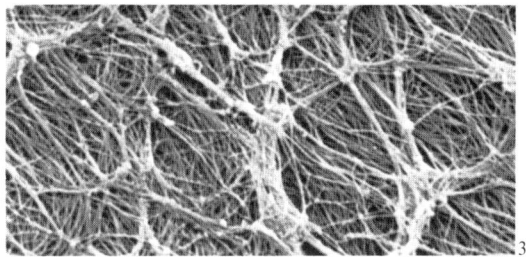

Abb. 3.6—2. Gelenkoberfläche eines Femurkondylus. Die Oberfläche weist normalerweise feine granuläre Strukturen auf (1). Bei ihrer Ablösung werden tangential zur Gelenkoberfläche verlaufende kollagene Fibrillen freigelegt (2) und (3). Rasterelektronenmikroskopische Aufnahme. 2000 × (Original: Frau Dr. I. HESSE, Hannover.).

fläche zu lokalen Beanspruchungsverminderungen, etwa bei Veränderung des Bewegungsmodus, schwindet der Knorpel, wenn ein Grenzwert unterschritten wird. Die Entstehung teilweiser oder völlig zweigeteilter Gelenkflächen, wie sie im Humeroulnargelenk und Atlantookzipitalgelenk gefunden werden, läßt sich so deuten (s. Kapitel Kausale Histogenese der Gewebe des Bewegungsapparates und funktionelle Anpassung; TILLMANN 1978).

Die Oberfläche des Gelenkknorpels ist beinahe völlig glatt (Abb. 3.6—2). Ungeklärt ist bisher aber, ob sie in gewissen Arealen von einem angenähert parallelen Faltwerk feiner Filamente, sehr wahrscheinlich Kollagen, aufgerauht wird. Durch die Synovia wird die Reibung praktisch aufgehoben (Reibungskoeffizient 0,001—0,005[1]). Bewegen sich

---

[1]) Reibungskoeffizient von Stahl auf Stahl 0,15, von Stahl auf Eis 0,027. Bei völlig planen Gelenkflächen und einer 60 kg schweren Last genügt eine etwa 4 N betragende tangentiale Schubkraft, um Gleiten in einem Gelenkspalt zu erzeugen, dessen Reibungskoeffizient 0,005 beträgt.

die artikulierenden Gelenkflächen relativ zueinander, bildet sich ein 10—20 Mikron dicker Synoviafilm zwischen ihnen, der die Flächen durch einen „Flüssigkeitskeil" voneinander abhebt und ohne Scherbeanspruchung gleiten läßt. Das elastische Ausweichen der Knorpelschichten (s. u.) und die Verformungen im subchondralen Knochen sind dabei für den Abbau eines zu hohen lokalen Flüssigkeitsdrucks von Bedeutung. Schon bei einer geringen Bewegung soll sich eine derartige elastohydrodynamische Schmierung in den Gelenken einstellen, die noch durch eine steigende Viskosität der Synovia mit zunehmender Geschwindigkeit der gleitenden Flächen in ihrer Wirkung gesteigert wird (BARTZ 1974). Welche Rolle feinste Gewebsspalten in den oberflächennahen Schichten (Lamina splendens, s. Kapitel: Das Knorpelgewebe) für eine kurzzeitige Flüssigkeitsaufnahme und -abgabe (Depotschmierung) spielen, ist noch ungeklärt.

Wegen der Formbarkeit des Knorpels können nicht genau aufeinander passende Gelenkenden sich bei der Belastung ineinander einpassen, so daß mit zunehmendem Druck die Kontaktflächen der Gelenkenden ausgeweitet werden. Die so bei den Gelenkbewegungen in den Knorpelschichten auftretenden lokalen Dehnungen sind von der Gestalt der Gelenkenden abhängig. Sie zeigen aber in den Gelenkflächen verschiedener Gelenke regelmäßige Bilder, die ihren strukturellen Ausdruck in der Ausrichtung der Kollagenfibrillenbündel in Richtung der größten bei Belastung auftretenden Dehnungen finden (Abb. 3.6—3). Die Kollagenfibrillenbündel bilden in der Grundsubstanz des Gelenkknorpels Bügelsysteme (Abb. 3.6—3). Sie entspringen aus der Kalkzone und durchziehen die mittlere Knorpelschicht mehr oder weniger senkrecht als Radiärfaserschicht bis in die Nähe der Gelenkoberfläche. Dort biegen die Fibrillenbündel in eine tangentiale Streichrichtung um (Tangentialfaserschicht, Abb. 3.6—2, unteres Bild), um nach kurzem Verlauf wieder senkrecht zur Kalkzone zurückzukehren, in der sie fest verankert sind und durch die der Gelenkknorpel auf der Knochenunterlage sich mit kleinen Unebenheiten unverschieblich verzahnt. Die bei der Belastung im Ge-

lenkknorpel zu erwartenden Dehnungen und Spannungen verdeutlicht ein Strukturschema (siehe Abb. 3.6—3c und d) des Gelenkknorpels nach PAUWELS (1959).

Der druckelastische Knorpel weicht bei der Belastung nach den Rändern der Gelenkfläche aus. Diesen Dehnungskräften widersetzen sich zunehmend die Bügelsysteme der kollagenen Fibrillenbündel, so daß die Chondrone auch oberflächenparallelen und mehr oder weniger schräg zur Oberfläche gerichteten Druckkräften zunehmend ausgesetzt sind. Die in den Knorpelzellen dadurch hervorgerufenen Gegenkräfte sind in allen Richtungen des Raumes dem Betrage nach gleich groß. Ganz entsprechend entstehen allseitig wirkende Gegenkräfte in verschiedenen Schichten einer Wassersäule, die in einem Gefäß durch einen Stempel unter Druck gesetzt wird. Der gesamte Druck, der sich dabei aus Stempeldruck und Schweredruck des Wassers zusammensetzt, heißt hydrostatischer Druck. Die Wirksamkeit dieses Verteilungsmechanismus auch bei inkongruenten Gelenkflächen findet ihren strukturellen Ausdruck in der gleichmäßigen Dichte der den Gelenkknorpel unterlagernden Knochenrinde und in der diese tragenden Spongiosa. Das zarte Balkenwerk der Spongiosa steht in den Hauptzügen senkrecht zur Oberfläche der überknorpelten Gelenkfläche und ist durch oberflächenparallele Bälkchen verbunden (OBERLÄNDER 1973).

Die Größe der bei den Gelenkbewegungen momentan druckaufnehmenden Flächen und die Größe und Richtung der auf die verschiedenen Gelenke dabei wirkenden Kräfte ist weitgehend unbekannt. Realistisch ist, für das Hüftgelenk eine momentan druckaufnehmende Fläche von etwa $400\,\mathrm{mm}^2$ und eine Flächendruckkraft von etwa 6—7 MPa anzunehmen. Die Vorstellungen über die kausale Histogenese und über die Erhaltungsreize des Knorpels bei eng umschriebener mechanischer Beanspruchung implizieren andererseits, daß alle Gelenke des menschlichen Körpers etwa gleich großen Kräften ausgesetzt werden. Die Analyse derartiger Zusammenhänge steht aber erst in den Anfängen.

Der Zusammenhalt der Gelenkenden bei den

Tafel VI

Abb. 2. Schema eines Gelenkes mit einem ruhenden und einem kraftschlüssig auf diesem gleitenden Partner. In den vier momentanen Bewegungspositionen P_1, P_2, P_3 und P_4 bewegt sich der obere Gelenkpartner um die entsprechenden Momentanpole M_1, M_2, M_3 und M_4, die im Idealfall einer reinen Gleitbewegung mit den Krümmungsradien M_1, M_2, M_3 und M_4 der Abb. 1 dieser Tafel übereinstimmen.

Abb. 4. Schema eines Gelenkes mit einem ruhenden und einem zunächst rollenden und dann gleitenden Gelenkelement. Die gesamte Bewegung von der rechten zur linken Position heißt Rollgleiten. Sie ist hier in zwei Bewegungsphasen zerlegt worden, die sich in Wirklichkeit zeitlich überlagern. Beim Rollen liegen die Momentanpole in der Gelenkoberfläche (Rastpolbahn und Gangpolbahn), beim Gleiten in den Krümmungsmittelpunkten des ruhenden Gelenkelements, und beim Rollgleiten dazwischen. Während der Gleitphase führt der obere Gelenkpartner zwei Translationen (T_X und T_Y) und eine Rotation (R_Z), bezogen auf die XY-Ebene, durch.

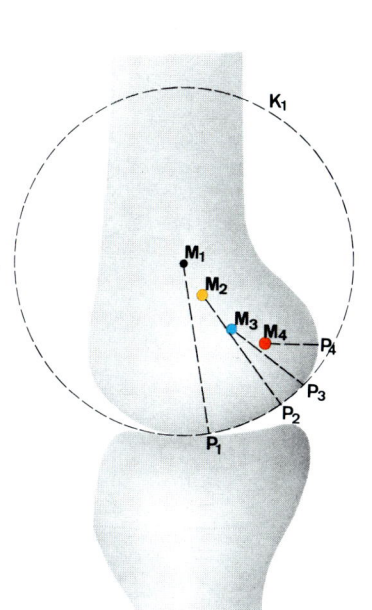

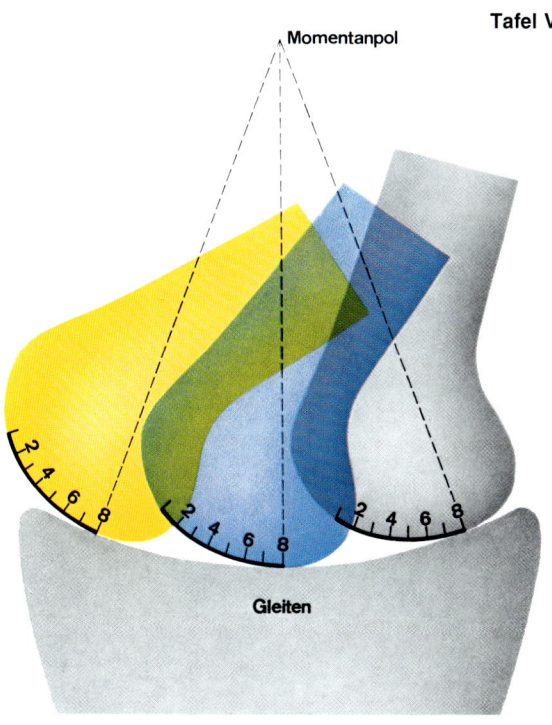

Abb. 1. Schema eines Gelenkes mit ungleichmäßig gekrümmten Gelenkoberflächen zur Erläuterung der Begriffe: Krümmungskreis (K), Krümmungsradius (Strecken P–M), Krümmungsmittelpunkt (M), Evolute (Kurve durch M_1, M_2, M_3, M_4) und Evolvente (Kurve durch P_1, P_2, P_3, P_4).

Abb. 3. Schema eines Gelenkes mit einem ruhenden und einem gleitenden Gelenkelement. Der gleitende Gelenkpartner berührt mit stets gleicher Stelle den ruhenden an stets verschiedenen Berührungspunkten. Da die Gelenkfläche des ruhenden Elementes gleichmäßig gekrümmt ist, findet die Gleitbewegung um einen für alle Bewegungsphasen konstanten Momentanpol statt.

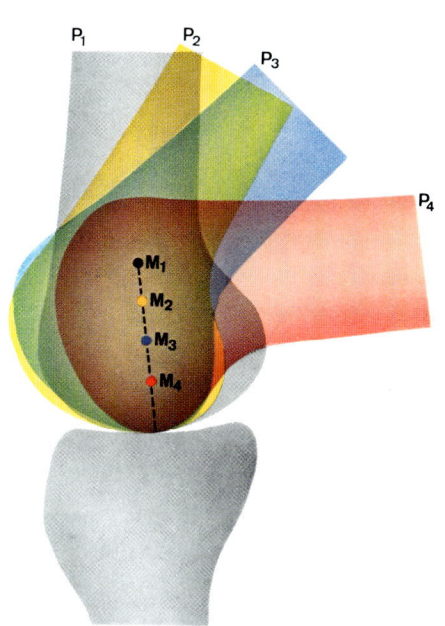

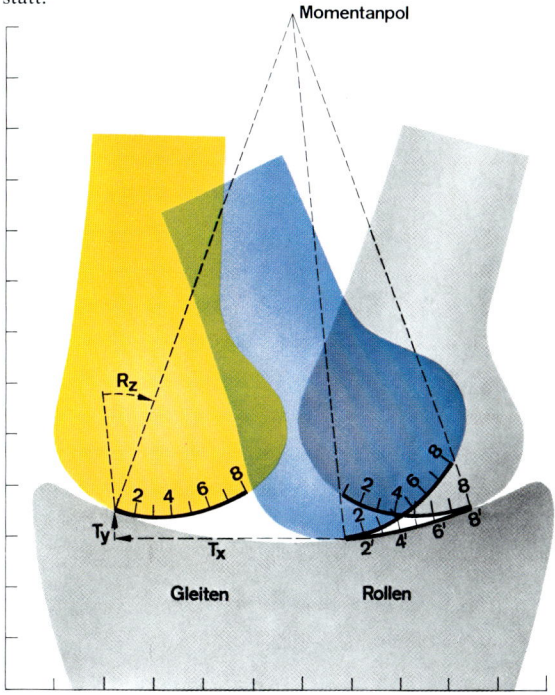

Abb. 2

Abb. 4

Gelenkbewegungen wird durch die Schwerkraft, Muskelkräfte und durch Zwangskräfte bewirkt, die in der Gelenkkapsel und in den Gelenkbändern dabei entstehen. Gelenke sind daher während der Bewegung kraftschlüssig. Sie können aber auch entgegengesetzten Kräften (Distraktionskräften) ausgesetzt werden, wenn an den Elementen in entgegengesetzten Richtungen gezogen wird. Das ist z. B. der Fall, wenn wir die Fingerspitzen zwischen Daumen und Zeigefinger der anderen Hand nehmen und die Fingergelenke auseinanderziehen. Überschreiten dabei die äußeren Zugkräfte die Haltekräfte, findet vielfach unter deutlichem Knacken eine Implosion der Gelenkkapsel statt, da die geringe Menge Synovia den erweiterten Spalt nicht allein ausfüllen kann. Dieses Experiment gelingt am besten bei leicht gebeugten Gelenken, da die Zwangskräfte des Bandapparates dann gering sind und die Gelenkflächen nicht den maximalen Kontakt haben, d. h. wenn der Kraftschluß lose ist. In der Streckhaltung sind die Zwangskräfte dagegen maximal und die Fingergelenke erreichen in dieser Position einen festen Kraftschluß. Auch in anderen Gelenken unseres Körpers gibt es Gelenkstellungen mit losem und festem Kraftschluß, der jeweils von der Kongruenz der momentan artikulierenden Flächen und von den momentanen Zwängen in den Bändern abhängt. Die Stabilität der Gelenkverbindung und die Gefahr einer Verrenkung *(Luxation)* durch äußere Kräfte werden daher entscheidend von der jeweiligen Gelenkstellung mitbestimmt.

Der Luftdruck spielt für den Zusammenhalt der Gelenke bei den Bewegungen keine Rolle, hilft aber mit, einer Distraktion entgegenzuwirken, wenn sich der Schwerpunkt eines frei hängenden Körperabschnittes senkrecht unter dem Drehpunkt eines Gelenkes befindet. In diesen Positionen zeigen die Muskeln, die das Gelenk überziehen, keine oder nur eine geringfügige Aktivität (BASMAJIAN 1967). Im Hüftgelenk soll die Kraft des Luftdruckes immerhin 100 bis 150 N betragen.

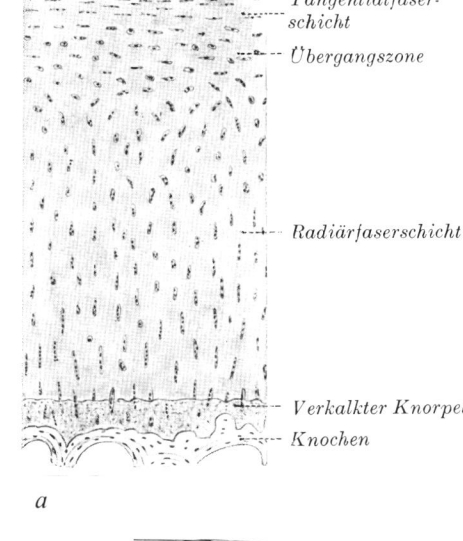

a

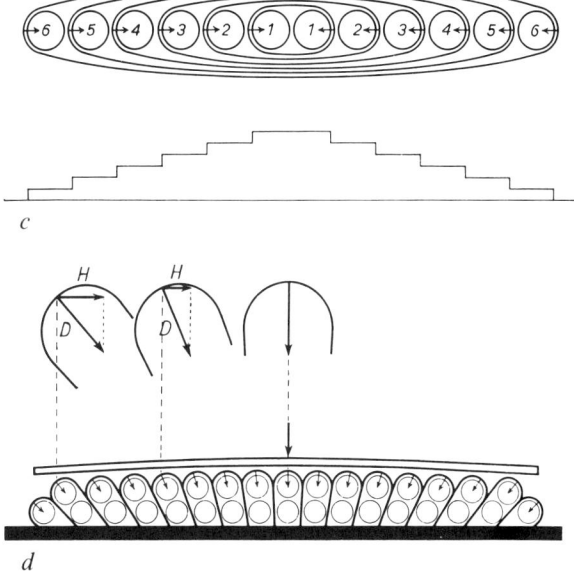

b

c

d

Abb. 3.6—3. a) Senkrechter Schnitt durch den Gelenkknorpel des Schienbeinkopfes. Ungefärbtes Präparat. b) Schema des Faserverlaufs im Gelenkknorpel: die schwarzen Ovale bezeichnen die Chondrone (a und b nach BENNINGHOFF). c) Schema des Aufbaues des Hyalinknorpels zur Erklärung des durch Kollagenfaserbügel bedingten hydrostatischen Druckes. Die Zahlen 1—6 bezeichnen Knorpelkugeln, die paarweise von Kollagenfaserschlingen umfaßt werden. Die unter sich gleich großen, nach dem Zentrum gerichteten Pfeile geben die in den Kollagenfaserschlingen herrschenden Spannungen an. — Darunter das Diagramm des durch die Addition dieser Spannungen nach dem Zentrum hin zunehmenden hydrostatischen Druckes. d) Strukturschema des Gelenkknorpels. Bei Anspannung der Kollagenfaserbügel durch Kompression des Knorpels üben diese auf die umschlossenen Knorpelkugeln einen axialen Druck (D in der oberen Darstellung, kleine Pfeile im unteren Schema) aus. Nur die Horizontalkomponente H dieses Druckes summiert sich nach der Mitte hin (c und d nach PAUWELS 1959).

Bewegungslehre, Kinesiologie

Nur durch genaue Beobachtungen am Lebenden ist es möglich, die wirklichen Bewegungsformen zu analysieren. Die Gelenkgestalt allein kann uns nicht endgültig und eindeutig sagen, welche Bewegungsbahn ein Körperabschnitt bei einer Bewegung beschreiben wird. Eine spezielle Bewegungsbahn wird jeweils durch das Nervensystem mit Hilfe der entsprechenden Muskulatur und durch die von dieser erzeugten Zwangskräfte im Bandapparat aus einer Vielzahl von möglichen Bewegungsbahnen herausgegriffen. Die Gestalt der artikulierenden Gelenkflächen und der Bandapparat engen dabei den Bewegungsspielraum der Muskulatur auf einen mehr oder weniger umschriebenen Verkehrsraum ein. Deutlich wird das z. B. am Bewegungsspielraum unseres Zeigefingers. Den gestreckten Zeigefinger vermögen wir in seinem Grundgelenk auf einem Kegelmantel kreisen zu lassen und auf jeder beliebigen Bahn innerhalb dieses Kegels willkürlich zu führen. Beugen wir dagegen den gestreckten Zeigefinger in seinem Grundgelenk, so ist der Verkehrsraum des Fingers in dieser Gelenkposition auf einen verschwindend dünnen Kegel eingeengt. Auch die übrigen Finger vermögen wir, abgesehen vom Daumen, in dieser Gelenkstellung nur geringfügig zu spreizen, zu abduzieren. In den Fingergelenken andererseits können durch die entsprechenden Muskeln die Fingerglieder nur in einer Ebene gebeugt und gestreckt werden. Beim festen Zugreifen finden allerdings passiv feinste Rotationen um die Längsachsen der Fingerglieder und minimale Translationsbewegungen in den Gelenkenden statt, die die Finger an eine unebene Unterlage besser anschmiegen helfen. Die Analyse derartig feiner Bewegungen ist nur mit Hilfe exakter Messungen möglich, die an automatisch aufgezeichneten Bewegungsbahnen einzelner Markierungspunkte, die an oder in den bewegten Elementen liegen, mit mathematischen Hilfsmitteln durchgeführt werden. Die Kinematik widmet ihre Forschungen diesen kinematographisch aufgezeichneten Bewegungsbahnen einzelner Körperabschnitte oder des ganzen Körpers, ohne zunächst nach den Ursachen der Bewegung zu fragen.

Oberflächenform der Gelenkkörper, Ebenen und Achsen

Die Gestalt der Gelenkoberflächen ist sehr mannigfaltig und die exakte Beschreibung sehr schwierig. Trotzdem lassen sich die grundsätzlichen Bewegungsvorgänge in den verschiedenen Gelenken mit für viele praktische Aufgaben hinreichender Genauigkeit erfassen, wenn die Gestalt durch Idealfi-

guren angenähert wiedergegeben wird. So werden folgende Gelenkformen unterschieden:

Ebenes Gelenk, Articulatio plana

Die Gelenkflächen sind angenähert eben, so daß sie sich gegeneinander verschieben (Translation) oder um eine senkrecht zur Oberfläche stehende Achse drehen (Rotation) können. Da auch minimale Kippbewegungen (gleichfalls Rotation) möglich sind, besitzen diese Gelenke sechs Freiheitsgrade der Beweglichkeit (Abb. 3.6—4a). Der Bewegungsspielraum ist aber meist in allen Richtungen sehr eingeengt. Werden die Gelenkpartner von einer straffen Kapsel und starken Bändern beinahe unbeweglich aneinander gefesselt, sprechen wir auch von einem straffen Gelenk *(Amphiarthrosis).* Ebene Gelenke finden sich z. B. zwischen den Basen der Metatarsalia.

Scharniergelenk, Ginglymus

Ein angenähert walzenförmiger Gelenkkörper ist bei dieser Gelenkform in einen aufgeschnittenen Hohlzylinder eingelassen, so daß Rotationen nur in einer Ebene, nämlich um eine den Zylinder längs durchziehende Achse möglich sind (Abb. 3.6—4b). Starke Kollateralbänder und in Fugen eingreifende Leisten verhindern wie bei technischen Scharnieren Translationen senkrecht zur Bewegungsebene. Das Humeroulnargelenk und die Interphalangealgelenke sind gute Beispiele. Die tatsächliche Oberflächenkontur weicht aber vielfach von einer Zylinderoberfläche ab. In der Bewegungsebene gleicht sie oft mehr einer Spirale als einem Kreis. Geringfügige Rotationen um die Längsachsen der artikulierenden Knochen und minimale Translationen sind aber auch in diesen sog. einachsigen Gelenken möglich. So findet im Humeroulnargelenk bei der Beugung eine leichte Supination und bei der Streckung eine Pronation der Ulna statt. Bei einigen Scharniergelenken wird ein kurzer walzenförmiger Gelenkkörper von einem osteofibrösen Ring umschlossen (Abb. 3.6—4c). Beim proximalen Radioulnargelenk z. B. kreiselt das radförmige Radiusköpfchen um seine Symmetrieachse in einem Ring, der durch das Lig. anulare radii und eine kleine Gelenkpfanne an der Ulna gebildet wird. Im Atlantoaxialgelenk dagegen rotiert ein osteofibröser Ring um einen Zapfen, den Dens axis. Derartige Gelenkformen werden auch Radgelenk, *Articulatio trochoidea,* genannt.

Kondylengelenk, Articulatio condylaris

Die Hauptbewegungen finden gleichfalls in einer Ebene statt. Es sind aber zusätzlich ausgiebige Rotationen um eine in dieser Bewegungsebene liegende

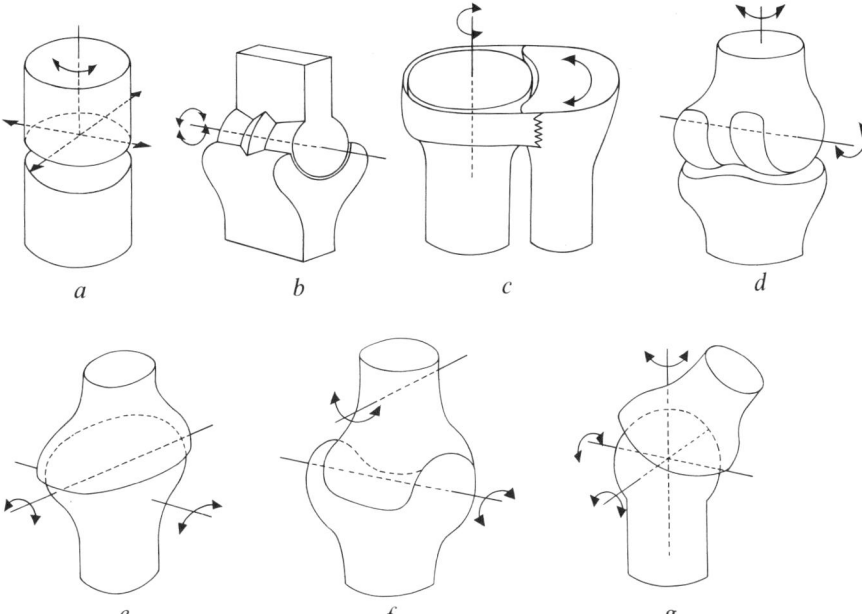

Abb. 3.6—4. Formen der Diarthrosen: a) Ebenes Gelenk, b) Scharniergelenk, c) Radgelenk, d) Kondylengelenk, e) Ellipsoidgelenk, f) Sattelgelenk, g) Kugelgelenk.

Drehgelenke

Achse möglich. Dabei bewegen sich zwei annähernd parallel gestellte Gelenkrollen in zwei getrennten Gelenkpfannen (Abb. 3.6—4d). Typische Beispiele sind das Kniegelenk und die beiden Kiefergelenke, die als Einheit betrachtet werden müssen.

Ellipsoidgelenk, Articulatio ellipsoidea

Dieses Gelenk besitzt zwei Hauptbewegungsachsen, die unterschiedlich lang sind und sich nicht schneiden (Abb. 3.6—4e). Um die lange Achse bewegen sich alle Knochenteilchen auf stark gekrümmten Kreisbahnen und um die kurze Achse auf schwächer gekrümmten Bahnen. Als Beispiel sei hier das proximale Handgelenk, die *Articulatio radiocarpea*, angeführt. Bewegungen um die kurze Achse, die etwa senkrecht zum Handrücken steht, werden Ulnar- und Radialabduktion genannt. Bewegungen um die lange Achse, die etwa quer durch die Handbasis zieht, heißen Dorsal- und Palmarflexion. Diese Bewegungen setzen sich aber teilweise aus mehr oder weniger geringfügigen Verschiebungen zwischen den Handwurzelknochen zusammen, die den eiförmigen Gelenkkopf (Eigelenk) variabel an den momentanen Bewegungsvorgang anpassen. Minimale Rotationen sind meist auch um eine zu den beiden Hauptachsen senkrecht stehende dritte Achse möglich.

Sattelgelenk, Articulatio sellaris

Auch bei dieser Gelenkform finden die Hauptbewegungen in zwei senkrecht aufeinander stehenden Ebenen statt, die Achsen liegen aber getrennt in je einem der Gelenkpartner (Abb. 3.6—4f). In der einen Hauptebene ist die Gelenkfläche konvex, in der zweiten, senkrecht dazu stehenden dagegen konkav gekrümmt. Die Gelenkfläche des damit artikulierenden Gelenkpartners ist entsprechend konkav bzw. konvex in den gleichen Ebenen gekrümmt. Die *Articulatio carpometacarpea* des Daumens zeigt die klassische Form des Sattelgelenkes.

Kugelgelenk, Articulatio sphaeroidea

Im Gegensatz zu den übrigen Gelenken gestatten Kugelgelenke Rotationen in allen Richtungen des Raumes um einen Drehpunkt, der im Idealfall im Mittelpunkt des kugelförmigen Gelenkendes des einen Gelenkpartners liegt (Abb. 3.6—4g). Die Gelenkfläche des artikulierenden Partners bildet eine mehr oder weniger vollständig dazu kongruente Hohlform, die Gelenkpfanne. Wenn diese über den Äquator des Kopfes hinweggreift, spricht man auch von einem Nußgelenk *(Enarthrosis sphaeroidea)*. Ein Kugelgelenk besitzt wie alle Gelenke sechs Freiheitsgrade der Beweglichkeit. Da die Translationsbewegungen aber einen nur geringfügigen Spiel-

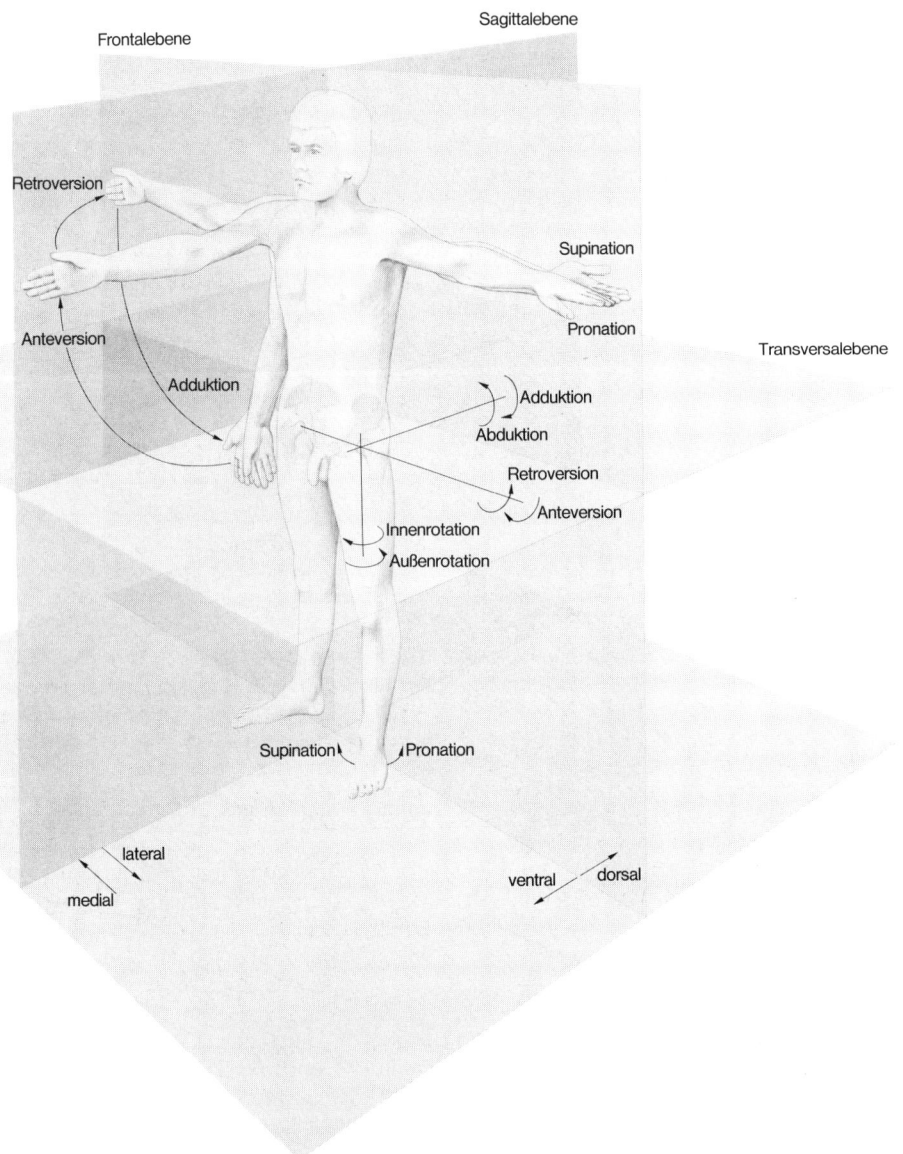

Abb. 3.6—5. Achsen und Ebenen, Hauptbewegungsarten, Lage- und Richtungsbezeichnungen.

raum haben (z. B. im Hüftgelenk, nicht aber im Schultergelenk), sagt man vereinfachend, ein Kugelgelenk habe drei Freiheitsgrade. So lassen sich auch drei Hauptbewegungen um drei Hauptachsen angeben (Abb. 3.6—5). Denken wir uns z. B. eine Linie durch die Mittelpunkte beider Hüftköpfe gelegt, so finden Beugung *(Flexion = Anteversion)* und Streckung *(Extension = Retroversion)* im Hüftgelenk um diese Achse statt. Wir nennen die Bewegungen um die senkrecht dazu in dorsoventraler Richtung stehende Achse *Abduktion* und *Adduk-*

tion. Um eine dritte Achse, die durch den Hüftkopf und ungefähr durch die Kniemitte zieht, können wir den Oberschenkel nach innen und außen rollen *(Innen- und Außenrotation).* Flexion und Extension im Hüft- und Schultergelenk werden auch *Anteversion* und *Rektroversion* genannt. Wie bei anderen Gelenkformen finden bei den Bewegungen im Kugelgelenk oft „verborgene" Rotationen um die Längsachse der bewegten Knochen statt.

Legen wir z. B. die flache Hand auf die laterale Seite unseres Oberschenkels, antevertieren den Arm

276

bis in Schulterhöhe und retrovertieren ihn anschließend in dieser Transversalebene unseres Körpers, so steht der Handrücken in einem nach lateral eröffneten Winkel zur Ausgangsposition, wenn wir den Arm wieder an den Oberschenkel heranführen (rechter Arm in der Abb. 3.6—5). Der Arm wurde bei dieser Bewegungsfolge zu unserer Überraschung gleichzeitig nach außen rotiert. Führen wir entsprechend den Arm auf einem Kegelmantel um die Verlängerung einer Achse, die beide Humerusköpfe verbinden (Anteversions- und Retroversionsachse), so führt der Arm immer gegensinnige Rotationen um seine Längsachse durch, wie wir am Handrücken beobachten können. Diese durch neuromuskuläre Steuerung zustande kommende Bewegungsfolge heißt Umführbewegung *(Circumductio)*.

Tatsächliche Krümmung der Gelenkoberfläche

Wie bereits mehrfach angedeutet wurde, sind die Oberflächen der Gelenke nur näherungsweise wie die Oberflächen mathematischer Idealfiguren geformt. Zwischen den verschiedenen Oberflächengestaltungen gibt es viele Übergangsformen, so daß sich alle Gelenke als Varianten zweier Grundformen auffassen lassen, nämlich als Eigelenk oder als Sattelgelenk. Die Oberfläche eines Eigelenkes ist in senkrecht aufeinander stehenden Schnittebenen gleichsinnig gekrümmt, entweder konvex oder konkav. Ein Sattelgelenk dagegen ist in der einen Hauptebene konkav und in der anderen Ebene senkrecht dazu konvex gekrümmt.

Die Krümmung einer solchen Schnittlinie läßt sich exakt definieren durch die Funktion $k = y'' / (1 + y'^2)^{1.5}$. Der reziproke Wert $\rho = 1 / k$ dieser Krümmung k wird Krümmungsradius ρ genannt. Er stellt den Radius eines Kreises dar, der die Kurve y an der Stelle mit der Krümmung k berührt und mit ihr an dieser Stelle in der ersten (y') und zweiten Ableitung (y'') übereinstimmt (Tafel VI, Abb. 1). Zu jedem Punkt der Ausgangskurve gehört somit ein kleinerer oder größerer Kreis, der sich dem Verlauf der Gelenkoberfläche an dieser Stelle am besten anschmiegt. Die alle Krümmungsmittelpunkte der Ausgangskurve verbindende Kurve heißt Einhüllende, *Evolute*, da sie sich der Schar der Krümmungsradien anschmiegt und diese sie an ihrer konvexen Seite tangieren, aber nicht schneiden. Die Ausgangskurve wird auch *Evolvente* genannt. Ein Krümmungsradius steht immer senkrecht auf der zugehörigen Tangente.

Momentane Drehachse, Rollen und Gleiten

Wird ein Gelenkpartner kraftschlüssig gleitend über eine Gelenkfläche bewegt, deren Krümmung nicht konstant ist (Tafel VI, Abb. 2), so vermag er sich in verschwindend kleinen Zeitintervallen nur tangential zur Gelenkoberfläche im momentanen Berührungspunkt zu bewegen. In jedem Moment kreisen daher die Knochenteilchen um minimal gegeneinander versetzte Achsen (Momentandrehachsen oder Momentanpole), die im Idealfall mit den Krümmungsmittelpunkten auf der Evolute zusammenfallen. Tatsächlich finden aber in den Gelenken geringfügige Schaukelbewegungen und Schwankungen im Kraftschluß statt, so daß die wirkliche Bahn der momentanen Drehachsen, die Polbahn, beim „reinen" Gleiten mehr oder weniger von der Evolute abweicht. Beim reinen Gleiten bewegen sich die Gelenkelemente relativ so aufeinander, daß stets die gleichen Punkte des einen Elementes das andere Element an verschiedenen Stellen berühren (Tafel VI, Abb. 2—4).

Bei reinen Rollbewegungen hingegen berühren sich die beiden Gelenkpartner in Punkten, die im Gleichschritt an den beiden Gelenkoberflächen wandern (Tafel VI, Abb. 4). Alle Knochenteilchen des rollenden Elementes drehen sich in einem verschwindend kleinen Zeitintervall auf konzentrischen Kreisbahnen um den momentanen Berührungspunkt. Im nächsten verschwindend kleinen Zeitintervall sind die unmittelbar benachbarten Oberflächenpunkte beider Gelenkpartner Momentanpol der Drehbewegung. So ergeben sich beim Rollen oder Wälzen im Idealfall als Verbindungskurven der Momentandrehzentren die Bahnen der aufeinander folgenden und gleichabständigen Berührungspunkte, die im bewegten Gelenkpartner Gangpolbahn (Punkte 1,2,...,8) und im ruhenden Gelenkpartner Rastpolbahn (Punkte 1',2',...,8') genannt werden.

Beim Rollgleiten treten beide Bewegungsarten, Rollen und Gleiten, gleichzeitig auf. Die sich berührenden Kurvenstücke haben in der bewegten und in der ruhenden Gelenkoberfläche eine unterschiedliche Länge (Tafel VI, Abb. 4).

Durch neuromuskuläre Steuerung und durch Zwangskräfte in den Bändern wird bei den wirklichen Gelenkbewegungen eine Kombination aus Gleiten und Rollen, ein Rollgleiten erzeugt. Die tatsächlichen momentanen Drehzentren eines Gelenkes liegen demnach zwischen der Evolute und der Evolvente eines Gelenkes und bedürfen zur exakten Lagebestimmung immer einer individuellen kinematographischen Analyse. *Die bei der Beschreibung der Gelenkformen angegebenen Hauptbewegungsachsen erweisen sich somit mehr oder weniger als Illusion einer vereinfachenden Didaktik, da es fixe Bewegungsachsen in biologischen Gelenken nur ausnahmsweise gibt.*

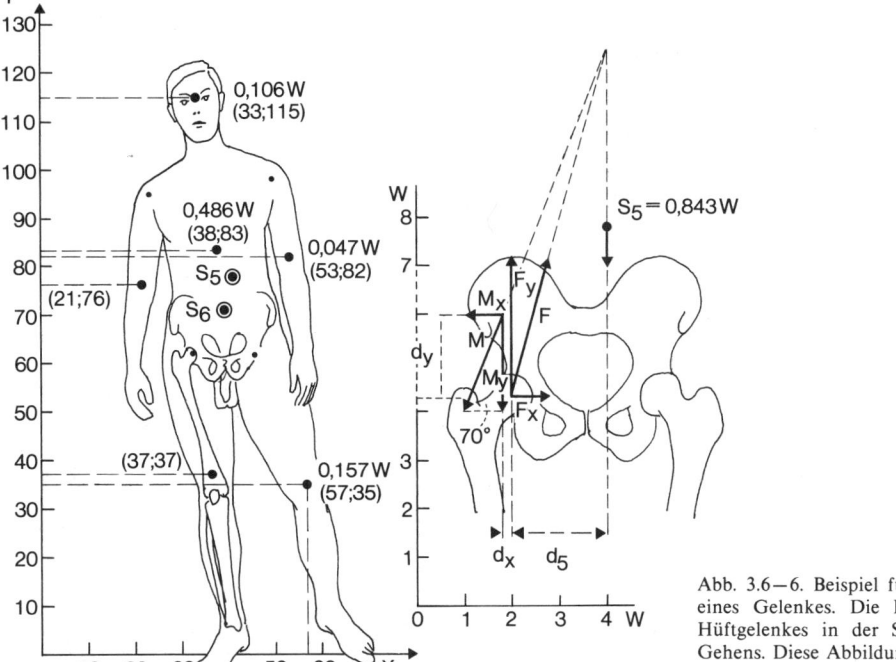

Abb. 3.6−6. Beispiel für die Kraftanalyse eines Gelenkes. Die Beanspruchung des Hüftgelenkes in der Standbeinphase des Gehens. Diese Abbildung wird ausführlich im Text erläutert.

Kraftanalyse, Kinetik

Während in der Bewegungslehre, der Kinematik, die Gelenkbewegungen ohne Berücksichtigung der Körpermassen und der ursächlichen Kräfte untersucht werden, wird in der Kinetik der Zusammenhang zwischen Kräften und Bewegungen untersucht. Bei schnellen Bewegungen treten Trägheitskräfte auf, die nach dem sog. D'ALEMBERTschen Prinzip in die Kraftanalyse aufgenommen werden können, so daß sich Probleme der Gelenkdynamik auf solche der Gelenkstatik zurückführen lassen. Bei langsamen Bewegungen dürfen Massenträgheiten vernachlässigt und einzelne Bewegungsphasen ohne Berücksichtigung der Zeit als reine Geometrie der Kräfte behandelt werden. Bei einer praktischen gelenkdynamischen Untersuchung werden aus einem kinematographischen Weg-Zeit-Diagramm momentane Geschwindigkeiten und Beschleunigungen einzelner Körperteilmassen ermittelt und aus dem Produkt von Masse und Beschleunigung die momentanen Gelenkkräfte bestimmt.

Für viele praktische Probleme genügt es aber, nur einzelne Bewegungsphasen herauszugreifen, die maximale Gelenkbeanspruchungen erwarten lassen. Die grundsätzlichen Zusammenhänge seien am Hüftgelenk wegen seiner großen klinischen Bedeutung erläutert (Abb. 3.6−6). Die aufgezeigten Gesetze gelten unverändert auch für alle komplizierteren Analysen.

In der linken Figur der Abb. 3.6−6 sind die Umrisse eines langsam gehenden Mannes in der Standphase des rechten Beines aus einer frontalen Aufnahme in ein Koordinatennetz übertragen worden. In der rechten Figur ist in einem vergrößerten Maßstab der entsprechende Kräfteplan in Einheiten des Gesamtkörpergewichtes (W) angegeben. Wir beschränken die Kraftanalyse auf die Frontalebene, die wir uns genau durch den Hüftkopfmittelpunkt, dem momentanen Drehzentrum, gelegt denken. Alle Abmessungen und Kräfte sind auf diese Ebene abgebildet.

Aus sorgfältigen Wägungen sind sowohl die Lage als auch die Größe der Teilschwerpunkte des Kopfes, der Extremitäten und des Rumpfes bekannt (s. z. B. HOCHMUTH 1971) deren Koordinaten bzw. Anteile am Gesamtgewicht in der Darstellung angeschrieben sind. Die Lage des Gesamtkörperschwerpunktes S_6 ergibt sich aus den mittleren X- und Y-Koordinaten der sechs Teilschwerpunkte und die des Teilschwerpunktes S_5 entsprechend durch Auslassen der Koordinaten für den Schwerpunkt des Standbeines.

Da ein Körper in der Ebene drei Freiheitsgrade der Beweglichkeit hat, treten im Hüftgelenk in dieser Bewegungsphase horizontale (F_x und M_x), vertikale (F_y und M_y) und drehende Kräfte, d. h. Drehmomente, auf. Die im Teilschwerpunkt S_5 vereinigt gedachte Masse dreht den Stamm samt den frei schwingenden Extremitäten im Uhrzeigersinn um den Hüftkopfmittelpunkt mit dem Moment $d_5 \cdot 0{,}843$ W. Soll das Becken daher auf der Spielbeinseite nicht absinken, muß eine entgegengesetzt drehende Kraft M dieses Drehmoment kompensieren. Da die Kraft M der Abduktionsmuskulatur des Hüftgelenkes und die Größe ihrer Komponenten M_x und M_y wie die Reaktionskraft F und ihre horizontalen und vertikalen Komponenten unbekannt sind und auch nicht unmittelbar gemessen werden können, ermitteln wir sie analytisch. Gemäß den drei Freiheitsgraden der Beweglichkeit herrscht Gleichgewicht im Hüftgelenk, wenn alle horizontalen, vertikalen bzw. alle Drehmomente sich gegenseitig aufheben. Wir erhalten

für die
horizontalen Kräfte: $\quad F_x - M_x \quad = 0$
für die
vertikalen Kräfte: $\quad F_y - M_y \quad = 0{,}843$ W
für die
Drehmomente: $\quad d_x \cdot M_y + d_y \cdot M_x = d_5 \cdot 0{,}843$ W

Da der Ansatzwinkel der Abduktionsmuskulatur gegenüber der Horizontalen 70° beträgt und somit $M_x = \cos 70° \cdot M$ und $M_y = \sin 70° \cdot M$ ist, ergibt sich durch Einsetzen 1) $F_x - 0{,}342 \, M = 0$, 2) $F_y - 0{,}940 \, M = 0{,}843$ W und bei Berücksichtigung der Hebelverhältnisse $d_x = 0{,}2$, $d_y = 1{,}7$ und $d_5 = 2$ für die Momentengleichung 3) $0{,}2 \cdot 0{,}940 \, M + 1{,}7 \cdot 0{,}342 \, M = 2 \cdot 0{,}843$ W. Aus der letzten Gleichung folgt unmittelbar der Betrag der Muskelkraft $M = 2{,}191$ W. Durch Einsetzen von M in die erste Gleichung erhalten wir $F_x = 0{,}749$ W und in die zweite Gleichung $F_y = 2{,}903$ W, und damit schließlich $F = 2{,}998$ W.

Aus diesem Beispiel einer Kraftanalyse wird die überragende Bedeutung der Muskulatur für die Gelenkbeanspruchung deutlich. Diese muß hier eine das Gesamtkörpergewicht um das 2,2fache übertreffende Kraft aufbringen, um das Becken beim langsamen Gehen waagerecht zu halten. Die aus der Muskelkraft und der Wirkung der Teilkörperlast (S_5) resultierende Kraft ($-F$) übertrifft das Gesamtkörpergewicht sogar um das 3fache und wirkt genau in Richtung des momentanen Drehpunktes im Hüftkopfmittelpunkt, da alle Drehmomente sich gegenseitig aufheben. Die größere Kraftkomponente (F_y) wirkt in Richtung des oberen Randes der Hüftpfanne.

Die bei den Bewegungen in einem Gelenk auftretenden Kräfte werden auf noch weitgehend ungeklärte Weise von dem einen auf den anderen Gelenkpartner übertragen. An verschiedenen Punkten der Gelenkflächen entstehen dabei unterschiedliche Spannungen. Diese hängen sowohl von der Größe der beanspruchenden momentanen Kraft und der Ausdehnung der druckaufnehmenden Gelenkfläche, als auch wesentlich von der Krümmung der Gelenkfläche und der Lage der resultierenden Kraft im Gelenk ab (KUMMER 1974).

Biologische Reaktionen der Gelenke

Die Form der Gelenkflächen ist im wesentlichen festgelegt, bevor in der Entwicklung die Bewegungen beginnen. Die endgültige Ausgestaltung, ebenso die Neuformung eines Gelenkes unter atypischen Bedingungen, steht unter dem maßgeblichen Einfluß mechanischer Faktoren im Rahmen der genetischen Reaktionsnorm. Wird der Bewegungsumfang auf ein Minimum reduziert, das Gelenk festgestellt, so droht eine Versteifung dadurch, daß vom Rande her gefäßhaltiges Bindegewebe den Gelenkspalt überwuchert und schließlich die Gelenkenden verbindet (s. Kapitel Das Knorpelgewebe und Kapitel Kausale Histogenese der Gewebe des Bewegungsapparates).

Wenn durch eine krankhafte Veränderung die knöcherne Unterlage des Gelenkknorpels gelockert wird, so kann bei einer Bewegung durch Abscherung ein Stück Gelenkknorpel aus seinem Bett herausgesprengt werden und als freier Körper (Gelenkmaus) in der Synovia weiterleben. Diese Gelenkmäuse können sogar neue Schichten von hyalinem und Faserknorpel auf ihrer Oberfläche bilden, während das Innere Degenerationserscheinungen zeigt. Durch die beim Wachstum auftretenden Spannungen erhalten sie eine funktionelle Architektur. Die Fibrillen verlaufen in Radien und konzentrischen Kreisen um den kugeligen Körper. Werden solche Gelenkmäuse zwischen die Gelenkenden eingeklemmt, so treten sehr starke Schmerzen auf.

Durch veränderte Bewegungsarten, die erzwungen werden, gestaltet sich auch die Form der Gelenkenden um. So hat R. FICK beim Hund die beiden Oberschenkel in der Kniegegend durch eine Drahtschlinge vereinigt, so daß das Hüftgelenk im wesentlichen wie ein Scharniergelenk gebraucht werden mußte. Nach längerer Zeit hatte der Hüftkopf eine walzenförmige Gestalt angenommen. Am Schultergelenk konnte FICK nach Abtragen der bestehenden Gelenkflächen und durch Veränderung der Muskelansatzverhältnisse eine Formumkehr der Gelenkgestalt erzielen, derart, daß am Schulterblatt an Stelle der Pfanne sich ein Gelenkkopf bildete.

Literatur

BARTZ, W. J.: Biotribologie — Analogien zwischen Medizin und Technik. In: „Biopolymere und Biomechanik von Bindegewebesystemen", Herausg. F. HARTMANN, Springer, Berlin 1974

BASMAJIAN, J. V.: Muscles alive. Their functions revealed by electromyography. Williams & Wilkins, Baltimore 1967

FRANKEL, V. H., und A. H. BURSTEIN: Orthopaedic biomechanics. The application of engineering to the musculoskeletal system. Lea & Febinger, Philadelphia 1970

GARDNER, E. D.: The innervation of the shoulder joint. Anat. Rec. 102 (1948) 1—18

GARDNER, E. D.: The innervation of the knee joint. Anat. Rec. 101 (1948) 109—130

HOCHMUTH, G.: Biomechanik sportlicher Bewegungen. Wilhelm Limpert, Frankfurt (Main) 1971

KUMMER, B.: Biomechanik der Gelenke (Diarthrosen). Die Beanspruchung des Gelenkknorpels. In: „Biopolymere und Biomechanik von Bindegewebesystemen", Herausg. F. HARTMANN. Springer, Berlin 1974

LANG, J.: Die Gelenkinnenhaut, ihre Aufbau- und Abbauvorgänge. Morph. Jahrb. 98 (1975) 387—482

MACCONAILL, M. A., and J. V. BASMAJIAN: Muscles and movements, a basis for human kinesiology. Williams & Wilkins, Baltimore 1969

OBERLÄNDER, W.: Die Beanspruchung des menschlichen Hüftgelenks. V. Die Verteilung der Knochendichte im Acetabulum. Z. Anat. Entwickl.-Gesch. 140 (1973) 367—384

PAUWELS, F.: Die Struktur der Tangentialfaserschicht des Gelenkknorpels der Schulterpfanne als Beispiel für ein verkörpertes Spannungsfeld. Z. Anat. Entwickl.-Gesch. 121 (1959) 188—240

TILLMANN, B.: A contribution to the functional morphology of articular surfaces. In: W. BARGMANN und W. DOERR (Hgg.): Nomale und Pathologische Anatomie, Bd. 34, Thieme, Stuttgart 1978

WALKER, P. S.: A comparison of normal and artificial human joints. Acta orthop. belg. suppl. I (1974) 43—54

4. Makroskopische Anatomie des Bewegungsapparates

4.1. Wirbelsäule

Übersicht

Im Laufe der Evolution wird die *Chorda dorsalis* durch eine höher differenzierte Konstruktion ersetzt, die aus gegeneinander beweglichen Teil- und Folgestücken, den Wirbeln, besteht. Die Wirbelanlagen besitzen typische topographische Beziehungen zu den beiden Achsenorganen, Chorda und Rückenmark. Erstere bleibt im Bereich der Zwischenwirbelscheiben als Rest erhalten, letzteres wird durch hintereinandergereihte Bögen umschlossen. Die Öffnungen zwischen den Bögen dienen dem Durchtritt der Rückenmarksnerven.

Im Brustbereich gehen von der Wirbelsäule seitlich zwölf bewegliche Spangenpaare aus, die sich als Rippen ventral mit einem medianen Knochen, dem Brustbein, vereinigen. Durch die Anfügung der Rippen wird an der Wirbelsäule eine Brustregion von einer Hals- und Lendenregion unterscheidbar. Mit dem Rumpfskelett verbindet sich das Skelett der Gliedmaßen durch Schulter- und Beckengürtel.

Grundform des Wirbels

Die einzelnen Wirbel haben eine gemeinsame Grundform, die in den verschiedenen Regionen abgewandelt wird. Noch beim Neugeborenen ist die Gleichartigkeit der einzelnen Wirbel viel größer als beim Erwachsenen. Nimmt man als Beispiel für die Grundform einen Brustwirbel (Abb. 4.1—1), kann man an ihm Corpus, Arcus und Processus unterscheiden. Der Körper trägt die Last, der Bogen umgibt das Rückenmark, die Fortsätze sind entweder Hebel, an denen Muskeln ansetzen, oder sie dienen der gelenkigen Verbindung der Wirbel untereinander.

Der Körper des Wirbels hat ungefähr die Form eines kurzen Zylinderstückes und verbindet sich an der oberen und unteren Deckplatte mit den Zwischenwirbel- oder Bandscheiben. Er besitzt eine dünne Compacta, die außen durch das Periost und durch Längsbänder ergänzt wird. An den Endflächen der Wirbelkörper ist die Compacta mit Ausnahme einer Randzone porös.

Seitlich trägt der Körper kranial und kaudal je eine kleine überknorpelte Gelenkgrube, *Foveae co-stales superior et inferior* (Abb. 4.1—1). Die benachbarten Gelenkgruben zweier Wirbel nehmen zusammen den Kopf einer Rippe auf (Abb. 4.1—20. Ausnahmen s. folgendes Kapitel). Vom Bogen geht nach oben und unten je ein Gelenkfortsatz, *Processus articulares superior et inferior*, aus, der eine überknorpelte Gelenkfläche trägt. Auf diese Weise kommt jeder Wirbel mit seinem oberen und unteren Nachbarn in gelenkige Verbindung. Da die Wirbel um die Dicke einer Zwischenwirbelscheibe voneinander entfernt sind, müssen die Gelenkfortsätze so lang sein, daß sie über diese Entfernung hinweg miteinander in Berührung bleiben. Durch die relativ kleinen Wirbelgelenke werden die Bewegungen der Wirbelsäule geführt.

Der seitlich vom Bogen abgehende Querfortsatz, *Processus transversus*, trägt im Brustbereich eine Gelenkfläche, *Fovea costalis transversalis*, für das Rippenhöckerchen. Am 11. und am 12. Brustwirbel fehlt die Gelenkfläche.

Ein mittlerer Fortsatz, *Processus spinosus*, deckt im Bereich der Hals- und Brustwirbelsäule den Wirbelkanal nach dorsal. Die Dornfortsätze sind in der Regel vom 6. Halswirbel an durch die Haut zu tasten und bilden wichtige Marken für die Lagebestimmung innerer Organe.

Die Bögen sind durch Ligamenta untereinander verbunden und umschließen den Wirbelkanal, *Canalis vertebralis*, der jederseits zwischen zwei Wirbeln eine Öffnung zum Durchtritt der Nerven besitzt, *Foramen intervertebrale*. Diese Auslaßöffnung wird knöchern begrenzt durch je eine bogenförmige Einziehung, die kranial und kaudal am Wurzelstück des Bogens liegt, *Incisurae vertebrales superior et inferior*.

Die Verknöcherung der Wirbel beginnt am Ende des zweiten Fetalmonats. Es treten drei Knochenkerne auf, einer im Körper und je einer im Anfangsstück des Bogens. Die Synostose der Bogenstücke erfolgt im 1. bis 2. Jahr. Die Kerne des Bogens vereinigen sich mit jenem des Körpers im 3. bis 5. Jahr. Im 12. Lebensjahr bilden sich an den Endflächen der Wirbelkörper platte ringförmige Knochenkerne: die Epiphysen, welche im 18. Jahr mit den Knochen des Wirbelkörpers verschmelzen.

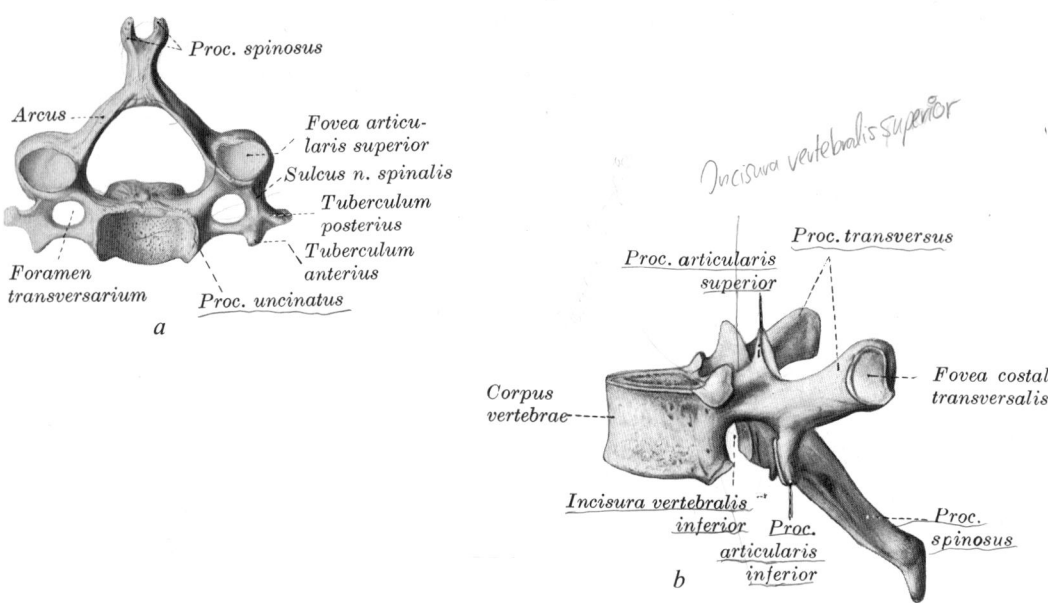

Proc. spinosus

Arcus

Fovea articularis superior

Sulcus n. spinalis

Tuberculum posterius

Tuberculum anterius

Foramen transversarium

Proc. uncinatus

a

Incisura vertebralis superior

Proc. articularis superior

Proc. transversus

Corpus vertebrae

Fovea costalis transversalis

Incisura vertebralis inferior

Proc. articularis inferior

Proc. spinosus

b

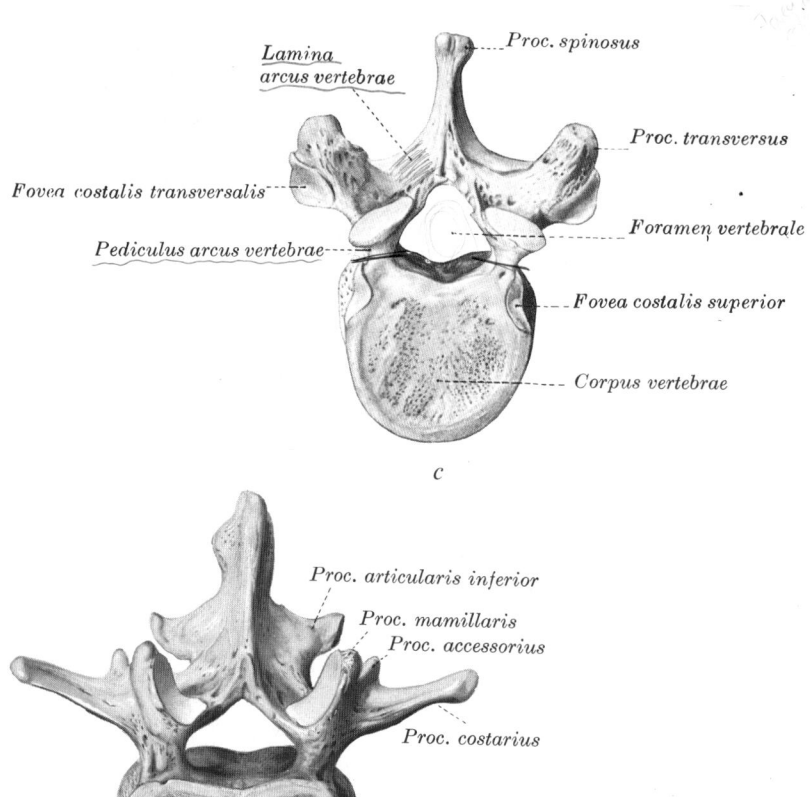

Lamina arcus vertebrae

Proc. spinosus

Proc. transversus

Fovea costalis transversalis

Foramen vertebrale

Pediculus arcus vertebrae

Fovea costalis superior

Corpus vertebrae

c

Proc. articularis inferior

Proc. mamillaris

Proc. accessorius

Proc. costarius

d

Abb. 4.1–1. Wirbel aus den verschiedenen Abschnitten der Columna vertebralis. a) 5. Halswirbel von kranial; b) 6. Brustwirbel in der Ansicht von lateral und etwas dorsal; c) 10. Brustwirbel von kranial; d) 3. Lendenwirbel von kranial.

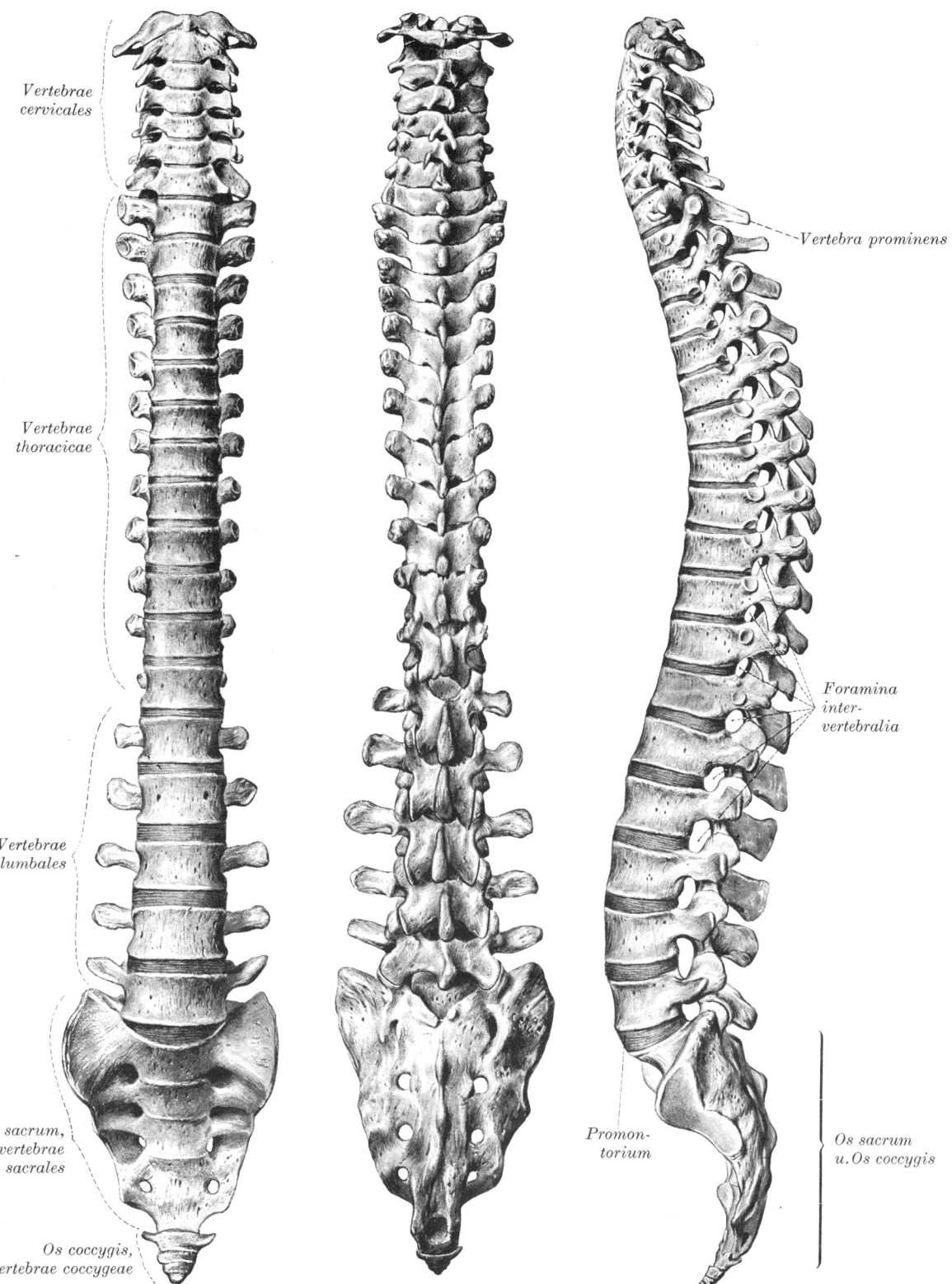

Vertebrae cervicales

Vertebra prominens

Vertebrae thoracicae

Foramina inter-vertebralia

Vertebrae lumbales

s sacrum, vertebrae sacrales

Promon-torium

Os sacrum u. Os coccygis

Os coccygis, vertebrae coccygeae

Abb. 4.1—2. Wirbelsäule. Columna vertebralis. Links: Ansicht von ventral, Mitte: Ansicht von dorsal, rechts: Ansicht von lateral.

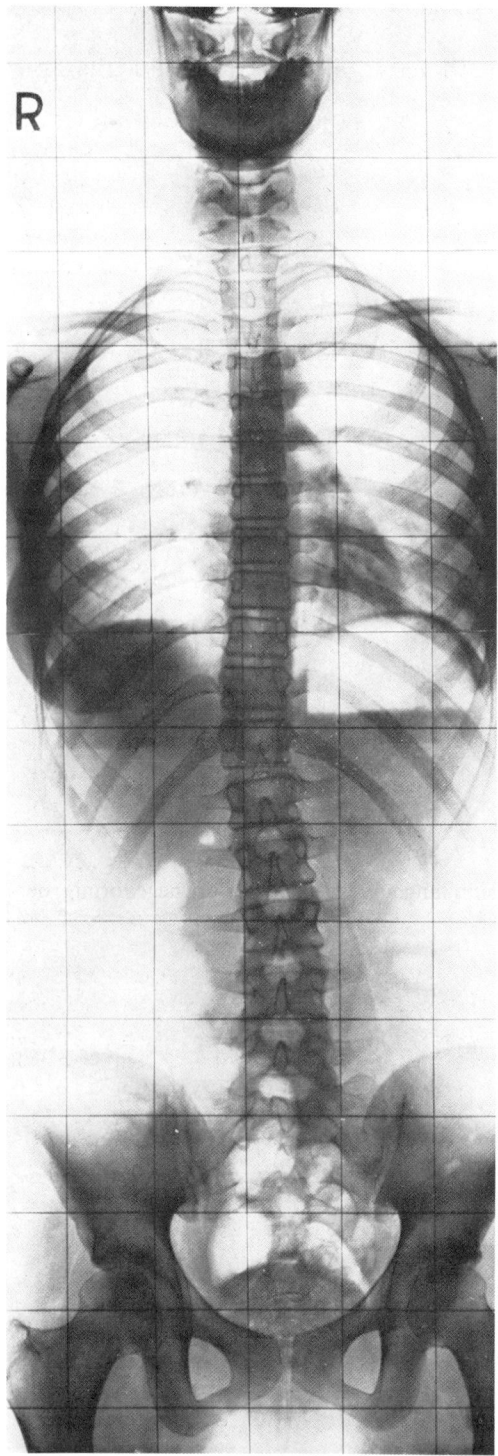

Abb. 4.1–3. Röntgenganzaufnahme der Wirbelsäule eines 15jährigen Mädchens (aus BIRKNER, R.: Das typische Röntgenbild des Skeletts. Standardbefunde und Varietäten vom Erwachsenen und Kind. Urban & Schwarzenberg, München 1977).

Schließlich bilden sich Epiphysenkerne an den Enden der Dornfortsätze und Querfortsätze.

Die verschiedenen Abschnitte der Wirbelsäule
(Abb. 4.1–1)

Wir unterscheiden 7 Halswirbel, 12 Brustwirbel, 5 Lendenwirbel. Die Verbindung mit dem Beckenring stellen 5 weitere Wirbel her, die miteinander und mit Rippenresten zum Kreuzbein, *Os sacrum*, verschmolzen sind. Es schließen sich meist 4 rudimentäre Steißwirbel an, die das Steißbein, *Os coccygis*, bilden.

Die Wirbelkörper haben vom Schädel gegen das Becken fortschreitend eine immer größere Last zu tragen; ihre Durchmesser vergrößern sich entsprechend, ohne daß die Volumina der Knochensubstanz im gleichen Verhältnis zunähmen. Es steigt nämlich der Anteil der Hohlräume am Gesamtvolumen des Wirbels, die sogenannte Porosität, von den Halswirbeln bis zum letzten Brustwirbel an. Bei den vierfüßigen Säugern, bei denen die Wirbelsäule in anderer Weise als beim Menschen belastet wird, ist die Querschnittszunahme der Wirbelkörper sehr viel geringer, und ihre Gestalt bleibt gleichartiger.

Beim Menschen dagegen wandelt sich die Form, die beim Halswirbelkörper mehr viereckig, beim Brustwirbel etwa dreieckig, beim Lendenwirbel bohnenförmig ist. Bei den Halswirbeln sind die Deckplatten gehöhlt, und zwar ist die obere mehr in einer Transversalebene, die untere mehr in einer Sagittalebene konkav. Der Raum zwischen zwei Wirbelkörpern wird von einer entsprechend geformten Zwischenwirbelscheibe ausgefüllt.

Auch das Wirbelloch wechselt seine Form, es ist bei den Halswirbeln und Lendenwirbeln dreiseitig, bei den Brustwirbeln rund. Im mittleren Brustbereich sind die Durchmesser am kleinsten, da das Brustmark der dünnste Teil des Rückenmarkes ist, während es im unteren Hals- und oberen Lendenbereich Anschwellungen besitzt. Die Querschnitte von Rückenmark und Wirbelkanal sind also aufeinander abgestimmt. Man sieht das besonders deutlich an einem Längsschnitt durch die Wirbelsäule des Neugeborenen, bei dem der Wirbelkanal entsprechend den Anschwellungen des Rückenmarkes spindelförmige Erweiterungen zeigt (siehe Abb. 4.1–24).

Durch die Gelenkfortsätze werden die Bewegungen geführt und in bestimmten Richtungen eingeengt. Sie zeigen in den drei Abschnitten der Wirbelsäule Baueigentümlichkeiten bezüglich der Stellung und Krümmung der Wirbelgelenkflächen.

Bei den *Halswirbeln*, die ausgiebige Bewegungen nach fast allen Seiten gestatten, sind die Gelenkflächen plan und um 45° gegen die Horizontale von vorn oben nach hinten unten geneigt.

Bei den *Brustwirbeln* sind die Gelenkflächen fast frontal gestellt. Während die Wirbelsäule hier also nur in geringem Maße gebeugt und gestreckt werden kann, sind Drehung und seitliche Neigung in diesem Bereich am isolierten Präparat gut ausgebildet, wobei die Lateralflexion mit einer gleichzeitigen Rotation verbunden ist; doch sind alle diese Bewegungen durch den Rippenkorb stark eingeschränkt.

Im *Lendenabschnitt* der Wirbelsäule sind nur Beugung und Streckung gut ausgebildet. Eine Drehung ist durch die sagittal stehenden Gelenkflächen beinahe unmöglich.

Vom *Os sacrum* gehen zwei mehr frontal stehende Gelenkfortsätze in Richtung auf den letzten Lendenwirbel aus (Abb. 4.1—4). Die Gelenkfortsätze werden auf Druck, Zug und Abscherung beansprucht. So kann die scherende Wirkung zwischen den Gelenkfortsätzen des letzten Lendenwirbels und des Os sacrum in besonderen Fällen sehr stark werden, da diese Fortsätze zugleich wie Sperrzähne die Lendenwirbel daran hindern, nach ventral abzurutschen. Trotzdem kann der 5. Lendenwirbelkörper abgleiten, wenn das Bogenstück zwischen den Gelenkfortsätzen nachgibt (= *Spondylolisthesis*).

Die Querfortsätze dienen in der Brustwirbelsäule zur Stützung der Rippen (Abb. 4.2—1). In der Regel erreicht jeder Rippenkopf die einander zugewandten Ränder zweier Wirbelkörper und den Querfortsatz des unteren der beiden Wirbel. Am 11. und 12. Brustwirbel fehlen die Gelenkflächen der Querfortsätze. In den übrigen Abschnitten der Wirbelsäule sind die Rippen weitgehend zurückgebildet. Es werden damit der Hals- und Lendenteil der Wirbelsäule zu frei beweglichen Stielen. Nur Reste der Rippen verbleiben am Hals- und Lendenstiel; sie verwachsen im wesentlichen mit dem Querfortsatz (Abb. 4.1—26 bis 4.1—28). Besonders groß ist der Rippenrest an den Lendenwirbeln. Man nennt ihn *Processus costarius* (Abb. 4.1—1 u. 4.1—28). Dies ist der „Querfortsatz" im Sprachgebrauch des Klinikers. Der eigentliche Querfortsatz der Lendenwirbel wird nur durch eine kleine Erhebung dargestellt, *Processus accessorius*. An den oberen Gelenkfortsatz angelehnt, findet sich ein Muskelhöcker, der *Processus mamillaris*. Er ist schon beim 12. Brustwirbel vorhanden und nur an den oberen Lendenwirbeln deutlich ausgeprägt (Abb. 4.1—1).

Auch an den Halswirbeln verschmilzt ein Rippenrudiment mit dem Querfortsatz zum Processus transversus (Abb. 4.1—27). Es verbleibt aber zwischen beiden eine Öffnung, *Foramen transversarium*. In diesem verläuft vom 6. Wirbel an die A. vertebralis zum Gehirn. Der seitliche Fortsatz der Hals-

wirbel besitzt zwei Höckerchen, ein *Tuberculum anterius*, das den Rest einer Halsrippe darstellt, und ein *Tuberculum posterius*, das außerdem den Querfortsatz enthält (Abb. 4.1—1 u. 4.1—27).

Beim 7. Halswirbel ist gewöhnlich das vordere Höckerchen sehr klein. Beim 6. Halswirbel ist es kräftig und daher durch die Haut zur Seite des unteren Schildknorpelrandes zu fühlen. Über dieses Höckerchen, *Tuberculum caroticum*, zieht die A. carotis communis, die hier bei Blutungen im Bereich ihrer Äste (z. B. bei Gesichtsverletzungen) durch Druck von außen komprimiert werden kann.

Die oberen Deckplatten der Halswirbelkörper laufen nach lateral und kranial in hakenförmige Erhebungen aus, *Processus uncinati*, die bei den oberen Wirbeln steiler als bei den unteren stehen und als knöcherne Umrandungen eine Art Einzäunung des dazu gehörenden *Discus intervertebralis* bewirken. Entwicklungsgeschichtlich sind sie Teile der Wirbelbögen, die erst etwa im 10. Lebensjahr mit den Wirbelkörpern verschmelzen (TÖNDURY 1958)[1].

Die Dornfortsätze der Halswirbel nehmen kaudalwärts an Länge zu (Abb. 4.1—13) und sind gegabelt (Abb. 4.1—1). Der 7. nicht gegabelte Halsdorn ist der erste, der gut durch die Haut sichtbar ist. Der Wirbel wird deshalb *Vertebra prominens* genannt. Von hier an lassen sich die Dornfortsätze durch Tasten abzählen. Der am stärksten vorspringende Dornfortsatz ist in der Regel der des ersten Brustwirbels. Die Dornfortsätze der Brustwirbelsäule sind lang und decken sich dachziegelförmig, dergestalt, daß die Spitze in Höhe des übernächsten Querfortsatzes liegt.

Im Bereich der Lendenwirbelsäule sind die Dornfortsätze kräftig entwickelt, seitlich abgeplattet und gerade nach hinten gerichtet (Abb. 4.1—2 u. 4.1—3). Bei der *Lumbalpunktion* wird zwischen dem 3. und 4. oder dem 4. und 5. Lendenwirbeldornfortsatz mit langer Hohlnadel Liquor cerebrospinalis durch Punktion des Durasacks ohne Gefährdung des Rückenmarks gewonnen.

Kurze Zusammenfassung: 7 Hals-, 12 Brust-, 5 Lendenwirbel. Wirbelkörper nehmen von kranial nach kaudal an Größe zu. Wirbelloch der Rückenmarksform angepaßt. Gelenkfortsätze im Halsbereich um 45° gegen die Horizontale geneigt, im Brustbereich frontal stehend, im Lendenbereich sagittal (keine Drehung). Querfortsätze im Brustbereich mit Gelenkflächen zur Artikulation mit den Rippenhöckerchen. Im Lendenbereich Rippenrest = Processus costarius. Im Halsbereich Rippenrest mit dem Querfortsatz zum Processus transversus

[1] TÖNDURY, G.: Entwicklungsgeschichte und Fehlbildungen der Wirbelsäule. Hippokrates-Verlag, Stuttgart 1958.

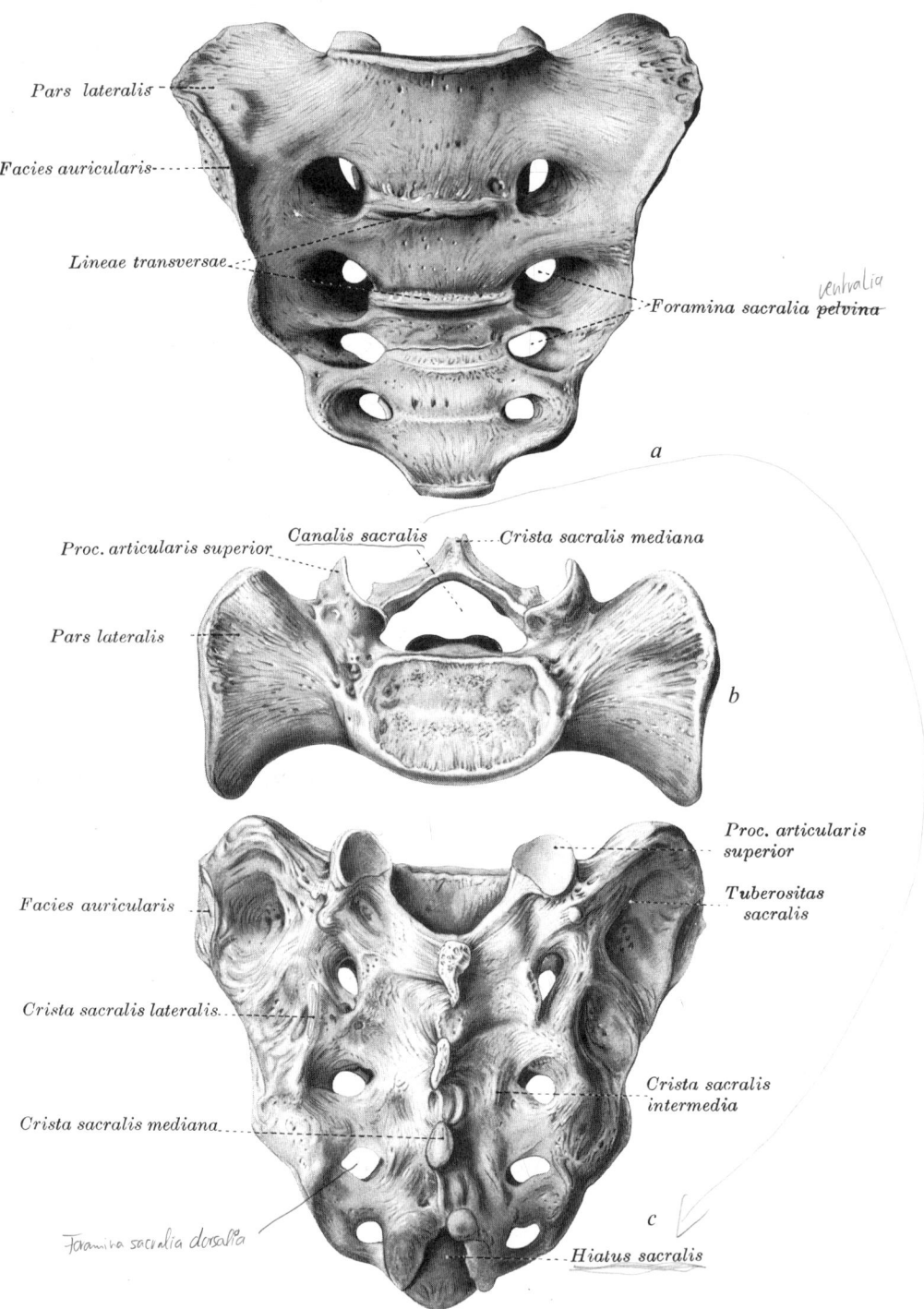

Pars lateralis

Facies auricularis

Lineae transversae

Foramina sacralia pelvina *ventralia*

a

Proc. articularis superior — Canalis sacralis — Crista sacralis mediana

Pars lateralis

b

Proc. articularis superior

Tuberositas sacralis

Facies auricularis

Crista sacralis lateralis

Crista sacralis intermedia

Crista sacralis mediana

c

Foramina sacralia dorsalia

Hiatus sacralis

Abb. 4.1—4. Kreuzbein, weiblich. Ansichten a) von ventral, b) von kranial, c) von dorsal.

verschmolzen (Tubercula anterius und posterius und Foramen transversarium).

Kreuzbein (Abb. 4.1—4)

Das Kreuzbein entsteht aus der Verschmelzung von fünf Wirbeln und deren Rippenresten. An dieser Stelle wird das Kreuzbein als Teil der Wirbelsäule beschrieben, in einem anderen Zusammenhang als Element des Beckenrings betrachtet.

Der dreieckig gestaltete Knochen, dessen Basis nach vorn oben gerichtet ist, verschmälert und verdünnt sich kaudalwärts. Die Neigung der *Basis ossis sacri* gegen die Senkrechte beträgt im Mittel 47°. Sie bleibt auch dann ziemlich konstant, wenn die Kreuzbeinachse erhebliche Abweichungen ihrer Verlaufsrichtung zeigt. Auf der konkav gekrümmten Vorderfläche sind die Nahtstellen der Wirbelkörper als rauhe Querlinien, *Lineae transversae*, erkennbar. Die verschmolzenen Wirbelbögen bilden den *Canalis sacralis*, der dorsoventral abgeplattet ist und sich kaudalwärts mit einem *Hiatus sacralis* öffnet. An dieser Stelle wird der Wirbelkanal dorsal nur durch Bandmassen geschlossen. Die Dornfortsätze bilden nach hinten zu einen Kamm von Zakken, *Crista sacralis mediana*. Die Gelenkfortsätze sind seitlich davon zu niedrigen *Crista sacralis intermedia* verschmolzen.

Rippenrudimente und Querfortsätze bilden die kräftigen Seitenteile, *Partes laterales*, die an ihrer Gelenkfläche, *Facies auricularis*, mit den Darmbeinschaufeln artikulieren. Dorsal tragen die Seitenteile ein rauhes Feld zum Ansatz von Muskeln, *Tuberositas sacralis*. Den verschmolzenen Processus accessorii entspricht die Höckerreihe der *Crista sacralis lateralis*.

Regelmäßig in den ersten drei Sakralwirbeln vorhandene Rippenrudimente treten im 5. bis 7. Fetalmonat mit vollständigen Knochenkernen auf. Vom Sakralkanal gelangt man in Seitenkanäle, die den Zwischenwirbellöchern entsprechen und zu den *Foramina sacralia pelvina et dorsalia* auf der Vorder- und Rückseite des Kreuzbeins führen. Durch diese Löcher treten Nerven und Gefäße aus und ein.

Kurze Zusammenfassung: fünf verschmolzene Wirbel bilden das Kreuzbein. Nahtstellen der Wirbelkörper = Lineae transversae, verschmolzene Dornfortsätze = Crista sacralis mediana, Gelenkfortsätze = Crista sacralis intermedia, Seitenteile = Partes laterales mit Gelenkfläche = Facies auricularis. Canalis sacralis öffnet sich kaudal im Hiatus sacralis, vorn und hinten mit Foramina sacralia pelvina et dorsalia.

Steißbein (Abb. 4.1—5)

Das ursprünglich auch bei menschlichen Feten segmentiert angelegte Schwanzskelett wird während des 2. Monats weitgehend zurückgebildet. Nur sein proximaler Abschnitt bleibt als Steißbein, das aus Resten von 3 bis 5 Wirbeln zusammengesetzt ist, erhalten. Der rudimentäre Charakter des Knochens erklärt seine Variabilität. Die Bezeichnung Os coccygis wird auf die Gestalt des Knochenstückes zurückgeführt, das sich wie ein Kuckucksschnabel (kokkyx, gr. = Kuckuck) nach ventral krümmen kann.

Nur der 1. Steißwirbel läßt kranial mit den *Cornua coccygea* und mit jederseits einem *Processus transversus* Reste oberer Gelenkfortsätze bzw. von Querfortsatzmaterial erkennen. Die übrigen Steißwirbel sind als kleine würfelförmige Körper vorhanden, deren distales Teilstück — Vertebra coccygea III, IV oder V — am unteren Pol eine seichte Rinne aufweist. In ihr liegt als kümmelkornähnliches Gebilde das von einem Endast der A. sacralis mediana gespeiste *Corpus coccygeum* (früher Glomus coccygeum; vgl. Bd. 2 dieses Lehrbuches).

Die ventrale Fläche des Steißbeins ist durch rektale Untersuchung, die dorsale Fläche durch die Haut in der Gesäßfurche oberhalb des Anus abtastbar.

Verbindungen der Wirbelsäule mit dem Schädel

Atlas und Axis (Abb. 4.1—6 bis 4.1—13)

Die beiden ersten Halswirbel nehmen die Last des Kopfes auf und ermöglichen durch ihren besonderen Bau die Bewegung des Kopfes wie in einem Kugelgelenk.

Der erste Halswirbel, *Atlas*, ist der unmittelbare Träger des Kopfes. Von der Wirbelgrundform

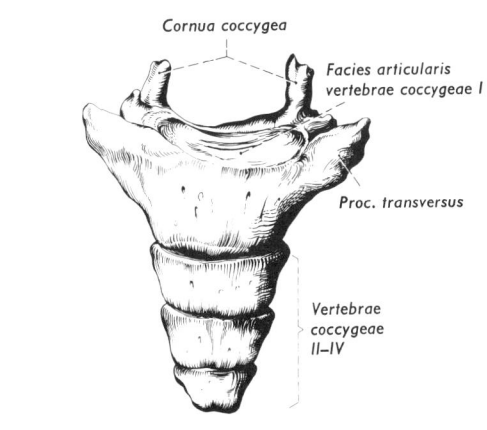

Abb. 4.1—5. Steißbein in der Ansicht von ventral.

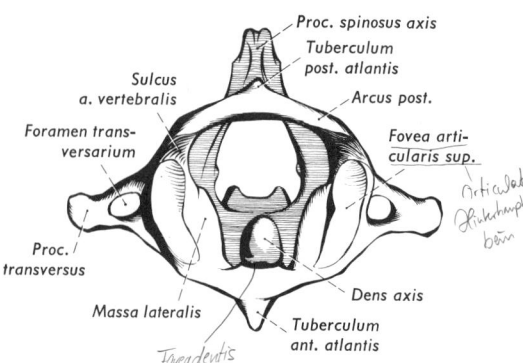

Abb. 4.1—6. Atlas und Axis von kranial.

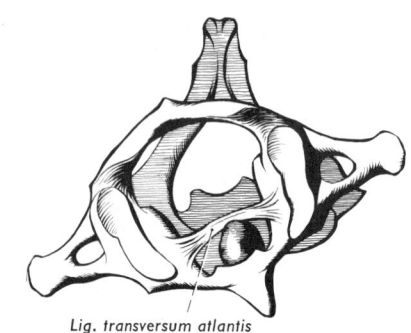

Abb. 4.1—7. Um den Dens axis gedrehter Atlas.

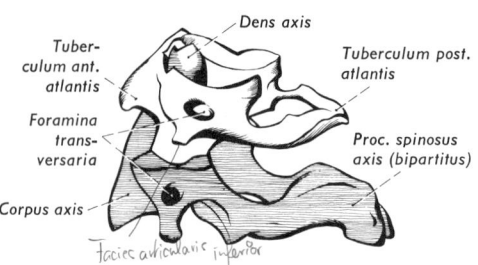

Abb. 4.1—8. Atlas und Axis von dorsolateral.

weicht er dadurch ab, daß ihm der Körper fehlt. Erst der zweite Wirbel, *Axis*, dessen sogenannter Zahn, *Dens*, dort liegt, wo der Atlaskörper fehlt, besitzt einen Wirbelkörper. Der Zahn steckt in einem besonderen Fach des ringförmig gestalteten Atlas, das nach dorsal mit einem Querband, *Ligamentum transversum atlantis* (Abb. 4.1—7), gegen den Wirbelkanal abgeschlossen ist. Vorn und hinten trägt der Zahn je eine Gelenkfacette: mit der vorderen liegt er der seichten Gelenkgrube des Atlas an, *Fovea dentis*, mit der hinteren reibt er am Querband, *Articulatio atlantoaxialis mediana*.

Das Lig. transversum atlantis verhindert zugleich, daß der Zahn gegen den Wirbelkanal bewegt werden kann, wo das verlängerte Mark, *Medulla oblongata*, mit seinen lebenswichtigen Zentren liegt. Reißt dieses Band bei einer schweren Verletzung oder beim Erhängen, so hat das den Tod zur Folge („Genickbrechen").

Um den Zahn dreht sich der Atlas und mit ihm der Kopf. Die Tatsache, daß der Kopf bei dieser Drehung mitgenommen wird, erklärt sich aus der Art der Gelenkverbindung zwischen Atlas und Hinterhauptbein. Die Gelenkhöcker des letzteren, *Condyli occipitales*, ruhen in längsovalen Pfannen, *Foveae articulares superiores*, die auf den Seitenteilen des Atlas, den *Massae laterales*, liegen. Die lateralen Ränder der Gruben stehen höher als die medialen. Die Gestalt dieser Gelenkverbindung schließt eine Drehung des Schädels gegen den Atlas aus. Die zwischen Warzenfortsatz und Kieferwinkel tastbaren Querfortsätze des Atlas (Abb. 4.1—9) laden erheblich weiter nach der Seite aus als die der folgenden Halswirbel.

Am hinteren Bogen des Atlas findet sich als Rest des Dornfortsatzes ein Höcker, *Tuberculum posterius*.

Hinter der oberen Gelenkgrube läuft quer über den Bogen eine Rinne, *Sulcus arteriae vertebralis*, durch die die gleichnamige Arterie, vom Foramen transversarium kommend, in das Hinterhauptloch des Schädels, Foramen magnum, einbiegt. Der Sulcus arteriae vertebralis kann gelegentlich zu einem knöchernen Kanal, *Canalis arteriae vertebralis*, geschlossen sein (vgl. SOBOTTA / BECHER, Bd. 1, 17. Aufl., Fig. 23. Urban & Schwarzenberg, München-Berlin-Wien 1972).

Auf der Unterfläche der Massa lateralis des Atlas findet sich jederseits eine Gelenkfläche zur Verbindung mit dem Axis. Dieses Gelenk ermöglicht eine sog. Radbewegung und ist u. a. dadurch gekennzeichnet, daß beide Gelenkkörper konvex geformt sind. Jeder trägt im überknorpelten Zustand eine firstartige Erhebung, die fast frontal steht. Nach vorn und hinten dachen sich die Gelenkflächen schräg ab. So kommt es, daß sie sich beim Geradeaussehen nur entlang einer Linie berühren, vorn und hinten aber etwas klaffen. Bei der Radbewegung, bei der der Kopf seitwärts gedreht wird, rutschen die Gelenkflächen vom First herunter; dadurch sinkt der Kopf ein wenig tiefer. In diesem Gelenk ist zusätzlich dadurch eine geringe Schaukelbewegung möglich, daß der Atlas etwas nach hinten herunterkippt.

Hinterhauptbein, Os occipitale (Abb. 4.1—10)

Das Hinterhauptbein besitzt Einrichtungen zur gelenkigen Verbindung mit der Wirbelsäule. Nur in

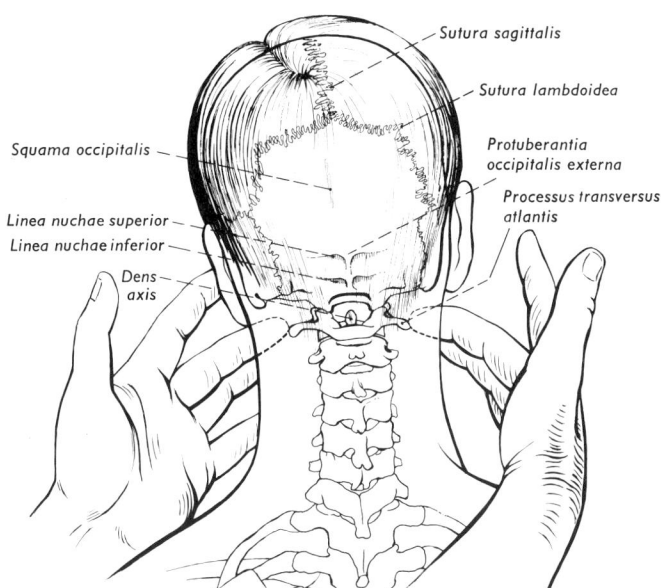

Abb. 4.1—9. Handgriff zur Palpation der Querfortsätze des Atlas etwas vor und unter dem Proc. mastoideus bzw. hinter dem Kieferwinkel. Durch beidhändige Betastung und leichte Bewegungen läßt sich ein Bild von der räumlichen Position des Atlas gewinnen (unter Verwendung von Abbildungen aus STROHAL, R.: Manuelle Therapie bei Wirbelsäulenerkrankungen. Urban & Schwarzenberg, München-Berlin-Wien 1973 und PERNKOPF / FERNER: Atlas der topographischen und angewandten Anatomie des Menschen. Bd. 1. Urban & Schwarzenberg, München-Berlin 1963).

dieser Hinsicht soll es hier besprochen werden. Seine systematische Beschreibung erfolgt im Zusammenhang mit den Schädelknochen.

In der Fortsetzung des Wirbelkanals liegt das *Foramen magnum*, durch das das verlängerte Mark zieht. Diese Öffnung wird dorsalwärts von einem schuppenförmigen Anteil, *Squama occipitalis*, zu beiden Seiten von den *Partes laterales* und vorn von der kleinen *Pars basilaris ossis occipitalis* begrenzt. Ursprünglich sind diese Abschnitte synchondrotisch verbunden, doch schwinden die Knorpelfugen später. Die Unterfläche der aufgewulsteten Partes laterales trägt die *Condyli occipitales*, zwei elliptisch gestaltete, konvexe Körper, deren Längsachsen nach vorn konvergieren. Diese Condylen ruhen auf den oberen Gelenkgruben des Atlas.

Hinter den Condylen liegt als grubige Vertiefung die *Fossa condylaris*. Auf der Außenfläche des unteren Schuppenteils finden sich mehrere Knochenleisten, in der Mitte verläuft die *Crista occipitalis externa*. Wo diese mit der *Linea nuchae superior* zusammentrifft, liegt die *Protuberantia occipitalis externa*, ein von außen gut tastbarer und deshalb wichtiger Orientierungspunkt.

Das Feld oberhalb der Linie, die beiderseits im Bogen auf die Seitenränder der Hinterhauptschuppe

zuläuft, wird als *Planum occipitale* („Oberschuppe"), das Feld unterhalb der Linie als *Planum nuchale* („Unterschuppe") bezeichnet (Abb. 4.1—10). Letzteres ist im Gegensatz zur meist glatten Oberschuppe durch den Ansatz der Nackenmuskeln aufgerauht. Die Oberschuppe wird manchmal von der schwachen *Linea nuchae suprema*, die Unterschuppe von der *Linea nuchae inferior* durchquert.

Oberes und unteres Kopfgelenk, Articulationes atlantooccipitalis et atlantoaxiales

Atlas, Axis und Hinterhauptbein bilden ein eigenes Bewegungssystem. Sechs kleine Gelenke wirken hier zusammen. Jedes für sich ist durch eine Kapsel abgeschlossen, wodurch eine weitgehende Unterteilung dieses komplizierten Gelenkapparates und eine größere Präzision der Bewegungen erreicht werden. Der Zahn als Achse des Drehgelenkes ist durch mehrfache Bandverbindungen besonders gesichert.

Erwähnt wurde schon das *Ligamentum transversum atlantis*, das durch Längszüge, *Fasciculi longitudinales*, zu einem Kreuzband, *Ligamentum cruciforme atlantis* (Abb. 4.1—11) ergänzt wird. Der obere Zügel geht zur vorderen Umrahmung des Hinterhauptloches, der untere, schwächere endet am Kör-

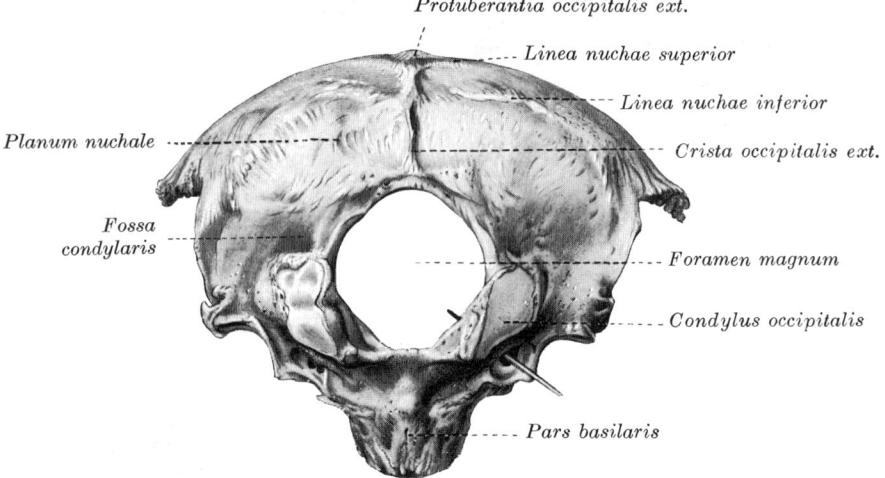

Protuberantia occipitalis ext.

Linea nuchae superior

Linea nuchae inferior

Planum nuchale

Crista occipitalis ext.

Fossa condylaris

Foramen magnum

Condylus occipitalis

Pars basilaris

Abb. 4.1–10. Hinterhauptbein, von unten. Sonde im Canalis hypoglossi.

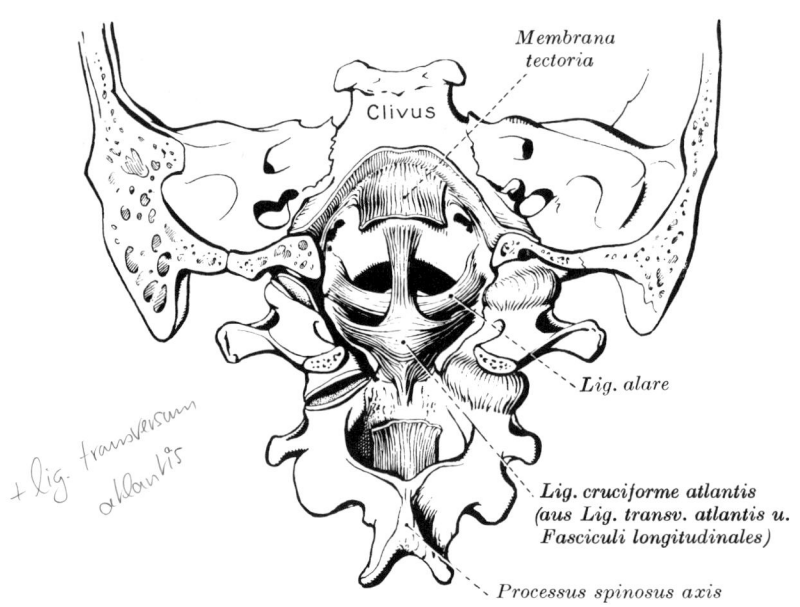

Membrana tectoria

Clivus

Lig. alare

+ lig. transversum atlantis

Lig. cruciforme atlantis (aus Lig. transv. atlantis u. Fasciculi longitudinales)

Processus spinosus axis

Abb. 4.1–11. Bänder der Kopfgelenke von dorsal. Die Membrana tectoria ist abgeschnitten.

per des Axis. Dieser Kreuzverband, der den Zahn von dorsal deckt, wird erst sichtbar, nachdem man eine derbe Membran, *Membrana tectoria*, entfernt hat, die eine Fortsetzung und Verstärkung des *Ligamentum longitudinale posterius* darstellt. Sie ist etwa 1 cm weit auf die Schädelbasis innen zu verfolgen. Der ganze Bandapparat wird schließlich von der *Dura mater spinalis* bedeckt.

Die Bänder liegen im dorsalen Anteil der Ge-

lenkkapsel des Zahnes; eine Hemmung der Drehbewegung geht von ihnen nicht aus, da sie nicht vom Zahn selbst entspringen. Hingegen hemmen die Längszüge die Beugung des Kopfes nach vorn. Bänder, die unmittelbar am Zahn ansetzen, ziehen nach oben. Ein mittleres dünnes *Ligamentum apicis dentis* verbindet die Spitze des Zahnes mit dem vorderen Rand des Hinterhauptloches. Es läßt sich als umgewandelter Rest der Chorda dorsalis auf-

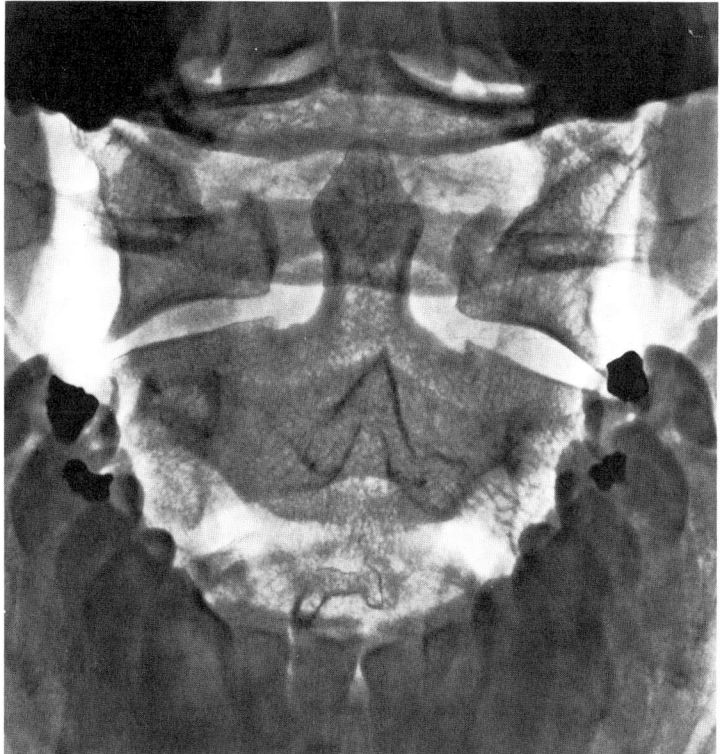

a

1 = obere Schneidezähne
2 = untere Schneidezähne
3 = untere Begrenzung des Hinter-
hauptes
4 = Massa lateralis des Atlas mit
Proc. transversus
5 = Fovea articularis inferior atlantis
6 = Fovea articularis superior atlantis
7 = Articulatio atlantooccipitalis
8 = Arcus anterior atlantis
9 = Tuberculum anterius
10 = Proc. articularis superior axis
11 = Dens
12 = Proc. spinosus axis
13 = Arcus axis
14 = Corpus vertebrae cervicalis III
15 = Proc. spinosus vertebrae cervicalis
III

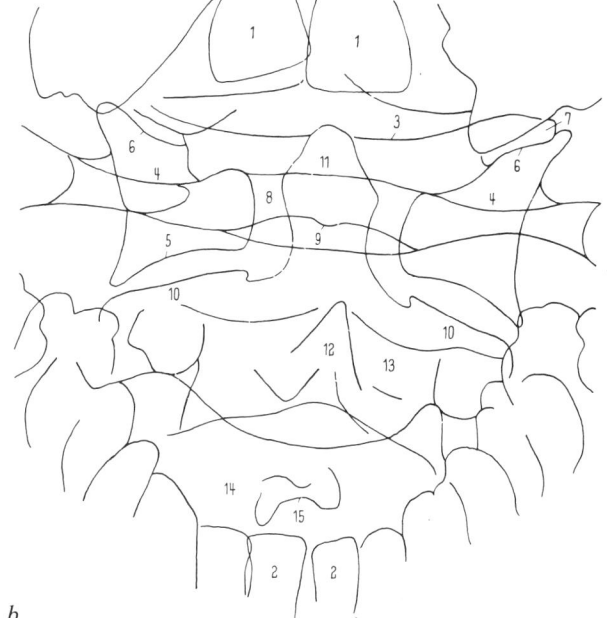

b

Abb. 4.1−12. Feinstfokusaufnahme des Atlas und des Axis durch den geöffneten Mund. Sagittaler Strahlengang (aus BIRKNER, R.: Das typische Röntgenbild des Skeletts. Standardbefunde und Varietäten vom Erwachsenen und Kind. Urban & Schwarzenberg, München 1977).

291

fassen, die hier in den Schädel zog. Als rückgebildeter Teil ist es variabel ausgebildet. Viel stärker sind die *Ligamenta alaria*, die wie erhobene Flügel von der Seite des Dens ausgehen und sich am Hinterhauptloch befestigen. Diese Bänder hemmen Drehung und Seitneigung des Kopfes.

Die Verbindung des Atlas mit dem Schädel erfolgt ventral durch eine Membran, die in Fortsetzung des *Ligamentum longitudinale anterius* der Wirbelsäule vom oberen Rand des vorderen Atlasbogens zur Schädelbasis verläuft. Diese derbe Faserhaut, *Membrana atlantooccipitalis anterior*, hemmt die Rückbeugung des Kopfes.

Eine entsprechende Membran geht vom hinteren Atlasbogen aus zur hinteren Umrandung des Foramen magnum, *Membrana atlantooccipitalis posterior*. Sie ist lockerer als die vordere und wird seitlich von der A. vertebralis durchsetzt, die so in das Innere des Wirbelkanals bzw. der Schädelhöhle gelangt.

An dieser Stelle ist der Rückenmarkkanal nicht durch Knochen bedeckt; er hat eine nur bindegewebig verschlossene Lücke, durch die Stichverletzungen das verlängerte Mark erreichen können.

Bei der *Subokzipitalpunktion ("Okzipitalstich")* zur routinemäßigen Gewinnung von Gehirn-Rückenmarksflüssigkeit sticht man *in der Mitte der Verbindungslinie zwischen Protuberantia occipitalis externa und Processus spinosus axis etwa 7–8 cm in die Tiefe.* Dabei gleitet die Nadel an der hinteren Umrandung des Foramen magnum durch den deutlich fühlbaren Widerstand der Membrana atlantooccipitalis posterior und der Dura mater in die mit Liquor cerebrospinalis gefüllte Cisterna cerebellomedullaris.

Bei der Beschreibung der Kopfbewegungen geht man zweckmäßigerweise von einer Mittelstellung aus, bei der die oberen Ränder der äußeren Ohröffnung und die unteren Augenhöhlenränder in einer Ebene (sog. deutsche Horizontale) liegen. Hier befindet sich auch die quergestellte Hauptachse des oberen Kopfgelenkes, die dicht hinter dem äußeren Gehörgang durch die vorderen Ränder der Warzenfortsätze verläuft, und um die die Massen des Kopfes so verteilt sind, daß der Schwerpunkt kurz vor der Achse liegt. Der Kopf fiele also vornüber, wenn er nicht durch die hinter der Achse ansetzenden Muskeln im Gleichgewicht gehalten würde. Wenn im Sitzen der Tonus der Muskulatur nachläßt, wie beim Einschlafen oder bei der Ohnmacht, sinkt der Kopf vornüber. Genauso kann die Haltemuskulatur des Kopfes durch ein Unfallereignis „überrumpelt" werden, z. B. bei einem Pkw-Frontalzusammenstoß, aber auch bei den immer häufigeren Auffahrunfällen. Hierbei kommt es je nach der Richtung der Gewalteinwirkung zu einem plötzlichen heftigen Schlag des Schädels in den Nacken (Hyperextension) mit kompensatorischem starken Gewichtsauspendeln des Kopfes nach vorn (Hyperflexion) oder umgekehrt, ähnlich einem Peitschenschlag *("Whip-lash injury", Schleudertrauma).* Die Verletzungen — vorwiegend Weichteilschäden in Form von Zerreißungen und Blutungen im Muskelmantel und in den kleinen Wirbelgelenken — betreffen besonders die Verankerungszonen der Halswirbelsäule am Kopf und am Brustkorb.

Beim Säugling hingegen liegt der Schwerpunkt hinter der Achse, da der Gesichtsschädel im Verhältnis zum Gehirnschädel noch gering entfaltet ist. Infolgedessen kippt der Kopf leichter nach hinten.

Vor- und Rückbeugung bei feststehender Halswirbelsäule erreichen im ganzen etwa 20–35°. Darin steckt aber auch eine leichte Kippbewegung im unteren Kopfgelenk. Ferner sind im oberen Kopfgelenk geringe Bewegungen um eine sagittale Achse, also Seitwärtsneigung, möglich. Dabei wird der Atlas wie eine Schaltscheibe zwischen Hinterhaupt und Axis hin- und hergeschoben. In beiden Gelenken kann diese Bewegung zusammen 10 bis 15° erreichen. Bei der Kreiselung oder dem Kopfwenden dreht sich der Schädel mitsamt dem Atlas um den Zahn des Axis (Abb. 4.1–7). Nach jeder Seite beträgt der Kreiselungsumfang etwa 30°.

Es bedarf einer besonderen Übung, um die Bewegungen auf die Kopfgelenke zu beschränken und die Halswirbelsäule dabei ruhigzustellen. Die Bewegungen sehen unnatürlich aus und wirken stocksteif. Normalerweise ergänzt die Halswirbelsäule die Bewegungen des Kopfes.

Kurze Zusammenfassung: Atlas Träger des Kopfes. Auf seinen Seitenteilen eine obere Gelenkfläche = Fovea articularis superior zur Verbindung mit den Condyli occipitales des Hinterhauptbeins, eine untere gegen den Axis. Der Proc. transversus weit ausladend. Tuberculum posterius = Rest des Dornfortsatzes. Atlas dreht sich mit den Dens des 2. Halswirbels = Axis. Der Zahn ist durch das schwache Lig. apicis dentis und die Ligg. alaria am Rande des Hinterhauptloches befestigt. Das starke Lig. transversum atlantis ist der Querschenkel des Lig. cruciforme atlantis; dieses wiederum abgedeckt durch die Membrana tectoria. Der Bogen des Atlas ist mit dem Hinterhauptbein vorn durch die Membrana atlantooccipitalis ant., hinten durch die Membrana atlantooccipitalis post. verbunden. Im oberen Kopfgelenk Vor- und Rückbeugung des Kopfes, Kreiselung des Kopfes nur im unteren Gelenk um den Zahn als Achse.

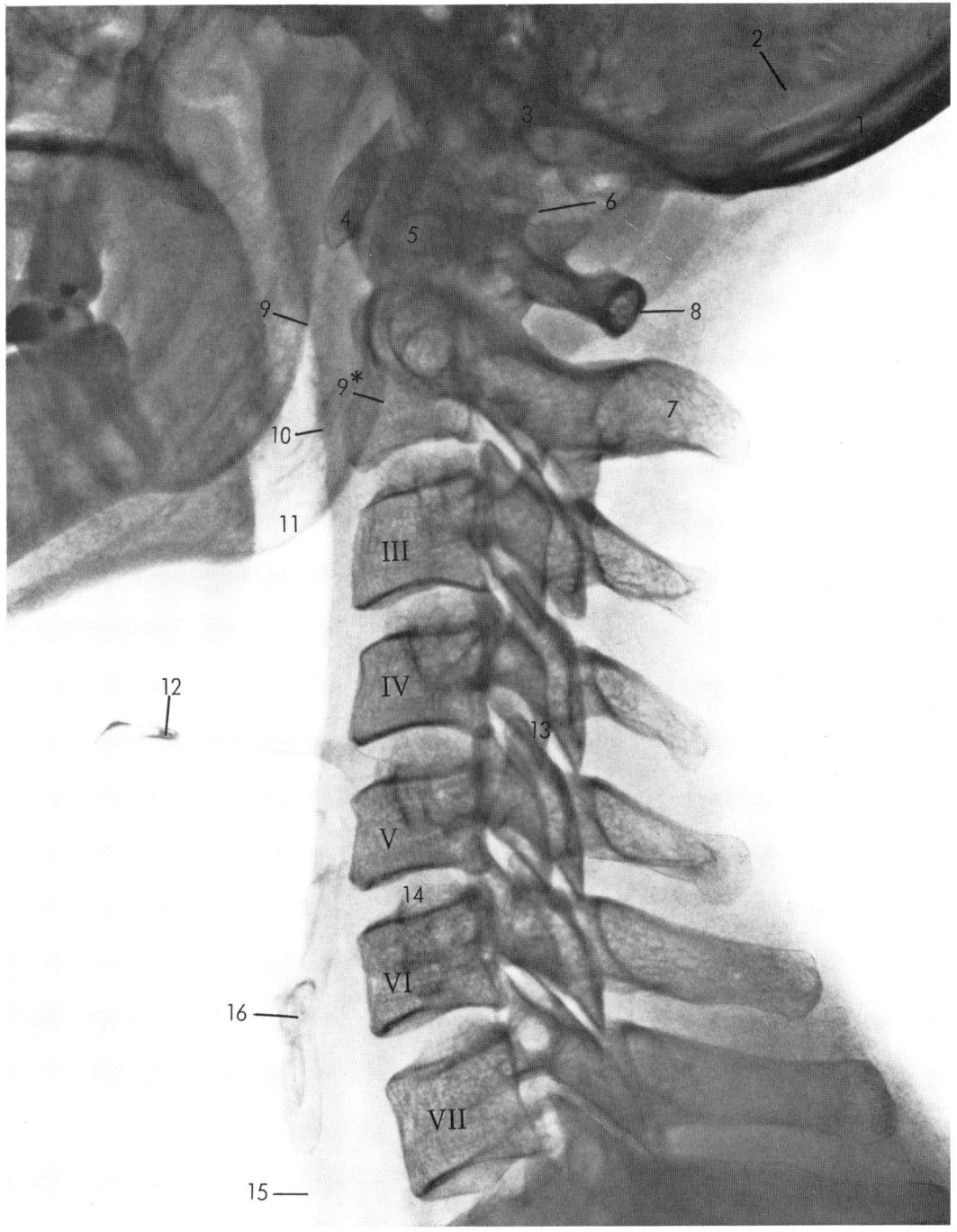

Abb. 4.1−13. Halswirbelsäule, seitliche Fernaufnahme (aus BIRKNER, R.: Das typische Röntgenbild des Skeletts. Standardbefunde und Varietäten vom Erwachsenen und Kind. Urban & Schwarzenberg, München 1977).
III−VII = 3.−7. Halswirbelkörper. 1 = Squama ossis occipitalis, 2 = Sutura lambdoidea, 3 = Gegend des Foramen magnum, 4 = Tuberculum anterius atlantis, 5 = Dens axis, 6 = Articulatio atlantooccipitalis (hinteres Ende), 7 = Processus spinosus II, 8 = Tuberculum posterius atlantis, 9, 9* = hintere Konturen der beiden Rami mandibulae, 10 = hintere Pharynxmuskulatur, 11 = Luftraum im Hypopharynx, 12 = Os hyoideum, 13 = Intervertebralgelenksspalten.

293

Bänder und Gelenke der Wirbelsäule

Für Länge und Eigenform der Wirbelsäule sind die Zwischenwirbel- oder Bandscheiben, *Disci intervertebrales*, sehr wesentlich. Sie machen etwa ein Viertel der Gesamtlänge aus. Die Höhe der Scheiben nimmt innerhalb der Lenden- und Brustwirbelsäule von unten nach oben ab. Die Scheiben tragen auch zur normalen Krümmung der Wirbelsäule bei, da sie nicht planparallel, sondern schwach keilförmig gestaltet sind. In der Hals- und Lendenwirbelsäule sind sie vorn breiter als hinten. Am stärksten verjüngt sich die lumbosakrale Bandscheibe nach hinten (Abb. 4.1—2 u. 4.1—3).

In der Brustwirbelsäule sind vor allem die Wirbelkörper, weniger die Zwischenwirbelscheiben, vorn niedriger als hinten.

Dadurch wird die Grundlage für die typische Krümmung der Wirbelsäule gelegt.

Jede Zwischenwirbelscheibe besteht aus einem Gallertkern, Nucleus pulposus (Abb. 4.1—14 u. 4.1—19), der von Fasermassen umgeben ist, *Anulus fibrosus*. Die während der Entwicklung bis etwa zum 2. Lebensjahr Blutgefäße enthaltenden Zwischenwirbelscheiben werden später avaskulär, so daß dann ihr Stoffwechsel ausschließlich durch Diffusion erfolgt. Nur unter pathologischen Umständen sprossen sekundär Blutgefäße in das Bandscheibenmaterial ein. Die Außenzonen der Bandscheiben gehen kontinuierlich in den hyalinen Knorpelbelag der Wirbeldeckplatten über, wobei sich die Kollagenfasern des Anulus fibrosus im Faserfilz der hyalinknorpeligen Interzellularsubstanz verankern. Es besteht demnach eine synchondrotische Verbindung der Wirbelkörper. Die Fasermassen des Anulus fibrosus verlaufen in schräger Richtung schraubig um die Längsachse der Wirbelsäule und kreuzen sich in aufeinanderfolgenden Schichten (Abb. 4.2—2). Auf dieser Anordnung beruht hauptsächlich die Hemmung für stärkere Bewegungen der Wirbel gegeneinander. *Die Bandscheiben bestimmen die Größe des Bewegungsausschlages zwischen benachbarten Wirbelkörpern, während die Gelenkfortsätze wie Leitschienen die Hauptrichtungen der Bewegungen einschränken und festlegen.* Durch die Elastizität des Gallertkernes können die während des Wachstumsalters zeitweilig geschwächten Grund- und Deckplatten der Wirbelkörper einbrechen. Hierbei wird Bandscheibenmaterial bis zur Erbsgröße in die Spongiosa der Wirbelkörper eingepreßt (sog. „Knorpelknötchen" nach SCHMORL bei SCHEUERMANNScher Krankheit).

Die Zwischenwirbelscheiben der Halswirbelsäule weisen beim Erwachsenen Spalten auf, die den Anulus fibrosus mehr oder weniger weitgehend unterteilen und gelegentlich den gesamten Diskus unter Zerlegung in zwei Stockwerke quer durchtrennen. Bei diesen sog. LUSCHKAschen Gelenken bzw. *Hemiarthroses laterales* oder *Unkovertebralartikulationen* (TROLARD) handelt es sich um fast regelmäßig vorkommende Spaltbildungen der Zwischenwirbelscheiben im Bereich der Halswirbelsäule, die jedoch keinen Gelenkcharakter besitzen, sondern im Zusammenhang mit der schon sehr frühzeitig einsetzenden Alterung der Bandscheiben stehen und einen Vorfall (Prolaps) des Nucleus pulposus begünstigen (TÖNDURY 1958, ECKLIN 1960[1])).

Infolge des ständigen Druckes des Körpergewichtes während der aufrechten Körperhaltung am Tage werden die Zwischenwirbelscheiben durch

---

[1]) ECKLIN, U.: Die Altersveränderungen der Halswirbelsäule. Springer, Berlin 1960

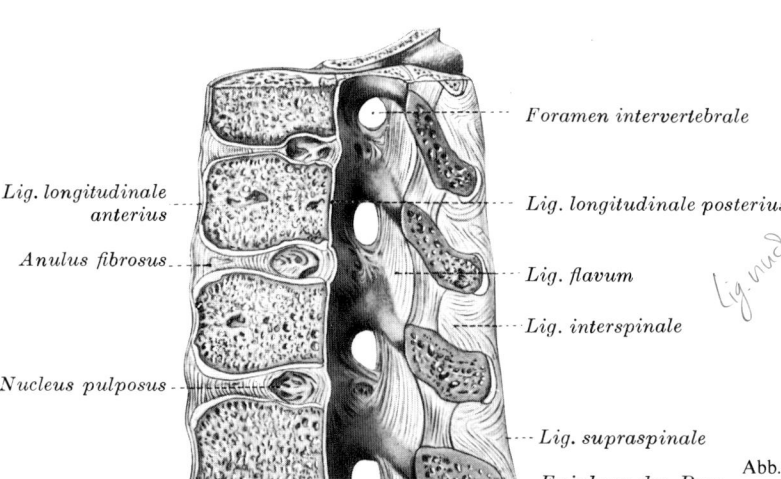

Lig. longitudinale anterius

Anulus fibrosus

Nucleus pulposus

Foramen intervertebrale

Lig. longitudinale posterius

Lig. nuchale

Lig. flavum

Lig. interspinale

Lig. supraspinale

Epiphyse des Proc. spinosus

Abb. 4.1—14. Medianer Längsschnitt durch eine jugendliche Wirbelsäule im Brustbereich.

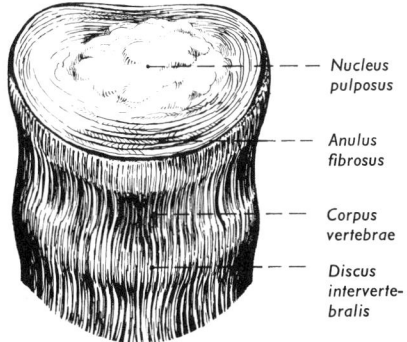

Abb. 4.1–15. Flächenansicht eines horizontal durchgeschnittenen Discus intervertebralis aus dem Bereich der Lendenwirbelsäule. Der Nucleus pulposus ist über die Schnittfläche herausgequollen. Wirbelkörper und Disci intervertebrales ventral vom Lig. longitudinale anterius bedeckt.

Abpressen einer geringen Menge von Gewebsflüssigkeit etwas niedriger. In ähnlicher Weise werden die Gelenkknorpel durch lang anhaltenden Druck abgeflacht. Daher kann die gesamte Körperlänge am Abend um etwa 3 cm geringer sein als am Morgen nach der Bettruhe. Hinzu kommt noch eine Abflachung des Fußgewölbes. Im Alter sind diese Schwankungen geringer, da die Nachgiebigkeit der Zwischenwirbelscheiben durch Wasserverlust reduziert ist.

Wenn man eine Zwischenwirbelscheibe aufschneidet, quillt der Gallertkern hervor (Abb. 4.1–15 u. 4.1–16). Er steht also normalerweise unter Druck und versucht die Wirbel auseinanderzutreiben. Gehindert wird er daran durch den Anulus fibrosus und durch Bänder, die die Wirbelkörper in der ganzen Länge der Wirbelsäule vorn und hinten verbinden, *Ligamenta longitudinalia anterius et posterius* (Abb. 4.1–14 u. 4.1–20).

Das vordere Längsband überspannt die Zwischenwirbelscheiben, ohne sich fester mit ihnen zu verbinden. Umgekehrt haftet das hintere Längsband fester an den Zwischenwirbelscheiben und überspringt die etwas gehöhlte Mitte der Wirbelkörper.

Das vordere Längsband verbindet die Wirbelkörper, das hintere die Zwischenwirbelscheiben. Die Bänder werden durch den Druck der Zwischenwirbelscheiben in Spannung versetzt, und erst dadurch wird die Wirbelsäule zu einem elastischen Stab, der eine gewisse Eigenform nach einer Verbiegung aufrechterhalten kann. Trägt man die Längsbänder ab und entfernt gleichzeitig die Wirbelbogen, gehen die Krümmungen der verbliebenen Wirbelkörpersäule verloren. Die Längsbänder sind also an der Aufrechterhaltung der Wirbelsäulenkrümmung beteiligt. Beugt man die Wirbelsäule, werden die Zwischenwirbelscheiben auf der konkaven Seite niedriger und auf der entgegengesetzten Seite höher (Abb. 4.1–17). Der Drehpunkt liegt dabei in der Nähe des Rückenmarks, so daß dieses mit seinen abgehenden Nerven nur wenig gezerrt wird.

Der Gallertkern wirkt bei der Belastung wie ein Wasserkissen, das nach allen Seiten den Druck verteilt und die Kollagenfasern des Anulus fibrosus dabei in Spannung setzt. In der Ruhelage liegt der Gallertkern in der Mitte des Ringes oder mehr nach dorsal verschoben wie im Brust- und Lendenbereich. Bei der Biegung verschiebt er sich nach der Seite der Dehnung; auf der Druckseite wird der Faserring zusammengepreßt, auf der Zugseite gedehnt (Abb. 4.1–17). Dem Nucleus pulposus fällt überwiegend die Aufgabe zu, den Druck gleichmäßig auf den ganzen Wirbelkörperquerschnitt zu übertragen. Dank seiner hydrodynamischen Eigenschaften vermag er dies auch dann, wenn sich der Abstand zwischen den Wirbelkörpern bei Bewegungen ungleichmäßig verändert.

Der *„Bandscheibenschaden"* — vielfach als Modekrankheit angesehen — gewinnt immer mehr an Bedeutung, so daß man fast von einem Zivilisationsleiden sprechen kann. Neurotiker und ihre Ärzte beziehen allerdings fälschlicherweise zahllose Beschwerden auf Wirbelsäulen- bzw. Bandscheibenveränderungen, die häufig objektiv nicht nachweisbar sind. Umgekehrt betonen Sachkenner, daß viele Menschen trotz starker röntgenologisch

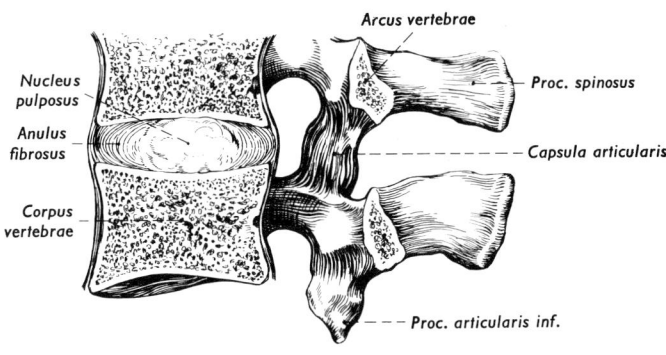

Abb. 4.1–16. Paramedianschnitt durch zwei Lendenwirbel und einen Discus intervertebralis.

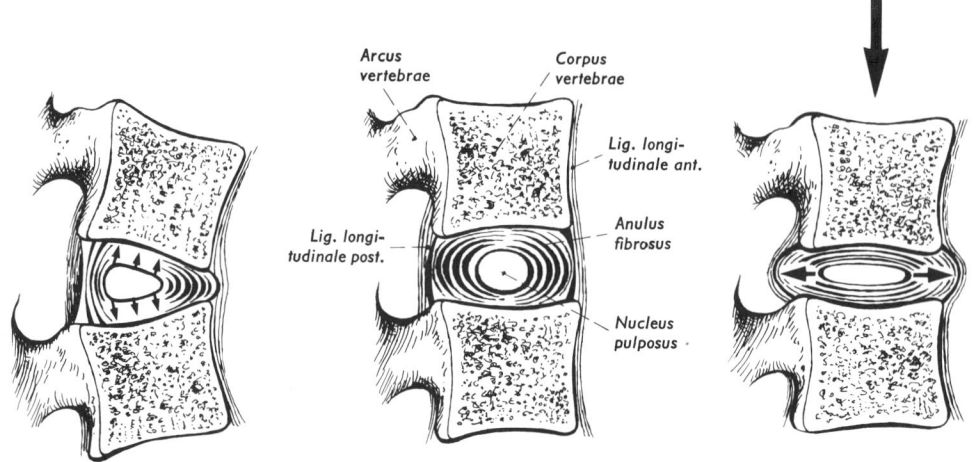

Abb. 4.1—17. Schematische Darstellung der Funktion des Nucleus pulposus. Infolge seines hohen Wassergehaltes ist er zwar verformbar, nicht aber komprimierbar. Dadurch hält er den Bandapparat sowohl bei Beuge- als auch bei Druckbeanspruchung gespannt und überträgt die Druckbelastungen auf hydrodynamische Weise gleichmäßig auf den ganzen Wirbelkörperquerschnitt. Links: Verhalten bei Beugebeanspruchung; Mitte: Ruhestellung; Rechts: Verhalten bei Druckbeanspruchung (nach LOEW, F. et al., 1969).

nachweisbarer Veränderungen keinerlei Beschwerden angeben (CURTIUS 1968)[1]).

Voraussetzung für das Verständnis der bei echten Bandscheibenerkrankungen auftretenden klinischen Erscheinungen und Verläufe ist die genaue Kenntnis der anatomischen Verhältnisse, die JUNGHANNS (1951)[2]) im Begriff des *„Bewegungssegments"* zusammengefaßt hat (LOEW et al. 1969)[3]). Ein Bewegungssegment besteht aus dem gesamten Bewegungsraum zwischen zwei Wirbelkörpern, die die knöcherne Grundlage des Segments bilden und funktionell durch die Zwischenwirbelscheibe und die kleinen Wirbelgelenke miteinander verbunden sind. Das Bewegungssegment umfaßt aber auch die das Rückenmark durch die Zwischenwirbellöcher verlassenden Nervenwurzeln mit ihren Begleitgefäßen und schließlich die zugehörigen Bänder und Muskelteile.

Im Anulus fibrosus entwickeln sich relativ früh regressive Veränderungen, überwiegend zwischen dem 20. und 40. Lebensjahr. Der unter Druck stehende Gallertkern drängt unter Entleerung der Gallertkernhöhle den geschwächten Faserring nach

außen, es kommt zur *Bandscheibenprotrusion* oder zur *Diskushernie* (Abb. 4.1—18). Bricht der Faserring schließlich ganz auf, so entsteht durch den austretenden Nucleus, begleitet von Teilen des Faserrings, der *Bandscheibenprolaps* (Abb. 4.1—19).

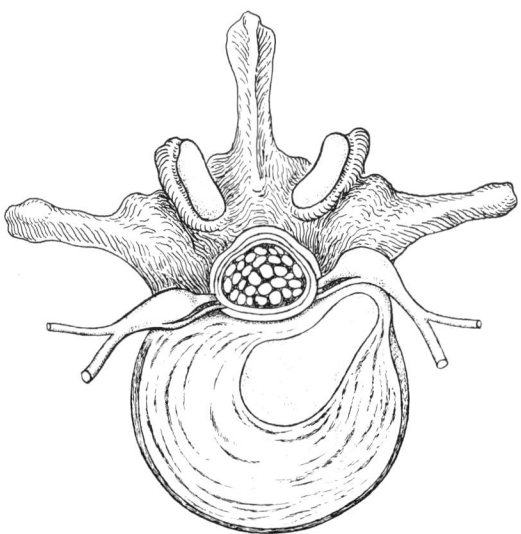

Abb. 4.1—18. Laterale Bandscheibenprotrusion des Discus intervertebralis zwischen dem 3. und 4. Lendenwirbelkörper. Im Canalis vertebralis die quergetroffene Cauda equina. Durch den Bandscheibenvorfall kommt es zur Kompression eines Spinalnerven (nach GROTE, W.: Die operative Behandlung des Ischiassyndroms. Langenbecks Arch. Chir. 325, 1969).

[1]) CURTIUS, F.: Von medizinischem Denken und Meinen. Enke, Stuttgart 1968.

[2]) JUNGHANNS, H.: Die funktionelle Pathologie der Zwischenwirbelscheiben als Grundlage für klinische Betrachtungen. Langenbecks Arch. klin. Chir. 267, 393—417 (1951).

[3]) LOEW, F. et al.: Klinik und Behandlung der lumbalen Bandscheibenschäden. In: H. OLIVECRONA und W. TÖNNIS (Hgg.): Handbuch der Neurochirurgie. VII/1. Springer, Berlin-Heidelberg-New York, 1969.

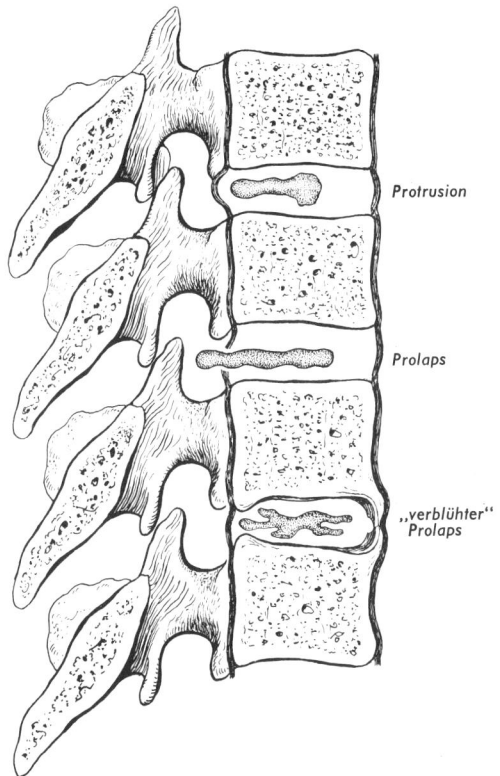

Abb. 4.1—19. Verschiedene Stadien der Bandscheibendegeneration. Oben: Protrusion der Bandscheibe mit beginnender Einengung des Foramen intervertebrale. Mitte: Prolaps nach Aufbrechen des Faserrings. Unten: Verschmälerung des Zwischenwirbelraumes und stützende Spangenbildungen an Grund- und Deckplatte der beiden begrenzenden Wirbelkörper als reaktive Veränderungen nach sog. „verblühtem" Bandscheibenprolaps (unter Verwendung einer Skizze von Prof. Dr. W. Beck, Freiburg i. Br.).

Betrachtet man dieses Geschehen nicht isoliert an der Bandscheibe, sondern im Rahmen des Bewegungssegments, so wird das Beschwerdebild verständlich:

Durch die regressiven Veränderungen kommt es zu einer Lockerung im Bewegungssegment, welche die in Abb. 4.1—19 gezeigten Stadien der Verlagerung von Bandscheibenmaterial erlaubt. Protrusion und Prolaps komprimieren den Inhalt des Foramen intervertebrale, die Nervenwurzel und die Begleitgefäße (Abb. 4.1—18). Die Folge sind schmerzhafte Verspannungen der Rückenmuskulatur, Sensibilitätsstörungen und Lähmungen an den unteren Extremitäten, da vorwiegend die letzten Lumbalsegmente betroffen sind. Der „reflektorische Muskelhartspann" führt seinerseits wieder zu einer verstärkten Einengung des betroffenen Segments. Am Ende dieses Circulus vitiosus steht schließlich die

komplette irreversible Schädigung der Nervenwurzel.

Der Bandscheibenschaden selbst heilt mit reaktiven Veränderungen an der Grund- und Deckplatte der benachbarten Wirbel aus. Es handelt sich um kräftige, teilweise den Zwischenwirbelraum überbrückende knöcherne Randzacken oder Spangenbildungen, die als Abstützversuch des gelockerten Bewegungssegments aufgefaßt werden können. Zusammen mit der durch den Verlust des Gallertkerns eintretenden Verschmälerung des Zwischenwirbelraumes erinnern sie im Röntgenbild an den „verblühten" Prolaps (Abb. 4.1—19).

Dem elastischen System der durch Bänder verspannten Wirbelkörper steht ein zweites gegenüber, das sich zwischen den Bogen der Wirbel ausspannt, es sind die *Ligamenta flava* (Abb. 4.1—14), die vorwiegend aus elastischen Fasern bestehen und deshalb gelblich aussehen. Am längsten und kräftigsten sind diese Bänder zwischen den Lendenwirbeln, am dünnsten im Halsteil. Solange die Sakralwirbel noch nicht verschmolzen sind, kommen sie auch hier vor. Diese elastischen Bänder stehen unter einer starken Längsspannung, die die Wirbelsäule nach hinten zu strecken sucht.

Andererseits aber sind die vor der Wirbelsäule liegenden Massen des Rumpfes bestrebt, den Körper nach vorne zu beugen. Diesem Zug wirken die elastischen Ligamenta flava, die dabei von den langen Rückenmuskeln unterstützt werden, entgegen. Müßte die gesamte Kraft allein von den Muskeln aufgebracht werden, würde dies zu einem erheblich höheren Energieverbrauch führen.

Bei der Vorbeugung der Wirbelsäule werden nicht nur die Wirbelbogen etwas voneinander entfernt, sondern auch die Wirbeldornen, die ihrerseits durch das *Ligamentum supraspinale* und die *Ligamenta interspinalia* miteinander verbunden sind (Abb. 4.1—14 u. 4.1—21).

Da bei der Vor- und Rückbeugung die Querachse durch den hinteren Teil des Wirbelkörpers verläuft, hat der Wirbel zwei Hebelarme (einen vor, den anderen hinter der Achse). Die deutlichsten Ausschläge liegen an den freien Enden der Hebelarme, also an der Spitze der Dornfortsätze und an der Vorderfläche der Wirbelkörper. Am stärksten gedehnt werden daher das Ligamentum longitudinale anterius und das am langen Hebelarm entlangziehende Ligamentum supraspinale. Die Ligamenta flava liegen nahe der Drehachse, sind also nicht so starken Dehnungen ausgesetzt. Die Längsbänder wirken als Zuggurte bei den Verbiegungen der Wirbelsäule.

Im Halsteil haben die Ligamenta interspinalia eine besondere Bedeutung. Hier erstrecken sie sich als *Ligamentum nuchae* über die Dornen hinaus median zwischen die Muskulatur des Nackens und verlaufen von der Vertebra prominens bis zur Protuberantia occipitalis externa. Bei bestimmten Säugetieren, besonders solchen mit langem Hals, oder bei Geweih- und Gehörnträgern, spielt es als mächtig entwickeltes elastisches Band eine ähnliche Rolle für den Kopf wie die Ligg. flava des Menschen für den Rumpf.

Das Band befindet sich durch die Last des Kopfes, der nicht wie beim Menschen von der Wirbelsäule aufrecht getragen wird, im Zustand der Spannung. Dadurch wird Muskelarbeit gespart. Die kräftige Entwicklung der Nacken- und kranialen Rückenmuskeln sowie des Lig. nuchae hat eine entsprechende Ausbildung ihrer Insertionen an den Dornfortsätzen bewirkt. So ist der Dornfortsatz des zweiten Brustwirbels beim amerikanischen Bison 50 cm lang bei einer Gesamthöhe des Tieres von 165 cm am Widerrist. Für den gewaltigen Schädel ist eine entsprechende Befestigung an der Wirbelsäule vorhanden.

In den kleinen Wirbelgelenken kommen *Zwischenscheiben* bzw. gefäßreiche *meniskoide Falten* vor, die sichelförmig von außen her in die Gelenkspalten hineinragen und offenbar dem Ausgleich inkongruenter Gelenkflächen dienen, möglicherweise auch eine Polsterwirkung besitzen. Gewissen Volumenschwankungen innerhalb der Gelenkspalten können sich diese Gelenkkörper durch den unterschiedlichen Füllungszustand ihrer Blutgefäße anpassen. Sie wirken dabei ähnlich den Ölfederungen hydraulischer Bremsen in der Technik, wodurch die Zwischenwirbelscheiben vor unphysiologischen Beanspruchungen gesichert werden (TÖNDURY 1958).

Kreuzbein-Steißbeingelenk

Mit der Rückbildung der Steißbeinwirbel ist eine Vereinfachung der Bandverbindungen an der *Junctura sacrococcygea* einhergegangen. Man unterscheidet vordere, seitliche und hintere Längsbänder (Abb. 4.5—3).

Von der Steißbeinspitze verläuft ein Faserzug zur Haut und bewirkt hier nicht selten ein Grübchen, *Foveola coccygea*.

Die Beweglichkeit des Steißbeins ist besonders bei der Frau während des Geburtsaktes von Bedeutung. Meist verschmelzen die Steißbeinwirbel im Alter miteinander. Der erste ist dann gelegentlich mit dem Kreuzbein knöchern verbunden.

Wirbelrippenverbindungen (Abb. 4.1—20 u. 4.1—21)

Der Rippenkopf ist von der 2. bis zur 10. Rippe gelenkig mit zwei benachbarten Wirbelkörpern verbunden. Die Gelenkkapsel zwischen Rippenkopf und Wirbelkörper wird vorn durch das *Ligamentum capitis costae radiatum* verstärkt. Der Teil des Rippenkopfes, der an die Zwischenwirbelscheibe stößt, verbindet sich mit letzterer durch das *Ligamentum capitis costae intraarticulare*, das den Gelenkraum in zwei Kammern unterteilt. Der Rippenhals ist vom Querfortsatz durch einen Spalt getrennt, den das *Ligamentum costotransversarium* überbrückt. Die Kapsel des Rippenhöckerchengelenkes ist an der Spitze des Querfortsatzes durch das *Ligamentum costotransversarium laterale* verstärkt.

Schließlich ist der Rippenhals durch ein Band am nächsthöheren Querfortsatz aufgehängt, dem *Ligamentum costotransversarium superius*.

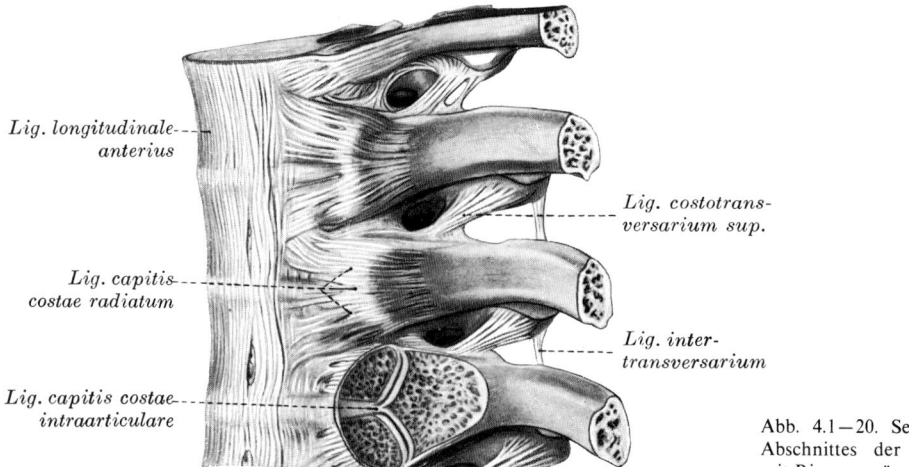

Lig. longitudinale anterius

Lig. costotransversarium sup.

Lig. capitis costae radiatum

Lig. intertransversarium

Lig. capitis costae intraarticulare

Abb. 4.1—20. Seitenansicht eines Abschnittes der Brustwirbelsäule mit Rippenansätzen und Bändern.

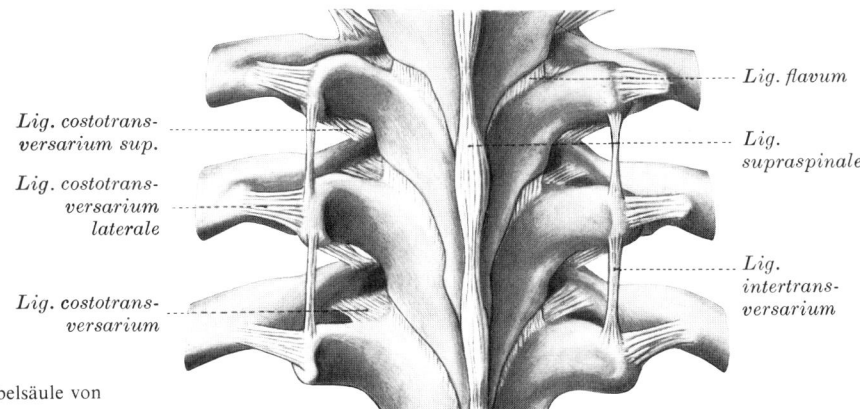

Lig. costotrans-
versarium sup.

Lig. costotrans-
versarium
laterale

Lig. costotrans-
versarium

Lig. flavum

Lig.
supraspinale

Lig.
intertrans-
versarium

Abb. 4.1−21. Brustwirbelsäule von
dorsal mit Bändern.

Kurze Zusammenfassung: Zwischenwirbelscheiben mit Nucleus pulposus und Anulus fibrosus
verbinden die Wirbelkörper synchondrotisch und
werden durch die Ligg. longitudinalia anterius und
posterius unter Spannung zusammengehalten. Die
elastischen Ligg. flava zwischen den Wirbelbogen
strecken die Wirbelsäule dorsalwärts. Ligg. interspinalia und supraspinalia zwischen den Wirbeldornen. Am Hals Lig. nuchae. Junctura sacrococcygea durch Bänder verstärkt. Die Rippenköpfe mit
zwei Wirbelkörpern gelenkig verbunden. Verstärkungsband: Lig. capitis costae radiatum. Am Rippenhals Lig. costotransversarium superius. Das Rippenhöckerchen artikuliert mit dem Querfortsatz,
Lig. costotransversarium laterale.

Form und Bewegungen der Wirbelsäule

Durch die beschriebenen elastischen Systeme
wird die Wirbelsäule einer gebogenen Feder vergleichbar. Die aus dem Körper herausgelöste Wirbelsäule hat eine Eigengestalt, deren Krümmungen
durch die Gewichte der Rumpfmasse und den Tonus der Muskeln verstärkt werden. Charakteristisch
für die menschliche Wirbelsäule ist der scharfe
Knick zwischen Kreuzbein und Lendenwirbelsäule,
das sog. *Promontorium.* Der Lumbosakral-Winkel
beträgt 120 bis 164°, im Durchschnitt 129°.

Um diese Besonderheit zu verstehen, vergleiche
man die Wirbelsäule des Menschen mit der eines
Vierfüßers, bei dem die Lasten anders verteilt sind
(Abb. 4.1−22), da die Wirbelsäule hier einem
Brückenbogen gleicht, der im Schultergürtel beweglich, im Beckenring straff aufgehängt ist. Mit der
Aufrichtung des Rumpfes hat das Promontorium
seine stärkste Ausbildung erreicht. Die Sakralregion der Wirbelsäule wird als Bestandteil des Bek-
kens teilweise in ihrer ursprünglichen Stellung gehalten, während die präsakrale Wirbelsäule aufge-

richtet wird. Dadurch entstehen die Abknickung
des Promontorium und die Vorwärtswölbung der
Lendenwirbelsäule, die als *Lendenlordose* bezeichnet wird. Es wird auf diese Weise ein gebogener,
federnder Lendenstiel gebildet, der den Rumpf
trägt. Die oberen Lendenwirbel leiten über zu einer
entgegengesetzten Krümmung, der *Brustkyphose,*
die sämtliche Brustwirbel und die letzten Halswirbel umfaßt.

Dieser Abschnitt der Wirbelsäule ist in seinen
Bewegungen beschränkt. Freier werden sie im Bereich der Halswirbelsäule, wo eine Konvexität nach
vorn, die *Halslordose,* vorhanden ist.

Die mit der Aufrichtung erfolgte Lendenlordose
erzeugt eine kompensatorische Brustkyphose, um
die Massen des Rumpfes nach vorn über die Unterstützungsfläche der Füße zu bringen (Abb. 4.1−2,
4.1−3 u. 4.1−22). Es lastet jetzt im Gegensatz zu
den Vierfüßern das Gewicht des Kopfes von oben
her auf der Wirbelsäule. Deshalb können die Nak-
kenmuskulatur und das elastische Nackenband zurückgebildet werden.

Eine mehrfach gekrümmte Säule besitzt gegenüber einer einfach gebogenen deutliche Vorteile:
Bei letzterer führt eine Zunahme der Belastung zu
einer stärkeren Biegung, wodurch Druck und Zug
im Bereich des einzigen Krümmungsscheitels und
die damit verbundene mechanische Beanspruchung
der betroffenen Skelettstücke relativ hoch werden.
Demgegenüber wird eine S-förmig gebogene Säule
bei gleicher Belastung an mehreren Krümmungs-
scheiteln verformt. Hinzu kommt, daß das elastische
Gleichgewicht einer S-förmig gekrümmten Säule —
verglichen mit einer einfach gebogenen — stabiler
ist und durch weniger Muskelarbeit aufrechterhalten werden kann.

Die Besonderheiten der Wirbelsäule als federndes Achsenskelett werden noch klarer, wenn man
sie mit anderen Gliederketten vergleicht. Die mei-

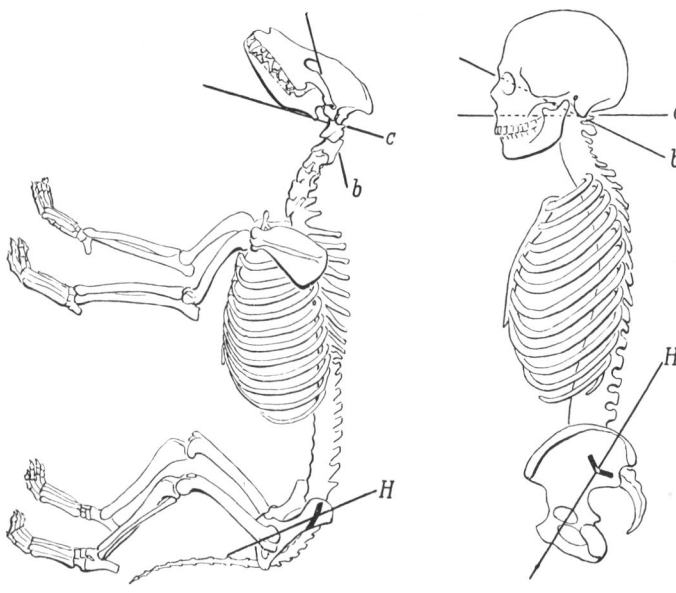

Abb. 4.1–22. Stammskelett des Menschen und Skelett eines Wolfes in übereinstimmender Orientierung. H) Ebene des Hauptbalkens der Hüftbeine, b) Ebene der Schädelbasis, c) Hauptebene des Atlas (nach STRASSER, verkleinert).

sten Diarthrosen haben an sich keine Gleichgewichtslage, vom geringen Widerstand der Kapsel abgesehen. Bei der Wirbelsäule sind die kleinen Diarthrosen mit der elastischen Bremse der Zwischenwirbelscheiben gekoppelt. Jede Änderung der Form stößt sofort auf elastische Widerstände, während die Gliederketten mit Diarthrosen nur in den Grenzlagen die Bewegung abbremsen. *Was also die leicht beweglichen Skelettverbände erst durch Mitwirkung von Muskeln erreichen, nämlich die Feststellung in verschiedenen Lagen, das leistet die Wirbelsäule bereits weitgehend durch ihre Konstruktion.*

Zwischen benachbarten Wirbeln besteht meist nur eine geringe Beweglichkeit (Ausnahme: Atlantookzipital- und Atlantoaxialgelenke). Erst die Summe dieser kleinen Ausschläge ermöglicht die verhältnismäßig freie Wirbelsäulenbeweglichkeit; deren Ausmaß wird durch Beckenneigung, einschlägiges Training, Beruf, Geschlecht und Alter mitbestimmt.

Die Wirbelsäule besitzt nicht in allen Abschnitten gleiche Beweglichkeit; das beruht zum Teil auf der Verschiedenheit im Bau der Zwischenwirbelgelenke. Die größere Steifigkeit im Brustabschnitt wird nicht allein durch Rippen und Brustbein erzwungen, sondern ist schon in der Konstruktion der Brustwirbelsäule begründet. Man kann zwischen einer Vor- und Rückbeugung um Querachsen unterscheiden. Um sagittale Achsen erfolgen Seitneigungen, um die Längsachse Drehung oder Kreiselung. Die ganze Wirbelsäule wie auch einzelne Abschnitte können individuell eine verschiedene Beweglichkeit besitzen. Hierbei spielt auch Training eine große Rol-

le. Bei der Vorbeugung werden Hals- und Lendenstiel schließlich gerade gestreckt (Abb. 4.1–23), während bei der Rückbeugung Hals- und Lendenlordose verstärkt werden und die Krümmung der Brustwirbelsäule sich abflacht, ohne ganz zu verschwinden. Die größten Ausschläge finden sich im oberen (Kopfgelenke) und unteren Halsbereich an der Übergangsstelle von Brust- zu Lendenwirbelsäule sowie an der Grenze zum Kreuzbein, die geringsten in der unteren Brustwirbelsäule.

Es ist auch möglich, daß einzelne Abschnitte eine Vorbeugung, andere gleichzeitig eine Rückbeugung ausführen. Somit kann z. B. die Rumpfbeugung hauptsächlich im Lendenstiel erfolgen, während Hals- und obere Brustwirbelsäule dabei zurückgebeugt werden. Für Arbeiten in gebückter Stellung ist diese Haltung offenbar günstig, weil bei ihr der Brustkorb nicht eingeengt wird.

Bei der Seitneigung der Wirbelsäule können verschiedene Krümmungsformen auftreten, je nachdem, wie stark die Brustwirbelsäule beteiligt ist. Diese kann annähernd gerade bleiben, während Hals- und Lendenstiel seitlich abgeknickt erscheinen, oder sie biegt sich mit; dann entsteht ein fast gleichmäßiger Bogen. In der Lendenwirbelsäule erfolgen die stärksten Ausschläge zwischen 3. und 4. sowie 4. und 5. Wirbel.

Die Drehung der Wirbelsäule und damit des Rumpfes um die Längsachse ist an der Halswirbelsäule am stärksten möglich und nimmt kaudalwärts ab. Durch den fast nicht drehbaren Lendenstiel wird bei Rumpfdrehung das Becken mitgenommen (Abb. 4.3–18).

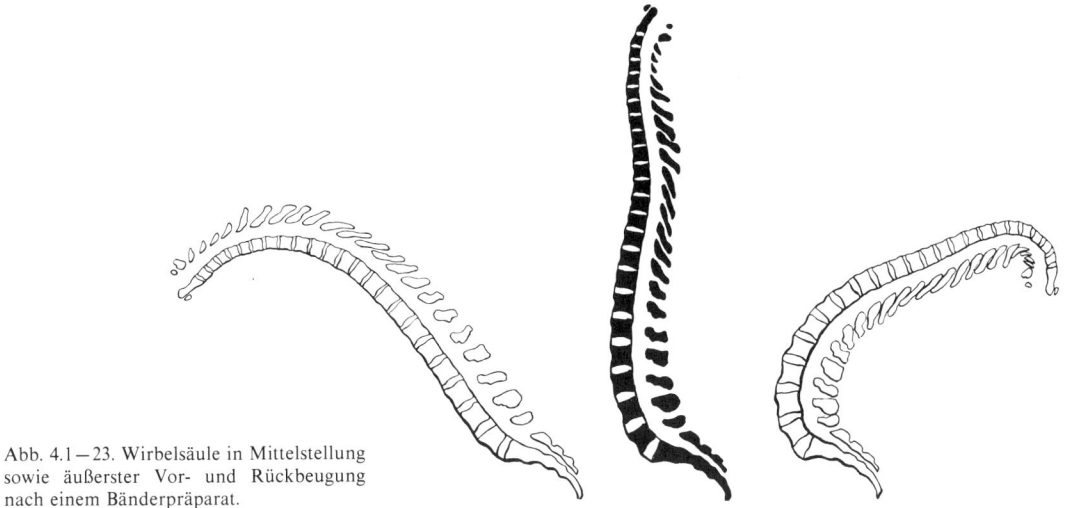

Abb. 4.1—23. Wirbelsäule in Mittelstellung sowie äußerster Vor- und Rückbeugung nach einem Bänderpräparat.

Was die Biegsamkeit der Wirbelsäule bedeutet, wird klar, wenn man Menschen mit versteifter Wirbelsäule beobachtet. Sie bewegen sich, als hätten sie einen Stock im Rücken. Dabei ist besonders zu berücksichtigen, daß die Stellung des Kopfes von der des Rumpfes weitgehend abhängig ist.

Heute schon zur Geschichte der Medizin zählen Bemühungen, durch bestimmte „Handgriffe" Beschwerden an der Wirbelsäule zu behandeln, die mit Veränderungen bzw. Einschränkungen der Beweglichkeit einhergehen. Die sog. *„Manuelle Medizin"* (STROHAL, 1973)[1]) gilt als Lehre von den pathophysiologischen Grundlagen der Untersuchung, der Diagnosestellung und der *„Therapie durch Handgriffe"* von Bewegungsstörungen an Gelenken der Wirbelsäule (und der Extremitäten).

Unter *Chiropraktik* versteht man demgegenüber ebenfalls manuelle Angriffe an der Wirbelsäule, wobei freilich mit ungezielten Mobilisationen oder hebelartiger Gelenkbeeinflussung versucht wird, eine Art von Idealzustand an der Wirbelsäule herzustellen. Aus Chiropraktik und „Handgriffen" beginnt sich in letzter Zeit eine weiterentwickelte Therapie zu etablieren, die bemüht ist, mit spezifischeren Techniken der Behandlung die bewegungsgestörten Wirbelsäulengelenke zu beeinflussen.

Die charakteristischen Krümmungen der Wirbelsäule sind beim Neugeborenen nur angedeutet (Abb. 4.1—24). Die Lendenkrümmung läßt sich passiv herstellen, wenn man die Beine, die normalerweise etwas gebeugt gehalten werden, im

[1]) STROHAL, R.: Manuelle Therapie bei Wirbelsäulenerkrankungen. Urban & Schwarzenberg, München-Berlin-Wien 1973

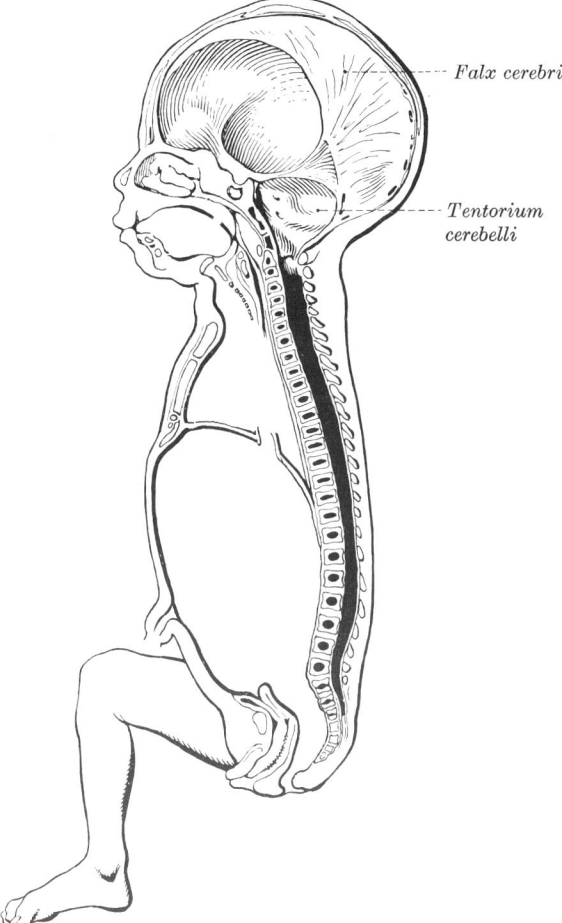

Falx cerebri

Tentorium cerebelli

Abb. 4.1—24. Medianschnitt durch einen 7monatigen Embryo. Beachte die Krümmung der Wirbelsäule.

301

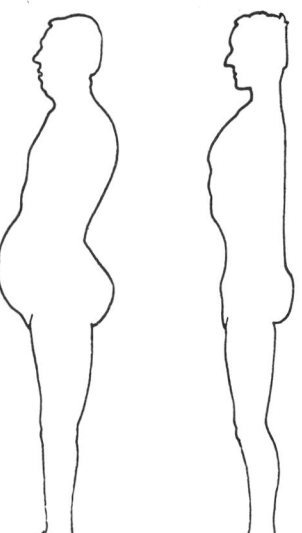
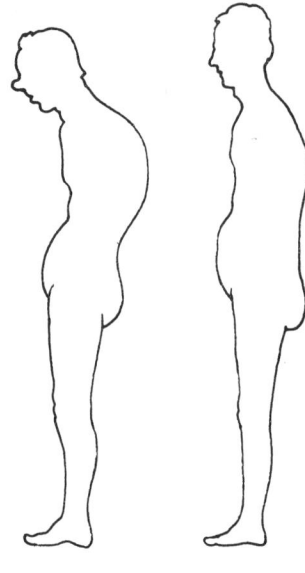

Abb. 4.1—25. Individualtypische Haltungen. Beachte die unterschiedliche Ausprägung von Brustkyphose und Lendenlordose (aus STROHAL, R.: Manuelle Therapie bei Wirbelsäulenerkrankungen. Urban & Schwarzenberg, München-Berlin-Wien 1973).

Hüftgelenk stark streckt. Kann das Kind schließlich aufrecht sitzen, bildet die Wirbelsäule zunächst noch einen nach vorn konkaven Bogen. Erst später wird ein Sitzen mit gerader Rücken- und aufrechter Kopfhaltung möglich. Dabei entsteht die Halslordose. Mit dem Erlernen des Stehens und Gehens kommt es dann im Lauf von Jahren zu den typischen Krümmungen, die zunächst nur funktionell und vorübergehend bei Belastung auftreten. Daraus kann man schließen, daß die aufrechte Haltung die Ausbildung der Wirbelsäulenkrümmungen mit ihren individuellen Besonderheiten (Abb. 4.1—25) entscheidend beeinflußt.

Es bestehen auch geringe seitliche Biegungen der Wirbelsäule *(Skoliosen)* als Folge der Asymmetrie des Körpers (Abb. 4.1—3). Beim Rechtshänder finden sich im Lendenbereich eine nach links konvexe und im Brustbereich eine nach rechts konvexe Ausbiegung. Während der frühen Kindheit fehlt jede Krümmung der Wirbelsäule in der Frontalebene. Sie entwickelt sich erst zwischen dem 7. und 10. Lebensjahr und ist meist noch nicht S-förmig, da zunächst eine reine Totalskoliose oder nur eine Lendenskoliose auftritt. Erst später kommt die S-Form (= zusammengesetzte Skoliose) zustande.

Wenn man im Tierversuch eine seitliche Biegung der Wirbelsäule längere Zeit fixiert, entsteht auch hier zunächst eine Totalkrümmung der Wirbelsäule. Nach einiger Zeit treten kompensatorische Gegenkrümmungen auf.

Stärkere seitliche Biegungen sind fast immer krankhaft und sollten so frühzeitig wie möglich behandelt werden. Sie können z. B. durch eine Fehlbildung im Bereich der Wirbelkörperanlagen bzw. der Rippen oder der Rückenmuskulatur verursacht sein. Bei der rachitischen Skoliose spielen Verformungen des 12. Brustwirbels eine besondere Rolle, der deshalb treffend als „*Skoliosenkeim*"bezeichnet worden ist. Sogenannte statische Skoliosen gehen z. B. auf Längenunterschiede der unteren Gliedmaßen oder auf angeborene Hüftluxationen zurück. Bei den krankhaften Skoliosen sind meist nicht nur Seitbiegungen vorhanden, sondern die Wirbelsäule ist hierbei auch um ihre Längsachse gedreht, und zwar dergestalt, daß die Dornfortsätze nach der Seite der Konkavität gerichtet sind.

Eine kurze Zusammenfassung: Wirbelsäule mit S-förmiger federnder Krümmung. Halslordose, Brustkyphose und Lendenlordose. Promontorium. Halsteil am beweglichsten, Brustteil relativ unbeweglich. Vor- und Rückbeugung am stärksten in Hals- und Lendenteil, ebenso Seitneigung. Drehungsfähigkeit nimmt von kranial nach kaudal ab. Seitliche Krümmungen = Skoliosen.

Variationen und Fehlbildungen der Wirbelsäule

Die verschiedenen Abschnitte der Wirbelsäule zeigen nicht immer die typischen Zahlenverhältnisse. Wenn die Gesamtzahl der Wirbel vermehrt oder vermindert ist, wird in der Regel das kraniale oder kaudale Ende der Columna vertebralis betroffen. Variationen der Gesamtwirbelzahl hängen damit zusammen, daß entweder mehr Ursegmente angelegt werden, als normalerweise Wirbel entstehen, oder daß Schwanzsegmente zurückgebildet werden. Die Zahl der Steißbeinwirbel (3—5) ist von der Zahl der reduzierten Segmente abhängig.

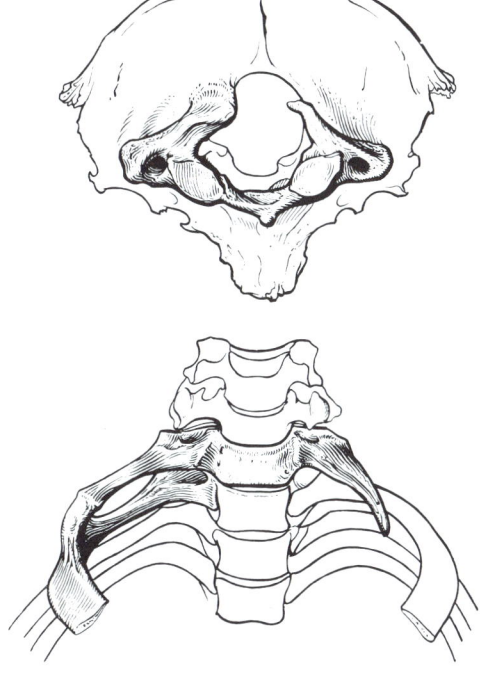

Am kranialen Pol der Wirbelsäule herrschen besondere Verhältnisse, da die ersten 3—4 Ursegmente Material bereitstellen, das am Aufbau des Schädels beteiligt ist und deshalb bei normaler Entwicklung als Grundlage für Wirbel nicht zur Verfügung steht.

An der Grenze zwischen Schädel und Wirbelsäule kommen vor allem folgende *atlantookziptale Übergangsanomalien* vor: 1. Bei der sogenannten *Assimilation des Atlas* (Abb. 4.1—26) wird der erste Halswirbel mehr oder weniger vollständig in den Schädel inkorporiert *(atlantookzipitale Synostose)*. 2. Von der Manifestation des letzten bei normaler Entwicklung in den Schädel einbezogenen Wirbels spricht man, wenn bei ausgebildetem Atlas in der Umgebung des Foramen magnum Teile eines zusätzlichen Wirbels mit Bogen und Querfortsätzen vorhanden sind.

Bei Auftreten überzähliger Rippen verstreichen die Grenzen der Thorakalwirbel. Diese Varietät betrifft ca. 1% aller Menschen. Da sowohl in die Hals- als auch in die Lendenwirbel Rippenreste eingegangen sind, handelt es sich um einen Rückschlag

Abb. 4.1—26. Assimilation des Atlas (oben); Halsrippe, beiderseits vom 7. Halswirbel ausgehend, rechts mit der einen Brustrippe verbunden (unten).

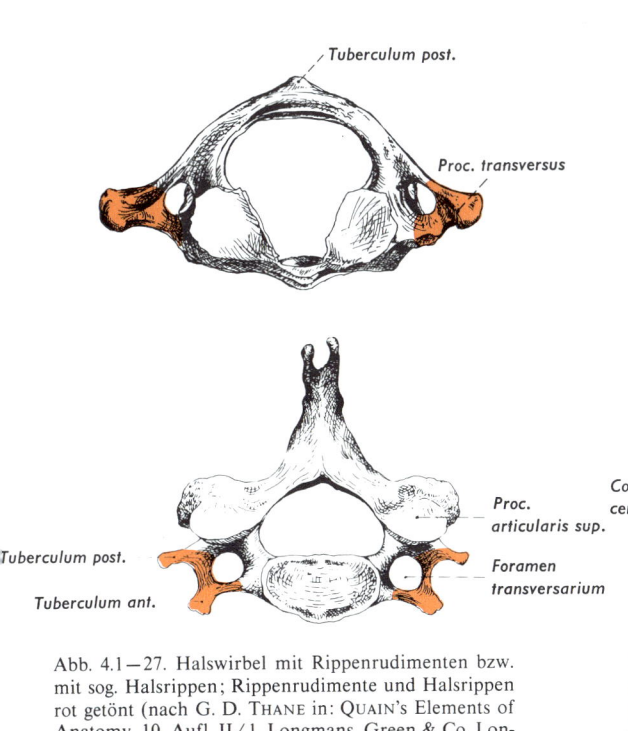

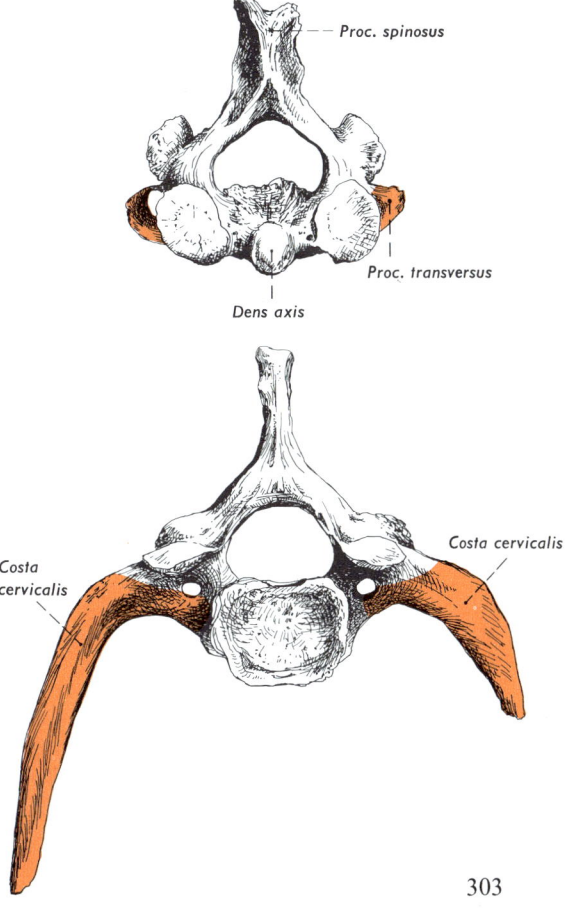

Abb. 4.1—27. Halswirbel mit Rippenrudimenten bzw. mit sog. Halsrippen; Rippenrudimente und Halsrippen rot getönt (nach G. D. THANE in: QUAIN's Elements of Anatomy. 10. Aufl. II / 1. Longmans, Green & Co. London / New York 1893).

303

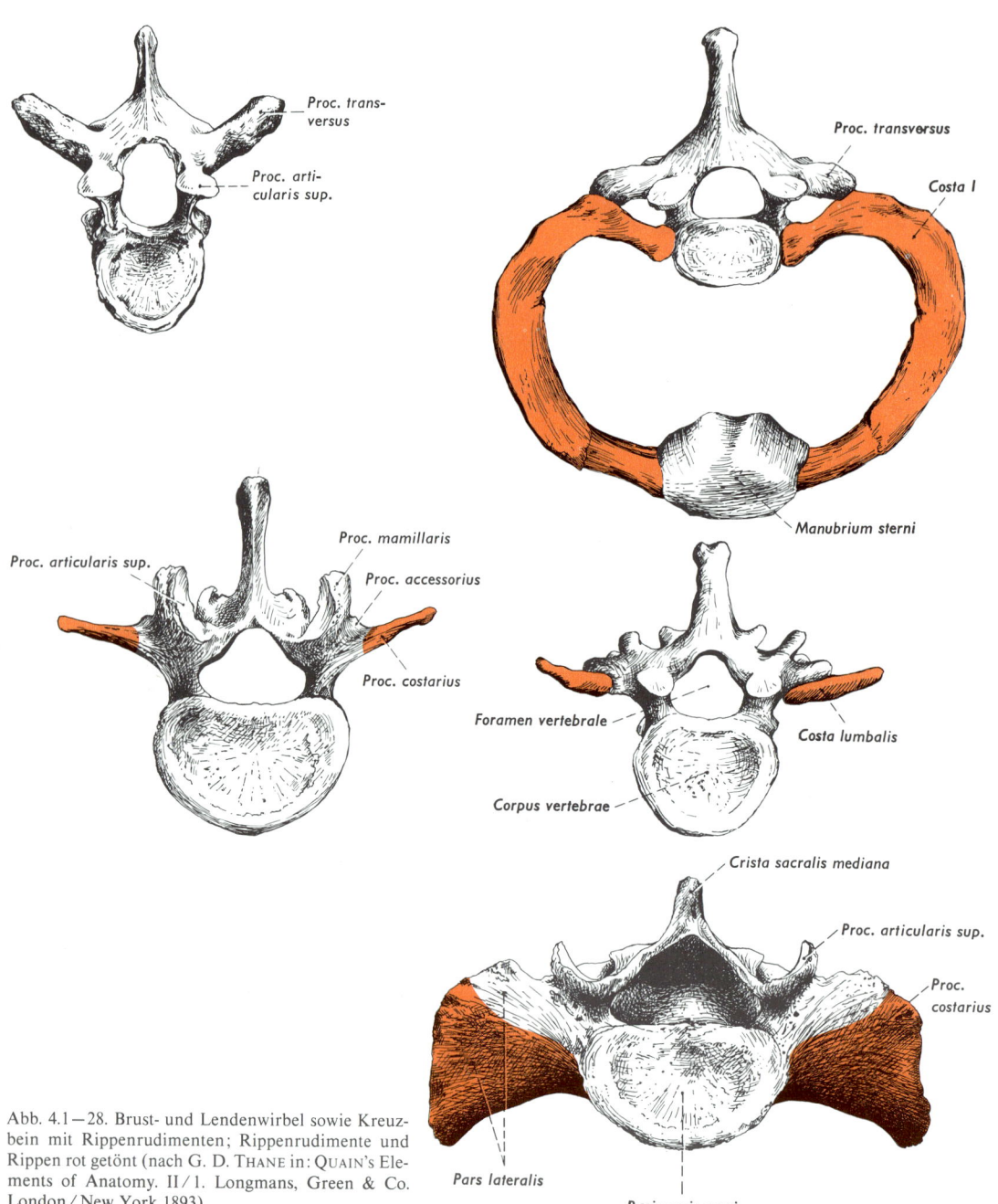

Abb. 4.1—28. Brust- und Lendenwirbel sowie Kreuzbein mit Rippenrudimenten; Rippenrudimente und Rippen rot getönt (nach G. D. THANE in: QUAIN's Elements of Anatomy. II / 1. Longmans, Green & Co. London / New York 1893).

in einen phylogenetisch früheren Zustand, in dem mehr Rippen vorhanden waren. So können *Halsrippen* auftreten, indem das Tuberculum anterius des 7. Halswirbels entweder nur vergrößert *(assimilierter Halsrippenstummel, Adlerschnabelform des Querfortsatzes)* oder als beweglicher Rippenrest abgegliedert ist (Abb. 4.1—26 u. 4.1—27). Auch vom 6. bis zum 4. Halswirbel kommen Halsrippen vor.

Die Halsrippen haben klinische Bedeutung, da sie gelegentlich Durchblutungs- und Sensibilitätsstörungen im Bereich des Armes verursachen. A. und V. subclavia sowie das Armnervengeflecht ziehen über eine mehr oder weniger vollständig ausgebildete Halsrippe hinweg und werden dabei wie Violinsaiten über einen Steg angehoben oder durch einen darüberliegenden Rippenstummel komprimiert. In bestimmten Fällen führt die operative Entfernung einer Halsrippe zu einer schlagartigen Beseitigung dieser Beschwerden. Die durch Halsrippen verursachten klinischen Beschwerden können Symptomen ähneln, die bei der *Syringomyelie* auftreten, einer Erkrankung des Rückenmarks, die mit dem Zerfall umschriebener Gliawucherungen einhergeht. Auch *Lendenrippen* sind gelegentlich ausgebildet. Meist besteht eine Vermehrung der Brustwirbel durch Ausbildung einer 13. Rippe am 1. Lendenwirbel (Abb. 4.1—28), wodurch sich die Zahl der eigentlichen Lendenwirbel auf vier vermindert. Seltener kommt es zur *Rückbildung von Rippen*. So kann die erste, gelegentlich auch die zweite Rippe fehlen oder unvollständig ausgebildet sein. Die Rückbildung von Rippen könnte als produktive Variation bezeichnet werden, da sie den Erfordernissen des aufrechten Ganges zu entsprechen scheint. Vermehrung der Rippen wäre dann ein Auftreten stammesgeschichtlich primitiverer Verhältnisse. Von den anthropoiden Affen besitzt nur der Orang-Utan 12, die übrigen 13 bzw. 14 Rippenpaare. Praktisch wichtig sind Variationen der Wirbelsäule an der Lumbosakralgrenze, sog. *lumbosakrale Übergangsanomalien*. Die Normalzahl von 24 präsakralen Wirbeln bezieht sich nur auf 92—95% der Fälle. Es kann der 5. (und ggf. auch der 4.) Lendenwirbel in das Kreuzbein einbezogen werden, indem sich der bzw. die Wirbel der Form nach dem Kreuzbein mehr oder weniger anpassen und mit ihm verschmelzen *(Sakralisation der Lendenwirbelsäule)*. Häufig ist diese Erscheinung halbseitig ausgebildet: *lumbosakraler Übergangswirbel* (s. Abb. 4.1—29). Hierbei verbindet sich ein Querfortsatz mit dem Kreuzbein gelenkig oder knöchern. Die Einbeziehung des 5. Lendenwirbels in das Os sacrum beeinflußt die Beweglichkeit des Lendenstiels und verlängert die Gestalt des Geburtskanals (sog. *Assimilationskanalbecken* mit hochstehendem Promontorium und geringer Kreuzbeinneigung). Bei der umgekehrten Entwicklung, der sog. *Lumbalisation des Kreuzbeins*, löst sich der proximale Sakralwirbel vom einheitlichen Os sacrum ab und verlängert den Lendenstiel. Klinische Bedeutung haben diese Assimilationsstörungen deshalb, weil Übergangswirbel in der einen oder der anderen Richtung zu Beschwerden führen können. So ist es eine Erfahrungstatsache, daß die unter einem Übergangswirbel liegende Bandscheibe meist erniedrigt bzw. hypoplastisch ist, wodurch nicht selten Osteochondrosen verursacht werden. Die einzelne Variation der Wirbelsäule wird offenbar nicht unmittelbar vererbt, sondern (genetisch verankert) scheint nur die Tendenz zu solchen Abweichungen in der einen oder anderen Richtung zu sein. Das kann z. B. bei Vaterschaftsbestimmungen von Bedeutung werden.

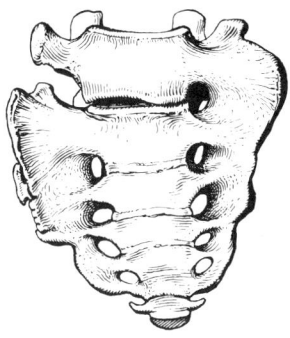

Abb. 4.1—29. Assimilation des 5. Lendenwirbels an das Kreuzbein. Links ist die Verschmelzung vollkommen, rechts bleibt der Proc. costarius frei (Übergangswirbel).

Wenn benachbarte Wirbel miteinander knöchern verschmelzen, so spricht man von *Blockbildung*. Kommt es im Verlauf von Hemmungsmißbildungen zu angeborenen, medianen Spaltbildungen an einzelnen oder mehreren Wirbeln meist des Sakraloder Lumbalbereiches, spricht man von einer *Spina bifida*. Es handelt sich um eine *Spina bifida occulta*, wenn das Rückenmark und seine Häute (mit Ausnahme der Dura) intakt sind und mehr oder weniger normal ausgebildete Haut (häufig örtliche Hypertrichose!) einen Bereich fehlender Wirbelbogen bedeckt. Bei einer *Spina bifida totalis (Rachischisis)* betrifft die Spaltbildung auch äußere Haut und Rükkenmarkshäute, so daß das Rückenmark freiliegt.

Eine Spaltbildung in der Interartikularregion liegt dem klinischen Krankheitsbild des *Wirbelgleitens* zugrunde *(Spondylolisthesis)*. Durch diesen Spalt, der meist an den unteren Lendenwirbeln beobachtet wird, tritt eine Lockerung im Wirbelsäulengefüge ein. Kommt nun noch eine Degeneration der entsprechenden Bandscheibe hinzu, so beginnt der Wirbel nach ventral abzugleiten. Auch hierdurch können Reizerscheinungen ausgelöst werden, die auf Kompression der betroffenen spinalen Nervenwurzeln zurückzuführen sind.

Im Alter wird die Wirbelsäule kürzer, da die Bandscheiben durch den Flüssigkeitsverlust ihres Gallertkerns an Höhe abnehmen und die Wirbelkörper einer Alteratrophie unterliegen. Dabei können Deck- und Grundplatte der Wirbelkörper konkav ausgehöhlt und die vorderen Bandscheibenabschnitte der Brustwirbelsäule durch Gewebsschwund niedriger werden bzw. sogar verknöchern, wodurch die *Kyphose* dieses Abschnittes verstärkt wird *(Alterskyphose)*.

Kurze Zusammenfassung: Atlantookzipitale und lumbosakrale Assimilationsstörungen. Hals- und Lendenrippen. Spina bifida. Blockwirbel. Spondylolisthesis. Alterskyphose.

4.2. Brustkorb

Rippen

Wirbelsäule, Rippen und Brustbein bilden den Brustkorb. Die Rippen, *Costae*, sind bei niederen Wirbeltieren über die ganze Rumpfwirbelsäule gleichmäßig verteilt. Beim Menschen wird ein Teil rudimentär und verschmilzt mit den Wirbeln (Abb. 4.1—1, 4.1—27 u. 4.1—28). Es bleiben im allgemeinen 12 Paare als Brustrippen erhalten. Ontogenetisch entstehen die Rippen als strangförmige Blasteme seitlich der Wirbelsäulenanlage. Die freien Enden der 2. bis 7. Rippenanlage verbinden sich schon beim Embryo von 15 mm Länge jederseits zu den *Sternalleisten*, aus denen von kranial nach kaudal die knorpelige Brustbeinanlage wird (Abb. 4.2—7). Die Verknöcherung beginnt am Ende des 2. Fetalmonats mit einem Knochenkern am vertebralen Rippenende. Von hier aus schiebt sich die enchondrale Verknöcherung gegen das Brustbein vor, ohne jedoch das ventrale Ende der Rippe zu erreichen. Die vorderen Abschnitte der Rippen bleiben hyalinknorpelig: *Rippenknorpel*. Zur Zeit der Pubertät bilden sich epiphysäre Verknöcherungspunkte aus, von denen einer im Rippenkopf, zwei im Tuberculum liegen.

Nur 7 der 12 Rippenpaare erreichen als *Costae verae* das Brustbein direkt. Von den übrigen 5 Rippenpaaren, *Costae spuriae,* sind 3 Paare indirekt am Sternum befestigt, indem sich ihr Knorpelstück an das des nächst höheren anlagert (Abb. 4.2—2); sie bilden dabei den Rippenbogen. Die beiden letzten Rippen, oft schon die 10. Rippe, gewinnen diesen Anschluß nicht mehr, sondern enden frei in der Bauchwand (Abb. 4.2—5). Die 12. Rippe ist sehr verschieden ausgebildet. Sie kann ganz fehlen und umgekehrt, wenn eine Lendenrippe vorhanden ist, so lang wie eine 11. Rippe werden.

In ca. 10% der Fälle kommen jederseits 8 Sternalrippen vor. Gelegentlich werden Brückenbildungen zwischen den Rippen, Gabelrippen oder unvollständig ausgebildete Rippenspangen (Lochrippen, Fensterrippen) beobachtet, die differentialdiagnostisch im Röntgenbild berücksichtigt werden müssen.

Durch die von kranial nach kaudal fortschreitende Verkürzung der letzten 5 Rippen wird die Beweglichkeit der Lendenwirbelsäule erhöht.

Der Rippenkopf, *Caput costae*, liegt gelenkig den Wirbelkörpern an und hat meist zwei durch eine Kante geschiedene Gelenkfacetten, da er sich mit zwei Wirbelkörpern verbindet. Dies ist in der Regel bei der 2. bis 10. oder 11. Rippe der Fall (Abb. 4.1—20 u. 4.2—1).

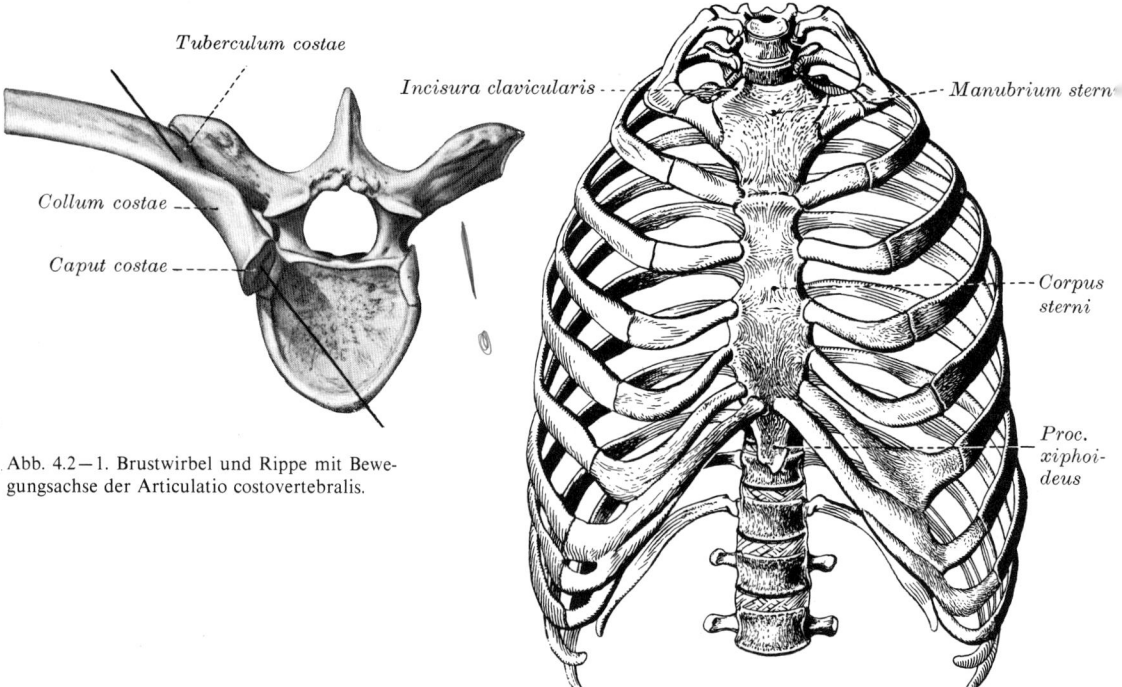

Abb. 4.2—1. Brustwirbel und Rippe mit Bewegungsachse der Articulatio costovertebralis.

Abb. 4.2—2. Brustkorb von vorn.

Tuberculum costae

Incisura clavicularis

Manubrium stern

Collum costae

Caput costae

Corpus sterni

Proc. xiphoideus

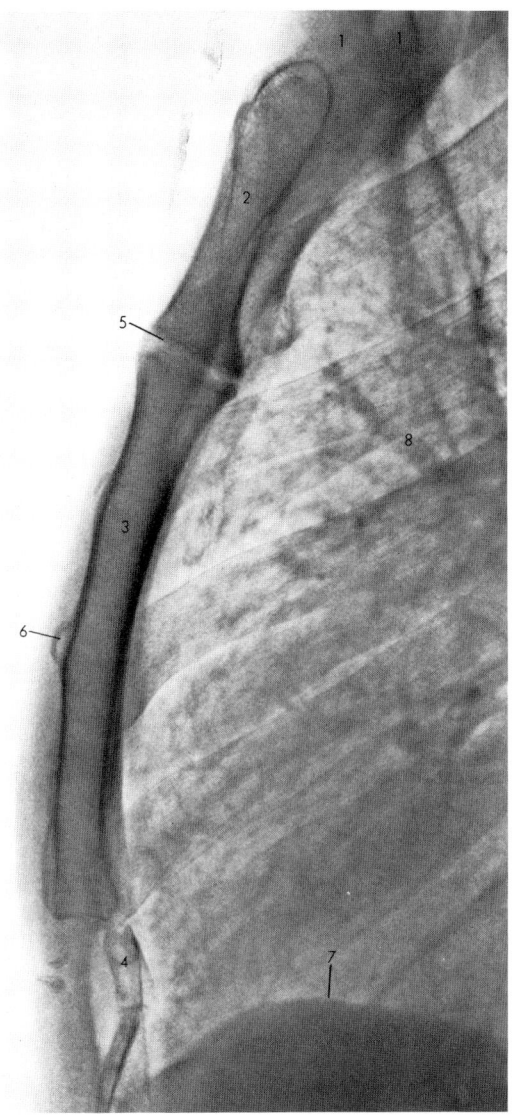

Abb. 4.2–3. Röntgenbild des Brustbeins im seitlichen Strahlengang (aus Birkner, R.: Das typische Röntgenbild des Skeletts. Standardbefunde und Varietäten vom Erwachsenen und Kind. Urban & Schwarzenberg, München 1977).
1 = Schatten der beiden Claviculae, 2 = Manubrium sterni, 3 = Corpus sterni, 4 = Proc. xiphoideus (nicht mit dem Corpus sterni verschmolzen), 5 = Synchondrosis sternalis, 6 = verkalkter Rippenknorpel, 7 = Zwerchfell, 8 = Gefäßzeichnung der Lunge.

wärtsrücken der Rippenwinkel nach unten an Breite gewinnt. Da sie einen Teil der Lunge aufnimmt, heißt sie *Lungenrinne* (Abb. 4.2–4). Auf diese Weise ist die Wirbelsäule in den Thorax hinein vorgelagert. Der Abstand zwischen Wirbelsäule und Brustbein wird geringer, der Querschnitt des Brustraumes etwa nierenförmig, und Eingeweide können rechts und links der Wirbelsäule Platz finden. Für die Verteilung des Schwerpunktes beim aufrechten Gang ist es wesentlich, daß durch diese Konstruktion die Eingeweide näher an das stützende Achsenskelett heranrücken.

Das vordere Ende der knöchernen Rippe geht in die Cartilago costalis über, die die Verbindung mit dem Brustbein herstellt.

Bei der Umgürtung des Brustkorbes, der dorsoventral etwas abgeplattet ist und mit einem stumpfen Kegel verglichen werden kann, sind die platten Spangen der Rippen über ihre Fläche gebogen und von hinten nach vorn gebeugt, so daß ihr vertebrales Ende höher steht als das sternale (Abb. 4.2–5).

Die Schrägstellung der Rippen ist schließlich mit einer schraubigen Krümmung um die eigene Längsachse verbunden.

Die Länge der Rippen nimmt bis zur 7. (8.) Rippe zu; von da ab werden die Rippen wieder kürzer. Infolge der Rippenneigung, die bei der 9. Rippe am stärksten ist, liegt z. B. das vordere Ende des 7. Rippenknochens kaudal vom Brustbein. Um von hier aus das Sternum zu erreichen, verläuft der Rippenknorpel in einem Bogen nach aufwärts. So ist nicht nur die Länge, sondern auch die Krümmung jedes Rippenknorpels verschieden. Der Knorpel der 1.

Die zweite Gelenkverbindung besitzt die Rippe an ihrem Tuberculum, das sich dem Querfortsatz des Wirbels anlagert. Von der 10. Rippe an fehlt hier die Gelenkfläche, das Tuberculum ist undeutlich. Die Strecke zwischen Kopf und Höckerchen wird als *Collum costae* bezeichnet. In der Längsrichtung des Rippenhalses liegt die Bewegungsachse der Rippe (Abb. 4.2–1). Die Rippe setzt sich nach dem Collum costae als Rippenkörper fort und biegt im *Angulus costae*, der bei der 1. Rippe dicht am Tuberculum liegt und an den letzten Rippen nicht mehr ausgeprägt ist, nach vorn um.

Durch diesen Verlauf der Rippen entsteht im Brustkorb rechts und links der Wirbelsäule je eine tiefe Rinne, die oben schmal ist und durch das Seit-

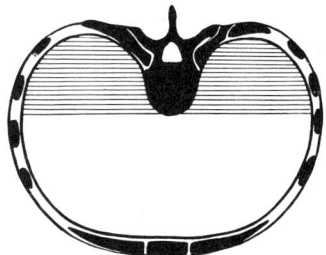

Abb. 4.2–4. Querschnitt durch den Brustkorb.

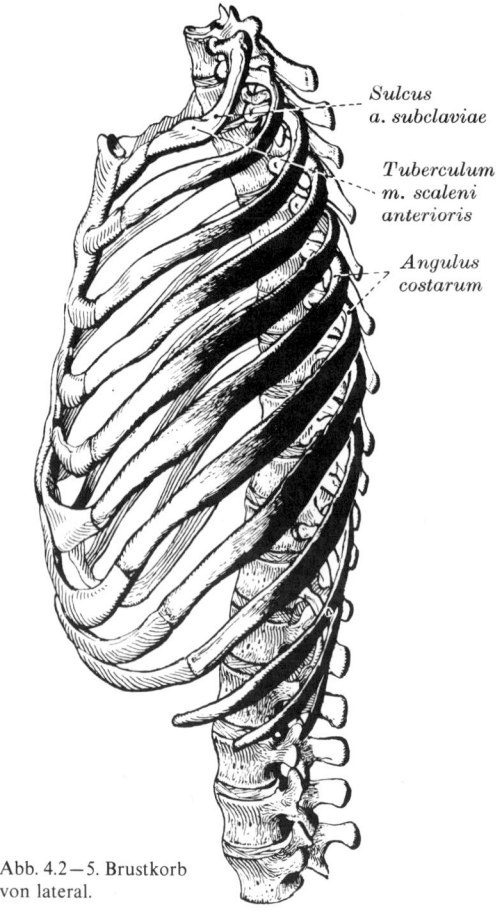

*Sulcus
a. subclaviae*

*Tuberculum
m. scaleni
anterioris*

*Angulus
costarum*

Abb. 4.2—5. Brustkorb
von lateral.

Rippe läuft gegen das Brustbein leicht kaudalwärts, der der 2. Rippe setzt annähernd die Richtung des Rippenknochens fort und trifft fast senkrecht auf das Brustbein. Die Knorpel der 3. bis 7. Rippe sind in zunehmendem Maß über die Kante nach aufwärts gekrümmt; sie haben einen längeren Weg und bilden einen nach kaudal offenen Winkel mit dem Brustbein (Knorpelansatzwinkel). Bei den Atmungsbewegungen des Brustkorbs ändern sich dieser Winkel und die Krümmung der Rippenknorpel.

An der 1. Rippe unterscheidet man eine obere und eine untere Fläche. Von der 3. Rippe an nehmen die Flächen eine mehr senkrechte Stellung ein, so daß eine äußere und eine innere unterschieden werden kann. Auf der oberen Fläche der 1. Rippe finden sich 2 flache Eindrücke für die großen Blutgefäße, die aus der oberen Thoraxapertur kommen und zum Arm abbiegen. Die Arteria subclavia erzeugt den *Sulcus arteriae subclaviae* (Abb. 4.2—5), die Vena subclavia den *Sulcus venae subclaviae*. Ventralwärts folgt eine leichte Erhebung für den An-

satz des M. scalenus anterior, das Tuberculum musculi scaleni anterioris. Eine weitere Rauhigkeit für den M. scalenus medius liegt weiter dorsal.

Am unteren Rand der Rippeninnenfläche verläuft der *Sulcus costae* zur Aufnahme der Interkostalgefäße und -nerven (Abb. 4.3—30). Nur die 11. und 12. Rippen besitzen keine Furche.

Die Rippenknorpel sind weniger abgeplattet als die Knochen. Je länger die wahren Rippen sind, desto länger sind ihre Knorpel. Die Knorpel der 6. und 7. Rippe, seltener die der 5. und 6. oder 7. und 8., sind durch Querbrücken miteinander verbunden, wobei es zur Gelenkbildung kommen kann, *Articulatio interchondralis*. Das Perichondrium der Rippenknorpel hat eine sehnige Beschaffenheit und läßt sich im Gegensatz zum Perichondrium anderer Knorpel leicht ablösen.

Die hyalinen Rippenknorpel haben mit zunehmendem Alter die Tendenz zu verkalken und zu verknöchern. Zeigt der 1. Rippenknorpel im 20. Lebensjahr noch keine Verknöcherungserscheinungen, so gehört das zu den Ausnahmen. Die übrigen Rippenknorpel verknöchern später, indem sich meist perichondral von beiden Enden her Knochenauflagerungen an der oberen und unteren Kante spornartig vorschieben. Enchondrale Verknöcherung ist seltener. Durch diese Prozesse wird der Thorax erheblich starrer.

Der vom Spangengerüst der Rippen umschlossene Raum besitzt einen oberen und einen unteren Zugang: *Aperturae thoracis superior et inferior*.

Die obere Thoraxapertur wird vom 1. Rippenpaar, dem 1. Brustwirbelkörper und dem oberen Sternalrand umrahmt. Das Brustbein zeigt am oberen Rand einen Einschnitt, die Incisura jugularis. Hier sinkt die Haut zur Drosselgrube ein. Die obere Thoraxapertur liegt beim Erwachsenen normalerweise in einer ventralwärts geneigten Ebene, so daß eine durch die *Incisura jugularis* gelegte Horizontale die Brustwirbelsäule nicht in Höhe des 1., sondern erst etwa in Höhe des 3. Brustwirbels erreicht (Abb. 4.2—5).

Die Apertura thoracis inferior ist bedeutend weiter und wird vom Rippenbogen und den freien Rippen, von der Wirbelsäule und vom Brustbein gebildet. Vorn entsteht aus den beiderseitigen Rippenbogen ein nach kaudal offener Winkel, der *Angulus infrasternalis*.

Die Zwischenrippenräume sind an der Grenze von Knorpel und Knochen am weitesten. Ihre absolute Weite variiert je nach der Thoraxform.

Im Gegensatz zu den Verhältnissen beim Erwachsenen ist der Querdurchmesser des Neugeborenen-Brustkorbes relativ klein, der sagittale Durchmesser jedoch verhältnismäßig groß (Abb. 4.2—6). Die Rippen haben eine sehr geringe Nei-

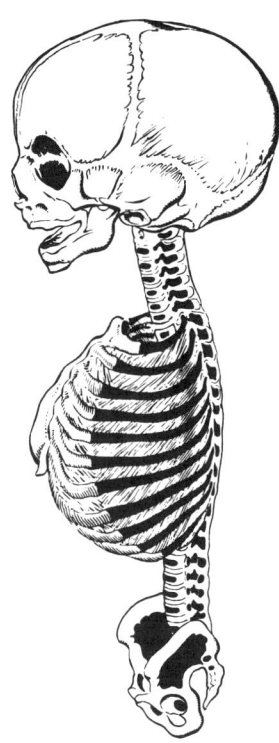

Abb. 4.2—6. Siebenmonatiger Embryo. Knochenkerne schwarz (nach SPANNER).

gung; sie stehen annähernd horizontal, d. h. in einer Position, die der Inspirationsstellung des Erwachsenen fast entspricht. Mit zunehmendem Alter formt sich der Brustkorb um, da sich die Rippen stärker senken. Der senile Brustkorb wird dadurch abgeflacht und der Umfang der unteren Thoraxapertur verringert (sog. flacher Emphysemthorax). Der weibliche Thorax ist in der Regel schmaler und kürzer als der männliche.

Kurze Zusammenfassung: 7 Costae verae erreichen das Sternum direkt. 5 Costae spuriae. Rippenkopf = Caput costae, Rippenhöckerchen = Tuberculum costae, Rippenwinkel = Angulus costae.

Im Sulcus costae Blutgefäße und Nerven. Obere Thoraxapertur = Apertura thoracis superior, schräggestellt; untere Thoraxapertur = Apertura thoracis inferior, vom Rippenbogen umrahmt. Thorax des Neugeborenen faßförmig mit fast horizontalen Rippen. Im Alter Verkalkung und Verknöcherung der Rippenknorpel und Senkung der Rippen.

Das Brustbein und seine Verbindung mit den Rippen

Das Brustbein entsteht ontogenetisch durch die ventrale Vereinigung der beiden Sternalleisten

(Abb. 3.1—4 u. 4.2—7). Wird die Verschmelzung dieser Leisten gehemmt, entsteht als seltene Mißbildung die *Fissura sterni congenita*. Nach abgeschlossener Verknöcherung unterscheidet man am Sternum: das *Manubrium*, das sich anschließende *Corpus* und einen kleinen, meist knorpelig auslaufenden Schwertfortsatz, *Processus xiphoideus* (Abb. 4.2—2).

Das Manubrium besitzt jederseits eine Gelenkverbindung mit den Schlüsselbeinen, die sich oben seitlich in je einer Grube, den *Incisurae claviculares*, anheften. Bei Säugetieren, denen die Clavicula fehlt, ist das Manubrium relativ kleiner. Zwischen den beiden Schlüsselbeingruben liegt die mediane *Incisura jugularis*. Am Seitenrand findet sich eine rauhe Stelle für die Verbindung mit dem Knorpel der 1. Rippe.

An den lateralen Kanten des Brustbeins artikulieren die kaudal dicht zusammengedrängten *Incisurae costales* mit den Knorpeln der 1.—7. Rippe. Die 2. Rippe trifft auf die Verbindungsstelle zwischen Manubrium und Corpus (Abb. 4.2—3). Hier besteht eine Synchondrose, *Synchondrosis sternalis*, oder beim Erwachsenen in ca. 10% der Fälle eine Synostose. Die Fuge ist als Querleiste durch die Haut zu fühlen, besonders dann, wenn Corpus und Manubrium im *Angulus sterni* (LUDOVICI) etwas gegeneinander abgeknickt sind. Von hier aus kann die Lage der Rippen am Lebenden bestimmt werden. Die 1. Rippe ist nicht tastbar, da sie durch das Schlüsselbein verdeckt ist. Der Schwertfortsatz trägt keine Rippen und ist der variabelste Abschnitt des Brustbeins. Lange Zeit bleibt er ganz oder teilweise knorpelig; im Alter wird er mit dem Corpus synostotisch verbunden. Zuweilen ist er durchlöchert oder gegabelt; beides wird durch seine Entstehung aus einer paarigen Anlage verständlich (Abb. 4.2—7).

Ähnliche Querleisten wie am Angulus sterni können sich auch zwischen den beiderseitigen Incisurae costales finden; auch hier erklären sie sich

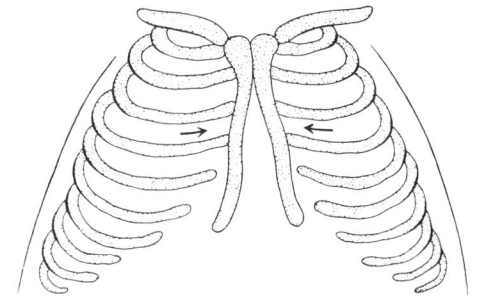

Abb. 4.2—7. Beginnender Zusammenschluß beider Sternalleisten in der Mittellinie am Ende des zweiten Entwicklungsmonats.

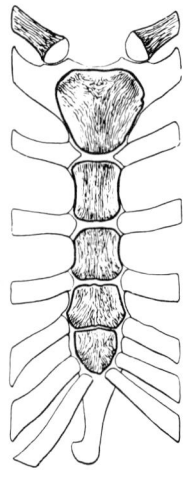

Abb. 4.2—8. Brustbein eines 12jährigen Kindes mit fünf Knochenplatten.

durch eine Verschmelzung ursprünglich getrennter Knochenkerne. Die Verknöcherung des Brustbeins beginnt im 6. Fetalmonat mit einem Kern im Manubrium, dem sich zwei bis drei kleinere zugesellen können. Im Körper treten sechs bis dreizehn Kerne auf, die vom 6.—12. Lebensjahr drei bis fünf größere Knochenplatten bilden (Abb. 4.2—8). Durch Verschmelzung dieser größeren Knochenkerne entstehen die erwähnten Querleisten. Auf dem oberen Rand des Manubriums finden sich gelegentlich zwei *Ossa suprasternalia*. An ihre Stelle können auch Tubercula oder Tubera suprasternalia treten. Das wird damit in Zusammenhang gebracht, daß

der obere Rand und die Mitte des Manubriums nicht aus den Sternalleisten, sondern aus einem zwischen den Schlüsselbeinanlagen gelegenen Blastem entstehen.

Die Compacta auf der Vorderseite des Brustbeins wird bei der *Sternalpunktion* mit einer Hohlnadel durchstoßen, um blutbildendes Knochenmark für die mikroskopische Untersuchung zu gewinnen.

Die sternokostale Verbindung erfolgt bei der 1., 6. und 7. Rippe durch Synchondrosen. Bei der 2.—5. Rippe ist in der Regel ein Gelenkspalt ausgebildet, *Articulationes sternocostales*. Das Gelenk der 2. Rippe besitzt meist eine geteilte Höhle, in der ein trennendes Band von der Rippe zum Sternum verläuft, *Lig. sternocostale intraarticulare*. Seltener trifft man dieses Verhalten an der 3.—5. Rippe.

Rippenknochen, Rippenknorpel und Brustbein werden durch Fasersysteme verbunden. Diese beginnen als Periost auf dem Rippenknochen, setzen sich kontinuierlich auf den Knorpel fort, bilden die Gelenkkapsel der Rippenbrustbeingelenke und erscheinen auf Vorder- und Rückseite des Brustbeins als Bänder, *Ligg. sternocostalia radiata* (Abb. 4.2—9).

Kurze Zusammenfassung: Manubrium mit Incisurae claviculares und Incisura jugularis. Synchondrose mit dem Corpus, beide bilden den Angulus sterni (LUDOVICI). Corpus mit Incisurae costales. Die 1., 6. und 7. Rippe synchondrotisch verbunden, die übrigen sternalen Rippen meist mit Gelenkspalt. Ligg. sternocostalia radiata.

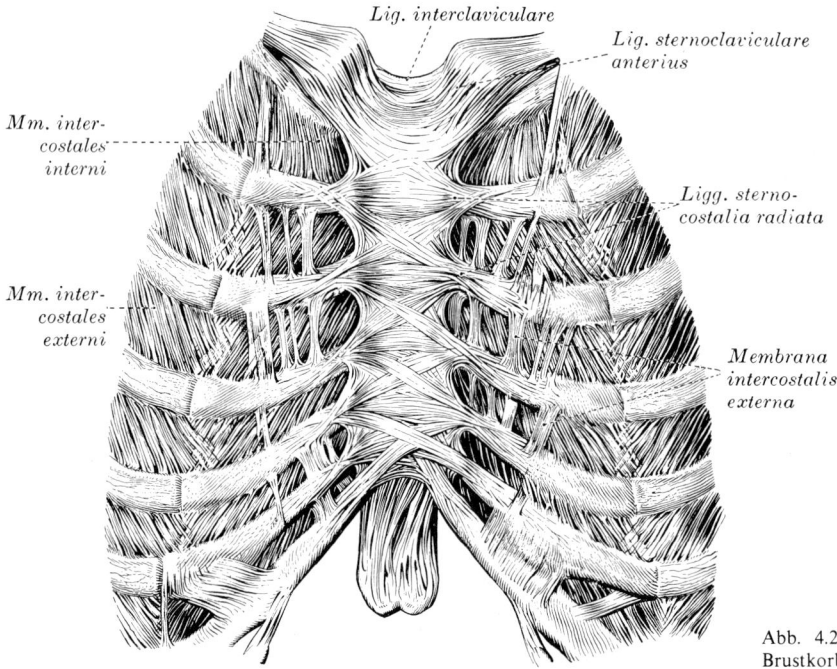

Lig. interclaviculare

Lig. sternoclaviculare anterius

Mm. intercostales interni

Ligg. sternocostalia radiata

Mm. intercostales externi

Membrana intercostalis externa

Abb. 4.2—9. Ventrale Wand des Brustkorbes mit Bandzügen.

4.3. Muskeln des Stammes

Rückenmuskeln

Die Muskelmasse des Rückens besteht aus zwei Gruppen, die hinsichtlich ihrer Herkunft unterschiedlich zu beurteilen sind. Die oberflächliche Gruppe ist von der ventralen Extremitätenknospe aus zum Rücken eingewandert. Dieser Herkunft entsprechend wird sie von Rami ventrales spinaler Nerven bzw. vom XI. Hirnnerven (N. accessorius) versorgt. Sie gliedert sich in die Rumpf-Arm- und in die Rumpf-Gürtel-Muskeln (spinohumerale Muskeln im engeren und weiteren Sinn) sowie in die Rumpfrippenmuskeln (spinokostale Muskeln). Die einzelnen Muskeln dieser Gruppe entspringen meist von den Dornfortsätzen und ziehen zum Humerus bzw. zu den Knochen des Schultergürtels oder zu den Rippen.

Die tiefe Gruppe wird durch die aus dorsalen Myotomen abzuleitenden, also aus ortsständig, autochthon entstehenden Muskeln repräsentiert, die gemäß ihrer Herkunft innerviert werden, d. h. von Rami dorsales aus Spinalnerven der Segmente C_1 bis S_1.

Autochthone Rückenmuskeln

Die Eigenmuskulatur des Rückens bildet zwei große Stränge, die in die Furchen rechts und links der Dornfortsätze eingebettet sind und in ihrer Gesamtheit als *M. erector spinae* bezeichnet werden; ein Name, der allerdings nur eine bestimmte, wenn auch sehr wesentliche Gesamtleistung dieser Muskulatur in den Vordergrund stellt. Für das Verständnis seiner weiteren Funktionen ist es nützlich, den Muskel zu zergliedern. Die dabei gewonnenen Einzelmuskeln sind zum Teil keine Individuen, deren Abgrenzung sich von selbst ergibt, sondern müssen künstlich aus der Muskelmasse isoliert werden. Viele autochthone Rückenmuskeln stellen also nur Züge oder Glieder von Systemen dar, die durch ihre Verlaufsweise charakterisiert sind. Im Zusammenhang mit der freieren Beweglichkeit des Kopfes gliedern sich am oberen Nacken die Systeme in deutlich abgrenzbare Muskelindividuen. Im Lendenabschnitt erreichen die Muskelzüge zwar ihre größte Mächtigkeit, doch ist ihre Sonderung hier entsprechend den groben Bewegungen des Lendenstiels äußerst gering. Mit der Präzision der Bewegungen differenzieren sich also getrennte Muskeln aus der Gesamtmasse der Stränge heraus.

Zum besseren Verständnis der Rückenmuskeln des Menschen gelangt man durch den Vergleich mit primitiveren Zuständen, wie sie z. B. bei Fischen, Urodelen und Anuren vorliegen, deren gesamte Rückenmuskulatur noch metamer gegliedert ist. Dieser Zustand findet sich beim Menschen nur in

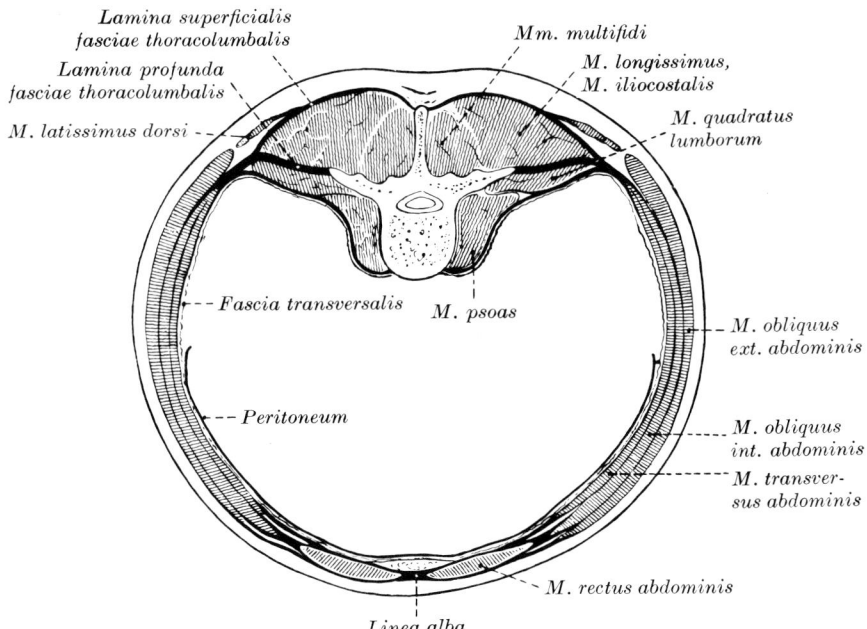

Abb. 4.3—1. Querschnitt durch die Rumpfwand in Höhe des 2. Lendenwirbels. Peritoneum nur in der vorderen Hälfte dargestellt.

Autochthone Muskulatur (dorsale Herkunft; von Rami dorsales der Spinalnerven versorgt)

I. Medialer Muskelstrang des M. erector spinae

1. Spinales System
Mm. interspinales
M. interspinalis lumborum
M. interspinalis thoracis
M. interspinalis cervicis
M. sacrococcygeus dorsalis
M. spinalis
M. spinalis thoracis
M. spinalis cervicis
M. spinalis capitis

2. Transversospinales System = M. transversospinalis
Mm. rotatores
Mm. rotatores lumborum
Mm. rotatores thoracis
Mm. rotatores cervicis
Mm. multifidi
M. semispinalis
M. semispinalis thoracis
M. semispinalis cervicis
M. semispinalis capitis

III. Mm. capitis

1. Spinales System
M. rectus capitis posterior major
M. rectus capitis posterior minor

2. Intertransversales System
M. obliquus capitis superior
M. rectus capitis lateralis
(ventrale Herkunft)

3. Spinotransversales System
M. obliquus capitis inferior

II. Lateraler Muskelstrang des M. erector spinae

1. M. longissimus
M. longissimus thoracis
M. longissimus cervicis
M. longissimus capitis

2. M. iliocostalis
M. iliocostalis lumborum
M. iliocostalis thoracis
M. iliocostalis cervicis

3. Intertransversales System = Mm. intertransversarii
Mm. intertransversarii laterales lumborum
(ventrale Herkunft)
Mm. intertransversarii mediales lumborum
Mm. intertransversarii thoracis
Mm. intertransversarii posteriores cervicis
Mm. intertransversarii anteriores cervicis
(ventrale Herkunft)

4. Spinotransversales System
M. splenius cervicis
M. splenius capitis

5. Mm. levatores costarum
Mm. levatores costarum breves
Mm. levatores costarum longi

Nichtautochthone Muskulatur (ventrale Herkunft; von Rami ventrales der Spinalnerven versorgt)[1]

I. Spinokostale Muskeln

M. serratus posterior superior
M. serratus posterior inferior

II. Spinohumerale Muskeln

1. Rumpf-Armmuskel[2]
M. latissimus dorsi

2. Rumpf-Schultergürtelmuskeln[3]
M. rhomboideus major
M. rhomboideus minor
M. levator scapulae
M. trapezius

---

[1]) Die bereits unter der autochthonen Muskulatur aus funktionellen und topographischen Gründen genannten Muskeln *ventraler* Herkunft sind ihrer Abkunft nach ebenfalls nichtautochthone Muskeln.

[2]) Der *M. latissimus dorsi* bildet mit dem an der Brust entspringenden Rumpf-Armmuskel, dem *M. pectoralis major*, eine den Arm umgreifende Muskelschlinge.

[3]) Zu den Rumpf-Schultergürtelmuskeln zählt auch der an der 3.–5. Rippe entspringende und am *Processus coracoideus scapulae* ansetzende *M. pectoralis minor*, der nach seiner Entwicklung zur Gruppe der Rumpf-Armmuskeln gerechnet werden kann.

den tiefsten Lagen, wo man noch von Wirbel zu Wirbel ziehende Muskelzüge antrifft. In den oberflächlichen Schichten hingegen werden die Muskelzüge fortschreitend länger, indem sie zunächst einen, dann immer mehr Wirbel überspringen. Diese Muskelzüge bestehen somit aus hintereinandergeschalteten, zu höheren Einheiten verschmolzenen Segmenten.

Auf diese Weise werden größere Strecken der Wirbelsäule von zusammenhängenden Muskelbündeln überspannt und zu einheitlicher Wirkung zusammengefaßt.

Die allein auf die Wirbelsäule beschränkte Muskulatur bildet den medialen Muskelstrang. Seine Fasern verlaufen entweder von Dornfortsätzen zu Dornfortsätzen (= spinales System) oder schräg von Querfortsätzen zu Dornfortsätzen. Letztere werden in ihrer Gesamtheit als transversospinales System bezeichnet. Die seitlich davon liegenden Züge werden als lateraler Muskelstrang zusammengefaßt. Er besteht fast nur aus langen Muskeln, die sich in vier Systeme gliedern:

1. der *M. longissimus*, der dem medialen Trakt anliegt und sich mit seinen Zacken teils nach medial zur Wirbelsäule, teils nach lateral zu den Rippen wendet,
2. der *M. iliocostalis*, der fast ganz von der Wirbelsäule abgedrängt ist. Er inseriert im Brustbereich nur an den Rippen und erreicht erst im Halsbereich die Wirbelsäule,
3. das *intertransversale System*, in dem Muskeln zusammengefaßt werden, die sich zwischen benachbarten Querfortsätzen ausspannen, und
4. das *spinotransversale System*, das aus den beiden *Mm. splenii* besteht.

Die Rinnen beiderseits der Dornfortsätze, in denen die genannten Muskeltrakte liegen, werden durch die *Fascia thoracolumbalis* zu je einem osteofibrösen Kanal ergänzt (Abb. 4.3—1). Das oberflächliche Blatt dieser Faszie, die den M. erector spinae einhüllt und teilweise durch den Ursprung von Muskeln aponeurotisch verstärkt ist, befestigt sich an den Procc. spinosi der unteren Brustwirbelsäule und der Lendenwirbelsäule sowie an der Facies dorsalis ossis sacri. Kranialwärts wird dieses Blatt deutlich dünner. Das tiefe Blatt spannt sich zwischen den Querfortsätzen der Lendenwirbel, den letzten Rippen und dem Darmbeinkamm aus. Wegen seiner aponeurotischen Beschaffenheit wird der Teil des tiefen Blattes, der die 12. Rippe mit dem Proc. costarius des 1. Lendenwirbels verbindet, als *Lig. lumbocostale* bezeichnet. Bei operativen Eingriffen am Rücken, z. B. bei Freilegung der Niere durch Lumbalschnitt, stellt das tiefe Blatt der Fascia thoracolumbalis eine wichtige Orientierungsschicht dar.

Am seitlichen Rand der tiefen Rückenmuskeln vereinigen sich oberflächliches und tiefes Blatt der Fascia thoracolumbalis miteinander (Abb. 4.3—1).

Man hat die Wirbelsäule mit einem im Becken verankerten Schiffsmast verglichen (Abb. 4.3—2). In diesem Bild entsprechen die Rahen des Mastes den Querfortsätzen der Wirbel. Die Biegsamkeit des Mastes beruht darauf, daß er aus einzelnen Teilstücken, den Wirbel und Zwischenwirbelscheiben, zusammengefügt ist. So entsteht ein elastischer, durch zusätzliche Belastungen verformbarer Stab. Bereits das Gewicht des Kopfes (etwa 4 kg) genügt, um die Krümmungen der Wirbelsäule zu verändern. Für die Haltung und Feststellung der Columna vertebralis sind die passiven Komponenten (Gelenkführungen, Sehnen, Bänder, Gelenkkapseln) nicht ausreichend. Sie werden durch Muskeln ergänzt, die als aktiv regulierbare Verspannungszüge das System beeinflussen und in der Abb. 4.3—2 durch Seile dargestellt sind.

Innerhalb dieses gesamten funktionellen Systems unterscheidet man kurze Züge, die im Modell der Abb. 4.3—2 benachbarte Rahen miteinander verbinden bzw. vom Rahenende schräg zum Mast ziehen. Sie entsprechen den metameren Muskeln. Die schrägen Züge können einige Glieder überspringen und bilden auf diese Weise das transversospinale System.

Außerdem findet man lange Züge, die vom Deck des Schiffes, das mit dem Becken verglichen wird, seitlich an die Rahen herantreten. Hierdurch ist der Teil des lateralen Traktes berücksichtigt, der Ansätze an der Wirbelsäule besitzt. Sein anderer Teil inseriert an den Rippen, die wie längere Hebelarme der Wirbelsäule wirken und in dem Modellbild nicht

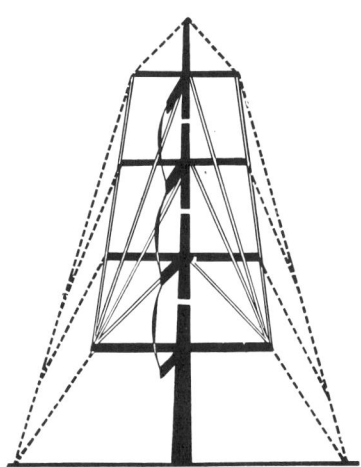

Abb. 4.3—2. Schema vom Aufbau der Rückenmuskeln unter dem Bilde eines Schiffsmastes.

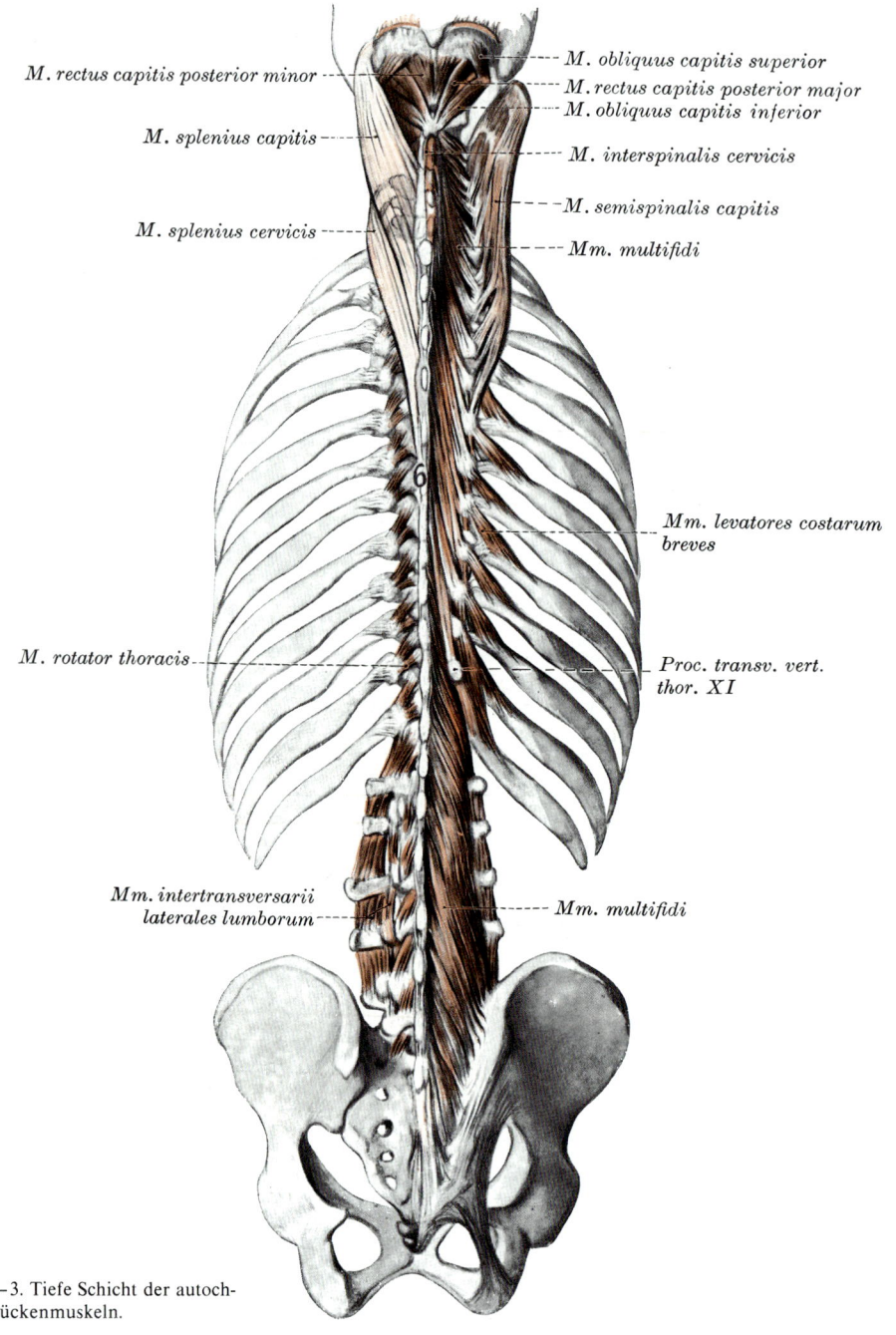

M. rectus capitis posterior minor

M. obliquus capitis superior
M. rectus capitis posterior major
M. obliquus capitis inferior

M. splenius capitis

M. interspinalis cervicis

M. semispinalis capitis

M. splenius cervicis

Mm. multifidi

Mm. levatores costarum breves

M. rotator thoracis

Proc. transv. vert. thor. XI

Mm. intertransversarii laterales lumborum

Mm. multifidi

Abb. 4.3—3. Tiefe Schicht der autochthonen Rückenmuskeln.

dargestellt sind. Wenn sich alle Seilzüge im Zustand der Ruhespannung befinden (dem entspräche der Tonus der Muskulatur), so ist das System im Gleichgewicht. Wird aber ein Seilzug verkürzt (= Kontraktion eines Muskels oder eines Muskelzuges), gerät das ganze System in Bewegung, da die Verkürzung einer Seilstrecke eine Nachregulierung aller anderen notwendig macht, um den Mast in der neuen Stellung zu halten. Jede Änderung eines Gliedes innerhalb des Systems Rückenmuskulatur / Wirbelsäule / Rippen bedingt eine Neuregulierung des Ganzen.

Bei der durch eine deutliche Lendenlordose gekennzeichneten Wirbelsäule des Menschen ist dor-

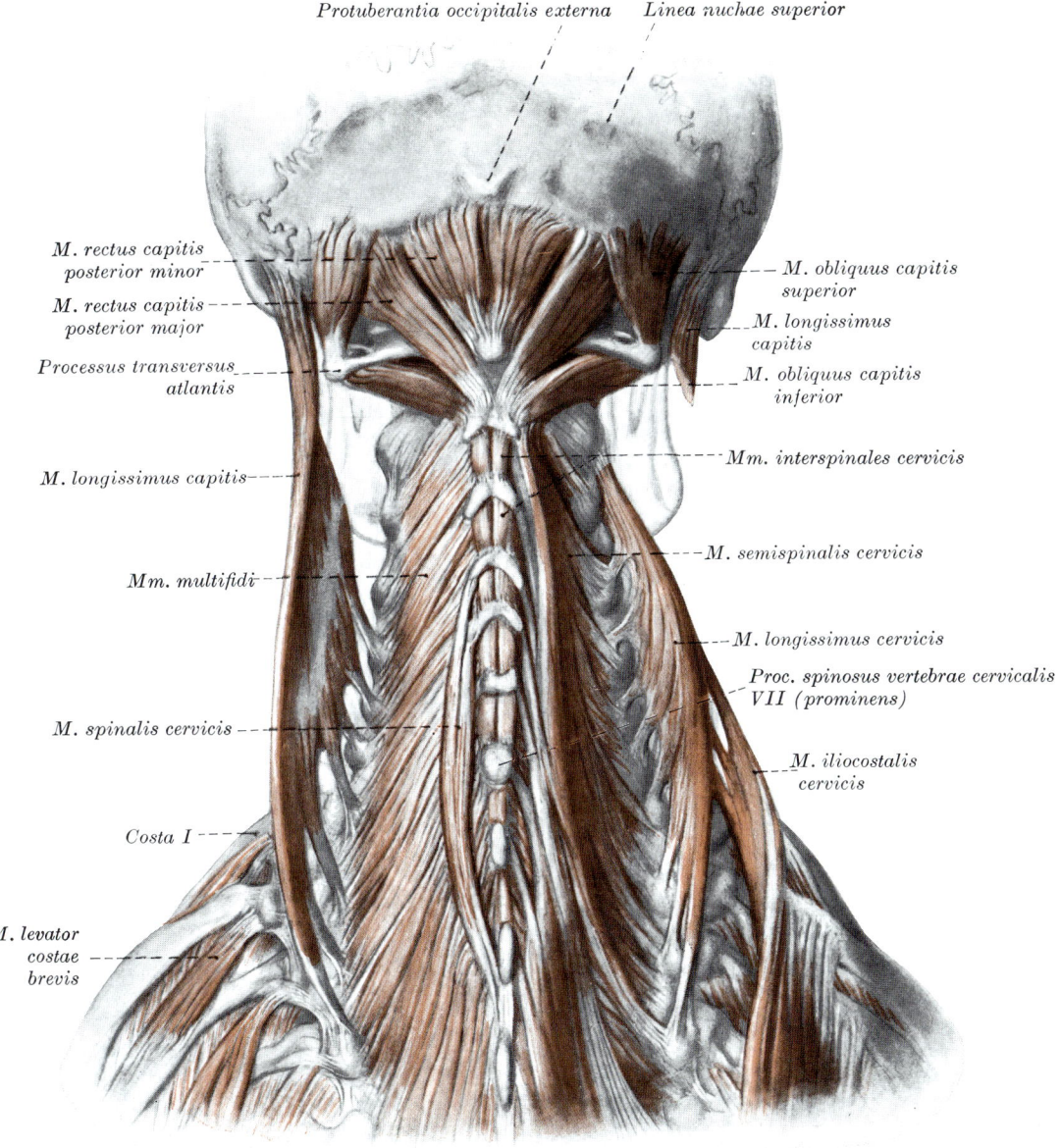

Protuberantia occipitalis externa   *Linea nuchae superior*

M. rectus capitis posterior minor

M. rectus capitis posterior major

Processus transversus atlantis

M. longissimus capitis

Mm. multifidi

M. spinalis cervicis

Costa I

M. levator costae brevis

M. obliquus capitis superior

M. longissimus capitis

M. obliquus capitis inferior

Mm. interspinales cervicis

M. semispinalis cervicis

M. longissimus cervicis

Proc. spinosus vertebrae cervicalis VII (prominens)

M. iliocostalis cervicis

Abb. 4.3—4. Tiefe Nackenmuskeln.

sal und kaudal der Lendenwirbelsäule Platz für ausgedehnte Muskelursprungsflächen. Der laterale Trakt, der hier seinen Ausgang nimmt, kann durch seine Lage hinter der Wirbelsäule auch als kräftiger Strecker wirken. Er füllt die Grube aus, die durch die Abknickung zwischen Wirbelsäule und Kreuzbein entstanden ist. Ebenso ist im Bereich der Halslordose die Muskulatur stärker entwickelt. Die beweglichsten Abschnitte der Wirbelsäule, Hals- und Lendenstiel, sind also auch von der kräftigsten Muskulatur umgeben.

I. Medialer Muskelstrang des M. erector spinae

1. Spinales System

Bei der nachfolgenden Betrachtung werden zunächst die tiefer gelegenen und anschließend die oberflächlichen Schichten der Rückenmuskulatur beschrieben.

Mm. interspinales, Zwischendornmuskeln (s. Abb. 4.3—4). Die kleinen paarigen Muskeln verbinden im Bereich der Halswirbelsäule als *Mm. interspinales cervicis* die gegabelten Spitzen benach-

315

barter Dornfortsätze und flankieren Anteile des Ligamentum nuchae. Beim Menschen sind sie hier am deutlichsten ausgeprägt (Abb. 4.3—3 u. 4.3—4). Auch zwischen den Dornfortsätzen der Lendenwirbelsäule sind die *Mm. interspinales lumborum* meist kräftig entwickelt, während thorakale Interspinalmuskeln zwischen den engstehenden Spitzen der Dornfortsätze nur selten nachweisbar sind. Die Mm. interspinales wirken als reine Strecker bzw. Rückbeuger der Wirbelsäule.

Innervation: Rami dorsales entsprechender Spinalnerven. Am kaudalen Ende der menschlichen Wirbelsäule finden sich nur noch Spuren von Muskulatur. Oft ist hier ein *M. sacrococcygeus dorsalis* mit einigen dünnen, teilweise sehnigen Zügen ausgebildet. Er kann als Rest eines bei geschwänzten Säugetieren kräftig entwickelten M. levator caudae aufgefaßt werden, in den Anteile metamerer Muskeln, wie der Mm. interspinales, eingegliedert sind.

Auf der Vorderfläche des Steißbeins entspricht ihm ein *M. sacrococcygeus ventralis*, der in diesem Zusammenhang beiläufig erwähnt werden soll, obwohl er von ventralen Spinalnervenästen versorgt wird und nicht zur eigentlichen Rückenmuskulatur gehört.

M. spinalis, Dornmuskel. Er findet sich hauptsächlich im Brustbereich, *M. spinalis thoracis*, wo er unter Überspringen mehrerer Wirbel von Dornfortsatz zu Dornfortsatz zieht (Abb. 4.3—5).

Zusammen mit dem M. longissimus entspringt er von den Processus spinosi der oberen drei Lenden- und unteren zwei Brustwirbel. Seine Ansätze reichen vom 9. bis zum 3. Brustwirbeldornfortsatz, wo er meist mit den Mm. multifidi verwachsen ist. Als nicht immer konstant ausgebildeter *M. spinalis cervicis* (Abb. 4.3—4) verbindet er die Dornfortsätze der beiden oberen Brustwirbel sowie des 7. und 6. Halswirbels mit denen des 4. bis 2. Halswirbels.

Der ebenfalls nicht immer selbständige *M. spinalis capitis* zieht von den Dornfortsätzen der oberen Brust- und unteren Halswirbel zusammen mit dem *M. semispinalis capitis* zu einem Knochenfeld zwischen Linea nuchae superior und inferior der Squama ossis occipitalis.

Die Funktion des M. spinalis gleicht der der Mm. interspinales. Bei einseitiger Innervation geringe seitliche Bewegungen, bei beidseitiger Kontraktion Streckung (= Dorsalflexion) der Wirbelsäule.

Innervation: Rami dorsales der Nervi cervicales, thoracici und lumbales.

2. Transversospinales System = M. transversospinalis

Die Anteile dieses Systems ziehen von Querfortsätzen zu Dornfortsätzen und führen entsprechend

der Zahl der übersprungenen Wirbel verschiedene Namen.

Mm. rotatores, Drehmuskeln (Abb. 4.3—3)

Sie finden sich vor allem im Brustbereich, *Mm. rotatores thoracis*, seltener bzw. weniger deutlich ausgebildet an der Hals- und Lendenwirbelsäule, *Mm. rotatores cervicis et lumborum*, und verlaufen von den Querfortsätzen zu den Wurzeln der Dornfortsätze.

Mm. multifidi (Abb. 4.3—3)

Sie ziehen schräg verlaufend über einen bis drei Wirbel hinweg und sind im Lendenbereich am stärksten ausgebildet. Ihre Ursprünge liegen an der Facies dorsalis ossis sacri sowie an den Querfortsätzen der Lenden-, Brust- und kaudalen Halswirbel. Die Multifidi setzen an den Dornfortsätzen der Lenden-, Brust- und Halswirbel bis zum Axis an. *M. semispinalis*, Halbdornmuskel (Abb. 4.3—4 u. 4.3—5).

Die Muskelfasern verlaufen steil transversospinal und überspringen 4—5, seltener 6 Wirbel. Der Muskel fehlt im Bereich der Lendenwirbelsäule. Seine Ursprünge beginnen am 11.—7. Brustwirbel. Von hier aus zieht er als *M. semispinalis thoracis* zu den Dornfortsätzen der oberen Brust- und unteren Halswirbel. Als M. semispinalis cervicis werden die letzten und kräftigsten Zacken bezeichnet, die an den Dornfortsätzen der Halswirbel bis zum Axis inserieren.

Der M. semispinalis cervicis wird völlig vom *M. semispinalis capitis* bedeckt, der von den Querfortsätzen des 6. Brust- bis 3. Halswirbels entspringt und zwischen Linea nuchae superior und inferior ansetzt. Der Muskel enthält eine oder zwei Zwischensehnen und ist oft längs gespalten. Beim Lebenden ist er als rundlicher Strang neben der Mittellinie am Nacken zu erkennen. Besonders deutlich springt er vor, wenn der Kopf nach vorn zu bewegt wird und eine weitere Neigung verhindert werden soll.

Der M. semispinalis capitis kann auch als selbständiger Muskel der Nackengegend aufgefaßt werden. Er wurde deshalb früher als M. transversooccipitalis bezeichnet. Die verschiedenen Anteile des transversospinalen Systems dienen vor allem der Streckung (= Dorsalflexion) der Wirbelsäule, bei einseitiger Innervation werden Seitenbewegungen (besonders von den *Mm. multifidi* und dem *M. semispinalis*) und Drehbewegungen (besonders von den *Mm. rotatores* und *multifidi)* der Wirbelsäule unterstützt. Je mehr die Fasern des transversospinalen Systems sich der Querrichtung nähern, desto mehr wächst ihre drehende Kraft. Im wesentlichen dienen diese Muskeln der Feststellung und Haltung

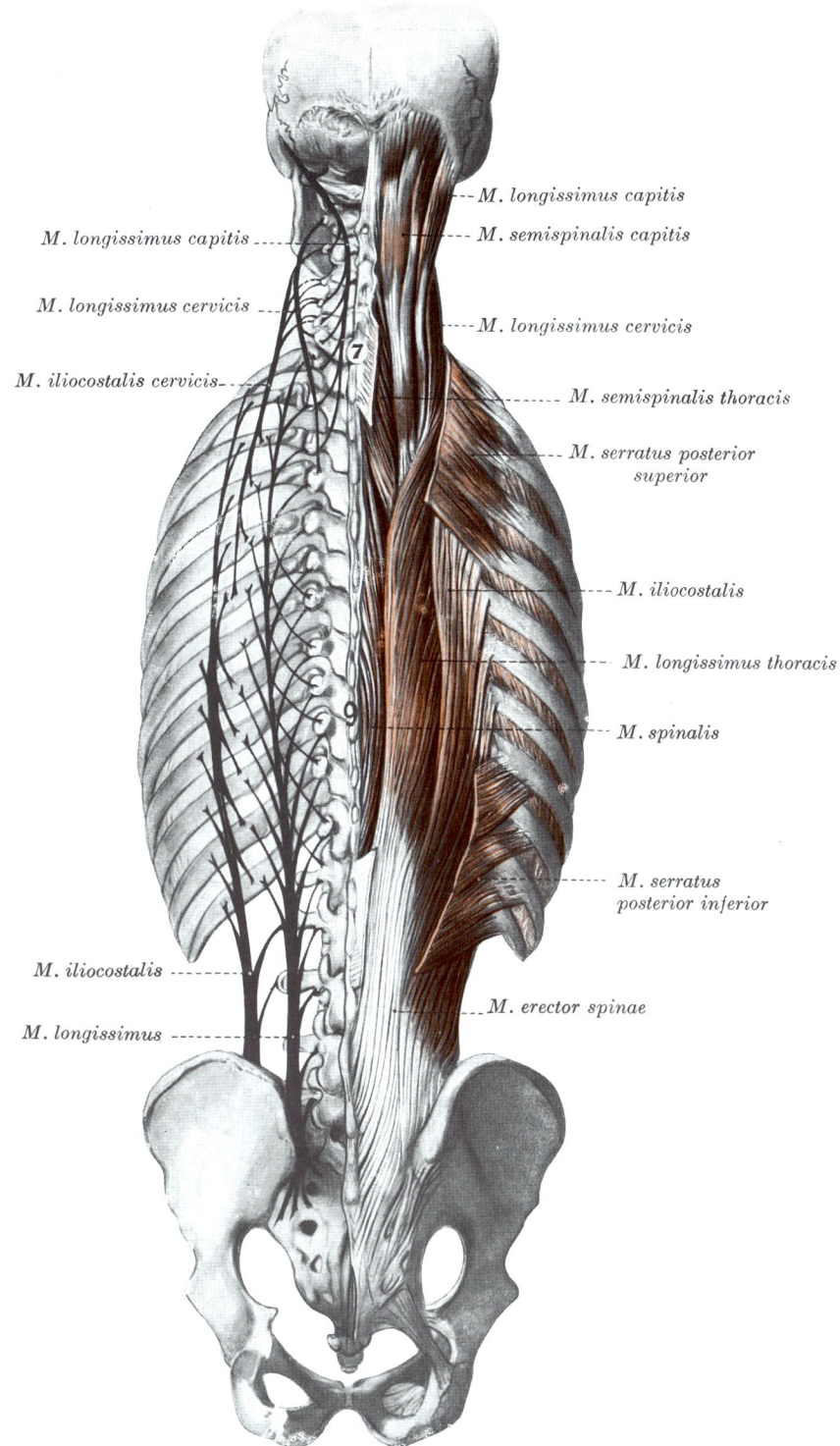

Abb. 4.3—5. Lateraler Strang der autochthonen Rückenmuskeln. Auf der linken Seite sind Longissimus und Iliocostalis mit ihren Ursprüngen und Ansätzen schematisch dargestellt.

317

der Wirbelsäule. Sie können als Verspannungszüge betrachtet werden, die die Bandapparate sehr wesentlich ergänzen.

Innervation: Rami dorsales der Nervi cervicales, thoracici und lumbales.

II. Lateraler Muskelstrang des M. erector spinae

Der laterale Trakt bildet in seiner unteren Partie eine gemeinsame Muskelmasse, die an der Rückfläche des Kreuzbeins, aus der von Bändern erfüllten Grube zwischen Kreuzbein und Darmbeinschaufeln und von der Seitenfläche bis hin zum Kamm des Os ilium entspringt. Außerdem geht die gemeinsame, oberflächliche Ursprungssehne von den Dornfortsätzen der Lendenwirbel und von der Crista sacralis mediana aus.

Schon im Lendenteil trennt sich die Muskelmasse in den lateralen M. iliocostalis und den medialen M. longissimus. Beide Muskeln erschöpfen sich kranialwärts, und nur der M. longissimus erreicht mit einem schmalen Bündel den Schädel. Während der laterale Trakt an der Bildung der Nackenmuskeln geringen Anteil hat, ist der mediale Trakt mit dem M. longissimus capitis vertreten.

1. M. longissimus (Abb. 4.3—5) „tief"

Der von seinem Ursprungsgebiet aus aufsteigende Muskel gibt im Lenden- und Brustbereich mediale und laterale Zacken ab. Die medialen inserieren an den Procc. accessorii der Lendenwirbel und den ihnen entsprechenden Querfortsätzen im Brustteil, die lateralen Zacken verlaufen im Lendenteil zu den Procc. costarii, im Brustteil zur 12. bis 2. Rippe medial vom Angulus. Bis hierher bezeichnet man den Muskel als *M. longissimus thoracis*. Er befestigt sich also an den seitlichen Hebeln der Wirbelsäule, d. h. an den Querfortsätzen und Rippen.

Der Muskel erhält akzessorische Ursprünge von den Querfortsätzen fast sämtlicher Brustwirbel und gibt als *M. longissimus cervicis* seine Endzacken an die hinteren Höckerchen der Querfortsätze des 5. bis 2. Halswirbels ab.

Der Kopfteil schließlich gewinnt als *M. longissimus capitis* seine Ursprünge von den Querfortsätzen der ersten drei Brustwirbel und der unteren Halswirbel (7. bis 4.) sowie den Gelenkfortsätzen letzterer. Der Muskel besitzt häufig eine Zwischensehne und endet am Warzenfortsatz des Schläfenbeins.

In seinen oberflächlichen Teilen ist der M. longissimus thoracis ausgedehnt mit dem M. spinalis verwachsen. In seinen tiefen Ursprüngen und Ansätzen entspricht er ebenso wie der M. longissimus cervicis echten Intertransversarii (s. diese). Da sich der Muskel an den periphersten Teilen der Wirbel-

fortsätze, die von dem medialen Trakt freigelassen werden, befestigt, kann er sich eine günstige Hebelwirkung nutzbar machen. Durch seine enge Verbindung mit dem M. spinalis überlagert er den medialen Trakt, doch greift er seitlich über ihn hinaus bis zu den Rippen. Damit erfaßt er Wirbelsäule und Rippen und gewinnt für die Seitwärtsneigung lange Hebelarme; vor allem aber besitzt er für die Streckung ein günstigeres Moment als der mediale Trakt. Er bildet zusammen mit dem M. iliocostalis die Sehne des Bogens, der infolge der Aufrichtung zwischen Kreuzbein und Lendenwirbelsäule entstanden ist. Indem er diesen Bogen verstärkt, dient er der Haltung und Feststellung der Wirbelsäule, an der ventral das Gewicht des Rumpfes hängt. Der M. longissimus capitis beugt den Kopf rückwärts, neigt und dreht ihn nach der gleichen Seite.

Innervation: Rami dorsales aus C_1 bis L_5.

2. M. iliocostalis (Abb. 4.3—5)

Seine Fasern entspringen im wesentlichen vom Darmbeinkamm, seine seitlichen Ansatzzacken befestigen sich an den Rippenwinkeln. Der vom Becken aufsteigende Muskel ist mit der Abgabe von 6 bis 7 Zacken an die unteren Rippen erschöpft. Dieser Abschnitt wird als *M. iliocostalis lumborum* bezeichnet.

Neue medial von den Ansätzen herkommende Ursprünge führen den Muskel weiter kranialwärts zu Insertionen an die oberen sechs Rippen. Dieser Zug kann aus dem Gesamtsystem als *M. iliocostalis thoracis* herausgelöst werden.

Das als *M. iliocostalis cervicis* bezeichnete obere Ende des Muskels bildet sich aus Ursprungszacken, die von den oberen Rippen (7—3) kommen, und zu den Querfortsätzen des 6. bis 4. Halswirbels ziehen.

Da der M. iliocostalis am weitesten lateral liegt, umgreift er mit seinem Halsteil die übrigen Nackenmuskeln von der Seite her und kommt so wieder an die Wirbelsäule heran, von der er im Brustteil abgedrängt war.

Der Muskel wirkt durch Vermittlung der Rippen, die er abwärts zieht, auf die Wirbelsäule ein. Kontrahieren sich die Muskeln beider Seiten, wird die Wirbelsäule gestreckt; bei einseitiger Wirkung wird sie zusätzlich seitwärts geneigt.

Innervation: Rami dorsales aus lumbalen, thorakalen und zervikalen Spinalnerven.

3. Intertransversales System = Mm. intertransversarii, Zwischenquerfortsatzmuskeln (Abb. 4.3—3)

Die kurzen metameren Muskeln spannen sich zwischen den Seitenfortsätzen der Wirbel aus. Da die Querfortsätze im Hals- und Lendenbereich je zwei Anteile haben, lassen sich hier jeweils auch zwei verschiedene Muskeln unterscheiden:

Die *Mm. intertransversarii laterales lumborum* (ventraler Herkunft) und die *Mm. intertransversarii mediales lumborum* (dorsaler Herkunft) bzw. die *Mm. intertransversarii anteriores cervicis* (ventraler Herkunft) und die *Mm. intertransversarii posteriores cervicis* (dorsaler Herkunft).

Die Mm. intertransversarii mediales lumborum spannen sich zwischen den Processus mamillares, die Mm. intertransversarii laterales lumborum zwischen den Processus costarii, also mit den Wirbeln verschmolzenen Rippenrudimenten, aus. Damit entsprechen sie Zwischenrippenmuskeln. In vergleichbarer Weise verbinden die Mm. intertransversarii anteriores cervicis die Tubercula anteriora die Mm. intertransversarii posteriores cervicis die Tubercula posteriora der Halswirbelquerfortsätze.

Im Brustbereich sind die Mm. intertransversarii thoracis überwiegend sehnig ausgebildet.

Auch bei den Mm. intertransversarii gibt es segmentübergreifende Züge, die mehrere Wirbel überspringen und die Querfortsätze untereinander verklammern. Diese Bündel, die ebenso wie beim M. spinalis nicht selbständig sind, stecken im M. longissimus und bilden dessen mediale Komponente. Am klarsten tritt diese als M. longissimus cervicis hervor, der nichts anderes ist als ein polysegmentaler M. intertransversarius. Er verknüpft obere Brustwirbelquerfortsätze mit solchen der Halswirbel. Auch im M. longissimus thoracis steckt ein solcher Anteil.

Die Mm. intertransversarii bewirken bei einseitiger Innervation Seitneigung, bei beiderseitiger Kontraktion Streckung der Wirbelsäule.

Innervation: Rami dorsales bzw. Rami ventrales der zugehörigen Spinalnerven.

4. *Spinotransversales System* (Abb. 4.3—3 u. 4.3—6)

Die Verlaufsrichtung dieser Muskeln setzt sich über die Dornfortsätze des Ursprungsbereiches hinweg in der Richtung der Muskeln des transversospinalen Systems der Gegenseite fort. Beide Systeme ergänzen sich zu einem Muskelzug, der, von den Dornfortsätzen unterbrochen, die Wirbelsäule überkreuzt und z. B. bei Drehung der Halswirbelsäule eine gemeinsame Wirkung entfaltet (siehe Abb. 4.3—6). Verfolgt man die Richtung dieser Muskelzüge kaudalwärts, so findet man weitere schräg gestellte Muskelteile und gelangt schließlich nach Unterbrechungen durch die Rippen zur schrägen Bauchdeckenmuskulatur.

Das spinotransversale System wird durch die *Mm. splenii cervicis et capitis* repräsentiert. Die Mm. splenii, Riemenmuskeln, bilden ein Muskelband, das sich, am Nacken schräg aufsteigend, um die tieferen Muskeln, vor allem um den M. semispinalis, schlingt.

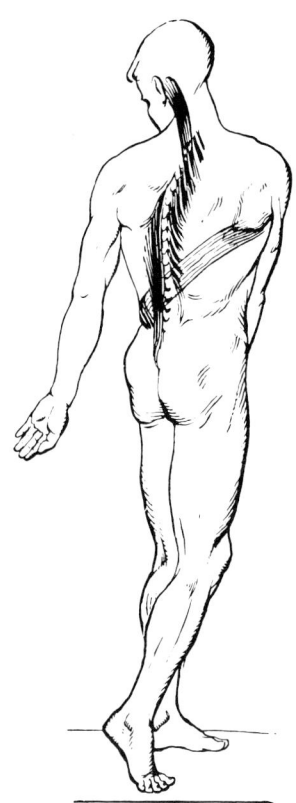

Abb. 4.3—6. Drehung des Rumpfes und Kopfes nach links. Einige wirksame Muskelzüge sind schwarz eingetragen, rechts das transverso-spinale System, links am Hals der Splenius, am Rumpf der Longissimus und Iliocostalis, deren drehende Komponente aber zweifelhaft ist. Ferner ist die Bauchmuskelschlinge Obliquus internus-externus dargestellt.

Der kleinere M. splenius cervicis entspringt von den Dornfortsätzen des 6.—3. Brustwirbels und zieht am seitlichen Rand des M. splenius capitis in die Tiefe, um an den Tubercula posteriora der Querfortsätze des 3.—1. Halswirbels zu inserieren.

Der größere M. splenius capitis kommt von den Dornfortsätzen des 3. Brust- bis 3. Halswirbels sowie vom Lig. nuchae und befestigt sich an der lateralen Hälfte der Linea nuchae superior bis hin zum Processus mastoideus ossis temporalis.

Die Mm. splenii strecken bei beidseitiger Wirkung Kopf und Halswirbelsäule. Bei einseitiger Innervation drehen sie nach der gleichen Seite. Da die Splenii die darunterliegenden Muskeln von hinten und seitlich umgürten (Riemenmuskeln!), sichern sie diese Muskeln in ihrer Lage. Die Mm. splenii können Synergisten wie Antagonisten des M. sternocleidomastoideus sein (Abb. 4.7—44).

Innervation: Rami dorsales aus C_1—C_8.

5. Mm. levatores costarum (Abb. 4.3—3 u. 4.3—4)

Diese Muskeln liegen unter den langen Rückenmuskeln und entspringen von den Querfortsätzen des 7. Hals- und der oberen Brustwirbel. Sie verlaufen als *Mm. levatores costarum breves* zu den nächstunteren Rippen. Im kaudalen Brustbereich kommen auch längere, eine Rippe überspringende Muskelzüge vor, *Mm. levatores costarum longi*.

Beide Muskelgruppen wirken im Gegensatz zu ihrem Namen weniger auf die Rippen als auf die Wirbelsäule, die sie im Sinne von Streckung, Seitneigung und Rotation bewegen können.
Innervation: Dorsale Äste aus C_8—Th_{11}.[1])

III. Mm. capitis

Bei den Muskeln, die sich nur zwischen Hinterhaupt und ersten Halswirbeln ausspannen, finden sich Vertreter des spinalen, des intertransversalen und des spinotransversalen Systems. In diesem Bereich besteht ein vielgliedriger Gelenkapparat, dem einige gut abgrenzbare Muskeln zugeordnet sind. Noch bei den Reptilien, die keinen freien Halsstiel besitzen und bei denen die Bewegungen des Kopfes gegen die Wirbelsäule deshalb nicht mit der Freiheit und Feinheit erfolgen wie bei den Säugern, findet sich hier eine nahezu ungegliederte Muskulatur.

1. Spinales System (Abb. 4.3—3 u. 4.3—4)

Der *M. rectus capitis posterior major* entspringt mit kurzer Sehne vom Dornfortsatz des Axis, fächert sich breit auf und inseriert an der Linea nuchae inferior. Der *M. rectus capitis posterior minor* zieht als oberster Interspinalis vom Tuberculum posterius atlantis zum Planum nuchale, wo er medial vom vorigen unterhalb der Linea nuchae inferior ansetzt.

Beide Muskeln strecken den Kopf; der M. rectus capitis posterior major hat bei einseitiger Innervation zusätzlich eine zur gleichen Seite drehende Komponente.

2. Intertransversales System

Der *M. obliquus capitis superior* (Abb. 4.3—4) entspricht einem obersten M. intertransversarius posterior und verbindet den Querfortsatz des Atlas mit der Hinterhauptschuppe, an der er etwas oberhalb des M. rectus capitis posterior major entlang der Linea nuchae inferior ansetzt. Er wirkt als Strecker und bei einseitiger Kontraktion als Seitneiger des Kopfes.

Der *M. rectus capitis lateralis* (Abb. 4.3—33) setzt die Reihe der ventralen Mm. intertransversarii fort.

---

[1]) Vgl. STEUBL, R.: Innervation und Morphologie der Mm. levatores costarum. Z. Anat. Entwickl.-Gesch. 128 (1969) 211 bis 221.

Er entspringt also von der vorderen Spange des Atlasquerfortsatzes und zieht aufwärts zum Os occipitale, wo er lateral vom Foramen jugulare am Processus jugularis inseriert. Bei einseitiger Innervation bewirkt er Seitneigung des Kopfes.

3. Spinotransversales System (Abb. 4.3—4)

Der *M. obliquus capitis inferior* verbindet den Dornfortsatz des Axis mit dem Querfortsatz des Atlas. Der Muskel erreicht also nicht den Kopf, wie man aus seinem Namen schließen könnte. Doppelseitige Kontraktion des Muskels stabilisiert das Gelenk zwischen Axis und Atlas, einseitige Innervation führt zu einer Drehung von Atlas und Kopf zur gleichen Seite. In der Tiefe einer dreieckigen Lücke zwischen M. obliquus capitis inferior, M. obliquus capitis superior und M. rectus capitis posterior major verläuft die *A. vertebralis*. *TRIGONUM A. vertebralis*

Wirkung der Muskeln zwischen Hinterhaupt und ersten Halswirbeln: Das Atlantookzipitalgelenk ermöglicht vor allem Nickbewegungen. In erster Linie wird diese Bewegung von den Muskeln bewirkt, die über das Gelenk hinwegziehen. Bei einseitiger Kontraktion neigen sie den Kopf so weit seitwärts, wie dies das obere Atlasgelenk gestattet. Ein kräftiger Dreher, der mit dem Atlas im Atlantoaxialgelenk auch den Kopf bewegt, ist der M. obliquus capitis inferior. Bei einseitiger Innervation kann hierbei auch der M. rectus capitis posterior major mithelfen.

Die langen Nackenmuskeln (Abb. 4.3—4 bis 4.3—6), die über die kurzen Eigenmuskeln der Kopfgelenke hinwegziehen, besitzen ebenfalls streckende und drehende Wirkung, doch ist bei diesen Bewegungen die gesamte Halswirbelsäule mitbeteiligt.

An den weit ausladenden, gut tastbaren Querfortsatz des Atlas (Abb. 4.1—9) treten von hinten her eine ganze Reihe von Muskeln heran: *Mm. rectus capitis lateralis, obliquus capitis superior, obliquus capitis inferior* sowie die obersten Zacken der *Mm. levator scapulae* und *scalenus medius*.
Innervation der Mm. capitis: N. suboccipitalis = dorsaler Ast des 1. Zervikalnerven. Nur der *M. rectus capitis lateralis* wird als ursprünglicher Interkostalmuskel von ventralen Ästen des 1. Zervikalnerven innerviert.

Nichtautochthone Rückenmuskulatur

Diese Muskulatur gliedert sich in Anteile, die sich zwischen Wirbelsäule und Rippen ausspannen, spinokostale Muskeln, und solche, die die Wirbelsäule mit den Knochen des Schultergürtels bzw. mit dem Oberarm verbinden, spinohumerale Muskeln.
Alle diese Muskeln sind sekundär in den Rücken-

bereich eingewandert und werden von ventralen Spinalnervenästen innerviert.

Da die Wirkung der spinohumeralen Muskulatur nur verstanden werden kann, wenn Knochen und Gelenke des Schultergürtels und der Schulter bekannt sind, werden diese Muskeln im Zusammenhang mit der oberen Extremität besprochen.

Spinokostale Muskeln

M. serratus posterior superior, hinterer oberer Sägemuskel (Abb. 4.3—5). Der meist sehr dünne Muskel entspringt mit einer zarten Sehnenplatte von den Dornfortsätzen der beiden unteren Hals- und der beiden oberen Brustwirbel. Er ist in seiner Ausbildung recht variabel, zieht schräg abwärts zur 2.—5. Rippe und setzt seitlich der Rippenwinkel an.

Der Muskel hebt die 2.—5. Rippe und unterstützt damit die Inspiration.

Innervation: Ventrale Äste aus C_6—C_8 sowie aus Ästen der obersten Interkostalnerven.

Der *M. serratus posterior inferior*, hinterer unterer Sägemuskel (Abb. 4.3—5), besitzt ein ähnliches Aussehen. Er entspringt von der Fascia thoracolumbalis in Höhe der beiden oberen Lenden- und der beiden unteren Brustwirbel, verläuft schräg aufwärts und inseriert mit sich überdeckenden Zakken am jeweils unteren Rand der letzten 4 Rippen, die er abwärts ziehen kann.

Innervation: Äste aus dem 11. und 12. Interkostalnerven sowie ventrale Äste der Spinalnerven L_1 und L_2.

Zwischen beiden auf der autochthonen Rückenmuskulatur liegenden Muskeln ist meist ein sehniges Verbindungsstück vorhanden, das in die Fascia thoracolumbalis eingefügt ist und einzelne Muskelfasern enthalten kann. Beide Serrati können durch eine Bindegewebsplatte ersetzt sein.

Wirkung der Rückenmuskeln

Im ganzen beeinflußt die Rückenmuskulatur — und zwar einschließlich der später zu besprechenden spinohumeralen Muskeln — die Haltung des Körpers und die Bewegungen des Rumpfes. Immer ist bei der Beurteilung von Muskelwirkungen zu berücksichtigen, daß auch äußere Kräfte, vor allem die Schwerkraft, in Betracht zu ziehen sind.

Neigt man den Rumpf nach vorn, sucht die Schwere ihn weiter zu beugen. Die Rückenmuskeln werden dabei gedehnt und flachen sich bei starker Beugung ab, so daß die Dornfortsätze der Lendenwirbelsäule stärker hervortreten. Die Muskeln kontrahieren sich dabei derart, daß entweder der Rumpf in gebeugter Stellung gehalten wird oder durch Nachlassen der kontrahierenden Kräfte eine weitere Flexion erfolgt. *Die Rumpfbeugung wird*

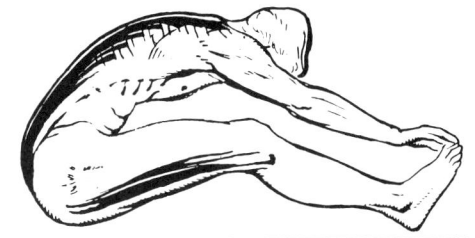

Abb. 4.3—7. Vorneigen des Rumpfes aus sitzender Stellung. Die gedehnten Muskelzüge an der Konvexität schwarz.

also durch die Rückenmuskeln reguliert, obowhl sie doch gerade als Rückenstrecker bezeichnet werden. Auch die Vorneigung des Rumpfes aus sitzender Stellung dehnt die Rückenstrecker, die ihrerseits Tempo und Ausmaß der Beugung mitbestimmen (Abb. 4.3—7). Bei Lähmung der Rückenstrecker ist es weder möglich, in etwas vorgeneigter Stellung die Brust- und Lendenwirbelsäule festzuhalten, noch diese allein durch Muskeln des Stammes wieder aufzurichten. Derartige Patienten lehnen im Stand den Oberkörper mit tiefer Lendenlordose zurück, so daß der Schwerpunkt genügend weit hinten liegt (Abb. 4.3—8). Was an aktiver Muskelleistung am Rücken fehlt, wird durch die Schwere des rückverlagerten Rumpfes ersetzt, die damit als Gegengewicht gegen die Spannung der vorderen Beugemuskeln wirkt. Damit Kopf und Schultern eine möglichst normale Stellung einnehmen, werden die Krümmung der oberen Brustwirbelsäule verstärkt und der Hals vorgebeugt. Beim Aufstehen aus dem Sitz müssen sich die Kranken mit den Händen an den Oberschenkeln hochstemmen und den Körper nach hinten werfen.

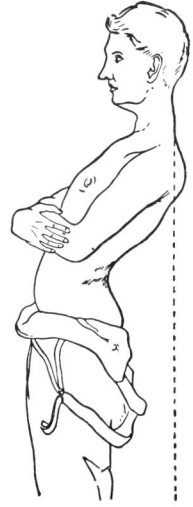

Abb. 4.3—8. Lähmung des Erector spinae. Rücklagerung des Oberkörpers mit tiefer Lendenlordose (nach DUCHENNE). Vgl. mit Abb. 4.3—22

Die stärksten Muskelmassen liegen in den Konkavitäten des Lenden- und Halsstiels der Wirbelsäule. Die hier verlaufenden Züge regulieren und sichern die Krümmungen dieser Bereiche. Der wichtigste Abschnitt für die Aufrechterhaltung des Gleichgewichtes beim Stehen und Gehen ist die Lendenwirbelsäule.

Die kyphotische Krümmung der Brustwirbelsäule kann durch die vorderen und seitlichen Rumpfmuskeln verstärkt werden. Die antagonistisch wirkenden Extensoren über und neben der nach dorsal gewölbten Brustwirbelsäule sind relativ schwach entwickelt. Die Streckung dieses Abschnittes wird durch die langen oberflächlichen Züge des Lenden- und Halsbereiches mitbewirkt.

Die Rückwärtsbeugung (= Streckung) der Wirbelsäule, die am ausgiebigsten in den mit der stärksten Muskulatur versehenen Lenden- und Halsbereichen möglich ist, kann von einem bestimmten Neigungswinkel an durch die Schwere des rückwärts verlagerten Rumpfes weitergeführt werden.

Für die Seitwärtsbeugung sind die Züge am besten geeignet, die mit dem längsten Hebelarm unter Vermittlung der Rippen auf die Wirbelsäule wirken.

Das ist unter den Rückenmuskeln der laterale Trakt. Nachdem die seitliche Rumpfbeugung durch Muskelkontraktion eingeleitet worden ist, kommt die Schwere des Rumpfes hinzu und führt die Biegung weiter; die Muskelzüge der konvexen Körperseite werden dabei gedehnt und bremsen die Bewegung durch den Grad ihrer Anspannung.

Zur Behandlung einer gestörten Streckfunktion sowie bei schlechter oder krankhafter Haltung (Haltungsschwäche) werden zur Kräftigung der Rückenmuskulatur Kriech- und Balancierübungen verordnet.

Bei einseitiger Lähmung des Erector spinae entsteht eine seitliche Verbiegung der Wirbelsäule, *Skoliose*, mit der Konvexität nach der gelähmten Seite, da auf der gesunden Seite vor allem die Muskeln des lateralen Traktes wegen ihres längeren Hebelarms den kranialen Teil der Wirbelsäule nach der gesunden Seite ziehen.

Schon beim Stehen machen die leichten Schwankungen des Körpers über der kleinen Unterstützungsfläche der Füße dauernd Regulationsbewegungen der Rückenmuskeln erforderlich.

Erkrankt das Muskelsystem des Erector spinae, vor allem im Bereich seiner lumbalen und zervikalen

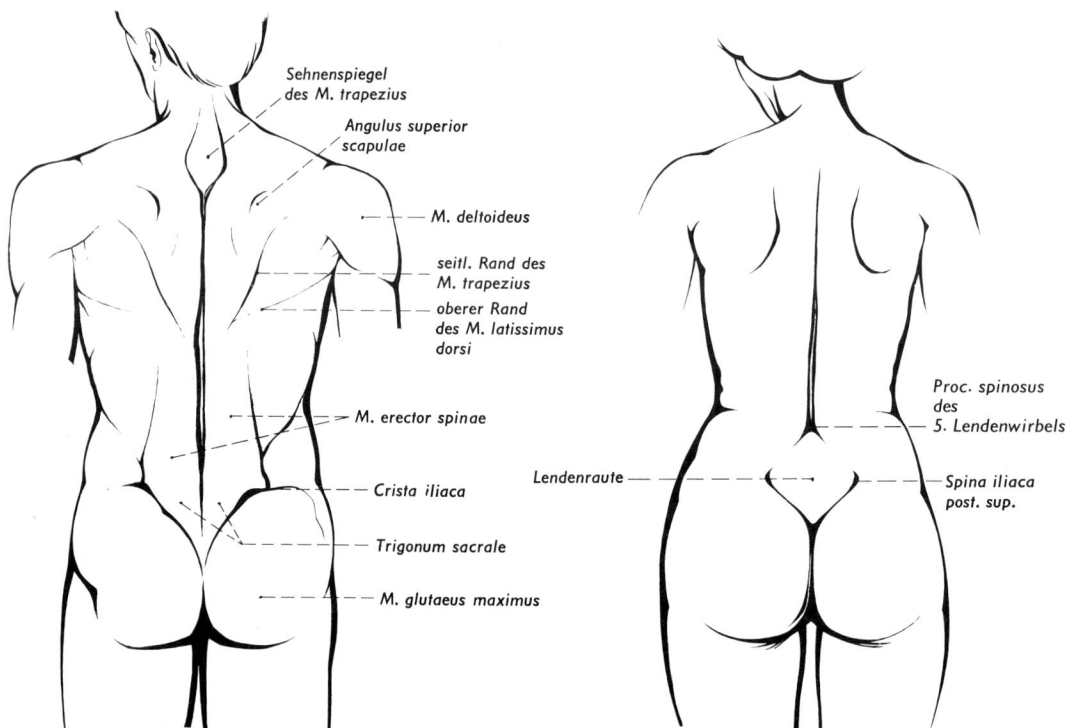

Abb. 4.3—9. Oberflächenrelief des Rückens (♂). Vgl. mit Abb. 4.6—19.

Abb. 4.3—10. Oberflächenrelief des Rückens (♀).

Anteile, z. B. bei rheumatischen Schüben, so wird dem Kranken die Beteiligung dieser Muskulatur bei nahezu allen Körperbewegungen schmerzhaft bewußt.

Begrenzung und Oberflächenrelief des Rückens

Die Form des Rückens ist abhängig von Lebensalter, Geschlecht (vgl. Abb. 4.3—9 u. 4.3—10), Konstitutionstyp und individuellen Besonderheiten.

Der Rücken wird nach kranial durch eine Horizontale begrenzt, die die Spitze des 7. Halswirbeldornfortsatzes (Vertebra prominens) jederseits mit der Schulterblatthöhe, Acromion, verbindet. Schulterblattregionen und hintere Teile des Schultergelenkes fallen also noch in den Bereich des Rückens. Nach kaudal liegt seine Grenze zur Regio glutaea im Bereich der Darmbeinkämme und ihres Überganges in die Iliosakralgelenke sowie — median — in der Gesäßfurche an der tastbaren Steißbeinspitze. Eine Linie, die durch den proximalen Ansatz der hinteren Achselfalte verläuft, trennt den Rücken von der seitlichen Rumpfwand.

Ein auffallendes Merkmal des Rückens ist eine mehr oder weniger tiefe mediane Furche, die sog. Mittelfurche, die von den beiden Muskelwülsten des Erector spinae flankiert wird und vom Processus spinalis des 7. Halswirbels über die tastbaren Dornfortsätze der Brust- und Lendenwirbelsäule bis zum Kreuzbein zu verfolgen ist, wo sie sich in Höhe des flachen Sakraldreiecks verliert (Abb. 4.3—9). Die Basis dieses Dreiecks bildet eine Linie, die die beiden Spinae iliacae posteriores superiores miteinander verbindet. Die Spitze des Dreiecks weist in die Gesäßfurche.

Die Seitenränder der an der Hinterfläche der Brustwand durch Muskeln beweglich aufgehängten Schulterblätter sind in der Regel gut zu tasten. Durch die Haut zeichnen sich meist die Form des

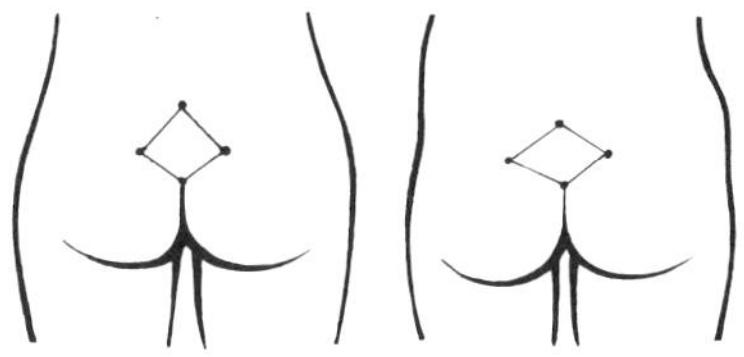

Abb. 4.3—11. MICHAELISsche Raute zwischen dem Proc. spinosus des 5. Lendenwirbels, dem Beginn der Gesäßfurche und jederseits der Spina iliaca posterior superior bei normaler Beckenform (links) und bei plattrachitischem Becken (rechts) (modifiziert nach PSCHYREMBEL, W.: Klinisches Wörterbuch. De Gruyter & Co., Berlin 1972).

Angulus inferior scapulae und die Kontur des unteren inneren Schulterblattrandes deutlich ab, während die Spinae scapulae nur bei mageren Individuen von außen sichtbar sind. Unterhalb der Scapulae tritt die Walzenform des Rumpfes wieder in Erscheinung. Sie plattet sich erst in der Gegend des Kreuzbeins nochmals ab. Oben liegt die größte Abflachung des Rückens seitlich der Mittelfurche, unten tritt eine ebene Fläche an die Stelle der mittleren Rinne. Zwischen diesen beiden Bereichen senkt sich die Mittelfurche am tiefsten ein und zwar um so mehr, je weniger vorgeneigt die Haltung und je entwickelter die Muskulatur des Erector spinae ist.

Über den Spinae iliacae posteriores superiores kann die Haut grübchenförmig eingezogen sein. Wenn — besonders deutlich bei Kindern und Frauen — auch über dem Dornfortsatz des letzten Lendenwirbels eine kleine Grube vorhanden ist, wird das Sakraldreieck zur sog. *Lendenraute* (= MICHAELIS*sche Raute*) ausgedehnt (Abb. 4.3—10), deren Form Hinweise auf die Gestalt des Beckens und auch der Wirbelsäule liefern kann: bei plattrachitischen Becken zum Beispiel verlängert sich ihre Querachse (Abb. 4.3—11), während sie bei einer Skoliose asymmetrisch wird.

Das Gefüge der Bauchwand

Der untere Rand des Thorax und der obere Rand des Beckens sind durch einen Muskelgürtel verbunden, der hinten bis zum Lendenstiel der Wirbelsäule reicht. Mit Ausnahme der Streckung kann dieser nachgiebige und verstellbare Gürtel durch Vermittlung der Rippen alle Bewegungen auf die Wirbelsäule übertragen, wie Vorwärtsneigung, Seitwärtsneigung und Drehung. Dieser Muskelgürtel, der vorn den Hauptbestandteil der weichen Bauchdecken bildet und hier in der Mittellinie seine größte Höhe erreicht, besteht aus Muskel- und Sehnenplatten. Erstere bilden eine kreuzweise Verspannung durch zwei Muskeln mit schräger und einem mit

querer Faserrichtung. Sie nehmen den seitlichen Umfang des Gürtels ein. Durch diesen Wechsel der Faserrichtung wird eine erhöhte Widerstandsfähigkeit erzielt. Der Chirurg vermeidet, wenn möglich, beim Bauchschnitt dieses Gefüge zu zerstören, indem er jede Muskellage in deren Längsrichtung spaltet. Auch die Sehnenplatten bestehen aus sich kreuzenden Fasern. Sowohl ventral als auch dorsal ist in diese Sehnenplatten je ein Längsmuskelpaar eingescheidet (Abb. 4.3—1).

Bei der dorsalen Scheide handelt es sich um die beiden Blätter der Fascia thoracolumbalis, die den Erector spinae umfassen (Abb. 4.3—1).

323

Die ventrale Scheide umgibt als *Rectusscheide* den geraden Bauchmuskel (Abb. 4.3—13), der dem Erector spinae als wirksamster Antagonist gegenübersteht.

In diesem Gürtel aus kreuzweise verspannten Muskeln und Sehnenplatten bleiben nur wenige Stellen, an denen Muskeln fehlen. Dies sind zumeist Orte geringen Widerstandes, wo durch die Baucheingeweide die Wand zu Eingeweidebrüchen ausgewölbt werden kann.

Vordere Bauchmuskeln

M. transversus abdominis, M. obliquus internus abdominis, M. obliquus externus abdominis, M. rectus abdominis, M. pyramidalis.

M. transversus abdominis, querer Bauchmuskel (Abb. 4.3—1, 4.3—13 u. 4.3—26). Seine Ursprungslinie beginnt an der Innenfläche des 6. oder 7. Rippenknorpels und reicht bis zur Spitze der 12. Rippe. Sie läuft von hier über das tiefe Blatt der Fascia thoracolumbalis zu den Querfortsätzen der Lendenwirbel, gelangt dann auf das Labium internum cristae iliacae und setzt sich auf das laterale Drittel des Leistenbandes fort. Der Übergang in die aponeurotische Endsehne erfolgt in einer medianwärts konkaven Linie, *Linea semilunaris* (SPIGELII) (Abb. 4.3—26). Die Aponeurose beteiligt sich an der Bildung der Rektusscheide. Im Bereich der Linea semilunaris kann ein Bruchsack aus der Bauchhöhle in die Bauchdecken oder bis unter die Haut gleiten,

Hernia ventralis lateralis oder *Hernia* SPIGELII (Abb. 4.3—12).

Vom unteren Muskelrand zweigen sich als *M. cremaster*, Hodenheber (Farbtafel 2, Abb. 1), Züge ab, die in der bindegewebigen Hülle des Samenstranges zum Hoden absteigen und diesen umgreifen. Gelegentlich wird der Cremaster noch durch Fasern aus dem Obliquus internus verstärkt. Bei der Frau gehen entsprechende Fasern auf das Lig. teres uteri über.

Die Muskelfasern des Transversus abdominis sind in dem Teil am längsten, der von der Fascia thoracolumbalis kommt. Nach oben und unten hin werden sie kürzer. Die langen Fasern beider Seiten können wie ein Gürtel die Taille einschnüren, sie wirken als „Constrictor abdominis"; die oberen, die erst nach Wegnahme des Rectus abdominis zum Vorschein kommen, nähern die beiden Rippenbögen einander; die unteren können zusammen mit den fast gleich gerichteten Fasern des Obliquus internus abdominis nur die Abflachung der unteren Bauchwand bewirken.

Innervation: Kaudale Interkostalnerven und Äste aus dem Plexus lumbalis (N. iliohypogastricus, N. ilioinguinalis, N. genitofemoralis).

M. obliquus internus abdominis, innerer schräger Bauchmuskel (Abb. 4.3—14 u. 4.3—26). Die lange Ursprungslinie des Muskels beginnt hinten an der Fascia thoracolumbalis, verläuft über die Linea intermedia cristae iliacae und reicht vorn bis über die Mitte des Leistenbandes. Von dieser gekrümmten Ursprungslinie strahlen die Muskelfasern fächerförmig aus. Die hintersten Bündel setzen schräg aufwärtsziehend an den letzten drei Rippen an und gehen hier ohne scharfe Grenze in die innere Interkostalmuskulatur über. Die folgenden Bündel stei-

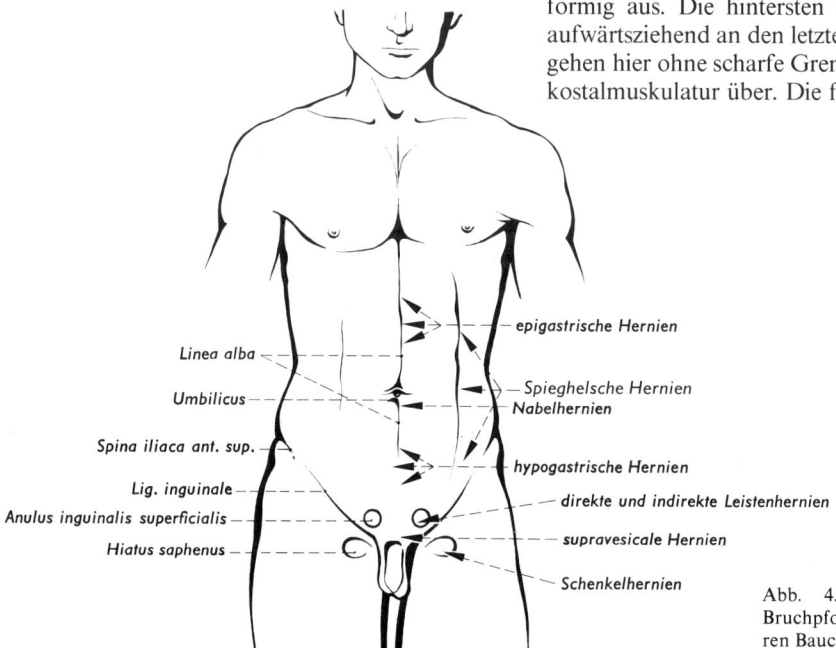

Linea alba
Umbilicus
Spina iliaca ant. sup.
Lig. inguinale
Anulus inguinalis superficialis
Hiatus saphenus

epigastrische Hernien
Spieghelsche Hernien
Nabelhernien
hypogastrische Hernien
direkte und indirekte Leistenhernien
supravesicale Hernien
Schenkelhernien

Abb. 4.3—12. Die wichtigsten Bruchpforten im Bereich der vorderen Bauchwand und am Oberschenkel (Hiatus saphenus).

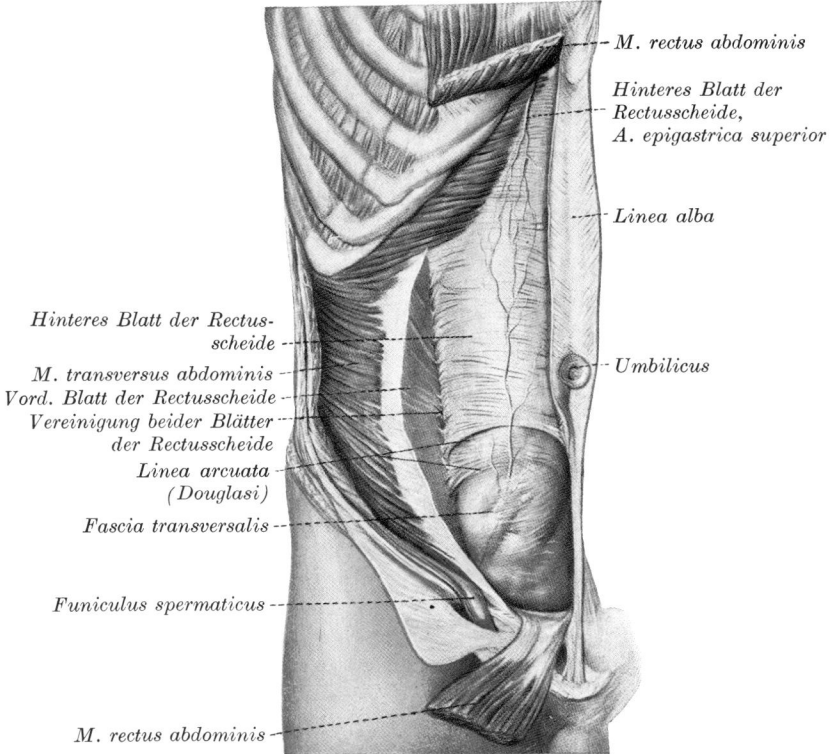

M. rectus abdominis

Hinteres Blatt der Rectusscheide, A. epigastrica superior

Linea alba

Hinteres Blatt der Rectusscheide

M. transversus abdominis
Vord. Blatt der Rectusscheide
Vereinigung beider Blätter der Rectusscheide
Linea arcuata (Douglasi)
Fascia transversalis

Umbilicus

Funiculus spermaticus

M. rectus abdominis

Abb. 4.3—13. Tiefe Schicht der vorderen Bauchmuskeln. Der M. rectus abdominis ist durchgeschnitten und zurückgelegt. Das vordere Blatt der rechten Rectusscheide ist zur Seite geklappt. Man sieht auf dem M. transversus abdominis und das hintere Blatt der Rectusscheide.

gen ebenfalls schräg aufwärts; von der Spina iliaca anterior superior an laufen sie horizontal, vom Leistenband aus sogar nach abwärts, fast parallel zu den Fasern des darunterliegenden Transversus abdominis. Alle diese Fasern gehen in die Rektusscheide über.

Innervation: Kaudale Interkostalnerven, Äste aus dem Plexus lumbalis (N. iliohypogastricus, N. ilioinguinalis).

M. obliquus externus abdominis, äußerer schräger Bauchmuskel (Abb. 4.3—15 u. Farbtafel II, Abb. 1). Seine Fasern verlaufen wie die der äußeren Interkostalmuskulatur von hinten oben nach vorn unten und kreuzen dabei fast senkrecht die Fasern des inneren schrägen Bauchmuskels (Abb. 4.3—14). Mit 7 bis 8 fleischigen Zacken entspringt er von der Außenfläche der 5. oder 6. bis 12. Rippe und bedeckt dabei einen Streifen der unteren Thoraxwand. Die oberen 4 bis 5 Zacken verzahnen sich mit den Ursprungszacken des M. serratus anterior (Abb. 4.3—15), die unteren Zacken mit denen des M. latissimus dorsi. Seine kaudalen Zacken verlaufen steil abwärts und erreichen das Labium exter-

num cristae iliacae von der Mitte des Darmbeinkamms bis zur Spina iliaca anterior superior. Der Muskel bildet im schlaffen Zustand einen charakteristischen Weichteilwulst über dem Beckenkamm (Abb. 4.3—16). Die übrigen Fasern gehen längs einer fast geraden Linie am seitlichen Rand des geraden Bauchmuskels in die vordere Rektusscheide über. Dieser vertikale Muskelrand läuft bis in die Höhe des Darmbeinkamms nach abwärts und biegt unter Bildung einer „Muskelecke" horizontal um (Abb. 4.3—15 u. 4.3—16).

Die Muskelecke des Obliquus externus abdominis liegt auf der Linie zwischen Nabel und vorderem oberen Darmbeinstachel an der Grenze zwischen äußerem und mittlerem Drittel. Auf diese Stelle projiziert sich häufig der Abgang des Wurmfortsatzes vom Blinddarm (MCBURNEYscher Punkt), so daß bei einer Entzündung des Wurmfortsatzes diese Stelle besonders druckschmerzhaft sein kann.

Innervation: Kaudale Interkostalnerven, Äste aus dem Plexus lumbalis (N. iliohypogastricus, N. ilioinguinalis).

M. rectus abdominis (Abb. 4.3—15 u. 4.3—26).

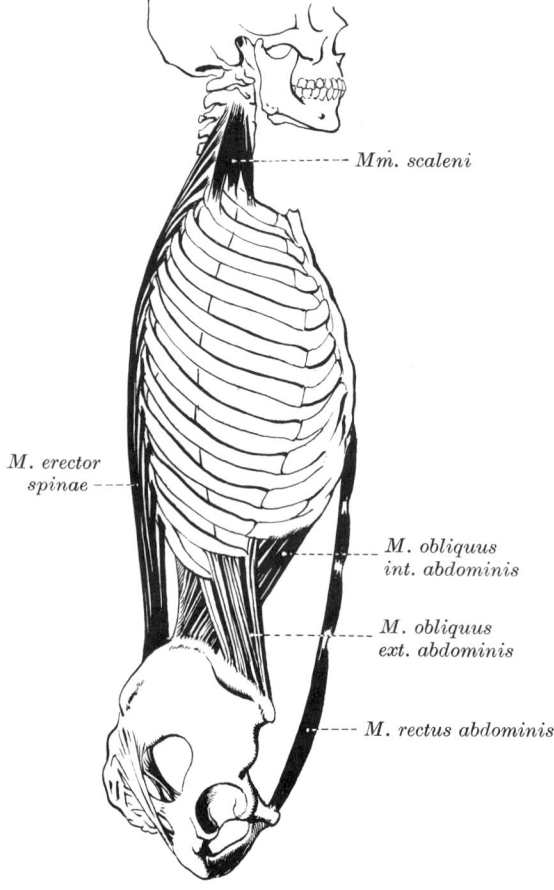

M. erector
spinae

Mm. scaleni

M. obliquus
int. abdominis

M. obliquus
ext. abdominis

M. rectus abdominis

Abb. 4.3 — 14. Mm. erector spinae und rectus abdominis zur Verdeutlichung ihrer antagonistischen Wirkung, Mm. obliquus externus abdominis und obliquus internus abdominis zur Verdeutlichung ihrer synergistischen Wirkung.

Der gerade Bauchmuskel bildet ein Muskelband, das jederseits der Mittellinie Becken und Brustkorb verbindet. Bei den meisten Säugetieren erstreckt er sich über die Vorderfläche des Thorax bis zur 1. Rippe. Am Hals findet dieses System ventraler Längsmuskeln seine Fortsetzung.

Beim Menschen reichen seine fleischigen Zacken über den Processus xiphoideus zur Außenfläche des 7. bis 5. Rippenknorpels und zu den Ligamenta costoxiphoidea. Zum Ansatz am Becken, wo er mit einer kurzen kräftigen Sehne am kranialen Rand des Schambeins zwischen Tuberculum pubicum und Symphyse ansetzt, verschmälert er sich stark. Unterhalb des Nabels strahlen schon einige Muskelfasern in die Linea alba ein.

Faserbündel beider Endsehnen zusammen mit Anteilen der Linea alba überkreuzen sich vor der Schamfuge und bilden das *Lig. suspensorium penis*

(Farbtafel II, Abb. 1). Bei der Frau ziehen entsprechende Fasern zur Clitoris.

Die vordere Schicht des Muskels wird durch 3 bis 4 unregelmäßig gestaltete Schaltsehnen, *Intersectiones tendineae*, quer unterteilt (Abb. 4.3 — 15), die mit dem vorderen Blatt der Rektusscheide fest verwachsen sind und auf die metamere Herkunft des Muskels hinweisen. Die hintere Scheide des Muskels zieht meist ohne Unterbrechung vom Arcus costalis bis zum Becken. Gelegentlich können die Zwischensehnen auch die ganze Dicke des Muskels durchsetzen. Drei Intersectiones tendineae liegen oberhalb des Nabels, davon eine fast in Nabelhöhe. Die vierte, seltenere, liegt unterhalb des Nabels.

Bei fettarmer Haut sind die Schaltsehnen am Lebenden zu sehen (Abb. 4.3 — 16). Sie bilden zugleich die Stellen besonderer Abknickung des Muskels, teils durch den Brustkorbrand (beim ersten Einschnitt), teils als Beugungsknickung bei der Vorbeugung des Rumpfes (2. und 3. Einschnitt). Oberhalb des Nabels sinkt die Haut zwischen den beiden Recti in der Medianlinie ein und bildet bei kräftiger Muskulatur und geringem Fettpolster eine Rinne.

Innervation: Kaudale Interkostalnerven, seltener auch kraniale Lumbalnerven.

M. pyramidalis (Abb. 4.3 — 15). Ein kleiner dreieckiger, sehr variabel ausgebildeter Muskel, der vor der Insertion des Rektus am Schambein entspringt, neben der Linea alba aufwärts verläuft und in deren Längsfasern sehnig wird. Der Muskel liegt hinter der Sehnenplatte der Rektusscheide und strahlt in die Linea alba ein, als deren Spanner er wirken kann.

Bei Monotremen und Beuteltieren ist er mächtig entfaltet und entspringt an dem Beutelknochen. Er hilft die Wand des Beutels bilden, in dem die Eier oder die Jungen aufbewahrt werden.

Innervation: Kaudale Interkostalnerven.

Hinterer Bauchmuskel

Der M. quadratus lumborum, vierseitiger Lendenmuskel (Abb. 4.5 — 17), verspannt den Raum zwischen der letzten Rippe und dem Darmbeinkamm seitlich der Lendenwirbelsäule. Hinten wird er vom tiefen Blatt der Fascia thoracolumbalis, vorn von einem dünneren Blatt, der Fascia transversalis, überdeckt. Er zieht die 12. Rippe abwärts, versteift die hintere Bauchwand und hilft bei der Fixierung der Lendenwirbelsäule und ihrer Seitneigung. Bei einseitiger Lähmung entsteht eine Skoliose der Lendenwirbelsäule. Auf der nicht gelähmten Seite ist der Darmbeinkamm dem unteren Thoraxrand stärker angenähert.

An dem Muskel kann man einen ventralen und einen dorsalen Abschnitt unterscheiden, die unvoll-

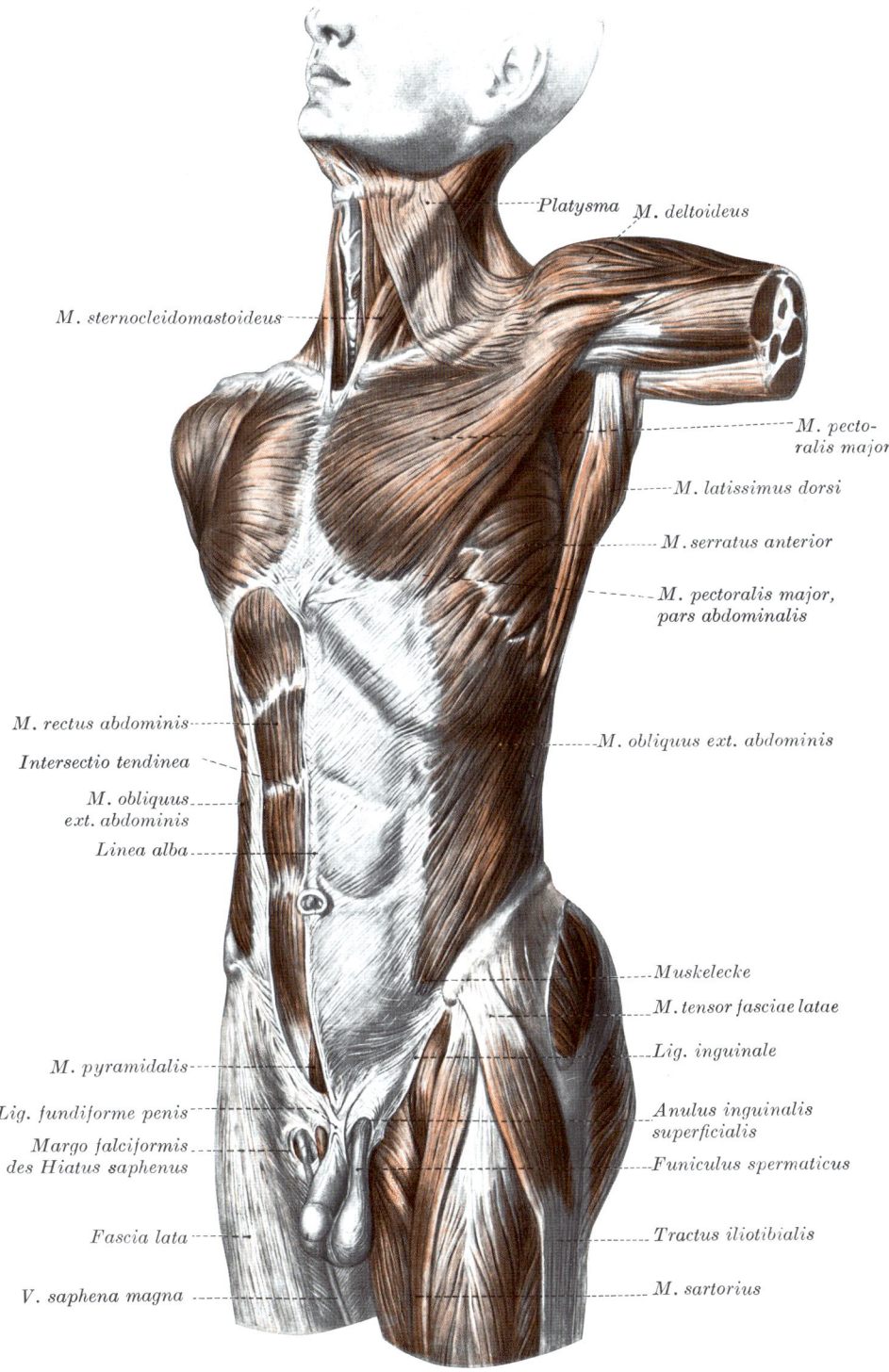

Platysma   *M. deltoideus*

M. sternocleidomastoideus

M. pectoralis major

M. latissimus dorsi

M. serratus anterior

M. pectoralis major, pars abdominalis

M. rectus abdominis

Intersectio tendinea

M. obliquus ext. abdominis

M. obliquus ext. abdominis

Linea alba

Muskelecke

M. tensor fasciae latae

M. pyramidalis

Lig. inguinale

Lig. fundiforme penis

Anulus inguinalis superficialis

Margo falciformis des Hiatus saphenus

Funiculus spermaticus

Fascia lata

Tractus iliotibialis

V. saphena magna

M. sartorius

Abb. 4.3—15. Rumpf schräg von vorn seitlich. Vorderes Blatt der rechten Rektusscheide entfernt.

327

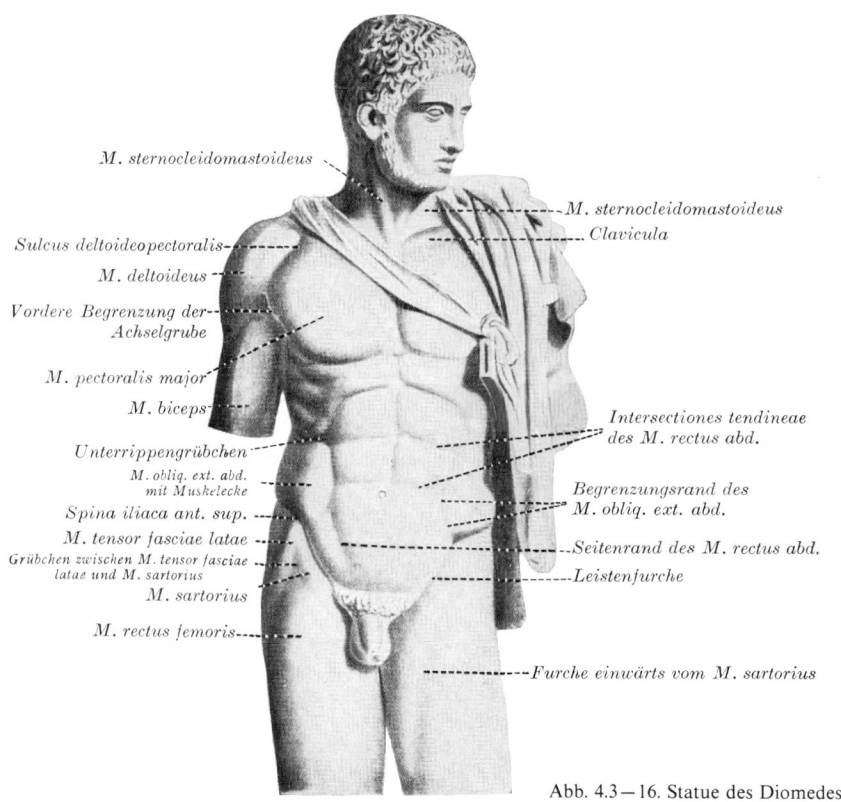

M. sternocleidomastoideus

M. sternocleidomastoideus

Clavicula

Sulcus deltoideopectoralis

M. deltoideus

Vordere Begrenzung der Achselgrube

M. pectoralis major

M. biceps

Intersectiones tendineae des M. rectus abd.

Unterrippengrübchen

M. obliq. ext. abd. mit Muskelecke

Begrenzungsrand des M. obliq. ext. abd.

Spina iliaca ant. sup.

M. tensor fasciae latae

Seitenrand des M. rectus abd.

Grübchen zwischen M. tensor fasciae latae und M. sartorius

Leistenfurche

M. sartorius

M. rectus femoris

Furche einwärts vom M. sartorius

Abb. 4.3 – 16. Statue des Diomedes.

ständig voneinander getrennt sind. Die ventralen Fasern ziehen vom Darmbeinkamm zur 12. Rippe, die dorsalen zu den Seitenfortsätzen des 1. bis 4. Lendenwirbels. Daneben kommen Fasern vor, die die Querfortsätze der Lendenwirbel mit der 12. Rippe verbinden. Auffallend ist die Tatsache, daß im M. quadratus lumborum mit seinem komplizierten Fasergefüge, das den Lendenstiel mit der 12. Rippe und dem Darmbeinkamm verbindet, überdurchschnittlich viele Muskelspindeln vorkommen.

Innervation: Kaudale Interkostal- und kraniale Lumbalnerven.

Das Sehnenfeld der vorderen Bauchwand

Durch die zentrale Sehnenplatte der vorderen Bauchwand werden die vorderen Bauchmuskeln zu gemeinsamer Wirkung verknüpft. In diese sehnige Gurtung sind auch die beiden Recti eingelassen, indem die Sehnenblätter zur Bildung der Rektusscheide auseinanderweichen. Während sich oberhalb des Nabels die Aponeurosen der drei seitlichen Bauchmuskeln zu gleichen Anteilen vor und hinter den Rectus abdominis verteilen (s. Abb. 4.3–1, 4.2–13 u. 4.3–26) und je ein vorderes und hinteres

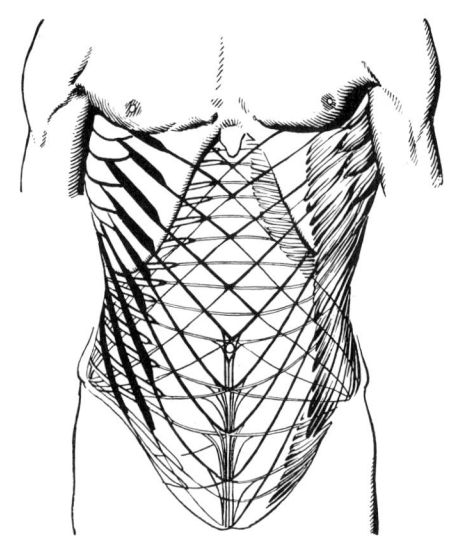

Abb. 4.3 – 17. Schema des Gefüges der Bauchwand. Muskelzüge als breite, Sehnenzüge als dünne Linien gezeichnet (aus MOLLIER: Die Konstruktion der vorderen weichen Bauchwand des menschlichen Körpers. Z. Anat. 93, 1930).

Blatt der Rektusscheide bilden, verschmelzen sie etwa 4 cm unterhalb des Nabels zu einem einzigen Blatt, das vor den Rektus zieht. Die hintere Rektusscheide endet also unterhalb des Nabels in einem nach abwärts konkaven Bogen, *Linea arcuata* (= Douglassche Linie). Diese Bogenlinie (Abb. 4.3—13 u. 4.3—26 u. Farbtafel II, Abb. 2) ist oft undeutlich und rückt zuweilen bis dicht an das Schambein. Sie entsteht erst nach der Geburt, vielleicht unter der Einwirkung der Atembewegungen. Von der Zone dieser Bogenfasern an ist die bindegewebige Bedeckung der hinteren Rektusoberfläche so dünn, daß nach Wegnahme der Muskeln die Baucheingeweide durchschimmern (Abb. 4.3—13). Sie enthält Faserzüge aus der Fascia transversalis und ist ihrerseits vom Peritoneum bedeckt. Diese Schwächung der hinteren Wand der Rektusscheide wird zum Teil wieder ausgeglichen durch die drei Nabelbänder (Farbtafel II, Abb. 2), die die untere Bauchwand verstärken.

Die Rektusscheide wird auch in ihrem vorderen Blatt oberhalb der ersten Schaltsehne sehr dünn, so daß sie hier vor allem bei der Präparation des Ursprungs der Pars abdominalis des M. pectoralis major leicht verletzt wird.

Da die Intersectiones tendineae mit dem vorderen Blatt der Rektusscheide verwachsen sind, kann hierdurch eine seitliche Verschiebung des Rektus bei Seitenbiegungen des Rumpfes verhindert werden. Sind in der Schwangerschaft, bei Adipositas oder Ascites die Bauchdecken dauernd stark gespannt, können die Recti ausweichen, und es kommt zum Bild der sog. *„Rektusdiastase"*.

Durch Vermittlung der Rektusscheide gerät der Rektus unter den Einfluß der breiten Bauchmuskeln. So verlaufen bei Vorbeugung des Rumpfes die Rekti nicht geradlinig, sondern werden namentlich oberhalb des Nabels durch die Querspannung der seitlichen Bauchmuskeln nach hinten zurückgedrängt. Wenn die Rekti eine gerade Verbindung zwischen Brustkorb und Schamfuge erreicht haben, können sie sich mit eigener Kraft nicht weiter nach hinten ausbuchten. In diese Stellung können sie aber von den seitlichen Bauchmuskeln durch Vermittlung der Rektusscheide geführt werden (Abb. 4.3—25). Umgekehrt können die Rekti bei eingezogenem Leib durch ihre Kontraktion die seitlichen Bauchmuskeln wieder in die Ausgangsstellung zurückleiten.

Die Rektusscheide ermöglicht somit das Zusammenwirken der Rekti mit den übrigen Bauchdeckenmuskeln.

Die Untersuchung des Faserverlaufs in der Rektusscheide ergibt, daß jeder Muskel in Sehnenzüge übergeht, die die Richtung der Muskelfasern fortsetzen und über die Mittellinie hinweg in gleichgerich-

tete Muskelfasern der Gegenseite einbiegen (siehe Abb. 4.3—17).

Einfach liegt der Fall für die beiden Mm. transversi abdominis, die durch quere Sehnenfasern in der Sehnenplatte zu einer Quergurtung ergänzt werden. Verfolgt man aber die oberen Rippenzacken des Obliquus externus der linken Seite in das Sehnenfeld hinein, so gelangt man auf Sehnenzüge, die schräg über die Mittellinie hinweg ihre Fortsetzung finden in Muskelfasern des Obliquus internus der rechten Seite. Auch die Pars abdominalis des M. pectoralis major kann durch Züge des Sehnenfeldes mit dem Obliquus internus der Gegenseite in Verbindung treten (Abb. 4.3—19). Durch diese gekreuzten Muskelsehnenbänder erhält die Bauchwand zu der Quergurtung noch Schräggurte. Dadurch wird verständlich, daß der Obliquus externus der einen Seite mit dem Obliquus internus der anderen Seite, z. B. bei der Drehung des Rumpfes, zusammenwirkt (Abb. 4.3—18).

In dem Feld unterhalb des Nabels können die Faserzüge des Obliquus externus der einen Seite die Züge des Obliquus internus der anderen Seite nicht mehr in gerader Linie erreichen, da die letzteren zusammen mit den Transversusfasern in diesem Gebiet nur noch horizontal oder schräg abwärts verlaufen. Der Übergang wird dadurch hergestellt, daß die Verbindungszüge in der Sehnenplatte einen Bogen beschreiben (Abb. 4.3—17). Diese Faserbögen müßten bei ihrer Spannung das Bestreben haben, sich geradezustrecken. Sie werden durch das feste Gefüge der Sehnenplatte daran gehindert, ferner dadurch, daß sie mit ihren nach abwärts gekehrten Scheiteln besonders verankert sind, indem sich in der Mittellinie von ihnen Fasern abzweigen, die senkrecht nach abwärts zur Symphyse verlaufen.

Dieses vertikale Faserbündel bildet den Hauptbestandteil der Linea alba (Abb. 4.3—13, 4.3—15 u. 4.3—17) unterhalb des Nabels. Aus der Tatsache, daß der Nabel mit der Symphyse durch das Längsband der *Linea alba* zugfest verknüpft ist, folgt, daß er nur dann höher steigen kann, wenn sich die natürliche Wölbung der unteren Bauchdecken abflacht. Allerdings besitzt dieser Abschnitt der Linea alba einen eigenen Spannmuskel in Gestalt des M. pyramidalis, der den Faserstrang raffen kann.

Der Nabel wird durch Ringfasern umkreist, *Anulus umbilicalis.* Oberhalb des Nabels ist die Linea alba etwas breiter (1—2,5 cm), entsprechend dem größeren Abstand, den hier die medialen Ränder der beiden Rekti voneinander besitzen; sie zeigt hier auch eine andere Zusammensetzung: Sie besitzt keine Längszüge, sondern besteht aus einer dichten Aneinanderfügung der Fasermaschen, die das ganze Sehnenfeld oberhalb des Nabels bilden. Eine Reihe kleiner Öffnungen in den Maschen dient dem

Durchtritt von Venen. Diese Lücken können sich pathologischerweise erweitern und den Durchtritt von Bauchhöhleninhalt ermöglichen. Brüche, die durch Bruchpforten im Bereich der Linea alba ziehen, werden als *Herniae lineae albae* bezeichnet. Sind sie zwischen Schwertfortsatz und Nabel lokalisiert, nennt man sie *epigastrische*, liegen sie unterhalb des Nabels, *hypogastrische*, und verlaufen sie oberhalb der Symphyse durch die Linea alba, *supravesikale* Hernien (Abb. 4.3—12).

Hernien

Die Bauchmuskeln sind Bestandteile von sog. „Muskelschlingen", durch die die vordere Rumpfwand mit den Gliedmaßen verknüpft wird (Abb. 4.3—19). Solche Muskelsysteme zeigen, daß eine Bewegung nie durch Einzelmuskeln zustande kommt. Abgesehen von der Schrägverbindung zwischen Pectoralis major und Obliquus internus der Gegenseite zieht ein langes, durch Knochen unterbrochenes Muskelband von einem Oberschenkel (Mm. adductores) schräg über den Bauch (Obliquus externus) bis zur Wirbelsäule unter Zwischenschaltung des Schulterblattes (Serratus anterior, Rhomboidei) (Abb. 4.3—20).

Kurze Zusammenfassung: Rektusscheide gebildet von den Aponeurosen der drei seitlichen Bauchmuskeln, die sich oberhalb des Nabels symmetrisch um den Rektus verteilen. Hinteres Blatt endet in der Linea arcuata unterhalb des Nabels, vorderes Blatt mit den Intersectiones tendineae des Rektus verbunden. Rektusdiastase. Epigastrische Hernien. Anulus umbilicalis. Muskelschlingen verbinden vordere Bauchwand mit den Extremitäten.

Wirkung der Bauchmuskeln

Da die Bauchmuskeln den Brustkorb mit dem Becken verbinden, können sie beide gegeneinander bewegen oder feststellen. Wird das Becken beim aufrechten Stand fixiert, kann der Oberkörper nach vorn oder nach der Seite gebeugt oder durch die Tätigkeit der schrägen Muskeln gedreht werden. Bei der Vorneigung sind die geraden Bauchmuskeln die Antagonisten der langen Rückenmuskeln (Abb. 4.3—14). Wenn man plötzlich nach hintenüber zu fallen droht, kann die Spannung der Mm. recti abdominis so hoch werden, daß Muskelrisse entstehen.

Bei der Seitneigung wirken die lateralen Anteile der beiden schrägen Bauchmuskeln, die hier am steilsten verlaufen (Abb. 4.3—14) zusammen. Es gibt an der seitlichen Rumpfwand keine längsverlaufenden Muskeln, wie sie ventral und dorsal vorhanden sind (Abb. 4.3—21).

Bei festgestellter Wirbelsäule können der gerade und die schrägen Bauchmuskeln die Rippen senken; sie werden dadurch zu sehr wirksamen Ausatmungsmuskeln.

Versucht man, im Hang die Beine in die Waagerechte zu bringen, so übt deren Gewicht eine vorneigende Wirkung auf das Becken aus, das unter Verstärkung der Lendenlordose seine Neigung zu vergrößern sucht. Die Bauchdeckenmuskulatur wird dabei aufs äußerste angespannt, da sie das Becken, das durch die kontrahierten Hüftbeuger mit dem Bein zu einer Einheit verkoppelt ist, halten muß.

Sitzt man mit gestreckten Beinen auf dem Boden und läßt man den Oberkörper zurücksinken, werden durch das Gewicht des Rumpfes die Bauchmuskeln gedehnt. Sie regeln durch ihren Kontraktionsgrad die Geschwindigkeit des Zurücksinkens, halten den Oberkörper fest oder richten ihn unter starker Anspannung wieder auf. Ohne Mitwirkung des M. iliopsoas (Beuger im Hüftgelenk) ist die Aufrichtung des Rumpfes allerdings nicht möglich.

Auch bei Überstreckung des Rumpfes (Abb. 4.3—23) werden die Bauchmuskeln gedehnt. Beim Liegestütz (Abb. 4.3—24) verhindern sie die Durchbiegung des Lendenstiels.

Die Spannung der Bauchdecken ist reflektorisch so geregelt, daß sie normalerweise dem jeweiligen Inhaltsdruck der Baucheingeweide die Waage hält. Dieser ist im Stehen unter dem Zwerchfell etwa gleich dem Atmosphärendruck und über dem Beckenboden deutlich höher. Der Inhaltsdruck, und ihm entsprechend die Belastung der Bauchdecken, wechselt je nach Körperhaltung und Körperlage. Beim Liegen auf dem Rücken ist die vordere Bauchwand völlig entspannt, in Knie-Ellenbogen-Lage ist sie im Oberbauch am stärksten belastet. Ähnlich ist es bei den Vierfüßern, deren Bauchdecken wie eine Hängematte beansprucht werden. Die Konstruktion der menschlichen Bauchwand ist dem Stehen angepaßt.

Im untersten Feld der vorderen Bauchwand verlaufen die Verspannungszüge des M. obliquus internus und des M. transversus abdominis nahezu quer (Abb. 4.3—17). Diese Züge können also angespannt werden, ohne daß dadurch der Thorax herabgezogen wird. Sie sind am schrägstehenden Beckenrand verankert. Je mehr aber mittlere und obere Teile der Bauchmuskeln belastet werden, um so stärker ist auch die gleichzeitige Zugwirkung am Thorax nach unten. Beim Stehen ist dieser Zug, der den Thorax in die Ausatmungsstellung zu bringen sucht, immer vorhanden, gleichgültig, ob die Bauchdecken straff oder schlaff sind. Der Inhaltsdruck ändert sich dadurch nicht, sondern nur die Bauchform, indem bei schwacher Bauchmuskulatur ein Hängebauch oder ein Spitzbauch entsteht.

Wird der Brustkorb gehoben, z. B. durch eine Streckung der Wirbelsäule oder durch eine kräftige Einatmungsbewegung, dann entsteht ein neuer Gleichgewichtszustand. Mit der Druckverminderung im Oberbauch durch den subphrenischen Sog wird auch der Unterbauch entlastet. Wenn beim Liegen die Bauchdecken entlastet werden, federn die Rippen nach oben in die Einatmungsstellung.

Beim Neugeborenen und beim Säugling befindet sich der Thorax bis zur Aufrichtung des Rumpfes in dieser Position. Das durch die Größe der kindlichen Leber beträchtlich vergrößerte Bauchvolumen führt auch in Rückenlage zu einer Vorwölbung der Bauchdecke. Derselbe Fall tritt beim Erwachsenen ein bei übermäßiger Fettansammlung und bei Ergüssen oder Geschwülsten in der Bauchhöhle.

Die Bauchdeckenspannung paßt sich aber nicht nur ständig dem Inhaltsdruck und der verschiedenen Füllung des Bauchraumes an, sondern auch der Tätigkeit des Zwerchfells. Dieses ist bedeutend schwächer als die Bauchmuskeln. Da der Bauchinhalt (abgesehen von den Darmgasen) nicht komprimierbar ist, müssen die Bauchdecken nachgeben, wenn sich das Zwerchfell kontrahiert und nach unten bewegt. Das gleiche gilt umgekehrt bei der Ausatmung. Auch diese antagonistische Zusammenarbeit ist reflektorisch geregelt. Von ihrem außerordentlich wechselvollen Spiel kann man sich am eigenen Körper leicht überzeugen, wenn man die Spitzen der gespreizten Finger an seine Bauch-

wand legt. Bei Lähmung der Bauchmuskeln fehlt die Gegenwirkung zum Erector spinae. Dann verstärken sich die Lendenlordose und die Vorneigung des Beckens (Abb. 4.3—22).

Kontraktion der Bauchmuskeln, besonders des Transversus, verschiebt den Bauchinhalt gegen das nachgebende Zwerchfell in die Höhe.

Führt man nach tiefster Exspiration bei geschlossener Stimmritze eine tiefe und schnelle Einatmungsbewegung durch (MÜLLERscher Versuch), wird an Stelle der am Eintritt in die Lungen verhinderten Luft der gesamte verschiebliche Bauchinhalt mitsamt der Bauchwand in den Brustkorb eingesaugt (Abb. 4.3—25). Die Bauchwand muß bei diesem Versuch völlig entspannt sein (s. die leicht gebeugte Stellung der Versuchsperson in Abb. 4.3—25). Der M. rectus abdominis liegt dann beinahe unmittelbar auf der Wirbelsäule.

Bei der Kot- und Harnentleerung, beim Austreiben des Kindes aus dem Geburtskanal und beim Heben schwerer Lasten wird der Inhalt der Bauch- und Beckenhöhle durch Kontraktion der gesamten Wandmuskulatur unter Druck gesetzt: *Bauchpresse.* Dabei kontrahieren sich auch die Beckenbodenmuskeln und das Zwerchfell. Weil aber das Zwerchfell schwächer ist als die Bauchmuskeln,

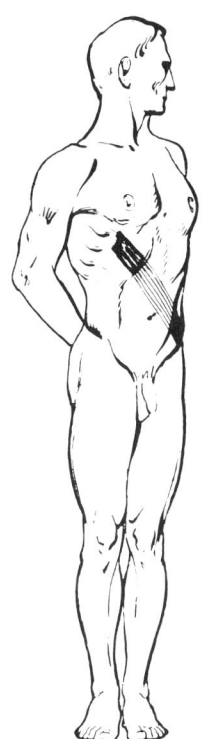

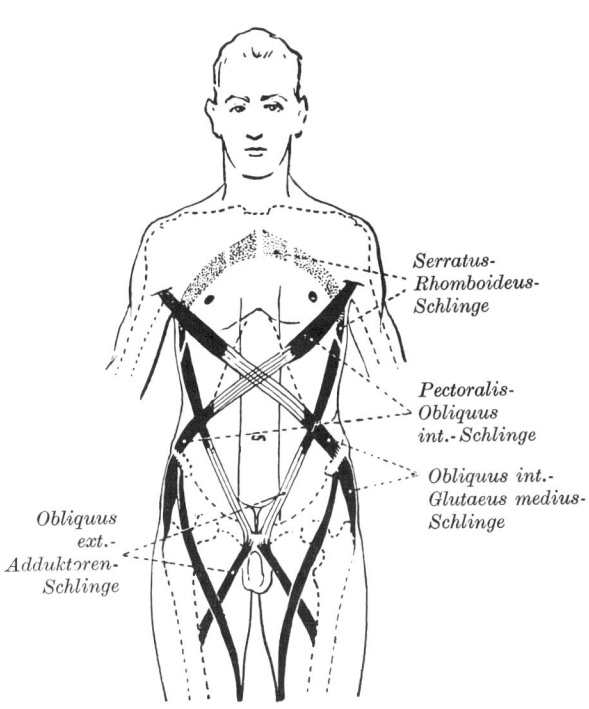

Serratus-Rhomboideus-Schlinge

Pectoralis-Obliquus int.- Schlinge

Obliquus int.-Gluaeus medius-Schlinge

Obliquus ext.-Adduktoren-Schlinge

Abb. 4.3—19 Ausgewählte Muskelschlingen zwischen Rumpf und Extremitäten.

Abb. 4.3—18. Eine Schräggurtung der Bauchwand, bestehend aus Obliquus externus der rechten Seite und Obliquus internus der linken Seite, verbunden durch Sehnenzüge, bei der Drehung des Rumpfes.

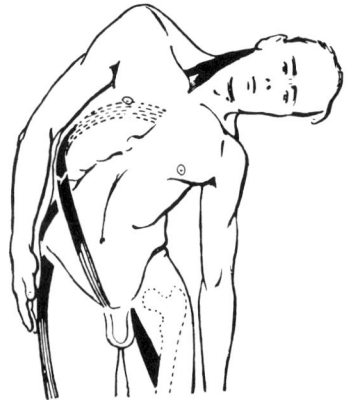

Abb. 4.3–20. Bei Seitneigung des Rumpfes ist eine Muskelschlinge gedehnt, die aus den Adduktoren des linken Oberschenkels sowie den Mm. obliquus externus abdominis, serratus anterior und rhomboidei der rechten Körperseite besteht.

atmungsmuskulatur des Brustkorbes betätigt. Die Luft, die nun nicht mehr aus den Lungen entweichen kann, wirkt wie ein Luftkissen, das so weit zusammengedrückt wird, bis in Brust- und Bauchhöhle Druckgleichgewicht besteht.

Die gestrafften Bauchmuskeln können einen Schlag oder Stoß elastisch abfangen. Ohne eine *reflektorische Bauchdeckenspannung* würden die Baucheingeweide durch jede äußere Gewalteinwirkung, wie durch eine nachgiebige Decke hindurch, unmittelbar getroffen. In der Abwehrstellung wird gewöhnlich bei gespannten Bauchdecken noch eine leicht gebückte Haltung eingenommen, um die Angriffsfläche von Brust und Bauch zu verkleinern.

Auch bei einer Entzündung in der Bauchhöhle werden die Bauchdecken gespannt, besonders, wenn die schmerzhaften Stellen betastet werden. Dadurch wird das Eindrücken der Bauchwand abgewehrt.

Die Bauchdeckenmuskeln wirken meist nicht als einzelne Muskelindividuen, sondern regional zusammen. Man gelangt also nicht zum Verständnis der Mechanik der Bauchwand, wenn man sich nur Ursprung, Ansatz und Wirkung der einzelnen Muskeln einprägt. Die Summe dieses Wissens ergibt noch keinen sinnvollen Zusammenhang. Es ist vielmehr zu beachten, daß das Sehnenfeld mit der

und da der Bauchinhalt bis auf die Darmgase nicht zusammendrückbar ist, würde das Zwerchfell bei der Bauchpresse trotz seiner Anspannung weit in die Brusthöhe emporgedrückt werden. Das wird reflektorisch dadurch verhindert, daß man vorher tief einatmet, dann die Stimmritze schließt und die Aus-

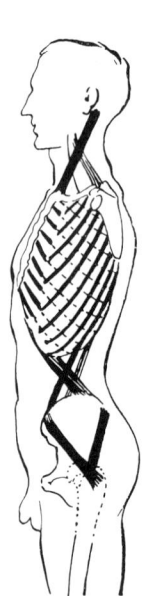

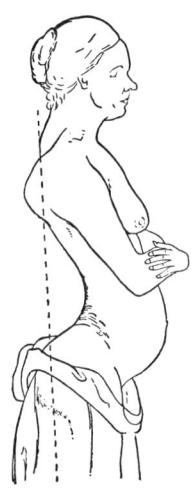

Abb. 4.3–22. Lähmung der Bauchmuskeln. Starke Lendenlordose mit Vorneigung des Beckens (nach DUCHENNE). Vgl. Abb. 4.3–8.

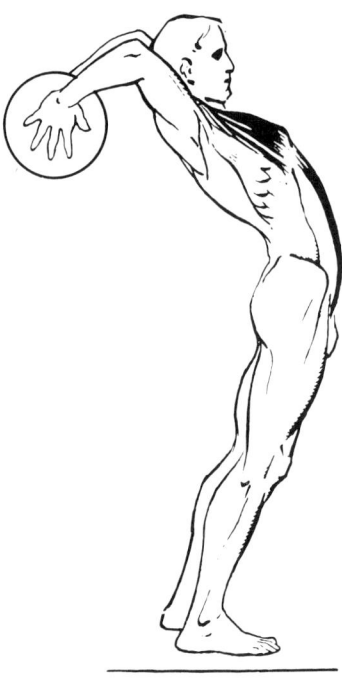

Abb. 4.3–21. Gekreuzte Muskelzüge der linken Körperseite. Am Hals sind Sternocleidomastoideus und Levator scapulae, am Thorax äußere und innere Interkostalmuskulatur, an der Bauchwand Züge der schrägen Bauchmuskeln und an der Hüfte Züge der Glutaeen markiert.

Abb. 4.3–23. Zurücklegen des Oberkörpers beim Ausholen zum Wurf. Eingezeichnet sind als stark gedehnte Muskeln der Rectus abdominis und der Pectoralis major.

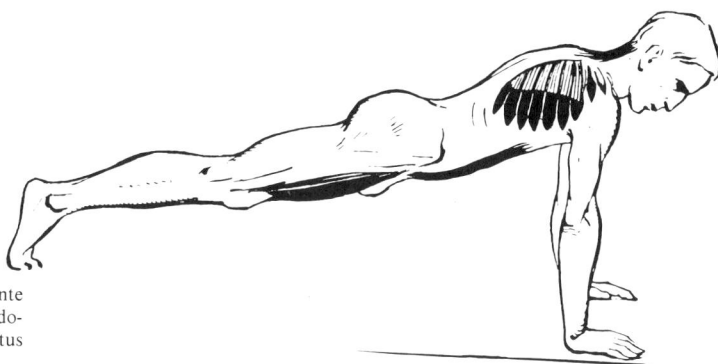

Abb. 4.3—24. Liegestütz. Als gespannte Muskeln sind eingetragen M. rectus abdominis, die Strecker des Knies, der Serratus anterior und Nackenmuskeln.

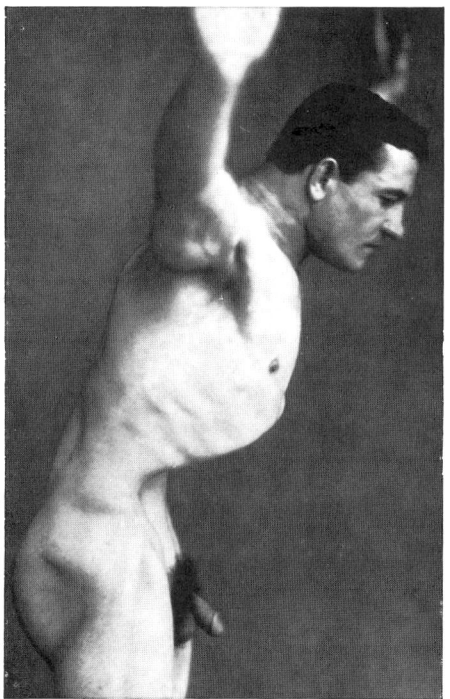

Abb. 4.3—25. Kahnförmiges Einziehen der Bauchwand (aus MOLLIER: Plastische Anatomie. Bergmann, München 1924).

Rektusscheide alle vorderen Bauchmuskeln zu einem System verknüpft. In dieser Wirkungseinheit können sich bald diese, bald jene Glieder durch Kontraktion oder Erschlaffen herausheben.

Leistenband, Schenkelkanal und Bruchpforten
(Abb. 4.3—26 u. Farbtafel II, Abb. 1)

Am vorderen Beckenrand werden zwei vorspringende Punkte, die Spina iliaca anterior superior und das Tuberculum pubicum durch das Leistenband, *Lig. inguinale* (POUPART*sches Band)*, miteinander verbunden. Fasern der Aponeurose des M. obliquus externus abdominis, die den gleichen Weg nehmen, strahlen in das Band ein. Von außen her verbindet sich mit ihm die Haut durch die Retinacula cutis, von der Bauchhöhlenseite her ist die Fascia transversalis mit ihm verwachsen, vom Bein geht die Fascia lata in das Band über (Abb. 4.3—15, 4.3—27, 4.5—17 u. Farbtafel II, Abb. 1). So bildet das Leistenband den zentralen Strang des benachbarten Bindegewebsapparates und muß künstlich aus seinen Verbindungen isoliert werden, wenn man es präparatorisch darstellen will.

Unter dem Leistenband gelangen Muskeln und die großen Leitungsbahnen aus dem Beckenraum zum Bein. Der seitlich liegende M. iliopsoas ist von der Fascia iliaca bedeckt, die dort, wo sie dem Muskel folgend das Becken verläßt, mit der Unterfläche des Leistenbandes verwachsen ist. Am medialen Muskelrand bildet sie zwischen Leistenband und Eminentia iliopectinea den *Arcus iliopectineus*, der das laterale Muskelfach, Lacuna musculorum, vom medialen Gefäßfach, der Lacuna vasorum, trennt (Abb. 4.3—27 u. Farbtafel II, Abb. 2). In der *Lacuna musculorum* verlaufen der M. iliopsoas und der N. femoralis, in der *Lacuna vasorum* die A. und V. femoralis sowie der kleine Ramus femoralis des N. genitofemoralis. Innerhalb des Fascienschlauches des M. iliopsoas können sich Abszesse, die von der Wirbelsäule ihren Ausgang nehmen und in die Fascienhülle des Muskels eindringen, bis unter das Leistenband senken.

Die Lacuna vasorum wird nach medial hin begrenzt von sichelförmigen Faserzügen, die vom Leistenband ausgehen und zum Pecten ossis pubis verlaufen, *Lig. lacunare* (GIMBERNATI*sches Band)* (Abb. 4.3—26, 4.3—27 u. Farbtafel II, Abb. 1). Diese Faserplatte rundet den spitzen Ansatzwinkel des Leistenbandes aus und ist bei aufrechtem Stand nahezu horizontal orientiert.

Auf dem Kamm des Schambeins setzen sich die

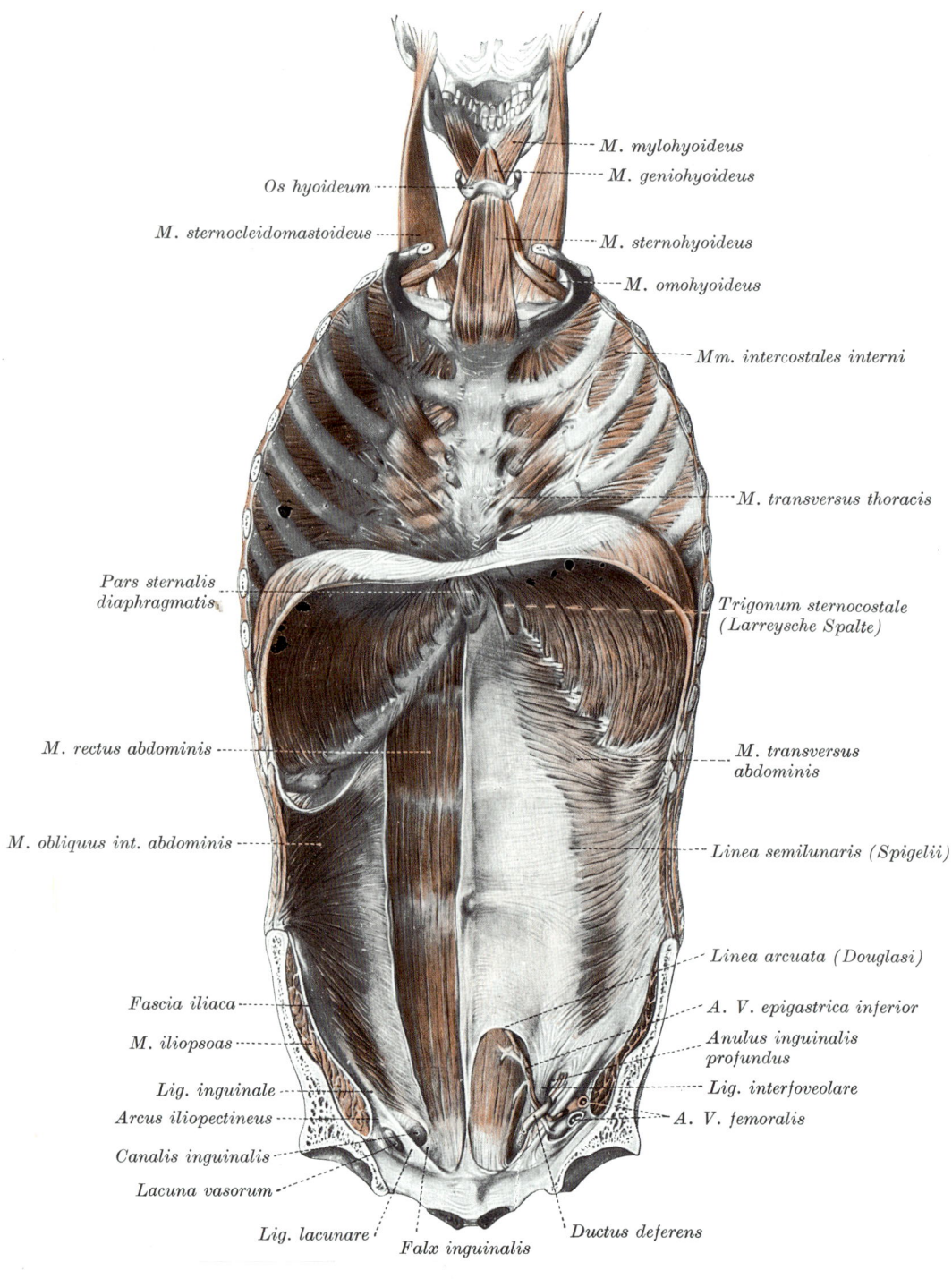

M. mylohyoideus

M. geniohyoideus

Os hyoideum

M. sternohyoideus

M. sternocleidomastoideus

M. omohyoideus

Mm. intercostales interni

M. transversus thoracis

Pars sternalis diaphragmatis

Trigonum sternocostale (Larreysche Spalte)

M. rectus abdominis

M. transversus abdominis

M. obliquus int. abdominis

Linea semilunaris (Spigelii)

Linea arcuata (Douglasi)

Fascia iliaca

A. V. epigastrica inferior

M. iliopsoas

Anulus inguinalis profundus

Lig. inguinale

Lig. interfoveolare

Arcus iliopectineus

A. V. femoralis

Canalis inguinalis

Lacuna vasorum

Lig. lacunare

Falx inguinalis

Ductus deferens

Abb. 4.3−26. Vordere Bauch- und Brustwand von dorsal. Das Bauchfell ist entfernt. Auf der linken Seite sind die hintere Rectus-scheide und der M. transversus abdominis abgetragen.

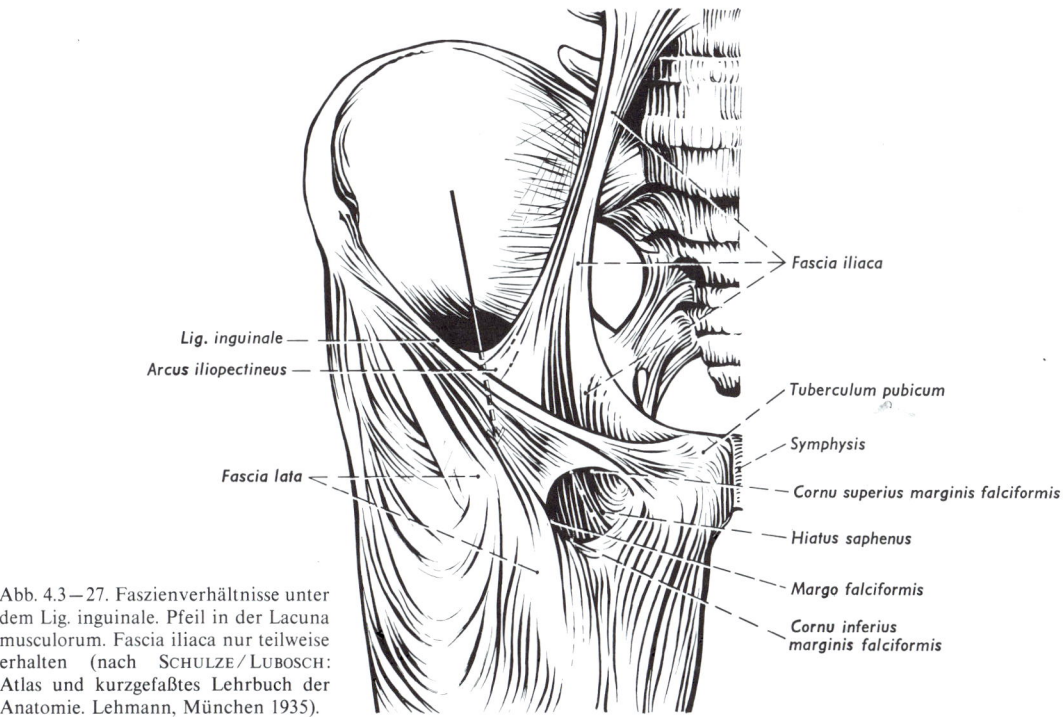

Fascia iliaca

Lig. inguinale —

Arcus iliopectineus —

Tuberculum pubicum

Symphysis

Fascia lata

Cornu superius marginis falciformis

Hiatus saphenus

Margo falciformis

Cornu inferius marginis falciformis

Abb. 4.3—27. Faszienverhältnisse unter dem Lig. inguinale. Pfeil in der Lacuna musculorum. Fascia iliaca nur teilweise erhalten (nach SCHULZE / LUBOSCH: Atlas und kurzgefaßtes Lehrbuch der Anatomie. Lehmann, München 1935).

Fasern des *Lig. lacunare* im *Lig. pectineale* fort. Auf diese Weise wird die Lacuna vasorum vollständig von Faserzügen umrahmt, deren einzelne Abschnitte verschiedene Namen tragen.

Zwischen dem Lig. lacunare und der Schenkelvene verbleibt eine Lücke in dem straffen Faserwerk, die von lockerem Bindegewebe, dem *Septum femorale* (CLOQUETI), Lymphgefäßen und gelegentlich durch einen Lymphknoten, dem sog. ROSEN-MÜLLER*schen Lymphknoten*, ausgefüllt ist. Die Umgrenzung dieses Raumes wird bei einem vorliegenden Schenkelbruch, *Hernia femoralis*, zum sog. Schenkelring, *Anulus femoralis*, verdichtet. Nach der Bauchhöhle zu ist die Lacuna vasorum von der Fascia transversalis und vom Peritoneum bedeckt. Die Fascie ist hier mit den bindegewebigen Scheiden der beiden großen Gefäße verwachsen. Herniae femorales kommen bei der Frau häufiger vor als beim Mann. Der Schenkelbruch liegt also unter dem Lig. inguinale und in der Regel medial von den Schenkelgefäßen. Er kann durch den scharfen Rand des Lig. lacunare eingeklemmt werden. Bei weiterem Vordringen gelangen die Brüche unter die Fascia lata und bilden dabei den sog. *Schenkelkanal* aus. Unterhalb des Leistenbandes liegt eine dünnere Stelle in der Oberschenkelfascie, die von einem verstärkten Rand, Margo falciformis, umfaßt wird, und die als *Hiatus saphenus* u. a. dem

Durchtritt der V. saphena magna aus ihrer epifascialen Lage zur tiefer gelegenen V. femoralis dient (Abb. 4.3—15 u. 4.3—27). Diese Öffnung kann die Austrittspforte der Schenkelhernien sein (Abb. 4.3—12), die damit unter die Haut gelangen. Der Schenkelkanal reicht also vom Schenkelring bis zum Margo falciformis.

Kurze Zusammenfassung: Leistenband, Lig. inguinale, von der Spina iliaca ant. sup. zum Tuberculum pubicum. Unter ihm lateral Lacuna musculorum für M. iliopsoas und N. femoralis, medial Lacuna vasorum für Schenkelgefäße, beide getrennt durch Arcus iliopectineus, der zur Eminentia iliopectinea zieht. Anulus femoralis zwischen den Schenkelgefäßen und dem Lig. lacunare, Durchtritt der Schenkelhernien, die unter die Fascia lata des Oberschenkels gelangen.

Leistenkanal (Abb. 4.3—29)

Oberhalb des Leistenbandes wird die Bauchwand in schräger Richtung vom Leistenkanal, *Canalis inguinalis*, durchsetzt, der von hinten lateral nach vorn medial verläuft und 4 bis 5 cm lang ist. Den gleichen Weg benutzt in der Entwicklung die Hoden, um hinter dem Bauchfell entlang der dorsalen Bauchwand in den Hodensack zu gelangen, sog. *Descensus testis* (Abb. 4.3—28). Bei diesem Vor-

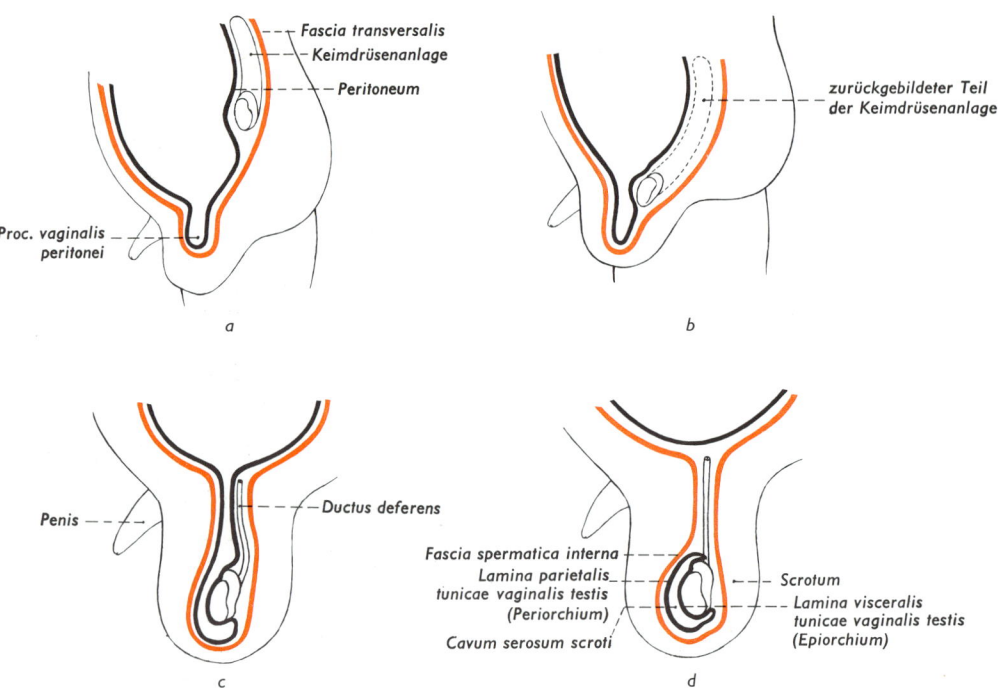

Abb. 4.3—28. Schema zur Verlagerung des Hodens aus der Bauchhöhle in das Scrotum (vier aufeinanderfolgende Stadien). Ausbildung des Proc. vaginalis peritonei und der Tunica vaginalis testis (unter Verwendung von Abbildungen aus RUGE/FELIX: Anleitungen zu den Präparierübungen an der menschlichen Leiche. 5. Aufl. Engelmann, Leipzig 1921 und SCHULZE/LUBOSCH: Atlas und kurzgefaßtes Lehrbuch der topographischen und angewandten Anatomie. Lehmann, München 1935).

gang haben Hoden, *Testis*, und Samenleiter, *Ductus deferens*, die innere und äußere Fascie der Bauchwand, *Fascia transversalis* und *Fascie des M. obliquus externus abdominis* als Hüllen erhalten. Hinzu kommt der *M. cremaster*, der sich von den inneren Schichten der Bauchdeckenmuskeln abgezweigt hat. Alle diese Hüllen umgeben den Ductus deferens mit begleitenden Gefäßen *(A. testicularis, Plexus pampiniformis, A. ductus deferentis, A. cremasterica)* und Nerven. Leitungsbahnen, interstitielles Bindegewebe und Hüllen bilden zusammen den sog. Samenstrang, *Funiculus spermaticus, der den Leistenkanal bündig ausfüllt. Auf dem Weg von innen nach außen gewinnt der Funiculus spermaticus Bestandteile, die als Hüllen von den Schichten der Bauchwand abstammen (vgl. die Tabelle über Hodenhüllen und Schichten der Bauchwand). Bei der Frau ist der Leistenkanal kürzer und von geringerem Durchmesser. Er enthält das runde Mutterband, Lig. teres uteri, das sich innen am Tubenwinkel und außen im Corium der großen Schamlippen, Labia majora, befestigt.*

Die äußere Mündung des Leistenkanals, *Anulus inguinalis superficialis*, liegt etwa fingerbreit lateral vom Ansatz des Leistenbandes am Tuberculum pubicum und wird durch eine Lücke in der Aponeurose des M. obliquus externus abdominis gebildet (Abb. 4.3—15 u. Farbtafel II, Abb. 1). Die auseinanderweichenden Sehnenfasern, die als medialer und lateraler Schenkel, *Crus mediale* und *laterale*, unterschieden werden, sind oben durch querverlaufende Fasern, *Fibrae intercrurales*, die den Spalt überbrücken, zusammengehalten (Farbtafel II, Abb. 1). Der Boden des äußeren Leistenringes wird durch Faserzüge, die sich vom Leistenband nach oben hin zurückbiegen, ausgerundet, *Lig. reflexum*, und damit ein Gegenstück zu dem nach abwärts strahlenden *Lig. lacunare* bilden.

Der äußere Leistenring ist beim Mann durch die Haut zu tasten, wenn man mit der Fingerkuppe dem Samenstrang folgt und die verschiebliche Haut der Hodensackwurzel einstülpt.

Die Wände des Leistenkanals bestehen im wesentlichen aus sehnigem Material. Von Muskeln reicht nur die untere Kante des Obliquus internus und des Transversus an die obere Wand des Leistenkanals, so daß in der Nähe der inneren Mündung die obere Wand fleischig begrenzt wird.

Die Fasern des Lig. reflexum lassen sich ebenso wie die Fibrae intercrurales oft bis zur Linea alba

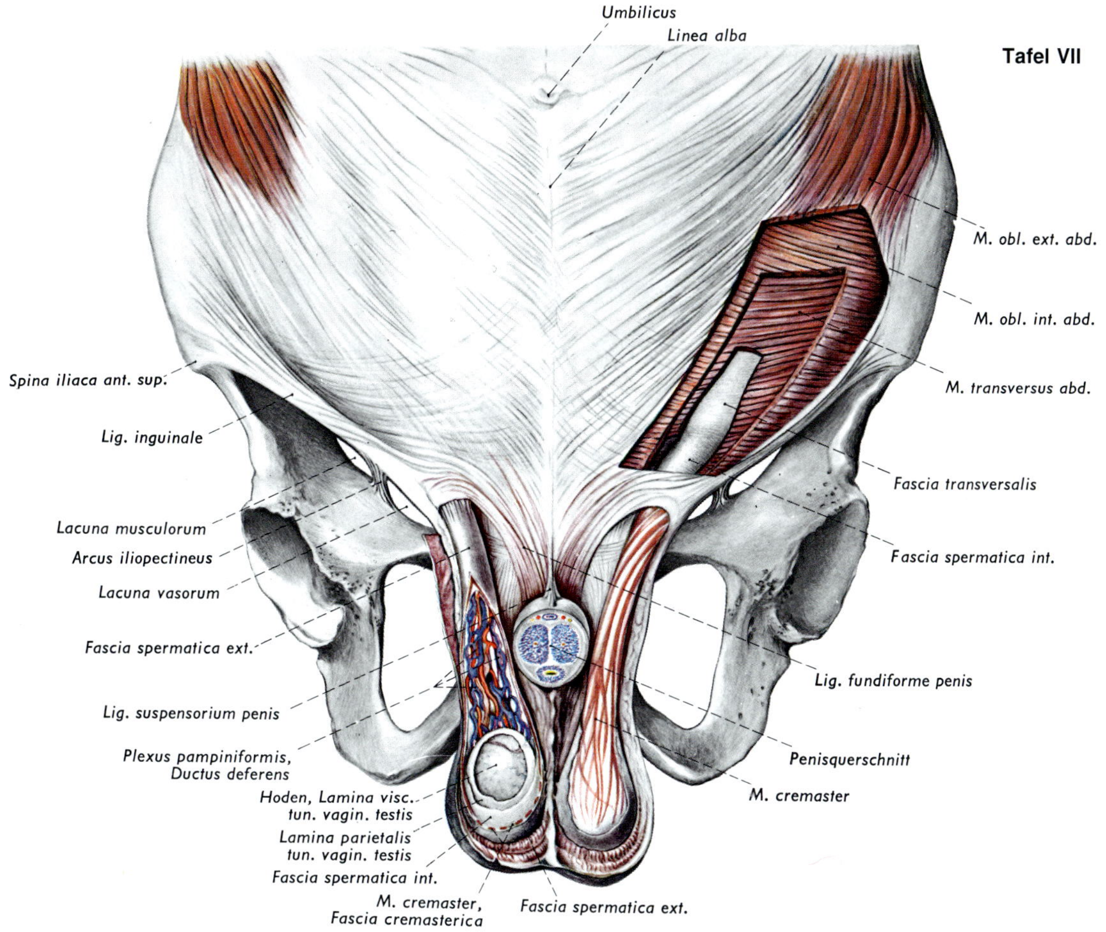

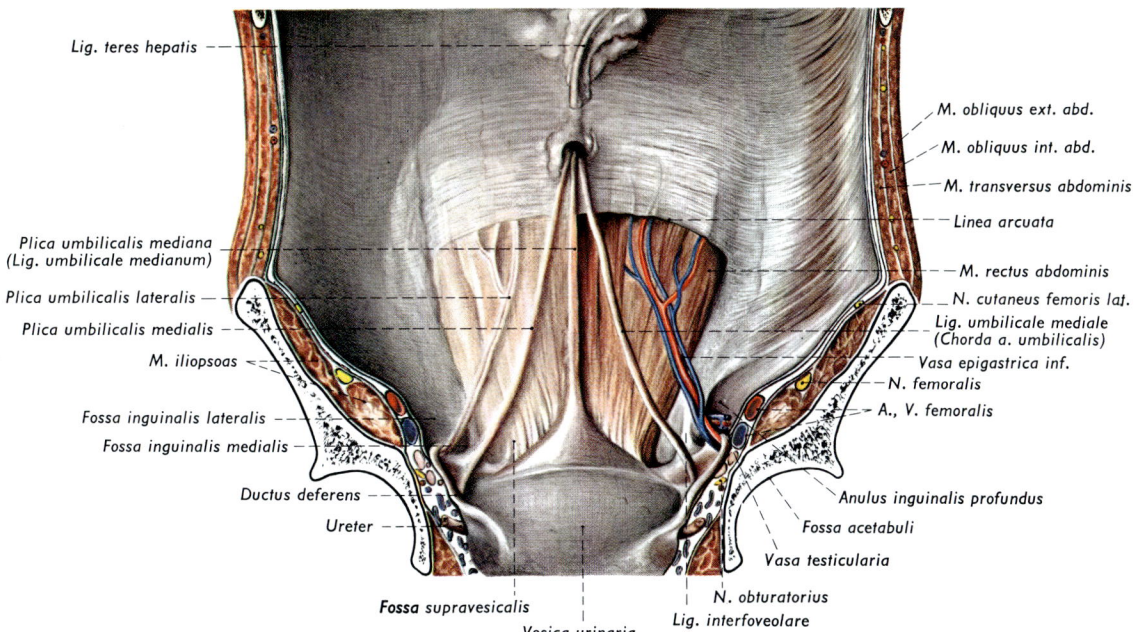

Abb. 1. Umbilicus
Linea alba

M. obl. ext. abd.

M. obl. int. abd.

M. transversus abd.

Spina iliaca ant. sup.

Lig. inguinale

Fascia transversalis

Lacuna musculorum

Arcus iliopectineus

Lacuna vasorum

Fascia spermatica int.

Fascia spermatica ext.

Lig. suspensorium penis

Lig. fundiforme penis

Penisquerschnitt

M. cremaster

Plexus pampiniformis,
Ductus deferens

Hoden, Lamina visc.
tun. vagin. testis

Lamina parietalis
tun. vagin. testis

Fascia spermatica int.

M. cremaster,
Fascia cremasterica

Fascia spermatica ext.

Abb. 1. Schichten der Bauchdecken und des Samenstranges sowie Hodenhüllen.

Lig. teres hepatis

M. obliquus ext. abd.

M. obliquus int. abd.

M. transversus abdominis

Linea arcuata

Plica umbilicalis mediana
(Lig. umbilicale medianum)

M. rectus abdominis

N. cutaneus femoris lat.

Plica umbilicalis lateralis

Plica umbilicalis medialis

Lig. umbilicale mediale
(Chorda a. umbilicalis)

M. iliopsoas

Vasa epigastrica inf.

N. femoralis

A., V. femoralis

Fossa inguinalis lateralis

Fossa inguinalis medialis

Ductus deferens

Anulus inguinalis profundus

Ureter

Fossa acetabuli

Vasa testicularia

Fossa supravesicalis

N. obturatorius

Vesica urinaria

Lig. interfoveolare

Abb. 2. Vordere Bauchwand mit Nabelbändern und Leistengruben von dorsal. Becken frontal in Höhe der Hüftgelenk-
pfannen durchgesägt. Rechts im Bild sind parietales Peritoneum und Fascia transversalis zur Darstellung des Lig. umbilicale mediale und der Vasa epigastrica inferiora entfernt.

verfolgen. Die Ausrundung von Lücken in bindegewebigen Häuten durch sichelförmige Faserzüge
ist ein allgemeines Konstruktionsprinzip. Solche
Margines falciformes lassen sich auch künstlich erzeugen. Wenn man Seitenfäden quer durch eine
Fascie zieht, so bilden sich an der Durchschnittsstel-
le nach einiger Zeit bogenförmige Ränder. So sind
auch alle Kanäle in der Umgebung des Leistenbandes an ihren Mündungen von Sichelbändern umrahmt als Ausdruck für die Neigung des Bindegewebes, die Inhalte einzuwickeln.

Das Innenrelief der vorderen Bauchwand
(Abb. 4.3—26 u. Farbtafel II, Abb. 2)

Die hintere Wand des Leistenkanals ist dünner
als die vordere und besteht, abgesehen vom Bauchfell, aus der Fascia transversalis, die hier Verstär-
kungszüge besitzt. Der kräftigste, der auch durch
Muskelfasern verstärkt sein kann, ist das *Lig. interfoveolare* (Abb. 4.3—26 u. Farbtafel II, Abb. 2), so
genannt, weil das darüberliegende Bauchfell sich
zu beiden Seiten grubig vertieft. Unter der seitlichen
Grube, *Fossa inguinalis lateralis*, liegt die innere Öffnung des Leistenkanals, *Anulus inguinalis profundus* (Abb. 4.3—26 u. Farbtafel II, Abb. 2). Hier tritt
der Samenleiter, umhüllt von der Fascia transversalis, in den Leistenkanal ein. Diese Ausstülpung der
Fascia transversalis wird medial von einer scharf-
randigen, sichelförmigen Kante der Transversus-
aponeurose, *Falx inguinalis*, begrenzt (Abb. 4.3—
26).

Die mediale Grube, *Fossa inguinalis medialis*, die
individuell sehr verschieden ausgebildet ist (Farbtafel II, Abb. 2), bezeichnet die schwächste Stelle der
vorderen Bauchwand, da ihr gegenüber auf der
Außenseite der äußere Leistenring liegt.

Wenn Eingeweide die schwache Wand der medialen Leistengrube nach außen drücken, erscheint
der Bruchsack am äußeren Leistenring und gelangt
hier zunächst unter die Haut. Bei weiterer Vergrößerung kann er neben dem Samenstrang in den

Hodensack vordringen. Diese Leistenbrüche nennt
man *innere, mediale* oder *direkte, Herniae inguinales
internae sive mediales sive directae*, (Abb. 4.3—29).
Dringen hingegen von der Fossa inguinalis lateralis
Baucheingeweide vor, so folgen sie dem schräg
verlaufenden Leistenkanal und können auf diesem
Weg, im oder am Samenstrang liegend, in den Hodensack gelangen. Eine wichtige Grenzmarke zwischen medialen und lateralen Leistenbrüchen bilden
die Vasa epigastrica, die das Bauchfell zu einer
niedrigen Falte, *Plica umbilicalis lateralis*, anheben
und zwischen der Fossa inguinalis medialis und
lateralis in die Höhe steigen (Farbtafel IV, Abb. 2).
Bei *direkten* Leistenbrüchen liegt der Bruchhals medial, bei *indirekten* lateral dieser Gefäße (Abb. 4.3—
29).

Während nun die medialen, direkten Leistenbrüche stets erworben sind, können die *äußeren, lateralen*, oder *indirekten Hernien, Herniae externae sive
laterales sive indirectae*, erworben oder angeboren
sein. Zum Verständnis dieser Tatsache sei daran
erinnert, daß in der Embryonalzeit der peritoneale
Processus vaginalis im Scrotum liegt, und daß der
Hoden hinter dieser Bauchfellausstülpung aus seiner primär retroperitonealen und intraabdomina-
len Lage in das Scrotum verlagert wird (Abb. 4.3—
28). In der Regel bleibt nur der dem Hoden unmittelbar anliegende Teil des Bauchfells mit einem inneren und einem äußeren Blatt, *Laminae parietalis
et visceralis tunicae vaginalis testis*, erhalten, während der obere Verbindungsteil zum Peritonealsack
resorbiert wird (Abb. 4.3—28). Bleibt hingegen der
Processus vaginalis peritonei als kontinuierliche
Verbindung zwischen Cavum peritonei und Cavum serosum scroti oder partiell erhalten, besteht
eine angeborene Bruchanlage. Sie kann sich zur
Bruchpforte ausweiten, sobald Eingeweideteile
(wie Dünndarm, Caecum, Appendix vermiformis,
Omentum majus) in sie eindringen und sich skrotal-
wärts vorschieben (Abb. 4.3—29). Entsteht eine Kanalhernie bei resorbiertem Processus vaginalis peritonei, nimmt der Bruch den gleichen Weg, nur muß

Tabelle 8. *Vergleich der Hodenhüllen mit den Schichten der Bauchwand.*

Bauchwand	*Hodenhüllen*
Cutis	Tunica dartos
Fascia superficialis	Fascia spermatica externa
Äußere Muskelfascie	Fascia cremasterica
M. obliquus int. abdominis	
M. transversus abdominis	M. cremaster
Fascia transversalis	Fascia spermatica interna
Peritoneum	Tunica vaginalis testis
Peritoneum parietale	Lamina parietalis (Periorchium)
Cavum peritonei	Cavum serosum scroti
Peritoneum viscerale	Lamina visceralis (Epiorchium)

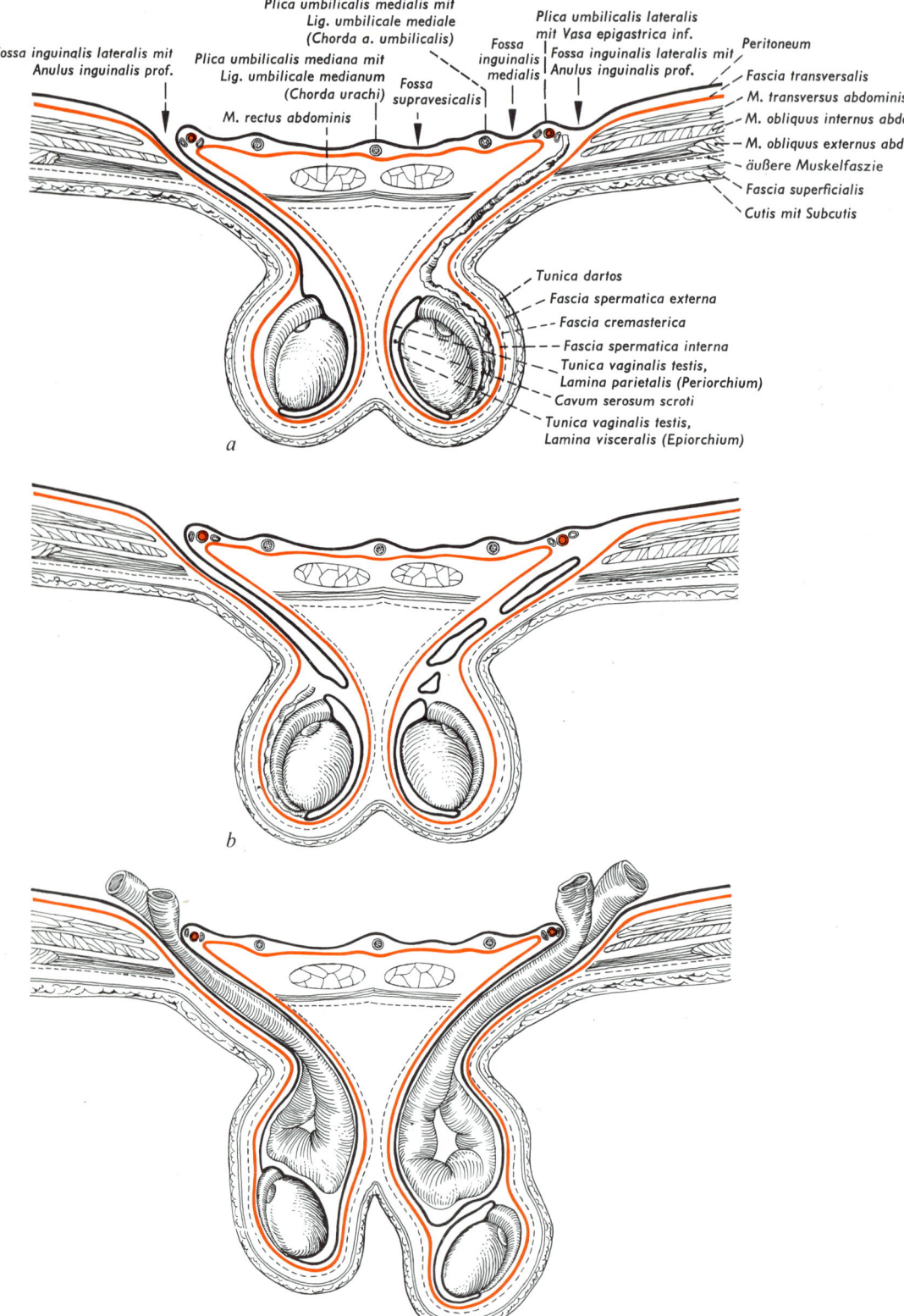

Fossa inguinalis lateralis mit
Anulus inguinalis prof.

Plica umbilicalis medialis mit
Lig. umbilicale mediale
(Chorda a. umbilicalis)

Plica umbilicalis mediana mit
Lig. umbilicale medianum
(Chorda urachi)

Fossa
supravesicalis

Fossa
inguinalis
medialis

M. rectus abdominis

Plica umbilicalis lateralis
mit Vasa epigastrica inf.

Fossa inguinalis lateralis mit
Anulus inguinalis prof.

Peritoneum

Fascia transversalis

M. transversus abdominis

M. obliquus internus abdominis

M. obliquus externus abdominis

äußere Muskelfaszie

Fascia superficialis

Cutis mit Subcutis

Tunica dartos

Fascia spermatica externa

Fascia cremasterica

Fascia spermatica interna

Tunica vaginalis testis,
Lamina parietalis (Periorchium)

Cavum serosum scroti

Tunica vaginalis testis,
Lamina visceralis (Epiorchium)

a

b

c

Abb. 4.3−29. Schemata zur Anatomie des Leistenkanals, der Hodenhüllen und der direkten und indirekten Leistenbrüche (nach SCHULZE / LUBOSCH: Atlas und kurzgefaßtes Lehrbuch der topographischen und angewandten Anatomie. Lehmann, München 1935).

Transversalschnitte durch die vordere Bauchwand jeweils in Höhe des Leistenkanals; Scrotum aus didaktischen Gründen in diese Ebene mit einbezogen.
a) Linke Bildhälfte: Der Proc. vaginalis peritonei ist vollständig erhalten, so daß Cavum peritonei und Cavum serosum scroti frei miteinander kommunizieren. Die Entstehung einer angeborenen (Kanal-)Hernie ist präformiert.
Rechte Bildhälfte: Regelfall; vom Proc. vaginalis peritonei sind nur die Laminae parietalis et visceralis der Tunica vaginalis testis erhalten geblieben, die das in sich geschlossene, d. h. von der Bauchhöhle völlig getrennte Cavum serosum scroti begrenzen.
b) Linke Bildhälfte: Proc. vaginalis peritonei teilweise erhalten, doch getrennt von der Tunica vaginalis testis. Der Inhalt einer Kanalhernie ist in diesem Fall vom Hoden durch drei seröse Blätter getrennt.

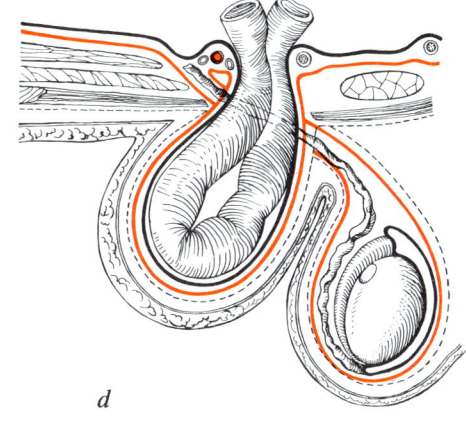

d

Rechte Bildhälfte: Proc. vaginalis vom Peritoneum zwar abgetrennt, aber innerhalb des Leistenkanals und des Scrotum in Resten erhalten.
c) Kanalhernien. Linke Bildhälfte: äußere, laterale, indirekte oder angeborene Hernie bei vollständig erhaltenem Proc. vaginalis peritonei
Rechte Bildhälfte: Kanalhernie bei teilweise erhaltenem Proc. vaginalis bzw. bei sekundär durch einen Bruchsack in Leistenkanal und Scrotum geschobenem Peritonealsack. Cavum serosum scroti vom Cavum peritonei getrennt. Arteria epigastrica inferior jeweils *medial* des durch den inneren Leistenring ziehenden Bruchsackes tastbar.
d) Innerer, medialer, direkter oder erworbener Leistenbruch. Innere Bruchpforte: Fossa inguinalis medialis. Arteria epigastrica inferior *lateral* des reponierten Bruchsackes tastbar.

der Bruchinhalt einen neuen Peritonealsack vor sich herschieben. In diesem Fall ist der Hoden vom Hernieninhalt durch *drei* Peritonealblätter getrennt (Abb. 4.3−29), ähnlich wie beim direkten Bruch; nur folgt bei letzterem der Bruchsack nicht dem Samenstrang und schieb sich nicht durch die Fossa inguinalis lateralis, sondern durch die Fossa inguinalis medialis zum äußeren Leistenring vor (Abb. 4.3−29). Im Gegensatz zu den Schenkelbrüchen sind Leistenbrüche beim Mann häufiger als bei der Frau. Der laterale, indirekte Leistenbruch ist der am häufigsten vorkommende Bruch überhaupt.

Schenkelbrüche liegen unterhalb, Leistenbrüche oberhalb des Lig. inguinale.

Alle Stellen im Gefüge der Bauchwand, an denen Muskellücken vorhanden sind, können als Orte geringeren Widerstandes zu Bruchpforten werden. So können besonders bei Kindern durch den Nabelring Brüche hervortreten. Auch kleinere Lücken im Bereich der Linea alba oberhalb und unterhalb des Nabels werden gelegentlich zu Bruchpforten ausgeweitet (Abb. 4.3−12).

Hier sei auch das Trigonum lumbale erwähnt, das am Rücken durch das Auseinanderweichen der Muskelränder des M. obliquus externus abdominis und des M. latissimus dorsi mehr oder weniger ausgedehnt vorhanden ist. Die Basis dieses Dreiecks wird vom Beckenkamm gebildet; seine Spitze weist nach kranial, in seiner Tiefe kommt nach Entfer-

nung eines Fettpolsters der M. obliquus internus abdominis zum Vorschein. Durch das *trigonum lumbale* ziehen die (seltenen) nach PETIT benannten Hernien.

Lücken im Muskelbelag des kleinen Beckens können ebenfalls zu Bruchpforten erweitert werden *(herniae obturatoria, ischiadica und perinealis)*.

Betrachtet man bei erhaltenem Peritoneum die vordere Bauchwand von der Innenseite (Farbtafel II, Abb. 2), sieht man drei Bauchfellfalten, die durch die drei Nabelbänder verursacht werden und ein gleichschenkliges Dreieck, dessen Spitze im Nabel liegt, bilden. Die Schenkel des Dreiecks sind die beiden *Ligg. umbilicalia medialia*, die aus den obliterierten Nabelarterien (,,Chordae aa. umbilicalium") hervorgegangen sind, und medial von der Plica umbilicalis lateralis mit den Vasa epigastrica inferiora liegen. In der Medianebene auf der Innenseite der vorderen Bauchwand verläuft zwischen Harnblase und Nabel das *Lig. umbilicale medianum* mit dem obliterierten Stiel der Allantoisblase (,,Chorda urachi").

Die drei Nabelbänder stellen keineswegs bedeutungslos gewordene Restgebilde fetaler Leistungswege dar, sondern ihnen kommt eine nicht unbeträchtliche mechanische Bedeutung im Sinn von Längsgurten zur Verstärkung der vorderen Bauchwand zu, der hier das hinterste Blatt der Rektusscheide fehlt (Farbtafel II, Abb. 2).

Kurze Zusammenfassung: Leistenkanal, Canalis inguinalis, durchsetzt über dem Leistenband schräg die Bauchwand; Inhalt: Samenstrang, Funiculus spermaticus, bei ♂ Rundes Mutterband, Lig. teres uteri, bei ♀ Anulus inguinalis superficialis mit Crus mediale et laterale sowie Fibrae intercrurales, Anulus inguinalis profundus in der Fossa inguinalis lateralis seitlich der Plica umbilicalis lateralis. Indirekte und direkte Leistenbrüche. Fossa inguinalis medialis gegenüber dem äußeren Leistenring, Eintrittsstelle der direkten Leistenhernien. Kanalhernien bei offenem Processus vaginalis peritonei oft angeboren. Drei Nabelfalten: Plica umbilicalis mediana mit Lig. umbilicale medianum (Chorda urachi), Plicae umbilicales mediales mit Ligg. umbilicalia medialia (Chordae aa. umbilicalium), seitlich davon die Plicae umbilicales laterales mit A. und V. epigastrica inferior.

Muskeln des Thorax

Zwerchfell

Die Bauchhöhle bekommt durch den Gürtel der Bauchmuskeln nach außen hin einen weichen Abschluß und durch das Zwerchfell eine muskulöse Trennwand gegen die Brusthöhle. Eine solche muskulöse Scheide zwischen Brust- und Bauchhöhle besitzen nur Säugetiere. Würde es sich um eine quergestellte Muskelschicht handeln, könnte diese durch ihre Kontraktion nur den Querschnitt der Leibeshöhle an der betreffenden Stelle verkleinern. Da sich das Zwerchfell jedoch kuppelförmig gegen die Brusthöhle vorwölbt, kann es sich zwischen Brust- und Bauchhöhle hin- und herbewegen, also die eine Höhle auf Kosten der anderen vergrößern.

Ohne die Existenz eines Zwerchfells müßte die Verkleinerung der gemeinschaftlichen Leibeshöhle, z. B. durch die Wirkung der Bauchmuskeln, zu einer Druckerhöhung im ganzen Raum führen und direkt auf die Lungen im Sinn einer Ausatmung wirken. Durch die Teilung der Leibeshöhle in zwei vom Zwerchfell geschiedene Kammern kann aber in der Brusthöhle ein geringerer Druck aufrechterhalten werden als in der Bauchhöhle. Dieses Druckgefälle bedeutet eine Begünstigung des Kreislaufs durch Entlastung des Herzens.

Stammesgeschichtlich und vielleicht auch ontogenetisch gehört das Diaphragma zur Halsmuskulatur. Das Muskelmaterial soll vor allem aus dem 3. bis 5. Zervikalsegment stammen und zusammen mit dem Herzen in den Thorax einwandern. Die Versorgung des Zwerchfells erfolgt deshalb aus einem Halsnerven, dem *N. phrenicus*, der bei der Wanderung mitgenommen wird und dadurch sei-

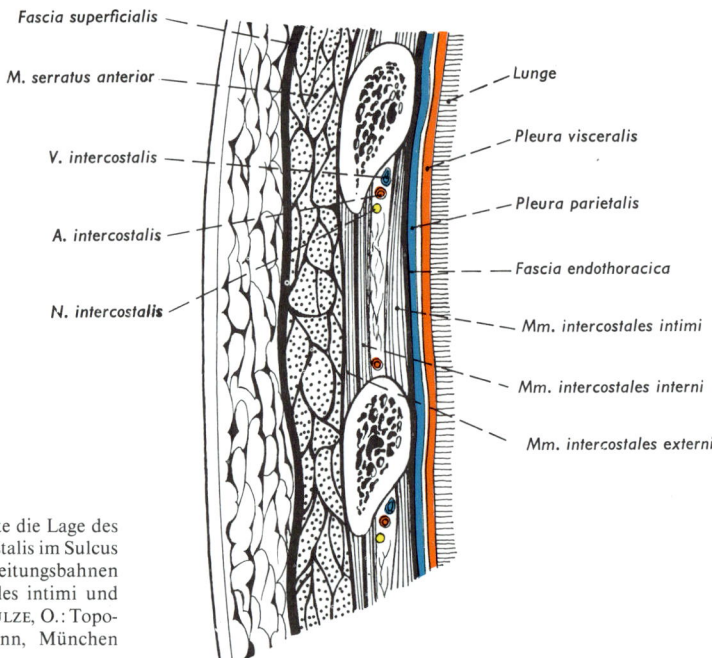

Fascia superficialis

M. serratus anterior

V. intercostalis

A. intercostalis

N. intercostalis

Lunge

Pleura visceralis

Pleura parietalis

Fascia endothoracica

Mm. intercostales intimi

Mm. intercostales interni

Mm. intercostales externi

Abb. 4.3–30. Bau der Brustwand. Beachte die Lage des Nervus, der Arteria und der Vena intercostalis im Sulcus costae. Die Stämme der intercostalen Leitungsbahnen verlaufen zwischen den Mm. intercostales intimi und den Mm. intercostales interni (nach SCHULZE, O.: Topographische Anatomie. 3. Aufl. Lehmann, München 1921).

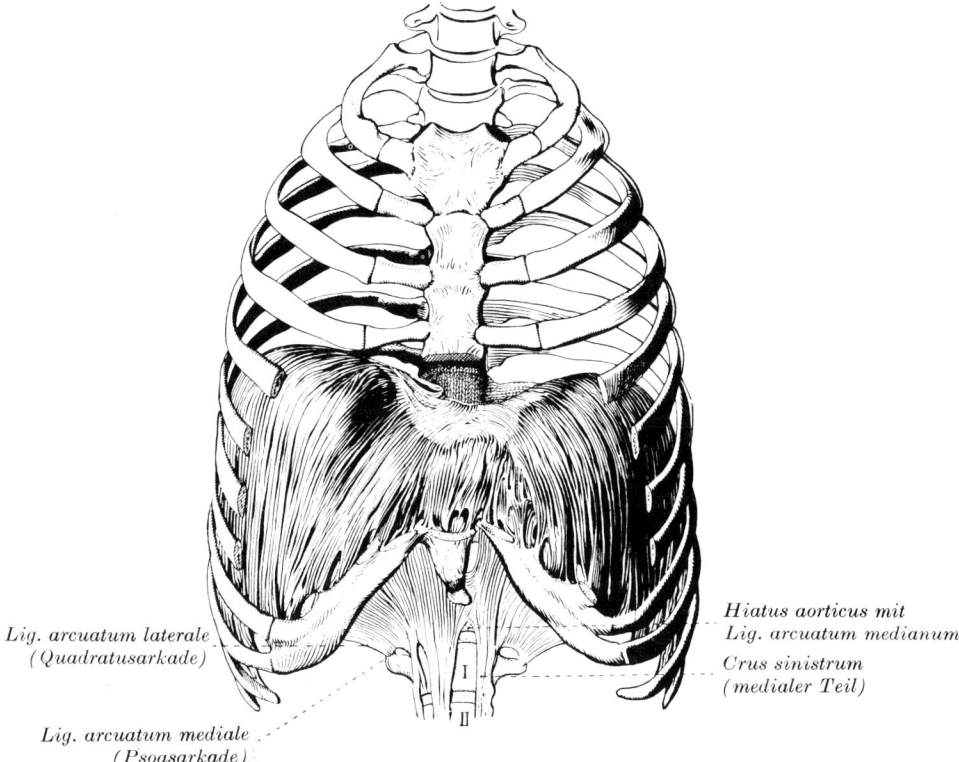

Lig. arcuatum laterale
(Quadratusarkade)

Hiatus aorticus mit
Lig. arcuatum medianum

Crus sinistrum
(medialer Teil)

Lig. arcuatum mediale
(Psoasarkade)

Abb. 4.3—31. Zwerchfell (Leichenstellung) im Thorax von vorn und etwas von oben gesehen. Teile des Brustkorbes entfernt. I, II = 1. und 2. Lendenwirbelkörper.

nen langen Verlauf bekommt. So erklärt sich die große Entfernung des Muskels von der Abgangsstelle seines Nerven aus dem Halsmark.

Das Zwerchfell haftet am gesamten Umfang der unteren Thoraxapertur; es entspringt also an der Wirbelsäule, den Rippen und dem Schwertfortsatz des Brustbeins (Abb. 4.3—31). Danach unterscheidet man an ihm eine *Pars lumbalis*, eine *Pars costalis* und eine *Pars sternalis*. Von dem genannten Skelettrahmen aus streben die Muskelfasern aufwärts und krümmen sich zu einer zentralen sehnigen Platte, dem *Centrum tendineum*. Die Kuppel des Diaphragma ist in der Mitte leicht eingedellt, wodurch zwei Erhebungen, die rechte und linke Zwerchfellkuppel, entstehen. Die mittlere Abflachung ist teilweise durch das aufliegende Herz hervorgerufen. Da das Herz nach links verschoben ist, liegt rechts von ihm das größere Zwerchfellfeld, das sich mehr emporwölben kann, als es dem kleineren linken Feld möglich ist. Unter der rechten Zwerchfellkuppel findet der größere Teil der Leber Platz. So entspricht die Asymmetrie des Zwerchfells der Asymmetrie der benachbarten Eingeweide.

Da der Knochenrahmen der unteren Thorax-apertur von vorn nach hinten absteigt, ragt der Zwerchfellursprung dorsal weiter nach abwärts als ventral; außerdem steht die Konkavität nicht genau nach kaudal, sondern nach vorn und unten. Die das Zwerchfell passierenden Leitungsbahnen sind in wenigen Durchlässen zusammengedrängt, wodurch eine vielfache Durchlöcherung des Zwerchfells vermieden wird.

Die Pars lumbalis entspringt mit dem *Crus dextrum* und dem *Crus sinistrum* von der Lendenwirbelsäule und der letzten Rippe. Der mediale Teil des Crus sinistrum kommt von den Körpern des 3.—1. Lendenwirbels und den dazwischen liegenden Disci intervertebrales sowie von zwei sehnigen Bögen, den sog. HALLERschen Bögen. Sie ziehen von der Seitenfläche des 1. oder 2. Lendenwirbels über den M. psoas zur Spitze des Processus costarius, *Psoasarkade, Lig. arcuatum mediale*, sowie vom Seitenfortsatz des 1. Lendenwirbels, den M. quadratus lumborum überspannend, zur Spitze der 12. Rippe, *Quadratusarkade, Lig. arcuatum laterale*.

Das Crus dextrum der Pars lumbalis entspringt mit seinem medialen Teil meist um einen Lendenwirbel tiefer als das Crus sinistrum.

Zwischen den medialen und lateralen Ursprüngen der Crura gelangt der *Grenzstrang des Sympathicus* aus dem Brust- in den Bauchraum.

Die medialen Ursprungssehnen der Pars lumbalis des rechten und linken Zwerchfellschenkels lassen oft jeweils zwei Zipfel erkennen, zwischen denen die Nn. splanchnici major et minor sowie rechts die V. azygos bzw. links die V. hemiazygos verlaufen. Die von der Wirbelsäule kommenden Fasern des Crus dextrum und des Crus sinistrum der Pars lumbalis vereinigen sich nach kranial zu einem sehnigen Bogen, dem *Lig. arcuatum medianum*, und bilden in Höhe des 1. Lendenwirbels den Aortenschlitz, *Hiatus aorticus*, für den Durchtritt der *Aorta* und des dorsal von ihr liegenden Milchbrustganges, *Ductus thoracicus*. Ventral des Aortenschlitzes können sich die Muskelfasern überkreuzen und nach kurzem

Verlauf wieder auseinanderweichen. Sie umrahmen so eine weitere Durchtrittsöffnung, den *Hiatus oesophageus*, für Speiseröhre sowie *Truncus vagalis dexter et sinister*.

Die Pars costalis entspringt von der Knorpelinnenfläche der 6 kaudalen Rippen und greift dabei zwischen die Ursprungszacken des Transversus abdominis (Abb. 4.3—26). Die vorn seitlich von der 8. bis 9. Rippe kommenden Muskelfasern sind die längsten; sie können eine im Röntgenbild sichtbare Furche auf der gerundeten Zwerchfelloberfläche erzeugen.

Die Pars sternalis (Abb. 4.3—31) ist die kleinste und kürzeste Portion, sie entspringt von der Rückfläche des Schwertfortsatzes und dem hinteren Blatt der Rektusscheide. Zwischen Pars sternalis und costalis bleibt das kleine muskelfreie *Trigonum sterno-*

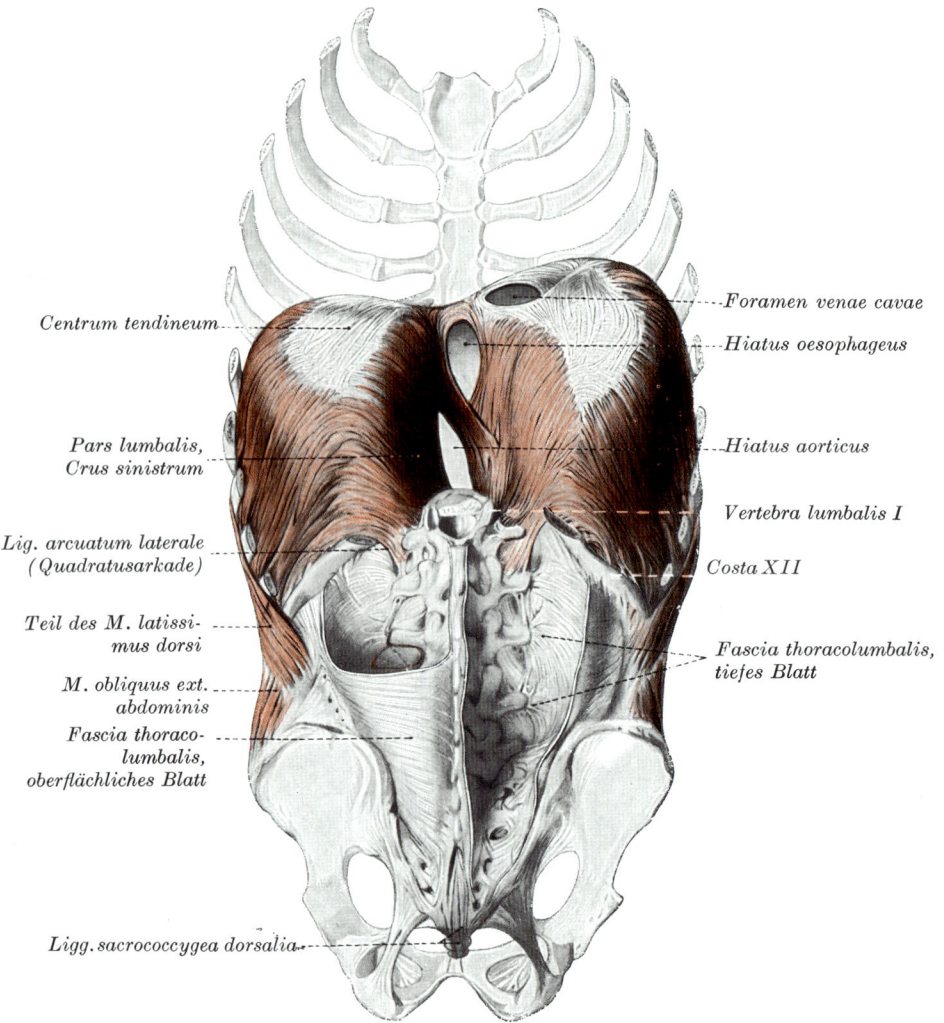

Abb. 4.3—32. Zwerchfell von dorsal. Wirbelsäule bis zum 1. Lendenwirbel entfernt. Faszienumscheidung des Erector spinae.

costale, das auch als LARREYsche Spalte bezeichnet wird (Abb. 4.3—26). Hier sind die *A.* und *V. thoracica interna* zu finden, die nach ihrem Durchtritt durch das Zwerchfell als *A.* bzw. *V. epigastrica superior* weiterverlaufen. Pathologischerweise können durch die LARREYsche Spalte *Zwerchfellhernien* ziehen und sich entzündliche Prozesse zwischen Brust- und Bauchhöhle ausbreiten.

Das Centrum tendineum besitzt die Form eines Kleeblattes, auf dessen vorderem Blatt das Herz mit dem Herzbeutel ruht. Zwischen rechtem und vorderem Blatt umrahmen die Sehnenfasern eine Öffnung für den Durchtritt der unteren Hohlvene, *Foramen venae cavae*.

Die Sehnenfasern des Centrum tendineum verbinden die gegenüberstehenden Muskelfasern untereinander. Wäre das Centrum tendineum kreisförmig, müßten alle Sehnenfasern zum Mittelpunkt des Kreises verlaufen. Durch die Kleeblattform kommt es zu fast rechtwinkligen Überschneidungen und teilweise kurvenförmigem Verlauf der Sehnenfasern (Abb. 4.3—32). Die längsten Muskelsehnenzüge beginnen mit Muskelfasern, die in die untere Konvexität der seitlichen Blätter einstrahlen und aus dem ventralen Umfang der Zentralsehne wieder austreten, um als Muskelfasern an die sternalen Rippenstücke heranzutreten.

Die zur Brusthöhle wie die zur Bauchhöhle gewandten Oberflächen des Zwerchfellmuskels sind von je einer Fascie bedeckt, der *Fascia phrenicopleuralis* und der *Fascia phrenicosubperitonealis*, die ihrerseits — bestimmte Zonen ausgenommen — durch seriöse Häute, kranial die *Pleura diaphragmatica* und kaudal das *Peritoneum parietale*, abgedichtet werden.

Zwerchfellhernien, *Hernia diaphragmaticae*, können durch den Hiatus oesophageus („Hiatushernien") oder durch angeborene Lücken in der Zerchfellmuskulatur von der Bauchhöhle in die Brusthöhle gleiten. Erst in den letzten Jahren wurden verschiedene Arten von *Herniae diaphragmaticae hiatus oesophagei* genauer gegeneinander abgegrenzt und entsprechende operative Behandlungsmethoden entwickelt. Unter Schluckauf, *Singultus*, versteht man unwillkürliche krampfhafte Zuckungen der Zwerchfellmuskulatur, die mit einem unverkennbaren Einatmungsgeräusch einhergehen. Zu anhaltendem Singultus kann es bei entzündlichen Reizungen des Zwerchfells (z. B. bei Pleuritis und Peritonitis), auch bei bestimmten Virusinfektionen und bei Erkrankungen des Atemzentrums kommen.

Innervation: N. phrenicus aus dem Plexus cervicalis, C_4 (C_3—C_5). Außer dem Hauptstamm des N. phrenicus gibt es Fälle mit sog. *Nebenphrenici*, die z. T. vom N. subclavius abstammen. Zur Ruhigstellung einer Zwerchfellseite (z. B. bei Lungentuberkulose) wird der entsprechende N. phrenicus auf dem M. scalenus anterior aufgesucht und durchtrennt *(Phrenicotomie)* oder mit einer Klemme gequetscht. Hierdurch kommt es temporär zum Hochstand der gelähmten Zwerchfellhälfte in maximaler Exspirationsstellung und zur Ruhigstellung einer Lunge mit Kompression ihres Unterlappens. Dauernde und vollständige Lähmung einer Zwerchfellhälfte wird durch die *Phrenicusexairese* erreicht, bei der der N. phrenicus durchgeschnitten und ein Stück seines distalen Endes herausgezogen werden.

Zwischenrippenmuskeln

Die Mm. intercostales sind metamere Muskeln, in denen sich die alte Myotomgliederung noch deutlich zeigt. Sie findet sich im Anschluß an die kurzen, ebenfalls metameren Wirbelsäulenmuskeln, zu denen sich auch Übergänge zeigen. So können die Mm. intertransversarii des Hals- und Lendenbereiches, *Mm. intertransversarii anteriores cervicis* und *Mm. intertransversarii laterales lumborum*, als Interkostalmuskeln betrachtet werden, deren rudimentäre Rippen mit den Wirbeln verschmolzen sind.

Mm. intercostales externi (Abb. 4.2—9) verlaufen in den Zwischenrippenräumen schräg von hinten oben nach vorn unten, also in der Richtung der Faserung des Obliquus externus abdominis. Sie beginnen hinten an den Tubercula costarum und enden vorn am Beginn der Rippenknorpel, indem sie zugleich an Masse abnehmen. Zwischen den Knorpeln werden sie zu sehnigen Streifen, *Membrana intercostalis externa*.

Mm. intercostales interni (Abb. 4.2—9) verlaufen in umgekehrter Richtung, also gleichsinnig mit der Faserung des Obliquus internus abdominis, in den sie sich häufig ohne Unterbrechungen fortsetzen. Vorn reichen sie bis zum Brustbein, hinten werden sie dünner und enden an den Rippenwinkeln. Von hier bis zur Wirbelsäule hin findet sich nur eine aponeurotische Membran, durch die die Mm. intercostales externi sowie die interkostalen Blutgefäße und Nerven durchschimmern. Auf der Strecke zwischen den Rippenknorpeln werden sie auch als *Mm. intercartilaginei* bezeichnet.

Durch einen bindegewebigen Spaltraum, in dem die Interkostalgefäße und der N. intercostalis verlaufen, sind von den Mm. intercostales interni die *Mm. intercostales intimi* abgetrennt. Die Grenze zwischen den beiden im Grunde zusammengehörenden Muskeln ist also stets durch die Lage der interkostalen Leitungsbahnen bestimmbar (s. Abb. 4.3—30). In der Richtung ihres Verlaufs entsprechen sie den Fasern der Mm. intercostales interni.

Die vordere Brustwand enthält also genau wie die Bauchwand ein dreischichtiges Muskelsystem.

Mm. subcostales. Sofern die Intercostales interni 1 bis 2 Rippen überspringen, entstehen längere Muskelplatten, die meist nur in der Nähe der Rippenwinkel vorhanden sind und als *Mm. subcostales* bezeichnet werden.

Innervation der Interkostalmuskulatur aus den entsprechenden Interkostalnerven.

M. transversus thoracis (Abb. 4.3—26). Er kann als Fortsetzung des M. transversus abdominis auf die Hinterfläche der vorderen Brustwand betrachtet werden. Jedoch verlaufen nur die untersten Fasern quer; die obersten, die bis zur 2. Rippe reichen, ziehen in der Längsrichtung, zwischen beiden finden sich schräge Züge. Die Muskelzacken strahlen von der Innenfläche des Brustbeins aus und divergieren zu den Rippen; im ganzen bilden sie eine dreieckige Figur.

Innervation: 2. bis 6. Interkostalnerv.

Auch die Muskeln der Scalenusgruppe, *Mm. scaleni anterior, medius et posterior* (Abb. 4.3—33), können zu den Zwischenrippenmuskeln gezählt werden, da sie von den Rippenresten in den Querfortsätzen der Halswirbelsäule entspringen und zu echten Rippen ziehen. Reste einer metameren Gliederung, wie sie bei den äußeren und inneren Interkostalmuskeln so deutlich in Erscheinung tritt, lassen sie nur noch in den Ausnahmefällen, in denen sehnige Einschüsse vorhanden sind, erkennen.

Die Mm. scaleni bilden ein spitzes Dach, das die obere Thoraxapertur teilweise abschließt, und unter dem die Lungenspitze mit den Pleurakuppeln liegt.

Der *M. scalenus anterior* (Abb. 4.3—33) entspringt von den vorderen Höckern der Querfortsätze des 3. bis 6. Halswirbels und verläuft zum *Tuberculum M. scaleni anterioris* der 1. Rippe.

Der stärkste Muskel der Gruppe ist der *M. scalenus medius* (Abb. 4.3—33). Er entspringt von den vorderen Höckern des 3. bis 7., gelegentlich auch aller Halswirbel und inseriert hinter dem *Sulcus a. subclaviae* an der 1. Rippe. Einzelne Bündel reichen bis zur 2. Rippe.

Zwischen Scalenus anterior und medius findet sich ein Spalt, die sog. *Scalenuslücke*, durch die das Armnervengeflecht, *Plexus brachialis*, und an der Basis im Sulcus a. subclaviae die *A. subclavia* ziehen. Die mächtige *V. subclavia* verläuft vor dem M. scalenus anterior und hinter dem klavikulären Ursprung des M. sternocleidomastoideus.

M. scalenus posterior (Abb. 4.3—33). Er entspringt von den hinteren Höckern der Querfortsätze des 4. bis 6. Halswirbels und setzt an der 2. (3.) Rippe an. Der Muskel schließt sich dicht an den Scalenus medius an und ist nur künstlich von ihm zu trennen; er kann ganz oder teilweise fehlen. Seine Sehnenfasern strahlen mehr oder weniger weit in die Interkostalräume aus.

Die Mm. scaleni heben bei festgestellter Halswirbelsäule den Thorax, soweit es der geringe Bewegungsumfang des 1. Rippenpaares zuläßt, d. h., sie heben den knöchernen Rippenring, der die obere

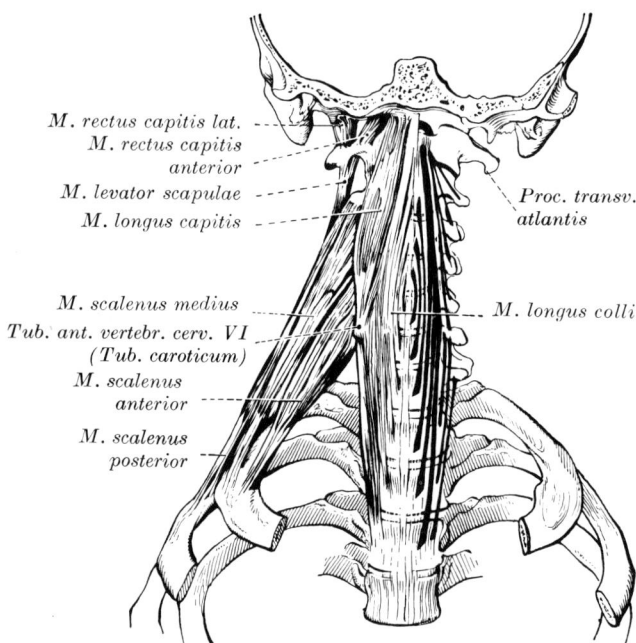

M. rectus capitis lat.
M. rectus capitis anterior
M. levator scapulae
M. longus capitis

Proc. transv. atlantis

M. scalenus medius
Tub. ant. vertebr. cerv. VI (Tub. caroticum)
M. scalenus anterior
M. scalenus posterior

M. longus colli

Abb. 4.3—33. Prävertebrale Muskeln (Longussystem) und Scalenusgruppe. Auf der einen Seite sind die Muskelzüge der prävertebralen Gruppe schematisch dargestellt.

Thoraxapertur umschließt. Bei ruhiger Atmung verkürzen sie sich nicht. Im übrigen wirken sie wie ein elastisches, verstellbares Aufhängeband des Thorax. Man hat sie daher auch als Rippenhalter bezeichnet. Ihre Ausschaltung bewirkt keine wesentliche Einschränkung der Atembewegungen.

Eine beugende Wirkung auf die Halswirbelsäule hat nur der Scalenus anterior. Der Scalenus medius liegt genau seitlich (Abb. 4.3—14) und kann aus der Normalstellung weder beugen noch strecken. Größere Ausschläge erzielen die Scaleni bei der Seitwärtsbeugung der Halswirbelsäule; dabei erfolgt zugleich eine Drehung nach der gleichen Seite.

Unter dem *Scalenussyndrom* versteht man Beschwerden neuralgischer und anginöser Art, die vom Hals auf die mediale Seite des Oberarms sowie herzwärts ausstrahlen können (vgl. RAU 1970)[1]. Sie werden durch Kompression der A. subclavia und des Plexus brachialis in der Scalenuslücke zwischen M. scalenus anterior, M. scalenus medius und 1. Rippe verursacht. Da die V. subclavia vor dem M. scalenus anterior, also außerhalb der Scalenuslücke, verläuft, bleibt sie bei diesem Syndrom unbeteiligt.

Innervation: Plexus cervicalis und Plexus brachialis.

---

[1] RAU, G.: Mechanische Faktoren: Arterien. In: ROTTER, W., H. KIEF, D. GROSS (Hgg.): Lokalisierende Faktoren für Arterien- und Venenverschlüsse. Schattauer, Stuttgart-New York (1970).

4.4. Atemmechanismus

Von EDUARD AMTMANN

Das Wort Atemmechanismus bezeichnet im weiteren Sinne einen vielgliedrigen Transportprozeß, an dem die Lunge, der Bewegungsapparat des Rumpfes und das Herz-Kreislaufsystem beteiligt sind. Damit das Blut während der Durchströmung der Lunge mit Sauerstoff beladen und von überschüssigem Kohlendioxyd befreit wird, sind Respirationsbewegungen der Brustkorb- und Bauchmuskulatur erforderlich, die während der Einatmung, *Inspiration*, und Ausatmung, *Exspiration*, eine Luftströmung in den Atemwegen erzeugen und damit über die Belüftung, *Ventilation*, der Lungenbläschen für einen ausreichenden Gaswechsel sorgen. Im engeren Sinne verstehen wir unter Atemmechanismus die Mechanik dieser Atmungsbewegungen.

Bei normaler ruhiger Atmung beobachten wir ein gleichmäßiges inspiratorisches Vor- und exspiratorisches Rückschwingen der Bauchwand (Abb. 4.4—1, linke Figur). Bei tieferer Einatmung hebt und erweitert sich zusätzlich der Thorax, um bei der Ausatmung wieder in die Ausgangslage zurückzuschwingen (Abb. 4.4—2). Diese Atmungsbewegungen des Thorax können wir willkürlich gegenüber denen der *Bauchatmung* bevorzugen. Man unterscheidet daher die Bauchatmung von der *Rippenatmung*, obwohl damit nur die abdominalen bzw. thorakalen Komponenten des stets zusammenhängenden Bewegungsvorganges näher ins Blickfeld gerückt werden. Das gleiche Atemvolumen, bei Ruheatmung etwa 500 ml, läßt sich durch bevorzugt abdominale oder bevorzugt thorakale Atmung erreichen und so, z. B. auch bei abdominaler oder thorakaler Bewegungseinschränkung (z. B. bei verschiedenen Körperstellungen, während der Schwangerschaft oder beim Ausheilen eines Thoraxtraumas), ein Ausgleich schaffen. Bei ruhiger Atmung erfolgen 16 bis 20 Atemzüge in der Minute. Wird das Sauerstoffbedürfnis größer, nimmt die *Atemfrequenz* und die *Atemzugtiefe* und so das *Atemminutenvolumen* zu.

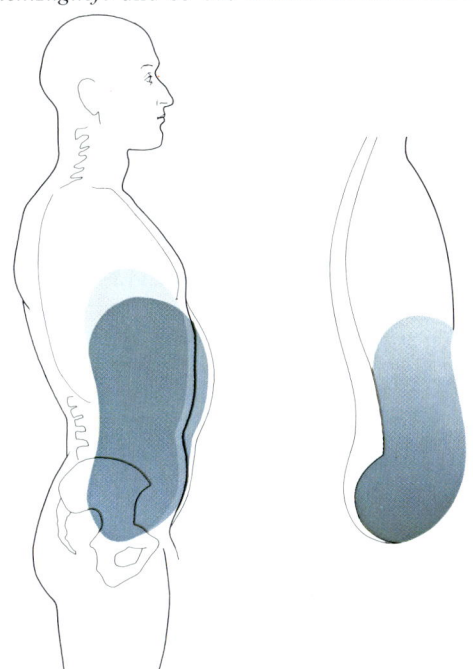

Abb. 4.4—1. Bei der Inspiration senken sich die Zwerchfellkuppeln (linke Figur). Der Inhalt der Bauchhöhle weicht dabei gegen die Bauchdecken hin aus (Bauchatmung). Sie verhält sich bei verschiedenen Körperstellungen wie eine wassergefüllte Blase mit einer erdwärts steigenden Druckschichtung (rechte Figur). Im aufrechten Stand herrscht bis zu 4 cm unter dem Zwerchfell unteratmosphärischer Druck, der in Atemruhelage oberhalb des Bauchnabels die Bauchdecke einwärts zieht.

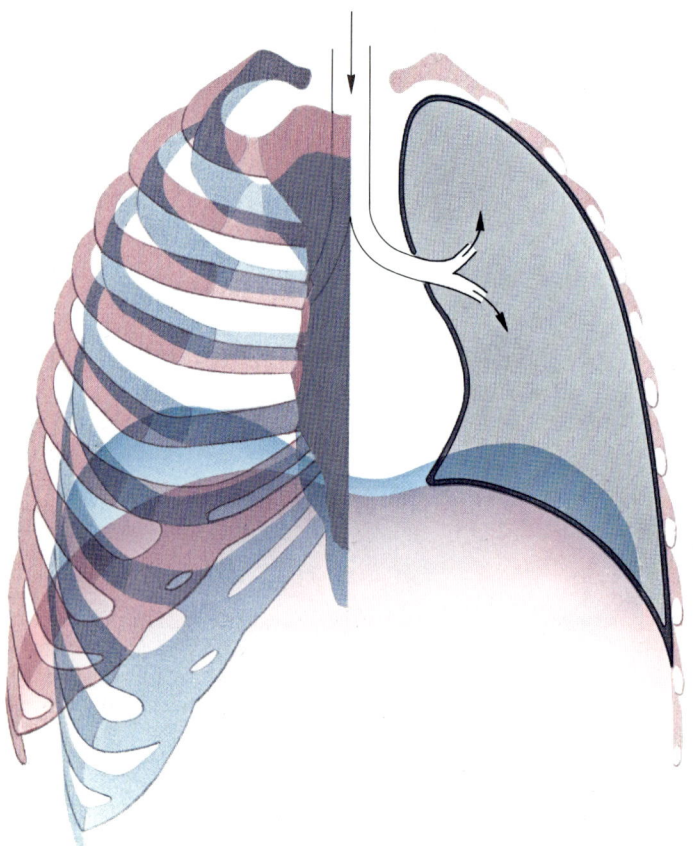

Abb. 4.4—2. Schema der Bewegungen des Thorax, des Zwerchfells und der linken Lunge bei der Atmung. Ausatmungsstellung blau, Einatmungsstellung rot. Bei der Inspiration dehnt sich die Lunge in die sich vergrößernden Lungenhöhlen aus, so daß Luft über die Atemwege einströmt.

Eine zu hohe Atemfrequenz kann zur *Hypoventilation* führen, da nur in den zuführenden Atemwegen relativ viel Luft (Totraumluft) bewegt wird, die Lungenbläschen aber nicht ausreichend belüftet werden. Eine Steigerung des Atemminutenvolumens ohne entsprechenden Sauerstoffbedarf führt zur *Hyperventilation.* Das maximale Atemvolumen (= *Vitalkapazität*) beträgt etwa 4,8 l.

Mechanik der Zwerchfellatmung

Der bedeutendste Motor der Atmung ist das Zwerchfell (Abb. 4.4—2 und 4.3—31); es leistet 70% der Vitalkapazität. Mit seinen Ursprüngen ist es so in die untere Thoraxapertur eingelassen, daß es bei der Kontraktion seine beiden Kuppeln senkt und damit die Brusthöhle erweitert. Bei dieser inspiratorischen Kontraktion des Zwerchfells werden Zugkräfte auf seine Rippenursprünge übertragen, die durch Zugkräfte gleichzeitig sich kontrahierender Muskeln, wie des M. quadratus lumborum (Abb. 4.3—1 und 4.5—17) und des M. serratus post. inf. (Abb. 4.3—5) ins Gleichgewicht gesetzt werden. Der Inhalt der Bauchhöhle wird dabei vom Zwerchfell gegen die Bauchdecken gedrängt, was als inspi-

ratorisches Vorschwingen der Bauchwand besonders oberhalb des Bauchnabels ins Auge fällt und zur Bezeichnung *Bauchatmung* geführt hat. Da das inspiratorische und exspiratorische Kräftespiel in der unteren Thoraxapertur sowohl die kostalen als auch die diaphragmalen Komponenten ergreift, spricht man auch von *kostodiaphragmaler* oder *kostoabdominaler* Atmung.

Die der Tätigkeit der Atemmuskulatur entgegengerichteten Kräfte sind a) die elastischen Kräfte der Lunge, des Thorax und des Abdomens, b) Reibungs- und Strömungswiderstände in den Atemwegen, c) die Trägheitskräfte der zu bewegenden Atemluft und Gewebe und d) die Schwerkraft. Ein großer Teil der von der Muskulatur aufgebrachten Energie wird als Verformungsenergie in den intra- und extrapulmonalen Geweben gespeichert und bei der Exspiration als Bewegungsenergie für die Einstellung der Ausgangsposition wieder freigesetzt. Wie ein gespanntes Gummiband bei Nachlassen der äußeren Zugkräfte wieder in seine Ruhelage zurückkehrt, wird die normale Ausatemlage (= *Atemruhelage*) durch die elastischen Kräfte wieder herbeigeführt.Die Exspiration läuft also bei ruhiger Atmung fast ausschließlich passiv ab. Allerdings en-

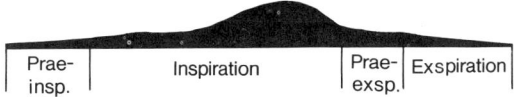

| Prae-insp. | Inspiration | Prae-exsp. | Exspiration |

Abb. 4.4–3. Intensität der Zwerchfellinnervation während der Atemphasen. Intensität = Zahl und Entladungsfrequenz der tätigen Motoneurone. Die Aktivität des Zwerchfells klingt erst während der Exspirationsphase aus. Einatmungs- und Ausatmungsphasen sind durch kurze Pausen getrennt (nach CAMPBELL et al. 1970).

det die Aktivität des Zwerchfells nicht mit dem Ende der Inspirationsphase, sondern dauert in Abhängigkeit von der vorausgehenden Atemtiefe bis zu 98% der Exspirationsphase an (Abb. 4.4–3). Nur bei Beginn einer forcierten Ausatmung bricht die Aktivität des Diaphragmas abrupt ab. Das Zwerchfell wirkt also aktiv einer zu beschleunigten Exspiration entgegen und hält so die Reibungs- und Trägheitskräfte in den Atemwegen niedrig. Zwischen diesen Einatmungs- und Ausatmungsphasen beobachtet man eine kurze *Praeinspirations-* und *Praeexspirationsphase* mit noch nicht stattfindender Atemluftbewegung.

Das Zwerchfell soll wie die kurzen Fingermuskeln und die Augenmuskeln ziemlich fein innerviert sein; bei Labortieren wurden 25–120 Muskelfasern je motorischer Einheit beobachtet[1]). Es kontrahieren sich immer alle Teile des Zwerchfells gleichzeitig und es scheint nur sehr wenigen Menschen möglich zu sein, willkürlich die inspiratorische Aktivität des Diaphragmas zu unterdrücken. Bei ruhiger Atmung senkt sich das Zwerchfell mit beiden Kuppeln um etwa 1,5–2 cm und bei tiefer Atmung um 6–10 cm. Da der Herzbeutel mit dem Centrum tendineum des Zwerchfells verwachsen ist, hebt und senkt sich das Herz mit den Atembewegungen, während die elastischen Kräfte der mediastinalen Gewebe die Bewegungsfreiheit des medialen Zwerchfellabschnittes einschränken. Die Rundung der Zwerchfellkuppeln ändert sich bei der Kontraktion zunächst nicht wesentlich. Auch der spitzwinklige Spalt zwischen Zwerchfell und Thorax, *Recessus costodiaphragmaticus (Sinus phrenicocostalis)*, öffnet sich bei ruhiger Atmung kaum. Erst bei tiefer Atmung lösen sich die Muskelfasern von der Thoraxwand und falten bei maximaler Zwerchfellkontraktion einen Winkel von etwa 80° auf. Bei sehr tiefer Einatmung sinkt die Zentralsehne unter das Niveau des Schwertfortsatzes herab, wobei die etwa 3–5 cm langen Muskelzüge der *Pars sternalis* nach kaudal umgeklappt werden.

[1]) CAMPBELL, E. J., AGOSTINI, E., DAVIS, J. N.: The Respiratory Muscles: Mechanis and Neural Control. Lloyd-Luke Ltd., London 1970

In der Regel erweitert sich mit der Senkung der Zwerchfellkuppeln die untere Thoraxapertur, da die unteren Rippen nach dorsolateral eine ziemlich große Bewegungsfreiheit haben und bei der Einatmung die Mm. quadratus lumborum und serr. post. inf. auf sie einwirken. Der M. quadratus lumborum und vermutlich auch der M. serratus post. inf. werden zeitgleich mit dem Diaphragma eingesetzt, offenbar auch während der Exspirationsphase. Die auf die unteren Rippen inspiratorisch und exspiratorisch wirkende mediokraniale Zugkomponente des Zwerchfells wird dadurch kraft- und richtungsabhängig kompensiert. Bei tiefer Inspiration, wenn die Rippen hochstehen (s. u.), übt das Zwerchfell mit zunehmender Anspannung einen wachsenden Zug nach innen auf die Rippen aus (Abb. 4.4–2).

Bei Patienten mit chronischer Obstruktion der Atemwege wird daher bei forcierten Bauchatmungsübungen eine „paradoxe" inspiratorische Einziehung der unteren Thoraxapertur beobachtet. Bei rachitischen Kindern mit ihrer knöchern schlecht versteiften Thoraxwand kann in diesen Fällen eine sogenannte HARRISONsche Furche auftreten, die sich als Einziehung in Höhe der Rippenursprünge des Zwerchfells im Augenblick der Einatmung abzeichnet. Bei einer Lähmung der auf die untere Thoraxapertur wirkenden Atemmuskeln (z. B. infolge von Kinderlähmung) fehlt die dorsolaterale, dem Zwerchfellzug entgegenwirkende Zugkomponente. Es kommt zu einer besonders gut sichtbaren aber verhängnisvollen inspiratorischen Einziehung, wenn das Zwerchfell als einzig übrig gebliebener Atemmuskel sich nicht senkt, sondern paradoxerweise noch den Thorax verengt.

Bei einer Lähmung des Zwerchfells kann die Atmung durch die thorakalen Atemmuskeln (s. u.) aufrecht erhalten werden. Man beobachtete dann aber eine widersinnige Beweglichkeit, da das *atonische Diaphragma* infolge des intrathorakalen Druckabfalls während der Inspiration nach kranial anstatt nach kaudal schwingt.

Bei tiefer Inspiration werden auch die schrägen *Bauchmuskeln* aktiviert. Sie limitieren die Ausweichmöglichkeit der Baucheingeweide und damit die Inspiration und wirken gleichfalls dem Zug des Zwerchfells entgegen. Durch Kontraktion der Bauchmuskulatur wird andererseits ein Druck auf den Inhalt der Bauchhöhle, der sich physikalisch angenähert wie eine flüssigkeitsgefüllte Blase (s. u.) verhält, ausgeübt und das Zwerchfell unter Umständen sehr kräftig und schnell kranialwärts gedrängt und die Atemluft ausgetrieben. Allerdings werden die Bauchmuskeln erst bei einem Atemvolumen von 40 l je min. exspiratorisch eingesetzt. Eine große Aktivität wird bei einem Atemvolumen von 70–90 l je min. beobachtet. Beim Husten, Erbrechen und bei der Defäkation sowie beim Geburtsakt werden diese Muskeln sehr kräftig aktiviert (s. auch Abschnitt „Wirkung der Bauchmuskeln"). Ihre große Kraft kann aber für die forcierte Exspiration nicht voll ausgenutzt werden, da ein zu hoher Druck die *Strömungsgeschwindigkeit* der Luft in den Atemwegen so erhöht, daß nach innen weisende Kräfte die Atemwege verengen. Das kann man sich an zwei parallel zueinander gehaltenen Papierblättern klarmachen. Bläst man forciert zwischen ihnen durch, bewegen sich die Blätter nicht auseinander sondern flatternd zusammen. Bei großer Strömungsgeschwindigkeit kippt die laminare Strömung in den Luftwegen in eine turbulente um und der Strömungswiderstand steigt an. Er wächst nicht mehr linear sondern mit dem Quadrat der Stromstärke. Patienten mit *Atemwegsobstruktionen* nutzen diese Prinzipien, indem sie die Exspirationsluft durch Spitzen der Lippen verlangsamt ausströmen lassen. Auch das Zwerchfell wirkt durch seine ausklingende exspiratorische Aktivität in diesem Sinn. Der M. rectus abdominis hat für die Exspiration eine sehr geringe Bedeutung; selbst bei forcierter, maximaler Exspiration wird er bei einigen Personen nur sehr schwach eingesetzt.

Der Zwerchfellstand hängt auch von der Thoraxform ab, die alters-, geschlechts- und konstitutionsabhängig ist. Beim faßförmigen *Thorax des Säuglings* ist der sagittale Durchmesser groß; die Rippen laufen mehr horizontal und die Rippenwinkel sind noch nicht voll ausgebildet, da die Wirbelsäule noch nicht so weit in den Thorax ragt wie beim Erwachsenen. Durch Hebung der fast horizontal stehenden Rippen ist eine Vergrößerung des Durchmessers des Thorax nicht zu erzielen. Die Atmung ist daher abdominal. Im Lauf der ersten Lebensjahre bildet sich der kindliche Thorax so um, daß er der Form des Erwachsenen ähnlich wird. Der Übergang von der Bauch- zur Rippenatmung erfolgt zwischen dem 3. bis 7. Jahr; dabei rückt das Zwerchfell tiefer. Während beide Kuppeln im ersten Lebensjahr in Höhe des 8. bis 9. Brustwirbels stehen, sinken sie im 3. bis 7. Jahr bis zum 9. bis 10. Brustwirbel ab.

Im Alter erfolgt eine weitere Senkung der Rippen; die Elastizität der Rippenknorpel läßt nach, ebenso die der Lunge. Das Zwerchfell tritt tiefer und wird flacher, die untere Thoraxapertur verengt sich. Bei Frauen steht das Zwerchfell weniger hoch als bei Männern; in der *Schwangerschaft* hingegen steigt es höher. Da die Zwerchfellatmung dann behindert sein kann, tritt die Rippenatmung mehr hervor. Jede ungewöhnliche Vermehrung des Bauchinhaltes führt zu einem Hochstand des Zwerchfells (s. Abschnitt „Wirkung der Bauchmuskeln"). Verminderung des elastischen Lungenzuges wird einen Tief-

stand zur Folge haben, wie bei der Lungenblähung, dem *Emphysem.* Ebenso steht bei schlaffen Bauchdecken das Zwerchfell tiefer als bei straffen. Erstarrt der Thorax durch Verknöcherung der Rippenknorpel, kann nur noch Zwerchfellatmung erfolgen. In diesen Fällen kann die Zwerchfellkontraktion so stark sein, daß sich seine beiden Kuppeln nahezu vollständig abflachen.

Die Extreme der konstitutionellen Typen sind auf der einen Seite der schmale, lange Thorax, der asthenische Habitus. Bei ihm stehen die Rippen steil, die Zwischenrippenräume sind eng, die Brust ist flach, das Zwerchfell steht hoch. Wenn dann bei geringem Muskeltonus auch die Bauchdecken im Stehen nachgeben, muß das Zwerchfell den herabsinkenden Eingeweiden folgen und noch tiefer treten. Umgekehrt ist bei breitem Thorax mit weiter unterer Apertur das Zwerchfell relativ abgeflacht. Bei den Hochlandindianern in Peru, die dauernd in einer Höhe von über 4000 m leben, findet sich eine wirkungsvolle Anpassung an den niedrigen Luftdruck. Der Thorax zeigt eine mächtige Entwicklung, der Brustumfang, das Thoraxvolumen und die Vitalkapazität der Lungen sind weit größer als bei den Tieflandbewohnern. Das Zwerchfell steht tief, der Rippenwinkel ist weit. Bei geringer Wuchshöhe wird die mächtige Entfaltung des Thorax noch durch eine schmächtige Entwicklung der Beine unterstrichen, so daß eine charakteristische Körperform zustande kommt.

Kurze Zusammenfassung: Das Zwerchfell ist der Haupteinatmungsmuskel; bei ruhiger Atmung leistet es beinahe das gesamte und bei maximaler Atmung bis zu 70% des Atemzugvolumens. Bei der Einatmung senkt sich das Zwerchfell (immer insgesamt) um 1,5 bis 10 cm und verdrängt den Bauchinhalt, Vorwölbung der Bauchwand, Bauchatmung. Das Zwerchfell ist während der Inspiration, aber auch während der ersten Phase der Exspiration (bis zu 98% der Ausatmungsphase) aktiv. Es bremst eine zu forcierte Ausatmung, die hauptsächlich durch inspiratorisch gespeicherte Gewebespannungen (Lunge, Brust- und Bauchwand) geleistet wird. Bei forcierter Exspiration werden die Bauchmuskeln (nicht der M. rectus abd.) eingesetzt. Die Mm. quadratus lumborum und serr. post. inf. wirken bei der Ein- und Ausatmung dem kraniomedialen Zug des Zwerchfells auf seine Rippenursprünge kompensatorisch entgegen.

Mechanik der Rippenatmung

An der thorakalen Atmung sind in einem komplizierten Wechselspiel eine Reihe von Muskeln beteiligt, die den Thorax inspiratorisch durch Anheben der Rippen oben mehr in sagittaler und unten mehr in transversaler Richtung erweitern (Abb. 4.4—2). Den generellen Bewegungsvorgang kann man veranschaulichen, wenn man die schräg vorgehaltenen Arme durch Falten der Hände zu einem Ring schließt. Die Arme sollen dabei die Rippen, die Hände das Sternum und der Rumpf die Wirbelsäule darstellen. Hebt man den gesenkten Armring um die beide Schultergelenke verbindende Achse, wird der Abstand der Hände vom Rumpf größer. Diese Bewegung entspricht der Drehung der Rippenringe um die Rippenhalsachsen *(Elevation)*. Sie erweitert den Thorax nach vorne und oben, also in sagittaler Richtung. Beim Heben des Armrings kann man zusätzlich die Ellenbogengelenke nach oben klappen und so die Drehung *(Abduktion)* der beiden Rippenhalbringe um schräge, ventrodorsale Achsen symbolisieren. Bei dieser Bewegung werden die frontalen Durchmesser des Thorax erweitert und geringfügige Schiebebewegungen *(Translationen)* in den *Kostotransversalgelenken* beobachtet. Der (10.), 11. und 12. Rippe fehlen die kostotransversalen Gelenke; sie können sich daher inspiratorisch auch nach dorsal um den Rippenkopf drehen: sog. *Flankenatmung.* Das vordere Knochenende jeder Rippe mit schräger Drehachse entfernt sich bei der Hebung in seitlicher Richtung vom Brustbein. Dabei müssen sich die Rippenknorpel, die z. B. bei der 7. Rippe in der gesenkten Stellung winklig gebogen sind, bei der Hebung strecken und der Länge nach spannen (Abb. 4.4—4). Ferner dreht sich das Knorpelköpfchen im *Rippen-Brustbeingelenk* derart, daß sich bei der Hebung der nach unten offene Winkel zwischen Rippenknorpel und Brustbeinrand vergrößert. Durch diese Verformung und Stellungsänderung der Rippenknorpel flacht sich der Spitzbogen, den die beiderseitigen Rippenbögen bilden, bei der Hebung des Thorax ab (Abb. 4.4—4). Der 1. Rippenring ist in der Ruhestellung des Thorax um etwa 45° gegen die Transversalebene gesenkt und kann etwa um 24° inspiratorisch gehoben werden. Die kaudalwärts folgenden Rippen drehen sich wegen ihrer zunehmenden

Länge entsprechend weniger stark, die 7. Rippe etwa nur um 14°. Beim Neugeborenen stehen die Rippen noch nahezu waagerecht (Abb. 4.2—6).

Auf die Rippen wirken inspiratorisch die Mm. scaleni, die Mm. intercostales externi und der parasternale Teil der Mm. intercostales interni (Mm. intercartilaginei), bei tiefer Inspiration (ab etwa 3,4 l) auch der M. sternocleidomastoideus. Die Basis der exspiratorisch wirkenden Kräfte bildet die inspiratorisch im Thorax gespeicherte Verformungsenergie (z. B. durch Torsion der Rippenknorpel). Als *aktive Exspiratoren* wirken die Mm. intercostales interni, die Mm. subcostales, die Mm. transversus thoracis (Abb. 4.3—26) und abdominis und bei forcierter Ausatmung auch die schrägen Bauchmuskeln. Die inspiratorische Aktivität des M. serratus post. sup. (Abb. 4.3—5) und der Mm. levatores costarum (Abb. 4.3—3 u. 4.3—4) ist nicht zweifelsfrei erwiesen. Bei forcierter Ausatmung werden die Rippenzacken des M. latissimus dorsi (Abb. 4.6—23) aktiviert (,,*Hustenmuskel*") und vermutlich auch der M. iliocostalis. Bei Kindern kann es daher bei Keuchhusten zu spontanen Rippenfrakturen kommen. Da alle diese Muskeln reflektorisch gesteuert auch als *Antagonisten-Bremse* wirken und ein Teil der thorakalen Inspiratoren, wie ja auch das Diaphragma und der M. quadratus lumborum, zu Anfang der Exspirationsphase aktiviert sind, hat man sich lange über die Funktion der Atemmuskeln gestritten.

Bei ruhiger Einatmung werden die Mm. scaleni (Abb. 4.3—33) regelmäßig eingesetzt und zwar unmittelbar nach der ersten Aktivierung des Zwerchfells. In den Zwischenrippenräumen sind zunächst nur die parasternalen Fasern der Mm. intercostales interni tätig. Ihre Aktivität breitet sich erst mit steigendem Atemzugvolumen vom 1. Interkostalspatium auf die folgenden aus, um schließlich auf die äußere Zwischenrippenmuskulatur in laterokaudaler Richtung überzugreifen. Bei großem Atemminutenvolumen soll schließlich die gesamte äußere Interkostalmuskulatur inspiratorisch mit der exspira-

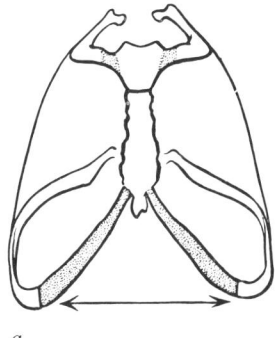
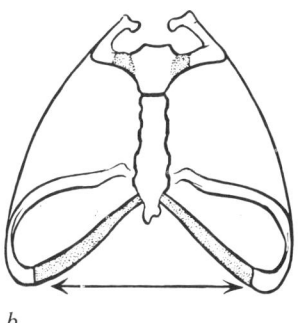

Abb. 4.4—4. Verformung der Rippenknorpel bei der Atmung. a) Ausatmungsstellung, b) Einatmungsstellung (unter Benutzung einer Abb. von MOLLIER, 1924).

a *b*

torischen inneren Zwischenrippenmuskulatur alternierend tätig sein. Die Zwischenrippenräume werden dabei den intrathorakalen Druckschwankungen entsprechend verspannt. Sind zwei Rippen unbeweglich durch eine Knochenspange verbunden, atrophiert die Zwischenrippenmuskulatur nicht; die passive und aktive Verspannung bleibt erhalten.

Da mit zunehmender Atemtiefe neben den „regulären" Atemmuskeln Diaphragma und Intercostales die genannten weiteren Atemmuskeln als „auxiliäre" Atemmuskeln „helfend" in die Atembewegungen eingreifen, hat man diese in vereinfachender Didaktik als „Atemhilfsmuskeln" von den „regulären" unterschieden. Zu den „Atemhilfsmuskeln" sollen auch die Mm. pectorales major et minor und der M. serr. ant. gehören, was sich elektromyographisch als sehr umstritten erwiesen hat[1]). Mit zunehmender Atmung steigt die allgemeine Erregung und somit auch der Tonus der nicht an der Atmung beteiligten Muskulatur an. Bei extremer Atemnot hat es den Anschein, als ob fast der ganze Körper die Atmung zu erzwingen suche, man „ringt nach Luft". Selbst hierbei werden die äußersten Bewegungsmöglichkeiten, die ein reines Skelett-Bänderpräparat zulassen würde, infolge der reflektorisch gesteuerten Antagonisten-Bremse nicht voll ausgenutzt.

Kurze Zusammenfassung: Bei der Rippenatmung wird der Thorax inspiratorisch durch Heben der Rippen oben mehr in sagittaler und unten mehr in transversaler Richtung erweitert. Auf die Rippen wirken inspiratorisch die Mm. scaleni, intercostales externi und die parasternalen intercostales interni, bei tiefer Einatmung auch der M. sternocleidomastoideus. Die inspiratorisch im Thorax gespeicherte Verformungsenergie und die Mm. intercostales interni, subcostales und transversus thoracis bewirken die Ausatmung. Bei ruhiger Atmung sind nur die Mm. scaleni und mit zunehmenden Atemvolumen auch die Zwischenrippenmuskeln in den oberen und schließlich allen Zwischenrippenräumen aktiv. Die Mm. intercostales verspannen dabei passiv und aktiv die Zwischenrippenräume.

Atmung und Wirbelsäule

Die äußeren Zwischenrippenmuskel werden durch ein System weiterer Muskeln funktionell ergänzt. Bei ihrer Kontraktion üben sie auf beide, ihnen Ursprung und Ansatz bietende Rippen dieselbe Kraft aus. Sie würden diese gegeneinanderziehen, fehlte den Rippen die spinokostale Gelenkführung durch die Mm. scaleni, levatores costarum

---
[1]) BASMAJIAN, J. V.: Muscles alive. Their functions revealed by electromyography. Williams & Wilkins, Baltimore 1967

und serrati post. sup. Erst diese Muskeln geben den in den einzelnen Interkostalräumen linear hintereinander geschalteten Muskelbündeln der äußeren Zwischenrippenmuskulatur einen Fixpunkt an der Wirbelsäule (Abb. 4.4—5). Die Kraft der äußeren Zwischenrippenmuskeln wird dadurch auf die Wirbelsäule übertragen und eine Distraktion der Rippenwirbelgelenke vermieden. Diese bleiben stets kraftschlüssig. Auch bei ruhiger Atmung, wenn die Interkostalmuskulatur nicht aktiviert ist, treten durch intrathorakale Druckschwankungen Zugspannungen in den Interkostalspatia auf. Diese Kräfte werden über den kostospinalen Bandapparat (z. B. Ligg. costotransversaria, Abb. 4.1—20 u. 4.1—21) auf die Wirbelsäule übertragen. Muskelbündel verschiedener Muskeln bilden somit *spinokostale Muskelschlingen*, deren Drehmoment auf die Rippenwirbelgelenke nach kaudal zunimmt und deren gemeinsame Wirkung die inspiratorische Hebung der Rippen hervorruft (Abb. 4.4—5).

Klinisch wird dieser Mechanismus bedeutsam, wenn bei einseitiger *Lähmung der Interkostalmuskulatur* auf der gesunden Seite ständig größere Kräfte auf die Wirbelsäule übertragen werden als auf der kranken. Im Wachstumsalter kann dann die ungleichmäßige Druckverteilung in den Wirbelkörpern zur Wachstumsstimulation auf der höher belasteten und Wachstumsinhibition auf der weniger belasteten Wirbelseite führen (s. Kapitel: Kausale Histogenese der Gewebe des Bewegungsapparates) und eine *skoliotische Krümmung der Wirbelsäule* zur gesunden Seite hin erzeugen.

Die geschilderten Muskelschlingen setzen sich im transversospinalen System der autochtonen Rückenmuskulatur fort (Abb. 4.3—3). Bei der Einat-

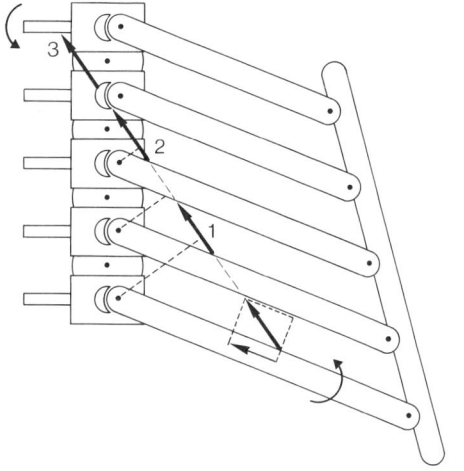

Abb. 4.4—5. Schema der Wirkung der äußeren Zwischenrippenmuskeln (1), der Rippenheber (2) und der transversospinalen Rückenmuskeln (3) auf die Rippen und die Wirbelsäule.

mung hebeln sie daher die kranialwärts anschließenden Wirbel um quer durch die Zwischenwirbelscheiben laufende Achsen nach hinten und unten (Abb. 4.4—5). Die Wirbelsäule wird so bei der Einatmung gestreckt, bei der Ausatmung gebeugt. Das geschieht reflektorisch; jedoch kann willkürliche Beeinflussung jederzeit die reflektorische Mitbewegung der Wirbelsäule überlagern und ergänzen.

Kurze Zusammenfassung: Die Kraft der Zwischenrippenmuskeln wird über die Mm. scaleni, serratus post. sup. und levatores costarum auf die Wirbelsäule übertragen (spinocostale Muskelschlingen). Die Wirbelsäule streckt sich bei der Einatmung. Störung des Kräftespiels kann zu Skoliosen führen.

Atmung und Körperstellung

Da bei den Atmungsbewegungen Massenverschiebungen stattfinden, unterliegen sie den Gesetzen der *Schwerkraft* und der *Massenträgheit*. Beim *Lachen* z. B. erfolgen Ein- und Ausatmungsbewegungen in hoher Frequenz. Durch betontes, stoßweises Ausatmen wird der typische Laut erzeugt. Die Einatmung ist dagegen sehr kurz und flach, aber geräuschlos. Wir heben dabei im aufrechten Stand mit Hilfe der spinohumeralen Muskeln den massigen Schultergürtel nach oben, der sonst wegen seiner Massenträgheit den abrupten, rhytmischen Bewegungen nicht folgen könnte. Anschließend müssen wir für die nächste Lachsalve kurz Luft schöpfen, um die Lungenbläschen ausreichend zu belüften und Verformungsenergie in den intra- und extrapulmonalen Geweben zu speichern. Ähnliches wird beim *Husten, Niesen* und *Seufzen* beobachtet. Beim Hustenstoß wird bei geschlossener Stimmritze durch kräftigen Einsatz der Ausatmungsmuskulatur der intrapulmonale Druck derart gesteigert, daß schließlich die Stimmritze gesprengt wird und Luft mit hoher Geschwindigkeit (bis etwa 280 m/sec) ausströmt. Beim Seufzen folgt umgekehrt auf eine stoßweise Ausatmung eine tiefe lange Einatmung. Auch bei normaler Atmung im aufrechten Stand belastet der Schultergürtel den Thorax. Sein Gewicht wird letztlich von der Wirbelsäule und den Gleichgewicht haltenden Rückenmuskeln getragen. Bei Erschöpfungszuständen oder starken Atmungsbehinderungen (Emphysem, Asthma, Atemwegsobstruktionen) stützen daher Patienten die Arme auf. Sie entlasten dabei mehr oder weniger den Thorax vom Schultergürtel und die Rückenmuskulatur von der Aufgabe, Gleichgewicht zu halten. Die spinokostalen Muskelschlingen (s. o.) können sich so ganz der Atmung widmen und brauchen keine Kompromisse einzugehen. Das ist besonders wichtig, wenn das Zwerchfell durch Verminderung des Lungenzuges tief steht, wie bei der Lungenblähung *(Emphysem)*, und das notwendige Atemvolumen nur durch extreme Zwerchfell- und Rippenatmungsbewegungen erreicht werden kann. Die *begleitende Angst und Erregung* induziert ohnehin, wie auch im nicht klinischen Fall (sich Aufblasen, wogender Busen), eine bevorzugt thorakale Atmung.

Der Inhalt der Bauchhöhle verhält sich angenähert wie eine *wassergefüllte Blase* (Abb. 4.4—1). Durch die Anheftung der Leber und des Herzbeutels am Zwerchfell und durch die unterschiedliche Konsistenz der Oberbauchorgane wird ihre Wirkung auf das Zwerchfell bei verschiedenen Körperpositionen allerdings abgewandelt. Bei Rückenlage und beim Liegen auf einer Seite steigt der Bauchinhalt mit der Zwerchfellkuppel der aufliegenden Seite kranialwärts. Die Zwerchfellexkursionen sind hier auch ausgiebiger als auf der abliegenden Seite. Bei linker und rechter Seitenlage werden geringe Differenzen in den Zwerchfellbewegungen beobachtet. In Rückenlage mit zurückfallenden Schultern wird der Brustkorb etwas breiter; seine Tiefe nimmt im oberen Teil ab, im unteren zu. Er erscheint mehr gehoben, da er entlastet ist und der inspiratorisch wirkende Zug der Bauchblase fehlt. Bei der Leiche drängt die Bauchblase das erschlaffte Zwerchfell in den Brustraum, während das elastische Lungengewebe es in die gleiche Richtung in eine Exspirationsstellung zieht.

Die Gleichgewichtslage des Thorax ist nahe bei der Inspirationsstellung anzunehmen. Das gilt allerdings nur für das Thoraxskelett mit seinem Bandapparat. Im Körper ist die Gleichgewichtslage beim Stehen eine andere. Durch den Zug der Bauchdecken verschiebt sie sich in eine Lage zwischen Ein- und Ausatmungsstellung. Wenn beim Hinlegen der Thorax vom Zug der Bauchwand entlastet wird, federt er mehr in die Einatmungsstellung. Bei *Wiederbelebungsversuchen* kann Atemstillstand durch rhythmisches Zusammenpressen des unteren Thorax (Ausatmungsphase) sowie durch Nachlassen des Drucks (Einatmungsphase infolge Rückkehr der Rippen in die Gleichgewichtslage) bekämpft werden.

Kurze Zusammenfassung: Im aufrechten Stand hemmt die Last des Schultergürtels die thorakalen Inspirationsbewegungen. Beim Lachen und bei pathologischer Atmungsbehinderung wird durch Anspannung der spinohumeralen Muskeln bzw. Aufstützen der Arme mehr Atemfreiheit gewonnen. Der Inhalt der Bauchhöhle verhält sich wie eine wassergefüllte Blase und verändert besonders die Atemexkursionen des Zwerchfells bei verschiedenen Körperstellungen.

4.5. Untere Gliedmaßen

Becken

Der Beckengürtel, *Cingulum membri inferioris*, besteht aus dem Kreuzbein, *Os sacrum*, und den beiden Hüftbeinen, *Ossa coxae*. Er verbindet den Rumpf mit den unteren Gliedmaßen. Die beiden bogenförmigen Hüftbeine, die an das hinten liegende Kreuzbein angefügt sind, vereinigen sich vorn in der Schamfuge, *Symphysis pubica*. So entsteht ein Ring, der die Belastung der Wirbelsäule auf die Beine überträgt. Durch die Zusammenfügung des Beckens aus drei Teilstücken, den beiden Hüftbeinen und dem Kreuzbein, die in straffen Gelenken oder Fugen zusammenstoßen, besteht eine gewisse Nachgiebigkeit, ohne daß dadurch der Ring an Festigkeit verlöre. Daher erfolgt die Lastübertragung mit Federung, also schonender als bei einer festen Verbindung, was besonders bei dynamischer Beanspruchung, wie beim Laufen und Springen, von Bedeutung ist.

Allgemeine Form

Die eigentümliche Gestalt des Beckens ist leichter verständlich, wenn sie in räumliche Beziehung zur Eingeweidefüllung gesetzt wird. Dieser Eingeweidezylinder verjüngt sich im Bereich des Beckens und knickt am Promontorium nach dorsal ab. Eine Linie, die von hier auf der Beckenwand entlang zur Symphyse verläuft, bezeichnet einen starken Knochenring, der die Grenze zwischen dem sog. kleinen und großen Becken bildet.

Der Abschnitt des Beckens, der sich kaudalwärts an den Ring anschließt, heißt *kleines Becken*, der kranialwärts liegende Teil *großes Becken*. Im Bereich der dorsalen zwei Drittel des Ringes sind die Knochenmassen am stärksten; dieser Teil wird daher als Hauptbalken bezeichnet. An ihn fügt sich nach kranial eine flügelförmige Knochenplatte, die Darmbeinschaufel, an, die den Eingeweidezylinder von dorsal und lateral umfaßt. Jede dieser Platten stellt eine Rahmenkonstruktion dar, bei der die Ränder verstärkt sind und die Mitte verdünnt ist. Der untere Rahmen enthält das *Foramen obturatum*, das durch eine sehnige Platte, *Membrana obturatoria*, verschlossen ist. Im oberen Rahmen ist die Mitte papierdünn. Die von beiden Knochenrahmen umschlossenen Felder dienen dem Ansatz von Muskeln. Da für den aufrechten Gang große Muskelmassen erforderlich sind, um der Schwere entgegenzuwirken, müssen diese Ursprungsfelder groß sein; der Rahmen muß weiter gespannt werden als bei Vierfüßern.

Auf der Außenseite ist in das schmale, aber kräftige Mittelstück zwischen beiden Rahmen die Hüftpfanne eingelassen. Den schwächsten Teil des knöchernen Beckenringes bilden die Schambeinäste, *Ramus inferior* und *Ramus superior ossis pubis*, besonders der obere, der auch am häufigsten bei sog. Ringfrakturen des Beckens bricht.

Hüftbein

Das Hüftbein besteht aus drei bereits erwähnten, bis zum Ausgang der Pubertät getrennten Einzelknochen: dem *Darmbein, Os ilium*, dem *Sitzbein, Os ischii*, und dem *Schambein, Os pubis*. Beim Kinde sind die drei Knochen in der Hüftpfanne (Abb. 4.5—1) durch eine Y-förmige Knorpelfuge vereinigt. Bei Verdacht auf eine Hüftluxation dient diese Y-Linie im Röntgenbild als Orientierung. Normalerweise steht der Hüftkopf in der Mitte der Y-förmigen Figur, bei einer Luxation jedoch ober- und außerhalb davon. Im Röntgenbild muß im Kindesalter bei normalem Zustand der Oberschenkelkopf in der Mitte dieser Y-förmigen Figur stehen. Beim Erwachsenen sind die Grenzen der drei Knochen nicht deutlich zu erkennen.

Das Darmbein, Os ilium (Abb. 4.5—2, 4.5—5), umgrenzt mit einem dicken, kräftigen Fortsatz von oben her die Hüftpfanne. Die Darmbeinschaufel, die innen leicht gehöhlt ist, *Fossa iliaca*, beteiligt sich mit einem Knochenwulst, *Linea arcuata*, an dem vorerwähnten Hauptbalken, der zur Gelenkfläche für das Kreuzbein hinführt. Hinter dieser ohrenförmigen Gelenkfläche, *Facies auricularis*, liegt ein

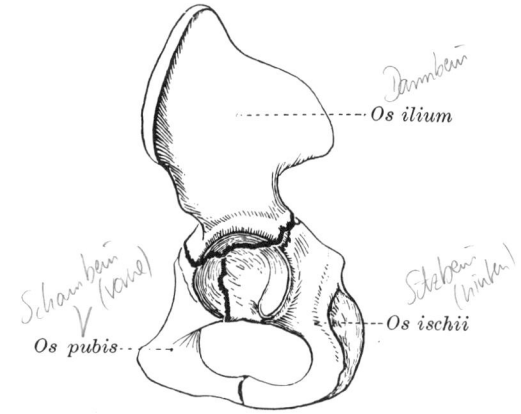

Abb. 4.5—1. Hüftbein eines 14jährigen Kindes von lateral.

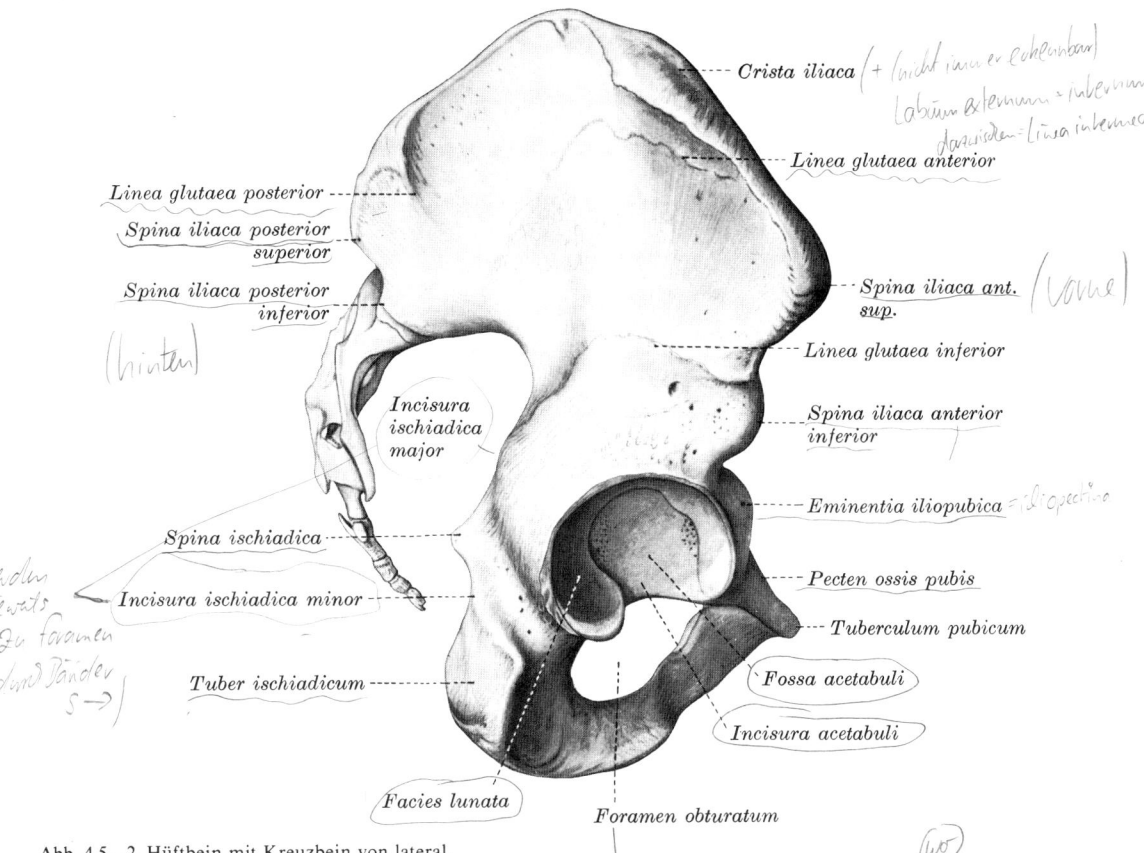

Crista iliaca (+ nicht immer erkennbar)
Labium externum + internum
dazwischen = Linea intermedia)

Linea glutaea anterior

Linea glutaea posterior

Spina iliaca posterior superior

Spina iliaca posterior inferior

(hinten)

Spina iliaca ant. sup. (vorne)

Linea glutaea inferior

Incisura ischiadica major

Spina iliaca anterior inferior

Eminentia iliopubica = iliopectinea

Spina ischiadica

Incisura ischiadica minor

Pecten ossis pubis

Tuberculum pubicum

Fossa acetabuli

Tuber ischiadicum

Incisura acetabuli

Facies lunata

Foramen obturatum

Abb. 4.5—2. Hüftbein mit Kreuzbein von lateral.

mächtiger Knochenwulst, *Tuberositas iliaca*, dessen Oberfläche durch den Ansatz der kräftigen Tragbänder des Kreuzbeins aufgerauht ist, medial neben der *Spina iliaca posterior superior* (Abb. 4.5—3). Der freie Rand der Darmbeinschaufel bildet den Darmbeinkamm, *Crista iliaca*, der für den Ansatz der drei platten Bauchmuskeln nicht immer deutlich eine äußere und innere Lippe, *Labium externum* und *internum*, dazwischen einen Mittelstreif, *Linea intermedia*, trägt. Vorn läuft die Crista in den vorderen Darmbeinstachel, *Spina iliaca anterior superior*, aus, der eine der wichtigsten Knochenmarken des Beckens darstellt. Nach abwärts folgen die *Spina iliaca anterior inferior*, Ursprung des M. rectus femoris, und an der Verbindungsstelle mit dem Schambein der flache Vorsprung der *Eminentia iliopubica*. In der flachen Bucht zwischen dieser Erhebung und der Spina iliaca anterior inferior zieht der M. iliopsoas aus dem Becken zum Bein hin.

Auch der hintere Darmbeinrand hat zwei wenig vorspringende Stacheln: *Spina iliaca posterior superior et inferior*. Die Außenfläche des Darmbeins zeigt zwischen den Ursprungsfeldern der Gesäßmuskeln Grenzlinien, die sehr verschieden stark ausgeprägt sind: *Linea glutaea anterior, Linea glu-*

taea posterior und *Linea glutaea inferior* (siehe Abb. 4.5—2).

Das Sitzbein, Os ischii, bildet im Anschluß an das Darmbein ein Bogenstück, das hinten unten das *Foramen obturatum* umrahmt. Am Scheitel des Bogens liegt der *Sitzhöcker, Tuber ischiadicum* (s. Abb. 4.5—2), dessen oberer Abschnitt der ischiokruralen Muskelgruppe zum Ursprung dient (s. Abb. 4.5—20), während der untere Teil beim Sitzen einen Stützpunkt bildet, der vom Fettkissen der Haut unterpolstert ist. Beim Stehen schiebt sich der M. glutaeus maximus über den Sitzhöcker. Oberhalb des Sitzhöckers ragt nach medial und hinten die *Spina ischiadica*, die zwei Einschnitte voneinander trennt, einen größeren oberen, die *Incisura ischiadica major*, und einen kleineren unteren, die *Incisura ischiadica minor*.

Das Schambein, Os pubis, bildet den vorderen Sektor der Hüftpfanne und besitzt an der Grenze zum Darmbein die oben erwähnte *Eminentia iliopectinea*. Von hier aus läuft der scharfrandige Schambeinkamm, *Pecten ossis pubis*, bis zum *Tuberculum pubicum*, das sich lateral von der Symphyse erhebt (Abb. 4.5—2). Das Schambein bildet das vordere Bogenstück für die Begrenzung des Fora-

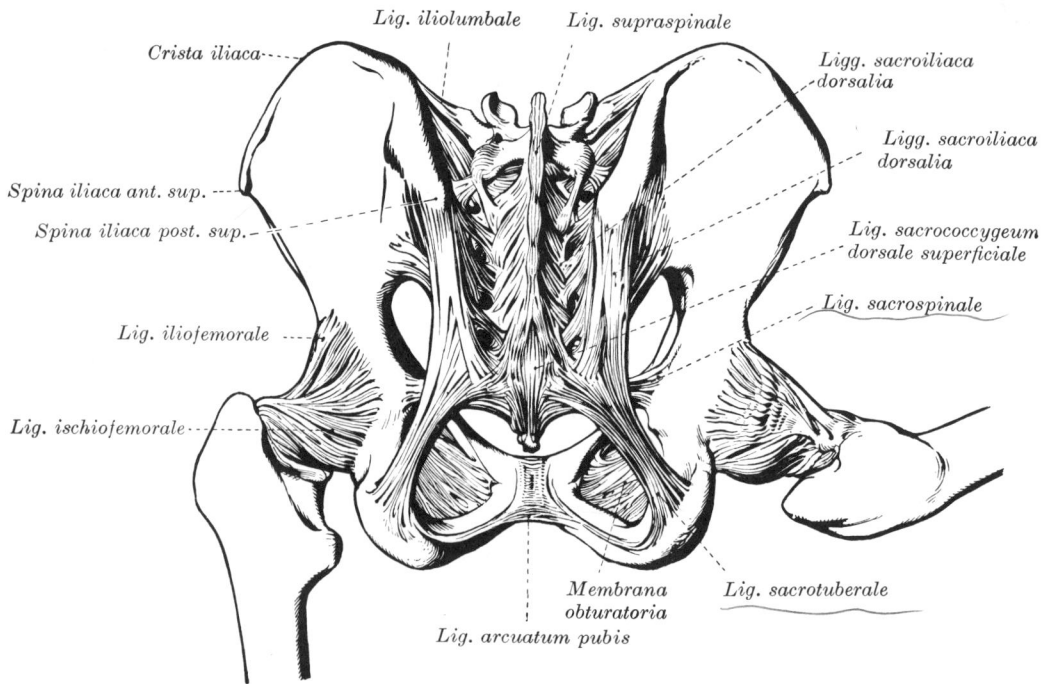

Abb. 4.5—3. Bänder des Beckengürtels und des Hüftgelenks von dorsal.

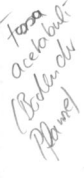

men obturatum. Nach der Bildung der Symphyse weichen die unteren Schambeinäste beider Seiten auseinander und schließen den *Angulus subpubicus* ♂ bzw. *Arcus pubis* ♀ ein, die beim Menschen besonders groß sind (Abb. 4.5—6). Bei Vögeln fehlt eine Symphyse, der Beckenring ist ventral offen.

Das „verstopfte" Loch, *Foramen obturatum*, wird durch eine sehnige Haut, *Membrana obturatoria*, die aus meist quer verlaufenden Zügen besteht, verschlossen (siehe Abb. 4.5—3 u. Abb. 4.5—10). Die Membran bildet eine Fortsetzung der Faserung des Periostes und besitzt oben medial eine Aussparung, die durch eine gegenüberliegende Knochenrinne, *Sulcus obturatorius*, zum *Canalis obturatorius* ergänzt wird. Der Kanal ist die Austrittspforte für Gefäße und Nerven, kann auch durch Eindringen von Eingeweiden zu einer Bruchpforte werden.

Die Hüftpfanne, *Acetabulum* (= Essignäpfchen), ist in die dickste Stelle des Hüftbeins als halbkugelige Vertiefung mit etwas überhöhtem Rand eingelassen (Abb. 4.5—2). Dieser Knochenrand ist am unteren Umfang unterbrochen durch die *Incisura acetabuli*. Wenn man ein isoliertes Becken in die natürliche Stellung bringen will, muß die Incisura acetabuli nach abwärts schauen. Der Boden der Pfanne, *Fossa acetabuli*, ist dünnwandig, nur der obere Umfang ist in einem halbmondförmigen Streifen als druckübertragende Gelenkfläche überknorpelt, *Fa-*

cies lunata, und überträgt die Rumpflast auf den Oberschenkelknochen. Bei entsprechender fortgeleiteter Gewalteinwirkung gegen das ausgestreckte Bein oder das im Sitzen abgewinkelte Knie (Verkehrsunfall) kann der dünnwandige Pfannenboden einbrechen und der Oberschenkelkopf durch den frakturierten Pfannenboden in das Beckeninnere treten (sog. „zentrale" Hüftluxation).

Die im Zusammenhang mit der Körperaufrichtung in Erscheinung tretenden Merkmale am Becken bestehen erstens in der scharfen Abknickung des Kreuzbeins gegen die Lendenwirbelsäule (Promontorium, siehe Kapitel: „Die Wirbelsäule"), zweitens in der Umgestaltung der Hüftbeine, die niedriger und breiter werden bei gleichzeitiger Vertiefung der bei den übrigen Primaten flachen Incisura ischiadica major.

Die Incisura ischiadica major wird vertieft durch die kräftige Ausbildung der Spina ischiadica, die sich vermutlich durch den starken Zug am Ligamentum sacrospinale verlängert hat. Dieses Band vor allem gerät in Spannung, wenn die Rumpflast auf den ersten Kreuzwirbel drückt und das ganze Kreuzbein dabei um eine Querachse so gedreht wird, daß die Spitze nach dorsal zeigt.

Die *Verknöcherung* beginnt perichondral am Darmbein im 2. bis 3. Fetalmonat, später am Sitz- und Schambein (Abb. 4.2—6). Die Verknöcherung

354

rückt von diesen drei Teilen aus gegen die Pfanne vor, bis es hier zur Bildung der Y-förmigen Figur kommt. Die Hüftpfanne ist demnach bei der Geburt noch keineswegs „ausgereift". Bleibt die Pfanne im Säuglingsalter auf dieser Stufe stehen oder entwikkelt sie sich nur unzureichend weiter, so entsteht das Bild der „Pfannendysplasie". Der Hüftkopf findet keinen ausreichenden Halt und kann durch den bloßen Muskelzug luxieren. Bei der sog. „angeborenen" Hüftluxation ist also nur der Keimfehler der Pfanne angeboren, nicht die Luxation selbst. In diesem Knorpel treten später nach Schaltknochen auf (Ossa acetabuli). Außerdem führen besondere Knochenkerne zur Bildung von Epiphysen. Solche epiphysären Verknöcherungen finden sich im Darmbeinkamm und Sitzhöcker, im Symphysenende des Schambeins und der Spina iliaca anterior inferior und können mit Bruchlinien verwechselt werden. Diese Kerne verschmelzen nebst anderen inkonstanten mit dem Hauptstück erst im 22. bis 25. Lebensjahr.

Gelenke und Bänder des Beckenringes

Bei aufrechtem Stand liegt das Kreuzbein schräg, sein oberer Teil steht mitunter sogar waagrecht (Abb. 4.5—5). In dem Kreuz-Darmbeingelenk kann es um eine Querachse eine ganz geringe Schaukel-

bewegung ausführen, wobei der obere Teil als kurzer Hebelarm nach unten sinkt, während die Kreuzbeinspitze als Ende des langen Hebelarmes sich hebt und aus dem Becken herauspendelt. Diese Bewegung des langen Hebelarmes wird durch zwei starke Bänder, die zum Kreuz-Darmbeingelenk gehören, gebremst:

1. Das *Lig. sacrotuberale* entspringt in langer Linie am Seitenrand des Steiß- und Kreuzbeins bis dicht unterhalb des Darmbeinkammes. Nach schräger Überkreuzung der Fasern befestigt sich der Stiel des Fächers am Sitzhöcker. Ein Fortsatz läuft am medialen Rand des Sitzbeins in den *Proc. falciformis* aus, der in die Fascia obturatoria übergeht.

2. Das *Lig. sacrospinale*, das vom Seitenrand des Kreuzbeins und Steißbeins entspringend vor dem Lig. sacrotuberale hinwegzieht und in die Spina ischiadica einstrahlt.

Durch die beiden Bänder werden die Incisurae ischiadicae zu Löchern abgeschlossen: *Foramen ischiadicum majus et minus*. Durch jedes Foramen verläßt ein Muskel das Innere des Beckens. Das Foramen ischiadicum majus benutzt der M. piriformis zum Durchtritt, dabei bleibt an seinem oberen und unteren Rand je ein Spalt: *Foramen suprapiriforme* und *infrapiriforme*. Diese Spalten werden von Nerven und Gefäßen durchzogen. Durch das

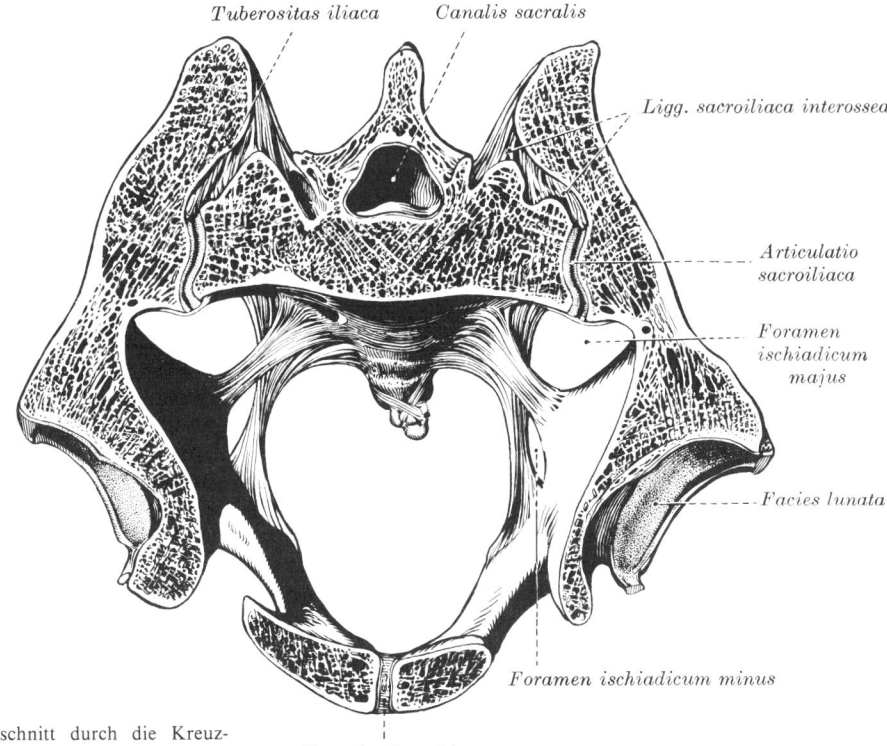

Abb. 4.5—4. Querschnitt durch die Kreuz-Darmbeingelenke.

355

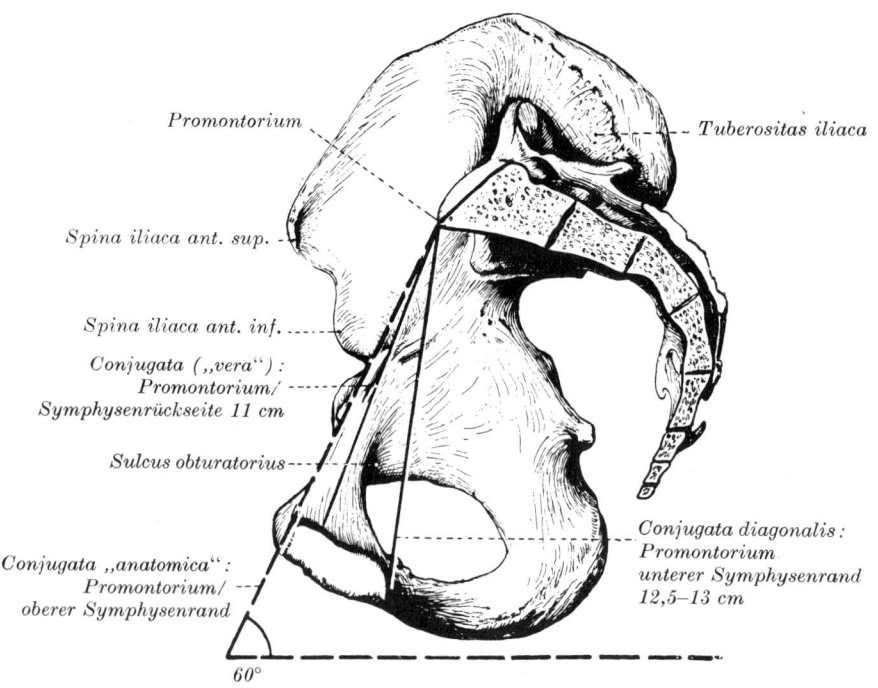

Abb. 4.5—5. Medianschnitt durch das Becken einer erwachsenen Frau mit Angabe geburtshilflich wichtiger Durchmesser. Die Conjugata anatomica bildet mit der Horizontalen einen Winkel von ca. 60°, Inclinatio pelvis. Im klinischen Sprachgebrauch wird die Conjugata („vera") auch als Conjugata vera obstetrica bezeichnet.

Foramen ischiadicum minus verläuft der M. obturatorius internus nebst Gefäßen und Nerven (Abb. 4.5—20).

Das *Kreuz-Darmbeingelenk, Articulatio sacroiliaca* (Abb. 4.5—11), ist ein straffes Gelenk und besitzt in den ohrenförmigen Gelenkflächen von Darm- und Kreuzbein die Druckübertragungsflächen. Beim Sitzen steht der Beckenring fast horizontal (Abb. 4.5—7). Das Kreuzbein bildet durch seine Keilform einen Schlußstein des Gewölbes, beim Tiefertreten würde es sich mit der breiteren Basis immer mehr zwischen die Hüftbeine einkeilen. Beim Stehen aber liegt das Kreuzbein schräg, die Gelenkflächen mit ihrer Längsachse nahezu horizontal, so daß die von der Basis bis zur Spitze verjüngte Keilform nicht zur Geltung kommen kann. Legt man aber in der Frontalebene einen Schnitt durch das Gelenk (Abb. 4.5—4), kann man in vielen Fällen auch in dieser Richtung eine für einen Schlußstein passende Keilgestalt mit dorsal breiterer Basis feststellen. Bei manchen Becken aber, bei denen die Kreuzbeinbänder durchgeschnitten sind, fällt das Kreuzbein durch sein eigenes Gewicht oder durch geringe Belastung in den Beckenring hinein, wenn man diesem die natürliche Stellung gibt. Die wechselnde Keilform in der Frontalebene kann also für die Übertragung der Rumpflast nicht entscheidend sein, es müssen vielmehr Bänder hinzukommen, die das Kreuzbein am Becken aufhängen.

Die Gelenkflächen sind nach Größe, Form und Oberflächengestaltung individuell sehr verschieden. Der Knorpelbelag, der an der Kreuzbeinfläche bedeutend dicker ist als an der Darmbeinfläche, ist in der Oberfläche faserig, in der Tiefe, wie stets in solchen Fällen, hyalin. Die Gelenkflächen können teilweise durch Faserzüge miteinander verbunden sein, so daß ein Mittelding zwischen einer Fuge und einem echten Gelenk vorliegt. Die Gelenkoberfläche ist unregelmäßig höckerig, manchmal trägt der Hüftknochen einen bogenförmigen Wulst, der in eine entsprechende Vertiefung der Kreuzbeinfläche hineinfaßt. Dieses Ineinandergreifen von Höckern und Furchen (Abb. 4.5—4) hat man als eine Verzahnung aufgefaßt, die das Abgleiten des Kreuzbeins bei der Belastung verhindern soll. Indessen widerspricht es aller Erfahrung, daß eine hohe Belastung auf die kleine Fläche der Sperrzähne sich lokalisieren könne, es würde an diesen Stellen eine Druckatrophie auftreten.

Entscheidend ist die Tatsache, daß die Rumpflast nicht allein durch die Gelenkflächen, sondern auch durch die Bänder, in denen das Kreuzbein hängt,

übertragen wird. Von diesen Tragbändern überbrücken die schwächeren *Ligg. sacroiliaca ventralia*
den Gelenkspalt auf der Vorderseite. Viel mächtiger
sind die *Ligg. sacroiliaca dorsalia.* Sie erfüllen als
Ligg. sacroiliaca interossea (Abb. 4.5—4) die tiefe
Bucht zwischen der Tuberositas iliaca und der gegenüberliegenden Kreuzbeinfläche, indem sie vom
Darmbein schräg abwärts ziehen, also wie ein Aufhängeband verlaufen (Abb. 4.5—3). Zwischen diesen tiefen kurzen Fasermassen verbleiben auch
Spalten, die mit Fett und lockerem Bindegewebe erfüllt sind. Die oberflächlichen Züge bilden eine geschlossene Fasermasse, die steiler verläuft und mit
Muskelursprüngen sowie der Fascia thoracolumbalis zusammenhängt.

Kranialwärts werden die Kreuzbeinbänder fortgesetzt durch das *Lig. iliolumbale,* das vom Proc.
costarius des 5. Lendenwirbels zum Darmbeinkamm und den Nachbargebieten verläuft. So wird
die Rumpflast teils als Druck über die Gelenkflächen geleitet, teils aber an dem Hüftbein durch die
Bänder aufgehängt und auf eine große Übertra-
gungsfläche ausgebreitet. Die Wirbelsäule ist mit
dem Kreuzbein in den Beckenring eingepflanzt und
durch Bänder mit ihm verwurzelt. Der Teil der Last,
der durch Bänder auf das Becken übertragen wird,
pflanzt sich im Knochen ebenso als Druck fort wie
jener Teil, der über die Gelenkfläche geleitet wird.

Wenn man das Becken als einfaches Gewölbe
auffaßt, das auf den Femurköpfen ruht, würden bei
der Belastung im Stehen die Gewölbeschenkel nach
beiden Seiten auseinanderzuweichen suchen. Das
Beckengewölbe erhält aber ventral eine starke Verklammerung durch die vereinigten Schambeine,
die somit den Horizontalschub beim Stehen aufnehmen.

Beim Liegen auf dem Rücken, auf der Seite oder
beim Stehen auf einem Bein ändert sich die Beanspruchung des Beckens. Das Bild vom Gewölbebau
des Beckens gilt nur für den aufrechten Stand bei
symmetrischer Verteilung der Last.

Die *Schamfuge, Symphysis pubica,* muß beim
Stand der queren Zugspannung Widerstand leisten.
Beim Stehen wird sie auf Querdruck beansprucht,
da der Abstand zwischen den beiden Tubera ischiadica kleiner ist als der Abstand beider Kreuzbein-
Darmbeinfugen, durch welche der Druck der Körperlast übertragen wird. Beim Stehen auf einem
Bein kann hierzu noch eine Abscherung treten. Die
angrenzenden Knochenflächen der Schamfuge
sind von einer dünnen Schicht hyalinen Knorpels
überzogen, in der sich die faserknorpelige Zwischenscheibe befestigt. Diese enthält einen mit Synovia erfüllten Hohlraum, der in seiner Ausbildung
sehr wechselnd ist.

Über die Symphyse hinaus setzen sich sehnige
Querfaserzüge fort, die am unteren Rand als kräftiger Bandzug den Schambeinwinkel ausrunden,
Lig. arcuatum pubis, am oberen Rand als *Lig. pubicum superius* weit nach der Seite strahlen (Abb.
4.5—3).

Die Beweglichkeit in der Schamfuge ist sehr gering, schon deshalb, weil die Kreuz-Darmbeingelenke wenig Spielraum geben. In der Schwangerschaft wird die Symphyse etwas aufgelockert. Beim
Meerschweinchen verbreitert sich die Symphyse in
der Schwangerschaft ganz außerordentlich. Die
Veränderung wird hormonal gesteuert; man kann
bei diesen Tieren deshalb durch Injektion von
weiblichen Geschlechtshormonen eine Verbreiterung der Symphyse erzielen. Die Lockerung der
Schamfuge ist eine Vorbereitung für den Geburtsakt, ebenso wie die Lockerung in den Bandverbindungen des Kreuzbeins.

Für den Geburtsakt ist auch die Beweglichkeit
des Steißbeins von Bedeutung, das beim Durchtritt
des kindlichen Kopfes nach außen gedrängt wird.
Die Bewegungen finden meist in der Bandscheibe
zwischen Kreuz- und Steißbein statt, gelegentlich
auch zwischen 1. und 2. Steißbeinwirbel. Längs- und
schrägverlaufende Kreuz-Steißbeinbänder sichern
den Zusammenhalt. Vom 30. Jahre ab, bei Frauen
später, verwachsen alle Steißbeinwirbel untereinander und zuletzt auch mit dem Kreuzbein. In der
Schwangerschaft werden auch diese Verbindungen
etwas aufgelockert. Ein unbewegliches Steißbein
kann zu einem Geburtshindernis werden. Brüche
oder Risse im Steißbein können beim Fall auf das
Gesäß auftreten, sie sind sehr schmerzaft und können die sog. *Kokzygodynie* zur Folge haben.

Kurze Zusammenfassung. Durch die *Ligg. sacrotuberale* und *sacrospinale* werden die *Foramina
ischiadicum majus* und *minus* abgeschlossen. Kreuz-
Darmbeingelenk ein straffes Gelenk. Die Rumpflast zum Teil übertragen durch die starken *Ligg.
sacroiliaca dorsalia,* weniger durch die ventralen, da
das Kreuzbein kein Schlußstein des Beckengewöl-
bes. *Schamfuge* mit zentralem Hohlraum erleidet
Zug-, Druck- und Scherspannungen. Steißbein etwas beweglich.

Das Becken als Ganzes

Becken und äußere Körperform

Das knöcherne Becken wird innerhalb des Körpers so von Muskeln und Fett umlagert, daß nur Teile des Knochenrahmens durch die Haut zu tasten
sind. In der Höhe des Hüftgelenks erreichen diese
Muskelmassen ihre größte Dicke.

Eine der wichtigsten Knochenmarken am Le-
benden ist die *Spina iliaca anterior superior,* die meist
sichtbar, stets aber tastbar ist. Folgt man von hier aus

dem Beckenkamm, gelangt man hinten an eine leichte Einziehung der Haut, unter der die *Spina iliaca posterior superior* zu fühlen ist. Dieses untere laterale Lendengrübchen, das in zwei Dritteln der Fälle sichtbar ist, liegt in Höhe des Kreuz-Darmbeingelenks, 3 bis 4 cm oberhalb ist die Grenze zwischen letztem Lendenwirbel und Kreuzbein zu suchen (vgl. Abb. 4.3—9 u. 4.3—10).

Ein wichtiger Knochenpunkt ist ferner der Sitzhöcker, *Tuber ischiadicum*, der im Stand durch den großen Gesäßmuskel hindurch zu tasten ist. Vom Schambein sind der obere Schambeinrand und die Symphyse durch das dicke Fettpolster zu tasten. Bei der Frau bilden in diesem Feld die subkutanen Fettmassen den Schamberg, *Mons pubis*, oder Venusberg, der nach oben durch eine Querfalte der Haut begrenzt ist. Vom Mastdarm und der Scheide aus ist die *Spina ischiadica* als wichtiger Orientierungspunkt zu tasten. Von der Symphyse abwärts ist nach beiden Seiten der Schambeinbogen zu fühlen.

Beckenmessung

Von den tastbaren Knochenpunkten aus kann eine Beckenmessung vorgenommen werden, die bei der Frau von größter Bedeutung ist, wenn es gilt, festzustellen, ob die Beckenhöhle genügend weit ist, um den Durchtritt des kindlichen Körpers bei der Geburt zu gestatten. Von besonderer Wichtigkeit

a

b

Conjugata

Diameter obliqua

Diameter transversa

sind Größe und Gestalt des kleinen Beckens. Die Grenzlinie zwischen großem und kleinem Becken, die *Linea terminalis* (Abb. 4.5—5), verläuft vom Promontorium entlang der *Linea arcuata* zum oberen Rand der Symphyse und umrahmt den *Beckeneingang*, der nur aus Knochen und Knochenfugen besteht und daher in seinem Größenverhältnis für den Geburtsakt am wichtigsten ist. Die durch den Beckeneingang gelegte Ebene ist die Beckeneingangsebene. Von besonderem Einfluß auf die Gestalt des Beckeneingangs sind die Lage und Form des *Promontorium*. Der Beckeneingang ist beim Menschen meist queroval bis rund, bei den Vierfüßern einschließlich der Menschenaffen längsoval. Der *Beckenausgang* ist hinten von der Steißbeinspitze, seitlich von den Sitzhöckern, vorn vom Unterrand der Schamfuge und dem anschließenden Schambeinwinkel begrenzt. Schaut man von oben her durch die Höhle des kleinen Beckens (Abb. 4.5—4 u. 4.5—11), sieht man, daß der Raum eingeengt wird durch die Steißbeinspitze und die einwärts geneigten Spitzen der rechten und linken Spina ischiadica.

Unter den *inneren* Beckenmaßen hat der gerade Durchmesser des Beckeneingangs, die Conjugata ("vera"), das ist der kürzeste Abstand des Promontorium vom hinteren Rand der Symphyse (Abb. 4.5—5), die größte praktische Bedeutung. Die Conjugata mißt bei der Frau durchschnittlich 11,0 cm, beim Mann ist das Maß meist etwas kleiner. Sinkt der Durchmesser unter 10 cm, können Geburtshindernisse auftreten, bei einem Durchmesser unter 6 cm liegt ein absolutes Geburtshindernis vor. Da die Conjugata bei der lebenden Frau direkt nicht zu messen ist, bestimmt man die *Diameter diagonalis*, indem man den Zeige- und Mittelfinger in die Scheide einführt und von hier aus das Promontorium zu erreichen sucht. Da andererseits der Unterrand der Symphyse mit dem Lig. arcuatum pubis leicht zu fühlen ist, kann man die Entfernung Promontorium — unterer Schamfugenrand (= Diameter diagonalis) bestimmen. Von diesem Maß sind 1,5 bis 2 cm abzuziehen, um den Wert der Conjugata zu erhalten.

Die größte Weite hat der Beckeneingang im queren Durchmesser, *Diameter transversa* (13,5 cm). Daß sie stets um mehr als 2 cm größer sei als der gerade Durchmesser, trifft nicht zu. Etwas kleiner ist der schräge Durchmesser, *Diameter obliqua* (12,5 cm), der die Verbindungslinie von der Articulatio sacroiliaca zur Eminentia iliopectinea der an-

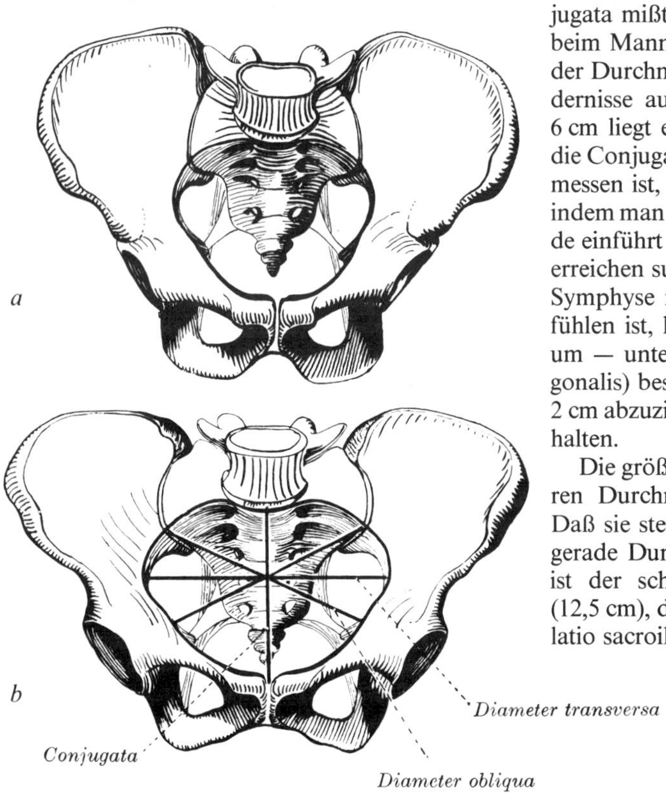

Abb. 4.5—6. a) Männliches, b) weibliches Becken.

deren Seite darstellt (Abb. 4.5—6). Der erste schräge Durchmesser verläuft von rechts hinten nach links vorn, der zweite schräge Durchmesser kreuzt den ersten.

Die Conjugata des Beckenausganges mißt zwar nur 9 cm, indessen kann sie um 2 bis 2,5 cm erweitert werden, wenn der kindliche Kopf das Steißbein nach hinten drängt.

Beim Durchtritt durch den Beckenkanal führt der kindliche Kopf eine schraubige Drehung um 90° aus, da er mit seinem längsten, sagittalen Durchmesser, dem geringsten Zwang folgend, sich in den jeweils größten Durchmesser des kleinen Beckens einstellt. Im Beckeneingang ist das der quere, im Beckenausgang der gerade. Sobald der Kopf mit seinem tiefsten Teil den Beckenboden erreicht hat, dreht er über den schrägen in den geraden Durchmesser. Der Geburtskanal im kleinen Becken ist also einem fast rechtwinklig um die Symphyse gebogenen Rohr zu vergleichen, das an seinem Eingang queroval ist, am Ausgang längsoval wird.

In der Geburtshilfe werden außerdem folgende äußere Beckenmaße, die bei der lebenden Frau gemessen werden, verwendet:
1. *Distantia spinarum* = Entfernung zwischen beiden Spinae iliacae ant. sup.: 27,6 bis 23,8 cm.
2. *Distantia cristarum* = größte Entfernung zwischen beiden äußeren Lippen der Darmbeinkämme (sog. Beckenbreite): 30,8 bis 27,3 cm.
3. *Distantia trochanterica* = Abstand zwischen beiden Trochanteren: 34,2 bis 30,8 cm.
4. *Conjugata externa* = Abstand zwischen Symphyse und 5. Lendenwirbeldorn: 22,1 bis 19,3 cm.

Mit zunehmender Körpergröße verlängern sich auch die Beckenmaße.

Geschlechtsunterschiede der Becken (Abb. 4.5—6)

Wir haben nun gesehen, daß während der Schwangerschaft durch hormonale Einflüsse die Fugen des Beckens eine gewisse Lockerung erfahren, wodurch der Geburtsakt erleichtert wird. In viel größerem Maßstab erfolgt eine derart gerichtete Anpassung des weiblichen Beckens zur Zeit der Pubertät durch die Wirkung der weiblichen Keimdrüsen. Während in früher Kindheit bei beiden Geschlechtern das Becken ungefähr die gleiche Form hat, werden zur Zeit der Pubertät Geschlechtsunterschiede deutlich. Wenn bei Tieren vor der Geschlechtsreife die weiblichen Keimdrüsen entfernt werden, verharrt das Becken in dem indifferenten Zustand; eine Kastration nach der Geschlechtsreife hat keinen Einfluß mehr. Im ganzen Habitus ist das weibliche Becken flacher und weiter, das männliche steiler und enger (Abb. 4.5—6). Im einzelnen sind beim weiblichen Becken die Darmbeine weiter gestellt, das Promontorium flacher, die Schamfuge niedriger, der Schambeinwinkel größer, der Abstand der Sitzhöcker größer, der Beckeneingang queroval. Das weibliche Becken erscheint somit abgeflacht und der Quere nach auseinandergezogen. Die hormonal gesteuerte Umformung bewirkt im ganzen eine Anpassung an den künftigen Geburtsakt.

Das Becken zeigt wie alle Körperteile eine große individuelle Variationsbreite, durch die die Geschlechtsunterschiede verwischt sein können.

Beckenneigung

Ursprünglich herrschte die Vorstellung, daß die Ebene des Beckeneingangs beim aufrecht stehenden Menschen horizontal stünde: daher auch der alte Name horizontaler statt oberer Schambeinast. Diese Annahme machen auch viele Anfänger, ausgehend von der Beobachtung eines knöchernen Beckens, das auf dem Tisch steht. In Wahrheit aber ist die Beckeneingangsebene gegen den Horizont geneigt und bildet mit ihm einen Winkel von 60 bis 70° (Abb. 4.5—5). Dabei ist die Incisura acetabuli gerade nach unten gerichtet, und die Spina iliaca anterior superior liegt mit dem Schambeinhöcker ungefähr in einer Frontalebene.

Diese Beckenstellung ist aber labil, sie ist bezogen auf die „Normalstellung" des Körpers (s. Abb. 4.5—28a), bei der die Mitte des Schulter-, Hüft-, Knie- und oberen Sprunggelenks in einer Vertikalen übereinandergebaut sind. In dieser Vertikalen liegt auch der Gesamtschwerpunkt des Körpers kurz oberhalb der queren Hüftgelenkachse. In diesem System kann das Becken mit dem Kreuzbein sich drehen, also seine Neigung verändern, ohne daß die aufrechte Stellung aufgegeben wird. Wird das Becken steiler gestellt, indem die Schambeine sich senken, müßte der Oberkörper sich vorneigen, wenn nicht der Lenden-Kreuzbeinwinkel sich verkleinerte und die Abknickung der Wirbelsäule gegen das Kreuzbein sich vergrößerte oder schließlich die Lendenlordose zunähme (Abb. 4.5—29). Während sich also das Becken um die quere Hüftgelenkachse dreht, korrigiert der biegsame Stab der Wirbelsäule die aufrechte Haltung.

Eine umgekehrte Einstellung muß die Wirbelsäule vornehmen, wenn das Becken flacher gestellt wird, die Schambeine sich heben. Dieser Rückneigung des Beckens wird aber nach einem Spielraum von 13 bis 20° ein Ziel gesetzt durch die Anpassung des kräftigen *Lig. iliofemorale*. Dann ist eine stabile Beckenneigung erreicht, die Rumpflast wird von dem gespannten Lig. iliofemorale getragen. Beim Sitzen nähert sich die Beckeneingangsebene mehr der Horizontalen, der Sitzhöcker ist nach abwärts gerichtet (Abb. 4.5—7).

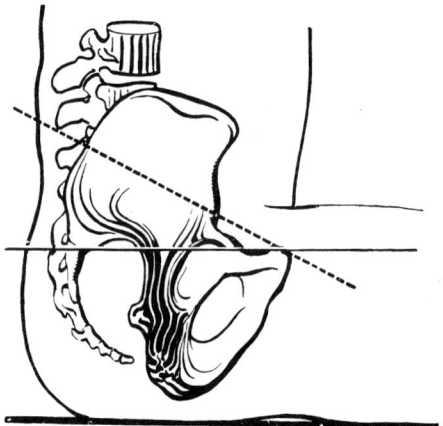

Abb. 4.5–7. Beckenneigung beim Sitzen. Die gestrichelte Linie bezeichnet die Beckeneingangsebene, die ausgezogene ist die „Hüftbeinneigungslinie" nach R. FICK; sie verbindet den hinteren oberen Darmbeinstachel mit dem Oberrand der Symphyse. Die vom Sitzbein zum Kreuzbein verlaufenden Knochenzüge, die die Last übertragen, sind hervorgehoben.

Die individuell verschiedene Beckenneigung kommt auch in der äußeren Gestalt des Körpers zum Ausdruck. Bei flachstehendem, also wenig geneigtem Becken stehen die Schambeine höher, es werden die hier entspringenden Muskeln nach vorn gezogen und bewirken einen volleren Schluß der Schenkel als bei steilstehendem Becken.

Auch am Becken besteht eine normale Asymmetrie geringen Grades, die darin zum Ausdruck kommt, daß in der Regel das Promontorium ein wenig nach rechts, die Symphyse nach links verschoben sind. Da das Becken ein Zwischenstück zwischen der Wirbelsäule und den Beinen darstellt, ist seine Asymmetrie auch nur eine Teilerscheinung des im ganzen asymmetrischen Systems. Das linke Bein, das als Standbein bevorzugt wird, ist gewöhnlich um 1 cm länger als das rechte, und die Wirbelsäule besitzt eine leichte Skoliose. Ist ein Bein stärker verkürzt oder durch eine Erkrankung im Gebrauch behindert, wird das Becken einseitig stärker belastet, es kann ein skoliotisches Becken mit starker asymmetrischer Verzerrung auftreten. Auch

Das Bein

Schenkelbein, Femur (Abb. 4.5–8)

Dieser längste Knochen des Körpers, der am meisten die individuelle Körpergröße bedingt, ist mit seinem kräftigen Schaft leicht nach vorn gebogen. Er trägt auf seiner konkaven Rückseite einen längsverlaufenden Pfeiler, dessen Oberfläche aufgerauht ist, Linea aspera. Wenn bei der Rachitis durch

krankhafte Wirbelsäulenskoliosen sind mit Beckenskoliosen gekoppelt.

Das Wachstum des kindlichen Beckens erfolgt während der Entwicklungszeit nicht gleichmäßig, sondern insofern verschiedenartig, als es zu bestimmter Zeit sich der Quere nach verbreitert und zu anderer Zeit mehr an Tiefe gewinnt. Treten Störungen ein, die die Entwicklung in der Kindheit hemmen, können die für die jeweilige Entwicklungsperiode charakteristischen Beckenveränderungen ausbleiben und dadurch ein Zustand konservieren, der sich in Form einer Abplattung oder einer queren Verengung später zeigen kann. Es liegt dann eine Entwicklungshemmung vor in bezug auf die typische Ausformung des weiblichen Beckens. Ähnliche Veränderungen des Beckens, z. B. die allgemeine gleichmäßige Verengung oder auch die Abplattung ebenso wie die Einknickung des Beckens (Kartenherzbecken), das schräg verengte Becken u. a., können sowohl durch Störungen der allgemeinen Entwicklung als auch durch bestimmte Erkrankungen im Knochenwachstum (Rachitis, Osteomalazie, Osteodystrophie) hervorgerufen werden. Solche Beckenveränderungen, die meist als verengtes Becken auftreten, spielen beim Geburtsvorgang eine große Rolle und können zur Schnittentbindung durch die Bauchdecken („Kaiserschnitt") Veranlassung geben.

Kurze Zusammenfassung: Beckeneingang umrahmt von der *Linea terminalis. Beckenausgang.* Conjugata („vera") vom Promontorium zum Hinterrand der Symphyse 11 cm. Meßbar im Leben von der Scheide aus *Diameter diagonalis* vom Unterrand der Symphyse zum Promontorium 12,5 bis 13 cm. *Diameter transversa* 13,5 cm, *Diameter obliqua.* Der erste schräge Durchmesser von rechts hinten nach links vorn, der zweite kreuzt diesen. Schraubige Drehung des kindlichen Kopfes bei der Geburt. *Weibliches Becken* flacher und weiter als das männliche. Umformung in der Pubertät durch Hormone. Die *Beckenneigung* ist der Winkel, den die Beckeneingangsebene mit der Horizontalen bildet = 60–70°. Diese ist veränderlich. Bei starker Neigung Vertiefung der Lendenlordose. Geringe *Asymmetrie* des Beckens. Verengtes Becken Bedeutung für den Geburtsakt.

mangelnde Verkalkung die Knochen erweichen, kann diese Krümmung durch die Belastung sehr stark werden, der Knochen plattet sich dabei seitlich ab, der Pfeiler wird zu einem hohen Kamm. Auch normalerweise wirkt die Linea aspera (wie die Leisten an einem profilierten Träger in der Technik) querschnittsparend. Die Linea aspera bildet für Muskelursprünge eine mediale und laterale Lip-

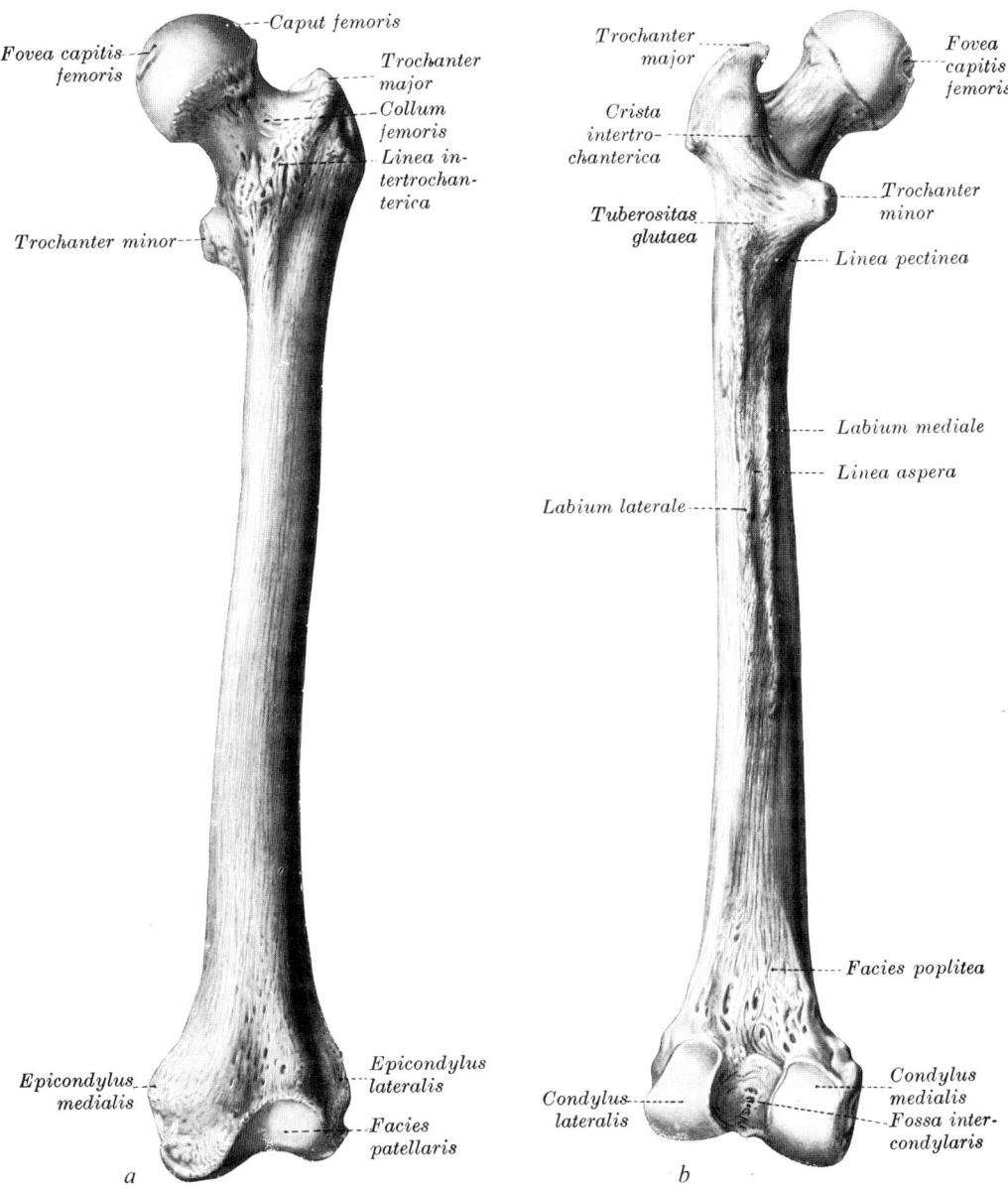

Abb. 4.5—8. a) Femur von ventral, b) Femur von dorsal.

pe, *Labium mediale et laterale*, die nach distal und proximal auseinanderweichen. Die beiden Enden des Knochens sind zur gelenkigen Verbindung und zum Ansatz von Muskeln besonders ausgestaltet.

Der Gelenkkopf, *Caput femoris*, ist kugelförmig und trägt unterhalb seiner Mitte eine kleine Grube, *Fovea capitis femoris*, in der das *Lig. capitis femoris* ansetzt; der schräg aufwärts gerichtete Schenkelhals, *Collum femoris*, verbindet den Kopf mit dem Schaft und bildet ein mechanisch wichtiges Tragglied.

Der Winkel, den die Längsachse des Schenkelhalses mit der Schaftachse bildet, *Collum-Diaphysenwinkel*, beträgt 120—130°, die Variationsbreite etwa 23°. Fällt die Muskelwirkung aus, z. B. durch Lähmung der Abduktionsmuskeln, fehlt auch die Druckkomponente dieser Muskeln auf das Gelenk, und es bildet sich eine Steilstellung des Schenkelhalses: *Coxa valga*, eine präarthrotische Deformität. Umgekehrt findet sich ein über die Norm verkleinerter Hals-Schaftwinkel *(Coxa vara)* meist bei kräf-

361

tiger Muskulatur und kräftigem Knochenbau. Tritt im Kindesalter infolge von Rachitis eine Erweichung der Knochen auf, drückt die Last den Schenkelhals nach abwärts, es entsteht eine Coxa vara. Diese Schenkelhalsfehlstellungen haben außerordentlich große klinische Bedeutung. Die Belastungsverhältnisse im Hüftgelenk werden hierdurch entscheidend geändert, was vorzeitige Abnutzungs- und Aufbrauchsveränderungen des Gelenks zur Folge hat (Arthrosis deformans). Je stärker die Schenkelhalsfehlstellung — also die „präarthrotische Deformität" — ausgeprägt ist, desto eher stellt sich das Gelenkleiden ein.

Die Geschlechtsunterschiede am Hals-Schaftwinkel sind entgegen früheren Angaben nur gering, beim weiblichen Geschlecht ist in den Mittelwerten der Winkel um einige Grade größer und nicht wesentlich kleiner, wie früher behauptet wurde. Links ist der Winkel etwas kleiner als rechts.

Dort, wo der Schenkelhals sich vergrößernd in den Schaft übergeht, ist der Knochen ringsum von einem Kranz von Rauhigkeiten und Muskelhöckern umgeben, die im Strahlungsmittelpunkt des Kegels der Hüftmuskeln liegen. Unter diesen ragen auf der Rückseite zwei mächtige Knochenhebel, die Rollhügel, *Trochanter major* und *minor*, hervor, die hinten durch eine Knochenleiste, *Crista intertrochanterica*, vorn durch die niedrige *Linea intertrochanterica* verbunden sind. Die letzte setzt sich unter dem Trochanter minor in das Labium mediale der *Linea aspera* fort. An der medialen Fläche des großen Rollhügels liegt eine Grube, die *Fossa trochanterica*.

Die laterale Lippe der Linea aspera nimmt die Richtung auf den Trochanter major und erhebt sich zur *Tuberositas glutaea* für den Ansatz des M. glutaeus maximus. In einigen Fällen kann diese Rauhigkeit sich zu einem *Trochanter tertius* verstärken.

Am distalen Ende des Femur löst sich die Compacta des Schaftes in einen breiten spongiösen Knochenkörper auf, dessen Rinde sehr dünn ist und von zahlreichen kleinen Gefäßen durchsetzt wird. Zwei überknorpelte Femurknorren, *Condylen*, die durch einen Einschnitt, *Fossa intercondylaris*, voneinander getrennt sind, bilden als Gelenkrollen die Druckübertträger. Auf der Vorderfläche setzt sich der Gelenkknorpelbelag auf die Kniescheibenrinne, *Facies patellaris*, fort. Seitlich sind die Condylen überhöht durch den *Epicondylus medialis* und den *Epicondylus lateralis*, die Muskeln und Bändern zum Ansatz dienen. Hinten bildet die Condylengrenze die Basis der dreieckigen *Facies poplitea*, die seitlich von den beiden Lippen der Linea aspera begrenzt wird.

Bei senkrechter Haltung des Femur reicht der

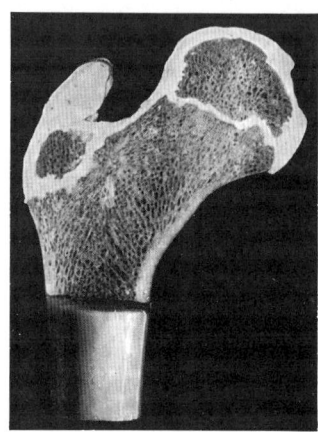

Abb. 4.5—9. Frontalschnitt durch die Epiphyse des proximalen Femurendes eines sechseinhalbjährigen Kindes. Beachte die Epiphysenlinien zwischen Femurkopf und -hals sowie unter dem Trochanter major.

mediale Condylus tiefer herab als der laterale. Stellt man das Femur mit den Condylen auf die Tischplatte, steht es schräg. Diese Stellung ist die natürliche, da die Hüftgelenke weiter auseinanderliegen als die Kniegelenke und die Femora gegen die Kniegelenke konvergieren müssen. Bei der Frau ist diese Schrägstellung etwas stärker ausgeprägt, da das Becken breiter ist und die Oberschenkel durchschnittlich kürzer sind.

Im Laufe seiner Entwicklung erleidet der Femurschaft eine *Torsion* im Sinne einer Einwärtsdrehung des distalen Femurendes. Diese Schaftdrehung ist individuell sehr verschieden ausgeprägt. Sie spielt eine wichtige Rolle für die gemeinsame Mechanik (Verhältnis der Achsen der Gelenke zueinander) von Hüft-, Knie- und Fußgelenken beim Gehen.

Zum Nachweis der Torsion legt man eine horizontale Tangente durch die Rückfläche beider Condylen. Sie bildet mit der Schenkelhalsachse einen Winkel, den sog. Torsionswinkel, der beträchtlich schwankt und im Mittel 12° beträgt (Abb. 4.5—47). Auch das Schienbein zeigt eine Verwindung, die aber umgekehrt eine Auswärtskreiselung des unteren Endes mit dem Fuß zur Folge hat.

Die Verknöcherung der Femurdiaphyse erfolgt in der 7.—8. Woche. Der Knochenkern in der distalen Epiphyse entsteht in der Mitte des 9. Fetalmonats, er gilt als Zeichen der Reife des Kindes und hat daher forensische Bedeutung. In der proximalen Epiphyse erscheint der Knochenkern um die Mitte des ersten Lebensjahres, im Trochanter major erscheint im 3. oder 4. Jahr ein Kern, im Trochanter minor bildet er sich erst im 7.—14. Jahre. Die Lage der Epiphysenlinien zeigt Abb. 4.5—9. Von Bedeutung ist eine in der Präpubertät — wahrscheinlich durch hormonelle Einflüsse — eintretende Auflockerung der Wachstumsfuge des Schenkelhalses. Entsprechend der großen Beanspruchung dieses tragenden Gelenks kann der Hüftkopf in dieser Zeit schleichend, in Ausnahmefällen auch ganz akut nach dorsal und kaudal in der Epiphysenfuge abgleiten (Coxa vara epiphysaria). Heilt der Prozeß mit dieser Hüftkopffehlstellung aus, so bleibt eine ganz erhebliche „präarthrotische Deformität" zurück, die bereits in jungen Jahren über die veränderte Gelenkmechanik zu Abnutzungs- und Aufbrauchsveränderungen (zur Arthrosis deformans) führt. Die Verschmelzung der proximalen Knochenkerne mit dem Schaft erfolgt im 17. Jahre, bei den distalen im 20.—24. Jahre.

Hüftgelenk

Bau des Hüftgelenks

Die Hüftpfanne bildet einen Ausschnitt einer Kugelschale und besitzt im Bereich der überknorpelten *Facies lunata* ihre Druckübertragungs- und Führungsfläche. Die Knorpelsichel ist am breitesten am Pfannendach, wo auch der Knochen am stärksten ist und die hauptsächliche Druckübertragung stattfindet. Der dünnere Pfannenboden ist mit Bindegewebe und Fett ausgepolstert. Gegen dieses nachgiebige Polster wird das *Lig. capitis femoris* angedrückt, das neben der *Incisura acetabuli* entspringt und innerhalb des Gelenkes zur *Fovea capitis femoris* verläuft. Auf diese Weise kann das Lig. capitis nicht zwischen Kopf und Pfanne eingeklemmt werden und den Kontakt der Gelenkflächen stören. Der Rand der Hüftpfanne wird überhöht durch einen faserknorpeligen Reif, *Labrum acetabulare*, der auch die Incisura acetabuli überbrückt und hier mit dem tieferliegenden *Lig. transversum acetabuli* verschmilzt. Durch das Labrum acetabulare wird die Hüftpfanne auf mehr als die Hälfte einer Hohlkugel vertieft, es entsteht dadurch ein *Nußgelenk*. Wenn in seltenen Fällen die Gelenklippe verknöchert, kann am Skelett der Kopf nicht mehr aus der Pfanne herausfallen. Die Gelenklippe schafft nicht nur eine Vertiefung der Pfanne, sondern bildet zugleich ein nachgiebiges Polster am Pfannenrand, wodurch der Bewegungsumfang größer wird, als wenn die Lippe verknöchert wäre. Die Hüftpfanne, die frühembryonal verhältnismäßig tief ist, flacht sich bis zur Geburt ab

Kniescheibe (Abb. 4.5—17, 4.5—34 u. 4.5—35)

Die Kniescheibe ist als Sesambein in die Sehnen des M. quadriceps femoris eingebettet. Die proximalen Sehnenfasern konvergieren zur Patella, überkreuzen sich dabei teilweise und verlassen die Patella an ihrer unteren Spitze, *Apex patellae*, als Kniescheibenband, das zur Tuberositas tibiae zieht. Die Patella liegt also im Knotenpunkt dieser Fasermassen. Die überknorpelte Rückfläche schleift in der Kniescheibenrinne und zeigt in Anpassung an dieses Bett einen längsverlaufenden First, der eine große laterale von einer kleineren medialen Delle scheidet.

Nach operativer Entfernung der Patella schleift die Quadriceps-Sehne direkt auf dem Gelenkknorpel des Femur und erzeugt dabei Schleiffurchen. Die Kniescheibe ist also zugleich eine Einrichtung zur Verteilung des Druckes auf das Gelenk.

und wird später wieder tiefer. Die gefährliche Periode für eine Verrenkung im Hüftgelenk liegt also in der Zeit vor und nach der Geburt, wo die Pfanne am flachsten ist. Die angeborenen Verrenkungen treten aber vermutlich nur dann auf, wenn in der vererbten Anlage ein besonderes Mißverhältnis zwischen Kopf und Pfanne besteht, das mit dem Wachstum zur Zeit der Geburt zum Vorschein kommt.

Der *Schenkelkopf* ist fast genau kugelig und hat einen Krümmungsradius von durchschnittlich 2,5 cm. Die überknorpelte Fläche bildet etwa zwei Drittel einer Kugel und wird in der Normalstellung von der Pfanne nicht voll bedeckt, so daß besonders vorn und seitlich ein Teil der Gelenkfläche unter der Kapsel liegt. Dieses Feld verschwindet bei Beugung und Abduktion in der Pfanne, während auf der Rückseite ein anderer Teil die Pfanne verläßt.

Die Kapsel umhüllt den Kopf und den größten Teil des Schenkelhalses, von dem nur hinten das seitliche Drittel frei bleibt. Somit liegt auch bis zum Abschluß des Wachstums die Epiphyse des Kopfes in der Gelenkhöhle. Im einzelnen entspringt die Kapsel am knöchernen Rand der Hüftpfanne sowie dem Lig. transversum acetabuli, so daß die Gelenklippe frei in das Gelenk hineinragt. Die Kapsel befestigt sich vorn am Trochanter major und der Linea intertrochanterica, hinten bleibt ihre Haftlinie etwa 1,5 cm von der Crista intertrochanterica entfernt. Die Kapsel ist am meisten entspannt, wenn der Oberschenkel etwas angehoben, nach außen geführt und auswärts gedreht ist. Diese Ent-

363

spannungslage wird reflektorisch eingenommen, wenn eine Entzündung des Hüftgelenks (Coxitis) auftritt.

Da der Kapselschlauch den Kopf und den größten Teil des Schenkelhalses umschließt, so sind diese Teile frei von Muskelansätzen und vor allem auf direktem Wege den ernährenden Blutgefäßen nicht zugänglich. Der Kopf befindet sich in bezug auf die Blutgefäßzufuhr in einer kritischen Lage, die sofort offenbar wird, wenn er durch einen Bruch abgetrennt wird (intrakapsuläre Schenkelhalsfraktur). In diesem Fall ist der Kopf nur noch durch das Lig. capitis mit der Umgebung verbunden. Das Lig. capitis führt während der Wachstumsperiode Blutgefäße an den Schenkelkopf, die aus der Arteria obturatoria kommend durch ein kleines Fenster unter dem Lig. transversum acetabuli als Ramus acetabularis das Band erreichen. Beim Erwachsenen aber scheinen diese Gefäße nicht immer auszureichen. Ein zweiter Ernährungsweg geht durch Blutgefäße, die dem Periost folgend vom Femur her in das Gelenk gelangen, hier durch kleine Gefäßlöcher in den Schenkelhals eindringen und den Kopf an den Stellen erreichen können, wo er vom Gelenkknorpel frei bleibt. Für die Heilung der Schenkelhalsfraktur spielt auch die Lage der Bruchlinie eine Rolle, indem senkrechte Bruchlinien ohne operativen Eingriff keine Heilungsaussichten bieten, während schräge und vor allem horizontale nicht so sehr der

Abscherung ausgesetzt sind und besser heilen. Da der Schenkelhals stellenweise periostfrei ist, kann dort auch kein periostaler Kallus gebildet werden. Aus diesen Gründen, vor allem jedoch wegen der außerordentlich großen Gefahr einer Hüftkopfnekrose als Folge der Ernährungsstörungen wird beim Schenkelhalsbruch im höheren Lebensalter in zunehmendem Maße der sofortige operative Hüftkopfersatz durch eine Endoprothese (heute meist aus Vitallium) vorgenommen.

Das Lig. capitis femoris hat also zum mindesten in der Wachstumszeit ernährende Bedeutung, es ist selbst von der Gelenkinnenhaut überzogen und könnte bei den Bewegungen die Synovia verteilen. Als Hemmungsband spielt es nur eine untergeordnete Rolle. Auf keinen Fall hat es etwa die Aufgabe, den Gelenkkopf an die Pfanne zu binden. Für den Zusammenhalt der Gelenkenden kommen andere Kräfte in Frage.

Die äußeren *Verstärkungsbänder* des Hüftgelenks entspringen im Umkreis der Hüftpfanne von den Knochen des Hüftbeins, dem Darmbein, Schambein und Sitzbein und heißen demgemäß *Lig. iliofemorale, pubofemorale* und *ischiofemorale*. Die beiden letzten Bänder endigen zum Teil in der Kapsel. Sofern sie aber mit eigenen Zügen den Schenkelhals erreichen, geschieht es auf der Vorderseite im Anschluß an die Insertion des Lig. iliofemorale an der Linea intertrochanterica. Damit würden alle

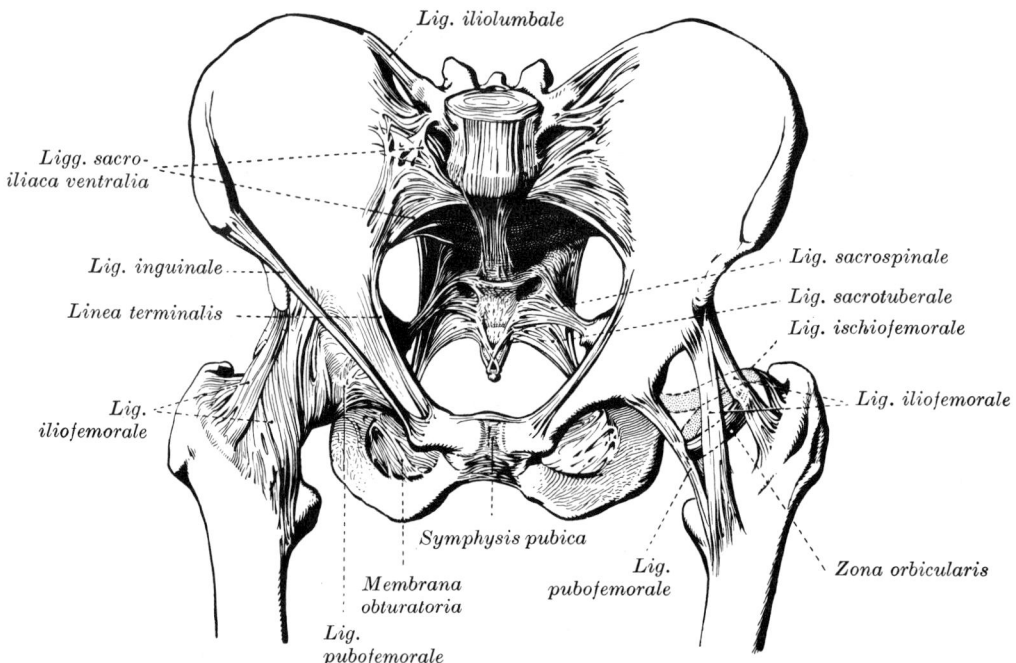

Abb. 4.5—10. Bänder der Hüftgelenke und des Beckengürtels von ventral. Die Bänder des linken Hüftgelenks sind schematisiert. Der linke Oberschenkelhals und -kopf sind entfernt, um den Verlauf des Ligamentum ischiofemorale zeigen zu können.

drei Bänder mit ihren Enden auf die Vorderseite des Femur zusammenlaufen, indem sie einen schraubigen Verlauf nehmen (Abb. 4.5—10). Zugleich sind die Bandmassen in der vorderen und oberen Wand der Gelenkkapsel am kräftigsten. Dieses Verhalten weist bereits auf ihre wichtigste Bedeutung hin: sie hemmen alle die Streckung des Beins oder das Hintenüberkippen des Beckens. Hätten nach dieser Richtung die Hüftgelenke freies Spiel, so könnte es nur noch durch Muskelwirkung verhindert werden, daß beim Stand das Becken mit dem Rumpf um die quere Hüftachse nach hinten sinkt. Die Bänder haben somit als Sicherung des aufrechten Standes eine große Bedeutung. Bei der äußer-

sten Streckung im Hüftgelenk werden die schraubig verlaufenden Bänder gespannt und pressen den Kopf in die Pfanne, die Bänderschraube wird zugedreht, das Gelenk wird festgestellt. In dieser Stellung überträgt es am sichersten den Vorstoß des Beins, wenn sich beim Gehen das Standbein vom Boden abstößt und den Körper vorwärts schiebt. Findet eine Beugung im Hüftgelenk statt, dreht sich die Bänderschraube wieder auf, die Bänder erschlaffen (Abb. 4.5—3), das Gelenk wird frei für Bewegungen in den Wirkraum hinein.

Im einzelnen entspringt das *Lig. iliofemorale* (BERTINI) von der Spina iliaca anterior inferior und strahlt fächerförmig zur Linea intertrochanterica.

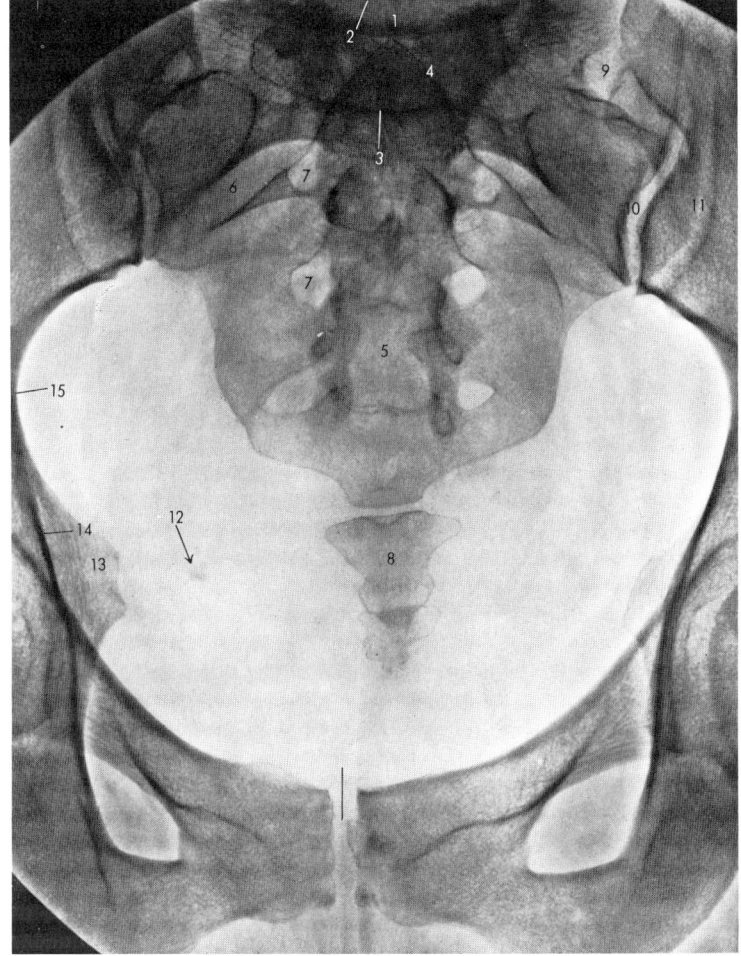

Abb. 4.5—11. Röntgenbild des Beckenrings mit Apertura pelvis superior, Kreuz- und Steißbein, sagittaler Strahlengang (aus GRASHEY / BIRKNER 1964).
1 = Vordere untere Kante des 5. Lendenwirbels, 2 = Hintere obere Kante der Basis ossis sacri, 3 = Vordere obere Kante des 1. Sakralwirbels, 4 = Promontorium, 5 = Hiatus sacralis, 6 = Crista sacralis lateralis, 7 = Foramina sacralia, 8 = 1. Steißbeinwirbel (hier nicht mit dem Kreuzbein verschmolzen), 9 = von der Facies sacropelvina ossis ilii und Teilen der Tuberositas sacralis verursachte Aufhellung, 10, 11 = Articulatio sacroiliaca, 12 (Pfeil) = Uretersteine oder Phlebolithen (= sog. Venensteine, verkalkte Thromben), 13 = Spina ischiadica, 14 = Seitliche Beckenwand, 15 = Linea terminalis, 16 = Symphysis pubica (durch den Strahlengang scheinbar erweitert).

Die beiden Randstrahlen des Fächers sind die kräftigsten. Als Ganzes hemmt das Band die Streckung; der obere Schenkel aber, der zum oberen Ende der Linie zieht, ist das stärkste Band des menschlichen Körpers und hat noch eine andere Aufgabe. Dieser Bandzug hemmt das Anziehen (= Adduktion) des Beines, und, was noch wichtiger ist, er hemmt bei feststehendem Bein die seitliche Neigung des Beckens. Beim aufrechten Stand ruht das Becken auf beiden Beinen. Wenn ein Fuß den Boden verläßt, fehlt dem Becken auf der Seite dieses sog. *Spielbeins* die Unterstützung, es sucht, der Schwere folgend, nach der entlasteten Seite abzusinken. Daran wird es gewöhnlich durch Muskeln gehindert. Können diese Muskeln aber aus irgendeinem Grunde nicht in Tätigkeit treten, wird als letzte Hemmung der obere Schenkel des Lig. iliofemorale wirksam, die Rumpflast hängt jetzt an diesem Band. Daraus wird verständlich, daß gerade dieser Bandzug so stark ist. Schließlich hemmt der obere Schenkel des Lig. iliofemorale noch die Außenrollung.

Das *Lig. pubofemorale* entspringt vom oberen Schambeinast und geht in den unteren Schenkel des Lig. iliofemorale über, mit dem es das Femur erreicht. Bei dieser Lage hemmt es die Abduktion des Oberschenkels.

Das *Lig. ischiofemorale* ist stärker als das vorige; es entspringt vom Sitzbein und zieht an der Hinterwand der Kapsel fast horizontal bis zum oberen Ansatz des Lig. iliofemorale. Um hierhin zu gelangen, muß es im letzten Teil seines Verlaufs eine schraubige Drehung ausführen (Abb. 4.5–10). Infolge dieser Lage beteiligt sich das Band an der Hemmung für die äußerste Streckung, zugleich hemmt es die Einwärtsrollung des Oberschenkels. Würde das Band mit seiner Insertion am Femur hinten bleiben, so könnte es sich nicht an der Streckhemmung beteiligen.

Die drei genannten Bänder werden durch Ringfaserzüge miteinander verknüpft, die der Gelenkinnenhaut zunächst liegen und an der dünnsten Stelle des Schenkelhalses sich zu einem *Ringband, Zona orbicularis* (Abb. 4.5–10), verdichten. Durch dieses Ringband ist der Kopf wie durch eine Schlinge hindurchgesteckt, wodurch eine weitere Sicherung für das Haften des Kopfes in der Pfanne gegeben ist. Man könnte also sagen, daß der Kapselschlauch durch innere Ring- und äußere Schraubenfasern verstärkt ist.

Zwischen den starken Außenbändern des Gelenkes bleiben schwache Stellen der Kapsel. Eine solche findet sich vorn in dem Dreieck zwischen Ligg. iliofemorale und pubofemorale. Hier gleitet zugleich der M. iliopsoas, der durch einen Schleimbeutel, *Bursa iliopectinea*, von der Gelenkkapsel getrennt ist. In 10% der Fälle kann beim Erwachsenen dieser Schleimbeutel mit dem Gelenk in offener Verbindung stehen. Am wichtigsten ist die Schwäche der unteren Kapselwand zwischen Lig. pubo- und ischiofemorale. Durch diese schwache Stelle pflegt in der Regel der Kopf bei einer Verrenkung im Hüftgelenk die Pfanne zu verlassen, zumal der Knochenrand der Hüftpfanne hier unterbrochen ist. Die Verrenkung tritt also bei starker Abduktion des Beines ein. Dabei zerreißt das Lig. capitis, das starke Lig. iliofemorale bleibt erhalten, und an diesen Zügel gefesselt rutscht der Kopf nach hinten oder vorn. Hinten lagert er sich auf das Darmbein (Luxatio iliaca) oder auf den oberen Teil des Sitzbeins (Luxatio ischiadica). Das Bein steht einwärts rotiert und adduziert und ist durch das Lig. iliofemorale federnd fixiert. Bei der Reposition muß ein Zug an dem gebeugten Oberschenkel ausgeübt werden, da bei dieser Stellung die noch erhaltenen Bänder am meisten entspannt sind. Seltener sind Luxationen nach vorn in die Schambeingegend (Luxatio suprapubica und infrapubica), hierbei ist eine deutliche Auswärtsdrehung und Abduktion des Beins vorhanden.

Bei der versteckten Lage des Hüftgelenkes ist es schwierig, sich beim Lebenden durch Betasten über die Stellung des Schenkelkopfes zu unterrichten. Bei mageren Menschen kann man unterhalb des Leistenbandes durch den M. iliopsoas hindurch den Schenkelkopf tasten (Abb. 4.5–17). Leicht zu fühlen ist der große Rollhügel, der dicht unter der Haut liegt und den einzigen Punkt darstellt, der von Muskelbedeckung freigelassen wird. Denkt man sich in der Normalstellung durch die Trochanterspitze senkrecht zur Haut eine Linie gezogen, so schneidet diese ungefähr den Mittelpunkt des Schenkelkopfes und stellt die quere Drehachse des Gelenks dar (Abb. 4.5–21). Vom Trochanter aus kann man sich über die Stellung des Schenkelkopfes durch eine Hilfslinie unterrichten. Verbindet man

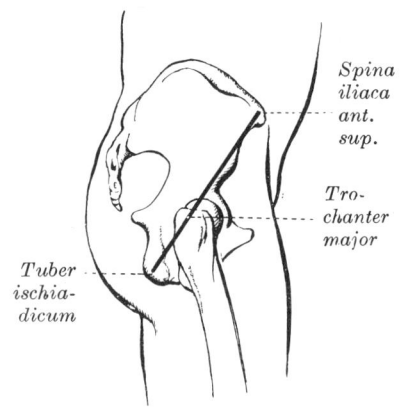

Abb. 4.5–12. Verlauf der Roser-Nélatonschen Linie.

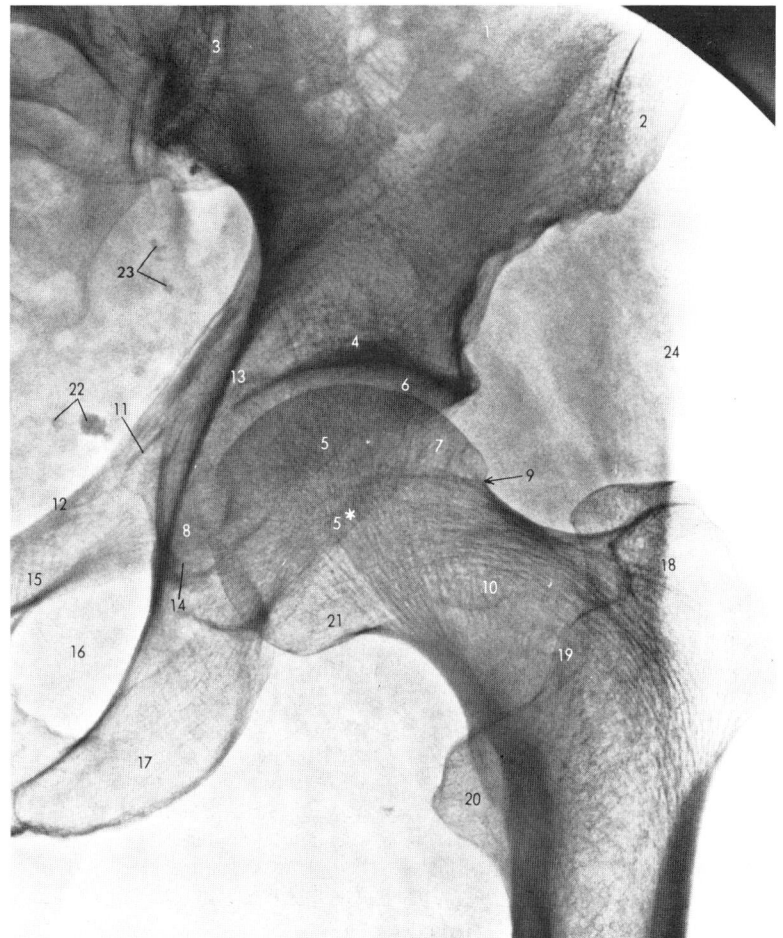

Abb. 4.5—13. Röntgenbild des Hüftgelenks in Normalstellung, sagittaler Strahlengang (aus Grashey / Birkner 1964).
1 = Ala ossis ilii, 2 = Spina iliaca anterior superior, 3 = Articulatio sacroiliaca, 4 = sog. Pfannendach, 5 = Vorderer, 5* = Hinterer Pfannenrand, 6 = Gelenkspalt, 7 u. 21 = Caput femoris, 8 = Scheinbare Erweiterung des Gelenkspalts (Pfeil = Fovea capitis femoris), 9 = Grenze zwischen Caput und Collum femoris, 10 = Collum femoris, 11 = Spina ischiadica, 12 = Pecten ossis pubis, 13 = Seitliche Beckenwandlinie, 14 = sog. Köhlersche Tränenfigur (entspricht dem Pfannengrund), 15 = Ramus superior ossis pubis, 16 = Foramen obturatum, 17 = Tuber ischiadicum, 18 = Trochanter major, 19 = Crista intertrochanterica, 20 = Trochanter minor, 22 = Phlebolithen (= sog. Venensteine, verkalkte Thromben), 23 = Arteriosklerotische Verkalkungen in Beckenarterien, 24 = Lateraler Rand der Glutaealmuskulatur.

z. B. mit einem Band den vorderen oberen Darmbeinstachel und den Sitzhöcker über das Gesäß hinweg, schneidet die Linie die Spitze des Trochanter major. Man nennt diese Hilfslinie die Roser-Nélatonsche *Linie* (Abb. 4.5—12). Das Bein darf bei der Untersuchung nicht in Abduktion oder Adduktion stehen, da hierbei die Trochanterspitze über oder unter die Linie wandert. Die Bestimmung gibt nur einen ungefähren Anhalt und ist nicht absolut zuverlässig. Bei Schenkelhalsbrüchen oder bei einer Luxation fällt die Trochanterspitze aus der Linie heraus, oder es fehlt der Trochantervorsprung. Vom Orthopäden wird häufiger eine andere Methode gewählt, bei der in Bauchlage des Kranken der Abstand der Trochanterspitze vom horizontalen Darmbeinkamm gemessen und mit dem Abstand auf der gesunden Seite verglichen wird.

Kurze Zusammenfassung: Acetabulum nur im Bereich der *Facies lunata* überknorpelt. Incisura acetabuli durch *Lig. transversum acetabuli* überbrückt, Pfannenrand durch *Labrum acetabulare* zum Nußgelenk überhöht. Von der Fovea capitis zur Incisura acetabuli zieht das *Lig. capitis femoris*, das nur ernährende Bedeutung hat. Gelenkkapsel läßt nur hinten einen Teil des Schenkelhalses frei (Schenkelhalsbruch). *Lig. iliofemorale* ist stärkstes

Band von der Spina iliaca anterior inferior zur Linea intertrochanterica. *Ligg. pubofemorale* und *ischiofemorale*, dazu *Zona orbicularis*. Schraubiger Verlauf. Hemmen alle die Streckung. Entspannungslage bei Entzündung: leichte Beugung, Abduktion und Außenrollung. Schwache Kapselstelle medial, Pforte für Luxationen. ROSER-NÉLATONsche Linie: Spina iliaca anterior superior, Tuber ischiadicum schneidet die Spitze des Trochanter major.

Verkehrsraum des Hüftgelenkes

Allgemeines

Die Bewegungsfreiheit des Hüftgelenkes wird durch Bänder beträchtlich eingeschränkt. Es erhebt sich die Frage, welchen Sinn diese Einengung des Verkehrsraumes hat; wäre es nicht vorteilhafter, wenn alle Möglichkeiten, die das Gelenk an sich ohne Bänder bietet, ausgenutzt werden könnten? Die Einschränkung der Freiheit des Gelenkes erfolgt im Interesse des ganzen Körpers. Werden z. B. bei der äußersten Streckung im Hüftgelenk die Bänder gespannt, wird in diesen Bändern die Last des Oberkörpers aufgehängt und Muskelarbeit gespart.

Die Bänder sind gleichzeitig so eingestellt, daß sie beim Versagen der Muskeln das gefährliche Hintenüberkippen des Oberkörpers oder das zu starke Absinken des Beckens auf die Seite des Spielbeins hemmen. Damit wird die Hemmung zu einer Sicherung; sie ist nicht negativ als Lücke im Bewegungsraum, sondern positiv zu bewerten.

Der Verkehrsraum ist außerdem so abgestimmt, daß die freigegebenen Bewegungen die biologisch wichtigen darstellen. Um davon eine Vorstellung zu vermitteln, soll einmal angenommen werden, die Hemmungsbänder wären umgekehrt geschraubt und würden nicht nach vorn auf die Linea intertrochanterica, sondern nach hinten auf die Crista intertrochanterica zusammenstrahlen, dann wären die Beugung gehemmt und die Streckung frei. In diesem Fall könnten wir wohl mächtig nach hinten ausschreiten und sogar den Oberschenkel an den Rücken legen, sofern die Muskeln das zuließen, die Vorwärtsbewegung jedoch könnte nur in kurzen Schrittchen erfolgen. Wir könnten auch nur vom Boden ergreifen, was hinter uns und nicht, was vor uns in unserem Blickfeld liegt. Eine solche Vorstellung wirkt widersinnig, sie zeigt aber, daß wir das Sinnvolle und Natürliche leicht hinnehmen, ohne es zu begründen. Der natürliche Bewegungsraum der Beine ist also nach dem Blickfeld eingestellt und wird erst dann verständlich, wenn wir ihn auf die Betätigung des ganzen Körpers beziehen.

Gelenkachse und Bahnkugel

Als Kugelgelenk ist das Hüftgelenk um unendlich viele Achsen beweglich, die durch den Mittelpunkt der Kugel (den Drehpunkt) gehen. Da aber die Bewegungsbahnen nicht willkürlich gewählt werden können, sondern durch die Vielfalt der Muskelwirkungen und die Führung des Bänderapparates bestimmt werden, läßt es sich nur annähernd mit einem entsprechenden Gelenk der Technik vergleichen. Die Betrachtung wird vereinfacht, wenn man die Bewegungen zerlegt, indem man sie auf ein Kreuz von drei Achsen bezieht. Die Kenntnis dieser Achsen ist für das Verständnis der Muskelwirkung grundlegend. Die erste Achse ist die schon erwähnte quere Achse, die die Mittelpunkte beider Schenkelköpfe verbindet (Abb. 4.5—21). Die Bewegungen um die Achse sind: Heben oder Beugen und Strecken des Beins oder, bei feststehendem Bein, Rumpfbeugen und Rumpfstrecken.

Die zweite Achse geht in sagittaler Richtung durch die Kugelmitte, sie wird auch Abduktionsachse genannt. Die Bewegungen um diese Achse sind: Abziehen = Abduktion und Anziehen = Adduktion des Beines oder, bei feststehendem Bein, Seitwärtsneigen des Beckens. Die dritte Achse ist die in der Längsrichtung des Beines stehende Kreiselungsachse, die vom Mittelpunkt des Schenkelkopfes zum Mittelpunkt des Kniegelenks verläuft und der sog. Traglinie entspricht. Um diese Achse finden das Einwärts- und Auswärtskreiseln des Beines statt oder, bei stehendem Bein, die Wendungen des Beckens aus der Stirnebene heraus, wie z. B. bei Wurfbewegungen (Kugelstoßen); auch beim Gehen, wenn das Spielbein vorgebracht wird, während das Standbein sich hinten abstößt. Man sieht die Kreiselbewegungen am besten, wenn man den Unterschenkel gegen den Oberschenkel rechtwinklig biegt und dann den Oberschenkel kreiselt.

Es ist selbstverständlich, daß die Kreiselungsachse ebenso wie die Abduktionsachse bei den Bewegungen des Oberschenkels mitwandert, während die Querachse zum Becken feststeht.

Da auch Schiebebewegungen im Hüftgelenk stattfinden, sind die Bewegungsbahnen unregelmäßig. Sie sind zum Teil weniger gekrümmt, als es der Femurlänge als Radius entspricht.

Wenn man den Bewegungsumfang des Hüftgelenkes genau ermitteln will, bringt man das Becken in Normalstellung in einen Globus mit Gradnetzeinteilung, derart, daß der Drehpunkt eines Hüftgelenkes mit dem Mittelpunkt des Globus zusammenfällt. Der herabhängende Oberschenkel steht mit seiner Kreiselungsachse in der Polachse. Führt man nun den Oberschenkel unter voller Ausnutzung des Hüftgelenkes bis in die äußersten Randstellungen,

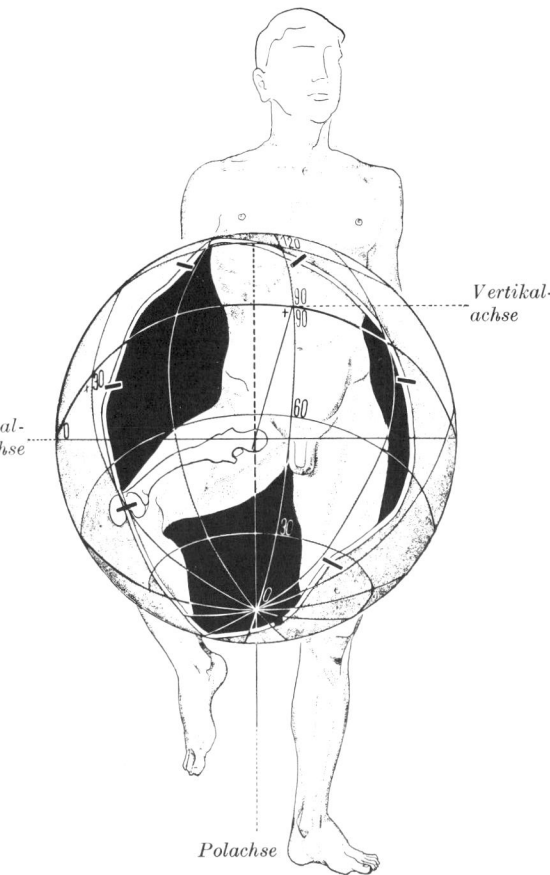

Vertikal-achse

...al-...hse

Polachse

Abb. 4.5 — 14. Bewegungsumfang des Hüftgelenks. Das Bewegungsfeld ist auf der Bahnkugel ausgeschnitten (weißer Schnittrand). Mittelpunkte von Schenkelkopf und Hüftpfanne fallen mit dem Mittelpunkt der Bahnkugel zusammen. Die Polachse der Bahnkugel stimmt mit der Längsachse des Körpers, ihr O-Meridian mit seiner Frontalebene überein (nach v. LANZ / WACHSMUTH : Praktische Anatomie. Band I / 4, Springer, Berlin 1938).

zeichnet das distale Femurende auf der Innenfläche des Globus eine Grenzlinie auf, die das Verkehrsgebiet des Hüftgelenkes angibt (Abb. 4.5—14). Steckt man noch quer durch das distale Femurende einen Stab, wird auch die Kreiselstellung angegeben, die zwangsläufig mit den Randbewegungen verknüpft ist.

Die Längsachse des ovalen Bewegungsfeldes steht annähernd senkrecht. Das heißt, die Beuge-Streck-Bewegungen besitzen ein größeres Ausmaß im Hüftgelenk als die Abduktions-Adduktions-Bewegungen.

Eine genaue Analyse der Bewegungen eines Hüftgelenkes mit Hilfe der Bahnkugel ergab, daß von der Normalstellung aus, bei der das Lig. iliofe-

morale noch nicht völlig gespannt ist, die folgenden Bewegungen möglich waren:

1. Streckung 13°, Beugung 122°,
2. Adduktion 10°, Abduktion 40°,
3. Außenrollung 13°, Innenrollung 36°.

Findet aber im Hüftgelenk eine Beugung statt, dann werden mit dem Aufdrehen der Bänderschraube auch die Bewegungen um die beiden anderen Achsen freier und können fast den doppelten Betrag erreichen. Wir können somit die Beine stärker spreizen, wenn wir gleichzeitig im Hüftgelenk beugen, also das Becken vorneigen. Bei stärkster Seitgrätsche der Beine üben die vorn gelegenen Hüftgelenkbänder einen Zug am Becken aus; wird das Becken dem Zug folgend vorgeneigt, kann durch geringe Entspannung dieser Bänder die Spreizbewegung wachsen.

Wenn wir den Bewegungsumfang des Beins im Hüftgelenk beim Lebenden betrachten, sind die Ausschläge scheinbar größer als beim Bänderpräparat. Das beruht darauf, daß fast alle Bewegungen des Beins durch Mitbewegungen des Beckens unterstützt und verstärkt werden. Da das Becken aber mit der Wirbelsäule verbunden ist, muß jede Veränderung der Beckenneigung, sei es nach vorn, nach hinten oder nach der Seite, eine ausgleichende Krümmung der Wirbelsäule zur Folge haben, solange die gerade Haltung beibehalten werden soll. Dadurch, daß die Wirbelsäule durch ihre ausgleichenden Biegungen die Stellungsänderungen des Beckens korrigiert, bleiben die Beckenstellungen dem Unkundigen leicht verborgen. Wir haben gesehen, daß von der Normalstellung aus nur eine geringe Streckung von 13° möglich ist, da die Spannung des Lig. iliofemorale eine weitere Streckung ausschließt. Trotzdem kann man das Bein weiter nach hinten heben; dabei dreht sich aber das Becken um den Schenkelkopf des Standbeins nach vorn, während gleichzeitig die Lendenlordose sich vertieft, um den Oberkörper möglichst geradezuhalten (Abb. 4.5—15). Dabei findet auch eine stärkere Abknickung in der Verbindung zwischen 5. Lendenwirbel und Kreuzbein statt. Umgekehrt schließt sich das Becken bei äußerster Vorhebung des Beins (Abb. 4.5—32) dieser Bewegung an, es führt eine geringe Rückneigung aus, der Rücken rundet sich durch Ausgleich der Lendenkrümmung. Schließlich kann die Abduktion eines Beines dadurch eine scheinbare Vergrößerung erfahren, daß das Becken auf dem Standbein die Bewegung weiterführt. Dann muß die Wirbelsäule durch eine seitliche Krümmung (Skoliose) den Oberkörper wieder senkrecht stellen.

Dieses Zusammenspiel von Beckenbewegung und Wirbelsäulenkrümmung ist auch praktisch von großer Wichtigkeit. So wird, wie wir sahen, bei einer

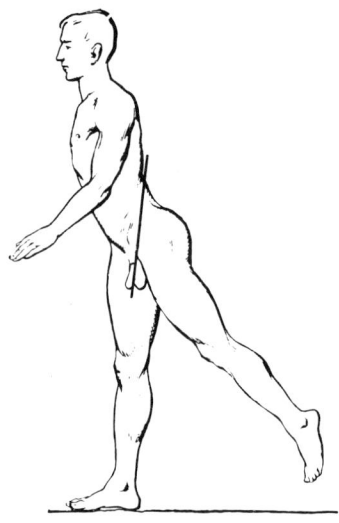

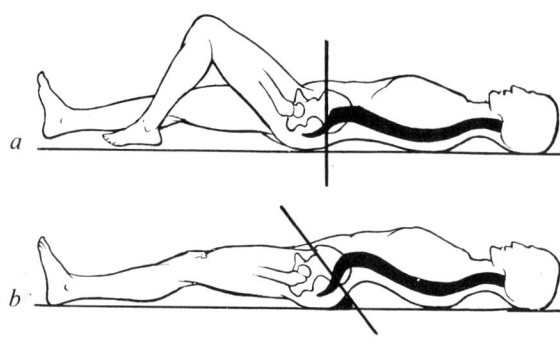

Abb. 4.5—16. Ausgleichende Lendenlordose bei Hüftgelenksentzündung (Coxitis). a) Das kranke Bein ist in die Entspannungslage vorgehoben. Die vertikale Hilfslinie bezeichnet eine Horizontalebene des Beckens beim Stehen. b) Wird das kranke Bein ausgestreckt, erfolgt die Entspannung des Hüftgelenks durch Vorneigung des Beckens (beachte den Verlauf der Hilfslinie), wobei zum Ausgleich die Lendenlordose verstärkt wird.

Abb. 4.5—15. Rückführen des linken Beins durch Vorneigen des Beckens und Vertiefung der Lendenlordose.

Hüftgelenkentzündung das Bein zunächst in die Stellung gebracht, bei der die Bänder und Muskeln am wenigsten gespannt sind, das ist eine leichte Beugestellung, verbunden mit Abduktion und Außenrollung. Ein bettlägeriger Patient müßte also das kranke Bein gebeugt halten (Abb. 4.5—16a). Statt dessen kann er aber das Becken durch eine Drehung um den gesunden Schenkelkopf so weit nach vorn neigen, bis das kranke Bein horizontal neben dem gesunden Bein liegt, dann muß aber zwangsläufig eine ausgleichende Lendenlordose entstehen, der Patient liegt mit „hohlem Kreuz", was man durch einen Griff unter die Lendengegend leicht feststellen kann (Abb. 4.5—16b). Gleicht man das hohle Kreuz aus, so kommt das kranke Bein wieder in die Höhe.

Ist ein Bein in Beugestellung fixiert, erreicht es beim Stehen und Gehen nicht mehr den Boden. Um das Bein mit der Fußspitze auf den Boden zu bringen, kann erstens das Knie gebeugt und die Fußspitze gesenkt werden, zweitens das Becken durch eine Drehung um den gesunden Schenkelkopf vorgeneigt werden. Wiederum muß dabei der Oberkörper durch eine verstärkte Lendenlordose zurückgenommen werden, wodurch Rückenmuskelschmerzen entstehen können. Ist die wirkliche Länge eines Beines verkürzt, kann sich das Becken nach der kranken Seite neigen, bis der Fuß den Boden berührt. Diese Neigung erfolgt um die Abduktionsachse des gesunden Schenkelkopfes und hat eine ausgleichende Lendenskoliose zur Folge, die durch eine Seitneigung des Oberkörpers wieder ausgeglichen wird. Schließlich kann auch eine Adduktionsstellung, die in späteren Stadien der Coxitis auftritt, dadurch korrigiert werden, daß der Patient das Becken auf der kranken Seite so lange hebt, bis die Beine parallel stehen. Auch hier folgt wieder zwangsläufig eine Lendenskoliose, die den Oberkörper geradestellt.

Kurze Zusammenfassung: Drei Bewegungsachsen durch die Mitte des Schenkelkopfes. 1. *Quere Achse* für Beugen und Strecken. 2. *Sagittale Achse* für Abduktion und Adduktion. 3. *Kreiselungsachse* von der Kopfmitte zur Mitte des Kniegelenkes. Von der Grundstellung aus nur geringe Streckung, Adduktion und Außenrollung möglich. *Mitbewegungen des Beckens* bei stärkeren Beinbewegungen haben ausgleichende Biegungen der Wirbelsäule zur Folge, z. B. Überstreckung des Beines hat Vorneigung des Beckens und vertiefte Lendenlordose zur Folge. Verkürzung eines Beines führt im Stand zur Seitneigung des Beckens und Skoliose der Wirbelsäule.

Muskeln der Hüfte

Allgemeines

Das Hüftgelenk ist völlig von Muskeln umgeben, so daß es in der Tiefe versteckt liegt. Die Hüftmuskeln sind fast alle kurze Muskeln, die, vom Becken kommend, in der Nachbarschaft des Hüftgelenkes an den großen Knochenhebeln und Rauhigkeiten des Femur ansetzen und hierhin konvergieren. Auf diese Weise kommt eine Anhäufung von Muskeln zustande wie sonst an keiner Stelle des Körpers. Diese kurzen Muskeln entfalten durch ihren großen Querschnitt eine erhebliche Kraft bei relativ geringer Hubhöhe. Die große Kraft ist erforderlich, um im Hüftgelenk einerseits das Becken mit dem Rumpf und andererseits das ganze Bein zu bewegen. Neben den eigentlichen Hüftmuskeln entspringen am Becken lange Muskeln, die außer dem Hüftgelenk auch das Kniegelenk überspringen und daher auf beide wirken. Diese Muskeln inserieren am Unterschenkel, sie werden später betrachtet.

Der Muskelmantel, der rings das Hüftgelenk umgibt, kann ohne Rücksicht auf den Zerfall in einzelne Muskelindividuen auf die drei Achsen des Hüftgelenks bezogen werden. *Es müssen danach die Beuger vorn, die Strecker hinten liegen, die Abduktoren lateral und die Adduktoren medial. Die Rollmuskeln müssen die in der Längsrichtung des Oberschenkels verlaufende Kreiselungsachse überqueren.* Die Berechtigung einer solchen Einteilung ergibt sich daraus, daß in einem Muskelindividuum zwei verschieden wirkende Teile stecken können, daß ferner mit der Verlagerung während der Bewegung der Muskel durch die Überwanderung einer Achse seine Wirkung auf das Gelenk umkehren kann.

Innere Hüftmuskeln

Der *M. iliopsoas* (Abb. 4.5—17) besitzt zwei Teile. Der erste ist der große Lendenmuskel, *M. psoas major*, der von den Körpern des letzten Brust- und der ersten vier Lendenwirbel, ferner von den Querfortsätzen aller Lendenwirbel entspringt. Zwischen beiden Muskelschichten liegt der größte Teil eines Nervengeflechtes, des Plexus lumbalis. Die Sehne verschmilzt mit der des Iliacus und setzt am Trochanter minor an.

In weniger als der Hälfte der Fälle entspringt ein selbständiger kleiner Lendenmuskel *(Psoas minor)* von der Vorderfläche des 12. Brust- und 1. Lendenwirbels. Er geht mit seiner Sehne in die derbe Fascie über, die den Iliopsoas einschließt.

Der zweite Anteil des Iliopsoas ist der *M. iliacus.* Er entspringt von der Innenfläche der Darmbeinschaufel *(Fossa iliaca)* und zieht mit dem Psoas major verschmolzen zum Trochanter minor. Wo er auf der Hüftgelenkkapsel reibt, liegt ein Schleimbeutel *(Bursa iliopectinea).*

Der Iliopsoas besitzt eine derbe Faszie, *Fascia iliaca* und *Fascia psoica,* mit der zusammen er den seitlichen Raum unter dem Leistenband durchsetzt. Die Faszie verwächst mit dem Leistenband, strahlt aber am medialen Rand des Muskels vom Leistenband zur Eminentia iliopectinea und wird hier als *Arcus iliopectineus* bezeichnet. Dieses Band teilt den Raum unter dem Leistenband in die seitliche *Lacuna musculorum* und die medial gelegene *Lacuna vasorum* (Abb. 4.3—26 u. Farbtafel II). Die Fascia iliaca begleitet den Muskel in seinem weiteren Verlauf, wird aber dabei dünner. Im Faszienschlauch des Iliopsoas liegt der *N. femoralis,* der auf diese Weise durch die Lacuna musculorum geführt wird. Abszesse, die von der Wirbelsäule ihren Ursprung nehmen, können sich im Faszienschlauch bis unter das Leistenband senken (Senkungsabszesse); dabei steht das Bein durch die Reizung des Iliopsoas leicht gebeugt und außenrotiert.

Einzelne Muskelbündel inserieren am Periost der Linea terminalis, andere gehen zur Fascia iliaca und erreichen die Scheide der Schenkelgefäße. Mit dem Psoas minor wirken sie als Faszienspanner.

Der Iliopsoas ist der einzige Hüftmuskel, der über das Becken nach oben reicht und Ursprünge an der Wirbelsäule besitzt. Er bewegt also auch den Lendenstiel der Wirbelsäule. Da er ventral über die quere Achse des Hüftgelenks hinwegzieht, ist er ein *Beugemuskel* (Abb. 4.5—18); gleichzeitig *rollt* er *den Oberschenkel etwas auswärts.* Der Iliacus soll auch einwärts rollen können. Wenn er gelähmt ist, wird das Gehen erschwert, da das Bein nicht genügend vorwärtsgebracht werden kann. Er ist zugleich ein Seitenbeuger der Lendenwirbelsäule. Bei zunehmender Vorneigung der Lendenwirbelsäule wird seine Wirkung auf das Bein geringer. Der Iliopsoas ist der stärkste Beuger des Hüftgelenks und ein wichtiger Muskel für die Aufrichtung des Rumpfes aus der horizontalen Rückenlage, die durch eine Beugung im Hüftgelenk erfolgt. Bei doppelseitiger Lähmung ist diese Aufrichtung nicht mehr möglich.

Innervation: Kurze Äste des Plexus lumbalis und des N. femoralis.

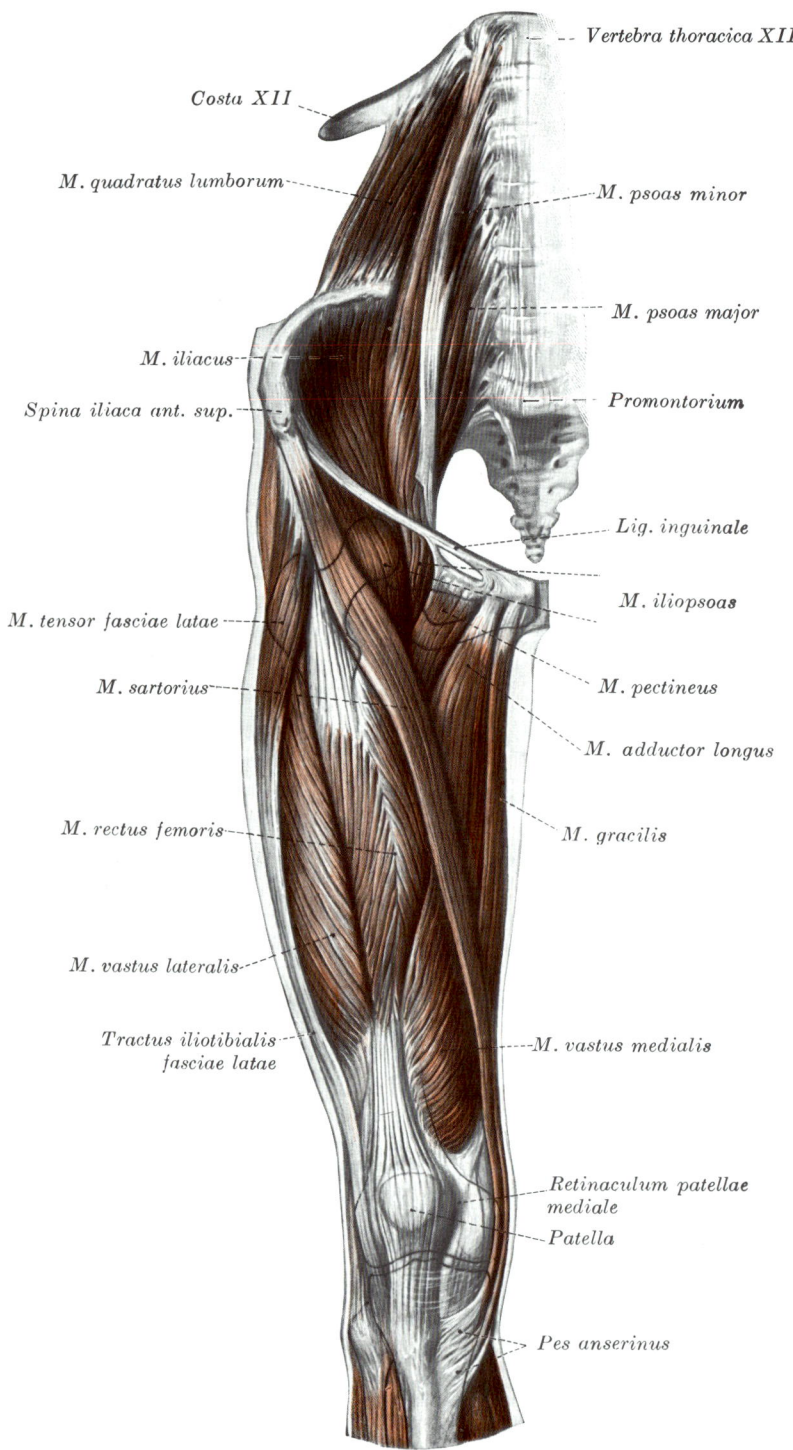

Abb. 4.5—17. Muskeln der Vorderseite des Oberschenkels und der Hüfte.

Äußere Hüftmuskeln

M. glutaeus maximus
M. glutaeus medius
M. glutaeus minimus
M. tensor fasciae latae
M. piriformis
M. obturatorius internus
M. gemellus superior
M. gemellus inferior   } Außenroller
M. quadratus femoris
M. obturatorius externus

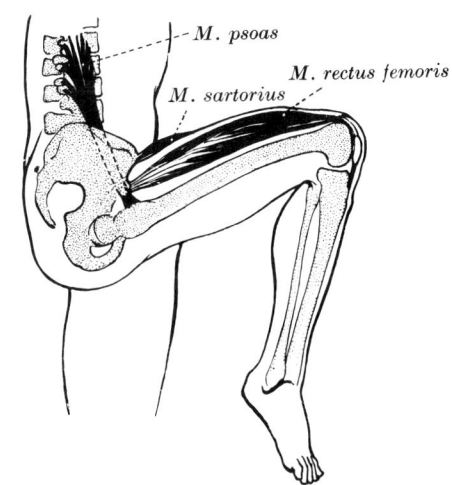

Abb. 4.5—18. Die wichtigsten Hüftbeuger: Mm. iliopsoas, rectus femoris und sartorius.

Von den äußeren Hüftmuskeln strahlen die dorsal gelegenen von der Außenfläche der Darmbeinschaufel fächerförmig in die Umgebung des Trochanter major und erhalten noch Zuzug durch Muskeln, die im Innern des kleinen Beckens entspringen, durch die Pforten im Becken auf die Außenseite gelangen und sich dem Fächer anschließen. So werden neben den Außenflächen auch die Innenflächen des Beckens für die Hüftmuskeln nutzbar gemacht. Im Verhältnis zum schmalen Ansatz am Oberschenkel haben die Muskeln ein ausgedehntes Ursprungsfeld an der Außen- und Innenfläche des Beckens. Der Muskelfächer (Abb. 4.5—27) beginnt mit seinem vordersten Strahl an der Spina iliaca anterior superior, also an einem Punkt, der ventral vom Hüftgelenk liegt. Es folgen Fasern, die beim aufrechten Stand senkrecht nach abwärts zum Trochanter major verlaufen (Abduktoren). Die nächstfolgenden Strahlen des Fächers laufen in die Fossa trochanterica und nehmen schließlich absteigend ihren Weg in die Fascia lata.

Der Fächer ist nicht in einer Ebene ausgebreitet, sondern krümmt sich von vorn nach hinten. Die hinteren Hüftmuskeln greifen also seitlich um das Hüftgelenk herum, sie werden damit zu Abduktoren und, vorn angelangt, zu Beugern. Ferner liegen die Muskeln in drei Schichten übereinander, derart, daß die längsten Fasern außen, die kürzesten innen liegen.

M. glutaeus maximus, großer Gesäßmuskel (Abb. 4.5—25). Dieser kräftige grobfaserige Muskel entspringt hinten auf der Grenze zwischen Darm- und Kreuzbein und den dort lagernden Bandmassen: Unterster Teil des Darmbeinkammes über der Spina iliaca posterior superior, Seitenrand des Kreuzbeins, Fascia thoracolumbalis und Lig. sacrotuberale. Die schräg absteigenden Fasern gehen seitlich in eine breite Endsehne über, die in ihrem oberen Teil in die Fascia lata ausstrahlt, in dem folgenden Abschnitt das Femur an der Tuberositas glutaea erreicht und mit den untersten Fasern in das *Septum intermusculare laterale* übergeht, das von der Fascia lata aus zwischen Beuge- und Streckmuskulatur zum Knochen (seitliche Lippe der Linea aspera) ver-

läuft. Somit strahlt die Sehne des Glutaeus maximus weit aus und erfaßt nicht nur den Knochen, sondern auch den Faszienapparat des Oberschenkels und gewinnt damit eine breite Angriffsfläche.

Die Stärke des Muskels ist proportional der Femurlänge und gewöhnlich links beträchtlicher als rechts.

Wo die Sehne über dem Trochanter major gleitet, liegt ein großer Schleimbeutel, Bursa trochanterica (Abb. 4.5—20), dem distalwärts über dem Femurschaft eine oder mehrere Bursae glutaeofemorales folgen.

Im Stehen verdeckt der Muskel den Sitzhöcker, beim Sitzen gleitet der Unterrand des Muskels zur Seite, so daß der Sitzhöcker unter die Haut zu liegen kommt.

Die querverlaufende Gesäßfurche der Haut darf nicht mit dem Unterrand des Muskels verwechselt werden, der in schrägem Verlauf die Gesäßfurche spitzwinklig kreuzt. Die Gesäßfurche begrenzt die größte Reservefalte des Körpers, die bei der Beugung des Beines ausgeglichen wird.

Die *Wirkung* des Muskels wird verständlich, wenn man seine Lage zum Achsenkreuz des Hüftgelenkes berücksichtigt. Dabei ergibt sich, daß erstens der Muskel hinter der Querachse liegt, er ist somit ein *Strecker*; zweitens liegt ein Teil der Fasern unterhalb des Drehpunktes bzw. der Abduktionsachse, dieser Teil wirkt somit anziehend, die oberen Fasern wirken abziehend; drittens überquert der Muskel hinten die längsgestellte Kreiselungsachse, er ist damit ein *Außenroller*. Die Streckwirkung auf das Hüftgelenk wird besonders deutlich, wenn der

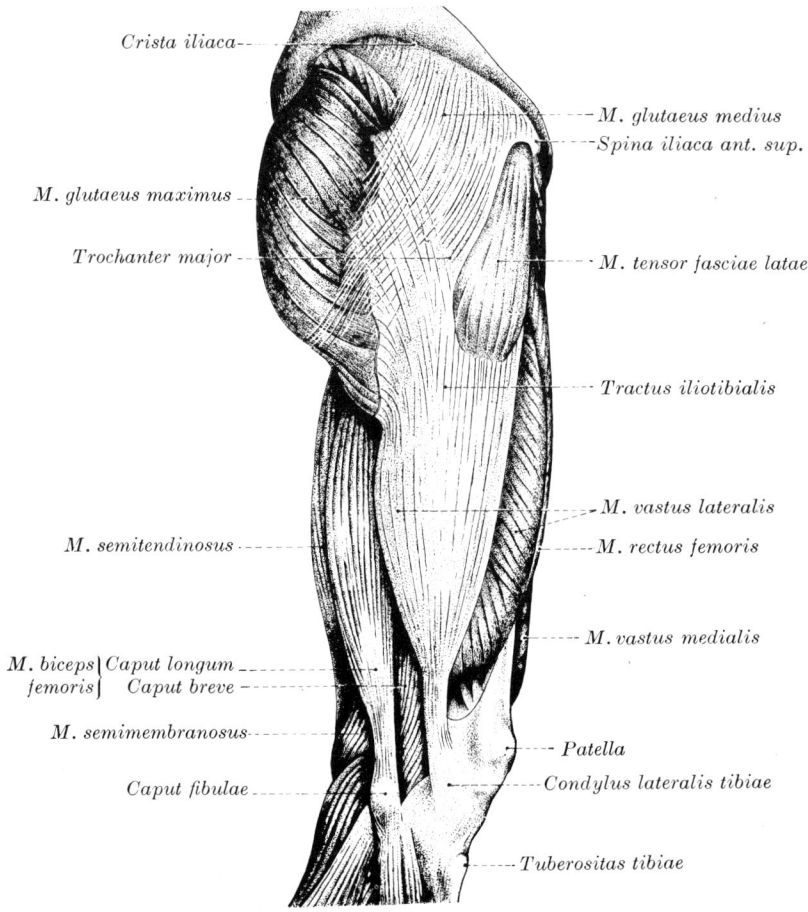

Crista iliaca--

M. glutaeus medius

Spina iliaca ant. sup.

M. glutaeus maximus

Trochanter major -

M. tensor fasciae latae

Tractus iliotibialis

M. vastus lateralis

M. semitendinosus

M. rectus femoris

M. vastus medialis

M. biceps\ Caput longum
femoris| Caput breve -

M. semimembranosus

Patella

Caput fibulae

Condylus lateralis tibiae

Tuberositas tibiae

Abb. 4.5–19. Oberschenkelmuskulatur von lateral und Tractus iliotibialis.

Muskel das Becken und damit den Oberkörper am Vornüberkippen im Hüftgelenk bewahren muß. Das ist der Fall beim Aufstehen aus dem Sitz, beim Treppensteigen, Bergsteigen und Springen. Alle diese Bewegungen werden unmöglich, wenn der Glutaeus maximus gelähmt ist. Ruhiges Gehen und Stehen sind auch ohne Glutaeus maximus möglich. Bei doppelseitiger Lähmung des Muskels sucht der Kranke durch eine vertiefte Lendenlordose die Schwerlinie des Rumpfes hinter das Hüftgelenk zu bringen, auch führt er beim Gehen die Arme nach rückwärts, um den Schwerpunkt weiter nach hinten zu verlegen. Ganz wesentlich ist die Bedeutung des Muskels für die Aufrechterhaltung des Körpers. Er gerät sofort in Spannung, wenn sich der Körperschwerpunkt nach vorn verlagert (Abb. 4.5–28b). Der Muskel hemmt jedes weitere Überkippen des Oberkörpers nach vorn, er bremst wie ein verstellbares Band die Vorneigung des Beckens; er ist damit

ein Gegenstück zu dem unelastischen Lig. iliofemorale.

Der Muskel wird mit dem Erwerb der aufrechten Stellung beim Menschen besonders mächtig. Er spielt auch als Abduktor eine große Rolle, wenn sein oberer Anteil zusammen mit dem Tensor fasciae latae wirkt. Der Glutaeus maximus kann bei einer Quadriceps-Lähmung durch Hüftstreckung die Gefahr des Zusammenknickens im Knie vermindern.

Innervation: N. glutaeus inferior.

M. tensor fasciae latae (Abb. 4.5–17 u. 4.5–19). Der Muskel ist eine Abspaltung des Glutaeus medius und wird daher vom selben Nerven versorgt. Er stellt die am weitesten nach vorn geschobene Portion der Gesäßmuskeln dar und entspringt lateral vom vorderen oberen Darmbeinstachel. Der platte Muskelbauch geht in die Fascia lata über, die damit zur Endsehne des Muskels wird und an der lateralen Seite des Oberschenkels als starkes Sehnenband

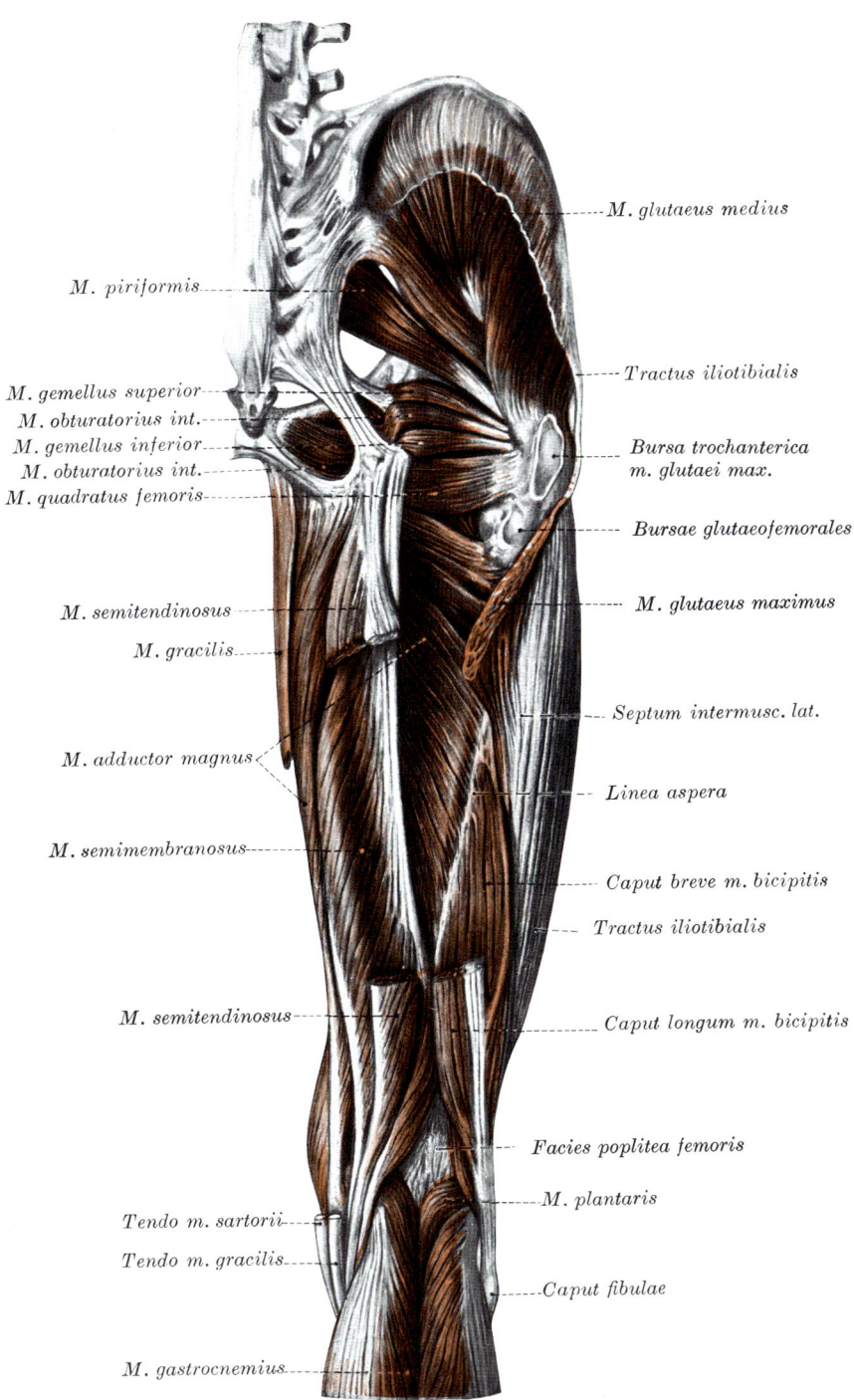

M. piriformis

M. gemellus superior
M. obturatorius int.
M. gemellus inferior
M. obturatorius int.
M. quadratus femoris

M. semitendinosus

M. gracilis

M. adductor magnus

M. semimembranosus

M. semitendinosus

Tendo m. sartorii
Tendo m. gracilis

M. gastrocnemius

M. glutaeus medius

Tractus iliotibialis

Bursa trochanterica
m. glutaei max.

Bursae glutaeofemorales

M. glutaeus maximus

Septum intermusc. lat.

Linea aspera

Caput breve m. bicipitis

Tractus iliotibialis

Caput longum m. bicipitis

Facies poplitea femoris

M. plantaris

Caput fibulae

Abb. 4.5—20. Muskeln auf der Rückseite des Oberschenkels und der Hüfte.

375

bis zum Schienbein reicht. Dieser Zug heißt Tractus iliotibialis.

Da der Muskel vor der queren Hüftachse vorbeizieht, hebt er den Oberschenkel nach vorn oder neigt das Becken nach vorn; die Bewegung wird durch eine Einwärtsdrehung eingeleitet. Bei Lähmung des Hauptbeugers, des Iliopsoas, kann er dessen Ausfall nur zum geringen Teil decken, er wird dabei durch Mehrarbeit hypertroph. Er sichert das gestreckte Knie, ohne es aktiv strecken zu können. Wenn er gelähmt ist, setzt sich bei der Beugung des Oberschenkels die auswärtsrollende Wirkung des Iliopsoas durch, die Fußspitze des Schwungbeins weist nach auswärts.

Innervation: N. glutaeus superior.

Der *Tractus iliotibialis* (Abb. 4.5—19) hat einen dreifachen Ursprung. Von vorn her strahlt in den Tractus der Tensor fasciae latae, von hinten der obere Teil des Glutaeus maximus. Beide Muskelzüge gehören zu jenem System, das die Beckenneigung reguliert (Abb. 4.5—30). Die dreieckige Faserplatte zwischen beiden Muskeln reicht bis zum Darmbeinkamm hinauf und bedeckt dabei den M. glutaeus medius. Dieser Mittelstreif verbindet somit das Becken mit dem Unterschenkel und spannt sich über zwei Gelenke aus. Er wirkt bei gestrecktem Knie als weiche Hemmung für die Adduktion, bei seiner Spannung drückt er auf das darunterliegende Muskelpolster. Umgekehrt könnte das Muskelpolster durch seine Verdickung, die bei der Streckung des Knies auftritt, den Tractus spannen und damit automatisch die Feststellung des Knies weiter sichern. Bei gebeugtem Knie wird er entspannt. Bei der Biegung des Femur wirkt er als Zuggurtung und vermindert dessen Beanspruchung.

Der bei Verlagerung des Körpergewichts auf das Standbein durch die seitliche Beckenmuskulatur gespannte Tractus wirkt auf den Femurschaft im Sinne einer Gegenbiegung. Diese wirkt spannungsherabsetzend während der hohen Biegungsbeanspruchung des Knochens durch das Körpergewicht. (Zu dieser grundsätzlich wichtigen Wirkung des Tractus iliotibialis vgl. das Kapitel: „Mechanische Beanspruchung und biologisches Verhalten des Knochens").

Der Tractus iliotibialis setzt sich nach innen in Gestalt des Septum intermusculare laterale bis an die Linea aspera fort (Abb. 4.5—20). Septum und Tractus zusammen bilden eine breite, hinten durch Anheftung an der Linea aspera geschlossene Rinne, welche fast vollständig den M. vastus lateralis umgibt.

M. glutaeus medius, mittlerer Gesäßmuskel (Abb. 4.5—19 u. 4.5—20). Der dicke, kräftige Muskel hat die Form eines Fächers, dessen Spitze im großen Rollhügel liegt. Die sichelförmige Ursprungsfläche

auf der Außenseite des Darmbeins beginnt vorn in direktem Anschluß an den Tensor fasciae latae und läuft unter dem Darmbeinkamm entlang nach hinten. Auf der Grenze zum Glutaeus minimus liegt im Knochen die Linea glutaea anterior. In seinem hinteren Abschnitt wird der Muskel vom Glutaeus maximus bedeckt. Seitlich gewinnt der Muskel noch Ursprünge von dem Teil der Fascia lata, der als Tractus iliotibialis beschrieben wurde. Kurz vor der Insertion überkreuzen die vorderen Fasern die hinteren, sie bekommen damit einen günstigeren Winkel zur Kreiselungsachse. Zwischen der Sehne und dem oberen Teil des Trochanter major liegt ein Schleimbeutel, ebenso dort, wo die Sehne des M. piriformis benachbart ist.

Innervation: N. glutaeus superior.

M. glutaeus minimus, kleiner Gesäßmuskel (Abb. 4.5—20), kann als verkleinertes Abbild des vorigen betrachtet werden, unter dem er völlig versteckt liegt. Sein Ursprungsfeld ist weiter nach der Hüftpfanne zu verschoben und reicht von der Incisura ischiadica major bis nahe an die Spina iliaca anterior superior. Ein oberflächlicher Sehnenspiegel sammelt die Fasern zur Insertion an dem Vorderrand des Trochanter major. Zwischen Sehne und Trochanterspitze liegt ein Schleimbeutel.

Innervation: N. glutaeus superior.

Bei der Wirkung des mittleren und kleinen Gesäßmuskels ist zu beachten, daß die vorderen Randstrahlen des Fächers bis an den Tensor fasciae

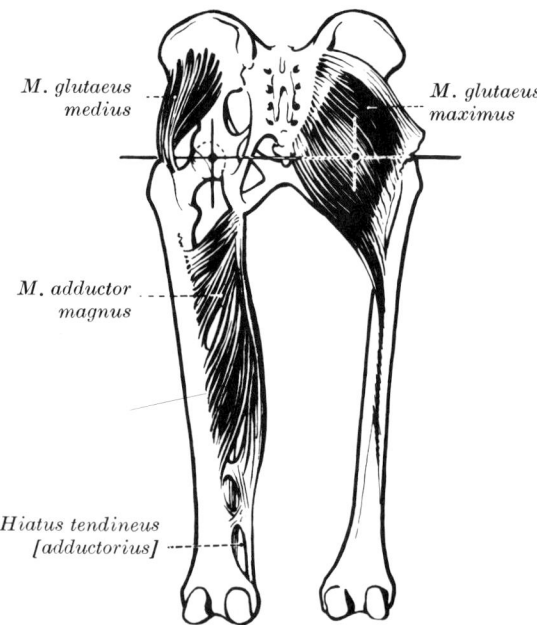

Abb. 4.5—21. Muskeln zur Abduktion und Adduktion des Oberschenkels. Ansicht von dorsal.

latae heranreichen und damit vor der queren Beugeachse des Hüftgelenks vorbeiziehen; sie wirken daher beugend, während die hinteren Randstrahlen des Glutaeus medius strecken. Ferner überqueren die vorderen Randstrahlen die längsgestellte Kreiselungsachse an der Vorderseite, sie sind demnach Einwärtsroller, während die hinteren Züge auswärts rollen.

Die wichtigsten Funktionen sind die *Abduktion* des Spielbeins oder das Festhalten des Beckens vom Standbein aus, an denen sich alle Abschnitte beteiligen, am wirkungsvollsten jene Züge, die vom Darmbeinkamm senkrecht nach abwärts zum Trochanter major verlaufen (Abb. 4.5—21, 4.5—27 u. 4.5—30). Viel bedeutsamer als das Seitheben des Beins ist die Fixierung des Beckens, die bei jedem Schritt auftritt. Wenn man die Handflächen seitlich an die Hüften legt, fühlt man deutlich das Vortreten der kontrahierten Abduktoren auf der Seite des Standbeins, noch bevor das Spielbein den Boden verlassen hat. Die kleinen Glutaeen verhindern durch ihre Kontraktion vom Standbein aus, daß das Becken auf die Seite des Spielbeins heruntersinkt, ja sie neigen das Becken etwas auf die Seite des Standbeins, um das Oberkörpergewicht über die Unterstützungsfläche zu ziehen und gleichzeitig dem Spielbein mehr Bodenfreiheit zu geben. Sind die Abduktoren gelähmt oder durch eine angeborene Hüftgelenksluxation so zusammengeschoben, daß sie nicht richtig arbeiten können, muß das Becken auf die Spielbeinseite hinunterkippen. Der Gang wird watschelnd wie bei einer Ente, TRENDELENBURGsches Symptom. Da bei *Coxa vara* der Trochanter major höher rückt, werden die kleinen Glutaeen insuffizient und bewirken das Symptom. Daraus geht hervor, daß sie als Abduktoren für den normalen Gang unersetzlich sind.

Die hinteren Strahlen des Muskelfächers, die sich an den hinteren Rand der kleinen Glutaeen anschließen, werden durch eine Gruppe kleinerer Muskeln dargestellt, die mit ihren Endstrecken fast horizontal verlaufen und ihrer gemeinsamen Wirkung nach als *Außenroller* bezeichnet werden. Da sie vom Becken zur Trochantergegend ziehen, nennt man sie auch *kleine pelvitrochantere Muskeln*.

M. piriformis, birnförmiger Muskel (siehe Abb. 4.5—20). Der Muskel wandert in der ontogenetischen Entwicklung durch das Foramen ischiadicum majus in das kleine Becken und gewinnt hier Ursprünge an der Vorderseite des Kreuzbeins am zweiten bis vierten Kreuzbeinwirbel (Abb. 4.5—26). Die Foramina sacralia pelvina werden für den Austritt der Nerven vom Muskel freigehalten. Die Sehne geht zur Spitze des Trochanter major, oben durch einen Schleimbeutel getrennt.

Wie bereits erwähnt, zerlegt der Muskel das Fora-

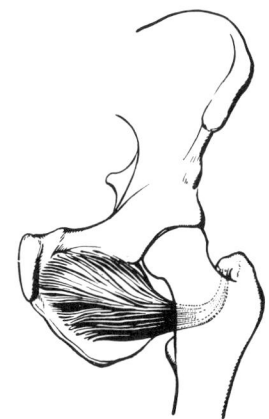

Abb. 4.5—22. Linke Beckenhälfte mit M. obturatorius externus von ventral.

men ischiadicum majus in ein Foramen suprapiriforme und ein Foramen infrapiriforme.

Innervation: N. ischiadicus und / oder direkte Äste aus dem Plexus sacralis.

M. obturatorius internus, innerer Hüftlochmuskel (Abb. 4.5—20 u. 4.5—26), ist gleich dem vorigen in die Beckenhöhe eingewandert und benutzt als Durchlaß das Foramen ischiadicum minus. Im Becken erreicht er ein großes Ursprungsfeld an der Membrana obturatoria und deren Knochenrahmen. Beim Verlassen des Beckens biegt er spitzwinklig um den überknorpelten Knochenrand der Incisura ischiadica minor und schickt seine Sehne an die Innenseite des großen Rollhügels nahe der Spitze. An der Umbiegungsstelle reibt der Muskel, der hier bereits sehnig ist, unter großem Druck auf dem Knochen. Die Reibung wird herabgesetzt durch einen Schleimbeutel und durch die Glättung des Knochenrandes, der von Faserknorpel überzogen ist. Die der Beckenhöhle zugekehrte Fläche des Muskels ist von der derben Fascia obturatoria überzogen.

Beim Austritt aus dem Foramen ischiadicum minus gesellen sich dem Obturatorius internus die Zwillingsmuskeln bei:

M. gemellus superior, oberer Zwillingsmuskel (Abb. 4.5—20), entspringt von der Spina ischiadica.

M. gemellus inferior, unterer Zwillingsmuskel (Abb. 4.5—20), entspringt vom obersten Feld des Sitzhöckers.

Beide Muskeln verbinden sich mit der Endsehne des Obturatorius internus.

Innervation der drei vorstehenden Muskeln durch direkte Äste des Plexus sacralis.

M. quadratus femoris, vierseitiger Schenkelmuskel (Abb. 4.5—20). Er schließt sich dem unteren Rand des M. gemellus inferior an, entspringt lateral am Sitzhöcker, läuft quer über das Femur und inseriert unterhalb des Trochanter major an der Crista intertrochanterica. Er hat als Außenroller die günstigste Lage.

Innervation: N. ischiadicus.

M. obturatorius externus, äußerer Hüftlochmuskel (Abb. 4.5–20 u. 4.5–22). Dieser Muskel gehört funktionell mehr zu den Außenrollern als zu den Adduktoren, schließt sich aber mit seinem Muskelfleisch den Adduktoren an, mit denen er auch eine gemeinsame Nervenversorgung teilt (N. obturatorius). Er zieht also aus der Adduktorengegend nach hinten zu den Außenrollern und liegt dabei so versteckt, daß man nicht leicht eine räumliche Vorstellung seines Verlaufs bekommt. Das Ursprungsfeld liegt auf der Außenseite der Membrana obturatoria und dem unteren medialen Teil des Knochenrahmens um das Foramen obturatum. Zur Insertion in der Fossa trochanterica verjüngt sich der Muskel konisch und liegt dabei unmittelbar auf der Hinterseite des Hüftgelenks (Abb. 4.5–22). Die Endsehne wird erst sichtbar, wenn man Gemellus inferior und Quadratus femoris auseinanderdrängt. Durch diese entscheidende Endstrecke wird der Muskel zum Außenroller. Da der Muskel schräg unter dem Schenkelkopf vorbeizieht, kann er diesem Halt verleihen.

Innervation: N. obturatorius.

Die Adduktorengruppe

M. pectineus
M. adductor longus
M. gracilis
M. adductor brevis
M. adductor magnus

Diese Muskeln liegen medial vom Hüftgelenk und füllen den in der Vorderansicht dreieckigen Raum zwischen dem unteren Abschnitt des Beckens und dem Femur aus. Durch die seitliche Ausladung des Schenkelhalses und die Schrägstellung des Femur wird dieser Raum vergrößert. Mit ihren Ursprüngen umziehen sie wie zwei konzentrische Muskelschalen das Foramen mit einem nach lateral offenen Bogen. Dieser Ursprungsbogen liegt am äußeren Umfang des Knochenrahmens um das Foramen obturatum und beginnt am oberen Schambeinast, um am Sitzhöcker zu enden. Die Muskeln greifen also vor und hinter die quere Hüftachse. Sie sind demnach nicht nur Adduktoren bzw. Festhalter des Beckens in seitlicher Richtung, sondern können auch im Sinne der Beugung und Streckung das Becken auf den Schenkelköpfen balancieren. Mit Ausnahme des Gracilis, der bis zum Unterschenkel

reicht, inserieren sie alle an der medialen Lippe der Linea aspera bis herab zum Epicondylus medialis. Die Muskelfasern werden von oben nach unten immer länger entsprechend dem vergrößerten Hub, der mit der Verlängerung des Hebelarmes notwendig wird. Mit zunehmender Verkürzung werden die Ansatzwinkel am Femur immer größer, wodurch Raum für die Dickenentfaltung gewonnen wird.

Der *M. pectineus, Kammuskel* (Abb. 4.5–17), gehört entwicklungsgeschichtlich zum Iliopsoas, dessen Endabschnitt er sich lateral anschließt. Er entspringt vom Pecten ossis pubis und einem darunterliegenden Knochenstreif und erreicht im Anschluß an den Trochanter minor die Linea pectinea. Unter dem Ansatz liegt ein Schleimbeutel.

Innervation: N. femoralis und/oder N. obturatorius.

Da der Muskel, vom oberen Schambeinast kommend, in die Tiefe strahlt, entsteht zwischen ihm und dem Iliopsoas eine Grube, *Fossa iliopectinea*, die von der Fascia pectinea ausgekleidet ist und die großen Schenkelgefäße aufnimmt. Der Pectineus wirkt auf den Oberschenkel wie sein Nachbarmuskel, der Iliopsoas, hinzu kommt die Adduktion.

M. adductor longus (Abb. 4.5–17). In der äußeren Muskelschale folgt nach medial der Adductor longus, der unterhalb des Tuberculum pubicum teils an den Fasermassen der Symphyse entspringt. Er strahlt, sich nach abwärts verbreiternd, zum mittleren Drittel der Linea aspera.

Innervation: N. obturatorius, vorderer Ast.

Der *M. gracilis, schlanker Muskel* (Abb. 4.5–17), entspringt mit einer platten Sehne von der medialen Kante des unteren Schambeinastes und zieht als bandförmiger Muskel längs der medialen Fläche des Oberschenkels. Die lange runde Endsehne verläuft hinter dem Condylus medialis des Femur und erreicht die Tuberositas tibiae mit einer plattenförmigen Verbreiterung, die auch mit der Unterschenkelfaszie, Fascia cruris, verwachsen ist.

Vor der Gracilissehne liegt die Sartoriussehne, hinter ihr die des Semitendinosus; alle drei streben sich verbreiternd dem gleichen Ansatz zu und verwachsen dabei untereinander. Diese Bildung heißt *Gänsefuß, Pes anserinus* (Abb. 4.5–17).

Bei gestrecktem Knie ist der Gracilis ein reiner Adduktor; außerdem kann er im Knie beugen und den Unterschenkel einwärts rollen. Der Gracilis ist der einzige zweigelenkige Adduktor.

Innervation: N. obturatorius, vorderer Ast.

M. adductor brevis (Abb. 4.5–26). Dieser Muskel liegt in der tieferen Schicht der Muskelschale und wird erst sichtbar, wenn man die bisher genannten Adduktoren abträgt. In der bogenförmigen Ursprungslinie der Adduktoren ist sein Platz lateral vom Ursprung des Gracilis am unteren Schambeinast. Seine Insertion an der Linea aspera liegt meist proximal von der des Adductor longus.

Innervation: N. obturatorius, vorderer Ast.

Der *M. adductor magnus* (siehe Abb. 4.5—20 u. 4.5—21), entspringt in langer Ursprungslinie vom unteren Schambeinast bis zum Sitzhöcker. Vom Schambein gehen die oberen Fasern dieses fächerförmigen Muskels aus, die als Adductor minimus besonders genannt wurden. Vom Sitzhöcker, also weiter hinten, entspringt der stärkste Teil des Muskels, der steil abwärtslaufend mit einer langen Sehne den Epicondylus medialis femoris erreicht. Die anderen Fasern strahlen in langer Ausdehnung zur medialen Lippe der Linea aspera. An ihrem Beginn besitzt die kräftige Endsehne eine Lücke, den *Adduktorenschlitz, Hiatus tendineus* (Abb. 4.5—21), durch welchen die Schenkelgefäße von der vorderen Seite des Oberschenkels zur Kniekehle gelangen. Oberhalb des Adduktorenschlitzes werden die Gefäße durch eine sehnige Platte, *Membrana vastoadductoria,* bedeckt, die sich vom Adductor magnus und longus zum benachbarten M. vastus medialis hinüberspannt und den Adduktorenschlitz zum *Adduktorenkanal* ergänzt.

Die Insertion des Adductor magnus an der Linea aspera wird ebenfalls durch mehrere kleine Schlitze unterbrochen, die zu Sehnenbögen ausgestaltet sind. Durch diese Schlitze ziehen u. a. die Arteriae perforantes aus der A. profunda femoris.

Die hinteren Portionen des Adductor magnus stellen die Fortsetzung des Glutaeus maximus nach abwärts dar, was in der Ansicht von hinten sehr deutlich wird. Er liegt näher an der Beugeachse als der Glutaeus maximus, seine Streckwirkung ist daher geringer. Aber die Adduktion, die schon von den unteren Teilen des Glutaeus ausgeübt wurde, nimmt mit der Entfernung von der sagittalen Adduktionsachse zu.

Innervation: N. obturatorius, Ramus posterior für den an der Linea aspera ansetzenden Teil; der Rest, der vom Sitzhöcker kommt, N. tibialis.

Die zum Epicondylus medialis verlaufende Sehne des Adductor magnus ist mit ihrer Insertion gegenüber der Linea aspera weiter nach ventral geschoben, außerdem inseriert ein Teil der Muskelfasern unter Vermittlung der Membrana vastoadductoria ebenfalls weiter ventral. Der untere Teil des Muskels kann daher entgegen den anderen Adduktoren den Oberschenkel einwärtsrollen. Es wird neuerdings behauptet, daß auch der Adductor longus einwärtsrolle, so daß alle langen eingelenkigen Adduktoren Einwärtsdreher, die kurzen Auswärtsdreher seien. Bei Lähmung der Adduktoren steht

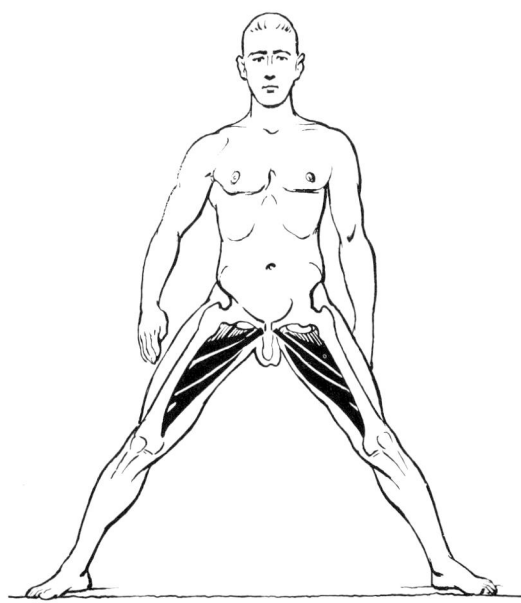

Abb. 4.5—23. Die Adduktoren bremsen den Schub der gespreizten Beine.

das Bein bei Rückenlage des Kranken in auswärts gekreiselter Stellung. Die hinteren Portionen des Adductor magnus bilden einen der wichtigsten Strecker des Hüftgelenkes, im Gegensatz zu den anderen Adduktoren, welche beugen.

Die zuführende Wirkung sämtlicher Adduktoren kommt besonders zur Geltung, wenn die Muskeln gegen einen Widerstand arbeiten wie beim Andrücken der Schenkel im Reitsitz. Ihr Übergewicht über die Adduktoren verdanken sie ihrer vielseitigen Tätigkeit. Als Beuger und Strecker des Hüftgelenks wirken sie vor allem auf die Balance des Beckens. Sie bremsen den Schub der gespreizten Beine (Abb. 4.5—23) und helfen beim Aufrichten aus der Kniebeuge, wobei sie gegen die Schwere arbeiten müssen; sie sichern das Hüftgelenk außerdem gegen Beugung und Streckung und haben schließlich rollende Wirkung. Die Bedeutung der Adduktoren wird aber erst ins rechte Licht gesetzt, wenn man ihren Einfluß auf die Beckenstellung und damit auf die Körperstellung berücksichtigt. Bei der *spastischen* Lähmung nach frühkindlichem Hirnschaden (Morbus LITTLE) ist das Überwiegen der Adduktoren zum Adduktorenspasmus gesteigert, es entsteht das sog. „Kreuzungsphänomen" der Beine, Stehen und Gehen sind dann unmöglich.

Muskeln des Oberschenkels

Alle hier zu besprechenden Muskeln inserieren am Unterschenkel, wirken also auf das Kniegelenk; ein großer Teil der Muskeln entspringt am Becken, ist somit zweigelenkig und wirkt auf das Hüft- und Kniegelenk.

Die vorderen Schenkelmuskeln sind Hüftbeuger und Kniestrecker (Ausnahme s. unten). Sie werden mit Rücksicht auf ihre Wirkung auf das Kniegelenk auch Extensorengruppe genannt.

Die hinteren Schenkelmuskeln sind Hüftstrecker und Kniebeuger und werden bei alleiniger Berücksichtigung der letzten Wirkung als Flexorengruppe beschrieben. Da das Kniegelenk aus dem Stand schon durch die Schwerkraft gebeugt werden kann, sind die Strecker, die gegen die Schwerkraft arbeiten, wesentlich stärker als die Beuger.

Das Femur liegt nicht in der Achse des Muskelmantels, sondern steckt schräg in ihm, derart, daß die Adduktoren einen dreieckigen Raum erfüllen.

Vordere Muskeln des Oberschenkels

M. sartorius
M. rectus femoris
M. vastus intermedius
M. vastus medialis   } M. quadriceps femoris
M. vastus lateralis

M. sartorius, Schneidermuskel (Abb. 4.5—17), ein langer riemenförmiger Muskel, der dicht unter der Spina iliaca anterior superior entspringt und bei seinem absteigenden Verlauf über den Oberschenkel schließlich so weit nach medial gerät, daß er hinter der queren Beugeachse des Kniegelenks vorbeizieht. An dieser Stelle entwickelt sich seine Endsehne, die in einer bogenförmigen Wendung nach vorn die mediale Fläche des Schienbeins erreicht. Der Endabschnitt der Sehne ist verbreitert und nimmt an der Bildung des *Pes anserinus* teil, in den, durch Schleimbeutel voneinander getrennt, auch die Sehnen des Gracilis und Semitendinosus einstrahlen. Könnte der Muskel sich frei über den Oberschenkel verschieben, würde er bei der Kontraktion seine Krümmungen ausgleichen, ohne einen Bewegungserfolg zu erzielen. Der Muskel liegt aber in einem Kanal der Fascia lata (Abb. 4.5—26), der ihn wie eine Führungsröhre in seiner Lage hält.

Durch den Umweg hinter die Achse des Kniegelenkes ist der Sartorius der einzige vordere Schenkelmuskel, der zugleich im Hüft- und Kniegelenk beugt, wobei er am Hüftgelenk fast die doppelte Arbeit leistet wie am Kniegelenk; er kann aber nicht die Schwere des horizontal liegenden Beines überwinden. Den Unterschenkel adduziert er und rollt

ihn bei gebeugtem Knie einwärts, den Oberschenkel rollt er auswärts.

Der Ausdruck Schneidermuskel rührt daher, daß der Muskel im Schneidersitz (Beugung in Hüft- und Kniegelenk, Innenrotation im Kniegelenk) angespannt und verkürzt ist.

Der Sartorius bildet die äußere Begrenzung eines dreieckigen Feldes, dessen Basis vom Leistenband, dessen mediale Seite vom Adductor longus gebildet wird und den Namen *Trigonum femorale* (SCARPAE) trägt. Die Spitze des Dreiecks führt in eine vom Sartorius gedeckte Muskelrinne, die sich in den *Adduktorenkanal* fortsetzt und die Schenkelgefäße enthält.

Innervation: N. femoralis.

M. quadriceps femoris, vierköpfiger Schenkelmuskel (Abb. 4.5—17). Der aus vier Ursprungsköpfen sich sammelnde Muskel strahlt zu einer gemeinsamen Endsehne zusammen, in deren Knotenpunkt die Kniescheibe als Sesambein eingebettet ist. Das *Lig. patellae* ist die Fortsetzung dieser Sehne zur Tuberositas tibiae.

Innervation: N. femoralis.

1. *M. rectus femoris* (Abb. 4.5—17). Von der zweigeteilten Ursprungssehne befestigt sich der gerade Zipfel an der Spina iliaca anterior inferior, der querverlaufende Zipfel reicht zum oberen Rand der Hüftgelenkpfanne und zur Gelenkkapsel. Die Ursprungssehne verbreitert sich auf der Vorderfläche, sendet auch ein Blatt ins Muskelinnere. Von hier strahlen die Muskelfasern federförmig aus und werden von dem hinten liegenden Blatt der Endsehne aufgenommen.

Die freie Endsehne geht zum Teil in geradem Verlauf über die Vorder- und Seitenfläche der Kniescheibe in das Lig. patellae über.

2. *M. vastus intermedius.* Unmittelbar unter dem Rektus gelegen, entspringt er von der vorderen und lateralen Fläche des Femur unterhalb der Linea intertrochanterica. Die Muskelfasern ziehen schräg in das auf der Vorderfläche des Muskels gelegene Sehnenblatt, gegen das der darüberliegende Rektus sich verschieben kann. Die Endsehne geht über der Patella in die gemeinsame Strecksehne über.

Die untersten Bündel des Vastus intermedius inserieren an der Kapsel des Kniegelenks und werden als *M. articularis genus* bezeichnet. Sie sollen die Kapsel spannen bzw. das Einklemmen der Kapselwand bei der Streckung verhindern.

3. Der *M. vastus medialis* (Abb. 4.5—17) entspringt von der medialen Lippe der Linea aspera und vom distalen Ende der Linea intertrochanterica, wobei es bemerkenswert ist, daß eine so mächtige Muskelmasse eine so schmale Ursprungslinie be-

sitzt. Ursprünge greifen auch auf die starke Endsehne des Adductor magnus über. Von dieser langen Ursprungslinie verlaufen die Muskelbündel schräg von hinten oben nach vorn unten und reichen von allen Muskelzügen des Quadriceps am weitesten gegen das Knie nach abwärts, wobei ihr Ansatzwinkel sich vergrößert und die Muskelmasse stärker wird. Hier kann der erschlaffte Muskel die verdünnte Fascia lata ausbeuteln, so daß ein in der Oberfläche sichtbarer Wulst entsteht. Die medial gelegene Endsehne vereinigt sich früher oder später mit der des Vastus intermedius, wodurch beide Muskeln in einen mehr oder minder engen Zusammenhang geraten und oberhalb der Patella ein gemeinsames Sehnenfeld bilden. Von der untersten Muskelpartie gehen Sehnenfasern zum medialen Kniescheibenrand.

4. *M. vastus lateralis* (Abb. 4.5—17). Die Ursprungslinie reicht von der Basis des Trochanter major über den größten Teil der lateralen Lippe der Linea aspera. Vom Trochanter major aus entwickelt sich seitlich ein großes Sehnenblatt, das weiteren Muskelfasern zum Ursprung dient und zugleich das Reibefeld für den bedeckenden Tractus iliotibialis darstellt. Dieser kräftige Kopf des M. quadriceps schickt seine schräg verlaufenden Muskelfasern in das Sehnenfeld oberhalb der Kniescheibe.

Die beiden Vasti bilden zwei mächtige Muskelschalen, die auf der Hinterfläche des Femur entspringen, sich seitlich um den Knochen wölben und auf der Vorderseite ein tiefes Bett für Rectus femoris und Vastus intermedius freilassen.

Von den vier Köpfen des Quadriceps entspringt nur der Rektus am Becken und ist daher zweigelenkig. Er leistet aber mehr Arbeit am Knie als an der Hüfte und hilft am stärksten bei der Kniestreckung, wenn er vorher gedehnt wird, also bei Streckung der Hüfte. Umgekehrt wird er beim Gehen, Laufen und Springen den Oberschenkel am besten vorheben können, wenn das Knie dabei gebeugt ist.

Die Muskelfasern der vier Köpfe, die alle gegen die Längsachse des Beines eine verschiedene Neigung haben, müssen nach Richtung und Stärke so gegeneinander ausgewogen sein, daß sie eine geradlinige Bewegung der Kniescheibe in ihrer Gleitrinne zur Folge haben. Ist dieses Gleichgewicht gestört, z. B. durch Unterentwicklung des Vastus medialis, aber auch durch Abflachung der Gleitrinne der Patella nach lateral, kann es zu einer gewohnheitsmäßigen Luxation der Patella nach außen kommen.

Die Kniescheibe vergrößert den Abstand der Quadriceps-Sehne von der Drehachse des Kniegelenkes und erhöht damit das Moment des Muskels, womit eine weitere Bedeutung der Patella gegeben ist.

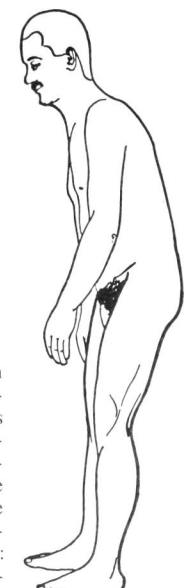

Abb. 4.5—24. Haltungsanomalie nach einer doppelseitigen Quadrizepslähmung. Geringe Beugekontraktur des Knies, der Oberkörper ist stark vorgeneigt. Das Schwerelot fällt vor die Knieachse (nach FOERSTER, O.: Spezielle Physiologie und spezielle funktionelle Pathologie der quergestreiften Muskeln. In: BUMKE/FOERSTER (Hg.): Handbuch der Neurologie. Bd. 3. Springer, Berlin 1937).

Bei einer Lähmung des Quadriceps kann die Beugung des Knies nicht gebremst werden; die Patienten fallen hin, wenn das Knie einknickt. Beim Stehen nutzen sie die Körperlast als Streckmoment aus, indem sie das Knie möglichst durchdrücken und den Oberkörper vorbeugen (s. Abb. 4.5—24). Will man einen Ersatz schaffen, muß man durch einen Gummizug oder durch eine Feder, die vorn über das Knie läuft, dafür sorgen, daß nach jeder Beugung automatisch wieder das Knie gestreckt wird. Die Kranken drücken mit der Hand auf das Knie, um es in Streckstellung zu bringen, z. B. beim Aufstehen aus dem Sitz.

Hintere Muskeln des Oberschenkels; Ischiokrurale Muskelgruppe

M. biceps femoris
M. semitendinosus
M. semimembranosus

Diese Muskeln sind zweigelenkig; sie beugen das Knie und strecken die Hüfte. Mit der Bezeichnung *Ischiokrurale* Muskelgruppe ist zum Ausdruck gebracht, daß sie vom gemeinsamen Ursprung, vom Tuber ischiadicum, zum Unterschenkel verlaufen. Um zu den beiden Unterschenkelknochen zu gelangen, weichen sie im unteren Drittel ihres Verlaufs nach beiden Seiten auseinander und begrenzen die Kniekehle, *Fossa poplitea*, von proximal. Dabei liegen lateral der Biceps femoris, medial Semitendinosus und Semimembranosus.

Die Fasern des Caput longum des M. biceps femoris sowie die des M. semitendinosus, nicht jedoch die des M. semimembranosus, können auch vom Lig. sacrotuberale entspringen.

M. biceps femoris, zweiköpfiger Schenkelmuskel (Abb. 4.5—20 u. 4.5—25). Der lange Kopf hängt am Sitzhöcker mit dem Ursprung des Semitendinosus zusammen und nimmt im letzten Drittel seines Verlaufs den kurzen Kopf auf. Dieser entspringt vom mittleren Teil der Linea aspera gegenüber dem Ansatz des Adductor magnus, dessen Faserrichtung er nach abwärts fortsetzt. Die gemeinsame Endsehne beider Köpfe inseriert am Kopf des Wadenbeins und ist leicht durch die Haut zu fühlen.

Die Sehne besitzt Ausstrahlungen in die Unterschenkelfaszie, ferner horizontale Züge, die medial vom lateralen Seitenband des Kniegelenkes, Lig. collaterale fibulare, vorbeiziehen und sich an dem Schienbeinteller anheften. Zwischen der Sehne und dem Lig. collaterale fibulare liegt ein Schleimbeutel.

Innervation: Caput longum, N. tibialis; Caput breve, N. peroneus.

M. semitendinosus, halbsehniger Muskel (Abb. 4.5—25). Der am Ursprung platte Muskel wird alsbald drehrund und geht noch oberhalb des Kniegelenkes in die freie Endsehne über, die hinter der Gracilis-Sehne bis in den Pes anserinus ausstrahlt. Nach dieser langen Endsehne, die zum Teil auf dem Muskelbauch des darunterliegenden Semimembranosus verläuft, hat der Muskel seinen Namen. Durch eine schräge Intersectio tendinea wird der Muskelbauch in zwei Teile geschieden.

Von jeder der drei Muskelgruppen des Oberschenkels schickt ein Muskel seine Sehne in den Pes anserinus in der Reihenfolge von vorn nach hinten: Sartorius, Gracilis und Semitendinosus. Zwischen den Sehnen der beiden letzten Muskeln und dem Knochen liegt die Bursa anserina.

M. semimembranosus, halbhäutiger Muskel (Abb. 4.5—25). Bei diesem Muskel ist es vor allem die lange, platte Ursprungssehne, die ihm den Namen gab. Sie bildet zusammen mit dem Muskelbauch eine Halbrinne zur Aufnahme des M. semitendinosus. Der Muskelbauch reicht weiter herab als beim Semitendinosus und begrenzt oben und medial die Kniekehle. Die ebenfalls platte Endsehne strahlt in drei Stränge aus (Abb. 4.5—42), von denen der mittlere die Richtung des Muskels fortsetzt und an die Tibia gelangt. Der vordere geht unter dem medialen Seitenband des Kniegelenks an den oberen Rand der Tibia, der dritte gelangt unterhalb des Condylus medialis femoris zur Hinterwand der Kniegelenkkapsel. Hier steigt er rückläufig als *Lig. popliteum obliquum* im Kreuzverband der Kapselwand zum lateralen Condylus auf (Abb. 4.5—42). Dieser Zug wird gespannt, wenn das Knie gebeugt ist, während dabei der mittlere Zug außer Tätigkeit tritt.

Innervation: N. tibialis.

Nur beim Menschen inserieren die Kniebeuger so hoch oben an den Unterschenkelknochen, bei Tieren greifen sie in der Regel weiter distalwärts und gewinnen damit am Unterschenkel einen größeren Hebelarm. Mit dem Erwerb des aufrechten Ganges sind die Streckung des Knies und die Sicherung des gebeugten Knies gegen das Einknicken (s. Abb. 4.5—80) zur Hauptsache geworden, daher überwiegen die Strecker (Quadriceps).

Die Ischiokruralen Muskeln beugen das Knie und strecken die Hüfte

Der Biceps rollt den gebeugten Unterschenkel auswärts, Semitendinosus und Semimembranosus rollen ihn einwärts. Die Muskeln können aber nicht gleichzeitig im Hüft- und im Kniegelenk maximale Ausschläge erzielen, weil ihre Verkürzungsgröße hierzu nicht ausreicht. Diese „aktive Insuffizienz" der Muskeln kommt zum Vorschein, wenn man aus dem Stand ein Kniegelenk beugt; es gelingt dann nicht, den Hacken an das Gesäß zu bringen. Wohl aber kann diese „muskeltote" Strecke überwunden werden, wenn man passiv, etwa mit der Hand, den Unterschenkel weiter hochzieht. Andererseits sind die Muskeln nicht lang genug, um gleichzeitig bei völlig gebeugtem Hüftgelenk ein völlig gestrecktes Knie zu gestatten. Wenn man das Bein mit gestrecktem Knie vorschwingt, fühlt man die gespannten Stränge der Ischiokruralen Muskelgruppe (Abb. 4.5—32). Je weiter man das Bein vorhebt, desto stärker wird diese Spannung; schließlich wird die Bewegung gehemmt, die Ischiokruralen Muskeln sind jetzt passiv insuffizient. Man kann aber den Oberschenkel weiterheben, wenn dabei das Knie gebeugt wird. Ebenso macht es Mühe, beim Rumpfneigen vorwärts die Knie gestreckt zu halten, da die gespannten Ischiokruralen Muskeln die Beugung zu erzwingen suchen (Abb. 4.3—7). In der bequemen Liegestellung, z. B. im Liegestuhl, werden die Knie und das Hüftgelenk leicht gebeugt, da bei dieser Mittellage die Ischiokruralen Muskeln entspannt sind. Aus dem gleichen Grunde werden auch Oberschenkelbrüche in leichter Beugestellung des Knies eingeschient. Die Dehnbarkeit der Muskeln kann durch Anpassung gesteigert werden, und darauf beruht die zunehmende „Gelenkigkeit" der Glieder bei entsprechender Übung. Aktive und passive Insuffizienz sind aber keine Mängel, wie der Name ausdrückt, da es nicht darauf ankommt, daß jede Muskelgruppe an den Gelenken den größtmöglichen Ausschlag erzielt, sondern darauf, daß sie dem Ganzen dienlich ist. So kommt die muskeltote Strecke biologisch nicht in Betracht, und die passive Insuffizienz bewirkt koordinierte Bewegungen in Hüfte und Knie, die durchaus sinnvoll sind,

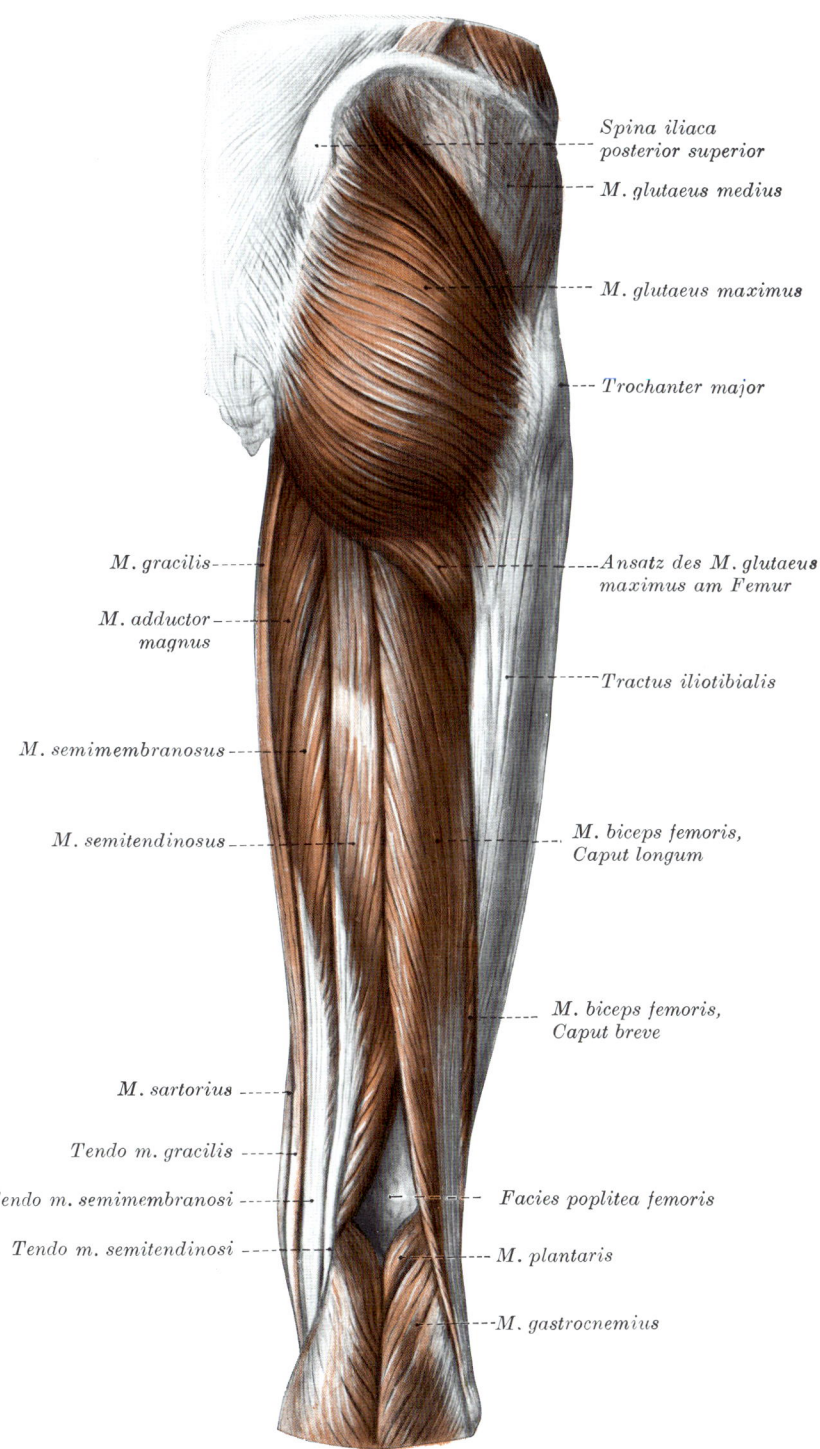

*Spina iliaca
posterior superior*

M. glutaeus medius

M. glutaeus maximus

Trochanter major

M. gracilis

*M. adductor
magnus*

M. semimembranosus

M. semitendinosus

*Ansatz des M. glutaeus
maximus am Femur*

Tractus iliotibialis

*M. biceps femoris,
Caput longum*

*M. biceps femoris,
Caput breve*

M. sartorius

Tendo m. gracilis

Tendo m. semimembranosi

Tendo m. semitendinosi

Facies poplitea femoris

M. plantaris

M. gastrocnemius

Abb. 4.5—25. Muskeln der Hüfte und des Oberschenkels von dorsal.

sog. muskuläre Koordination. Wenn z. B. beim Vorheben des Oberschenkels das Knie durch die gedehnten Ischiokruralen Muskeln automatisch gebeugt wird, ist dieser Automatismus für den Gehakt durchaus vorteilhaft, da jeder zwangsläufige Vorgang die notwendige Koordination erleichtert. Welches Glied von den Ischiokruralen Muskeln bewegt wird, hängt ganz von den mechanischen Bedingungen im Gliedersystem ab. Sie können das Becken oder den Unterschenkel bewegen, sie können auch Oberschenkel und Unterschenkel im Hüftgelenk oder Oberschenkel und Becken im Kniegelenk bewegen. Vom Standbein aus, solange das Kniegelenk durch den Quadriceps festgestellt ist, verhindern die Ischiokruralen Muskeln, wie auch der Glutaeus maximus, ein Vornüberkippen des Beckens. Bei einer Lähmung der Muskeln bleiben das Stehen, Gehen, Aufstehen und Treppensteigen fast ungestört, solange nur der Glutaeus maximus erhalten bleibt. Am Kniegelenk kommt es zu einer Überstrekkung (Genu recurvatum), die von den übrigen Kniebeugern nicht verhindert werden kann.

Fascia lata

Die Fascia lata ist ein bindegewebiges Rohr, das die Oberschenkelmuskeln zusammenhält und stellenweise als Aponeurose dient. Dieses Rohr haftet proximal am Leistenband, am Darmbeinkamm, am Kreuzbein und dem unteren Schambeinast und setzt sich am Knie in die Unterschenkelfaszie fort. Das Rohr hat eine blattförmige Verbindung nach innen an das Femur in Gestalt des *Septum intermusculare laterale*.

Die Fascia lata ist an der Außenseite des Oberschenkels am stärksten, wo sie als Sehne von Tensor fasciae latae und Glutaeus maximus die Wirkung dieser Muskeln auf den Unterschenkel überträgt (*Tractus iliotibialis*, Abb. 4.5—19 u. 4.5—20). Als Hülle besteht sie vorwiegend aus spitzwinklig sich kreuzenden Fasern, die sich dem Ringverlauf nähern. In diese Hüllfasern sind die verstärkten Längszüge des Tractus iliotibialis eingewebt. An der medialen Seite über dem Vastus medialis und den Adduktoren ist die Faszie sehr dünn und verschieblich, so daß sie durch das Gewicht der Muskeln ausgebeutet werden kann. Hier verliert sie den Charakter eines straffen Rohres, das sonst den Muskeln als Führung dienen kann. Würde die Fascia lata auch an der medialen Seite einen straffen Bandzug besitzen, dann würde durch diesen die Abduktion gehemmt. Sie hemmt mit dem Tractus iliotibialis die Adduktion; mit ihren verschieblichen und dehnbaren Teilen über den Adduktoren und dem Glutaeus maximus gibt sie Abduktion und Beugung frei. Wir stellen somit fest, daß auch die Faszie mit ihren straf-

fen und verschieblichen Teilen auf die Bänder und damit auf den Verkehrsraum des Hüftgelenkes abgestimmt ist. Die Faszie enthält Bänder, die den Gelenkbändern parallel geschaltet sind.

Von der Binde gehen Scheidewände, *Septa intermuscularia*, an das Femur und bilden damit besondere Muskelfächer. Diese Scheidewände folgen zu beiden Seiten den hinteren Rändern der Mm. vasti und grenzen die Extensoren von den Flexoren und Adduktoren ab. Das stärkere Septum intermusculare laterale dient zugleich als Aponeurose der unteren Fasern des Glutaeus maximus und anderer angrenzender Muskeln. Das Septum intermusculare mediale fließt mit der Sehne des Adductor magnus zusammen.

Innerhalb dieser Muskellogen gibt es wieder Führungsröhren für einzelne Muskeln (siehe Abb. 4.5—26). Besonders ausgeprägt sind diese Hüllen an Sartorius, Tensor fasciae latae und Gracilis. Diese Einzelhüllen wirken wie Gleitschienen, die den Muskel in seiner Lage halten und seine spezifische Wirkung sichern, wie das für den Sartorius beschrieben wurde. Das tiefe Blatt dieser Einzelhüllen ist meist unvollkommen. Der Muskel kann sich mit seinem Perimysium externum um einen gewissen Betrag gegen den Faszienschlauch verschieben. Beim Einriß der Faszie kann der Muskel hernienartig aus der Lücke vorquellen, ein Zeichen dafür, daß er gegen die Faszie einen Seitendruck ausübt. Zwischen den Ursprüngen des Sartorius und des Tensor fasciae latae dringt ein ungewöhnlich starker Bindegewebskeil von der Faszie aus in die Tiefe.

Die Fascia lata bildet nicht nur für die Muskeln, sondern auch für die großen Schenkelgefäße mit einem oberflächlichen und einem tiefen Blatt eine besondere Loge. Diese Gefäßloge findet sich im Anschluß an die *Lacuna vasorum*, aus der die Schenkelgefäße unter dem Leistenband aus dem Becken heraustreten. Die Gefäße gelangen von hier in die Grube zwischen Iliopsoas und Pectineus, *Fossa iliopectinea* (Abb. 4.5—17). Der Boden der Grube ist ausgekleidet von der Fascia pectinea, die auf dem gleichnamigen Muskel liegt und auch als tiefes Blatt der Fascia lata bezeichnet wird. Das oberflächliche Blatt wird in dem *Hiatus saphenus* durchsetzt von der *Vena saphena magna*, die als sog. Hautvene auf der Faszie liegt und unterhalb des Leistenbandes in die Schenkelvene einmündet. Die Durchtrittsstelle der Vene wird umrahmt von einem sichelförmigen Ausschnitt der Fascia lata, *Margo falciformis* (Abb. 4.3—15). Das obere Sichelhorn kann bis zum Leistenband reichen, das untere geht in die Fascia pectinea über. In der Tiefe der vom Margo falciformis umfaßten Grube werden die Schenkelgefäße sichtbar. Der Hiatus saphenus ist

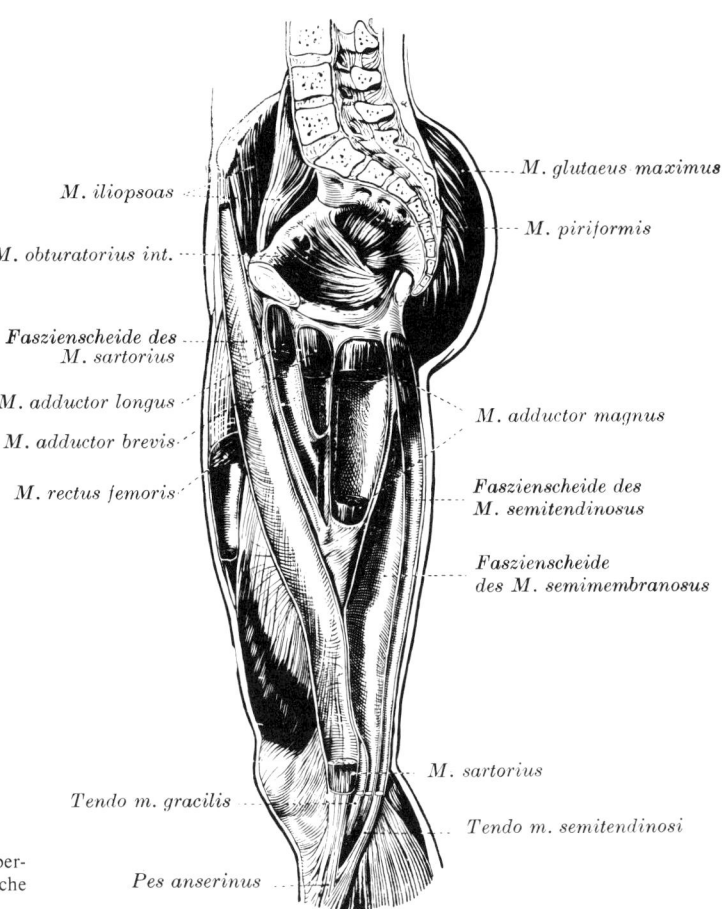

M. iliopsoas

M. obturatorius int.

Faszienscheide des M. sartorius

M. adductor longus

M. adductor brevis

M. rectus femoris

M. glutaeus maximus

M. piriformis

M. adductor magnus

Faszienscheide des M. semitendinosus

Faszienscheide des M. semimembranosus

M. sartorius

Tendo m. gracilis

Tendo m. semitendinosi

Pes anserinus

Abb. 4.5—26. Faszienröhren des Oberschenkels von medial. Die Faszienschläuche sind schematisiert herausgehoben.

von einer siebartig durchbrochenen Membran bedeckt, der sog. *Fascia cribrosa*, durch die zahlreiche kleine Gefäße und Nerven hindurchtreten. Der Margo falciformis muß künstlich aus seiner Verbindung mit der Fascia cribrosa herauspräpariert werden, da das ganze Bindegewebsgefüge eine Einheit darstellt. Die Bedeutung des Hiatus saphenus als Austrittsstelle der Schenkelhernien wurde früher erwähnt.

Kurze Zusammenfassung: Fascia lata an der lateralen Seite durch einen Längszug = *Tractus iliotibialis* verstärkt. Schwache Stellen medial und über dem Glutaeus maximus (Bewegungsfreiheit). Septa intermuscularia. Faszienröhren für Sartorius und andere Muskeln. *Hiatus saphenus* umrahmt von der *Margo falciformis*, verschlossen von der *Fascia cribrosa:* Durchtritt der Vena saphena magna in die Fossa iliopectinea.

Hüfte und Oberschenkel im ganzen

Das Zusammenspiel von aktiven und passiven Bewegungsgliedern

Wie bereits dargelegt wurde, werden die allseitigen Bewegungsmöglichkeiten, die das Kugelgelenk an sich bietet, nicht voll ausgenützt, sondern durch Bandhemmungen zu einem bestimmten Verkehrsraum eingegrenzt, dessen sinnvolle Lage wir früher begründet haben. Auf diesen Verkehrsraum müs-

sen auch die Muskeln ihrer Länge wie ihrer Stärke nach abgestimmt sein, da es nutzlos wäre, wenn sie z. B. gegen die Bandhemmungen arbeiten würden. Die Muskeln sind vielmehr so beschaffen, daß sie Beine und Becken in den freien Verkehrsraum hinein bewegen und an den Grenzen des Verkehrsraums als Antagonisten die Bewegung bremsen. Im allgemeinen nützen die Muskeln den vom Bändergelenk freigegebenen Verkehrsraum nicht ganz aus, ihr Verkehrsfeld ist etwas kleiner; sie bremsen also schon die Bewegung, ehe die Bandhemmung erreicht ist.

Aber auch ihrer Stärke nach sind die Muskelmassen so um das Hüftgelenk verteilt, daß sie zu den passiven Hemmungsbändern in Beziehung stehen. Die stärksten Muskeln liegen dort, wo die Bandhemmung am schwächsten ist; sie stehen auf den Lücken der starken Bänder und ergänzen durch ihre Bremswirkung die Bandhemmung.

So steht den Beugemuskeln bei ihrer Dehnung der vordere Teil des Lig. iliofemorale zur Verfügung, der beim Anschlag jede weitere Streckung hemmt. Ein solches Sicherungsband fehlt den Streckern, sie sind dafür stärker als die Beuger und halten das Becken fest beim Vornüberbeugen. Eine Lähmung der Strecker, vor allem des Glutaeus maximus, ist daher sehr schwerwiegend.

Die Adduktoren haben ein um die Hälfte größeres Moment als die Abduktoren; ihnen fehlt bei der Dehnung eine starke passive Sicherung, sie müssen diese schwache Stelle im Bändergelenk decken. So nehmen alle Luxationen ihren Weg durch die schwache Stelle an der unteren Kapselwand, dabei muß die Spannung der Adduktoren gewaltsam überwunden werden.

Schließlich haben die Außenroller ein dreimal so starkes Moment wie die Innenroller, das frei herabhängende Bein steht daher etwas auswärts gekreiselt. Allerdings steht auch bei Lähmung aller Hüftgelenkmuskeln das liegende Bein in Außenrotation, da die Schwerkraft in dieser Stellung auswärtskreiselnd wirkt. Auch bei der Schenkelhalsfraktur steht das Bein in Außenrotation (wichtiges Symptom). Da die Einwärtskreiselung durch Bänder später gehemmt wird als die Auswärtskreiselung, stehen die starken und zahlreichen Außenroller in Bereitschaft, um bei der Einwärtskreiselung in jeder Stellung hemmend und sichernd einzugreifen. Alle drei Gruppen: Strecker, Adduktoren und Außenroller,

die stärker sind als ihre Antagonisten, haben von der Grundstellung aus nur einen kleinen Spielraum. Ihre Hauptwirkung setzt erst ein, wenn die Hüfte die Normalstellung durch eine bewegende Kraft, sei es die Schwerkraft oder die Antagonisten, verlassen hat. Dann sichern sie die neue Stellung oder stellen die aufrechte Haltung wieder her. Sie wirken jetzt aus der gedehnten Stellung.

Die Verteilung der Muskeln um das Achsenkreuz des Hüftgelenks ändert sich aber bei jeder Bewegung, indem einzelne Muskelteile ihren Abstand von ihrer Achse vergrößern oder verkleinern und schließlich eine Achse überwandern können, wodurch die Wirkung sich in das Gegenteil verkehrt.

Das Verständnis für diese Verlagerungen stellt größere Anforderungen an das räumliche Vorstellungsvermögen; es seien nur einige Beispiele aufgeführt.

Mit zunehmender Beugung werden die vordersten Züge des Glutaeus maximus und schließlich alle Abschnitte der kleinen Glutaeen vor die quere Drehachse geführt. Der Glutaeus maximus wird mit den vordersten Zügen, die vor der Beugeachse verlaufen, zum Beuger und verliert an Streckkraft. Es gewinnen aber gleichzeitig an Streckkraft der Adductor magnus und die Ischiokruralen Muskeln. Gerade in der Beugestellung ist es wichtig, daß die Streckkraft zum mindesten voll erhalten bleibt.

Bei der Beugung wandert mit dem Oberschenkel auch die Abduktionsachse, sie dreht sich unter dem Muskelfächer der hinteren Hüftmuskeln (Abb. 4.5—27). Dabei wandern immer mehr Fasern des Glutaeus maximus über die Achse und werden zu Abduktoren. Mit zunehmender Beugung steigt also die Abduktionskraft des Glutaeus maximus. In demselben Maße aber sind Fasern des Glutaeus medius und minimus zu Adduktoren geworden. Schließlich bekommen bei der Beugung auch die Einwärtsroller einen Zuwachs aus den Fasern der Glutaeus medius und minimus.

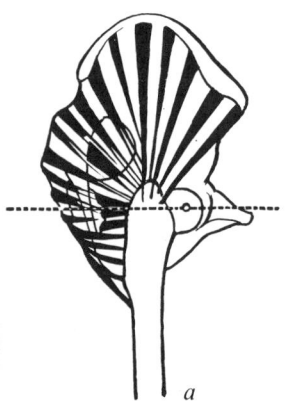
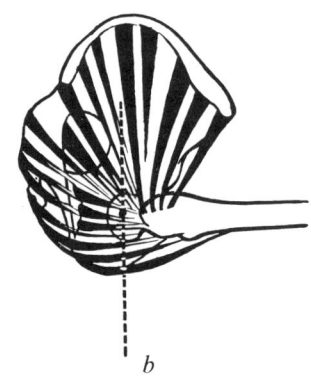

Abb. 4.5—27. Der Muskelfächer der äußeren Hüftmuskeln in seiner Lage zu den Achsen des Hüftgelenks bei Streck- (a) und Beugestellung (b). Die Abduktionsachse ist punktiert.

Im allgemeinen wird wahrscheinlich bei den Bewegungen der Wirkungsverlust der einen Muskelgruppe durch einen Wirkungszuwachs einer anderen ausgeglichen, so daß keine Störung im natürlichen Gleichgewicht der Kräfte durch Verlagerung von Muskeln zustande kommt. Es ist aber auch möglich, daß das Kräfteverhältnis zweier Antagonistengruppen sich verschiebt in Anpassung an die neue Körperstellung, bei der ein Wirkungszuwachs einer Gruppe vorteilhaft sein könnte.

Normalstellung des Körpers (Abb. 4.5−28a)

Wir betrachten jetzt die Bewegungen des Beckens gegen das feststehende Bein und gehen von der sog. Normalstellung aus. Dabei liegt der Schwerpunkt des ganzen Körpers senkrecht über der queren Drehachse durch beide Hüftgelenke etwa in Höhe des dritten Kreuzbeinwirbels. Das vom Schwerpunkt gefällte Lot geht durch die Drehachse der oberen Sprunggelenke. In der Stirnebene, die durch das Lot und die quere Drehachse des Hüftgelenks gelegt werden kann, befinden sich auch die Drehpunkte für das Knie, den Oberarm und den Kopf. Die Körperteile sind so übereinandergebaut, daß sie im labilen Gleichgewicht stehen. Die Stirnebene, in der sich der Schwerpunkt befindet, hat nicht bei allen Menschen die gleiche Lage.

Um die Querachse beider Hüftgelenke kann das Becken wie ein Waagebalken gedreht werden. Der Rückneigung wird eine Grenze gesetzt durch die Anspannung des Lig. iliofemorale. Bei dieser Haltung wird der Oberkörper zurückgenommen, der Bauch tritt etwas vor. Diese Stellung wird beim Ausruhen eingenommen, da bei ihr die Muskulatur wenig angestrengt wird. Durch die Spannung der Ligg. iliofemoralia wird die Beugemuskulatur entlastet, die Bandhemmung tritt an die Stelle der Muskelhemmung.

Balance des Beckens

Wird das Becken vorgeneigt, müssen die am vorderen Ende des Waagebalkens nach abwärts verlaufenden Muskelzüge, also die Hüftbeuger, sich verkürzen, ebenso die Rückenstrecker, die am hinteren Ende des Waagebalkens aufwärtsziehen (Abb. 4.5−29a). Die Rückenstrecker verstärken gleichzeitig die Lendenlordose, sie wirken in diesem Fall zweiseitig auf Becken und Wirbelsäule. So können die Rückenstrecker in einem Akt die Beckenneigung verstärken und die ausgleichende Lendenlordose vertiefen. Sofern der Iliopsoas die Lendenwirbelsäule nach vorn zieht, kann er die zweiseitige Wirkung auf das Becken und die Wirbelsäule unterstützen.

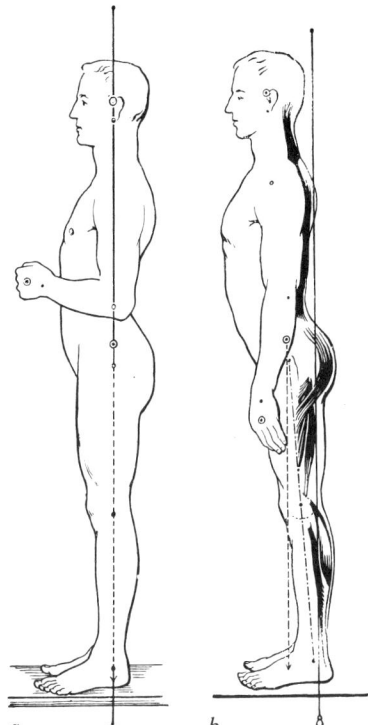

Abb. 4.5−28. a) Normalstellung des Körpers. b) Sog. stramme Haltung. Die gespannten Muskeln auf der Rückseite des Körpers sind angedeutet.

Wird umgekehrt das Becken rückwärtsgeneigt, geht das vordere Ende des Waagebalkens in die Höhe, das hintere nach abwärts. Es verkürzen sich jetzt die Bauchmuskeln, besonders die geraden, sie bewegen das Becken und gleichen die Lendenlordose aus; sie verkoppeln also die Beckenneigung mit der ausgleichenden Wirbelsäulenkrümmung (Abb. 4.5−29b). Ferner verkürzen sich die vom hinteren Ende des Waagebalkens abwärtsziehenden Hüftstrecker. Sind die Bauchmuskeln gelähmt, kann der überwiegende Zug des Erector spinae eine tiefe Lendenlordose mit entsprechender Beckenneigung erzeugen (Abb. 4.3−22).

So sind an jedem Ende des Waagebalkens aufwärtige und abwärtige Muskelzüge vorhanden, die die Beckenneigung einstellen und festhalten, indem je zwei Gruppen sich verkürzen und die Antagonisten dehnen.

Besonders reich gegliedert sind die abwärts verlaufenden Muskelzüge. In der seitlichen Ansicht (Abb. 4.3−19) erkennt man, daß die vom vorderen und hinteren Ende des Waagebalkens kommenden Muskeln auf dem Oberschenkel zusammenstrahlen und dabei V- bzw. Y-förmige Züge bilden, die mit

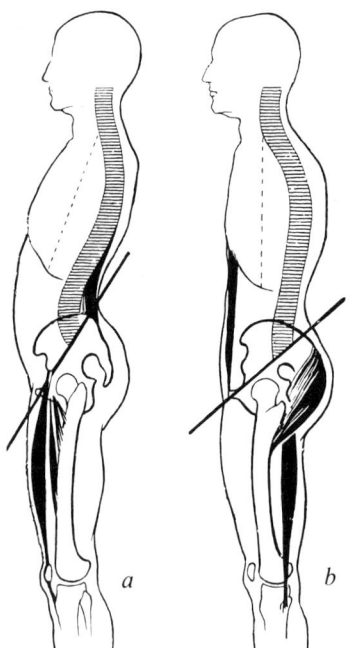

Abb. 4.5—29. Antagonistische Muskelzüge am Becken: a) Vorneigung des Beckens mit Verstärkung der Lendenlordose, b) Rückneigung des Beckens mit Abschwächung der Lendenlordose.

ihren Insertionen vom Trochanter major bis an den Unterschenkel nach abwärts reichen. Die kürzeste V-förmige Muskelschlinge bilden die ventralen und dorsalen Strahlen der kleinen Glutaeen. Es folgt der Tensor fasciae latae zusammen mit Fasern des Glutaeus maximus, die mit dem Tractus iliotibialis als Y-förmige Schlinge bis zum Unterschenkel reichen. Weiter nach abwärts schließen sich die vor und hinter der queren Hüftachse verteilten Adduktoren an. Schließlich bilden ventral der Rectus femoris und dorsal die Ischiokruralen Muskeln die längsten Muskelbänder, die auch noch das Kniegelenk überspringen.

So ist das Becken eingespannt in Muskelschlingen, die auf dem Oberschenkel zusammenstrahlen und beide Knochen gegeneinander bewegen oder in jeder Lage feststellen können.

Wir betrachten jetzt die Drehung des Beckens um die sagittale Achse eines Hüftgelenkes, also die seitlichen Neigungen des Beckens, die man in der Ansicht von vorn oder hinten erkennt. Sie treten auf, wenn der Körper nur auf einem Bein ruht, während z. B. das Spielbein in Hüfte und Knie leicht eingeknickt ist und mit der Fußspitze sich so viel auf den Boden stützt, daß gerade das Gewicht des Beines getragen wird. Dabei kann das Becken nach der Seite

des Spielbeins so tief heruntersinken, bis der seitliche Schenkel des Lig. iliofemorale auf der Standbeinseite gespannt ist. Jetzt hängt die Last des Oberkörpers an dem Band, und die Muskeln können weitgehend entspannt werden. Die seitliche Neigung des Beckens macht eine ausgleichende Seitenkrümmung der Wirbelsäule nötig, die den Oberkörper geraderichtet. Wir lernen damit eine neue Ruhestellung kennen, die viel häufiger eingenommen wird als die oben geschilderte, bei der das Becken auf beiden Beinen rückgeneigt wird.

Auch die Künstler bevorzugen diese Haltung bei der Darstellung des stehenden menschlichen Körpers. Der ganze Körper bekommt in dieser Ruhehaltung etwas Gelöstes, wodurch das Ausruhen unmittelbar zum Ausdruck kommt. Das Geradlinige und Straffe des aufgerichteten Körpers ist entspannt zugunsten einer weich geschwungenen Linie. Bei der Balance auf einem Bein bremsen die Adduktoren die Neigung des Beckens nach außen. Bei Lähmung der Adduktoren ist die Gefahr des Überfallens nach der Standbeinseite vorhanden.

Es ist unglücklich, daß die Namen „Adduktoren" und „Abduktoren" nur die Funktion am Spielbein erfassen. Der nicht turnende Mensch ab- und adduziert nur selten ausgiebig. Dagegen braucht jeder Mensch, solange er überhaupt nur noch gehen kann, bei jedem Schritt, nämlich vom Standbein aus, die Adduktoren und Abduktoren zur seitlichen Beckenbalance. Daher kommt es, daß die Adduktoren auch bei nicht turnenden Menschen erst nach längerer Bettlägrigkeit atrophieren. Ähnliches gilt für den Quadriceps, der ständig zum Gestreckthal-

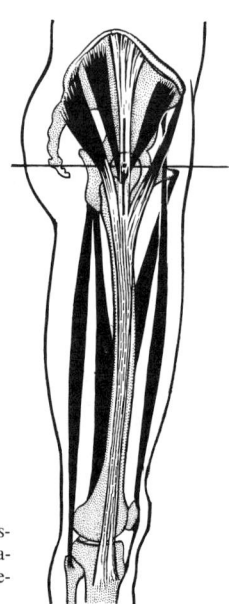

Abb. 4.5—30. Schema der abwärtsgerichteten Muskelzüge für die Balance des Beckens, von der Seite gesehen.

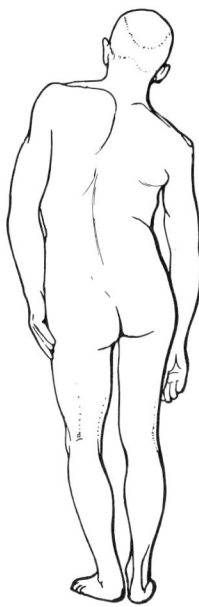

Abb. 4.5−31. Nach einer Lähmung des linken Glutaeus maximus ist eine Beugekontraktur im linken Hüftgelenk eingetreten. Relative Verkürzung des linken Beins, Neigung des Beckens nach links, kompensatorische Neigung der Wirbelsäule nach rechts (nach FOERSTER 1937). Die Abbildung zeigt außerdem ein typisches klinisches Zeichen für eine Wirbelsäulenseitverbiegung (Skoliose): die Veränderung des sog. „Taillendreiecks", das von Rumpf und herabhängendem Arm gebildet wird. Auf der Seite der Wirbelsäulenkonvexität ist das Taillendreieck verstrichen, auf der Seite der Konkavität deutlich verstärkt.

ten des Kniegelenks gebraucht wird, und für den Glutaeus maximus.

Bei einseitiger Lähmung des Glutaeus maximus (Abb. 4.5−31) geraten die Hüftbeuger der gelähmten Seite in eine Verkürzung (Beugekontraktur), dadurch wird das Bein relativ zu kurz; daher neigt sich das Becken zur kranken Seite, und die Wirbelsäule macht eine kompensatorische Seitenkrümmung.

Schließlich betrachten wir die Kreiselung des Beckens gegen das Standbein. Sie kommt zustande, wenn beim Gehen und Laufen die Hüfte des Schwungbeins aus der Frontalebene des Körpers nach vorn wandert. Dabei dreht sich das Becken um die Kreiselungsachse des Standbeins im Sinne einer Einwärtsrollung. Wird aus dem Stand ein Bein zurückgesetzt, dreht sich das Becken um den Schenkelkopf des Standbeins im Sinne einer Auswärtskreiselung.

Die bisher besprochenen Muskeln werden zu den größten Wirkungsgemeinschaften zusammengefaßt, wenn der Rumpf nach vorn oder hinten geneigt wird. Wenn man mit gestreckten Beinen auf dem

Boden sitzt und den Oberkörper weit nach vorn neigt, werden die Strecker des Halses, des Rückens und der Hüfte gleichzeitig gedehnt (Abb. 4.3−7). Die ganze Strecklinie vom Kopf bis zum Unterschenkel erscheint wie eine Muskelschlinge, die durch zwischengeschaltete Knochen unterbrochen ist. Eine gedehnte Muskelschlinge, die vom Oberarm über den Rücken und die Hüfte zum Unterschenkel reicht, zeigt Abb. 4.5−32. Umgekehrt wird die Beugerlinie gedehnt, wenn man z. B. auf der Erde kniet und den Oberkörper zurückbiegt. Gegen die Schwere des rücksinkenden Oberkörpers wirken die Halsmuskeln, die Scaleni, die geraden und schrägen Bauchmuskeln und die Hüftbeuger.

Kurze Zusammenfassung: Beuger: Iliopsoas, Rectus femoris, die ventralen Adduktoren, Tensor fasciae latae, Sartorius. *Strecker:* Glutaeen, Ischiokrurale Muskelgruppe, Adductor magnus (hinterer Teil). *Abduktion:* Glutaeus medius und minimus. *Adduktion:* Adductor magnus, longus, brevis. Glutaeus maximus, Pectineus, Gracilis. *Auswärtsroller:* Glutaeus maximus, Quadratus femoris, Piriformis, Obturatorius internus, Gemelli, Obturatorius externus. *Einwärtsroller:* Glutaeus medius und minimus (vordere Abschnitte). Die Strecker, die Adduktoren und die Außenroller sind stärker als ihre Gegenwirker. Bei starker Beugung kann der Glutaeus maximus mit den vordersten Fasern die Querachse überwandern und zum Beuger werden. *Normalstellung:* Schwerpunkt über der queren Hüftachse in Höhe des 3. Kreuzbeinwirbels, das Schwere-Lot schneidet die Drehachse vom Knie- und oberen Sprunggelenk. Vorneigung des Beckens durch Hüftbeuger und Rückenstrecker (Lendenlordose). Rücknei-

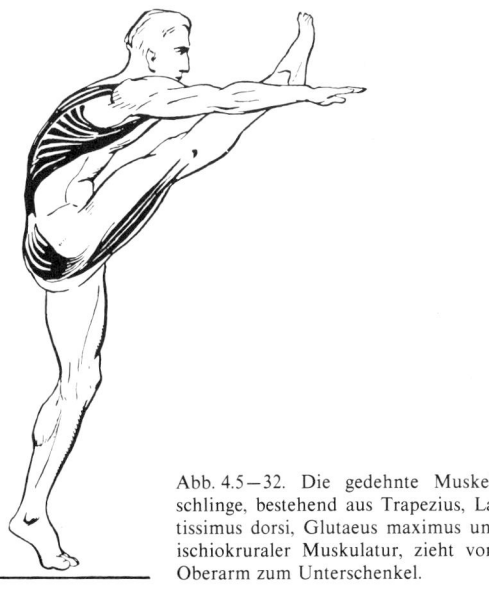

Abb. 4.5−32. Die gedehnte Muskelschlinge, bestehend aus Trapezius, Latissimus dorsi, Glutaeus maximus und ischiokruraler Muskulatur, zieht vom Oberarm zum Unterschenkel.

389

gung durch Hüftstrecker und Bauchmuskeln bis zur Spannung des Lig. iliofemorale. Bei Seitneigung des Beckens wird dieses Band auch gespannt: Ruhestellung. Praktisch wichtigste Funktion der Hüftgelenksmuskeln: Das Becken wird im Hüftgelenk auf dem Standbein balanciert: Adduktoren verhindern Kippen des Beckens (und des Oberkörpers) nach außen, Abduktoren verhindern Kippen nach innen, Beuger verhindern Kippen nach hinten, Strecker des Hüftgelenks verhindern Vornüberkippen. Kreiselung des Beckens gegen das Standbein beim Gehen.

Kniegelenk

Bau des Gelenkes

Das Kniegelenk[1]), *Articulatio genus*, ist das größte Gelenk des Körpers und zugleich eines der empfindlichsten. Auch die Epiphysen erkranken relativ so häufig, als ob ein schwacher Punkt in der Konstruktion vorläge. In der Gelenkverbindung zwischen Femur und Tibia finden Beugung und Streckung, gleichzeitig aber auch bei gebeugtem Knie eine Kreiselung statt. Läge ein reines zwangsläufiges Scharniergelenk vor, wäre die Kreiselung ausgeschlossen. Es fragt sich also, wie in dem gleichen Gelenk beide Aufgaben vereinigt werden. Hiervon soll unsere Beschreibung ausgehen. Betrachten wir zunächst die Oberschenkelrollen von der Seite (Abb. 4.5—38), ergibt sich, daß sie nicht kreisförmig gekrümmt sind, sondern spiralig; die stärkere Krümmung ist hinten, die schwächere vorn. Das bedeutet, daß in Streckstellung der größere Krümmungsradius eingestellt wird und die Ansätze der Kollateralbänder voneinander entfernt werden. Die Bänder werden gespannt.

In der Streckstellung liegt der flach gekrümmte Teil der Rollen breit auf den Schienbeinpfannen, beim Stehen mit gestrecktem Knie ist somit die Berührungsfläche zwischen Femur und Tibia am größten, es ist der beste Schluß der Gelenkflächen vorhanden. Die Druckübertragung erfolgt über die größtmögliche Fläche. Mit zunehmender Beugung gelangen dagegen immer stärker gekrümmte Abschnitte der Femurrollen auf die Schienbeinpfannen, die Berührungsflächen zwischen beiden Knochen werden schmäler, die Gelenkkörper passen schlechter aufeinander, und die Seitenbänder werden durch die Einstellung des kleineren Krümmungsradius gelockert. Damit werden auch ausgiebigere Kreiselungen möglich. Die spiralig gekrümmten Rollen können gar nicht in allen Stellungen auf die flachen Schienbeinpfannen passen.

Zur Sicherung bekommen die Pfannen noch eine verschiebliche Ergänzung durch die beiden *Menisci* (Abb. 4.5—37 u. 4.5—38). Es sind das C-förmig gebogene Faserringe von keilförmigem Querschnitt; der Rücken des Keils schaut nach außen und ist mit der Gelenkkapsel verwachsen, die Unterfläche ist plan, die obere Fläche so ausgehöhlt, daß sie sich den Femurrollen anschmiegt. Die freien Enden des C sind in dem Feld zwischen den beiden Schienbeinpfannen verankert. Dabei ist der laterale Meniskus mehr kreisförmig, seine Haftstellen liegen dicht beieinander am Grunde der Eminentia intercondylaris. Der mediale Meniskus ist mehr halbmondförmig, seine beiden Enden kommen nicht so dicht zusammen, sondern umgreifen vorn und hinten die Haftstellen des lateralen Meniskus, um in den Knochen auszustrahlen (Abb. 4.5—37 u. 4.5—38). Schon aus diesem Grunde ist er nicht so verschieblich wie der laterale Meniskus. Der mediale Meniskus ist außerdem mit dem breiten medialen Seitenband des Kniegelenks verbunden und auch dadurch in seiner Verschieblichkeit gehemmt gegenüber dem lateralen Meniskus, der keine solche Fesselung aufweist, da das laterale Seitenband durch den abstehenden Wadenbeinkopf vom Schienbeinteller abgehoben ist.

Vorn können beide Menisken durch ein Querband, *Lig. transversum genus* (Abb. 4.5—37), verbunden sein, hinten sendet der laterale Meniskus einen wechselnd starken Faserstreif zum hinteren Kreuzband, *Lig. meniscofemorale posterius*.

Bei völliger Streckung (Abb. 4.5—38a) werden die Menisken flachgedrückt und bilden ein nachgiebiges Randpolster der Pfanne, das sich vorn auf der Gelenkfläche des Femur als Grenzfurche zwischen der Kniescheibenrinne und den Femurrollen abzeichnet.

Bei starker Beugung werden die Menisken auf den Schienbeintellern passiv nach hinten geschoben (Abb. 4.5—38b), wobei der laterale Meniskus als der freiere den größeren Weg macht. Sie bilden in dieser Stellung eine neue kleinere Pfanne für die stärker gekrümmten hinteren Abschnitte der Femurrollen. Auch bei der Kreiselung folgen die Menisken dem Femurknorren. Im ganzen bilden sie also eine verformbare Ergänzung der Pfanne, sie schieben sich als Keile in den Gelenkspalt ein und vergrößern damit in allen Stellungen das Berührungsfeld der Gelenkkörper. Am normalen Gelenk sind sie nicht zu fühlen.

---

[1]) Vgl. hierzu E. BAUMGARTL: Das Kniegelenk. Springer, Berlin 1964.

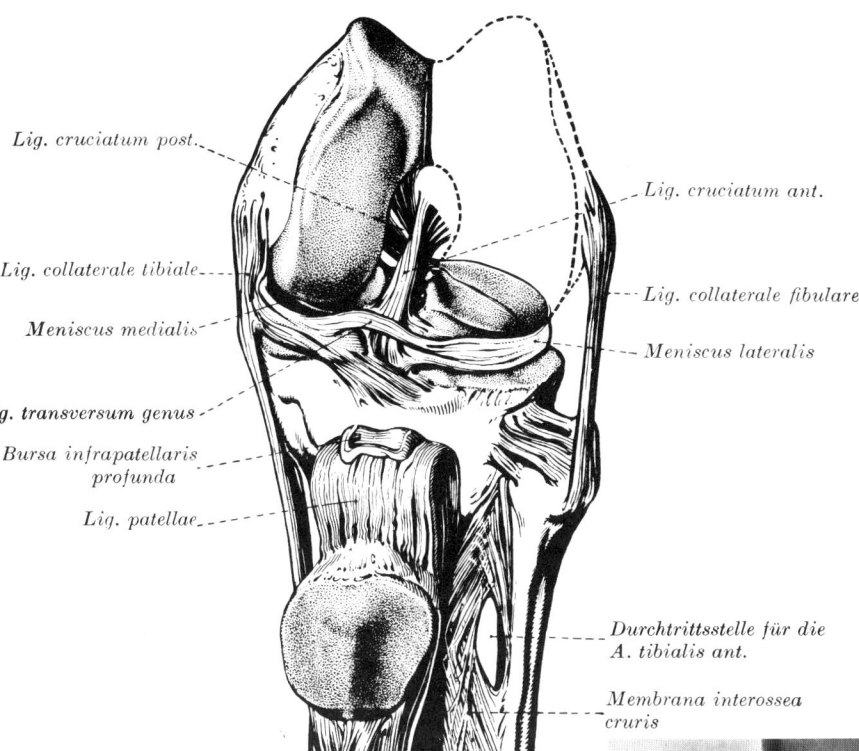

Lig. cruciatum post.

Lig. cruciatum ant.

Lig. collaterale tibiale

Lig. collaterale fibulare

Meniscus medialis

Meniscus lateralis

g. transversum genus

Bursa infrapatellaris
profunda

Lig. patellae

Durchtrittsstelle für die
A. tibialis ant.

Membrana interossea
cruris

▲

Abb. 4.5—33. Linkes Kniegelenk von ventral. Lateraler Femur-Condylus zur Darstellung des lateralen Meniskus nur in Umrissen gezeichnet. Vgl. mit Abb. 4.5—42.

Abb. 4.5—34. Röntgenbild des rechten Kniegelenks in Streck- ▶ stellung bei ventrodorsalem Strahlengang (aus BIRKNER, R.: Das typische Röntgenbild des Skeletts. Standardbefunde und Varietäten vom Erwachsenen und Kind. Urban & Schwarzenberg, München 1977).
1 = Patella, 2—3 = Epiphysenlinie, 4 = Condylus medialis femoris, 5 = Condylus lateralis femoris, 6 = Unterer Rand der Patella, 7 = Vorderer Rand des überknorpelten Condylus medialis femoris, 8 = Hinterer Rand des überknorpelten Condylus medialis femoris, 9 = Gelenkspalt mit lateralem Meniskus, 10 = Tuberculum intercondylare laterale, 11 = Tuberculum intercondylare mediale, 12 = Condylus medialis tibiae, 13 = Condylus lateralis tibiae, 14—15 = Epiphysenlinie der Tibia, 16 = Caput fibulae, 17 = „Collum" fibulae.

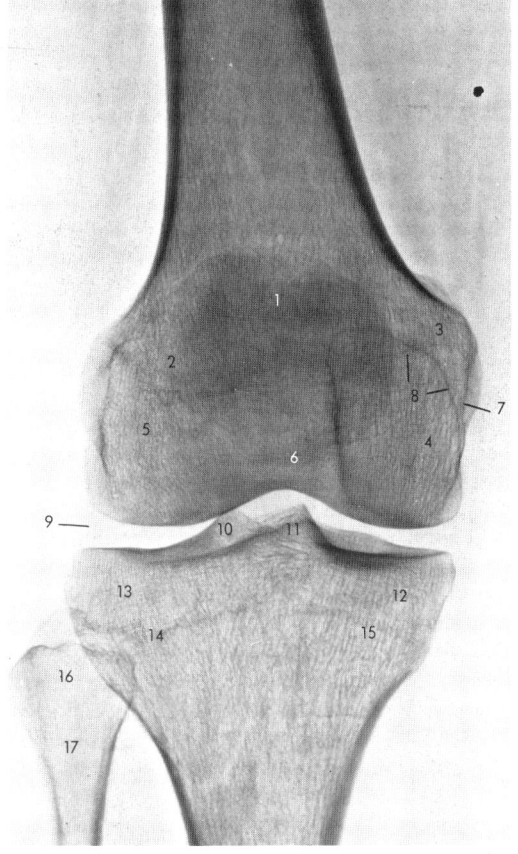

Meniskus-Verletzungen betreffen am häufigsten den medialen Meniskus, der am stärksten gefesselt ist. Die Ursache scheint eine gewaltsame Auswärtsrollung des Schienbeins bei gebeugtem Knie zu sein. Hierbei wird die vordere Insertion am stärksten gezerrt. Seltener kommen Abrisse von der Kapsel vor, die daraus verständlich werden, daß bei der genannten Bewegung der Meniskus die Kapsel etwas in das Gelenk hineinzieht. Wird bei gebeugtem Knie und außengerolltem Unterschenkel eine plötzliche Streckung ausgeführt, könnte der Meniskus eingeklemmt werden und von der Kapsel abreißen.

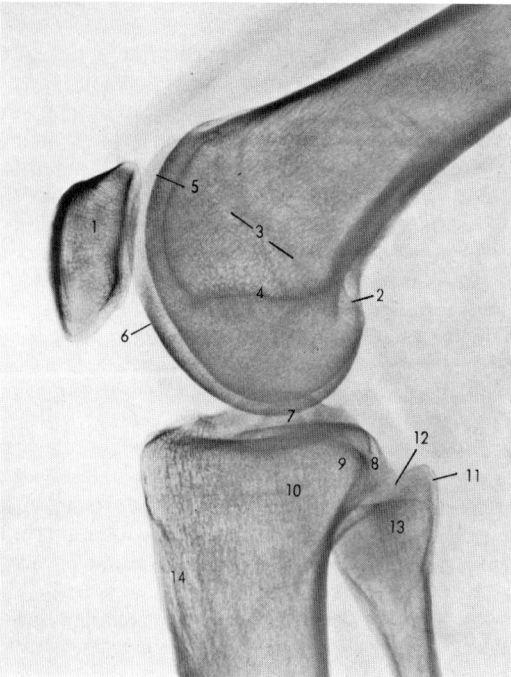

Abb. 4.5—35. Röntgenbild des Kniegelenks in leichter Beuge-stellung bei tibiofibularem Strahlengang (aus BIRKNER, R.: Das typische Röntgenbild des Skeletts. Standardbefunde und Varietäten vom Erwachsenen und Kind. Urban & Schwarzen-berg, München 1977).
1 = Patella, 2 = Fossa intercondylaris, 3 = Epiphysenlinie, 4 = Innere Condylenkontur gegen die Fossa intercondylaris, 5 = Condylus lateralis femoris, 6 = Condylus medialis femo-ris, 7 = Eminentia intercondylaris, 8 = Facies articularis fibu-laris tibiae, 9 = Proximale Tibiaepiphyse, 10 = Epiphysenli-nie, 11 = Apex capitis fibulae, 12 = Articulatio tibiofibularis, 13 = Caput fibulae, 14 = Tuberositas tibiae.

Eingeklemmte Menisken sind außerordentlich schmerzhaft; ein Zeichen dafür, wie vollkommen der normale Meniskus den Druck verteilt. Der Schmerz tritt meist beim Strecken auf.

Nach Entfernung der Menisken sind die Bewe-gungsstörungen gering, da offenbar die Muskeln für den sicheren Schluß der Gelenkenden eintreten. Es scheint aber die Kniestreckung bei Berg- und Trep-pensteigen erschwert zu sein. In einigen Fällen wur-de eine Regeneration eines Meniskus beobachtet.

Wenn die Menisken besonders beansprucht werden, wie beim Arbeiten in knieender Stellung, werden sie stärker aufgebraucht, sie zeigen Fettein-lagerungen und Auffaserungen. Schon nach dem 30. Jahr treten degenerative Aufbrauchserscheinun-gen auf, die im Alter zunehmen. Gar nicht so selten scheint der *Scheiben-Meniskus* zu sein, eine angebo-rene Variante des normalen C-förmigen Meniskus. Man unterscheidet eine primitive, intermediäre und infantile Form. Fast stets handelt es sich um

den lateralen Meniskus. Der Scheiben-Meniskus kann abgesehen von einem typischen Knacken vor den Endstellungen des Gelenkes symptomlos blei-ben, führt jedoch oft schon im jugendlichen Alter zu hartnäckigen Beschwerden bis zur Streckhem-mung und muß dann operativ entfernt werden.

Die *Kreuzbänder, Ligg. cruciata genus*, stellen einen Bandapparat dar, der von hinten her in die Fossa intercondylaris eingetreten ist und dabei das Stratum synoviale der Gelenkkapsel mitgenommen hat. Sie bilden den Rest einer vertikalen Scheide-wand, der auf Injektionspräparaten (Abb. 4.5—39) in der Ansicht von hinten deutlich erkennbar ist.

Das vordere Kreuzband entspringt an der inne-ren Fläche der lateralen Femurrolle und befestigt sich vorn zwischen den Schienbeintellern *(Area in-tercondylaris anterior* des Schienbeins). Es verläuft also schräg von oben hinten lateral nach unten vorn medial in gleicher Streichrichtung wie der M. obli-quus externus abdominis und die Intercostales ex-terni.

Das hintere Kreuzband entspringt von der In-nenfläche der medialen Femurrolle und zieht schräg nach hinten zur Insertion in die *Area intercondylaris posterior* der Tibia.

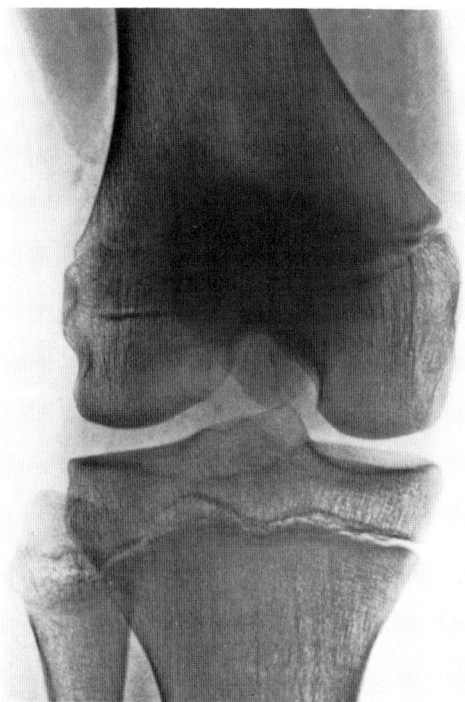

Abb. 4.5—36. Röntgenbild des rechten Kniegelenks in leichter Beugestellung bei dorsoventralem Strahlengang. Noch nicht abgeschlossenes Längenwachstum, daher deutliche Epiphy-senlinien an Femur, Tibia und Fibula (aus BIRKNER, 1977).

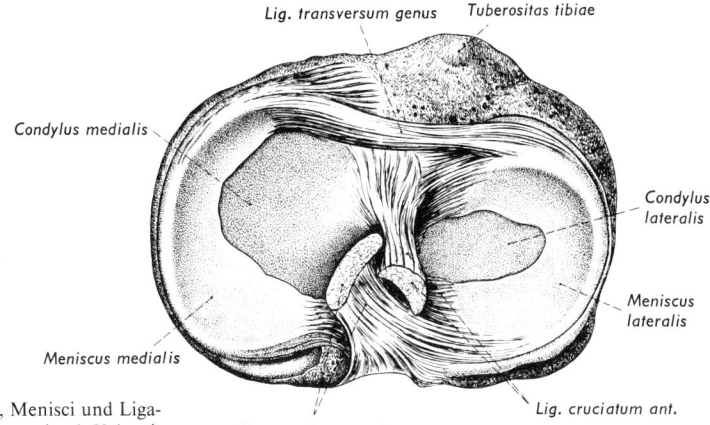

Abb. 4.5—37. Condylen der rechten Tibia, Menisci und Ligamenta cruciata genus in der Ansicht von proximal. Vgl. mit Abb. 4.5—46.

Die Kreuzbänder sind so gelagert, daß in fast allen Stellungen Teile von ihnen in Spannung geraten; sie bilden also eine wesentliche Sicherung des Kniegelenks, besonders bei der Beugung. Beim Abriß der Kreuzbänder, der meist unter Absprengung des Zwischenhöckers am Schienbein erfolgt, können die Knochen nach vorn und hinten gegeneinander verschoben werden: Schiebladebewegungen. Bei der Streckung spannen sich der vordere Anteil des vorderen Kreuzbandes und der hintere Anteil des hinteren Kreuzbandes. Bei der Beugung werden umgekehrt die einander zugekehrten Faserstreifen gespannt. Durch dieses Verhalten ergänzen sie nur den übrigen Bandapparat, ohne für sich allein die Beugungs- oder Streckhemmung darzustellen. Das gleiche gilt für die Hemmung der Ab- oder Adduktion zwischen Ober- und Unterschenkel. Bei der Einwärtskreiselung des Unterschenkels wickeln sich die Kreuzbänder umeinander; sie wird dabei gehemmt, während die Auswärtskreiselung die einzige Bewegung ist, die von den sich abwickelnden Kreuzbändern völlig freigegeben ist.

Die *Gelenkkapsel* entspringt vorn am Oberschenkel etwa 1 bis 2 cm von der Knorpelgrenze entfernt, läßt seitlich die Epikondylen frei und nähert sich hinten mehr der Gelenkfläche. Am Schienbein befestigt sie sich in geringerer Entfernung vom Knorpelrand, ohne das Gelenk des Wadenbeinkopfes mit einzuschließen.

In die Vorderwand der Gelenkkapsel ist die Strecksehne des Quadriceps mit der Kniescheibe eingelassen, wodurch besondere Einrichtungen nötig werden. Dort, wo die Sehne auf dem Knochen gleitet und drückt, ist in Gestalt von Schleimbeuteln ein Verschiebespalt geschaffen. So liegt oberhalb der Gelenkfläche des Femur zwischen der Sehne und dem Knochen die *Bursa suprapatellaris* (Abb. 4.5—39), die embryonal selbständig angelegt wird, später aber in der Regel mit der Gelenkhöhle in wechselnder Ausdehnung zusammenfließt. Ferner findet sich zwischen dem Kniescheibenband und dem Schienbeinknochen dicht oberhalb der Tuberositas tibiae die *Bursa infrapatellaris profunda,* die nur sehr selten mit dem Gelenk in Verbindung steht

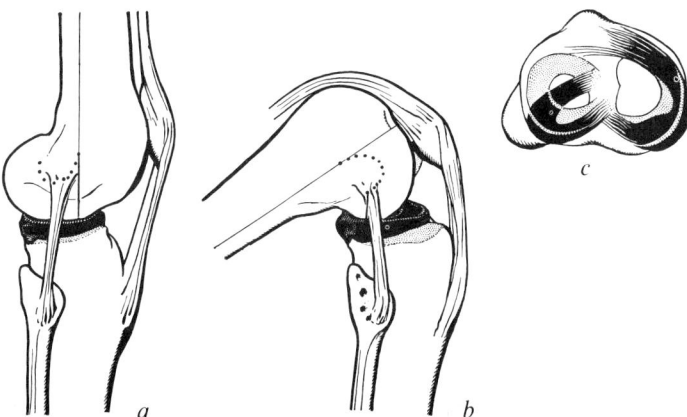

Abb. 4.5—38. a) Rechtes Kniegelenk in Streckstellung von lateral. b) In Beugestellung. c) Aufblick auf den linken Schienbeinteller. Menisci bei Streckstellung punktiert, bei Beugestellung schwarz.

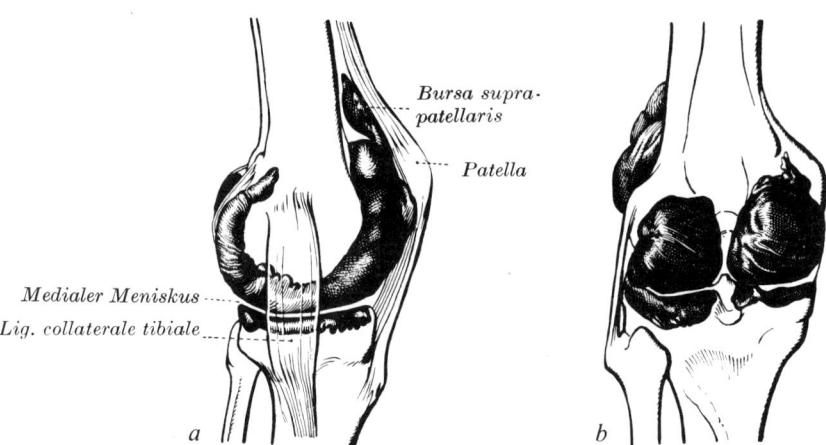

Abb. 4.5–39. Ausguß des linken Kniegelenks mit einer erstarrenden Masse. a) Von medial, b) von dorsal. Die Patella ist durch die Injektionsmasse wie bei einem Erguß von der Unterlage abgehoben.

(Abb. 4.5–33). Da im Bereich des straffen Kniescheibenbandes die Kapselwand den Gestaltsänderungen der Gelenkhöhle bei den Bewegungen nicht folgen kann, ist zum Ausgleich ein Fettpolster, *Corpus adiposum infrapatellare*, in den toten Winkel zwischen Band und Gelenkhöhle eingeschaltet (Abb. 4.5–40). Dieser in der Synovialhaut liegende Fettwulst umrahmt mit zwei Flügelfalten den unteren Umfang der Kniescheibe und ist durch ein dünnes, frei durch das Gelenk ziehendes Band, *Plica synovialis infrapatellaris* (Abb. 4.5–40), meist an das vordere Kreuzband gefesselt. Dieses Band ist der vordere Rest jener medialen Scheidewand, deren dorsaler Abschnitt mit den Kreuzbändern in das Gelenk eingedrungen ist. Zuweilen erhält sich auch der vordere Teil der Scheidewand in größerer Ausdehnung.

Das Fettpolster wird bei der Beugung durch den Luftdruck in den klaffenden Gelenkspalt hineingeschoben. Dabei sinkt die Haut neben dem Kniescheibenband ein. Zugleich wird Blut in die Synovialfalten hineingesogen, so daß von der normal ausgenutzten Beweglichkeit des Kniegelenkes auch die ausreichende Ernährung und Durchsaftung der knorpeligen Gelenkflächen abhängt. Bei der Beugung nähert sich das Kniescheibenband der vorn schräg abgestutzten Tibia und schiebt dabei das Fettpolster aus diesem Raum in die Gelenkhöhle. Die vordere Abschrägung der Tibia ist also eine Anpassung an die Beugung. Bei geradem Verlauf der Strecke oberhalb der Tuberositas tibiae müßte das Kniescheibenband auf den Knochen drücken. Das straffe Kniescheibenband, das eine Verformung bei

der Öffnung des Gelenkspaltes nicht mitmachen kann, ist auf seiner Rückseite mit einem plastischen Kissen versehen.

Die Gelenkkapsel faßt den größten Inhalt bei einer leichten Beugestellung von 20 bis 30°. In diese Lage gerät das Gelenk von selbst, wenn man eine Flüssigkeit einspritzt oder wenn ein krankhafter Flüssigkeitserguß auftritt. Im letzten Fall wird eine hufeisenförmige Schwellung um die Kniescheibe sichtbar, diese selbst schwimmt auf dem Flüssigkeitskissen und weicht beim Druck aus, das Symptom wird als „Tanzen der Patella" bezeichnet.

Die *Außenbänder* des Kniegelenkes sind so geordnet, daß sie vorn und seitlich in der Längsrichtung verlaufen, in der Hinterwand der Gelenkkapsel sich schräg kreuzen (Abb. 4.5–41).

Rechts und links von der Kniescheibe und dem Kniescheibenband lassen sich derbe Faserstreifen künstlich begrenzen, die proximal mit dem Sehnenspiegel des Quadriceps zusammenhängen, distal zum Schienbein verlaufen und als *Retinacula patellae mediale et laterale* bezeichnet werden. In der Tiefe enthalten die Retinacula auch horizontale Faserzüge, die am Seitenrand der Kniescheibe ansetzen. Die ganze Vorderwand der Kapsel mit Bändern und Sehnen wirkt als Zuggurtung bei gebeugtem Knie, die Fasern sind alle an den Quadriceps geschaltet.

So ist es möglich, daß die Retinacula, z. B. bei einem Patella-Riß, als Reservestreckapparat in Tätigkeit treten. Ihre Wirkungsmöglichkeit ist allerdings sehr beschränkt.

Das *Lig. collaterale tibiale* ist das breitere der bei-

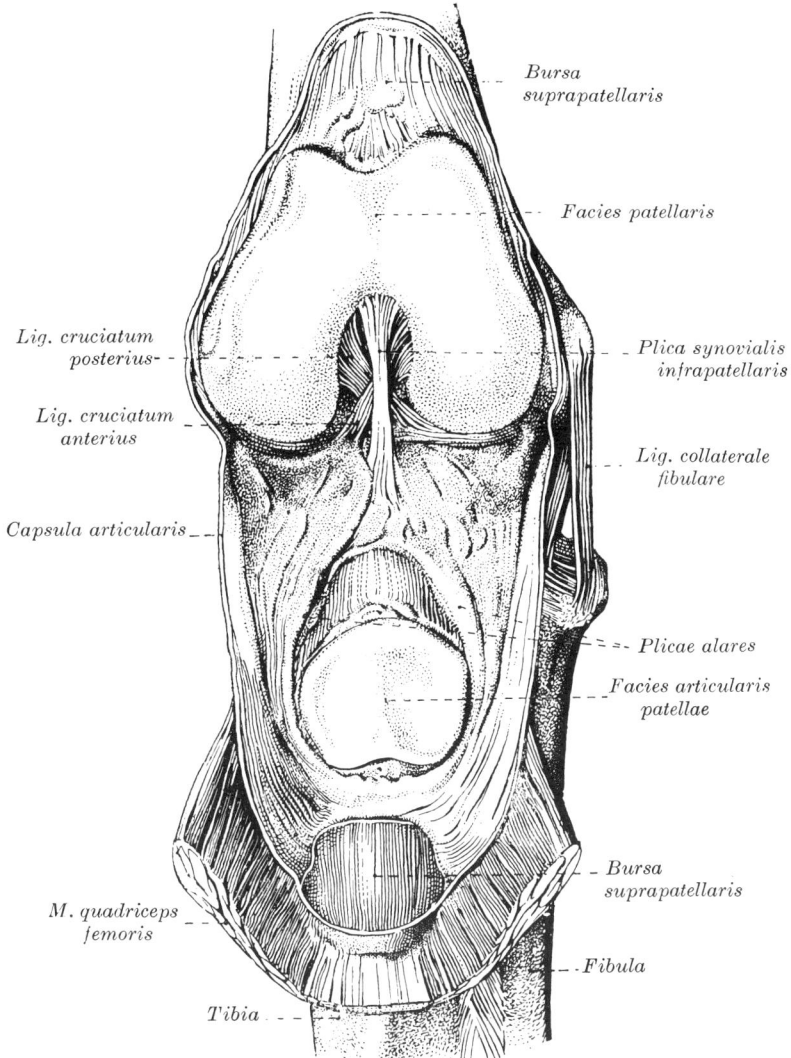

Bursa
suprapatellaris

Facies patellaris

Lig. cruciatum
posterius-

Plica synovialis
infrapatellaris

Lig. cruciatum
anterius

Lig. collaterale
fibulare

Capsula articularis

Plicae alares

Facies articularis
patellae

Bursa
suprapatellaris

M. quadriceps
femoris

Fibula

Tibia

Abb. 4.5−40. Linkes Kniegelenk, von ventral eröffnet. Vorderwand der Gelenkkapsel mit Patella nach unten geklappt.

den Seitenbänder und verläuft vom Epicondylus medialis femoris zum medialen und hinteren Rand des Schienbeins, wobei die hinteren Faserzüge kürzer sind. Letztere werden auch bei der Beugung nicht ganz entspannt. Dieser Umstand sowie die Tatsache, daß das mediale Seitenband mit der Kapsel und dem Meniscus medialis fest verwachsen ist, hat zur Folge, daß der mediale Gelenkknorren in der Beugestellung weniger Spielraum hat als der laterale. Bei willkürlichen Kreiselbewegungen macht der laterale Gelenkknorren den größeren Weg, die Kreiselungsachse liegt daher exzentrisch nach der medialen Seite verschoben.

Das *Lig. collaterale fibulare* zieht als runder Strang vom Epicondylus lateralis femoris zu dem seitlich abstehenden Wadenbeinkopf und wird durch diese Insertion von der Gelenkkapsel abgehoben. Durch den Spalt treten oben die Sehne des Popliteus, unten ein Ansatzbündel des Biceps femoris (Abb. 4.5−42).
Die beiden Seitenbänder sind die wichtigsten Bänder des Scharniers, sie werden bei Streckung gespannt und stellen das Knie fest. Bei Beugung erschlaffen sie bis auf Teile des medialen Seitenbandes und geben dann Kreiselbewegungen frei. Sie hindern die Seitenbewegung.

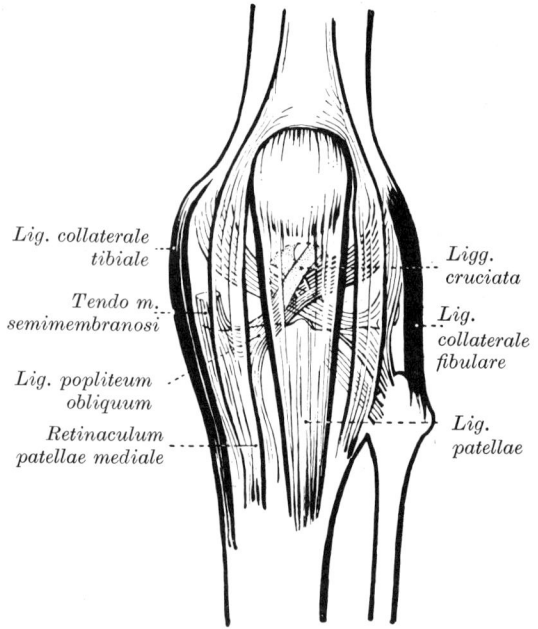

Lig. collaterale tibiale

Ligg. cruciata

Tendo m. semimembranosi

Lig. collaterale fibulare

Lig. popliteum obliquum

Retinaculum patellae mediale

Lig. patellae

Abb. 4.5—41. Schema der Kniegelenkbänder. Das Gelenk ist durchsichtig gezeichnet.

Trotzdem sind bei gebeugtem und entlastetem Knie passiv auch Lateralbewegungen im Sinne der Abduktion und Adduktion möglich, in sehr geringem Ausmaß allerdings und mit großen individuellen Unterschieden. Diese Bewegungsform ist höchstwahrscheinlich die Ursache vieler Bandverletzungen. Nur in Strecklage ist das Knie praktisch seitenfest.

Der Bandapparat ist eben nicht nur für Scharnierbewegungen eingerichtet. Gerade deshalb sind Leistungsfähigkeit und Präzision der Bewegungen im normalen Kniegelenk so erstaunlich, weil sie ohne Knochenführung, nur durch die wechselnde Einstellung des Bandapparates und der Muskulatur bewerkstelligt werden.

Die Hinterwand der Kapsel ist durch schräg verlaufende, sich kreuzende Faserzüge verspannt (Abb. 4.5—41 u. 4.5—42), die bei der Überstreckung und Kreiselung hemmend eingreifen.

In dieses System biegt ein Sehnenstreif des M. semimembranosus ein, der als *Lig. popliteum obliquum* besonders benannt wird. Der kreuzende Faserzug, der von der lateralen Seite kommt und auch Verbindungen zum Fibulakopf hat, wird als *Lig. popliteum arcuatum* beschrieben. Aber auch Verstärkungsfasern der Articulatio tibiofibularis, ferner Sehnenzüge der Gastrocnemius-Köpfe strahlen in diesen Kreuzverband ein, so daß es nebensächlich ist, ob man einzelne Züge besonders benennen will.

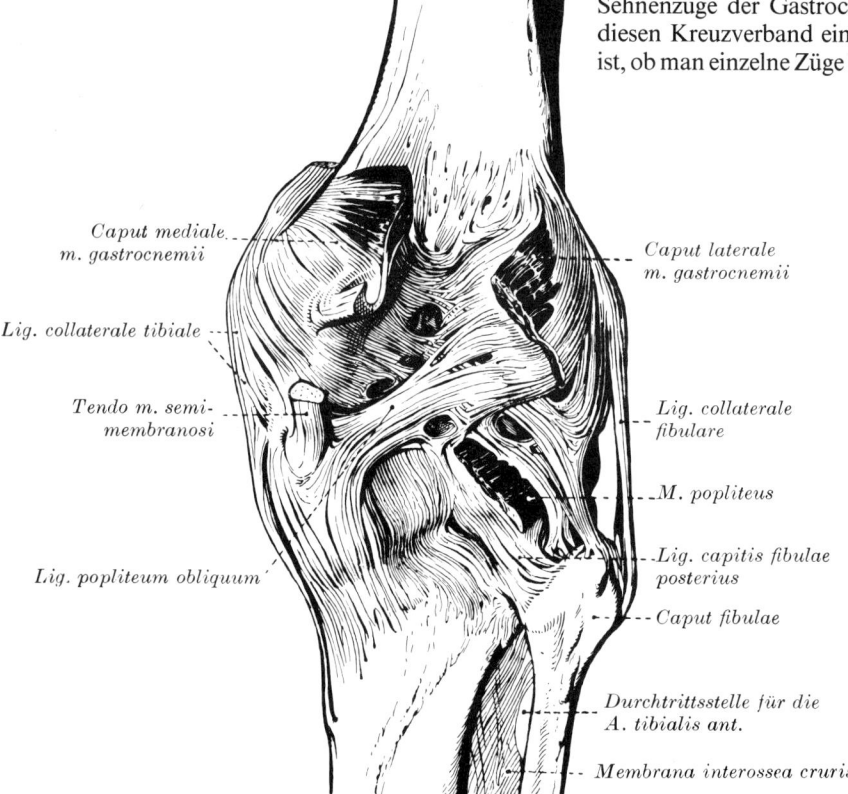

Caput mediale m. gastrocnemii

Caput laterale m. gastrocnemii

Lig. collaterale tibiale

Tendo m. semimembranosi

Lig. collaterale fibulare

M. popliteus

Lig. capitis fibulae posterius

Lig. popliteum obliquum

Caput fibulae

Durchtrittsstelle für die A. tibialis ant.

Membrana interossea cruris

Abb. 4.5—42. Rechtes Kniegelenk von dorsal. Vgl. mit Abb. 4.5—33, 4.5—77.

Von der großen Anzahl von *Schleimbeuteln*, die an allen Reibestellen das Gelenk umgeben, sind diejenigen besonders bemerkenswert, die mit der Gelenkhöhle zusammenhängen. Erwähnt wurde bereits die Bursa suprapatellaris, die einen oberen Recessus des Gelenks bildet und mit ihrer schlaffen Wand den Bewegungen der Kniescheibe folgen kann. Eine weitere Ausbuchtung des Kniegelenkes findet sich dort, wo die Sehne des M. popliteus über den lateralen Meniskus hinwegzieht. Dieser *Recessus subpopliteus* kann auch mit der Articulatio tibiofibularis zusammenhängen und damit beide Gelenke in Zusammenhang bringen. Ferner verbinden sich die Schleimbeutel unter der Sehne des Semimembranosus und unterhalb des Ursprungs des medialen Gastrocnemius-Kopfes in der Regel mit der Gelenkhöhle. Eine andere Gruppe von Schleimbeuteln liegt auf vorspringenden Knochenpunkten und schützt sie wie kleine Wasserkissen vor Druck und Reibung. So liegt vor der Kniescheibe die *Bursa praepatellaris*, die in verschiedener Tiefe angetroffen wird. Entweder liegt sie direkt unter der Haut, subkutan, oder unterhalb der Faszie, subfaszial, oder dicht auf der Knochenfläche, subtendinös. Meist ist nur einer von den drei möglichen Schleimbeuteln ausgebildet. Die Kniescheibe berührt den Boden beim Knien nur dann, wenn das Knie nicht zu stark gebeugt ist, also der Oberkörper mit den Armen unterstützt wird. So kann z. B. beim Scheuern von Fußböden, wobei diese Stellung eingenommen wird, der Schleimbeutel sich entzünden. Da er nie mit der Gelenkhöhle zusammenhängt, bleibt die Entzündung zunächst örtlich begrenzt. Auch vor der Tuberositas tibiae findet sich ein Schleimbeutel.

Kurze Zusammenfassung: Menisken als verschiebliche Pfannen. Lateraler Meniskus enger und leichter verschieblich, medialer mit dem medialen Seitenband verwachsen. Bei Beugung verschieben sich die Menisken nach hinten. Verletzung meist am medialen. *Ligg. cruciata* zwischen den Kondylen, geben Festigkeit besonders in Beugelagen. Bei Abriß Schiebladenbewegung. In der Vorderwand Kniescheibe mit Lig. patellae und Retinacula patellae. Oberer Gelenkrecessus = *Bursa suprapatellaris*. Fettpolster im toten Winkel, verschiebt sich bei Beugung und Streckung. *Lig. collaterale tibiale et fibulare*. Erstes breit, letztes rund, hemmen die Seitenbewegungen. *Bursa infrapatellaris profunda* und *Bursa praepatellaris* ohne Zusammenhang mit dem Gelenk. Entspannungsstellung: leichte Beugung.

Obere und untere Tibiofibularverbindung

Die *Articulatio tibiofibularis* (siehe Abb. 4.5—33, 4.5—42 u. 4.5—35) enthält je eine ovale, fast ebene Gelenkfläche am Wadenbeinkopf und am Schienbein. Die letzte befindet sich unterhalb des Randes der Schienbeinteller und liegt völlig im Bereich der Epiphyse. Die eigene Gelenkkapsel ist durch Bänder verstärkt: *Ligg. capitis fibulae anterius et posterius*. Die Gelenkhöhle ist in einem Fünftel der Fälle durch den Recessus subpopliteus mit dem Kniegelenk verbunden. In dem straffen Gelenk, einer Amphiarthrose, sind nur unbedeutende Gleitbewegungen nach vorn und hinten möglich.

Die untere Tibiofibularverbindung (siehe Abb. 4.5—44) läßt als Syndesmose ebenfalls nur geringe Bewegungen zu. Im Bereich dieser Verbindung finden sich zwei kräftige Bänder, *Ligamenta tibiofibularia anterius et posterius* (Abb. 4.5—67 u. 4.5—68), die die sog. Malleolengabel verklammern und deshalb auch als *Gabelbänder* bezeichnet werden.

Mechanik des Kniegelenkes

Für die Scharnierbewegungen kann eine fast quer durch die Kondylen verlaufende Drehachse angenommen werden. In der ersten Phase der Bewegung findet allerdings eine Abwicklung der Gelenkenden statt, der Gelenkspalt klafft vorn, das Femur kippt nach hinten. Bei etwa 20° Beugung hemmen die Kreuzbänder ein weiteres Kippen des Femur; von jetzt ab drehen sich die Femurrollen an Ort und Stelle und gleiten bis zur vollen Beugung, die durch Muskelkraft 130° erreicht, passiv aber auf 150° gesteigert werden kann. Durch Muskelwirkung können also die Hacken nicht an das Gesäß geführt werden, die Beuger sind für diese Strecke insuffizient.

Die Kniescheibe legt im Verlauf der Beugung und Streckung einen Weg von 5 bis 7 cm zurück. In Streckstellung berührt die Kniescheibe nur mit ihrem unteren Gelenkrand die Gelenkfläche des Femur, im übrigen liegt sie auf der Bursa suprapatellaris. Mit zunehmender Beugung gelangt sie in die Gleitbahn zwischen den Oberschenkelrollen, wo sie am besten auf ihre Unterlage paßt; bei spitzwinkliger Beugung liegt sie wie ein Deckel auf den Femurrollen vor der Area intercondylaris, in welcher Stellung sie am wenigsten nach außen vorspringt (Abb. 4.5—38). Je tiefer die Gleitrinne zwischen den Femurrollen ist, desto stumpfer wirkt das Knie, je flacher die Gleitrinne, desto spitzer erscheint es.

Das sog. *Femoropatellar-Gelenk* ist in Statik und Dynamik des gesamten Kniegelenks integriert. Gelenkpartner sind die überknorpelte Rückfläche der Kniescheibe und die ihr zugekehrte Seite der Gleitfurche zwischen den Femurkondylen. Als stark beanspruchter Teil des Kniegelenks erkrankt das Femoropatellar-Gelenk auf Grund angeborener oder erworbener Führungsstörungen der Kniescheibe im Gleitweg. Funktionelle und morphologische Störungen können zu einer Femoropatellar-Arthrose führen.[1])

In der Streckstellung kann man bei erschlafftem Quadriceps die Patella verschieben, aber nicht von ihrer Unterlage abheben, da sie durch den Luftdruck angepreßt wird.

In der Beugestellung kann die Kniescheibe einen sehr hohen Druck auf ihre Unterlage ausüben. So soll beim Hinzukommen der Stoßkraft, die etwa beim Springen auftritt, der Druck der Kniescheibe gegen die Unterlage nach Berechnung ungefähr 45 Zentner betragen! Auch bei der statischen Belastung, wie in der Kniebeuge, muß die Patella mit erheblichem Druck das Femur nach hinten zu schieben suchen, was durch die Kreuzbänder verhindert wird. Mit der Beugung gelangt somit die Kniescheibe auf ihr natürliches Drucklager, das in der Streckstellung entbehrt werden kann. Zwar ist in der Beugestellung (Abb. 4.5—38b) die Berührungsfläche zwischen Femur und Tibia verkleinert, jedoch wird nicht die ganze Rumpflast auf diese Fläche übertragen, sondern auch durch Vermittlung der Patella auf das Gleitlager. Im ganzen gesehen verschieben sich also die Druckübertragungsflächen, ohne wesentlich kleiner zu werden. Daher können Angehörige mancher Völkerschaften die ganze Nacht in Hockstellung schlafend verbringen.

Die *Streckung* kann unter Mitbenutzung der Schlußkreiselung in der Regel so weit durchgeführt werden, daß Ober- und Unterschenkel eine Gerade bilden, also einen Winkel von 180°. Bei Neugeborenen ist das Knie nicht voll streckungsfähig, da die Beuger noch zu kurz sind. Bei manchen Personen, vor allem bei Kindern, kann eine Überstreckung bis 200° stattfinden, die Knie sind nach hinten durchgedrückt (Genu recurvatum).

Jedoch ist diese Überstreckbarkeit eine Teilerscheinung einer Systemerkrankung aller Gelenke, die eine abnorme Beweglichkeit aufweisen. Auch die angeborene Patellarluxation gehört als sinnfälligstes Symptom in diese erblich bedingte Systemstörung.[1])

Bei dauernder Streckung des Knies, die bei fehlerhafter Lagerung von Beinverletzten auftreten kann, gibt der gedehnte Teil des Bandapparates allmählich nach, wodurch es zu abnormer Beweglichkeit des Kniegelenks kommen kann.

Bei der Streckung wird das Knie versteift, so daß Ober- und Unterschenkel eine feste Tragsäule bilden. Gespannt sind die Seitenbänder, Anteile der Kreuzbänder und die hintere Kapselwand. Zur Feststellung trägt der Tensor fasciae latae mit dem Tractus iliotibialis bei. Die Fähigkeit zur Feststellung

des Knies im Stand gehört zu den wesentlichen Leistungen des Kniegelenkes. Daher ist ein in Streckstellung knöchern versteiftes Knie für die Gebrauchsfähigkeit des Beines noch günstiger als ein Schlottergelenk, das keine Heilungsaussichten bietet. In solchen Fällen wird durch Abtragen der Gelenkflächen eine synostotische Versteifung künstlich herbeigeführt. Das geschieht erfahrungsgemäß am besten in einer Beugestellung von 10—20 Grad. Die dadurch bedingte leichte Verkürzung ist beim Gehen für das Spielbein ein Vorteil. Beim Standbein kann sie durch Anheben der Ferse ausgeglichen werden.

Die Hemmung der Streckung tritt plötzlich auf durch Anschlagen des Oberschenkels an den Vorderrand der beiden Menisken. Der Abdruck der gespannten Menisken auf der Gelenkfläche des Femur, der oben als Grenzrinne beschrieben wurde, ist beim Kind kaum ausgeprägt, bei alten Leuten ist er meist vertieft, der Gelenkknorpel ist verdünnt und faserig geworden. Auch das vordere Kreuzband kann in seltenen Fällen am First der Fossa intercondylaris anschlagen und hier eine Rinne im Knorpel erzeugen. Schließlich kann die Eminentia intercondylaris am inneren Rand der lateralen Femurrolle in der Streckstellung eine Impression hervorrufen, wobei die Fasersysteme der Tangentialschicht des Gelenkknorpels sich radiär auf dieses Druckzentrum einstellen. Der Knorpel ist verdünnt, und am mazerierten Knochen läßt sich oft an dieser Stelle eine kleine Grube feststellen. Diese feineren Modellierungen des Knorpelreliefs sind durch die Funktion erworben und führen zu einem genaueren Einpassen der Teile. Sie kommen zustande, wenn durch kleine individuelle Variationen im Gelenkbau an umschriebenen Stellen ein spezifisch hoher Druck auftritt, der den Knorpel so lange zum Umbau und Abbau bringt, bis der örtliche Druckinsult aufhört. Diese Druckstellen bekommen einen geringeren Wassergehalt.

Die Beugehemmung erfolgt im wesentlichen durch die Kreuzbänder.

Die äußerste Streckung im Kniegelenk kann nur erreicht werden, wenn gleichzeitig eine Außenrollung der Tibia oder beim Stand eine Einwärtsrollung des Femur erfolgt. Diese sog. *Schlußrotation* beträgt etwa 5° und erlaubt ein weiteres Strecken von etwa 10°. Aus dieser Stellung kann die Beugung nicht eher erfolgen, als bis die Schlußrotation rückgängig gemacht ist; dadurch ist eine weitere Sicherung des gestreckten Knies gegeben. Durch die Schlußrotation wird also das Kniegelenk in Streckstellung zugeschraubt. Umgekehrt scheint bei äußerster Beugung der Unterschenkel im Kniegelenk nach innen gekreiselt zu werden. Wenn bei rückgeneigtem Becken das Lig. iliofemorale gespannt

[1]) HOLLAND, CH.: Erkrankungen des Femoropatellar-Gelenks. Dtsch. Ärztebl. 71 (1974).

wird, sucht der obere Teil des Bandes das Femur einwärts zu rollen und damit die Schlußrotation festzuhalten. So stellt das rückgeneigte Becken das Kniegelenk in einer gegen Beugung gesicherten Lage fest.

Diese Zwangskreiselungen in den Grenzstellungen sind keine Besonderheit des Kniegelenkes, sondern finden sich bei allen Gelenken von mindestens 2 Graden der Freiheit (s. Hüft- und Schultergelenk).

Der Mechanismus der Schlußrotation kommt dadurch zustande, daß das vordere Kreuzband bei äußerster Streckung überspannt wird. Entsprechend seiner schrägen Verlaufsrichtung, welche die Rotationsachse medialwärts überkreuzt, muß es dabei den Unterschenkel nach außen kreiseln.

Die *willkürliche Kreiselung* des Unterschenkels ist in der Streckstellung unmöglich, nimmt aber mit fortschreitender Beugung an Umfang stetig zu. Dabei ist die Einwärtskreiselung des Unterschenkels beschränkt auf 5 bis 10°, der Umfang der Auswärtskreiselung ist etwa drei- bis fünfmal so groß. Die längsgestellte Kreiselungsachse liegt nach medial verschoben im Gebiet des medialen Schienbeintellers und bewegt sich mit der Tibia. Es legt also der laterale Schienbeinknorren einen größeren Weg zurück als der mediale, und dem entspricht die größere Verschieblichkeit des lateralen Seitenbandes und des lateralen Meniskus.

Bei gestrecktem Knie kann somit nur das Bein als Ganzes im Hüftgelenk gekreiselt werden. Wenn aber das Bein als Tragsäule einknickt, übernimmt das Kniegelenk die Kreiselung des Unterschenkels, was z. B. beim Gehen in schwierigem Gelände von Vorteil ist, wo man stets mit etwas gebeugten Knien geht, um dem Unterschenkel und Fuß mehr Freiheit zur Einstellung zu geben. Im allgemeinen werden die aktiven willkürlichen Kreiselungen im Knie bei unbelastetem Bein ausgeführt, wenn beim Gehen oder Klettern der Fuß die geeignete Unterstützungsfläche sucht. Starke Kreiselungen des Ober- und Unterschenkels kann man beim Fußballspiel beobachten.

Will man sich den Vorgang der Kreiselung des Oberschenkels gegen den Unterschenkel anschaulich machen, stelle man einen Fuß mit gebeugtem Knie auf einen Stuhl und drehe den ganzen übrigen Körper durch Hüpfen auf dem Standbein um die Längsachse der Tibia. Um sich klarzumachen, daß eine Kreiselung im Hüftgelenk und eine solche im Kniegelenk verschiedene Bewegungen sind, erhebe man den Oberschenkel und lasse den Unterschenkel senkrecht nach abwärts hängen. Führt man jetzt eine Kreiselung im Hüftgelenk aus, dann muß der Unterschenkel wie ein Pendel nach rechts und links gehen, also adduziert und abduziert werden. Aus jeder dieser Stellungen kann man

den Unterschenkel für sich kreiseln. Es ist zu bedenken, daß die Kreiselungsachsen des Femur und der Tibia mit der Längsrichtung beider Knochen festliegen und daher bei der Kniebeugung mitwandern und Beugungswinkel einschließen. Würde man beim Gehen und Laufen in der Hüfte stark auswärtskreiseln, müßte der Fuß des Schwungbeins an das Standbein anschlagen. Die aktive Ausrichtung der Fußspitze, die wir als Zeiger betrachten, wird also bei gestrecktem Knie, abgesehen von der Schlußrotation, vom Hüftgelenk regiert, bei der Beugung aber nur vom Kniegelenk.

Wenn man also im Stand die Fußspitze stark nach auswärts stellt, geschieht das durch eine Außenrollung des Beins im Hüftgelenk. Macht man aus dieser Stellung eine Kniebeuge, kann man auch den Unterschenkel infolge Erschlaffung der Seitenbänder nach auswärts rollen, bis die Füße einen Winkel von fast 180° einschließen. Wenn man jetzt die Knie streckt, muß die Auswärtsrollung des Unterschenkels bis auf den kleinen Betrag der Schlußrotation rückgängig gemacht werden, die Fußspitzen gehen zwangsweise um den gleichen Betrag nach einwärts. Wenn beim Kniebeugen mit auswärtsstehenden Fußspitzen die Knie auseinanderweichen, beruht das auf der auswärtsgerollten Stellung des Femur, bei der die Drehachsen der Kniegelenke schräg gestellt werden, derart, daß ihre Verlängerungen sich vor dem Körper schneiden. Umgekehrt kann man mit stark einwärtsgestellten Fußspitzen nur eine geringe Kniebeuge ausführen, so lange, bis die Knie zusammenstoßen. Bei den angeführten Bewegungen ist nicht die Torsion von Femur und Tibia berücksichtigt, deren Bedeutung später erläutert wird.

Kurze Zusammenfassung: Scharniergelenk mit querer Achse, 130° *Beugung* durch Muskeln, Kniescheibe gleitet 5 bis 7 cm, bei Streckung vor der Bursa suprapatellaris stehend. Bei *Streckung* bilden Femur und Tibia 180°, Überstreckung = Genu recurvatum. Versteifung des gestreckten Knies zur *Tragsäule* (Spannung der Seitenbänder, von Teilen der Kreuzbänder und der hinteren Kapselwand). *Schlußrotation* (5°) = Außenrollung der Tibia oder Innenrollung des Femur am Schluß der Streckung erlaubt weitere Streckung. Willkürliche *Kreiselung* des Unterschenkels nur bei gebeugtem Knie, Kreiselungsachse nach medial verschoben.

Bewegende Kräfte am Knie

Schon die Schwere kann ein streckendes Moment haben, wenn bei vorgeneigtem Rumpf die Schwerlinie vor der queren Drehachse des Kniegelenkes vorbeiläuft (Abb. 4.5—28b). Bei gelähmten Streckmuskeln kann daher das Stehen noch möglich blei-

ben, wenn der Unterschenkel durch die Schwere ge-
streckt wird (Abb. 4.5–24). Bei rückgeneigtem
Rumpf fällt das Schwere-Lot hinter die Achse des
Kniegelenks, die Schwere hat jetzt ein beugendes
Moment. Das gleiche ist der Fall, wenn man aus der
Normalstellung in die Kniebeuge geht. Je größer
dabei der Abstand der Schwerlinie von der
Kniegelenkachse wird, desto größer wird das Drehmoment der Schwere, desto größer muß die Spannung des Quadriceps werden, um das System im
Gleichgewicht zu halten (Abb. 4.5–43). Den größten Abstand hat die Schwerlinie von der Knieachse,
wenn der Oberschenkel horizontal steht. Wenn der
Quadriceps sich aus dieser Stellung verkürzt, muß
er durch seine erhöhte Spannung die Schwere überwinden. Dieses Bild gibt uns eine Anschauung von
der Hauptwirkung der Strecker und zugleich das
Verständnis für die Tatsache, daß die gegen die
Schwere arbeitenden Strecker stärker sein müssen
als die Beuger.

Beim Aufrichten aus der Kniebeuge werden
Ober- und Unterschenkel im Knie gegeneinander
bewegt. Ist aber der Oberschenkel festgestellt, wie
beim Sitzen auf dem Stuhl, dann ist das Ende der
Gliederkette des Beines frei, und bei der Streckung
durch den Quadriceps wird nur der Unterschenkel
gegen den festliegenden Oberschenkel bewegt.
Während die Streckung dem Quadriceps zufällt und
der Tensor fasciae latae das Knie in Streckstellung
fixiert, wirken beugend auf den Unterschenkel: Biceps, Semitendinosus, Semimembranosus, Sartorius, Gracilis und Gastrocnemius.

Da das Kniegelenk im wesentlichen von den
Muskeln des Oberschenkels beherrscht wird, die
größtenteils auch auf das Hüftgelenk wirken, werden durch diese zweigelenkigen Muskeln in den
Grenzstellungen auch beide Gelenke zwangsweise
verkoppelt. Diese zweigelenkigen Muskeln sind
hinten die Ischiokrurale Muskelgruppe, vorn im
wesentlichen der Rectus femoris. Die aktive und
passive Insuffizienz der Ischiokruralen Muskeln
wurde schon früher erörtert. Wenn man bei gestrecktem Knie den Rumpf im Hüftgelenk vorbeugt,
werden die Ischiokruralen Muskeln gedehnt und
suchen das Knie zu beugen, während auf der Vorderseite der Rectus entspannt ist (Abb. 4.3–7).
Wird umgekehrt der Rumpf durch Strecken im
Hüftgelenk rückgeneigt, dann wird der Rectus gedehnt und steigert seine Streckwirkung auf das
Knie, während die Ischiokruralen Muskeln sich relativ entspannen (Abb. 4.3–23). In den Grenzstellungen werden also Beugung der Hüfte mit Beugung des Knies und Streckung der Hüfte mit Streckung des Knies verkoppelt. Diese Verkoppelung ist
für den Gang bzw. Lauf von Bedeutung, man nennt
sie allgemein muskuläre Koordination.

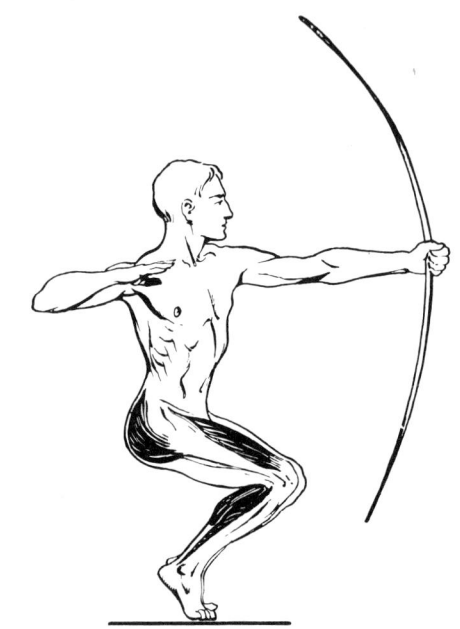

Abb. 4.5–43. Schematische Darstellung wichtiger Muskeln
(Mm. glutaeus maximus, quadriceps femoris und triceps surae), die den Körper bei Kniebeuge und Zehenstand halten.

Eine Streckbewegung ist auch bei Lähmung des
Quadriceps möglich, wenn der Patient mit gebeugtem Knie auf dem Rücken liegt. Dann kann der
Glutaeus maximus durch Streckung in der Hüfte
auch das Knie strecken, wenn die aufliegende Ferse
nach distal ohne Widerstand verschoben werden
kann.

Als Kreiselmuskeln kommen die Kniebeuger in
Betracht, von denen die lateral am Unterschenkel
inserierenden Auswärtskreiseler, die medial inserierenden Einwärtskreiseler sind. Auswärtskreiseler
sind somit der Biceps femoris, der etwas vom Tensor fasciae latae unterstützt wird. Einwärtskreiseler
sind, der Wirksamkeit nach geordnet: Semimembranosus, Semitendinosus, Sartorius, Popliteus
und Gracilis. Die kreiselnde Wirkung der Muskeln
wächst mit zunehmender Bedeutung, bei der gleichzeitig der Kreiselungsumfang größer wird. In gebeugter Stellung stehen die Rotatoren mehr senkrecht zur Längsachse des Unterschenkels, in der die
Kreislungsachse liegt, und bekommen dadurch ein
günstigeres Moment. Die Einwärtskreiseler haben
über die Auswärtskreiseler ein Übergewicht, die
Verhältnisse liegen also umgekehrt wie beim Hüftgelenk. Der im Knie gebeugte, frei herabhängende
Unterschenkel steht daher leicht einwärtsgedreht.
Dabei ist der Umfang der Einwärtskreiselung wesentlich geringer als jener der Auswärtskreiselung.

Wiederum liegen die Verhältnisse so, daß für den kleineren Bewegungsumfang aus der Mittelstellung heraus die stärkeren Muskeln zur Verfügung stehen, die erst nach der Dehnung durch ihre Antagonisten die größte Arbeit leisten, indem sie die Mittelstellung wiederherstellen. Die Muskelgruppen, die in die aufrechte Körperhaltung zurückführen, sind also jeweils stärker als ihre Antagonisten.

Kurze Zusammenfassung: Bei Rückneigung fällt das Schwere-Lot hinter die Knieachse und bewirkt Beugung, umgekehrt bei Vorneigung. Ischiokrurale Muskeln bedingen bei Beugung der Hüfte Beugung des Knies und umgekehrt = *muskuläre Koordination. Beuger: Ischiokrurale Muskeln,* Sartorius, Gracilis, Gastrocnemius. *Strecker:* Quadriceps femoris. *Auswärtskreiseler:* Biceps femoris. *Einwärtskreiseler:* Semimembranosus, Semitendinosus, Sartorius, Popliteus, Gracilis.

Skelett des Unterschenkels und des Fußes

Knochen des Unterschenkels

Die beiden Knochen des Unterschenkels, das *Schienbein, Tibia,* und *Wadenbein, Fibula,* sind in frühen Entwicklungsstadien von fast gleicher Stärke und stehen ursprünglich beide in Verbindung mit dem Femur. Allmählich gewinnt die Tibia das Übergewicht und wird zum Hauptstück, während die Fibula vom Femur abgedrängt wird, so daß sie schließlich im oberen Teil lateral hinten liegt und ferner gegen die Tibia nach abwärts verschoben ist. Bei manchen Tieren ist die Fibula fast ganz geschwunden, indem zunächst der Schaft sich rückbildet, dann von den beiden Enden das proximale fehlt, während das distale noch eine Bedeutung für die Gelenkverbindung mit dem Fuß behalten kann.

Die *Tibia* (Abb. 4.5—44 bis 4.5—46) ist in ihrem proximalen Ende kolbig aufgetrieben und trägt auf den beiden Knorren *Condylus medialis et lateralis,* die überknorpelten Schienbeinteller zur gelenkigen Verbindung mit den Femurrollen. Zwischen den beiden Gelenkflächen, von denen die laterale weniger gehöhlt und sagittal kürzer ist als die mediale, befindet sich ein breites Feld, das vorn und hinten vertieft ist, *Areae intercondylaris anterior et posterior,* und hinter der Mitte eine Erhebung trägt, an welche die beiderseitigen Gelenkflächen heranreichen. Diese *Eminentia intercondylaris* ist demnach jederseits in einen erhöhten Zacken, *Tuberculum intercondylare mediale et laterale,* ausgezogen, von denen der mediale mit einem schrägen Abhang in die Gelenkfläche übergeht. Der an die Gelenkfläche angrenzende Knochenrand geht vorn allmählich auf die erhöhte *Tuberositas tibiae* über, wodurch im Sagittalschnitt die Tibia schräg abgestutzt erscheint. Der überhängende hintere Teil des seitlichen Knorrens trägt die kleine ovale Gelenkfläche zur Verbindung mit der Fibula.

Der Schaft der Tibia ist bei Erwachsenen dreikantig, während er bei Feten und Kindern bis zum zweiten Lebensjahr noch einen rundlichen Querschnitt besitzt. Werden die Unterschenkelmuskeln frühzeitig gelähmt, bleibt die rundliche Form bestehen, ein Zeichen dafür, daß die Tätigkeit der Muskeln die dreikantige Form erzwingt. Mit der vorderen Schienbeinkante, *Margo anterior,* hat jeder schon schmerzliche Erfahrungen gemacht, da sie zusammen mit der medialen Fläche dicht unter der Haut liegt und ohne Vorschaltung einer druckverteilenden Einrichtung zur Aufnahme von Druck und Stoß gänzlich ungeeignet ist. Durch die Empfindlichkeit wird jeder gewarnt, den Knochen an einer solch ungeschützten Stelle zu belasten. Die beiden anderen Kanten springen weniger scharf vor. Der laterale *Margo interosseus* dient der Anheftung der *Membrana interossea,* der mediale ist stumpf. Von den Kanten werden drei Schienbeinflächen abgegrenzt. An der hinteren Fläche verläuft im proximalen Abschnitt eine schräge Linie, *Linea m. solei,* und unterhalb derselben führt ein Foramen nutricium schräg in distaler Richtung in den Markraum des Knochens. Der Schaft der Tibia erleidet während der Entwicklung eine *Torsion* in dem Sinne, daß das distale Ende der Tibia auswärts gedreht wird.

Das distale Endstück ist weniger verbreitert und nach medial zu dem starken inneren Knöchel, *Malleolus medialis,* ausgezogen. Es trägt die in sagittaler Richtung konkave Gelenkfläche, die sich auf die Innenseite des Knöchels fortsetzt und zusammen mit dem lateralen Knöchel der Fibula eine Gabel bildet, in der sich das Fußskelett scharnierartig bewegt. Wo sich die Fibula an die Tibia anlagert, besteht ein leicht gehöhlter Ausschnitt, *Incisura fibularis.*

Auf der Rückfläche des Malleolus medialis sind einige Sehnenfurchen ausgeprägt, von denen die tiefste für die Sehnen von M. tibialis posterior und M. flexor digitorum longus bestimmt ist (Abb. 4.5—67).

Das *Wadenbein, Fibula* (griechisch: Perone), Abb. 4.5—44, ist ein schlanker, biegsamer Knochen, der gegen die Tibia nach abwärts geschoben erscheint, so daß der proximale Wadenbeinkopf das Kniegelenk nicht erreicht, der distale dagegen als

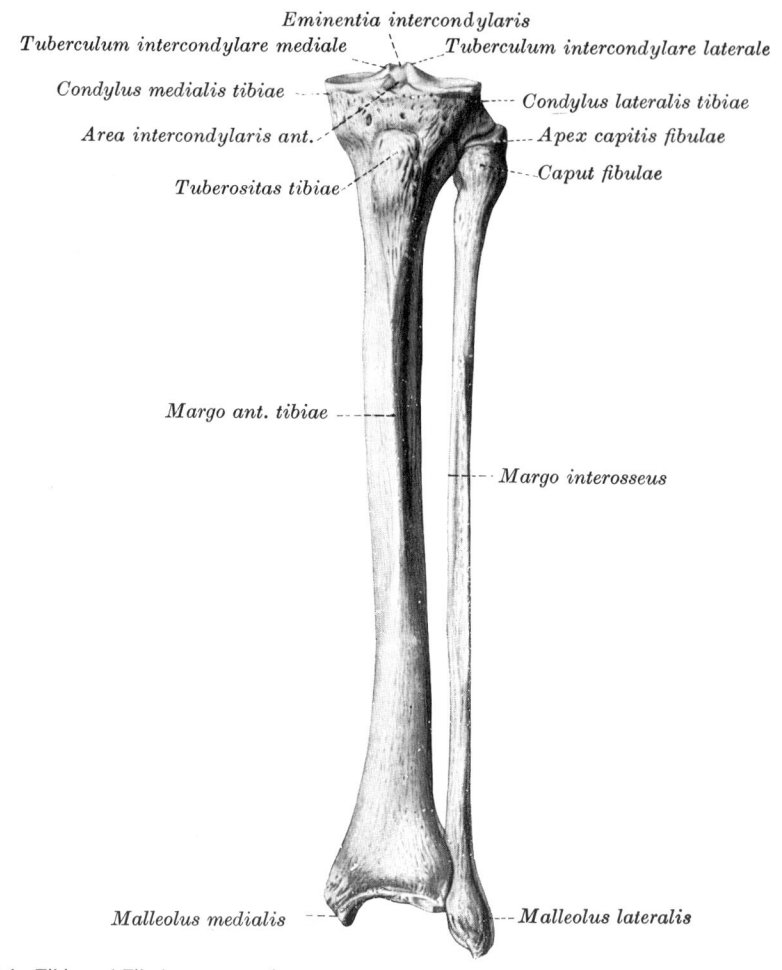

Eminentia intercondylaris
Tuberculum intercondylare mediale
Tuberculum intercondylare laterale
Condylus medialis tibiae
Condylus lateralis tibiae
Area intercondylaris ant.
Apex capitis fibulae
Tuberositas tibiae
Caput fibulae
Margo ant. tibiae
Margo interosseus
Malleolus medialis
Malleolus lateralis

Abb. 4.5—44. Linke Tibia und Fibula von ventral.

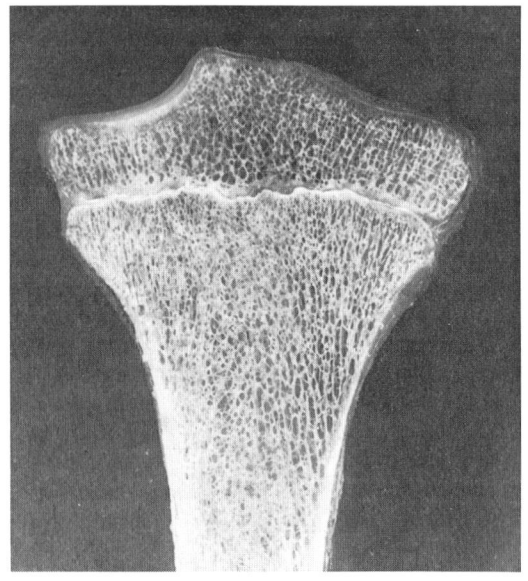

lateraler Knöchel, *Malleolus lateralis*, den medialen Knöchel überragt. Der Knochen ist von Muskeln umhüllt, daher der Name Wadenbein, jedoch sind das proximale Ende und ein großes Stück des distalen durch die Haut leicht zu tasten. Der Wadenbeinkopf, *Caput fibulae*, ist zu einer Spitze, *Apex capitis fibulae*, ausgezogen und besitzt eine kleine ovale Gelenkfläche zur Verbindung mit der Tibia, *Facies articularis capitis*. Der Malleolus lateralis trägt an seiner medialen Seite eine Gelenkfläche zur Anlagerung an das Sprungbein, *Facies articularis malleoli*, und ist hinten gefurcht durch die Sehnen der Wadenbeinmuskeln, *Mm. peronei*. Am Schaft lassen sich vier Kanten unterscheiden, von denen die eine, *Margo interosseus*, zum Ansatz der Membrana interossea dient.

Abb. 4.5—45. Frontalschnitt durch das proximale Ende der Tibia eines 18jährigen jungen Mannes. Beachte die deutliche Epiphysenlinie.

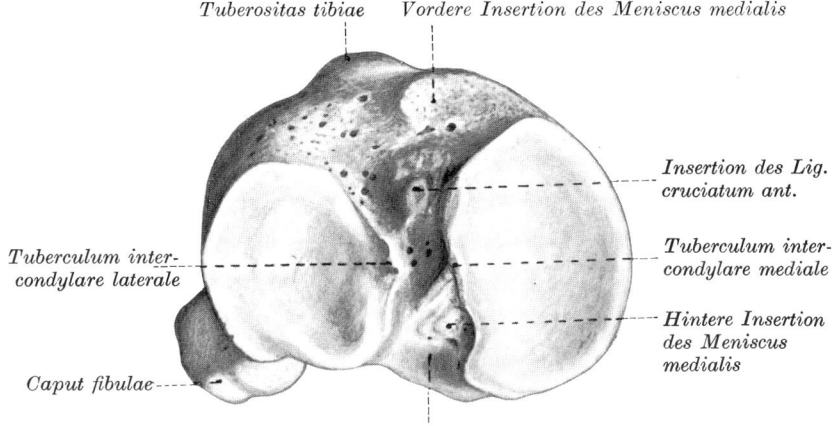

Abb. 4.5—46. Linker Tibiakopf von proximal. Vgl. mit Abb. 4.5—37.

Die Fibula ist ein federnder Stab, der sich bei manchen Fußbewegungen etwas verbiegt. Wenn das Sprungbein durch Umknicken des Fußes nach außen gegen die durch Bänder zusammengehaltene Malleolengabel andrängt, verbiegt sich der Fibulaschaft als der längere Hebel nach einwärts gegen die Tibia. Bei Einwirkung stärkerer Gewalten kann hierbei die Fibula oberhalb des Knöchels brechen. Von den beiden Knochen der Malleolengabel ist die Fibula als der dünnere Knochen mit dem längeren Malleolus am meisten gefährdet; Knöchelbrüche an verschiedenen Stellen des Knochens sind daher häufig.

Die *Membrana interossea cruris* (Abb. 4.5—33) spannt sich als sehnige Haut zwischen den Margines interosseae beider Unterschenkelknochen aus. Sie ist oben breit und dünn, nach unten wird sie schmäler und stärker und geht hier, wo die stärkere Beanspruchung stattfindet, in die kräftigen Bänder über, die den lateralen Knöchel an die Tibia heften (Abb. 4.5—67). Die Membran hat auch die gleiche Faserrichtung wie diese Bänder, d. h. von der Tibia schräg abwärts zur Fibula. Andere Faserzüge kreuzen diese in spitzem Winkel, so daß Scherfaserpaare zustande kommen, die eine Längsverschiebung verhindern, wohl aber eine geringe Entfernung beider Knochen voneinander gestatten.

Von beiden Seiten der Membran nehmen Muskeln ihren Ursprung, so daß man die Zwischenknochenhaut als eine Fortsetzung der Knochen in ein sehniges Skelett auffassen kann. Im proximalen Teil findet sich eine ovale Öffnung für den Durchtritt der A. und V. tibialis anterior (Abb. 4.5—33). Die Verknöcherung der Tibia beginnt fast gleichzeitig mit jener des Femur; in der proximalen Epiphyse erscheint der Kern um die Zeit der Geburt, in der distalen Epiphyse einige Monate später. Die letztere verschmilzt früher mit der Diaphyse als die erstere, die Tibia wächst etwas stärker in ihrem proximalen Teil (Abb. 4.5—36 u. 4.5—45). Die Tuberositas tibiae entsteht im elften bis zwölften Jahr von der proximalen Epiphyse aus, kann aber einen selbständigen Kern besitzen. Sie bleibt dann durch eine Grenzlinie vom Schaft geschieden. Störungen in der Verknöcherung, die mit einer Verkalkung des Sehnenansatzes einhergehen, führen zu Schmerzen an der verdickten Tuberositas tibiae (OSGOOD-SCHLATTERsche Krankheit der Tibiaapophyse).

Die Verknöcherung der Fibula erfolgt später als die der Tibia. Die distale Epiphysenfuge liegt in der gleichen Höhe wie die Endfläche der Tibia.

Skelett des Beines im Zusammenhang

Hier seien einige Besonderheiten der Knochen, die nur aus dem Zusammenhang verstanden werden können, erwähnt.

Als *Retroversio tibiae* bezeichnet man die Rückneigung des Tibiakopfes gegen den Schaft. Sie entsteht ontogenetisch aus dem gerade gestreckten Zustand als Wachstumsergebnis gleichzeitig mit der zunehmenden Beugestellung im Kniegelenk, die Beine wachsen in die gebeugte Stellung hinein. Wenn nach der Geburt die Beine gestreckt werden, bildet sich die Retroversio zurück bis auf einen Winkel von 7,6 bis 14,2°. Die stärkere Retroversio in der Fetalzeit kann also nicht als phylogenetisch bedingt angesehen werden. Bei Menschen, die in Hockstellung zu sitzen pflegen, bleibt eine starke Retroversio bestehen, dazu kommt eine besondere Ausbreitung der distalen Gelenkfläche über den Vorderrand des Knochens zum Kontakt mit dem Talushals, „orientalischer Typus". Die Retroversio begünstigt somit die Beugestellung des Kniegelenkes und findet sich auch stark ausgeprägt bei Menschenaffen. Auch bei einer Rückneigung des Tibiakopfes kann die Gelenkfläche im Stand horizontal liegen, wenn der gegen das Lot nach hinten abgewinkelte Schaft schräg steht und damit das obere Sprunggelenk in eine Dorsalstreckung gerät.

Unter *Torsion der Tibia* versteht man eine Verwindung des Knochens, durch welche das distale Knochenende gegen das proximale nach außen gedreht ist. Beim Ungeborenen ist diese Verdrehung noch nicht vorhanden, da durch sie die Fußspitzen nach auswärts gestellt und aus der Kontur der zusammengekauerten Fruchtwalze herausragen würden. Beim Erwachsenen beträgt die Torsion in zwei Dritteln der Fälle 5 bis 20°, im Durchschnitt etwa ebensoviel wie die Torsion des Femur, die aber stärker wechselt. Eine negative Torsion mit Einwärtsdrehung des unteren Endes gegen das obere kommt nur in krankhaften Fällen vor, so bei hochgradigem Plattfuß.

Die Torsionen von Femur und Tibia können nicht als selbständige Erscheinungen verstanden werden, sondern müssen untereinander in Korrelation stehen. Die Verdrehung ist so gerichtet, als ob am Knie eine Einwärtsdrehung beider Knochen um etwa 5 bis 20° stattgefunden hätte, wenn dabei der Schenkelhals und die quere Knöchelachse in einer Frontalstellung festgehalten würden, wie das in Abb. 4.5–47 schematisch dargestellt ist. Setzt man also die Füße geradeaus und damit die Knöchelachse frontal, muß die Kniegelenkachse durchschnittlich um 5 bis 20° einwärtsgedreht stehen, wenn man von der Schlußrotation absieht. Dabei steht auch in der Regel der Schenkelhals ungefähr

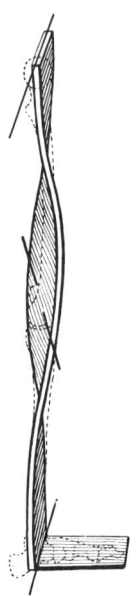

Abb. 4.5–47. Schema zur Torsion von Femur und Tibia. Die Torsionsebenen sind durch eine Platte dargestellt, in die das Skelett der unteren Gliedmaße als punktierte Kontur eingezeichnet ist. Die Querachsen des Hüftgelenks, des Kniegelenks und des oberen Sprunggelenks sind, perspektivisch verzerrt, eingetragen.

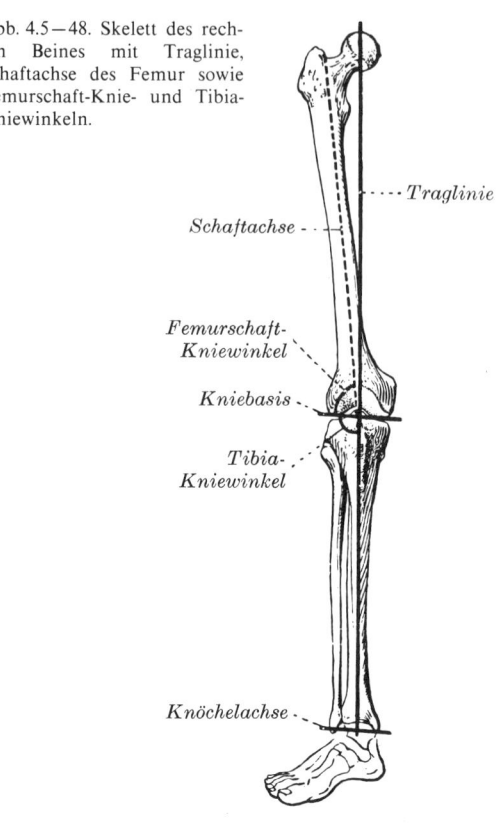

Abb. 4.5–48. Skelett des rechten Beines mit Traglinie, Schaftachse des Femur sowie Femurschaft-Knie- und Tibia-Kniewinkeln.

Traglinie

Schaftachse

Femurschaft-Kniewinkel

Kniebasis

Tibia-Kniewinkel

Knöchelachse

frontal. Stellt man die Schenkelhalsachse frontal, sind genaugenommen die Füße um die Differenz zwischen dem Verdrehungswinkel von Femur und Tibia nach außen bzw. nach einwärts gestellt. Stellt man die Knieachse frontal, sind die Füße um so viel auswärtsgedreht, wie der Drehungswinkel des Schienbeins beträgt, also etwa um 5 bis 20°. Die großen individuellen Unterschiede in der ungezwungenen Fußstellung sind größtenteils auf das individuell sehr verschiedene Ausmaß der Torquiertheit von Femur und Tibia zurückzuführen. Wie unterschiedlich in sich gedreht die Beine bei den Menschen sind, sieht man am deutlichsten, wenn sie laufen oder radfahren. Wichtig ist für das Laufen die Tatsache, daß die Knieachse im allgemeinen bei geradeaus gestellten Füßen einwärts gedreht ist. Bei einer Beugung geht deshalb der Unterschenkel nach außen, er beugt sich vom Standbein weg. Wenn man beim Laufen die Füße geradeaus setzt, kann daher der gebeugte Unterschenkel des Schwungbeins unbehindert am Standbein vorbeigeführt werden, ohne anzuschlagen. Selbst beim Laufen mit leicht auswärtsgesetzten Füßen steht die Knieachse noch frontal, und der Unterschenkel pendelt parallel zur Medianebene. Bei starken Abweichungen

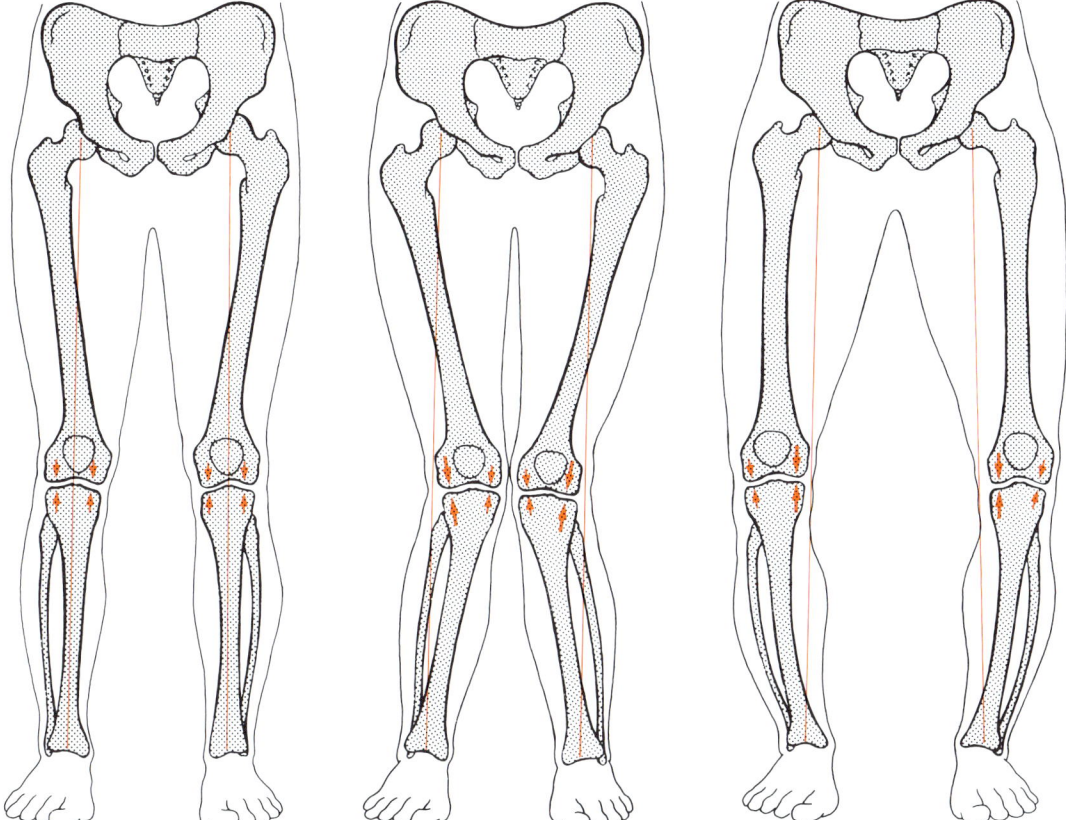

Abb. 4.5–49. Belastungsverteilung an unterschiedlich geformten Kniegelenken. Links normales Bein: Gelenkflächen und Bänder des Kniegelenks werden annähernd gleichmäßig belastet. Mitte Genu valgum (X-Bein): Überlastung der lateralen Schenkelrolle der lateralen Schienbeinkopf-Gelenkfläche und des lateralen Meniskus, Dehnung des medialen Kollateralbandes. Rechts Genu varum (O-Bein): Überlastung der medialen Schenkelrolle der medialen Schienbeinkopf-Gelenkfläche und des medialen Meniskus. Dehnung des lateralen Kollateralbandes (aus BAUMGARTL 1964).

von dem gewöhnlichen Ausmaß der Torsion ist das schnelle Laufen gestört, weil die Kniee nicht mehr in einer Sagittalebene geführt werden können.

Beim Laufen mit stark auswärtsgesetzten Füßen müßte in der Regel im Hüftgelenk eine aktive Außenrollung stattfinden, wodurch der gebeugte Unterschenkel eher in Gefahr gerät, in Konflikt mit dem Standbein zu kommen. Daher müßte gleichzeitig im Hüftgelenk abduziert werden, um das Schwungbein unbehindert an dem Standbein vorbeizuführen. Es wäre also Muskelarbeit nötig, die nicht der Fortbewegung des Körpers zugute kommt. Deshalb laufen Sportler stets mit geradeaus gestellten Füßen. Beim gewöhnlichen Gehen wird die Fußspitze in individuell verschiedener Weise auswärtsgesetzt, meist der rechte Fuß stärker als der linke. Kinder, die gehen lernen, „fallen über ihre eigenen Füße", die infolge der geringen Tibia-Torsion oft noch einwärtsgestellt sind. Außerdem ist

die Supinationsform der Füße des Ungeborenen noch nicht überwunden.

Zur Entwicklung[1])

Beim neugeborenen Säugling stehen Ober- und Unterschenkel noch gebeugt, das Femur nach außen gedreht und abduziert. Die Patellargegend schaut schräg nach außen, die Füße sind erst mehr, dann weniger dorsalflektiert und die Sohlenflächen einander supinatorisch zugewandt. Obwohl der Säugling den Fuß viel und kräftig bewegt, ist ihm die Pronations-Supinations-Bewegung noch nicht vollständig möglich. Sie gelingt erst unter der Last des sich spontan aufrichtenden Kindes, das sich dann bald in den Zehenstand erhebt und sich früher

―――――――――

[1]) Herrn Prof. Dr. ERNE MAIER, Mainz, danke ich für wertvolle Hinweise.

405

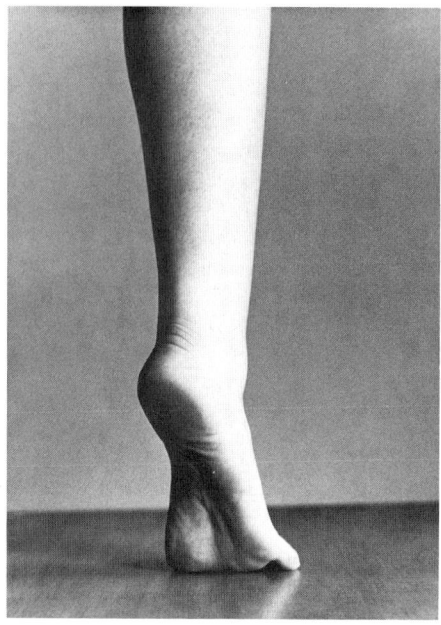

Abb. 4.5—50. Pronatorische Gegenbewegung des Vorfußes gegenüber der supinatorischen Innendrehung des Rückfußes im Zehenstand bei Belastung des Großzehenballens und Auftrittsverlust des Außenballens.

diale Fußstrahl eignet sich für eine Dauerbelastung. Sein Mittelfußknochen ist nicht nur massiver als die anderen, sondern im Gegensatz zu ihnen auch in sich torquiert, und zwar im gleichen Sinne wie der Fuß bei der Aufrichtung zum Zehenstand oder bei der Abwicklung zum Schritt: Der proximale Teil steht supiniert, der distale proniert (Abb. 4.5—52). Der in sich „verwrungene" Knochen ist auf Biegebeanspruchung hin gut gerüstet.

Dazu hat nur der mediale Fußstrahl Sesambeine, die das Großzehengrundgelenk im Verein mit dem Polster des Großzehenballens vom Boden trennen. Sie bilden überdies in Verbindung mit dem umgebenden Bindegewebe einen stabilen Kanal, der die nach vorn führende lange Beugersehne vor dem Bodendruck schützt. Kein anderer Mittelfußknochenkopf ist so auf Verträglichkeit des Dauerdrucks eingerichtet.

Das sich aus dem „Vierfüßerstand" erhebende „Krabbelkind" stellt sich auf die Säuglingsbeine mit einem physiologischen Genu varum. Die O-Krümmung des 1. und 2. Lebensjahres gleicht sich — individuell verschieden schnell — nach der Aufrichtung des Kindes aus und führt bei vielen Kindern, individuell verschieden stark, über die Streckung hinaus zum Gegenstück, dem physiolo-

oder später für längere Zeit im Zehengang fortbewegt. Physiologischer Zehenstand und -gang sind für die Entwicklung der unteren Extremitäten von fundamentaler Bedeutung.

Im Gegensatz zur supinatorischen Ruhestellung des Säuglingsfußes führt die Aufrichtung in den Zehenstand (eigentlich Vorfußstand gegenüber dem Zehenspitzenstand der Tänzer) zu einer pronatorischen Gegenbewegung des Vorfußes gegenüber dem supinatorisch gedrehten Rückfuß (Abb. 4.5—50). Charakteristisch ist die Belastung des Großzehenballens bei Entlastung (Auftrittsverlust) des Außenballens.

Diese nur dem Menschenfuß eigene Fähigkeit der Gegenbewegung des Vorfußes zum Rückfuß schafft eine der Voraussetzungen für den aufrechten Stand und Gang. Sie wird bei Betrachtung des Skelettfußes im Zehenstand[1]) verständlich: Die Körperlast ruht auf dem I. Strahl, dem medialen oder Großzehenstrahl, der mit Kahnbein und I. Keilbein in der Verlängerung der Schienbeinachse steht und zu Boden führt; die Mittelfußknochen II bis V fallen schräg ein, und ihre Köpfe verbleiben über dem Niveau der Auftrittsfläche (Abb. 4.5—51). Nur der me-

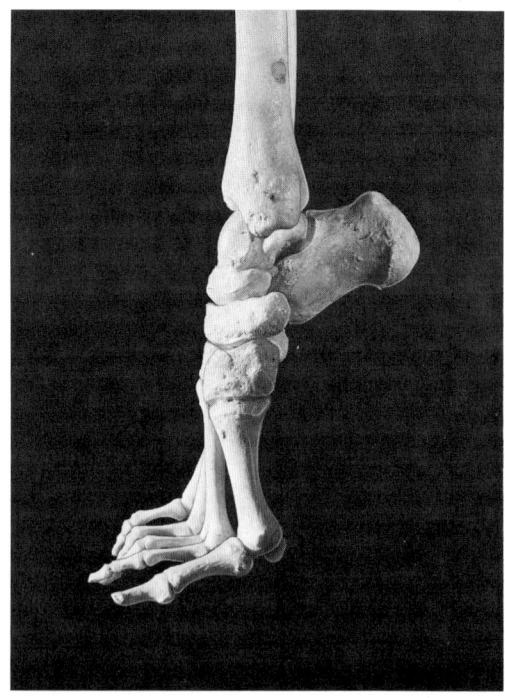

Abb. 4.5—51. Skelettfuß im Zehenstand. Präparation „nach Form" im Sinne von H. VIRCHOW: Die Körperlast ruht allein auf dem medialen Fußstrahl.

---

[1]) Vgl. VIRCHOW, H.: Die Zusammensetzung des Fußskelettes nach Form. Arch. Orthop. Unfall-Chir. 25 (1927) 421—439.

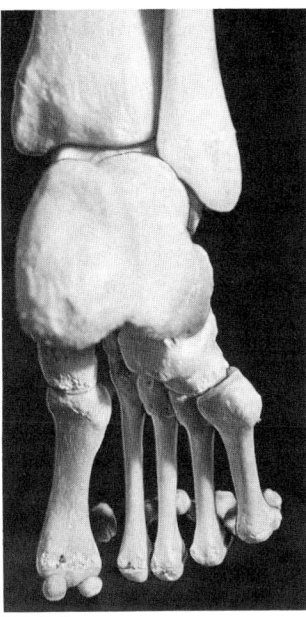

Abb. 4.5—52. Skelettfuß (wie in Abb. 4.5—51) im Zehenstand: Die Torsion des I. Mittelfußknochens schützt vor Biegebeanspruchung, die Sesambeine schützen vor Bodendruck.

gischen Genu valgum[1]), bis sich auch das X-Bein des Kleinkindes wieder gestreckt hat.

Diese Abläufe begleiten Spannungsänderungen der Muskulatur und des Bindegewebes. Der Kleinkindfuß ist weicher und lockerer als der Fuß des Säuglings, des Schulkindes und des Erwachsenen. Bei Belastung im Stand sinkt er nach innen und unten mit Abflachung der Längswölbung und Pronation des Rückfußes. Die Diagnose des nicht-behandlungsbedürftigen kleinkindlichen „Knick-Senkfußes" wird bei Aufrichtung des Kindes in den Zehenstand gestellt: Die Pronation des Rückfußes verwandelt sich bei einem gesunden Kleinkindfuß zur Supination, und das Längsgewölbe zeichnet sich deutlich ab, sobald der mediale Fußstrahl die Körperlast voll übernimmt. Bei Kleinkindern unterstützen wir den Vorgang der Aufrichtung durch Außenstellung der Fußspitzen bei sich eben berührenden Fersen, da im Kleinkindalter die den Aufrichtungsvorgang begünstigende Außendrehung der Knöchelgabel im Zuge der nach außen gerichteten Tibiatorsion noch nicht abgeschlossen ist.

Gangspuren derselben Kinder, in verschiedenen Altersphasen gewonnen, illustrieren die „reifende Funktion". Die Fähigkeit des Fußes zur Aufrichtung

und kraftvollen Abwicklung zum Schritt nimmt bei gesunden Kindern, individuell unterschiedlich schnell, mit dem Alter zu (Abb. 4.5—53).

Mit der Einführung von Früherkennungsuntersuchungen im Säuglings- und Kleinkindalter richtet sich die Aufmerksamkeit des Arztes vermehrt auch auf den Fuß. Vor allem bei der „Basisneugeborenenuntersuchung" und den Untersuchungen zur Zeit des Laufbeginns sowie am Ende des 2. und während des 4. Lebensjahres sollten behandlungsbedürftige Fußdeformitäten ausgeschlossen, gesunde Füße aber vor überflüssiger Behandlung bewahrt bleiben.[2])

Ober- und Unterschenkel bilden mit den Längsachsen ihrer Knochenschäfte keine gerade Linie, sondern schließen den lateral offenen *Seiten-* oder *Abduktionswinkel* (Abb. 4.5—48) ein, der im Durchschnitt 174° beträgt. Er zerfällt in einen Winkel von 81°, den die Femurschaftachse mit der Horizontalen des Kniegelenks bildet und der die Schräglage des Femur ausdrückt, und einen Winkel von durchschnittlich 93°, den die Schienbeinachse mit der Kniebasis bildet. Auch das Kniescheibenband, das an der Knickstelle liegt, folgt der Abduktion der Tibia.

Die Verbindungslinie zwischen der Mitte des Hüftgelenkes und der Knöchelachse bezeichnet man als *Traglinie* des Beines (Abb. 4.5—48). Sie geht durch die Mitte des Kniegelenkes und überträgt die Rumpfschwere auf den Fuß. Rückt das Kniegelenk nach lateral neben die Traglinie, liegt eine O-Bein-Stellung vor, *Genu varum* (varus = auseinandergebogen); im umgekehrten Fall besteht eine X-Bein-Stellung, *Genu valgum* (valgus = auswärtsgedreht), bei der die Abbiegung meist in der Diaphyse, nicht an der Epiphysengrenze liegt (Abb. 4.5—49). Wenn sich die inneren Femurkondylen beim Stand berühren, sollten auch die inneren Knöchel aneinanderstoßen. Beim X-Bein ist das nicht der Fall.

Torsionsfehler im Sinne erheblicher Abweichungen der Ober- und Unterschenkeltorsion aus dem Bereich der Norm waren in Zeiten fehlender Rachitisprophylaxe sehr häufig und wie andere rachitogene Wuchsfehler des Stütz- und Bewegungsapparates einer der Hauptanlässe, die Orthopädie als Spezialgebiet zu fördern. Im vorigen Jahrhundert war die Rachitis ein „klinischer Riese"; heute sehen wir nur noch dort Einzelfälle, wo die Prophylaxe unterblieb. Geblieben sind andere Ursachen der Stellungsanomalien. Erhebliche Veränderungen im Sinne des O-Beins und des X-Beins, insbe-

[1]) PAUWELS, F.: Gesammelte Abhandlungen zur funktionellen Anatomie des Bewegungsapparates. Springer, Berlin 1965.

[2]) MAIER, E.: Der nicht-behandlungsbedürftige Kinderfuß. Z. Orthop. 105 (1968) 565—575
MAU, H.: Der behandlungsbedürftige Kinderfuß. Z. Orthop. 105 (1968) 576—591

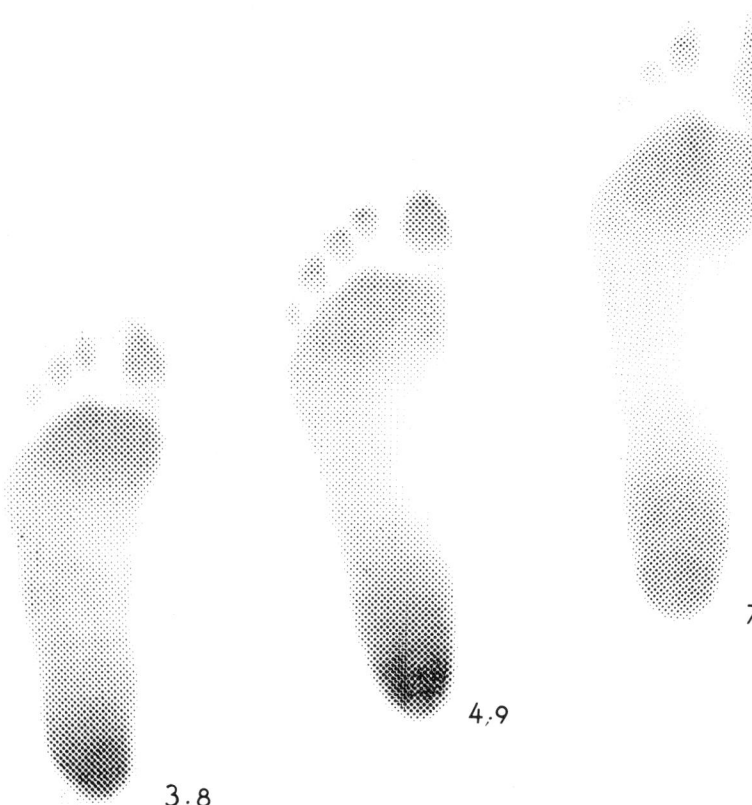

7;1

4;9

3;8

Abb. 4.5—53. Gangspurbilder desselben Fußes eines Mädchens (Doris) im Alter von 3;8 und 4;9 und 7;1 (Jahren; Monaten): Zunehmend kraftvollere Abwicklung über den medialen Fußstrahl mit Verschmälerung der Gangspur im Bereich des Längsgewölbes.

sondere bei Seitenungleichheit, müssen Anlaß geben, die Ätiologie der Abweichung zu klären. Das X-Bein findet man ebenso wie die Coxa valga meist zusammen mit Muskelschwäche, während das O-Bein und die Coxa vara meist bei kräftiger Muskulatur auftreten. Diese Achsenabweichungen bedingen stets unphysiologische Belastungsverhältnisse im Kniegelenk (Abb. 4.5—49) und führen so verfrüht zu Gelenkknorpelschäden (Arthrosis deformans). O-Bein und X-Bein stellen also, wie dies bereits für Coxa vara und Coxa valga erklärt wurde, typische „*präarthrotische Deformitäten*" dar. Die Frühbehandlung ist daher außerordentlich wichtig. Nach Abschluß des Wachstums kommen nur noch korrigierende Osteotomien in Betracht.

Achsenabweichungen können besonders bei längerem Stehen und Zunahme des Körpergewichts typische Beschwerden erzeugen, die als Abnutzungserscheinungen der Gelenke aufgefaßt werden müssen. Das O-Bein schmerzt besonders am inneren Gelenkspalt, das X-Bein am äußeren. Wenn ein Bein verkürzt ist, kann das andere durch O-Verbiegungen den Längenunterschied etwas ausgleichen. Bei allen sog. Belastungsverformungen (= stati-

sche Deformitäten) muß man zu erkennen versuchen, ob sie nicht in ihrer Anlage angeboren sind und mit dem Wachstum zum Vorschein kommen.

Beim Menschen wächst nach der Geburt der Oberschenkel zunächst nur langsam, in der Zeit der Pubertät um etwa 2,5 bis 3 cm pro Jahr. Beim Femur erfolgt der größere Zuwachs am distalen Ende, bei der Tibia am proximalen Ende, jedoch sind bei der Tibia die Unterschiede gering.

Kurze Zusammenfassung: Retroversio tibiae = Rückneigung des Tibiakopfes, bildet sich nach der Geburt fast ganz zurück. *Torsion der Tibia =* das distale Knochenende gegen das proximale um 5—20° nach außen gedreht. Im Zusammenhang mit der Femurtorsion ergibt sich eine Einwärtsdrehung der Knieachse, wodurch bei der Beugung der Unterschenkel nach außen abweicht. Vorteil für den Gang. *Abduktionswinkel* 174° = nach lateral offener Winkel zwischen Femur und Tibia. *Traglinie* = Verbindungslinie von der Hüftkopfmitte zur Mitte der Knöchelachse. O- und X-Beine. Aufrichtung des Fußes = pronatorische Gegenbewegung des Vorfußes gegenüber dem Rückfuß.

Skelett des Fußes

Der Bauplan

Hand und Fuß lassen sich bei den landlebenden Wirbeltieren auf einen gemeinsamen fünfstrahligen Bauplan zurückführen. Am Skelett des Fußes unterscheidet man Fußwurzel, *Tarsus*, Mittelfuß, *Metatarsus*, und *Phalangen* der Zehen (Abb. 4.5—54 bis 4.5—57). Bei der Hand heißen die entsprechenden Folgestücke Handwurzel, *Carpus*, Mittelhand, *Metacarpus*, und in den Fingern ebenfalls *Phalangen*. Während Phalangen und Mittelfuß- bzw. Mittelhandknochen in *fünf* Strahlen gegliedert sind, zeigt die distale Reihe der Fußwurzel- und Handwurzelknochen eine Reduktion auf *vier* Bausteine. Bei manchen Reptilien bleiben aber auch hier fünf Knochen bestehen. Die distale Reihe besteht, am Innenrand (tibialwärts) beginnend, aus den Keilbeinen, *Cuneiforme mediale, intermedium, laterale* und dem Würfelbein, *Cuboideum*, das an zwei Metatarsalknochen angrenzt. Noch stärker zusammengeschmolzen ist die proximale Reihe, die an der Hand drei, beim Fuß nur zwei große Knochen besitzt: das Sprungbein, *Talus*, und das Fersenbein, *Calcaneus*. Der Talus ist aus der Verschmelzung zweier Knochen entstanden, von denen einer in der Verlängerung der Tibia lag und ein zweiter zwischen beiden Unterschenkelknochen als Intermedium sich befand, also in einer Lage, in der die Talusrolle

dauernd verbleibt. Auf den Talus folgt distal das *Naviculare*, das einem der menschlichen Hand fehlenden Knochen, dem *Centrale*, entspricht. Auch das Centrale findet sich in der Ein- oder Mehrzahl bei vielen Reptilien und Säugern und gehört zum ursprünglichen Bauplan.

Die Hand ist zum Greiforgan, der Fuß zum Stützorgan geworden, und diese Sonderung aus einem gleichartigen Zustand ist beim Menschen so weit gegangen wie bei keinem anderen Wirbeltier. (Vgl. hierzu das einleitende Kapitel: „Zur Evolutionsbiologie des Menschen; historische Aspekte der menschlichen Anatomie"). Noch die anthropoiden Affen, die zeitweilig aufrecht gehen können, benutzen die Hand als Stütze und den Fuß zum Greifen. Neugeborene können den Fuß viel ausgiebiger als Greifwerkzeug benutzen, auch kann bei Verlust beider Arme der Fuß durch Übung und Anpassung erstaunliche Verrichtungen ausführen, das ändert aber nichts an der Tatsache, daß die Aufgaben zwischen Hand und Fuß geteilt sind.

Beide stehen beim Menschen am Ende einer langen phylogenetischen Entwicklungsreihe. Aber das Bein dient wie bei allen vierfüßigen Tieren auch beim Menschen der Fortbewegung, wenn es auch im Zusammenhang mit der Entwicklung des aufrechten Ganges umkonstruiert worden ist. Gegenüber dem Affenfuß ist der menschliche Fuß durch Verlust der Greiffunktion gekennzeichnet: er

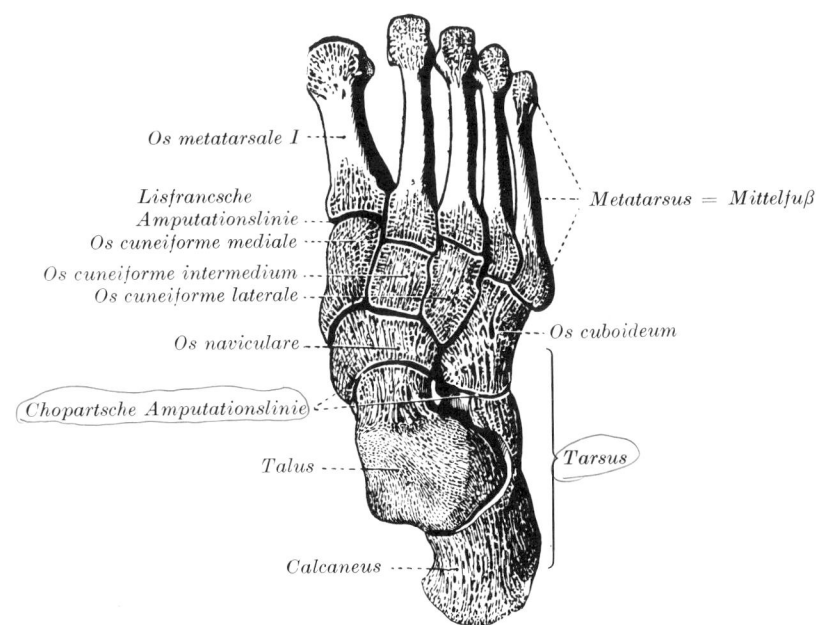

Os metatarsale I

Lisfrancsche Amputationslinie

Os cuneiforme mediale

Os cuneiforme intermedium

Os cuneiforme laterale

Os naviculare

Chopartsche Amputationslinie

Talus

Calcaneus

Metatarsus = Mittelfuß

Os cuboideum

Tarsus

Abb. 4.5—54. Skelett des rechten Fußes ohne Phalangen von oben. Um die Spongiosa-Architektur zu zeigen, ist die Substantia corticalis entfernt.

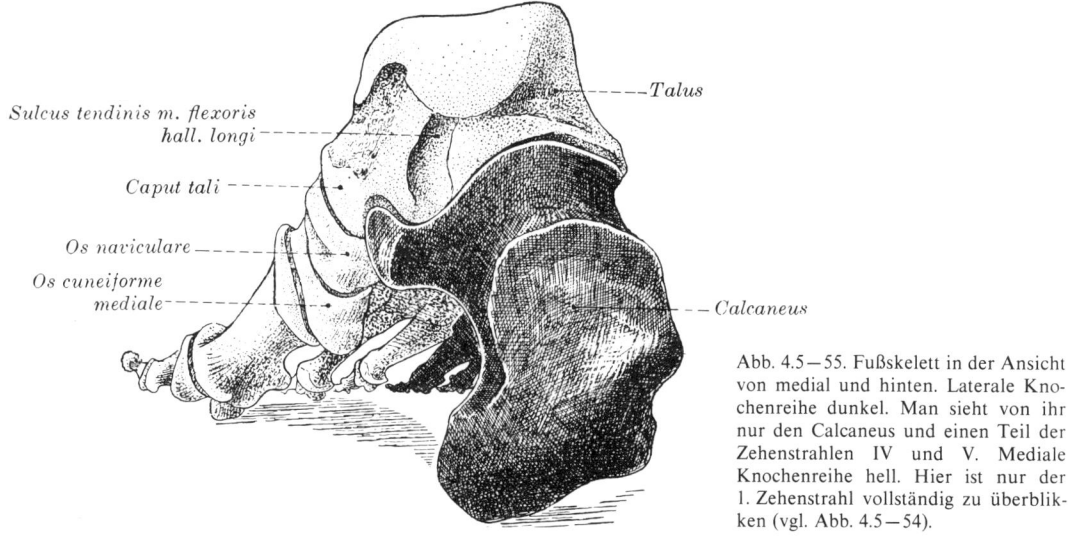

Sulcus tendinis m. flexoris
hall. longi

Caput tali

Os naviculare

Os cuneiforme
mediale

Talus

Calcaneus

Abb. 4.5—55. Fußskelett in der Ansicht von medial und hinten. Laterale Knochenreihe dunkel. Man sieht von ihr nur den Calcaneus und einen Teil der Zehenstrahlen IV und V. Mediale Knochenreihe hell. Hier ist nur der 1. Zehenstrahl vollständig zu überblikken (vgl. Abb. 4.5—54).

hat einen Teil seiner ursprünglich gegebenen Bewegungsmöglichkeiten eingebüßt, so daß nur die reine Stützfunktion übriggeblieben ist. Die Umkonstruktion des Beines im Zusammenhang mit der Entwicklung des aufrechten Ganges hat deshalb auch für die Entwicklung des Nervensystems eine viel weniger einschneidende Bedeutung als die Entwicklung der menschlichen Hand. Diese hat sich vom Boden gelöst und ist im Blickfeld der Augen zum reinen Greiforgan geworden, mit Hilfe dessen der Mensch seine Umwelt durch „Begreifen" nicht nur sehr viel besser kennenlernen kann als jedes Tier, sondern mit der es ihm auch gelungen ist, diese Umwelt durch selbst erdachte Werkzeuge mehr und mehr zu manipulieren und zu beherrschen. Diese Beziehung der Hand als vorzüglichstes Werkzeug des menschlichen Geistes kommt auch in der Entwicklung des Großhirns zum Ausdruck. Beim Fuß drückt sich der Verlust an Greiffunktion in der Verkümmerung der Phalangen aus; den Ausbau zur Stützfunktion erkennt man besonders in der mächtigen Entfaltung der Fußwurzelknochen, von denen der Talus mit seiner Rolle gelenkig in die Malleolengabel eingefügt ist und die Körperlast aufnimmt, schließlich in der Verstärkung des inneren Fußrandes, wobei der erste Strahl seine Beweglichkeit einbüßt. Die Festigkeit des ersten Strahles ist für den Stand und Gang notwendig. Auch die Stellung des Fußes zum Unterschenkel ist auf die Funktion bezogen. Zur Gewinnung einer Unterstützungsfläche, die nach dem Fortfall der Stützfunktion der Arme entsprechend vergrößert werden muß, ist der Fuß rechtwinklig zum Unterschenkel gestellt, so daß die Sohlfläche, *Planta pedis*, mit dem Boden in Berührung kommt; damit ist der Mensch ein Sohlengänger.

Verglichen mit der Hand, steht der Fuß in einer Dorsalflexion und ist als doppelarmiger Hebel ausgebildet, der beim Gehen, Laufen und Springen das Abstoßen vom Boden begünstigt.

Einen ganz anderen Gang nimmt die Entwicklung bei vielen Vierfüßern, bei denen der Fuß in die Längsachse der Gliedmaßen eingestellt ist, so daß schließlich die durch den Fuß verlängerten Gliedmaßen den Boden nur mit den Zehen berühren, Zehengänger. Am weitesten ist die Entwicklung bei den Einhufern getrieben, bei denen nur ein Strahl die Stütze übernimmt, während die übrigen fehlen bzw. verkümmern. Dadurch wird das ganze Hebelsystem verlängert und gleichzeitig die reibende Stützfläche auf dem Boden verringert, aber die spezifische Belastung wird erhöht, daher der Hornschuh. Die Vorwärtsbewegung wird um so schneller, je länger die Hebelstücke und je kleiner ihre Endflächen sind. Auch unter den Raubtieren sind die Zehengänger rascher als die Sohlengänger. Bei allen Vierfüßern findet sich eine Arbeitsteilung zwischen Vorder- und Hinterextremität, die darin besteht, daß die erstere mehr das Traggeschäft versieht, während die letztere außerdem den Hauptanteil bei der Fortbewegung leistet.

Dem Organisationsplan des Fußes ist die größte Wichtigkeit beizumessen, da nur aus ihm heraus krankhafte Umbildungen zu verstehen sind.

Die Gabel der Unterschenkelknochen verbindet sich nur mit dem Talus. Das ist möglich, da die beiden proximalen Fußwurzelknochen nicht nebeneinander liegen wie im ursprünglichen Zustand, sondern übereinander. Der Talus ruht auf seinem ursprünglichen Nachbarn, dem Calcaneus. Wir haben also, von hinten betrachtet, zwei Stockwerke

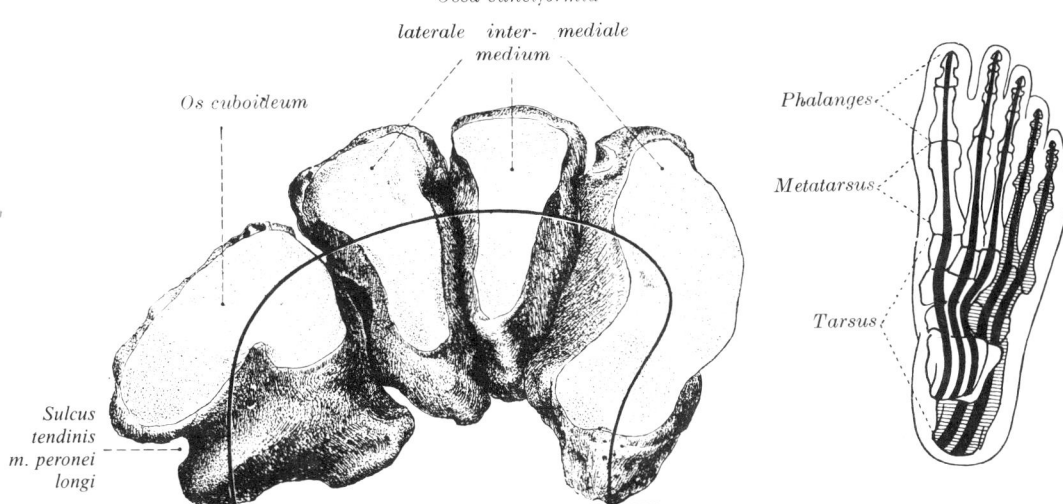

Abb. 4.5—56. Quergewölbes des rechten Fußes von distal. Die fünf Metatarsalknochen entlang der LISFRANCschen Linie (Abb. 4.5—54) abgetragen. Die Schlußknochen des Gewölbes (Cuneiforme intermedium und laterale) besitzen Keilform. Gewölbebasis durch Sehnenzüge verklammert (vgl. Abb. 4.5—59).

Abb. 4.5—57. Skelett des rechten Fußes. Zwei (schraffierte) Strahlen lassen sich zum Calcaneus, drei zum Talus verfolgen.

von Fußwurzelknochen (Abb. 4.5—55). Erst der an den Talus sich distal anschließende Großzehenstrahl berührt mit seinem Kopf den Boden. So kommt medial ein hohes *Fußgewölbe* zustande, das von dem erhöht gelegenen Talus seinen Ausgang nimmt, während lateral nur ein flacher Gewölbebogen besteht. Auch in querer Richtung ist ein Gewölbe ausgebildet (Abb. 4.5—56).

Verfolgt man die fünf Strahlen des Fußes in die Fußwurzelknochen hinein, gelangt man von den drei medialen Strahlen über die drei Keilbeine und das Naviculare aufwärts zum Talus, während sich die beiden lateralen Strahlen über das Cuboid zum tiefer gelegenen Calcaneus verfolgen lassen (Abb. 4.5—55 u. 4.5—57). Dieses Verhalten spiegelt sich auch in der Spongiosaarchitektur wider, deren Hauptzüge in der Ansicht von oben in Abb. 4.5—54 dargestellt sind. Aus Form und Architektur des lateralen Keilbeins läßt sich erkennen, daß es den dritten Strahl zumeist über das Naviculare zum Talus, zum Teil aber auch über das Kuboid zum Calcaneus weiterführt.

Man nennt die Hebung des medialen Fußrandes *Supination*, die des lateralen *Pronation*. In dieser Ausdrucksweise, die eine Auflösung der Gesamttorsion in Einzelanalysen gestattet, würde die Beschreibung lauten: der Calcaneus steht proniert, der Talus supiniert. Die Drehung des Calcaneus läßt sich während der Ontogenese schrittweise verfolgen (Abb. 4.5—58). Wenn man den Fuß eines Anthro-

poiden, eines prähistorischen und eines rezenten Menschen nebeneinanderstellt, erhält man eine entsprechende Entwicklungsreihe.

Beim Neugeborenen steht der Fuß supiniert, während im Verlaufe der Umformung zum erwachsenen Fuß eine Rückdrehung des Calcaneus und der distal anschließenden Knochen bis zur Pronationsstellung erfolgt und der in der Malleolengabel fixierte Talus gleichzeitig eine Wanderung im Sinne der Supination vornehmen muß, um seine Höhenlage zu behalten (Abb. 4.5—58). Bei der Ausbildung zum erwachsenen Fuß handelt es sich aber nicht nur um Stellungsänderungen des Knochens, sondern um eine Umformung des ganzen Gefüges durch Wachstum. So ist z. B. der Talushals beim Neugeborenen verhältnismäßig lang und medialwärts gerichtet.

Der schwache Punkt im Gefüge des menschlichen Fußes scheint in der Pronationsstellung des Calcaneus zu liegen, die sich beim Versagen der Haltevorrichtungen, wie Bänder, Muskeln und Sehnen, unter der Belastung verstärken und damit den Talus zum Abrutschen bringen kann. Diese häufige Erkrankung, bei der die Patienten mit ganzer Sohle auftreten, ist der *Plattfuß* oder *Senkfuß*. Bei dieser Stellung ist neben der Längswölbung des Fußes auch das Quergewölbe nicht mehr erhalten, das außer durch den kräftigen Bandapparat auch aktiv durch die Unterzüge von Sehnen langer und kräftiger Muskeln verklammert ist (Abb. 4.5—59).

411

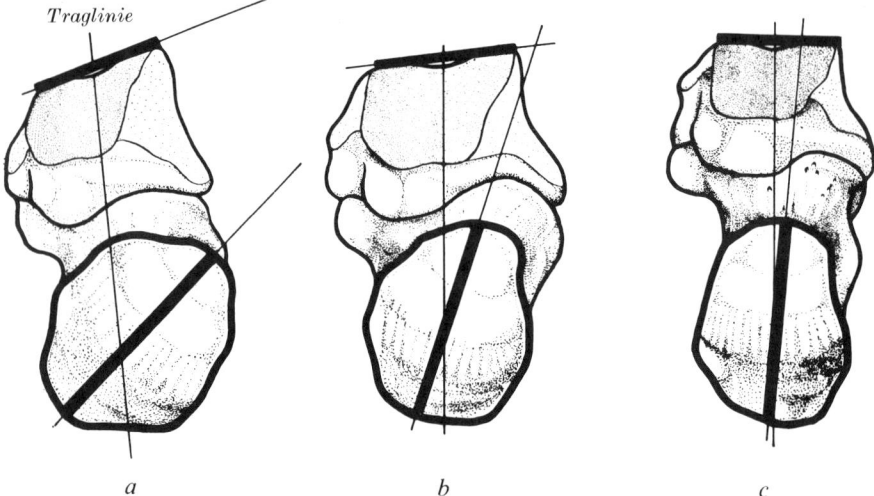

Traglinie

a b c

Abb. 4.5—58. Entwicklung der Fersenstellung von dorsal: a) beim Neugeborenen, b) beim zweijährigen Kind, c) beim Erwachsenen (nach v. LANZ/WACHSMUTH 1938). Der Längsdurchmesser des Fersenbeinhöckers dreht sich (pronatorisch) auf die Mittellinie zu, von a bis c nahezu bis zur Vertikalen. Gleichzeitig wird die Gelenkfläche des Sprungbeins in umgekehrter Richtung (supinatorisch) bis zur Horizontalen gedreht. Beim Neugeborenen (a) steht die Traglinie des Beines noch nicht vertikal.

Dadurch werden auch die bei Plattfüßen auftretenden Schmerzen in der Wadenmuskulatur verständlich. Die Behandlung des Plattfußes muß zum Ziel haben, die Gesamtdrehung des Fußes wiederherzustellen, also die Ferse in leichte Supination, den Fuß in Pronation zu bringen.

Im Gegensatz zum Plattfuß ist beim *Hohlfuß* die Gesamttorsion verstärkt. Die Ferse ist leicht supiniert, der Vorfuß stark proniert und plantar gebeugt; dabei muß zwangsläufig das Fußgewölbe zu einer tiefen Höhe werden.

Auch beim *Klumpfuß* steht in leichten Fällen die Ferse in Supination, der Vorfuß, der voll auftritt, in Pronation. In diesen Fällen muß versucht werden, die normale Torsion des Gesamtfußes wiederherzustellen.

Der angeborene Klumpfuß ist die häufigste Extremitätenmißbildung des Menschen. Sie beeinträchtigt unbehandelt und insbesondere unvollkommen behandelt das Gehvermögen schwer. Die Erkennung unmittelbar nach der Geburt und die Abgrenzung gegenüber anderen Formen von Fußmißbildungen bereitet meistens keine Schwierigkeiten. Die Behandlung soll sofort nach der Geburt einsetzen und hat die Umformung des Fußes zum Ziel.[1]

An keinem Glied des Körpers kann man so deutlich die Abstimmung eines funktionellen Systems

von Knochen, Bändern, Muskeln und Sehnen beobachten wie am Fuß. Jeder Teil trägt und stützt den anderen, jede Störung des Gleichgewichtszustandes, wie z. B. die Lähmung eines Muskels, führt zu Stellungsänderungen und in der Folge zu Verformungen des ganzen Fußes.

Bei diesen Fehlformen des Fußes handelt es sich nicht allein um Verschiebungen, sondern bei längerem Bestehen auch um Formveränderungen der Knochen.

Die normale Spongiosaarchitektur zeigt Abb. 4.5—60 im Schema. Von der Rolle des Talus, auf der die Körperlast aufsetzt, gehen zwei Systeme von Druckspannungslinien aus, die zu den Unterstützungspunkten im Fersenhöcker und den Köpfen der Metatarsalia hinstreben. Diese Druckspannungslinien verhalten sich so, als ob Knochengrenzen nicht vorhanden wären. In Abb. 4.5—60 sind gleichzeitig die Verspannung des Längsgewölbes durch die Plantaraponeurose (Abb. 4.5—78) und das Lig. plantare longum zu erkennen.

Kurze Zusammenfassung: Von dem *fünfstrahligen Bauplan* weicht der Fuß dadurch ab, daß die distale Reihe der Fußwurzelknochen auf vier reduziert ist und proximale auf zwei (Talus und Calcaneus), dazwischen das Naviculare, das einem Centrale entspricht. Entwicklung vom Greiforgan zum *Stützorgan* zeigt sich u. a. in Verkümmerung der Phalangen. Verstärkung der Fußwurzel und des ersten Strahls. Bildung des *Fußgewölbes*, das am medialen Fußrand am höchsten ist, mit dem Talus als Schlußstück. Der schwache Punkt im Gefüge ist die

[1] HENKEL, H.-L.: Die Behandlung des angeborenen Klumpfußes im Säuglings- und Kindesalter. Enke, Stuttgart 1974

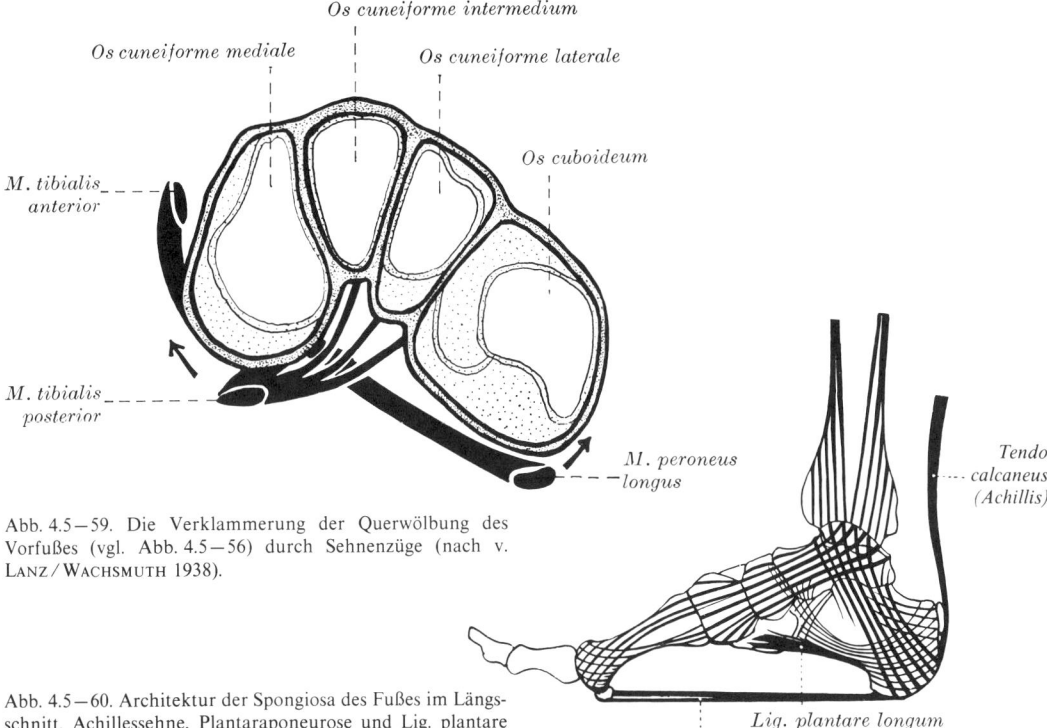

Abb. 4.5—59. Die Verklammerung der Querwölbung des Vorfußes (vgl. Abb. 4.5—56) durch Sehnenzüge (nach v. LANZ / WACHSMUTH 1938).

Abb. 4.5—60. Architektur der Spongiosa des Fußes im Längsschnitt. Achillessehne, Plantaraponeurose und Lig. plantare longum als Zuggurtungen eingetragen.

Pronation des Calcaneus, durch dessen Verstärkung das mediale Fußgewölbe einsinkt (Plattfuß). Architektur der Spongiosa.

Die einzelnen Fußknochen

Tarsus, Fußwurzel (Abb. 4.5—61 bis 4.5—65)

Das *Sprungbein, Talus,* trägt auf seinem Körper eine Gelenkrolle, *Trochlea tali,* die sich von vorn nach hinten etwas verschmälert und von der Gabel der Unterschenkelknochen umfaßt wird. Der Malleolus der Fibula liegt der breiteren lateralen Seitenfläche an, *Facies malleolaris lateralis,* die zu einem dreieckigen Fortsatz seitlich auslädt. Der Malleolus der Tibia berührt die *Facies malleolaris medialis.*

An der hinteren Seite des Knochens besteht ein Fortsatz, *Processus posterior tali,* mit einer Schleiffurche für die Sehne des M. flexor hallucis longus, die beiderseits von einem Höckerchen begrenzt wird. Das größere *Tuberculum laterale processus posterioris tali* bekommt einen selbständigen Knochenkern, kann vom Talus abgegliedert sein und dann im Röntgenbild zu einer Verwechslung mit einer Talusfraktur Anlaß geben. Die Unterfläche des Taluskörpers (Abb. 4.5—69) trägt eine konkave Gelenkfläche zur Verbindung mit dem Calcaneus und bildet den hinteren Abschnitt des unteren Sprunggelenkes. Der Kopf des Talus, *Caput tali,* ist

durch ein Halsstück, *Collum tali,* vom Körper abgesetzt und mit einem Knorpelbelag versehen, der weit auf die plantare Fläche übergreift. Der größte Teil der Kugel fügt sich in die Pfanne des Naviculare, die durch einen Bandapparat, *Lig. calcaneonaviculare plantare,* ergänzt wird. Plantarwärts schließen sich zwei Facetten an, die der Verbindung mit dem Calcaneus dienen, *Facies articularis calcanea anterior* und *media,* und durch eine tiefe Furche, *Sulcus tali,* von der hinteren Gelenkfläche geschieden werden. Die Furche wird durch eine entsprechende Rinne des Calcaneus zu einem Kanal ergänzt, der sich vorn lateralwärts zum *Sinus tarsi* erweitert.

Das *Fersenbein, Calcaneus* (Calx = Ferse), ist der größte Knochen der Fußwurzel, der, länglich, fast vierseitig gestaltet, mit seinem hinteren Teil den kurzen Arm des Fußhebels darstellt. Die Hinterfläche dieser Hacke bildet das plantar vorspringende *Tuber calcanei,* das besonders medial in ein Höckerchen ausläuft, *Processus medialis tuberis calcanei.* Mit diesen basalen Höckerchen, die zugleich den Plantarmuskeln zum Ansatz dienen und gelegentlich spornartig verlängert sein können, ruht der Calcaneus auf dem Boden, während proximalwärts anschließend die Achillessehne ihren Ansatz findet. Auf dem Calcaneus ruht, schräg nach vorn medial abfallend, der Talus, in der gleichen Richtung ist

413

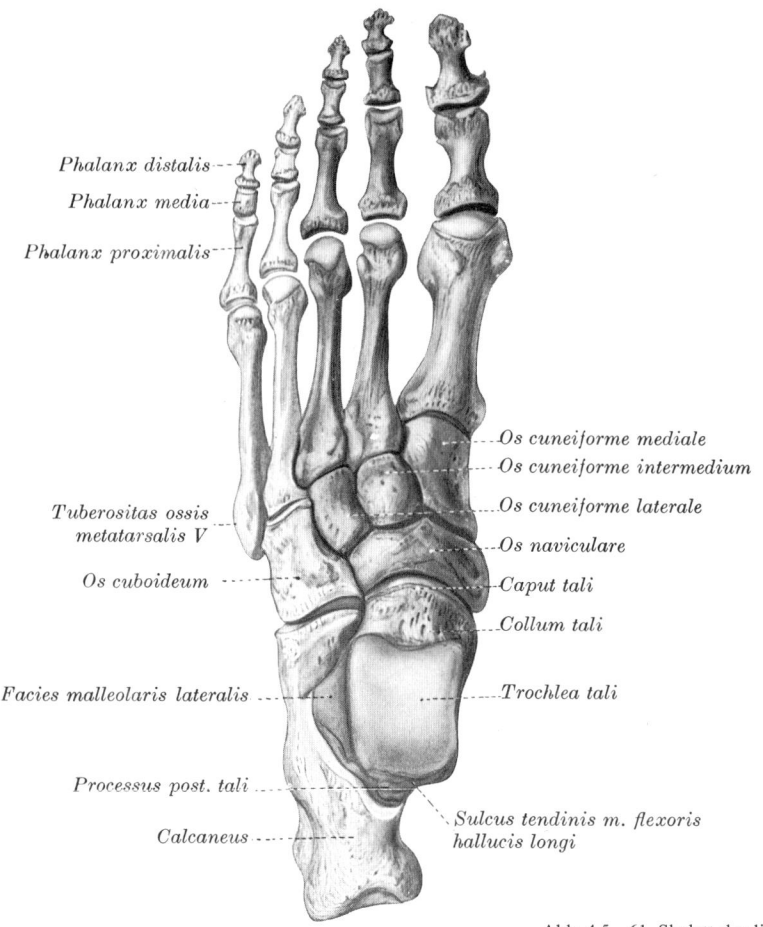

Phalanx distalis

Phalanx media

Phalanx proximalis

Tuberositas ossis
metatarsalis V

Os cuboideum

Facies malleolaris lateralis

Processus post. tali

Calcaneus

Os cuneiforme mediale

Os cuneiforme intermedium

Os cuneiforme laterale

Os naviculare

Caput tali

Collum tali

Trochlea tali

Sulcus tendinis m. flexoris
hallucis longi

Abb. 4.5—61. Skelett des linken Fußes von oben. Die beiden
vom Calcaneus ausgehenden lateralen Strahlen heller getönt.

das Gelenkbett gelagert, das durch den *Sulcus calcanei* durchschnitten wird. Dieser Sulcus bildet zusammen mit der Rinne des Talus einen Kanal, der, wie
oben bemerkt, vom *Sinus tarsi* aus zugänglich ist.
Hinter dem Sulcus liegt die hintere konvexe Gelenkfläche, *Facies articularis talaris posterior,* vor ihm
die meist zweigeteilte vordere und mediale *Facies articularis talaris anterior et media*. Die mediale Facette erstreckt sich auf einen Vorsprung, der sich wie
eine Konsole unter den Talus schiebt und nach seiner Bedeutung als *Sustentaculum tali* bezeichnet
wird. Unter dem Sustentaculum verläuft in einer
Rinne die Sehne des M. flexor hallucis longus. Während das Gelenkbett für den Talus schräg zur Achse
des Calcaneus liegt, befindet sich an der vorderen
Stirnseite des Knochens eine Verbindungsfläche
zum Kuboid, *Facies articularis cuboidea*. Am lateralen Knochenrand findet sich eine Rinne für die Pe-
roneussehnen, die oft durch einen kurzen Fortsatz,
Trochlea peronealis, zurückgehalten werden. In seltenen Fällen wird die Trochlea peronealis abnorm

groß und macht dann Beschwerden. Eine Buckelbil-
dung an der Hinterfläche des Calcaneus kann
infolge von Reibung am Schuhwerk entzündliche
Schwellungen hervorrufen.

Das *Kahnbein, Os naviculare*, ist mit entsprechenden Gelenken zwischen den Kopf des Talus
und die drei Keilbeine geschaltet. Die am Fußrük-
ken gewölbte Fläche des kurzen Knochens geht
medial in einen stumpfen Vorsprung über, der am
Innenrand des Fußes zu tasten ist: *Tuberositas ossis
navicularis*. Diesem liegt in etwa 11% der Fälle ein
abzessorisches Knochenstück an: das Os tibiale externum, das Beziehung zur Sehne des Tibialis post.
besitzt und äußerlich am medialen Fußrand vortreten kann. Es kann zu Beschwerden Anlaß geben.

Die drei *Keilbeine, Ossa cuneiformia mediale, intermedium, laterale* (Abb. 4.5—56 u. 4.5—61), tragen ihren Namen deshalb, weil wenigstens das zweite und dritte einem Keil gleicht, dessen Schneide
plantarwärts gerichtet ist. Solche keilförmigen Bausteine sind notwendig, um das Quergewölbe aufzu-

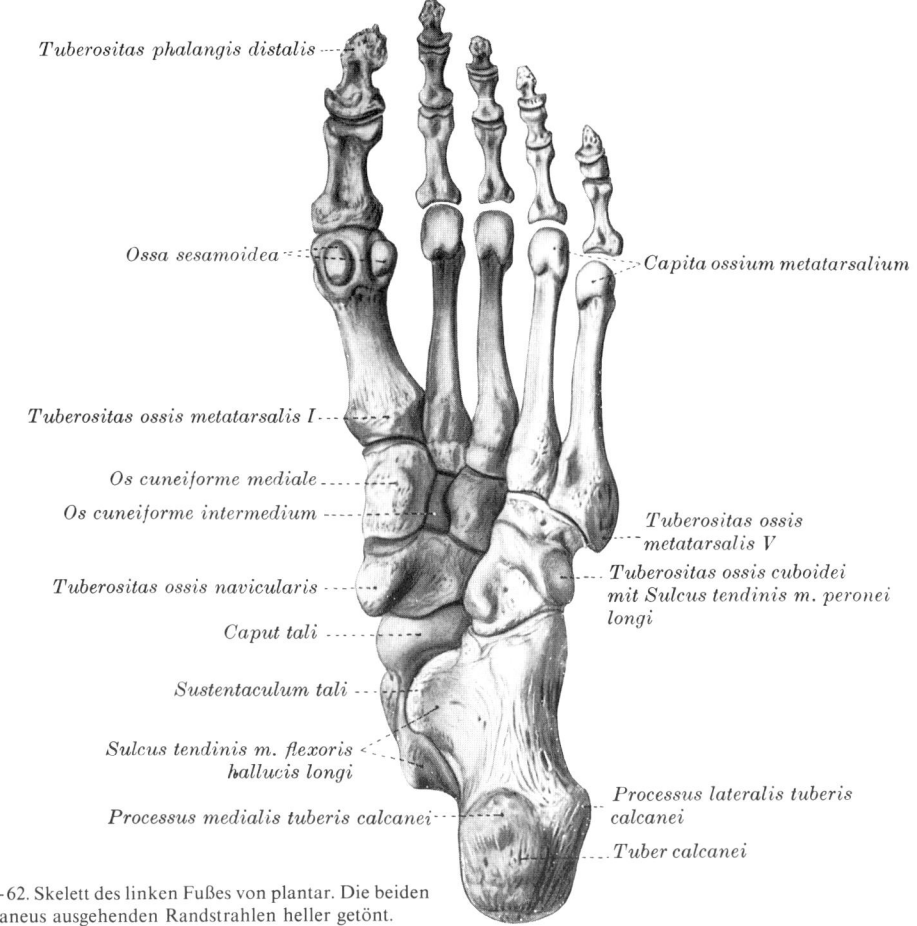

Tuberositas phalangis distalis

Ossa sesamoidea

Capita ossium metatarsalium

Tuberositas ossis metatarsalis I

Os cuneiforme mediale

Os cuneiforme intermedium

Tuberositas ossis metatarsalis V

Tuberositas ossis navicularis

Tuberositas ossis cuboidei mit Sulcus tendinis m. peronei longi

Caput tali

Sustentaculum tali

Sulcus tendinis m. flexoris hallucis longi

Processus lateralis tuberis calcanei

Processus medialis tuberis calcanei

Tuber calcanei

Abb. 4.5—62. Skelett des linken Fußes von plantar. Die beiden vom Calcaneus ausgehenden Randstrahlen heller getönt.

bauen. Das erste, mediale Keilbein, das den Großzehenstrahl trägt, ist das größte. Es ist allein plantarwärts verdickt. Das zweite, mittlere ist das kleinste und kürzeste, so daß es distal gegen seine Nachbarn zurückspringt und auch nach der Fußsohle zu weniger vorragt. Daher liegt der Scheitel des Quergewölbes in Höhe des zweiten Strahles. Jedes Keilbein hat eine Gelenkfläche für das Naviculare und eine für den Nachbarn. Das dritte, laterale Keilbein hat lateral eine Gelenkfläche gegen das Kuboid, auch erreicht es seitlich die Basis des Metatarsale IV.

Das *Würfelbein, Os cuboideum,* verbindet sich proximal über eine schwach konvexe Fläche mit dem Calcaneus, distal mit dem Metatarsale IV und V, so daß am lateralen Fußrand nur zwei Fußwurzelknochen hintereinandergeschaltet sind (Abb. 4.5—57). An der medialen Seite besteht, dem oberen Rand genähert, eine Gelenkfläche für das Cuneiforme laterale, dahinter schließt sich oft eine kleine Facette für das Naviculare an. An der kurzen lateralen Fläche beginnt ein Einschnitt, der sich plantar

in einen Sulcus für die Sehne des M. peroneus longus fortsetzt. Nach hinten zu wird der Sulcus abgedämmt durch eine *Tuberositas ossis cuboidei.*

Wenn man den Fußrücken mit der Sohle vergleicht, erkennt man, daß fast alle Tuberositäten, ob sie besonders benannt sind oder nicht, an der Konkavität des Gewölbes vorragen, während der Rücken verhältnismäßig glatt ist. Diese Rauhigkeiten dienen den Muskeln und Bändern der Fußsohle, die zahlreicher sind als die des Fußrückens, zum Ansatz und bieten somit Angriffspunkte zur Verklammerung des Fußgewölbes.

Metatarsus, Mittelfuß (Abb. 4.5—61 bis 4.5—65)

Von den fünf Mittelfußknochen, *Ossa metatarsalia* I bis V, ist jener, der die Großzehe trägt, der stärkste. Das erklärt sich aus der Tatsache, daß beim Gehen der erste Strahl bei der Abwicklung des Fußes vom Boden am meisten beansprucht wird und schon beim Stehen etwa den doppelten Druck auszuhalten hat wie die übrigen. Die folgenden vier

415

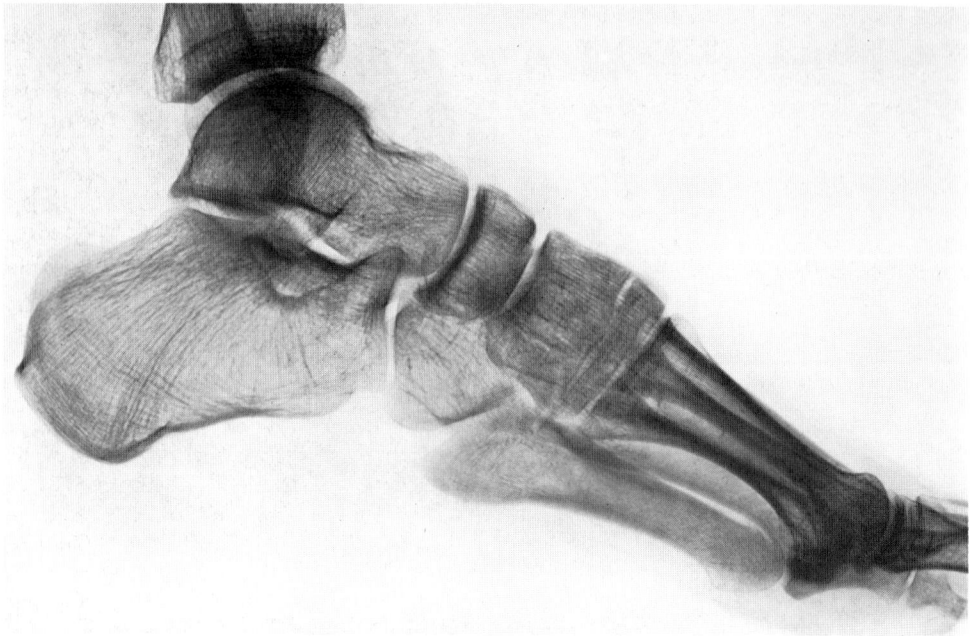

Abb. 4.5—63. Röntgenbild des Fußes, tibiofibularer Strahlengang. Bezeichnung der Knochenpunkte s. Abb. 4.5—63 (aus BIRK-NER, R.: Das typische Röntgenbild des Skeletts. Standardbefunde und Varietäten vom Erwachsenen und Kind. Urban & Schwarzenberg, München 1977).

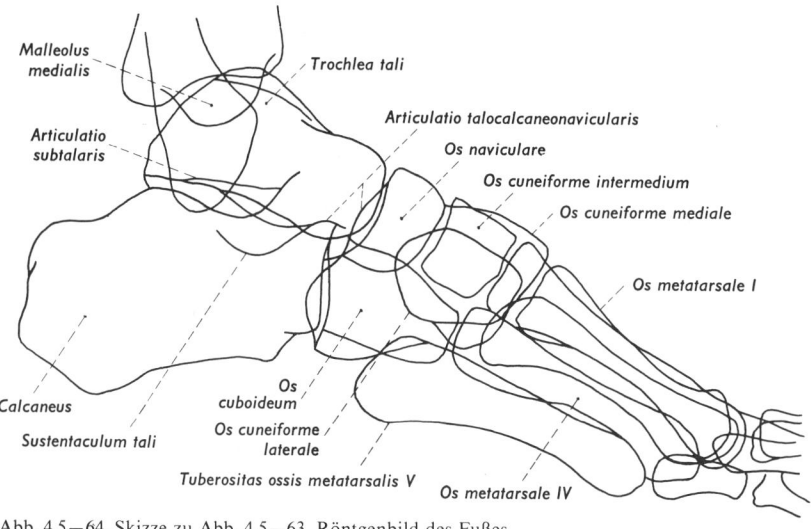

Abb. 4.5—64. Skizze zu Abb. 4.5—63, Röntgenbild des Fußes.

Knochen sind schlanker, jedoch ist der fünfte stärker als seine beiden Vorgänger. Die Basis jedes Metatarsale wendet je eine Gelenkfläche zu den Tarsalia (Cuneiformia und Cuboideum) und hat seitliche Gelenkflächen für die Nachbarn. Da das zweite Keilbein zurückspringt, schiebt sich das zweite Metatarsale ein kurzes Stück in die Reihe der Tarsalia hinein und gerät in gelenkige Berührung mit dem er-

sten Keilbein statt mit dem ersten Metatarsale. Eine kleine Facette reicht auch an das dritte Keilbein. Durch diese Staffelung bekommt die LISFRANCsche Linie (Abb. 4.5—54) eine charakteristische Unterbrechung. Entsprechend dem Cuneiforme intermedium ist auch die Basis des Metatarsale II deutlich keilförmig gestaltet und wird in der Ansicht von plantar (Abb. 4.5—62) durch eine Tuberositas des

Metatarsale I teilweise noch überlagert, so daß sie im ganzen von der Sohlfläche abgedrängt erscheint und den Scheitel des Fußgewölbes bildet. Die Basis des fünften Metatarsale hat lateral eine *Tuberositas ossis metatarsalis V* für den Ansatz des M. peroneus brevis. Dieser Vorsprung ist ein wichtiger Merkpunkt am äußeren Fußrand.

Die Mittelstücke der Metatarsalia sind bei II bis IV dreikantig mit einer dorsal gerichteten Leiste. Ähnlich wie beim Schienbein ist diese Form vermutlich durch seitlich anlagernde Muskeln (Mm. interossei) bedingt. Die Köpfe, Capita, erstrecken sich mit ihrer Gelenkfläche auch auf die Plantarseite. An den abgeflachten Seitenflächen finden sich Grübchen und Höckerchen zur Befestigung von Bändern. Auf der plantaren Gelenkfläche des ersten Metatarsale schleifen in zwei Rinnen zwei im Bandapparat entstandene Sesambeine. Auch in der Gelenkkapsel des fünften Metatarsale findet sich zuweilen ein unpaares Sesambein.

Die langgestreckten Mittelfußknochen werden bei Ermüdung der Muskulatur, die als Zuggurtung wirkt, verstärkt auf Biegung beansprucht. Denn die Plantaraponeurose kann die aus einer Insuffizienz der kurzen Fußmuskeln resultierende große Belastung nur für kurze Zeit übernehmen. Dann aber wird sie gedehnt und damit die Verspannung von dem tiefer liegenden Lig. plantare longum übernommen. In diesem Fall kommt es bei jedem Schritt zu einer erheblichen Beanspruchung der Mittelfußknochen. Da die Metatarsalia aber nicht an starke Biegebelastung angepaßt sind, wird an den überbeanspruchten Stellen eine Knochenresorption eintreten können, wodurch die Voraussetzungen für eine *Ermüdungs-* oder *Marschfraktur* gegeben sind.

Bei einer langsameren Entwicklung der Insuffizienz der kurzen Fußmuskeln und einer weniger akuten Beanspruchung der Metatarsalia wird Zeit für einen Knochenumbau gewonnen. Allerdings ist das Lig. plantare longum der dabei auftretenden Zugspannung auf die Dauer nicht gewachsen. Seine Dehnung leitet die Ausbildung eines *Pes planus* ein.[1])

Phalangen (Abb. 4.5—61, 4.5—62 u. 4.5—65)

Im Vergleich mit den Fingern der Hand und den Zehen des Greiffußes der Primaten sind die Zehen des menschlichen Fußes mit dem Verlust der Greiffunktion rückgebildet. Man unterscheidet die Grund-, Mittel- und Endphalanx, *Phalanx proximalis, media et distalis,* wovon die Grundphalanx die längste ist und gegen die Metatarsalia nach dorsal gestreckt gehalten wird. Die Großzehe besitzt wie

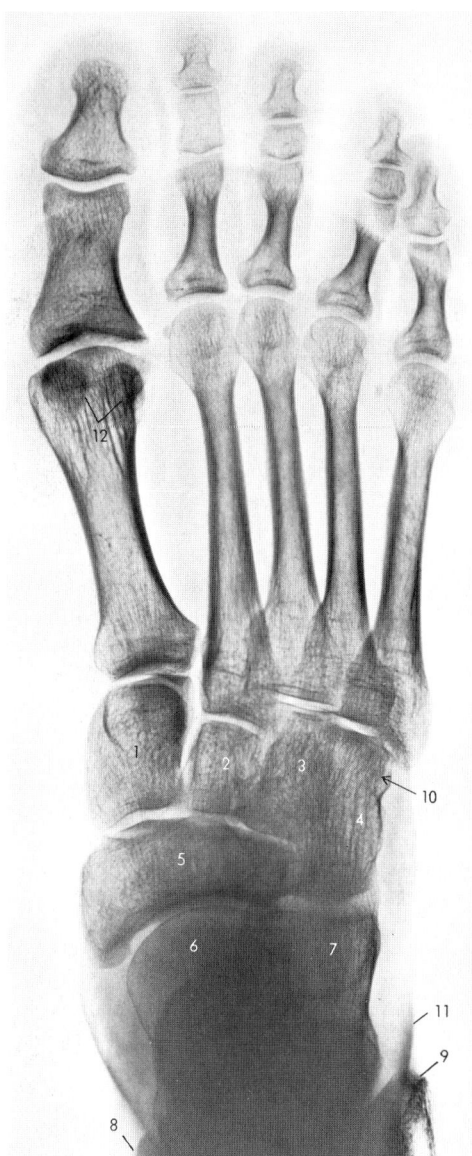

Abb. 4.5—65. Röntgenbild des Fußes, plantodorsaler Strahlengang. Vgl. mit Abb. 4.5—62 (aus BIRKNER, R.: Das typische Röntgenbild des Skeletts. Standardbefunde und Varietäten vom Erwachsenen und Kind. Urban & Schwarzenberg, München 1977). 1—3 = Ossa cuneiformia, 4 = Os cuboideum, 5 = Os naviculare, 6 = Caput tali, 7 = Calcaneus, 8 = Spitze des Malleolus medialis, 9 = Spitze des Malleolus lateralis, 10 = Sulcus tendinis m. peronei longi, 11 = Weichteilkontur, 12 = Ossa sesamoidea.

der Daumen nur zwei Phalangen, die entsprechend der größeren Beanspruchung an Stärke die Phalangen der anderen Zehen bedeutend übertreffen. Auch ist die Großzehe bei Erwachsenen gewöhnlich die längste, während bei Kindern oft die zweite Zehe länger ist. Auch bei antiken Bildwerken wird mit Vorliebe die zweite Zehe als die längste dargestellt. Die fünfte Zehe ist offenbar noch in weiterer Rückbildung begriffen, da bereits in 36 bis 50% die

Mittel- und Endphalanx miteinander verwachsen sind und auch im Knorpelzustand keine Trennung mehr erkennen lassen.

Verbindungen des Fußskeletts

Allgemeines

Am Fuß unterscheiden wir zwei Hauptgelenke (Abb. 4.5—66). Davon stellt das eine als *oberes Sprunggelenk* die Verbindung zwischen den Unterschenkelknochen und dem Talus dar. In diesem Scharnier erfolgt das Heben und Senken der Fußspitze. Will man diese Bewegungen als Beugung und Streckung bezeichnen, ist zu beachten, daß der Fuß senkrecht zum Unterschenkel steht und die genannten Bewegungen mit denen der Hand nicht ohne weiteres verglichen werden können. Eine Bezeichnung, die auch Rücksicht auf die Benennung der entsprechenden Muskeln nimmt, wäre *Dorsalextension* und *Plantarflexion*. Statt des Ausdrucks Dorsalextension ist aber auch die Bezeichnung Dorsalflexion gebräuchlich.

Das andere Hauptgelenk ist das *untere Sprunggelenk*, das zwar anatomisch in Unterabteilungen zerfällt, funktionell aber eine Einheit bildet. In diesem Gelenk bewegt sich der Fuß gegen den Talus im Sinne einer Hebung des medialen Fußrandes = *Supination*, und einer Hebung des lateralen Fußrandes = *Pronation*.

Mit der Pronation ist zwangsläufig eine Abduktion + Dorsalextension, mit der Supination eine Adduktion + Plantarflexion vorhanden. Der Kürze halber wird diese Mischbewegung nach der hervorstehenden Komponente als Pro- und Supination bezeichnet.

Verglichen mit den Sprunggelenken, die, wie der Name ausdrückt, über und unter dem Sprungbein liegen, treten die übrigen Fußwurzelgelenke an Bedeutung zurück. Eine stärkere Beweglichkeit einzelner Tarsalia oder Metatarsalia würde das Gefüge des Stützfußes lockern, ein knöcherner Verband würde andererseits eine starre Fußplatte schaffen, die keine federnde Anpassungsfähigkeit besäße. Nur die Zehenglieder bewahren einen größeren Bewegungsumfang.

Oberes Sprunggelenk

Die distalen Enden der Unterschenkelknochen umfassen die Talusrolle wie eine Klammer. Dadurch erhält das Gelenk eine große Festigkeit und Sicherheit. Die beiden Knochen der Klammer sind durch straffes Bindegewebe in einer Bandhaft federnd vereinigt. Diese Federung kommt zur Geltung, wenn bei der Hebung des Fußes der nach vorn verbreiterte Teil der Sprungbeinrolle sich der Mitte des Rollendaches nähert und dabei die Knöchelgabel um 2 bis 3 mm auseinanderdrängt. Bei der Abdrängung des Malleolus lateralis öffnet sich zwischen ihm und der Tibia ein kleiner Spalt, der in der Ruhelage von einer Synovialfalte ausgefüllt ist. An der Federung beteiligt sich nicht nur die Bandhaft, es wird vielmehr auch der Fibulaschaft um ein geringes von der Tibia abgebogen.

Beim gehobenen Fuß ist mithin der Gelenkschluß am festesten, die Sicherheit für das Abstoßen des Körpers beim Gehen ist am größten. Das abstoßende Bein, das durch die Streckung im Hüft- und Kniegelenk zu einer Säule verfestigt ist, wird in die-

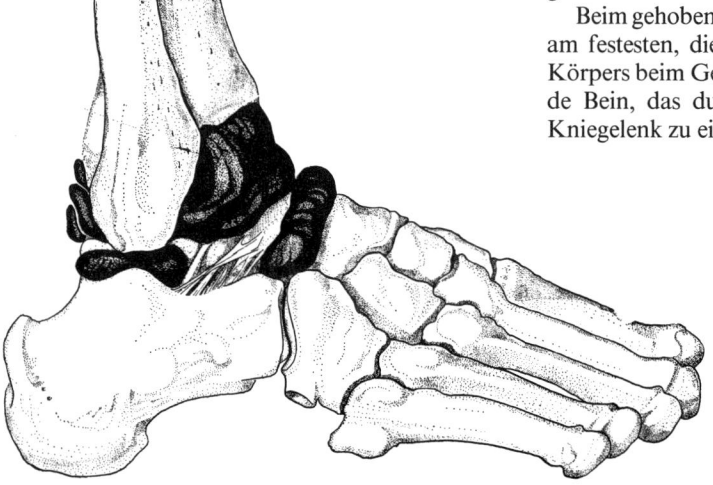

Abb. 4.5—66. Darstellung der Sprunggelenke durch Ausguß der Gelenkräume mit einer erstarrenden Masse. Die dünnen Kapselanteile wölben sich vor.

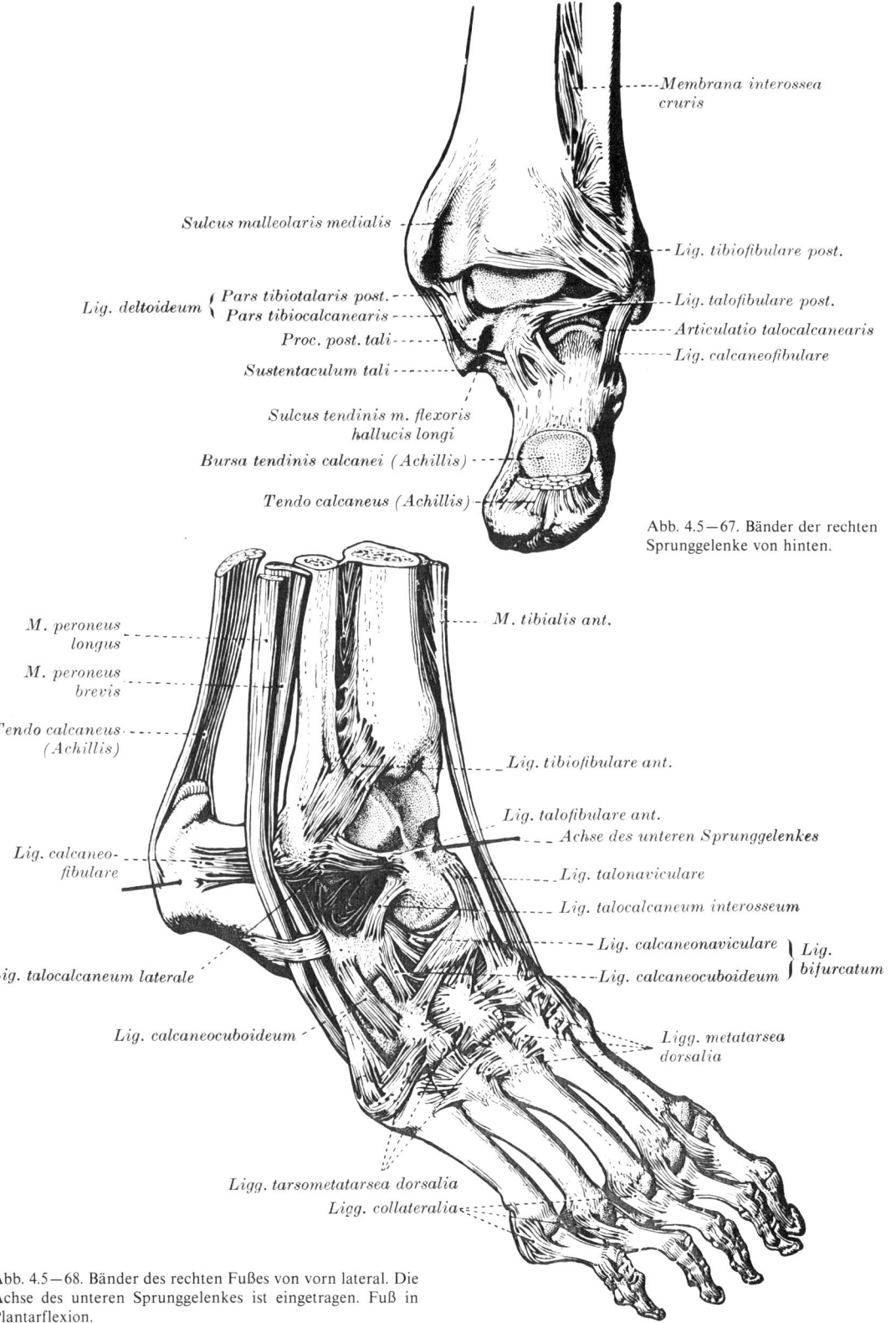

Membrana interossea cruris

Sulcus malleolaris medialis

Lig. tibiofibulare post.

Lig. deltoideum { Pars tibiotalaris post.
Pars tibiocalcanearis

Lig. talofibulare post.

Proc. post. tali

Articulatio talocalcanearis

Sustentaculum tali

Lig. calcaneofibulare

Sulcus tendinis m. flexoris hallucis longi

Bursa tendinis calcanei (Achillis)

Tendo calcaneus (Achillis)

Abb. 4.5–67. Bänder der rechten Sprunggelenke von hinten.

M. peroneus longus

M. tibialis ant.

M. peroneus brevis

Tendo calcaneus (Achillis)

Lig. tibiofibulare ant.

Lig. talofibulare ant.

Achse des unteren Sprunggelenkes

Lig. calcaneofibulare

Lig. talonaviculare

Lig. talocalcaneum interosseum

Lig. calcaneonaviculare } Lig. bifurcatum

Lig. talocalcaneum laterale

Lig. calcaneocuboideum

Lig. calcaneocuboideum

Ligg. metatarsea dorsalia

Ligg. tarsometatarsea dorsalia

Ligg. collateralia

Abb. 4.5–68. Bänder des rechten Fußes von vorn lateral. Die Achse des unteren Sprunggelenkes ist eingetragen. Fuß in Plantarflexion.

419

ser Stellung auch gegen die Fußplatte fixiert. Auch die Hockstellung, z. B. beim Skifahren, sichert die Festigkeit der Fußgelenke. Umgekehrt federt bei gesenktem Fuß die Fibula in ihre Ruhelage zurück, das Sprungbein bekommt einen größeren Spielraum in der Knochengabel, der vordere Teil der Talusrolle tritt aus der Knochengabel hervor und ist beim Lebenden zu tasten. Diese Stellung wird beim Aufspringen bevorzugt, weil der Stoß in ihr durch die Spannung der Muskulatur elastisch federnd abgefangen werden kann. Die *Gelenkkapsel* entspringt vom Umfang der Gelenkränder und greift nur vorn ein Stück weit auf den Talushals über. Die Knöchel bleiben außerhalb des Gelenkes. Vorn und hinten ist die Kapsel schlaff und dünn, so daß sie bei der Präparation leicht verletzt wird. Bei Gelenkergüssen wird eine Schwellung vor allem vorn vor den Knöcheln sichtbar. Die Sehnenscheiden der Extensoren sind mit der Vorderwand verlötet und bewahren sie vor dem Einklemmen.

Von den Verstärkungsbändern verbinden die sog. *Gabelbänder* als *Lig. tibiofibulare anterius et posterius* (Abb. 4.5—67 u. 4.5—68) die beiden Unterschenkelknochen. Sie haben die gleiche Streichrichtung wie die Membrana interossea. Bandmassen dringen auch in den Spalt zwischen beide Knochen ein. Das hintere Band schleift auf einer kleinen Facette der Talusrolle.

Wie jedes Scharniergelenk hat auch das obere Sprunggelenk Seitenbänder, die von der Spitze der Knöchel fächerförmig ausstrahlen und auf den Talus und Calcaneus treffen. Die zum Calcaneus ziehenden mittleren Stränge beider Seiten- oder Knöchelbänder überspringen beide Sprunggelenke.

Medial werden die kräftigen Faserzüge in ihrer Gesamtheit als *Lig. deltoideum* (Abb. 4.5—70) bezeichnet. Sie befestigen sich an der medialen Seite des Talus, greifen darüber hinaus nach vorn zum Naviculare, nach abwärts zum Sustentaculum tali. Einzelne Bandzüge werden unterschieden als: Pars tibiotalaris, Pars tibionavicularis und Pars tibiocalcanearis. Das *laterale Seitenband* zerfällt deutlich in getrennte Züge, von denen je einer nach vorn und hinten zum Talus, ein dritter, mittlerer Strang abwärts zum Calcaneus verläuft. Die Einzelbänder heißen nach den verbundenen Knochen: *Lig. talofibulare anterius et posterius, Lig. calcaneofibulare* (Abb. 4.5—68). Das Lig. talofibulare posterius liegt unter der Gelenkkapsel.

Durch diese Anordnung ist gewährleistet, daß immer ein Teil beider Seitenbänder bei allen Bewegungen im oberen Sprunggelenk gespannt bleibt, so daß eine sichere Führung zustande kommt. Die stärkste Beanspruchung erleiden die Seitenbänder, wenn der Fuß z. B. in einer Wegfurche, zwischen Steinen oder am Ski hängen bleibt und der Körper

nach medial oder lateral umfällt. Bei diesem Umkippen halten oft die Bänder stand, während ein Knochenstück am Bandansatz abreißt. Diese Rißbrüche der Knöchel sind ein Zeichen für die Festigkeit der Bänder. Da die mittleren Stränge beider Seitenbänder auch das untere Sprunggelenk überbrücken, wird bei ihrer Verletzung auch das untere Sprunggelenk in Mitleidenschaft gezogen. Wenn sich bei festgestelltem Fuß der Unterschenkel mit dem Körper gewaltsam dreht, kann es auch zu Beschädigungen des Bandapparates kommen, gelegentlich unter Sprengung der Malleolengabel.

Das obere Sprunggelenk wird ständig beim Gehen gebraucht. Die quere Drehachse des Scharniers verläuft durch beide Malleolen. Aus der Normalstellung, in der der Fuß mit dem Unterschenkel einen rechten Winkel bildet, ist eine aktive Hebung um etwa 20° und eine Senkung um 30° möglich. Beim Gehen auf einer Ebene, deren Steigungsgrad größer als 20 bis 30° ist, muß sich der hintere Teil der Fußsohle vom Boden abheben, da der Fuß eine stärkere Dorsalerhebung nicht gestattet.

Unteres Sprunggelenk

Der Talus als Schlußstück des Fußgewölbes überträgt die Körperlast auf den lateral und unter ihm liegenden Calcaneus und das medial vor ihm liegende Naviculare. Das untere Sprunggelenk enthält die überknorpelten Druckaufnahmeflächen und gestattet zugleich eine Bewegung des Fußes in sich, die oben als Auswärts- und Einwärtskantung beschrieben wurde. Das Mosaik der Gelenkflächen wird durch ein *Lig. talocalcaneum interosseum* in eine hintere und eine vordere Kammer geschieden (Abb. 4.5—69).

Das *hintere Gelenk*, Articulatio subtalaris, besteht aus der schwach konvexen hinteren Gelenkfläche des Calcaneus und der entsprechend konkaven des Taluskörpers.

Das *vordere Gelenk*, Articulatio talocalcaneonavicularis, bildet aus mehreren Gelenkflächen eine Pfanne um den Taluskopf. An der Bildung dieses Gelenkbettes beteiligen sich die vordere und mediale Gelenkfläche des Calcaneus, die schräg auf das Sustentaculum tali heraufreichen und oft zusammenhängen. In letztem Fall nennt man die Fläche *Facies articularis talaris anterior bipartita*. Nach vorn folgt die eiförmige Pfanne des Naviculare. Die noch bestehende Lücke im Knochengerüst wird plantarwärts geschlossen durch das *Pfannenband, Lig. calcaneonaviculare plantare*, das nach dem Gelenk hin eine überknorpelte Schleiffläche besitzt. Das Pfannenband fesselt das Naviculare an den Calcaneus, so daß beide Knochen nicht durch den Taluskopf auseinandergedrängt werden können.

Das Band bewirkt eine Längsverspannung des Fußes im Bereich der größten Höhe und der primär belasteten und konstruktiv heikelsten Region des tibialseitigen Längsgewölbes. Es ist als passives Element für den Gelenkschluß zwischen Talus und Calcaneus einerseits, zwischen Talus und Naviculare andererseits von größter Bedeutung. Eine Funktion im Sinne des „Tragens" des Taluskopfes kommt ihm nicht zu.[1]) Die Spannung des Bandes ist also wichtig für den Zusammenhalt des Gelenkbettes. Bei einer Erschlaffung des Bandes, die allerdings niemals isoliert auftritt, werden das Abrutschen und Tiefertreten des Talus, also die Bildung des Plattfußes, begünstigt („Plattfußband"). Durch die Zusammenfügung aus zwei Knochen und einem Band wird die Pfanne etwas nachgiebig, so daß sie kleine Inkongruenzen zwischen Kopf und Pfanne, die bei der Bewegung auftreten, ausgleichen und den festen Schluß im Gelenk gewährleisten kann.

Die *Kapseln* umschließen jede Kammer des unteren Sprunggelenkes für sich und sind an der Peripherie der Gelenkflächen befestigt. Die Scheidewand bildet das überaus kräftige *Lig. talocalcaneum interosseum*, das breit am Eingang des Sinus tarsi beginnt (Abb. 4.5—68) und bis zum medialen unteren Ende des Knochenkanals vordringt. Die Fasermassen überkreuzen sich teilweise, indem die hinteren Fasern schräg nach vorn ziehen, die vorderen Fasern medianwärts aufsteigen. Jedoch zeigt der Faserverlauf manche individuellen Schwankungen, die mit der Gestalt der verbundenen Knochen zusammenhängen müssen. Würden alle Fasern lotrecht verlaufen und auf dem kürzesten Wege die Tarsalbucht überqueren, wären die typische Bewegung im unteren Sprunggelenk ausgeschlossen und die Sicherung gegen das Abrutschen des Talus nach medial vermindert. Durch die bestehende Anordnung werden das Abrutschen gehemmt und die Beweglichkeit nicht ausgeschlossen. Da die Achse des unteren Sprunggelenkes senkrecht die Fläche des Bandes kreuzt, werden bei der Einwärtskantung die Sinus tarsi zum Klaffen gebracht und die hier liegenden Anteile des Bandes gespannt. Umgekehrt spannen sich bei Auswärtskantung die hinteren Fasern des Zwischenknochenbandes.

In der Kapselwand lassen sich Faserzüge abgrenzen, die den ungefähr würfelförmigen Taluskörper an allen vier Seiten mit dem Calcaneus verbinden. Diese vier Bänder liegen vorn, hinten, medial und lateral; die stärksten sind das *Lig. talocalcaneum mediale et laterale*. Sie müssen so gerichtet sein, daß sie die Bewegungen erst in den Grenzstel-

lungen hemmen. Daher verlaufen das mediale und laterale schräg. Das vordere Band findet sich direkt hinter den Fasermassen des Lig. talocalcaneum interosseum. Der Körper des Talus ist durch zahlreichere Bänder an den Calcaneus gefesselt als der Kopf, dessen Plantarfläche überknorpelt ist und nur am Rand der Gelenkfläche Haftstellen für Bänder freiläßt. Im ganzen sind die stärksten Bänder des Fußes um die Sprunggelenke konzentriert. Wichtiger als die genannten vier Kapselverstärkungen sind jene Anteile der Seitenbänder des oberen Sprunggelenkes, die sich an den Calcaneus und an das Naviculare haften, *Pars tibiocalcanearis, Lig. calcaneofibulare* und *Pars tibionavicularis*.

Bei den *Bewegungen im unteren Sprunggelenk* sind alle zugehörigen Gelenkflächen beteiligt. Die einzelnen Teilbewegungen kann man auf eine gemeinsame „Kompromißachse" beziehen, die vorn medial in den Sprungbeinhals eintritt, den Sinus tarsi kreuzt und an der lateralen Seite des Fersenbeinhöckers wieder herauskommt (Abb. 4.5—68). Die Achse steht in jeder Hinsicht schräg, und ihre genaue Lage wechselt bei verschiedenen Individuen. Bei der Drehung um eine derart schräge Achse bewegt sich der Calcaneus mit dem übrigen Fuß so, daß immer mit einer Adduktion eine Supination und Plantarsenkung verbunden sind. Nach der anderen Richtung sind Abduktion, Pronation und Hebung der Fußspitze zu einer Mischbewegung verkoppelt. Die Hebung und Senkung der Fußspitze können durch Mitbewegungen im oberen Sprunggelenk und den vorderen Fußgelenken verdeckt werden. Wie bei einer „Maulschellenbewegung" der Hand wird der Fuß um den Talus herumgeführt. Wenn der Fuß aufgesetzt ist, kann die Bewegung auch umgekehrt stattfinden, derart, daß der Talus mit dem Unterschenkel sich gegen den übrigen Fuß in gleichem Sinne wie oben bewegt. Eine gute Vorstellung von dem Charakter der Bewegungen in beiden Sprunggelenken erhält man, wenn man in der Fechterstellung den Körper auf den feststehenden Füßen vor- und zurücknimmt. Dabei finden beim vorgestellten Fuß Bewegungen im oberen Sprunggelenk, beim hinteren Fuß Bewegungen im unteren Sprunggelenk statt.

Der Umfang der Einzelbewegung im unteren Sprunggelenk beträgt für Pro- und Supination durchschnittlich 13°, ebensoviel für die Seitwärtsbewegungen, während die Hebung und Senkung der Fußspitze nur halb so groß sind. Der Bewegungsumfang im unteren Sprunggelenk wird erweitert durch Mitbewegungen in der gleich zu besprechenden CHOPARTschen Gelenklinie. Durch diese Ergänzung kann der Fuß u. U. so weit einwärtsgekantet werden, daß der mediale Fußrand senkrecht über dem lateralen steht.

---

[1]) v. VOLKMANN, R.: Zur Anatomie und Mechanik des Lig. calcaneonaviculare plantare sensu strictiori. Anat. Anz. 134 (1973) 460—470

Bei der Einwärtskantung wird das Fußgewölbe vertieft, der Höcker des Naviculare nähert sich dem Sustentaculum tali, am Fußrücken treten Taluskopf und Vorderrand des Calcaneus stärker hervor.

Kurze Zusammenfassung: Die Malleolengabel des *oberen Sprunggelenkes,* verbunden durch die *Lig. tibiofibulare anterius et posterius,* umfaßt die Talusrolle. Das tibiale Kollateralband = *Lig. deltoideum,* das fibulare = *Lig. talofibulare anterius et posterius* und *Lig. calcaneofibulare. Scharnier* mit querer Drehachse. Dorsalextension und Plantarflexion. Unteres Sprunggelenk zwischen Talus, Calcaneus, Naviculare und *Lig. calcaneonaviculare plantare* (Pfannenband), durch das *Lig. talocalcaneum interosseum* im Sinus tarsi in eine vordere und hintere Kammer geschieden. Bewegungen um eine schräge Kompromißachse, die vom Hals des Talus durch den Sinus tarsi zur lateralen Seite des Fersenhöckers verläuft. *Supination* = Hebung des medialen Fußrandes, *Pronation* = Hebung des lateralen. Der Fuß dreht sich um den Talus. Bei Supination zugleich Adduktion und Plantarsenkung, bei Pronation Abduktion und Hebung der Fußspitze („Maulschellenbewegung").

Übrige Fußgelenke (Abb. 4.5—61 bis 4.5—65)

Die *Articulatio calcaneocuboidea* besitzt schwach sattelförmige Gelenkflächen und eine eigene Gelenkkapsel, die dorsal und plantar durch Bänder verstärkt ist. Zusammen mit der Articulatio talonavicularis bildet sie die S-förmig geschwungene CHOPARTsche Gelenklinie (Abb. 4.5—54), die als Amputationslinie von Bedeutung ist. Man kommt in den Gelenkspalt hinein, wenn man unmittelbar hinter dem vorspringenden Naviculare am medialen Fußrand einschneidet. Bei der Ausführung der Operation wird erst nach dem Durchtrennen des in der Tiefe versteckt liegenden *Lig. bifurcatum* die Abtragung des distalen Fußes möglich. Das Band wird daher als *Schlüsselband* der CHOPARTschen Gelenklinie bezeichnet. Es entspringt am vorderen Rand des Calcaneus und teilt sich am Ursprung in einen medialen Strang, der als *Lig. calcaneonaviculare* zur benachbarten Ecke des Naviculare verläuft, und einen lateralen Teil, *Lig. calcaneocuboideum,* der die Dorsalfläche des Kuboids erreicht. Erst nach dem Zerschneiden oberflächlicher Bandzüge und dem Ausräumen von Fett wird das Band in der Regel sichtbar.

Die *Articulatio cuneonavicularis* vermittelt die Verbindung des Naviculare mit den drei Keilbeinen. Nicht selten besteht auch eine Gelenkverbindung zwischen Naviculare und Cuboideum. Die einander zugekehrten Seiten der vier distalen Tarsalia besitzen ebenfalls Gelenke, die aber durch Lig. interossea beträchtlich eingeengt sind.

Eine praktisch wichtige Gelenklinie besteht zwischen den Stirnseiten der vier distalen Tarsalia und den Metatarsalia: *Articulationes tarsometatarseae.* Die Gelenkspalten setzen sich auch zwischen die Seitenflächen des II. bis V. Metatarsale fort und bilden dabei die Intermetatarsalgelenke. Die Gelenklinie ist nicht durchlaufend; erstens deshalb, weil, mit Ausnahme des I., je zwei Metatarsalia eine gemeinsame Gelenkkapsel besitzen, zweitens, weil die Linie mehrfach geknickt ist. Besonders springt der Kopf des II. Metatarsale nach proximal aus der Reihe (Abb. 4.5—54 u. 4.5—65). Ferner ist zu beachten, daß man am äußeren Fußrand hinter dem sichtbaren Höcker des Metatarsale V schräg nach vorn einschneiden muß, um in die Gelenkspalten hineinzugelangen. Die Gelenkreihe wird als LISFRANCsche *Amputationslinie* bezeichnet.

Die Beweglichkeit in den vorderen Fußgelenken ist gering; es handelt sich um straffe Gelenke, Amphiarthrosen, die meist passiv beim Aufsetzen des Fußes bewegt werden. Durch das Mosaik verschieblicher Knochen wird der Fuß zu einer federnden Platte, die sich auch den Unebenheiten des Bodens anpassen kann. Von den Metatarsalia sind nur die Randstrahlen etwas beweglich, ihnen stehen auch die größten Muskelmassen der Fußsohle zur Verfügung.

Verwindungsgelenke des Fußes: Trotz der relativ geringen Beweglichkeit in den vorderen Fußgelenken (Fußwurzel und Fußwurzel-Mittelfußgelenken) summiert sich die Beweglichkeit von Calcaneus, Naviculare, Cuneiformia, Cuboid und den fünf Metatarsalia gegeneinander in dem Sinne, daß die Verwringung (Torsion) des Fußes im Sinne der Gegenbewegung des Vorfußes zum Rückfuß (s. Abb. 4.5—47) in beachtlichem Maße möglich ist. Man überzeugt sich am lebenden Fuß von dieser Verwindungsmöglichkeit, indem man mit der einen Hand den Calcaneus am Verkanten hindert und mit der anderen die Gegend des Ballens um die Längsachse des Fußes gegen den Calcaneus verdreht. Diese Verwindung des Fußes findet bei jedem Schritt, beim Abwickeln des belasteten Fußes auf dem Boden, statt. Am wichtigsten ist die letzte Phase der Bewegung vor dem Abheben des Rückfußes vom Boden: Fußballen und Vorfuß sind jetzt dem Boden angedrückt und gegen den Rückfuß proniert, der Calcaneus wird infolge Zug des Triceps surae gegen den Vorfuß in den Verwindungsgelenken zunehmend supiniert, bis der Fuß vom Boden abgehoben und als Spielbein nach vorn geschwungen wird. Die gleiche isolierte Supination des Rückfußes findet aus gleichen Gründen beim hohen Zehenstand statt. Ist die Verwindung des Fußes in einem der vielen beteiligten Gelenke gestört, treten Schmerzen und Gehstörungen auf. Hieraus ergibt sich die

Wichtigkeit der vielen kleinen Gelenke des Mittelfußes und der Fußwurzel, obwohl ihre Beweglichkeit je für sich genommen geringfügig ist im Vergleich zu den großen Exkursionen im oberen und unteren Sprunggelenk. Die Verwindung des Fußes beim Gehen ist an Menschen, die barfuß laufen, sehr leicht zu beobachten, weniger leicht, wenn der Fuß im Schuh steckt. Daß die Verwindung aber auch im Schuh stattfindet und daß die Verwindungskräfte größer sind als die Festigkeit des Leders, beweist die Form länger getragener Schuhe.

Die *Zehengrundgelenke, Articulationes metatarsophalangeae,* umfassen die Köpfe der Mittelfußknochen und die verhältnismäßig kleinen Pfannen der Grundphalangen. Es handelt sich um Kugelgelenke. Die Zehenpfannen gleiten fast nur auf dem dorsalen Abschnitt der Mittelfußköpfe; der ventrale Teil der letzten wird von einer faserknorpeligen Bandscheibe bedeckt, die, in die Kapsel eingewebt, gewissermaßen die Pfanne plantarwärts vergrößert und bei der Großzehe regelmäßig zwei Sesambeine enthält.

Die Mittel- und Endgelenke der Zehen stellen Scharniere dar, bei denen die distalen Gelenkkörper mit einer Führungsrinne versehene Platten bilden, während die Basen der Mittel- und Endphalangen Pfannen mit Führungsleisten besitzen. An der Plantarseite enthält die Kapsel ähnliche Verstärkungen wie bei den Grundgelenken.

Alle drei Zehengelenke besitzen Seitenbänder, *Ligg. collateralia,* die Köpfe der Mittelfußknochen haben Querverbindungen, die als *Lig. metatarseum*

transversum profundum im wesentlichen den Horizontalschub hemmen.

Beim aufrechten Stand stehen die Zehen in den Grundgelenken in leichter Dorsalextension, so daß die unterpolsterten Köpfe der Mittelfußknochen als Stützpunkte freigegeben werden (Abb. 4.5—60 u. 4.5—70). In den Mittel- und Endgelenken besteht eine leichte Plantarbeugung, wodurch die Zehenballen wieder zur Erde abgebeugt werden. Im ganzen folgt daraus eine Art Klauenstellung, die bei der üblichen Skelettdarstellung meist nicht berücksichtigt wird. Aus dieser Stellung können die Zehen in dem Grundgelenk erheblich weiter nach dorsal als nach plantar gebeugt werden.

Das Kugelgelenk wird nicht voll ausgenutzt, insofern das Spreizen und Annähern der Zehen bei den Erwachsenen nur unvollkommen möglich ist, während bei Kindern eine größere Beweglichkeit besteht. Bei Dorsalextension findet ein unwillkürliches Spreizen statt. Bei der Großzehe ist eine aktive Seitenbewegung stark eingeschränkt. In den Mittelgelenken der Zehen ist von der Normalstellung aus nur eine Plantarbeugung möglich, in den Endgelenken sind Dorsal- und Plantarbewegung ausführbar, an der kleinen Zehe ist das Endglied infolge der Synchondrose oder Synostose in der Hälfte der Fälle unbeweglich. Bei der Hammer- oder Krallenzehe verschiebt sich das Grundglied auf den Rücken des Metatarsalkopfes. Die schmerzhafte Erkrankung ist meist eine Folge anderer Störungen im Gefüge des Fußes.

Trotz der wenig ausgiebigen Bewegungen sind

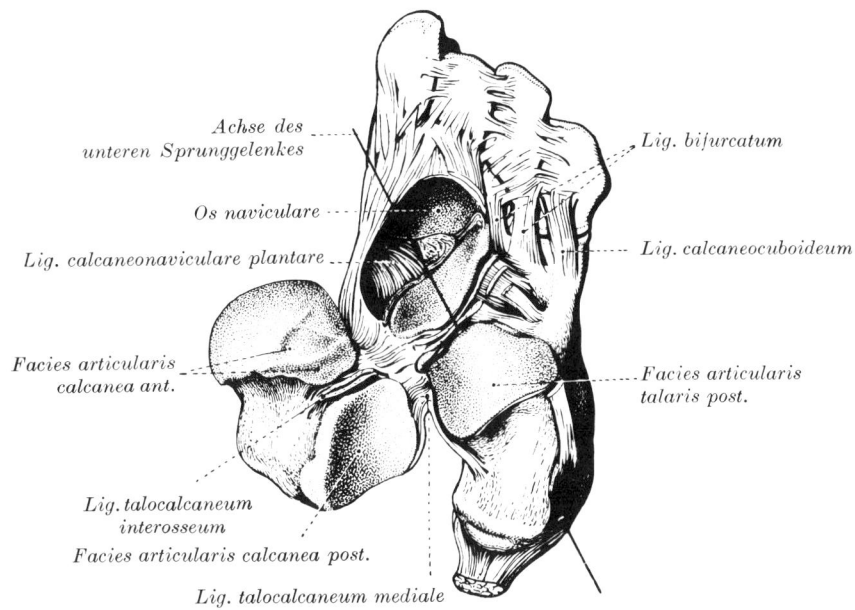

Abb. 4.5—69. Einblick in das untere Sprunggelenk von oben, Talus nach medial umgeschlagen.

die Zehen äußerst wichtig für das Gehen. Patienten ohne Zehen sind beim Gehen sehr behindert. Die um das Zehenstück verkürzte Fußplatte bietet beim Stehen eine kleinere Unterstützungsfläche und verliert beim Gehen ein Hebelstück für das Abstoßen vom Boden.

Kurze Zusammenfassung: CHOPART*sche Gelenklinie* = Articulatio calcaneocuboidea + Articulatio talonavicularis: eine Amputationslinie, beachte das *Lig. bifurcatum:* LISFRANC*sche Amputationslinie* zwischen den distalen Tarsalia und den Metatarsalia. *Verwindungsgelenke*, Verwindung des Fußes beim Gehen (Supination des Rückfußes). *Zehengrundgelenke:* Kugelgelenke, *Mittel- und Endgelenke* der Zehen: Scharniere mit *Kollateralbändern.*

Weitere Bänder des Fußes

Außer den bei den Sprunggelenken und Zehen aufgeführten Bändern sind die Bausteine des Fußes durch zahlreiche Einzelbänder verklammert. Es ist wichtiger, das Prinzip und die allgemeine Bedeutung dieses Bandapparates zu kennen, als jedes Band für sich zu betrachten.

Die stärksten Bänder finden sich plantar, wo sie mit ihren kräftigsten Anteilen in der Längsrichtung verlaufend das Fußgewölbe verklammern. Die hohen Knochenvorsprünge der plantaren Seite werden, soweit sie nicht von Sehnenansätzen besetzt sind, zu Ansätzen oder Sammelpunkten von Bändern. Dabei liegen die langen Bänder oberflächlich und verdecken teilweise die kurzen tiefen. Demgegenüber ist das Skelett des Fußrückens mehr ausgeebnet, die kurzen Bänder überspringen in der Regel senkrecht den Gelenkspalt und zeichnen damit den Verlauf der Spongiosaarchitektur (Abb. 4.5—54) nach. Aus den Namen der verbundenen Knochen ergibt sich die Bezeichnung der Bänder. Schließlich kann man als drittes System die Zwischenknochenbänder unterscheiden, die teilweise schon genannt wurden. Sie verbinden die Knochen mit Ausnahme der Zehen der Quere nach.

Da die Bänder von der Gestalt der verbundenen Knochen abhängig sind, wird eine Änderung der Knochengestalt auch von einer Änderung in der Anordnung des Bandapparates gefolgt sein. Daher sind viele individuelle Variationen möglich.

Das lange Sohlenband, *Lig. plantare longum* (Abb. 4.5—70), ist das längste Band des Fußes. Es entspringt von der Plantarfläche des Fersenbeines und erreicht mit seinen oberflächlichen Bündeln die Basen der Metatarsalia II bis V, nachdem die Fasern die Rinne für die Sehne des M. peroneus longus überbrückt haben. Die tieferen Teile bleiben an der

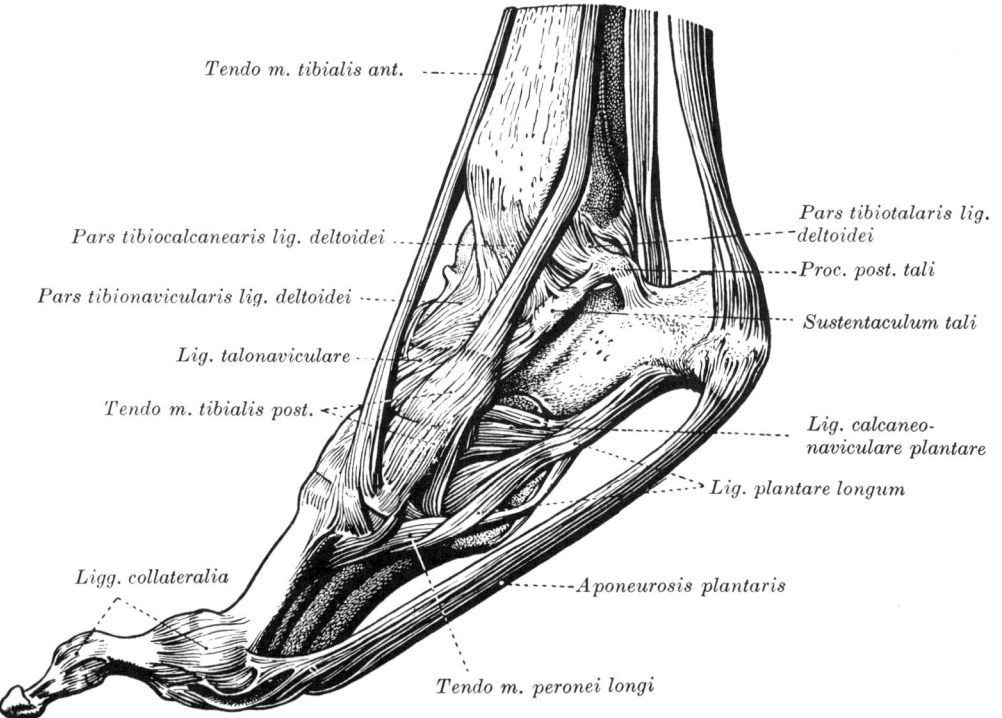

Abb. 4.5—70. Bänder des Fußes von medial unten, Fuß in Plantarflexion.

Tuberositas ossis cuboidei. Die kürzesten Fasern, die vom distalen Ende des Calcaneus kommen, strahlen nur bis zur Unterfläche des Kuboids und werden als *Lig. calcaneocuboideum plantare* besonders benannt.

Das *Lig. calcaneonaviculare plantare* erstreckt sich vom Sustentaculum tali zum Naviculare und ergänzt als Pfannenband die Pfanne für den Taluskopf. An der Schleifstelle liegt ein leicht gebogenes dreieckiges Feld, das überknorpelt ist. An der Unterfläche des Bandes schleift in einer Rinne die Sehne des M. tibialis posterior.

Der Längszug des kräftigen Lig. plantare longum läßt den medialen Fußrand frei. Hier gibt es keine durchlaufenden Bänder, dafür wird aber der mediale Fußrand zum Zentrum für den Angriff dreier Sehnen, die zum Naviculare (M. tibialis posterior), zum Cuneiforme mediale (M. tibialis anterior) und zur Basis der Metatarsale I (M. peroneus longus und vorige) hinstrahlen und die passive Verklammerung durch eine aktive Verspannung ersetzen (Abb. 4.5—59 u. 4.5—89). Damit wird das Gewölbe am medialen Fußrand mehr durch Muskeln als durch Bänder verspannt. Auch die Plantaraponeurose (Abb. 4.5—78) und die oberflächlichen kurzen Fußmuskeln (vor allem der M. flexor digitorum brevis und der M. abductor hallucis) haben für die Längsverspannung des Fußgewölbes eine erhebliche Bedeutung (Abb. 4.5—60). Diese Verspannung hat gegenüber den tiefer in der Fußsohle gelegenen langen Flexorensehnen und dem Lig. plantare longum den Vorteil, daß sie einen größeren Abstand von den im Gleichgewicht zu haltenden Gelenken und damit einen längeren Hebelarm besitzen. Infolgedessen erzielen sie das erforderliche Moment mit einer geringeren Kraft.

Wenn man das Längsband und die Sehnen abträgt, werden kurze Bänder sichtbar, von denen nur die folgenden genannt seien: *Ligg. tarsometatarsea plantaria, Ligg. metatarsea plantaria*. Der Vorsprung des Cuneiforme laterale wird zum Mittelpunkt mehrerer Bandzüge, die im einzelnen nicht erwähnenswert sind.

Die *dorsalen Bandzüge* sind schwächer und überbrücken in der Regel senkrecht die Gelenkspalten (Abb. 4.5—68). Es seien folgende Einzelzüge

aufgeführt: *Lig. calcaneocuboideum dorsale, Lig. talonaviculare, Ligg. tarsometatarsea dorsalia, Ligg. metatarsea dorsalia*. Die meisten dieser Bänder entsprechen den gleichnamigen kurzen Bändern der Plantarseite. Mit wenigen Ausnahmen kann man die dorsalen Bänder rekonstruieren, wenn man die Gelenkspalten senkrecht überbrückt. Wenn man die Bandstücke untereinander in fortlaufende Verbindung bringt, läßt sich mit einiger Genauigkeit ein laterales und ein mediales Bändersystem ableiten, die beide bogenförmig über dem Fußrücken zur Überkreuzung gelangen. Der laterale Bogen beginnt im Lig. calcaneocuboideum, der mediale im Lig. calcaneonaviculare.

Die dorsalen Bänder werden besonders gespannt, wenn das Fußgewölbe sich verstärkt. Das ist der Fall beim Zehenstand, genauer beim Stand auf den Mittelfußköpfen, bei dem der Gewölbebogen des Fußes in seiner Längsrichtung wie eine gebogene Säule die Last überträgt und durch die dorsalen Bänder federnd festgestellt wird.

Die starken *Zwischenknochenbänder, Ligg. interossea,* des Fußes werden erst sichtbar, wenn die Gelenkspalten eröffnet sind. Fast alle verbinden sie die Knochen der Quere nach. Proximal beginnend wäre das früher beschriebene *Lig. talocalcaneum interosseum* im Sinus tarsi zu nennen; auch das *Lig. bifurcatum* kann hierzu gerechnet werden. Es folgt eine Querverbindung zwischen Naviculare und Kuboid, dann Verbindungen zwischen den vier distalen Tarsalia, ferner zwischen den Basen der Metatarsalia. Das Metatarsale I ist von der Querverbindung ausgeschlossen, da das Band des II. Metatarsale zum Os cuneiforme mediale herüberreicht. Schließlich sind die Köpfe der Metatarsalia durch das *Lig. metatarseum transversum profundum* verknüpft. Diesen binnenständigen Bändern entsprechen größtenteils plantar und dorsal gleichnamige äußere Bänder.

Kurze Zusammenfassung: Langes Sohlenband, *Lig. plantare longum,* vom Fersenbein zu den Metatarsalia II—V. Medialer Fußrand von Muskeln gestützt. Die kurzen Fußbänder heißen nach den verbundenen Knochen. Die Ligg. interossea verbinden die Knochen der Quere nach.

Muskeln des Unterschenkels

Allgemeines

Bei den Muskeln des Unterschenkels liegen ähnlich wie am Unterarm die Muskelbäuche proximal, wodurch sich die Gestalt des Unterschenkels gegen

die Fesseln verjüngt und die Peripherie entlastet wird.

Die Muskeln bilden drei Gruppen: 1. vordere oder Extensorengruppe, 2. laterale oder Peroneusgruppe, 3. hintere oder Flexorengruppe. Die Flexoren besitzen im Triceps surae einen mächtigen Muskel, der den Fußhebel gegen die Körperschwere bewegt und auf der Extensorenseite kein Gegenstück hat. Durch diese Muskelmasse wird die Vorwölbung der Wade, Sura, bedingt.

Die Muskeln des Unterschenkels und des Fußes zeigen besonders deutlich die Unterschiede einer Bewegungsfunktion und einer Haltefunktion. Bei der Haltefunktion wirken sie als elastisch verstellbare Zügel des belasteten Fußgerüstes und ergänzen dadurch den Bandapparat.

Die drei Muskelgruppen sind eingeschaltet in einen Faszienapparat, der in Fortsetzung des knöchernen Skeletts den Muskeln im proximalen Teil Ursprünge bietet, im übrigen als Hüll- und Halteeinrichtung wirkt (Abb. 4.5—71).

Die äußere Hülle ist die Unterschenkelfaszie, *Fascia cruris,* die mit den frei unter der Haut liegenden Knochenflächen und -kanten fest verbunden ist und auch mit dem Ursprung der Extensoren zu-

sammenhängt. Von dem Faszienrohr strahlen Septa intermuscularia in die Tiefe zur Fibula und grenzen die Peroneusloge von der Strecker- und Beugerloge ab (Abb. 4.5—71). Ferner spannt sich zwischen dem Triceps surae und den tiefen Beugern das tiefe Blatt der Fascia cruris aus, das Gefäße führt und das sich dort, wo sich die Achillessehne von der tiefen Muskelgruppe abhebt, zu einem kräftigen Querzug verstärkt.

Oberhalb der Malleolen ist die Fascia cruris auf der Streckseite durch querverlaufende Fasern zum *Retinaculum mm. extensorum superius* ausgebildet, das künstlich aus dem Zusammenhang isoliert werden kann (Abb. 4.5—72).

Weiter distal, auf den Fußrücken übertretend, folgt das *Retinaculum mm. extensorum inferius,* dessen Faserzüge, von den beiden Malleolen ausgehend, nach Überkreuzung zum medialen und lateralen Fußrand strahlen. Indes fehlt häufig der vom lateralen Malleolus kommende Schenkel, wodurch

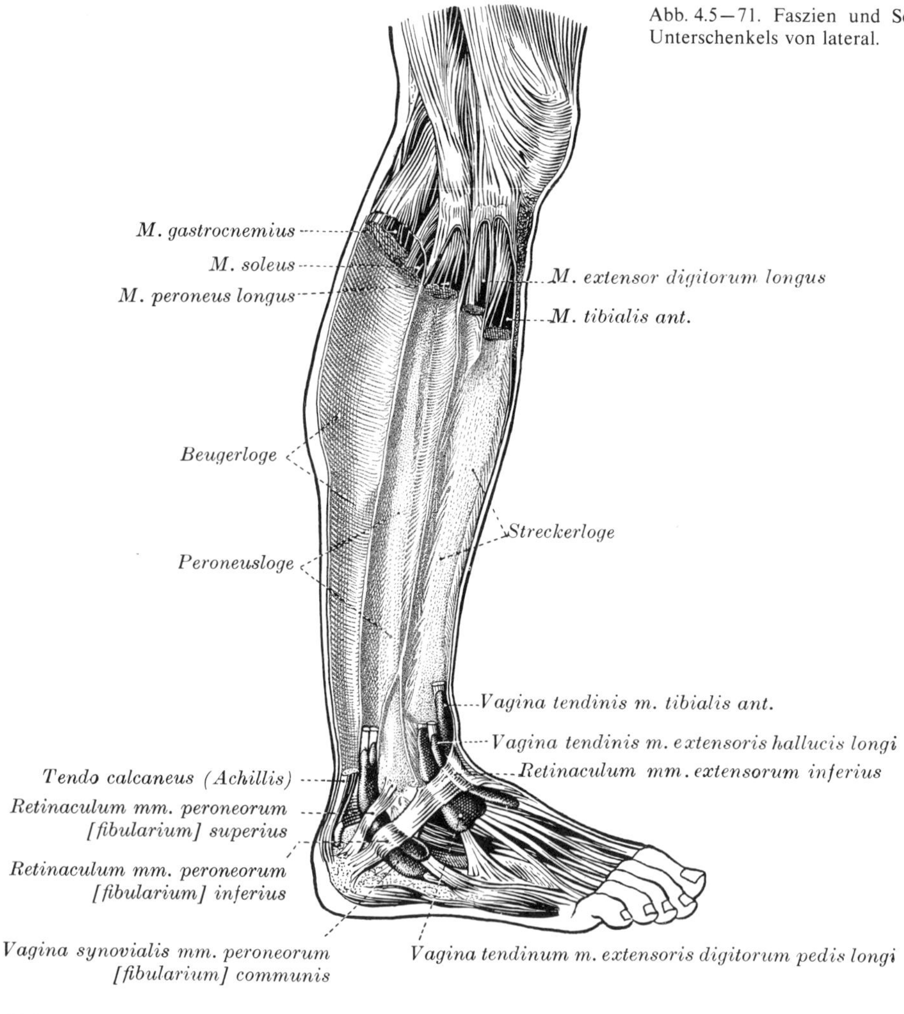

Abb. 4.5—71. Faszien und Sehnenscheiden des Unterschenkels von lateral.

M. gastrocnemius

M. soleus

M. peroneus longus

M. extensor digitorum longus

M. tibialis ant.

Beugerloge

Streckerloge

Peroneusloge

Vagina tendinis m. tibialis ant.

Vagina tendinis m. extensoris hallucis longi

Retinaculum mm. extensorum inferius

Tendo calcaneus (Achillis)

Retinaculum mm. peroneorum [fibularium] superius

Retinaculum mm. peroneorum [fibularium] inferius

Vagina synovialis mm. peroneorum [fibularium] communis

Vagina tendinum m. extensoris digitorum pedis longi

das Band Y-förmig gestaltet wird. Die Rückenfaszie des Fußes, Fascia dorsalis pedis, schließt sich unmittelbar an. Durch ihren Ansatz an den Rändern des Fußes umhüllt sie ein Spatium dorsale, dessen Inhalt sich bei einer Schwellung nicht über die Grenzen hinaus seitlich ausbreiten kann. Durch die Bänder werden die Sehnen der vorderen Muskeln, die sich bei freiem Spiel bei der Kontraktion von der Unterlage abheben würden, gegen das Skelett zurückgehalten. Die Bänder werden also bei der Kontraktion der Muskeln durch die andrängenden Sehnen gespannt und übertragen diese Spannung auf das Skelett. So erhält bei dorsalbewegtem Fuß die Fußwurzel eine zusätzliche Verspannung durch das Kreuzband, das auch beim Zehenstand gespannt werden kann.

Vordere oder Extensorengruppe

M. tibialis anterior
M. extensor hallucis longus
M. extensor digitorum longus
M. peroneus [fibularis] tertius

Die Muskeln liegen in dem Raum zwischen Tibia und Fibula, der in der Tiefe von der Membrana interossea abgeschlossen ist. Sie werden vom *N. peroneus profundus* versorgt.

Der *M. tibialis anterior, Vorderer Schienbeinmuskel* (Abb. 4.5—72), entspringt von der lateralen Fläche der Tibia, der Membrana interossea und im obersten Teil von der Fascia cruris. Im unteren Drittel des Unterschenkels erscheint an der Oberfläche eine starke Sehne, die, von einer Sehnenscheide umgeben, durch das mediale Fach des Retinaculum mm. extensorum inferius tritt und am Innenrand des Fußes zur plantaren Fläche von Cuneiforme mediale und Metatarsale I verläuft (Abb. 4.5—59 u. 4.5—89). Zwischen der Sehne und den beiden Knochen liegt ein Schleimbeutel. Bei der Kontraktion quillt der Muskelbauch über das Niveau der vorderen Schienbeinkante vor, und die Sehne ist dann als dicker Strang am Fußrücken sichtbar. Beim statischen Plattknickfuß ist sie oft gespannt.

Die Wirkung des Muskels ergibt sich aus seiner Lage zu den Achsen der Sprunggelenke (Abb. 4.5—88). Daraus folgt, daß er zunächst ein *Dorsalextensor* ist, der sowohl die freie Fußspitze hebt als auch beim Standbein im Gehen den Unterschenkel dem Fußrücken nähert. Beim Stehen auf einem Fuß verhindert der Tibialis anterior ein Umfallen nach hinten außen. Nach langen Märschen wird die Extensorengruppe durch Überanstrengung schmerzhaft, man stolpert leichter, da die Fußspitze des Schwingbeins nicht mehr genügend gehoben wird. Da seine Sehne auf die Plantarseite übergreift und dadurch den Großzehen-Strahl dorsalwärts

dreht, ist die Supinationswirkung größer, als sie der Lage der Sehne, dicht medial neben der Achse des unteren Sprunggelenks, entsprechen würde.

Beim ruhigen Stehen ist er nicht gespannt, wohl aber, wenn der Körperschwerpunkt sich nach hinten verlagert. Bei einer Lähmung dieses stärksten Dorsalextensors sinkt die Fußspitze herab in Spitzfußstellung, eine gerade Dorsalextension des Fußes ist nicht mehr möglich, da die verbliebenen Dorsalextensoren ihre abduktorisch-pronatorische Komponente zur Geltung bringen. Ferner kann in dorsalgehobener Stellung der Fuß nicht mehr supiniert werden.

Die Sehnenscheide ist etwa 9 cm lang und reicht bis zur CHOPARTschen Gelenklinie. An beiden Enden umgreift sie die Sehne nur auf deren Vorderfläche.

M. extensor hallucis longus, Langer Großzehenstrecker (Abb. 4.5—72). Der Ursprung des Muskels ist von seinen beiden Nachbarn verdeckt und befindet sich am Mittelstück der Fibula und der Membrana interossea. Die an der Vorderseite des halbgefiederten Muskels freiwerdende Sehne dringt, von einer Sehnenscheide umhüllt, durch das mittlere Fach des Kreuzbandes und verläuft etwas schräg nach medial zum Großzehenstrahl. Hier inseriert sie an der Basis der Nagelphalanx, geht aber auch schwächere Verbindungen mit der Grundphalanx ein. Eine Dorsalaponeurose ist bei der Großzehe nicht ausgebildet.

Die Wirkung besteht in einer Dorsalstreckung beider Phalangen der Großzehe, aber auch in einer Hebung der Fußspitze.

Besteht ein sog. Hallux valgus, rutscht die Sehne an den lateralen Rand des ersten Strahles und verstärkt den Zustand.

Der *M. extensor digitorum longus, Langer Zehenstrecker* (Abb. 4.5—72), liegt proximal neben dem Tibialis ant., von dem er durch ein sehniges Blatt getrennt ist; distalwärts schiebt sich zwischen beide Muskeln der Extensor hallucis longus ein. Die Ursprünge reichen vom Condylus lateralis tibiae über die vordere Kante der Fibula zur Membrana interossea. Auch die aponeurotische Fascia cruris bietet Ursprünge. Die an der Vorderfläche entstehende Sehne spaltet sich noch am Unterschenkel in vier Sehnen für die lateralen Zehen. Diese treten, von einer Sehnenscheide umhüllt, durch ein besonderes Fach des Kreuzbandes und verbreitern sich auf dem Rücken der zweiten bis fünften Zehe zu einer Dorsalaponeurose.

Besteht noch eine fünfte Sehne, tritt diese zum lateralen Fußrand und erreicht hier die Basis des Metatarsale IV oder V. Hierin erblicken wir das erste Stadium der Sonderung eines neuen Muskels: *Peroneus tertius*. Die Abspaltung eines besonderen

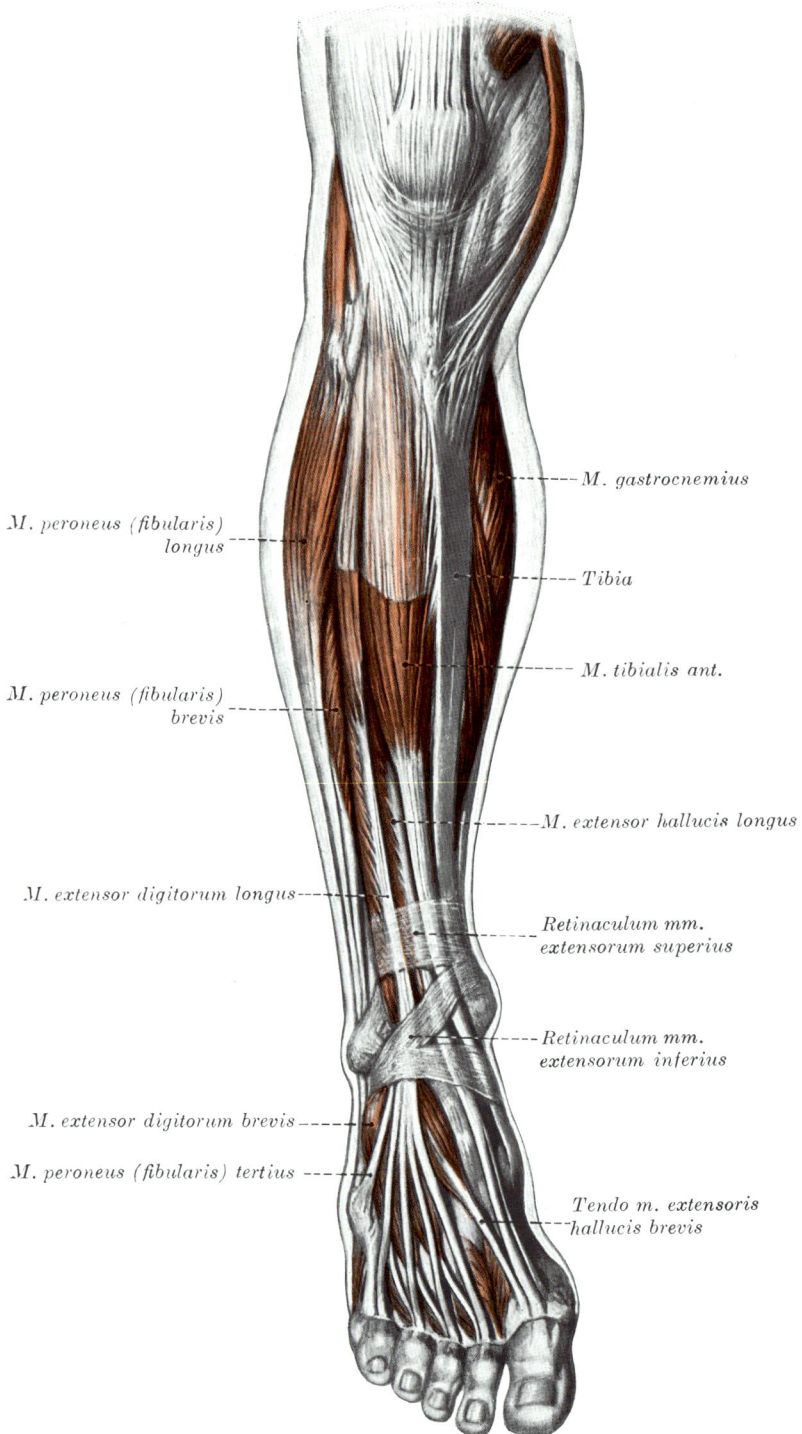

M. peroneus (fibularis) longus

M. peroneus (fibularis) brevis

M. extensor digitorum longus

M. extensor digitorum brevis

M. peroneus (fibularis) tertius

M. gastrocnemius

Tibia

M. tibialis ant.

M. extensor hallucis longus

Retinaculum mm. extensorum superius

Retinaculum mm. extensorum inferius

Tendo m. extensoris hallucis brevis

Abb. 4.5−72. Muskeln des rechten Unterschenkels und Fußes von vorn.

Muskelbauches aus dem des Extensor digitorum longus kann unter Bildung eines Verschiebespalts bis zur völligen Selbständigkeit führen, so daß der Peroneus tertius viele Stufen seiner Ausbildung zeigen kann.[1])

Gelegentlich bekommen auch die anderen Sehnen getrennte Muskelbäuche, wodurch eine größere Selbständigkeit in den Bewegungen der Einzelzehen möglich wird. Wir haben hier Beispiele einer zu- und abnehmenden Sonderung eines Muskelsystems.

Dort, wo die Sehnen unter dem Kreuzband laufen, werden sie durch eine Schlinge umfaßt, die in der Gegend des Sinus tarsi am Calcaneus wurzelt und die Sehnen an den Fußrücken fesselt. Die Faserzüge verschmelzen mit dem Kreuzband, werden aber als Retinaculum mm. extensorum inferius bezeichnet.

Die *Wirkung* des Extensor digitorum longus besteht in der Dorsalstreckung der zweiten bis fünften Zehe und des ganzen Fußes. Dabei wirkt er pronierend und abduzierend auf den Fuß, wobei der Peroneus tertius das günstigste Moment hat. Bei einer Lähmung erfolgt durch Überwiegen der Beuger und Supinatoren Plantarflexion des Fußes mit supinatorischer Kantung (Abb. 4.5—73). Der Fuß wird beim Gehen mit dem äußeren Fußrand aufgesetzt (Abb. 4.5—74). Störend wirkt die Lähmung der Zehenstrecker auch beim Anziehen des Strumpfes oder Stiefels, da die Zehen leicht plantarwärts umklappen.

Laterale oder Peroneusgruppe

M. peroneus longus
M. peroneus brevis

Sie bedecken das Wadenbein (griechisch: Perone und lateinisch: Fibula) mit ihren Ursprüngen und lassen nur das distale Ende frei. Die Muskeln haben eine eigene Faszienloge und einen eigenen Nerven: N. peroneus superficialis. Durch den Verlauf ihrer Sehnen hinter dem Knöchel gelangen sie hinter die Achse des oberen Sprunggelenkes und verstärken damit die Plantarflexoren (Abb. 4.5—88). Dieser Zuwachs der Plantarflexoren, die gegen die Körperschwere arbeiten müssen, ist für den aufrechten Gang von Wichtigkeit, zumal bei manchen Tieren die Peronei vor dem lateralen Knöchel verlaufen und damit zu Extensoren werden. Durch ihre Lage am lateralen Fußrand werden sie zu Pronatoren.

M. peroneus longus, Langer Wadenbeinmuskel (Abb. 4.5—81). Der doppelt gefiederte Muskel ent-

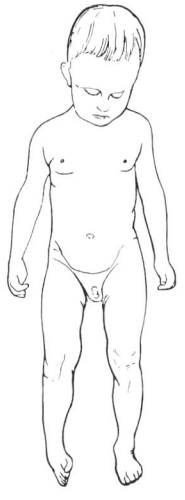

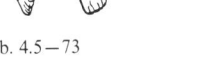

Abb. 4.5—73

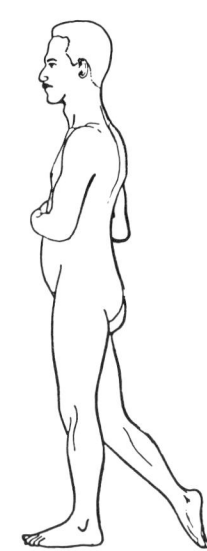

Abb. 4.5—74

Abb. 4.5—73. Lähmung des rechten M. extensor digitorum longus. Der Fuß wird beim Vorführen des Schwungbeins beim Gang unter starker supinatorischer Kantung plantarflektiert und in Varusstellung dem Boden aufgesetzt (nach FOERSTER 1937).

Abb. 4.5—74. Ausfall der Extensoren (Lähmung des rechten N. peroneus communis). Der Fuß schleift während der Schwungphase in Plantarflexion über den Boden (nach FOERSTER 1937).

springt vom Kopf und oberen Schaftende der Fibula sowie von den fibrösen Wänden seiner Loge (Septa intermuscularia und Fascia cruris). Seine Sehne gleitet zunächst in einer Furche des Peroneus brevis, bedeckt die Sehne des letzteren und begibt sich mit ihr zusammen hinter den Malleolus lateralis. Dort werden beide Sehnen von einer gemeinsamen Scheide umhüllt und durch einen Bandzug, *Retinaculum mm. peroneorum superius,* festgehalten. Die Sehne des Peroneus longus verläuft dann im Bogen zur Seite des Calcaneus, wo sie unterhalb eines kleinen Knochenfortsatzes des Calcaneus, der Trochlea peronealis, eine zweite Fessel durch das *Retinaculum mm. peroneorum inferius* erhält. Am Kuboid biegt die Sehne um den lateralen Fußrand zur Fußsohle, verläuft hier schräg nach vorn zum medialen Fußrand und heftet sich an die Basis des Metatarsale I und Cuneiforme mediale (Abb. 4.5—59 u. 4.5—86). Die dabei wirkende Kraft weist eine Quer- und eine Längskomponente auf (Abb. 4.5—75). Unter den in der Tiefe der Fußsohle gelegenen langen Sehnen nimmt die Sehne des M. peroneus longus eine besondere Stellung ein, weil sie schräg unter dem Vorfuß hinwegzieht und damit als einzige eine beträchtliche Querkomponente besitzt, die zur Ver-

[1]) Vgl. hierzu E. B. KRAMMER et al.: Gross anatomy and evolutionary significance of the human peroneus III. Anat. Embryol. 155 (1979) 291—302

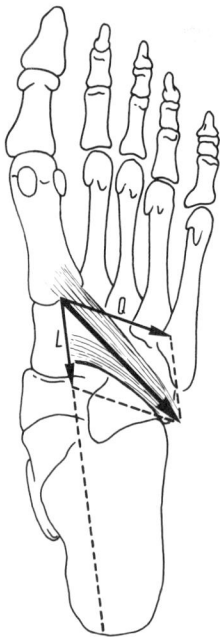

Abb. 4.5—75. Verspannung der Fußwölbungen durch die Sehne des M. peroneus longus. Ansicht des Fußskeletts von plantar. Die in der Verlaufsrichtung der Sehne wirkende Kraft kann in eine Querkomponente (Q) und in eine Längskomponente (L) zerlegt werden. Mit der Querkomponente wird die Querwölbung im Bereich des Vorfußes verspannt (nach KUMMER 1967).

spannung der Querwölbung des Fußes beiträgt (Abb. 4.5—75 u. 4.5—89). Das Quergewölbe des Fußes wird also wie ein Bogen durch seine Sehne verspannt und nicht durch eine Art Steigbügel gehalten.

Beim Umbiegen auf die Fußsohle wird die Sehne auf einer faserknorpeligen Facette der Tuberositas ossis cuboidei in den osteofibrösen Kanal geleitet, der vom Lig. plantare longum überbrückt wird. Die Druckstelle der Sehne am Hypomochlion des Kuboids ist verbreitert, offenbar durch eine knorpelartige Umwandlung. An solchen Druckstellen müssen die Sehnenfasern besonders geglättet und vor dem queren Auseinanderweichen geschützt werden. Die verbreiterte Druckstelle wird ihrem physikalischen Verhalten nach als Sesamknorpel bezeichnet, in seltenen Fällen findet sich ein Sesamknochen. Auf der Fußsohle ist die Sehne von neuem in eine Sehnenscheide eingebettet.

Bei häufigem Umkippen des Fußes nach innen können durch ruckartige Dehnung der Peronei die oberen Retinacula gelockert oder zerrissen werden, so daß es zu einer gewohnheitsmäßigen Luxation der Peroneus-Sehne über den äußeren Knöchel

nach vorn kommt. Diese krankhafte Erscheinung zeigt uns die Bedeutung der Retinacula.

M. peroneus brevis, Kurzer Wadenbeinmuskel (Abb. 4.5—81). Im Vergleich zum Peroneus longus erscheint der Peroneus brevis mit seinen Ursprüngen in der Loge nach abwärts gerutscht, indem er nur von dem distalen Teil der Fibula bis in die Nähe des Malleolus entspringt. Das oberflächliche Sehnenblatt dient dem Longus als Gleitschiene. Die freie Sehne läuft zu der an der Hinterfläche des Malleolus lat. befindlichen Furche und zieht in der gemeinsamen Sehnenscheide von da ab vor die Endsehne des Longus zum lateralen Fußrand, wo sie sich an dem vorspringenden Höcker der Tuberositas ossis metatarsalis V befestigt (Abb. 4.5—81). Eine dünne Fortsetzung der Sehne läuft in der Regel bis zur Dorsalaponeurose der fünften Zehe.

Die *Wirkung der Peronei* ergibt sich aus ihrer Lage zu den Achsen der Sprunggelenke (s. Abb. 4.5—88). Sie liegen hinter der Achse des oberen Sprunggelenkes und sind demnach *Senker der Fußspitze*, sie liegen lateral von der Achse des unteren Sprunggelenkes und werden damit zu *Pronatoren* (Abb. 4.5—76). Wie früher beschrieben, ist die Pronation verbunden mit einer Abduktion des Vorfußes. Werden diese Muskeln gelähmt, was im Gefolge der spinalen Kinderlähmung häufig ist, wird der Fuß durch das Übergewicht der Supinatoren einwärtsgekantet (Pes varus, Abb. 4.5—73). Am Standfuß ziehen die Peronei den Unterschenkel nach hinten außen bzw. verhindern ein Umfallen des Körpers nach vorn innen.

Da der Peroneus longus bei der Plantarflexion gleichzeitig proniert und abduziert, hält er der supinatorischen Komponente des Triceps surae das Gleichgewicht und bewirkt mit ihm zusammen eine gerade Plantarflexion. Der Peroneus brevis allein kann die supinatorische Komponente der anderen Plantarflexoren nicht überwinden.

Hintere oder Flexorengruppe

M. tibialis posterior
M. flexor hallucis longus
M. flexor digitorum longus
M. popliteus

Da die drei tiefen Muskeln dieser Gruppe den vorn gelegenen drei Extensoren entsprechen, seien sie zuerst aufgeführt. Ihre Sehnen gelangen alle von medial her auf die Fußsohle, indem sie hinter dem Schienbeinknöchel herabziehen und die mediale Hohlkehle der Fußwurzel als Durchlaß und Widerlager benutzen. Diese natürliche Eintrittspforte benutzen auch die Blutgefäße und Nerven. Die Sehnen untergurten auf diesem Wege den Talus und das Sustentaculum tali und stützen dabei eine kriti-

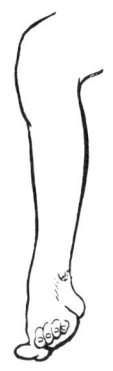

Abb. 4.5—76. Wirkung des M. peroneus longus bei Lähmung aller anderen Plantarflexoren. Der Fuß wird pronatorisch gekantet (nach FOERSTER 1937).

sche Stelle im Gefüge des Fußes. Indem sie von medial her die Achse des unteren Sprunggelenkes überschneiden, werden sie alle zu Supinatoren des Fußes. Da der Flexor digitorum longus mit seinem Ursprungsfeld am weitesten medial, mit seiner Insertion an den Zehen am weitesten lateral reicht, muß er auf seinem schrägen Verlauf unterkreuzt werden von den beiden anderen Muskeln, die am medialen Fußrand inserieren, aber weiter lateral entspringen. Die Unterkreuzung durch den Tibialis post. findet schon am Unterschenkel statt, diejenige durch den Flexor hallucis longus erfolgt auf der Fußsohle. Vermutlich werden durch diesen schrägen Verlauf die Sehnen in ihren Gleitrinnen gegen ein Abrutschen nach medial oben besser gesichert, vor allem aber gewinnt der Großzehenbeuger ein günstigeres Beugemoment durch seinen erhöhten Abstand von der Knöchelachse. Ferner kommen auf diese Weise die Beuger von medial her, die Strecker von lateral her an die Zehen und überkreuzen sich ihrer Richtung nach, wenn man sie aufeinander projiziert.

Innervation: N. tibialis.

M. tibialis posterior, Hinterer Schienbeinmuskel (Abb. 4.5—78). Er nimmt im Ursprungsrahmen der tiefen Beuger das mittlere Feld ein, indem er den Raum zwischen den beiden Unterschenkelknochen füllt. Obwohl er Schienbeinmuskel heißt, hat er am Schienbein nur ein kleines, proximal gelegenes Ursprungsfeld, von dem aus er die Membrana interossea bis zur Fibula besetzt.

Der obere Ursprungsrand bildet für den Durchtritt von Gefäßen einen Ausschnitt, dem eine Lücke im Zwischenknochenband entspricht. Die Sehne des gefiederten Muskels unterkreuzt den Flexor digitorum longus, biegt im Sulcus malleolaris medialis um den Knöchel und erreicht als oberste der drei Beugesehnen den medialen Fußrand. Hier wird sie auf dem Lig. deltoideum durch ein Verstärkungsband der Fascia cruris, das sich vom inneren Knöchel zum Calcaneus ausspannt, festgehalten, *Retina-*

culum mm. flexorum (Abb. 4.5—84 u. 4.5—85), und von einer Sehnenscheide umhüllt.

Der Hauptstrang befestigt sich an der Tuberositas des Naviculare und strahlt weiter zum Cuneiforme mediale; andere Bündel strahlen in schräger Richtung fächerartig durch die Fußsohle (sog. Ramus plantaris) und erreichen das Cuneiforme intermedium und laterale, oft noch weiter reichend (Abb. 4.5—86). Eine weitere Sehne geht als reichlich zentimeterbreite, kurze, aber kräftige Faserplatte vom selben Abschnitt der Hauptsehne ab wie der plantare Ast. Er inseriert mit seinen tieferen Fasern unmittelbar am Sustentaculum tali, mit den oberflächlicheren an der Sehnenscheide des Flexor digitorum longus, die ihrerseits am Sustentaculum befestigt ist. Die Abzweigung dieses Ansatzes am Sustentaculum tali erfolgt rückläufig in einem Winkel von 120° zum plantaren Sehnenast.[1]) Im ganzen gesehen wickelt sich die Sehne um den medialen Fußrand und erfaßt mit ihren Strahlen fast alle distalen Tarsalia. Sie kreuzt dabei die Sehne des Peroneus longus, die, vom äußeren Fußrand kommend, die Sohle ebenfalls schräg durchsetzt. Der Insertionsfächer der Sehne des Tibialis posterior kreuzt sich mit dem Lig. calcaneonaviculare plantare und stützt von hinten her den Taluskopf (Abb. 4.5—59, 4.5—70 u. 4.5—85). Die zum Sustentaculum tali ziehenden Sehnenfasern des M. tibialis posterior bilden eine nach rückwärts gewandte Verlängerung der Längskomponente seines plantaren Sehnenfächers (Abb. 4.5—79). Beide Sehnenäste stellen sich als ein abgewinkeltes System dar, das sich zwischen Sustentaculum tali und den mittleren Metatarsalia ausspannt. Dieses System bildet eine zusätzliche Längsverspannung des Fußgewölbes, das durch die Hauptsehne des M. tibialis posterior, an der der Knickungsscheitel des Verspannungssystems aufgehängt und fixiert ist, unter zusätzliche Spannung gesetzt werden kann.

Der Tibialis posterior ist von den tiefen Beugern *der stärkste Supinator und Adduktor des Vorderfußes,* aber *der schwächste Plantarflexor.*

Ist er isoliert gelähmt oder geschädigt, so kommt es bereits zum *Knickfuß (Pes valgus),* bei dem in der Ansicht von hinten die Längsachse des Unterschenkels im Bereich der Ferse nach außen abgeknickt ist. Dabei finden in der Fußwurzel jene Verdrehungen statt, die früher als verstärkte Pronation des Rückfußes geschildert wurden und zur Abflachung des Fußgewölbes führen.

Zusammen mit dem Peroneus longus bildet er

---

[1]) v. VOLKMANN, R.: Wer trägt den Taluskopf wirklich, und inwiefern ist der plantare Sehnenast des M. tibialis posterior als Bandsystem aufzufassen? Anat. Anz. 131 (1972) 425—432

einen wirksamen Kreuzverband unter der Fußwurzel, durch den das Gewölbe verspannt wird.

Der *M. flexor hallucis longus, Langer Großzehenbeuger* (Abb. 4.5—78), entspringt als stärkster Muskel der tiefen Gruppe am weitesten distal an der Fibula und der Membrana interossea. Der gefiederte Muskelbauch reicht bis zum Knöchel nach abwärts. Die Sehne wird in einer besonderen Rinne des Talus wie des Sustentaculum tali von einer Sehnenscheide umhüllt zur Fußsohle geleitet und befestigt sich an der Endphalanx der großen Zehe. Auf der Fußsohle unterkreuzt sie die Sehne des Flexor digitorum longus und geht mit ihr Verbindungen ein (Abb. 4.5—85).

Meist zweigen sich an der Kreuzungsstelle vom Flexor hallucis longus Sehnenbündel ab, die sich den Sehnen des Flexor digitorum longus anschließen und mit ihnen zur zweiten bis dritten, seltener auch vierten Zehe gelangen. Auf diese Weise wird der Flexor digitorum longus durch Abzweigungen des Flexor hallucis longus verstärkt, so daß der letztere sich nicht auf die Großzehe beschränkt, sondern wie ein zweiter Zehenbeuger erscheint.

Die *Wirkung* des Muskels kommt zur Geltung beim Abwickeln des Fußes vom Boden. Dabei hat die Großzehe eine besondere Bedeutung, sie wird

an den Boden gepreßt, und der Muskel leistet Widerstand, wenn die Abrollung über den ersten Mittelfußkopf erfolgt. So sind die Großzehe und ihr Beugemuskel besonders kräftig. Der Muskel zieht die Großzehe gleichzeitig etwas lateralwärts. Auf den ganzen Fuß wirkt der Muskel wie alle hinteren Muskeln des Unterschenkels als *Plantarflexor* und *Supinator.*

Seine Haltefunktion kommt dem medialen Fußrand zugute. Er zieht das Sustentalculum tali nach oben und verhindert damit das Umkippen des Calcaneus nach innen. Der Flexor hallucis longus verspannt den medialen Fußrand in der Längsrichtung. Dabei wird er unterstützt vom Tibialis posterior, dessen Sehne aber kürzer ist. Dem lateralen Fußrand fehlt eine solche Längsverspannung durch lange Sehnen, dafür besitzt er das Lig. plantare longum. Der erhöhte mediale Fußrand besitzt mehr aktive Faktoren, der laterale mehr passive Faktoren zur Stützung.

M. flexor digitorum longus, Langer Zehenbeuger (Abb. 4.5—78). Er entspringt von der Rückseite der Tibia distal vom M. soleus. Meist greift er auf die Faszie des benachbarten Tibialis posterior über und erreicht auf dieser Brücke die Fibula. Oberhalb des inneren Knöchels wird seine Sehne unterkreuzt von

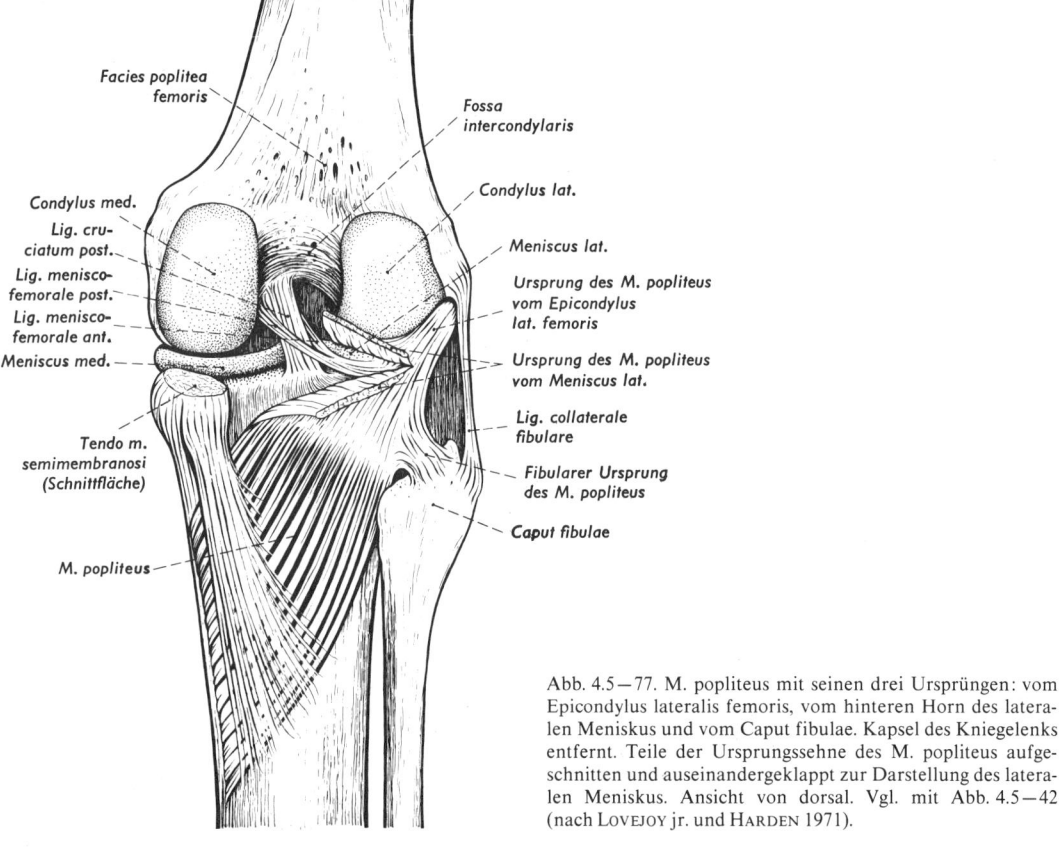

Facies poplitea femoris
Fossa intercondylaris
Condylus med.
Condylus lat.
Lig. cruciatum post.
Meniscus lat.
Lig. meniscofemorale post.
Ursprung des M. popliteus vom Epicondylus lat. femoris
Lig. meniscofemorale ant.
Meniscus med.
Ursprung des M. popliteus vom Meniscus lat.
Tendo m. semimembranosi (Schnittfläche)
Lig. collaterale fibulare
Fibularer Ursprung des M. popliteus
Caput fibulae
M. popliteus

Abb. 4.5—77. M. popliteus mit seinen drei Ursprüngen: vom Epicondylus lateralis femoris, vom hinteren Horn des lateralen Meniskus und vom Caput fibulae. Kapsel des Kniegelenks entfernt. Teile der Ursprungssehne des M. popliteus aufgeschnitten und auseinandergeklappt zur Darstellung des lateralen Meniskus. Ansicht von dorsal. Vgl. mit Abb. 4.5—42 (nach LOVEJOY jr. und HARDEN 1971).

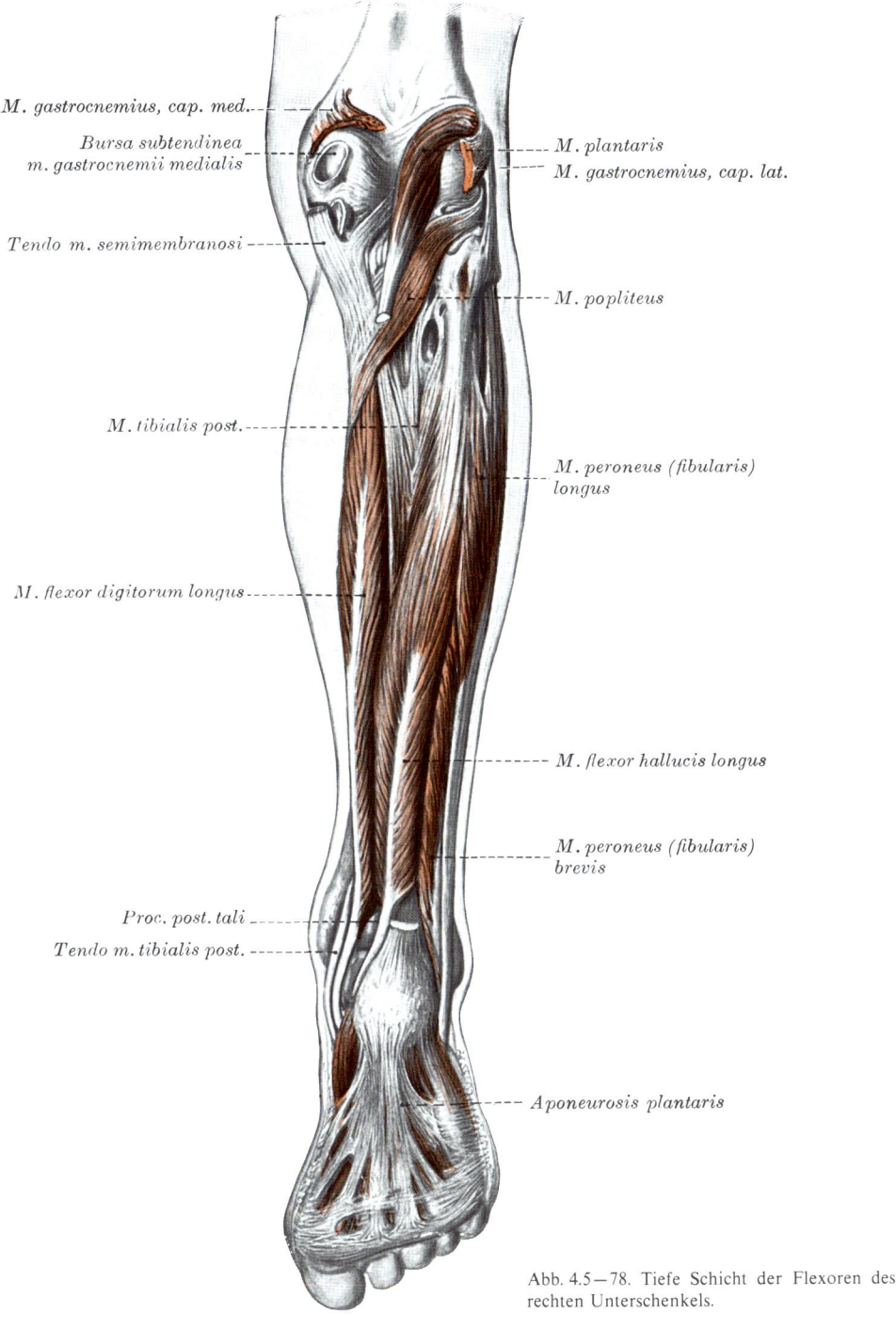

M. gastrocnemius, cap. med.

Bursa subtendinea
m. gastrocnemii medialis

Tendo m. semimembranosi

M. tibialis post.

M. flexor digitorum longus

Proc. post. tali

Tendo m. tibialis post.

M. plantaris

M. gastrocnemius, cap. lat.

M. popliteus

M. peroneus (fibularis)
longus

M. flexor hallucis longus

M. peroneus (fibularis)
brevis

Aponeurosis plantaris

Abb. 4.5—78. Tiefe Schicht der Flexoren des rechten Unterschenkels.

der Sehne des Tibialis posterior; sie umgibt sich alsdann mit einer Sehnenscheide und zieht am Sustentaculum tali vorbei auf die Fußsohle. Hier erfolgen
die früher beschriebene Unterkreuzung durch die
dorsal liegende Sehne des Flexor hallucis longus

und anschließend die Aufteilung in 4 Sehnenzipfel,
die sich nach schrägem Verlauf an den Basen der
Endphalangen festsetzen (Abb. 4.5—85). Vor der
Insertion durchbohren sie die oberflächlich liegenden Sehnen des kurzen Zehenbeugers.

433

Am inneren Knöchel, in der sog. Regio malleolaris medialis, liegen in der Richtung von dorsal nach plantar die Sehnen in folgender Reihenfolge: 1. Tibialis posterior, 2. Flexor digitorum longus, 3. Flexor hallucis longus. In dieser Reihenfolge vergrößert sich auch ihr Abstand von der Knöchelachse. Jede für sich ist an dieser Reibestelle von einer Sehnenscheide umgeben, alle drei werden umfaßt durch das Retinaculum mm. flexorum. An den Zehen liegen die Beugesehnen in Sehnenscheiden, deren Wand durch Ring- und Kreuzfaserzüge verstärkt ist.

Die *Wirkung* des Muskels besteht in der Anklammerung der Zehen an den Boden, besonders bei der Abwicklung des Fußes, jedoch ist seine Kraft geringer als die des Großzehenbeugers, wodurch wiederum die Bedeutung der Großzehe betont wird. Auf den freibeweglichen Fuß im ganzen wirkt er als *Plantarflexor und Supinator,* im zweiten Sinne stärker als im ersten. Seine Haltefunktion bei der Unterstützung des Fußgewölbes ergibt sich aus der Lage seiner Sehnen.

M. popliteus, Kniekehlenmuskel (Abb. 4.5—77). Der Muskel wird aus topographischen und historischen Gründen hier genannt, obwohl er funktionell zum Kniegelenk gehört. Seine Beziehungen zum Kniegelenk sind sekundär, er verbindet noch bei Nichtsäugern die beiden Unterschenkelknochen, bei den Säugern verschiebt sich sein Ansatz von der Fibula auf das Femur. Die Nervenversorgung ist die gleiche wie bei den tiefen Beugern.

Der Muskel liegt versteckt in der Tiefe der Kniekehle und entspringt, bedeckt vom lateralen Seitenband des Kniegelenkes, aus einer Grube am Condylus lateralis femoris, vom Caput fibulae sowie über die Kapsel des Kniegelenkes vom hinteren Horn des lateralen Meniskus[1]) (Abb. 4.5—78). Er verläuft

---

[1]) LOVEJOY, jr., J. F., and Th. P. HARDEN: Popliteus muscle in man. Anat. Rec. 169 (1971) 727—730

schräg abwärts zur Tibia, wo er unterhalb des medialen Condylus bis herab zur Linea m. solei seinen Ansatz findet. Unter der Ursprungssehne liegt ein Schleimbeutel, der stets mit der Kniegelenkhöhle zusammenhängt. Der Muskel rollt bei gebeugtem Knie den Unterschenkel einwärts, ob er das Knie beugen kann, ist zweifelhaft.

Wadenmuskeln

M. gastrocnemius
M. soleus
M. plantaris

Wenn die Fußsenker insgesamt mehr als viermal soviel Arbeit leisten wie die Fußheber, beruht dieses große Übergewicht auf dem Triceps surae. Zusammen mit dem Glutaeus maximus und dem Quadriceps femoris entwickelt er sich mächtig mit dem Erwerb des aufrechten Ganges und bremst gemeinsam mit diesen Muskeln das Einknicken der Beinsäule (Abb. 4.5—91) oder stößt den Körper vom Boden ab. Der großen Muskelmasse entspricht die starke Achillessehne, die am Fersenhöcker als dem kurzen Arm des Fußhebels ansetzt. Der Muskel leistet die grobe Arbeit am Fußhebel, während die feinere Einstellung beim Senken des vorderen Hebelarmes den übrigen Plantarflexoren überlassen ist, die für sich allein im wesentlichen nur den Vorfuß herabdrücken, sofern er gegen den hinteren Fußteil genügend beweglich ist. Am kurzen Hebelarm, der nur durch einen Knochenvorsprung gebildet wird, greift von den langen Muskeln nur der Triceps surae an, während der lange Hebelarm ein Knochenmosaik darstellt, das von vielen Einzelmuskeln beherrscht wird. Daher kann bei der Lähmung der Wadenmuskeln der Vorfuß gegen den Calcaneus plantarwärts abgeknickt werden.

Innervation: N. tibialis.

Der *M. gastrocnemius, Bauchiger Wadenmuskel* (Abb. 4.5—81), entspringt von den Condyli femoris

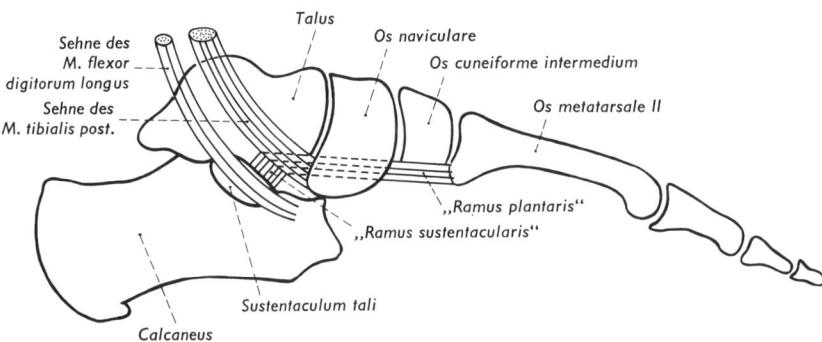

Abb. 4.5—79. Schema der Sehnen des M. tibialis posterior: Längskomponente mit Ansatz am Sustentaculum tali (sog. Ramus sustentacularis) und an der Basis des Metatarsale II (sog. Ramus plantaris), (nach v. VOLKMANN 1972).

mit zwei Köpfen, die sich unter spitzem Winkel treffen und dabei von unten her die Kniekehle begrenzen. Die Ursprungssehnen bedecken hinten seitlich die Muskelbäuche und bieten den vorbeistreichenden Sehnen der ischiokruralen Muskulatur eine glatte Verschiebefläche, die jederseits noch durch einen Schleimbeutel geschützt wird. Nach der Verschmelzung der Muskelbäuche entsteht auf der Vorderfläche eine breite Endsehne, die mit der des Soleus verschmilzt und die Achillessehne (Tendo calcaneus) bilden hilft. Die Abgrenzung des Muskelfleisches gegen die Endsehne tritt beim Lebenden hervor.

Der mediale Kopf, Caput mediale, ist der kräftigere, hat sich in der Entwicklung vom lateralen Kopf abgespalten. Der laterale Kopf, Caput laterale, enthält in einem Drittel der Fälle ein Sesambein *(Fabella)*. Beim Bruch des Femur oberhalb der Kondylen ziehen die Gastrocnemius-Köpfe das untere Bruchstück im Sinne einer Beugung nach hinten (Abb. 4.5—83). Bei spitzwinkliger Kniebeugung erzeugt die Sehne des Semitendinosus eine tiefe Furche auf dem medialen Kopf.

M. soleus, Schollenmuskel (Abb. 4.5—81). Er entspringt vom Kopf und dem oberen Drittel der Fibula sowie von der Tibia. Der Zwischenraum zwischen diesen Haftpunkten (Linea m. solei) wird überbrückt durch eine Muskelarkade, die einen sehnigen Rand besitzt und einen Durchlaß, Arcus tendineus m. solei, für A. et V. poplitea und N. tibialis freigibt. Der kräftige Muskelbauch quillt unter den Seitenrändern des Gastrocnemius vor und reicht weiter nach abwärts als der letztere. Ein Teil seiner Endsehne wird auf der Oberfläche sichtbar und verbindet sich mit jener des Gastrocnemius zur Achillessehne.

Das innere Gefüge des Muskels ist dadurch kompliziert, daß sich Sehnenblätter auch in das Innere des Muskels einschieben, wodurch eine Unterteilung in kürzere Faserabschnitte mit verschiedenen Ursprungswinkeln zustande kommt. Für eine grobe Einteilung lassen sich eine oberflächliche und eine tiefe Lage unterscheiden.

Die *Achillessehne* zieht als die stärkste Sehne des Körpers an der Hinterfläche des Calcaneus herab, verbreitert sich kappenförmig und findet ihren Ansatz am unteren Rand des Fersenhöckers. Zwischen dem oberen glatten Teil des Tuber und der Sehne befindet sich ein Schleimbeutel (Abb. 4.5—67). Selbst diese starke Sehne kann reißen, wenn sie vorher geschädigt war.

Von den tiefer liegenden Muskeln steht die Achillessehne weiter ab, so daß unter ihr ein Raum entsteht, der von Baufett und lockerem Bindegewebe erfüllt ist. Diese Fettmassen dienen als verschiebliches Gleitlager, das sich den wechselnden Raum-

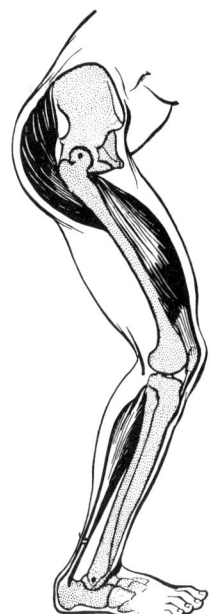

Abb. 4.5—80. Schematische Darstellung wichtiger Muskeln (Mm. glutaeus maximus, quadriceps femoris und soleus), die das Einknicken der Beinsäule bremsen.

verhältnissen anpaßt. So hebt sich die Sehne vom Unterschenkel weiter ab, wenn man bei gebeugtem Knie sich auf die Zehen erhebt. Dabei wird der fetterfüllte Raum tiefer und schmäler. Ähnlich wirkt der Schleimbeutel zwischen Fersenbein und Achillessehne. Bei Überanstrengung oder einmaliger Zerrung kann eine entzündliche Reizung dieses Gleitlagers beim Gehen schmerzhafte Störungen verursachen.

M. plantaris (Abb. 4.5—78 u. 4.5—81). Seine Ausbildung ist wechselnd, er kann ganz fehlen. Der kurze schlanke Muskelbauch entspringt vom Condylus lateralis femoris und der Gelenkkapsel in der Höhe des lateralen Gastrocnemiuskopfes, dem er sich anschmiegt. Die schmale, aber sehr lange Endsehne verläuft zwischen Gastrocnemius und Soleus medialwärts herab und endet früher oder später in der Faszie oder erreicht den Calcaneus, selten die Plantaraponeurose.

Bei niederen Affen und Halbaffen erreicht die Endsehne des ansehnlichen Muskels über den Calcaneus hinweg die Plantaraponeurose und verhält sich damit ähnlich wie der Palmaris longus an der Hand. Der Muskel war ursprünglich ein Sohlenspanner. Der Ansatz am Calcaneus beim Menschen hat den ursprünglichen Zusammenhang unterbrochen.

Die mächtige Entwicklung des Calcaneus ist nicht nur aus seiner Stützfunktion zu verstehen, sondern auch aus der Tatsache, daß an ihm die Wadenmuskeln und ein Großteil der Sohlenmuskeln mit der Plantaraponeurose zusammenstrahlen.

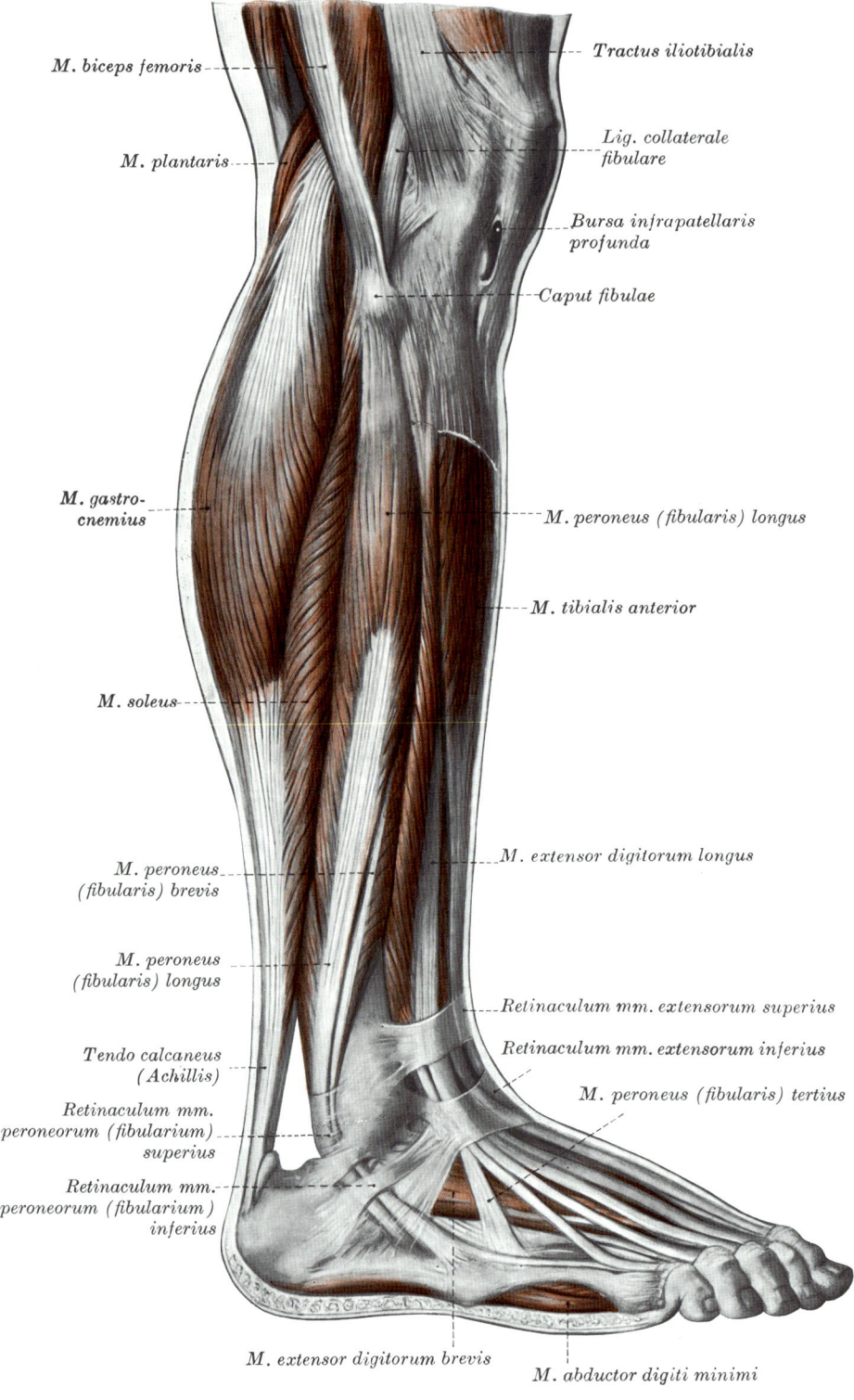

M. biceps femoris

Tractus iliotibialis

M. plantaris

Lig. collaterale fibulare

Bursa infrapatellaris profunda

Caput fibulae

M. gastrocnemius

M. peroneus (fibularis) longus

M. tibialis anterior

M. soleus

M. peroneus (fibularis) brevis

M. extensor digitorum longus

M. peroneus (fibularis) longus

Retinaculum mm. extensorum superius

Retinaculum mm. extensorum inferius

Tendo calcaneus (Achillis)

M. peroneus (fibularis) tertius

Retinaculum mm. peroneorum (fibularium) superius

Retinaculum mm. peroneorum (fibularium) inferius

M. extensor digitorum brevis

M. abductor digiti minimi

Abb. 4.5−81. Muskeln des rechten Unterschenkels von lateral.

Während der Calcaneus mit seinem Höcker zu einem Zentrum für Muskelinsertionen wird, ist der Talus völlig frei von Muskelansätzen. Der Talus wurde daher auch mit einem Meniskus verglichen, der im Verband der Sprunggelenke liegt.

Der Triceps surae ist *der kräftigste Fußsenker.* Er preßt die Sohle an den Boden, bewirkt das Erheben auf die Zehenspitzen und das Abhebeln des Fußes vom Boden beim Gehen, Laufen, Springen. Bei Lähmung der Wadenmuskeln wird der Gang erschwert, die Kraft der übrigen Plantarflexoren reicht nicht aus, um die Körperlast auf die Fußspitzen zu erheben. Der Fuß des Schwungbeins wird in abnormer Dorsalextension nach vorn gebracht (Abb. 4.5—82).

Da er medial an der Achse des unteren Sprunggelenkes vorbeizieht (Abb. 4.5—88), wird er zum *Supinator* mit der zugehörigen Adduktionswirkung; so haben die übrigen Supinatoren den Trizeps auf ihrer Seite und erhalten dadurch ein Übergewicht über die Pronatoren. Er kann allein den Peronei das Gleichgewicht halten.

Die *Wirkung* des *Soleus* beschränkt sich auf den Fußhebel. Er verhindert das Einknicken des Unterschenkels nach vorn und sichert damit den Stand (Abb. 4.5—80). Dazu ist der *Gastrocnemius* als zweigelenkiger Muskel nicht immer imstande, da er in seiner Wirkung von der Stellung des Kniegelenkes abhängig ist. Wird das Kniegelenk durch den Quadriceps femoris in Streckstellung fixiert, geht seine ganze Wirkung auf den Fußhebel. Aus dieser Stellung kann er die größte Arbeit am Fuß leisten. Daher wird in dem Augenblick die größte Kraft beim Abstoßen vom Boden entwickelt, in dem das Knie-

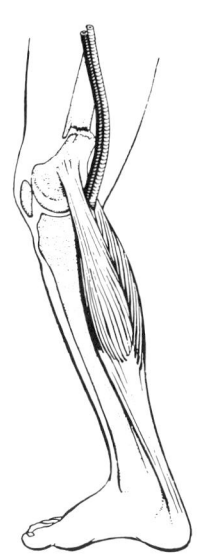

Abb. 4.5—83. Bei einer suprakondylären Femurfraktur kann das Bruchende durch den Zug der Gastrocnemius-Köpfe nach dorsal verlagert werden und die Blutgefäße der Kniekehle (A. und V. poplitea) gefährden.

gelenk in Streckstellung fixiert ist. Mit zunehmender Streckung des Kniehebels durch den Quadriceps steigt also die senkende Kraft auf den Fußhebel. Dieses Ineinandergreifen ist für das Laufen und Springen biologisch sinnvoll. Umgekehrt kann bei spitzwinkliger Kniestellung der Gastrocnemius eine Plantarflexion des Fußes nur noch in geringem Umfang ausführen, er muß das zum großen Teil dem Soleus überlassen. Daraus ergibt sich die Arbeitsteilung zwischen Gastrocnemius und Soleus.

Als zweigelenkiger Muskel zeigt der Gastrocnemius auch eine sog. passive Insuffizienz. Wenn bei gestrecktem Knie der Fuß gehoben wird, wird der Gastrocnemius gedehnt und ist zu kurz, um die höchste Erhebung zu gestatten.

Der Soleus kann durch zweiseitige Wirkung auch eine Streckbewegung im Knie hervorrufen. Bei aufgesetztem Fuß kann er den Unterschenkel nach hinten ziehen und dabei das Knie strecken, wenn dem Becken etwa durch Anlehnung des Rückens an eine Wand ein Widerstand geboten und so die Gliederkette geschlossen wird.

Wird der hintere Hebelarm des Fußes länger, kann die Wadenmuskulatur schwächer werden, bei gleichbleibender Wirkung. Das ist der Fall beim Neger, der einen längeren Fersenhöcker besitzt und deshalb eine dünnere Wadenmuskulatur haben kann.

Durch das Hochziehen des Tuber calcanei würde der Trizeps für sich bei belastetem Fuß das Fußgewölbe abflachen; dem steht aber die Verspannung der Fußsohle durch andere Muskeln entgegen. Ist der Trizeps gelähmt oder ausgeschaltet, überwiegt der Zug der Sohlenmuskulatur. Der Calcaneus wird schließlich steil gestellt, das Gewölbe wird hoch, der

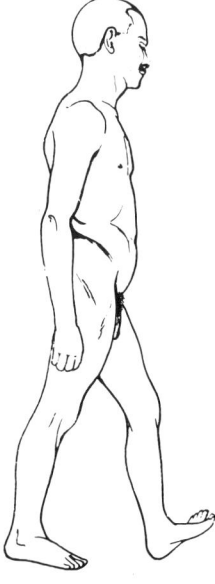

Abb. 4.5—82. Extreme Dorsalflexion des Fußes beim Aufsetzen des Schwungbeins auf den Boden infolge Lähmung des Triceps surae und Überwiegen der Extensoren des Fußes (nach FOERSTER 1937).

Hacken ist gesenkt, die Fußspitze gehoben (*Hakenfuß*, Abb. 4.5—82). Da durch den Ausfall des Trizeps die Pronatoren das Übergewicht bekommen, wird der Fuß auf den medialen Rand gekantet (Pes calcaneovalgocavus). Der Kranke tritt nur mit dem Calcaneus auf, eine Abwicklung ist nicht mehr möglich, besonders dann nicht, wenn durch den überwiegenden Zug der Dorsalextensoren die Fußspitze gehoben wird.

Wenn das Gefüge des Fußes sich beim Plattfußprozeß verschiebt, kann der Trizeps durch die verstärkte Pronation des Calcaneus seine supinierende Wirkung einbüßen. Das Leiden wird dann durch seine Wirkung verstärkt.

Die Aktionen des M. triceps surae wirken sich auch auf die Venen bzw. auf den Rücktransport des venösen Blutes in der unteren Extremität aus: Bei Kontraktion des Trizeps wird das venöse Blut herzwärts gepreßt, und bei der folgenden Erschlaffung kommt es zu einem Druckabfall in den Muskelvenen. Dadurch wird ein Sog auf die epifaszialen Venen ausgeübt, die sich über die Vv. perforantes in die tiefen Venen entleeren. Dieses System wird als *Wadenmuskelpumpe* bezeichnet. Es ist freilich an zwei Voraussetzungen geknüpft: an suffiziente Venenklappen und an eine angemessene funktionelle Beanspruchung des Bewegungsapparates, d. h. an den natürlichen Gebrauch des Beines nicht nur zum Stehen, sondern auch als Werkzeug der Fortbewegung.

Kurze Fußmuskeln und Plantaraponeurose

Allgemeines

Zahl und Masse der kurzen Fußmuskeln sind sehr beträchtlich. Es überwiegen weitaus die plantaren Muskeln, die den Raum zwischen der Plantaraponeurose und dem Knochengerüst ausfüllen (Abb. 4.5—84). Durch eine starke Entwicklung der kurzen Sohlenmuskeln kann das Fußgewölbe niedrig erscheinen, der Fuß wird dann „fleischig". Obwohl fast alle kurzen Fußmuskeln den Zehen zugeteilt sind, kann ihre Hauptwirkung nicht in der Bewegung der Zehen bestehen.

Wir haben vielmehr den Fall vor uns, in dem die Bewegungsfunktion zurücktritt hinter die Haltefunktion, es handelt sich im wesentlichen um Spannungsmuskeln des Fußgewölbes, die bei der Belastung gegen die Körperschwere arbeiten. Anders ist es bei der Hand, wo die entsprechenden Muskeln in der Hauptsache die frei beweglichen Finger bedienen. Indem der Fuß zum Stützorgan wurde und die verkürzten Zehen an Beweglichkeit verloren, sind auch die Muskeln in den Dienst des Stützorgans getreten und zu Spannmuskeln geworden.

Die Sohlenmuskeln werden bedeckt von einer derben, sehnigen Haut, der sog. *Plantaraponeurose*. Diese hat sich aus ihren ursprünglichen Beziehungen zum M. plantaris gelöst und eine Befestigung am Calcaneus erworben, um als passive Verspannung des Fußgewölbes zu dienen.

Auch hier wieder vollzog sich der gleiche Prozeß, die Ablösung der Bewegungsfunktion durch die Haltefunktion, eine Sehne gliedert sich von ihrem Muskel ab und wird zum Band.

Die *Plantaraponeurose, Aponeurosis plantaris* (Abb. 4.5—70 u. 4.5—78), verläuft von ihrem Ursprung am Calcaneus bis zu den Zehen, wo sie, in fünf Zipfel gespalten, an den Bandverstärkungen der Sehnenscheiden und der Gelenkkapseln der Metatarsophalangealgelenke ansetzt. Im Gegensatz zur Hand, wo der Daumen freibleibt, erhält auch die Großzehe einen Zipfel und wird damit den übrigen Zehen gleichgestellt.

Breite Querfaserzüge, *Fasciculi transversi*, verknüpfen die fünf Strahlen untereinander und ragen etwas in die interdigitalen Hautfalten hinein, die wie Schwimmhäute die Zehen verbinden. An der Plantarseite stecken die Zehen tief in ihren Weichteilhüllen und erscheinen dadurch besonders kurz.

Oft geht ein besonderer Faserzug vom Calcaneus zum Höcker des Metatarsale V, wodurch die Längsverspannung des lateralen Fußrandes, die schon durch das Lig. plantare longum bevorzugt war, noch mehr betont wird (Abb. 4.5—84).

Von der Plantaraponeurose strahlen Faserzüge ab, die die Fettkammern des Sohlenpolsters umschnüren, andererseits gehen von zwei Scheidewände aus, die in die Tiefe der Muskulatur dringen und diese in drei Gruppen zerlegen. So entstehen drei Logen für die Muskeln der Großzehe, der Kleinzehe und die Muskeln der Sohlenmitte. Die mittlere Loge hängt mit der tiefen Muskelloge der Wade zusammen. Die Plantaraponeurose wird damit zu einem dreidimensionalen System von Faserzügen, das die ganze Fußsohle durchsetzt. Wenn daher die Plantaraponeurose als Faserplatte präpariert wird, ist damit nur der stärkste Teil eines bindegewebigen Skeletts der Fußsohle dargestellt. Die kurzen Sohlenmuskeln, die zum Teil von ihr entspringen, werden in den Logen zusammengehalten und geführt. Umgekehrt wird die Plantaraponeurose von den anhaftenden Muskeln gespannt. So sind aktive und passive Faktoren zu einer Wirkungsge-

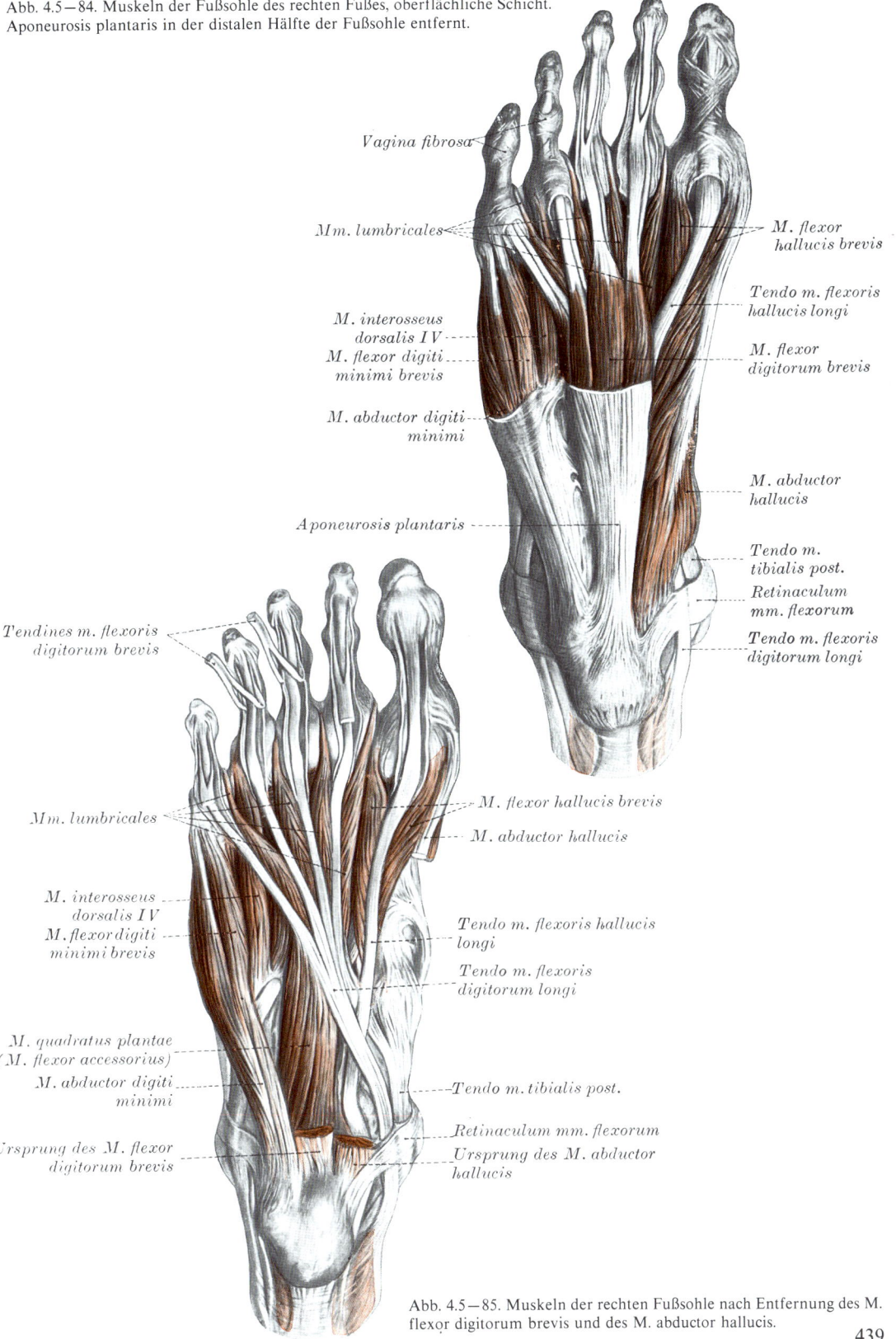

Abb. 4.5—84. Muskeln der Fußsohle des rechten Fußes, oberflächliche Schicht. Aponeurosis plantaris in der distalen Hälfte der Fußsohle entfernt.

Vagina fibrosa

Mm. lumbricales

M. interosseus dorsalis IV

M. flexor digiti minimi brevis

M. abductor digiti minimi

Aponeurosis plantaris

M. flexor hallucis brevis

Tendo m. flexoris hallucis longi

M. flexor digitorum brevis

M. abductor hallucis

Tendo m. tibialis post.

Retinaculum mm. flexorum

Tendo m. flexoris digitorum longi

Tendines m. flexoris digitorum brevis

Mm. lumbricales

M. interosseus dorsalis IV

M. flexor digiti minimi brevis

M. quadratus plantae (M. flexor accessorius)

M. abductor digiti minimi

Ursprung des M. flexor digitorum brevis

M. flexor hallucis brevis

M. abductor hallucis

Tendo m. flexoris hallucis longi

Tendo m. flexoris digitorum longi

Tendo m. tibialis post.

Retinaculum mm. flexorum

Ursprung des M. abductor hallucis

Abb. 4.5—85. Muskeln der rechten Fußsohle nach Entfernung des M. flexor digitorum brevis und des M. abductor hallucis.

meinschaft anatomisch verknüpft. Diese sehnig-muskulösen Verspannungszüge sind um so wirksamer, je näher sie der Sehne des Gewölbebogens liegen.

In ihrer geringen Bewegungsfunktion arbeiten die kurzen Sohlenmuskeln gemeinsam mit den Wadenmuskeln bei der Abwicklung des Fußes. Bei ihrer Haltefunktion werden sie unterstützt vom bindegewebigen Skelett der Fußsohle und stehen in einem Antagonismus zu den Wadenmuskeln, die durch den Zug an der Hacke das Fußgewölbe abzuflachen suchen. So stehen die beiden Systeme, die sich an der Ferse treffen, in einem Gleichgewichtszustand, der sofort offenbar wird, wenn eines der beiden Systeme gestört ist. Wird die Plantaraponeurose durchgeschnitten, sinkt das Fußgewölbe etwas ein. Diese Operation wird beim Hohlfuß (Pes cavus) ausgeführt. Wird die Achillessehne z. B. bei einem Unfall durchgetrennt oder der Muskel ge-

lähmt, wird in der Folge das Fußgewölbe höher, indem besonders der Calcaneus durch den überwiegenden Zug der Sohlenmuskeln sich steiler stellt. Dabei schrumpft allmählich das bindegewebige Skelett, es entsteht der Hackenfuß (Pes calcaneus), bei dem zugleich der Vorfuß gegen den Hinterfuß plantarwärts abgeknickt ist (Pes calcaneocavus). Beim Plattfußprozeß werden die Muskeln und die Aponeurose überdehnt und in Endstadien atrophisch. Infolge Verschiebung des Knochengefüges werden auch die kurzen Fußmuskeln teilweise verlagert, wodurch sich der Zustand weiter verschlechtert.

Übersicht über die kurzen Fußmuskeln

Die *Muskeln des Fußrückens* (Abb. 4.5—72) bestehen aus dem *M. extensor hallucis brevis* und dem

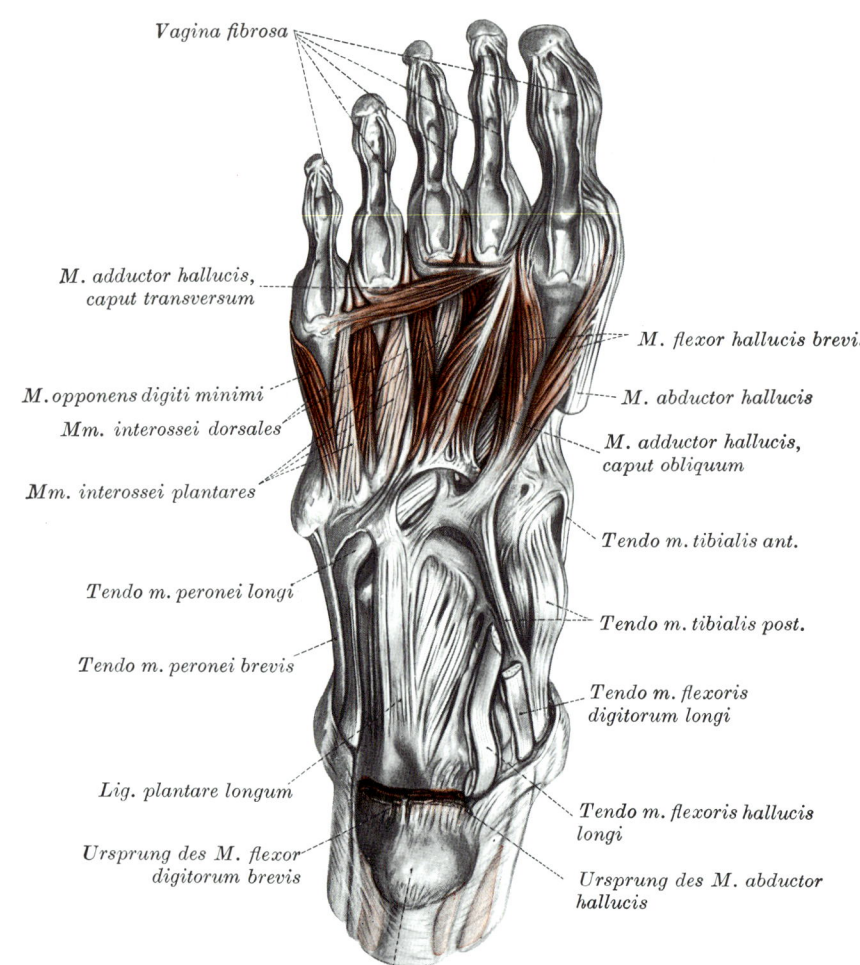

Vagina fibrosa

M. adductor hallucis, caput transversum

M. opponens digiti minimi

Mm. interossei dorsales

Mm. interossei plantares

Tendo m. peronei longi

Tendo m. peronei brevis

Lig. plantare longum

Ursprung des M. flexor digitorum brevis

M. flexor hallucis brevis

M. abductor hallucis

M. adductor hallucis, caput obliquum

Tendo m. tibialis ant.

Tendo m. tibialis post.

Tendo m. flexoris digitorum longi

Tendo m. flexoris hallucis longi

Ursprung des M. abductor hallucis

Tuber calcanei

Abb. 4.5—86. Muskeln der rechten Fußsohle, tiefste Schicht. Mm. interossei plantares heller.

M. extensor digitorum brevis. Am Sinus tarsi vom Calcaneus entspringend, gehen die Endsehnen in schräger Richtung zur Dorsalaponeurose der Zehen, die fünfte Sehne fehlt meist. Der Extensor hallucis brevis streckt und bewegt die Grundphalanx nach der lateralen Seite.

Innervation: N. peroneus profundus.

Muskeln der Fußsohle (Abb. 4.5—84 bis 4.5—86). Vom Calcaneus entspringen die beiden randständigen Abduktoren, die eine V-förmige Figur bilden und die beiden mittelständigen Muskeln: Flexor digitorum brevis und Quadratus plantae (M. flexor accessorius) einrahmen. Die übrigen Muskeln sind kürzer und besetzen mit ihren Ursprüngen die distalen Tarsalia sowie die Metatarsalia, vor allem deren Bandapparate.

1. Die Muskeln des Großzehenballens sind kräftig entwickelt und umschließen als *Mm. abductor hallucis, flexor hallucis brevis* und *adductor hallucis* den ersten Strahl schalenartig. Der Adduktor liegt unter dem Flexor digitorum longus und brevis (Abb. 4.5—86) und zerfällt in ein mehr längs verlaufendes *Caput obliquum* und ein quer gelagertes *Caput transversum*. Alle drei beugen die Grundphalanx der Großzehe, während sie die Endphalanx strecken, der Adduktor zieht sie kleinzehenwärts, der Abduktor in entgegengesetzter Richtung. Das Caput transversum bildet die einzige muskulöse Querverspannung der Metatarsalia. Die Sehnen der Muskeln gehen zu den beiden Sesambeinen an der Plantarseite des I. Metatarsalkopfes.

Innervation: N. plantaris medialis, mit Ausnahme des lateralen Kopfes des Flexor und des Adduktor, die vom N. plantaris lateralis versorgt werden.

2. Schwächer sind die Muskeln des Kleinzehenballens: der lange *M. abductor digiti minimi* und der *M. flexor digiti minimi brevis*. Das laterale Bündel des Flexor wird als *M. opponens* beschrieben. Sie beugen die Grundphalanx und strecken die Mittel- und Endphalanx, außerdem ziehen sie die fünfte Zehe lateralwärts.

Innervation: N. plantaris lateralis.

3. Von den mittleren Muskeln liegt oberflächlich der *M. flexor digitorum brevis.* Vom Tuber calcanei entspringend, gehen die Sehnen zu den Mittelgliedern der vier lateralen Zehen, nachdem die Longussehnen sie durchbohrt haben.

Innervation: N. plantaris medialis.

Der *M. quadratus plantae* (M. flexor accessorius) setzt sich an die Sehne des langen Zehenbeugers und korrigiert als Hilfsmuskel die Zugrichtung der Sehnen.

Innervation: N. plantaris lateralis.

Von den gleichen Sehnen entspringen die vier *Lumbricales*; der erste einköpfig, die anderen zweiköpfig. Sie ziehen zur Grundphalanx und beugen diese. Da sie die Dorsalaponeurose nicht wie bei den Fingern immer erreichen, haben sie oft keine Streckwirkung auf die beiden distalen Glieder.

Innervation: Die beiden medialen vom N. plantaris medialis, die beiden lateralen vom N. plantaris lateralis.

Am tiefsten liegen die *Mm. interossei*, die den Zwischenraum zwischen den Metatarsalia füllen. Die drei *Interossei plantares* entspringen einköpfig und treten medial zur Grundgelenkkapsel der dritten bis fünften Zehe, verlaufen also divergierend zur Achse der zweiten Zehe (Abb. 4.5—87). Die vier zweiköpfigen *Interossei dorsales* setzen an der Basis des Grundgliedes der zweiten bis vierten Zehe an, verlaufen also konvergent zur Achse der zweiten Zehe. *Sie beugen die Grundglieder*, können aber nicht immer, wie an den Fingern, die Mittel- und Endglieder strecken. Eine Spreizung und Annäherung der lateralen Zehen sind durch die Interossei nur unvollkommen möglich.

Innervation: N. plantaris lateralis.

Im ganzen sind die willkürlichen Seitenbewegungen der Zehen fast verlorengegangen. Auch die Streckwirkung, die mittels der Dorsalaponeurose die Interossei, Lumbricales und Abduktoren der Hand auf die Mittel- und Endglieder ausüben, ist beim Fuß verkümmert. Die Beugekomponente dieser Muskeln, die für den Fuß besonders wichtig ist, hat sich erhalten. Die wenigsten Menschen können isolierte Bewegungen einzelner Zehen ausführen, erst recht nicht sind isolierte Bewegungen einzelner Zehenglieder möglich.

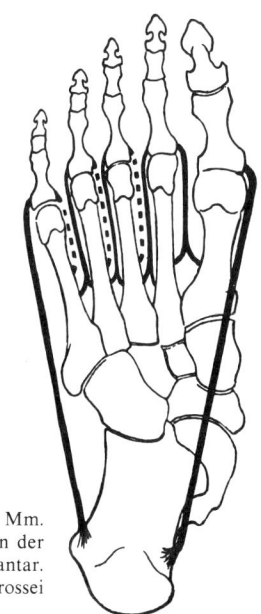

Abb. 4.5—87. Schema der Mm. interossei und der Abduktoren der Zehen in der Ansicht von plantar. Verlauf der drei Mm. interossei plantares punktiert.

Der Fuß als Ganzes im Gebrauch

Verhalten des Fußes beim Stand

Wenn wir von der *statischen Beanspruchung* des Fußes ausgehen, wäre zuerst das Sohlenpolster zu erwähnen, ohne dessen druckverteilende Wirkung das Stehen so schmerzhaft sein müßte, daß der Gebrauch des Fußes unmöglich würde. Das Sohlenpolster wird von einem Fettkörper gebildet, der das Fersenbein kappenartig umgibt und sich nach vorn in die Gegend der Metatarsalköpfe und der Zehenballen erstreckt. Unter dem medialen Fußgewölbe ist das Fettkissen am dünnsten, unter dem Calcaneus am dicksten, hier erreicht es eine Höhe von fast 2 cm. Das schon so oft erwähnte Konstruktionsprinzip des Körpers, den Kraftangriff zu verteilen, um örtlich hohe Spannungen zu vermeiden, findet im Sohlenpolster einen deutlichen Ausdruck.

Direkt unter der Haut liegt eine kleinblasige Randzone; es folgt ein System gröberer Septen, die sich in bogigem Verlauf zwischen der Plantaraponeurose und der Randzone segelartig ausspannen und größere Fettkammern abgrenzen. Diese starken Septen haben in der Umgebung des Calcaneus einen wirbelförmigen Verlauf. Auf der schmäleren Außenseite stehen die Septen dichter. Bei der Belastung flacht sich das Polster ab, bei Kindern stärker als bei Erwachsenen; der Abstand des medialen Fersenhöckers vom Boden beträgt dann 7 bis 10 mm, der laterale Höcker steht etwas höher. Dabei werden die plantaren Kammern flachgedrückt, der mediale Rand des Fersenpolsters verformt sich stärker als der septenreiche laterale, der letztere ist also widerstandsfähiger. Das Sohlenpolster kann nicht mit einem einheitlichen Wasserkissen verglichen werden, weil dabei der Druck an allen Stellen gleich hoch sein müßte. Das ist aber nicht der Fall. Die Kammerung des Fettkissens kann örtliche Druckunterschiede in einem gewissen Umfang aufrechterhalten. Man hat das Sohlenpolster auch mit einer gesteppten Matratze verglichen.

Die Lage der *vorderen Stützpunkte* des Fußes war lange umstritten. Nach neueren Ergebnissen scheint die alte Auffassung wieder zur Geltung zu kommen, daß außer der Ferse der Kopf des ersten Strahles die Hauptlast übernimmt. Nach dem 5. Strahl hin fällt die Belastung ab. Jedoch gelten diese Befunde nur für den ruhigen Stand auf ebener Unterlage. Der Fuß in Bewegung auf unebenem Gelände zeigt eine wechselnde Druckverteilung. Schließlich finden sich bei Fußveränderungen auch abweichende Druckbilder; so verschiebt sich beim Plattfuß der größte Druck am Vorfuß auf den zweiten bis dritten Metatarsalkopf.

Eine zweite viel besprochene Frage ist die, wie sich das *Fußgewölbe bei Belastung* verhält. Wir müssen daran erinnern, daß das Fußgewölbe nicht nur durch Bänder gesichert ist, sondern auch durch Muskeln. Diese verleihen dem Fuß die aktive Anpassungsfähigkeit an die Unebenheiten des Bodens und geben ihm die Möglichkeit, die Verspannung des Fußgewölbes aktiv zu ändern. Es ist also nicht so, daß die Knochen und Bänder tragen und die Muskeln nur bewegen. Durch die Berührung wird reflektorisch eine wechselnde Spannung der Fußmuskeln ausgelöst. Die Sohle des Schuhwerks fängt aber die kleinen Unebenheiten ab und nimmt dem Fuß einen großen Teil der normalen Funktionsreize; der Muskelgebrauch wird eintönig. Infolgedessen verliert der Fuß im Schuh an aktiver Anpassungsfähigkeit, insbesondere scheinen die Zehenbeuger zu leiden. Daraus mag es verständlich werden, daß die Befunde über das Verhalten des Fußgewölbes im Stand nicht einheitlich sind. Während die einen mit der Röntgendurchleuchtung feststellen, daß das Gewölbe länger und im Bereich der Mittelfußknochen breiter wird, finden andere sogar eine Verkürzung und Verschmälerung durch die Anspannung der Muskeln. Es ist wahrscheinlich, daß der muskelschwache Fuß sich anders verhält als der muskelstarke. Bei Untersuchungen an Sportlern wurde der Fuß so belastet, daß bei nach vorn gebeugtem Unterschenkel die ganze Körperlast auf ihm ruhte. Es ergab sich, daß die Fußwurzelknochen tiefer treten (das Naviculare durchschnittlich 6,5 mm), jedoch trat eine wesentliche Verschiebung einzelner Knochen gegeneinander nicht ein, auch wurde der belastete Fuß nicht auseinandergedrängt. So viel kann jedenfalls behauptet werden, daß der belastete Fuß nicht in den gespannten Bändern der Fußsohle hängt, sondern auch vom Tonus der Sohlenmuskeln getragen wird, es fragt sich nur, wie hoch dieser Tonus bei den einzelnen Individuen ist. Auch erfolgt bei der Belastung des Fußes eine leichte Pronationsbewegung im unteren Sprunggelenk, ferner werden die Zehen gebeugt. Das letztere geschieht entweder durch Anspannung der Plantaraponeurose oder durch Muskelkontraktion, falls das Fußgewölbe sich verkürzt. Beim Stehen auf einem Bein wird die Schwere mehr auf den lateralen Fußrand, beim Stehen auf zwei Beinen mehr auf den medialen Fußrand verlegt.

Beim *Zehenstand* ruht die Last auf den Köpfen der Metatarsalia, besonders des ersten Strahles, der von den beiden Sesambeinen unterlagert ist. Das Fußgewölbe soll sich dabei verstärken. Die Zehen sind durch ihre Flexoren an den Boden gepreßt. Daher wird der Zehenstand auch als Übung zur Stärkung dieser Muskeln angewandt.

Kurze Zusammenfassung: Fettkörper der Fußsohle als Sohlenpolster unter dem Calcaneus am höchsten. Druckverteilende Wirkung. *Hauptstützpunkte* beim ruhigen Stand unter dem Calcaneus und dem Kopf des Metatarsale I. Die Fußwurzelknochen treten bei Belastung etwas tiefer, leichte Pronation, Beugung der Zehen.

Bewegungen des Fußes

Der *Verkehrsraum* des freibeweglichen Fußes ist, wenn man von den Zehenbewegungen absieht, ähnlich wie bei einem Kugelgelenk. Die Fußspitze bestreicht auf einer Kugeloberfläche ein hochstehendes, ovalbegrenztes Feld. Bei Säuglingen füllt dieses Feld fast eine Halbkugel, mit zunehmendem Alter engt es sich immer mehr ein, so daß man von einer fortschreitenden Erstarrung des Fußes reden könnte. Diese Einengung des Verkehrsraumes findet sich weniger deutlich auch bei anderen Gliedern. Die Bewegungsumfänge stellen sich im Alter auf jenes Maß ein, das gewohnheitsmäßig gebraucht wird. Die Bewegungs- und Haltungsformen des Greises zeigen diesen Schrumpfungsprozeß deutlich. Durch entsprechende Übung läßt sich diese Einengung aufhalten.

Die Bewegungen in dem oberen und dem unteren Sprunggelenk können auch voneinander subtrahiert werden. So kann der Zwangslauf der „Maulschellenbewegung" im unteren Sprunggelenk insofern abgeändert werden, als die zugehörige Hebung oder Senkung der Fußspitze durch eine entgegengesetzte Bewegung im oberen Sprunggelenk in ihr Gegenteil verkehrt wird. Schließlich können bei gebeugtem Kniegelenk der Ab- und Adduktionsumfang der Fußspitze erweitert werden durch eine zusätzliche Kreiselung des Unterschenkels. Das Hüftgelenk hingegen kann die Fußbewegungen auf der Bahnkugel nur unterstützen, wenn das Kniegelenk gestreckt ist. Alsdann wird durch Rollung des ganzen Beines die Fußspitze nach außen oder innen geführt. Ist beim Zehenstand der Fuß so weit plantar gebeugt, daß er die Längsachse des Beines verlängert, wird er mit diesem zusammen wie eine Säule im Hüftgelenk gekreiselt (Ballettanzen). Wie früher bemerkt, wird bei gebeugtem Knie der Unterschenkel durch Kreiselung des Oberschenkels wie ein Pendel hin und her geschwungen. Bei gestrecktem Knie aber gewinnt das Hüftgelenk Einfluß auf die Stellung der Fußspitze.

Über die *Muskelwirkung* vergleiche man die Schemata in Abb. 4.5—88. Es ergibt sich, daß alle Muskeln, die vor der Knöchelachse verlaufen, Fußheber, die hinter ihr liegen, Fußsenker sind. Alle Muskeln, die lateral an der Achse des unteren Sprunggelenkes vorbeiziehen, sind Auswärtskanter, die medial liegenden Einwärtskanter. Auch die langen Zehenmuskeln wirken demnach auf die Sprunggelenke. Ob im Einzelfall die Muskelkontraktion an den Zehen oder am ganzen Fuß wirkt, hängt davon ab, welche Bewegung im Augenblick den geringsten Widerstand bietet.

Die vier Fußheber sind in der Reihenfolge ihrer Arbeitsleistung: Tibialis anterior, Extensor digitorum longus, Extensor hallucis longus, Peroneus tertius. Ihnen stehen sieben Fußsenker gegenüber: Gastrocnemius, Soleus, Flexor hallucis longus, Peroneus longus, Tibialis posterior, Flexor digitorum

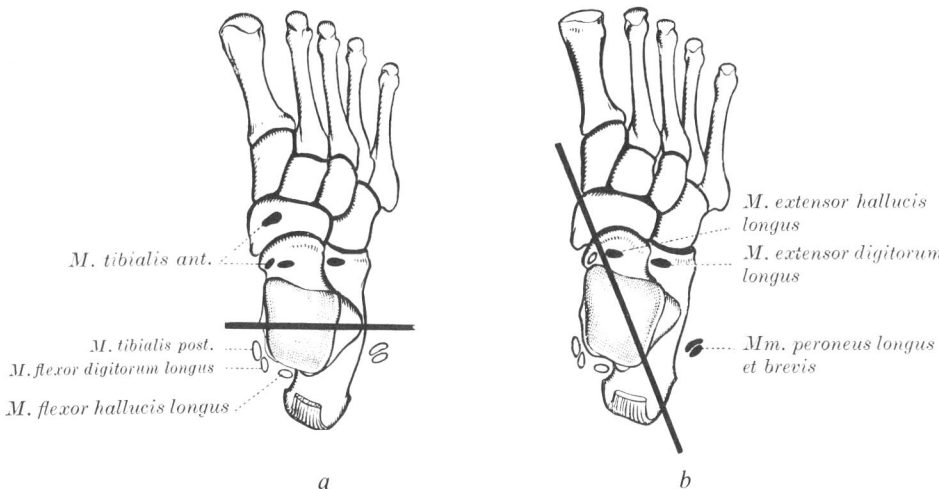

M. tibialis ant.

M. tibialis post.
M. flexor digitorum longus
M. flexor hallucis longus

M. extensor hallucis longus
M. extensor digitorum longus
Mm. peroneus longus et brevis

a   *b*

Abb. 4.5—88. Lage der Sehnen zu den Achsen der Sprunggelnke. a) Oberes Sprunggelenk. Die Extensorensehnen schwarz, die Flektorensehnen hell. b) Unteres Sprunggelenk. Die Sehnen der Pronatoren schwarz, die der Supinatoren hell (nach MOLLIER, S.: Plastische Anatomie. 2. Aufl. Bergmann, München 1938).

longus, Peroneus brevis. Die Fußsenker leisten mehr als viermal soviel wie die Heber, daran hat der Triceps surae weitaus den größten Anteil. Für das Stehen und Gehen sind die Fußsenker weit wichtiger, da sie gegen die Körperschwere arbeiten, während die Fußhebung beim Gehen am Schwungbein wenig Kraft erfordert und am Standbein durch die vorgeschobene Körperlast erfolgt. Bei einer Lähmung der Extensoren hängt die Fußspitze herab (Abb. 4.5—74), es muß durch vermehrte Hüft- und Kniebeugung dafür gesorgt werden, daß die Fußspitze des Schwungbeins nicht am Boden schleift (sog. „Steppergang").

Beim Stehen halten alle langen Fuß- und Zehenmuskeln vom Fuß aus das Bein im Gleichgewicht (Puncta fixa distal!).

Wenn beim Stehen die Schwerlinie des ganzen Körpers vor die Knöchelachse fällt, muß die Spannung des Trizeps der Schwere Widerstand leisten (Abb. 4.5—28b). Auch bei den Zehen ist das Übergewicht der Beuger aus dem gleichen Grund erheblich. Die langen Zehenbeuger sind dreimal so stark wie die langen Zehenstrecker. Der kräftigste ist der Flexor hallucis longus, der beim Abwickeln des Fußes die Großzehe als letzte vom Boden abstößt. Nimmt man noch die kurzen Zehenmuskeln hinzu, wird das Übergewicht der Beuger noch größer.

Vergleicht man die Zehen mit den Fingern, kann man bei den gleichen Muskeln eine Verkümmerung der Streckwirkung feststellen. So erreichen die Lumbricales und Interossei des Fußes nicht immer die Dorsalaponeurose der Zehen, wodurch ihre Streckwirkung auf die Mittel- und Endglieder gelegentlich fehlt. Ferner ist bei den Zehenstreckern die Arbeitsleistung an den Fußgelenken größer als an den Zehengelenken. Sind die Interossei und Lumbricales gelähmt, wird das Grundglied überstreckt, das Mittel- und Endglied unter dem ungebremsten Zug der Beuger gebeugt. Bei Spitzfußstellung kann diese „Klauenstellung" auftreten, indem die Grundglieder durch den Dehnungswiderstand der Strecker in Streckstellung gezogen werden. Dadurch werden die Beuger gedehnt, die somit die Mittel- und Endglieder beugen. Bei Lähmung des Abductor hallucis kommt es durch den überwiegenden Zug des Adduktors zu einer Neigung der Großzehe lateralwärts (Hallux valgus); die Großzehe kann so schief stehen, daß sie die zweite Zehe überkreuzt.

Die Einwärtskanter (Supinatoren) sind in der Reihenfolge ihrer Arbeitsleistung: Triceps surae, Tibialis posterior, Flexor hallucis longus, Flexor digitorum longus und Tibialis anterior. Nur der letzte wirkt dorsalextendierend, die übrigen sind zugleich Plantarflexoren. Die Auswärtskanter (Pronatoren) ordnen sich nach der Arbeitsleistung in folgende Reihe: Peroneus longus, Peroneus brevis, Ex-

tensor digitorum longus, Peroneus tertius und Extensor hallucis longus. Die beiden ersten sind zugleich Plantarflexoren, die beiden letzten Dorsalextensoren. Die Arbeitsleistung der Supinatoren ist mehr als doppelt so groß wie die der Pronatoren. Das beruht darauf, daß die Supinatoren den starken Trizeps auf ihrer Seite haben. Seine Verkürzung bei der Supination ist zwar gering, sein Querschnitt aber sehr groß. Für sich allein würde er nur den Calcaneus supinieren. Der wichtigste Supinator des Vorfußes ist der Tibialis posterior. Durch das Übergewicht, das die Wadenmuskeln den Fußsenkern und den Supinatoren verleihen, steht der frei herabhängende Fuß leicht supiniert und plantargebeugt. Wird der Fuß belastet, gerät er in eine leicht pronierte Stellung, die von den gedehnten Supinatoren mit Ausnahme des Trizeps aufgefangen wird. Besonders bei unebenem Boden hindern sie den Fuß am Umknicken. Die Supinatoren arbeiten also gegen die Körperschwere und müssen daher stärker sein als die Pronatoren. Wird der belastete Fuß beim Gang vom Boden abgerollt, erfolgt eine leichte Supination. Sie entsteht, weil die beiden medialen Zehenstrahlen des Fußes länger sind als die lateralen. Verlängert man den 5. Strahl durch eine Schiene, wird diese Supinationsbewegung beim Abrollen, die den Abstoßeffekt ungünstig beeinflußt, aufgehoben.

Die *tonische Stützfunktion der Muskeln* am Fußgewölbe ist bei der Einzelbesprechung der Muskeln angegeben. Hier sei nochmals zusammengefaßt, daß der mediale Fußrand wesentlich stärker unterstützt wird als der laterale, sowohl durch die langen als auch durch die kurzen Fußmuskeln. Die Hauptbedeutung kommt dem Tibialis posterior und dem Peroneus longus zu, deren Sehnen wie zwei sich kreuzende Traggurte das Fußgewölbe verschnüren (Abb. 4.5—59). Ferner kommt als reine Längsverspannung des medialen Fußrandes die Sehne des Flexor hallucis longus in Betracht. Auch die übrigen Zehenmuskeln der Fußsohle sind vor allem Spannmuskeln des Fußgewölbes. Die Antagonisten, die für sich allein auf eine Abflachung des Gewölbes hinwirken, sind: Triceps surae, Tibialis anterior, Extensor digitorum longus, Peroneus tertius und Extensor hallucis longus.

Die Bewegungsfunktion wie die Haltefunktion der Muskeln treten besonders deutlich zutage, wenn einzelne Muskelgruppen etwa durch *Lähmung* ausgeschaltet sind. Mit der Lähmung verlieren die Muskeln ihre tonische Spannung, und es überwiegen die Antagonisten, die den Fuß in eine typische Haltungsanomalie bringen. Es seien folgende Beispiele aufgeführt:

1. Am häufigsten ist die isolierte Lähmung der Peronei. Durch das Überwiegen der Supinatoren wird

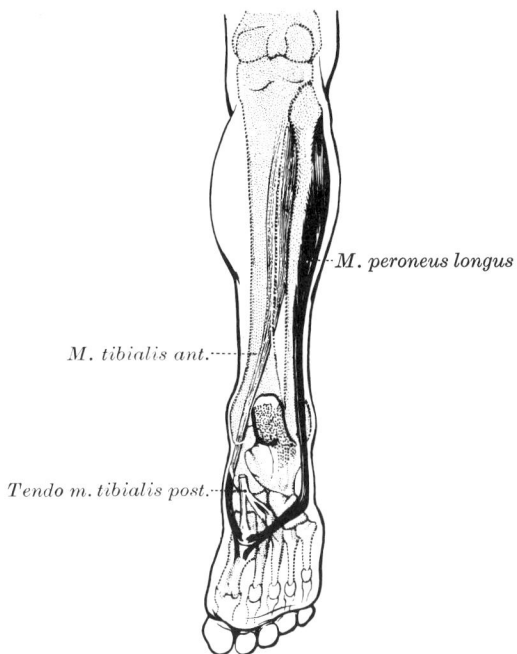

M. peroneus longus

M. tibialis ant.

Tendo m. tibialis post.

Abb. 4.5–89. M. peroneus longus (schwarz) und M. tibialis anterior bilden eine Schlinge unter der Fußsohle, deren Querwölbung wie ein Bogen durch die Sehnen verspannt ist. Ansicht des Unterschenkels und Fußes von hinten bzw. von plantar.

der Fuß einwärts gekantet, die Fußspitze weist medianwärts, es entsteht die Klumpfußstellung (Pes varus). Wird außer den Pronatoren auch noch der Tibialis anterior gelähmt, tritt durch das Überwiegen der Senker eine Spitzfußstellung hinzu (Pes equinovarus).

2. Bei Lähmung der Supinatoren erzeugen die Pronatoren die Knickfußstellung (Pes valgus). Die Fußwurzel erscheint proniert und in der Ansicht von hinten lateralwärts abgenickt. Dabei wird zumeist das Fußgewölbe abgeflacht, es entsteht der Plattknickfuß (Pes planus et valgus).
3. Fehlt den Fußsenkern das Gegengewicht der Fußheber, so gerät der Fuß in Zehenstand, Spitzfuß (Pes equinus).
4. Bei Ausfall der Plantarflexoren überwiegen die Dorsalextensoren, es entsteht der Hackenfuß (Pes calcaneus).
5. Sind die Muskeln mit gewölberhaltender Wirkung: Peroneus longus, Tibialis posterior, Flexor digitorum longus, Flexor hallucis longus und die Sohlenmuskeln gelähmt.

Da die nichtgelähmten Antagonisten bei diesen Haltungsanomalien sich andauernd verkürzen, kommt es leicht zu einer Schrumpfung. Ebenso schrumpfen die entspannten Bandapparate, während die dauernd gedehnten Anteile erschlaffen und

länger werden. Schließlich kann es zur Umformung und Verschiebung einzelner Knochen kommen, so daß die ursprünglich funktionelle Haltungsanomalie zu einer anatomischen erstarrt.

Nach den Erfahrungen der Orthopäden müssen mindestens die folgenden drei Stellen des Fußes mit kräftigen Muskeln versorgt sein, um noch eine Dorsal- und Plantarflexion, eventuell auch eine Supination und Pronation zu gewährleisten. Es sind dies die Ansätze der Achillessehne, des Tibialis anterior und des Peroneus tertius.

Unterschiedliche Krankheitsbilder zeigen, daß die Lähmung eines Muskels genügen kann, um den Gleichgewichtsstand des ganzen Gefüges zu stören. Auch ist bei den Fehlformen des Fußes zu bedenken, daß keine Konstruktion des Körpers auf Dauerbelastung eingerichtet ist. Alles ist auf rhythmische Belastung angelegt. Das zeigt sich auch am Fuß, der, durch das Schuhwerk geschwächt, langes Stehen auf unelastischem Boden ohne Wechsel der Beanspruchung aushalten muß. Hier stellen sich leicht Überlastungsbeschwerden ein, die zum Plattfuß führen. Die gewölberhaltenden Faktoren sind im Kampf gegen die Schwere unterlegen.

Kurze Zusammenfassung: Auf der Bahnkugel bestreicht die Fußspitze ein hochstehendes Oval. Fußheber liegen vor der Knöchelachse, die viermal stärkeren Fußsenker dahinter. Lateral der Achse des unteren Sprunggelenkes liegen die Pronatoren, medial die stärkeren Supinatoren. *Fußheber:* Tibialis anterior, Extensor digitorum longus, Extensor hallucis longus, Peroneus tertius. *Fußsenker:* Triceps surae, Flexor hallucis longus, Peroneus longus et brevis, Flexor digitorum longus, Tibialis posterior. *Supinatoren:* Triceps surae, Tibialis posterior, Flexor hallucis longus, Flexor digitorum longus, Tibialis anterior. *Pronatoren:* Peroneus longus et brevis, Extensor digitorum longus, Peroneus tertius, Extensor hallucis longus. Stützfunktion der Muskeln am Fußgewölbe. Bei Lähmung der Pronatoren entsteht Supinationsstellung (Klumpfuß, Pes varus), bei Lähmung der Supinatoren Knickfuß (Pes valgus), bei Lähmung der Fußheber Spitzfuß (Pes equinus), bei Lähmung der Fußsenker Hackenfuß (Pes calcaneus).

Gehen und Laufen

Bei der Gangbewegung wird der Rumpf abwechselnd von einem Bein getragen *(Standbein)*, während das andere Bein am ersten vorbeischwingt *(Schwingbein* oder *Spielbein,* Abb. 4.5–90). In dem Augenblick, in dem das hinten befindliche Bein sich vom Boden abwickelt, berührt das vorgestreckte Schwingbein den Boden zuerst mit der Ferse und wird damit zum Standbein, so daß in dieser „Phase

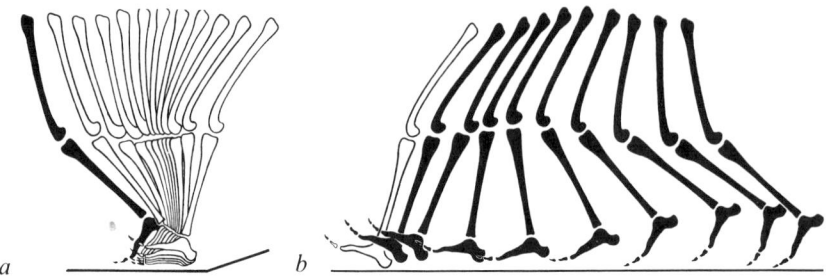

Abb. 4.5—90. Die Bewegung des Beins bei einem Schritt. a) Phasen des Standbeins (hell) und erste Phase des Spielbeins (dunkel). b) Phasen des Spielbeins und erste Phase des Standbeins.

der doppelten Unterstützung" beide Beine den Boden berühren. Von der Ferse aus wird, oft über den lateralen Fußrand, der Vorfuß aufgesetzt, während das Bein in eine senkrechte Stellung übergeht. Zur Vorbewegung des Rumpfes neigt sich das Standbein vornüber und wickelt sich mit dem Fuß vom Boden ab, indem die Ferse sich hebt und der Vorfuß mit der Kraft und Beweglichkeit des medialen Strahles den Körper vom Boden abstößt, bis zuletzt die Großzehe den Boden verläßt. Dadurch wird der Körper vorgestoßen und gleichzeitig das Bein durch den plantarflektierten Fuß verlängert, so daß der Rumpf fast in gleicher Höhe bleibt. Beim gewöhnlichen Gang wird das Knie des Standbeines meist nicht völlig gestreckt, wohl aber beim sportlichen Lauf in der Phase des Abstoßens. Nur bei gestrecktem Knie wird die Arbeitsmöglichkeit des Gastrocnemius voll ausgenutzt. Dabei kommt es fast immer zu einer mehr oder weniger vollständigen Schlußrotation.

Wenn das Standbein sich vom Boden löst, wird es zum Schwingbein, das mit gebeugtem Knie nach vorn geführt wird, um durch diese Verkürzung den Boden nicht zu berühren. Dieses Vorschwingen ist keine passive Pendelbewegung, sondern geschieht unter Mitwirkung der Beugemuskeln des Hüftgelenkes, die aus dem gedehnten Zustand heraus wirken. Würde die Schwerkraft allein das Pendel in Bewegung setzen, müßte der Unterschenkel dem Oberschenkel vorauseilen. Daß der Unterschenkel zurückbleibt, ist also den Kniebeugern zuzuschreiben.

Da beim Gehen der Körper zeitweise nur vom Standbein gestützt wird, muß dieses Bein die Körperlast tragen. Infolgedessen kommen seitliche Schwankungen des Körpers zustande. Das Absinken des Beckens auf die Spielbeinseite wird durch die Abduktoren: Glutaeus medius und minimus, verhindert, die das Becken annähernd in horizontaler Lage halten. Die Anspannung der beiden Muskeln kann man leicht fühlen, wenn man beim Ge-

hen die Hände seitlich auf die Hüften legt. Daß bei Ausschaltung dieser Muskeln der Gang watschelnd wird, wurde früher gezeigt. Gleichzeitig gerät dabei das vorschwingende Bein in eine abnorme Adduktionsstellung.

Während der Standbeinperiode wird kein rein statisches Gleichgewicht erreicht, es bleibt bei einem dynamischen. So fällt das Schwerelot dicht medial von der unterstützenden Fußsohle.

Zur Erhaltung des Gleichgewichts tragen auch die Pendelbewegungen der Arme bei, indem jeder Arm nach rückwärts pendelt, wenn das Bein seiner Seite vorgesetzt wird, und umgekehrt. Beim Laufen wird das Armpendel durch Beugung im Ellenbogen verkürzt und schwingt entsprechend schneller.

Das Gehen ist ein fortwährendes Auffangen des Fallens. Die Art dieser Bewegung ist genau wie das Sprechen, der Gebrauch der Hand und wie die Handschrift ein charakteristischer Ausdruck der Gesamtpersönlichkeit, nur ist der Gang in diesem Sinne nicht so gut analysiert.

Der Gesamtschwerpunkt des Körpers wird in der Bewegungsrichtung abwechselnd beschleunigt und verzögert weitergeschoben, ferner hebt und senkt er sich bei der Gangbewegung um etwa 4 cm. Er beschreibt also eine Wellenbewegung. Die vertikale Beschleunigung bei der Verlagerung des Schwerpunktes, das Hochstoßen des Körpers, wächst mit der Zahl der Schritte in der Zeiteinheit, so daß bei Erhöhung der Schrittzahl der Augenblick kommt, in dem beide Beine vom Boden frei sind und der Körper eine kurze Zeit in der Luft schwebt. Das ist der *Lauf* (Abb. 4.5—91). Beim Lauf sind alle Bewegungen weiter ausgreifend, auch treten neue Bewegungselemente auf, die beim Gang meist nur angedeutet sind. Beim Gang liegt der Schwerpunkt am tiefsten, wenn beide Beine gespreizt sind, während er beim Lauf in diesem Augenblick die höchste Lage hat.

Wenn bei einem Schritt das eine Bein schräg nach hinten gestellt wird, kann es in diese Lage nur

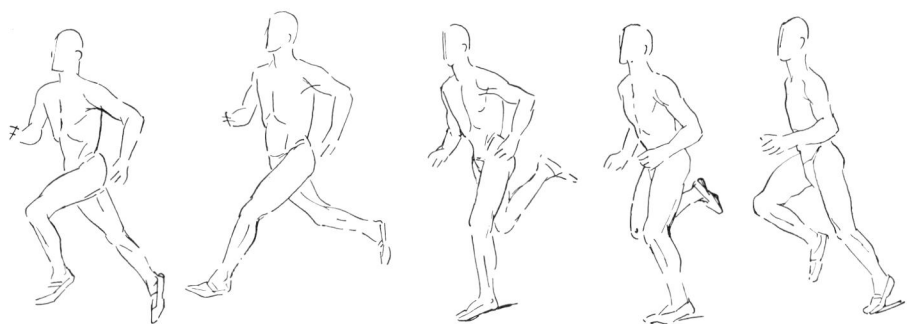

Abb. 4.5—91. Phasen des Laufes. Skizzen nach Filmaufnahmen.

dadurch gebracht werden, daß eine Vorneigung des Beckens stattfindet, da die Streckung im Hüftgelenk schon vorher beendet war. Soll nun der Rumpf aufgerichtet werden, muß die Wirbelsäule durch eine Vertiefung der Lendenlordose sich gleichzeitig zurückbiegen, wodurch die Gangbewegung über den ganzen Rumpf ausstrahlt. Diese Bewegung kann der Erector spinae in einem Akt vollführen (Abb. 4.5—29a). Weit ausgreifende Schritte können nur durch eine entsprechende Beckenneigung ermöglicht werden.

Die Mitbeteiligung des Erector spinae an der Gangbewegung verrät sich sehr deutlich, wenn der Muskel beim Hexenschuß schmerzhaft wird. Dann sucht man ihn zu schonen, indem man die Neigung des Oberschenkels nach hinten durch kurze Schritte vermeidet und den Oberkörper vorneigt. Überhaupt werden beim Gehen zu starke Ausschläge der Oberschenkel oft vermieden, besonders bei Frauen. Dadurch entsteht ein trippelnder Gang, bei dem das

Knie des abstoßendes Beines nicht gestreckt werden kann.

Schließlich dreht sich das Becken noch um die Längsachse des Standbeines im Sinne einer Einwärtsrollung, so daß diese Beckendrehung das schwingende Bein begleitet. Bei einer Lähmung der Hüftbeuger und Kniestrecker kann dieser Hüftschwung durch einen Stoß das Bein voranbringen.

Eine kurze Zusammenfassung: Standbein — Schwingbein — Phase der doppelten Unterstützung. Abwicklung des Fußes von der Ferse über den lateralen Fußrand bis zur Großzehe. Das Schwingbein wird durch Muskelwirkung mit gebeugtem Knie vorgebracht. Fixierung des Beckens durch die kleinen Glutaeen. Pendeln der Arme. Beim Lauf schwebt der Körper kurze Zeit in der Luft. Hüftschwung. Durch die Einwärtsdrehung der Knieachse schwingt der gebeugte Unterschenkel nach außen und vermeidet so den Zusammenstoß mit dem Standbein.

Deformierende Schädigungen des Fußes durch die Fußbekleidung

Von Erne Maier

Schädigungen im Sinne erworbener Fußschäden sind von angeborenen oder sich im Laufe von Kindheit, Jugend und Alter entwickelnden Folgen von Baufehlern (Fehlbildungen) oder Krankheiten zu unterscheiden. Schädigungen durch die Fußbekleidung, insbesondere durch Schuhe, treffen vor allem den Vorfuß. Im Einzelfall kann die Beweisführung, daß bestimmte Schäden auf bestimmte Bekleidungsfehler zurückgehen, schwer sein. So spielen bei der Entstehung der Schiefzehe *(Hallux valgus)* familiär gehäuft vorkommende Besonderheiten des anatomischen Bauplans, z.B. des Großzehengrundgelenkes, oder Krankheiten, z. B. die primär chronische Polyarthritis, eine erhebliche Rolle.

Schädigend sind vor allem Schuhe (in geringerem Grade auch Strümpfe), die zur Stauchung (Druck von hinten oder vorn) oder Pferchung (seitlicher Druck) der Zehen oder zur Verkürzung der Wadenmuskulatur (bei hohen Absätzen) führen.[1]

Der einzelne Schuh, stundenweise getragen, schadet kaum; gefährlich ist das anhaltende Tragen nicht passender Schuhe. Der wachsene Fuß des Kindes, insbesondere des Kleinkindes, ist gefährdeter als der erwachsene Fuß. Es ist damit zu rechnen, daß Jahrzehnte vergehen können von der Zeit

[1] Arbeitsberichte der Forschungsstelle für Leisten- und Schuhbau der Deutschen Gesellschaft für Orthopädie und Traumatologie in Z. Orthop. 80 (1951) 693—696; 95 (1961) 281—288

Tabelle 9. Die Muskeln der unteren Extremität und ihre Innervation. (Bezüglich der Muskelwirkung sind nur sehr allgemeine Aussagen möglich, da die Gliedstellung und die Lage des Punctum fixum sich ändern können.)

Funktion – Systematik	Muskeln	Nerven
Innere Hüftmuskeln Außenroller und Beuger	Psoas major Psoas minor Iliacus	Direkte kurze Äste aus *Plexus lumbalis*
Äußere Hüftmuskeln (Gesäßmuskeln) Strecker und Außenrotatoren	Glutaeus medius Glutaeus minimus Tensor fasciae latae Glutaeus maximus Piriformis Obturatorius internus Gemelli Quadratus femoris Obturatorius externus	*N. glutaeus superior* *N. glutaeus inferior* Direkte kurze Äste aus dem *Plexus sacralis* und *N. ischiadicus* *N. ischiadicus* *N. obturatorius*
Adduktoren mit Beuge- oder Streck-Komponente	Pectineus Adductor longus Gracilis Adductor brevis Adductor magnus	*N. femoralis* und/oder *N. obturatorius* *N. obturatorius* *N. obturatorius*, auch *N. tibialis*
Ventrale Oberschenkelmuskulatur Beuger und Außenroller in Hüfte bzw. Innenroller im Knie Strecker	Sartorius Quadriceps femoris: Rectus Vastus intermed. Vastus med. Vastus lat.	*N. femoralis*

Dorsale Oberschenkelmuskulatur
Ischiokrurale Muskelgruppe
 	
Hüftstrecker
Beuger und Rotatoren des
Kniegelenks
	Biceps femoris
	  Caput longum
	Semitendinosus
	Semimembranosus
	
	Biceps femoris
	  Caput breve
		N. tibialis
		
		N. peroneus communis

Extensorengruppe des Unterschenkels Dorsalextensoren mit Pronations- und Abduktionswirkung	Tibialis anterior Extensor hallucis longus Extensor digitorum longus mit Peroneus tertius	*N. peroneus profundus*
Laterale ("Peroneus"-)Gruppe des Unterschenkels Plantarflexoren und Pronatoren	Peroneus longus Peroneus brevis	*N. peroneus superficialis*
Tiefe Flexorengruppe des Unterschenkels Supinator und Adductor Supinator Innenrotator bei gebeugtem Knie	Tibialis posterior Flexor hallucis longus Flexor digitorum longus Popliteus	*N. tibialis*
Oberflächliche Wadenmuskeln (Triceps surae) Stärkste Plantarflexoren mit Supinations- und Adduktionswirkung	Gastrocnemius Soleus Plantaris	

Funktion – Systematik	Muskeln	Nerven
Muskeln des Fußrückens	Extensor hallucis brevis Extensor digitorium brevis	N. peroneus profundus
Muskeln der Fußsohle	Abductor hallucis	N. plantaris medialis
	Adductor hallucis Abductor digiti minimi Flexor digiti minimi brevis	N. plantaris lateralis
	Flexor digitorum brevis	N. plantaris medialis
	Flexor hallucis brevis	N. plantaris medialis et lateralis
Korrektor der Zugrichtung an den Sehnen der Beuger, mit geringer Spreizwirkung	Quadratus plantae	N. plantaris lateralis
	Lumbricales	N. plantaris medialis et lateralis
	Interossei	N. plantaris lateralis

der Deformierung (vor allem im Kleinkindalter) bis zu dem Auftreten von Beschwerden (Schmerzen, Funktionsbehinderungen). Kleine, unmerklich ansetzende, aber anhaltend wirkende Kräfte verändern bzw. deformieren stärker als große, kurzfristig einflußnehmende.

Schädigend sind zu kurze (in der Länge), zu spitze (im Zehenbereich) und zu weite Schuhe (im Spann- und Vorspannbereich bis hin zum Ballenbereich), dazu Schuhe mit hohen Absätzen. Fehlerkombinationen verstärken den Effekt.

Schädigungsfolgen sind sämtliche Varianten des Spreizfußes (mit Fehlstellungen der Zehen II bis IV und der dazugehörigen Mittelfußknochen, Spreizung der Mittelfußknochen, Abflachung oder Verlust der Querwölbung), des Hallux valgus sowie Durchblutungsstörungen, insbesondere bei Kontrakturen der Wadenmuskulatur.

Wichtigste Forderung für Erwachsene ist der Verzicht auf das anhaltende Tragen schädigender Schuhe. Wichtigste Forderung allgemein, insbesondere aber bei Kindern, ist das korrekte Anpassen im Fachhandel. Dazu fehlten in der Bundesrepublik (im Gegensatz z.B. zu Großbritannien und den Niederlanden) gerade bei Kindern die Voraussetzungen: Normen für die essentiellen Leistenmaße, Einigung über ihre Anwendung, standardisierte Meßgeräte für Länge und Weite. Sie sind heute gegeben, ohne daß damit der Vielfalt der Modellgestaltung, von Saison zu Saison wechselnd, Abbruch getan werden muß. Gegenwärtig (1979) haben sich rund 1300 Fachgeschäfte ihrem Berufsverband gegenüber zur Teilnahme an dem ärztlich geforderten Leistungsangebot unter die Qualitätsbezeichnung WMS (Weiten-Maß-System mit den Kinderschuh-Weiten weit, mittel und schmal) angeschlossen.[2]

Zusammenfassung: Bekleidungsbedingte Deformierungen des Fußes sind heute grundsätzlich vermeidbar. Fehlerhafte Schuhe schaden vor allem im Kleinkindalter und bei anhaltendem Gebrauch.

Übersicht über die Muskeln der unteren Gliedmaßen und ihre Innervation

An der Innervation der unteren Extremitäten beteiligen sich die ventralen Äste vom 1. Lendennerven bis zum 3. Kreuznerven (L 1–S 3, s. Abb. 4.5–92).

L 1–L 4 bilden den *Plexus lumbalis,*
L 5–S 3 den *Plexus sacralis.*

Beide werden durch den 4. Lendennerven zum *Plexus lumbosacralis* verbunden. Dieser Nerv ist gegabelt (N. furcalis) und gehört sowohl zum Plexus lumbalis wie zum Plexus sacralis.

Aus dem Plexus lumbalis entspringen die *Nn. femoralis* und *obturatorius.* Sie verlaufen vor dem Hüftgelenk auf der ventralen Seite jeder Extremität. Der erste verläßt das Becken durch die Lacuna musculorum und gelangt in das Trigonum femorale. Der zweite tritt an der Seitenwand des kleinen Beckens in den Canalis obturatorius ein und zieht über den kranialen Rand des M. obturatorius externus zum Bein.

Aus dem Sakralplexus entsteht als mächtigster Nerv des Körpers der *N. ischiadicus.* Er verläuft hinter dem Hüftgelenk auf der dorsalen Seite des

---

[2] Einzelheiten im Fachhandel oder bei der Deutschen Gesellschaft für Sozialpädiatrie (6 Frankfurt / Main, Feuerbachstr. 14) oder dem Deutschen Schuh-Institut (6 Frankfurt / Main 10, Steinlestr. 6)

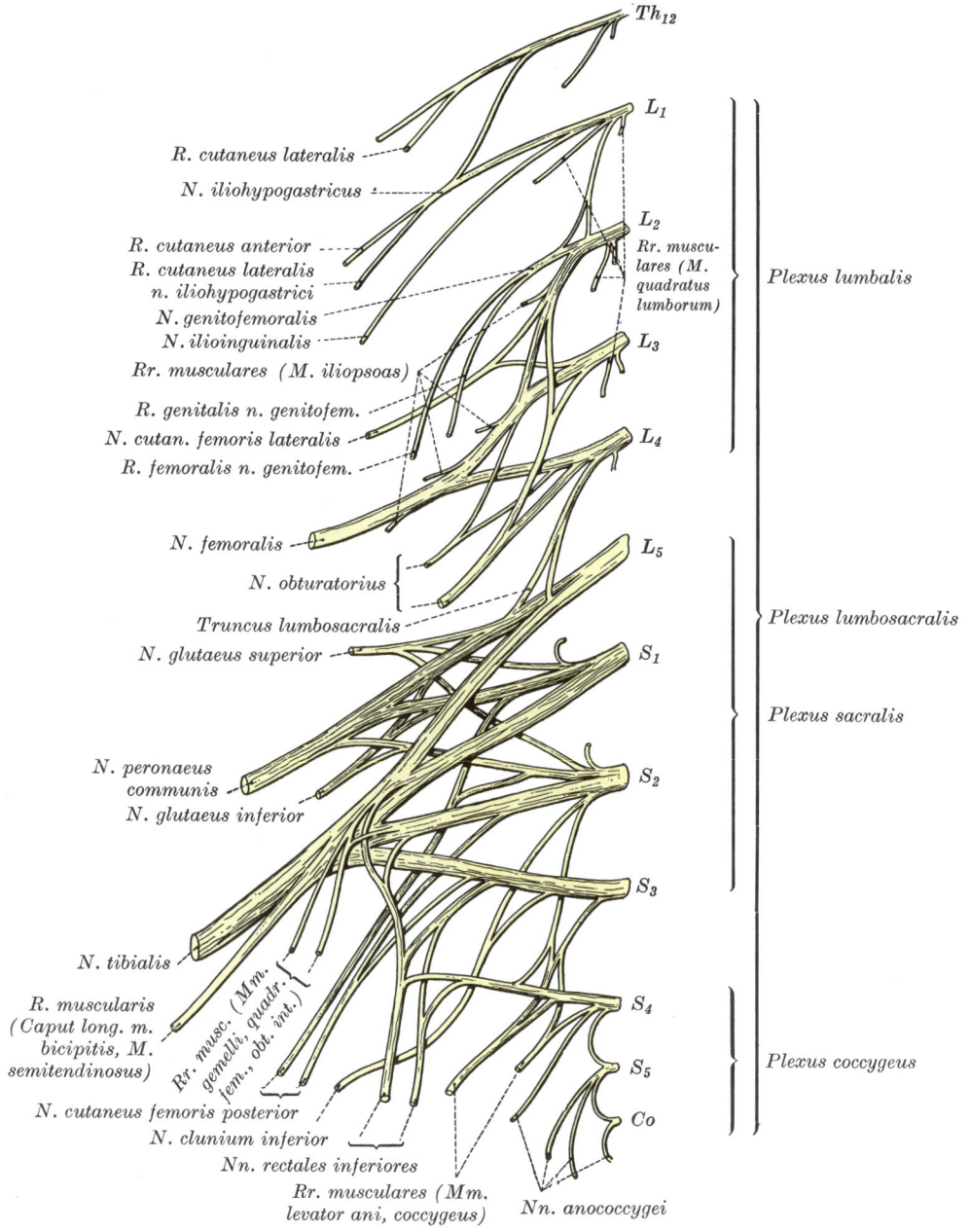

Th₁₂

L₁

R. cutaneus lateralis

N. iliohypogastricus

L₂

Rr. musculares (M. quadratus lumborum)

R. cutaneus anterior
R. cutaneus lateralis
n. iliohypogastrici
N. genitofemoralis
N. ilioinguinalis

L₃

Rr. musculares (M. iliopsoas)

R. genitalis n. genitofem.
N. cutan. femoris lateralis
R. femoralis n. genitofem.

L₄

N. femoralis

L₅

N. obturatorius

Truncus lumbosacralis

Plexus lumbalis

Plexus lumbosacralis

N. glutaeus superior

S₁

Plexus sacralis

N. peronaeus communis

S₂

N. glutaeus inferior

S₃

N. tibialis

R. muscularis
(Caput long. m. bicipitis, M. semitendinosus)

Rr. musc. (Mm. gemelli, quadr. fem., obt. int.)

S₄

S₅

Plexus coccygeus

N. cutaneus femoris posterior
N. clunium inferior
Nn. rectales inferiores
Rr. musculares (Mm. levator ani, coccygeus)

Co

Nn. anococcygei

Abb. 4.5—92. Schema der Plexus lumbalis, sacralis und coccygeus (nach P. EISLER, aus SOBOTTA-BECHER 1973).

Oberschenkels und teilt sich nach seinem Austritt aus dem Becken durch das Foramen infrapiriforme in den *N. tibialis* und den *N. peroneus communis*.

Abb. 4.5—93 zeigt in schematischer Darstellung die Astfolge der motorischen Hauptnerven der unteren Extremitäten.

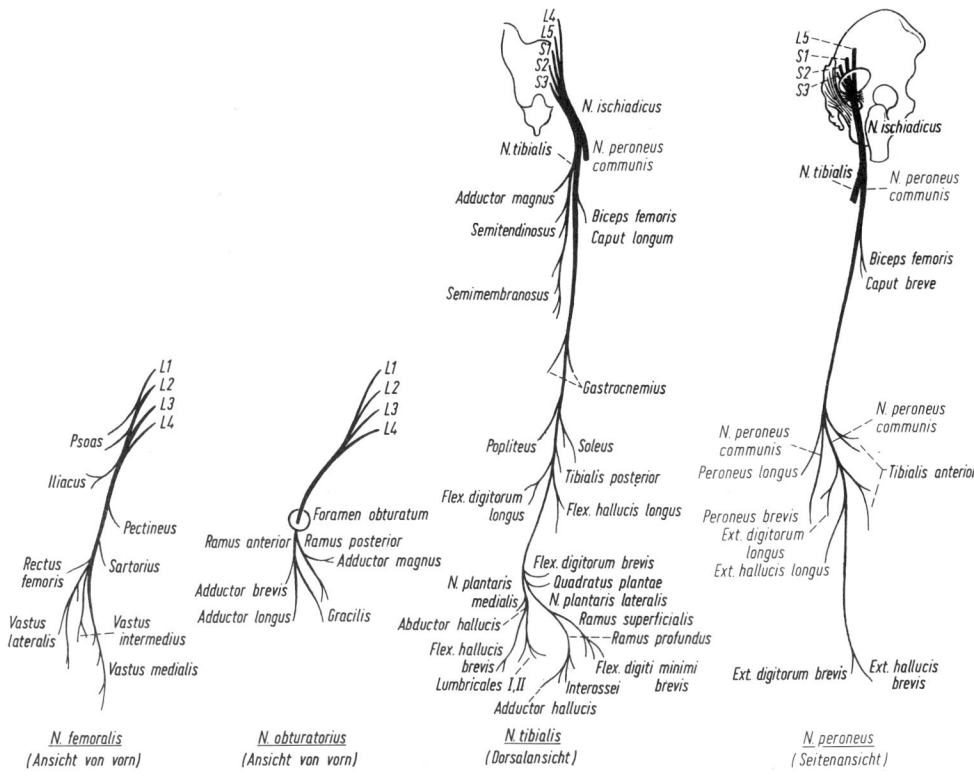

Abb. 4.5—93. Die Astfolge der motorischen Äste der Nn. femoralis, obturatorius, tibialis und peroneus (fibularis) communis.

4.6 Obere Gliedmaßen

Schultergürtel

Allgemeines

Beim Menschen besteht der Schultergürtel aus dem Schulterblatt, *Scapula*, und dem Schlüsselbein, *Clavicula*, die miteinander gelenkig verbunden sind. Nur das Schlüsselbein stützt sich auf das Brustbein, während der übrige Gürtel in Muskelschlingen aufgehängt ist. Beide Knochen haben eine verschiedene Herkunft, das Schulterblatt ist als der ältere Teil ein Ersatzknochen, das Schlüsselbein hingegen entsteht als Deckknochen phylogenetisch später. Im ursprünglichen Zustand bildet der Schultergürtel auf jeder Seite einen knorpeligen Halbring (Haie). Noch bei den niedersten Säugetieren, den Monotremen, reicht beim Embryo der Gürtel im Knorpelstadium bis an das Brustbein und findet hier eine Stütze. Der ventrale Teil dieses primitiven Gürtels ist das Coracoid, der dorsale die Scapula. Mit der Aus-

bildung einer größeren Bewegungsfreiheit bildet sich das Coracoid bis auf einen starken Muskelfortsatz des Schulterblattes zurück. Dafür übernimmt die alleinige Verbindung zum Brustbein ein Deckknochen: das Schlüsselbein. Bei mehr einseitiger Verwendung der Vordergliedmaßen zur Stütze und Fortbewegung des Körpers, z. B. bei den Huftieren und vielen Raubtieren, geht auch diese Verbindung verloren, während bei den Vögeln die beiden Schlüsselbeine zur *Furcula* verschmelzen und zusammen mit dem Coracoid wie ein federndes Gestänge das mächtige Brustbein erreichen.

Von einem zweiten Deckknochen, dem sog. Episternum, leiten sich beim Menschen der Discus des Sternoclaviculargelenkes ab sowie die Ossa suprasternalia am oberen Rand des Brustbeins, die in seltenen Fällen auftreten.

So hat der Schultergürtel des Menschen eine vielseitige Bewegungsfreiheit erlangt, da er nur an einem Punkt (am inneren Schlüsselbeingelenk) gegen das Rumpfskelett abgestützt ist, während die übrigen Teile in der Muskulatur aufgehängt sind. Der Schultergürtel lagert sich wie ein horizontaler Bogen um den oberen Umfang des Brustkorbes, von seiner Mitte hängt der Arm herab. Dadurch wird der Arm vom Rumpf abgerückt und bekommt eine freiere Beweglichkeit. Demgegenüber bildet das Becken einen geschlossenen, fast unbeweglichen Ring.

Die Skelettstücke am Schultergelenk

Schlüsselbein, Clavicula (Abb. 4.6—5 bis 4.6—7)

Die Bezeichnung „Schlüssel"-Bein (gr.: kleis = Riegel, Schlüssel; lat.: clavis = Schlüssel) stammt daher, daß der Knochen die Gestalt eines S-förmigen Schlosses oder Riegels hat, wie er heute noch an alten Fenstern in Gebrauch ist. Vom Schloß führte der sprachliche Weg zum Schlüssel. Der S-förmigen Krümmung verdankt also das Schlüsselbein seinen Namen.[1]

Durch diese Form paßt sich der Knochen der Thoraxwölbung an. Mit der zunehmenden Länge nimmt auch die Krümmung zu. Der Knochen ist in ganzer Länge durch die Haut zu sehen und besitzt an seiner *Extremitas sternalis* eine starke Auftreibung, die mit einer fast sattelförmigen Endfläche abschließt. Das Mittelstück entspricht dem Schaft eines Röhrenknochens und ist nach dem Schulterblattende hin zunehmend und von oben nach unten abgeflacht. Die *Extremitas acromialis* trägt eine kleine ovale Gelenkfläche. Die Unterfläche des Knochens besitzt zwei Rauhigkeiten für die Haftstellen von Bändern und eine flache Grube, in die sich der M. subclavius einfügt.

Bei angeborenem Schlüsselbeindefekt können beide Schultern vor der Brust zur Berührung gebracht werden (Abb. 4.6—1). Das Fehlen oder die mangelhafte Ausbildung der Clavicula ist nur ein örtliches Symptom einer familiär auftretenden Konstitutionsanomalie, der sog. *Dysostosis cleidocranialis*, bei der die Entwicklung des Schädeldachs, der Zähne, des Oberkiefers, aber auch anderer Knochen erheblich gestört ist.

Schulterblatt, Scapula

Der Knochen bildet eine dreieckig gestaltete Platte, die drei Ränder und ebensoviele Winkel unterscheiden läßt. Auf seiner Hinterfläche (Abb.

4.6—2) erhebt sich die kräftige Schultergräte, *Spina scapulae*, die in ganzer Ausdehnung durch die Haut zu tasten ist und mit einem plattgedrückten Fortsatz, dem *Acromion*, das Schultergelenk überdeckt. Der konstruktive Bau des Schulterblattes kommt deutlich zum Vorschein, wenn man die Knochenarchitektur berücksichtigt. Dann sieht man, daß es sich um eine Rahmenkonstruktion handelt, bei der sich die randparallelen Knochenzüge in dem massiven, gedrungenen Halsstück vereinigen, um senkrecht auf die Schulterpfanne, *Cavitas glenoidalis*, hinzustreben. Auf diese Weise wird der Gelenkdruck auf den starken Rahmen übertragen und vom Knochen in Richtung seiner größten Festigkeit aufgenommen. Dabei ist der laterale Rand, der gegen die Achselhöhle sehend als *Margo lateralis* bezeichnet wird, der stärkste Teil des Rahmens. Die von dem Rahmen umschlossenen Felder werden durch die Spina scapulae in eine *Fossa supra-* und *infraspinata* zerlegt und sind Stellen relativer Entlastung. Daher wird in ihnen der Knochen sehr dünn, die Osteonzüge laufen hier schlingenförmig aus. Die längsgefaserte Spina ist in den Rahmen mit weitverzweigten Systemen eingelasssen und somit in den wichtigsten Konstruktionsteilen fest verankert. Je weiter der Rahmen gespannt ist und je höher die Spina wird, desto größer werden bei geringem Aufwand von Knochenmaterial die Ursprungsfelder für die Muskeln des Armes, die ober- und unterhalb der Schultergräte liegen. Durch die Verlängerung des Margo medialis gewinnen die am unteren Schulterblattwinkel, *Angulus inferior*, ansetzenden Muskeln einen größeren Hebelarm für die Drehung der Scapula, die wiederum den Armbewegungen zugute kommt.

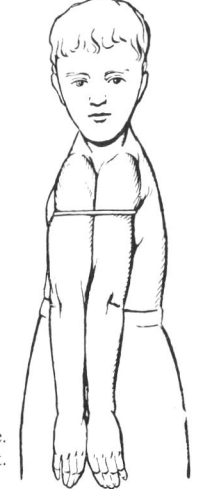

Abb. 4.6—1. Fehlen der Schlüsselbeine. Berührung der Schulter vor der Brust. Kind mit Dysostosis cleidocranialis.

---

[1] v. BRUNN, W.: Woher stammt der Name „Schlüsselbein"? Dtsch. med. Wschr. 88 (1963), 2268

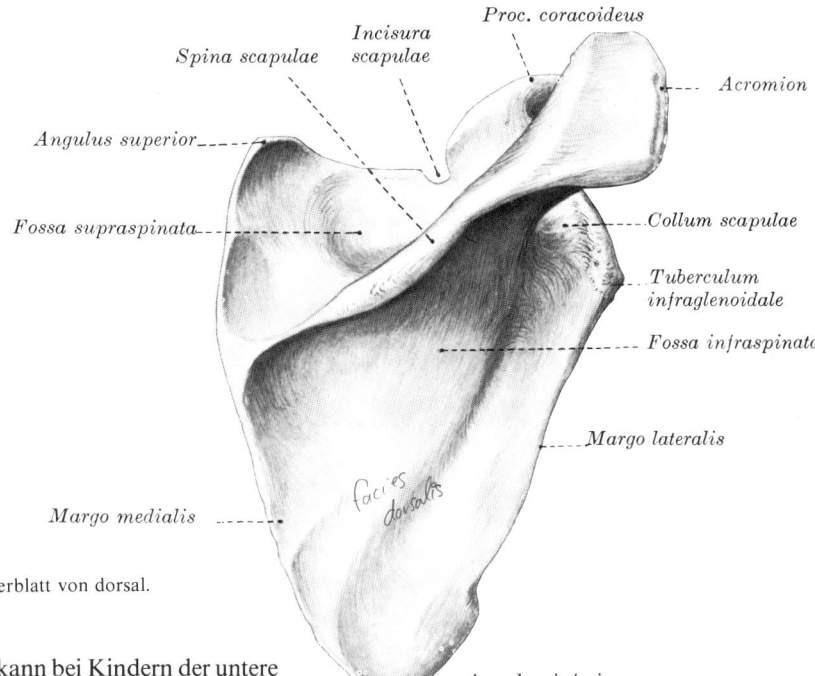

Abb. 4.6−2. Rechtes Schulterblatt von dorsal.

Infolge von *Rachitis* kann bei Kindern der untere Winkel gegen den Thorax zu flächenhaft gebogen werden.

Über der Gelenkpfanne wurzelt der hakenförmig nach vorn hin gekrümmte Rabenschnabelfortsatz, *Processus coracoideus*. Acromion und Coracoid sind durch ein breites Band, *Lig. coracoacromiale*, verbunden und bilden die Überdachung des Schultergelenkes. Durch beide Knochenvorsprünge ist das Schulterblatt am Schlüsselbein aufgehängt; das Acromion besitzt eine gelenkige Verbindung, das tiefer liegende Coracoid eine Bandverbindung mit dem Schlüsselbein.

Die im Umriß birnförmige Schulterpfanne geht in ihrem oberen schmalen Teil in einen Vorsprung über, *Tuberculum supraglenoidale*, an dem die Sehne des langen Bicepskopfes entspringt. Unterhalb der Pfanne liegt das stärkere *Tuberculum infraglenoidale* für die Sehne des langen Tricepskopfes. Die flach gehöhlte Vorderfläche des Schulterblattes, die am Brustkorb anliegt, besitzt einige rauhe Leisten, *Lineae musculares*, die gegen das Collum scapulae konvergieren. Der obere Rand des Knochens, *Margo superior*, ist zu dem oberen Schulterblattwinkel, *Angulus superior*, ausgezogen und endet an der Wurzel des Processus coracoideus mit einer *Incisura scapulae*, die in der Entwicklung für den Durchtritt des *N. suprascapularis* ausgespart wurde. Dieser Einschnitt wird durch das *Lig. transversum scapulae* überbrückt; das Band kann verknöchern und damit den Einschnitt zu einem Loch schließen. Der Margo medialis ist meist gerade oder konkav, gelegentlich auch konvex.

Die *Verknöcherung* beginnt perichondral in der Nähe des Halses im dritten Monat. Schon im ersten Jahr erhält das Coracoid einen selbständigen Knochenkern, worin sich die ursprünglich selbständige Bedeutung dieses Knochenteils ausdrückt. Im späten Kindesalter erscheinen accessorische Kerne an dem Margo medialis, im Acromion, an der Gelenkfläche, ferner am oberen Ende der Pfanne. Der letzte verschmilzt mit dem Kern des Coracoids.

Oberarmknochen, Humerus (Abb. 4.6−3 u. 4.6−4)

Das Mittelstück bildet einen geraden Röhrenknochen, dessen Relief in Zusammenhang mit den Muskelbefestigungen steht. Die beiden Endstücke sind zu Gelenkkörpern ausgestaltet. Der rechte Humerus ist bei Rechtshändern ein wenig länger als der linke, während sein zugehöriger Schultergürtel in seinen Längenmaßen etwas kürzer ist als der linke.

Der fast halbkugelige Oberarmkopf, *Caput humeri*, ist gegen die Schulterpfanne nach medial oben gewandt und wird durch eine leichte Einschnürung, *Collum anatomicum*, gegen zwei bedeutende Muskelhöcker abgegrenzt. Das *Tuberculum majus* ist nach lateral, das *Tuberculum minus* nach vorn gerichtet. Beide laufen nach abwärts in je eine Muskelleiste aus: *Crista tuberculi majoris et minoris*, die den zwischen den Tubercula beginnenden *Sulcus intertubercularis* als eine Rinne für die Sehne des langen Bizepskopfes überhöhen. Die leichte Ein-

453

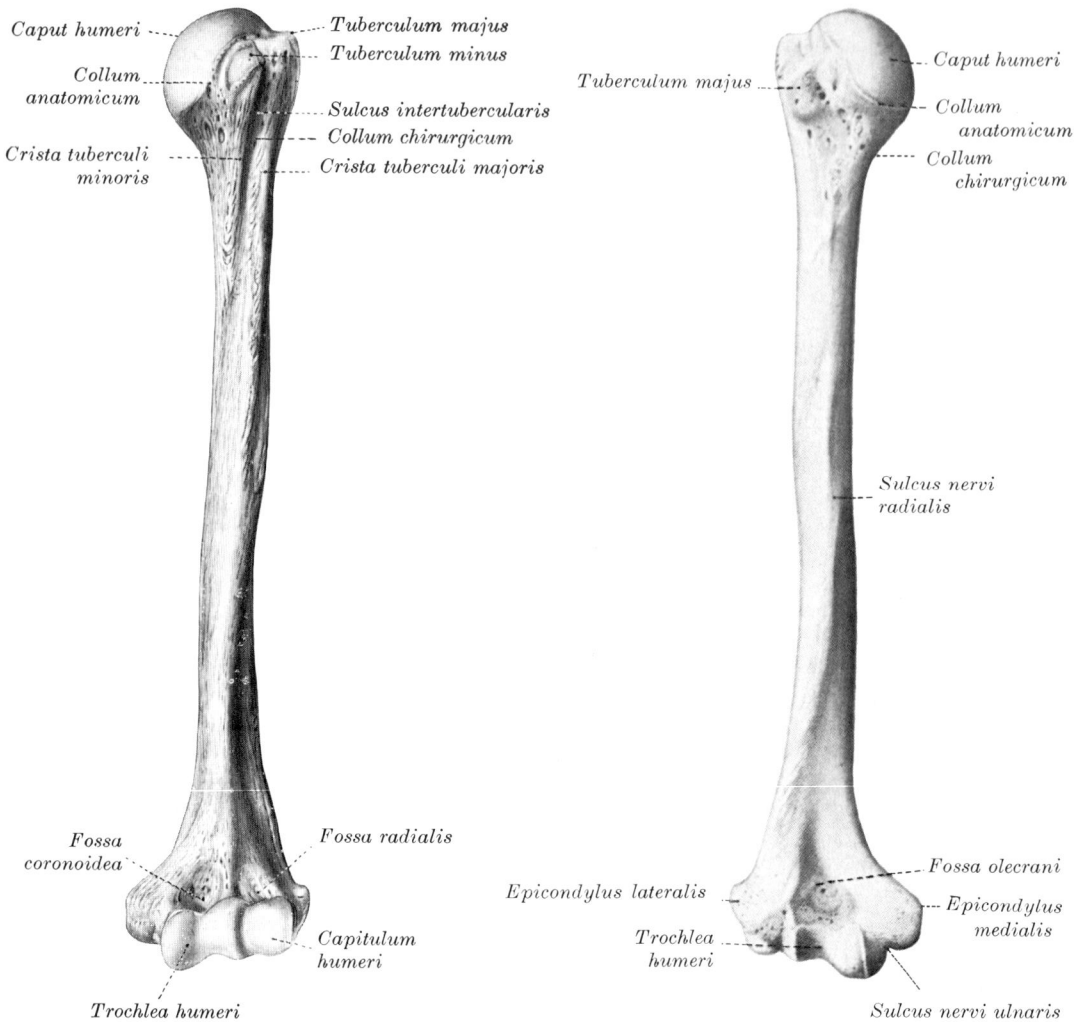

Caput humeri
Collum anatomicum
Crista tuberculi minoris
Tuberculum majus
Tuberculum minus
Sulcus intertubercularis
Collum chirurgicum
Crista tuberculi majoris

Tuberculum majus
Caput humeri
Collum anatomicum
Collum chirurgicum
Sulcus nervi radialis

Fossa coronoidea
Fossa radialis
Capitulum humeri
Trochlea humeri

Epicondylus lateralis
Trochlea humeri
Fossa olecrani
Epicondylus medialis
Sulcus nervi ulnaris

Abb. 4.6—3. Linker Humerus in der Ansicht von vorn.

Abb. 4.6—4. Linker Humerus in der Ansicht von hinten.

schnürung des Humerus unterhalb der beiden Tubercula bildet das *Collum chirurgicum*, das horizontal liegt, im Gegensatz zu dem schräg stehenden *Collum anatomicum*. Als Bruchstelle kommt weit häufiger das Collum chirurgicum in Frage.

Der Schaft trägt lateral fast auf der Mitte seiner Länge die *Tuberositas deltoidea* für den Ansatz des M. deltoideus. Im Bereich dieser Rauhigkeit enthält die Knochencompacta weiträumige Lakunen. Unter der Tuberositas verläuft von der Hinterfläche schraubig zur Vorderfläche absteigend der seichte *Sulcus nervi radialis*, in den sich der Nerv mit einer Arterie einbettet. Nur bei hohem Knochenrelief ist diese Rinne deutlich. Im distalen Teil plattet sich der Schaft zunehmend ab und bekommt jederseits eine

scharfe Kante, von denen die lateral gelegene sich als untere Begrenzung des *Sulcus nervi radialis* auf die Rückseite verfolgen läßt. Auch die Vorderfläche erhält eine leistenförmige Erhebung, wodurch der Querschnitt dreikantig wird. Die Seitenkanten laufen in Knochenvorsprünge aus, die den distalen Gelenkkörper seitlich überhöhen: *Epicondylus medialis und lateralis*. Beide sind durch die Haut deutlich zu fühlen. Auf der Hinterfläche des wesentlich stärkeren Epicondylus medialis liegt in einer Rinne dicht unter der Haut der *Nervus ulnaris*. Wird er gegen den Knochen gepreßt, entstehen mehr oder weniger schmerzhafte Mißempfindungen (Parästhesien), besonders an der Ulnarseite der Hand („Musikantenknochen"). Viele Beugemuskeln des Unterar-

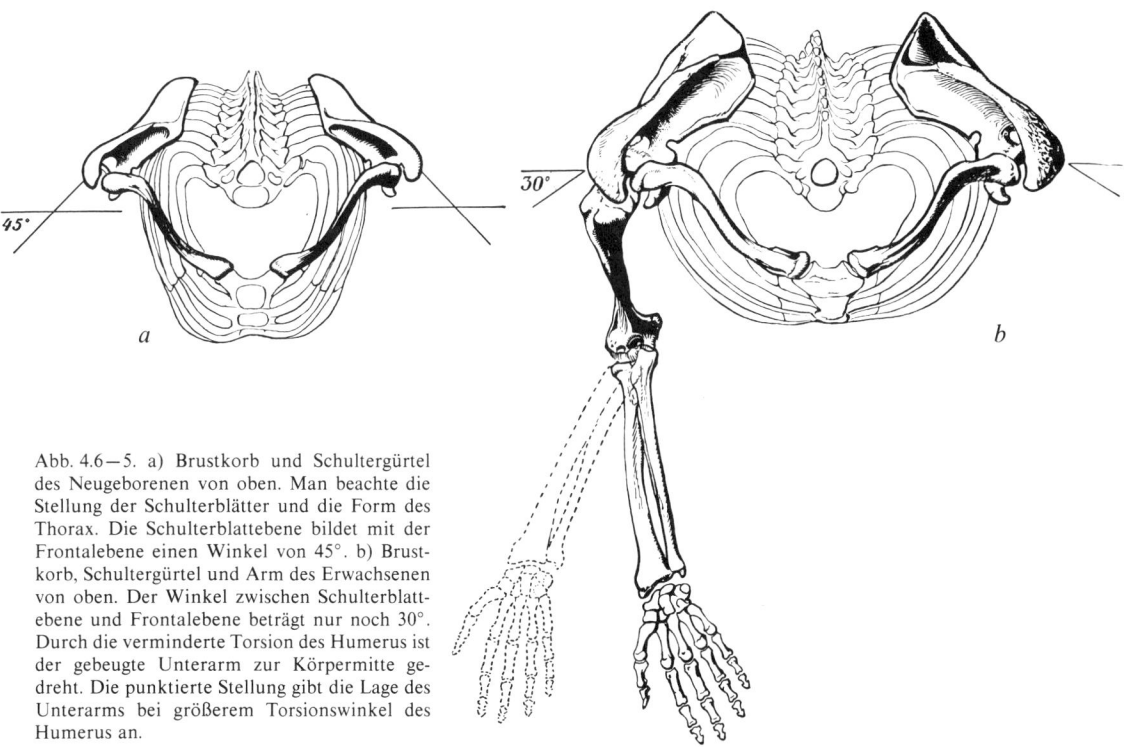

Abb. 4.6—5. a) Brustkorb und Schultergürtel des Neugeborenen von oben. Man beachte die Stellung der Schulterblätter und die Form des Thorax. Die Schulterblattebene bildet mit der Frontalebene einen Winkel von 45°. b) Brustkorb, Schultergürtel und Arm des Erwachsenen von oben. Der Winkel zwischen Schulterblattebene und Frontalebene beträgt nur noch 30°. Durch die verminderte Torsion des Humerus ist der gebeugte Unterarm zur Körpermitte gedreht. Die punktierte Stellung gibt die Lage des Unterarms bei größerem Torsionswinkel des Humerus an.

mes entspringen vom medialen Epicondylus und seiner Kante, während der Epicondylus lateralis einen Muskelhöcker für viele Streckmuskeln bildet.

Mit der Abplattung des Schaftes verbreitert sich das distale Ende, so daß zwei Gelenkkörper, die zusammen den *Condylus humeri* bilden, nebeneinander Platz haben. Lateral liegt das halbkugelige *Capitulum humeri*, das nur die Vorderseite einnimmt. Daneben erhebt sich durch eine Führungsleiste abgesetzt eine Rolle, *Trochlea humeri*, die nahe der Mitte eine Führungsrinne besitzt. Zur Vergrößerung des Bewegungsumfanges im Ellenbogengelenk finden sich oberhalb der Gelenkflächen grubige Vertiefungen, in die die proximalen Fortsätze der Unterarmknochen bei äußerster Beugung und Streckung eintauchen. So liegt ventral über der Trochlea die *Fossa coronoidea* für einen Fortsatz der Ulna, *Proc. coronoideus*, über dem *Capitulum humeri* die *Fossa radialis* für den Radius. Auf der Rückseite findet sich die tiefe *Fossa olecrani*, die das *Olecranon ulnae* aufnimmt.

Bei grazilen Knochen kann in der Tiefe der Grube ein Loch entstehen, jedoch nicht durch das Anschlagen des Olecranons, sondern wahrscheinlich im Gefolge einer allgemeinen Reduktion des Knochenmaterials.

Oberhalb des Epicondylus lateralis findet sich in etwa 1% ein hakenförmiger Fortsatz, *Processus su-*

pracondylaris, der durch einen Bandzug mit dem Epicondylus verbunden ist. Unter dieser Brücke verläuft der *Nervus medianus*, auf den Fortsatz reicht der Ursprung des M. pronator teres hinauf. Bei vielen Reptilien und Säugern (z.B. Katze) besteht ein knöcherner Kanal für den Durchtritt von Nerven und Gefäßen.

Die proximale Epiphysenscheibe steht quer und wird in ihrem inneren Umfang von der Kapsel umschlossen, während sie außen extrakapsulär liegt. Eine Schädigung dieser Epiphysenfuge, wie sie bei der künstlichen Entbindung oder bei sonstigen Verletzungen und bei entzündlichen Prozessen auftreten kann, hat eine Verkürzung des ganzen Humerus zur Folge, da 80 bis 85 % der Gesamtlänge des Humerus von der proximalen Epiphyse gebildet werden.

Bei Neugeborenen bildet die Schulterblattebene mit der Stirnebene einen Winkel von etwa 45° (Abb. 4.6—5a). Diese Stellung ist bedingt durch die faßförmige Gestalt des kindlichen Thorax, die damit der Thoraxform des Vierfüßers ähnlich wird. Wenn der Thorax sich umformt und besonders in sagittaler Richtung abflacht, wird der Winkel zwischen Schulterblattebene und Stirnebene kleiner, das Schulterblatt schaut jetzt mit seiner Pfanne mehr nach der Seite (Abb. 4.6—5b). Dieser Stellungsänderung muß der Humeruskopf folgen. In frühembryonaler Zeit ist die Schulterpfanne nach vorn gerichtet, der Gelenkkopf des Humerus schaut demnach nach hinten, somit liegt das Tuberculum majus vorn. Eine Achse, die wir uns durch die Mitte des Tuberculum majus und die Mitte des Gelenkkopfes gelegt denken, bildet mit der des Ellenbogengelenkes einen Winkel von fast 90°; man bezeichnet diese Verstellung der Achsen gegeneinander als *Torsion* des Humerus. In der Folge dreht sich das Schulterblatt mehr in die Stirnebene, die Schulterpfanne schaut mehr nach der Seite, der Oberarmkopf folgt ihr. Würde jetzt die Torsion bestehen bleiben, müßte der Unterarm seine Scharnierbewegungen seitlich vom Rumpf ausführen. Es findet aber eine Detorsion statt. Der Winkel beträgt bei Neugeborenen noch 57°, bei Erwachsenen etwa 0—20°. Er ist bei Europäern kleiner als bei Nichteuropäern, und vor allem bei prähistorischen Menschen. Links bleibt der Torsionswinkel etwas größer als rechts. Der Sinn der Detorsion besteht darin, daß der Verkehrsraum des gebeugten Unterarms in das Blickfeld hineingedreht wird (Abb. 4.6—5b).

Band- und Gelenkverbindungen des Schultergürtels
(Abb. 4.6—6 bis 4.6—9)

Inneres Schlüsselbeingelenk, Articulatio sternoclavicularis Extremitasssternalis

Das sternale Ende des Schlüsselbeins ist kolbig aufgetrieben wie die Epiphysen der Röhrenknochen. Es überragt den oberen Brustbeinrand und ist durch die Haut deutlich sichtbar. Dieser Schlüsselbeinkopf paßt nicht genau in die flache Pfanne am Brustbein. Zum Ausgleich findet sich ein dicker

Discus articularis, der das Gelenk vollständig in zwei Kammern zerlegt und infolge seiner elastischen Formbarkeit Stöße mildert. Ferner verbessert der formbare Diskus die Bewegungsmöglichkeit im Gelenk. Im Alter ist der Diskus oft zerfasert und zerstoßen.

Der belastete Arm sucht den Schultergürtel nach vorn herunterzuziehen und die obere Seite des inneren Schlüsselbeingelenkes auseinanderzureißen. Daher sind hier die stärksten Bandapparate konzentriert.

Die Gelenkkapsel, mit der der Diskus ringsum verwachsen ist, ist besonders vorn durch Bandzüge verstärkt, *Lig. sternoclaviculare anterius.* Zwischen den beiden Schlüsselbeinköpfen zieht ein Querband, *Lig. interclaviculare,* das beide Knochen aneinander bindet. Ferner ist das Schlüsselbein durch Bänder an jene Knochen gefesselt, die es überkreuzt, dazu gehören die 1. Rippe, *Lig. costoclaviculare,* und der Proc. coracoideus des Schulterblattes, *Lig. coracoclaviculare.* Das letzte Band läßt sich in zwei Abteilungen zerlegen, in ein kegelförmiges, *Lig. conoideum,* und ein trapezförmiges Band, *Lig. trapezoideum.* Wird das Schlüsselbein gehoben, muß das gespannte Rippenschlüsselbeinband die ersten Rippe eine Strecke weit mitführen. So kann der Brustkorb im Sinne der Einatmung gehoben werden, wenn man bei der künstlichen Atmung die Arme und damit die Schlüsselbeine hochzieht. Ferner wird durch das Lig. coracoclaviculare das Schulterblatt mitbewegt. Durch diese Bandapparate werden die Grenzen der Beweglichkeit im Sternoclaviculargelenk festgelegt. Wenn man das äußere Ende des Schlüsselbeins aus der Verbindung mit dem Schul-

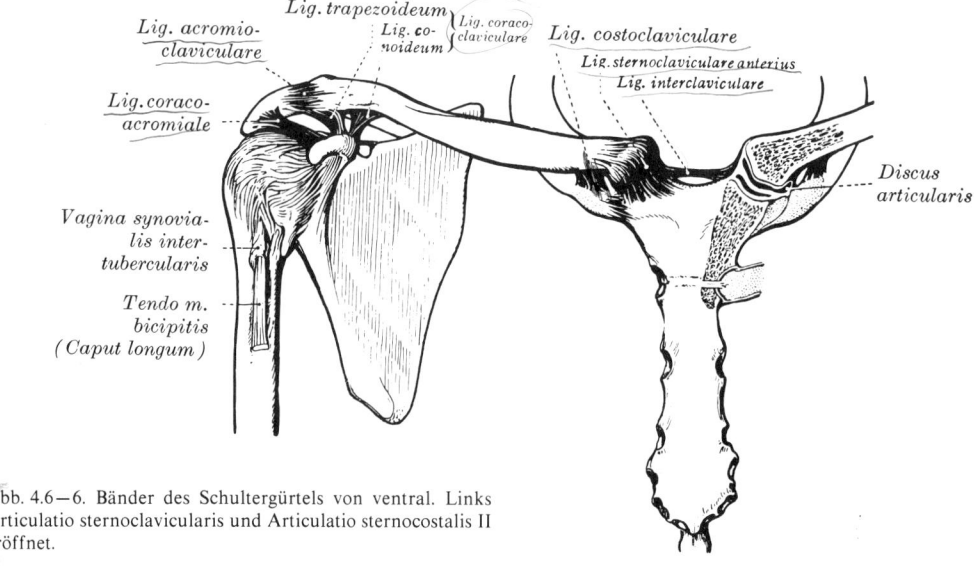

Abb. 4.6—6. Bänder des Schultergürtels von ventral. Links Articulatio sternoclavicularis und Articulatio sternocostalis II eröffnet.

Abb. 4.6–7. Rechtes Schultergelenk von ventral. Gelenkkapsel geöffnet. Humerus nach außen gerollt. Clavicula durchgesägt und nach kranial gezogen.

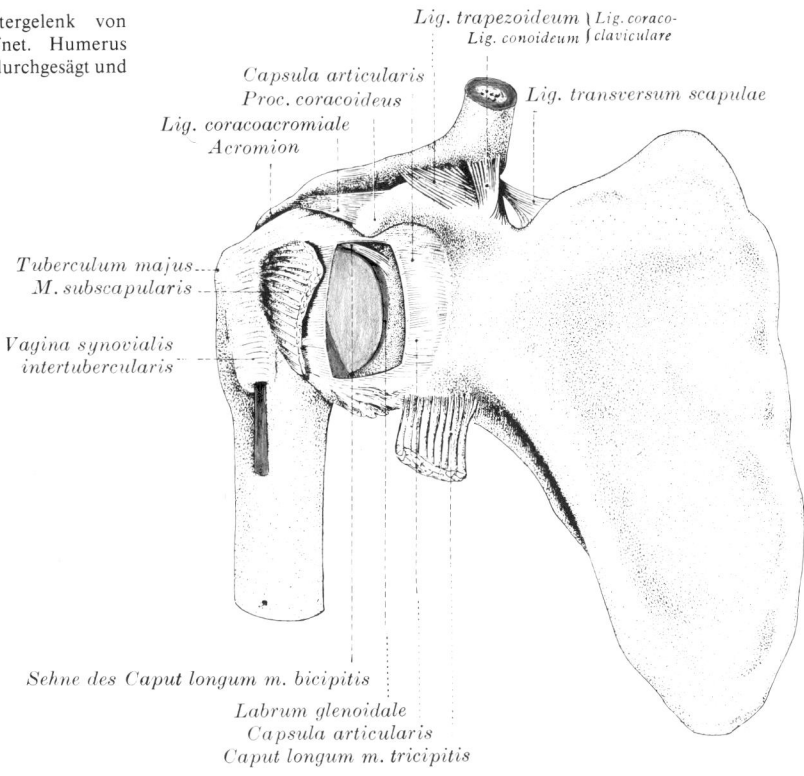

Lig. trapezoideum \ *Lig. coraco-*
Lig. conoideum ∫ *claviculare*

Capsula articularis
Proc. coracoideus
Lig. coracoacromiale
Acromion

Lig. transversum scapulae

Tuberculum majus
M. subscapularis

Vagina synovialis intertubercularis

Sehne des Caput longum m. bicipitis
Labrum glenoidale
Capsula articularis
Caput longum m. tricipitis

terblatt löst, strebt es nach oben. Durch die Last des Armes wird das Schlüsselbein in der Ruhelage in der Regel bis zur Horizontalen herabgedrückt. Häufig liegt das äußere Ende etwas höher als das innere, seltener ist der umgekehrte Fall (hängende Schultern), ferner steht das akromiale Ende mehr zurück als das sternale. Von der Ruhelage aus kann die Clavicula im Sternoclaviculargelenk nur wenig nach abwärts, dagegen mehr nach vorn und ausgiebig nach hinten und nach oben bewegt werden. Die Abwärtsbewegung wird gehemmt durch die erste Rippe und die Spannung der medialen Fasern des Lig. sternoclaviculare. Wenn man die Clavicula durch einen Zug am Arm nach abwärts und hinten der ersten Rippe maximal nähert, werden die zwischen beiden Knochen verlaufenden Blutgefäße (A. u. V. subclavia) abgeklemmt. Dieser Handgriff wird zur vorläufigen Blutstillung angewandt. Im ganzen kann der Knochenstab sich auf einem Kegelmantel bewegen, dessen Spitze am Brustbein liegt und dessen nahezu kreisförmige Basis einen Durchmesser von etwa 10 bis 12 cm besitzt. Bei diesen Grenzbewegungen erfolgt gleichzeitig eine zwangsläufige Drehung des Schlüsselbeines um seine Längsachse. Das Sternoclaviculargelenk entspricht somit einem Kugelgelenk, das um drei aufeinander senkrecht stehende Achsen beweglich ist. Diese Bewegungs-

freiheit besteht auch beim Lebenden, man kann mit der Schulterecke einen Kreis beschreiben.

Äußeres Schlüsselbeingelenk, Articulatio acromioclavicularis

Das äußere Ende des Schlüsselbeins besitzt eine leicht gewölbte Gelenkfläche, die sich in eine flache knorpelüberzogene Delle des Acromions einfügt. Die Gelenkkapsel ist zu einem Band verstärkt, *Lig. acromioclaviculare;* auch dieses Gelenk entspricht in seinem Bewegungsumfang einem Kugelgelenk, das aber durch die Nachbarschaft des Brustkorbes in seiner Bewegung beschränkt ist. Die meisten Bewegungen werden im inneren und äußeren Schlüsselbeingelenk gemeinsam ausgeführt. Wohl kann das Schulterblatt im äußeren Schlüsselbeingelenk sich gegen das feststehende Schlüsselbein bewegen, umgekehrt ist aber eine Bewegung des Schlüsselbeins gegen ein feststehendes Schulterblatt kaum möglich. Die Bedeutung der Schlüsselbeingelenke wird offenkundig bei einer Versteifung im Schultergelenk. Der mit dem Schulterblatt verschmolzene Oberarm behält noch einen beträchtlichen Bewegungsumfang, indem sich nunmehr alle Bewegungen in den Schlüsselbeingelenken abspielen. Ein Verständnis für die Bewegungen in den Schlüsselbeingelenken ist nur möglich, wenn man die Ver-

457

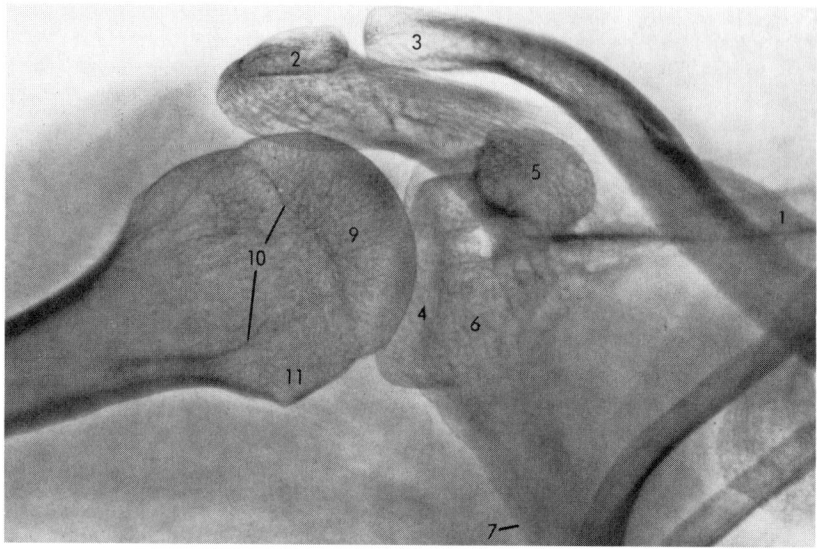

Abb. 4.6—8. Röntgenbild des rechten Schultergelenks bei abduziertem und innenrotiertem Oberarm, sagittaler Strahlengang (aus BIRKNER, R.: Das typische Röntgenbild des Skeletts. Standardbefunde und Varietäten vom Erwachsenen und Kind. Urban & Schwarzenberg, München 1977).
1 = Spina scapulae, 2 = Acromion, 3 = Extremitas acromialis claviculae, 4 = Cavitas glenoidalis am Angulus lateralis scapulae, 5 = Processus coracoideus scapulae, 6 = Collum scapulae, 7 = Margo lateralis scapulae, 9 = Caput humeri, 10 = Tuberculum majus humeri, 11 = Tuberculum minus humeri.

schiebungen des Schulterblattes auf der Rumpfwand betrachtet. Das Schlüsselbein spreizt wie eine Stange das Schulterblatt seitlich vom Brustkorb ab. Der Bewegungsumfang dieser Führungsstange ist maßgebend für die Verschieblichkeit des Schulterblattes. Außerdem bestimmt die Form des Brustkorbes die Gleitbahn, die dem Schulterblatt zur Verfügung steht. Alles zusammen ist so aufeinander abgestimmt, daß die Armbewegungen unterstützt und erweitert werden.

Kurze Zusammenfassung: Stellungsänderung des Schulterblattes und Detorsion des Humerus nach der Geburt. Inneres Schlüsselbeingelenk mit *Discus, Lig. sternoclaviculare, Lig. interclaviculare.* Verbindung mit der 1. Rippe durch *Lig. costoclaviculare,* mit dem Schulterblatt durch *Lig. coracoclaviculare.* Bewegungen wie in einem Kugelgelenk. Äußeres Schlüsselbeingelenk mit *Lig. acromioclaviculare.* Beide Gelenke führen die Bewegungen des Schulterblattes.

Schultergelenk, Articulatio humeri (Abb. 4.6—7 bis 4.6—9)

Das Schultergelenk ist das beweglichste Kugelgelenk des Körpers. Die kleine Pfanne bedeckt nur ein Drittel des Humeruskopfes, die Kapsel ist weit, die Bänder sind verhältnismäßig schwach. Die Sicherheit ist mehr als bei anderen Gelenken den Muskeln und Sehnen überlassen, die es so vollständig umhüllen, daß man nur von der Achselhöhle

aus bei gesenktem Arm mit dem tastenden Finger an das Gelenk vordringen kann. Die Wölbung des M. deltoideus wird durch den Humeruskopf veranlaßt. Wenn man den Arm rotiert, lassen sich durch den Muskel hindurch die Tubercula fühlen. Bei einer Luxation des Humerus nach vorne oder hinten ist die normale Schulterwölbung verschwunden und das Acromion bildet einen eckigen Vorsprung. Aus dem Bau des Gelenkes wird es verständlich, daß Luxationen am häufigsten im Schultergelenk auftreten.

Die Schulterpfanne (Abb. 4.6—9 u. 4.6—11) bildet eine flache birnförmige Grube, deren längerer Durchmesser fast vertikal steht. Im Zentrum des breiten Teils ist der Pfannenknorpel verdünnt und meist faserig erweicht. Die Pfannenknorpel sind weicher als die Knorpelköpfe. Durch eine ringsumlaufende *Pfannenlippe, Labrum glenoidale,* die als anpassungsfähiges Ringpolster am Gelenkrande die schneidende Kante beseitigt und wie ein Saugnapf sich dem Kopf anschließt, wird die Pfanne vergrößert. Oben strahlt in die Pfannenlippe die Sehne des langen Bicepskopfes, die ihre Spannung der Lippe mitteilen kann, am unteren Teil geht die Lippe, die sonst durch einen Spalt vom Gelenkknorpel getrennt ist, direkt in die Substanz des Pfannenknorpels über und bildet ein besonders weiches Armpolster, das von der Sehne des langen Trizepskopfes unterlagert wird.

Der Oberarmkopf bildet eine Kugel mit einem

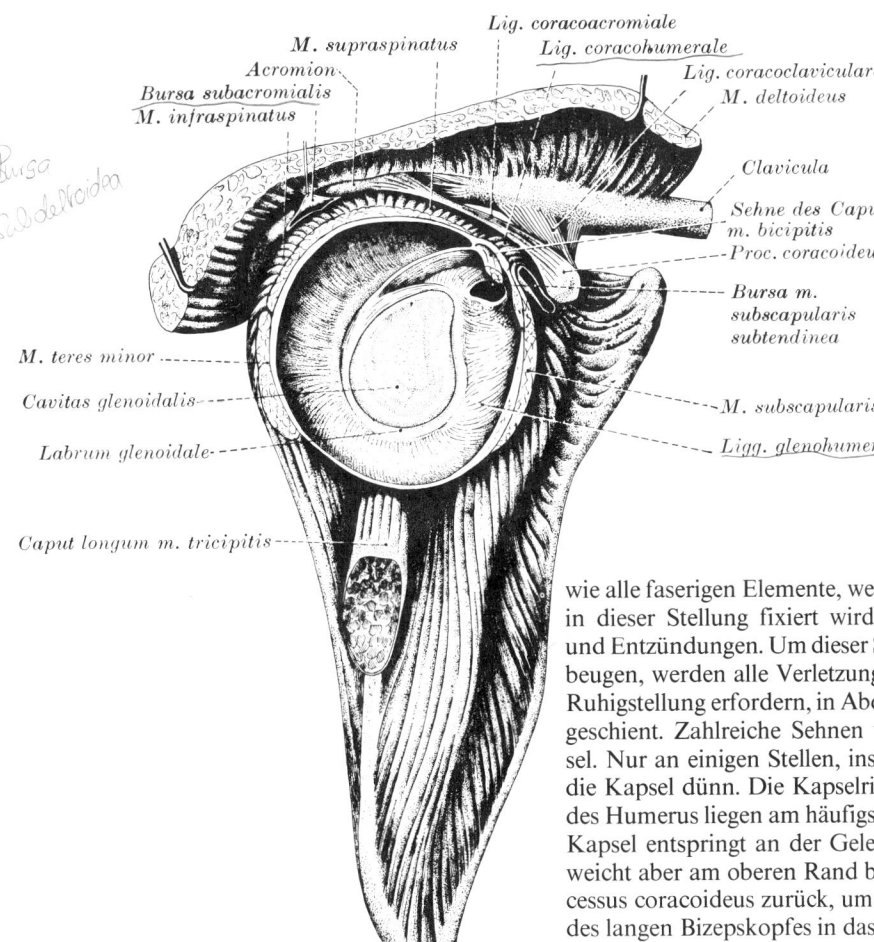

M. supraspinatus
Lig. coracoacromiale
Lig. coracohumerale
Lig. coracoclaviculare
Acromion
Bursa subacromialis
M. infraspinatus
M. deltoideus
Clavicula
Sehne des Caput longum m. bicipitis
Proc. coracoideus
Bursa m. subscapularis subtendinea
M. teres minor
Cavitas glenoidalis
Labrum glenoidale
M. subscapularis
Ligg. glenohumeralia
Caput longum m. tricipitis

Bursa Subdeltoidea

Abb. 4.6—9. Einblick in das rechte Schultergelenk nach Entfernung des Gelenkkopfes. An dem Kapselquerschnitt sind die durch Muskeln verstärkten und die muskelfreien Abschnitte unten erkennbar. Beachte die Schleimbeutel (nach v. LANZ / WACHSMUTH 1938).

Radius von durchschnittlich 2,5 cm und ist seitlich auf den Schaft angesetzt. Die kleinen Abweichungen von der Kugelgestalt können praktisch vernachlässigt werden. Die Gelenkpfanne liegt im Mittelpunkt eines Muskeltrichters. Alle vom Rumpf und vom Schulterblatt kommenden Muskeln umgeben sie, so daß schon aus dieser Anordnung der Schluß gezogen werden kann, daß die Bewegung des Schultergelenkes im wesentlichen durch Muskelkräfte geführt und durch Muskelhemmungen gesichert wird.

Die Gelenkkapsel ist daher schlaff, bei herabhängendem Arm legen sich die unteren Teile in Falten (Abb. 4.6—10). Die untere Kapselfalte schrumpft wie alle faserigen Elemente, wenn der Arm zu lange in dieser Stellung fixiert wird, wie bei Frakturen und Entzündungen. Um dieser Schrumpfung vorzubeugen, werden alle Verletzungen, die eine längere Ruhigstellung erfordern, in Abduktionsstellung eingeschient. Zahlreiche Sehnen umgreifen die Kapsel. Nur an einigen Stellen, insbesondere unten, ist die Kapsel dünn. Die Kapselrisse bei der Luxation des Humerus liegen am häufigsten vorne unten. Die Kapsel entspringt an der Gelenklippe der Pfanne, weicht aber am oberen Rand bis zur Basis des Processus coracoideus zurück, um die Ursprungssehne des langen Bizepskopfes in das Gelenk einzuschließen. Am Humerus inseriert sie am Collum anatomicum, so daß die Tubercula außerhalb der Gelenkhöhle bleiben. Die äußeren Fasern der Kapselwand laufen teilweise in Richtung der aufliegenden Sehnen, innen dagegen mehr ringförmig. Als Verstärkungszug dient das unscharf begrenzte *Lig. coracohumerale*, das, wie der Name ausdrückt, vom Coracoid (Basis und lateraler Rand) entspringt und an den Tubercula des Humerus ansetzt. Das Band hemmt federnd die Adduktion des Armes an die Rumpfwand und wird zu einem Träger des Armes, da es in der Normalhaltung auch das Herabgleiten des Kopfes hindert, sofern das Schulterblatt fixiert ist.

Im Anschluß an das Lig. coracohumerale liegen in der Vorderwand der Kapsel Faserzüge, die insgesamt als Ligg. glenohumeralia bezeichnet werden. Die Hinterwand der Kapsel zeigt keine hervorstehenden Faserzüge.

Eine Besonderheit des Schultergelenkes besteht in dem Einschluß der langen Bizepssehne in die Gelenkhöhle. Die Sehne wird in den Sulcus intertubercularis, der durch sehnige Fasern überbrückt

459

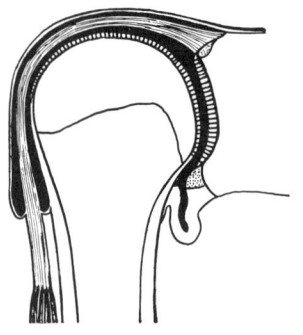
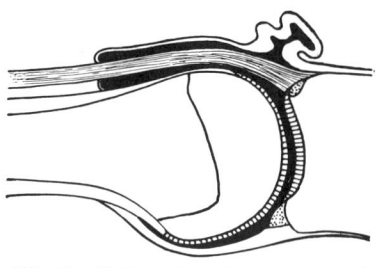

Abb. 4.6—10. Frontalschnitt durch das rechte Schultergelenk, in Normalstellung und bei Abduktion. Beachte das Verhalten der Sehne des langen Bizepskopfes, die Bildung der Kapselfalten und die Lage der Epiphysenfuge zum Gelenk.

wird, eingeschlossen und verschiebt sich unter Druck gegen den Knochen. Zur Herabsetzung der Reibung wird sie durch einen röhrenförmigen Fortsatz der Gelenkinnenhaut, *Vagina synovialis intertubercularis,* umhüllt. Diese Scheide ist an ihrem distalen Ende mit der Sehne verwachsen, da sonst die Synovialflüssigkeit aus dem Gelenk abfließen müßte. Die Verschlußmembran ist lang genug, um die Verschiebung der Sehne zu gestatten (s. Abb. 4.6—10). Die Sehnenscheide krempelt sich beim Gleiten der Sehne aus und ein (in Abb. 4.6—10 nicht dargestellt). Da die gespannte Sehne immer mit wechselnden Teilen des Gelenkkopfes in Berührung kommt, kann sie den Knorpel nicht schädigen. Würde sie ständig auf eine Stelle drücken, so würde der Knorpel an der Druckstelle schwinden, wie Tierexperimente zeigen.

Eine sog. Nebenkammer des Gelenkes ist die *Bursa m. subscapularis subtendinea.* Sie liegt an der Stelle, wo der Muskel an der Wurzel des Processus coracoideus (*Bursa subcoracoidea*) vorbeistreicht, ferner unter der Sehne des Muskels und steht durch eine Öffnung mit dem Gelenk in Verbindung.

Das Schulterdach bildet mit dem Acromion, dem Coracoid und dem Lig. coracoacromiale eine pfannenartige Aushöhlung, gegen die sich der Kopf mit der Kapsel und der Sehne des M. supraspinatus bewegt. Ferner wirkt es wie eine Barriere, wenn durch

die aufgestützten Arme der Humeruskopf aufwärts getrieben wird. An dieser Druck- und Reibstelle liegt daher ein Schleimbeutel, *Bursa subacromialis,* der sich auch unter den Deltamuskel erstreckt und oft gekammert ist. Wenn dieser wichtige Verschiebespalt durch krankhafte Vorgänge verödet, werden die Bewegungen im Schultergelenk eingeengt, ist er entzündet oder kommt es zu Kalkablagerungen, werden die Bewegungen schmerzhaft.

Die häufigste Luxation im Schultergelenk geht nach vorn, wobei der Kopf je nach dem Grade seiner Verschiebung unter das Coracoid oder die Clavicula gerät. Durch gewaltsames Hintenüberdrücken des abduzierten Armes reißt die Kapsel vorn unten an ihrer schwachen Stelle. Das Lig. coracohumerale bleibt gewöhnlich unverletzt und erhält den Arm in einer federnden Abduktionsstellung. Die Schulterwölbung schwindet, der Oberarm erscheint verlängert (Abb. 4.6—12). Wird die Luxation nicht reponiert, bildet sich der Kopf eine neue Pfanne (Abb. 4.6—13). Wenn die Kapsel infolge einer Luxation überdehnt oder freier beweglich wird, kann sie sich leichter in den Gelenkspalt einschieben und die Gelenkflächen voneinander trennen. Es kann sich dann eine Neigung zur Luxation entwickeln (*habituelle Luxation*). Manche Leute können die Ausrenkung willkürlich herbeiführen. Gewöhnlich liegt dann auch eine Schwäche des M. deltoideus vor.

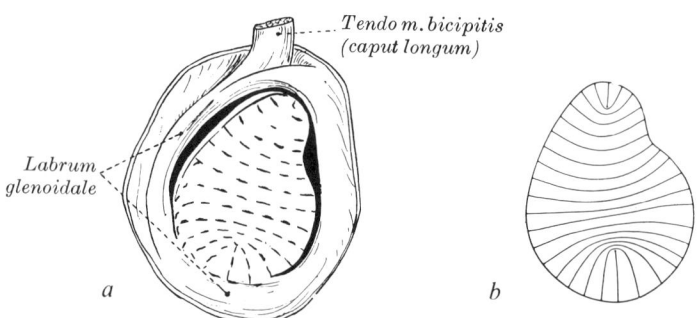

Tendo m. bicipitis
(caput longum)

Labrum glenoidale

a

b

Abb. 4.6—11. Rechte Schulterpfanne. a) Spaltlinienbild des Gelenkknorpels der Cavitas glenoidalis scapulae (nach A. BENNINGHOFF 1925). b) Am spannungsoptischen Modellversuch ermitteltes Bild der bei Kompression des Schulterpfannenknorpels auftretenden Dehnungstrajektorien (aus F. PAUWELS: Gesammelte Abhandlungen zur funktionellen Anatomie des Bewegungsapparates. Springer, Berlin—Heidelberg—New York 1965).

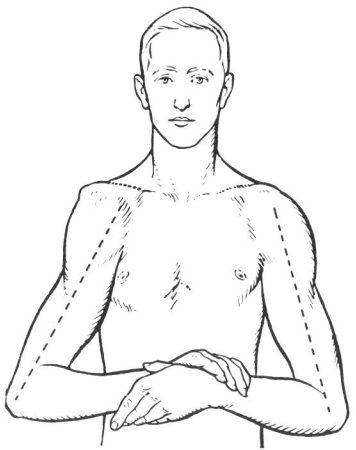

Abb. 4.6—12. Luxatio subcoracoidea rechts. Die Schulterwölbung ist geschwunden, der Oberarm erscheint etwas verlängert.

Die Bedeutung der Gelenke für die Beweglichkeit des Oberarmes

Bei ruhig herabhängendem Arm bildet das Schulterblatt mit der Frontalebene des Körpers einen Winkel von ca. 30°. In den Fällen, in denen der Margo medialis der Wirbelsäule nähersteht, wird der Winkel kleiner, im umgekehrten Fall größer. Die Pfanne schaut schräg nach lateral vorn. Der Kopf liegt nur mit seiner unteren Hälfte der Pfanne an. Um eine in dieser Schulterblattebene gelegene horizontale Achse, die durch den Mittelpunkt des Oberarmkopfes geht, erfolgt das Vorheben und Rückheben des Armes, also die Pendelbewegung. Senkrecht zu dieser Pendelachse steht die zweite horizontale Achse für die Seithebung (Abduktion) des Armes, die somit in der Schulterblattebene ausgeführt wird. Das Ein- und Auswärtskreiseln findet um die im Knochenschaft längs verlaufende Achse statt. Da das Achsenkreuz nicht nach der Frontalebene, sondern nach der Schulterblattebene orientiert ist, ist es in das Blickfeld hinein gedreht.

Wenn wir das Gelenk bei feststehendem Schultergürtel vollständig ausnutzen, umschreibt das freie Ende des Humerus eine kreisförmige oder mehr elliptische Figur (Abb. 4.6—15). Aus der Ruhestellung mit herabhängendem Arm kann der Arm nach vorn außen am höchsten gehoben werden. Das Maß ist etwa 100—115°. Bei Seithebung in der Schulterblattebene erreicht der Arm etwa die Horizontale, der Winkel beträgt 85—115°. Führen wir den Arm aus dieser Stellung nach hinten in die Frontalebene, wird der Ausschlag geringer.

Das Bewegungsfeld der Oberarmes, das vom Schultergelenk freigegeben wird, ist so eingestellt, daß es im Blickfeld der Augen liegt (Abb. 4.6—16). Hier befindet sich der Wirkraum der Arme.

Der Kreiselungsumfang des Humerus ist am größten bei einer Erhebung des Armes in der Schulterblattebene um 60°. Diese Stellung ist die hauptsächliche Arbeitshaltung des Oberarmes. Von ihr aus kann man durch Kreiselung des Oberarmes den gebeugten Unterarm wie einen Zeiger im Blickfeld herumführen. Das der Kreiselungsumfang gerade in dieser Haltung am größten ist, erscheint uns wie eine Anpassung an den Gebrauch. Ähnlich verhält es sich mit der zwangsläufigen Kreiselung, die auftritt, wenn man den Oberarm am Rande seines Bewegungsfeldes herumführt. Wenn man z. B. zu einer Wurfbewegung ausholt, steht der erhobene Arm zwangsmäßig nach außen gedreht (supiniert). Wenn nun der Arm rückläufig die Schulterblattebene passiert hat, wird seine Supination geringer, er dreht sich schließlich einwärts (Pronation), sofern er die Medianebene überschreitet. Es unterstützt also der Oberarm durch seinen Zwangslauf die Drehung des Unterarmes und des Wurfgeschosses, z. B. des Diskus, der nur von einem pronierten Arm abgeschleudert werden kann.

Die *Entspannungsstellung* des Schultergelenkes liegt bei einer Hebung des Armes nach vorn seitlich von 30°. Bei einer Gelenkentzündung wird aber der Arm nicht erhoben, sondern statt dessen der untere Schulterblattwinkel zur Wirbelsäule gedreht, wobei er sich etwas vom Thorax abhebt. Darauf ist bei seiner Untersuchung zu achten.

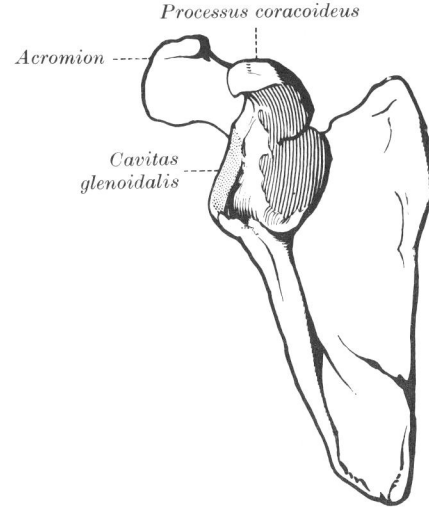

Abb. 4.6—13. Rechtes Schulterblatt in der Ansicht von ventral. Nach längerem Bestand einer Oberarmluxation hat sich unter dem Proc. coracoideus eine neue Pfanne (gestrichelte Region) gebildet.

461

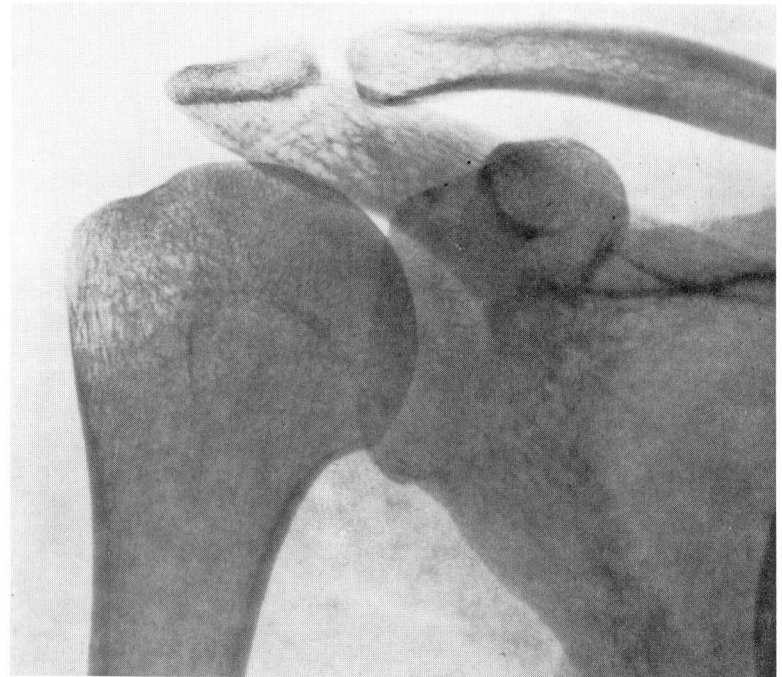

Abb. 4.6—14. Röntgenbild des rechten Schultergelenks eines 18jährigen, sagittaler Strahlengang. Unterhalb des Caput humeri zeigt sich als Rest der Epiphysenlinie eine streifige Verdichtung, die sog. Epiphysennarbe (aus GRASHEY/BIRKNER 1964).

Der Bewegungsumfang des Armes im Schultergelenk wird wesentlich erweitert durch Mitbewegungen des *Schultergürtels.* Der Schultergürtel gibt dem Arm Hilfsstellungen und bildet eine verschiebliche Plattform, die durch Mitbewegungen das ganze Schultergelenk im Raume herumführen kann. Dabei hängt das Schulterblatt an der Führungsstan-

ge des Schlüsselbeins und gleitet auf der Führungsfläche der Thoraxwand hin und her. Die Fläche, die der untere Schulterblattwinkel auf der Brustwand bestreichen kann, ist in Abb. 4.6—17 dargestellt und überrascht durch ihre Größe. Hier muß im Bindegewebe ein großer Verschiebespalt bestehen. Den gesetzmäßigen Zusammenhang, den die Schul-

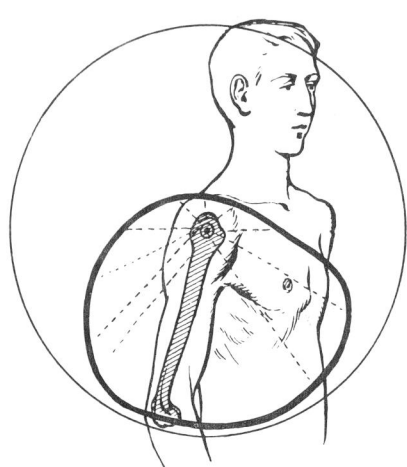

Abb. 4.6—15. Das Bewegungsfeld des distalen Humerusendes auf der Oberfläche einer Kugel, deren Mittelpunkt im Schultergelenk liegt.

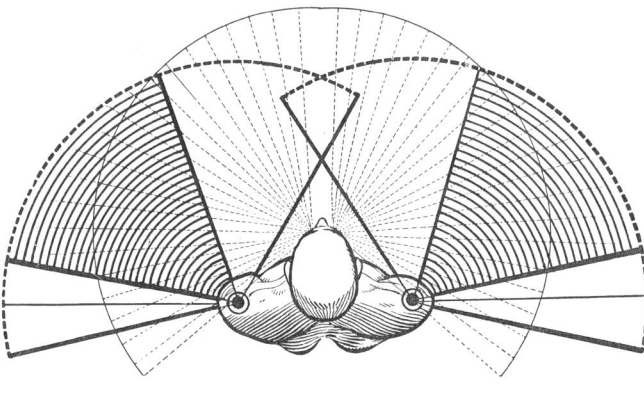

Abb. 4.6—16. Bewegungsumfang des Armes, in der Horizontalen verglichen mit dem Blickfeld der Augen unter Ausnutzung der Kopfbewegung (radiär gestrichelt). Der durch konzentrische Kreisabschnitte ausgefüllte Sektor stellt den Bewegungsumfang im Schultergelenk dar, der größere Sektor bezeichnet die Vergrößerung der Armbewegungen unter Beteiligung des Schultergürtels.

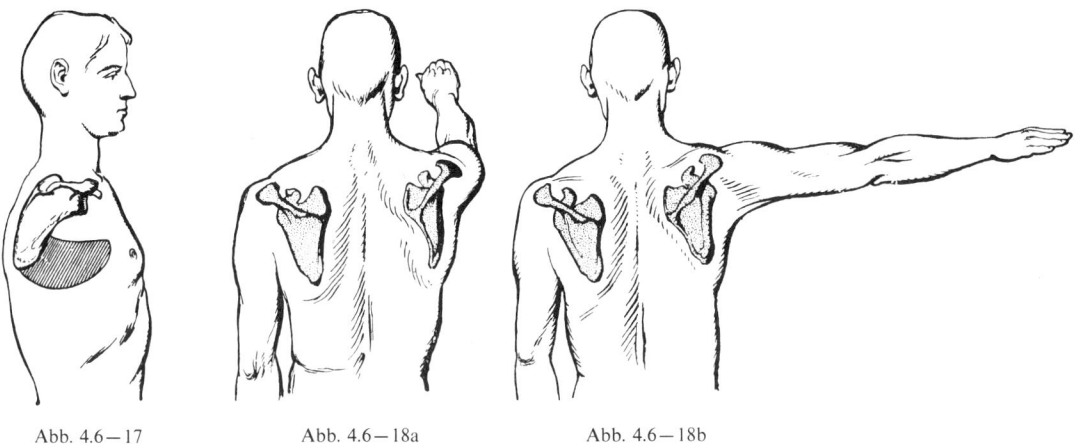

Abb. 4.6—17   Abb. 4.6—18a   Abb. 4.6—18b

Abb. 4.6—17. Die Fläche (schraffiertes Feld), die der untere Schulterblattwinkel auf dem Brustkorb bestreichen kann (nach MOLLIER 1938).

Abb. 4.6—18. Die Mitbewegungen des Schulterblatts bei den Armbewegungen: a) Stellung des Schulterblatts beim Vorheben und b) bei der Seithebung. Vgl. mit Abb. 4.6—31.

terbewegungen aufweisen, wird man am leichtesten verstehen, wenn man sich vorstellt, daß die Schulterpfanne das Bestreben hat, den Armbewegungen zu folgen, indem das Schulterblatt sich möglichst in die Ebene einstellt, in welcher der Arm gehoben wird. Diese Hilfsbewegungen setzen schon ein, bevor noch im Schultergelenk die Grenzlagen erreicht sind. Will man daher die Beweglichkeit im Schultergelenk prüfen, muß man den Schultergürtel möglichst fixieren, indem man ihn von oben mit der Hand herabdrückt. Wenn wir die einfachsten Bewegungselemente herausgreifen, kann das Schulterblatt nach vorn zur Achselhöhle oder nach hinten zur Wirbelsäule sich heben und drehen.

Wenn sich die gestreckten Arme vor der Brust überkreuzen, wird die Pfanne nach vorn genommen, das Schulterblatt entfernt sich von der Wirbelsäule, und der untere Winkel schwingt etwas vor. Schlägt man die Arme horizontal zurück, wandert das Schulterblatt auf die Wirbelsäule zu. Die Vergrößerung des Bewegungsumfanges, die der Arm durch diese Mitbewegungen erfährt, ist aus Abb. 4.6—16 zu ersehen.

Die hohe Armerhebung zerfällt in drei Phasen. Bis etwa zur Horizontalen ist eine Bewegung im Schultergelenk möglich. Von da aus ist jede weitere Hebung im Schultergelenk gesperrt durch die Spannung der adduzierenden Muskeln der unteren Kapselwand, schließlich durch Anstoßen des Humerus an das Schulterdach. Die hohe Armerhebung kann nur dadurch zustande kommen, daß die Schulterpfanne mit dem Arm nach aufwärts gedreht wird, wobei der untere Schulterblattwinkel um 9—10 cm nach vorn zur Achselhöhle wandert (Abb. 4.6—31).

Diese Verschiebung des unteren Winkels kann man leicht durch Betasten feststellen. Dabei steht der Oberarm so, daß der Epicondylus lateralis nach hinten gerichtet ist. Nur durch das Vorschwingen des unteren Schulterblattwinkels ist aber die stärkste Aufwärtswendung der Pfanne noch nicht erreicht. Das Schulterblatt wird außerdem mit seinem oberen Teil nach hinten gekippt, so daß das Acromion nach hinten wandert und die Pfanne noch mehr nach oben schaut. Würde dabei das Schlüsselbein nicht aufwärtsgewendet, müßten bei der hohen Armhebung die unter ihm verlaufenden Nerven und Gefäße abgeklemmt werden. Auch durch diese Bewegung wird nur eine Gesamterhebung des Armes von höchstens 150—160° erzielt. Jetzt sind auch die Bewegungen im Schultergürtel erschöpft, es steht der Arm im Schultergelenk in einer Grenzstellung, und der Schultergürtel ist gegen den Brustkorb festgefahren. Nun muß der Brustkorb die Bewegung fortführen, indem er sich durch Streckung der Wirbelsäule nach hinten neigt, bis die Arme die Vertikalstellung erreicht haben. In Wirklichkeit erfolgt die hohe Armerhebung in einem Zuge und ist nicht zerhackt in Einzelphasen, die, wenn jeweils die Grenzstellungen der beteiligten Gelenke erreicht sind, einander folgen. So beginnt das Schulterblatt mit seiner Schwingung, bevor noch der Arm die Horizontale erreicht hat (Abb. 4.6—18b), und die Wirbelsäulenstreckung beginnt schon, ehe der Schultergürtel in die Grenzstellung gelangt.

Man könnte bildlich die Bewegungen als 3 Kreise auffassen, die ineinandergeschachtelt sind, und von einer Enkapsis der Bewegungen sprechen. Beginnt die Bewegung im innersten Kreis (Arm im Schultergelenk), erregt er den nächsten (Schultergürtel) zu einer gleichsinnigen Schwingung, und dieser wieder den dritten (Oberkörper). Bei völliger Versteifung des Schultergelenkes bleibt durch die Bewegung im Schultergürtel noch eine gewisse Restfunktion des Armes erhalten. Dies macht man sich zunutze, wenn der Arm — z. B. durch einen Abriß des Armnervengeflechts (Motorradunfall!) — vollständig gelähmt ist. Der dann nur noch hinderliche gelähmte Arm wird oberhalb des Ellenbogengelenkes amputiert; anschließend wird das Schultergelenk operativ versteift. Nach prothetischer Versorgung läßt sich durch die noch erhaltene Beweglichkeit des Schultergürtels wenigstens diese Restfunktion nutzbar machen.

Wie bei allen Gelenken, kann auch in diesem System die Bewegung sich umkehren, wenn die Hand sich irgendwo festhält und der Körper um den somit festgestellten Arm herumgeführt wird. Schließlich kann sich natürlich der Schultergürtel für sich allein bewegen, indem die Schulterecke im Kreis herumgeführt wird. Die Hebung der Schulterecke (Achselzucken) beträgt dann etwa 10 cm; die Hemmung tritt ein, wenn das Coracoid von unten her an das Schlüsselbein stößt.

Kurze Zusammenfassung: Schultergelenk beweglichstes Kugelgelenk, kleine Pfanne mit *Labrum glenoidale*. Kapsel schlaff, beachte untere Kapselfalte, Einschienen in Abduktion. Kapselriß bei Luxation vorn unten. *Lig. coracohumerale*. Lange Bizepssehne zieht durch das Gelenk und verläßt es mit der *Vagina synovialis intertubercularis. Bursa m. subscapularis* kommuniziert mit dem Gelenk. *Bursa subacromialis* wichtiger Reibespalt unter dem Schulterdach. Bewegungen um drei Achsen, Vor- und Rückheben, Abduktion und Adduktion, Kreiselung. Stärkstes Erheben nach vorn außen bis zur Horizontalen, geringer nach hinten. Mitbewegungen des Schultergürtels. Bei Vorheben Schulterpfanne nach vorn, Schulterblatt entfernt sich von der Wirbelsäule, umgekehrt bei Rückheben. Hohe Armerhebung, bis zur Horizontalen theoretisch im Schultergelenk möglich, dann Drehung des Schulterblattes mit dem unteren Winkel nach außen, Acromion nach hinten.

Muskeln zur Bewegung der Schulter und des Oberarmes

Vom Rücken und von der Brust strahlen oberflächliche Muskeln des Stammes zum Schultergürtel und Oberarmbein. Diese Muskeln haben sich zum Teil von den Gliedmaßen aus auf den Rumpf ausgedehnt und hier neue Ursprünge gewonnen. Andere Muskeln sind vom Kopf (Trapezius) und Rumpf

(Rhomboidei, Levator scapulae, Serratus ant.) auf den Schultergürtel zugewandert. So hat der Oberarm durch Aussenden, der Schultergürtel durch Zuzug von Muskeln die Mannigfaltigkeit seiner Leistung erhöht.

Diese Muskeln haben ihre Nerven, die aus ventralen Ästen der Cervicalnerven und einem Kopfnerven stammen, bei ihrer historischen Wanderung mitgeführt. Wenn daher Gliedmaßenmuskeln auf dem Rücken angetroffen werden, so lassen sie sich durch ihre Innervation von den eigentlichen Rückenmuskeln unterscheiden. Sie wurden daher bei der Besprechung der Rückenmuskeln als spinohumerale Muskeln abgetrennt und sollen an dieser Stelle behandelt werden.

Gliedmaßenmuskeln des Rückens: Rumpf-Arm- und Rumpf-Schultergürtel-Muskeln

    M. latissimus dorsi
    M. trapezius
    Mm. rhomboidei
    M. levator scapulae

M. latissimus dorsi (Abb. 4.6—19). Dieser breiteste Rückenmuskel bedeckt den unteren Teil der Rückenfläche und entspringt mit dünner Sehne von den Dornfortsätzen der sechs unteren Brust- und aller Lendenwirbel. Mit der Fascia thoracolumbalis verschmolzen, gelangt die Sehne auch zum Kreuzbein, ferner greift der Ursprung auf den Darmbeinkamm über. Die aufwärtsstrebenden Fasern holen sich Ursprünge an den drei untersten Rippen. Die horizontalen Fasern des oberen Muskelrandes decken den unteren Winkel der Scapula und sind häufig durch Ursprungsbündel mit ihm verbunden. Alle Fasern konvergieren zu einem starken Muskelbauch, der sich um den Teres major nach vorn windet und mit einer platten Sehne an der Crista tuberculi minoris ansetzt. Die obersten Latissimusfasern gelangen am weitesten distal in die Sehne, die seitlichen am weitesten proximal, so daß im ganzen eine schraubige Drehung zustande kommt, wenn der Arm herabhängt. Der seitliche Rand des Latissimus wird durch die Haut sichtbar, wenn man den erhobenen Arm gegen einen Widerstand senkt. Er veranlaßt oben auch die Bildung der Falte, die von hinten her die Achselhöhle begrenzt.

In der Grundstellung bei herabhängendem Arm ist der Muskel schon stark verkürzt, seine Hauptarbeit leistet er daher aus der gedehnten Stellung, wenn die Arme nach vorn oder seitlich gehoben werden. Aus diesen Stellungen führt er den Arm auf den Körper zu, z. B. beim Ausführen eines Schlages. Wenn der Arm nach abwärts gezogen wird, müssen dieser Bewegung auch das Schulterblatt und das Schlüsselbein folgen. Durch ihre große Flächenausdehnung umwickeln die Muskeln beider

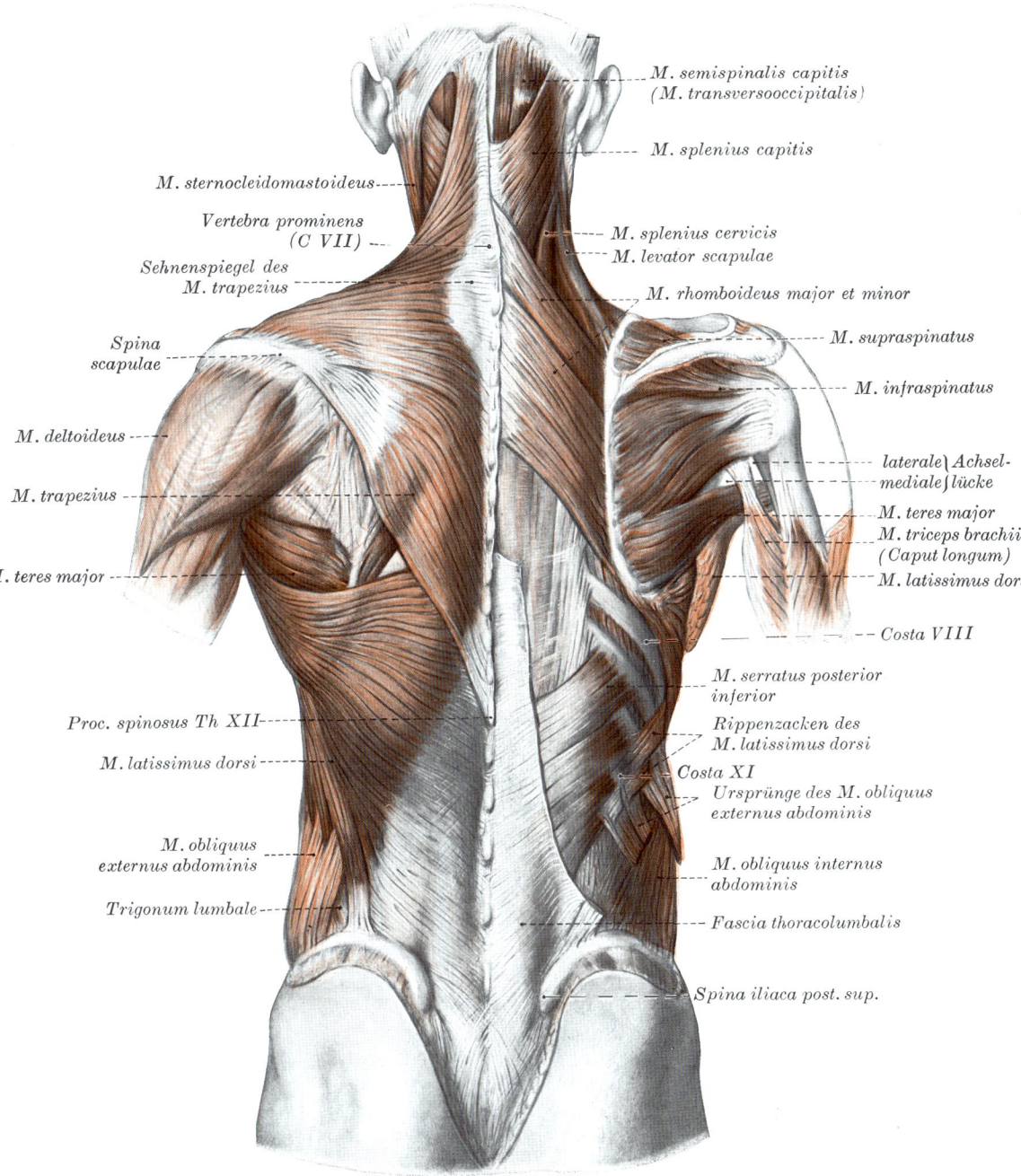

M. semispinalis capitis
(M. transversooccipitalis)

M. splenius capitis

M. sternocleidomastoideus

Vertebra prominens
(C VII)

M. splenius cervicis
M. levator scapulae

Sehnenspiegel des
M. trapezius

M. rhomboideus major et minor

Spina
scapulae

M. supraspinatus

M. infraspinatus

M. deltoideus

laterale \ *Achsel-*
mediale / *lücke*

M. trapezius

M. teres major
M. triceps brachii
(Caput longum)
M. latissimus dorsi

M. teres major

Costa VIII

M. serratus posterior
inferior

Proc. spinosus Th XII

Rippenzacken des
M. latissimus dorsi

M. latissimus dorsi

Costa XI
Ursprünge des M. obliquus
externus abdominis

M. obliquus
externus abdominis

M. obliquus internus
abdominis

Trigonum lumbale

Fascia thoracolumbalis

Spina iliaca post. sup.

Abb. 4.6—19. Oberflächliche Schicht der Rückenmuskeln: Rumpf-Arm- und Rumpf-Schultergürtel-Muskeln.

Seiten den halben Rumpf. Wenn daher beim Hang am Reck (Abb. 4.6—21) der Rumpf gegen die Arme gehoben werden soll, ist der am Rumpf verteilte Kraftangriff denkbar günstig. Wie durch ein großes Tuch, das um den Rücken geschlungen ist, wird der Rumpf an den Armen aufgehängt.

Aus auswärtsgerollten Stellungen ist der Muskel ein starker Einwärtsroller. Die kürzeste Verbindung zwischen beiden Armen nehmen die Muskeln ein, wenn die Arme einwärtsgerollt nach hinten gezogen sind und die Wirbelsäule gestreckt wird. Durch die Wirkung auf die Wirbelsäule sowie durch seine

465

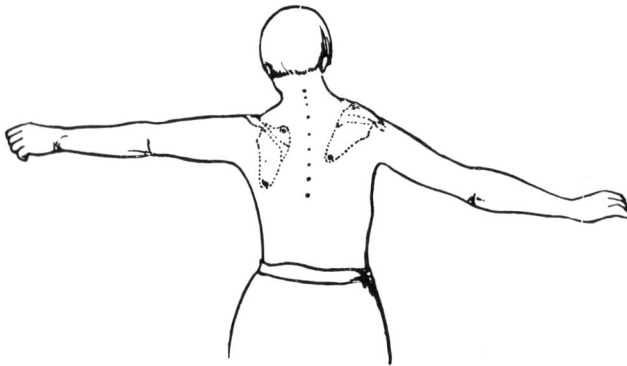

Abb. 4.6—20. Rechtsseitige Trapeziuslähmung, das rechte Schulterblatt stellt sich bei der Seithebung des Armes nicht regelrecht ein (nach FOERSTER 1937).

Fracktaschen-muskel

Rippenzacken könnte der Latissimus auch bei der Inspiration helfen.

Im Gegensatz dazu bildet aber der seitliche Latissimusrand die Sehne des Wirbelsäulenbogens, dessen Krümmung er zu vergrößern trachtet, wenn der Arm feststeht. Danach wird dieser Teil ein Exspirationsmuskel. Er wird verdickt gefunden bei Leuten, die infolge eines chronischen Lungenleidens angestrengt husten. Von Klinikern wird er daher als *Hustenmuskel* bezeichnet.

Trotz dieser vielseitigen Wirkung hat ein Ausfall des Muskels keine direkt erkennbaren Nachteile.

Die Ränder von Latissimus und Pectoralis major werden nicht selten durch Faserzüge verbunden, die bogenförmig die Achselhöhle überbrücken *(muskulöser Achselbogen).* Sofern diese Muskelzüge vom N. thoracodorsalis versorgt werden, stammen sie aus dem Latissimus, der die gleiche Innervation hat. In anderen Fällen jedoch kann es sich um Reste jener Hautmuskulatur handeln, die als Panniculus carnosus bei Säugern eine weite Ausdehnung hatte.

Innervation: N. thoracodorsalis aus Plexus brachialis.

M. trapezius (Abb. 4.6—19). Die Muskeln beider Seiten ergänzen sich zu einer Trapezform. Die untere Hälfte, die sich beim Lebenden deutlich abhebt, hängt wie eine Kapuze auf dem Rücken. Daher wurde der Muskel auch als Kapuzenmuskel (Cucullaris) bezeichnet. Er entspringt mit dünner Sehne an der Linea nuchae superior oder suprema, dann vom Nackenband und von den Dornfortsätzen und den Ligg. supraspinalia sämtlicher Brustwirbel. Von dieser langen Ursprungslinie konvergieren die Fasern zum lateralen Drittel der Clavicula, zum Acromion und der Spina scapulae, also zu einer wesentlich kürzeren Insertionslinie, die fast horizontal liegt.

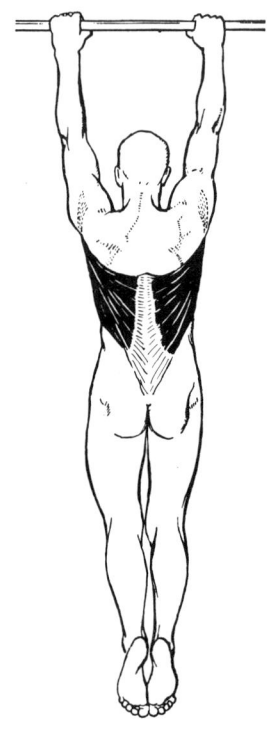

Abb. 4.6—21. Hang am Reck. Wirkung des M. latissimus dorsi.

Die vom Hinterhaupt und oberen Halsgebiet absteigenden Fasern sind die dünnsten, sie erreichen die Clavicula. Es schließen sich nach abwärts querverlaufende Züge an, die in die Gegend des Acromion ziehen und die dickste Portion des Muskels darstellen. Hier ist auch die einzelne Muskelfaser dicker als in den anderen Zügen. Um den 7. Halswirbeldorn als Mitte entfaltet sich in diesem Muskelabschnitt ein rautenförmiges Sehnenfeld zu beiden Seiten der Wirbelsäule. Der untere Teil des Muskels besitzt schräg aufsteigende Fasern, die von unten her mit einer dreieckigen Sehne an der Spina ansetzen. Verbindungen, die mit dem M. sternocleidomastoideus gelegentlich vorkommen, erklären sich aus der gemeinsamen Anlage beider Muskeln, die auch von einem gemeinsamen Hirnnerven, *N. accessorius,* versorgt werden. Der dreieckige Spalt zwischen Trapezius und Sternocleidomastoideus, das äußere Halsdreieck, Trigonum colli laterale, entsteht erst nach Trennung der gemeinsamen Muskelanlage.

Die *Wirkung* der einzelnen Trapeziusteile ist nach ihrem Verlauf verschieden. Die oberen Anteile können die Schulter heben und etwas zurückziehen, oder sie verhindern das Herabdrücken der Schulter durch eine Last, die auf der Schulter ruht oder von den herabhängenden Armen getragen wird. Die mittleren horizontalen Züge ziehen das Schulterblatt auf den Rücken. Sie treten hervor, wenn man die beiden vor der Brust vereinigten Hände auseinander zu ziehen sucht, dabei halten sie die Schulterblätter an der Wirbelsäule. Die unteren Zügel des Trapezius senken die Schulter gegen einen Widerstand oder heben den Rumpf gegen die festgestellte Schulter.

Obere und untere Trapeziuszüge bilden ein Kräftepaar, das die beiden Enden der Spina scapulae erfaßt und das Schulterblatt mit dem unteren Winkel nach vorn, mit dem oberen Winkel zur Wirbelsäule dreht. Die mittleren und unteren Fasern pressen zugleich den Margo medialis und den Angulus inferior an den Thorax. Die Wirkung des ganzen Muskels ist eine Resultierende aus diesen Teilkräften. Es überwiegt die hebende Komponente über die senkende, auch setzt sich die drehende Komponente durch, wenn das Schulterblatt der Wirbelsäule genähert und dabei an den Brustkorb angepreßt wird.

Bei Lähmung des Trapezius steht die kranke Schulter etwas nach vorn und ein wenig tiefer. Der Margo medialis steht schief von oben außen nach innen unten. Am auffälligsten ist die Störung bei seitlicher Hebung des Armes, die nicht ganz bis zur Horizontalen ausgeführt werden kann (Abb. 4.6—20). Der Halt der Scapula an der Wirbelsäule ist geschwächt, die Schulterpfanne bleibt nach vorn außen gerichtet, der untere Schulterblattwinkel geht nach vorn.

Innervation: Die obere Portion des Muskels vom N. accessorius und den oberen Cervicalnerven, der mittlere und untere Teil ausschließlich vom N. accessorius.

Mm. rhomboidei major et minor, großer und kleiner Rautenmuskel (Abb. 4.6—19). Sie entspringen kurzsehnig von den Dornen der zwei unteren Hals- und vier oberen Brustwirbel und verlaufen schräg abwärts zum Margo medialis scapulae, den sie unterhalb des oberen Winkels mit ihren Insertionen besetzen. Da sie, wie alle Muskeln, die zur Scapula ziehen, schräg zu dieser verlaufen, bildet die Muskelplatte eine rhombische Figur. Die untere Muskelecke bleibt frei von der Bedeckung durch den Trapezius und ist als Wulst durch die Haut erkennbar.

Durchtretende Blutgefäße erzeugen in der Regel im oberen Drittel der gemeinsamen Muskelplatte eine Spalte, die die Platte in den oberen kleineren Rhomboideus minor und den unteren größeren Rhomboideus major trennt.

Der Muskel hebt seinem Verlauf entsprechend die Scapula schräg nach medial und oben, wobei der untere Winkel der Mittellinie genähert wird. Er ist der Antagonist des Serratus anterior, der, durch die Basis scapulae getrennt, die Richtung der

Rhomboidei teilweise fortsetzt. Wirken beide zusammen, dann bleibt das Schulterblatt stehen und wird an den Thorax gedrückt. Diese Rhomboideus-Serratusschlinge setzt sich auch in den Obliquus externus abdominis fort. Bei einer Lähmung der Rautenmuskeln steht der Angulus inferior etwas vom Thorax ab, ferner entfernt sich meist der Margo medialis von der Dornfortsatzlinie.

Innervation: N. dorsalis scapulae aus Plexus brachialis.

M. levator scapulae, Schulterblattheber (s. Abb. 4.6—19). Der Muskel entspringt von den hinteren Höckern der Querfortsätze der vier oberen Halswirbel, wobei die Atlaszacke die kräftigste ist, und wendet sich um den Seitenrand des Splenius nach hinten zum oberen Winkel der Scapula. Seine Insertion reicht bis zur Spina scapulae. Im seitlichen Halsdreieck wird der kontrahierte Muskel vor dem Trapeziusrand sichtbar. Nach vorn schließt sich die Scalenusgruppe an, mit der er auch Verbindungen eingehen kann.

Der Muskel hebt das Schulterblatt nach vorn oben und wirkt dabei zusammen mit dem oberen Trapeziusteil. Ist dieser gelähmt, ist die Hebung der Schulter geringer. Bei festgestelltem Schulterblatt zieht der Muskel die Halswirbelsäule nach hinten.

Innervation: N. dorsalis scapulae, auch Äste aus dem 3. und 4. Cervicalnerven.

Gliedmaßenmuskeln der Brust

   M. pectoralis major
   M. pectoralis minor
   M. subclavius
   M. serratus anterior

M. pectoralis major, großer Brustmuskel (Abb. 4.3—15). Er überlagert als fächerförmige Muskelplatte den größten Teil der vorderen Thoraxwand. Die Strahlen des Fächers nehmen ihren Ursprung von der medialen Hälfte des Schlüsselbeins, vom Sternum und den anschließenden 5—7 obersten Rippenknorpeln, ferner vom vorderen Blatt der Rectusscheide. Die Muskelstrahlen überkreuzen sich im Stiel des Fächers, inserieren dann mit einer Sehne an der Crista tuberculi majoris.

Die *Pars clavicularis*, die embryonal als erste auftritt, schließt sich an den Deltoideus an, von dem sie durch einen wechselnd breiten dreieckigen Spalt *Trigonum deltoideopectorale*, getrennt ist. Die Haut kann hier zur MOHRENHEIMschen Grube einsinken. Dieser Muskelteil kommt nur dem Menschen und den anthropoiden Affen zu, bei den anderen Primaten rückt der Deltoideus an seine Stelle vor. Die *Pars sternocostalis* ist durch einen Verschiebespalt gegen den vorigen Teil abgesetzt. Der dritte Teil wird als *Pars abdominalis* bezeichnet; auch er kann sich abgliedern. Kurz vor der Insertion unterkreuzen die Fasern der beiden letzten Teile jene der Pars clavicularis. Auf diese Weise gelangen die unteren aufsteigenden Strahlen am weitesten proximal an den Knochen und die mittleren horizontalen am weitesten distal (Abb. 4.6–22). Dabei bildet sich eine mit Fett gefüllte Tasche, deren Öffnung dem Schultergelenk zugewandt ist.

Der Muskel wird im ganzen gedehnt bei Rückhebung des Armes wie beim Ausholen zum Schlag oder beim Aufstützen am Reck (Abb. 4.6–30). Wird der Arm gegen einen Widerstand an die Brust gezogen, adduziert, so daß sich schließlich die gestreckten Arme vor dem Körper überkreuzen, ist er maximal verkürzt. Auch wenn der Arm in waagerechter Haltung auf die Mittelebene des Körpers zugeführt wird, verkürzt sich der Muskel stark.

Da er absteigende und aufsteigende Fasern enthält, haben nicht alle Anteile genau die gleiche Wirkung. So ist der Schlüsselbeinteil bei herabhängendem Arm in einer Mittelstellung zwischen äußerster Verkürzung und Dehnung. Diese Pars clavicularis wird bei allen Erhebungen aus der Grundstellung gedehnt. Bei ihrer Kontraktion drängt sie den Oberarm unter Innenrollung nach vorn medial gegen den Thorax. Wird der Arm festgestellt wie beim Aufstützen der Hände auf den Tisch, kann der Muskel den Thorax heben, er wird zum Inspirationsmuskel.[1]) Man beobachtet diese Stellung bei alten Leuten, besonders bei Asthmatikern, die mühsam husten. Die Pars abdominalis senkt die Schulter und führt sie nach vorn. Ferner rollt der große Brustmuskel den Oberarm einwärts, er gehört zu den Pronatoren. Bei seiner Lähmung können die zur Horizontalen erhobenen Arme vorn nicht mehr überkreuzt werden, auch gelingt es nicht, die Hand der gelähmten Seite auf die Rückseite der anderen Schulter zu bringen.

Innervation: Rami thoracici ventrales (manchmal akzessorische Innervation des Schlüsselbeinteils durch den N. axillaris.)

M. pectoralis minor, kleiner Brustmuskel (Abb. 4.6–23). Er stammt vom Pectoralis major ab, von dem er vollständig bedeckt ist. Er entspringt von der 3. bis 5. Rippe in 1–2 cm Entfernung von der Knorpel-Knochen-Grenze und zieht schräg aufwärts zum Proc. coracoideus. Der Muskel wird gedehnt beim Heben der Schultern, z. B. beim Aufstützen des Körpers auf die Arme (Abb. 4.6–30). Er zieht die Schultern nach vorn und abwärts oder hebt den Thorax. Im letzteren Fall kann er wie der

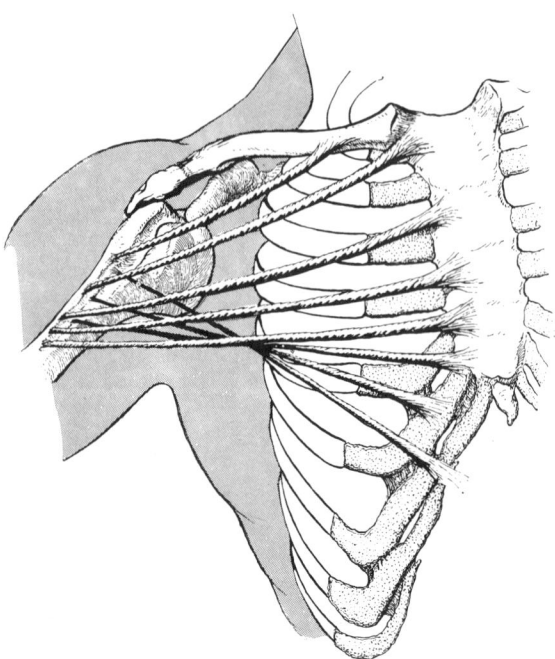

Abb. 4.6–22. Schema des M. pectoralis major: Fasern durch Seile dargestellt. Größtenteils nach LEONARDO DA VINCI (1452–1519).

große Brustmuskel inspiratorisch wirken. Beim Zug am Schulterblatt läßt er dessen Angulus inferior unter Abhebelung vom Thorax nach außen rücken.

Innervation: Rami thoracici ventrales.

M. subclavius (Abb. 4.6–23). Er entspringt von der oberen Fläche der 1. Rippe nahe dem Rippenknorpel, verläuft von einer derben Faszie bedeckt unter dem Schlüsselbein, wo er in eine Knochenrinne eingebettet an der Pars acromialis claviculae seine Insertion findet. Durch diese weiche Unterpolsterung der Clavicula werden die unter ihr verlaufenden Gefäße geschützt. Der Muskel stemmt das Schlüsselbein in das Sternoclaviculargelenk und widersetzt sich, wenn der Arm nach der Seite gerissen wird. Ferner kann er das Schlüsselbein ein wenig senken und dadurch zum Antagonisten der äußeren Bündel des Sternocleidomastoideus werden. Zugleich fixiert er das Schlüsselbein an die 1. Rippe, wenn der Thorax durch den Trapezius gehoben wird. Fehlt der Pectoralis minor, zeigt der Subclavius eine beträchtliche Hypertrophie.

Innervation: N. subclavius aus dem Plexus brachialis (oft ein Ast vom N. phrenicus).

Als *Fascia pectoralis (superficialis),* Brustfaszie, bezeichnet man jenen Teil der oberflächlichen Körperfaszie, der auf dem Pectoralis major liegt. Sie setzt sich in die Hals-, Bauch- und Achselhöhlenfaszie fort. Bemerkenswert ist, daß die Fascia pectoralis fest an dem Muskel haftet, jedoch nur locker mit

---

[1]) Nach neueren elektromyographischen Untersuchungen wird angezweifelt, daß der M. pectoralis major eine wesentliche Bedeutung als Atemhilfsmuskel hat. Die gleiche Aussage gilt für die im folgenden erwähnten Mm. pectoralis minor und serratus anterior.

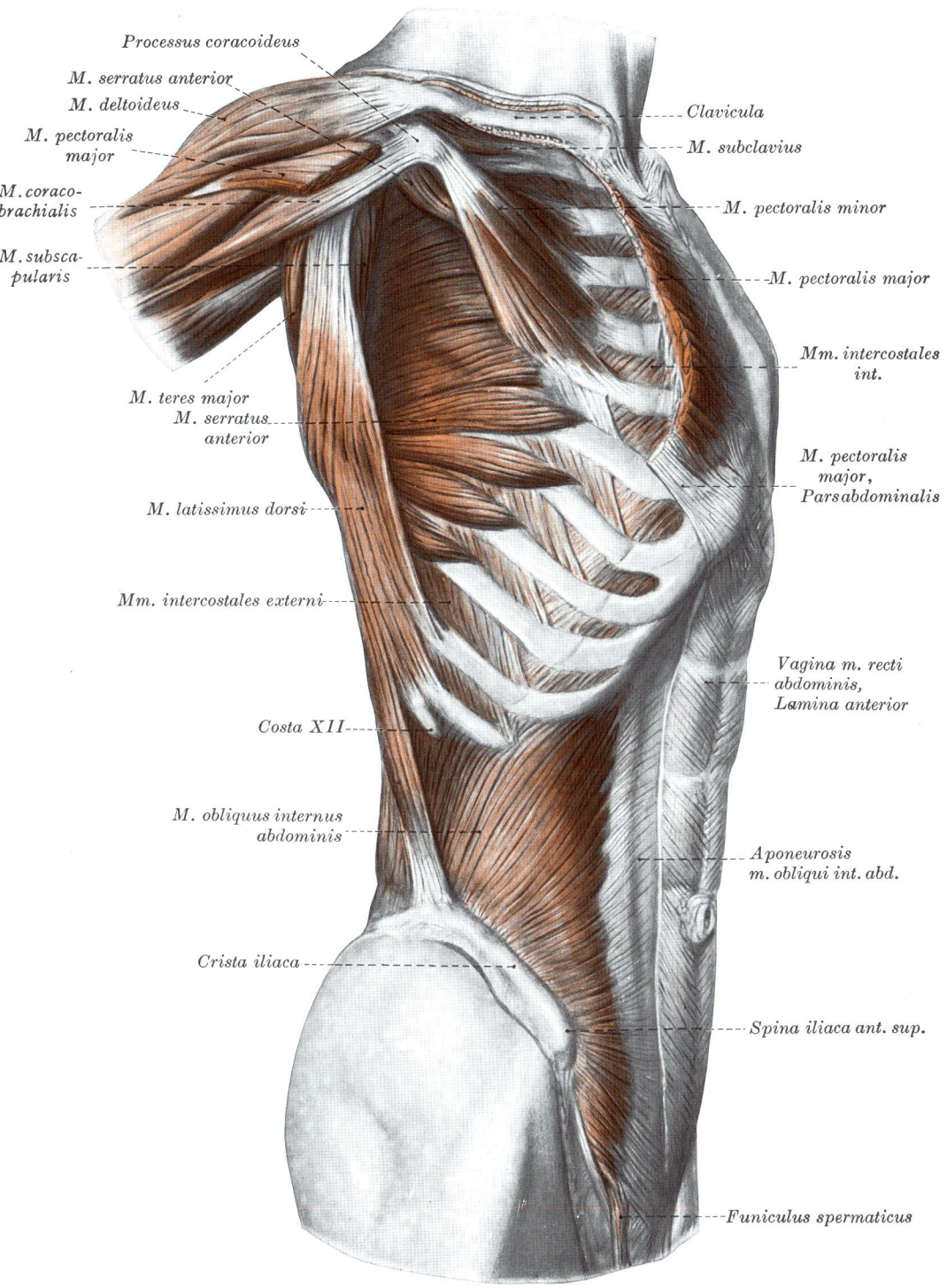

Processus coracoideus

M. serratus anterior

M. deltoideus

M. pectoralis major

M. coraco-brachialis

M. subscapularis

M. teres major

M. serratus anterior

M. latissimus dorsi

Mm. intercostales externi

Costa XII

M. obliquus internus abdominis

Crista iliaca

Clavicula

M. subclavius

M. pectoralis minor

M. pectoralis major

Mm. intercostales int.

M. pectoralis major, Parsabdominalis

Vagina m. recti abdominis, Lamina anterior

Aponeurosis m. obliqui int. abd.

Spina iliaca ant. sup.

Funiculus spermaticus

Abb. 4.6—23. Muskeln der seitlichen Rumpfwand.

dem Hautfett verbunden ist. So kann bei der Frau die Brustdrüse leicht gegen die Muskelunterlage verschoben werden. Hat aber z. B. ein Brustdrüsenkrebs den Pectoralis erreicht, fehlt diese Verschieblichkeit.

Auch der Pectoralis minor ist in eine besondere Faszie eingehüllt, die als tiefe Brustfaszie von der oberflächlichen unterschieden wird. Am unteren lateralen Rand des Pectoralis major geht sie in das oberflächliche Blatt über und schließt damit die Faszienloge dieses Muskels ab. Nach oben zu überbrückt das tiefe Blatt die dreieckige Lücke zwischen dem oberen Rand des Pectoralis minor und der Clavicula und reicht bis zum Coracoid. Diese starke Faserplatte kann nach ihren Grenzen als *Fascia clavipectoralis* bezeichnet werden; sie bedeckt A. und V. subclavia und verbindet sich mit der Wand der V. subclavia. Eine Spannung dieser Faszie kann auf die Venenwand übertragen werden und die Blutströmung günstig beeinflussen.

Die Achselhöhlenfaszie, die von vorwiegend queren Fasern durchsetzt wird, besitzt eine rundliche Aussparung, die durch Nerven- und Gefäßdurchtritte aufgelockert ist. Diese Lücke wird von stärkeren Faserbögen umrahmt. Der nächst der Körperwand gelegene Faserzug wird als LANGERscher *Achselbogen* bezeichnet. Ist er durch abgesprengte Muskelzüge verstärkt, haben wir einen muskulösen Achselbogen vor uns.

Der *M. sternalis* findet sich als Varietät in wechselnder Ausbildung ein- oder beidseitig neben dem Brustbein auf der Brustfaszie. Bei seiner Kontraktion kann er hier beim Lebenden sichtbar werden. Seine Innervation erfolgt meist durch die Rami thoracici ventrales, seltener durch Nn. intercostales. Die Ableitung des Muskels als Rest des Hautmuskels, Panniculus carnosus, ist die wahrscheinlichste, jedoch nicht für alle Fälle zutreffend.

M. serratus anterior, seitlicher Sägemuskel (Abb. 4.3—15 u. 4.6—23). Er entspringt mit einzelnen Zacken, die dem Vorderrand des Muskels das sägeförmige Aussehen geben, von der 1. bis 9. Rippe und dringt an der seitlichen Brustwand entlang unter das Schulterblatt, dessen Margo medialis er mit seiner Insertion erreicht. Zwischen ihm und dem Schulterblatt liegt noch der M. subscapularis, so daß um die Dicke beider Muskeln das Schulterblatt vom Brustkorb verdrängt wird.

Der Muskel läßt drei Teile unterscheiden. Der obere Teil entspringt von der ersten und zweiten Rippe sowie von einem zwischen beiden ausgespannten Sehnenbogen. Er zieht als dicker Muskelstrang etwas abwärts zum oberen Schulterblattwinkel, dessen costale Fläche er besetzt. Sind bei der liegenden Leiche die Schultern hochgehoben, drängt er sich über die Clavicula in das seitliche Halsdrei-

eck und wird hier oft nicht erkannt. Der mittlere Teil entspringt von der zweiten und dritten Rippe und muß von dieser schmalen Ursprungslinie auseinanderweichen, um den größten Teil des Margo medialis zu besetzen. Seine Fasern verlaufen daher divergierend. In ihn drückt sich der Hauptteil des M. subscapularis ein; er ist der dünnste Abschnitt und kann gelegentlich ganz fehlen. Vom unteren Hauptteil des Muskels wechseln die vier untersten Zacken mit denen des M. obliquus externus ab und sind oft durch die Haut sichtbar. Die Fasern konvergieren zur Innenseite des unteren Schulterblattwinkels.

Innervation: N. thoracicus longus aus dem Plexus brachialis. (Manchmal wird die obere Portion vom N. dorsalis scapulae versorgt.)

Serratus anterior und Rhomboidei können als einheitliche Muskelplatte gelten, die nur durch die Basis scapulae unterbrochen ist (Abb. 4.3—19 u. 4.6—19). Sie halten gemeinsam die Basis am Brustkorb. Ist diese Muskelplatte geschwächt, steht besonders bei asthenischem Thorax der Margo medialis flügelartig ab: *Scapula alata*, ähnlich wie bei der Trapeziuslähmung. Am deutlichsten tritt das in Erscheinung beim Vorheben der Arme (siehe Abb. 4.6—24). Die gemeinsame Wirkung dieses von der Wirbelsäule zu den Rippen verlaufenden Muskelzuges kann auch in einer Hebung der Rippen bestehen, er wird dann zum Inspirationsmuskel. Im übrigen sind diese Muskeln meist Antagonisten. Der obere und mittlere Teil des Serratus anterior ziehen die Scapula im ganzen nach vorn; die kräftige untere Portion, die den unteren Winkel des Schulterblattes erfaßt, bewegt diesen unter Drehung der Scapula nach vorn zur Achselhöhle. Daher ist der Serratus anterior der wichtigste Muskel für die Hebung des Armes über die Horizontale, unter der Voraus-

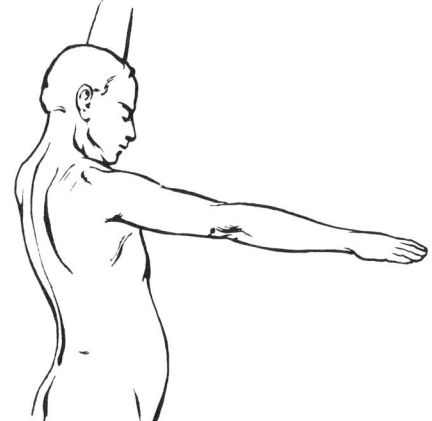

Abb. 4.6—24. Rechtsseitige Serratuslähmung. Bei der Erhebung des Armes nach vorn fehlt die Ergänzungsbewegung des Schulterblatts. Der Margo medialis scapulae bleibt vertikal gestellt und hebt sich vom Brustkorb ab (nach FOERSTER 1937).

setzung, daß sich der M. deltoideus ebenfalls kontrahiert hat. Ist er gelähmt, wird am meisten die Hebung des Armes nach vorn oben gestört, oft kann der Arm kaum über die Horizontale erhoben werden, es fehlt die Bewegung des unteren Winkels der Scapula nach vorn außen, obwohl der obere Trapeziusteil bis zu einem gewissen Grad für ihn eintreten und dabei sogar hypertrophieren kann. Weitere Hinweise auf die Funktion des M. serratus anterior erfolgen später. Der M. serratus anterior ist ein sehr kräftiger Inspirationsmuskel: Bei festgestellten Schulterblättern heben besonders seine unteren Zacken ausgiebig die Rippen.

Muskeln der Schulter
   M. deltoideus
   M. supraspinatus
   M. infraspinatus
   M. teres minor
   M. teres major
   M. subscapularis

M. deltoideus (Abb. 4.3—15 u. 4.6—19). Das dicke Muskelfleisch ist vom Humerus unterlagert, der sein seitlich gerichtetes Tuberculum majus gegen den Muskel vortreibt und mit dem Acromion die Schulterwölbung bedingt. Die Ursprungslinie liegt gegenüber der Insertionslinie des Trapezius und reicht vom lateralen Drittel der Clavicula über das Acromion zur Spina scapulae. Von der langen Ursprungslinie aus verjüngt sich der Muskel zum Ansatz an der Tuberositas deltoidea humeri.

Die Muskelmasse zerlegt man in drei funktionell verschiedene Teile. Sie ist darin vergleichbar dem Muskelfächer der kleinen Glutaeen. Der Schlüssel-beinteil erscheint ausschließlich parallelfaserig und setzt sich meist gegen den Pectoralis major durch das vorerwähnte Trigonum deltoideopectorale ab. Der akromiale Teil ist deutlich gefiedert, indem vom Ursprung und Ansatz aus mehrere Sehnenblätter ausstrahlen, zwischen denen sich kurze Fleischfasern ausspannen. Damit bekommt dieser Abschnitt einen großen physiologischen Querschnitt. Der dritte auf der Rückseite gelegene Teil besitzt an der Schultergräte einen sehnigen Ursprung. Die Sehnenfasern werden medianwärts immer länger und verschmelzen mit der Fascia infraspinata. Die Endsehne entwickelt sich auf der Innenfläche des Muskels. Ein großer Schleimbeutel, *Bursa subdeltoidea*, liegt an der Reibestelle am Tuberculum majus; gewöhnlich bildet er nur eine Verlängerung der Bursa subacromialis.

Innervation: N. axillaris (akzessorische Innervation des vorderen Teils durch Rami thoracici ventrales).

Die Wirkung des Deltoideus wird verständlich, wenn man seine Teile auf das Achsenkreuz bezieht (Abb. 4.6—25). Daraus ergibt sich, daß zunächst nur der Mittelteil, der von allen Schultermuskeln die größte Arbeitsfähigkeit besitzt, ein starker Seitheber (Abduktor) ist. Der Schlüsselbein- und vor allem der Grätenteil können sich zunächst an der Abduktion nicht beteiligen, da sie unterhalb der Abduktionsachse liegen. Hat der Mittelteil den Arm bis etwa 60° abduziert, haben die beiden seitlichen Teile die sagittale Abduktionsachse überwandert; sie werden jetzt zu Abduktoren. Da die Drehachse des Schultergelenkes bei der Seithebung des Armes etwas nach abwärts gleitet, wird das Überwandern der seitlichen Teile des Muskels und damit ihre Abduk-

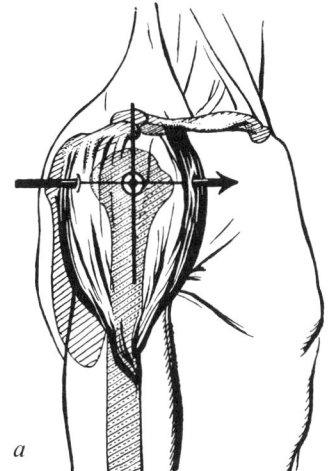
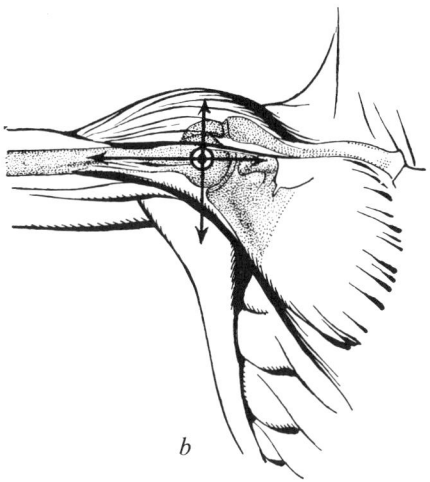

a   *b*

Abb. 4.6—25. M. deltoideus in seiner Lage zum Achsenkreuz des Schultergelenks: a) bei herabhängendem, b) bei seitlich erhobenem Arm.

tion begünstigt. Gemeinsam bringen sie den Arm im Schultergelenk in eine Abduktionsstellung, um ihn so zu halten, damit nun die weitere Hebung des Armes durch Drehung des Schulterblattes ermöglicht werden kann. Wird der Arm wieder adduziert, dann werden die beiden seitlichen Teile, nachdem sie die Abduktionsachse wieder überschritten haben, zu Adduktoren. Der Schlüsselbeinteil kann außerdem den Arm etwas, besonders in abduzierter Stellung nach vorn bringen, den herabhängenden Arm kann er vorheben. Ferner kann er bei nach außen rotiertem Oberarm die Innenrotation unterstützen. Das umgekehrte Verhalten zeigt der hintere Muskelteil. Den abduzierten Arm bringt er nach hinten, den herabhängenden Arm kann er nach rückwärts heben. Die Innenrotation führt er in die Mittelstellung zurück. Wir haben hier ein typisches Beispiel für die Tatsache vor uns, daß ein Muskelindividuum in sich antagonistisch wirkende Teile enthalten kann.

Die stärksten Anteile von Trapezius und Deltoideus stoßen im Acromion zusammen. Es gibt also ein kräftiges Muskelband, das von der Halswirbelsäule unter Zwischenschaltung des Acromions zum Arm zieht. Dieser Muskelzug ist besonders geeignet, beim Tragen von Lasten Widerstand zu leisten, indem er das Herabziehen der Schulter und des Armes im Schultergelenk hemmt. Er wirkt wie ein Tragriemen. Der Mittelteil des Deltoideus dreht für sich das Schulterblatt umgekehrt wie die Serratus-Trapezius-Gruppe, also mit dem unteren Winkel zur Wirbelsäule hin.

Bei einer Lähmung des Deltoideus sinkt der Oberarm im Schultergelenk etwas nach unten, weil der Tonus der herabziehenden Muskeln überwiegt;

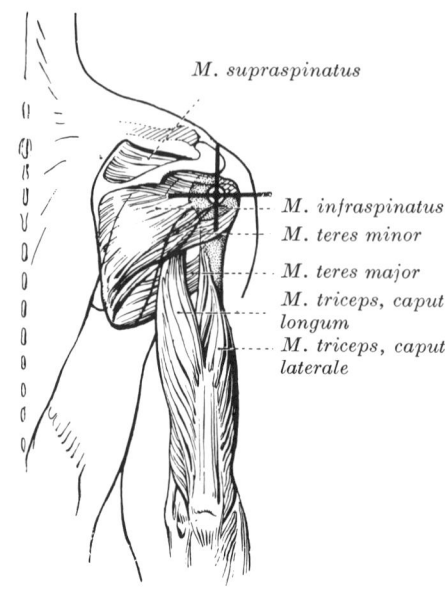

Abb. 4.6—27. Muskeln der rechten Schulter von dorsal.

die ganze Schulter kann dabei etwas gehoben sein. Da er der stärkste Abduktor ist, kann der Arm so gut wie gar nicht abduziert werden (Abb. 4.6—26). Es ist lediglich eine geringe Seithebung durch den kleinen M. supraspinatus möglich, der noch etwas durch den langen Kopf des Bizeps unterstützt werden kann. Bei herabhängendem Arm wird der gelähmte Deltoideus gedehnt und schließlich zu lang, wenn der Arm nicht in Abduktionsstellung geschient wird. Beim Bruch des Schlüsselbeins im mittleren Drittel zieht der Sternocleidomastoideus das proximale Bruchstück nach oben, der Deltoideus und das Gewicht des Armes senken das distale Bruchstück. Der Arm steht adduziert und einwärts gekreiselt. Ist der Humerus distal vom Ansatz des Deltoideus gebrochen, zieht dieser das obere Fragment nach außen vorn, liegt der Bruch proximal vom Ansatz, zieht der Pectoralis major das Bruchstück nach innen oben.

M. supraspinatus, Obergrätenmuskel (s. Abb. 4.6—27 u. 4.6—44). Die Fossa supraspinata wird durch die derbe *Fascia supraspinata* zu einem Kanal abgeschlossen, von dessen Wänden der Muskel entspringt. In der lateralen Hälfte dieses Faches wird der Muskel frei und entwickelt eine Endsehne, die unter dem Acromion hinweg zum oberen Feld des Tuberculum majus zieht. Auf dem Weg über den Humeruskopf befestigt sie sich an der Gelenkkapsel, die somit von dem Muskel gespannt und vor dem Einklemmen in den Gelenkspalt bewahrt wird. Zwischen der Sehne und dem Acromion liegt die bedeutsame *Bursa subacromialis*.

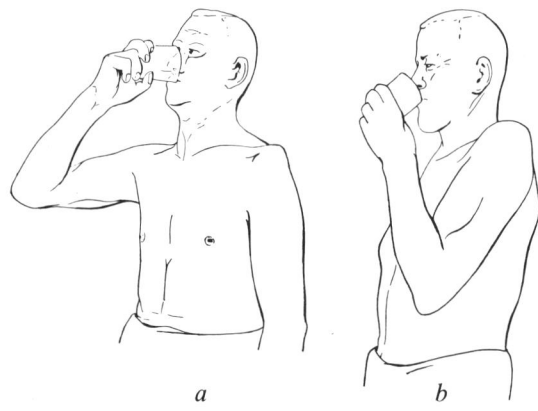

a   *b*

Abb. 4.6—26. Linksseitige Deltoideuslähmung. Bewegung des Armes beim Führen des Glases zum Mund: a) gesunde rechte Seite, b) gelähmte Seite; hier fehlt fast ganz die Hebung des Armes im Schultergelenk; dafür macht der Schultergürtel eine Ergänzungsbewegung (nach FOERSTER 1939).

Innervation: N. suprascapularis.

Der Muskel hilft bei der Hebung des Armes nach vorn außen; er verhindert dabei ein Abgleiten des Kopfes nach abwärts, was bei der Lähmung des Muskels beobachtet wird. Bei der Vorhebung kann er den Arm auch etwas einwärtsrollen, da hierbei die Längsachse des Armes nach hinten wandert und die Sehne damit vor der Kreiselungsachse des Armes vorbeizieht. Sonst rollt er auswärts.

M. infraspinatus, Untergrätenmuskel (siehe Abb. 4.6–27 u. 4.6–44). Er entspringt vom größten Teil der Fossa infraspinata, ferner mit einzelnen Fasern von der sehnigen Fascia infraspinata, die diese Grube zu einer Loge abschließt. Die Sehne biegt von hinten her um den Humeruskopf, verwächst mit der Gelenkkapsel und erreicht das mittlere Feld des Tuberculum majus.

Innervation: N. suprascapularis (manchmal akzessorische Innervation durch den N. axillaris).

In den mittleren Teil des Muskels schiebt sich ein Sehnenblatt ein, das die benachbarten Muskelfasern fiederförmig auf sich sammelt; den größten Querschnitt und die größte Leistung hat der untere Teil aufzuweisen.

Alle Teile rollen den Arm auswärts. Die oberen Teile wirken bei gesenktem Arm anziehend, bei gehobenem aber abziehend, da sie in dieser Stellung die Abduktionsachse überwandert haben. Gleichzeitig wirkt der Muskel derart auf die Scapula, daß der Margo medialis sich vom Thorax abhebelt und der untere Winkel nach außen rückt.

M. teres minor, kleiner runder Muskel (Abb. 4.6–27 u. 4.6–44). In engem Anschluß an den Infraspinatus, mit dem er häufig verwachsen ist, entspringt er vom Margo lateralis. Seine platte Sehne verschmilzt hinten mit der Gelenkkapsel und erreicht das untere Feld des Tuberculum majus. Seine Hauptwirkung ist wie beim Infraspinatus die Außenrollung des Armes. Da er unter der Abduktionsachse verbleibt, ist er zugleich ein Anzieher des Armes.

Innervation: N. axillaris (manchmal akzessorische Innervation durch den N. suprascapularis).

M. teres major, großer runder Muskel (Abb. 4.6–27, 4.6–43 u. 4.6–44). Der Muskel erscheint wie eine Abzweigung des Latissimus, mit dem er die Innervation und Insertion teilt und dessen Wirkung er unterstützt. Das kleine Ursprungsfeld liegt am unteren Winkel der Scapula auf der Außenfläche. Der Muskel bettet sich in den oberen Rand des Latissimus ein und zieht mit diesem zum Arm, wo er an der Crista tuberculi minoris inseriert.

Der Muskel ist wie der Latissimus ein Anzieher (Adduktor) und zugleich ein Innenroller. Er hilft beim Verschränken der Arme auf dem Rücken, wobei aber die hintere Portion des Deltoideus die er-

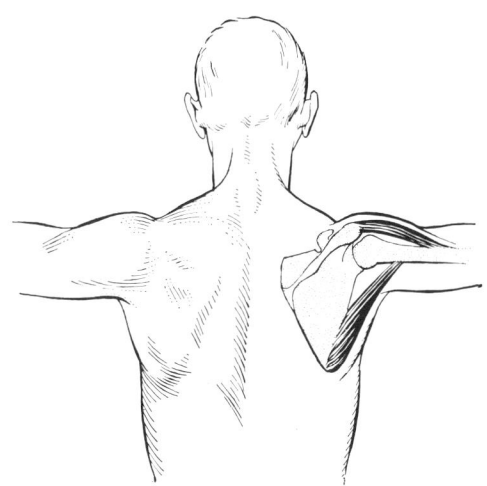

Abb. 4.6–28. Der Teres major als Antagonist des Deltoideus.

forderliche Rückwärtsbewegung ausführen muß. Bei Hebung des Armes wird er gedehnt und sucht den unteren Schulterblattwinkel nach der Seite zu ziehen, um dadurch den Winkel zwischen Arm und Angulus inferior scapulae zu verkleinern. Er reguliert also die Stellung des Armes gegen das Schulterblatt und nicht gegen den Rumpf wie der Latissimus und Pectoralis major (Abb. 4.6–28).

Die gleiche zweiseitige Wirkung hat er beim Senken des Armes gegen einen Widerstand. Sein Antagonist in bezug auf die Schulterblattdrehung ist der Rhomboideus. Ist der Teres major gelähmt, ist das Tragen einer schweren Last mit herabhängenden Armen erschwert, da die oberen Kapselteile des Schultergelenkes, die durch ihre Spannung den Kopf in der Pfanne fixieren, erschlaffen, indem der Winkel zwischen Arm und Schulterblatt sich vergrößert.

Die Sehnen von Latissimus und Teres major sind gewöhnlich am unteren Rand miteinander verwachsen. Zwischen beiden liegt ein Schleimbeutel, ebenso zwischen der Teressehne und dem Knochen. Da der Teres major nur einen kleinen Raum in der Fossa infraspinata besitzt, wird er auch nicht von der Fascia infraspinata umschlossen, sondern von einer eigenen Hülle, die leichter den starken Dehnungen folgen kann.

Innervation: N. thoracodorsalis (gelegentlich N. axillaris).

Teres major und minor verhalten sich wie die Schenkel eines V, dessen Spitze im Schulterblatt liegt und dessen freie Enden den Humerus zwischen sich fassen. Durch den Spalt ist der lange Kopf des Trizeps hindurchgesteckt. Er zerteilt den Spalt in zwei Pforten, die zur Achselhöhle führen und daher als *mediale* und *laterale Achsellücke* (Abb. 4.6—44) bezeichnet werden. Die mediale Achsellücke ist dreiseitig, sie liegt dem Schulterblatt am nächsten und wird begrenzt vom Teres major, Teres minor und dem langen Trizepskopf. Die laterale Achsellücke liegt dem Humerus zunächst, also weiter lateral als die vorige, sie ist vierseitig und wird neben den vorgenannten Muskeln noch vom Humerusschaft begrenzt. Die laterale Achsellücke ist ein Durchlaß für Gefäße und Nerven (A. und V. circumflexa humeri posterior, N. axillaris), die mediale enthält nur Gefäße (A. und V. circumflexa scapulae).

M. subscapularis, Unterschulterblattmuskel (Abb. 4.6—43). Die kräftige Muskelmasse entspringt aus der gleichnamigen Grube sowie von mehreren Sehnenblättern, die an den Lineae musculares befestigt sind. Dadurch erhält der Muskel, ähnlich wie der Deltoideus, einen gefiederten Bau. Die kräftige Endsehne zieht unter dem Coracoid vorbei zum Tuberculum minus humeri. Sie bedeckt die Schultergelenkkapsel von vorn und verschmilzt mancherorts mit ihr. Bedeckt wird der Muskel von der teilweise sehnigen *Fascia subscapularis*.

Innervation: N. subscapularis (akzessorische Innervation des unteren Teils durch den N. axillaris).

Die Hauptwirkung ist die Einwärtsrollung des Humerus.

Die verschiedenen Anteile des Muskels können sich daneben an der Vor- und Rückhebung, der Ab- bzw. Adduktion beteiligen. So verkürzt sich der obere Teil bei der Vorhebung, während der untere dabei gedehnt wird. Auf diese Weise bewahrt sich der Muskel in fast allen Stellungen des Armes Anteile, die für die Einwärtsrollung ein genügendes Arbeitsvermögen besitzen. Gleichzeitig wirkt er auf die Scapula derart, daß der Margo medialis an den Thorax gepreßt wird und der untere Winkel etwas nach außen rückt. Bei seiner Lähmung kann die Handfläche nur schwer an den Rücken gebracht werden, da die Innenrotation ausfällt.

Schulter und Arm im Zusammenhang

Wir gruppieren jetzt die Muskelzüge ohne Rücksicht auf die einzelnen Muskelindividuen in solche, die zum Schultergürtel absteigen, die fast horizontal zu ihm verlaufen, und jene, die zum Schulterblatt und Arm aufsteigen.

An den absteigenden Zügen (Abb. 4.6—29a) ist der Schultergürtel aufgehängt, sie werden dargestellt durch: Levator scapulae, oberer Trapezius, Rhomboideus, oberer Teil des Serratus anterior und, zur Clavicula ziehend, Sternocleidomastoideus.

Diese Muskeln heben den Schultergürtel oder werden gespannt, wenn eine Last auf der Schulter ruht und diese nach abwärts zu drängen sucht; es sind die Tragmuskeln des Schultergürtels. Der für die Erhaltung der normalen Ruhelage wichtige Muskel ist der obere Trapezius.

Die fast horizontale Muskelschlinge (siehe Abb. 4.6—29b) besteht aus dem Serratus anterior, dem mittleren Trapezius und dem Rhomboideus, ferner aus Teilen des Pectoralis major. Sie kann das Schulterblatt dem Thorax entlang vor- und zurückschieben. Wenn der liegende Körper sich mit den Armen auf den Boden stützt (Abb. 4.3—24), wird der vordere Teil der horizontalen Schlinge beansprucht. Allen Kräften, die die Schulterblätter von der Wirbelsäule zu entfernen suchen, leistet der hintere Teil der Muskelschlinge Widerstand (z. B. beim Tauziehen, Rudern).

Am stärksten sind die aufsteigenden Züge; sie bestehen aus dem Pectoralis minor, unteren Serratus anterior, unteren Trapezius, ferner, zum Arm ziehend, aus dem Latissimus und dem unteren Pectoralis major. Diese Muskelzüge werden gespannt, wenn wir mit den aufgestützten Armen den Körper tragen (Abb. 4.6—29c) oder wenn wir mit den Armen am Seil oder Reck hängen und den Körper hochziehen. Ferner beim Schwimmen, wenn die Arme nach abwärts gedrückt werden, schließlich beim Führen eines Hiebes mit der Axt. Die aufsteigenden Muskelzüge dienen also weniger der Bewegung des freien Armes als der Bewegung oder Haltung der Körperlast gegen den fixierten Arm (Abb. 4.6—30).

Wenn von den aufsteigenden Zügen der Serratus anterior und die unteren Trapeziusteile gelähmt sind, steht die Schulter durch den überwiegenden Tonus der Tragmuskeln höher. Durch hochstehende Schultern erscheint der Hals verkürzt, durch herabhängende Schultern verlängert. Sind die Tragmuskeln des Schultergürtels gelähmt, sinkt die Schulter herab. Ist die horizontale Muskelschlinge geschwächt, steht das Schulterblatt mit seinem Margo medialis flügelartig vom Brustkorb ab, *Scapula alata*.

Für die Teilnahme des Schultergürtels an den Armbewegungen ist die früher gemachte Feststellung zu beachten, daß die Mitbewegungen des Schultergürtels schon einsetzen, bevor im Schultergelenk die Bewegungen zu Ende gebracht sind. Das ist auch deshalb wichtig, weil die auf das Schulterge-

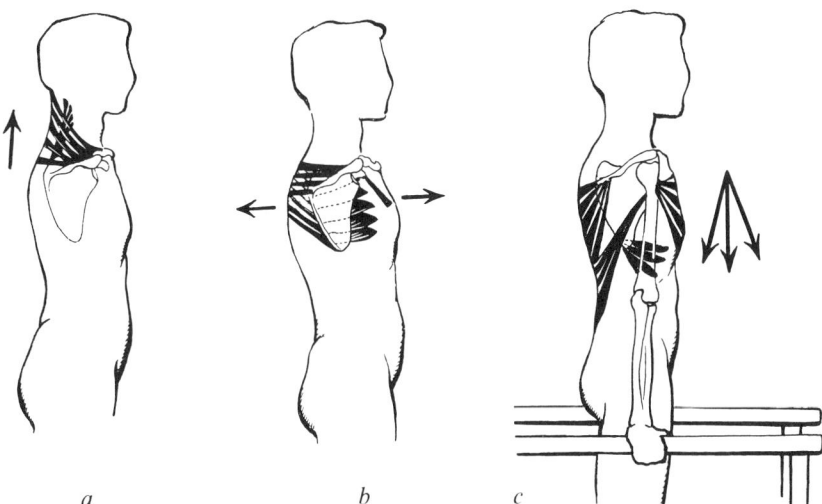

Abb. 4.6—29. Schema der wichtigsten Muskelzüge, die das Schulterblatt bewegen: a) Tragmuskeln des Schulterblatts. b) Horizontale Muskeln, die das Schulterblatt am Thorax horizontal verschieben. c) Muskelzüge, die die Stellung des Schulterblatts gegen von unten wirkende Kräfte sichern.

lenk wirkenden Muskeln für sich allein dem Schulterblatt meist eine ungünstige, der Armbewegung entgegengerichtete Verlagerung aufzwingen.

Für die Vor- und Seithebung bringt die vorzeitige seitliche Drehung der Schulterblattspitze ferner den Vorteil, daß dabei das Kapseldach mit einem Lig. coracohumerale gespannt bleibt und dadurch das Schultergelenk einen besseren Halt bewahrt. Durch reine Seithebung im Schultergelenk würde dieses Aufhängeband entspannt und der Zusammenhalt des Gelenkes nur den Muskeln überlassen sein. Bei der Rückhebung des Armes wandert zwar die untere Schulterblattspitze zur Wirbelsäule, es bleiben aber trotzdem das Kapseldach gespannt und das Gelenk passiv gesichert. Die wichtigsten Muskeln, die das Abgleiten des Kopfes nach abwärts verhindern, sind der Supraspinatus und der Coracobrachialis. Sind beide gelähmt, rutscht der Kopf bei der Erhebung des Armes nach vorn außen und abwärts. Jede Schwächung der Aufhängeeinrichtungen des Armes würde ein Abwärtsgleiten des Kopfes an der Pfanne und in der Fortführung dieser Bewegung eine Luxation begünstigen. Besonders wenn der untere Pfannenrand zerstört ist, wird die Luxation begünstigt, da dem Kopf das Widerlager fehlt, gegen das er vom gespannten Kapseldach angepreßt wird.

Aus der großen Zahl der Gemeinschaftsbewegungen von Schultergürtel und Arm seien folgende Typen zusammengestellt. Für die Bewegungen im Schultergelenk beachte man die Lage der Muskelteile zum Achsenkreuz (Abb. 4.6—25 u. 4.6—26).

1. Das *reine Vorheben des Armes* aus der Grundstellung wird im Schultergelenk bewirkt von der vorderen Hälfte des Deltoideus, dem folgenden Anteil des Pectoralis major, dem Supraspinatus und den beiden Bizepsköpfen. Bei Lähmung des Deltoideus ist die Erhebung des Armes nach vorn wie beim Essen und Trinken (Abb. 4.6—26) nur in geringem Umfang möglich. Der wichtigste Vorheber ist der vordere Teil des Deltoideus; soll der vorgehobene Arm nach aufwärts geführt werden, muß

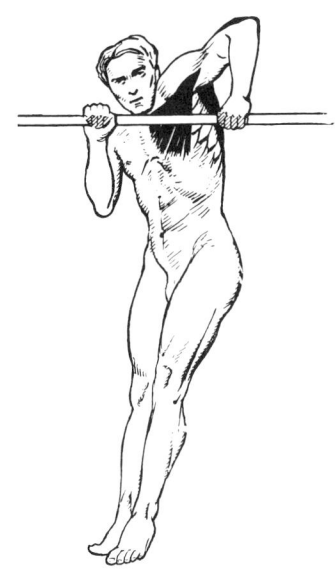

Abb. 4.6—30. Anspannung der Rumpf-Armmuskel-Schlinge (Mm. pectoralis major und latissimus dorsi).

475

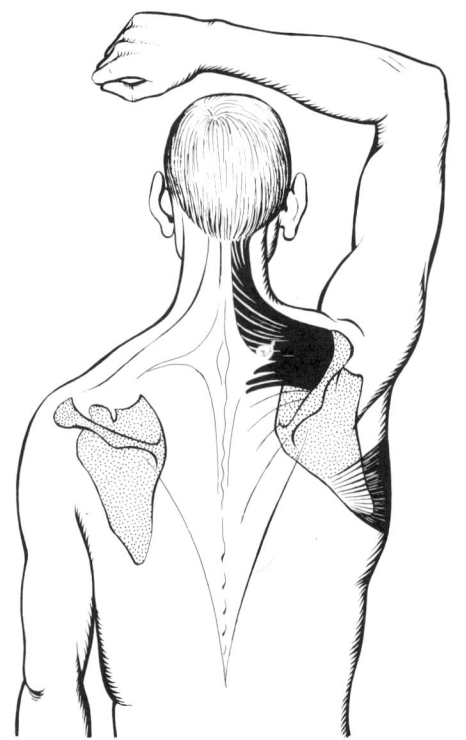

Abb. 4.6—31. Beteiligung des oberen Trapezius und des unteren Serratus anterior an der Hebung des Armes über die Horizontale durch Drehung des Schulterblatts. Vgl. mit Abb. 4.6—18.

der obere Teil des Pectoralis major mithelfen, der dafür sorgt, daß der Arm in der Sagittalebene bleibt und nicht unter der Wirkung des Deltoideus und Supraspinatus nach außen abweicht. Das Schulterblatt wird mitgeführt durch den Serratus anterior, die unteren und mittleren Trapeziusteile und den Pectoralis minor. Der untere Serratusteil und der obere Trapeziusteil bewirken die Drehung des unteren Winkels nach außen, während die oberen Serratusfasern die Schulterpfanne nach vorne einstellen.

2. Die *reine Seithebung* (Abduktion) bewirkt im Schultergelenk der mittlere Deltoideus mit dem Supraspinatus und dem langen Bizepskopf. Dabei wird das Schulterblatt mitbewegt, in besonders starkem Maße bei der hohen Armerhebung. Diese Schulterblattdrehung bewirken der untere Serratus anterior und der Trapezius (Abb. 4.6—31). Der Trapezius ist hierbei unentbehrlich, er erteilt der Schulterpfanne die Einstellung nach der Seite und erhebt bei Weiterführung der Bewegung den Schultergürtel.

3. Die *Rückhebung des Armes* bewirken der hintere Anteil des Deltamuskels und der lange Trizepskopf. Der Teres major und der Latissimus dorsi können aus der Grundstellung heraus den Arm nur wenig nach hinten bewegen, so daß nicht einmal die Hand auf den Rücken gebracht werden kann. Dazu bedürfen sie der Mitwirkung des Deltoideus. Die Schulterpfanne wird nach der Seite gerichtet durch den mittleren und unteren Trapezius und Rhomboideus. Das Schulterblatt wird dabei vom Levator scapulae nach vorn angehoben, wobei der untere Winkel sich abhebt.

4. Die *Bewegung des abduzierten Armes nach vorne* erfolgt durch den vorderen Deltoideus und den oberen Teil des Pectoralis major. Der Schultergürtel wird wie bei 1. nach vorn geführt. Der vordere Deltoideus kann den Arm nur bis zur Sagittalebene führen, darüber hinaus muß der Pectoralis eingreifen.

Wird der Arm in der Horizontalebene *nach hinten* bewegt, sind der hintere Deltoideus und der lange Trizepskopf tätig. Beide Muskeln besitzen nur eine geringe hebende Komponente, so daß der Arm, je weiter er nach hinten geht, um so tiefer unter die Horizontale sinkt. Auch die passive Führung im Schultergelenk zeichnet den gleichen Weg vor, so daß wiederum Muskeln und Gelenk aufeinander abgestimmt sind.

5. Die *Innenkreiselung des Armes* wird ganz vorwiegend vom Subscapularis besorgt, der unter Umständen sogar einen Abriß des Tuberculum minus herbeiführen kann. Unterstützt wird der Muskel vom Pectoralis major, Latissimus, Teres major und dem langen Bizepskopf. Bei der Innenrollung des erhobenen Armes ist der Subscapularis fast allein tätig, da die übrigen Muskeln den Arm gleichzeitig senken. Das Schulterblatt wird zur Ergänzung nach vorn gezogen durch den Serratus anterior, den Pectoralis minor und Levator scapulae. Die Bewegung des unteren Schulterblattwinkels nach vorn kann schon der Subscapularis für sich bewirken.

6. Die *Außenkreiselung des Armes* wird in der Hauptsache vom Infraspinatus, ferner vom Teres minor und Supraspinatus bewirkt. Das Schulterblatt führt bei starker Kreiselung eine Mitbewegung aus, indem es sich durch die Wirkung des Trapezius und Rhomboideus der Wirbelsäule nähert. Die Mitwirkung dieser Muskeln ist ferner nötig, um die zweckwidrige Abhebelung und Drehung der Scapula durch den Infraspinatus und Teres minor auszugleichen.

Bei der Seithebung werden jene Muskeln gedehnt, die den Winkel der Achselhöhle überspannen und zum Teil den Achselfalten zugrunde liegen. So wird der Teres major gedehnt und sucht dabei die untere Schulterblattspitze hinter sich herzuziehen (Abb. 4.6—28). Er kann also die Schulterblattdrehung bei der Armerhebung allein durch seinen Dehnungswiderstand begünstigen. Bei einer Senkung des Armes gegen einen Widerstand sucht der Teres major dem Schulterblatt eine Drehung zu erteilen, die den unteren Winkel nach außen führt und daher für die Gesamtbewegung unzweckmäßig ist. Durch das Eingreifen des Rhomboideus wird diese Drehung verhindert. Bei Seithebung des Armes werden ferner der Pectoralis major, der Latissimus dorsi, die unteren Teile des Subscapularis, des Infraspinatus und der Teres minor passiv verlängert. Alle diese Muskeln sind also Antagonisten der Armheber, sie ziehen den zur Seite erhobenen Arm herab.

Diese Bewegung aber kann allein schon durch die Schwere des Armes bewirkt werden, sie kann im Schultergelenk stattfinden oder durch Drehung des Schulterblattes erfolgen. Das Gewicht des zur Horizontalen erhobenen Armes sucht das Schulterblatt so zurückzudrehen, daß der Arm an den Rumpf angelegt wird, ohne daß eine Bewegung im Schultergelenk stattfindet. Die gleiche Wirkung haben die mittleren und vorderen Anteile des Deltoideus und der Supraspinatus; sie arbeiten durch die zweckwidrige Drehung des Schulterblattes der Erhebung des Armes entgegen. Diese Rückdrehung des Schulterblattes muß verhindert werden durch die Anspannung des Trapezius, Serratus anterior, Teres major usw. (Abb. 4.6—32). Die der Gesamtbewegung entgegengesetzten Drehwirkungen des Deltoideus und der Schwere sind so stark, daß sie schon bei Trapezius- oder Serratuslähmung bei Erhebung des Armes nach vorn oder nach der Seite zum Vorschein kommen und den unteren Schulterblattwinkel nach der Wirbelsäule hin verschieben (Abb. 4.6—20).

Wenn krankhafterweise eine Versteifung im Schultergelenk eintritt, ist die mäßige Abduktionsstellung die günstigste, weil von hier aus der Bewegungsersatz durch Schultergürtelbewegungen am ausgiebigsten möglich ist. Würde der Arm in der Ruhestellung versteifen, würde die Schulterblattdrehung nicht ausreichen, um ihn genügend zu heben. Würde er in starker Abduktionsstellung versteifen, könnte er nicht mehr an den Rumpf angelegt werden.

Obwohl das Senken des erhobenen Armes allein durch die Schwerkraft bewirkt werden kann, ist doch die Arbeitsfähigkeit der Senker aus der reinen Seithebung mehr als doppelt so groß wie die der Heber. Auch das Rückführen des Armes aus der Vorhebung kann durch Muskeln geschehen, deren Arbeitsleistung doppelt so groß ist wie die der Antagonisten. Es entfalten also wie beim Bein die Muskelgruppen die größte Arbeitsleistung, die die Gliedmaßen aus der erhobenen, abduzierten Lage in die Grundstellung zurückführen. Die Kraftentfaltung ist somit bei den Bewegungen am größten, bei denen die Arme auf den Körper zu bewegt werden

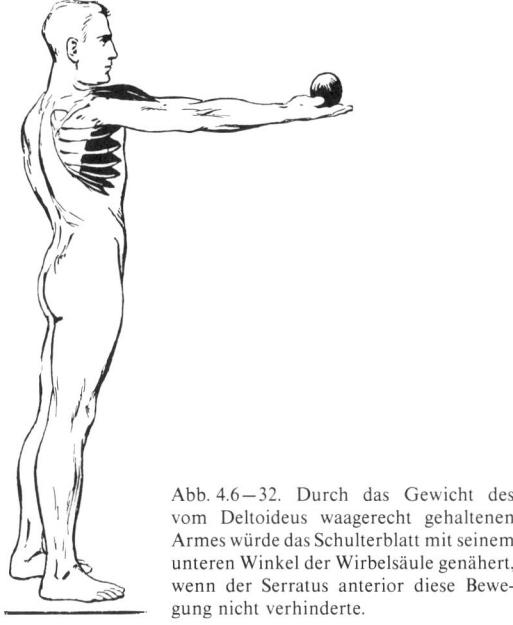

Abb. 4.6—32. Durch das Gewicht des vom Deltoideus waagerecht gehaltenen Armes würde das Schulterblatt mit seinem unteren Winkel der Wirbelsäule genähert, wenn der Serratus anterior diese Bewegung nicht verhinderte.

und etwas an den Körper heranziehen oder bei denen der Rumpf gegen die fixierten Arme bewegt wird. Dergleichen findet z. B. beim Klettern statt, wenn die Hände vorgreifen, sich festhalten und den Rumpf hinterherziehen. Die Muskeln dienen weniger der Bewegung des freien Armes als der Bewegung der Körperlast gegen den mit der Hand fixierten Arm. Auch beim Aufstützen der Arme sowie beim Stütz am Barren hängt der Körper in den kräftigen Muskelschlingen, die von Oberarm und Schulter zum Thorax nach abwärts ziehen (Abb. 4.6—29 u. 4.6—30).

Das Übergewicht der Armsenker über die Armheber wird erst verständlich, wenn man die einseitige und willkürliche Betrachtung des frei bewegten Armes verläßt und jene Bewegungsakte berücksichtigt, bei denen das Ende der Gliederkette fixiert ist und der Körper gegen den Arm zu bewegt wird.

Schließlich sei bemerkt, daß aus der Grundstellung heraus die Einwärtskreisler über die Auswärtskreisler das Übergewicht haben, so daß der frei herabhängende Arm in leichter Pronationsstellung gehalten wird. Die Schwerkraft ist bestrebt, den Arm einwärts zu kreiseln, so daß bei Lähmung aller Kreiselmuskeln der Arm in einwärtsgekreiselter Stellung herabhängt. Ferner kann der gebeugte Unterarm durch die Oberarmdrehung mit größerer Kraft auf den Körper zu- als von ihm weggeführt werden. Auch hier kehrt dieselbe Regel wieder, daß die Bewegungen des Armes auf den Körper zu mit größerer Kraft ausgeführt werden als die entgegengesetzten, obwohl diese letzteren gegen die Schwere erfolgen. Bei Lähmung der Auswärtskreiseler sind viele praktische Verrichtungen gestört, wie das Schreiben, wobei die rechte Hand durch Außenrollung des Oberarmes die Schriftzüge von links nach rechts führt, dann das Nähen (Fortführen der Nadel vom Objekt), ferner solche Erhebungen des Oberarms, die mit Außenrollung verbunden sind, wie das Führen der Hand zum Munde beim Essen und Trinken, schließlich das Kämmen der Haare usw.

Nach Verletzungen und Erkrankungen des Schultergürtels entsteht gewöhnlich eine Adduktionskontraktur durch das Überwiegen der Armsenker (Adduktoren).

Kurze Zusammenfassung: Gruppierung der Muskelzüge in absteigende (Heber), aufsteigende (Senker) und horizontale, die das Schulterblatt vor- und zurückschieben. 1. *Reines Vorheben des Armes* im Schultergelenk durch vorderen Deltoideus, Pectoralis major, Bizeps. Mitbewegung des Schulterblattes: Serratus anterior und Trapezius. 2. *Reine Seithebung* im Schultergelenk: Deltoideus, Supraspinatus, langer Bizepskopf, Schulterblattdrehung: Serratus anterior und Trapezius. 3. *Rückhebung* im Schultergelenk: hinterer Deltoideus, langer Trizepskopf. Schulterblattbewegung: Trapezius und Rhomboideus. 4. *Bewegung des abduzierten Armes nach vorn:* vorderer Deltoideus und Pectoralis major. 5. *Innenkreiselung:* Subscapularis. 6. *Außenkreiselung*: Infraspinatus (Teres minor, Supraspinatus). Die zweckwidrige Rückdrehung des Schulterblattes durch die Schwere des erhobenen Armes verhindern Trapezius und Serratus anterior. Bei *Versteifung* im Schultergelenk ist die mäßige Abduktionsstellung die beste. Die Muskeln, die den Arm zum Körper hinführen, sind stärker als ihre Antagonisten, desgleichen sind die Pronatoren stärker als die Supinatoren.

Der Bewegungsapparat des Ellenbogengelenkes

Knochen des Unterarmes

Ähnlich dem Unterschenkel besitzt auch der Unterarm zwei Röhrenknochen, die als Speiche, *Radius*, und als Elle, *Ulna*, unterschieden werden. Der Radius verbreitert sich distal, um die Verbindung mit der Hand zu übernehmen, die er an der Daumenseite erreicht. Er ist um seine Längsachse drehbar und überträgt diese Drehung auf die Hand. Dabei berührt er die Ulna oben und unten in je einem Gelenk. Von diesen Berührungspunkten aus weichen beide Knochen auseinander, so daß ein Zwischenraum entsteht, in dem die *Membrana interossea* ausgespannt ist. Eine andere Funktionsform als der Radius hat die Ulna. Sie übernimmt die wesentlichste Verbindung mit dem Humerus, den sie mit einem hakenförmigen Fortsatz umgreift; nach distal verjüngt sie sich, ohne das Handgelenk zu erreichen.

Bei Tieren, bei denen die Kreiselbewegungen des Radius nicht gebraucht werden und die Vordergliedmaße nur zur Stütze und Fortbewegung benutzt wird, ist auch die Arbeitsteilung der beiden Vorderarmknochen nicht nötig. Es können dann die beiden Knochen in gekreuzter (pronierter) Stellung miteinander verwachsen und, wie bei den Huftieren, kann der Radius eine breitere Verbindung mit dem Humerus gewinnen, so daß die entlastete Ulna eine ähnliche Rolle spielt wie das Wadenbein.

Der Radius bleibt also stets der überwiegende Teil, sei es, daß er, wie beim Menschen, die vielseitigere Beweglichkeit besitzt, sei es, daß er zur Hauptstütze des Vorderarmes wird. Die gekreuzte Stellung der Unterarmknochen, ist eine Folge der Haltung der vorderen Extremität, wobei der Ellenbogen nach hinten zum Rumpf gewandt ist und die Hand in entgegengesetzter Richtung nach vorn aufgesetzt wird. Eine solche Pronation ist für die Säugetiere als primitiv zu bezeichnen, der Verlust des Kreiselungsvermögens aber ist ein sekundärer Zustand.

Beim Menschen hat zwar die Speiche die Freiheit zur Kreiselung gewonnen und ihre Verbindung mit dem Humerus eingeschränkt, trotzdem bleibt sie der Knochen, der beim Aufstützen der Hand den Druck aufnimmt. Zur Übertragung des Druckes auf den Humerus ist aber die Elle besser geeignet, da sie die breitere Gelenkverbindung besitzt. Die Mitbeteiligung der Elle an der Übertragung des Druckes geschieht durch die *Knochenzwischenhaut*, die die Margines interosseae beider Knochen verbindet und deren stärkste Fasern von der Speiche zur Elle distalwärts ziehen. Diese Haut bildet eine sehnige Ergänzung des Knochenpaares und ist im Mittelteil am stärksten. Proximal besitzt sie eine Lücke für Gefäßdurchtritte, ferner eine Aussparung für den Muskelhöcker des oberen Radiusendes und die dazugehörige Bizepssehne. Diese Lücke wird am unteren Rand begrenzt von einem verstärkten Faserzug, *Chorda obliqua*, der die entgegengesetzte Richtung besitzt wie die Hauptfasern der Membran. Der distale Abschnitt der Membran hat Faserzüge, die der

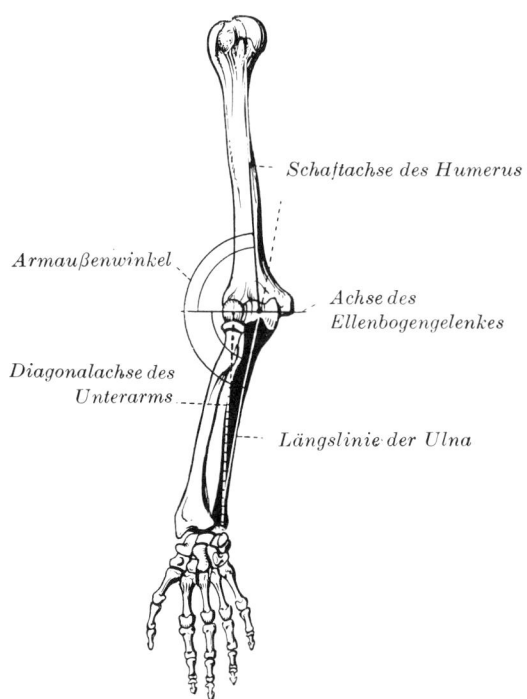

Abb. 4.6–33. Armaußenwinkel und Diagonalachse des rechten Unterarms für Pro- und Supination. Ulna schwarz (nach H. STRASSER: Lehrbuch der Muskel- und Gelenkmechanik. Band IV, Springer, Berlin 1917).

Chorda parallel ziehen. Wenn nun ein Druck die Speiche nach oben zu schieben sucht, werden die Hauptfasern der Membran gespannt und die Elle wird mit nach oben gezogen, so daß sie den Druck auf die Trochlea humeri überträgt. Der Radius ist jetzt an der Ulna aufgehängt und gegen das Humerusköpfchen gepreßt. Auf diese Weise wird der Druck der Hand vom Radius teilweise direkt auf den Humerus, teilweise federnd auf die Ulna und von dieser auf den Humerus übertragen. Diese Form der Druckübertragung mit der Arbeitsteilung zwischen Radius und Ulna hat aber ihre Nachteile, die dadurch offenbar werden, daß der Radius beim Sturz auf die vorgestreckte Hand besonders leicht bricht. Die typische *Radiusfraktur*, deren Bruchlinie in einer Entfernung von 1 bis 3 cm vom Handgelenk verläuft, stellt den häufigsten Knochenbruch dar. Dabei wird das distale Bruchende radialwärts abgedrängt.

Oberarm- und Unterarmknochen liegen bei gestrecktem Ellenbogengelenk nicht in einer geraden Linie; der lateralwärts offene *Armaußenwinkel* (Abb. 4.6–33) beträgt nur etwa 167 bis 170°, bei der Frau ist er in der Regel kleiner als beim Mann. Bei kleinem Armaußenwinkel ist die „physiologische

Abduktion des Unterarms" sehr deutlich; man spricht dann von einem schiefen Armansatz oder einem X-Arm, *Cubitus valgus*, entsprechend dem X-Bein. Meistens wird dieser Winkel von der Ellenbogenachse halbiert, so daß bei der Beugung die Elle sich mit dem Oberarm deckt.

Bei geringem Grad der X-Armstellung läßt sich eine Konstruktionsachse ziehen, die vom Krümmungsmittelpunkt des Humeruskopfes durch den Ansatz des Radius zum Griffelfortsatz der Ulna verläuft. Diese Linie folgt nicht der Längsachse eines der drei Armknochen, sondern überschneidet z. B. die Längsachse der Unterarmknochen in einem Winkel von etwa 20°. Wir haben hier die Kreiselungsachse des Oberarms vor uns, die in ihrer Verlängerung die Diagonalachse des Unterarms bildet, um welche der Radius seine Kreiselung, *Pronation* und *Supination*, vollzieht. Bei gestrecktem Arm können um diese gemeinsame Achse die Pro- und Supination des Unterarms durch Kreiselungen des Oberarms ergänzt und weitergeführt werden.

Der *Radius* (Abb. 4.6–34 u. 4.6–35) trägt proximal einen drehrunden Kopf, *Caput radii*, der zur Gelenkverbindung mit dem Capitulum humeri eine tellerförmige Grube, *Fovea capitis*, besitzt und zur Anlagerung an die Ulna eine fast zylindrische Randfläche, *Circumferentia articularis*, aufweist. Der Kopf, der dorsal unter dem *Epicondylus lateralis* durch die Haut getastet werden kann (was für die Feststellung einer isolierten Kopffraktur wichtig ist), ist durch eine halsartige Einschnürung gegen den Schaft abgesetzt. Distal vom Radiushals ragt die kräftige *Tuberositas radii* (Ansatzstelle der Bizepssehne) ulnarwärts vor. Der Schaft krümmt sich von der Ulna weg und wendet ihr eine scharfe Kante, *Margo interosseus*, zu. Das distal stark verbreiterte Ende ist auf der Vorderfläche flach, auf der Rückfläche etwas gewölbt und mit Gleitrinnen für die Sehnen der Handmuskeln versehen. Die distale Endfläche zeigt zwei überknorpelte Facetten, die mit zwei Carpalknochen in gelenkiger Verbindung stehen, und wird überragt von dem stumpfen Griffelfortsatz, *Processus styloideus radii*. An der Berührungsstelle mit der Ulna besteht ein pfannenartiger Ausschnitt, *Incisura ulnaris radii*.

Die *Ulna* (Abb. 4.6–34 u. 4.6–35) liegt in ganzer Ausdehnung oberflächlicher als der Radius und konnte mit ihrer dorsalen Kante als Ellenmaß dienen, das bei gebeugtem Arm vom Ellenbogen bis zum Anfang der Mittelhand gemessen wurde.

Das proximale Ende ist zu einer Zange ausgestaltet, die mit ihrem halbmondförmigen Ausschnitt, *Incisura trochlearis*, in die Rolle des Humerus paßt. Der hintere Fortsatz der Zange ist das *Olecranon*, der vordere der *Processus coronoideus*. Der Knorpelbelag des Gelenkbettes ist oft durch einen queren

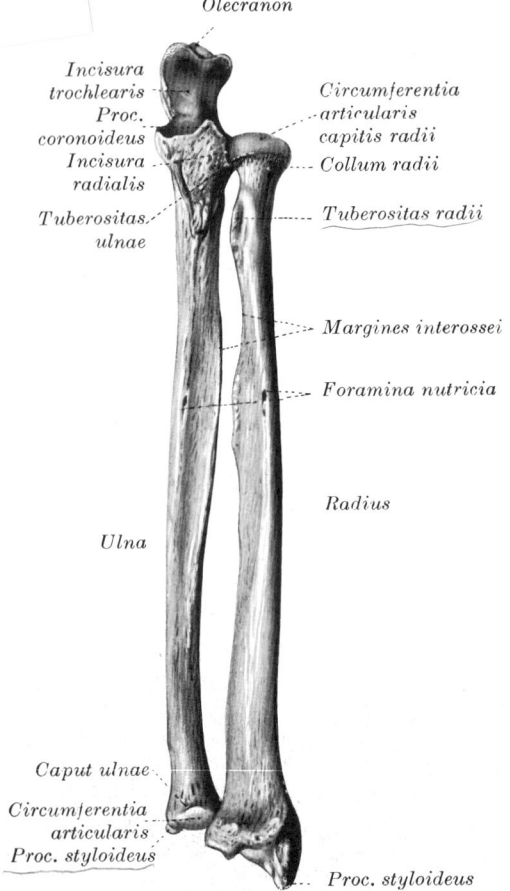

Olecranon

Incisura
trochlearis
Proc.
coronoideus
Incisura
radialis

Tuberositas
ulnae

Circumferentia
articularis
capitis radii

Collum radii

Tuberositas radii

Margines interossei

Foramina nutricia

Radius

Ulna

Caput ulnae

Circumferentia
articularis
Proc. styloideus

Proc. styloideus

Abb. 4.6−34. Unterarmknochen des linken Armes von vorn.

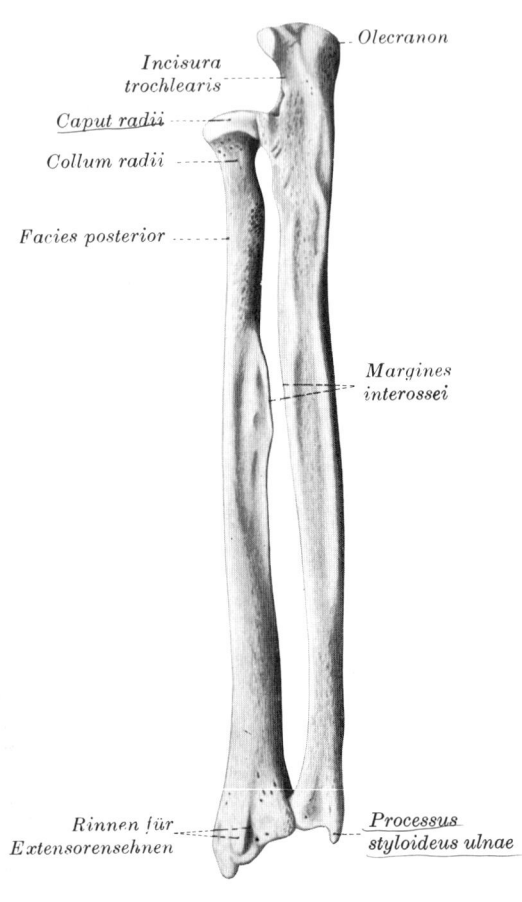

Olecranon

Incisura
trochlearis

Caput radii

Collum radii

Facies posterior

Margines
interossei

Rinnen für
Extensorensehnen

Processus
styloideus ulnae

Abb. 4.6−35. Unterarmknochen des linken Armes von dorsal.

Einschnitt unterbrochen, lateral setzt er sich auf einen kleinen Ausschnitt fort, der als *Incisura radialis* dem Radiuskopf bei seinen Kreiselbewegungen als Pfanne dient. An der Wurzel dieses Processus coronoideus findet sich die *Tuberositas ulnae* zur Insertion des M. brachialis. Der Schaft wendet dem Zwischenknochenraum den *Margo interosseus* zu, der dem Ansatz der Membrana interossea dient. Distal verschmälert sich der Schaft, wird rundlich und endet in dem schwachen *Caput ulnae*, dessen Gelenkfläche sich auf den lateralen Rand fortsetzt, um die Gelenkverbindung mit der Incisura ulnaris radii aufzunehmen. An dem gegenüberliegenden Rand wird die Endfläche vom *Processus styloideus ulnae* überragt. Das Caput sieht man als kugeligen Vorsprung, wenn man in Pronationsstellung auf seinen eigenen Handrücken blickt. Der Processus styloideus ist am besten in Supinationsstellung zu fühlen.

Das Ellenbogengelenk, Articulatio cubiti, und die Verbindungen der Unterarmknochen

Das Gelenk umschließt mit seiner Kapsel die gelenkigen Verbindungen dreier Knochen. Die beiden Vorderarmknochen gleiten auf der distalen Gelenkfläche des Humerus und führen hier die Beuge- und Streckbewegungen aus. Der Radius ist außerdem zu Kreiselbewegungen befähigt und besitzt demgemäß besondere Gelenkverbindungen mit der Ulna, von denen die proximale in das Ellenbogengelenk eingeschlossen ist. Verglichen mit dem Schultergelenk ist die Knochenführung starrer und zwangsläufiger; das trifft besonders für die Abteilung zu, die man als *Articulatio humeroulnaris* (Abb. 4.6−36), abtrennt. Hier greift die Ellenzange mit ihrer Führungsleiste in die Hohlkehle der Trochlea humeri, so daß eines der reinsten Scharniere un-

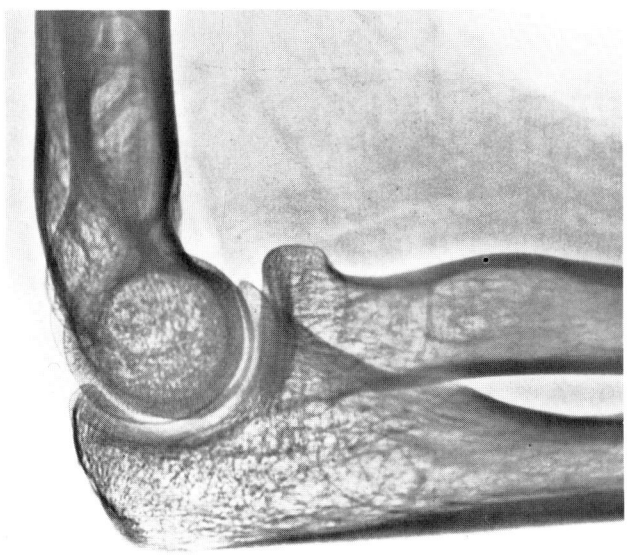

a

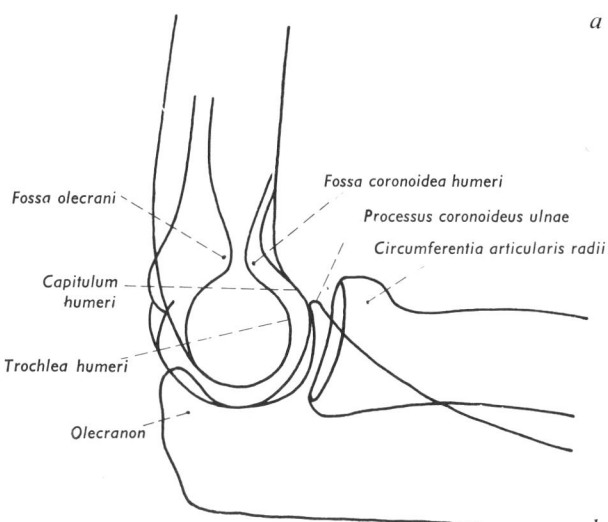

Fossa olecrani

Capitulum humeri

Trochlea humeri

Olecranon

Fossa coronoidea humeri

Processus coronoideus ulnae

Circumferentia articularis radii

b

Abb. 4.6—36. a) Feinstfokusaufnahme des Ellenbogengelenks, radioulnarer Strahlengang. Unterarm in Beuge- und halber Pronationsstellung. b) Bezeichnung der Knochenpunkte s. Skizze (aus GRASHEY / BIRKNER 1964).

seres Körpers entsteht. Bei leichter Beugestellung, die gewohnheitsmäßig am meisten eingenommen wird, ist die Umfassung der Humerusrolle durch die Ellenzange am innigsten, daher kann in dieser Stellung ein Druck oder Stoß am leichtesten ausgehalten werden. In den anderen Stellungen passen die Gelenkenden nicht so genau, es entstehen klaffende Spalten, die durch das Überstehen von Randstreifen der Ellenzange zustande kommen.

In der *Articulatio humeroradialis*[1]) (Abb. 4.6—37 u. 4.6—38) ist eine scharniermäßige Einpassung der

Gelenkenden nicht möglich, da außer den Winkelbewegungen noch Kreiselungen des Radius ausgeführt werden. Dem Bau der Gelenkkörper nach liegt ein Kugelgelenk vor, dem aber der dritte Grad der Freiheit (die Seitenbewegungen) durch die Fesselung des Radius an die Ulna genommen ist. Der konvexe Gelenkkörper ist das halbkugelige Humerusköpfchen, das am vorderen und unteren Umfang der Humerusendfläche gelegen ist. Die flache Pfanne wird durch die Tellergrube, Fovea capitis radii, dargestellt. Die Berührung beider Gelenkenden findet ohne Anwendung von größerem Druck nur in einem quergestellten Streifen statt, da das Oberarmköpfchen in sagittaler Richtung stärker gekrümmt ist als in querer. Bei mittlerer Beugestellung

[1]) Vgl.: JENKINS, jr., F.A.: The Functional Anatomy and Evolution of the Mammalian Humero-Ulnar Articulation. Amer. J. Anat. 137 (1973), 281—295

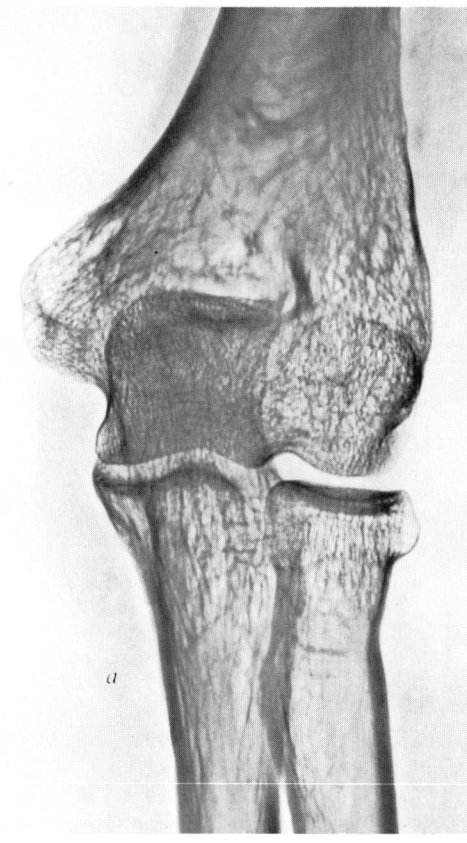

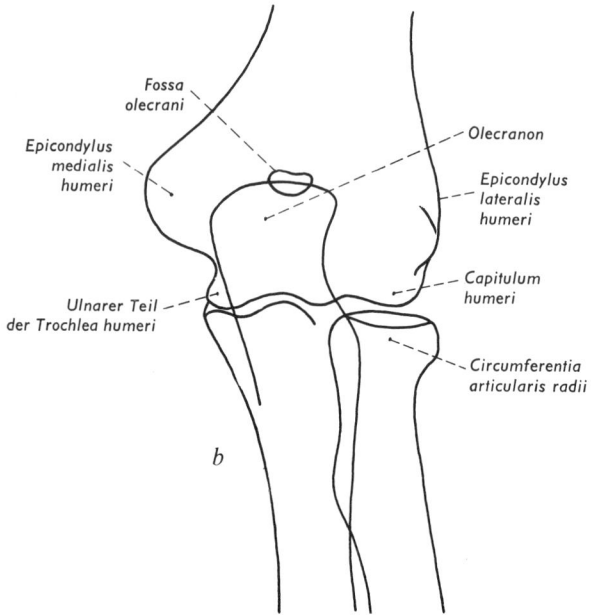

Abb. 4.6—37. a) Feinstfokusaufnahme des Ellenbogengelenks. Strahlengang von palmar nach dorsal. Gelenk in Streckstellung. b) Bezeichnung der Knochenpunkte (aus GRASHEY / BIRKNER 1964).

ist wie im Humero-Ulnar-Gelenk der Schluß des Gelenkes am besten. Außerdem berührt der ulnare Rand des Radiuskopfes in einem schmalen, halbmondförmigen Bezirk die entsprechend abgeschrägte radiale Außenkante der Humerusrolle. Durch diese Ergänzung wird die Führung beider Knochen weiter verbessert.

In der *Articulatio radioulnaris proximalis* (Abb. 4.6—36 u. 4.6—37) gleitet die überknorpelte Circumferentia articularis radii in die Incisura radialis ulnae. Durch das *Ligamentum anulare radii*, das mit der Gelenkkapsel verbunden ist, wird die kleine knöcherne Pfanne zu einem osteofibrösen Ring ergänzt (Abb. 4.6—39). In diesem Ring dreht sich der Kopf um eine Achse, die durch die Mitte des Speichentellers geht, dem Speichenhals folgt, dann den Zwischenknochenraum überschrägt und radialwärts vom Griffelfortsatz der Elle herauskommt (Abb. 4.6—39). Diese schon früher erwähnte diagonale Unterarmachse steht senkrecht auf der queren Scharnierachse des Ellenbogengelenkes. Der Radius liegt am Ellenbogengelenk mehr nach der Beugeseite hin, die Ulna mehr nach der Streckseite.

Bei Speichendrehungen kreist gleichzeitig der Speichenteller auf dem Oberarmköpfchen, und es ist damit verständlich, daß das Humeroradialgelenk kein einfaches Scharnier sein kann. Schließlich schleift noch der Tellerrand auf dem abgeschrägten Randwulst der Humerusrolle, und wenn Bewegungen um beide Achsen gleichzeitig stattfinden, verhalten sich diese Rollenränder wie zwei Kegelräder, die sich gegeneinander bewegen.

Die *Gelenkkapsel* umgreift die überknorpelten Gelenkenden der drei Knochen, dazu die Obergelenkgruben, in die bei Beugung und Streckung die Fortsätze der Unterarmknochen eintauchen (siehe Abb. 4.6—40). Die Epicondylen des Humerus sowie die Muskelansätze an Radius und Ulna bleiben außerhalb des Gelenkes. In mittlerer Beugestellung faßt der Kapselraum die meiste Flüssigkeit, daher wird diese Entspannungslage bei entzündlichen Ergüssen unwillkürlich eingenommen. Dabei quillt die Kapsel zu beiden Seiten des Olecranons vor und ist hier am leichtesten sicht- und fühlbar, da an dieser Stelle die Kapselwand der Haut am nächsten liegt.

Bei Beugung legt sich die vordere, bei Streckung die hintere Kapselwand in Falten (Abb. 4.6—40); durch abgezweigte Fasern von Brachialis und Trizeps sollen diese Falten am Einklemmen gehindert werden, sofern überhaupt Falten in den kapillaren Gelenkspalt eindringen können. Für die Füllung der bei Bewegungen jeweils freiwerdenden Gelenkgruben am Humerus stehen Fettpolster der Synovialis zur Verfügung.

Die zu einem Scharniergelenk gehörenden Sei-

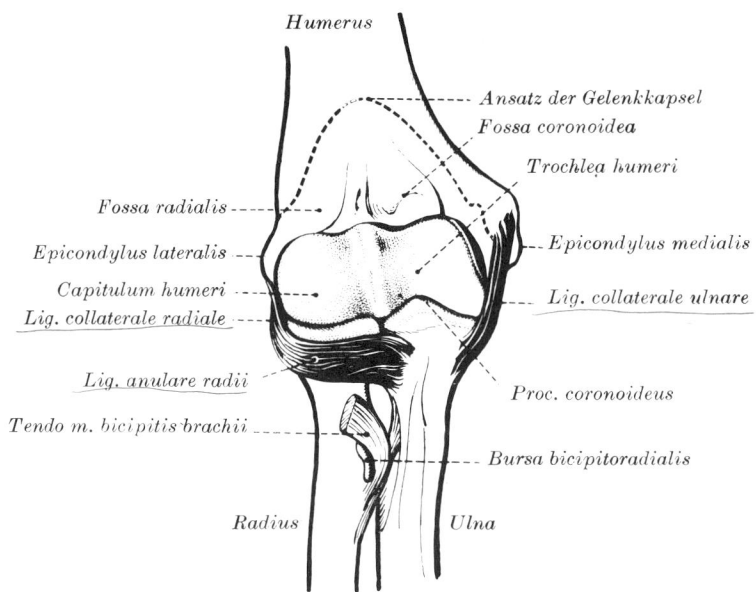

Humerus

Ansatz der Gelenkkapsel
Fossa coronoidea
Trochlea humeri

Fossa radialis
Epicondylus lateralis
Capitulum humeri
Lig. collaterale radiale

Epicondylus medialis

Lig. collaterale ulnare

Lig. anulare radii

Tendo m. bicipitis brachii

Proc. coronoideus

Bursa bicipitoradialis

Radius
Ulna

Abb. 4.6—38. Rechtes Ellenbogengelenk von vorn, Gelenkkapsel entfernt.

tenbänder strahlen fächerförmig von den Epicondylen des Humerus aus. Das *Lig. collaterale ulnare* ist das stärkere von beiden und verhindert die seitliche Ablenkung der Ulna. Die Ursprungslinie am Humerus wird von der queren Gelenkachse geschnitten. Der vordere Bandstreifen entspringt vor der Drehachse und ist besonders bei der Streckung gespannt, er hat aber auch Anteile, die sich bei keiner Stellung entspannen; der hintere Bandstreifen wird bei Beugung gespannt. Die beiden Schenkel sind an der Ulna durch Querzüge verbunden. Das *Lig. collaterale radiale* (Abb. 4.6—38) ist entsprechend der größeren Beweglichkeit des Radius so angelegt, daß es die Kreiselung des Radius nicht hindert. Es verhält sich wie ein Seitenband der Ulna, das dem Radius ausweicht, indem es vor und hinter ihm zur Ulna zieht. Vorderer und hinterer Schenkel sind durch das Ringband der Quere nach verbunden. Auf diese Weise sind auch im Bandapparat die zwei Freiheitsgrade des Radius berücksichtigt, es werden alle Spannungen dieses Seitenbandes auf die Ulna abgeleitet.

Auch der Abschluß der Gelenkhöhle unter dem Ringband muß die Kreiselungen des Radius freigeben. Diese Verschlußmembran, die ringsum am Radius haftet, ist so weit ausgebuchtet, daß sie bei den Drehungen des Radius torquiert werden kann, ohne die Bewegung zu hemmen. Man nannte diese dünnwandige Ausbuchtung *Recessus sacciformis*; bei Injektionen quillt sie unter dem Lig. anulare hervor, bei der Präparation wird die dünne Wand leicht verletzt.

Articulatio radioulnaris distalis

Die ulnare Schmalseite des unteren Radiusendes trägt eine überknorpelte Längsrinne, *Incisura ulnaris*, mit der es an der gegenüberliegenden *Circumferentia articularis* der Ulna gleitet. Dabei dreht sich das untere Radiusende wie ein Türflügel um den Ulnakopf als Angel, und dieser Bewegung muß die Hand folgen. Die Ulna ist von der Handwurzel getrennt durch einen dreieckigen *Discus articularis* (Abb. 4.6—55), dessen Basis am Radius wurzelt, dessen Spitze durch einen Bandstreifen am Processus styloideus ulnae befestigt ist. Bei seiner Drehung nimmt der Radius den Diskus mit, so daß dieser auf der distalen Endfläche des Ellenkopfes gleitet. Zur Bildung dieser distalen Endfläche biegt der Gelenkspalt fast rechtwinklig um. Die Kapsel setzt an den Gelenkrändern und am Diskus an und ist wie im proximalen Radioulnargelenk so ausgedehnt, daß sie genügend Reservefalten hat, um die Bewegungen des Radius freizugeben.

Beugen und Strecken im Ellenbogengelenk

Die Achse des Scharniers geht durch die Mitte des Oberarmköpfchens und bleibt unterhalb der Epicondylen. Bei Beugung und Streckung bewegen sich beide Unterarmknochen gemeinsam; der Radius ist mit dem Ringband an die Ulna gefesselt und muß ihre Bewegungen mitmachen. Bei voller Streckung ist der Arm gerade gestreckt, d. h. Oberarm und Unterarm bilden einen Winkel von 180°.

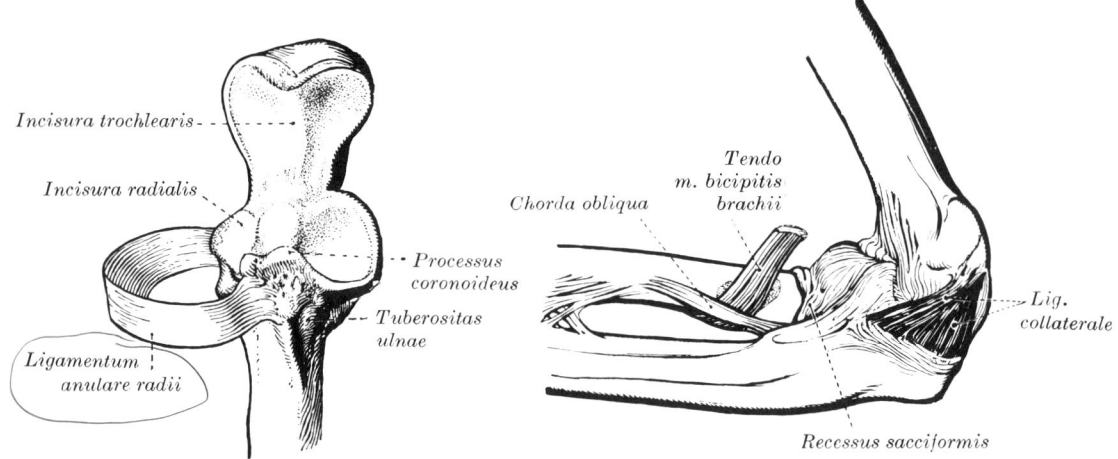

Abb. 4.6—39. Proximaler Teil der Ulna mit dem Ringband des Radius.

Abb. 4.6—40. Rechtes Ellenbogengelenk in Beugestellung von medial.

Eine Überstreckung kommt bei Frauen häufiger vor als bei Männern und ist fast die Regel bei Kindern, bei denen die Fortsätze der Ulnazange noch schwächer entwickelt sind. Umgekehrt sollen bei kräftigen Individuen die Zangenhaken besonders stark entwickelt sein und eine Einschränkung des Bewegungsumfanges bewirken können. Bei äußerster Beugung schließen Ober- und Unterarm einen Winkel von 40° ein, dabei entsteht in der dünnen Haut der Ellenbeuge eine Beugefalte, die etwa 2 cm oberhalb des Gelenkspaltes liegt. Die Hemmung der Bewegung geschieht durch Muskeln, durch Gelenkbänder und erst in letzter Linie durch das Anschlagen der Zangenhaken in die vordere bzw. hintere Gelenkgrube des Humerus. Bei der Beugung bremst auch das Polster der Beugemuskeln, die etwas gepreßt werden.

Die relativ starre Verbindung der Knochen des Humeroulnargelenkes kann leichter geschädigt werden als die geschmeidigen Verbände der Hand, daher sind hier Luxationen nicht selten. In der Gliederkette des Armes wird das Ellenbogengelenk am ausgiebigsten bewegt, zugleich ist es das Gelenk, das bei einem Ausfallen am schlechtesten durch andere Gelenke kompensiert werden kann. Wenn das Ellenbogengelenk nicht mehr beweglich ist, können auch die Muskeln der Hand und der Finger nur mit Einschränkungen gebraucht werden, auch wenn sie voll erhalten sind. Die Verletzungen des Ellenbogengelenkes lassen sich von der Streckseite aus am besten feststellen. Die drei am meisten vorspringenden Knochenpunkte, das Olecranon und die beiden Epicondylen, müssen, von hinten betrachtet, in Streckstellung in einer geraden Linie liegen, in Beugestellung bilden sie ein gleichschenkli-ges Dreieck. Abweichungen von dieser Regel zeigen eine krankhafte Verschiebung der Knochenenden an (Abb. 4.6—41).

Kurze Zusammenfassung: Das Ellenbogengelenk umschließt drei Gelenke: 1. *Articulatio humeroulnaris,* die Incisura trochlearis ulnae umfaßt die Trochlea humeri (Scharniergelenk). 2. *Articulatio humeroradialis,* die Tellergrube des Radius schleift auf dem Capitulum humeri (2 Grade der Freiheit). 3. *Articulatio radioulnaris proximalis,* die Circumferentia articularis radii schleift in der Incisura radialis ulnae und dem Lig. anulare radii (Radgelenk). Gelenkkapsel umfaßt diese drei Gelenke, wölbt sich als Recessus sacciformis unter das Lig. anulare, quillt bei Erguß seitlich vom Olecranon vor, *Ligg. collaterale radiale et ulnare.* Entspannungslage: leichte Beu-

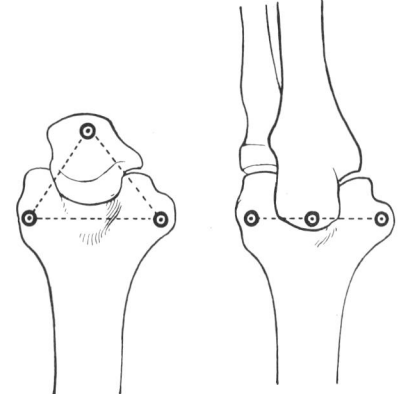

Abb. 4.6—41. Knochen des Ellenbogengelenks von dorsal. In Streckstellung liegen die Epicondylen des Humerus und des Olecranon auf einer Linie, in Beugestellung bilden sie ein gleichschenkliges Dreieck.

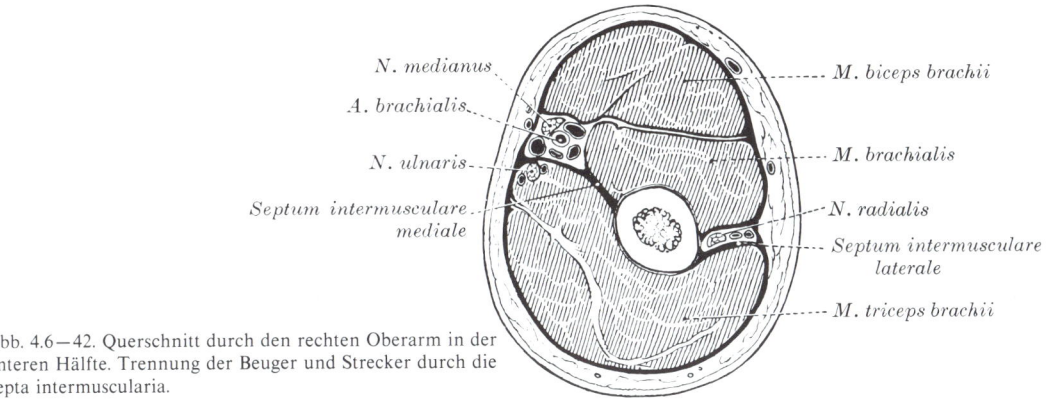

N. medianus

A. brachialis

N. ulnaris

Septum intermusculare
mediale

M. biceps brachii

M. brachialis

N. radialis

Septum intermusculare
laterale

M. triceps brachii

Abb. 4.6—42. Querschnitt durch den rechten Oberarm in der unteren Hälfte. Trennung der Beuger und Strecker durch die Septa intermuscularia.

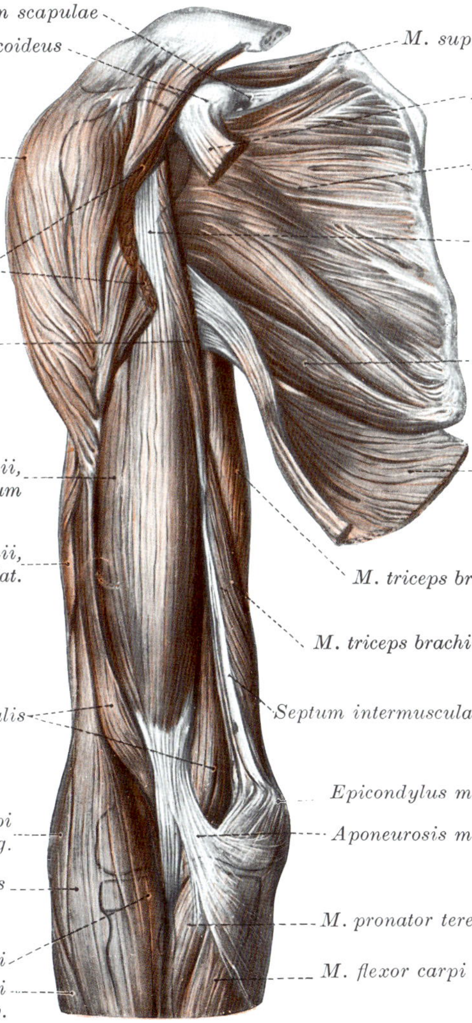

Lig. transversum scapulae

Proc. coracoideus

M. deltoideus

M. pectoralis major

M. coracobrachialis

M. biceps brachii,
Caput longum

M. triceps brachii,
Caput lat.

M. brachialis

M. extensor carpi
rad. long.

M. brachioradialis

Caput radii

M. extensor carpi
rad. brev.

M. supraspinatus

M. pectoralis minor

M. subscapularis

M. biceps brachii,
Caput breve

M. teres major

M. latissimus
dorsi

M. triceps brachii, Caput longum

M. triceps brachii, Caput mediale

Septum intermusculare mediale

Epicondylus med. humeri

Aponeurosis m. bicipitis brachii

M. pronator teres

M. flexor carpi radialis

Abb. 4.6—43. Muskeln der rechten Schulter und des Oberarms auf der Beugeseite.

gung. Bei Streckung bilden Ober- und Unterarm einen Winkel von 180°, bei Beugung von 40°. Bei Streckung müssen die Epicondylen und das Olecranon in einer Linie liegen, bei Beugung bilden sie ein gleichschenkliges Dreieck.

Articulatio radioulnaris distalis: die Incisura ulnaris radii dreht sich um die Circumferentia articularis ulnae. Dreieckiger *Discus articularis* trennt die Ulna von der Handwurzel.

Muskeln des Oberarmes

M. biceps brachii
M. coracobrachialis
M. brachialis
M. triceps brachii

Beuger und Strecker des Ellenbogengelenkes sind vor und hinter dem Humerus verteilt. Die einander gegenüberliegenden Muskelgruppen sind geschieden durch die *Septa intermuscularia* (siehe Abb. 4.6—42), die als eine sehnige Fortsetzung des Skeletts die Ursprungsflächen in der distalen Hälfte des Humerus verbreitern. Diese Septen strahlen von der Oberarmfaszie zu den beiden seitlichen Kanten des Humerus und verbreitern sich gegen die Epicondylen; das Septum intermusculare mediale ist das stärkere.

Der *M. biceps brachii, zweiköpfiger Armmuskel* (Abb. 4.6—43), ist jedem Laien bekannt, da der bei der Kontraktion vorspringende Bizepswulst als Sinnbild der Muskelkraft gilt. Der lange Kopf, *Caput longum,* der nur in bezug auf seine Sehne der längere ist, entspringt vom Tuberculum supraglenoidale scapulae und vom Labrum glenoidale der Gelenkpfanne. Die abgeplattete Sehne schmiegt sich innerhalb der Gelenkhöhle dem Oberarmkopf an und verläßt das Gelenk im Sulcus intertubercularis, umgeben von einer röhrenförmigen Scheide der Gelenkinnenhaut. Die Sehne benutzt den Oberarmkopf als Hypomochlion und hat eine ähnliche Haltefunktion wie das benachbarte Lig. coracohumerale, da sie in der Grundstellung den Kopf gegen das Widerlager des unteren Pfannenrandes andrückt und so den Kopf in der Pfanne hält. Die Tatsache, daß bei herabhängendem Arm das Caput longum schon sehr stark gedehnt ist, kommt dieser Funktion zugute.

Der kurze Kopf, *Caput breve,* entspringt gemeinsam mit dem M. coracobrachialis mit kurzer Sehne vom Processus coracoideus scapulae. Das Muskelfleisch entwickelt sich etwa in gleicher Höhe mit dem langen Kopf, dessen Sehne zuvor den Bogen durch das Schultergelenk beschrieben hat. Der aus der Verschmelzung beider Köpfe gebildete Muskelbauch gleitet auf dem M. brachialis und entläßt in

der Ellenbeuge zwei Sehnen, von denen die eine radialwärts, die andere ulnarwärts abbiegt. Die Hauptsehne geht zum hinteren Rand der Tuberositas radii, während zwischen dem vorderen Teil dieses Höckers und der verbreiterten Sehne ein Schleimbeutel (Abb. 4.6—38) den Druck verteilt und den wechselnd großen Raum zwischen Sehne und Knochen einnimmt. Die Nebensehne zieht als *Aponeurosis m. bicipitis brachii* ulnarwärts in die Faszie des Unterarms und gewinnt damit eine ausgebreitete Angriffsfläche am ganzen Unterarm.

Der Bizeps überspringt Schulter- und Ellenbogengelenk, er ist demnach ein zweigelenkiger Muskel. Beide Köpfe wirken bei festgestelltem Ellenbogengelenk auf das Schultergelenk als Vorheber, der lange Kopf ist außerdem ein Seitheber, der kurze Kopf, der medial von der Abduktionsachse bleibt, kann adduzieren. Die weitaus größere Wirkung betrifft das Ellenbogengelenk; hier ist der ganze Muskel ein *Beuger* und Auswärtsdreher des Unterarmes, *Supinator.* Die Supinationswirkung kommt dadurch zustande, daß bei der Pronation die Hauptsehne passiv um den Radius gewickelt wird, so daß der Muskel von dieser Stellung aus eine aktive Rückdrehung bewirken kann (s. Abb. 4.6—51). Wenn man bei gebeugtem Ellenbogengelenk den Unterarm proniert, wird die Bizepskugel nach distal gezogen und abgeflacht; bei Supination steigt sie wieder höher, der Muskel zieht sich zusammen.

Da der Bizeps im wesentlichen drei Bewegungen vollziehen kann: Vorheben des Oberarmes, Beugen und Supinieren des Unterarmes, wird er nicht alle drei Gelenke gleichzeitig vollkommen ausnützen können, weder bei äußerster Verkürzung noch bei äußerster Dehnung. Es ist vielmehr zu erwarten, daß für die Bewegung bei einem Gelenk die beiden anderen Gelenke eine Hilfestellung geben müssen. So wird die stärkste Wirkung bei der Beugung im Ellenbogengelenk erzielt, wenn der Unterarm supiniert ist und der Oberarm herabhängt oder nach hinten geführt ist, weil dabei die Bizepsköpfe gedehnt werden. Wenn wir ein schweres Gewicht heben, stellen wir den Ellenbogen nach hinten. Dabei führen wir die Last zugleich unter den Aufhängepunkt.

Der Bizeps kann auch aus pronierten Stellungen beugen, jedoch nur dann, wenn die Hand durch die Pronatoren festgehalten wird. Für die Supination hat der Bizeps das größte Moment bei rechtwinkliger Beugung im Ellenbogengelenk, daher wird diese Stellung unwillkürlich eingenommen bei drehenden Bewegungen wie beim Pfropfenziehen usw. Dabei wird der Oberarm gleichzeitig nach hinten seitlich geführt, wodurch der durch Bewegung im Ellenbogengelenk bereits verkürzte Muskel wieder etwas gedehnt wird.

Betrachten wir schließlich die Arbeit des Bizeps

am Schultergelenk, ergibt sich, daß er durch eine starke Beugung im Ellenbogengelenk sich schon so weit verkürzt hat, daß er im Schultergelenk nur noch eine geringe Vorhebung bewirken kann und daß er bei völlig gestrecktem Unterarm so weit gedehnt ist, daß er der stärksten Rückhebung des Oberarmes einen Widerstand entgegensetzt.

Für die Arbeit am Ellenbogengelenk wird somit der Bizeps in eine günstige Lage versetzt, wenn der Oberarm herabhängt oder nach hinten seitlich gehoben wird. Das Moment für Supination und weitere Beugung ist am größten bei rechtwinkliger Beugung des Unterarms. In dieser Stellung ist auch der Schluß der Gelenkflächen am besten, es ist das zugleich die gewohnheitsmäßige Arbeitshaltung des Armes. Passive und aktive Bewegungsfaktoren sind somit so eingestellt, daß sie ihre optimale Wirkung bei der Gebrauchsstellung des Armes entfalten. Mit zunehmender Beugung wächst sein Abstand von der Drehachse des Ellenbogengelenkes. Da zugleich die Spannungen des verkürzten Muskels geringer werden, bleibt der Wirkungsgrad ungefähr gleich.

Bei der rechtwinkligen Beugung des Unterarmes hat der Muskel den größten Abstand von der Achse des Ellenbogengelenkes, er hebt sich also von seiner Unterlage ab und gibt damit dem unter ihm liegenden M. brachialis den Raum frei für dessen Dickenentfaltung bei der Kontraktion.

Zu beiden Seiten des Muskelbauches verlaufen charakteristische Längsfurchen, *Sulcus bicipitalis medialis* und *lateralis*, von denen die mediale tiefer ist und eine Rinne für die großen Armgefäße abgibt (Abb. 4.6—43).

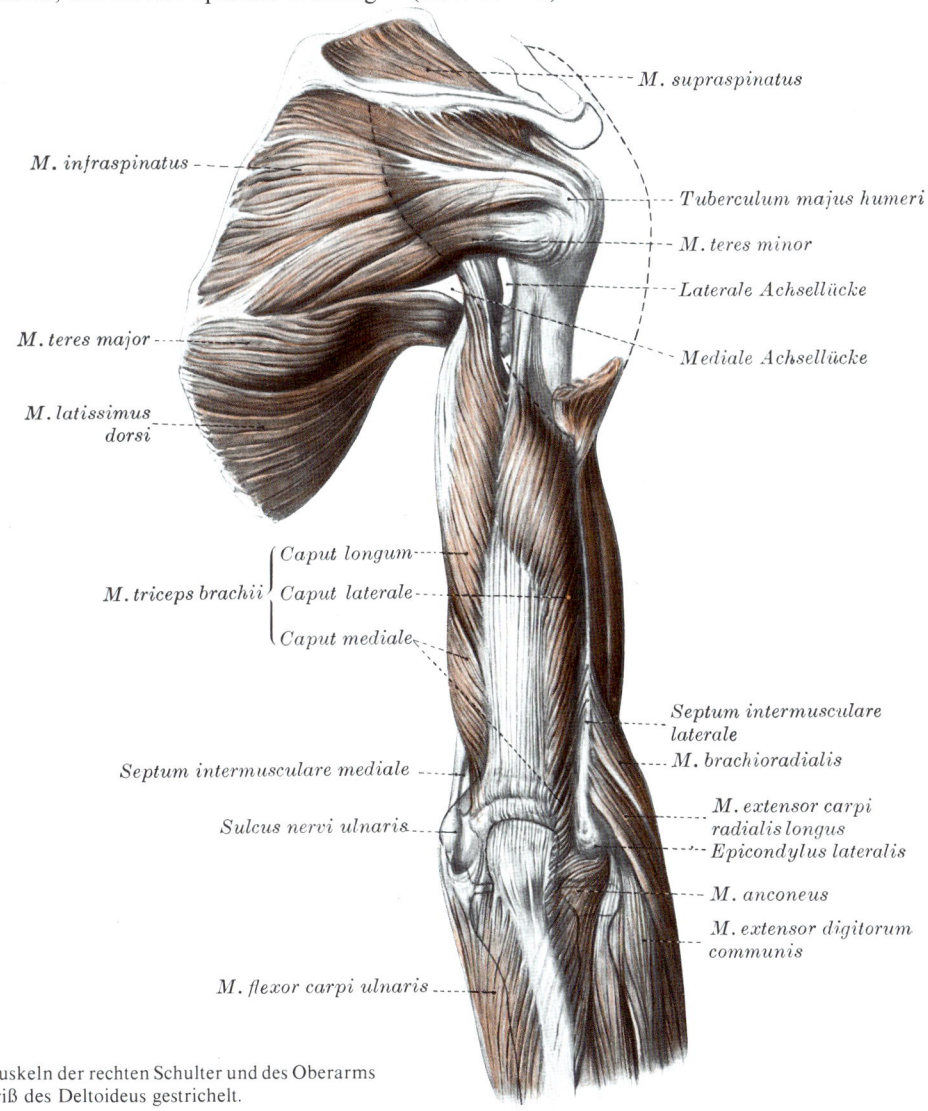

Abb. 4.6—44. Muskeln der rechten Schulter und des Oberarms von dorsal. Umriß des Deltoideus gestrichelt.

Von den überaus zahlreichen Varietäten des Muskels sei nur das häufige Vorkommen eines dritten Kopfes erwähnt, der vom Humerus, der Scapula oder den benachbarten Weichteilen entspringen kann.

Innervation: N. musculocutaneus (manchmal N. medianus).

M. coracobrachialis (Abb. 4.6—43). Wie der Name ausdrückt, zieht der Muskel vom Processus coracoideus scapulae zum Humerus, wo er distal von der Crista tuberculi minoris inseriert. Der schlanke Muskelbauch liegt hinter dem kurzen Bizepskopf und überragt ihn etwas nach medial. Bei erhobenem Arm wird er durch die Haut sichtbar und führt an seiner Innenseite das Gefäßnervenbündel in die Achselhöhle. Zuweilen überbrückt der Muskel mit einer Sehnenarkade die Insertion des M. latissimus dorsi. Vom N. musculocutaneus, der ihn innerviert, wird er in den meisten Fällen schräg durchbohrt.

Der Coracobrachialis gehört zu den Schultermuskeln und wirkt nur auf das Schultergelenk. Er wird aus topographischen Gründen bei den Muskeln des Oberarmes eingereiht. Der Muskel kann den Arm ein wenig vorheben und anziehen. Bei der Erhebung nach hinten wird er gedehnt, bei herabhängendem Arm befindet er sich in Mittelstellung. Bei feststehendem Arm kann er das Schulterblatt mit seinem unteren Winkel etwas vom Thorax entfernen. Er fixiert den Kopf in der Schulterpfanne, wenn bei der Adduktion des Armes gegen einen Widerstand Kräfte auftreten, die den Kopf nach abwärts drängen.

M. brachialis, innerer Armmuskel (Abb. 4.6—43). Der Ursprung beginnt in Höhe des Ansatzes des Deltamuskels, den er mit zwei Zacken umfaßt, greift nach abwärts auf die Vorderfläche des Humerus und dehnt sich auch auf die Septa intermuscularia aus. Der nach distal stärker werdende Muskelbauch nimmt auf seiner Vorderfläche in einer Vertiefung den Bizeps auf, während an der lateralen Seite in einer Rinne der M. brachioradialis sich einbettet. Zwischen den beiden letzten Muskeln verläuft der N. radialis, der häufig die laterale Portion des Brachialis versorgt. Die oberflächlich gelegene Endsehne inseriert an der Tuberositas ulnae.

Die beugende Wirkung des Brachialis auf das Scharnier des Humeroulnargelenkes ist das klassische Beispiel für die Wirkungsweise eines Beugemuskels. Er hat nur einen kurzen Hebelarm und erzielt daher schon bei einer Verkürzung von 1 cm einen Ausschlag von 20 cm an der Hand. Durch Pro- oder Supinationsstellungen des Unterarmes kann der Brachialis nicht beeinflußt werden. Er kann zweiseitig wirken, d. h. er bewegt auch den Humerus auf die Ulna zu, wobei der Oberarm im

Schultergelenk eine rückwärtige Bewegung ausführt. Diese Bewegung ist für den Bizeps günstig, der mehr beugende Kraft für das Ellenbogengelenk übrig hat, wenn er vom Schultergelenk aus gedehnt wird. So ergänzen sich Brachialis und Bizeps. Ferner können die im Blickfeld der Augen arbeitenden Hände besser auf den Körper zu geführt werden und dabei den gleichen Abstand voneinander halten, wenn der Oberarm zurückgeht. Bliebe der Oberarm feststehend, müßten die Hände bei der Beugung des Unterarms sich vor dem Körper überkreuzen. Auch beim Tragen einer Last mit angewinkeltem Unterarm geht der Oberarm unwillkürlich zurück, weil sonst mehr Muskelkraft verbraucht würde.

Innervation: N. musculocutaneus, der laterale Teil meist vom N. radialis; bei einer Lähmung des Musculocutaneus spielt aber die zweite Innervation praktisch meist keine Rolle.

M. triceps brachii, dreiköpfiger Armstrecker (Abb. 4.6—27 u. 4.6—44). Von den drei am Ursprung getrennten Köpfen sind zwei kurz und eingelenkig, einer ist lang und zweigelenkig.

Das *Caput mediale*, das zugleich am tiefsten liegt, benutzt fast die ganze Hinterfläche des Humerus, distal vom Sulcus nervi radialis, mit dem kräftigen Septum intermusculare mediale als Ursprung. Von den beiden übrigen Köpfen bedeckt, quillt er am stärksten an der medialen Seite hervor und hat daher seinen Namen, er erreicht aber über dem Ellenbogengelenk auch noch das Septum intermusculare laterale. Die oberen Fasern sind lang und steil gestellt, die unteren verlaufen schräg und schließlich fast quer zu der gemeinsamen Endsehne (Abb. 4.6— 45).

In der unmittelbaren Fortsetzung der quergestellten Fasern liegt der *M. anconeus*, der vom Epicondylus lateralis und der Gelenkkapsel ausgehend zum Olecranon und dem äußeren Rande der Ulna verläuft. Der Muskel hat sich vom medialen Trizeps-

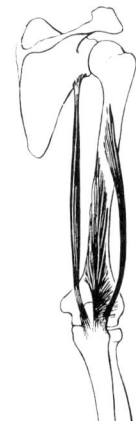

Abb. 4.6—45. Schema der Trizepsköpfe (künstlich getrennt).

kopf aus zwischen die Streckmuskeln des Unterarms vorgeschoben.

Innervation: N. radialis.

Das *Caput laterale* liegt oberflächlich, bedeckt einen Teil des medialen Kopfes und entspringt an einem langen, schmalen Streifen, der proximal vom Sulcus nervi radialis liegt und bis zum Tuberculum majus hinaufreichen kann. Der N. radialis ist die Grenzscheide zwischen den beiden kurzen Köpfen und die Ursache ihrer Teilung.

Das *Caput longum* besitzt die längsten Muskelfasern, aber den geringsten Querschnitt. Es entspringt vom Tuberculum infraglenoidale scapulae sowie von einem daran anschließenden Teil des axillaren Randes der Scapula; ferner heftet es sich an die axillare Falte der Schultergelenkkapsel.

Der lange Kopf weicht von der Längsachse des Humerus nach medial ab, legt sich dorsal auf den Teres major, der ihn wie ein Hypomochlion verstellen kann. Mit der Sehne des Latissimus ist die Sehne des langen Kopfes durch eine Faserbrücke verbunden.

Die drei Köpfe strahlen zu der kräftigen Endsehne, die teilweise als Sehnenspiegel auf der Rückseite sichtbar wird, am Olecranon inseriert und darüber hinaus auch in die Faszie des Unterarms ausstrahlt. Diese Ausstrahlung kann ähnlich wie die Aponeurosis m. bicipitis brachii als Nebensehne betrachtet werden; sie verdeckt den M. anconeus und bedeutet eine Verteilung des Kraftangriffes.

Der Trizeps ist der einzige Strecker am Ellengelenk und greift nur an der Ulna an, daher muß bei der Streckung der Radius passiv mitgenommen werden. Der lange Kopf wirkt außerdem noch als kräftiger Rückheber auf das Schultergelenk, ein wenig auch als Anzieher.

Durch seine Wirkung auf beide Gelenke kann er die Ausführung einer bestimmten äußeren Arbeitsleistung zweckmäßig unterstützen. So wird er bei der Vor- oder Seithebung des Armes passiv gespannt und wirkt stärker auf das Ellenbogengelenk als etwa bei herabhängendem Arm. Daher wirkt er besonders stark bei Ausführung eines Schlages, wenn der erhobene, im Ellenbogengelenk gebeugte Arm heruntersaust; kraftlos ist der Faustschlag, wenn der Oberarm herabhängt. Bei Hebung des Armes nach hinten innen ist der lange Kopf bereits maximal verkürzt, so daß er bei dieser Stellung auf das Ellenbogengelenk machtlos ist. Ein Vorstoßen der Faust wird daher aus dieser Stellung heraus nicht wirkungsvoll.

Bei der Streckung wird der Abstand der Endsehne am Olecranon vom Humerusschaft doppelt so groß wie bei der Beugung. Dadurch wird dem Muskel Raum zur Entfaltung gegeben, gleichzeitig wächst sein Hebelarm.

In sehr seltenen Fällen kann in der Trizepssehne ein Knochen auftreten, der der Kniescheibe vergleichbar ist und Patella cubiti genannt wird. Bei starker ruckartiger Dehnung des Trizeps, wie beim Werfen schwerer Gegenstände, kann es zum Abriß der Ellenbogenspitze kommen. Wenn dann die Nebensehne erhalten bleibt, ist die Streckung noch in beschränktem Umfang möglich. Zwischen dem Olecranon und der Haut liegt ein Schleimbeutel, der den vorspringenden Knochenpunkt vor ungedämpftem Druck schützt und keine Verbindung mit dem Gelenk besitzt. Zuweilen liegt auch zwischen der Trizepssehne und dem Olecranon ein Schleimbeutel.

Innervation: N. radialis.

Beim *Zusammenwirken der Ellenbogenmuskeln* ist zu beachten, daß bisher nur die Beugemuskeln am Oberarm besprochen wurden; dazu kommen noch Unterarmmuskeln, die zum Teil auch am Ellbogengelenk Arbeit leisten. Es sind das in absteigender Reihe die Mm. brachioradialis, pronator teres, extensor carpi radialis longus. Sie alle liegen noch vor der Beugeachse des Ellenbogengelenkes und werden gemeinsam mit den Unterarmmuskeln behandelt. Durch das Hinzukommen dieser Hilfsmuskeln erhalten die Beuger ein Übergewicht über die Strecker, so daß beide im Verhältnis von 1,6 zu 1 stehen. Daher kommt es, daß in der Ruhehaltung der herabhängende Arm im Ellenbogengelenk leicht gebeugt ist. Darauf beruht auch die Beugestellung in der Totenstarre und vermutlich die sog. Beugekontraktur nach Halbseitenlähmungen. Durch die Kombination der Wirkung von Ober- und Unterarmmuskeln bei der Beugung des Ellenbogenlenks wird die Größe der Querschnittsbeanspruchung der Knochen erheblich herabgesetzt. Zur Erfüllung der kinetischen Aufgabe allein wäre diese

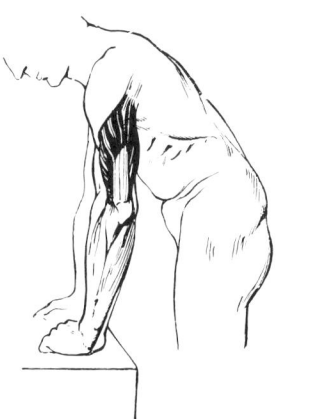

Abb. 4.6–46. Der Trizeps verhindert das Einknicken des Ellenbogengelenks beim Aufstützen.

Doppelbesetzung durch Muskeln nicht notwendig. Sie hat aber zur Folge, daß sowohl am Humerus als auch am Unterarmskelett die durch eine Last hervorgerufene Biegebeanspruchung auf die ganze Länge der Knochen wesentlich erniedrigt wird.

Wenn wir durch das Nervensystem die Spannung der Beuger und Strecker gleich hoch einregulieren, können wir den Arm in jeder Stellung versteifen. Überwiegt die Spannung einer Muskelgruppe, erfolgt eine Bewegung.

Auch die Schwerkraft kann im Ellenbogengelenk Bewegungen ausführen. Wenn man den Oberarm senkrecht hebt, sinkt der Unterarm durch seine Schwere herunter, falls nicht der Trizeps ihn durch seine Spannung festhält. Eine Trizepslähmung wird man am leichtesten in dieser Stellung erkennen. Die Streckerlähmungen sind aber viel weniger störend als die Lähmung der Beuger, weil gewöhnlich der Arm herabhängt und der Unterarm durch die Schwerkraft gestreckt werden kann, während bei den Beugern eine Unterstützung durch die Schwerkraft nur bei erhobenem Arm in Frage kommt.

Beim Aufstützen des Körpers auf die Hände, wie beim Stütz am Barren, muß der Trizeps das Einknicken im Ellenbogengelenk verhindern (siehe Abb. 4.6—46) oder aus der Beugestellung heraus durch eine erhöhte Spannung den Arm gerade strecken (Abb. 4.6—30). Bei der letzteren Bewegung wird der Oberarm nach vorne geführt durch den lateralen und medialen Trizepskopf, die auf das Schultergelenk wirken, obwohl sie es nicht überspringen.

Das Ellenbogengelenk, von dem wir bisher nur die Scharnierbewegungen besprochen haben, kann um einen Grad der Freiheit bereichert werden durch das Hinzutreten der Drehbewegungen um die im Unterarm feststehende Diagonalachse des Radio-Ulnar-Gelenkes.

Pronation und Supination (Abb. 4.6—47)

Unter Pronation versteht man jene Bewegung des Radius und ihm folgend der Hand, durch die die Daumenseite auf den Körper zu, nach innen, gewendet wird. Nach dieser Innenwendung sind die Unterarmknochen gekreuzt, der Handrücken ist nach oben gerichtet wie beim Klavierspielen und Schreibmaschinenschreiben.

Wenden wir die Daumenseite nach außen, führen wir die Supination (Abb. 4.6—47) aus, nach deren Beendigung die Unterarmknochen parallel stehen und man bei gebeugtem Unterarm in die Hohlhand hineinsieht.

In der Ruhestellung, wie sie beim herabhängenden Arm eintritt, wird gewöhnlich keine dieser beiden Grenzlagen eingenommen, sondern eine Mit-

telstellung, bei der die Unterarmknochen die weiteste Entfernung voneinander besitzen und die Membrana interossea infolgedessen gespannt ist.

Bei Brüchen beider Unterarmknochen wird man in dieser Stellung, bei der die Handfläche der Brust anliegt, einschienen, weil in allen anderen Stellungen die Unterarmknochen einander näherkommen und die Gefahr besteht, daß sie durch die Kallusmassen miteinander verwachsen. Im letzteren Fall wäre die Gebrauchsfähigkeit der Hand stark beeinträchtigt, da bei gebeugtem Unterarm jede Drehbewegung der Hand um eine Längsachse aufgehoben wäre.

Der Spielraum für die reinen Umwendbewegungen der Hand beträgt 120 bis 140°. Die Hemmung der Bewegungen erfolgt in erster Linie durch die Dehnung der Antagonisten, bei der Pronation kommt auch eine Querpressung von Beugemuskeln des Unterarms in Frage, die durch die Überkreuzung von Radius und Ulna seitlich zusammengeschoben werden. Neben der Muskelhemmung spielt die Bandspannung oder die Hautspannung keine Rolle, obwohl die Haut bei den Umwendungen des Unterarms in der Drehungsrichtung mit verschoben

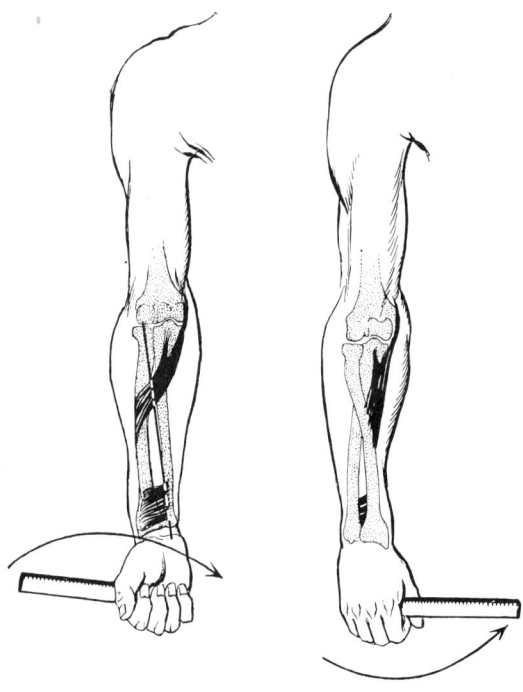

Abb. 4.6—47. Supinations- und Pronationsstellung des Unterarms. Bei der Supination stehen die beiden Vorderarmknochen parallel, bei der Pronation überkreuzt der Radius die Ulna (Bild rechts). Rotiert der Humerus bei Pro- und Supination des Unterarms im Schultergelenk mit, wird die Ulna bei dieser Bewegung zwangsläufig mitgenommen. Eingezeichnet sind Pronator teres und Pronator quadratus (vgl. mit Abb. 4.6—49).

werden muß, da der Unterarm sich nicht frei in seinem Hautschlauch bewegen kann. Die Verziehung der Haut kann man leicht prüfen, wenn man Kreise auf die Haut aufmalt oder aufdrückt und dann die Wendungen vornimmt. Dabei verziehen sich die Kreise zum Oval, dessen längste Achse die Dehnungsrichtung anzeigt.

Die reinen Umwendbewegungen um die Diagonalachse des Unterarms stellen einen Mechanismus dar, der für sich allein beim Lebenden kaum gebraucht, sondern meist mit Bewegungen in Ellenbogen- und Schultergelenk kombiniert wird. Dabei führt auch die Ulna Mitbewegungen aus. Hiervon kann man sich leicht überzeugen, wenn man beide Ellenbogen aufstützt und das Handgelenk des zu bewegenden Unterarmes in die andere Hohlhand legt. Führt man jetzt die Umwendbewegungen aus, fühlt und sieht man, wie das untere Ellenende sich in der Hohlhand hin und her verschiebt. Die Mitbewegungen der Elle bestehen in kleinen Beugungen bei der Pronation und Streckungen bei der Supination. Die gleichzeitige Beugung und Pronation wird dadurch erleichtert, daß die meisten Pronatoren zugleich Beuger sind. Hierzu treten Hilfsbewegungen im Schultergelenk, indem bei der Supination des gebeugten Unterarmes der Humerus eine Einwärtskreiselung ausführt. Bei gestrecktem Unterarm würde die Mitwirkung des Oberarms durch eine gleichsinnige Kreiselung erfolgen. Mit einem Anteil von 60° kann dabei das Schultergelenk helfend eingreifen, wenn im Unterarm die Kreiselungen unmöglich gemacht sind. Durch solche kombi-

nierten Umwendbewegungen, die über den ganzen Arm ausstrahlen und das Schulterblatt mit ergreifen können, läßt sich die Hand um jeden Finger als Achse drehen, nicht nur um den vierten Finger, durch den die verlängerte Diagonalachse des Unterarmes hindurchgeht. Das hat den Vorteil, daß für verschiedene Werkzeuge beim Bohren und Schrauben die günstigste Achse gewählt werden kann, während bei den reinen Umwendbewegungen nur die Diagonalachse des Unterarms als Drehachse zur Verfügung steht. Ferner werden durch die Hilfsbewegungen im Ellenbogen- und Schultergelenk die Umwendbewegungen derart erweitert, daß unter voller Ausnutzung aller Möglichkeiten die Hand um 360° gedreht werden kann. Im ganzen wird die reine Umwendbewegung durch die bezeichneten Mitbewegungen in ihrem Anwendungsbereich verbessert und in ihrem Umfang vergrößert.

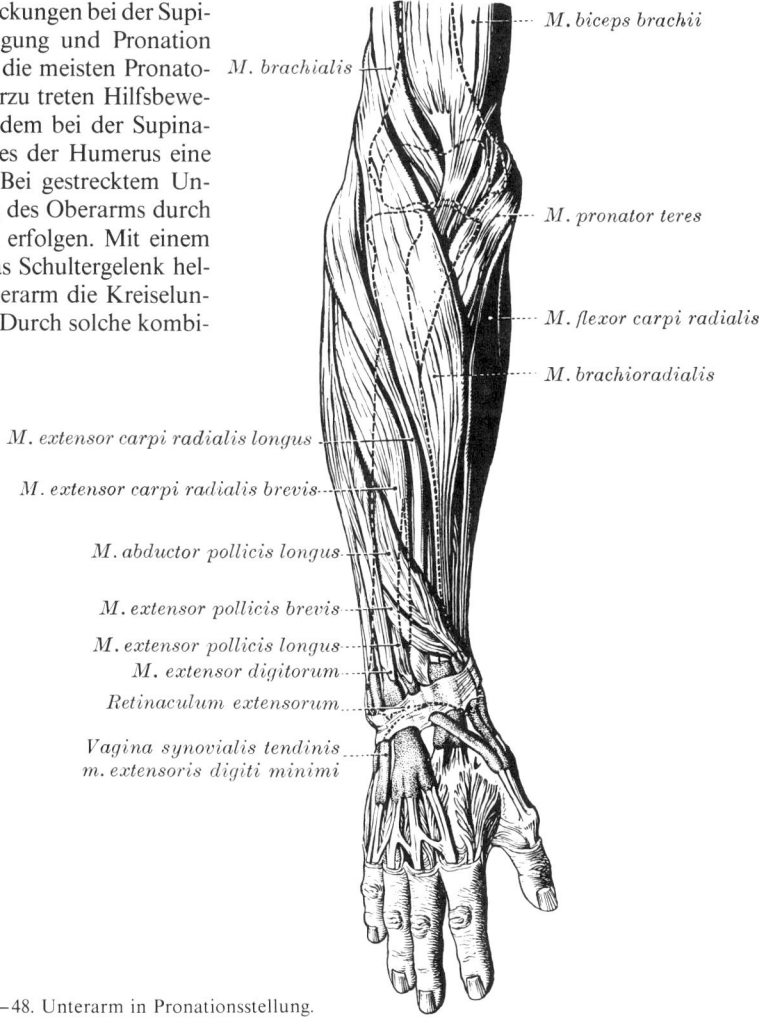

Abb. 4.6—48. Unterarm in Pronationsstellung.

Muskeln zur Pronation und zur Supination

M. supinator
M. brachioradialis
M. pronator teres
M. pronator quadratus

Von den Muskeln, die den Umwendbewegungen dienen, sind nur zwei, Pronator quadratus und Supinator, ausschließlich für diesen Zweck bestimmt, die übrigen leisten zugleich Arbeit am Ellenbogengelenk oder an der Hand.

Starke *Supinatoren* sind die beiden Köpfe des Bizeps und der Supinator. Während der Bizeps der stärkste Supinator ist, der bei rechtwinkliger Beugung sein größtes Moment besitzt und gegen Ende der Supination an Wirkung verliert, arbeitet der Supinator in allen Stellungen mit gleichem Nutzeffekt und ist der wichtigere von beiden.

Der *M. supinator, Auswärtswender* (siehe Abb. 4.6—65a u. 4.6—74). Die versteckt liegende Muskelplatte entspringt vom proximalen Teil der Ulna, greift mit Ursprüngen auch auf den Epicondylus lateralis und die radialen Gelenkbänder über und wickelt sich von hinten nach vorn um den Radius. Der Muskel gelangt bis auf die Volarseite des Radius, wo er proximal und vor allem distal von der Tuberositas radii bis herab zum Ansatz des Pronator teres inseriert. Sein Muskelfleisch wird durchsetzt vom tiefen Ast des N. radialis (Abb. 4.6—49). Dieser Nerv versorgt ihn und teilt ihn in zwei Schichten von verschieden steilem Verlauf.

Von der Lage und der Wirkung des Muskels bekommt man eine gute Vorstellung, wenn man an einem Skelett oder Bänderpräparat die Hand von hinten her auf die beiden Unterarmknochen legt und den Radius mit den Fingern umgreift; aus pronierten Stellungen kann man mit der Hand die Supination leicht ausführen. Wenn der Bizeps ausfällt, ist die Supination nicht wesentlich gestört, wohl aber bei Ausfall des Supinators.

Der *M. brachioradialis, Oberarmspeichenmuskel* (Abb. 4.6—48 u. 4.6—63), ist ein Beuger des Ellenbogengelenkes, dabei Pronator und Supinator des Unterarmes. Er entspringt von der lateralen Kante des Humerus und dem anschließenden Septum intermusculare laterale und inseriert mit langer Sehne am Griffelfortsatz des Radius. Bei schwach gebeugtem Ellenbogengelenk kann er aus äußerster Pronationsstellung ein wenig supinieren (20°), aus völlig supinierter Stellung vermag er ausgiebiger (100°) zu pronieren. Eine stärkere Beugung kann er nur aus der Mittelstellung ausführen. Bleibt er bei einer Medianuslähmung als einziger Pronator übrig, kann der Unterarm nur bei gleichzeitiger Beugung in die Mittelstellung zwischen Pronation und Supination gebracht werden.

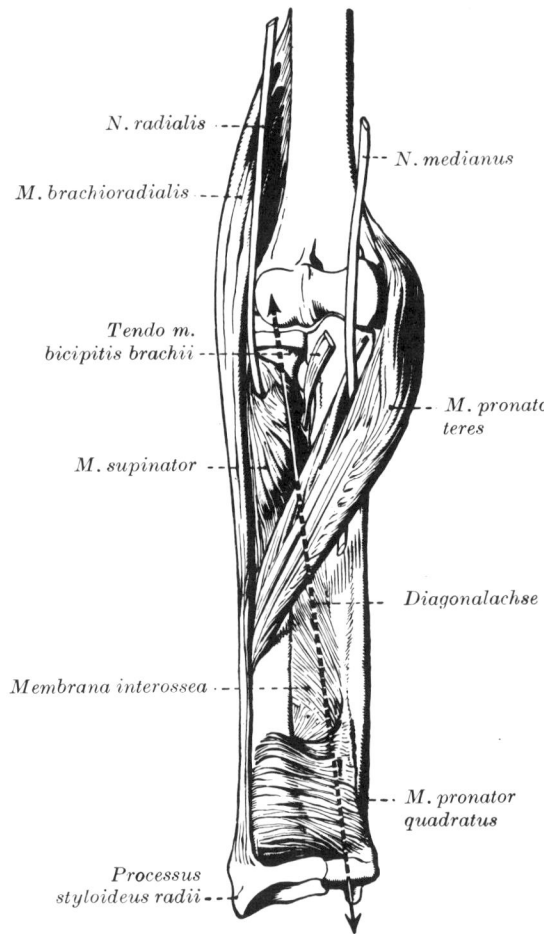

Abb. 4.6—49. Muskeln zur Pronation und Supination des Unterarms.

Da der Muskel, phylogenetisch betrachtet, als Strecker angelegt worden ist und erst beim Menschen zum Beuger im Ellenbogengelenk wurde, wird seine *Innervation* durch den die Streckmuskeln des Armes versorgenden *N. radialis* verständlich.

An der *Pronation* sind weniger Muskeln beteiligt als an der Supination. Der wichtigste Pronator ist der *M. pronator teres, runder Einwärtswender* (Abb. 4.6—49 u. 4.6—63); er entspringt mit der gemeinsamen Muskelmasse der Beuger am Epicondylus medialis und inseriert mit platter Sehne am Außenrand des Radius, distal vom Ansatz des Supinators. Von den Beugemuskeln bildet er den größten Winkel mit der Diagonalachse des Unterarms und begrenzt dabei mit seinem oberen Rand die Ellenbeuge; er ist weitaus der kräftigste Pronator.

Da der Muskel vor der Beugeachse und schräg zur Diagonalachse des Unterarms verläuft, ist er

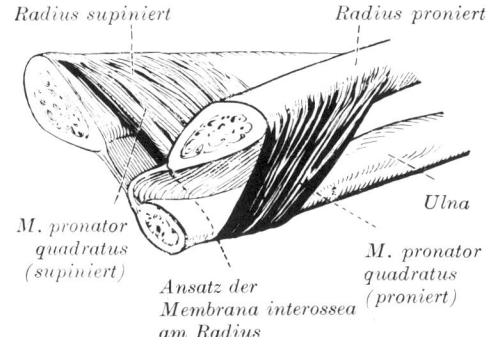

Abb. 4.6—50. Schema der Wirkung des Pronator quadratus. Ansicht des Unterarms von vorn innen. Radius und Ulna nahe am distalen Ende durchgesägt. Man beachte die Membrana interossea.

Beuger und Pronator. Mit zunehmender Streckung verliert er an pronatorischem Einfluß. Mit zunehmender Pronation wickelt er sich von der Vorderfläche des Radius ab, während umgekehrt der Supinator von der einen Seite und die lange Bizepssehne von der anderen sich um den Radius herumwickeln und damit Supinationsvermögen speichern.

Beim Vorkommen eines Proc. supracondylaris humeri liegt dieser innerhalb des Ursprungs.

Der Muskel hat oft einen tiefliegenden Kopf, der vom Proc. coronoideus der Ulna entspringt. Zwischen beiden Köpfen tritt der N. medianus (Abb. 4.6—49) hindurch, der den Muskel zugleich innerviert. Der ulnare Kopf kann nur pronieren, und das um so besser, da er mit einem größeren Winkel die Diagonalachse günstiger überquert als der humerale Kopf. Ebenso wie beim Supinator ist die Lage des durchbohrenden Nervenkanals keine willkürliche, da es sich in beiden Fällen um einen natürlichen Verschiebespalt handelt, der durch verschiedene Ursprungshöhe und verschiedene Richtung der Muskelschichten zustande kommt.

Innervation: N. medianus (gelegentlich akzessorische Innervation durch N. musculocutaneus oder N. ulnaris).

Der nächste Muskel, der sich im Anschluß an den Pronator teres als ein Strahl im Fächer der Beugemuskeln heraushebt, ist der Flexor carpi radialis, an ihn ulnarwärts anschließend der Palmaris longus. Beide Muskeln überschrägen noch die Diagonalachse des Unterarms, jedoch ist nur der Flexor carpi radialis ein wirksamer Pronator. Er hat fast das gleiche pronatorische Arbeitsvermögen wie der folgende Muskel.

M. pronator quadratus, quadratischer Einwärtswender (Abb. 4.6—49). Er verbindet in vorwiegend querem Verlauf die beiden Unterarmknochen ganz distal. Die Insertionsfläche an der Palmarseite des Radius ist breiter als die Ursprungsfläche an der Ulna, die bis an deren lateralen Rand reicht.

Innervation: N. interosseus des N. medianus (gelegentlich auch N. musculocutaneus oder N. ulnaris).

Die Wirkung des Muskels ergibt sich aus Abb. 4.6—50; er wickelt sich bei der Pronation von der Ulna ab. Aus seinem queren Verlauf ist ohne weiteres ersichtlich, daß er die beiden Unterarmknochen einander zu nähern sucht und damit den Zusammenhalt im Gelenk begünstigt. Ein gleiches gilt vom *Pronator teres*. Im Gegensatz zum letzteren aber ist seine Wirkung von der Stellung des Unterarms im Ellenbogengelenk unabhängig.

Supinator, Pronator teres und Pronator quadratus sind vorwiegend oder nur Umwendmuskeln. Brachioradialis und Bizeps haben neben der Beugewirkung auf das Ellenbogengelenk eine starke Umwendkomponente. Es ist wichtig, sich klarzumachen, daß darüber hinaus fast alle langen Hand- und Fingermuskeln je nach Ausgangslage eine pronatorische oder supinatorische Komponente nach Maßgabe ihrer jeweiligen Zugrichtung im Verhältnis zur Umwendachse (Diagonalachse des Unterarmes, Abb. 4.6—49) haben.

Bei gestrecktem Ellenbogengelenk ist die Kraft der Pronatoren größer als die der Supinatoren, da auch die Innenkreiseler des Oberarms zu Hilfe genommen werden und den Ausschlag geben. Bei gebeugtem Unterarm sind die Oberarmkreiseler ausgeschaltet, und jetzt bekommen die Supinatoren das Übergewicht, zumal der Bizeps in dieser Stellung an supinatorischer Kraft gewinnt. In Anpassung an dieses Verhalten sind die Bohr- und Schraubenwerkzeuge, die für den Gebrauch der rechten Hand bestimmt sind, rechtsgewunden, im Sinne

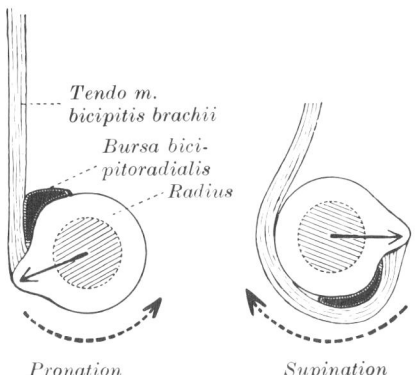

Tendo m. bicipitis brachii

Bursa bicipitoradialis

Radius

Pronation   Supination

Abb. 4.6—51. Die Bizepssehne wickelt sich bei Pronation um den Radius und bewirkt beim Abwickeln die Supination. Der kurze Pfeil bezeichnet die Lage der Tuberositas radii.

der Supinationsbewegung. Bei einem Ausfall des Supinators sind die kräftigen Bewegungen nicht mehr möglich. Auch steht die Handfläche bei herabhängendem, nach auswärts gekreiseltem Arm nach hinten statt nach vorn.

Auch die Schwere kann pronierend wirken, wenn der Unterarm horizontal in einer Mittelstellung zwischen Supination und Pronation gehalten und die Hand zugleich gebeugt wird. Auch bei Lähmung aller Pronatoren und Supinatoren steht die Hand des herabhängenden Armes in Pronation.

Kurze Zusammenfassung: Pronation = Innenwendung der Hand (Handrücken nach oben), der Radius kreuzt die Ulna. *Supination* = Außenwendung der Hand, Radius und Ulna stehen parallel. Einschienen von Unterarmbrüchen in leichter Supination. Zu den reinen Umwendbewegungen treten Mitbewegungen der Ulna und Hilfsbewegungen im Schultergelenk, so daß die Hand um 360° gedreht werden kann. Stärkster Supinator ist der Biceps brachii. Ein wirksamer Pronator ist auch der M. flexor carpi radialis. Bei gestrecktem Unterarm überwiegen die Pronatoren, da die Innenkreiseler des Oberarms hinzukommen. Bei gebeugtem Unterarm überwiegen die Supinatoren.

Skelett der Hand

Allgemeines

Den Verhältnissen am Fuß entsprechend unterscheidet man an der Hand Handwurzel, *Carpus*, Mittelhand, *Metacarpus* und Fingerknochen, *Phalangen*. Der Planta pedis entspricht die *Palma manus*, die auch als Vola bezeichnet wird. Eine verwickelte Zusammensetzung hat der Carpus, der aus einer proximalen und distalen Reihe von kleinen Handwurzelknochen besteht. Zum Verständnis des Folgenden seien die Namen der Knochen angeführt. Sie heißen in der proximalen Reihe an der Radialseite beginnend: *Os scaphoideum, Os lunatum, Os triquetrum*. Dem letzteren liegt als Sesambein das *Os pisiforme* an. In der distalen Reihe finden sich, radial beginnend: *Os trapezium, Os trapezoideum, Os capitatum* und *Os hamatum*.

Die Primitivform der Extremitäten erscheint beim menschlichen Embryo als eine flossenähnliche Ruderplatte, die dem Rumpf mit breiter Basis aufsitzt (Abb. 3.1—5). In diesem Zustand stehen sie der Urform unserer Gliedmaßen, der Flosse, am nächsten. Die breite Anlagerung an den Rumpf ist offenbar nötig, um das segmentale Material in die Extremität einströmen zu lassen. In der weiteren Entwicklung wächst ein Gliedmaßenstiel heran, und aus der Ruderplatte sprossen fünf Finger hervor, während die Carpalia und Metacarpalia in der Platte verbleiben und den Handteller und die Handwurzel bilden. Somit vermittelt die Embryonalform der Säugetierextremität der äußeren Form nach den Zusammenhang mit den Flossen und weist auf die Gemeinsamkeit beider hin, die es berechtigt erscheinen läßt, beide als Gliedmaßen zu bezeichnen.

Wenn man heute wie selbstverständlich Flosse, Flügel und Arm als verschiedene Formen eines Gliedmaßentyps[1]) versteht, wird leicht übersehen,

daß diese Erkenntnis relativ mühsam erarbeitet wurde. Es mußte durch sorgfältigen Vergleich der gemeinsame Bauplan, eben der Typus, gefunden werden, der allen Gliedmaßen zugrunde liegt und von dem sie nur Sonderausprägungen darstellen. Dem abstrakten Schema eines solchen Typus kommen die Gliedmaßen mancher Amphibien und Reptilien am nächsten. Bei ihnen finden sich im Carpus und Tarsus je drei Reihen von Skelettstücken: eine proximale Reihe, aus drei Knochen bestehend, eine distale mit fünf Knochen und zwischen beiden Reihen bis zu vier Knochen. Die Knochen der proximalen Reihe nennt man der Lage nach *Radiale* im Anschluß an den Radius und *Ulnare* in der Fortsetzung der Ulna, dazwischen rückt das ursprünglich zwischen den beiden Unterarmknochen liegende *Intermedium* ein. Es folgt eine Reihe sog. *Centralia*, von denen ein bis vier Knochen auftreten, daran schließt sich als dritte die distale Reihe mit den *Carpalia I bis V* an. In der menschlichen Anatomie hat man sich leider nicht entschließen können, diese allgemeingültige Namengebung einzuführen, sondern dafür Namen beibehalten, die entfernt die äußere Form der Knochen bezeichnen sollen.

Beim Menschen ist der Typus dahin abgewandelt, daß ein Centrale nur als Knorpelkern beim Embryo erscheint und entweder ganz verschwindet oder in wechselnder Weise mit dem Radiale verschmilzt. Man nennt das Radiale, das teilweise Reste eines Centrale enthält, Scaphoideum. Die Carpalia 4 und 5 verschmelzen zum Hamatum, oder das Carpale 5 verschwindet, und das Carpale 4 vergrößert sich entsprechend zum Hamatum. Zu diesen Elementen tritt noch das *Pisiforme* (Erbsenbein), das an der Ulnarseite der Handwurzel dem Triquetrum anliegt und als Sesambein aufzufassen ist.

---

[1])Vgl. THOMAS MANN: Bekenntnisse des Hochstaplers Felix Krull. 3. Buch, 5. Kap. S. Fischer, Frankfurt 1954

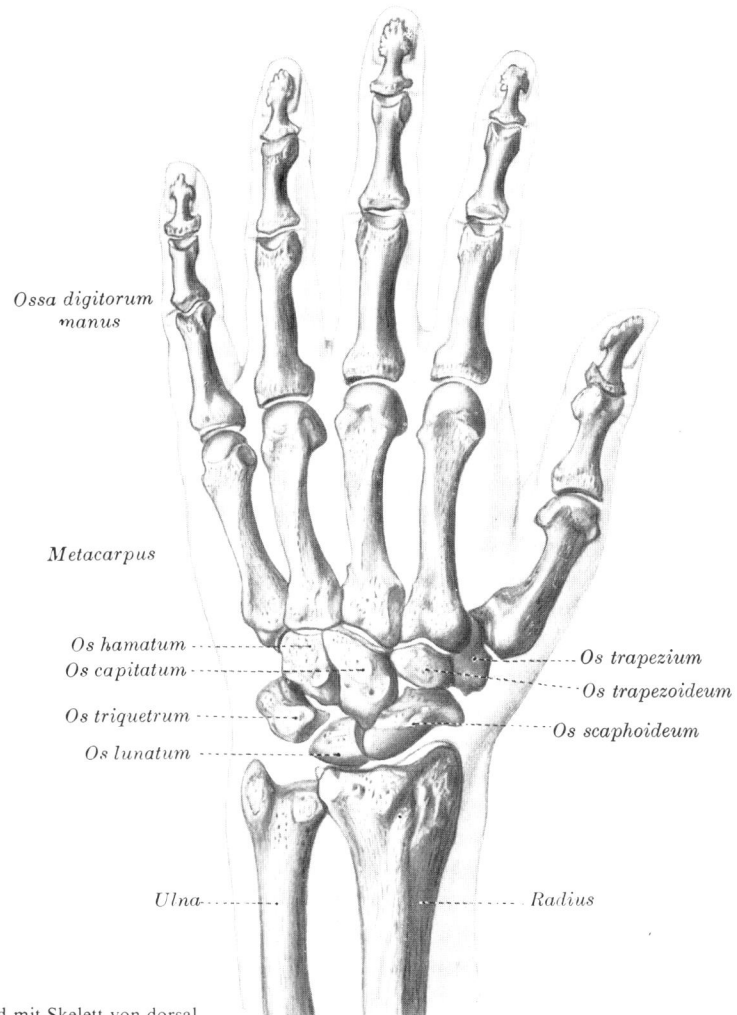

Ossa digitorum manus

Metacarpus

Os hamatum
Os capitatum

Os triquetrum

Os lunatum

Os trapezium
Os trapezoideum

Os scaphoideum

Ulna

Radius

Abb. 4.6—52. Umrisse der linken Hand mit Skelett von dorsal.

Handwurzel, Carpus (Abb. 4.6—52 bis 4.6—55)

Die drei Handwurzelknochen der ersten Reihe fügen sich zu einem ellipsoidischen Gelenkkopf zusammen, der den Unterarmknochen zugewandt ist. Von den vier Knochen der distalen Reihe trägt das Hamatum zwei Facetten, um die Verbindung mit dem Metacarpale IV und V aufzunehmen, das Trapezium eine sattelförmige Gelenkfläche für den Mittelhandknochen des Daumens. Der Gelenkspalt zwischen proximaler und distaler Reihe ist wellenförmig gebogen, wobei der eine Gipfel vom *Capitatum*, der zweite vom *Scaphoideum*, das sich radialwärts um das Capitatum krümmt, gebildet wird.

Die Dorsalfläche des Carpus ist konvex, ohne Vorragungen und ohne Muskelansätze, die Palmarfläche ist gehöhlt und mit Vorsprüngen für Bänder und Muskeln versehen. Darin verhält sich

der Carpus ähnlich wie der Tarsus, jedoch ist das Gewölbe ein anderes. Da der Daumen nicht genau neben den übrigen Fingern liegt, sondern etwas palmarwärts abgespreizt ist, muß der ihn tragende Handwurzelknochen ebenfalls palmarwärts verlagert sein. Verlängert man die Achse des gestreckten Daumens zur Handwurzel hin, kommt man zuerst auf das Trapezium, das palmarwärts stark vorspringt, zumal es hier auch noch einen Höcker besitzt und bei dieser Lage in der Ansicht von dorsal verkürzt erscheint. In der weiteren Verlängerung des ersten Strahles trifft man auf den palmar herabhängenden Teil des schräg stehenden Scaphoideum, das gleichfalls ein palmares Tuberculum besitzt. Beide Vorsprünge bilden die radiale Überhöhung des Gewölbes, *Eminentia carpi lateralis*. An der Ulnarseite erfolgt die Überhöhung, *Eminentia carpi medialis*, in der proximalen Reihe durch Auflagerung

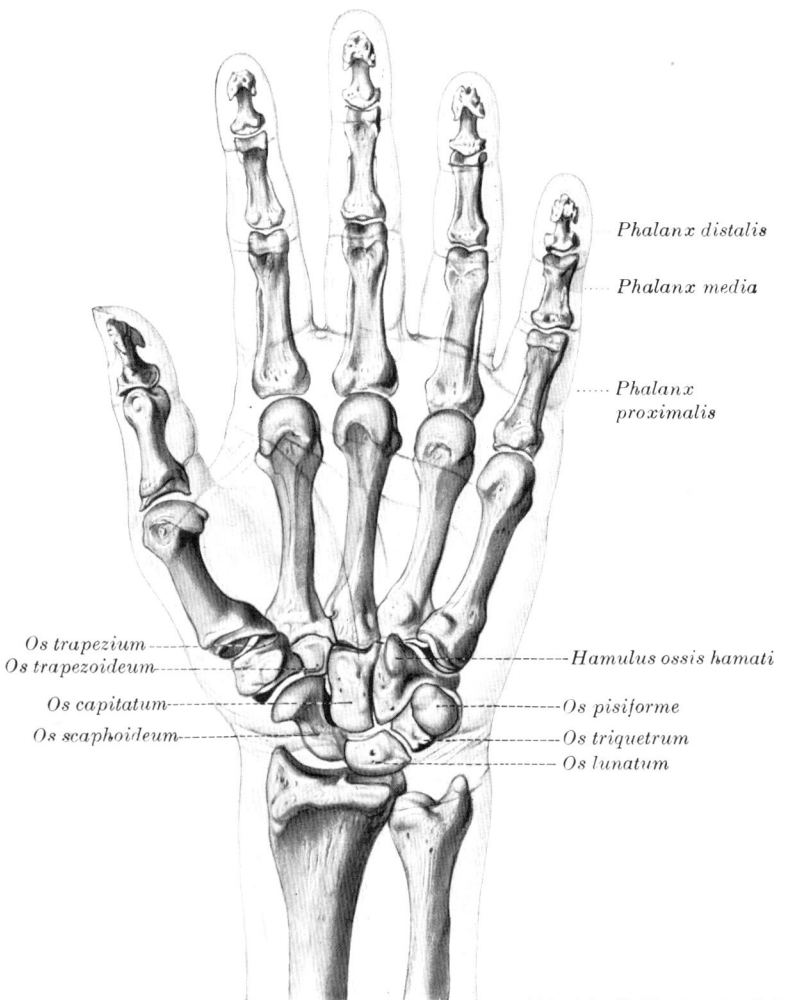

Phalanx distalis

Phalanx media

Phalanx proximalis

Os trapezium
Os trapezoideum

Os capitatum
Os scaphoideum

Hamulus ossis hamati

Os pisiforme

Os triquetrum
Os lunatum

Abb. 4.6—53. Umrisse der linken Hand mit Skelett von palmar.

des *Pisiforme*, in der distalen durch den *Hamulus ossis hamati*. Von diesen Vorragungen kann man das Pisiforme und das Tuberculum des Scaphoideum durch die Haut sehen und fühlen. Im Anschluß an das verschiebliche Pisiforme kann man das Triquetrum abtasten, und im Anschluß an das Scaphoideum fühlt man im Daumenballen versteckt den Höcker des Trapezium.

Diese Gipfelpunkte des palmaren Gewölbes werden durch ein Querband, *Retinaculum flexorum*, verbunden und damit die Rinne zum osteofibrösen *Canalis carpi* ergänzt, der den Beugesehnen und dem N. medianus (Abb. 4.6—77) als Durchlaß dient (Abb. 4.6—65 u. 4.6—76).

Eine Kompressionsschädigung des N. medianus im Karpalkanal kann u. a. zur Atrophie der Daumenballenmuskulatur führen. Das diesbezügliche

Krankheitsbild des *Carpaltunnelsyndroms* ist zwar Orthopäden und Neurologen meist geläuft, doch vergehen oft Jahre, bis die richtige Diagnose gestellt ist.

Mittelhand, Metacarpus

Die fünf langen Knochen der Mittelhand sind so zusammengefügt, daß sie das Gewölbe der Handwurzel fortsetzen und nach distal verflachen lassen. Besonders das erste Metacarpale, das zugleich am kürzesten und am stärksten ist, trägt zur Bildung dieser Höhlung bei. Die Mittelstücke, die dem Schaft der Röhrenknochen entsprechen, sind außerdem an der Palmarseite in der Längsrichtung schwach gebogen und fassen zwischen sich die Knochenzwischenräume, die von den Mm. interos-

Abb. 4.6—54. a) Röntgenbild der Handwurzel, Feinstfokusaufnahme, dorsopalmarer Strahlengang. b) Bezeichnung der Knochenpunkte (aus GRASHEY / BIRKNER 1964).

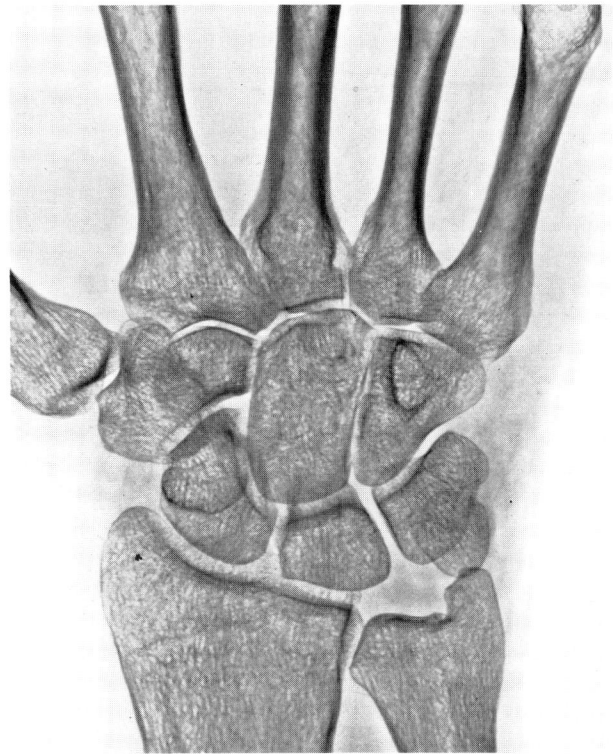

a

sei ausgefüllt werden. An Länge nehmen die Mittelhandknochen vom zweiten an nach der Ulnarseite ab. Mit dem proximalen Teil, der Basis, sind sie gelenkig an den Carpus gefügt. Die Einzelheiten dieser Gelenklinie, die teilweise zwischen die Basen, intermetacarpal, einschneidet, erkennt man aus Abb. 4.6—55. Die Köpfe sind mit den Fingern gelenkig verbunden und besitzen kugelige Gelenkflächen, die sich palmarwärts ausdehnen und hier mehr oder minder deutlich in zwei Zipfel ausgezogen sind. Zur Befestigung der Seitenbänder hat jedes Caput beiderseits eine Grube.

Die Köpfe der Mittelhandknochen II—V sind durch äußerst feste Bänder, *Ligamenta metacarpea transversa profunda*, verbunden, so daß sie nicht auseinanderweichen können.

Der Mittelhandknochen des Daumens besitzt basal eine Sattelfläche; der des Zeigefingers zeigt an der Basis einen First, der in eine Nute des Os trapezoideum verzahnt ist. Die Basis des dritten Mittelhandknochens ist mit einem stumpfen, griffelförmigen Fortsatz versehen, der am Handrücken auf der Radialseite liegt. Schließlich besitzt das Metacarpale V basal an der Außenfläche ein Höckerchen zum Ansatz des M. extensor carpi ulnaris. Auf diese Weise ließen sich alle Mittelhandknochen an besonderen Merkmalen erkennen.

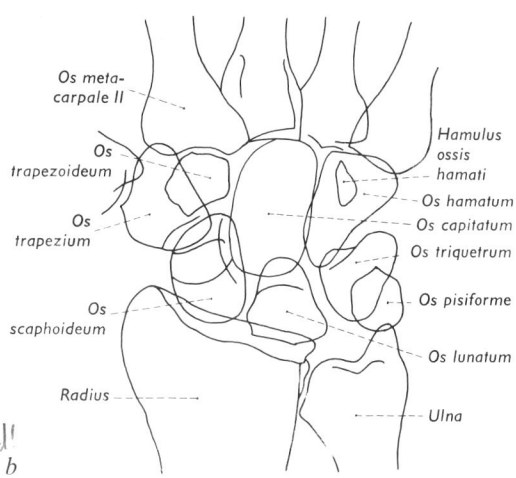

b

Fingerknochen, Phalanges

Mit Ausnahme des Daumens besitzt jeder Finger drei Glieder, denen die Grund-, Mittel- und Endphalanx zugrunde liegen. Am Daumen fehlt eine Phalanx, die Endphalanx ist dafür etwas länger und stärker. Wie an den Mittelhandknochen sind die

Abb. 4.6—55. Skelett der linken Hand. Gelenke von dorsal eröffnet.

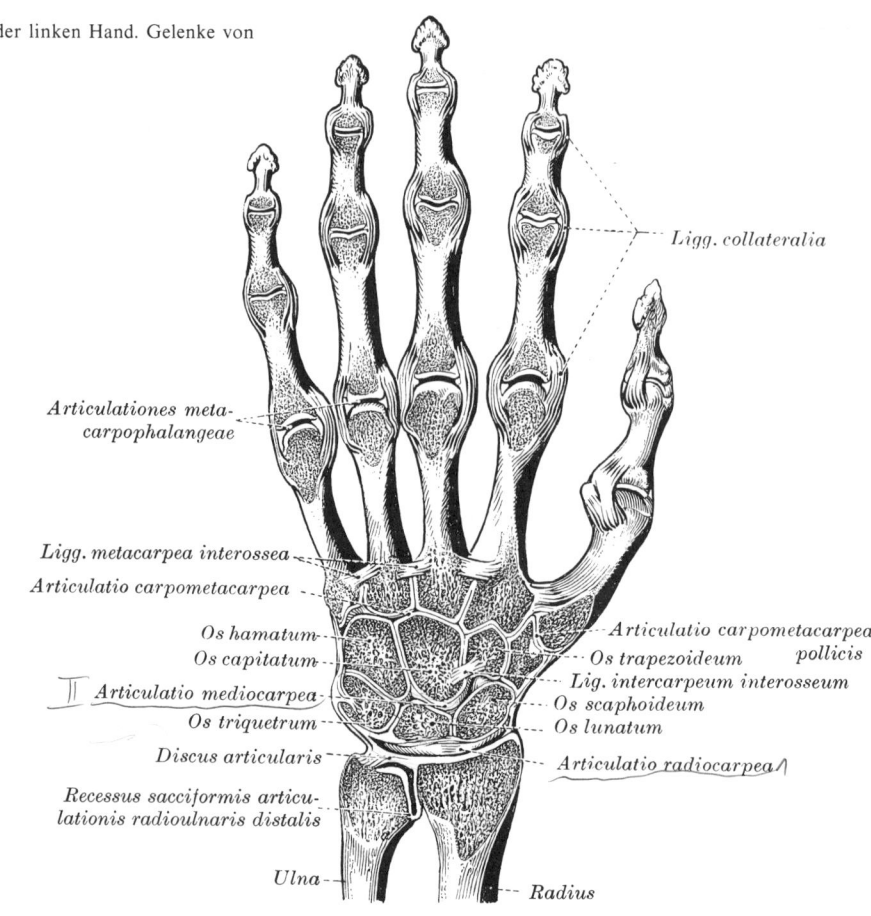

Ligg. collateralia

*Articulationes meta-
carpophalangeae*

Ligg. metacarpea interossea
Articulatio carpometacarpea

Os hamatum
Os capitatum
Articulatio mediocarpea
Os triquetrum
Discus articularis
*Recessus sacciformis articu-
lationis radioulnaris distalis*
Ulna

Articulatio carpometacarpea *pollicis*
Os trapezoideum
Lig. intercarpeum interosseum
Os scaphoideum
Os lunatum
Articulatio radiocarpea
Radius

Mittelstücke in der Längsrichtung leicht gebogen; außerdem sind bei der ersten und zweiten Phalanx die Dorsalflächen in querer Richtung konvex, die Palmarseiten flach zur Anlagerung der Beugesehnen, zwei seitliche Kanten dienen dem Ansatz der Vaginae fibrosae digitorum manus. Die erste Phalanx trägt an ihrem proximalen Ende eine querovale Pfanne für den Gelenkkopf der Mittelhandknochen, am distalen Ende ist der schwächere Kopf durch eine Furche zu einer Rolle umgestaltet.

Dementsprechend besitzen die basalen Pfannen der kleineren Mittelphalangen eine Führungsleiste, die in diese Furche paßt. Am Gelenk zwischen Mittel- und Endphalange wiederholen sich diese Verhältnisse. Am End- oder Nagelglied endigt der Knochen mit einer schaufelförmigen Platte, die palmar rauh, an den Rändern gekerbt ist und dem Ansatz radiärer Bindegewebsbündel dient, die vom Tastballen zum Knochen strahlen.

Die Verbindungen des Handskeletts

Handgelenke

Im Handgelenk erfolgen Bewegungen wie in einem Kugelgelenk, dessen Drehpunkt in der Mitte des Capitatum liegt, mit der einzigen Ausnahme, daß wir nicht in der Lage sind, die Hand im Handgelenk willkürlich um eine Längsachse zu drehen. Von dieser Bewegung, die wohl an der Leiche er-

zwungen werden kann, ist das Handgelenk des Lebenden entlastet; sie ist als Pro- und Supination in den Unterarm verlegt.

Die anatomische Betrachtung zeigt aber, daß gar kein Kugelgelenk vorhanden ist, sondern daß zwischen dem Mosaik der Handwurzelknochen zwei

Hauptgelenke unterscheidbar sind: ein *proximales Radiocarpalgelenk, Articulatio radiocarpea*, und ein *distales Intercarpalgelenk, Articulatio mediocarpea*. Dazu treten kleine Nebengelenke, die eine gegenseitige Verschieblichkeit der Handwurzelknochen ermöglichen, so daß die Gelenkkörper in sich ein hohes Maß von Plastizität erhalten.

Das proximale Handgelenk, Articulatio radiocarpea (Abb. 4.6—54 u. 4.6—55)

Die proximale Reihe der Handwurzelknochen wird durch Zwischenbänder, die von einheitlichem Knorpelbelag überzogen werden, zu einem ellipsoidischen Gelenkkopf zusammengefaßt. Die längere Achse dieses eiförmigen Gelenkkörpers steht in radio-ulnarer Richtung. Die etwas kleinere Gelenkpfanne wird vom distalen Radiusende und dem ulnarwärts anschließenden *Discus articularis* gebildet (Abb. 4.6—55). Auf dem Radiusende befindet sich meist eine niedrige Leiste, die zwischen Scaphoideum und Lunatum eingreift. Das Lunatum liegt zum Teil dem Diskus an. Das Triquetrum ragt noch über den Diskus hinaus auf das *Lig. collaterale carpi ulnare*. Wenn man die Hand dorsalwärts beugt, entstehen Hautfalten, von denen die erste, vom Arm aus gezählt, der Gelenklinie entspricht; sie liegt weiter proximal, als gewöhnlich angenommen wird. Die weite dünne Gelenkkapsel entspringt dicht am Gelenkrand. Ohne biologische Bedeutung sind gelegentliche Verbindungen der Gelenkhöhle mit solchen der Nachbarschaft, wie mit dem distalen Radioulnargelenk, der *Articulatio ossis pisiformis* und dem distalen Handgelenk. Von der dorsalen Gelenkkapsel aus können sich bei Überanstrengung Aussackungen bilden, die sich zu sog. Überbeinen („Ganglien", s. auch das Kapitel „Allgemeine Gelenklehre") umbilden.

Das distale Handgelenk, Articulatio mediocarpea (Abb. 4.6—54 u. 4.6—55)

Die Gelenkspalte ist ~ förmig, da jede der beiden Reihen einen Gelenkkopf und eine Pfanne bildet. Auf diese Weise sind beide Reihen gleichsam ineinander verzahnt, aber man darf daraus nicht schließen, daß zu dem proximalen Eigelenk ein distales Scharniergelenk hinzutrete. Auch das zweite Gelenk hat so viel Spielraum zwischen den einzelnen Carpalknochen, daß es sich bei passiven Bewegungen fast wie ein Kugelgelenk verhält. Durch Bandverbindungen hat die zweite Reihe der Handwurzelknochen einen festeren Zusammenhalt als die erste Reihe. Berücksichtigt man noch, daß die Carpometacarpalgelenke mit Ausnahme des ersten straffe Gelenke darstellen, kann man sagen, daß eine Verfestigung des Knochenmosaiks nach den Mittelhandknochen hin stattfindet oder daß Mittelhand-

knochen und distale Reihe funktionell einen relativ starren Handabschnitt bilden.

Von der ~ förmigen Gelenkhöhle gehen radiäre Spalten ab, die zwischen die Knochen der proximalen und der distalen Reihe eingreifen. Nach proximal werden diese Spalten abgeschlossen durch die erwähnten Ligg. intercarpea interossea, so daß im allgemeinen keine Verbindung zum Radiocarpalgelenk besteht; nach distal sind zwischen dem ersten, zweiten und dritten Carpalknochen die Spalten durchgehend, so daß hier eine Verbindung mit den entsprechenden Carpometacarpalgelenken zustande kommt. Zwischen Capitatum und Hamatum bildet ein Zwischenknochenband eine Grenze, gelegentlich sendet das Capitatum auch zum anderen Nachbarn, dem Trapezoideum, solch ein Band.

Die Lage der großen Gelenkspalten läßt sich von außen ungefähr bestimmen durch die distale Beugefalte in der Haut der Palmarseite. Diese Falte überquert den vom Capitatum und Hamatum gebildeten Vorsprung.

Das *Erbsenbeingelenk*, zwischen Pisiforme und Triquetrum, besitzt wenig gewölbte Gelenkflächen, die von einem weiten Kapselsack umgeben sind. Als Sesambein ist das Pisiforme eingelassen in die Sehne des M. flexor carpi ulnaris, die sich in zwei Bänder fortsetzt: das *Lig. pisohamatum*, das zum Hamulus ossis hamati zieht, und das *Lig. pisometacarpeum*, das an den Basen der Metacarpalia IV und V ansetzt (Abb. 4.6—57).

Die *Handwurzel-Mittelhandgelenke, Articulationes carpometacarpeae*, der dreigliederigen Finger bilden eine gemeinsame Höhle, die sich in die Gelenkspalten fortsetzt, die zwischen den einander zugekehrten Basen der Metacarpalia II bis V liegen, während die Carpometacarpalverbindung des Daumens in jeder Hinsicht eine Besonderheit darstellen. Beim zweiten und dritten Strahl liegt eine Verzahnung vor, indem der zweite Mittelhandknochen mit einer Vertiefung in den Kamm des Trapezoideum eingelassen ist und der dritte seinen griffelförmigen Fortsatz aussendet. Diese beiden Gelenke sind so straffe Amphiarthrosen, daß fast keine Beweglichkeit besteht. Der vierte und besonders der fünfte Knochen sind zunehmend lockerer angefügt, so daß diese beiden Strahlen dem Daumen mehr entgegenkommen können als der zweite und dritte, wie man an der eigenen Hand leicht feststellen kann.

Das *Carpometacarpalgelenk des Daumens* nimmt eine Sonderstellung ein, da es der Gestalt der Gelenkflächen nach als *Sattelgelenk* bezeichnet wird; es ist aber in seinen Gelenkflächen so formbar und besitzt eine so schlaffe Kapsel, daß es sich funktionell fast wie ein Kugelgelenk verhält. Wenn man mit der rechten Hand das Endglied des Daumens der linken Hand erfaßt, kann man den Daumen wie auf einem Kegel mit ovaler Basis herumführen und ihn außerdem um seine Längsachse kreiseln. Von diesen Bewegungen sind zwei, die den beiden Achsen eines Sattelgelenkes entsprechen, bevorzugt; die eine ist die *Ab-* und *Adduktion* um eine dorso-palmare Achse, die andere ist die *Opposition* (Gegenstellung), bei der der Daumen den übrigen Fingern unter zwangsläufiger Einwärtskreiselung gegenübergestellt wird, und die *Reposition*, die Rückstellung. Auch die Oppositionsachse liegt dorsopalmar, aber in einem Winkel von 90° radialwärts zur ersteren verschoben. Beide Achsen sind gegen jene der Hand um 45° gedreht, entsprechend der Verlagerung des Trapezium. Erst durch die Fähigkeit zur Opposition wird die wichtige Zusammenarbeit mit den übrigen Fingern ermöglicht. Kein anderer Finger kann den Daumen in dieser Greiffunktion ersetzen.

Der großen Bedeutung des Daumens und seines Carpometacarpalgelenks wird auch bei der Begutachtung und Festsetzung der Erwerbsminderung Rechnung getragen. Sie beträgt an der rechten Hand bei Verlust des Daumens und seines Mittelhandknochens oder bei Versteifung des Carpometacarpalgelenks in der Regel 25% (Abb. 4.6—58b) [1]).

Das Mosaik der Handwurzelknochen ist derart von Bandzügen überspannt, daß kaum ein Knochenpunkt aus dieser Hülle herausragt. Nach Wegnahme der verschieblichen Hüllen lassen sich bestimmte Verlaufsrichtungen der derberen Faserzüge herauspräparieren. Die Bandzüge sind so geordnet, daß sie extreme Ausschläge in den Gelenken hemmen. Da die Verschiebungen sehr wechselnd und recht verwickelt sind, ist auch die Bedeutung des einzelnen Bandzuges oft nur durch eine umständliche Erklärung verständlich zu machen. Daneben gibt es allgemeine Regeln rein formaler Art für das Verhalten der Bänder. So überbrücken im allgemeinen die kurzen wie die langen Bänder senkrecht die Gelenkspalten und verhindern damit ein Klaffen der Gelenkspalten, ohne ein geringes Verschieben der Fläche nach zu hemmen. Ferner sind sie am stärksten entwickelt zwischen vorragenden Knochenpunkten. An der Palmarseite, wo die größten Höcker sind, ist auch der Bandapparat am stärksten ausgebildet.

Der Radius als der Träger der Hand besitzt die kräftigsten und längsten Bandverbindungen durch das *Lig. radiocarpeum palmare et dorsale* (Abb. 4.6—56). Diese Bänder ziehen wie ein Fächer vom distalen Rand und dem Proc. styloideus radii aus, verlaufen nicht in der Längsrichtung, sondern ver-

teilen sich schräg ulnarwärts über die Handwurzel. Das palmare Band hat Züge zum Triquetrum und Capitatum und kann in bogenförmigem Verlauf in die vom Proc. styloideus der Ulna ausgehenden Züge eintauchen. Das dorsale Band geht im wesentlichen zum Triquetrum. Ein schwacher seitlicher Bandzug verläuft zum Scaphoideum und wird als Lig. collaterale carpi radiale bezeichnet. Ein entsprechendes Seitenband auf der Ulnarseite geht zum Triquetrum und Pisiforme. Die Ligg. radiocarpea hemmen die Kantung der Hand radialwärts, da hierbei die proximale Reihe der Carpalia in der Pfanne des Vorderarms nach ulnarwärts ausweicht. Da von der Ulna aus nur schwache Züge abgehen, ist die ulnare Kantung weniger gehemmt. Die fraglichen Bänder hemmen außerdem die Flexion der Hand. Da die Ulna nur schwache Bandverbindungen besitzt, kann es vorkommen, daß die distale Ulnarepiphyse auf der Dorsalseite stark vorragt, da der Radius mit der Hand palmarwärts abrutscht (MADELUNGsche Krankheit).

Die Handwurzelknochen sind untereinander verbunden durch *Ligg. intercarpea palmaria, dorsalia* und *interossea* (Abb. 4.6—56 u. 4.6—57). Die letzteren sind in die Tiefe versenkt. Am wenigsten eingespannt in das System der Bänder ist das Lunatum, das am leichtesten aus dem Verband luxiert, auch bei den Abduktionen große Verschiebungen erleidet (bis zu 1 cm) und isoliert durch Erweichung erkranken kann (Lunatum-Malazie oder KIENBÖCKsche Krankheit). Umgekehrt ist das Capitatum der feste Kern im Gefüge und ist demgemäß durch ein vom Kopf nach allen Seiten ausstrahlendes *Lig. carpi radiatum* am besten verankert. Die Strahlen des Lig. radiatum greifen auch auf die Metacarpalia über und schließen ferner die Knochenrinne am Trapezium zu einem osteofibrösen Kanal, den die Sehne des M. flexor carpi radialis als Durchlaß benutzt. Quer über den Handrücken spannt sich vom Scaphoideum zum Triquetrum in bogenförmigem Verlauf das *Lig. intercarpeum dorsale*. Dieses Bogenband hält den vom Capitatum und Hamatum gebildeten Gelenkkopf der distalen Reihe nieder, wenn er bei der Palmarflexion hervorzutreten sucht. Zwischen erster und zweiter Carpalreihe gibt es dorsal keine kurzen Bänder.

Die Gelenkspalten des Carpometacarpalgelenkes werden überbrückt durch die *Ligg. carpometacarpea palmaria et dorsalia* (Abb. 4.6—56 u. 4.6—57), von denen einige bereits im Lig. radiatum enthalten waren. Unter ihnen gibt es auch ein *Lig. interosseum*, das zwischen Capitatum und Hamatum beginnt und sich bis an die Basis des dritten Mittelhandknochens fortsetzt. Bei der Präparation findet man die beiden Ligg. carpometacarpea, wenn man die Sehne des M. flexor carpi radialis aus ihrem

---

[1]) LINIGER / MOLINEUS: Der Unfallmann. 9. Aufl., Barth, München 1974

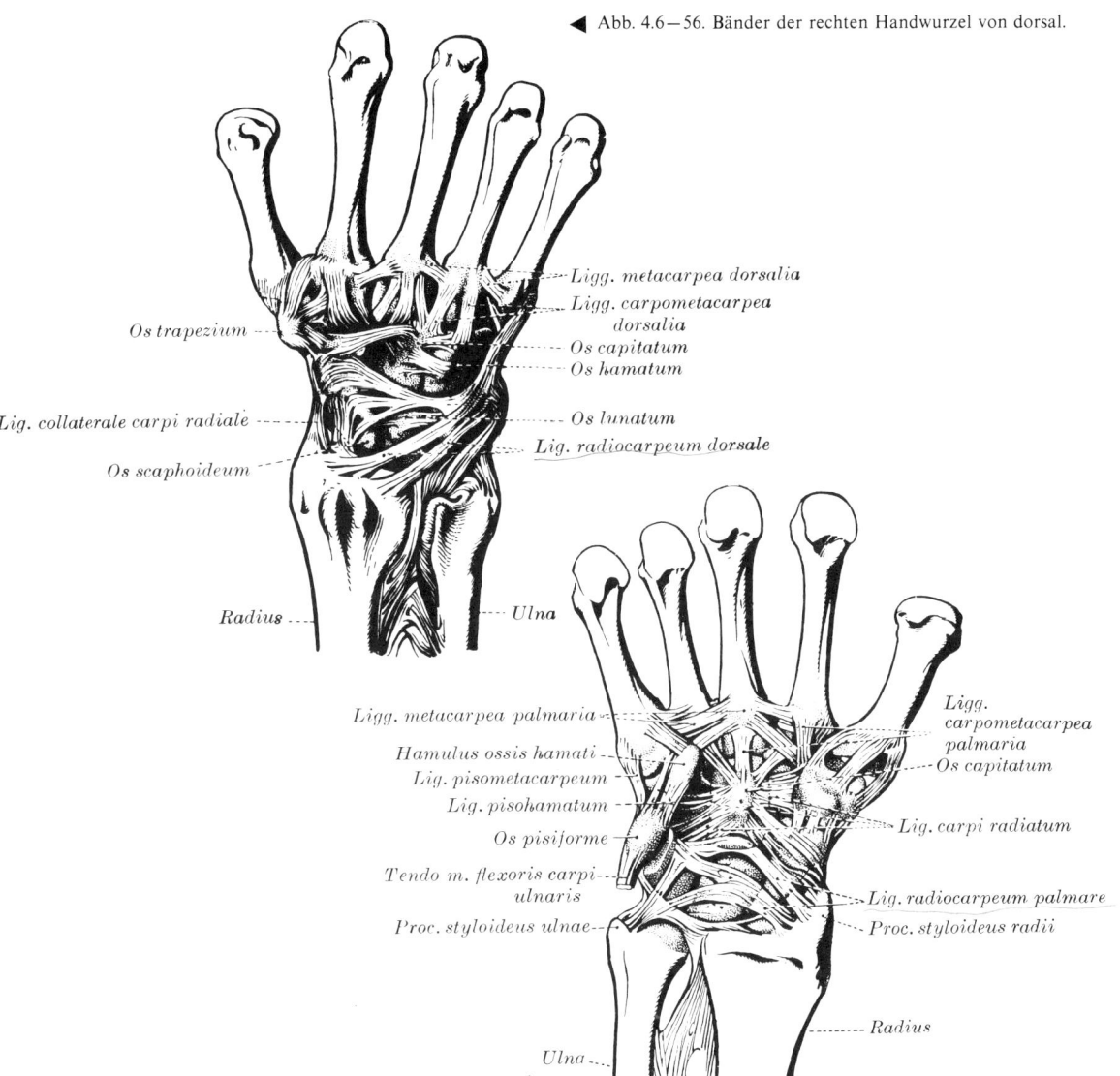

◀ Abb. 4.6 — 56. Bänder der rechten Handwurzel von dorsal.

Abb. 4.6 — 57. Bänder der rechten Handwurzel von palmar. ▶

Kanal herauslöst und an ihrem Ansatz am zweiten bis dritten Mittelhandknochen zurückklappt. Auch die Gelenkspalten an den Seitenflächen der Basen der Mittelhandknochen werden durch Bänder, *Ligg. metacarpea palmaria, dorsalia et interossea,* überbrückt.

Die Basen der Metacarpalia II—V sind verdickt. Diese Form, die Ligamenta metacarpea und carpometacarpea lassen nur geringe Wackelbewegungen zu. Am beweglichsten ist das Metacarpale V. Das Skelett des Handtellers wird aber am wirkungsvollsten zusammengehalten durch die *Ligamenta metacarpea transversa profunda,* welche die Palmarseite der 4 Mittelhandknochen II—V und die palmar in

die Kapsel der Grundgelenke eingebauten Faserknorpelstücke sowie die anliegenden Teile der Verstärkungsbänder der Sehnenscheiden miteinander verbinden. Infolge dieser Fessel kann man den Handteller wohl höhlen und plan machen, aber nicht die Mittelhandknochen spreizen. Die Spreizbewegung der Finger findet lediglich in den Grundgelenken statt.

Kurze Zusammenfassung: Articulatio radiocarpea. Gelenkkopf: proximale Reihe der Handwurzelknochen durch Zwischenbänder verbunden, Gelenkpfanne: distales Radiusende und Discus articularis, *Eigelenk. Articulatio mediocarpea:* zwischen proximaler und distaler Reihe der Handwur-

501

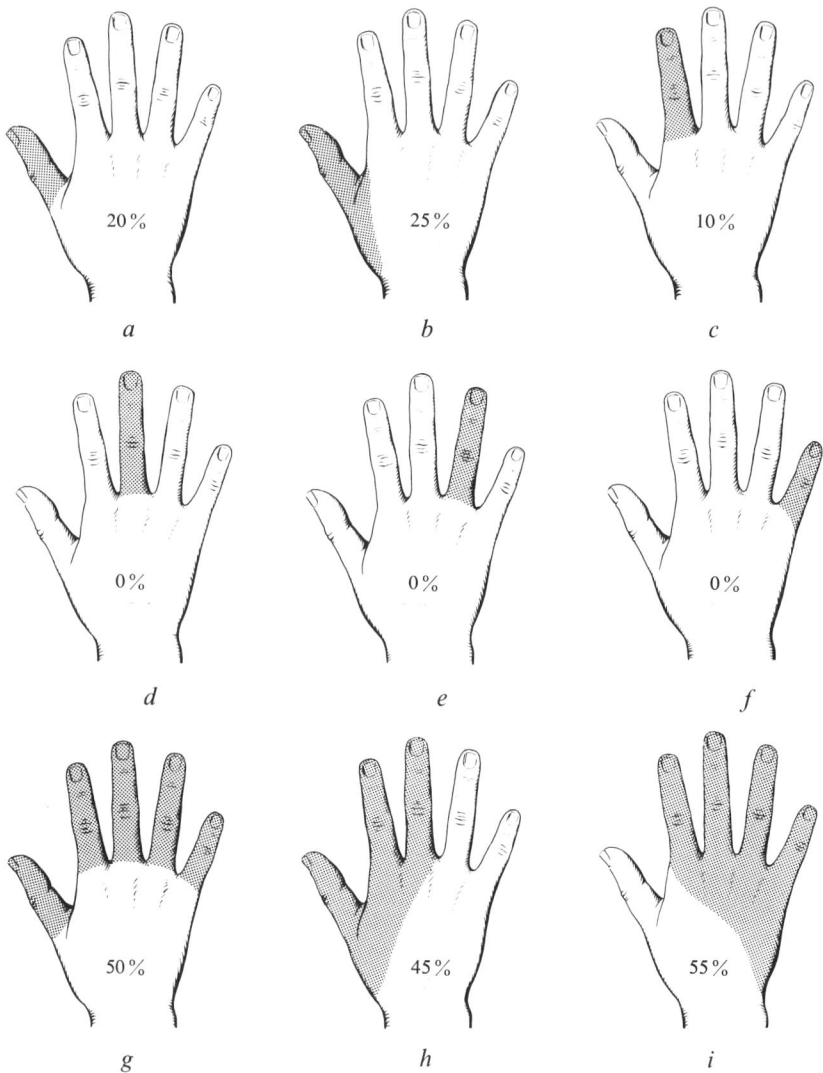

Abb. 4.6—58. Zusammenstellung der üblichen Rentensätze bei Verlust von Teilen der rechten Hand. a: Verlust des Daumens im Grundgelenk; b: Verlust des ganzen Daumens im Carpometacarpalgelenk; c: Verlust des Zeigefingers; d: Verlust des Mittelfingers; e: Verlust des Ringfingers; f: Verlust des Kleinfingers; g: Verlust aller Finger, sog. „Beihand"; h: Verlust der Finger 1—3 sowie Teilverlust der Mittelhandknochen 1—3; i: Verlust der Finger 2—5 sowie Teilverlust der Mittelhandknochen 2—5 (aus LI-NIGER / MOLINEUS 1974).

zelknochen ~förmiger Gelenkspalt. *Erbsenbeingelenk* zwischen Pisiforme und Triquetrum, Lig. pisohamatum und pisometacarpeum. *Articulationes carpometacarpeae*, Amphiarthrosen, der 4. und 5. Knochen etwas beweglich. *Carpometacarpalgelenk des Daumens* ein Sattelgelenk, Abduktion, Adduktion, Opposition, Reposition. *Lig. radiocarpeum palmare et dorsale* hemmt die Radialkantung, die Ulna hat nur schwache Bandverbindungen. *Lig. carpi radiatum, Lig. intercarpeum dorsale, Ligg. carpometacarpea palmaria et dorsalia.*

Mechanik des Handgelenkes

Den Bewegungsumfang des Handgelenkes kann man aufzeichnen, wenn man die Hand mit ihrem Drehpunkt, der in der Mitte des Capitatum angenommen wird, in den Mittelpunkt einer Bahnkugel bringt und die Spitze des Mittelfingers auf der Kugeloberfläche das Verkehrsgebiet umschreiben läßt (Abb. 4.6—59). Als Ausgangsstellung wählt man eine horizontale Lage der Hand, bei der der Mittelfinger in der geraden Verlängerung der mittleren

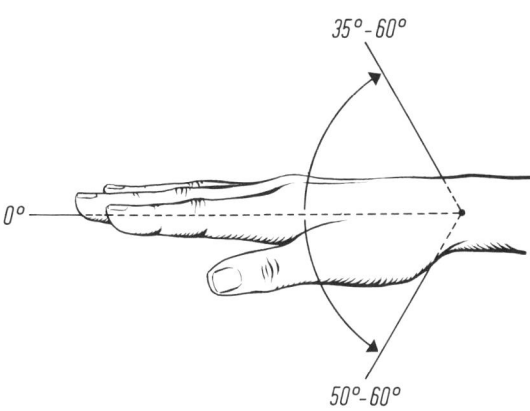

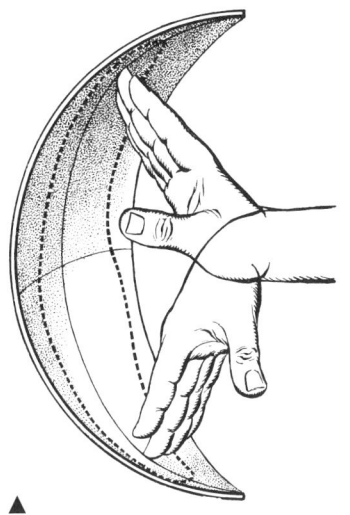

Abb. 4.6—60. Winkelmaße der Flexions- und Extensionsbewegungen der Hand (nach LINIGER / MOLINEUS 1974).

▲
Abb. 4.6—59. Verkehrsfläche des Handgelenks. Die Spitze des Mittelfingers bestreicht die Verkehrsfläche auf der Oberfläche eines Kugelausschnittes. Ausgangsstellung am Schnittpunkt des O-Meridians und des Äquators.

Unterarmachse liegt. Alle Bewegungen, bei denen die Hohlhand vorangeht, sind Beugungen bzw. Palmarflexionen, die entgegengesetzten nennt man Dorsalextensionen (Abb. 4.6—60). Die Bewegungen nach der Seite, bei der die Handränder vorangehen (Randbewegungen), nennen wir Kantungsbewegungen (Abb. 4.6—61 u. 4.6—62). Außer diesen Flächen- und Randbewegungen kann man auch schräge Bewegungen um schräge Achsen ausführen, so daß die Fingerspitze auf der Bahnkugel durch Handkreisen ein längsovales Feld (siehe Abb. 4.6—59) bestreicht, das infolge der ausgiebigeren Ulnarabduktion auf die Ulnarseite verschoben ist. Wollte man allerdings in diesem Bewegungsfeld den Finger an einer Stelle um seine Längsachse drehen, müßten die Radioulnargelenke zu Hilfe genommen werden. Bei allen übrigen Bewegungen sind beide Hauptgelenke der Handwurzel beteiligt. Läßt man am Präparat jede Kammer des Handgelenkes für sich arbeiten, entstehen kleinere Verkehrsflächen, die nicht durch einfache Summation die Gesamtbewegung im Handgelenk abgeben, so daß hier in einer besonderen Weise das Ganze mehr ist als die Summe der Teile. Die Bewegung unterhalb des Äquators unserer Bahnkugel wird wesentlich vom proximalen Handgelenk, oberhalb des Äquators vom distalen Handgelenk geleistet, womit gesagt ist, daß sich die Palmarflexion zum größten Teil im proximalen, die Dorsalextension im distalen Handgelenk vollziehen. Der Bewegungsumfang beträgt im ganzen 170°, die quere Achse für das erste Gelenk geht durch das Lunatum, für das zweite durch die Mitte des Capitatum.

Die Palmarflexion ist im ersten Handgelenk etwas größer als die Dorsalextension, weil die dorsalen Bänder dieses Gelenkes schlaffer sind als die palmaren, und weil auch die stärkeren Beugemuskeln der Dorsalbewegung einen größeren Dehnungswiderstand entgegensetzen als ihre schwächeren Antagonisten, so daß aktive und passive Faktoren eine gleichsinnige Hemmung ausüben. Bei übermäßiger Beanspruchung des Handgelenkes in Dorsalextension, wie bei übertriebenen Liegestützübungen, kann das Scaphoid, das zwischen Radius und Capitatum eingeklemmt wird, brechen.

Für die Randbewegungen der Hand, die radiale und ulnare Abduktion, kann man zunächst eine dorsopalmare, durch die Mitte des Capitatum gehende Hauptachse annehmen, die für die proximale und distale Reihe als Ganzes gilt; dazu treten allerdings ausweichende Verschiebungen in den Nebengelenken der proximalen Reihe. Von der Normalstellung aus beträgt die radiale Abduktion bis zu 30°, die ulnare bis zu 40° (Abb. 4.6—62), wobei zu beachten ist, daß die Hand in der Normalstellung vom Handgelenk aus gesehen schon um 12° radial abduziert steht.

Bei den Abduktionsbewegungen ist es mit der einfachen Drehung um die dorsopalmare Achse deshalb nicht getan, weil die Handwurzel an dem einen Rand zusammengeschoben wird, während sie am anderen auseinandergleitet. Man vergleiche die Entfernung zwischen Radius und Metacarpale I bei Radial- und Ulnarabduktion. Diese ausweichenden Verschiebungen sind besonders an Röntgenbildern (Abb. 4.6—61) verfolgt worden.

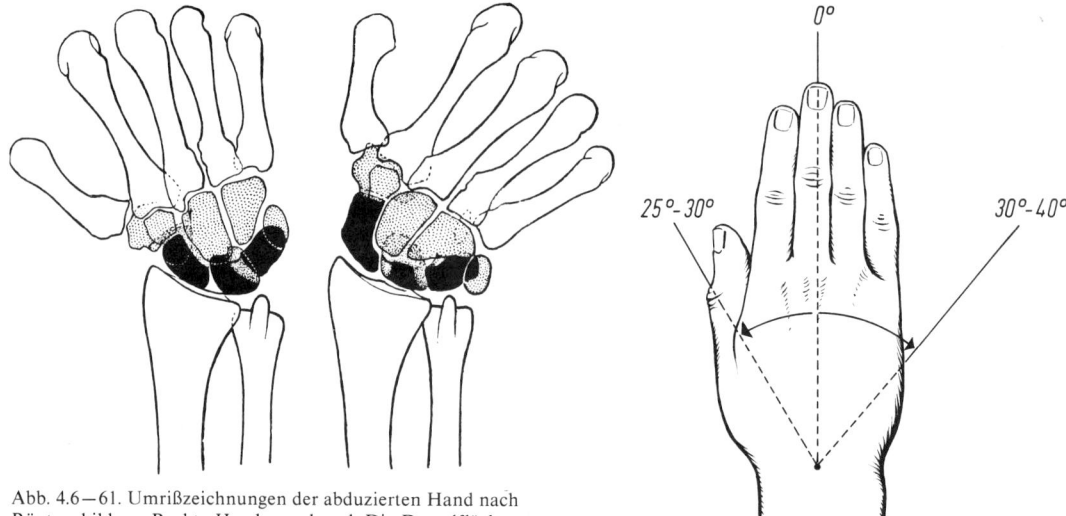

Abb. 4.6—61. Umrißzeichnungen der abduzierten Hand nach Röntgenbildern. Rechte Hand von dorsal. Die Dorsalflächen der proximalen Reihe der Handwurzelknochen schwarz. Links Radialabduktion, rechts Ulnarabduktion.

Abb. 4.6—62. Winkelmaße der Radial- und Ulnarabduktion der Hand (nach Liniger / Molineus 1974).

Bei der Radialabduktion gleitet die erste Reihe in der Pfanne des Vorderarmes ulnarwärts, ferner wird die Handwurzel radial zusammengeschoben, ulnar hebt sich die erste Reihe von der Pfanne (Diskus) ab. Die Verkürzung am radialen Rand wird durch einen vorgebildeten Mechanismus bewirkt, an dem das Scaphoid den deutlichsten Anteil hat. Dieser Knochen wird bei der Annäherung des Trapezium an den Radius volarwärts umgekippt, so daß er mit seinem kürzeren Durchmesser zwischen Radius und Trapezium eingestellt wird, wodurch der Radialrand sich verkürzt (Abb. 4.6—61) und der Spielraum der Bewegung der ganzen Hand sich entsprechend vergrößert. Ohne dieses Ausweichen des Scaphoids müßte die Bewegung früher zum Stillstand kommen, oder die proximale Reihe müßte sich im ganzen als Gelenkkopf so weit ulnarwärts schieben, daß sie hier durch die Haut sich vordrängen würde. Wenn das Scaphoid beim Umkippen mit seinem langen Durchmesser sich mehr dorsopalmar einstellt, ist es an der Palmarseite deutlich zu sehen und zu fühlen. Der Kahnbeinhöcker springt an der Sehne des M. flexor carpi radialis buckelförmig vor, bei der Ulnarabduktion entsteht an gleicher Stelle eine Grube. Auch das Lunatum folgt dieser Kippbewegung, wie die Abb. 4.6—61 erkennen läßt, weniger das Triquetrum. Dem Radius gegenüber sind diese Verschiebungen als Palmarflexion zu bezeichnen. Während die Radialseite sich zusammenschiebt, entfaltet sich der Ulnarrand. Das Triquetrum gleitet am Pisiforme und am Lunatum distalwärts, auch gegen das Hamatum ver-

schiebt es sich weitgehend. Überraschend groß wird auf Röntgenbildern die Entfernung von der Ulna zum Triquetrum, in diesem Raum sind der Diskus und das ulnare Kollateralband zu suchen, das der Konvexität des Triquetrum als Pfanne dient.

Bei der Ulnarabduktion erfolgen die Verschiebungen und Verformungen in entgegengesetzter Richtung. Da der Ulnarrand mehr Weichteile enthält, kann er leichter zusammengeschoben werden. Das Triquetrum kommt daher nicht so sehr in Bedrängnis; es wird schon durch die radialwärts gerichtete Seitenverschiebung der ersten Reihe zum Unterarm mehr quergestellt, ferner wird es etwas nach der Palmarseite hinausgedrängt. An der Radialseite, an der das Knochengefüge dichter ist, müssen die Verschiebungen der Knochen größer sein; hier wird die zu erwartende Lücke durch die Umstellung des Scaphoids, das nunmehr als langer Schatten im Röntgenbild erscheint, ausgefüllt.

So wird die Kippbewegung des Scaphoids wieder rückgängig gemacht. Im Gegensatz zu den Flexionen, bei denen beide Carpalreihen kippen, wird bei den Abduktionen nur die erste Reihe verschoben und verformt, die mit der Mittelhand verbundene zweite Reihe wird nur seitlich gleichsinnig mit der ersten verschoben.

Mit zunehmender Palmarflexion werden die Abduktionen immer mehr eingeengt und schließlich gleich Null. Bei rechtwinklig gebeugter Hand kann man trotzdem seitliche Ausschläge, die den Abduktionen entsprechen, ausführen, jedoch sind das Umwendbewegungen, die im Unterarm stattfinden und die echten Abduktionen unmerklich ablösen können.

Kurze Zusammenfassung: Palmarflexion, Dorsalextension, Radial- und Ulnarabduktion in beiden Handgelenken, keine Kreiselungen. Palmarflexion mehr im proximalen, Dorsalextension mehr im distalen Handgelenk. Ulnarabduktion 40°, Radialabduktion 30°. Bei letzterer gleitet die proximale Reihe der Handwurzelknochen ulnarwärts und schiebt sich an der Radialseite zusammen, indem besonders das Scaphoid palmarwärts umkippt.

Die Grundgelenke der Finger, Articulationes metacarpophalangeae

Sie verhalten sich wie Kugelgelenke, wie man leicht an der eigenen Hand feststellen kann, wenn man den Zeigefinger kreisen läßt. Seine Spitze beschreibt dabei ein Oval, das palmarwärts schmäler ist als dorsal, da mit zunehmender Beugung die Seitenbewegungen eingeschränkt werden. Dazu kommt, daß sich die Finger bei der Palmarbeugung einander zwangsmäßig nähern, so daß sich die Hand zu einer festen Klammer schließt, bei der die Finger seitlich nicht mehr ausweichen können. Die Such- und Tastbewegungen der Hand geschehen mit lockeren Gelenken; je fester ich zugreife, desto mehr werden die Seitenbewegungen ausgeschaltet, die Suchhand wird zur Klammer. Jeder einzelne Finger kann dabei stärker gebeugt werden als alle zusammen, und wenn man Zeige- und Kleinfinger stark beugt, sind sie so weit genähert, daß zwischen ihnen der nachträglich gebeugte dritte und vierte Finger keinen Platz mehr haben. Ein willkürliches Kreiseln des Fingers um seine Längsachse ist nicht möglich, wohl aber kann das in geringem Umfang passiv geschehen.

Daß stark gebeugte Finger nicht mehr gespreizt werden können, hat folgende Ursache: Die sehr starken Seitenbänder, *Ligg. collateralia*, entspringen seitlich in den Gruben und Höckern des Metacarpalkopfes dorsal von dessen Drehpunkt und ziehen distal palmarwärts zum Pfannenrand der Grundphalanx. Die Köpfe der Mittelhandknochen sind palmar breiter als dorsal, so daß die Seitenbänder bei der Beugung des Grundgelenkes durch diese Verbreiterung angespannt werden, während sie bei gestrecktem Grundgelenk gelockert sind und damit die Spreizbewegungen erlauben.

Der Gelenkspalt, dessen Lage man bei Amputation eines Fingers bestimmen muß, liegt bei Beugung des Fingers etwa 1 cm distal vom Kopf des Mittelhandknochens, der als Knöchel unter der Haut vorspringt. Oft wird fälschlicherweise angenommen, daß der Scheitel des Knöchels den Gelenkspalt anzeigt.

Die Köpfe sind seitlich abgestutzt, und die Gelenkfläche erstreckt sich auf die Palmarseite, wo sie in der Regel in zwei Zipfel ausläuft. Die kleine Pfanne ist queroval und besitzt in ihrer Umgebung eine Fettfalte. Die Gelenkkapsel ist so weit, daß man durch Zug am Finger den Kontakt der Gelenkflächen lösen kann, wobei der Luftdruck die Kapsel in den entstandenen Spalt unter hörbarem „Fingerknacken" hineinpreßt. In die Palmarfläche der Kapsel ist eine derbfaserige Platte, *Lig. palmare*, eingewebt. Sie bildet eine Pfanne, der in der Streckstellung der palmare Abschnitt des Gelenkkopfes anliegt, und bildet andererseits ein Widerlager für die Beugesehnen. Diese vier Platten sind der Quere nach durch die *Ligg. metacarpea transversa profunda* verbunden, die eine Spreizung der Metacarpalia II—V hindern, aber die Höhlung der Hand durch die leichte Gegenüberstellung des fünften Strahls gestatten.

Das *Grundgelenk des Daumens* ist im Gegensatz zu den entsprechenden Gelenken der anderen Finger ein reines Scharnier, beim Daumen ist das beweglichste Gelenk bereits an seinem Ursprung an der Handwurzel angebracht. Zwei kleine Sesambeine sind palmar in die Kapsel eingelassen. Verrenkungen treten relativ häufig auf, wenn beim Fall auf die Hand der abstehende Daumen überstreckt wird.

Die Mittel- und Endgelenke, Articulationes interphalangeae manus

Sie sind als reine Scharniergelenke alle gleich gebaut. Der distale Gelenkkörper des Mittelgliedes stellt eine gekehlte Rolle dar, ähnlich wie die Trochlea humeri, die proximalen Enden sind flache, mit einer Führungsleiste versehene Pfannen, die wesentlich kleiner sind als die Köpfe. Starke *Kollateralbänder* sichern das Scharnier. Im Gegensatz zu den Kollateralbändern der Grundgelenke, die bei gebeugtem Gelenk gespannt und bei gestrecktem Grundgelenk locker sind, findet man die Kollateralbänder der Mittel- und Endgelenke des 2. bis 5. Fingers (ebenso wie das Grundgelenk des Daumens) stets gespannt. Die Finger werden hierdurch zu Stäben, die wohl geknickt, aber nicht seitlich verbogen werden können. Nur als Ganzes kann der Finger im Grundgelenk rotiert und seitwärts bewegt werden. Dieser Umstand ist für das feste Halten und Fassen von großer Wichtigkeit. Die dorsale Wand der Gelenkkapsel ist mit der Dorsalaponeurose der Streckmuskel verbunden, die palmare Wand ist wie beim Grundgelenk durch eine derbfaserige Platte verstärkt, die eine Gleitbahn für die Beugungssehnen darstellt.

Im Mittelgelenk beträgt der Bewegungsumfang

etwa 100°, im Endgelenk etwa 90°. Den Gelenkspalt findet man bei Beugestellung im Mittelgelenk $1/2$ cm distal vom Gipfelpunkt der Gelenkrolle, beim Endgelenk beträgt die Entfernung noch $1/4$ cm (Abb. 4.6—72). Wenn die Hand wochenlang in einem festen Verband eingeschlossen ist, sind Fingerversteifungen zu erwarten.

Kurze Zusammenfassung: Die Grundgelenke der Finger sind Kugelgelenke mit Kollateralbändern, die bei der Beugung gespannt werden und dann die Seitenbewegungen hindern. Der Gelenkspalt liegt 1 cm distal vom Knöchel bei Beugung. Das Grundgelenk des Daumens ist ein Scharnier mit Kollateralbändern, ebenso die Mittel- und Endgelenke der Finger.

Muskeln des Unterarms

Die meisten Vorderarmmuskeln ziehen zur Hand und ihren Fingern. Es sind mehrgelenkige Muskeln, deren Bäuche proximal liegen und meist noch vom Humerus entspringen. Dadurch wird die Peripherie entlastet, die Finger werden nur von Sehnen erreicht und können schlank bleiben, ebenso wie das Handgelenk, das ausschließlich von Sehnen umlagert ist. Würden alle Finger nur durch eingelenkige Muskeln bedient, wäre die Hand mit Muskelbäuchen überladen und zu einem schweren, ungefügen Werkzeug geworden, das an dem zu einer schmalen Stange reduzierten Unterarm hinge.

Die Muskeln schieben sich mit ihren Ursprüngen an beiden Seiten des Ellenbogengelenkes auf den Humerus und erfassen hier die Epicondylen. Der Epicondylus medialis ist etwas nach der Palmarseite gerichtet, der Epicondylus lateralis mehr nach dorsal. Der Epicondylus medialis ist Ursprungszentrum für die palmare Muskelgruppe, die Beuger, während die dorsale Gruppe, die Strecker, den Epicondylus lateralis besetzt. Die dorsale Gruppe ist zum Teil mit ihren Ursprüngen auf die ventrale Seite des Epicondylus lateralis und das anschließende Septum intermusculare herumgewandert, sie reicht also weiter proximal auf den Oberarm als die palmare Gruppe. Bei dieser Wanderung, die sich beim menschlichen Embryo verfolgen läßt, sind einzelne Muskeln so weit verschoben, daß sie ganz auf der Palmarseite liegen und funktionell zu Beugern des Ellenbogengelenkes geworden sind, obwohl sie der dorsalen Gruppe angehören und daher als Strecker bezeichnet werden. So hüllt der Muskelmantel der Beuger im wesentlichen die Ulna ein, während die Strecker sich mehr um den Radius legen. Bei der Pronation werden mit der Hand auch die an ihr inserierenden Muskeln „umgewendet", während die Ursprünge am Humerus stillstehen, wie Abb. 4.6—48 zeigt. Insbesondere erkennt man, daß die auf dem Radius liegenden Strecker eine Zunahme ihrer schraubigen Drehung erfahren. Alle Muskeln, die nicht der Diagonalachse des Unterarms parallel laufen, müssen ihre Länge ändern, da sie entweder zu den Pronatoren oder Supinatoren gehören. Von der Beugergruppe werden aber auch einzelne Muskeln bei der Pronation der Quere nach zusammengeschoben.

Für die zahlreichen Muskeln des Unterarms reichen die am knöchernen Skelett gebotenen Ursprungsflächen nicht aus, daher wird außer der Membrana interossea ein Teil der Unterarmfaszie hierfür herangezogen, ferner tauchen vom Skelett sehnige Fortsätze zwischen die Muskelbäuche und bieten ihnen beiderseits Ursprungsflächen.

Den Insertionen nach kann man drei Arten von Unterarmmuskeln unterscheiden: solche, die erstens am Radius, zweitens am Carpus und Metacarpus, drittens an den Fingern inserieren. Der Daumen nimmt eine Sonderstellung ein, da er bereits im Carpometacarpalgelenk beweglich ist und zur Bedienung dieses Gelenkes besondere Muskeln braucht, die den übrigen Fingern fehlen.

Die palmare Muskelgruppe

M. pronator teres (s. oben)
M. flexor carpi radialis
M. palmaris longus
M. flexor carpi ulnaris
M. flexor digitorum superficialis
M. flexor digitorum profundus
M. flexor pollicis longus

Diese Muskeln sind in zwei Lagen übereinandergeschichtet. Die oberflächliche Schicht, die durch ein Septum in dem der N. medianus verläuft, von der tieferen geschieden ist, entspringt aus einer gemeinsamen Muskelmasse am Epicondylus medialis. Von hier strahlen die Muskeln fächerförmig aus.

M. flexor carpi radialis, radialer Handbeuger (Abb. 4.6—48 u. 4.6—63). Gemeinsam mit dem Pronator teres entspringt er vom Epicondylus medialis, von der Unterarmfaszie und von Bindegewebssepten zwischen ihm und seinen Nachbarn. Die Sehne, die schon in der Mitte des Unterarmes aus dem gefiederten Muskelbauch frei wird, zieht schräg radialwärts zur Basis des Daumenballens,

506

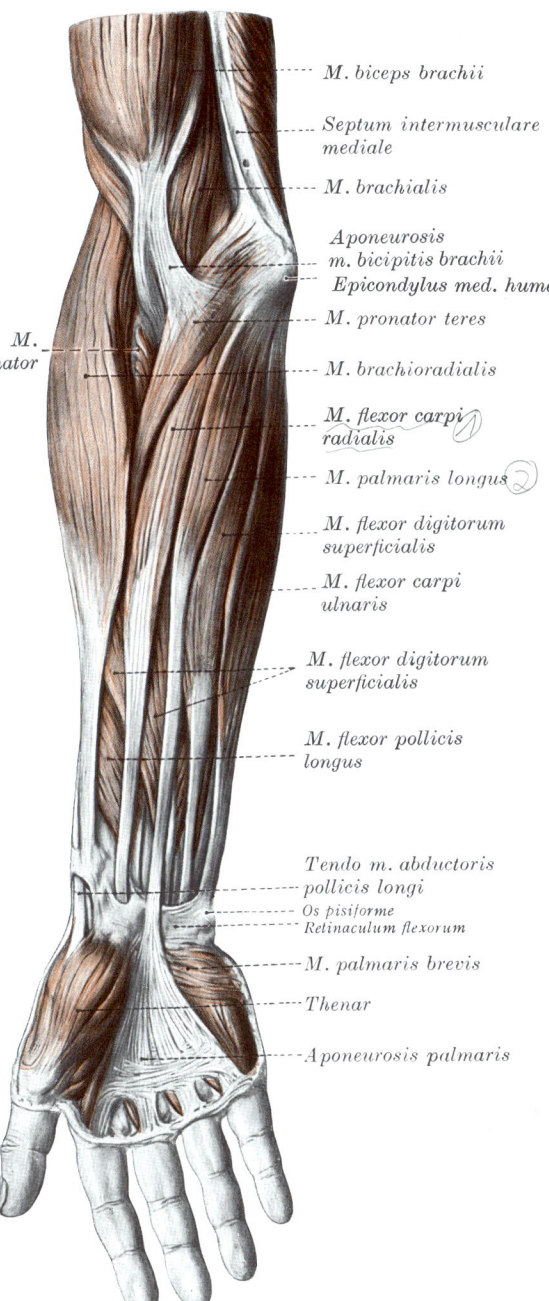

M. biceps brachii

Septum intermusculare mediale

M. brachialis

Aponeurosis m. bicipitis brachii
Epicondylus med. humeri

M. pronator teres

M. brachioradialis

M. flexor carpi radialis

M. palmaris longus

M. flexor digitorum superficialis

M. flexor carpi ulnaris

M. flexor digitorum superficialis

M. flexor pollicis longus

Tendo m. abductoris pollicis longi
Os pisiforme
Retinaculum flexorum

M. palmaris brevis

Thenar

Aponeurosis palmaris

M. ...ator

Abb. 4.6—63. Oberflächliche Muskeln auf der Palmarseite des rechten Unterarms.

Sehne in einer besonderen Rinne am Trapezium und inseriert an der Basis des zweiten, oft auch des dritten Mittelhandknochens.

Von den bei Handbeugung am Unterarm vorspringenden Sehnen ist sie die am weitesten radialwärts liegende (Abb. 4.6—76), sie zieht auf den sichtbaren Höcker des Scaphoideum zu. Auf der Radialseite der Sehne fühlt man den Puls der Arteria radialis, auf der Ulnarseite liegt der N. medianus, der auch den Muskel innerviert. Die Rinne am Trapezium wird durch Ausstrahlungen von Bändern zu einem gesonderten Kanal geschlossen. Auf diesem Wege ist die Sehne fest umschlossen und zur Herabsetzung der Reibung von einer besonderen Sehnenscheide umgeben (Abb. 4.6—71).

Seine Wirkung auf das Ellenbogengelenk ist gering. Durch Kombination mit anderen Carpalmuskeln kann er im Handgelenk radial abduzieren oder beugen. Ist er isoliert gelähmt, weicht die gegen einen Widerstand gebeugte Hand etwas ulnarwärts ab, da der ulnar abduzierenden Wirkung des Flexor carpi ulnaris das Gegengewicht fehlt. Da er in schräger Richtung die diagonale Unterarmachse kreuzt, ist er ein wirksamer Pronator, besonders wenn die übrigen Gelenke ihn nicht beanspruchen, also bei gestrecktem Arm und dorsalextendierter Hand.

Innervation: N. medianus (manchmal N. musculocutaneus).

M. palmaris longus, langer Hohlhandmuskel (Abb. 4.6—63). Der Muskel entspringt gemeinsam mit der Muskelmasse der Beuger und geht mit einer schmalen, platten Sehne, die an der Ulnarseite der Sehne des Flexor carpi radialis verläuft und bei der Handbeugung etwas stärker vorspringt, zur Hohlhand. Hier strahlt sie fächerförmig aus in die sog. *Aponeurosis palmaris*, die eine besondere Verstärkung der Hohlhandfaszie darstellt und die der Plantaraponeurose entspricht. Die Längsfasern dieser Aponeurose erreichen mit einzelnen Zipfeln die Vaginae fibrosae digitorum manus und die Haut im Bereich der Grundgelenke, proximal beginnen sie an den Rändern des Retinaculum flexorum.

Der Palmaris longus beugt in erster Linie die Hand und beteiligt sich an der Spannung der Palmaraponeurose, wenn gleichzeitig die Hand und die Finger dorsalextendiert werden. Auch wenn der Muskel ganz fehlt, was öfter vorkommt, bleibt die Aponeurose erhalten und kann offenbar auch durch die Dorsalextension gespannt werden, da sie zwischen dem Retinaculum flexorum und den Grundgelenken der Finger ausgespannt ist.

Der Palmaris longus zeigt eine große Variabilität, er kann fehlen, verdoppelt sein, er kann zwei Bäuche mit einer Zwischensehne besitzen oder fast ganz sehnig sein. Wegen seiner Entbehrlichkeit wird er

ohne, wie man dem Namen nach vermuten könnte, am Außenrand des Radius zu verlaufen. Vielmehr hält sie einen beträchtlichen Abstand vom Radialrand und springt bei der Palmarbeugung der Hand deutlich vor. Durch den Canalis carpi verläuft die

gern zum Ersatz gelähmter Nachbarmuskeln verwandt.

Die Palmaraponeurose besitzt außer den Längsfasern noch Querfasern. Die am weitesten distal vorgeschobenen Querfaserzüge (Fasciculi transversi) ragen in die interdigitalen Hautfalten hinein und liegen den Schwimmhäuten als Querverspannung zugrunde. Die zu den zweiten bis fünften Fingern verlaufenden Längsfasern weichen distal auseinander und lassen zwischen sich Öffnungen, aus denen das darunterliegende Fett bei Streckbewegungen hervorquillt und die Haut zu drei niedrigen Ballen, den sog. Tastballen, vorwölbt. Im Fett dieser Fenster findet man die Gefäße und Nerven für die Finger.

Neuere Untersuchungen haben gezeigt, daß die Palmaraponeurose mit dem Lig. metacarpeum transversum profundum, mit der tiefen Hohlhandfaszie und mit der Faszie des Adductor pollicis über neun „Septa paratendinosa" (d. h. bindegewebige Septen im Bereich des Handtellers, die neben den Sehnen der Flexoren und Lumbricalmuskeln verlaufen) verbunden ist und daß sie mit der Haut und deren Retinacula sowie über ihre neun Septa mit dem Lig. metacarpeum transversum profundum eine funktionelle Einheit bildet, die insgesamt bei kräftigem Zugreifen gespannt wird und die Haut am Skelett der Hand verankert[1]).

In das Faserwerk zwischen Haut und Faszie ist Fett eingelagert, dessen Kämmerchen nach der Haut zu feiner werden. Auf diese Weise wird ein Polster hergestellt, das am Kleinfingerballen besonders hoch ist. Hier wird das Polster sogar durch einen Muskel verstellbar: M. palmaris brevis (Abb. 4.6—63), der an der Palmaraponeurose entspringt und in querem Verlauf zur Haut am Ulnarrand des Kleinfingerballens verläuft (Innervation: N. ulnaris). Bei seiner Kontraktion entstehen an diesem Rand kleine Grübchen, das Polster wird wie eine gesteppte Matratze befestigt und leistet beim Greifen und Anpressen der Hand einen größeren elastischen Widerstand. Wir hätten also ein Polster vor uns, dessen Widerstand durch einen besonderen Muskel heraufgesetzt werden kann.

Haut, Fett und Faszie bilden nicht nur ein Druckpolster, das die tiefen Weichteile schützt, sondern die Verbindungen von Aponeurose zur Haut hindern auch die Verschiebung der Haut gegen die Unterlage, wenn die Hand fest zugreift. Besonders zahlreich scheinen Längsfasern zu sein, die von proximal nach distal zur Haut ziehen und gespannt werden, wenn ein Gegenstand unserem Zugriff zu entgleiten droht und sich die Haut nach distal gegen die Aponeurose und das Skelett der Hand zu verschieben sucht.

Die Palmaraponeurose kann durch Verhärtung und Schrumpfung derbe Stränge und Knoten entwickeln. Dadurch kann sich eine Beugekontraktur der Finger (vorwiegend bei Männern jenseits des 5. Lebensjahrzehnts) entwickeln (= DUPUYTRENsche Kontraktur).

M. flexor carpi ulnaris, ulnarer Handbeuger (Abb. 4.6—63). Der schlanke Muskel folgt dem Ulnarrand der Beugefläche und entspringt teils vom Humerus mit den anderen Beugern, teils von einem Sehnenstreif, der, mit der Unterarmfaszie verbunden, vom Olecranon an nach abwärts der dorsalen Ulnarkante anhaftet. Die Sehne des einfach gefiederten Muskels wird erst im unteren Drittel des Unterarms frei und ist hier leicht durch die Haut zu greifen. Sie zieht zum Os pisiforme, das ihr als Sesambein dient, und strahlt weiter als Ligg. pisohamatum und pisometacarpeum zum Hamulus ossis hamati und zur Basis des fünften Mittelhandknochens (Abb. 4.6—57). Gemeinsam mit dem Extensor carpi ulnaris bewirkt er eine ulnare Abduktion, mit dem Flexor carpi radialis eine Palmarflexion. Ist der letztere gelähmt, zieht der Flexor carpi ulnaris die Hand bei bestimmten Bewegungen ulnarwärts (Abb. 4.6—64).

Am Ursprung besitzt der Muskel einen Sehnenbogen, unter dem der N. ulnaris hindurchtritt, um von seiner dorsalen Lage in der Rinne des Epicondylus medialis auf die Palmarseite zu gelangen. Der Nerv verläuft dann in Begleitung der Arteria ulnaris an der Leitbahn des M. flexor carpi ulnaris zur Hand.

Innervation: N. ulnaris (manchmal N. medianus).

M. flexor digitorum superficialis, oberflächlicher Fingerbeuger (Abb. 4.6— 63 u. 4.6—65). Dem kräftigen Muskel genügt der Ursprung am Epicondylus medialis und am Proc. coronoideus ulnae (Caput humeroulnare) nicht, er entspringt außerdem mit einer dünnen Muskelplatte vom Radius (Caput radiale). Vom Aufbau dieses komplizierten Muskelge-

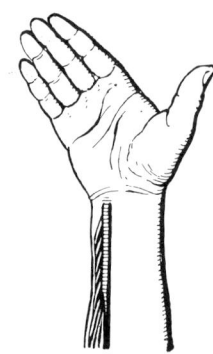

Abb. 4.6—64. Der Flexor carpi ulnaris zieht bei der Faustöffnung die Hand nach der Ulnarseite, wenn Flexor carpi radialis und Palmaris longus bei Medianus-Parese gelähmt sind (nach FOERSTER 1937).

[1]) BOJSEN / MOLLER, F., and L. SCHMIDT: The palmar aponeurosis and the central spaces of the hand. J. Anat. (Lond.) 117 (1974) 55—68

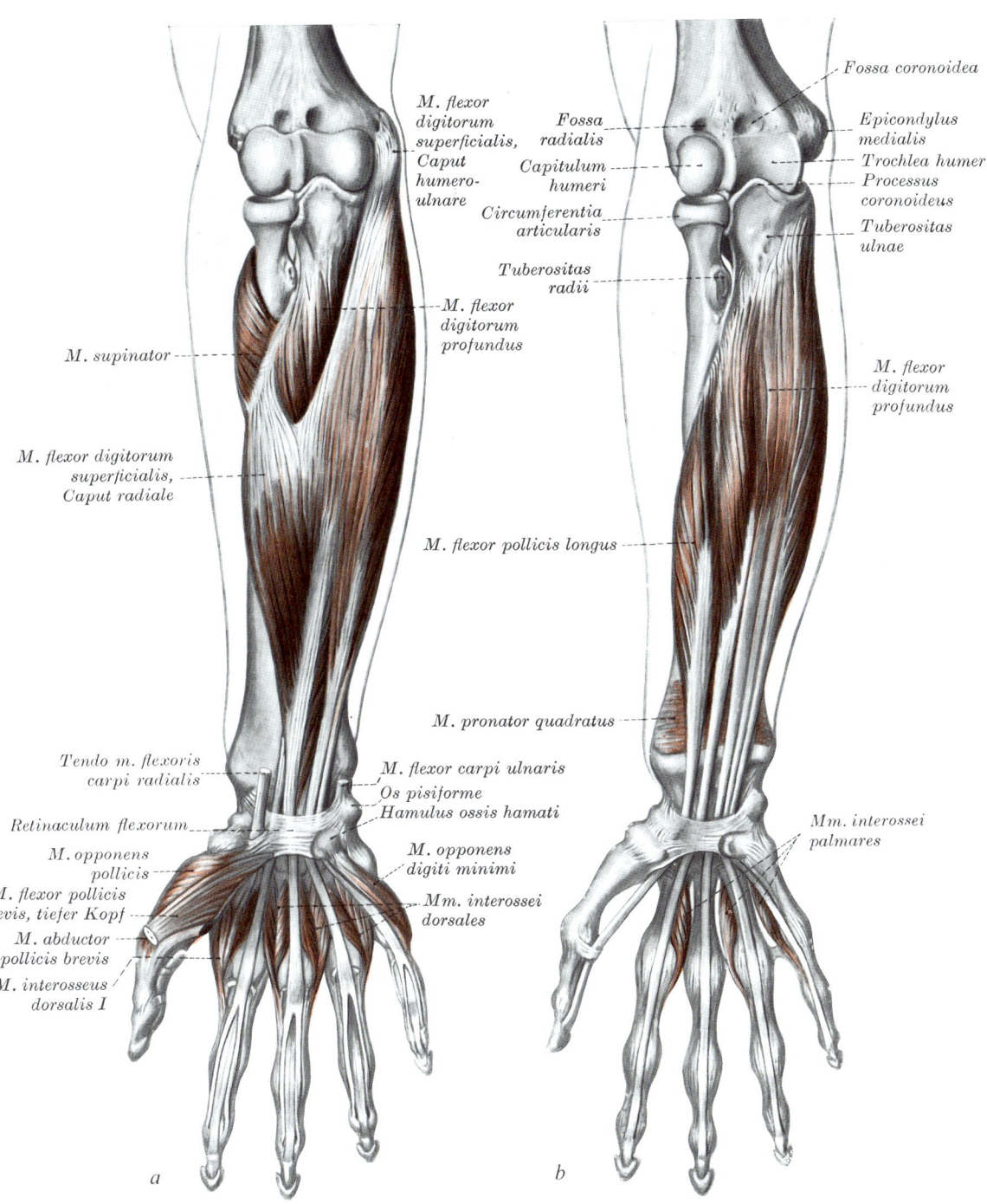

Abb. 4.6—65. Die beiden Fingerbeuger. a) M. flexor digitorum superficialis mit Supinator, Interossei dorsales und Opponens pollicis. b) M. flexor digitorum profundus mit Flexor pollicis longus, Pronator quadratus und Interossei palmares.

füges sei erwähnt, daß die Bäuche für Mittel- und Ringfinger oberflächlicher liegen als die für den Zeige- und Kleinfinger. Durch Beugung der einzelnen Finger kann man das zugehörige Muskelfleisch am Unterarm hervortreten lassen. Die oberflächliche Lage der beiden mittleren Sehnen bleibt auch während des Durchtritts durch den Canalis carpi erhalten. Von hier aus verlaufen die Sehnen in einer Ebene zur Grundphalanx, wo sie sich in zwei Schenkel teilen, um durch diesen Schlitz, *Hiatus tendineus*, die Sehne des M. flexor digitorum profundus hindurchtreten zu lassen. Daher werden der Flexor superficialis auch als Flexor perforatus, der Flexor profundus auch als Flexor perforans bezeichnet (Abb. 4.6—75). Nach dem Durchtritt vereinigen sich die Schenkel des Perforatus wieder, kreuzen sich teilweise und setzen an der palmaren Fläche der Mittelphalangen an.

Zwischen den Ursprüngen am Humerus und am Radius ist eine Sehnenarkade ausgespannt, unter der der N. medianus, der den Muskel innerviert, zusammen mit der A. und den Vv. ulnares in die Tiefe tritt. Auf diesem Wege können auch tiefe Eiterungen in die Ellenbeuge gelangen.

Der Muskel wirkt beugend auf das Handgelenk, auf das Grund- und vor allem auf das Mittelgelenk des 2.—5. Fingers. Wenn er durch eine Dorsalflexion gedehnt wird, gelangt er in eine günstige Ausgangsstellung. Er kann nicht in allen Gelenken gleichzeitig maximale Ausschläge erzielen. Wenn man die Finger beim Faustschluß kräftig beugen will, macht man im Handgelenk gleichzeitig mit Hilfe der Extensores carpi eine Dorsalextension, um

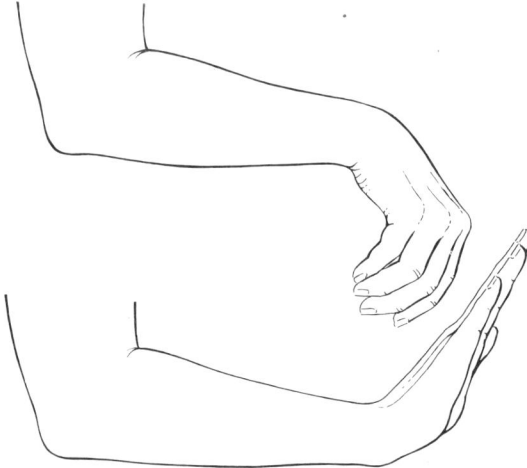

Abb. 4.6—66. Fallhand bei Lähmung der Extensoren. Durch den Ausfall des N. radialis sind Streckung der Hand dorsalwärts und Extension der Finger (s. unteres Bild) nicht mehr möglich (nach v. LANZ/WACHSMUTH: Praktische Anatomie. Band 1/3. Arm. Springer, Berlin 1935).

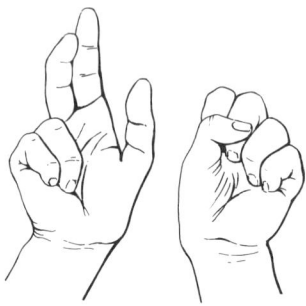

Abb. 4.6—67. Schwurhand bei Ausfall des N. medianus. Die Beugung des Mittel- und Endgelenks des 2. und 3. Fingers ist möglich, während diejenige der Grundgelenke noch durch die Mm. interossei (N. ulnaris) aufrechterhalten ist. Charakteristisch für die Medianuslähmung ist auch die Haltung des Daumens, der nicht gebeugt und opponiert, aber adduziert werden kann (nach v. LANZ/WACHSMUTH 1935).

die volle Wirkung des Muskels auf die Finger zu konzentrieren und keinen Verlust durch Handbeugung eintreten zu lassen. Sind aber die Streckmuskeln des Handgelenkes gelähmt, klappt die Hand bei der Kontraktion der langen Fingerbeuger in Beugestellung um (Abb. 4.6—66).

Innervation: N. medianus.

M. flexor digitorum profundus, tiefer Fingerbeuger (Abb. 4.6—65). Er gehört der tiefen Schicht an, die am Epicondylus medialis keinen Platz mehr findet und mit ihren Ursprüngen auf die Unterarmknochen verschoben ist. So entspringt er von der Vorderfläche der Ulna sowie von der aponeurotischen Faszie des Unterarms und greift auch auf die Membrana interossea über. Auf der Palmarfläche entwickeln sich die Sehnen, die für den darüberliegenden Flexor superficialis eine Gleitbahn bilden und durch den Canalis carpi zu den vier Fingern verlaufen. An der Grundphalanx durchbohren sie die Sehnen des Flexor perforatus und inserieren an der Basis der Endphalanx des 2.—5. Fingers (Abb. 4.6—76). Der Muskel erscheint als Ganzes unter dem oberflächlichen Fingerbeuger mit Ursprung und Ansatz weiter nach distal geschoben. Infolgedessen muß er die Sehnen des Perforatus durchbrechen. Nach einer neueren Untersuchung ist eine völlige Isolierung der Sehnen für alle Finger nur in ca. 28% der Fälle zu finden. Sonst sind Verbindungen zweier oder mehrerer Sehnen vorhanden, die meist eine getrennte Beugung einzelner Finger nicht erlauben[1].

Der Muskel bewirkt vorwiegend den Kraftschluß der Hand, er beugt alle Hand- und Fingergelenke,

---

[1] MÖRIKE, K.D.: Die Sehnenverbindungen des M. flexor digitorum profundus der menschlichen Hand. Gegenbaurs morph. Jb. 119 (1973) 809-822

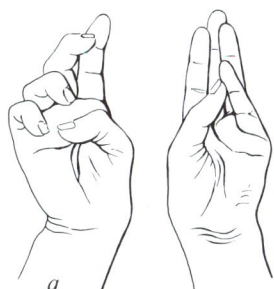 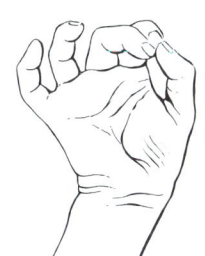 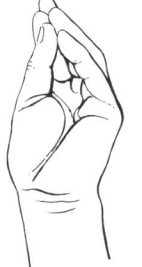 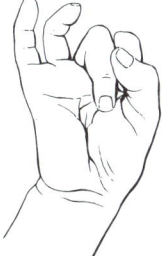 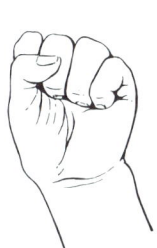

a   *b*

Abb. 4.6—68. Daumen-Kleinfinger-Probe bei Ausfall des N. medianus (a) und des N. ulnaris (b). Wegen des Ausfalls der wichtigsten opponierenden Muskeln kann der Daumen bei Medianus-Parese das Endglied des kleinen Fingers nicht berühren, während bei Ulnaris-Parese Beugebewegungen des kleinen Fingers nicht mehr möglich sind und der Daumen den kleinen Finger aus diesem Grund nicht erreichen kann (nach v. LANZ / WACHSMUTH 1935).

Abb. 4.6—69. Mangelnder Faustschluß bei Ausfall des N. ulnaris infolge Lähmung der ulnaren Fingerflexoren (nach v. LANZ / WACHSMUTH 1935).

am Handgelenk kann er in individuell wechselnder Weise etwas ulnarwärts abduzieren. Er kann noch eher als der Flexor superficialis aktiv insuffizient werden, da er nicht alle übersprungenen Gelenke gleichzeitig maximal beugen kann. Die isolierte Beugung des Endgliedes der Finger kann meist nur durch Übung erlernt werden, z. B. beim Spielen von Musikinstrumenten. Fast immer erfolgt bei der Kontraktion des Muskels zuerst eine Beugung des Mittelgliedes, daran schließen sich die Beugung des Endgliedes und zum Schluß die des Grundgliedes an.

An der Innervation beteiligen sich die N. medianus und ulnaris, wobei der erstere den radialen Teil, der zweite den ulnaren Teil des Muskels versorgen. Der Muskelbauch zum Zeigefinger wird ausschließlich vom Medianus innerviert, so daß dieser Finger bei Medianuslähmung durch Überwiegen des Tonus der nicht gelähmten Strecker gestreckt bleibt. Beim Versuch, die Faust zu schließen, entsteht das Bild der *Schwurhand*, wobei der Zeigefinger gestreckt, der Mittelfinger leicht gebeugt, der Ring- und Kleinfinger vollständig gebeugt sind (Abb. 4.6—67 u. 4.6—68). Bei einer Lähmung des tiefen Fingerbeugers kann das Endglied nicht gebeugt werden, was besonders beim Schließen der Faust in Erscheinung tritt.

M. flexor pollicis longus, langer Daumenbeuger (Abb. 4.6—63 u. 4.6—65). Der Muskel war ursprünglich ein Teil des Flexor digitorum profundus und wird erst bei den Anthropoiden selbständig. Beim Menschen kommt eine Verbindung zwischen beiden gelegentlich noch vor. Sein Ursprung liegt an der Palmarfläche des Radius unterhalb der Tuberositas radii und greift auch auf die Membrana interossea über. Die Sehne tritt durch den Canalis carpi,

bettet sich alsdann zwischen die beiden Köpfe des M. flexor pollicis brevis und inseriert an der Basis der Endphalanx des Daumens.

Der Muskel beugt vor allem das Endglied, was beim Daumen mit viel größerer Leichtigkeit geschieht als bei den übrigen Fingern, ferner beugt er das Grundglied und bringt den Daumen in Oppositionsstellung (Abb. 4.6—70). Die isolierte Beugung des Endgliedes kann er nur ausführen, wenn der Extensor pollicis brevis die Beugung des Grundgliedes verhindert.

Durch seinen Ursprung am Radius behält er bei der Pronation dieselbe Lage zum Daumen, er wird allerdings quer gepreßt und müßte dadurch an Kraft und Hubhöhe verlieren. Vom Epicondylus medialis kann er durch Vermittlung des Flexor digitorum superficialis ein Ursprungsbündel beziehen.

Innervation: N. medianus.

Die Sehnenscheiden der Fingerbeuger (Abb. 4.6—71)
Die Beugesehnen werden am Handgelenk und an den Fingern durch Bänder zurückgehalten und da-

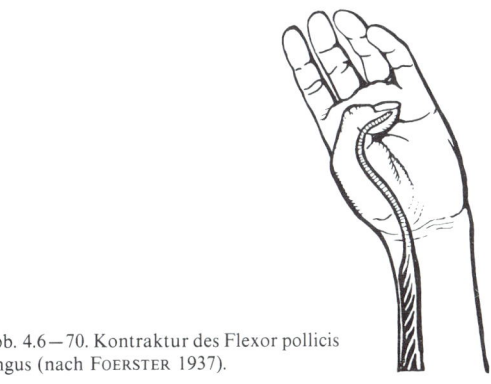

Abb. 4.6—70. Kontraktur des Flexor pollicis longus (nach FOERSTER 1937).

511

durch gehindert, bei der Flexion sich von den Gelenken zu entfernen. Sie reiben unter Druck an diesen Bändern und besitzen daher an diesen Stellen Sehnenscheiden. Auf dem Wege durch den Canalis carpi werden die Sehnen der Fingerbeuger von Vaginae synoviales umschlossen, die proximal und distal die Grenze des Retinaculum flexorum überschreiten. Bei Bewegungen verschieben sich die blinden Enden der Sehnenscheiden im Canalis carpi. Die radiale Scheide umgibt die Sehne des langen Daumenbeugers, die ulnare umgreift die übrigen Sehnen. An den Fingern reichen sie nicht bis zum Endglied, überschreiten aber das Grundgelenk. Bei Daumen und Kleinfinger verschmelzen nach der Geburt die Sehnenscheiden der Finger mit ihren zugehörigen Sehnenscheiden im Canalis carpi. Im einzelnen gibt es mancherlei Abarten, niemals jedoch verschmelzen die Sehnenscheiden des zweiten und dritten Fingers mit dem gemeinsamen Synovialsack der Fingerbeuger an der Handwurzel. Dieses Verhalten der Sehnenscheiden ist von großer praktischer Bedeutung, da entzündliche Prozesse in diesen Röhren schnell fortgeleitet werden. Werden der zweite bis vierte Finger von einer solchen Sehnenscheidenphlegmone befallen, macht sie in der Regel an der Fingerwurzel halt. Ist jedoch der Daumen befallen, kann die Entzündung zur Handwurzel fortgeleitet werden, hier die dünne Trennwand zwischen beiden Synovialsäcken durchbrechen und zum Kleinfinger zurückgeleitet werden, oder umgekehrt. So entsteht das typische Krankheitsbild der *V-Phlegmone*. Bei ungünstigem Ausgang kann eine Sehnenscheidenentzündung am Daumen oder Kleinfinger eine Versteifung der ganzen Hand zur Folge haben.

Praktisch wichtig ist ferner der Spalt zwischen den Sehnen der Fingerbeuger und den tiefen Hohlhandmuskeln. In diesen Spalt kann der Eiter entlang der Lumbricalmuskeln fließen. Bei einer Ausbreitung auf den Unterarm gelangt der Eiter zuerst unter die Sehnen des tiefen Fingerbeugers, dann folgt er dem Septum, das zwischen oberflächlichen und tiefen Fingerbeugern liegt.

Als Überrest jener Duplikatur, durch die das äußere und innere Blatt der Synovialhaut ursprünglich zusammenhingen, verbleiben sehnige Züge, *Vincula tendinum*, die vor der eigentlichen Insertion von den Sehnen zu den Phalangen verlaufen. Diese Faserbrücken (Abb. 4.6—75) enthalten Blutgefäße für die Sehnen. Der carpale Synovialsack wird durch diese ernährenden Duplikaturen unvollständig gekammert.

Die eigentliche Führung der Beugesehnen an den Fingern übernehmen die *Vaginae fibrosae digitorum manus*, die zusammen mit den Fingerknochen einen osteofibrösen Kanal bilden. Am Schaft der Grund- und Mittelphalanx sind sie sehr kräftig (Abb. 4.6—76), während sie über den Gelenken und an den beiden Enden nur schwach entwickelt sind und hier aus einer schrägen *Pars cruciformis* und schmalen Ringzügen, *Pars anularis*, bestehen. Bei gebeugten Fingern (Abb. 4.6—75) werden über den Gelenken die dünnen Stellen der Röhren zusammengeschoben, so daß man fast nur noch ringförmige Züge sieht; erst beim Strecken klaffen die Partien auseinander. Die dünnen Abschnitte sind also die Ausweichstellen für die Bewegung. Man eröffnet die entzündeten Sehnenscheiden von der Seitenfläche des Fingers aus unter Vermeidung der Gelenkgegend.

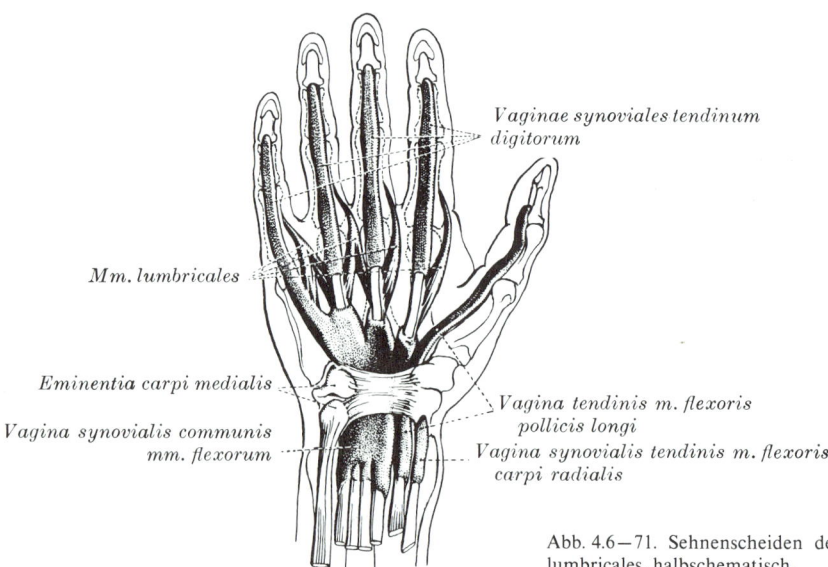

Vaginae synoviales tendinum digitorum

Mm. lumbricales

Eminentia carpi medialis

Vagina synovialis communis mm. flexorum

Vagina tendinis m. flexoris pollicis longi

Vagina synovialis tendinis m. flexoris carpi radialis

Abb. 4.6—71. Sehnenscheiden der Fingerbeuger und Mm. lumbricales, halbschematisch.

Kurze Zusammenfassung: Die Sehnen der langen Fingerbeuger sind im Canalis carpi von einer gemeinsamen Sehnenscheide umhüllt, nur der Flexor pollicis longus hat eine gesonderte Scheide. Sehnenscheiden an den Fingern durch *Vaginae fibrosae digitorum* (pars cruciformis et anularis) verstärkt. Die Sehnenscheiden des kleinen Fingers und des Daumens kommunizieren mit den Sehnenscheiden im Canalis carpi (V-Phlegmone).

Die dorsale Muskelgruppe

M. extensor carpi radialis longus et brevis
M. extensor digitorum
M. extensor digiti minimi
M. extensor carpi ulnaris
M. abductor pollicis longus
M. extensor pollicis brevis
M. extensor pollicis longus
M. extensor indicis

Die Ursprünge dieser Muskeln schieben sich zum Teil über den Epicondylus lateralis auf die Beugeseite des Oberarms, gelangen hier etwa 10 cm hoch auf das Septum intermusculare laterale und die laterale Humeruskante. Die Muskeln (Mm. brachioradialis, extensores carpi radialis), die diesen Weg genommen haben, sind vor die Drehachse des Ellenbogengelenkes gelangt und damit zu Beugern dieses Gelenkes geworden. Da sie den Radius umhüllen, trennt man sie als radiale Gruppe ab. Die Muskelbäuche machen nach palmar einen Bogen, dessen Konkavität von den jeweils ulnarwärts anschließenden Muskeln eingenommen wird. Durch die staffelweise Unterlagerung der Muskelbögen werden die Sehnen schräg zum Radius gerichtet, wodurch das pronatorische Moment vergrößert wird. Würde man die Muskeln völlig gerade strecken, würden sie kaum noch beugen und pronieren können. An die radiale Gruppe schließen sich eine ulnare und eine tiefe Schicht an.

Wo die Sehnen das Handgelenk überziehen, werden sie von einer Verstärkung der Vorderarmfaszie, dem sog. *Retinaculum extensorum*, zurückgehalten. Zu diesem Zweck sind unter dem Band sechs Fächer ausgebildet.

Innervation: Für alle Strecker N. radialis.

M. extensor carpi radialis longus, langer Speichen-Handstrecker (Abb. 4.6—43, 4.6—48 u. 4.6—73). Sein Ursprung folgt distal auf den des Brachioradialis an der lateralen Humeruskante bis herab zum Epicondylus. Sein Muskelbauch wölbt sich neben dem Epicondylus so stark vor, daß dieser in einem Grübchen versenkt liegt. Die Sehne läuft am Radius herab und geht mit der des folgenden Muskels durch das zweite Fach des Retinaculum extensorum zur Basis des Metacarpale II.

M. extensor carpi radialis brevis, kurzer Speichen-Handstrecker (Abb. 4.6—43, 4.6—48 u. 4.6—73). Er entspringt vom lateralen Epicondylus, teils vom Lig. anulare radii, ferner von einem Sehnenblatt, das sich zwischen ihn und den benachbarten Extensor digitorum einschiebt. Er ist am Ursprung überdeckt von seinem längeren Brudermuskel, während die Sehnen beider Muskeln nebeneinanderlaufen. Insertion an der Basis des Metacarpale III.

Beide Speichen-Handstrecker beteiligen sich an der Dorsalextension der Hand. Nur der lange Muskel erzeugt eine Radialabduktion mit einer Kantung der Hand derart, daß der Handrücken etwas ulnarwärts sieht. Der Extensor carpi radialis brevis führt die Hand nur zur Mittellage. Ferner wirken beide mit bei der Beugung des Unterarms. Der lange Handstrecker ist bei gebeugtem Unterarm ein Pronator, während er in Streckstellung aus der Pronation heraus ein wenig supinieren kann.

Während der Beugung des Unterarms entfernen sich die Muskelbäuche der radialen Gruppe, besonders der des Brachioradialis, von der Drehachse des Ellenbogengelenkes, dadurch wird ihr beugendes Moment größer, gleichzeitig werden durch dieses verstärkte Ausweichen der Muskelbäuche nach palmar die Schräglage zum Radius vergrößert und das pronatorische Moment verbessert. Ferner wird ihr Ansatzwinkel zum Oberarm vergrößert, so daß Raum für die Dickenzunahme gewonnen wird. Bei äußerster Pronation sind die Muskeln spiralig um den Unterarm gewunden (Abb. 4.6—48).

M. extensor digitorum, Fingerstrecker (Abb. 4.6—73). Er entspringt im Anschluß an den vorigen als

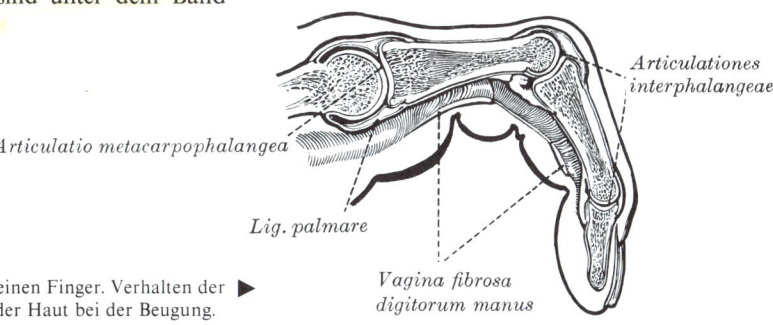

Abb. 4.6—72. Längsschnitt durch einen Finger. Verhalten der ▶ Gelenke, der Sehnenscheide und der Haut bei der Beugung.

513

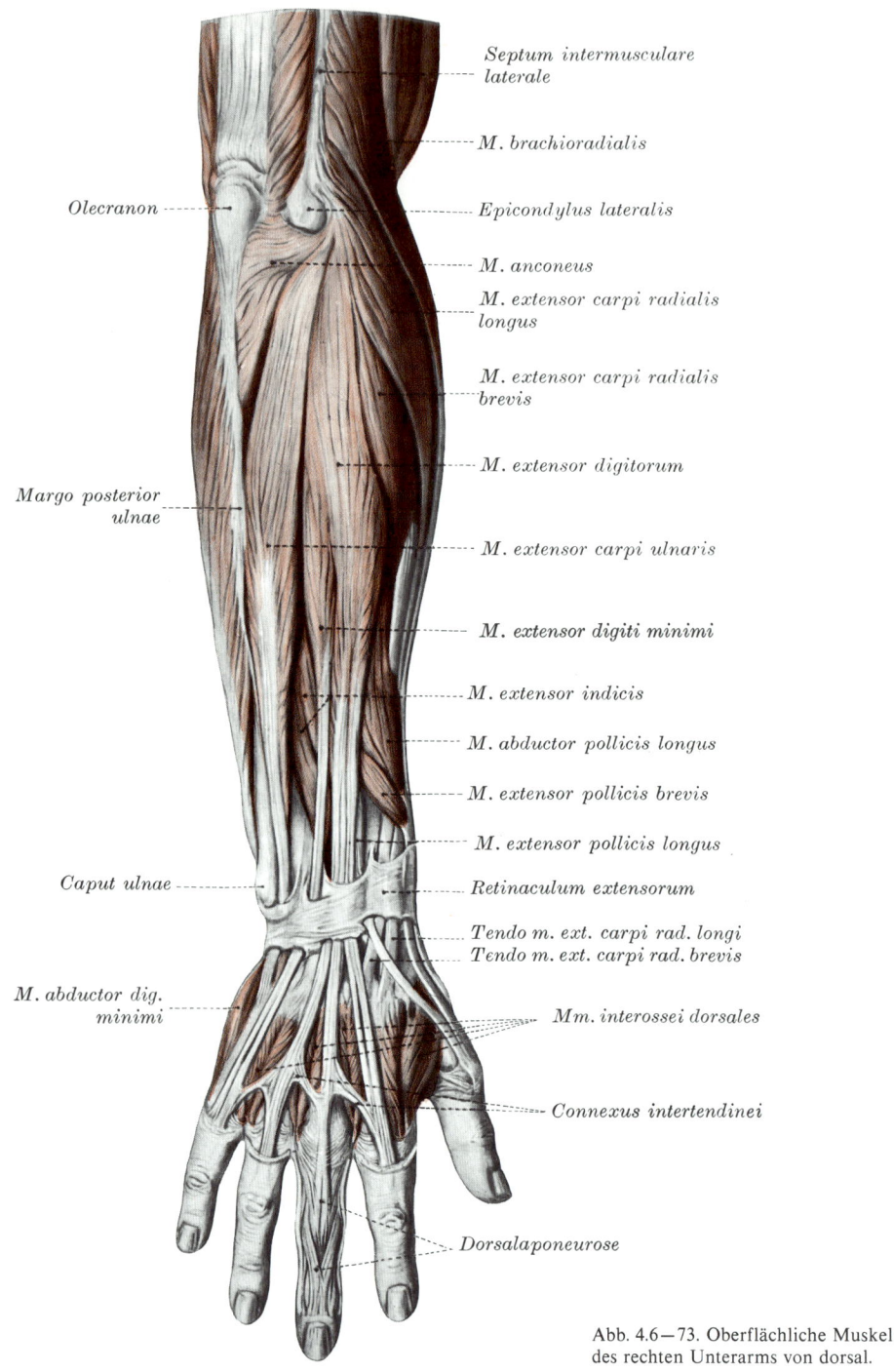

Septum intermusculare
laterale

M. brachioradialis

Olecranon

Epicondylus lateralis

M. anconeus

M. extensor carpi radialis
longus

M. extensor carpi radialis
brevis

M. extensor digitorum

Margo posterior
ulnae

M. extensor carpi ulnaris

M. extensor digiti minimi

M. extensor indicis

M. abductor pollicis longus

M. extensor pollicis brevis

M. extensor pollicis longus

Caput ulnae

Retinaculum extensorum

Tendo m. ext. carpi rad. longi
Tendo m. ext. carpi rad. brevis

M. abductor dig.
minimi

Mm. interossei dorsales

Connexus intertendinei

Dorsalaponeurose

Abb. 4.6—73. Oberflächliche Muskeln
des rechten Unterarms von dorsal.

erster Muskel der ulnaren Gruppe vom Epicondylus lateralis sowie von der Unterarmfaszie. Der Muskelbauch läßt häufig einen besonderen Teil mit einem eigenen Nervenast für den bevorzugten Zeigefinger erkennen. Die vier Sehnen durchsetzen gemeinsam das vierte Fach des Retinaculum extensorum, strahlen dann fächerförmig auseinander und breiten sich auf dem Rücken der Finger zur sog. *Dorsalaponeurose* aus. Auf dem Handrücken sind die Sehnen durch Querbrücken, *Connexus intertendinei*, die man bei Bewegungen durch die Haut teilweise sehen und stets fühlen kann, miteinander verbunden. Am wenigsten ist hierdurch die Sehne des Zeigefingers gefesselt, am stärksten die des 4. Fingers. Durch die Connexus intertendinei wird die Selbständigkeit in der Streckbewegung der einzelnen Finger beschränkt. Durch Übung (Klavierspielen) läßt sich die Freiheit der einzelnen Finger vergrößern mit Ausnahme des 4. Fingers. Der Muskel streckt die Finger und die Hand aus der Beugestellung. Wird aber im Verlauf dieser Bewegung die Hand dorsalflektiert, dann wird nur noch die Grundphalanx gestreckt, während die Mittel- und Endphalanx durch den Dehnungswiderstand der langen Beuger sogar in Beugestellungen übergehen.

Der Muskel hat eine geringe spreizende Wirkung. Wenn er bei Lähmung des N. ulnaris als einziger Motor des Kleinfingers übrigbleibt, bringt er diesen in die leichte Abduktionsstellung. Ferner ist jede ungezwungene Fingerstreckung mit einer leichten Spreizung verbunden. Die Wirkung des Muskels auf das Handgelenk erreicht etwa den halben Betrag von allen vorhandenen Dorsalextensoren. Wenn Hand und Finger maximal gebeugt werden, ist der Muskel am stärksten gedehnt und erweist sich als zu kurz, um gleichzeitig die Beugung in allen Gelenken zu gestatten. Daher kann man eine geschlossene Faust gewaltsam öffnen, wenn man im Handgelenk eine Palmarflexion erzwingt. Dabei müssen die Finger durch den Zug der Extensorensehnen etwas gestreckt werden.

Die Sehne für den fünften Finger fehlt häufig; dann zweigt sich von der Sehne des vierten Fingers ein Streifen zum fünften Finger ab. Die Connexus intertendinei bilden den Rest einer ursprünglich breiten Verbindung, die noch bei Anthropoiden so stark ist, daß nur gemeinsame Fingerbewegungen möglich sind. Die Einschränkung dieser Koppelung ist ein Zeichen einer fortschreitenden Differenzierung. Die Hoffnung, nach Durchschneiden dieser Sehnenbrücken eine größere Freiheit für die Einzelfinger zu gewinnen, hat sich bei den vorgenommenen Versuchen jedoch nicht erfüllt. Der Umfang der isolierten Streckung eines Fingers hängt nicht allein von der Isolierung der Strecksehne ab, sondern ist auch an den Bandapparat des Gelenkes und seiner Umgebung gebunden.

M. extensor digiti minimi, Kleinfingerstrecker (Abb. 4.6—73). Der schlanke Muskelbauch schließt sich ulnarwärts an den vorigen an und entspringt von einem Sehnenblatt, das sich zwischen beide einschiebt. So erscheint der Muskel nur als eine Abspaltung des Extensor digitorum. Die Sehne tritt durch das fünfte Fach im Retinaculum extensorum, spaltet sich hier in zwei Sehnen und strahlt in die Dorsalaponeurose des fünften Fingers, der somit

durch einen eigenen Streckmuskel besonders gesichert ist.

M. extensor carpi ulnaris, Ellen-Handstrecker (Abb. 4.6—73). Er entspringt gemeinsam mit dem M. extensor digitorum, außerdem von der Ulna. Der Muskel läuft an der Dorsalseite der Ulna herab und ist hier durch die Haut zu sehen. Seine Sehne tritt durch das sechste Fach des Retinaculum extensorum, gleitet dabei in einer Rinne der Ulna und heftet sich an die Basis des Metacarpale V.

Er streckt die Hand dorsalwärts und abduziert sie ulnarwärts, dabei kantet sich die Hand derart, daß der Handrücken radialwärts gerichtet wird. Bei der Abduktion des Daumens wird er, wie man fühlen kann, reflektorisch gespannt, da die Abduktoren des Daumens eine Radialabduktion der ganzen Hand bewirken würden, wenn nicht das Handgelenk durch Antagonisten festgestellt würde.

Die tiefe Schicht

Die Muskeln schließen sich distal an den Supinator (Abb. 4.6—74) an und verlaufen nach der Hand zu immer steiler. Dabei überschrägen sie den Radius und durchbrechen die oberflächliche Schicht der Strecker, die sie dadurch in eine radiale und eine ulnare Gruppe zerlegen.

M. supinator
M. abductor pollicis longus
M. extensor pollicis brevis
M. extensor pollicis longus

Sie entspringen in einem Feld im mittleren Teil der Unterarmknochen, also von der Dorsalfläche des Radius, der Membrana interossea und von einem Streifen der Ulna. Diese drei langen Daumenmuskeln schieben sich mit ihren Ursprüngen in der genannten Reihenfolge immer weiter distal und steigen dementsprechend mit ihren Insertionen immer weiter am Daumen auf. So inseriert der Abduktor an der Basis des Metacarpale I, der kurze Strecker an der Basis der Grundphalanx, der lange Strecker an der Basis der Endphalanx.

Abduktor und Extensor brevis, die beide eng zusammengehören, überkreuzen am Radius die Sehnen der beiden radialen Handstrecker und sind hier als Wüste sichtbar. Ihre beiden Sehnen gehen durch das erste Fach des Retinaculum extensorum.

Wegen ihres schrägen Verlaufes zur Umwendachse sind Abductor pollicis longus, Extensor pollicis brevis und longus auch Supinatoren.

Der *Abductor pollicis longus* und der *Extensor pollicis brevis*, die oft vollständig miteinander verschmelzen und als Sonderungen eines einzigen Muskels anzusehen sind, haben auch fast die gleiche Funktion, sie wirken abziehend auf den Daumen und die Hand. Der Extensor pollicis brevis

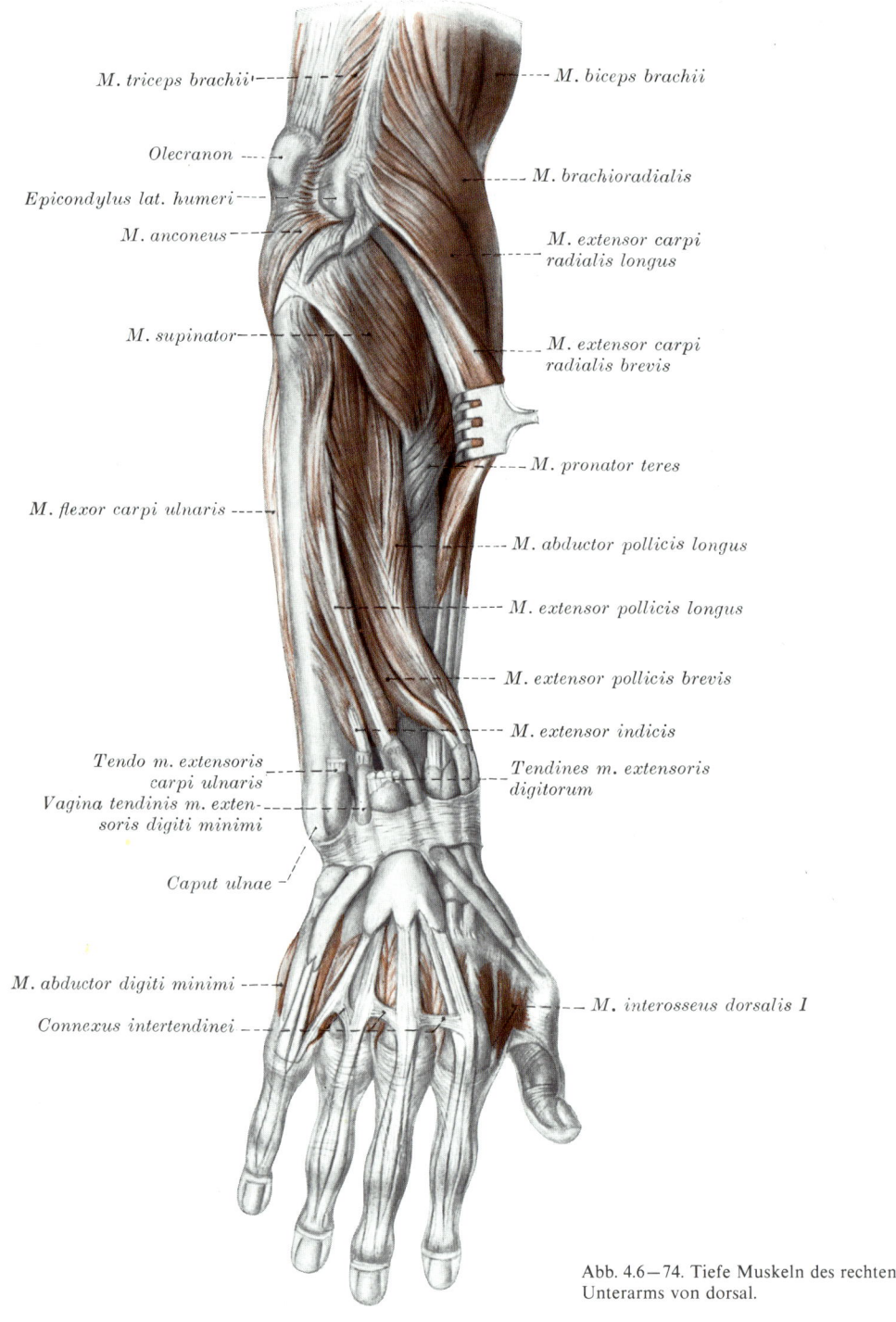

M. triceps brachii

M. biceps brachii

Olecranon

Epicondylus lat. humeri

M. anconeus

M. brachioradialis

M. extensor carpi
radialis longus

M. supinator

M. extensor carpi
radialis brevis

M. pronator teres

M. flexor carpi ulnaris

M. abductor pollicis longus

M. extensor pollicis longus

M. extensor pollicis brevis

M. extensor indicis

Tendo m. extensoris
carpi ulnaris

Tendines m. extensoris
digitorum

Vagina tendinis m. exten-
soris digiti minimi

Caput ulnae

M. abductor digiti minimi

M. interosseus dorsalis I

Connexus intertendinei

Abb. 4.6—74. Tiefe Muskeln des rechten
Unterarms von dorsal.

streckt zugleich die Grundphalanx und dehnt dabei den Flexor pollicis longus, der die Endphalanx deshalb in Beugestellung bringt. Bei seiner Lähmung ist z. B. das Öffnen einer Schere erschwert, der Dau- men steht der Handmitte etwas näher als in der Norm.

Wenn die Abduktoren den Daumen abduzieren, muß die Hand durch die vorerwähnten Flexor und

Extensor carpi ulnaris an der Radialabduktion gehindert werden. Wenn sie ihre ganze Kraft für die Radialabduktion der Hand verwenden sollen, muß der Daumen adduziert bleiben, denn in beiden Gelenken können sie nicht gleichzeitig den größten Ausschlag bewirken. Eine Abduktion des Daumens kann auch dadurch erfolgen, daß der Daumen stehenbleibt und die übrige Hand durch eine Ulnarabduktion sich von ihm entfernt.

Der *M. extensor pollicis longus* streckt das Endglied und das Grundglied des Daumens. Da seine Sehne, wie man durch die Haut sieht, schräg von der Ulnarseite her an den Daumen herantritt, kann sie diesen adduzieren und in die Ebene der übrigen Metacarpalia heben. Bei einer Lähmung des Muskels hängt das Metacarpale herab, das Endglied ist gebeugt und stört dadurch den Greifakt.

Bei Abduktion und Streckung läßt sich die Sehne durch die Haut bis zum Endglied verfolgen. Sie begrenzt ulnarwärts die sog. *Tabatière* oder *Fovea radialis*, ein Grübchen, das den Tabakschnupfern zur Einlagerung der Prise diente. Die radiale Grenze wird von den beiden anderen dorsalen Daumenmuskeln gebildet. In der Tiefe der Grube fühlt man auf dem Os trapezium den Puls der A. radialis.

M. extensor indicis (Abb. 4.6—74). Von den Muskeln der tiefen Schicht liegt er am meisten distal und ist dadurch auf den Ursprung an der Ulna abgedrängt. Im vierten Fach des Retinaculum extensorum entwickelt der Muskel seine Sehne, die ulnarwärts von der Zeigefingersehne des Extensor digitorum in die Dorsalaponeurose des zweiten Fingers übergeht und ihn streckt. Ferner adduziert er den zweiten Finger zum Mittelfinger hin, er hält der abspreizenden Wirkung des M. extensor digitorum das Gleichgewicht. Weil der Zeigefinger einen eigenen Strecker hat, kann er besonders leicht isoliert gestreckt werden.

Die tiefliegenden Strecker der Finger zeigen Abarten, die darauf hinweisen, daß ursprünglich ein gemeinsamer tiefer Fingerstrecker bestanden hat, wie er als Extensor digitorum brevis des Fußes vorkommt. Bei manchen Anthropoiden findet sich ein tiefer Strecker zum zweiten bis vierten Finger. Der häufigste Rest eines solchen Muskels besteht in einem kurzen Strecker des Mittelfingers, dessen Muskelbauch auf dem Handrücken liegt.

Die Unterarmfaszie und die Sehnenfächer rücken

Die *Fascia antebrachii* setzt sich vor her über die Ellenbeuge auf den Unterarm fort. Hinten ist sie am Olecranon und an der hinteren Kante der Ulna befestigt. Vom Epicondylus und der Ulnarkante strahlen sehnige Verstärkungen aus, die den oberflächlichen Beuge- und Streckmuskeln zum Ursprung dienen. Zahlreiche Septen gehen von der Faszie zwischen die Muskeln in die Tiefe, ohne daß dadurch eine ausgeprägte Kammerung der Muskulatur zustande käme. Manche dieser Septen dienen dem Ursprung benachbarter Muskeln. Auch feine Verbindungsfasern gehen von der Faszie, die sich stellenweise in mehrere Blätter zerlegen läßt, zum Perimysium der Muskeln und andererseits in die Haut. Ferner strahlen einzelne Muskelfasern zur Insertion in die Faszie ein, wodurch diese bei den Bewegungen gerafft werden könnte. So erscheint die Faszie als eine flächenhafte Verdichtung eines Bindegewebssystems, das die Muskulatur mit der Haut verschieblich verknüpft.

Um das Handgelenk herum bildet sie ein verstärktes Ringband, das dorsal als Retinaculum extensorum bezeichnet wird. Unter dem dorsalen Band liegen die sechs Sehnenkanäle, bei denen die knöchernen Rinnen durch Bandzüge zu osteofibrösen Kanälen ergänzt werden. In jedem Kanal liegt eine Sehnenscheide (Abb. 4.6—74), die eine oder mehrere Sehnen umhüllt und die Reibung herabsetzt, wenn die Sehnen bei der Dorsalextension gegen das Band andrängen. Werden diese Sehnenscheiden durch Überanstrengung entzündet, kann die entzündliche Ausflockung der Synovialflüssigkeit bei Bewegungen ein knirschendes Geräusch erzeugen (Tendovaginitis crepitans). Die Reibung ist dann erhöht und die Bewegung schmerzhaft.

Die sechs Fächer unter dem Retinaculum extensorum enthalten, von der Radialseite her aufgeführt, folgende Sehnen: 1. Fach: Abductor pollicis longus und Extensor pollicis brevis, 2. Fach: Extensor carpi radialis longus und brevis, 3. Fach: Extensor pollicis longus, 4. Fach: Extensor digitorum und Extensor indicis, 5. Fach: Extensor digiti minimi, 6. Fach: Extensor carpi ulnaris.

Die kurzen Handmuskeln

Die Finger der Hand werden nicht nur durch die langen Sehnen der Unterarmmuskeln versorgt, sie besitzen außerdem kurze Muskeln, die an der Palmarfläche so untergebracht sind, daß sie das Hebelwerk der Finger, das gegen den Handteller arbeitet, nicht belasten. Die beiden Randfinger (Daumen und Kleinfinger) haben entsprechend ihrer vielseitigen Beweglichkeit eine besonders ausgebildete Muskulatur. Diese umlagert die Mittelhandknochen in zwei Gruppen, die als Daumenballen, *Thenar*, und Kleinfingerballen, *Hypothenar*, zugleich ein Polster für die Greiffläche der Hand bilden. Alle kurzen Handmuskeln sind der Anlage nach palmare Muskeln, auch dann, wenn der Ausdruck dorsal verwendet wird, wie bei den Mm. interossei dorsales.

Mm. lumbricales, Regenwurmmuskeln (Abb. 4.6–71). Die vier kleinen, wurmartig runden Muskeln entspringen am Radialrand der Sehnen des tiefen Fingerbeugers und strahlen an der Radialseite des zweiten bis fünften Fingers fächerförmig in die Dorsalaponeurose. Da ihre Sehne palmar der Drehachse des Grundgelenkes und palmar der Ligamenta metacarpea transversa profunda vorbeizieht (Abb. 4.6–75), beugen sie die Grundphalanx, strecken aber durch Zug an der Dorsalaponeurose die Mittel- und Endphalanx. Bei Beugung der Mittel- und Endphalanx durch den tiefen Fingerbeuger werden die an ihm entspringenden Lumbricales gedehnt, also in die beste Ausgangsstellung gebracht. Da die Mm. lumbricales in der Dorsalaponeurose weiter distal ansetzen als die Sehnen der Mm. interossei, haben die Mm. lumbricales bei gebeugtem Grundgelenk ein günstigeres Drehmoment und können dann trotz ihres geringen Querschnittes recht wirksam sein.

Innervation: Die zwei radialen Lumbricales in der Regel vom N. medianus, die zwei ulnaren, die meist einen zweiköpfigen Ursprung haben, vom N. ulnaris.

Mm. interossei, Zwischenknochenmuskeln
Sie füllen die Räume zwischen den Mittelhandknochen, so daß die Spatia interossea bei einer Atrophie der Muskeln einsinken. Es handelt sich um kurze Beugemuskeln, die auch Seitenbewegungen an den Fingern ausführen können.

Die *Mm. interossei dorsales* (Abb. 4.6–65 u. 4.6–73) entspringen zweiköpfig an den einander zugekehrten Seiten zweier Mittelhandknochen und bilden demnach vier Muskelbäuche, die bis an die Dorsalfläche der Hand reichen.

Die drei *Mm. interossei palmares* (Abb. 4.6–65 u. 4.6–76) entspringen einköpfig von der Ulnarseite des zweiten und der Radialseite des vierten und fünften Mittelhandknochens; sie sind wesentlich schwächer als die zweiköpfigen Dorsales.

Alle Interossei inserieren, von palmar kommend, seitlich an der Basis der Grundphalangen der dreigliederigen Finger, ferner an der Dorsalaponeurose. Die Ansätze gruppieren sich derart um die Achse des Mittelfingers, daß die Interossei dorsales konvergent, die Interossei palmares divergent zu ihr verlaufen. Aus dieser Anordnung ergibt sich, daß die Dorsales die Finger von der Mittelfingerachse abduzieren = spreizen, während die Palmares adduzieren. Palmares fehlen an den Fingern, die durch andere Muskeln bereits adduziert werden, wie am Daumen, der einen eigenen Adduktor hat. Der Mittelfinger wird ausschließlich von Dorsales besetzt. Daher gibt es nur drei Palmares. Ferner haben der Daumen und der Kleinfinger einen besonderen Abduktor, ihnen fehlen daher die Dorsales. Das Spreizen und Schließen der Finger sind aber nicht die Hauptwirkung der Interossei. Durch Vermittlung der Dorsalaponeurose der Finger wird bei gemeinsamer Wirkung aller Interossei im Grundgelenk gebeugt und im Mittel- und Endgelenk gestreckt (Abb. 4.6–80), also die gleiche Wirkung ausgeübt, wie sie die Lumbricales haben. Diese Stellung der Finger ist die Stellung für alle Feinarbeit, Schreiben usw. Daher ist die Intaktheit der Mm. interossei äußerst wichtig. Sie inserieren dichter vor der Drehachse des Grundgelenks als die Lumbricales (Abb. 4.6–75), sind dafür aber stärker. Die Sehnen der Interossei verlaufen im Gegensatz zu den

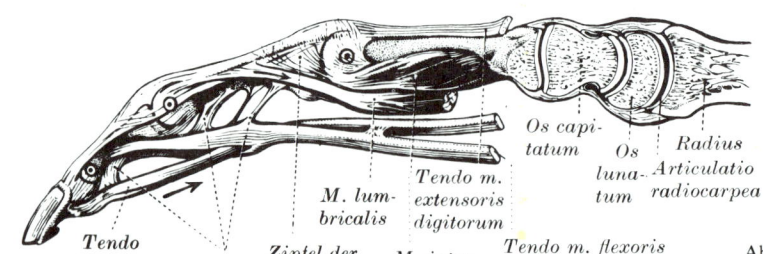

Os capitatum *Os lunatum* *Radius* *Articulatio radiocarpea*

M. lumbricalis *Tendo m. extensoris digitorum*

Tendo m. flexoris digitorum prof. *Vincula tendinum* *Zipfel der Dorsalaponeurose* *M. interosseus* *Tendo m. flexoris digitorum superficialis*

Abb. 4.6–75. Beuger und Strecker eines Fingers mit ihren Sehnen und mit deren Lage zu den Gelenkachsen.

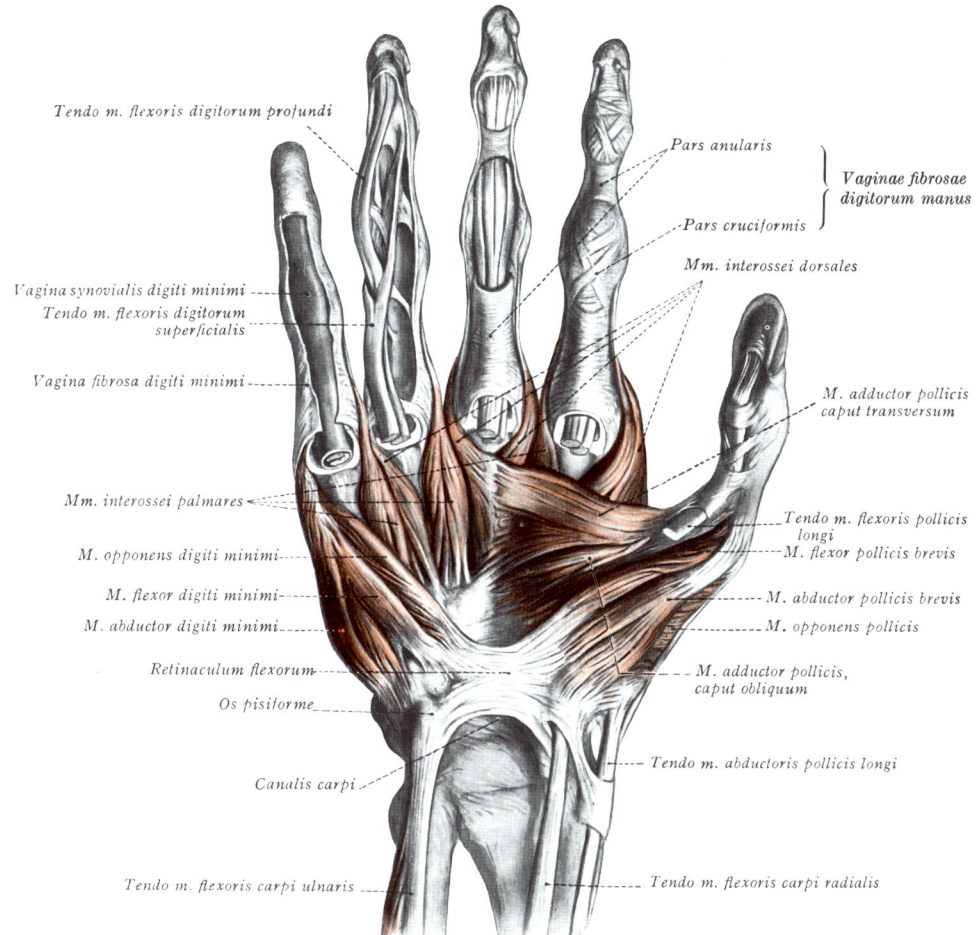

Tendo m. flexoris digitorum profundi

Pars anularis

Vaginae fibrosae digitorum manus

Pars cruciformis

Mm. interossei dorsales

Vagina synovialis digiti minimi
Tendo m. flexoris digitorum superficialis

Vagina fibrosa digiti minimi

M. adductor pollicis caput transversum

Mm. interossei palmares

M. opponens digiti minimi

Tendo m. flexoris pollicis longi
M. flexor pollicis brevis

M. flexor digiti minimi

M. abductor pollicis brevis

M. abductor digiti minimi

M. opponens pollicis

Retinaculum flexorum

M. adductor pollicis, caput obliquum

Os pisiforme

Canalis carpi

Tendo m. abductoris pollicis longi

Tendo m. flexoris carpi ulnaris

Tendo m. flexoris carpi radialis

Abb. 4.6—76. Muskeln der rechten Hohlhand. Lange Fingerbeuger entfernt.

Lumbricales dorsal der Ligamenta metacarpea transversa profunda. Bei einem tonischen Krampf der Interossei tritt die „Pfötchenstellung" der Finger auf.

Innervation: R. profundus des N. ulnaris. Bei einer Schädigung des Nerven sind die Interossei palmares die empfindlichsten, und unter ihnen am meisten der des Kleinfingers. Daher gibt es Lähmungsformen, bei denen nur der letztere betroffen ist, wodurch der Kleinfinger in eine abgespreizte Stellung gerät. Dies ist das feinste Zeichen einer Schädigung des N. ulnaris. Die gröberen Zeichen bestehen in der Unfähigkeit, die Finger zu spreizen, in der Abduktionsstellung des Daumens, der Bildung der Krallenhand (Abb. 4.6—79) und im Einsinken der Intermetacarpalräume am Handrücken infolge Atrophie der Mm. interossei. Die Querbänder zwischen den Köpfen der Mittelhandknochen,

Ligg. metacarpea transversa profunda, hindern die Interossei daran, bei der Fingerbeugung nach palmar auszuweichen.

Die Dorsalaponeurose der Finger

Die Dorsalaponeurose (Abb. 4.6—73) entsteht aus der Vereinigung der langen Strecksehne mit den Sehnenfasern der kurzen Handmuskeln (Abb. 4.6—75), und erst auf Grund ihrer Struktur ist die Wirkungsweise der kurzen Handmuskeln verständlich. Die Sehnen der Lumbricales und Interossei bilden an jeder Seite der Grundphalangen ein dreieckiges Sehnenblatt, dessen proximale Fasern sich quer über dem Fingerrücken vereinigen, so daß sie die Grundphalanx mit einem Faserbügel zwischen sich fassen und diese im Grundgelenk beugen (Abb. 4.6—75 u. 4.6—80). Die distalen Fasern dieser drei-

519

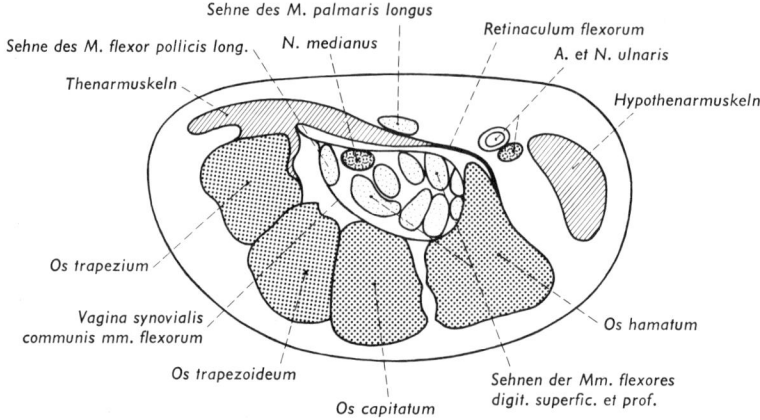

Abb. 4.6–77. Querschnitt durch den Carpalkanal zur Darstellung der Lagebeziehung des N. medianus zu den neun Sehnen der langen Flexoren (nach F. MANZ 1971).

eckigen Zipfel schlagen allmählich die Längsrichtung ein und erreichen am Fingerrücken die Basis der Mittel- und Endphalanx. So wird es verständlich, daß die kurzen Muskeln in einem Akt Beugung im Grundgelenk und Streckung in den beiden anderen Fingergelenken bewirken (Abb. 4.6–80).

Die große Streckersehne bildet einen Mittelstrang, der um das Mittelgelenk seitlich ausweicht und sich erst auf dem Rücken der Mittelphalanx wieder vereinigt, um die Basis der Endphalanx zu erreichen (Abb. 4.6–73). Es gibt also keinen durchlaufenden Faserzug, der in der Mitte über die ganze Länge des Fingerrückens zöge. Eine solche Sehne, die sich nicht als Ganzes gegen die Unterlage verschieben läßt, müßte die Beugung hemmen. Dadurch, daß sie seitlich am Gelenk vorbeiziehen, werden die Sehnenzüge bei der Beugung nur wenig gedehnt, da ihr Abstand von der Gelenkachse geringer ist.

Die ganze Einrichtung der Dorsalaponeurose ist ferner nur dadurch möglich, daß der Abstand der Strecksehne vom Drehpunkt des Grundgelenkes so gering ist, daß der Weg des langen Streckmuskels nur etwa halb so lang ist wie jener der Beuger bei ihrer Kontraktion.

Muskeln des Daumenballens

M. abductor pollicis brevis
M. opponens pollicis
M. flexor pollicis brevis
M. adductor pollicis

Da der Daumen im Gegensatz zu den übrigen Fingern bereits gegen die Handwurzel seine größte Beweglichkeit besitzt, müssen auch die aktiven Bewegungsfaktoren für dieses Gelenk entsprechend

vielseitig sein. Die kurzen Daumenmuskeln entspringen mit Ausnahme der tiefen Köpfe vom Retinaculum flexorum und der Eminentia radialis (Tuberculum ossis scaphoidei und ossis trapezii), sie inserieren an den beiden Sesambeinen in der Kapsel des Grundgelenkes. Nur der Opponens befestigt sich am ganzen Radialrand des Metacarpale I.

M. abductor pollicis brevis, kurzer Daumenabzieher Abb. 4.6–76), abduziert den Daumen und kreiselt sein Metacarpale dabei einwärts. Bei Ausfall des Muskels kann die Daumenkuppe die übrigen Fingerkuppen nur erreichen, wenn die Finger dabei in den Interphalangealgelenken gebeugt werden.

Innervation: N. medianus (mitunter auch Ramus superficialis nervi radialis).

M. opponens pollicis, Gegensteller des Daumens (Abb. 4.6–76), stellt den Daumen den anderen Fingern gegenüber (Abb. 4.6–78a) und kreiselt ihn einwärts. Eine Einwirkung auf die Daumenphalangen fehlt. Soll die Daumenspitze die Spitze des fünften Fingers berühren, muß noch eine Beugung der Phalangen hinzukommen (Abb. 4.6–68).

Innervation: N. medianus (und N. ulnaris)[1].

M. flexor pollicis brevis, kurzer Daumenbeuger (Abb. 4.6–76). Außer dem oberflächlichen Kopf, der vom Retinaculum flexorum entspringt, kommt ein tiefer Kopf vom Grund des Canalis carpi, insbesondere von Trapezium, Trapezoideum und Capitatum. Zwischen beiden Köpfen eingebettet verläuft die Sehne des Flexor pollicis longus. Der kurze Daumenbeuger beugt die Grundphalanx, streckt die

---

[1]) HARNESS, D., E. SEKELES, and J. CHACO: The double motor innervation of the opponens pollicis muscles: An electromyographic study. J. Anat. (Lond.) 117 (1974) 329-331

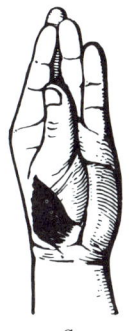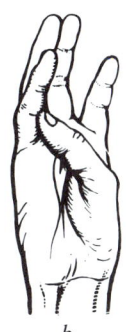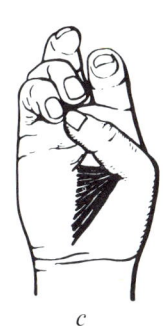

a b c

Abb. 4.6—78. a) Wirkung des Opponens pollicis. Das Metacarpale I wird den anderen Fingern gegenübergestellt und dabei einwärtsgekreiselt. b) Daumen-Fingerspitzen-Schluß unter alleiniger Wirkung des Flexor pollicis brevis. Das I. Metacarpale und die Grundphalange werden gebeugt. Das Endglied des Daumens erreicht nur die Volarseite der Grundphalange des Kleinfingers. c) Wirkung des Adductor pollicis bei Lähmung der übrigen Muskeln des Daumenballens. Die Daumenspitze erreicht nur den radialen Rand der Endphalange des Kleinfingers (nach FOERSTER 1937).

Endphalanx und bewegt das Metacarpale im Sinne der Opposition, wobei es etwas von der Hohlhand abrückt. Die Daumenkuppe wird gegen die Palmarseite der Finger gerichtet (Abb. 4.6—78b).

Innervation: Der oberflächliche Kopf vom N. medianus, der tiefe vom N. ulnaris.

M. adductor pollicis, Daumenanzieher (Abb. 4.6—76), entspringt mit einem Caput transversum vom Metacarpale III, mit einem schmalen Caput obliquum von den Bändern im Sulcus carpi. Die Sehne geht zum ulnaren Sesambein am Daumengrundgelenk. Die letzte Strecke des Muskels liegt in der Schwimmhaut zwischen Daumen und Zeigefinger. Er adduziert den Daumen an den Zeigefinger, stellt ihn in Opposition und beugt die Grundphalanx. Dabei legt sich der Daumen der Palma manus dicht an (Abb. 4.6—78c).

Innervation: N. ulnaris.

Der M. adductor pollicis ist der kräftigste der Daumenballenmuskeln. Er ist zur vollständigen Opposition des Daumens ebenso erforderlich wie der Opponens, der mehr den Anfang der Oppositionsbewegung bewirkt. Der Adductor preßt, zusammen mit dem Flexor pollicis longus, den opponierten Daumen fest an die Gegenfinger.

Abduktor, Adduktor und Flexor pollicis brevis können ähnlich wie die Interossei und Lumbricales durch ein Sehnenblatt in die lange Strecksehne des Daumens übergehen, so daß sie eine geringe Beugung und Kreiselung des Grundgliedes, aber eine reine Streckung des Endgliedes bewirken.

Bei Lähmung des N. medianus atrophieren Abduktor, Flexor und Opponens, der Daumenballen wird flach. Da der Adduktor verschont bleibt, gewinnt er das Übergewicht und stellt den Daumen in Adduktion, durch die Extensoren wird das Metacarpale des Daumens in die Ebene der Mittelhand gerückt. Die Haltung nennt man „Affenhand", sie ist charakteristisch für die Medianuslähmung (Abb. 4.6—81). Der N. ulnaris kann aber in die Sphäre des N. medianus übergreifen und auch andere Muskeln des Daumenballens, am seltensten den Abductor brevis, versorgen.

Muskeln des Kleinfingerballens

M. abductor digiti minimi
M. flexor digiti minimi brevis
M. opponens digiti minimi

Die drei Muskeln entspringen von der Eminentia ulnaris des Carpus (Hamulus ossis hamati, Os pisiforme) und vom Retinaculum flexorum, das hier ansetzt. Der tiefliegende Opponens liegt mit den Interossei unter der tiefen Hohlhandfaszie. Alle Muskeln des Kleinfingerballens werden vom *N. ulnaris* versorgt.

M. abductor digiti minimi, Kleinfingerabzieher (Abb. 4.6—76). Er zieht zum Ulnarrand der Basis der Grundphalanx und verhält sich wie ein Interosseus dorsalis des Kleinfingers, da er diesen abduziert, im Grundgelenk beugt und in den beiden anderen Gelenken streckt.

M. flexor digiti minimi brevis, kurzer Kleinfingerbeuger (Abb. 4.6—76), schließt sich radialwärts an den vorigen an und ist mit ihm oft verschmolzen oder fehlt ganz.

M. opponens digiti minimi, Gegensteller des Kleinfingers (Abb. 4.6—76), zieht schräg zum Außenrand des Metacarpale V. Da das Carpometacarpalgelenk des fünften Strahles beweglicher ist als das der übrigen dreigliedrigen Finger, kann der Muskel des Metacarpale V aus der Ebene der übrigen herausdrehen zur Opposition mit dem Daumen oder zur Vertiefung der Hohlhand.

Arm und Hand

Muskelwirkung am Handgelenk

Zur Bewegung des Handgelenks, ohne daß gleichzeitig die Finger bewegt werden müßten, gibt es eigene Muskeln, die als Flexores und Extensores carpi radiales und ulnares beschrieben wurden. Wirken von diesen die dorsalen Extensoren gemeinsam, ergibt sich eine Dorsalextension, wirken die Flexoren gemeinsam, erfolgt Palmarflexion, die beiden ulnaren Carpalmuskeln erzeugen Ulnarabduktion, die radialen Radialabduktion.

Wirkt nur einer dieser Muskeln für sich, stellt sich die Hand schräg (Abb. 4.6—64). In diesem Fall kommt der Muskel mit voller Kraft rein zur Geltung, da keine seiner Komponenten aufgehoben wird wie bei den obigen Kombinationen. Der Flexor carpi radialis würde also die Hand schräg nach palmar-radialwärts bewegen, wobei die Hand so gekantet wird, daß der Handrücken etwas ulnarwärts zieht. Der einzige reine Beuger ist der M. palmaris longus.

Zu diesen Spezialmuskeln der Handgelenke kommen noch die langen Fingermuskeln, die dann auf das Handgelenk wirken, wenn die Finger festgestellt werden; sie können sogar bei Bewegungen im Handgelenk eine größere Längenänderung erfahren als bei Bewegungen an allen drei Fingergelenken zusammen und müßten wegen ihres größeren Querschnitts den speziellen Handbeugern überlegen sein. Trotzdem ist der Flexor carpi ulnaris der wichtigste Handbeuger.

Umgekehrt können z. B. die langen Fingerstrecker ihre Wirkung nur dann auf die Finger konzentrieren, wenn das Handgelenk durch die entsprechenden Antagonisten: Flexor carpi radialis, Flexor carpi ulnaris und Palmaris longus, festgestellt wird. Die letzteren hat man daher als „Streckhelfer der Finger" bezeichnet. Wenn sie gelähmt sind, ist die Synergie beim Öffnen der Faust gestört, dann wirken die langen Fingerstrecker nicht nur auf die Finger selbst, sondern bringen auch die Hand in eine unerwünschte Dorsalextension.

Alle Palmarflexoren der Hand ergeben zusammen eine erhebliche Kraft. Sie sind wesentlich stärker als die Summe der Extensoren. Bei Lähmung aller Strecker kann die Hand durch die Schwerkraft in Dorsalextension gebracht werden, wenn sie bei rechtwinklig gebeugtem Unterarm in Supinationsstellung steht.

Die langen Fingermuskeln können auch die Abduktionen der Hand unterstützen. Reine Abduktionen können nur zustande kommen, wenn bei den beteiligten Muskeln die beugende und streckende Komponente sich die Waage halten. Da für die Abduktionen die dorsopalmare Achse durch den Kopf des Capitatum geht, werden die radial an der Achse vorbeiziehenden Muskeln Radialabduktoren, die ulnar davon gelegenen Ulnarabduktoren sein.

So wird die Radialbewegung der Hand von den langen Daumenmuskeln: Abductor pollicis longus, Extensor pollicis longus et brevis, unterstützt. Sind die Radialabduktoren gelähmt, bekommt die Hand beim Faustschluß eine Neigung nach der Ulnarseite. Der ergriffene Löffel oder das umfaßte Glas wird vom Mund weggedreht, die Gebrauchsfähigkeit der Hand ist stark beeinträchtigt.

Da beim Öffnen der Faust auch der Daumen abgespreizt wird und hierzu Muskeln nötig sind, die gleichzeitig die Hand nach der Radialseite neigen, muß diese neigende Wirkung durch den Flexor und Extensor carpi ulnaris ausgeglichen werden.

Kurze Zusammenfassung: Spezialmuskeln der Handgelenke sind die Flexores und Extensores carpi radiales und ulnares. Auch die langen Fingermuskeln bewegen das Handgelenk, besonders wenn die Finger festgestellt sind, sie können auch abduzieren. Nur wenn das Handgelenk festgestellt ist, können sie die Finger maximal bewegen.

Bewegungen der Finger

Die Finger sind frei von Muskeln, daher möglichst leicht, fest und dünn und für feinste Bewegungen geeignet. Auf der Palmarseite besitzen sie besondere Tast- bzw. Greifballen, auf dem Fingerrücken aber bestehen sie nur aus „Haut und Knochen", es fehlt hier jede Dämpfung eines Stoßes, daher wird die Haut beim Anstoßen leicht verletzt. Das festeste Gebilde auf der Palmarseite der Finger

	Palmarflexion		
Ulnar-abduktion	Flexor carpi ulnaris	Flexor carpi radialis	Radial-abduktion
	Extensor carpi ulnaris	Extensores carpi radiales longus et brevis	
	Dorsalextension		

ist das drehrunde Beugesehnenkabel mit seiner derben Sehnenscheide. Mit diesem festen, unverschieblichen Strang, den darüberliegenden Polstern der Subcutis und den Schwielen der Hornhaut drücken die Finger auf die Gegenstände und umgekehrt. Die Nerven und Gefäße der Finger liegen seitlich oder dorsal von dem Sehnenstrang und können wegen dessen Vorspringen und Festigkeit nicht gedrückt werden.

Beim Beugen bewegen sich die Finger in Ebenen, die nach palmar zu konvergieren, die Fingerspitzen streben zusammen, selbst das Metacarpale des fünften Fingers unterstützt das Zusammenführen. Durch Mitbeteiligung des Daumens kommt ein „Daumen-Fingerspitzenschluß" zustande (Abb. 4.6−78 u. 4.6−80). Dieser „Spitzgriff" ist für das feste Erfassen kleiner Gegenstände besonders wichtig und stellt einen wesentlichen Gebrauchstyp der Hand dar. Wenn wir einen kleinen Gegenstand, etwa einen Bleistift, zwischen den Spitzen von Daumen und Zeigefinger erfaßt haben, können wir die Spitze des Bleistifts durch eine Streckung des Grundgliedes und eine Beugung des Mittel- und Endgliedes des Zeigefingers auf uns zuführen und durch umgekehrte Bewegungskombination von uns wegführen. Dabei führt der Daumen eine entsprechende Mitbewegung aus. Dieses Bewegungsspiel ist für alle feineren Verrichtungen der Finger von Wichtigkeit.

Durch die Beugung in den Mittel- und Endgelenken bilden die Finger einen Haken, der zum Tragen von Lasten geeignet ist, durch weitere Krümmung, auch in den Grundgelenken, können sie einen runden Stab selbst von kleinem Durchmesser festhalten. Werden die Finger bei der Beugung abgespreizt, können sie sich der Oberfläche einer Kugel anschmiegen. Durch verschiedene Beugung, Abspreizung und Drehung der Einzelfinger kann die Hand vielgestaltige Körper festhalten. Obwohl die dreigliederigen Finger verschieden lang sind, stehen nach ungezwungener Beugung die Fingerspit-

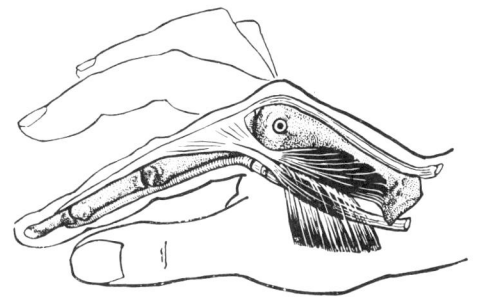

Abb. 4.6−80. Wirkung der Mm. interossei und lumbricales. Dargestellt Interosseus dorsalis I und Lumbricalis I. Die Lage der Beugeachse des Zeigefingergrundgelenks markiert.

zen fast in einer geraden Linie. Bei Faustbildung steht der Ringfinger normalerweise am weitesten vor. Wenn man in den Hohlraum, den die gekrümmten Finger umschließen, hineinsieht, erkennt man, daß er ungefähr von einem Ellipsoid ausgefüllt würde. Danach sind viele Handgriffe gestaltet, indem sie in der Mitte verdickt sind.

Beim festen Zugreifen arbeiten die Finger gegen den Handteller, der seine Querwölbung etwas verstärken kann, im übrigen sich passiv verhält. Ganz entscheidend ist aber, besonders für feinere Arbeiten, das Zusammenspiel der dreigliederigen Finger mit dem aktiven Gegenspieler, dem Daumen. Die Vielseitigkeit der Greifbewegungen wird dadurch sehr groß.

Jedes Fingergelenk hat einen bevorzugten Beugemuskel. Das Endgelenk wird allein vom Flexor digitorum profundus gebeugt, das Mittelgelenk vom Flexor digitorum superficialis und profundus, das Grundgelenk hauptsächlich von den Interossei und Lumbricales. Am Grundgelenk wirken allerdings auch die langen Fingerbeuger, jedoch nur dann, wenn die Finger in sich gestreckt sind. In diesem Falle wird die größtmögliche beugende Kraft am Grundgelenk vereinigt, indem fünf Beuger: zwei lange Beuger, zwei Interossei und ein Lumbricalis, zur Wirkung kommen. Sind aber die Endglieder und das Handgelenk bereits gebeugt, sind die langen Fingerbeuger erschöpft und können am Grundgelenk nicht mehr wirken, dann kommen die Interossei und Lumbricales allein zur Geltung.

Die Streckung der Grundphalanx wird dagegen nur von einem einzigen Muskel bewirkt: dem langen Fingerstrecker, dem sich am Zeigefinger und Kleinfinger besondere Fingerstrecker zugesellen. Sind diese Strecker gelähmt, ist der Greifakt dadurch gestört, daß die genügende Öffnung der Fingerzange fast unmöglich wird. Wenn daher nur die langen Fingermuskeln erhalten sind, ergeben sich als Gleichgewichtslage der tonischen Spannungen

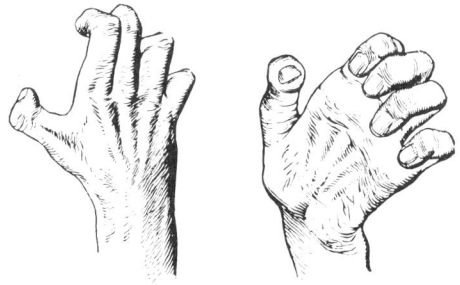

Abb. 4.6−79. Krallenhand bei Ulnarislähmung. Beachte die Überstreckung der Finger in den Grundgelenken, die durch Atrophie der Mm. interossei eingesunkenen Intercarpalräume und den abduzierten Daumen.

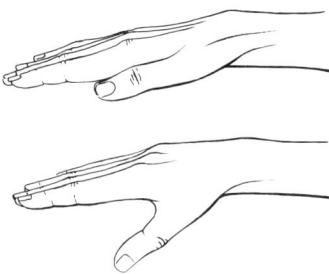

Abb. 4.6–81. Affenhand bei Medianuslähmung (oben). Beachte den adduziert stehenden Daumen sowie die Atrophie der Thenarmuskulatur (nach v. LANZ/WACHSMUTH 1935).

Streckung im Grundgelenk und Beugung in den beiden distalen Gelenken. Diese Ruhestellung wird eingehalten, wenn Interossei und Lumbricales gelähmt sind. Diese Haltung wird als *Klauen- oder Krallenhand* (Abb. 4.6–79) bezeichnet und ist charakteristisch für die Lähmung des N. ulnaris, der die genannten kurzen Fingermuskeln mit Ausnahme der zwei radialen Lumbricales versorgt. Meist ist die Krallenstellung am Zeige- und Mittelfinger nur wenig ausgesprochen, da die zugehörigen Lumbricales vom N. medianus versorgt werden. Der Daumen steht abduziert, da der Adductor pollicis gelähmt ist.

Die entgegengesetzte Stellung, nämlich Beugung im Grundgelenk und Streckung in den beiden distalen Gelenken, entsteht durch die Wirkung der Interossei und Lumbricales (Abb. 4.6–80). Diese Haltung wird bei feinen Fingerbewegungen eingenommen, so beim Schreiben und Zeichnen.

Die Arbeitsteilung zwischen Interossei und Lumbricales ist so zu denken, daß die ersteren mit größerer Kraft wirken, sich aber bald erschöpfen, die letzteren mit geringerer Kraft für die Feineinstellungen zuständig sind und dabei in allen Stellungen der Hand und Finger wirksam bleiben, weil sie einen längeren Hebelarm besitzen. Mit zunehmender Fingerbeugung werden die Lumbricales nicht erschöpft, da ihre Ursprünge mit den Sehnen des Flexor profundus nach proximal verschoben werden und von den Insertionen abrücken, also die Muskeln etwas gedehnt werden. Die Muskelfasern

der Lumbricales gehören zu den feinsten des Körpers.

Wenn die langen Fingerstrecker durch eine Lähmung des N. radialis ausfallen, hängt die Hand schlaff herunter, sog. *Fallhand* (Abb. 4.6–66), die Finger sind im Grundgelenk meist leicht gebeugt, in den beiden distalen Gelenken nicht völlig gestreckt, weil der Tonus der langen Beuger den der Interossei und Lumbricales überwindet.

Da die Beugungsebenen der vier langen Finger palmarwärts konvergieren, folgt daraus, daß die langen Beuger die Finger adduzieren, während die langen Strecker sie auseinanderspreizen, bis sie in der Verlängerung der Achsen der Metacarpalia stehen. In der Streckstellung ist daher zum völligen Schluß der Finger eine Adduktion durch die Interossei palmares nötig. Sind die letzteren gelähmt, ist es unmöglich, die Finger bei Streckung zu schließen, ein Symptom, das charakteristisch für die Ulnarislähmung ist. Sind die langen Fingerstrecker gelähmt, dann sind die Grundphalangen gebeugt, und es ist daher aus mechanischen Gründen eine nennenswerte Spreizung unmöglich. Wenn wir bei gebeugten Mittel- und Endgliedern die Finger spreizen, müssen die Interossei dorsales gegen die adduzierende Komponente der langen Fingerbeuger arbeiten, bei extremer Spreizung auch gegen die der langen Fingerstrecker. Die Interossei dorsales treffen also unter Umständen auf größere Widerstände als die palmares, ihre Muskelgewichte verhalten sich dementsprechend wie 4 : 1.

Da die langen Beuger und Strecker der Finger auch auf das Handgelenk wirken, sind die Bewegungen der Finger abhängig von der Stellung der Hand im Handgelenk. Die mehrgelenkigen Mus-

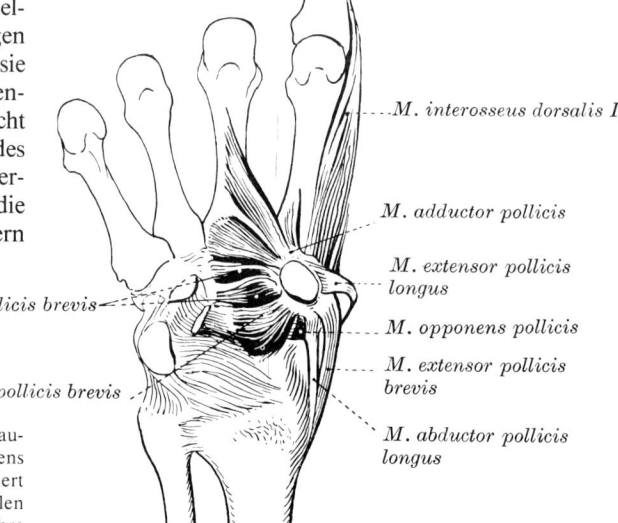

M. interosseus dorsalis I

M. adductor pollicis

M. extensor pollicis longus

M. opponens pollicis

M. extensor pollicis brevis

M. abductor pollicis longus

M. flexor pollicis brevis

M. abductor pollicis brevis

Abb. 4.6–82. Kegelmantelförmige Gruppierung der Daumenmuskeln. Metacarpale I und Grundphalanx des Daumens laufen auf den Betrachter zu (Daumen gestreckt, abduziert und opponiert). Die Grundphalanx ist in ihrem proximalen Drittel quer durchgesägt; man sieht senkrecht auf ihre Schnittfläche (weiß).

keln können nicht an allen Gelenken gleichzeitig äußerste Ausschläge gestatten, sie werden dabei entweder aktiv oder passiv insuffizient. So werden bei äußerster Flexion in den Hand- und Fingergelenken die Strecksehnen stark gespannt. Gleichzeitig sind die Beuger aktiv insuffizient, sie vermögen nicht weiter zu beugen. Will man die Finger zur Faust schließen, werden unwillkürlich die Strecker mitinnerviert, die Hand stellt sich in Dorsalextension. Wenn daher bei Radialislähmung die Strecker ausfallen, bleibt der Faustschluß unvollkommen, obwohl alle Beuger unversehrt sind. Bei der Faustöffnung werden die Finger durch die Zusammenarbeit der Extensores digitorum, indicis, digiti minimi und der Interossei und Lumbricales gestreckt. Durch die gleichzeitige Anspannung der Flexores carpi wird verhindert, daß auch die Hand in Streckstellung gerät. Dadurch werden zugleich die Wirkung der langen Fingerstrecker erhöht und der Dehnungswiderstand der langen Fingerbeuger herabgesetzt, also die gesamte Kraftentfaltung begünstigt.

Der Gegenspieler der langen Finger ist der *Daumen*; er ist eine „halbe Hand", er macht erst die Hand zum vollwertigen Greiforgan, wie es nur der Mensch mit dieser Freiheit und Kraft der Bewegungen besitzt (vgl. Abb. 4.6—58). Die Bedeutung des Daumens ist auch aus der Größe seines zentralen Repräsentationsgebietes in der Hirnrinde abzulesen. Den Daumen kann kein anderer Finger vertreten. Ohne den Daumen können wir weder feine noch grobe Greifbewegungen ausführen.

Bei kräftiger, ruckartiger Streckung aller Finger machen wir unwillkürlich eine kleine Flexion im Handgelenk. Auch reicht der lange Fingerstrecker nicht aus, um alle Gelenke, die er überspringt, gleichzeitig in äußerste Streckstellung überzuführen. Wenn wir passiv eine Extension im Handgelenk machen, beugen sich die Finger unwillkürlich durch den Dehnungsreflex der stärkeren Beugemuskeln.

Die Finger der Hand werden insgesamt von 36 Muskeln bewegt. Davon sind allein acht um den Daumen gruppiert. Die Abb. 4.6—82 zeigt, wie der Daumen im Strahlungsmittelpunkt seiner Muskeln steht, und es ist leicht einzusehen, daß er nach jeder Richtung bewegt werden kann. Da das Trapezium als der Sockel des Daumens gegen die übrigen Handwurzelknochen nach palmar verschoben ist,

wird der Daumen schon in seiner Ruhehaltung in eine Ausgangsstellung gebracht, die für das Zugreifen äußerst günstig ist. An der Palmarseite kann der Daumen alle Finger und ein Stück des Handballens bestreichen.

Die wichtigste Bewegung ist die *Opposition*, die Gegenstellung gegen die übrigen Finger (Abb. 4.6—78), der Daumen stellt sich vor die Handmitte. Wenn er von hier aus mit den übrigen Fingerspitzen in Berührung kommen soll, muß er im Sinne einer Abduktion von der Hohlhand fortgeführt werden. Außer dem Opponens wirken hierbei alle kurzen Daumenmuskeln, ferner der Abductor pollicis longus mit. Die Rückstellung (*Reposition*) bewirken Extensor pollicis longus und brevis.

Die Abduktion wird vom langen und kurzen Abduktor sowie von einem Teil des kurzen Beugers ausgeführt, an der Adduktion gegen den Zeigefinger beteiligen sich außer dem Adductor der Interosseus dorsalis I und alle kurzen Daumenmuskeln mit Ausnahme des Abductor brevis, ferner der Extensor und Flexor pollicis longus.

Für eine Beugung des Endgliedes steht nur der Flexor pollicis longus zur Verfügung, die Beugung des Grundgliedes bewirken außerdem die kurzen Daumenmuskeln (Flexor pollicis brevis, Adductor), die aber gleichzeitig das Endglied strecken, weil sie in die Dorsalaponeurose einstrahlen.

Kurze Zusammenfassung: Das Endgelenk der Finger wird allein vom Flexor digitorum profundus gebeugt, das Mittelgelenk vom Flexor digitorum superficialis und profundus, das Grundgelenk hauptsächlich von den Interossei und Lumbricales. Bei Lähmung der letzteren entsteht die *Klauen-* oder *Krallenhand*. Bei Lähmung der langen Fingerstrecker *Fallhand*. Die langen Fingerstrecker abduzieren die Finger. Die Finger können bei Beugung der Hand nicht maximal gebeugt werden, daher Faustschluß bei leichter Streckung der Hand (aktive Insuffizienz der Beuger). Der Daumen wird von 8 Muskeln bewegt. Opposition (Gegenstellung gegen die übrigen Finger) bewirkt vom Opponens und den übrigen kurzen Daumenmuskeln, dazu dem Abductor pollicis longus. Die Reposition bewirken Extensor pollicis longus und brevis. Beugung des Endgliedes: Flexor pollicis longus, des Grundgliedes: außerdem Flexor pollicis brevis und Adductor.

Der Arm als Ganzes

Der Arm als Ganzes ist ein Greiforgan im Blickfeld der Augen. Aufrechter Gang, Hand, Gehirn und Auge wirken zusammen. An den oberen Gliedmaßen überwiegen die Beuger (Heranführen und

Festhalten in der Nähe des Mundes oder Auges). Am Bein überwiegen die Strecker (Stehen mit gestreckten Knie- und Hüftgelenken). An Arm und Hand herrschen freie Kombination von Einzelmuskeln, am Bein die mehr automatische Gruppentätigkeit. Die Unterschenkelknochen sind nicht gegeneinander beweglich. Nur die Hand kennt Umwendbewegungen. Die große Zehe kann nicht opponiert werden. Nur weil im aufrechten Gang das Bein zum reinen Fortbewegungsorgan wurde, konnte der Arm zum reinen Greiforgan werden.

Die *Ruhehaltung* des herabhängenden Armes ist das Ergebnis des Schwergewichts des Armes und der Ruhespannung seiner Muskeln. Der Oberarm ist leicht einwärtsgerollt durch das Überwiegen der Innenroller, das Ellenbogengelenk ist etwas gebeugt, besonders stark bei Athleten (Überwiegen der Beuger), der Unterarm ist etwas proniert, so daß der Zeigefinger nach vorn sieht und die Innenfläche der Hand dem Oberschenkel zugekehrt ist, die Finger sind etwas gebeugt (Überwiegen der Beuger), der Daumen sieht mit seiner Volarfläche ulnarwärts. Die Schwerkraft sucht den Oberarm einwärts zu rollen z. B. bei Lähmung aller Rollmuskeln, und außerdem den Kopf in der Schulterpfanne nach abwärts zu ziehen.

Es gibt zahllose Möglichkeiten, die Arme zu bewegen. Es ist unmöglich, sie vollständig zu beschreiben und in ihre Einzelakte zu zerlegen. Jede Versteifung eines Gelenkes in der Gliederkette des Armes wird als schwere Beeinträchtigung empfunden. Es

gibt Bewegungen, die zum Ziel haben, den Arm allein oder in Verbindung mit einem Werkzeug zu betätigen, und solche, bei denen der Rumpf durch Vermittlung der Arme bewegt wird. Bei der ersten Gruppe bildet der Rumpf die Unterstützungsbasis, die dem arbeitenden Arm den Rückhalt bietet. Dabei wird allerdings der Körper meist nicht in allen Teilen festgestellt, sondern er geht vielfach mit und unterstützt die peripheren Bewegungen, wie beim Schleudern eines Speeres, beim Führen des Hobels usw. Werden aber feine Arbeiten ausgeführt, wird die Unterstützungsbasis, etwa durch Aufstützen der Ellenbogen oder gar der Hand, weiter in die Peripherie verlegt, um die feinen Ausschläge der Finger nicht durch vergröbernde Mitbewegungen der langen Hebel zu stören. Feine Bewegungsformen sind also nicht verkleinerte Abbilder von groben, sondern ganz neue, auf die Peripherie beschränkte Kombinationen in der Gliederkette. Wenn man mit einem Schiffstau einen Knoten macht, arbeitet der ganze Körper mit, knotet man aber einen Zwirnsfaden, ist das eine Verrichtung allein der Hände.

Bei einer zweiten Gruppe von Bewegungen besteht das Ziel darin, den Körper durch die Arme zu halten oder zu bewegen. Dabei werden die Arme als Halte- oder Zugapparate wie beim Klettern verwandt, oder sie werden zu Stützen versteift und sind

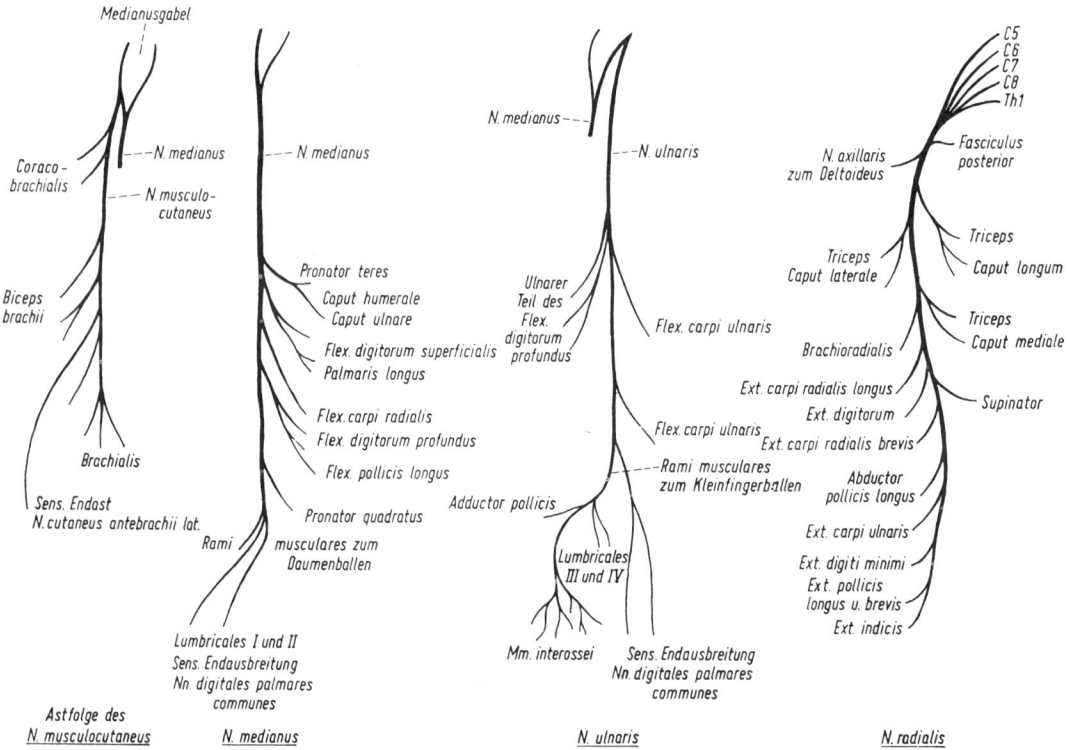

Abb. 4.6—83. Schema der Plexus cervicalis und brachialis (nach P. EISLER).

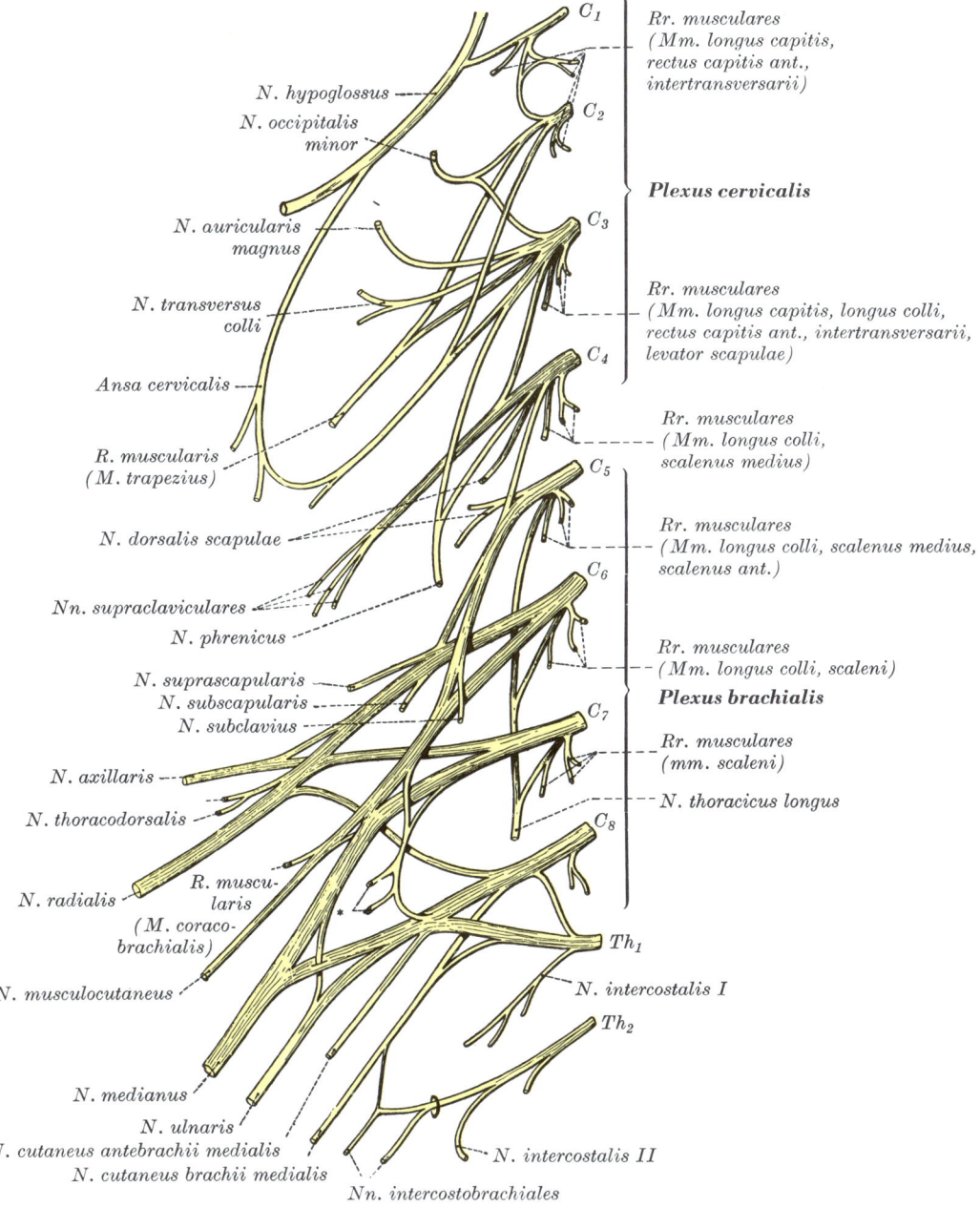

C₁

*Rr. musculares
(Mm. longus capitis,
rectus capitis ant.,
intertransversarii)*

N. hypoglossus

*N. occipitalis
minor*

C₂

Plexus cervicalis

*N. auricularis
magnus*

C₃

*N. transversus
colli*

*Rr. musculares
(Mm. longus capitis, longus colli,
rectus capitis ant., intertransversarii,
levator scapulae)*

Ansa cervicalis

C₄

*R. muscularis
(M. trapezius)*

*Rr. musculares
(Mm. longus colli,
scalenus medius)*

C₅

N. dorsalis scapulae

*Rr. musculares
(Mm. longus colli, scalenus medius,
scalenus ant.)*

C₆

Nn. supraclaviculares

N. phrenicus

*Rr. musculares
(Mm. longus colli, scaleni)*

N. suprascapularis
N. subscapularis
N. subclavius

Plexus brachialis

C₇

*Rr. musculares
(mm. scaleni)*

N. axillaris

N. thoracodorsalis

N. thoracicus longus

C₈

N. radialis

*R. muscu-
laris
(M. coraco-
brachialis)*

Th₁

N. musculocutaneus

N. intercostalis I

Th₂

N. medianus

N. ulnaris
N. cutaneus antebrachii medialis
N. cutaneus brachii medialis

N. intercostalis II

Nn. intercostobrachiales

Abb. 4.6—84. Folge der motorischen Äste der Nn. musculocutaneus, medianus, ulnaris und radialis.

mit ihren langen Bewegungshebeln tätig, während die Hand festhält. Daneben gibt es zahlreiche Gleichgewichtsbewegungen der Arme, wie das Pendeln der gestreckten Arme beim Gehen und der im Ellenbogen gewinkelten beim Laufen, wie das Emporschleudern der Arme beim Springen oder wie die Armbewegungen beim Balancieren. Es gibt Bewegungsfolgen, die als Vorbereitung zum Zugreifen oder zum Auffangen eines zugeworfenen Gegenstandes dienen. Dabei wird der Arm gestreckt, vom Körper fortgeführt und supiniert. Bei der folgenden Arbeitsleistung, die im Zugreifen,

527

Tabelle 10. Muskeln der oberen Extremität und ihre Innervation.

(Bezüglich der Muskelwirkung sind nur sehr allgemeine Aussagen möglich, da Gliedstellung und Lage des Punctum fixum sich ändern können.)

Funktion – Systematik	Muskeln	Nerven
Dorsothorakale Muskulatur	Trapezius	N. accessorius
	Latissimus dorsi	N. thoracodorsalis
	Rhomboidei	
	Levator scapulae	} N. dorsalis scapulae
Ventrothorakale Muskulatur	Pectoralis major	
	Pectoralis minor	} Nn. thoracici ventrales
	Subclavius	N. subclavius
	Serratus anterior	N. thoracicus longus
Schultermuskeln	Deltoideus	N. axillaris
	Supraspinatus	
	Infraspinatus	} N. suprascapularis
	Teres major	N. subscapularis
	Teres minor	N. axillaris
	Subscapularis	N. subscapularis
	Coracobrachialis	N. musculocutaneus
Oberarmmuskulatur		
Beuger zweigelenkig und Supinator	Biceps brachii	N. musculocutaneus
Beuger	Brachialis	N. musculocutaneus
		(und *Anteil aus N. radialis*)
Strecker	Triceps brachii	N. radialis
Supinatoren	Supinator	N. radialis
	Brachioradialis	
Pronatoren	Pronator teres	
	Pronator quadratus	} N. medianus
	Brachioradialis	N. radialis
Palmare Gruppe der Beuger des Unterarms	Pronator teres	
	Flexor carpi radialis	} N. medianus
	Palmaris longus	
	Flexor carpi ulnaris	N. ulnaris
	Flexor digitorum superficialis	N. medianus
	Flexor digitorum profundus	N. medianus und N. ulnaris
	Flexor pollicis longus	N. medianus
Dorsale Gruppe der Strecker des Unterarms	Extensores carpi rad.	
	Extensor digitorum	
	Extensor digiti minimi	
	Extensor carpi ulnaris	
	Abductor pollicis longus	} N. radialis
	Extensor pollicis longus	
	Extensor pollicis brevis	
	Extensor indicis	
Kurze Handmuskeln	Lumbricales I, II	N. medianus
	Lumbricales III, IV	
	Interossei	} N. ulnaris
Muskeln des Daumenballens	Abductor pollicis longus	N. radialis
	Abductor pollicis brevis	N. medianus (und N. radialis)
	Opponens pollicis	N. medianus (und N. ulnaris)
	Flexor pollicis brevis	N. medianus und N. ulnaris
	Adductor pollicis	N. ulnaris
Muskeln des Kleinfingerballens	Abductor digiti minimi	
	Flexor digiti minimi brevis	} N. ulnaris
	Opponens digiti minimi	

Festhalten und Bewegen besteht, treten Muskeln in Tätigkeit, die im entgegengesetzten Sinn wirken, also den Arm beugen, zum Körper hinführen und pronieren.

Die Hand kann fast jeden Punkt der gleichseitigen Körperoberfläche und den größten Teil der anderseitigen erreichen. Der Verkehrsraum der Arme fällt überwiegend in das Blickfeld der Augen (Abb. 4.6—16).

Mit erhobenem Arm kann man eine größere Last herabziehen als mit herabhängendem Arm durch Beugen anheben. Die Druckwirkung, die wir durch die Tätigkeit der Strecker ausüben können, ist am größten nach abwärts, weniger groß nach oben und am geringsten nach vorn. Daraus folgt, daß die größte Kraftentfaltung möglich ist, wenn die Arme den Körper wie beim Klimmzug hochziehen oder den Körper stützen wie beim Stütz im Barren. Das rührt daher, daß die Muskelzüge, die vom Thorax zum Schultergelenk und Arm aufsteigen, stärker sind als die übrigen, die horizontal verlaufen oder absteigen (Abb. 4.6—29). Diese aufsteigenden Züge werden gespannt, wenn wir beim Klimmzug am Reck den Körper hochziehen oder mit aufgestützten Armen den Körper tragen. Das Gewicht, das wir mit erhobenen Armen durch Armbeugung zu uns herabziehen, darf ja nur so groß sein, daß es den Schultergürtel nicht vom Thorax reißt. Da aber jene Muskeln, die den Schultergürtel und Oberarm am Thorax festhalten, nicht in allen Richtungen gleiche Stärke haben, kann der Arm nicht in allen Stellun-

gen durch Beugung oder Streckung die größte Kraft entfalten.

Übersicht

Die Muskeln der oberen Extremitäten werden innerviert durch die Rami ventrales der Spinalnerven aus den Segmenten C_5—C_8 und Th_1. Diese bilden nach ihrem Austritt ein Geflecht, den *Plexus brachialis* (Abb. 4.6—83)

Die segmentalen Nervenstämme erscheinen zwischen den Ursprüngen der Mm. scaleni und treten in der sog. *Scalenuslücke* (Abb. 4.7—41) unter spitzen Winkeln miteinander in Verbindung. Das Geflecht gelangt hinter dem Schlüsselbein in die Achselhöhle.

Die Plexusbildung erfolgt typisch durch den Zusammenschluß von *3 Strängen*, Fasciculi, je einem dorsalen, lateralen und medialen Strang. Aus ihnen gehen folgende motorische Nerven hervor: N. axillaris und N. radialis aus dem Fasciculus posterior; N. musculocutaneus und die laterale Medianuswurzel aus dem Fasciculus lateralis; N. ulnaris und die mediale Medianuswurzel aus dem Fasciculus medialis.

Noch vor der Plexusbildung gehen aus den Wurzeln direkte kurze Äste ab zur motorischen Versorgung der Mm. scaleni, der Mm. longus capitis und longus colli.

Abb. 4.6—84 zeigt in schematischer Darstellung die Astfolge der motorischen Äste der vier Hauptnerven der oberen Extremitäten.

4.7. Kopf und Hals

Kopfskelett

Die Anlage des Kopfskeletts[1])

Die paläontologischen Befunde der letzten Jahrzehnte haben gezeigt, daß die ältesten Wirbeltiere in einen Panzer aus Hautknochen eingescheidet waren. Im Zuge der stammesgeschichtlichen Entwicklung wurde dieses Exoskelett weitgehend reduziert,

so daß bei den Tetrapoden derartige Deckknochen nur im Bereich des Schädels, der Kiefer und gewöhnlich des Schultergürtels erhalten blieben. Dem *Exoskelett* muß das *Endoskelett* gegenübergestellt werden, das in der Embryonalentwicklung knorpelig angelegt wird und dann zum größten Teil verknöchert. Der knöcherne Schädel weist Komponenten des Exo- und Endoskeletts auf. Es gibt Schädelknochen, die rein desmal entstehen und somit dem Exoskelett zuzuordnen sind (z. B. *Os zygmomaticum*). Andere bilden sich als Ersatzknochen aus, sie gehen also aus dem knorpelig vorgebildeten Endoskelett hervor (z. B. *Os ethmoidale*). Einige Schädel-

[1]) Vgl. hierzu HAMILTON/MOSSMANN (Eds.): HAMILTON, BOYD and MOSSMANS Human Embryology. 4. Ed. Heffer, Cambridge, and Williams Wilkins, Baltimore 1972
ROMER, A. S.: Vergleichende Anatomie der Wirbeltiere. 3. Aufl. Parey, Hamburg 1971
STARCK, D.: Embryologie. 3. Aufl. Thieme, Stuttgart 1975

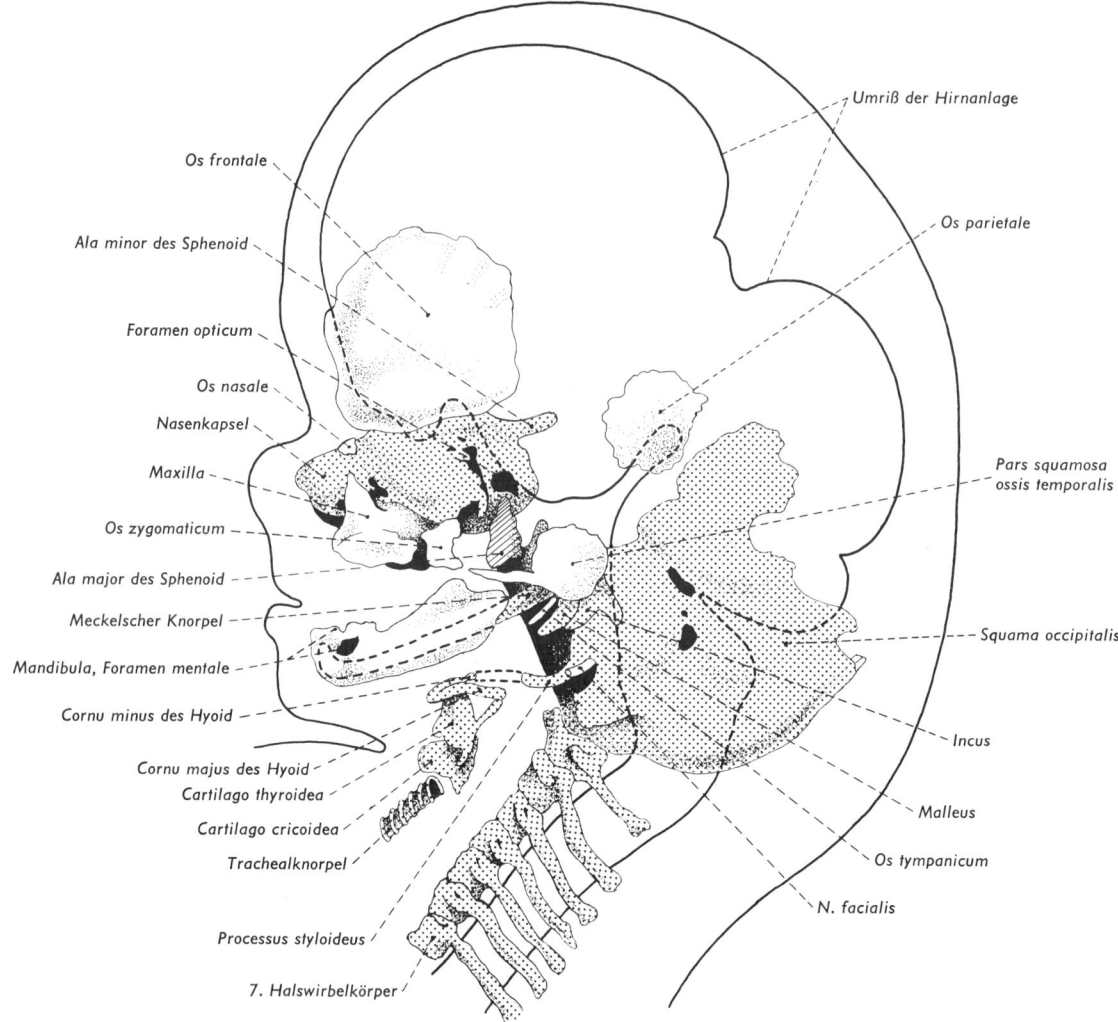

Os frontale

Ala minor des Sphenoid

Foramen opticum

Os nasale

Nasenkapsel

Maxilla

Os zygomaticum

Ala major des Sphenoid

Meckelscher Knorpel

Mandibula, Foramen mentale

Cornu minus des Hyoid

Cornu majus des Hyoid

Cartilago thyroidea

Cartilago cricoidea

Trachealknorpel

Processus styloideus

7. Halswirbelkörper

Umriß der Hirnanlage

Os parietale

Pars squamosa ossis temporalis

Squama occipitalis

Incus

Malleus

Os tympanicum

N. facialis

Abb. 4.7—1. Schädelmodell des 40 mm langen menschlichen Feten von lateral. Knorpeliges Primordial- und Splanchnocranium, Kehlkopf- und Trachealknorpel sowie knorpelige Anlage der Halswirbelsäule = Punktraster, Deckknochen nicht gerastert, Ersatzknochen der Ala major des Sphenoids schräg schraffiert (nach HAMILTON / MOSSMAN 1972).

knochen haben Anteile, die sich aus dem Exoskelett, und Anteile, die sich aus dem Endoskelett entwickeln (z. B. *Os temporale*). Im ausgewachsenen Zustand läßt sich der unterschiedliche Ossifikationsmodus der Teilstücke nicht mehr erkennen.

Vor allem bei niederen Wirbeltieren lassen sich am Schädel sehr deutlich zwei Anteile, *Neurocranium* und *Visceroranium* (= *Splanchnocranium*), unterscheiden. Die Abb. 4.7—3 zeigt diesen Sachverhalt beim Hai. Das Neurocranium stellt eine mehr oder weniger geschlossene Skelettkapsel für Hirn, Nase, Auge und Ohr dar.

Das Splanchnocranium besteht in seiner ursprünglichen Form aus einer Reihe hintereinander-

liegender Knorpelspangen in der Wand des Vorderdarms. Jede Spange bildet das Skelett eines *Kiemenbogensegments*. Zwischen zwei benachbarten Kiemenbogensegmenten liegt jeweils eine *Kiemenspalte*. Durch diese Öffnungen gelangt das Atemwasser, das durch das Maul aufgenommen wird, an den Kiemen vorbei nach außen. Die Knorpelspangen werden häufig auch als Kiemenbogen bezeichnet. Der Begriff „Kiemenbogen" wird jedoch ebenfalls in einem weiteren Sinne gebraucht. Er umfaßt dann alle Gebilde, die jeweils zwischen zwei Kiemenspalten liegen. In dieser Bedeutung spricht man beispielsweise von Kiemenbogennerven, -arterien und -muskulatur (vgl. Kapitel: „Entwicklungsgeschich-

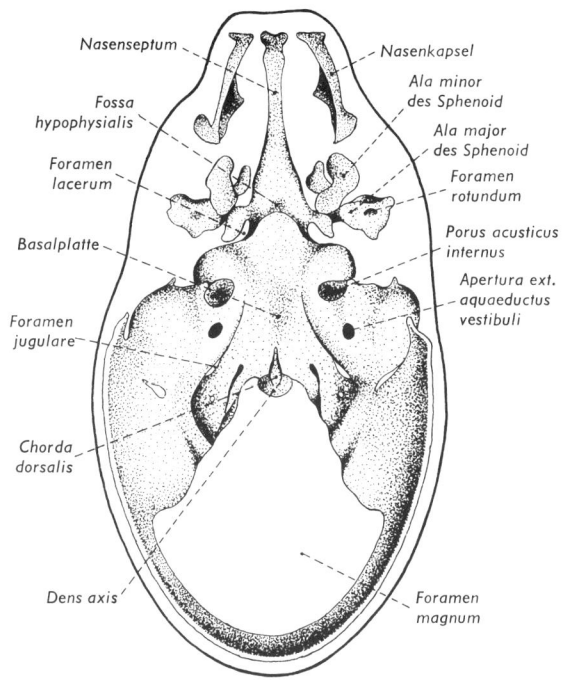

Abb. 4.7—2. Chondrocranium eines 20 mm langen menschlichen Embryos in der Ansicht von oben (nach HAMILTON / MOSSMAN 1972).

te des Baumaterials für den Bewegungsapparat und ontogenetische Grundzüge der Skelettmuskel-Innervation").

Einen wichtigen Schritt in der Evolution der Wirbeltiere stellt die Ausbildung der Kiefer dar. Mit der Möglichkeit des Abbeißens großer Nahrungsbrocken wurden neue Lebensweisen erschlossen. Bei diesem Evolutionsschritt spielen die Kiemenbogen eine entscheidende Rolle. Eine der vordersten Kiemenspangen vergrößerte sich und wurde mit Zähnen besetzt. Aus dem dorsalen Abschnitt des

Bogens *(Palatoquadratum)* wurde der Ober-, aus dem ventralen *(Mandibulare)* der Unterkiefer. Zwischen beiden Abschnitten entstand das *primäre Kiefergelenk.* Der Kieferbogen war ursprünglich wahrscheinlich nicht der vorderste *Kiemenbogen.* Im Zuge der Evolution sind die Kiemenbogen, die noch weiter vorn lagen, offenbar zugrunde gegangen. Bei der Numerierung werden diese verschwundenen nicht mitgezählt. Der erste Kiemenbogen ist mithin der Kieferbogen. Der zweite Kiemenbogen zeigt ebenfalls Besonderheiten. Sein dorsales Ende legt sich der Labyrinthregion des Neurocranium an und ist mit ihr bindegewebig verbunden. Er wird auch als *Hyal-* oder *Zungenbeinbogen* bezeichnet. Die Kiemenspalte zwischen dem ersten und zweiten Bogen hat sich zum sog. *Spritzloch* umgewandelt. Dieses ist bei den echten Haien klein oder kann fehlen. Die Rochen graben ihr Maul häufig in den Meeresboden ein. Bei diesen Tieren ist das Spritzloch groß und weist nach dorsal. Das zur Atmung benötigte Wasser kann durch diese Öffnung in den Kiemendarm einströmen.

Die Kiemenspangen sind auf der linken und rechten Körperseite symmetrisch angelegt. Zwischen den ventralen Enden eines Spangenpaares liegt ein unpaares Mittelstück, die *Copula.* Die aufeinanderfolgenden Copulae können sich miteinander verbinden. Bei den Tetrapoden — von den larvalen Amphibien abgesehen — haben die Kiemen ihre eigentliche Aufgabe verloren. Die Kiemenanlage wurde aber nicht zurückgebildet. Die Gebilde des Kiemendarms haben neue Funktionen übernommen und sich den neuen Aufgaben auch morphologisch angepaßt.

Beim Menschen werden fünf *Schlundtaschen* angelegt. Sie sind Ausstülpungen des Kiemendarms nach lateral. Den Schlundtaschen, mit Ausnahme der letzteren, wölben sich Einsenkungen der Körperoberfläche, die *Kiemenfurchen*, entgegen. Das

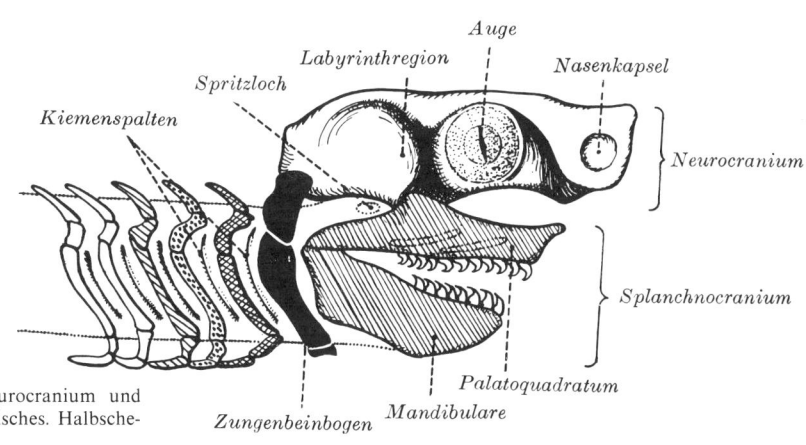

Abb. 4.7—3. Knorpeliges Neurocranium und Splanchnocranium eines Haifisches. Halbschematisch. Vgl. mit Abb. 4.7—4.

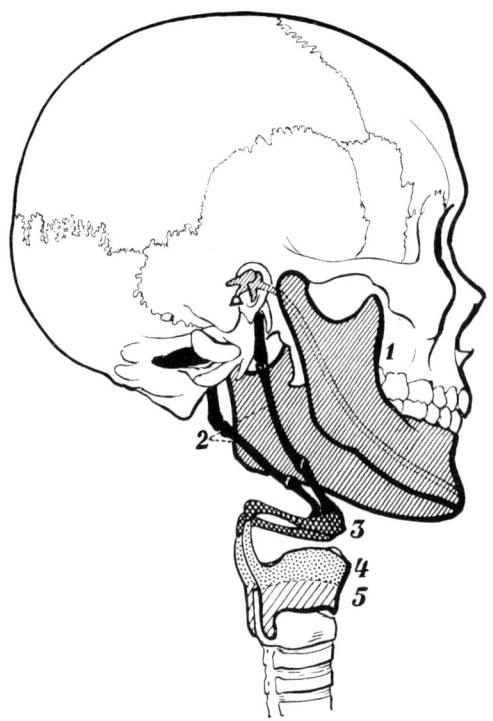

Abb. 4.7—4. Die Abkömmlinge der Kiemenspangen (1—5) beim Menschen; vgl. mit Abb. 4.7—3, homologe Kiemenspangen gleichartig schraffiert. Es besteht in diesem Fall eine knöcherne Verbindung zwischen Proc. styloideus und dem kleinen Zungenbeinhorn.

Gewebe zwischen den Kiemenfurchen und den Schlundtaschen bildet sich bei den Fischen zurück, es entstehen dann offene Kiemenspalten. Bei den Tetrapoden unterbleibt eine derartige Durchbrechung. Beim Menschen entstehen aus der ersten Schlundtasche die *Tuba auditiva* und die *primäre Paukenhöhle*, aus der zweiten die *Tonsillarbucht*. (Zum Schicksal der weiteren Schlundtaschen s. Bd. 2 dieses Lehrbuches.).

Die erste Kiemenspange bildet den MECKELschen Knorpel des Unterkiefers *(„Mandibula primitiva")* und die Gehörknöchelchen *Hammer* und *Amboß*. Das Gelenk zwischen Hammer und Amboß entspricht dem primären Kiefergelenk (Abb. 4.7—6). Der MECKELsche Knorpel wird in der ontogenetischen Entwicklung später wieder abgebaut. Die definitive Mandibula entsteht als Deckknochen. Sie artikuliert mit dem Os temporale im sekundären Kiefergelenk (Abb. 4.7—6). Die *zweite Kiemenspange (Abb. 4.7—4) bildet den Processus styloideus* am Os temporale, das *kleine Zungenbeinhorn* und das zwischen beiden ausgespannte *Lig. stylohyoideum.* Aus der *dritten* Spange entsteht das *große Zungenbeinhorn.* Der Zungenbeinkörper ist ein Derivat der entsprechenden Copulae. Der *vierte* und *fünfte* (nach einigen Autoren auch der *sechste*) Kiemenbogen liefern das Anlagematerial für den *Schildknorpel* (Abb. 4.7—4).

Bei den Säugern ist eine Gliederung in Neurocranium und Viscerocranium nicht so deutlich wie beim Hai (vgl. Abb. 4.7—3 u. 4.7—4). Beträchtliche Anteile des Viszeralskeletts werden bei den Mammaliern — wie beschrieben — zum Bau des Zungenbeins und des Kehlkopfes verwendet. Sieht man von den Gehörknöchelchen ab, bleibt nur der Processus styloideus des Felsenbeins mit dem knöchernen Schädel verbunden (Abb. 4.7—1). Das Splanchnocranium der Säuger setzt sich zum überwiegenden Teil aus Deckknochen zusammen. Die Mandibula wurde bereits erwähnt. Von den übrigen Bindegewebsknochen soll an dieser Stelle nur der Oberkiefer, *Maxilla*, genannt werden, der ganz wesentlich die Gesichtsbildung bestimmt. Diese Umgestaltung des Schädels durch Belegknochen macht es verständlich, daß man beim Menschen anstelle eines Viscerocranium häufig auch von einem *Gesichtsschädel* spricht.

Bei den Knorpelfischen, zu denen die Haie gehören, verknöchert das Endoskelett nicht. Im Gegensatz zu ihren Placodermen-Ahnen bilden sie auch keine Deckknochen aus. Die Fähigkeit zur Knochenbildung ging offenbar verloren. Die zahnähnlichen Placoidschuppen in der Haut der Haie können als Reste des Knochenpanzers aufgefaßt werden. Da sich bei den Haien im Bereich des Schädels keine Deckknochen finden, wie bei ihren Ahnen, dürfte die Knorpelkapsel, die das Gehirn einschließt, keine primitive, sondern eine sekundäre Bildung sein. Beim Menschen bildet sich das knorpelige Neurocranium im Bereich der zukünftigen Schädelbasis aus. Es tritt dann als eine dorsal offene Schale in Erscheinung (Abb. 4.7—2). Die Seitenteile und das Dach des Schädels entwickeln sich aus Deckknochen (Abb. 4.7—5).

Der Ausbau zum knöchernen Schädel

Die Bildung des Schädeldaches

Nachdem die Bauelemente des Schädels nach ihrer phylogenetischen Herkunft besprochen worden sind, soll nun untersucht werden, wie sich diese Elemente zu einer Einheit zusammenfügen. Beim Menschen besteht das ganze Gewölbe des Schädeldaches aus Deckknochen, während der Schädelgrund, von geringen Ausnahmen abgesehen, knorpelig vorgebildet ist (Abb. 4.7—5). An der Bildung des Schädeldaches beteiligen sich als Deckknochen vorn jederseits die Schuppe des Stirnbeins, *Squama frontalis*, seitlich die Scheitelbeine, *Ossa parietalia*, daran anschließend auf jeder Seite die Schuppe des

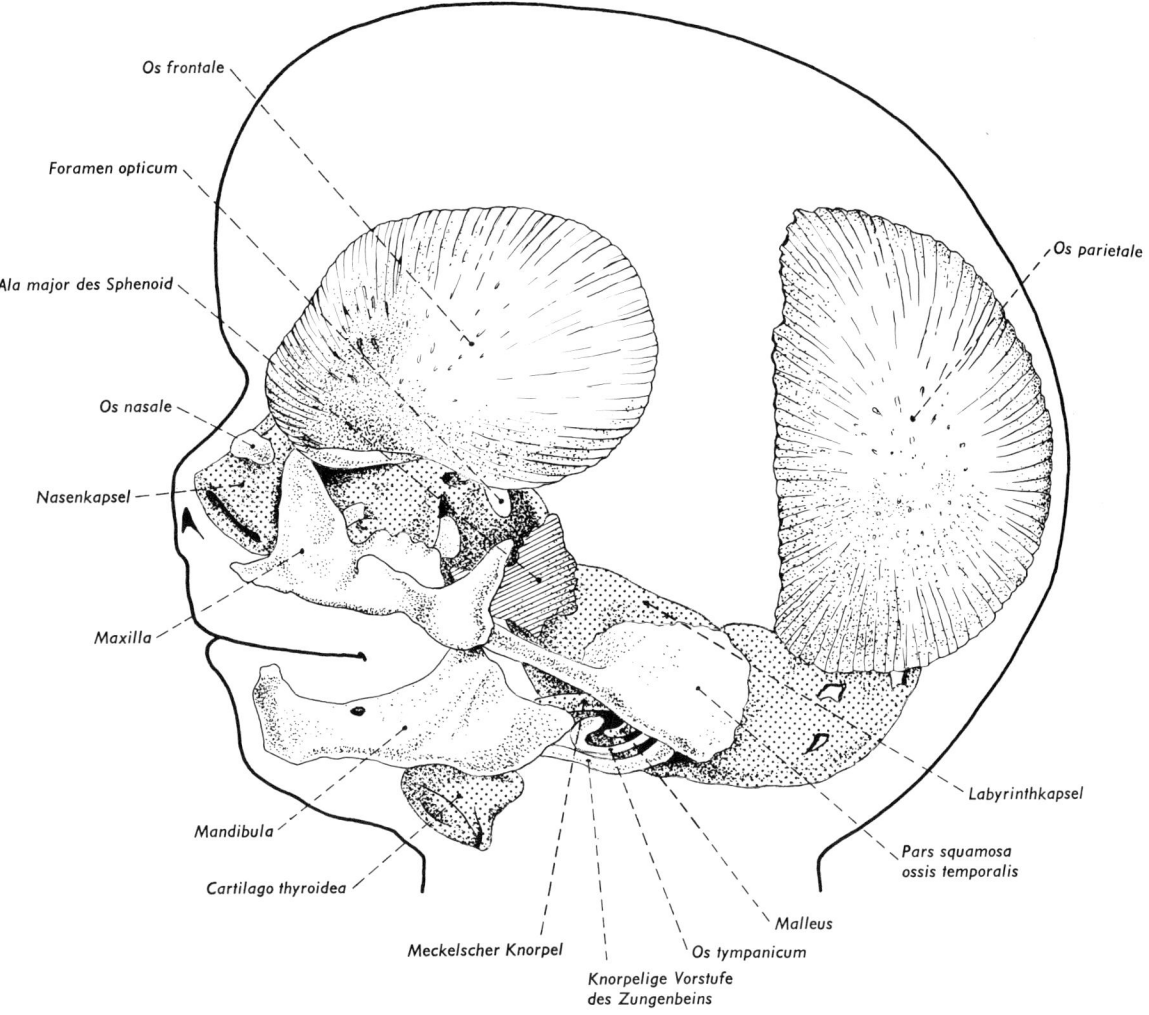

Os frontale

Foramen opticum

Ala major des Sphenoid

Os nasale

Nasenkapsel

Maxilla

Mandibula

Cartilago thyroidea

Meckelscher Knorpel

Knorpelige Vorstufe des Zungenbeins

Os tympanicum

Malleus

Pars squamosa ossis temporalis

Labyrinthkapsel

Os parietale

Abb. 4.7—5. Schädelmodell eines 80 mm langen menschlichen Feten von lateral. Knorpeliges Primordial- und Splanchnocranium sowie Thyroid = Punktraster, Deckknochen nicht gerastert, Ersatzknochen der Ala major des Sphenoids schräg schraffiert (nach HAMILTON / MOSSMAN 1972).

Schläfenbeins, *Pars squamosa ossis temporalis,* sowie hinten die obere Partie der Schuppe des Hinterhauptbeins, *Squama occipitalis.* Im Hinterhauptbein, das bereits im Zusammenhang mit den Kopfgelenken beschrieben wurde, haben wir eine Zusammenfügung von Ersatzknochen des Primordialcraniums mit Deckknochen vor uns. Der größte Teil des Knochens, nämlich die Pars basilaris, die Partes laterales und die sog. Unterschuppe entstehen durch Verknöcherung des Primordialcranium, während die Oberschuppe sich als Deckknochen anfügt.

Die Grenze zwischen beiden entspricht der Linea nuchae superior, sie ist als seitlich einschneidende Spalte, *Sutura mendosa,* beim Neugeborenen noch vorhanden und kann bis ins hohe Alter erhalten bleiben. Gehen diese Einschnitte quer durch die Schuppe, entsteht eine horizontale Naht, die ein dreieckiges Stück von der Schuppe abtrennt. Dieser Teil wird als *Inkabein* bezeichnet (Abb. 4.7—13), da er bei den Inkaschädeln in einem höheren Prozentsatz beobachtet wurde. Da das Inkabein aus mehreren Anlagen hervorgeht, kann es auch geteilt auftreten. Der Deckknochen der Oberschuppe entspricht dem selbständigen Os interparietale der Säugetiere, die Naht, die das Inkabein abtrennt, soll etwas höher liegen als die Grenze des Interparietale bzw. der Oberschuppe.

Die Felderung des Schädelgewölbes ist schon im zweiten bis dritten Embryonalmonat in der häutigen

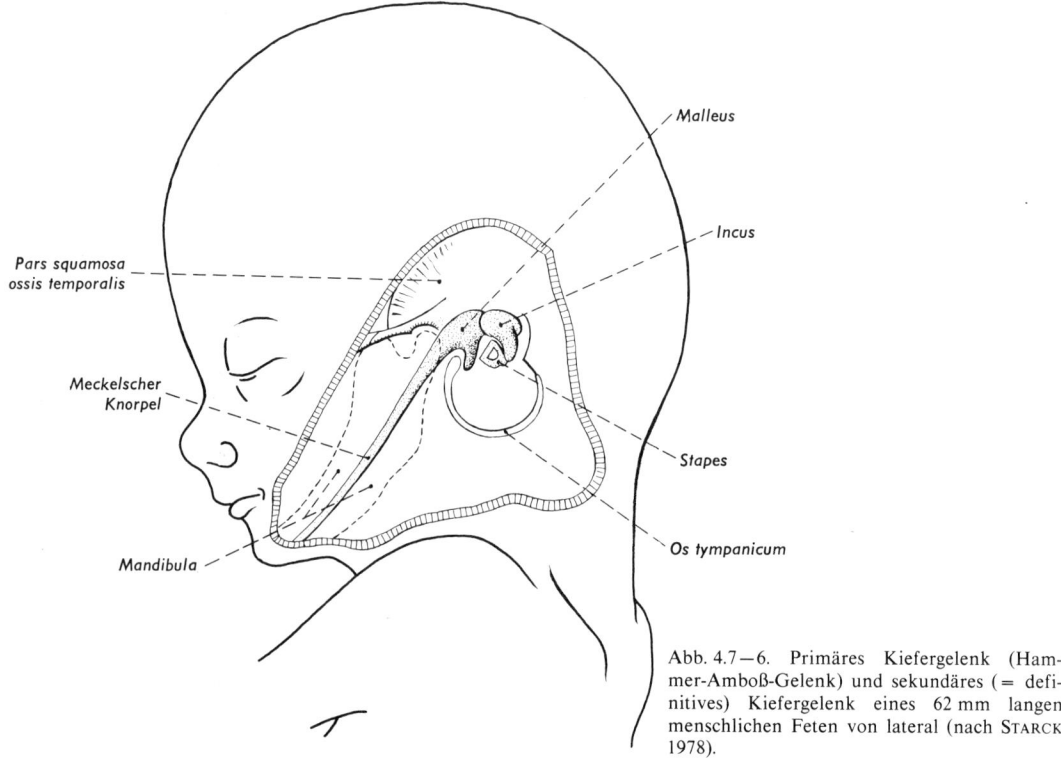

Labels on figure:
Pars squamosa ossis temporalis
Meckelscher Knorpel
Mandibula
Malleus
Incus
Stapes
Os tympanicum

Abb. 4.7—6. Primäres Kiefergelenk (Hammer-Amboß-Gelenk) und sekundäres (= definitives) Kiefergelenk eines 62 mm langen menschlichen Feten von lateral (nach STARCK 1978).

Kapsel vorgezeichnet. So erkennt man einen sagittalen Faserzug, der von der Nasenkapsel seinen Ausgang nimmt und von zwei Querbögen gekreuzt wird, von denen der erste von den Keilbeinflügeln und der zweite von der Ohrkapsel und dem Seitenrand des knorpeligen Hinterhauptbeins herkommt. Diese Faserstrahlen zerlegen das häutige Schädeldach wie Gewölbebogen in fünf Felder, in denen die Belegknochen auftreten (zwei Frontalia, zwei Parietalia und die Oberschuppe des Occipitale), während die Faserstrahlen selbst den Nähten entsprechen (Abb. 4.7—12). Der sagittale Bogen entspricht der Stirn- und Sagittalnaht, der erste Querbogen der Kranznaht zwischen Frontalia und Parietalia, der zweite Querbogen der Lambdanaht zwischen Parietalia und der Hinterhauptschuppe. Die vorspringenden Insertionspunkte der faserigen Gewölbebögen am Rande des Primordialcranium geben die Randbedingungen für die Gestalt und Anordnung der Nähte und Knochen des Schädeldaches in Anpassung an die Formentwicklung des Gehirns. Auf diese Weise kann das Primordialcranium auf die Entwicklung des Schädeldaches Einfluß gewinnen.

Die Bildung der seitlichen Schädelwand

Bei den Entwicklungsvorgängen der seitlichen Schädelwand steht die Ohrkapsel im Zentrum des Geschehens. Sie umschließt das sog. Labyrinth, jenes Kanalsystem, das die Sinnesapparate des Gehör- und des Gleichgewichtsorgans enthält. An dieses „innere Ohr" müssen die Schallwellen herangeleitet werden. Als Leitungsrohr tritt die erste Schlundtasche in den Dienst der Schalleitung. Sie nimmt als Ohrtrompete, *Tuba auditiva,* den Weg vom Schlund bis zur Labyrinthkapsel, wo sie sich zur Paukenhöhle erweitert. Hier findet sie einen Abschluß durch das Trommelfell, das als eine Umbildung der Grenzmembran zwischen innerer Schlundtasche und äußerer Schlundfurche aufgefaßt werden kann. Das Trommelfell ist in einen Deckknochen, das *Tympanicum,* eingespannt, der noch beim Neugeborenen ringförmig gebogen ist. *Anulus Tympanicus* (Abb. 4.7—6 u. 4.7—29), später aber röhrenförmig auswächst und mit dem Ersatzknochen des Primordialcranium zum knöchernen Gehörgang, *Meatus acusticus externus,* verschmilzt (Abb. 4.7—29). So wird ein Teil der ersten Schlundfurche in den Schädel aufgenommen und dem Gehörgang zugeschlagen.

Im Dienst der Schalleitung werden außerdem jene Abschnitte der beiden ersten Viszeralspangen abgegliedert, die sich dem Primordialcranium in der Nähe der Ohrkapsel anlagern. Durch die Anschmelzung des Tympanicum mit dem Trommelfell an den Ersatzknochen der Ohrkapsel werden die

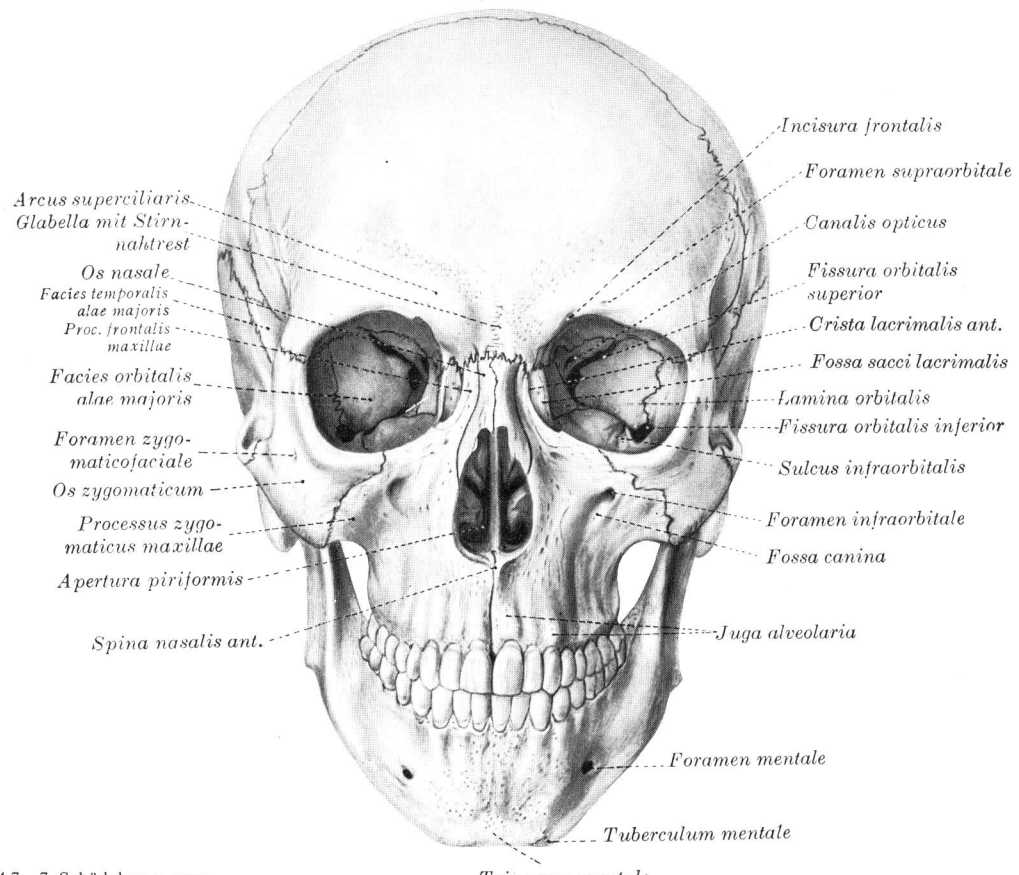

Arcus superciliaris
Glabella mit Stirn-
naht rest
Os nasale
Facies temporalis
alae majoris
Proc. frontalis
maxillae
Facies orbitalis
alae majoris
Foramen zygo-
maticofaciale
Os zygomaticum
Processus zygo-
maticus maxillae
Apertura piriformis
Spina nasalis ant.

Incisura frontalis
Foramen supraorbitale
Canalis opticus
Fissura orbitalis
superior
Crista lacrimalis ant.
Fossa sacci lacrimalis
Lamina orbitalis
Fissura orbitalis inferior
Sulcus infraorbitalis
Foramen infraorbitale
Fossa canina
Juga alveolaria
Foramen mentale
Tuberculum mentale
Trigonum mentale

Abb. 4.7 — 7. Schädel von vorn.

Gehörknöchelchen umwachsen und in die Paukenhöhle eingeschlossen. So umgreift ein Deckknochen, das Tympanicum, Abschnitte des Viszeralskeletts und schließt sie als Kette der Gehörknöchelchen an die Ohrkapsel an. Dieses Hebelsystem überträgt die Erschütterung vom Trommelfell auf das
Labyrinth.

Bei der Ausweitung des Schädels entsteht an der
Seitenwand eine Lücke, da die Ohrkapsel, die ursprünglich in der Seitenwand lag, in die Schädelbasis heruntergeklappt wird. Hier findet sie sich im
menschlichen Schädel als Felsenbeinpyramide. Die
Lücke in der Seitenwand wird ausgefüllt durch
einen Deckknochen, die Schläfenbeinschuppe,
Pars squamosa ossis temporalis (Abb. 4.7—5).
Nach vorn bildet sie den Jochbogenfortsatz, Proc.
zygomaticus, ferner die Gelenkgrube, Fossa mandibularis, und den Gelenkhöcker, Tuberculum articulare, für das neue Kiefergelenk. Auch beteiligt sich
der Knochen an der Abdeckung der Paukenhöhle.

So entsteht das fertige Schläfenbein des menschlichen Schädels aus dem Ersatzknochen der Ohr-

kapsel, die im wesentlichen die Felsenbeinpyramide liefert, dann aus zwei Deckknochen, dem Tympanicum und der Schläfenbeinschuppe. Eingeschlossen in die Paukenhöhle werden Abkömmlinge des Viszeralskeletts, außerdem wird ein Teil
des Hyoidbogens als Proc. styloideus angeschmol-
zen. Der verwickelte Bau des fertigen Knochens ist
das Ergebnis eines langen Werdegangs, wobei die
Ausgestaltung der schalleitenden Apparate aus historisch gegebenen Elementen unter Änderung ihrer
Funktion das Wesentliche ist.

Man sieht also, daß neben dem Einfluß des Gehirns auf den Ausbau des Schädels auch die Sinnesorgane eine große Rolle spielen.

Augenhöhle, Orbita

Kleiner und großer Keilbeinflügel, Ala minor et
Ala major ossis sphenoidalis, sowie die Lamina orbi-
talis ossis ethmoidalis sind die Teile des Primordial-
craniums, die am Aufbau der Orbita beteiligt sind
(Abb 4.7—1, 4.7—2, 4.7—16 u. 4.7—28). Der kleine
Keilbeinflügel wird vom Sehnervenkanal, Canalis

opticus, durchsetzt, zwischen dem kleinen und großen Flügel bleibt eine Spalte, *Fissura orbitalis superior,* durch die die Augenmuskelnerven und der erste Trigeminusast ziehen. Die Ala major unter-
wächst, wie früher erwähnt, das Ganglion trigeminale mit seinen Ästen derart, daß die beiden ersten
Äste vor der Wurzel der Ala major, der dritte hinter
ihr den Schädel verlassen, später aber von den Knochen umgeben werden. Die genannten primordia-
len Elemente bilden eine flache Grube, die nur ein
kleines Segment des Augapfels aufnehmen kann.
Um diese Grube zur trichterförmigen Orbita zu ergänzen, wurde eine Reihe von Deckknochen aus
der Nachbarschaft herangezogen, so daß ein ver-
wickeltes Mosaik von Knochen entsteht (Abb.
4.7—7 und 4.7—14). Es handelt sich dabei um das
Stirnbein, *Os frontale,* um das Tränenbein, *Os lacrimale,* das einen Deckknochen der Nasenkapsel darstellt, um das Gaumenbein, *Os palatinum,* als Deckknochen des Munddaches, um den Oberkieferknochen, *Maxilla,* und um das Jochbein, *Os zygomaticum.*

Deckknochen und Ersatzknochen vereinigen
sich so zur Bildung der pyramidenförmig gestalteten
Orbita. Die Spitze dieser Pyramide ist im Grund der
Orbita etwas nach medial gerückt und entspricht
dem *Canalis opticus* im kleinen Keilbeinflügel. Das
Dach der Orbita wird im wesentlichen vom Stirnbein gebildet, das mit der vordrängenden Entwicklung des Stirnlappens des Großhirns von diesem
teilweise überlagert wird. Am vorderen oberen Teil
des Augenhöhlendaches befindet sich auf der lateralen Seite eine *Fossa glandulae lacrimalis* für die Tränendrüse. Der obere überhängende Rand, *Margo
supraorbitalis,* zeigt zwei Einschnitte, die durch
Knochenbrücken zu Löchern abgeschlossen sein
können: *Incisura sive Foramen frontale und Foramen sive Incisura supraorbitalis.* Die mediale Wand
der Orbita wird von der *Lamina orbitalis* des Siebbeins und weiter vorn vom Tränenbein gebildet.
Das Stirnbein, das von oben her mit beiden Knochen in Verbindung tritt, bildet mit der Lamina orbitalis zwei *Foramina ethmoidalia anterior et posterior,*
von denen das vordere meist das größere ist. Am medialen Augenhöhlenrand liegt die Tränensackgru-
be, *Fossa sacci lacrimalis,* die von hinten durch die
Crista lacrimalis posterior des Tränenbeins, vorn
durch die *Crista lacrimalis anterior* des Oberkiefers
begrenzt ist und in den Tränennasenkanal, *Canalis
nasolacrimalis,* sich fortsetzt. Dieser mündet in der
Nasenhöhle unter der unteren Muschel (Abb.
4.7—32). Die laterale Wand wird von der *Facies orbitalis* des großen Keilbeinflügels, vorn in Verbindung mit dem Jochbein, gebildet. An der Grenze
zwischen oberer und seitlicher Wand liegt die *Fissura orbitalis superior,* die in die Schädelhöhle führt;
auf der Grenze gegen die untere Wand befindet sich
die *Fissura orbitalis inferior,* die mit der Schläfengrube in Verbindung steht. Den Boden der Orbita bildet der Oberkiefer in Verbindung mit dem Jochbein. An der Fissura orbitalis inferior beginnt eine
offene Rinne, die sich zum *Canalis infraorbitalis*
schließt und innerhalb des unteren Orbitalrandes
im *Foramen infraorbitale* mündet. Am hinteren Teil
des Augenhöhlenbodens fügt sich noch der kleine
Processus orbitalis des Gaumenbeins in das Knochenmosaik ein.

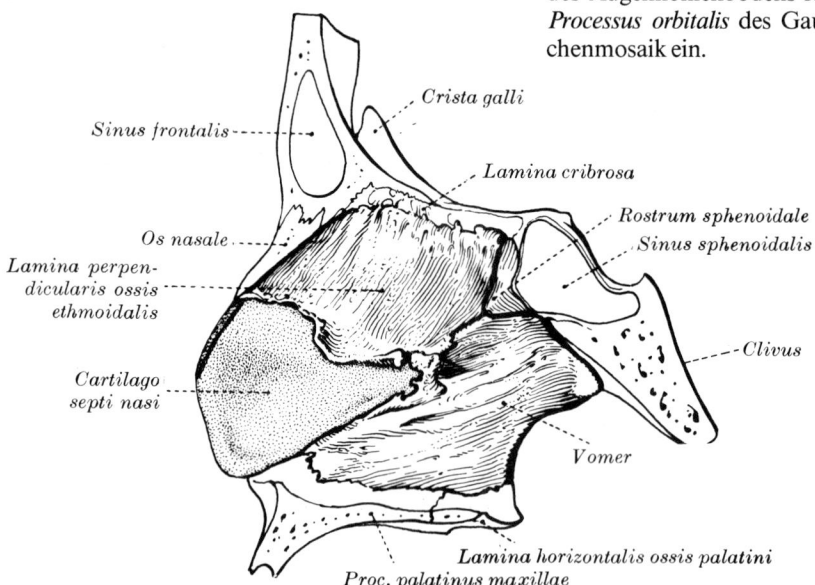

Abb. 4.7—8. Nasenscheidewand in der Ansicht von links. Der sagittale Schnitt durch den Gesichtsschädel ist links neben der Medianebene geführt. Vom Septumknorpel ist die Cartilago nasi lateralis entfernt.

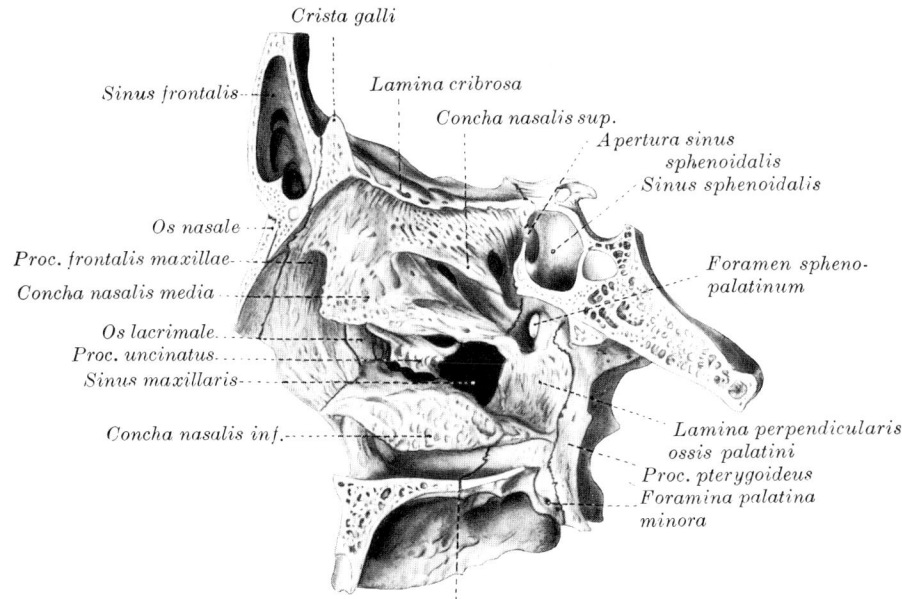

Crista galli

Sinus frontalis

Lamina cribrosa

Concha nasalis sup.

Apertura sinus sphenoidalis

Sinus sphenoidalis

Os nasale

Proc. frontalis maxillae

Concha nasalis media

Os lacrimale

Proc. uncinatus

Sinus maxillaris

Concha nasalis inf.

Foramen spheno-palatinum

Lamina perpendicularis ossis palatini

Proc. pterygoideus

Foramina palatina minora

Abb. 4.7—9. Laterale Wand der Nasenhöhle.

Sutura palatina transversa

Der Nasenabschnitt des Schädels

Der Nasenabschnitt des Schädels entsteht aus der knorpeligen Nasenkapsel, die, das Geruchsorgan einschließend, bei den Säugetieren eine besondere Entfaltung erfährt, im Inneren durch eine mediane Scheidewand geteilt ist und an der Seitenwand Fortsätze gegen das Septum hin aussendet, die Muscheln, *Conchae nasales.* Aus diesem Knorpelskelett entstehen das Siebbein, *Os ethmoidale,* und die unteren Muscheln, *Conchae nasales inferiores,* die sich im siebten Fetalmonat von der knorpeligen Seitenwand abgliedern. Hierzu treten Deckknochen, von denen das Pflugscharbein, *Vomer,* die Nasenscheidewand ergänzt, während die seitliche und vordere Nasenwand durch das Tränenbein, *Os lacrimale,* und das Nasenbein, *Os nasale,* vervollständigt werden. Der Boden der Nasenhöhle, der zugleich das Dach der Mundhöhle mitbildet, entsteht aus zwei Deckknochen, die sich der Mandibularspange des Viszeralskeletts anlagern: dem Oberkiefer, *Maxilla,* und dem Gaumenbein, *Os palatinum,* die beide auch am Aufbau der Orbita beteiligt sind. Knorpelig erhalten sich ein Teil der Nasenscheidewand und, teilweise im Zusammenhang damit, der vorderste Abschnitt der Nasenkapsel, der nicht von Deckknochen überlagert wurde und das knorpelige Skelett der Nase darstellt.

Wenn wir dieses vielgliedrige Gefüge von der Nasenhöhle aus betrachten, ist zunächst die mediane Scheidewand (Abb. 4.7—8) zu beachten, die aus einem Ersatzknochen und einem Deckknochen

und aus einem Knorpelrest des Primordialcranium besteht. Als Ersatzknochen tritt von oben herab die *Lamina perpendicularis* des Siebbeins. Am hinteren unteren Rand wird sie durch den *Vomer* ergänzt, der die Nasenscheidewand bis zum Nasenboden fortführt. Der übrige Teil der Nasenscheidewand, der in die Nasenspitze hineinreicht, bleibt knorpelig. *Cartilago septi nasi,* und schiebt sich mit einem wechselnd langen Fortsatz zwischen Lamina perpendicularis und Vomer.

Das schmale Dach der Nasenhöhle bildet die Siebplatte, *Lamina cribrosa,* die dem Siebbein den Namen gab und für den Durchtritt der Fila olfactoria feine Kanälchen besitzt; nach hinten schließen sich der Körper des Keilbeins an, nach vorn die beiden Nasenbeine.

Am Aufbau der Seitenwand (Abb. 4.7—9) beteiligen sich neben dem Siebbein, *Os ethmoidale,* vorn der Oberkiefer, *Maxilla,* hinten das Gaumenbein, *Os palatinum,* und der Flügelfortsatz des Keilbeins, *Processus pterygoideus.* An den Seitenwänden wölben sich die Muscheln, *Conchae,* vor, von denen die beiden oberen vom Siebbein ausgehen und nur bei Säugetieren vorkommen, während die untere sich von Oberkiefer und Gaumenbein erhebt. Der Boden des Nasentunnels ist im Verhältnis zum Dach breit und jederseits der Scheidewand in querer Richtung konkav. Er wird vom Oberkiefer und Gaumenbein gebildet. Der vordere Zugang zur Nasenhöhle ist die *Apertura piriformis* (Abb. 4.7—7), deren obere Begrenzung die Nasenbeine, deren seitlichen

537

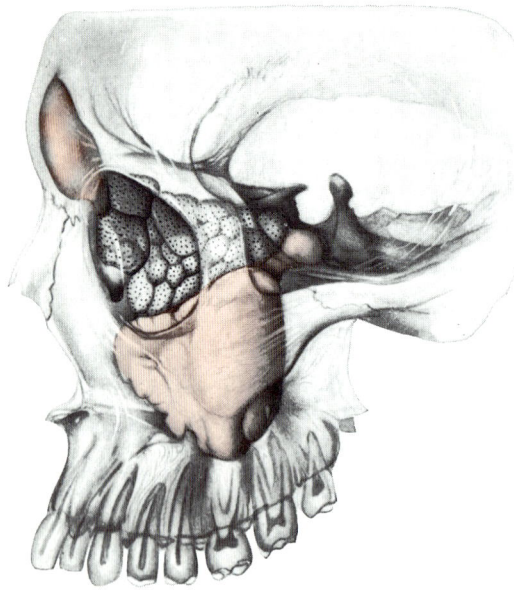

Abb. 4.7—10. Nebenhöhlen der Nase. Stirn-, Kiefer- und Keilbeinhöhlen rot, Siebbeinzellen punktiert (nach einem Präparat von Prof. Dr. R. SPANNER†).

und unteren Abschluß die Oberkiefer bilden. Wo am unteren Anfang der Apertura beide Oberkiefer zusammenstoßen, springen sie spornartig vor, *Spina nasalis anterior*. Den hinteren Ausgang der Nasenhöhle bilden die *Choanen*. Außer diesem breiten Ausgang gibt es kleine Verbindungen mit benachbarten Räumen. So führt der schon erwähnte *Canalis nasolacrimalis* in die Augenhöhle, die *Canales incisivi* in die Mundhöhle, und das *Foramen sphenopalatinum* (Abb. 4.7—9), das dicht über dem hinteren Ende der mittleren Muschel liegt, in die *Fossa pterygopalatina* (Abb. 4.7—14 u. 4.7—19).

Nebenhöhlen, Sinus paranasales

Ganz anderer Art sind die Beziehungen der Nasenhöhle zu den sog. *Nebenhöhlen* (Abb. 4.7—9, 4.7—10, 4.7—19 u. 4.7—20). Die Nebenhöhlen entstehen zum Teil erst nach der Geburt, indem von der Nasenhöhle aus Schleimhautausstülpungen in benachbarte Knochen hineinwachsen. Diese Hohlraumbildungen stellen dann einen Fall von Pneumatisation der Knochen dar.

Beim Menschen ist die Kieferhöhle, *Sinus maxillaris*, am größten (Abb. 4.7—19), die unter der mittleren Muschel ihren Ausgang nimmt und nach der Geburt in den wachsenden Oberkiefer vordringt. Von der gleichen Stelle aus dehnen sich in das Stirnbein Nebenhöhlen aus, *Sinus frontales*. Auch der Keilbeinkörper wird zum *Sinus sphenoidalis* ausgehöhlt. Am vielfältigsten sind die in der Nasenkapsel

selbst entstehenden Siebbeinhöhlen, *Cellulae ethmoidales*, die ein Labyrinth von Hohlräumen bilden. Dieses besteht an jeder Seite aus etwa drei Reihen übereinanderliegender, dünnwandiger Kammern, die unter der mittleren und oberen Muschel münden.

Über die Bedeutung dieser Hohlräume für den Schädel sind viele Vermutungen geäußert worden. Wirft man einen Blick auf die Verhältnisse bei den Säugetieren, findet man, daß anstelle der Hohlräume große Spongiosaräume auftreten können und daß es auch Übergänge gibt. Manche Tiere, wie die Wale und Robben, besitzen gar keine Nebenhöhlen, bei anderen sind einzelne Höhlen sehr weit ausgedehnt, wie die Stirnhöhlen bei vielen Wiederkäuern (Rhinozeros, Elefant) und bei vielen Nagern, wo sie bis zum Hinterhaupt reichen.

Wenn die einzelnen Knochen im Laufe der Entwicklung durch Ausbildung pneumatischer Nebenhöhlen ihren Umfang vergrößern, können in der Wand dieser pneumatischen Knochen Verstrebungspfeiler auftreten, die z. B. notwendig werden, um den Kaudruck um Nasen- und Augenhöhle herumzuleiten. Die Nebenhöhlen sind demnach druckentlastete Räume. Beim Menschen ist die Gewichtsersparnis durch die Hohlraumbildung gering. Das alles legt die Vermutung nahe, daß die Nebenhöhlen nicht allein aus der Konstruktion des Schädels verständlich werden können, sondern daß ihre Entstehung mehreren Bedingungen gehorcht.

Kieferschädel

Der Unterkiefer, *Mandibula*, entsteht als Deckknochen, der sich zuerst außen, später auch innen auf den MECKELschen Knorpel auflagert. Die Knochen beider Seiten verbinden sich an ihren ventralen Enden durch Bindegewebe in einer Art Symphyse, die im ersten bis zweiten Jahre verknöchert. In der Symphyse findet sich auch Knorpel, der vermutlich vom MECKELschen Knorpel stammt und zwei bis vier Schaltknöchelchen (Ossicula mentalia) bildet, die bei der Kinnbildung verbraucht werden. Bei manchen Säugern erhält sich die Symphyse zeitlebens.

Der Oberkiefer, *Maxilla*, bildet sich als Deckknochen ursprünglich lateral von den Nasenkapseln aus (Abb. 4.7—5) und wächst zum umfangreichsten Knochen des Gesichts heran. Er erreicht mit einem *Proc. frontalis* das Stirnbein, bildet den Boden der Orbita und entsendet einen *Proc. palatinus* für den harten Gaumen. Aus einem besonderen Knochenkern entsteht der Zwischenkiefer, *Os incisivum* oder Intermaxillare, der die oberen Schneidezähne trägt und beim Menschen von GOETHE entdeckt wurde (Abb. 4.7—11). Er verschmilzt früh mit den übrigen Knochen zur Maxilla. Bei Neugeborenen und Kindern in den ersten Lebensjahren, seltener bei Erwachsenen (Abb. 4.7—18) läßt sich am knöchernen Gaumen eine Naht, *Sutura incisiva*, an der Grenze nachweisen.

Der Oberkiefer ist zunächst ganz niedrig, da fast der ganze Abschnitt, den wir später als Körper bezeichnen, nicht entfaltet ist. Erst mit dem Wachstum der Zahnanlagen streckt sich der Oberkiefer in die Höhe und bildet zugleich im Innern den Sinus (Abb. 4.7—19) aus.

Während das Munddach bei den Fischen und Amphibien von der Schädelbasis gebildet wird, ist bei den Säugetieren ein neues Dach in Gestalt des Gaumens entstanden. Durch den Gaumen wird die Nasenhöhle als ein oberes Stockwerk von der Mundhöhle abgetrennt. Der knöcherne Gaumen entsteht durch die Bildung horizontaler Fortsätze, die beiderseits vom Oberkiefer und den Gaumenbeinen ausgehen und in der Mitte zusammentreffen. Dieses sekundäre Munddach wird nach hinten fortgesetzt durch den weichen Gaumen. Seitlich hat dieser Verbindungen mit einem weiteren Deckknochen, dem *Proc. pterygoideus ossis sphenoidalis*.

Die einzelnen Abschnitte des Schädels

Da sich mit zunehmendem Alter die Zahl der Schädelknochen durch Nahtverknöcherung verringert, wechselt in verschiedenen Lebensaltern die Zahl der Knochen, die sich voneinander trennen lassen. Man kann sie nur künstlich isolieren, indem man z. B. die Schädelhöhle mit einem quellungsfähigen Material füllt, das die Knochennähte schonend sprengt. Vergleicht man ferner die einzelnen Schädelknochen des Menschen mit denen der übrigen Säugetiere, ergibt sich, daß bei den letzteren anstelle eines menschlichen Knochens mehrere getrennte Bestandteile vorhanden sein können. So stellt das Keilbein des Menschen bereits einen Knochenkomplex dar.

Der Aufbau des Schädels aus einem Knochenmosaik hat Bedeutung für die Plastizität des Ganzen.

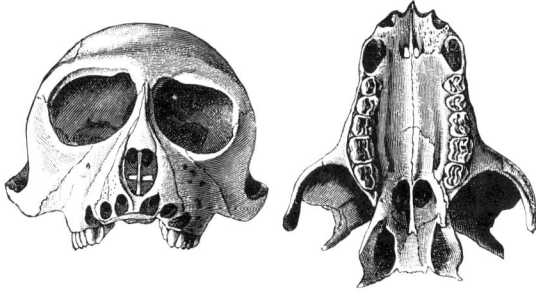

Abb. 4.7—11. Affenschädel mit Zwischenkiefer. Nach einem Original GOETHES.

Weder die Erhabenheiten der Muskelansätze noch die bei den mechanischen Beanspruchungen auftretenden Spannungen, auch nicht die pneumatischen Hohlräume halten sich an die Grenzen der einzelnen Knochenindividuen. Ebensowenig machen krankhafte Prozesse an den Knochengrenzen halt. Daraus geht hervor, daß die Unterscheidung der Einzelknochen nicht die Bedeutung hat, die man ihr meist zuweist.

Schädeldach

Gestalt

Beim Neugeborenen erscheint der Schädel in der Aufsicht fünfeckig (Abb. 4.7—12), da Stirn- und Scheitelbeine entsprechend ihren ersten Verknöcherungszentren Auswölbungen bilden, die als *Tubera frontalia* bzw. *parietalia* bezeichnet werden. Dazu kommt als fünfter Vorsprung am Hinterhauptsbein die *Protuberantia occipitalis externa*. Beim Erwachsenen runden sich diese Vorsprünge aus, und zwar beim Manne stärker als bei der Frau; es kommt eine Eiform zustande, wobei der stumpfe Pol am Hinterhaupt liegt. Diese Grundform wechselt vom Langschädel (Dolichocephalie) zum Kurzschädel (Brachycephalie).

Für die Beurteilung des Schädelraumes ist die Höhe der Hirnschale, *Kalotte*, von Wichtigkeit, die sog. *Kalottenhöhe*, die den senkrechten Abstand des Scheitels von einer Linie, die das *Nasion* (= Nasenwurzel) mit dem *Inion* (= Schnittpunkt der Linea nuchae superior) in der Medianebene verbindet, darstellt.

Vergleicht man die Profilkurven der Kalotten von prähistorischen und rezenten Menschen, kann man eine zunehmende Auswölbung der Kalotte, besonders der Stirngegend, feststellen.

Als Maß für die Beurteilung der Hirngröße wird die *Kapazität* der Schädelhöhle bestimmt.

Beim männlichen Europäer beträgt die Schädelkapazität ungefähr 1450 ccm, bei der Frau ist in allen Rassen die Kapazität geringer, im Mittel um 150 ccm. Diesen Wert erreicht nur ein Teil der menschlichen Rassen, bei den Kulturvölkern überwiegen die höheren Werte. Eine Abhängigkeit von der Körpergröße besteht insofern, als die kleinwüchsigen Rassen die niedrigsten mittleren Werte aufweisen.

Das Schädeldach besitzt, wie jeder Knochen, ein äußeres *Periost*, das eine feste dünne Membran bildet, und ein inneres Periost, das zugleich eine derbe Hülle des Gehirns darstellt und als harte Hirnhaut, *Dura mater*, bezeichnet wird.

Das äußere Periost ist bei Kindern leicht abhebbar; unter der Geburt auftretende subperiostale Blutungen werden als *Cephalhämatome* bezeichnet. Die Dura hingegen ist bei Kindern so fest mit dem

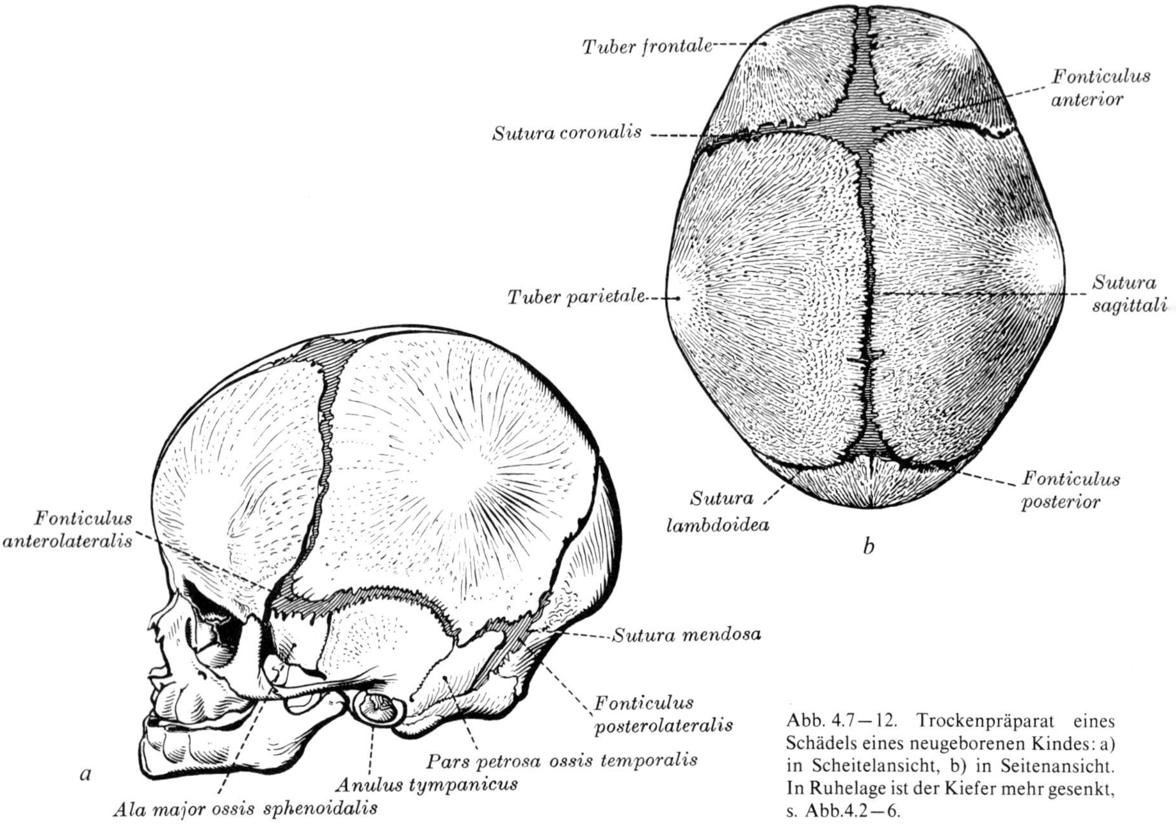

Tuber frontale

Fonticulus anterior

Sutura coronalis

Tuber parietale

Sutura sagittali

Fonticulus anterolateralis

Sutura lambdoidea

b

Fonticulus posterior

Sutura mendosa

Fonticulus posterolateralis

Pars petrosa ossis temporalis

Anulus tympanicus

a

Ala major ossis sphenoidalis

Abb. 4.7—12. Trockenpräparat eines Schädels eines neugeborenen Kindes: a) in Scheitelansicht, b) in Seitenansicht. In Ruhelage ist der Kiefer mehr gesenkt, s. Abb.4.2—6.

Knochen verwachsen, daß es bei der Sektion der Schädelhöhle, die durch das Abtragen der Hirnschale vorgenommen wird, nicht ohne weiteres möglich ist, den Knochen von der Dura zu trennen. Leicht gelingt das hingegen beim Erwachsenen, wo die Dura nur an bestimmten Stellen der Schädelbasis fest angeheftet ist. Bei Neugeborenen und Kindern, bei denen das Schädeldach noch ein verschiebbares Knochenmosaik bildet, spielt die Dura als konstruktives Glied des Schädels eine große Rolle. Die Dura bildet sozusagen den Bandapparat des knöchernen Skeletts, und beide stellen ein einheitliches mechanisches System dar. Bei starker Gewalt-

einwirkung während der Geburt kann die Dura am Kleinhirnzelt, *Tentorium cerebelli*, einreißen.

Auffallend ist, daß Dura und äußeres Periost bei Erwachsenen so wenig zur Regeneration beitragen, daß nach der Fortnahme eines Knochenstücks, z. B. bei der Trepanation, die Lücke sich nicht mehr schließt.

Nähte des Schädeldaches

Das Schädeldach erhält durch die Nahtverläufe ein charakteristisches Aussehen (Abb. 4.7—12 u. 4.7—13). In der Mittellinie zwischen den Scheitelbeinen verläuft die Pfeilnaht, *Sutura sagittalis* (Abb.

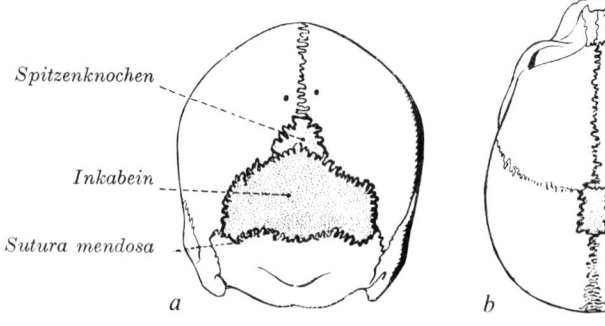

Spitzenknochen

Inkabein

Sutura mendosa

a

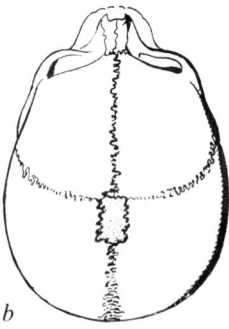

b

Abb. 4.7—13. a) Inkabein und Spitzenknochen, b) Kreuzschädel mit Nahtknochen kombiniert.

540

4.7—17), die vorn senkrecht auf die Kranznaht, *Su-tura coronalis*, stößt und sich hinten zur *Sutura lamb-doidea* gabelt. An den Seitenflächen des Schädels findet sich die bogenförmige *Sutura squamosa*, die eine sog. Schuppennaht bildet, indem sich auf den zugeschärften und mit Riefen versehenen Rand des Scheitelbeins die entsprechend geformte Schläfen-beinschuppe von außen auflagert. Nach hinten zu setzt sich diese Naht fort in eine Verbindung zwischen Scheitelbein und dem Warzenteil des Schläfenbeins. Die Einfügung des großen Keilbeinflügels in die seitliche Schädelwand zeigt Abb. 4.7—14.

Die Nähte an der Kalotte sind sog. *Zackennähte*, da sie stark gewunden sind und mit mäanderartigen Nahtzacken ineinandergreifen. Diese ausgedehnten Verzahnungen finden sich nur an der Außenseite, während an der Innenseite die Zacken weniger deutlich sind. Das Periost läuft über die Nähte hinweg, in den Nahtspalten ziehen SHARPEYsche Fasern in schrägem Verlauf von einem Knochen zum andern. Auf diese Weise sind die Nähte gegen eine Trennung durch äußere Gewalt außerordentlich gesichert, zugleich bewahrt das Gefüge einen gewissen Grad von Plastizität.

Die äußeren Nahtzacken entstehen im dritten Lebensjahr. Bei jungen Kindern bilden sich an den Knochenrändern sogar Knorpelinseln, die Nähte zeigen also eine gewisse Verwandtschaft mit gelenkigen Druckaufnahmestellen.

Bevor Nähte vorhanden sind, rücken im häutigen Schädeldach von den Verknöcherungspunkten aus die strahligen Knochenplatten aufeinander zu. Auch wenn sich die Knochen an den Nahtstellen berühren, bleiben an den Treffpunkten mehrerer Knochen häutige Zwickel im Schädeldach.

Die häutigen Verschlüsse nennt man Fontanellen, *Fonticuli* (von Fons = Quelle, da sie mit dem Puls und der Atmung auf- und abgehen). Zwei dieser Fonticuli sind von besonderer praktischer Bedeutung; sie liegen am vorderen und hinteren Ende der Pfeilnaht und dienen dem tastenden Finger des Geburtshelfers als Orientierungsmarken für die Stellung des kindlichen Kopfes während der Geburt. Die vordere, größere Stirnfontanelle, *Fonticulus anterior* (Abb 4.7—12), wird von vier Knochen begrenzt: den beiden Stirnbeinen und den beiden Scheitelbeinen; man kann sie mit zwei Fingerspitzen bedecken. Die Hinterhauptsfontanelle, *Fonticulus posterior*, wird im Bereich des späteren Lambda von drei Knochen begrenzt; sie ist bei der Geburt schon stark eingeengt, ist aber deutlich zu tasten, besonders, wenn die begrenzenden Knochenränder Niveaudifferenzen zeigen.

Eine geringere Bedeutung haben die beiden Seitenfontanellen, von denen die vordere, Keilbeinfon-tanelle, *Fonticulus anterolateralis*, am vorderen unteren Winkel, und die hintere, Warzenfontanelle, *Fonticulus posterolateralis*, am hinteren unteren Winkel des Scheitelbeins liegen. Die letztere wird von Knorpel ausgefüllt.

Die Nähte und Fontanellen machen beim reifen Kinde ausgedehnte Verschiebungen der Knochen gegeneinander möglich. So können beim Durchtritt durch den Geburtskanal die Knochenränder übereinandergeschoben werden, um den Schädel den gegebenen Raumverhältnissen anzupassen.

Die große Fontanelle schließt sich im Laufe des zweiten Lebensjahres, die übrigen schwinden bald nach der Geburt. Der Nahtverschluß erfolgt im allgemeinen im vierten Jahrzehnt.

Bei dem Verknöcherungsvorgang im Bereich der Nähte und Fontanellen können sich kleine selbständige Knochenstücke bilden, die *Nahtknochen* oder Zwickelbeine, die auch als Fontanellenknochen bezeichnet werden. Der sog. *Spitzenknochen* (Abb. 4.7—13), der im oberen Winkel des Lambda noch vorkommt, hat eine solche Herkunft.

Ein besonderes Interesse hat die Naht zwischen den beiden Stirnbeinschuppen, *Sutura frontalis*, die sich in der Regel zwischen dem ersten und zweiten Lebensjahr schließt. Vielfach verbleibt ein kleiner Nahtrest oberhalb der Nasenwurzel, seltener bleibt die ganze Stirnnaht bestehen, ein Zustand, der als Metopismus bezeichnet wird; die Schädel nennt man *Kreuzschädel* (Abb. 4.7—13). Sie neigen zur Breitstirnigkeit und Brachycephalie und sind nicht als Rückschlag aufzufassen, sondern eher als fortschreitende Entwicklung, die vielleicht mit dem gesteigerten Hirnwachstum in Zusammenhang steht. Bei der pathologischen Ausdehnung des Schädelinhaltes, dem Wasserkopf, bleibt die Stirnnaht stets offen. In diesem Fall ist der Nahtschluß sicher durch den Druck von innen verhindert worden.

Relief der Schläfengegend (Abb. 4.7—14)

Das Schädeldach ist beim Menschen glatt und besitzt nur ein niedriges Relief, von dem die Ansatzmarken der Muskeln am Nackenfeld bereits beschrieben worden sind. An der Seitenfläche des Schädels verläuft eine bogenförmige Linie über Stirn- und Scheitelbein, die *Linea temporalis inferior*, die dem Ursprung des Schläfenmuskels dient und als Knochenpfeiler noch weiter bis zum Warzenfortsatz reicht. In einiger Entfernung von ihr verläuft eine zweite, wesentlich schwächere *Linea temporalis superior*, an der sich die Fascia temporalis ansetzt. Das Feld zwischen den Schläfenlinien, das als verstärkter Pfeiler am Schädeldach hervortritt (Abb. 4.7—27), bildet die obere Grenze der *Schläfengrube*, die seitlich vom Jochbogen begrenzt wird und vom Schläfenmuskel gefüllt ist.

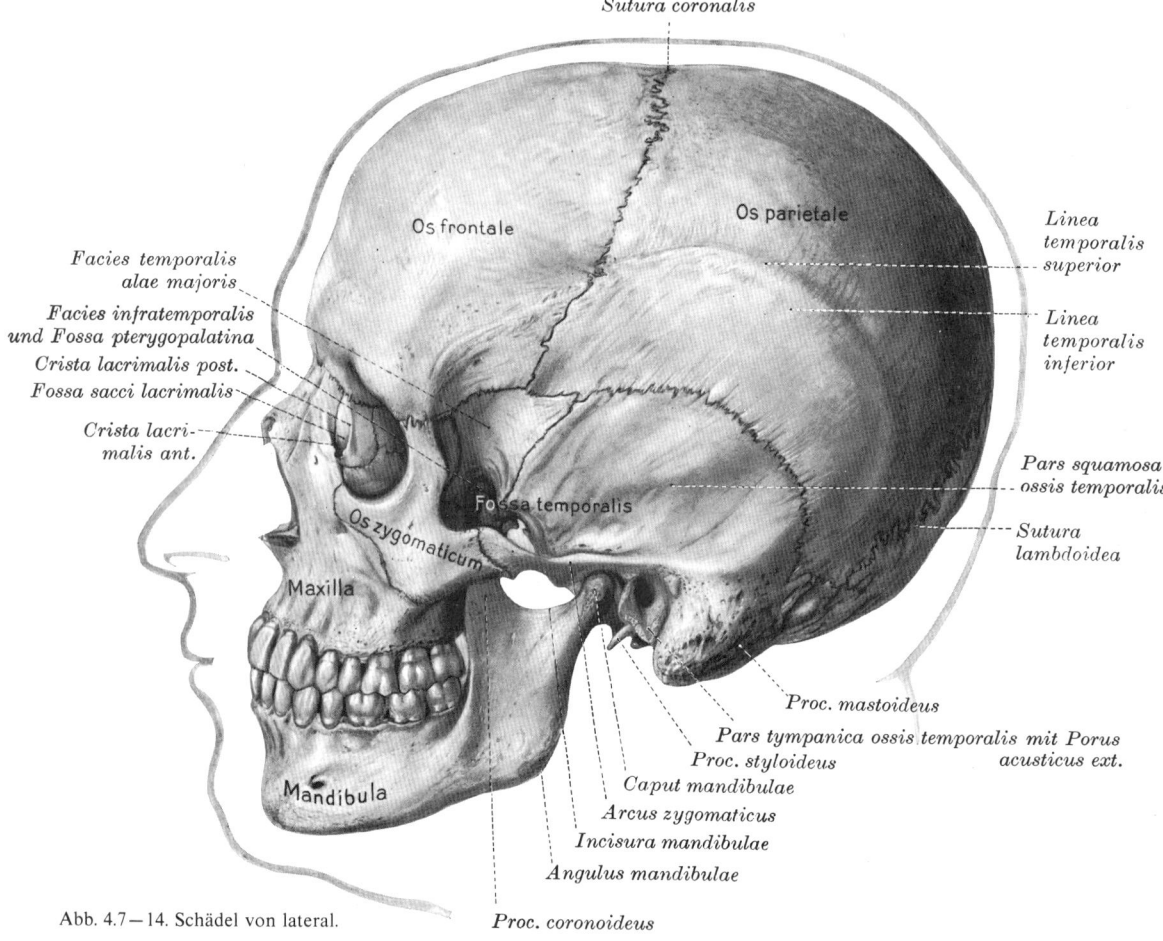

Abb. 4.7—14. Schädel von lateral.

Sutura coronalis

Os frontale

Os parietale

Linea temporalis superior

Linea temporalis inferior

Facies temporalis alae majoris

Facies infratemporalis und Fossa pterygopalatina

Crista lacrimalis post.

Fossa sacci lacrimalis

Crista lacrimalis ant.

Os zygomaticum

Fossa temporalis

Pars squamosa ossis temporalis

Sutura lambdoidea

Maxilla

Mandibula

Proc. mastoideus

Pars tympanica ossis temporalis mit Porus acusticus ext.

Proc. styloideus

Caput mandibulae

Arcus zygomaticus

Incisura mandibulae

Angulus mandibulae

Proc. coronoideus

Mit der stärkeren Entfaltung des Kauapparates bei den Säugetieren muß die Schläfengrube sich vertiefen, die Jochbogen stehen henkelartig vom Schädel ab, um den verdickten Schläfenmuskeln Raum zu geben. Die Schläfenmuskeln können bei den Säugetieren mit ihren Ursprüngen bis zum Scheitel hinaufgerückt sein, um hier schließlich an einem mächtigen Knochenkamm (Crista sagittalis) die größtmögliche Ursprungsfläche zu erreichen. Beim Menschen rücken zwar auch mit der Entwicklung des Gehirnes die Ursprünge der Schläfenmuskeln relativ höher, jedoch sind, verglichen mit den Affen, die Rückbildung des Kauapparates und die Entfaltung des Gehirnschädels so groß, daß das Schädeldach sozusagen der Umklammerung durch die Schläfenmuskeln entwächst. Der Schädel bietet für die relativ schwächeren Muskeln so große Oberflächen, daß seine Reliefbildung reduziert ist. Im ganzen ist allerdings die Schädelskulptur des vorgeschichtlichen Menschen ausgesprochener (vgl. Kapitel: „Kurzer Abriß der Fossilgeschichte des Men-

schen"). Das mag mit einer stärkeren Entwicklung der Kaumuskulatur zusammenhängen.

Die unter dem M. temporalis liegende Knochenwand der Schläfenfläche ist die dünnste Stelle des Schädeldaches, sie ist aber durch das Muskelpolster vor der Einwirkung äußerer Gewalten geschützt.

Stirngegend

Die Stirn des Neugeboreren ist auffallend stark vorgewölbt. Das hat seinen Grund darin, daß das Gehirn in der Entwicklung voraneilt und sich mit dem Schädeldach über die schmale Schädelbasis nach rostral zu ausdehnt (Abb. 4.7—12 u. 4.7—21). Diese Erscheinung beobachtet man auch bei Affen, so daß der kindliche Schädel eines Anthropomorphen dem menschlichen Schädel viel ähnlicher sieht als der Schädel der erwachsenen Form.

Bei der Frau bleibt die ausgeprägte Stirnwölbung des Neugeborenen meist mehr erhalten als beim Mann.

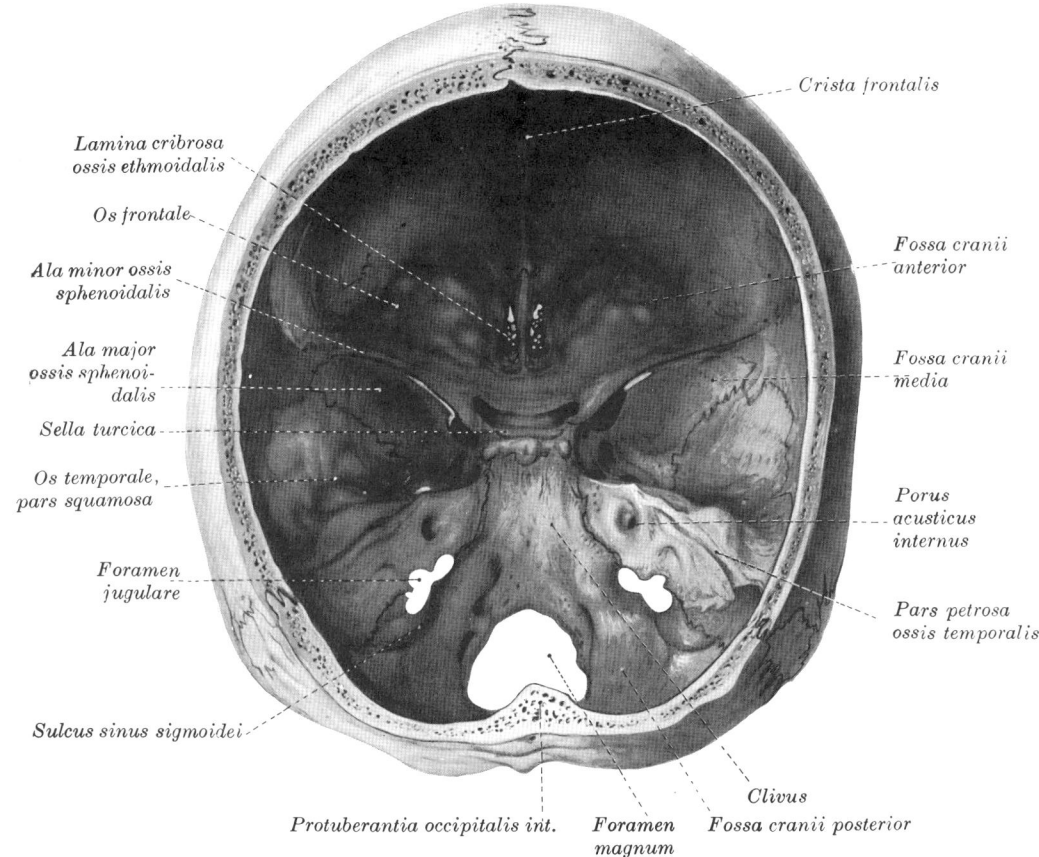

Abb. 4.7—15. Einblick in den Schädel von okzipital.

Ein besonderes Relief der Stirngegend ist der Augenbrauenbogen, *Arcus superciliaris* (s. Abb. 4.7—7), der als niedriger Knochenwulst von der Nasenwurzel aus schräg aufsteigt und ein Stück mit dem Augenhöhlenrand, *Margo supraorbitalis*, parallel läuft. Zwischen den beiden Bögen bleibt in der Mitte ein mehr ebenes Feld, über dem die Haut in der Regel unbehaart ist und das daher als Stirnglatze, *Glabella*, bezeichnet wird. Der Augenbrauenbogen kann verstärkt und weiter ausgedehnt sein, z. B. bei den Australiern. In seiner stärksten Ausbildung bildet er ein Dach *(Torus supraorbitalis)*, das quer über dem Eingang zur Augenhöhle liegt. In dieser Form treffen wir ihn beim Neandertaler, ferner beim erwachsenen Schimpansen und Gorilla und vielen altweltlichen Affen (vgl. Kapitel: „Kurzer Abriß der Fossilgeschichte des Menschen" und „Zur Evolutionsbiologie des Menschen").

Die *Stirnhöhlen* (Abb. 4.7—8 bis 4.7—10) können wohl in diese besprochenen Knochenwülste eindringen, jedoch haben sie für die Entstehung der Wülste keine ursächliche Bedeutung. Beide Stirnhöhlen sind durch eine dünne Scheidewand, die meist nicht genau median steht, getrennt. Ausdehnung und Form der Höhlen sind großem Wechsel unterworfen, sie können auf das Augenhöhlendach vordringen und sogar bis in den kleinen und großen Keilbeinflügel reichen. Der Arcus superciliaris, der schief über die Gegend der Stirnhöhle hinzieht, bedeutet eine Verstärkung der Vorderwand.

Innenrelief der Kalotte

Das Innenrelief der Kalotte besteht im wesentlichen aus Abdrücken der an den Knochen grenzenden Weichteile. Hier kommen Blutgefäße und die Hirnwindungen in Frage. Unter den Blutgefäßen sind die Verzweigungen der Arteriae meningeae als *Sulci arteriosi* deutlich abgezeichnet. Daneben gibt es Furchen für die Venen. Auch die in die Dura mater eingeschlossenen Sinus durae matris sind am *Sulcus sinus sagittalis superioris* und am *Sulcus sinus transversi* erkennbar. Die Ränder des Sulcus sagittalis erheben sich am Stirnbein zu einem Kamm, *Crista frontalis* (Abb. 4.7—15), der einen Verstärkungspfeiler in der Mitte der Stirn darstellt. Beiderseits vom Sulcus sagittalis finden sich unregelmäßige grubige Vertiefungen, *Foveolae granulares*, die durch vorwachsende Zotten der Hirnhäute, die sog. *Granulationes arachnoideales*, erzeugt werden und nach dem achten Lebensjahr fast regelmäßig zu finden sind. Schließlich sieht man schwache Eindrükke, die den Hirnwindungen (Gyri) entsprechen und als *Impressiones digitatae* bezeichnet werden. Zwischen ihnen liegen niedrige Leisten, die *Juga cerebralia*, die den Furchen des Gehirns entsprechen.

An der Schläfenschuppe, wo dieses Relief auf der Innenfläche am stärksten ist, kann man sogar gelegentlich äußerlich eine schwache Zeichnung der Schläfenwindungen wahrnehmen. Man vermutet, daß alle diese Abdrücke durch direkte mechanische Einwirkung auf den Knochen entstanden seien. Es ist sicher, daß eine pulsierende Arterie einen im Wege stehenden Knochen zur Atrophie bringen kann, es ist aber fraglich, ob auch die Venenabdrükke durch Druckwirkung entstanden sind. Sie werden offenbar bei der Knochenbildung ausgespart.

Dicke der Schädelwand

Sie ist dort am geringsten, wo Muskeln dem Knochen auflagern. Das betrifft die Schläfengegend und die Unterschuppe des Hinterhauptbeins. Die Dicke des Schädeldaches ist großen individuellen Schwankungen unterworfen. Die dicksten Schädelwände können fast die dreifache Wandstärke der dünnsten besitzen, ohne daß das übrige Skelett eine besonders kräftige Ausbildung aufweisen müßte. Diese auffällige Variabilität ist durch Besonderheiten der mechanischen Funktion nicht zu erklären.

Im hohen Alter können sich durch atrophische Prozesse, von außen beginnend, die Knochen verdünnen, wodurch besonders im oberen Abschnitt des Scheitelbeins länglich-ovale Gruben entstehen. In anderen Fällen kann eine Hypertrophie der Schädelwand auftreten, was wiederum ganz im Gegensatz zum Verhalten des übrigen Skeletts steht. Diese Hypertrophie geht von der Lamina interna aus und wird als Ausgleichswachstum gegen die senile Atrophie der Hirnmasse aufgefaßt.

So zeigt der Knochen des Schädeldaches in vielen Punkten ein abweichendes biologisches Verhalten. Er besitzt, wie später gezeigt werden soll, keine besondere Ausrichtung seiner Bauelemente in der Compacta und Spongiosa, sein Regenerationsvermögen ist offenbar gering, die Knochendicke hat eine ungewöhnliche Variabilität, er kann in einigen Fällen im Alter hypertrophieren, statt zu atrophieren.

Vieles wird verständlicher, wenn man ihn nicht als statisches Bauglied in Beziehung zur Muskulatur setzt, sondern als Kapsel in Beziehung zum Gehirn betrachtet.

An den platten Knochen des Schädeldaches findet man außen und innen je eine Platte von kompakter Knochensubstanz, *Lamina externa* und *Lamina interna*, dazwischen liegt die Spongiosa, die als Diploë bezeichnet wird. Das Hohlraumsystem der Diploë wird von ziemlich weiten Knochenvenen durchzogen, *Venae diploicae*[1], die sowohl mit den Venen des Schädelinneren als auch mit jenen der Schädelaußenfläche in Verbindung stehen und so zwischen intra- und extrakraniellem Gefäßsystem einen Ausgleich schaffen können. An bestimmten Stellen kommunizieren die Venen des Schädelinneren mit den Venen der Schädelaußenfläche. Die entsprechenden Durchtrittsstellen heißen *Emissarien*. Nahe der Pfeilnaht liegt das *Emissarium parietale*, dem im Knochen das *Foramen parietale* entspricht; das konstanteste und größte ist das *Emissarium mastoideum* mit dem *Foramen mastoideum* (Abb. 4.7—16 u. 4.7—18), das dicht über der Wurzel des Warzenfortsatzes hinter der Ohröffnung liegt; das kleine *Emissarium occipitale* befindet sich auf der Protuberantia occipitalis externa.

Das Innenrelief der Schädelbasis (Abb. 4.7—15 u. 4.7—16)

Nach Entfernen der Schädelkalotte und des Gehirns liegt die Innenfläche der Schädelbasis vor unseren Augen, die in ihrer Gliederung und Gestaltung der Form der auf ihr ruhenden Hirnabschnitte angepaßt ist. Den Stirnlappen des Großhirns entsprechen im vorderen Bereich der Schädelbasis zwei nebeneinanderliegende Gruben, die gemeinsam als vordere Schädelgrube bezeichnet werden, während der Schläfenlappen in seiner Form und Größe die mittlere, das Kleinhirn und der Hinterhauptslappen die hintere Schädelgrube bestimmen. Auch die mittlere Schädelgrube läßt eine rechte und linke Vertiefung entsprechend den beiden Schläfenlappen erkennen, hingegen bildet die hintere Schädelgrube einen mehr einheitlich geformten Raum. Eine in der Mitte der Schädelbasis liegende Knochenerhebung, der Türkensattel, stellt das Zentrum dar, dem die markanten knöchernen Grenzen der drei Schädelgruben zustreben.

Hintere Schädelgrube (Abb 4.7—16)

Diese wird größtenteils vom Hinterhauptbein gebildet, das in seiner Mitte das große Hinterhauptsloch, *Foramen magnum*, aufweist (Abb.

---

[1] Vgl. SOBOTTA-BECHER: Atlas der Anatomie des Menschen. Band III (Figg. 67 und 305). 17. Aufl. Urban & Schwarzenberg, München-Wien-Baltimore 1973

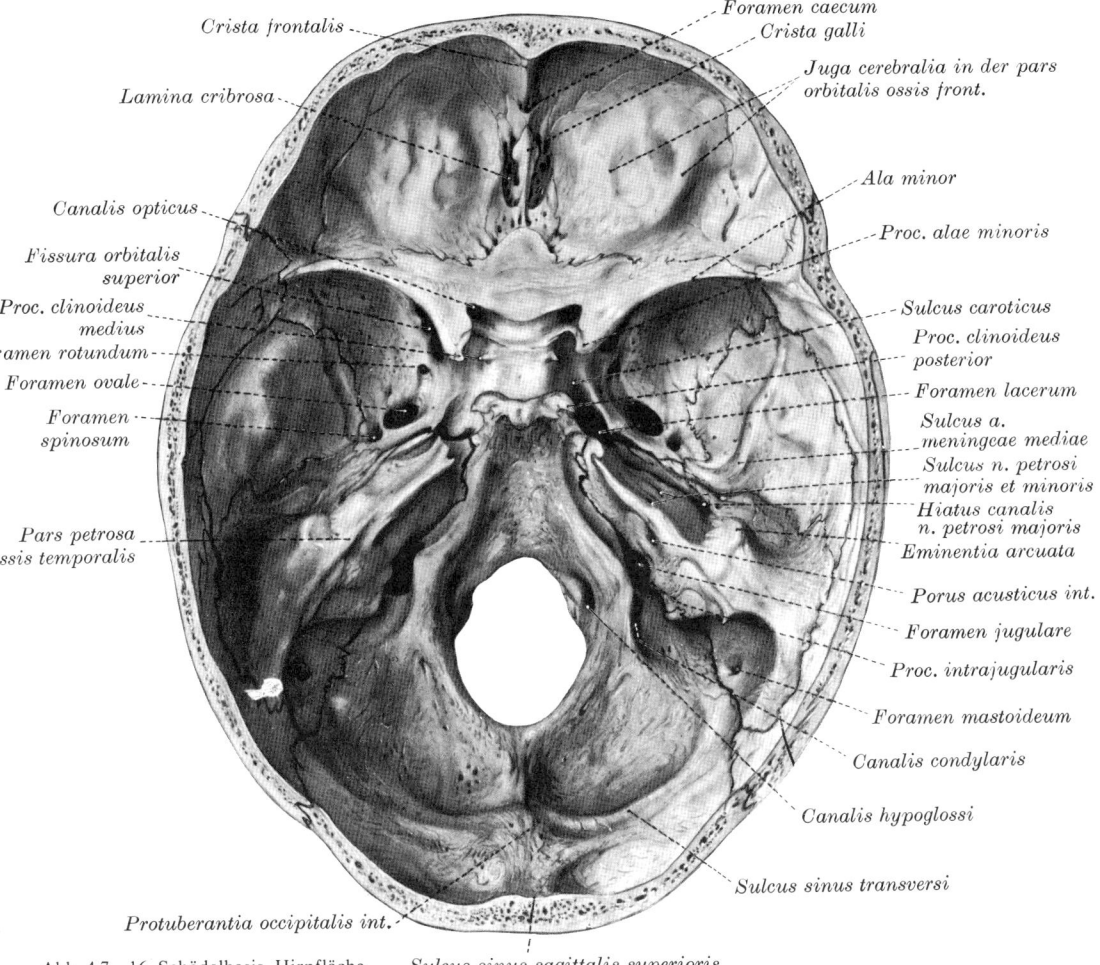

Abb. 4.7—16. Schädelbasis, Hirnfläche.

Crista frontalis
Foramen caecum
Crista galli
Juga cerebralia in der pars orbitalis ossis front.
Lamina cribrosa
Ala minor
Canalis opticus
Proc. alae minoris
Fissura orbitalis superior
Sulcus caroticus
Proc. clinoideus medius
Proc. clinoideus posterior
Foramen rotundum
Foramen lacerum
Foramen ovale
Sulcus a. meningeae mediae
Foramen spinosum
Sulcus n. petrosi majoris et minoris
Hiatus canalis n. petrosi majoris
Eminentia arcuata
Pars petrosa ossis temporalis
Porus acusticus int.
Foramen jugulare
Proc. intrajugularis
Foramen mastoideum
Canalis condylaris
Canalis hypoglossi
Sulcus sinus transversi
Protuberantia occipitalis int.
Sulcus sinus sagittalis superioris

4.7— 17). Durch dieses geräumige Loch werden Wirbelkanal und Hirnschädelraum miteinander verbunden. Es umschließt den hintersten Hirnabschnitt, der, sich nach unten zu verjüngend, in das Rückenmark übergeht. Beiderseits vom Hinterhauptsloch liegen die Gruben für die Kleinhirnhemisphären, zwischen denen ein vom Hinterhauptsloch dorsal aufsteigender Knochenkamm liegt. Er endet in einem deutlichen Knochenvorsprung, *Protuberantia occipitalis interna.* Dieser wichtige Knochenpunkt liegt im Schnittpunkt zweier vertikal und horizontal verlaufender Knochenleisten. Die vom Hinterhauptsloch aufsteigende Leiste, *Crista occipitalis interna,* ist oberhalb der Protuberantia occipitalis interna Anheftungslinie für eine zwischen beiden Großhirnhälften liegende Scheidewand der harten Hirnhaut, die sog. Hirnsichel, *Falx cerebri,* die gleichzeitig Trägerin eines venösen Blutleiters ist. Für diesen Blutleiter besitzt die Leiste den *Sulcus*

sinus sagittalis superioris. Die von der Protuberantia occipitalis interna nach beiden Seiten horizontal ausgehenden *Sulci sinus transversi* haben die gleiche Bedeutung. An ihnen ist eine horizontal liegende Scheidewand, das Kleinhirnzelt, *Tentorium cerebelli,* verankert, das die Hinterhauptslappen des Großhirns vom Kleinhirn trennt. Der Lage dieser Knochenleisten an der Innenfläche des Hinterhauptbeins entsprechen oft ganz ähnliche Knochenbildungen an seiner Außenfläche, wodurch wir in den Stand gesetzt werden, durch Abtasten dieses Knochens am Lebenden die ungefähre Grenze zwischen Kleinhirn und Großhirn zu bestimmen.

Verfolgt man den horizontal verlaufenden Sulcus sinus transversi über den Sulcus sinus sigmoidei weiter nach den Seiten hin, gelangt man zum *Foramen jugulare,* das seitlich und ein wenig vor dem Foramen magnum liegt.

Der Lage dieser beschriebenen Knochenrinne

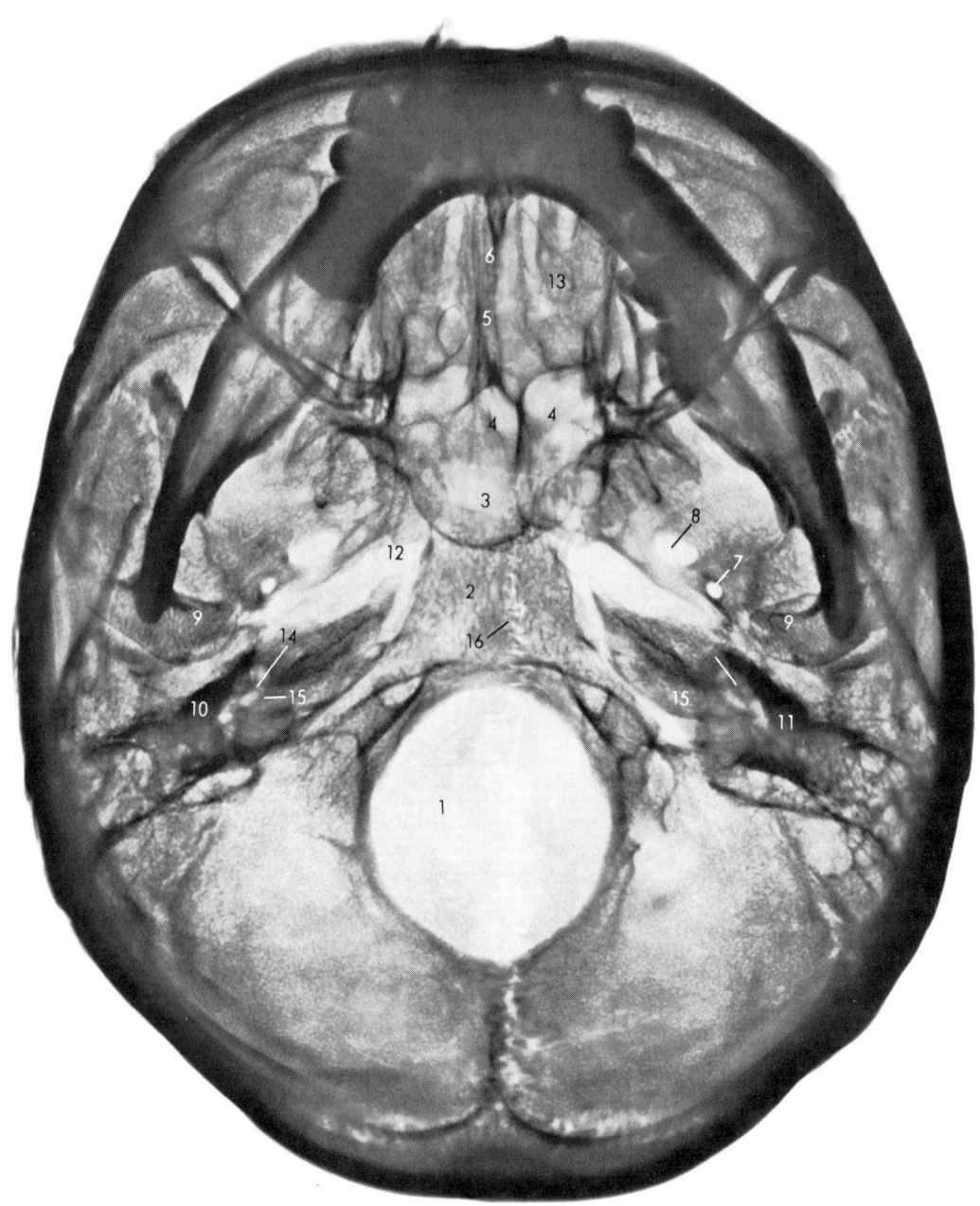

Abb. 4.7—17. Röntgenbild des Schädelskeletts bei vertikalem Strahlengang (aus GRASHEY / BIRKNER 1964).
1 = Foramen magnum, 2 = Clivus, 3 = Sella turcica, 4, 4 = Sinus sphenoidales, 5 = Vomer, 6 = Septum nasi osseum, 7, 7 = Foramina spinosa, 8, 8 = Foramina ovalia, 9, 9 = Processus condylares mandibulae, 10, 11 = Partes petrosae ossium temporalium, 12 = Foramen lacerum, 13 = Palatum durum (mit sich projizierenden Cellulae ethmoidales), 14, 14 = Cochleae, 15, 15 = Meatus acustici interni, 16 = Sutura sagittalis.

entspricht der Verlauf eines venösen Blutleiters im Innern der harten Hirnhaut, der über den Sinus sigmoideus in die V. jugularis mündet. Sie beginnt am Foramen jugulare und zieht neben der Wirbelsäule abwärts. — Das Foramen jugulare ist meist durch einen knöchernen Steg in zwei Abteilungen getrennt. Durch die kleinere, vordere Öffnung tritt der neunte Hirnnerv mit dem kleinen Sinus petrosus inferius, in der hinteren liegen 10. und 11. Hirnnerv sowie der Bulbus V. jugularis superior. Im Verfolg des

Sulcus sinus sigmoidei haben wir den Bereich des Os occipitale überschritten und sind an die Hinterfläche des Schläfenbeins gelangt, das mit seiner Pyramide, Pars petrosa (Abb. 4.7—17), die hintere von der mittleren Schädelgrube abgrenzt. Die Hinterfläche der Felsenbeinpyramide, an deren Grund der Sulcus sinus sigmoidei verläuft, gehört der hinteren Schädelgrube an. Der Nerv für das Gehör- und Gleichgewichtsorgan, das die Felsenbeinpyramide beherbergt, gelangt zusammen mit dem motorischen Gesichtsnerv, dem N.facialis, an die Hinterfläche heran und tritt durch den *Meatus acusticus internus* (Abb 4.7—17) in diese ein. Die Eintrittsöffnung dieses Kanals wird als *Porus acusticus internus* bezeichnet (Abb. 4.7—15). Vom Türkensattel kommend, steigt ein zwischen den Spitzen der Felsenbeinpyramide liegender Abhang zum Hinterhauptsloch hinab, der *Clivus* (Abb. 4.7—15 u. 4.7—17). In ihm sind die Körper des Hinterhauptbeins und des Keilbeins, die in der Entwicklung noch durch eine Knorpelfuge, *Synchondrosis sphenoocciptialis*, getrennt waren, zu einer festen knöchernen Vereinigung gelangt. Gelegentlich sind Reste dieser Fuge erkennbar. Die beiden dem Türkensattel zustrebenden Pyramiden und der zwischen ihnen gelegene *Clivus* gehören zu den festesten Verstrebungen der Schädelbasis.

Mittlere Schädelgrube (Abb. 4.7—16 u. 4.7—17)

Diese ist durch den Türkensattel deutlich zweigeteilt. Der Name Türkensattel, *Sella turcica*, ist aus der Gestaltung dieses Vorsprungs verständlich. Er besitzt in seiner Mitte eine kleine Grube, *Fossa hypophysialis*, zur Aufnahme der Hypophyse. Hinten wird diese Grube von der Sattellehne, *Dorsum sellae*, überragt, von welcher der Clivus zur hinteren Schädelgrube abfällt. Die vor der Grube liegende Erhebung heißt Sattelknopf, *Tuberculum sellae*. Der Türkensattel ist die besonders gestaltete Oberfläche des Keilbeinkörpers.

Die Form des ganzen Keilbeins, Os sphenoidale, ähnelt im isolierten Zustand einer fliegenden Wespe (Abb. 4.7—28), daher auch der Name Wespenbein. Dementsprechend unterscheidet man zwei Flügel, *Ala major* und *Ala minor*. Die letzteren sind zwei dünne Knochenspangen, die beiderseits vom Tuberculum sellae ausgehend in horizontalem Verlauf der seitlichen Schädelwand zustreben. Die Wurzeln dieser kleinen Keilbeinflügel sind in Form zweier kleiner Knochenvorsprünge rechts und links vom Tuberculum sellae besonders markiert, sie heißen *Processus clinoidei anteriores*. Lage und Form der kleinen Keilbeinflügel kennzeichnen sie als knöcherne Grenze zwischen mittlerer und vorderer Schädelgrube.

Die großen Keilbeinflügel liegen tiefer, sie ziehen als zwei nach vorn durchgebogene Knochenplatten zu beiden Seiten des Türkensattels herab und bilden somit den Boden der mittleren Schädelgrube. Zwischen großen und kleinen Keilbeinflügeln liegt ein geräumiger Spalt, *Fissura orbitalis superior*, durch den Nerven und Gefäße aus der mittleren Schädelgrube in die Augenhöhle ziehen.

Die Augenhöhle liegt etwa in gleicher Höhe wie die mittlere Schädelgrube vor dieser und ist von ihr nur durch die Knochenplatte des großen Keilbeinflügels getrennt, der somit den hinteren Teil der Seitenwand der Augenhöhle bildet. Noch ein zweiter Weg führt in die Augenhöhle. Dicht unterhalb der Proc. clinoidei anteriores liegt ein Kanal, *Canalis opticus*, für den Durchtritt des Sehnerven, der oberhalb der Fissura orbitalis superior und von ihr getrennt die Verlaufrichtung des Sehnerven kennzeichnet.

Neben diesen beiden Verbindungswegen aus der mittleren Schädelgrube in die Augenhöhle gibt es eine Reihe weiterer Durchtrittsstellen für Nerven und Gefäße, die nicht in der Vorderwand, sondern am Boden der mittleren Schädelgrube gelegen sind und dementsprechend in Gegenden führen, die sich unterhalb der Schädelbasis befinden. Drei dieser Löcher liegen im Bereich des großen Keilbeinflügels, sie werden in der Folge von vorn nach hinten als *Foramen rotundum, Foramen ovale* und *Foramen spinosum* bezeichnet (Abb 4.7—16 u. 4.7—17).

Durch das Foramen rotundum und das Foramen ovale ziehen Äste des fünften Hirnnerven (Nervus maxillaris und N. mandibularis aus dem N. trigeminus), während das Foramen spinosum von der A. meningea media durchzogen wird, die in das Schädelinnere von unten her eintritt. Der spitz auslaufende hintere Fortsatz des großen Keilbeinflügels wird als *Spina ossis sphenoidalis* bezeichnet, deshalb heißt das in ihm liegende Loch Foramen spinosum.

Der hintere und seitliche Abschnitt der mittleren Schädelgrube wird vom Schläfenbein gebildet, es ist zwischen Keilbein und Hinterhauptbein eingefügt. Seine Felsenbeinpyramide liegt dem hinteren Teil des großen Keilbeinflügels an, doch bleibt zwischen beiden Knochen das „zerrissene Loch", *Foramen lacerum*, ausgespart, das am nicht mazerierten Schädel durch Faserknorpel ausgefüllt ist.

Auf diesem ruht die Arteria carotis interna, die von unten her durch den Canalis caroticus in das Schläfenbein eintritt und nach kurzem Verlauf in ihm auf dem Foramen lacerum wieder zum Vorschein kommt, um sich nach medial dem Türkensattel zuzuwenden. Sie läuft in einer Knochenrinne, *Sulcus caroticus*, an seiner Seitenfläche nach vorn. Einige später zu besprechende Nerven benutzen das Foramen lacerum als Durchtrittsstelle.

Die Vorderfläche der Felsenbeinpyramide, die der mittleren Schläfengrube zugewandt ist, zeigt ein feines Knochenrelief, das nur mit Beziehung auf den Mittelohrraum und die austretenden Nerven verstanden werden kann; es wird bei der Einzelbesprechung der Schädelknochen erklärt. Die Seitenwand der mittleren Schädelgrube wird zum größten Teil von der mit der Pyramide fest verwachsenen Schläfenbeinschuppe, *Pars squamosa ossis temporalis*, gebildet, an die sich nach vorn der große Keilbeinflügel anschließt.

Vordere Schädelgrube (Abb. 4.7—16)

Sie ist einfach gebaut und leicht zu übersehen. An ihrer Bildung nehmen zwei Knochen teil: das in der Mitte gelegene Siebbein, *Os ethmoidale*, und das Stirnbein, *Os frontale* die den Boden, die Seiten- und Vorderwand der Schädelgrube bilden.

Die Grenze gegen die mittlere Schädelgrube wird, wie schon erwähnt, durch den kleinen Keilbeinflügel dargestellt. Die vordere Schädelgrube

überdacht die beiden Augenhöhlen und den zwischen ihnen liegenden oberen Abschnitt der Nasenhöhle. Das Dach der Augenhöhle wird gebildet durch eine horizontal stehende Platte, *Pars orbitalis* des Stirnbeins, an die sich nach hinten der kleine Keilbeinflügel anschließt. Bei einer Stichverletzung der Augenhöhle kann leicht das dünne Dach der Augenhöhle durchstoßen und das Frontalhirn betroffen werden. Die Bodenfläche der vorderen Schädelgrube ist den Windungen und Furchen des Stirnhirns angepaßt.

In der Mitte der Schädelgrube zwischen den Partes orbitales des Stirnbeins liegt eine dem Siebbein angehörende, mit zahlreichen kleinen Löchern versehene Knochenplatte, die *Lamina cribrosa ossis ethmoidalis*. Durch die Löcher dieser Siebplatte treten die Fila olfactoria aus der darunterliegenden Nasenhöhle zum Gehirn. In der Mitte der Siebplatte erhebt sich ein sagittal stehender Knochenfirst, die *Crista galli*, Hahnenkamm; an ihm ist die erwähnte Hirnsichel, die die beiden Großhirnhälften

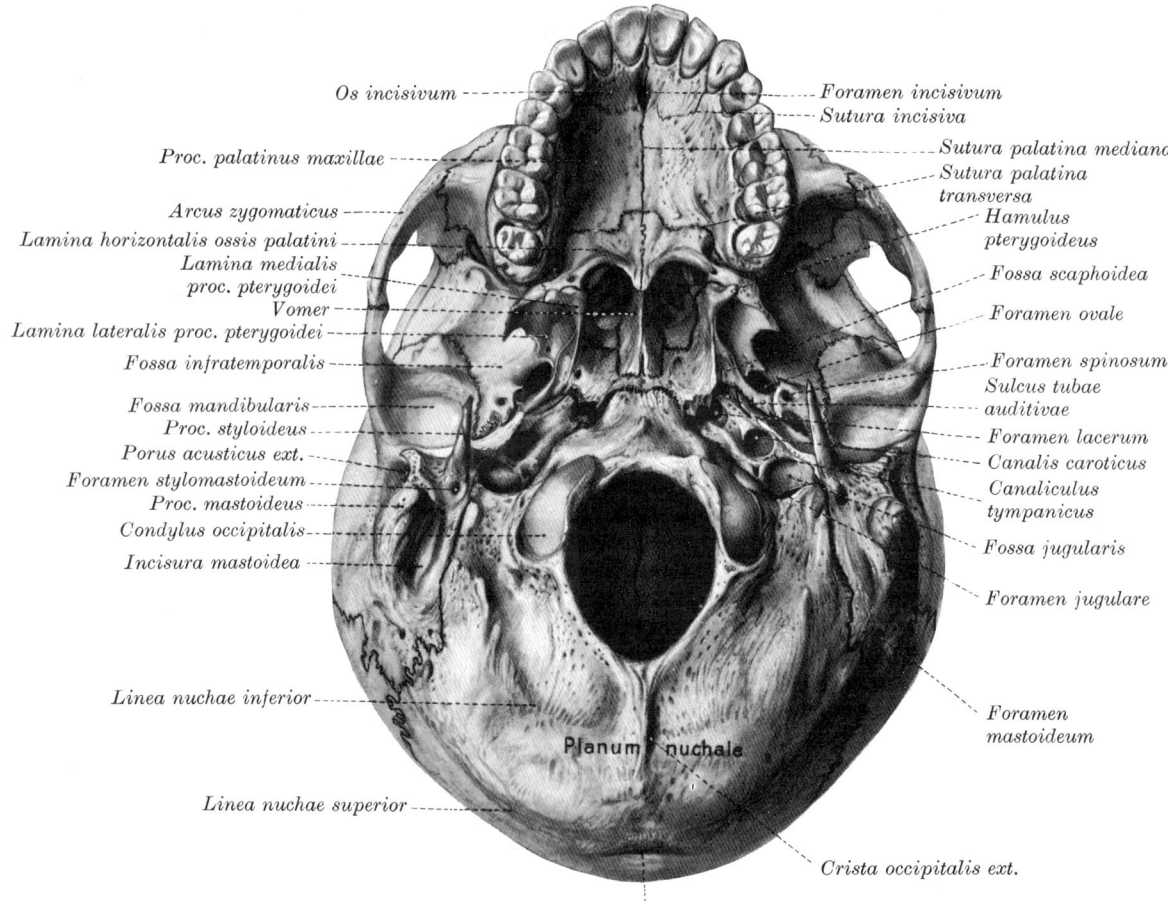

Abb. 4.7—18. Äußere Schädelbasis.

trennt, fest verankert. Die *Falx cerebri* läuft in der Mittellinie des Schädeldaches bis zur Protuberantia occipitalis interna und bildet wie die Sehne eines Bogens eine Verspannung des Schädelgewölbes.

Die Sattelgrube wird von der Dura mater überspannt, so daß für die Hypophyse eine Kammer zustande kommt, deren Dach, *Diaphragma sellae*, vom Stiel der Hypophyse durchbohrt wird. Die an den vier Ecken vorragenden Processus bilden besondere Befestigungspunkte für die Faserzüge der Dura, die hauptsächlich vom Kleinhirnzelt kommen. Die Fasern, die vom Processus clinoideus posterior ausstrahlen, schließen sich im Diaphragma sellae zu Kreiszügen zusammen, die vom Processus clinoideus anterior abstrahlenden Züge gehen vor dem Sattelknopf auf die andere Seite. So bildet der Türkensattel mit seinen vier Eckpfosten für das Faserwerk der Dura einen Punkt, in dem die Fasern zusammenstrahlen und sich überkreuzen. Die Durabrücken, die zwischen den Pfosten verlaufen, können teilweise verknöchern und damit auch die Seitenwand der Hypophysenkammer knöchern verstärken.

Außenfläche der Schädelbasis

Am reichhaltigsten ist das Relief auf der Unterseite des Schädels (Abb. 4.7—18). Hier taucht die Schädelbasis in die Weichteile des Halses ein. Man findet Ansatzstellen für Muskeln, es ergeben sich Beziehungen zur Wirbelsäule und zum Rachen. Der vordere Teil bildet als Oberkiefer das Dach der Mundhöhle und enthält den oberen Zahnbogen. Nach hinten schließt sich der mittlere Teil der Schädelbasis an, der bis zum Vorderrand des Foramen magnum reicht. Von hier aus erstreckt sich der hintere Teil der Schädelbasis bis auf das Nackenfeld.

Hinterer Abschnitt der Schädelbasis

Im hinteren Teil der äußeren Schädelbasis dehnt sich vom Foramen magnum das Nackenfeld, Planum nuchale, auf die Unterschuppe des Hinterhauptbeines aus. Unter den Nackenmuskeln gelegen, ist die Unterschuppe dünn und durchscheinend, im Gegensatz zur Oberschuppe. Eine sagittale Leiste, *Crista occipitalis externa*, die dem Ansatz des Nackenbandes, *Ligamentum nuchae*, dient, beginnt an der hinteren Umrandung des Hinterhauptsloches, während rechts und links von ihr zwei quere Leisten, *Lineae nuchae inferiores*, vorspringen. An der oberen Grenze des Nackenfeldes verläuft quer die *Linea nuchae superior*. Am Treffpunkt beider Linien liegt in der Mitte die *Protuberantia occipitalis externa*, die sehr wechselnd ausgebildet ist, zuweilen einen starken Knochenzapfen bildet. Man fühlt diesen Vorsprung durch die Haut und kann danach

die Lage der Grenzlinie zwischen Kleinhirn und Großhirn bestimmen.

Allerdings kann die äußere Protuberanz etwas höher stehen als die innere. Es entsprechen die Fossae occipitales inferiores an der Innenseite dem Planum nuchale an der Außenseite. Während die Innenseite vom Kleinhirn ihre Höhlung erhält, ist das Relief der Außenseite von der Muskulatur geprägt.

An den Seiten des Hinterhauptsloches, etwas nach vorn gerückt, erhebt sich jederseits der *Condylus occipitalis*, der eine Gelenkfläche trägt (Abb. 4.7—18). In einer Grube, *Fossa condylaris*, hinter den Gelenkhöckern öffnet sich ein variabler Venenkanal, *Canalis condylaris*, dessen innere Mündung im Sulcus sinus sigmoidei liegt.

Seitlich vom Condylus wird die Mündung des *Canalis hypoglossi* sichtbar. An der Grenze gegen das Schläfenbein schließt sich das *Foramen jugulare* an, das durch die *Processus intrajugulares* beider Nachbarknochen gelegentlich in zwei getrennte Löcher zerlegt werden kann. Meist ist das rechte Foramen jugulare stärker, da die Blutleiter rechts weiter sind. Die Vena jugularis, in die am Foramen jugulare der Sinus sigmoideus einmündet, zeigt eine Anschwellung, *Bulbus v. jugularis superior*, die in die *Fossa jugularis* des Felsenbeins eingebettet ist. Diese Grube wölbt sich gegen den Boden der Paukenhöhle, Paries inferior cavi tympani, vor und kann diese Wand zu einer durchscheinenden Lamelle verdünnen.

Mittlerer Abschnitt der Schädelbasis

Seitlich vom Foramen jugulare ragt aus der Unterfläche der Pyramide des Schläfenbeins der Griffelfortsatz, *Proc. styloideus*, hervor, der, aus dem zweiten Viszeralbogen entstanden, an einem Band das Zungenbein hält. Weiter nach außen und hinten folgt der Warzenfortsatz, *Proc. mastoideus*, der durch einen Einschnitt, die *Incisura mastoidea*, nach medial abgegrenzt ist. Zwischen Griffel- und Warzenfortsatz mündet der *Canalis facialis* mit dem *Foramen stylomastoideum*.

Der Warzenfortsatz entwickelt sich beim Menschen im Laufe des zweiten Lebensjahres. Von der Paukenhöhle aus wachsen luftgefüllte Säckchen in das Innere hinein, so daß der Knochen nach dem sechsten Lebensjahr meist einen rein pneumatischen Aufbau zeigt. Es entsteht ein Wabenwerk von zusammenhängenden Hohlräumen, die sog. *Cellulae mastoideae*. Die kleineren Spongiosaräume können rotes Knochenmark enthalten. Größe und Anordnung der Zellen sind individuell sehr wechselnd und interessieren besonders den Ohrenarzt, der bei einer vom Mittelohr ausgehenden Eiterung die Zellen ausräumt. Die flachen Warzenfortsätze zeigen in der Regel eine geringe, die besonders gewölbten eine gute Pneumatisation. Solche Zellen können sich bis in die Spitze der Pyramide erstrecken und als perilabyrinthäre Zellen durch ihre dichte Nachbarschaft zum Labyrinth bei Erkrankungen große Schwierigkeiten bereiten. Beim muskulären Schiefhals (s. diesen) ist der Warzenfortsatz der erkrankten Seite stets vergrößert.

Vor dem Foramen jugulare findet sich der äußere Zugang zum *Canalis caroticus*, der die *A. carotis interna* in die Schädelhöhle führt. Eine rinnenförmige Vertiefung, *Sulcus tubae auditivae*, die zum Teil am Hinterrand des großen Keilbeinflügels liegt, leitet zum *Canalis musculotubarius* an der Spitze der Pyramide. In dieser Rinne ist der Knorpel der *Tuba auditiva* (Eustachische Röhre) befestigt. Wenn der Boden dieser Rinne durchbrochen ist, fließt diese Spalte mit dem unregelmäßig gestalteten *Foramen lacerum* zusammen.

Vor dem Warzenfortsatz liegt der knöcherne Teil des Gehörganges, *Meatus acusticus externus*, dessen Boden und Seitenwände von der *Pars tympanica* des Schläfenbeins gebildet werden.

Am oberen hinteren Rand der äußeren Öffnung des Gehörgangs, *Porus acusticus externa*, findet sich meist ein kleiner Knochenstachel, *Spina suprameatum*, der von der Schläfenschuppe gebildet wird und einen festeren Anheftungspunkt für den rein fibrösen Teil des knorpeligen Gehörgangs darstellt. Bei der Aufmeißelung des Warzenfortsatzes bildet dieser Stachel eine wichtige Marke, da er die untere Grenze der mittleren Schädelgrube markiert. An der vorderen Wand des knöchernen Gehörgangs steigt das Tympanicum steil in die Höhe und bildet die hintere Wand der *Fossa mandibularis*, die den Gelenkkopf des Unterkiefers aufnimmt und nach vorn durch das *Tuberculum articulare* abgegrenzt ist. Am Grunde der Fossa mandibularis drängt sich zwischen Tympanicum und Schläfenschuppe eine Knochenleiste der Pyramide, *Crista tegmentalis*, ein, die mit dem Tympanicum eine Spalte, *Fissura petrotympanica*, begrenzt. Durch diese Spalte tritt die Chorda tympani aus. Da dieser Nerv außerhalb des Kiefergelenks bleiben muß, kann dessen Gelenkpfanne nur in dem vorderen Teil der Grube liegen, der von der Schläfenschuppe gebildet wird.

Verfolgt man die Crista tegmentalis nach medial, stößt man auf die vorspringende Ecke des großen Keilbeinflügels mit dem *Foramen spinosum*. Dann folgt das größere *Foramen ovale*. Von hier aus breitet sich die horizontal gestellte Fläche des großen Keilbeinflügels aus, die als *Facies infratemporalis* durch eine stumpfe *Crista infratemporalis* gegen die eigentliche Schläfenfläche, *Facies temporalis*, abgegrenzt ist.

Über die Facies infratemporalis, mit der wir die vierte Facette des großen Keilbeinflügels kennenlernen, gelangt man seitlich zur Schläfengrube, nach vorn zur *Fissura orbitalis inferior* und zur Flügelgaumengrube, *Fossa pterygopalatina*, die zwischen Oberkiefer und Flügelfortsatz liegt (Abb. 4.7—18 u. 4.7—19).

Die Facies infratemporalis bildet zusammen mit dem horizontalen Teil der Schläfenschuppe das Dach der Unterschläfengrube, *Fossa infratemporalis*, die die Schläfengrube fortsetzt und nach lateral vom Jochbogen begrenzt wird. Sie ist viel tiefer als letztere und enthält den Muskelfortsatz des Unterkiefers, ferner den M. pterygoideus lateralis, Blutgefäße und Nerven.

Im Mittelfeld der äußeren Schädelbasis findet man vor dem großen Hinterhauptloch auf dem Körper des Hinterhauptbeines einen flachen Höcker, *Tuberculum pharyngeum*, an dem die Nahtlinie in der Hinterwand des Rachens sich anheftet. Von hier aus erstreckt sich nach der Seite und nach vorn die knöcherne Grundlage für das Rachendach, das nach vorn mit zwei Toren, den *Choanen*, in die Nasenhöhle führt. Diese Choanen werden rechts und links von je einem Pfeiler flankiert, der von den großen Keilbeinflügeln herabsteigt, Flügelfortsatz, *Processus pterygoideus*. Die äußere Knochenplatte dieses Fortsatzes, *Lamina lateralis*, ist kurz und breit und dient dem M. pterygoideus lateralis zum Ursprung. Die innere Lamelle, *Lamina medialis*, die als Belegknochen entsteht, ist lang und schmal und endet in einem lateral gekrümmten Knochenhaken, *Hamulus pterygoideus*. Beide Lamellen begrenzen eine nach hinten zu offene Grube, *Fossa pterygoidea*, in der der M. pterygoideus medialis entspringt. Je mehr der Muskel entwickelt ist, desto größer wird die Fossa pterygoidea. Auf seiner dem Oberkiefer zugewandten Fläche trägt der Proc. pterygoideus eine Rinne, die durch entsprechende Furchen am Gaumenbein und am Oberkiefer zum *Canalis pterygopalatinus* geschlossen wird. Dieser mündet auf dem knöchernen Gaumen mit dem *Foramen palatinum majus*; während seines Verlaufs zweigen sich kleine Gaumenkanälchen ab, die mit den *Foramina palatina minora* hinter der vorigen Öffnung zur Mündung gelangen.

Der *Canalis pterygopalatinus* öffnet sich nach oben in einen dreiseitigen schmalen Raum, der zwischen Oberkiefer und Proc. pterygoideus liegt und als Flügelgaumengrube, *Fossa pterygopalatina*, bezeichnet wird. Diese Grube bildet einen Kreuzungspunkt wichtiger Verkehrswege für Nerven und Gefäße. Von der Schädelhöhle her öffnet sich das Foramen rotundum und läßt den zweiten Trigeminusast durch die Grube hindurch zur Fissura orbitalis inferior an den Boden der Augenhöhle treten. Der zweite Weg geht durch den seitlichen Ein-

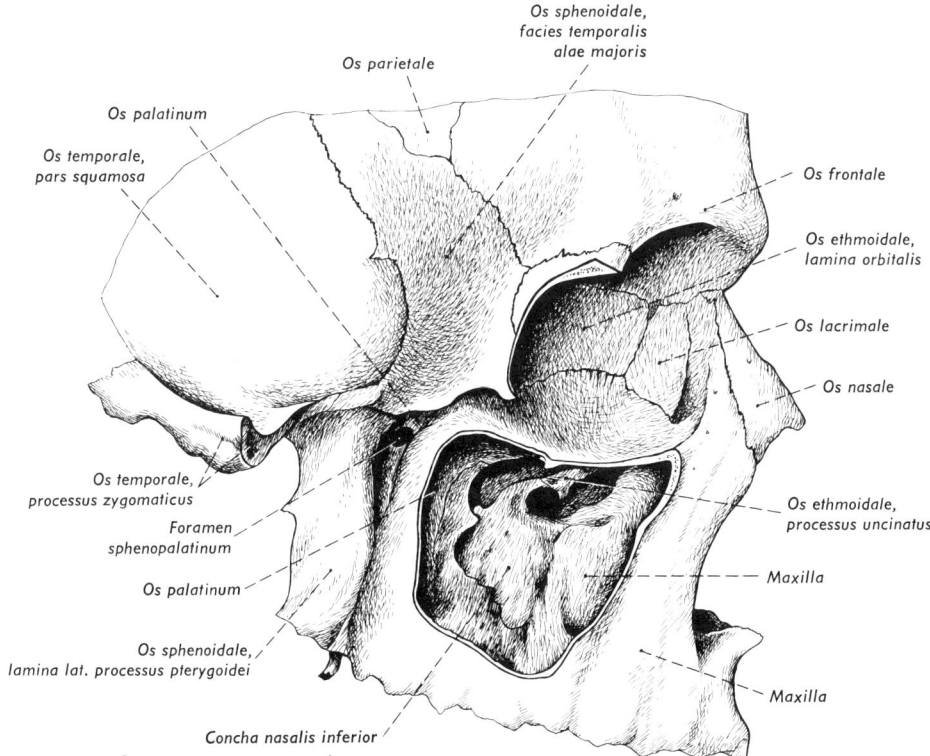

Abb. 4.7—19. Oberkiefer, Maxilla, mit eröffneter Oberkieferhöhle, Sinus maxillaris. In der Fossa pterygopalatina ist das Foramen sphenopalatinum markiert.

gang der Flügelgaumengrube; er stößt an die mediale Wand, die von der senkrechten Lamelle des Gaumenbeins gebildet wird und durch das *Foramen sphenopalatinum* einen Zugang zur Nasenhöhle hat. Die hintere Wand der Grube wird vom Proc. pterygoideus gebildet, der an seiner Wurzel in sagittaler Richtung von einem wichtigen Nervenkanal, *Canalis pterygoideus,* durchzogen ist. Beachten wir schließlich, daß sich die Grube nach unten zum Canalis palatinus major für A. palatina descendens und N. palatinus major verengt, erkennen wir, daß die Flügelgaumengrube in allen drei Richtungen des Raumes von Verkehrswegen durchzogen wird.

Vorderer Abschnitt der Schädelbasis

Der Knochenrahmen der *Choanen* besteht seitlich aus der medialen Lamelle des Proc. pterygoideus. Gegen die Mundhöhle erfolgt die Abgrenzung durch die horizontale Platte des Gaumenbeins, *Lamina horizontalis,* die in der Mittellinie als *Spina nasalis posterior* vorspringt. Die hintere Kante des *Vomer* grenzt in der Mitte die beiden Öffnungen gegeneinander ab. Im Dach der Choanen weicht der Vomer in zwei Flügel, *Alae vomeris,* auseinander und umfaßt die Unterfläche des Keilbeinkörpers. Hier

greift zwischen die Flügel des Vomer das *Rostrum sphenoidale,* ein Knochenkamm, der vom *Septum sinuum sphenoidalium* ausgeht. Beim Einblick in die Nasenhöhle erkennt man die drei Nasenmuscheln; mit Hilfe der Rhinoscopia posterior ist dies auch beim Lebenden möglich.

Unterhalb der Choanen breitet sich das Dach der Mundhöhle, der harte Gaumen, *Palatum osseum,* aus, der seitlich und vorn vom Zahnfortsatz, *Processus alveolaris,* des Oberkiefers umrandet wird. Den hinteren kleinen Abschnitt des harten Gaumens bildet die horizontale Platte des Gaumenbeines, *Lamina horizontalis,* die sich durch eine quere Naht, *Sutura palatina transversa,* an den Oberkiefer anschließt. In der Mittellinie werden die Knochen beider Seiten durch die mediane Gaumennaht, *Sutura palatina mediana,* in Verbindung gebracht. Im vorderen Abschnitt dieser Naht stößt man auf das *Foramen incisivum,* den gemeinsamen Eingang in die beiden Canales incisivi, die den Gaumen durchsetzen (Abb. 4.7—18). Vom Foramen incisivum aus kann man gelegentlich eine Spur der Zwischenkiefernaht, *Sutura incisiva,* gegen die Grenze zwischen Schneidezähnen und Eckzahn verfolgen. Vom Foramen palatinum majus aus ziehen Gefäßfurchen

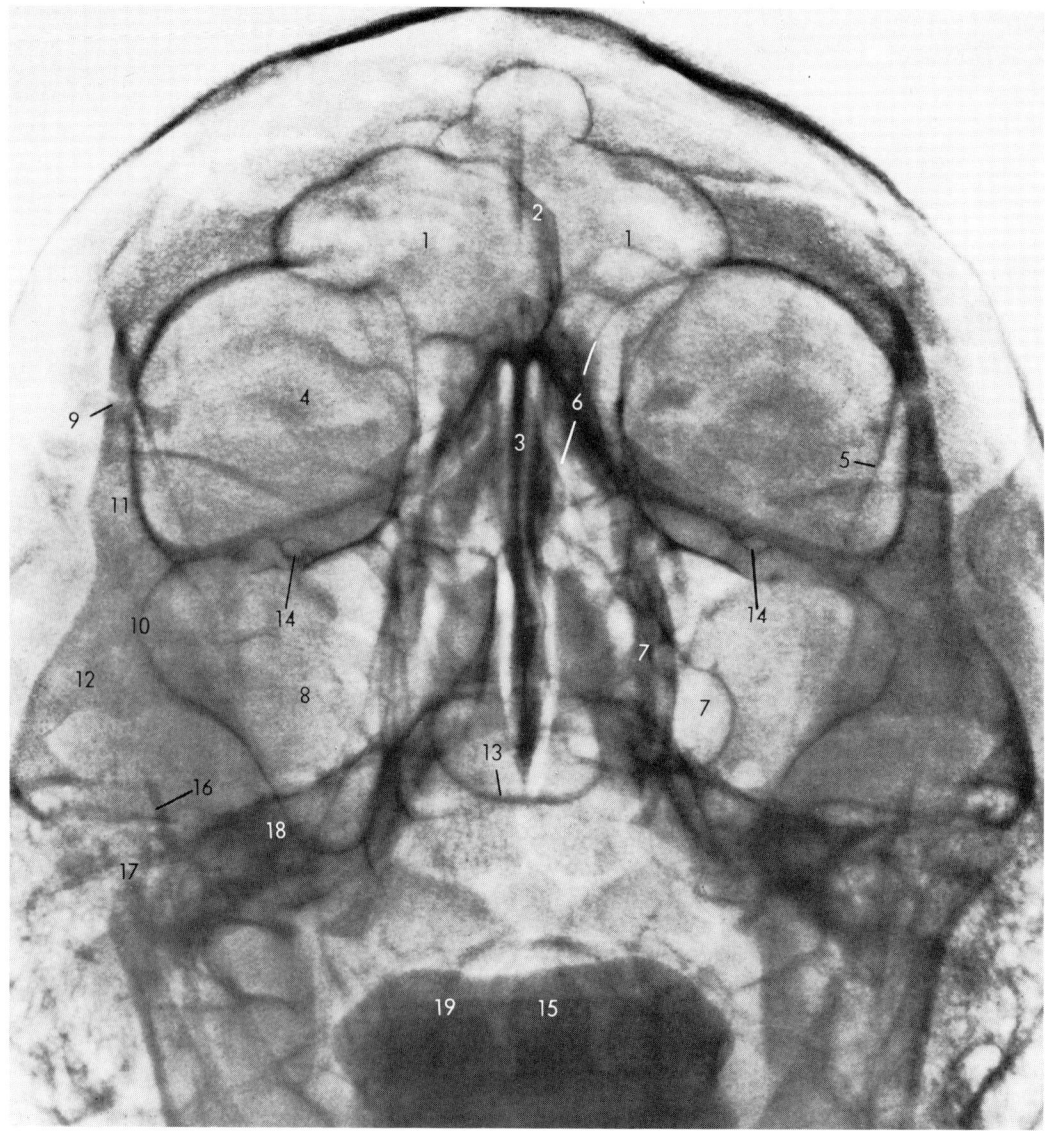

Abb. 4.7—20. Kopf mit Nebenhöhlen. Röntgenbild bei geöffnetem Mund, okzipitooraler Strahlengang (aus BIRKNER, R.: Das typische Röntgenbild vom Skelett. Standardbefunde und Varietäten vom Erwachsenen und Kind. Urban & Schwarzenberg, München 1977).
1, 1 = Sinus frontales, 2 = Septum sinuum frontalium, 3 = Septum nasi osseum, 4 = Orbita, 5 = Sog. Linea innominata, die durch die Tangentialprojektion der der Schläfengrube zugewandten Knochenkompakta hervorgerufen wird, 6 = Cellulae ethmoidales (anteriores), 7, 7 = Cellulae ethmoidales (posteriores), 8 = Sinus maxillaris, 9 = Sutura frontozygomatica, 10 = Os zygomaticum, 11 = Processus frontalis ossis zygomatici, 12 = Processus temporalis ossis zygomatici, 13 = Sinus sphenoidales (paarig), 14, 14 = Foramina infraorbitalia, 15 = Dens axis, 16 = Processus coronoideus mandibulae, 17 = Processus condylaris mandibulae, 18 = Pars petrosa ossis temporalis, 19 = Lingua.

nach vorn und geben durch ihre verschiedene Tiefe dem Gaumenrelief ein mehr oder weniger rauhes Aussehen.

Durch ein stärkeres Wachstum der Ränder der medianen Gaumennaht kann eine sagittale Knochenerhebung, der Gaumenwulst, *Torus palatinus*, zustande kommen. Während dieser Mittelpfeiler des Gaumens sich verstärkt, können die Felder rechts und links von ihm papierdünn werden. Sie sind, mit Ausnahme der vorderen Teile, offenbar vom Kaudruck entlastet und atrophieren daher meist im Alter.

Von Interesse ist auch die Wölbungsform des Gaumens, der hinten höher ist als vorn. Beim weib-

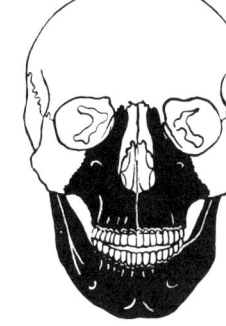
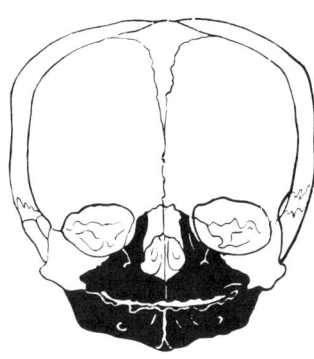

Abb. 4.7—21. Vergleich des Schädels eines Erwachsenen mit dem eines Neugeborenen. Beide auf gleiche Höhe gebracht. Die Kiefer sind schwarz hervorgehoben. Beachte die Unterschiede in der Ausdehnung von Hirn- und Gesichtsschädel (nach C. LANGER: Anatomie der äußeren Formen des menschlichen Körpers. Toeplitz & Deuticke, Wien 1884).

lichen Geschlecht ist der Gaumen durchschnittlich flacher als beim männlichen. Ein hoher spitzbogiger Gaumen, der zusammen mit kleinen Kieferhöhlen vorkommt, wird vielfach als Degenerationszeichen angesehen, zumal gleichzeitig die Nasenatmung behindert ist.

Während der Unterkiefer aus einem Stück besteht, ist der Gaumen aus sechs Teilen zusammengesetzt. Da das Knochenwachstum an den Knochennähten erfolgt, ist reichlich Gelegenheit gegeben, den Gaumen während des Wachstums in seiner Form umzugestalten. Der Gaumen besitzt in den Nähten innere Wachstumsränder, die dem Unterkiefer fehlen.

Das Kiefergerüst

Die Kiefer bilden den wesentlichen Bestandteil des Gesichtsskeletts. Wie sehr das der Fall ist, erkennt man aus dem Vergleich des Schädels eines Neugeborenen mit dem eines Erwachsenen (Abb. 4.7—21). Beim Neugeborenen sind Hirnkapsel und Augenhöhlen im Wachstum vorangeeilt, während das Kiefergerüst sowohl in seinem Mundhöhlenteil als auch in seinem Nasenabschnitt zurückgeblieben ist. Daher ist das Gesicht oben breit, verschmälert sich rasch nach unten und ist im ganzen niedrig. Die äußere Ohröffnung liegt nur wenig höher als die Mundspalte. In der weiteren Entwicklung verlängert und verbreitert sich das Gesicht, wobei die untere Hälfte mehr wächst als die obere. Es gewinnt auch an Tiefe, indem die Schädelbasis sich im vorderen Teil verlängert und der Zahnbogen sich ausdehnt, so daß die nun erscheinenden Mahlzähne Platz bekommen.

Die Kieferknochen, die zusammen mit den übrigen Gesichtsknochen vom Kauakt her eine stärkere Beanspruchung erfahren, bestehen z. B. am Oberkiefer aus dünnen Knochenplatten. Nach Brüchen zeigen sie ein gutes Heilungsvermögen.

Oberkiefer, Maxilla (Abb. 4.7—14 u. 4.7—19)

Der Oberkieferknochen bildet ein dünnwandiges Gehäuse, das den *Sinus maxillaris* einschließt (Abb.

4.7—20). Von diesem zentralen Teil, der das *Corpus maxillae* darstellt, gehen kräftigere Fortsätze aus. Der sich nach oben erstreckende *Processus frontalis* überträgt den Kaudruck auf das Stirnbein. Das Tränenbein ergänzt ihn nach der Orbita zu, das Nasenbein lagert sich medial an. Anschließend beteiligt sich die Maxilla an der Bildung des Orbitalbodens.

Der *Proc. zygomaticus* nimmt nach außen hin die Verbindung mit dem Jochbein auf; er empfängt einen starken Knochenpfeiler, der aus der Gegend des ersten Mahlzahnes aufsteigt. Durch das Jochbein wird der Oberkiefer mit dem Stirnbein und dem Schläfenbein verbunden. Hinten lehnt sich die Maxilla an das feste Widerlager des Proc. pterygoideus des Keilbeins; sie besitzt hier einen flachen Vorsprung, das *Tuber maxillae*. Der dicke Bogen des *Proc. alveolaris* trägt die Zahnfächer, *Alveoli dentales*, die in spongiösen Knochen eingebettet sind und durch Scheidewände, *Septa interalveolaria*, voneinander getrennt werden. Innerhalb eines Zahnfaches werden für die mehrwurzeligen Zähne weitere Unterteilungen durch die *Septa interradicularia geschaffen*; an der Außenfläche drängen die Zahnwurzeln den Knochen zu den *Juga alveolaria* vor, besonders deutlich am Eckzahn.

Über dem Alveolarfortsatz liegt der Basalbogen, dem sowohl beim Ober- als auch beim Unterkiefer der Alveolarbogen aufsitzt und der als einziger Bogen übrigbleibt, wenn nach Ausfall der Zähne der Alveolarfortsatz schwindet. Dieser spongiöse Knochenbogen, der nur unscharf begrenzt ist, nimmt vom Alveolarfortsatz den Kaudruck auf und überträgt ihn durch bevorzugte Kaudruckpfeiler auf den Hirnschädel. Die beiderseitigen Bögen werden durch die quergelegten *Processus palatini* (Abb. 4.7—18), die in der Sutura palatina mediana zusammentreffen, verspreizt. Der obere Rand dieser Naht erhebt sich zur *Crista nasalis*, die den Vomer trägt.

Im ganzen stellt der Oberkiefer ein Bauwerk aus dünnen Platten dar, das am unteren Rand zur Druckaufnahme einen breiten spongiösen Rahmen besitzt, ähnlich wie die Röhrenknochen sich an den druckaufnehmenden Gelenkenden zu den spongiösen Epiphysen verdicken. An den Stellen, an denen dieser Plattenbau den Kaudruck auf die Nachbarknochen überträgt, schickt er kräftige Fortsätze aus (Stirnfortsatz, Jochbeinfortsatz).

Die Vorderfläche des Oberkiefers, *Facies anterior*, ist an ihrer medialen Seite so ausgeschnitten, daß sie die vordere Nasenöffnung, *Apertura pririformis* (Abb. 4.7—7), umschließen hilft und in der Medianlinie die *Spina nasalis anterior* hervortreten läßt. Kurz oberhalb des Processus alveolaris zeigt die vordere Wand eine grubige Vertiefung, *Fossa canina*, die verschieden ausgebildet ist. Oberhalb der Fossa canina findet sich das *Foramen infraorbitale*, aus dem der N. infraorbitalis heraustritt. Verfolgt man ihn rückwärts, gelangt man in den *Canalis infraorbitalis*, der sich am Boden der Orbita zu dem *Sulcus infraorbitalis* öffnet. Kanal und Rinne liegen in der oberen Wand des Oberkiefers, die zum Boden der Orbita gehört und daher *Facies orbitalis* genannt wird; zugleich bildet sie die dünne Scheidewand gegen den Sinus maxillaris. Der hintere abgestumpfte Rand dieser Facies orbitalis begrenzt zusammen mit dem großen Keilbeinflügel die *Fissura orbitalis inferior*.

Die der Nasenhöhle zugewandte *Facies nasalis* trägt am isolierten Knochen eine große Öffnung, die in den Sinus maxillaris führt, *Hiatus maxillaris*. Fortsetzungen von Nachbarknochen engen dieses weite Loch wie eine Blende ein (Abb. 4.7—33). An der Abdeckung dieser Öffnung beteiligen sich von hinten und unten die *Lamina perpendicularis* des Gaumenbeins und der *Processus maxillaris* der unteren Muschel, von vorn das Tränenbein, von oben her hängt der *Proc. uncinatus* des Siebbeins herab. Ihm kommt von der unteren Muschel her der Proc. ethmoidalis entgegen. Über diesem Fortsatz drängt sich eine besonders große vordere Siebbeinzelle vor, die *Bulla ethmoidalis*. Zwischen ihr und dem *Processus uncinatus* verbleibt ein halbmondförmiger Spalt, *Hiatus semilunaris*, der als Zugang zur Kieferhöhle und Stirnhöhle übrigbleibt, wenn die übrigen Spalten durch Schleimhaut verschlossen werden.

Die hintere Fläche des Oberkiefers, *Facies infratemporalis*, sieht gegen die Flügelgaumengrube und besitzt an dem oben erwähnten Tuber maxillae mehrere kleine *Foramina alveolaria* zum Eintritt der Zahnnerven, die in den *Canales alveolares* zu den Zähnen gelangen.

Vor dem *Hiatus maxillaris* steigt am hinteren Rand des Stirnfortsatzes eine Furche, *Sulcus lacrimalis*, empor, die durch den unteren Teil des Tränenbeins zum *Canalis nasolacrimalis* ergänzt wird. An der Abgrenzung des Kanals beteiligt sich noch ein Fortsatz der unteren Muschel, *Proc. lacrimalis*

(Abb. 4.7—33). Folgt man dem aus zwei Furchen zusammengesetzten Kanal aufwärts, gelangt man zur *Fossa scacci lacrimalis*, deren vorderer Rand am Stirnfortsatz zu einer scharfen Kante, *Crista lacrimalis anterior*, erhoben ist, während der hintere von der *Crista lacrimalis posterior* des Tränenbeins gebildet wird (Abb. 4.7—14).

Die Kieferhöhle besitzt einen konkaven Boden, an dessen tiefster Stelle die Wurzel des ersten Mahlzahnes liegt. Die Alveole des Eckzahns liegt fast stets vor dem Sinus, die nach hinten folgenden Zähne drängen sich mit ihren Alveolarkuppen gegen den Sinus vor. Wenn die dünne Knochenbedeckung schwindet, können die Wurzelspitzen direkt die Schleimhaut der Kieferhöhle berühren. Diese anatomischen Verhältnisse erklären die Tatsache, daß sich die Kieferhöhle sowohl über das Cavum nasi als auch über Infekte an der Wurzel des ersten Mahlzahns entzünden kann.

Unterkiefer, Mandibula (Abb. 4.7—22)

Während der Oberkiefer ein breites Widerlager am Gesichtsschädel findet und daher als Plattenbau mit verstärkten Pfeilern aufgeführt werden kann, bildet der Unterkiefer eine freie, bewegliche Spange, die mit den kräftigen Kaumuskeln besetzt ist. Seine Grundkonstruktion besteht aus einem starken Basalbogen, der etwa Parabelgestalt besitzt und als tragende Spange jederseits vom Gelenkfortsatz ausgeht, um sich im Kinn zu vereinigen. Auf dieser Grundkonstruktion bauen sich Muskelfortsätze auf (*Proc. coronoideus* und die Rauhigkeiten am Kieferwinkel), ferner der Zahnfortsatz, *Pars alveolaris*. Der Bogen des Zahnfortsatzes deckt sich nicht genau mit dem Basalbogen, da er hinten enger wird und nach innen vorgebaut ist, während er vorn etwas hinter dem Basalbogen zurückbleibt und diesen als Kinnvorsprung vortreten läßt. Der Basalbogen des Unterkiefers ist weiter gespannt als der des Oberkiefers; die bezahnten Alveolarfortsätze der beiden Kiefer sind so aufeinandergepaßt, daß sie beim Kauen die günstigste Wirkung erzielen (siehe Kapitel: „Der Kauapparat" im 2. Band dieses Lehrbuchs). Der Basalbogen besitzt eine Schale aus Compacta, die im basalen Teil dick ist und sich an den Alveolen verdünnt. Über dem Alveolarknochen nimmt die dünne Compacta eine poröse Beschaffenheit an, so daß man sie als eine Zwischenstufe zwischen Compacta und Spongiosa bezeichnen könnte. In diese Schale ist die Spongiosa eingebettet und in dieser liegen Zahnwurzeln, *Radices dentium*, und Unterkieferkanal, *Canalis mandibulae*. Am reinsten tritt der Basalbogen des Unterkiefers beim Greis hervor (Abb. 4.7—23), bei dem der

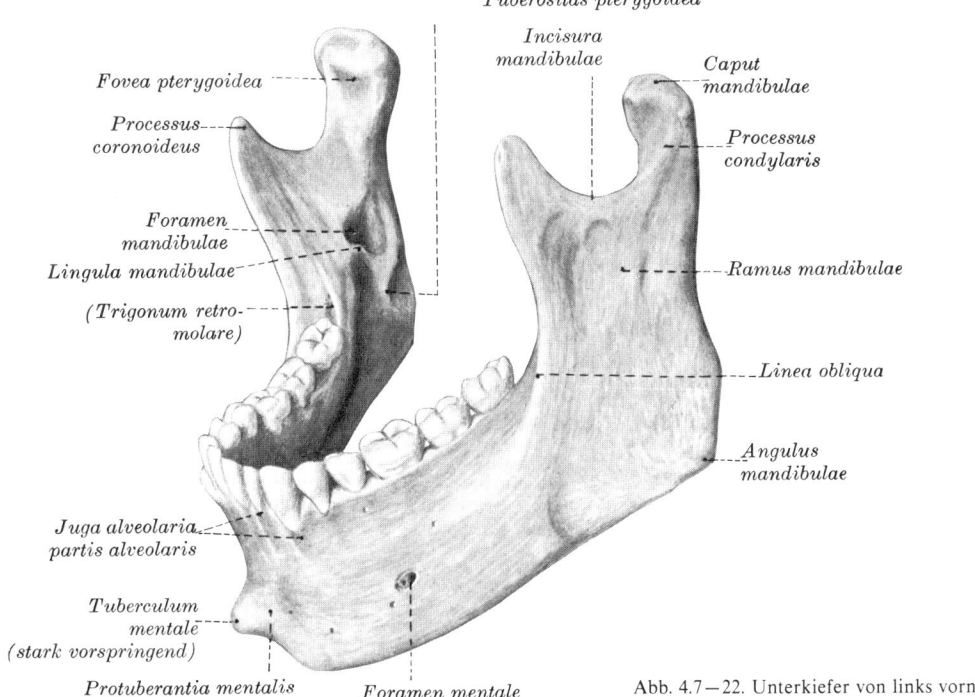

Tuberositas pterygoidea

Incisura
mandibulae

Caput
mandibulae

Fovea pterygoidea

Processus
coronoideus

Processus
condylaris

Foramen
mandibulae

Lingula mandibulae

Ramus mandibulae

(Trigonum retro-
molare)

Linea obliqua

Angulus
mandibulae

Juga alveolaria
partis alveolaris

Tuberculum
mentale
(stark vorspringend)

Protuberantia mentalis   Foramen mentale

Abb. 4.7—22. Unterkiefer von links vorn.

Alveolarfortsatz abgebaut ist und die Muskelapophysen etwas geschwächt sein können.

Die beschreibende Anatomie zerlegt diese Tragspange in den horizontal stehenden Körper, *Corpus mandibulae*, und den aufsteigenden Kieferast, *Ramus mandibulae*. Wo beide ineinander übergehen, ist die Knochenmasse des Kieferwinkels, *Angulus mandibulae*, an den Basalbogen angebaut und als Muskelapophyse ausgenutzt (Abb. 4.7—22). Außen liegt die variabel ausgebildete Rauhigkeit für den Ursprung des Masseter, *Tuberositas masseterica*, an der Innenfläche erhebt sich nahe am Rande die ebenfalls unterschiedlich große *Tuberositas pterygoidea* für den Ansatz des M. pterygoideus medialis. Der zweite Anbau besteht in dem Muskelfortsatz, *Proc. coronoideus*, der dem M. temporalis zum Ansatz dient und um so breiter und runder wird, je stärker dieser Muskel ist. Beim jetzt lebenden Europäer ist der Proc. coronoideus schmal und spitz und wird von einem tiefen Einschnitt, *Incisura mandibulae*, vom Gelenkfortsatz, *Proc. condylaris*, getrennt. Im Alter ist der Proc. coronoideus meist säbelförmig nach hinten gekrümmt. Je breiter der Kieferast, desto größer wird die Ursprungsfläche für die Muskulatur.

Der Astwinkel zwischen dem Hinterrand des Astes unter der Unterfläche des Körpers ist beim älteren Fet und beim Neugeborenen noch gestreckt (etwa 150°, Abb. 4.7—24), nimmt aber mit der Aus-

bildung der Zähne ab bis auf 120 bis 130°. Bei starker Gebißentwicklung scheint der Winkel klein zu werden. Jedoch ist die Variationsbreite beim Erwachsenen sehr groß. Wenn im Greisenalter mit den Zähnen die Alveolarfortsätze schwinden, nähern sich die Kiefer dem kindlichen Typ, der Astwinkel wird wieder größer.

An der Innenfläche des Kieferastes findet sich das *Foramen mandibulae* als Eingang in den Canalis mandibulae. Er wird von vorn überragt durch eine Knochenspange, *Lingula mandibulae*, die von der Mundhöhle aus getastet werden kann und den Weg anzeigt, den die Nadel der Injektionsspritze gehen muß, um den N. alveolaris inferior zu anästhetisieren. Der Canalis mandibulae, der außer den Nerven auch Blutgefäße führt, hat auf der Vorderseite, meist unterhalb der Prämolarzähne, eine Öffnung, *Foramen mentale*; von hier ab verengt er sich und läuft weiter bis zum mittleren Schneidezahn.

Ein besonderes Interesse beansprucht das vorspringende Kinn, das ein typisch menschliches Merkmal darstellt und dessen allmähliche Entwicklung man vom Neandertaler bis zu seiner höchsten Ausbildung beim Europäer verfolgen kann. Die Ursache der Kinnbildung ist in Wachstumsverschiebungen zwischen Pars alveolaris und Basalbogen zu suchen. Wie schon angedeutet, ist beim Menschen der Alveolarfortsatz gegen die basalen Teile des Unterkiefers zurückgetreten. Der echte Kinn-

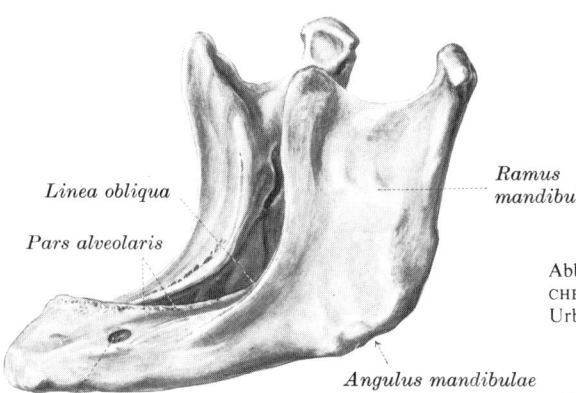

Linea obliqua

Pars alveolaris

Ramus
mandibulae

Angulus mandibulae

Foramen mentale

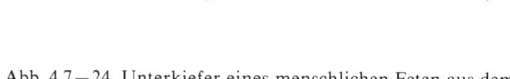

Abb. 4.7—23. Unterkiefer einer Greisin (aus SOBOTTA-BE-CHER: Atlas der Anatomie des Menschen. Band I. 17. Aufl. Urban & Schwarzenberg, München-Wien-Baltimore 1972).

Abb. 4.7—24. Unterkiefer eines menschlichen Feten aus dem 6. Monat, etwas vergrößert.

vorsprung entwickelt sich mit dem Zahnwechsel. Es scheint dann nicht der Alveolarfortsatz vorn zurück zu treten und der Basalbogen stehen zu bleiben, sondern der Basalbogen wächst auch aktiv weiter vor, um der vermehrten Zahnzahl Raum zu geben.

Man hat weiterhin geltend gemacht, daß der menschliche Unterkiefer eine besonders breite bogenförmige Rundung besitze, wodurch der Mundhöhlenboden und die Zunge sich besser entfalten könnten als bei den Primaten, daß aber zur Sicherung der dadurch erhöhten Querspannung eine Knochenverstärkung in der Kinngegend notwendig sei. Man kann wohl annehmen, daß die knöcherne Verlötung der beiden Kieferhälften in der Mittellinie mit einem gewissen Überschuß an Material erfolgt, wobei die Kinnknöchelchen, *Ossicula mentalia*, wahrscheinlich die späteren Kinnecken, *Tubercula mentalia*, liefern. Die ursprünglich dreieckige Kinnfuge bleibt als erhabenes Feld, Tuberculum mentale (Abb. 4.7—22) sichtbar, der wulstige Vorsprung ist die *Protuberantia mentalis*. Verfolgt man mit der Spaltmethode oder durch Auffaserung des entkalkten Kiefers die Verlaufsweise der Osteonzüge am Kinn, erkennt man, daß sie an den Rändern des Kinndreiecks wie in einer Naht unterbrochen werden (Abb. 4.7—27). Querdurchlaufende Züge finden sich erst in einer tieferen Schicht. Es bleibt also in der oberflächlichen Struktur der Nahtcharakter erhalten, obwohl hier bei der Biegung der Ort der höchsten Zugspannung sein müßte und demzufolge ein durchgehender Querverlauf der Osteonzüge zu erwarten wäre. Die Biegungsstelle ist aber dadurch noch verstärkt, daß an der Innenseite die Compacta besonders stark ausgebildet ist und für den Ansatz von Muskeln die *Spinae mentales* besitzt. Daher bricht der Kiefer bei einer Biegungsbeanspruchung durch äußere Gewalt stets seitwärts der Mitte, und die Spannungsspitzen liegen bei einer Biegung des herausgenommenen Kiefers etwa in der Gegend der Eckzahnalveole.

An der inneren Fläche des Corpus mandibulae bezeichnet eine Grube dicht am unteren Rand den Ursprung des M. digastricus, *Fossa digastrica*. Oberhalb dieser Grube beginnt eine Leiste, *Linea mylohyoidea*, die schräg aufwärts bis in die Gegend des letzten Mahlzahnes zieht und dem gleichnamigen Muskel zum Ursprung dient (Abb. 4.7—39). Da dieser Muskel am Boden der Mundhöhle liegt, bezeichnet diese Linie die innere Grenze der Mundhöhle. Unterhalb der Leiste verläuft, vom Foramen mandibulae ausgehend, der *Sulcus mylohyoideus* als Rinne für den gleichnamigen Nerven.

Der scharfe vordere Rand des Proc. coronoideus geht außen am Körper in eine Leiste, *Linea obliqua*, über. Nach innen zu entsendet der Proc. coronoideus einen plumpen Knochenkamm, der zum letzten Mahlzahn läuft und sich kurz vorher zu einem kleinen dreieckigen Feld verbreitert.

Der Gelenkfortsatz trägt den querovalen Kopf, *Caput mandibulae*, der durch einen kurzen Hals, *Collum mandibulae*, vom Kieferast abgesetzt und meist nach vorn etwas durchgebogen ist. An der Vorderseite des Halses liegt unterhalb des Kopfes die *Fovea pterygoidea*, die dem M. pterygoideus lateralis zum Ansatz dient.

Der Unterkiefer des Greises (Abb. 4.7—23) nähert sich wieder der Gestalt des fetalen bzw. kindlichen Unterkiefers, indem der Ast wieder mit einem stumpfen Winkel in den Körper übergeht und die Höhe des Körpers abnimmt. Es ist aber der niedrige Körper des Greisenkiefers aus anderen Teilen gebildet als der des Neugeborenen. Bei letzteren besteht der Körper zum größten Teil aus dem Alveolarfortsatz, dessen einzelne Alveolarkörbe sich mit den Zahnanlagen bilden und von einem schmalen Basalbogen unterzogen werden. Beim Greis hingegen ist der Alveolarfortsatz durch den Zahnverlust fast ganz geschwunden, und die Höhe des Körpers wird von dem starken Basalbogen eingenommen. Entzündliche Vorgänge, die sich in frühester Kindheit im Gelenkbereich abspielen, können das Wachstum stören und zu abnormer Kleinheit des Unterkiefers, *Mikrognathie*, führen.

Die Abhängigkeit der Schädelform von inneren und äußeren Faktoren

Bei jeder Hülle muß eine wechselseitige Beziehung bestehen zwischen der Hülle selbst und dem umhüllten Inhalt. Das gilt für die zahllosen mikroskopischen und makroskopischen Bindegewebskapseln des Körpers, es gilt ebenso für die Sinneskapseln des Schädels.

Am meisten bearbeitet sind die Verhältnisse am Hirnschädel. Das Wachstum des Gehirns und das der Hirnkapsel müssen genau aufeinander abgestimmt sein. Vergrößert sich der Inhalt zu stark, wie es beim Wasserkopf der Fall ist, wird das Schädeldach auseinandergetrieben und der Kugelform genähert, die Knochen bleiben dünn, die Nähte weit. Bleibt das Gehirn infolge einer Entwicklungsstörung zu klein, paßt sich das Schädeldach in Form der Mikrozephalie an.

Die normalen korrelativen Beziehungen zwischen Kapsel und Inhalt können auch von der Kapsel aus gestört werden. Das tritt ein, wenn einzelne Nähte frühzeitig verknöchern. Solche Synostosen hemmen das Wachstum des Gehirns. Wird z. B. die Sagittalnaht frühzeitig verschlossen, entsteht der Kahnschädel, *Scaphocephalus*, bei dem das wachsende Gehirn den Schädel in Richtung des geringsten Widerstandes, d. h. in der Längsrichtung, ausdehnt. Zugleich verjüngt sich das Schädeldach kielförmig gegen den Scheitel zu. Im Gegensatz hierzu steht der Turmschädel, *Turricephalus*, bei dem durch frühzeitigen Verschluß der Kranznaht das Wachstum in sagittaler Richtung gehemmt wird und sich dafür in die Höhe und Breite wendet. Dabei kann der Canalis opticus so eingeengt werden, daß der Sehnerv komprimiert wird und Erblindung erfolgt. An diesen Fällen sieht man wie an einem Experiment, daß das Gehirn seine eigene Wachstumstendenz besitzt und nach Auswegen sucht, wenn die Schädelkapsel an einer Stelle sich hindernd in den Weg stellt.

Auch zwischen Auge und Augenhöhle bestehen ähnliche Korrelationen. Wenn bei jungen Kindern ein Auge entfernt werden muß, bleibt die Augenhöhle gegenüber der gesunden Seite im Wachstum zurück.

Bei der Ohrkapsel ist der umgebende Knochen so stark und die Hohlräume sind so klein, daß die bisher besprochenen Beziehungen zwischen Hülle und Inhalt nicht zur Geltung kommen. Es ist aber bekannt, daß die Anlage des häutigen Labyrinths bei Amphibien eine neue knorpelige Ohrkapsel erzeugen kann, wenn man es an eine andere Stelle verpflanzt. Hier hat also der Inhalt die Fähigkeit, die Bildung einer Hülle auch an anderer Stelle zu induzieren.

Es ist eine alte Erfahrung, daß die Schädelform durch äußere mechanische Beeinflussung geändert werden kann.

Von besonderem Interesse sind *künstliche Schädeldeformationen* (Abb. 4.7—25), die von manchen Völkerschaften bis auf den heutigen Tag vorgenommen werden. Wenn man auf den Schädel des Neugeborenen einen ständigen Druck in bestimmter Richtung ausübt, läßt er sich verformen, und wenn man den leichten Zwang genügend lange Zeit wirken läßt, bleiben die Verformungen dauernd bestehen. Kurzdauernde Verformungen, wie sie bei der Geburt auftreten, gleichen sich schnell wieder aus. Als Mittel werden einfache Binden und Hauben bis zu besonderen Deformationsapparaten mit Druckplatten verwandt. Eine Abflachung des Scheitels kann sogar schon durch Hauben und Kindermützchen bewirkt werden, die über den Scheitel gelegt und unter dem Kinn oder im Nacken festgebunden werden.

Statik des Schädels
Festigkeit

Der Schädel besitzt eine beträchtliche plastische *Verformbarkeit*. Preßt man ihn seitlich zusammen, kann er seinen Durchmesser um 3 bis 4 mm verkleinern und danach wieder ausgleichen. Die bei Druckeinwirkung auftretenden Bruchformen hängen von der Größe der Fläche ab, an der die Kraft angreift. Wenn die Angriffsfläche nur klein ist, wie beim Schlag mit dem Hammer oder einem auftreffenden Geschoß, entstehen in der Umgebung der gedrückten Stelle Biegungserscheinungen. Dabei splittert die Lamina interna eher und stärker als die Lamina externa.

Diese Erscheinung hat die Chirurgie lange beschäftigt und zu mancherlei Erklärungsversuchen angeregt, zumal es Fälle gibt, bei denen die Lamina interna splittert, ohne daß die äußere Lamelle verletzt ist. Man glaubte ursprünglich, daß diese Erscheinung auf einer größeren Sprödigkeit der schwächeren inneren Lamelle beruhe und nannte diese daher Glastafel. Heute nehmen die meisten Chirurgen an, daß an der getroffenen Stelle eine Verbiegung auftritt, die zu einer Abplattung der gewölbten Knochenfläche führt und die Außenseite unter Druck und die Innenseite unter Zug setzt. Wie bei einem gebogenen Stock beginnt der Bruch an der gedehnten Seite. Diese Erklärung ist nur dann zutreffend, wenn tatsächlich die Verbiegung so weit geht, daß vorübergehend die Innenseite konvex wird und eine Dehnung erfährt.

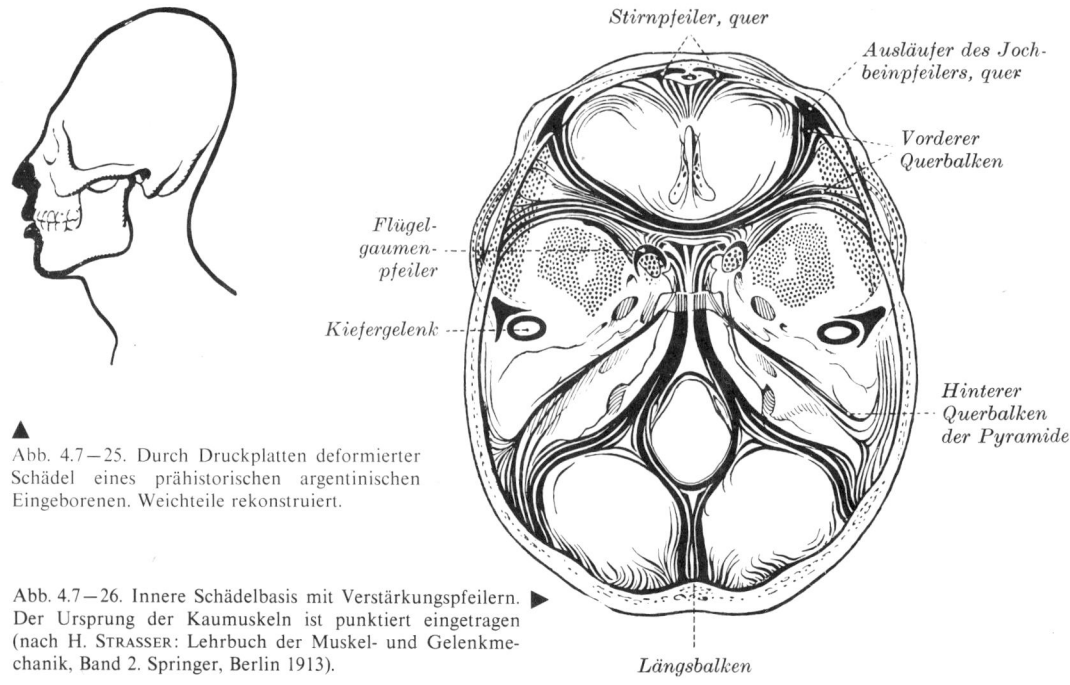

Stirnpfeiler, quer

*Ausläufer des Joch-
beinpfeilers, quer*

*Vorderer
Querbalken*

*Flügel-
gaumen-
pfeiler*

Kiefergelenk

*Hinterer
Querbalken
der Pyramide*

Abb. 4.7−25. Durch Druckplatten deformierter Schädel eines prähistorischen argentinischen Eingeborenen. Weichteile rekonstruiert.

Abb. 4.7−26. Innere Schädelbasis mit Verstärkungspfeilern. ▶ Der Ursprung der Kaumuskeln ist punktiert eingetragen (nach H. STRASSER: Lehrbuch der Muskel- und Gelenkmechanik, Band 2. Springer, Berlin 1913).

Längsbalken

Wenn aber der Druck mit breiter Fläche auf den Schädel einwirkt und diesen als Ganzen verformt, entstehen *Berstungsbrüche*, die besonders die empfindliche Schädelbasis betreffen. Wirkt die Gewalt in querer Richtung ein, entsteht ein Querbruch in der mittleren Schädelgrube, wo sich die meisten Basisfrakturen finden; bei sagittaler Richtung der Kraft bildet sich ein Längsbruch, bei schräger Richtung ein Schrägbruch. Die Mehrzahl der Schädelbasisfrakturen geht von Brüchen des Schädeldaches aus. Der Arzt kann aus Art und Lage der Kopfwunde und aus der Richtung der einwirkenden Gewalt Anhaltspunkte für den Verlauf der Bruchlinien gewinnen.

Der typische Verlauf dieser Bruchlinien wird jedoch beeinfluß durch die unterschiedliche Dicke der Schädelbasis. Hier finden sich teilweise durchscheinende Stellen neben verstärkten Pfeilern. Dazu kommen ganze Ketten von Öffnungen für durchtretende Nerven und Gefäße. Die verstärkten Teile lassen sich zu einem System zusammenfügen, wenn man sie als einen Längsbalken auffaßt, der an den Grenzen der Schädelgruben von je einem Querbalken gekreuzt wird. Der mediane Längsbalken geht vom Türkensattel aus im Clivus nach unten, umrahmt das Hinterhauptsloch und erhebt sich wieder im Sulcus sagittalis (Abb. 4.7−26). Von hier aus kann man ihn im Schädeldach als verstärkten Sagittalbogen bis zur Crista frontalis und zur Crista galli verfolgen. Dieser Stützbogen kehrt aber nicht zum

Ausgangspunkt zurück, da die Hypophysengrube und die Siebbeinplatte als schwache Stellen der Schädelbasis sich dazwischenschieben. Der erste Querbalken wird durch die Pyramide dargestellt, die allerdings nicht in allen Teilen gleiche Festigkeit besitzt, so daß Querbrüche vorkommen, die den motorischen Gesichtsnerven, N. facialis, oder den N. vestibulocochlearis in Mitleidenschaft ziehen können. Durch die Spalten um die Spitze der Pyramide erscheint diese nur locker in die Schädelbasis eingefügt. Die kompakte Knochenschale unmittelbar um das Labyrinth besteht aus dem primitiven Faserknochen, der in der Nachbarschaft eines so empfindlichen Organs keinerlei Umbauerscheinungen zeigt.

Die Basen der Pyramiden werden durch die starke Querleiste des *Sulcus sinus transversi* verbunden und zu einem horizontalen Rahmen, der die hintere Schädelgrube umsäumt, geschlossen. In diesem Rahmen ist das Kleinhirnzelt ausgespannt, das in mechanischer Hinsicht mit dem Knochen eine funktionelle Einheit bildet. Ebenso bildet die Dura-Sichel ein Vereinigungsband des sagittalen Bogens und umspannt diesen wie eine Sehne. So verhält sich die Dura zum Schädel wie die Bänder zum Knochen, sie sind beide Glieder eines mechanischen Systems. Da außerdem die Dura die Pulsationsstöße des umhüllten Gehirns abfängt und in Zugspannungen umsetzt, entlastet sie auf diese Weise die Wand des Gehirnschädels.

Der zweite Querbalken der Schädelbasis folgt ungefähr der vorderen Grenze der mittleren Schädelgrube, biegt aber teilweise nach vorn aus.

Zwischen diesen kreuzweise angeordneten Versteifungen der Schädelbasis liegen in den Tiefen der Gruben schwache Stellen, die von den Bruchlinien bevorzugt werden. In der vorderen Schädelgrube nehmen die Brüche oft ihren Weg durch die Siebbeinplatte oder seitlich zwischen den Rippen der Juga cerebralia und laufen vielfach zum Canalis opticus. Der Türkensattel bricht am häufigsten in der Quere in der Gegend der Sattellehne, also an der Grenze von dickem und dünnem Knochen. Seitlich bevorzugen die Bruchlinien die Kette der Foramina. Auch die Gelenkgrube des Kiefergelenkes bildet eine durchscheinende Stelle. Beim Fall auf das Kinn bei geöffnetem Mund kann sogar der Gelenkfortsatz des Unterkiefers eine Fraktur der Schädelbasis erzeugen. Die Pyramide bricht am häufigsten quer durch. In der hinteren Schädelgrube ziehen die Frakturen durch die dünnen Seitenteile der Hinterhauptsschuppe. Wird die Wirbelsäule durch einen Sturz auf den Kopf in den Schädel hineingetrieben, entstehen sog. Ringbrüche in der Umgebung des großen Hinterhauptsloches.

Als Symptome der Schädelbasisbrüche können Blutungen auftreten, die ihren Weg nach außen suchen und aus den anatomischen Verhältnissen verständlich werden. Bei Fraktur des Orbitaldaches dringt Blut entlang den Augenmuskeln in die Bindehaut und in die Augenlider: sog. *Brillenhämatom*. Blutungen aus der Nase können die Folge eines Bruches der Siebbeinplatte sein. Bei Frakturen der mittleren Schädelgrube und des Felsenbeins ist die Blutung aus dem Ohr ein häufiges Symptom. Nach Aufhören der Ohrblutung kann auch Gehirnflüssigkeit, *Liquor cerebrospinalis*, austreten. Bei Brüchen der hinteren Schädelgrube beobachtet man gelegentlich Blutaustritt unter die Haut des Warzenfortsatzes.

Funktioneller Bau

Die Konstruktion des Schädels mit ihren Verstrebungen muß vor allem den Ansprüchen genügen, die von seiten der Kaumuskeln an sie gestellt werden. Neben den gewaltigen Kraftleistungen der Kaumuskeln fallen die den ganzen Kopf bewegenden Muskeln und die Schwerkraftwirkung weniger ins Gewicht. Während bisher die Balken der Schädelbasis und die pfeilerartigen Knochenleisten des Gesichtsschädels als Widerstand leistende Bauglieder hervorgehoben wurden, soll jetzt die Knochenarchitektur untersucht werden.

Während das Rahmenwerk um die hintere Schädelgrube von der Wirbelsäule und den Wirbelsäulenmuskeln aus beansprucht wird, liegt im Bereich

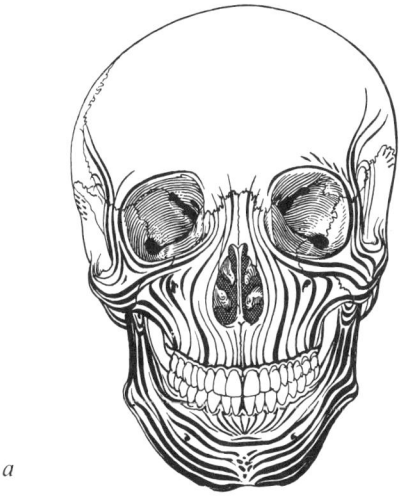

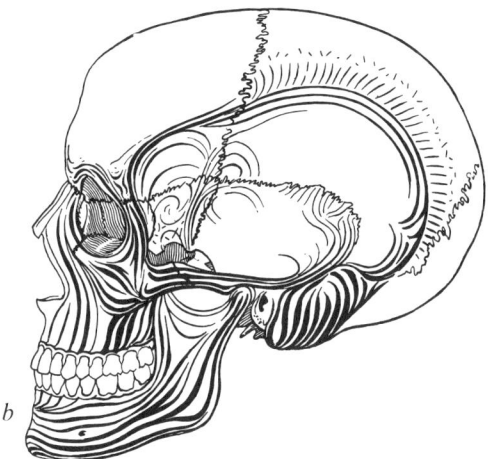

Abb. 4.7–27. Schädel mit Verstärkungspfeilern (Darstellung wie in Abb. 4.7–26): a) von vorn, b) von der Seite.

der mittleren und vorderen Schädelgrube das Einflußgebiet der Kaumuskulatur. Das Ursprungsfeld dieser Muskeln ist in Abb. 4.7–26 auf die mittlere Schädelgrube projiziert und greift über den Seitenrand der Schädelbasis bis zum Jochbogen. Auf diese Teile wird von unten her ein starker Zug ausgeübt. Die Muskeln drängen den Unterkiefer gegen die obere Zahnreihe; unter Umständen kann auch der Gelenkfortsatz des Unterkiefers mit wechselnder Stärke gegen die Schädelbasis gepreßt werden. Dieser Druck pflanzt sich wieder durch besonders bevorzugte Pfeiler, die in Abb 4.7–26 markiert sind, auf die Schädelbasis fort. In dem Bereich der Schädelbasis, der beim Kauakt beansprucht wird, die sog. Kauplatte, wirkt im mittleren Teil der Zug der Kaumuskeln nach unten, während hauptsächlich vorn durch die Kaudruckpfeiler, weniger hinten vom Gelenk aus, ein Druck nach oben gerichtet ist. Die Kauplatte verhält sich demnach wie ein Balken, der vorn und hinten auf Stützen liegt und in der Mitte durch einen Zug durchgebogen wird. Der ganze Komplex muß in sich genügend gefestigt sein, um dieser Durchbiegung nach unten Widerstand zu leisten.

Wenn wir uns nun von außen her die Einflußzone der Kaufunktion auf den Schädel ansehen, finden wir, daß der ganze Gesichtsschädel „durchkonstruiert" ist (Abb. 4.7—27). Von der Zahnreihe des Oberkiefers aus strahlen die druckaufnehmenden Züge senkrecht in die Höhe. Durch ihre Stärke sind besondere Druckleisten hervorgehoben, so der *Stirnnasenpfeiler*, in dessen Bereich die Züge aus dem Eckzahngebiet nach oben an das Stirnbein geführt werden. Der *Jochbeinpfeiler* führt auf einer kammartigen Erhebung die Züge ans Jochbein, von hier senkrecht in die Höhe auf das Stirnbein bis in die Linea temporalis inferior, ferner als horizontalen Zweig rückwärts über das Jochbein bis zu einer Kante, die in das hintere Ende der Schläfenlinie ausläuft.

Senkrechter und horizontaler Teil des Jochbeinpfeilers werden durch Züge in der Schläfenlinie untereinander verbunden, so daß die Schläfengegend von einem architektonisch durchgebildeten Knochenrahmen umzogen wird. Auch um die Augenhöhle ist ein Rahmen gelegt, in dessen Bereich der Knochen eine geordnete und dem Rahmenverlauf entsprechende Anordnung seiner Spaltlinienzüge aufweist. Eine dritte Verstrebung leitet den Druck der letzten Mahlzähne über den Flügelgaumenfortsatz an den mittleren Teil der Schädelbasis.

Diese Pfeiler sind in Abb. 4.7—26 an der Schädelbasis als schwarze Querschnitte dargestellt; es sind das die Punkte, an denen die Kauplatte von unten her einen Druck empfängt. Man erkennt, daß der Stirnpfeiler sich in den sagittalen Bogen, der mit der Crista frontalis beginnt, fortsetzt, während der Zweig des Jochpfeilers, der in die Schläfenlinie einstrahlt, sich auch auf den vorderen Querbalken der Schädelbasis stützt.

Am Unterkiefer kann man feststellen, daß die Osteonzüge der Compacta in der Hauptsache dem Basalbogen folgen, der vom Gelenkfortsatz zum Kinn strebt, und damit die Grundkonstruktion betonen. Auf diesem längsgefaserten Grundbogen bauen sich die Alveolarfortsätze auf, die an ihrem freien Rand von Osteonen umsäumt werden und im Bereich der Vorderzähne auf der Außenseite eine besondere Architektur aufweisen. Es gehen hier von den Septa interalveolaria Druckpfeiler senkrecht nach abwärts, um dann arkadenförmig in die Faserung des Grundbogens umzubiegen. Die langen Spongiosazüge laufen den Compactazügen im wesentlichen parallel. Eine Ausnahme machen die Alveolarfortsätze und der Gelenkfortsatz, in dem eine senkrechte Kreuzung der Spongiosaelemente stattfindet. Es ist kein Zweifel, daß die Systeme von Compacta und Spongiosa mit den Hauptbeanspruchungen des Unterkiefers in Beziehung stehen, es ist aber nicht möglich, jeden einzelnen Spongiosazug auf eine örtliche Einwirkung zu beziehen.

Die einzelnen Schädelknochen

Während in Rumpf und Gliedmaßen von einzelnen Verknöcherungszentren aus jeweils später in sich nahtlose Einzelknochen aufgebaut werden, bleiben am Schädel zahlreiche der durch die Bildungs- und Wachstumsmechanik und ihre stammesgeschichtliche Tradition bedingten Grenzen der Verknöcherungsgebiete in Gestalt von Schädelnähten erhalten. Das, was von Nähten begrenzt wird, nennt man am Schädel einen „Schädelknochen". Es wurde schon ausgeführt, daß die Schädelknochengrenzen nichts mit der Funktion und der funktionellen Gliederung des Schädels zu tun haben und daß der Schädel nur künstlich in einzelne „Knochen" zerlegt werden kann.

Wenn man die einzelnen Knochen voneinander trennt, erscheinen an den Trennflächen viele neue Einzelheiten, die erst daraufhin geprüft werden müssen, ob sie für den sinnvollen Zusammenhang eine Bedeutung haben. Betrachtet man z. B. das isolierte Scheitelbein, ist es zur Beschreibung notwendig, vier Ränder und vier Winkel zu unterscheiden, also acht neue Namen einzuführen, die zum Verständnis des Schädeldaches nicht unerläßlich sind. Wenn eine Öffnung oder ein Kanal an der Grenze zweier Knochen liegt, ist es wesentlicher zu wissen, daß die Öffnung dem Durchtritt eines bestimmten Gefäßes dient, als aufzuzählen, daß jeder der beiden Knochen zur Bildung der Öffnung einen entsprechenden, besonders benannten Einschnitt trägt. Mit diesen Aufzählungen wird keine neue Erkenntnis gewonnen, die für das Verständnis wichtig wäre. Wenn man jedoch die Felsenbeinpyramide aufmeißelt und darin die Paukenhöhle und das Labyrinth entdeckt, hat man etwas grundsätzlich Neues gefunden. Die Bedeutung dieses Befundes wird klar, wenn man ihn im Zusammenhang mit dem Gehörorgan betrachtet. Da somit die einzelnen Schädelknochen kein selbständiges Dasein führen und mit der Betonung ihrer Eigenform und der Beschreibung aller Nahtränder, Kanten und Ecken nichts Wesentliches gewonnen wird, erscheint es berechtigt, ihre Beschreibung in den folgenden Anhang zu verweisen.

Hinterhauptsbein, Os occipitale (Abb. 4.1—10, 4.7—16 u. 4.7—18).

Foramen magnum, das große Hinterhauptsloch, verbindet den Wirbelkanal mit der Schädelhöhle.

Pars basilaris; sie bildet den Vorderrand des Hinterhauptsloches und verbindet sich vorn mit dem Keilbein in der Synchondrosis sphenooccipitalis, die nach dem 16. bis 18. Lebensjahr verknöchert.

Sulcus sinus petrosi inferioris, Rinne an der Innenfläche für den Sinus petrosus inferior.

Tuberculum pharyngeum, kleiner Höcker auf der Unterfläche zum Ansatz der Raphe pharyngis.

Partes laterales; sie bilden die seitliche Umgrenzung des Hinterhauptsloches.

Condyli occipitales, nach vorn konvergierende Gelenkhöcker.

Fossa condylaris, Grube hinter den Gelenkfortsätzen.

Canalis condylaris, unbeständige Mündung eines Venenkanals in dieser Grube.

Canalis hypoglossi, kurzer, den zwölften Hirnnerven durchlassender Kanal über den Kondylen.

Incisura jugularis, Einschnitt am Seitenrand, der mit dem gleichnamigen Einschnitt am Felsenbein das Foramen jugulare bildet.

Proc. intrajugularis, Stachel, der in das Foramen jugulare vorragt und zur Teilung dieser Öffnung beiträgt.

Proc. jugularis, Knochenvorsprung an der hinteren Grenze des Foramen jugulare, der sich an die Pyramide anlegt und mit ihr vom 16. bis 18. Jahre an synostosiert. Über ihn hinweg verläuft der Sulcus sinus sigmoidei für den gleichnamigen Hirnblut-leiter, der vom Schläfenbein herkommt. Die Verbindung zur Pars petrosa des Schläfenbeins erfolgt in der Sutura occipitomastoidea.

Squama occipitalis, Hinterhauptschuppe; sie greift mit einem Winkel, dessen Scheitelpunkt von den Anthropologen als Lambda bezeichnet wird, zwischen die beiden Scheitelbeine und bildet mit ihm die Lambdanaht.

Außenfläche (Abb. 4.7—18)

Linea nuchae superior, unterhalb dieser Bogenlinie liegt das Insertionsfeld der Nackenmuskeln.

Linea nuchae inferior, leicht erhabene Linie für den Ansatz von Nackenmuskeln.

Crista occipitalis externa, sagittale Knochenleiste, zur Anheftung des Ligamentum nuchae.

Protuberantia occipitalis externa, durch die Haut tastbare Erhabenheit, in der die Crista occipitalis externa endet.

Linea nuchae suprema, zieht von der Protuberantia occipitalis externa nach oben außen und dient dem Ansatz des M. trapezius.

Innenfläche (Abb. 4.7—16)

Protuberantia occipitalis interna, Vorsprung am Kreuzungspunkt der folgenden Leisten:

Sulcus sinus sagittalis superioris, Rinne für den Sinus sagittalis superior, die in einer verstärkten Kochenleiste gelegen ist.

Sulcus sinus transversi, Rinne für den Sinus transversus. Oberhalb des Sulcus sinus transversi liegen rechts und links die Fossa occipitalis superior, unterhalb die Fossa occipitalis inferior.

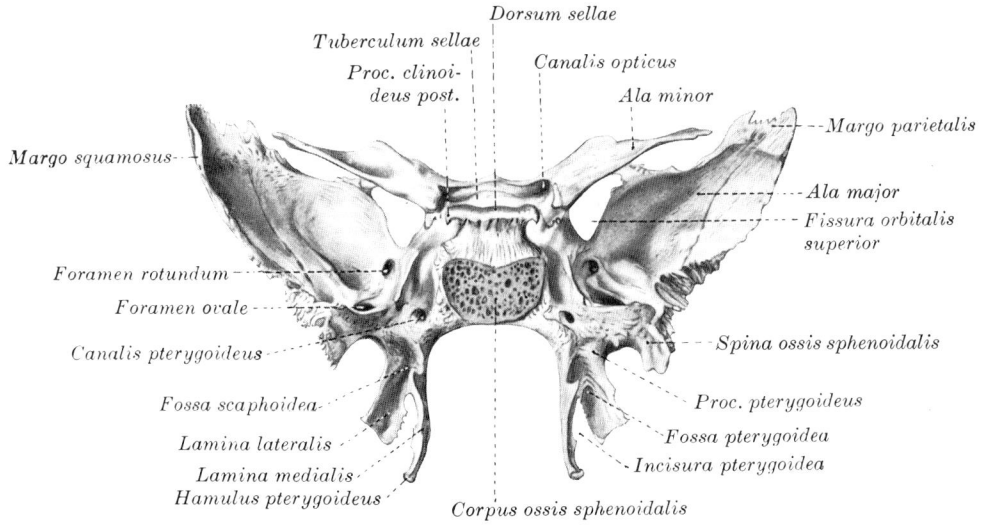

Abb. 4.7—28. Keilbein in der Ansicht von hinten oben.

Keilbein, Os sphenoidale (Abb. 4.7—16 u. 4.7—28)

Corpus, Körper, besteht aus einem vorderen Präsphenoid und einem hinteren Basissphenoid, die noch vor der Geburt miteinander verschmelzen.

Sella turcica, Türkensattel.

Fossa hypophysialis, Sattelgrube für die Hypophysis cerebri.

Dorsum sellae, Sattellehne.

Processus clinoidei posteriores, die seitlichen Ecken der Sattellehne, zur Befestigung des Kleinhirnzeltes.

Tuberculum sellae, Sattelknopf, liegt vor der Grube und endet an jeder Seite in einem kleinen variablen Knochenstachel, Proc. clinoideus medius.

Sulcus caroticus, breite Furche an der Seitenfläche des Türkensattels für die A. carotis interna. Wird seitlich überhöht durch eine zarte Knochenlamelle, *Lingula sphenoidalis.*

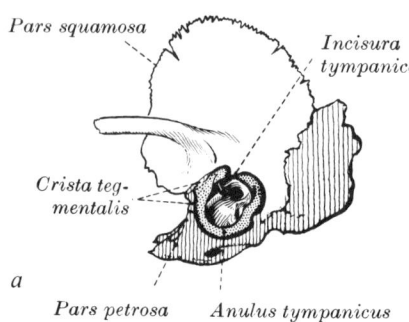

a

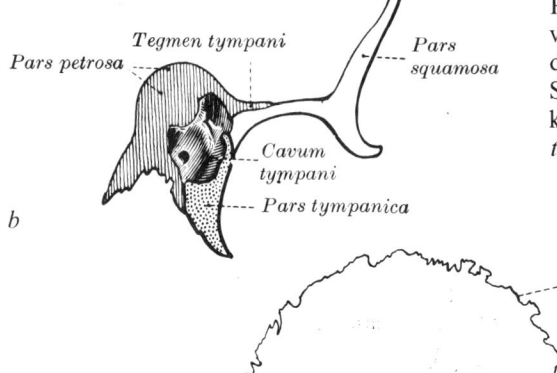

b

Crista sphenoidalis, senkrechte Leiste an der Vorderfläche des Keilbeinkörpers, die zur Anfügung der Lamina perpendicularis des Siebbeins dient.

Rostrum sphenoidale, Fortsetzung der Crista auf die untere Fläche des Keilbeinkörpers, wird von den Flügeln des Pflugscharbeins umfaßt.

Sinus sphenoidalis (Abb. 4.7—8 bis 4.7—10 u. 4.7—20), luftführender Hohlraum des Keilbeinkörpers, der auf jeder Seite durch eine rundliche Öffnung,

Apertura sinus sphenoidalis, mit der Nasenhöhle in Verbindung steht und durch das Septum sinuum in zwei Kammern geteilt wird. Der Abschluß der Sinus nach vorn unten erfolgt durch einen kleinen muschelförmigen Knochen.

Concha sphenoidalis, der vom Siebbein stammt und im achten Lebensjahre mit dem Keilbein verschmilzt.

Ala minor, kleiner Keilbeinflügel, entspringt jederseits vom vorderen Teil des Körpers.

Canalis opticus, kurzer Kanal, der den Sehnerven und die A. ophthalmica in die Augenhöhle führt.

Processus clinoidei anteriores, Fortsätze, die nach hinten ausladen, Befestigungspunkte der Dura mater.

Fissura orbitalis superior, breite Spalte zwischen großem und kleinem Keilbeinflügel, die aus der Schädelhöhle in die Augenhöhle führt.

Ala major, großer Keilbeinflügel, entspringt jederseits am hinteren Teil des Körpers. Der obere Rand grenzt an das Stirnbein, *Margo frontalis,* der vordere Rand ans Jochbein, *Margo zygomaticus,* der hintere legt sich mit zugeschärftem Rand an die Schuppe des Schläfenbeins, *Margo squamosus.* Eine kleine Ecke erreicht das Scheitelbein, *Margo parietalis.*

Facies cerebralis, dem Gehirn zugekehrte Fläche.

Abb. 4.7—29. Entwicklung des Schläfenbeins. Pars squamosa hell, Pars petrosa schraffiert, Pars tympanica punktiert. a) Vom Neugeborenen, b) Querschnitt durch die Felsenbeinpyramide, c) Schläfenbein eines Kindes.

c

Facies orbitalis (Abb. 4.7—14), bildet ein rhombisches Feld in der lateralen Wand der Orbita.

Facies temporalis (Abb 4.7—14), liegt in der Wand der Schläfengrube und knickt an der Crista infratemporalis in das fast horizontal gestellte Dach der Unterschläfengrube, *Facies infratemporalis*, um.

Foramen rotundum, kurzer Kanal an der Wurzel des großen Keilbeinflügels, führt den zweiten Ast des Trigeminus in die Flügelgaumengrube. An der Ausmündungsstelle liegt die *Facies sphenomaxillaris* der Ala major.

Foramen ovale, liegt an der Wurzel des großen Keilbeinflügels und enthält den dritten Ast des Trigeminus sowie den Plexus venosus foraminis ovalis.

Foramen spinosum, Loch für den Durchtritt der A. meningea media.

Spina ossis sphenoidalis am hinteren Rand der Ala major.

Fissura sphenopetrosa, mit Faserknorpel gefüllte Spalte zwischen der Spina ossis sphenoidalis und der Pyramide für den Durchtritt des N. petrosus minor.

Foramen lacerum, Erweiterung der vorigen Spalte an der Pyramidenspitze. Beide sind verschlossen durch die *Fibrocartilago basilaris*, auf dieser liegt die A. carotis interna.

Processus pterygoideus, Flügelfortsatz, entspringt an der Wurzel der Ala major und steigt abwärts (Abb. 4.7—28).

Lamina lateralis processus pterygoidei, seitliche Platte des Flügelfortsatzes.

Lamina medialis processus pterygoidei, mediale Platte des Flügelfortsatzes.

Hamulus pterygoideus, gekrümmter Hakenfortsatz der medialen Platte, um den sich in einer Furche, *Sulcus hamuli pterygoidei*, die Sehne des M. tensor veli palatini schlingt.

Fossa pterygoidea, tiefe Grube zwischen beiden Platten.

Incisura pterygoidea, Spalte zwischen den unteren Enden der beiden Platten, ausgefüllt vom Proc. pyramidalis des Gaumenbeins.

Processus vaginalis (Abb. 4.7—33), geht von der Basis der medialen Platte an der Unterfläche des Keilbeinkörpers bis zum Vomer und bildet mit ihm den Sulcus vomerovaginalis.

Fossa scaphoidea, Grube auf der Hinterseite der Lamina medialis, Ursprung des M. tensor veli palatini und Anlagerung der knorpeligen Ohrtrompete, die im weiteren Verlauf lateralwärts in der Ala major eine besondere Rinne, *Sulcus tubae auditivae*, benutzt.

Canalis pterygoideus, durchsetzt die Wurzel des Flügelfortsatzes in sagittaler Richtung und mündet als wichtiger Nervenkanal vorn in die Flügelgaumengrube.

Sulcus palatinus major, eine Rinne, in die sich die vordere Mündung des Kanals fortsetzt. Sie wird durch das Gaumen- und Oberkieferbein zum *Canalis palatinus major* geschlossen.

Schläfenbein, Os temporale (Abb. 4.7—14 bis 4.7—18 u. 4.7—30)

Das Schläfenbein entsteht aus der Verschmelzung mehrerer Teile, die beim Neugeborenen noch größtenteils getrennt sind (Abb. 4.7—29). Es handelt sich um: 1. den Felsenteil, *Pars petrosa*, der außen in den Warzenteil, *Proc. mastoideus*, übergeht, 2. den Schuppenteil, *Pars squamosa*, 3. den Paukenteil, *Pars tympanica*. Dem Felsenbein fügt sich von unten ein Stück des Hyoidbogens in Gestalt des *Proc. styloideus* an. Die drei Abschnitte sind so um den äußeren Gehörgang gruppiert, daß der Schuppenteil in der Hauptsache oben, der Paukenteil unten und vorn (in Abb. 4.7—29 punktiert), der Felsenteil medialwärts und sein Warzenfortsatz hinten liegen, (die beiden letzten in Abb. 4.7—29 schraffiert). Das Tympanicum lagert sich an die laterale Seite des Felsenbeins, das ihm einen kleinen Fortsatz (Abb. 4.7—29) entgegenschickt, während die Schuppe sich an das *Tegmen tympani* anfügt. Dadurch wird die Paukenhöhle, *Cavum tympani*, umgrenzt und ins Innere des Schläfenbeins aufgenommen; sie wird bei der Besprechung des Gehörorgans (siehe Band 3 dieses Lehrbuchs) näher behandelt.

Pars petrosa

Proc. mastoideus, Warzenfortsatz, entsteht erst nach der Geburt, größtenteils aus dem Primordialcranium, dient Muskeln zum Ursprung und enthält die *Cellulae mastoideae* als Nebenhöhlen der Paukenhöhle.

Incisura mastoidea, tiefer Einschnitt an der medialen Seite, Ursprung des M. digastricus.

Sulcus sinus sigmoidei (Abb. 4.7—15), Rinne für den gleichnamigen Blutleiter an der Innenfläche.

Foramen mastoideum (Abb. 4.7—16), Loch am hinteren Rand des Warzenteils, mündet in den Sulcus sinus sigmoidei (Durchtritt der V. emissaria mastoidea).

Die Felsenbeinpyramide entspricht einer vierseitigen liegenden Pyramide, an deren Basis der Warzenteil herabhängt. Die Spitze, *Apex partis petrosae*, ist nach vorn medianwärts gerichtet. Man unterscheidet vier Flächen: zwei in der Schädelhöhle gelegene, eine untere an der äußeren Schädelbasis und eine laterale, vom Tympanicum verdeckte. Die obere Kante, Margo superior, trägt den Sulcus sinus petrosi superioris für den gleichnamigen Blutleiter.

Vorderfläche

Tegmen tympani, dünne Knochenplatte als Dach der Paukenhöhle, die in der *Fissura petrosquamosa* an die Schuppe angrenzt. Von hier aus greift eine Knochenleiste nach abwärts, klemmt sich zwischen Schuppe und Tympanicum ein und erscheint als Crista tegmentalis in der Fossa mandibularis (Abb. 4.7—29a).

Eminentia arcuata, ein querer Wulst, der besonders bei Neugeborenen deutlich vom oberen Bogengang vorgewölbt wird (Abb. 4.7—16).

Hiatus canalis n. petrosi majoris (Abb. 4.7—16), kleine, mit dem Canalis facialis kommunizierende Öffnung in der Mitte der Vorderfläche für den Durchtritt des N. petrosus major.

Sulcus nervi petrosi majoris (Abb. 4.7—16), feine Rinne, die am Hiatus canalis n. petrosi majoris beginnt und den Nerven zum Foramen lacerum führt.

Sulcus nervi petrosi minoris, kleine Furche, die parallel zur vorigen den N. petrosus minor, der in einem eigenen Kanal das Felsenbein durchsetzt, zur Synchondrosis sphenopetrosa führt. Da dieser Kanal von der Paukenhöhle unterbrochen wird, kann man ihn in zwei Kanäle zerlegen, von denen der eine zur Paukenhöhle hin, der andere von ihr weg führt.

Impressio trigemini, eine flache Mulde in der mittleren Schädelgrube nahe der Pyramidenspitze für das Ganglion trigeminale (GASSERI) des N. trigeminus.

Hinterfläche (Abb. 4.7—15)

Porus acusticus internus, rundliche Öffnung, die in den folgenden Kanal führt.

Meatus acusticus internus, innerer Gehörgang für N. facialis, N. vestibulocochlearis und A. et V. labyrinthi.

Fossa subarcuata, kleine Öffnung, lateral vom Porus in der Nähe der oberen Kante gelegen, stellt den Rest einer grubigen Vertiefung dar, die bei Neugeborenen deutlich ist, bei Erwachsenen mit einem Durafortsatz ausgefüllt ist.

Apertura externa aquaeducti vestibuli, feine Spalte unterhalb der vorigen, die von lateral unten zugängig ist. In ihr verläßt der *Ductus endolymphaticus* des häutigen Labyrinthes die Pyramide und endigt blind zwischen zwei Blättern der Dura mater.

Sulcus sinus petrosi inferioris, seichte Furche an der Grenze gegen das Os occipitale für den gleichnamigen Blutleiter der harten Hirnhaut.

Incisura jugularis, Einschnitt an der hinteren Kante der Pyramide zur Bildung des *Foramen jugulare* gemeinsam mit dem Os occipitale.

Proc. intrajugularis, ragt in die Incisura jugularis hinein und dient der Zweiteilung des Foramen jugulare.

Unterfläche der Pyramide (Abb. 4.7.—30)

wird an der Außenseite der Schädelbasis sichtbar und zeigt die reichste Gliederung.

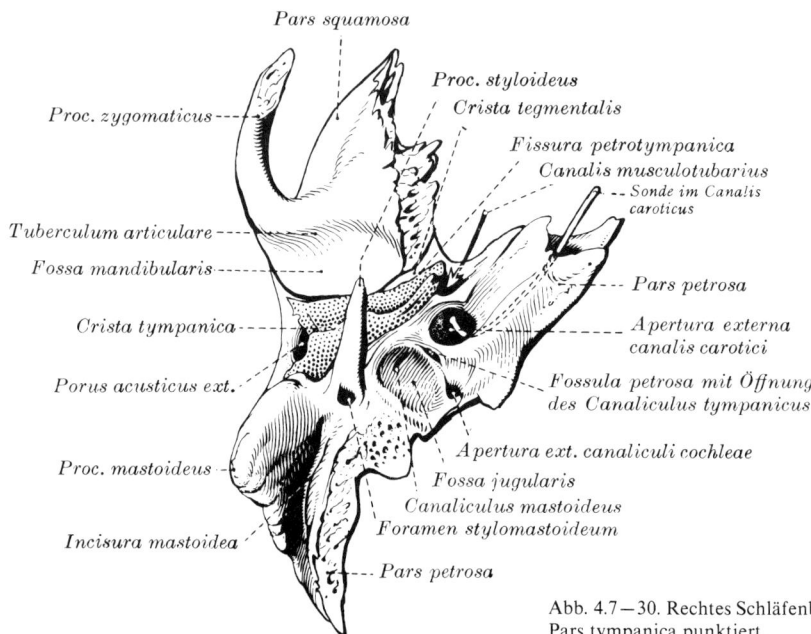

Abb. 4.7—30. Rechtes Schläfenbein in der Ansicht von unten. Pars tympanica punktiert.

Processus styloideus, Griffelfortsatz, von sehr wechselnder Länge, entsteht aus mehreren Verknöcherungen im Knorpel des zweiten Kiemenbogens und ist bei Kindern noch knorpelig. Verbindet sich durch das *Lig. stylohyoideum* mit dem kleinen Horn des Zungenbeins.

Vagina processus styloidei, Knochenscheide, die vom Boden der Paukenhöhle, *Paries inferior*, und der Pars tympanica gebildet wird und den Griffelfortsatz an seiner ventralen Fläche umgibt.

Foramen stylomastoideum, Öffnung zwischen Griffel- und Warzenfortsatz. Austritt des N. facialis aus seinem Kanal.

Fossa jugularis, grubige Vertiefung, die sich lateral an die Incisura jugularis anschließt und den Bulbus v. jugularis superior aufnimmt. Im Grunde der Fossa jugularis führt eine kleine Rinne in den Canaliculus mastoideus, durch den der Ramus auricularis nervi vagi zum äußeren Gehörgang geleitet wird.

Apertura externa canalis carotici, rundes Loch als Eingang zum Canalis caroticus, der die A. carotis interna in die Schädelhöhle führt. Die Ausmündung liegt an der Spitze der Pyramide als Apertura interna canalis carotici (vgl. die Sonde in Abb. 4.7—30).

Fossula petrosa. Zwischen Fossa jugularis und der äußeren Mündung des Canalis caroticus liegt diese flache, oft undeutliche Grube, die das Ganglion inferius des N. glossopharyngeus aufnimmt. In dieser Grube beginnt der Canaliculus tympanicus (Abb 4.7—30), der den gleichnamigen Nerven in die Paukenhöhle führt und als N. petrosus minor die Pyramide wieder verläßt.

Apertura externa canaliculi cochleae, dreieckige Ausmündung des Canaliculus cochleae nahe der Fossula petrosa. Er enthält den Ductus perilymphaticus, eine Verbindung der Scala tympani mit dem Subarachnoidalraum. (Vgl. Band 3 dieses Lehrbuchs.)

Canalis musculotubarius, zweigeteilter Kanal, dessen äußere Mündung etwa in gleicher Richtung wie die Apertura externa canalis carotici liegt und in die Paukenhöhle führt.

Pars tympanica

Als kleinster Teil des Schläfenbeins bedeckt sie die äußere laterale Fläche der Pyramide.

Porus acusticus externus, äußere Öffnung des knöchernen Gehörgangs.

Meatus acusticus externus, knöcherner Gehörgang, dessen Boden und Seitenwände von der Pars tympanica gebildet werden.

Crista tympanica, scharfer Knochenkamm am unteren Umfang der Pars tympanica, umgibt scheidenartig die Wurzel des Griffelfortsatzes und hilft die Vagina processus styloidei bilden.

Fissura petrotympanica (Abb. 4.7—29c u. 4.7—30), Spalte, die zwischen dem vorderen Rand der Pars tympanica und der Crista tegmentalis des Felsenbeins in die Paukenhöhle führt und einen Nerven, die *Chorda tympani*, durchtreten läßt. Sie liegt am hinteren Rand der Kiefergelenkgrube.

Fissura tympanomastoidea, Spalt an der Grenze gegen die Pars petrosa; in ihm wird die äußere Mündung des Canaliculus mastoideus gefunden.

Anulus tympanicus (Abb 4.7—29a), Paukenring des Neugeborenen, ist mit seinen beiden Enden an der Schläfenbeinschuppe angewachsen. In eine Furche, *Sulcus anuli tympanici*, ist das Trommelfell eingelassen.

Incisura tympanica (Abb. 4.7—29a), oberer Ausschnitt der Pars tympanica, in welchen die Schläfenschuppe sich einfügt.

Pars squamosa

Die Schuppe, *Pars squamosa ossis temporalis*, bildet an der Grenze gegen das Scheitelbein die *Sutura squamosa*. Zwischen der Crista tegmentalis und der Schuppe liegt die *Fissura petrosquamosa*.

Processus zygomaticus, Jochfortsatz, entspringt breit von der Schuppe, verbindet sich in der schrägen *Sutura temporozygomatica* mit dem Jochbein und bildet mit diesem zusammen den Jochbogen, *Arcus zygomaticus*.

Tuberculum articulare, Gelenkhöcker, Knochenwulst an der Wurzel des Jochfortsatzes, liegt quer vor der Gelenkgrube.

Fossa mandibularis, Gelenkgrube für den Unterkieferkopf.

Spina suprameatum, variabler Knochenstachel über dem Porus acusticus externus.

Scheitelbein, Os parietale (Abb. 4.7—14)

Eine vierseitige Knochentafel, die sich mit dem Stirnbein *(Margo frontalis)*, dem Hinterhauptsbein *(Margo occipitalis)*, der Schuppe des Schläfenbeins *(Margo squamosus)* und dem großen Keilbeinflügel *(Angulus sphenoidalis)* verbindet. Am *Margo sagittalis* vereinigen sich beide zur Pfeilnaht, *Sutura sagittalis*.

Tuber parietale, Scheitelhöcker, Vorragung auf der Außenfläche, die durch eine Ausbeulung bedingt ist. Daher findet sich an der Innenfläche eine seichte Grube, *Fossa parietalis*.

Linea temporalis inferior, gebogene Linie unterhalb des Scheitelhöckers, entspricht dem Ursprungsrand des M. temporalis, setzt sich nach hinten unten bis an den Jochbogen fort.

Linea temporalis superior, weiter oben gelegen als die vorige, dient der Fascia temporalis zur Anheftung. Zwischen beiden Linien liegt ein glatter Knochenstreif, an dem das Periost besonders fest haftet.

Foramen parietale, nahe dem hinteren Winkel neben der Pfeilnaht gelegene Öffnung von wechselnder Größe für den Durchtritt der V. emissaria parietalis zum Sinus sagittalis.

Sulcus sagittalis, Furche längs der Pfeilnaht für den Sinus sagittalis superior der harten Hirnhaut.

Foveolae granulares, kleine Grübchen entlang der Pfeilnaht für zottenförmige Auswüchse der weichen Hirnhäute, *Granulationes arachnoideales*.

Stirnbein, Os frontale (Abb. 4.7—7, 4.7—9 u. 4.7—14)

Das Stirnbein besteht aus der Stirnschuppe, *Squama frontalis*, den paarigen *Partes orbitales*, die das Dach der Augenhöhlen bilden, und der dazwischenliegenden *Pars nasalis*, die zum Stirnnasenpfeiler gehört und den Kaudruck des Eckzahngebietes aufnimmt.

Squama frontalis (Abb. 4.7—7)

Tuber frontale, Stirnhöcker, bei Neugeborenen stark entwickelt (Abb. 4.7—9), bei Erwachsenen variabel.

Arcus supercillaris, Augenbrauenbogen, steigt von der Nasenwurzel aus schräg aufwärts und überragt die Augenbrauen.

Glabella, Stirnglatze, ein ebenes Feld zwischen beiden Arcus superciliares an der Nasenwurzel.

Sutura frontalis; von der Stirnnaht bleiben nicht selten an der Nasenwurzel kleine Nahtspuren übrig (Abb. 4.7—7).

Margo supraorbitalis, oberer Rand der Augenhöhle.

Incisura sive foramen frontale, Einschnitt oder Loch für den Durchtritt von Nerven und Gefäßen aus der Augenhöhle zur Stirnhaut.

Foramen sive incisura supraorbitalis, lateral von der vorigen Incisur, etwas größer, gleiche Bedeutung.

Processus zygomaticus, Jochfortsatz des Stirnbeins, der sich mit dem Jochbein verbindet.

Linea temporalis, beginnt im äußeren Teil des Jochfortsatzes und setzt sich in die Schläfenlinien des Scheitelbeins fort. Durch die Linea temporalis wird die Stirnfläche gegen die Schläfenfläche des Stirnbeins abgegrenzt.

Crista frontalis (Abb. 4.7—15), median gelegener Kamm an der Innenfläche der Schuppe; nach oben hin weicht er zur Bildung des *Sulcus sinus sagittalis superioris* auseinander.

Foramen caecum, blindes Loch (Abb. 4.7—16), liegt in der Fortsetzung der Crista nach unten oder wird gemeinsam mit dem Siebbein begrenzt. Enthält einen Fortsatz der Dura mater.

Partes orbitales, von ungefähr dreiseitiger Gestalt, bilden das Dach der Augenhöhle.

Fossa glandulae lacrimalis, flache Grube dicht am Jochfortsatz zur Aufnahme der Tränendrüse.

Fovea trochlearis, kleines Grübchen an der medialen Seite der Augenhöhle, zur Befestigung der Sehne des M. obliquus superior. Gelegentlich ist neben dem Grübchen ein Knochenstachel, *Spina trochlearis*, ausgebildet.

Incisura ethmoidalis, Siebbeinausschnitt zwischen den beiden Partes orbitales, der von der Lamina cribrosa des Siebbeins ausgefüllt wird. Die Ränder besitzen Gruben, Foveolae ethmiodales, die als Decke die oberen Siebbeinzellen abschließen.

Foramen ethmoidale anterius et posterius, Löcher für den Durchtritt von A., V. et N. ethmoidalis anterior et posterior.

Pars nasalis, kleiner mittlerer Abschnitt des Stirnbeins zwischen den Augenhöhlen.

Spina nasalis ossis frontalis, bildet eine Fortsetzung der Scheidewand der Stirnhöhlen und dient der Anlagerung des Nasenbeins und des Stirnfortsatzes des Oberkiefers.

Sinus frontalis, Stirnhöhle, Nebenhöhle der Nase von wechselnder Ausdehnung, meist asymmetrisch entwickelt (Abb. 4.7—9, 4.7—10 u. 4.7—20). Bei großer Ausdehnung dringt sie in das ganze Orbitaldach bis an die kleinen Keilbeinflügel vor.

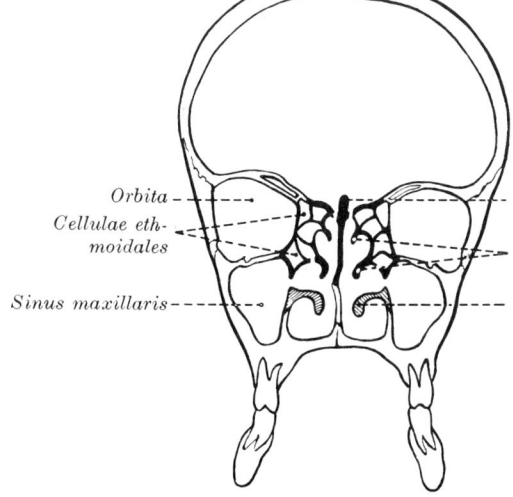

Orbita

Cellulae ethmoidales

Sinus maxillaris

Crista galli

Concha nasalis sup. et med.

Concha nasalis inf.

Abb. 4.7—31. Frontalschnitt durch den Schädel. Siebbein schwarz, Concha nasalis inferior schraffiert (nach H. K. CORNING: Lehrbuch der topographischen Anatomie. 20. u. 21. Aufl., Bergmann, München 1942).

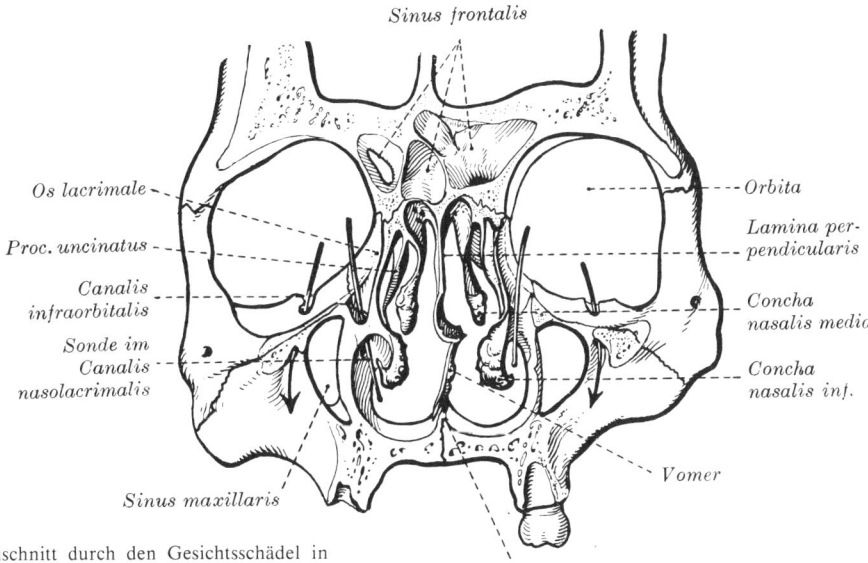

Abb. 4.7—32. Frontalschnitt durch den Gesichtsschädel in Höhe der Foramina infraorbitalia.

Septum sinuum frontalium, dünne, meist schiefstehende Scheidewand.

Siebbein, Os ethmoidale

Das Siebbein liegt zwischen den beiden Augenhöhlen und bildet den oberen Teil der Nasenhöhle. Es erreicht nirgends die äußere Schädelwand und besteht aus einer medianen senkrechten Scheidewand, *Lamina perpendicularis* (Abb. 4.7—9 u. 4.7—32), die von der Nasenhöhle bis in die Schädelhöhle ragt und hier von der horizontalen Siebplatte gekreuzt wird. An diese schließen sich die Seitenteile an, die das lufthaltige Siebbeinlabyrinth, *Labyrinthus ethmoidalis,* bilden und aus dünnsten Knochenplatten bestehen. Gegen die Nasenhöhle zu entwickeln die Seitenteile die beiden Siebbeinmuscheln.

Lamina cribrosa, Siebplatte (Abb. 4.7—15), bildet das schmale Dach der Nasenhöhle. Auf ihr ruhen die Bulbi olfactorii des Gehirns. Sie ist siebartig für den Durchtritt der Fila olfactoria durchbrochen.

Crista galli, Hahnenkamm, Teil der senkrechten Lamelle, der in die Schädelhöhle vordringt und der Befestigung der Falx cerebri dient. Der vordere Rand bildet unten zwei kurze Fortsätze, Alae cristae galli, die sich an das Stirnbein anlegen und mit diesem das Foramen caecum umgrenzen.

Lamina perpendicularis (Abb. 4.7—9 u. 4.7—31) bildet den oberen Teil der Nasenscheidewand.

Concha nasalis superior et media (Abb. 4.7—9 u. 4.7—31), wie Teichmuscheln gebogene dünne Knochenplatten mit rauher Oberfläche. Die mittlere Muschel setzt sich vorn auf den Proc. frontalis des

Oberkiefers, hinten auf das Gaumbein fort, wo zur Anlagerung je eine Crista ethmoidalis ausgebildet ist. Über der oberen Muschel ist manchmal eine *Concha nasalis suprema* als Rest einer dritten Siebbeinmuschel ausgebildet. Die von der Konkavität der Muscheln teilweise begrenzten Räume werden als mittlerer bzw. oberer Nasengang, *Meatus nasi medius et superior,* bezeichnet.

Labyrinthus ethmoidalis, Siebbeinlabyrinth (Abb. 4.7—10 u. 4.7—31), ein Wabenwerk von Siebbeinzellen (Abb. 4.7—31), die untereinander zusammenhängen. Die am äußeren Umfang liegenden Zellen werden durch entsprechende Knochendeckel der Nachbarknochen: Stirn-, Tränen-, Oberkiefer-, Gaumenbein und Keilbeinkörper, abgeschlossen.

Lamina orbitalis, papierdünne, leicht zerstörbare Knochenwand als Abschluß der Siebbeinzellen gegen die Augenhöhle. Am oberen Rand liegen zwei Furchen, die mit dem Stirnbein das Foramen ethmoidale anterior et posterior bilden.

Bulla ethmoidalis, blasig aufgetriebene Siebbeinzelle unter der mittleren Muschel, Rest einer Nebenmuschel.

Processus uncinatus (Abb. 4.7—9, 4.7—19 u. 4.7—32), dünner, säbelartig gekrümmter Knochenfortsatz, hängt von der Bulla ethmoidalis herab, überbrückt den weiteren Eingang zur Oberkieferhöhle und erreicht die untere Muschel. Ebenfalls eine verkümmerte Muschel.

Hiatus semilunaris (Abb. 4.7—33), sichelförmige Spalte zwischen Proc. uncinatus und Bulla ethmoidalis. Kieferhöhle, Stirnhöhle und vordere Siebbeinzellen münden hier in die Nasenhöhle.

567

Untere Muschel, Concha nasalis inferior (Abb. 4.7—31 u. 4.7—32)

Die untere Muschel bildet einen selbständigen Knochen, der durch kleine Fortsätze in der Nachbarschaft befestigt ist. Der Processus maxillaris (Abb. 4.7—10) liegt dem unteren Rand des Eingangs zur Kieferhöhle an. Der Processus ethmoidalis reicht nach oben zur Vereinigung mit dem Proc. uncinatus. Der Processus lacrimalis ergänzt die mediale Wand des Tränennasenganges. Durch diese Fortsätze wird der weite Eingang zur Kieferhöhle eingeengt, der weitere Verschluß wird von der Schleimhaut bewirkt.

Tränenbein, Os lacrimale (Abb. 4.7—14, 4.7—19 u. 4.7—33)

Der dünne, etwa viereckige Knochen liegt vorn an der medialen Wand der Augenhöhle.

Sulcus lacrimalis, Tränenfurche, die durch den Stirnfortsatz des Oberkiefers zur *Fossa sacci lacrimalis* ergänzt wird.

Crista lacrimalis posterior, scharfe Kante als hintere Grenze des Sulcus lacrimalis. Die Kante besitzt unten einen vorwärtsgekrümmten Haken,

Hamulus lacrimalis, der die untere Umrandung der Fossa sacci lacrimalis bildet.

Nasenbein, Os nasale (Abb. 4.7—7 bis 4.7—9 u. 4.7—19)

Die rechteckigen paarigen Knochen sind mit ihrem stärkeren Ende an der Pars nasalis des Stirnbeins verzahnt und ruhen in der Mitte auf der Spina nasalis des Stirnbeins und der Lamina perpendicularis des Siebbeins. Der untere zugeschärfte Rand schiebt sich über den Knorpel, der vom Nasenseptum aus in den Nasenrücken reicht, *Cartilago septi nasi*, und den knöchernen Nasenrücken fortsetzt. Auf der Rückfläche der Knochen läuft in einer Rinne, *Sulcus ethmoidalis*, der Nervus ethmoidalis anterior, der mit kleinen Gefäßen durch ein kleines Loch auf die Haut des Nasenrückens durchtritt.

Pflugscharbein, Vomer (Abb. 4.7—8, 4.7—18 u. 4.7—32)

Der unregelmäßige viereckige Knochen steht wie eine Pflugschar auf dem Nasenboden, wobei die stumpfe Spitze vorangeht, und verbindet die Schädelbasis mit dem Gaumen. Er bildet einen Teil der Nasenscheidewand und steht selten genau in der Mitte.

Alae vomeris; am oberen Ende weicht die Knochenplatte in zwei Flügel auseinander und umfaßt das Rostrum sphenoidale des Keilbeinkörpers.

Gaumenbein, Os palatinum (Abb. 4.7—8 u. 4.7—34)

Das Gaumenbein ist zwischen Oberkiefer und Pterygoid eingekeilt. Es verlängert mit einer horizontalen Platte, *Lamina horizontalis* (Abb. 4.7—8), den Gaumenfortsatz des Oberkiefers nach hinten und ergänzt mit einer vertikalen Platte, *Lamina perpendicularis* (Abb 4.7—9), die seitliche Nasenwand.

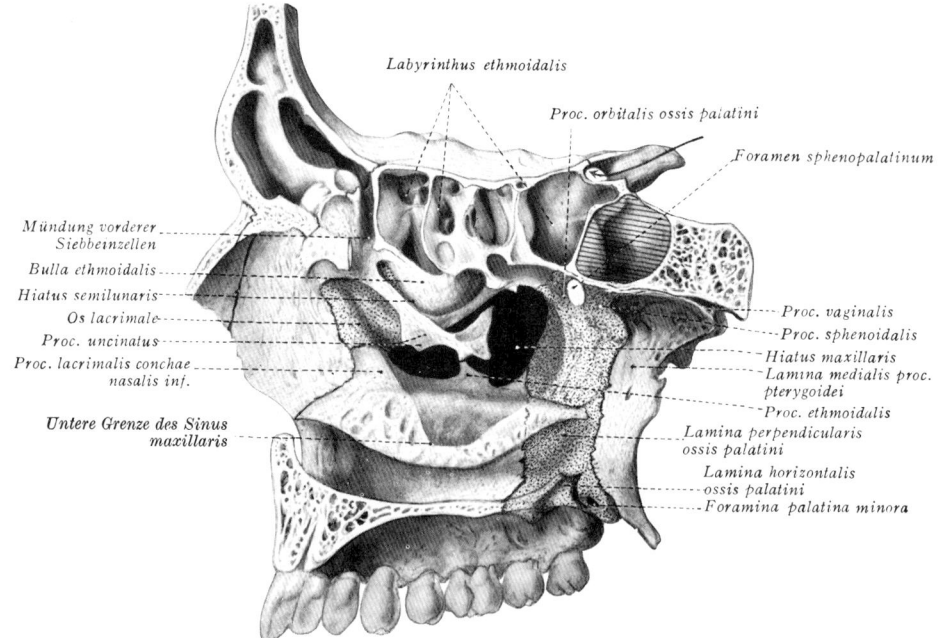

Abb. 4.7—33. Laterale Wand der Nasenhöhle. Die zum Siebbein gehörenden Nasenmuscheln abgetragen, Siebbeinlabyrinth eröffnet. Gaumenbein und Tränenbein punktiert, Keilbeinhöhle schraffiert. Ausdehnung des Sinus maxillaris dunkel getönt.

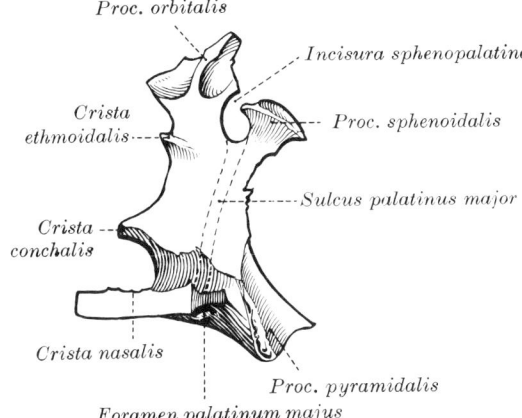

Abb. 4.7—34. Rechtes Gaumenbein von medial.

Lamina horizontalis

Crista nasalis, Knochenkamm, zu dem sich die mediane Gaumennaht dorsalwärts erhebt.

Spina nasalis, hinterer Nasenstachel, Fortsetzung der Crista.

Foramen palatinum majus, Ausmündung des Canalis palatinus major am hinteren Rand des harten Gaumens in Höhe des Weisheitszahnes (Abb. 4.7—18 u. 4.7—34).

Lamina perpendicularis. Die dünne, vertikal stehende Platte legt sich vorn an den Oberkiefer und deckt dabei einen Teil der Öffnung des Sinus maxillaris, wobei ein besonderes Knochenplättchen, der *Processus maxillaris*, über den Rand der Öffnung hängt (Abb. 4.7—33). Hinten legt sich die Lamina perpendicularis an den Flügelfortsatz des Keilbeins.

Crista conchalis (Abb. 4.7—34), eine waagerechte Leiste an der inneren, gegen die Nasenhöhle gerichteten Fläche zur Anlagerung der unteren Muschel. Eine entsprechende Leiste für die mittlere Muschel liegt darüber, *Crista ethmoidalis*.

Incisura sphenopalatina (Abb. 4.7—34), Ausschnitt am oberen Rand der Lamina perpendicularis, der durch den Körper des Keilbeines zum Foramen sphenopalatinum geschlossen wird. Das Foramen führt von der Nasenhöhle in die Flügelgaumengrube.

Sulcus palatinus major (in Abb. 4.7—34 gestrichelt), eine Längsfurche auf der Außenfläche der vertikalen Platte. Sie wird durch Oberkiefer und Proc. pterygoideus zum Canalis palatinus major geschlossen.

Canalis palatinus major, steigt an der Außenfläche der vertikalen Lamelle nach abwärts und mündet am Gaumen mit dem Foramen palatinum majus. Die Canales palatini zweigen sich von ihm ab,

durchsetzen den Processus pyramidalis und münden an dessen Basalfläche mit den Foramina palatina minora (Abb. 4.7—9 u. 4.7—33).

Processus pyramidalis, erstreckt sich nach hinten unten, legt sich an das hintere Ende des Alveolarfortsatzes ragt zwischen die beiden Lamellen des Flügelfortsatzes des Keilbeins und hilft so die Fossa pterygoidea bilden. Er ist durchbohrt von den Canales palatini, die in den Foramina palatina minora (Abb. 4.7—9 u. 4.7—33) ausmünden.

Processus orbitalis, ist nach vorn und etwas nach lateral gerichtet und schaltet sich zwischen Oberkiefer, Siebbein und Keilbeinkörper ein (siehe Abb. 4.7—33). Der gegen das Siebbein gerichtete Teil ist zur Bedeckung einer Siebbeinzelle ausgehöhlt. Eine Fläche erreicht die Orbita in ihrer hinteren medialen Ecke, eine zweite wendet sich gegen die Flügelgaumengrube (Abb. 4.7—19).

Processus sphenoidalis, der hintere Fortsatz, liegt hinter der Incisura sphenopalatina und legt sich der Unterfläche des Keilbeinkörpers an (Abb. 4.7—33).

Joch- oder Wangenbein, Os zygomaticum (Abb. 4.7—14 u. 4.7—18)

Der ungefähr dreiseitige Knochen bildet die Brücke zwischen den Jochfortsätzen des Schläfen-, Oberkiefer- und Stirnbeins und erreicht den großen Keilbeinflügel. Die letztere Verbindung tritt erst bei den Primaten auf, wenn die Orbita sich gegen die Schläfengrube knöchern abschließt. Eine Fläche des Knochens sieht nach dem Gesicht zu (*Facies malaris*), eine zweite nach der Schläfengegend (*Facies temporalis*) und eine dritte bildet einen Teil der lateralen Augenhöhlenwand (*Facies orbitalis*).

Processus temporalis, geht horizontal nach hinten und verbindet sich mit dem dem Proc. zygomaticus des Schläfenbeins zum *Arcus zygomaticus*.

Processus maxillaris, Fortsatz zur Verbindung mit dem Oberkiefer.

Processus frontalis, nach oben gerichteter Fortsatz zur Verbindung mit dem Stirnbein und dem Vorderrand des großen Keilbeinflügels.

Foramen zygomaticoorbitale, Öffnung an der Orbitalfläche, führt in einen Kanal, der sich im Jochbein in zwei Äste spaltet und die beiden folgenden Ausmündungen besitzt:

Foramen zygomaticofaciale, Öffnung lateral vom Orbitalrand auf der Wangenfläche, Austritt des gleichnamigen Nerven.

Foramen zygomaticotemporale, Öffnung auf der Temporalfläche, Austritt des gleichnamigen Nerven.

Zungenbein, Os hyoideum (Abb. 4.7—40)

Ein hufeisenförmig gebogener Knochen, der wie der Unterkiefer zum Viszeralskelett gehört und aus

Teilen des zweiten und dritten Kiemenbogens samt deren Copula hervorgegangen ist (Abb. 4.7—4). Das Zungenbein liegt an der Stelle, wo die Vorderfläche des Halses in den Boden der Mundhöhle umbiegt, es hat Ähnlichkeit mit dem griechischen Buchstaben (v), daher der Name Hyoideum.

Corpus ossis hyoidei, Körper des Zungenbeins, vorderes Querstück, aus der Copula hervorgegangen.

Cornu minus, kleines Zungenbeinhorn, vom lateralen Rand des Körpers ausgehend, zuweilen knorpelig bleibend und meist nicht knöchern mit dem Körper verbunden. Mit dem Griffelfortsatz steht es durch das *Lig. stylohyoideum* in Verbindung. Entlang dieses Bandes kann das kleine Horn sich verlängern oder auch der Proc. styloideus, da beide Glieder eines Kiemenbogens sind (Abb. 4.7—4).

Cornu majus, großes Zungenbeinhorn, gelegentlich nur durch Bänder an den Körper angefügt, richtet sich der schlanke Knochen dorsalwärts. Das freie Ende ist knopfförmig verdickt.

Die Kauwerkzeuge[1])

Kiefergelenk, Articulatio temporomandibularis
(Abb. 4.7—35 u. 4.7—36)

Am Gelenk ist der Kieferkopf beteiligt, der durch einen *Discus articularis* von der Gelenkfläche an der Schuppe des Schläfenbeins getrennt ist. Vor dieser Gelenkgrube liegt der Gelenkhöcker, *Tuberculum articulare.*

Der Kieferkopf, *Caput mandibulae,* sitzt auf dem oft nach vorn abgebogenen Kieferhals und bildet eine Walze, *Processus condylaris.* Die Längsachsen der beiden Kieferwalzen stehen ein wenig schräg, derart, daß sich ihre Verlängerungen ungefähr vor dem großen Hinterhauptsloch schneiden. Der Gelenkkopf ist vom vorderen bis zum hinteren Gelenkrand mit Faserknorpel überzogen.

Nur der vordere, von Faserknorpel überzogene Teil der Fossa mandibularis, der bis an die Fissura petrotympanica reicht, bildet die *Facies articularis.* Der hintere Teil mit dem aus der Fissur austretenden Nerven liegt extrakapsulär. Der Gelenkraum ist immer noch so groß, daß die Kieferwalze sich bei den Mahlbewegungen, also bei einer Drehung um eine vertikale Achse, schräg stellen kann. Nach vorne zu greift die Facies articularis auf das *Tuberculum articulare* über, das ebenfalls mit Faserknorpel überzogen ist. Dieser Gelenkhöcker bildet eine

querstehende Rolle, die von vorn nach hinten leicht gehöhlt ist, und an deren Hinterfläche sich der Kieferkopf in der Ruhelage unter Zwischenschaltung des Discus anlagert.

Der *Discus articularis* ist eine faserknorpelige Scheibe, die in der Mitte dünn ist (= sog. intermediäre Zone) und mit den verdickten Rändern (= „vorderes und hinteres dickes Band") sich ringsum an die Gelenkkapsel anheftet und damit das Gelenk in zwei Kammern zerlegt (Abb. 4.7—35). Der Discus bedeckt kappenartig den Kieferkopf und begleitet ihn als transportable Pfanne bei seinen Verschiebungen (Abb. 4.7—36). Zugleich bildet der Discus mit seiner oberen Fläche eine Pfanne für den Gelenkhöcker.

Die *Gelenkkapsel* ist so weit, daß der Kieferkopf nach vorn luxieren kann, ohne daß sie reißt. Sie umfaßt den Gelenkhöcker, heftet sich seitlich an den Rand der Gelenkpfanne und reicht bis zur Fissura petrotympanica. Die Fasern konvergieren trichterförmig zum Kieferkopf, an dem die Kapsel hinten weiter herabreicht als vorn. Die hintere Kapselwand enthält viele elastische Fasern und wird beim Vorgleiten des Kopfes am stärksten gedehnt. Im Raum zwischen der hinteren Kapselwand und dem äußeren Gehörgang findet sich ein Verschiebepolster aus lockerem Binde- und Fettgewebe. Bei Öffnung des Kiefers erfüllt es den vergrößerten Raum, beim Kieferschluß weicht es nach abwärts aus.

Die *Verstärkungsbänder* haben bei dem schlaffen Kapselsack keine große Bedeutung, eine vollkommene Zwangsläufigkeit besteht nicht. Nur das *Lig. laterale* (Abb 4.7—38) liegt als dreieckiges, schwach ausgeprägtes Band in der seitlichen Kapselwand. Ohne Beziehung zur Kapsel sind zwei an der Innenseite verlaufende Bandzüge: das *Lig. sphenomandibulare* (Abb. 4.7—40) und das *Lig. stylomandibulare* (Abb.4.7—37). Das erste zieht von der Schädelbasis (Spina des Keilbeins) zur Lingula mandibulae. Das zweite zieht vom Griffelfortsatz zur Faszie des M. pterygoideus medialis und zum Kieferwinkel.

Mechanik des Kiefergelenkes

Die Bewegungen des Unterkiefers sind abhängig vom Bau des Gelenkes, vom Kontraktionsablauf der Kaumuskeln (und damit vom Nervensystem) sowie von Form und Stellung der Zähne, die zu einem Teil die Bewegungen führen und auf die alle Bewegungen hinzielen. Dazu kommt, daß stets beide Gelenke gleichzeitig tätig sein müssen. Das Gelenk für sich kann als isolierter Teil nicht verstanden werden, sondern nur als Glied dieses funktionellen Systems, zu dem auch die Okklusionsflächen der Zähne und die Kaumuskulatur gehören. Mit diesen muß es sich im Gleichgewicht halten, z. B.

---

[1]) Vgl. hierzu das Kapitel: „Der Kauapparat" im 2. Band dieses Lehrbuchs; außerdem folgende zusammenfassende Darstellung:
SICHER / DU BRUL: Oral Anatomy. 5. Aufl. Mosby, Saint Louis 1970.

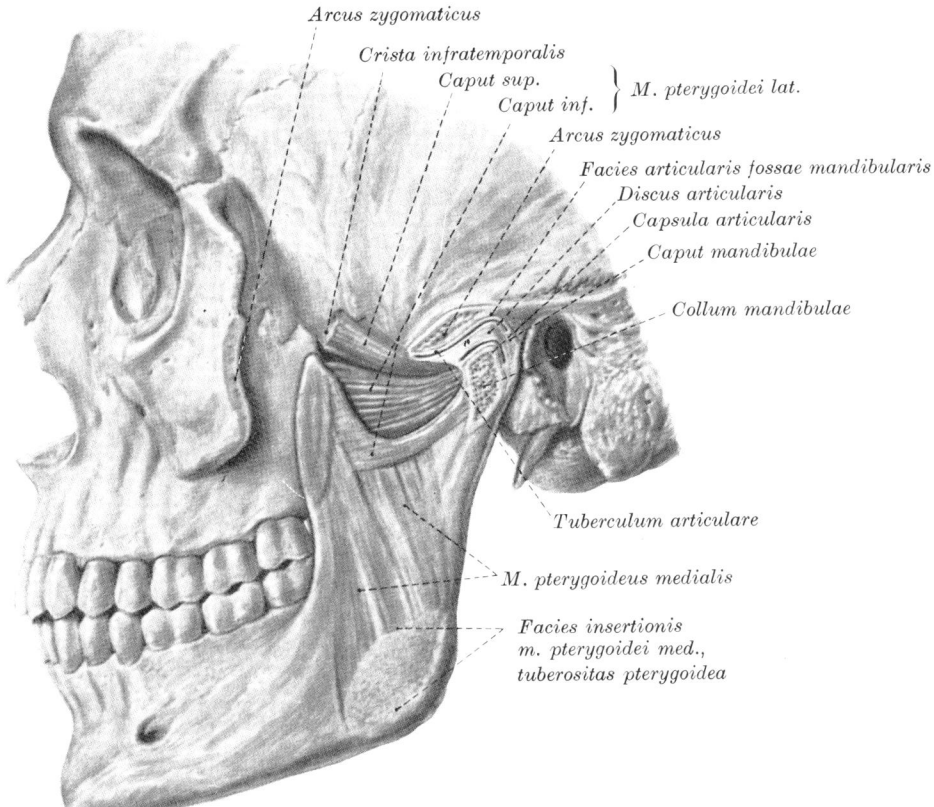

Arcus zygomaticus

Crista infratemporalis

Caput sup.

Caput inf. } *M. pterygoidei lat.*

Arcus zygomaticus

Facies articularis fossae mandibularis

Discus articularis

Capsula articularis

Caput mandibulae

Collum mandibulae

Tuberculum articulare

M. pterygoideus medialis

Facies insertionis
m. pterygoidei med.,
tuberositas pterygoidea

Abb. 4.7—35. Kiefergelenk, annähernd sagittal eröffnet, so daß das Collum mandibulae und der Discus articularis zu sehen sind. Ramus mandibulae durchsichtig dargestellt, um Verlauf und Ansätze der Mm. pterygoidei lateralis et medialis zu zeigen. Vgl. mit Abb. 4.7—36 (aus SOBOTTA / BECHER: Atlas der Anatomie des Menschen. Band I. 17. Aufl. Urban & Schwarzenberg, München-Wien-Baltimore 1972).

wenn das Gebiß im Laufe des Lebens Veränderungen erleidet[1]).

Entsprechend dem Omnivorengebiß besitzt der Mensch auch eine vielseitige Bewegungsmöglichkeit in seinen Kiefergelenken. Die meisten Säugetiere haben einen viel einfacheren und einseitiger ausgeprägten Kauapparat. Beim Menschen unterscheidet man drei Bewegungsformen: 1. das *Heben* und *Senken* (Öffnungs- und Schließungsbewegung), 2. das *Vor-* und *Zurückschieben* des Kiefers (Gleit- oder Schlittenbewegung) und 3. als kombinierte Bewegung die sog. *Mahlbewegung.* Außerdem unterscheidet man einfache Bewegungen wie bei Öffnung und Schließung der Kiefer und zusammengesetzte Bewegungen wie beim Kauen. In bezug auf die Zahnkontakte müssen Artikulationsbewegungen *mit* und freie Bewegungen *ohne* Zahnkontakte aus-

einandergehalten werden. Es kommen bei den Säugetieren Fälle vor, bei denen eine dieser drei Bewegungsformen für sich zu einem einseitigen Mechanismus spezialisiert ist. So besitzen die Raubtiere ein Scharniergelenk mit querstehender Walze, die beim Dachs so weit von der Pfanne umschlossen wird, daß der Unterkiefer auch nach dem Mazerieren die Pfanne nicht verlassen kann. Der zweite Typ findet sich bei Nagern, hier bildet der Kieferkopf eine sagittal stehende Walze, die für Schlittenbewegungen besonders geeignet ist. Die Wiederkäuer schließlich zerkleinern ihre Nahrung im wesentlichen durch ausgiebige Mahlbewegungen.

Bei der *Ruhelage* des Unterkiefers sind die Zahnreihen nicht vollständig geschlossen, der Kieferkopf steht nicht in der Tiefe der Gelenkgrube, sondern am hinteren Abhang des Gelenkhöckers. Die Grube wird von dem dicken hinteren Teil des Discus ausgefüllt (Abb. 4.7—36). Wenn der Kopf nach hinten abgebeugt wird, wie vielfach im Schlaf, sinkt auch der Kieferkopf tiefer in die Grube.

[1]) MOLITOR, J.: Untersuchungen über die Beanspruchung des Kiefergelenks. Z. Anat. Entwickl.Gesch. 128 (1969) 109-140.

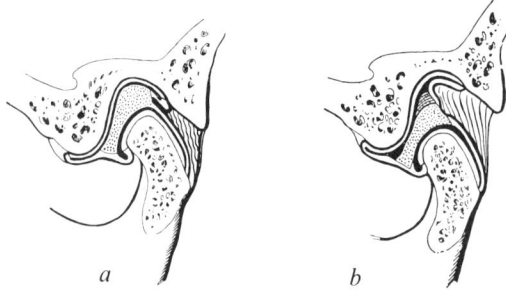

Abb. 4.7−36. Linkes Kiefergelenk annähernd sagittal durchgeschnitten: a) in Ruhehaltung, b) beim Öffnen des Unterkiefers. Beachte die Verschiebung des Discus articularis bei der Öffnungs-Schließungs-Bewegung.

Die Hauptbewegungen sind das *Öffnen* und *Schließen* der Zahnreihen. Beim Öffnen gleitet der Kieferkopf mitsamt dem Discus auf der schrägen Bahn des Gelenkhöckers nach vorn und unten (Abb. 4.7−36). Diese Wanderung des Kieferkopfes kann man bei mageren Personen von außen sehen, dabei entsteht zwischen ihm und der Ohrmuschel eine Grube. Auch durch Auflegen der Finger, noch besser durch Einführen eines Fingers in den äußeren Gehörgang, kann man die Bewegung des Kieferkopfes fühlen. Man kann dann auch feststellen, daß es nicht möglich ist, den Kiefer zu öffnen, ohne daß der Kieferkopf nach vorn rutscht. Dieser Zwangslauf ist nicht in der Konstruktion des Gelenks begründet, denn an der Leiche läßt sich eine reine Scharnierbewegung, bei der der Kopf an Ort und Stelle bleibt, ausführen; vielmehr handelt es sich um eine zwangsläufige Muskeltätigkeit, bei der der M. pterygoideus lateralis eine Hauptrolle spielt. Der Vorteil des Mechanismus besteht darin, daß beim Zubeißen der Bissen nicht nur abgequetscht, sondern durch eine Bewegung von vorn nach hinten zugleich zerrieben wird. Ferner wird bei der Öffnungsbewegung das Zurückweichen des Kieferwinkels gegen die Wirbelsäule wesentlich geringer als bei der reinen Scharnierbewegung (Raubtiertypus). Die Grube hinter dem Kieferast, in der die Ohrspeicheldrüse liegt, wird bei der Öffnungsbewegung im oberen Teil erweitert, im unteren Teil durch den Kieferwinkel etwas verengt. Die Parotis soll durch diese Massage zu lebhafter Ausschüttung des Sekrets angeregt werden.

Bei der Öffnungsbewegung findet in dem Gelenk oberhalb des Discus *(Articulatio meniscotemporalis)* ein Gleiten, unterhalb in der *Articulatio meniscocondylaris* ein Drehen statt, daher muß die obere Kammer auch geräumiger sein als die untere. Dieses Doppelgelenk wird auch als „Scharniergelenk mit beweglicher Pfanne" (SICHER 1955) beschrieben. Die Bedeutung des Discus liegt darin, zwischen Ge-

lenkkopf und Gelenkhöcker einen Ausgleich zu schaffen und zwischen der Gleitbahn und der Drehbahn zu vermitteln. Für dieses Drehgleiten gibt es keine zum Schädel festliegende Achse, sonst müßten alle Unterkieferteile Abschnitte von Kreisbögen beschreiben, was nicht der Fall ist. Man kann annehmen, daß die Drehung um eine quere, durch die Gelenkköpfe gelegte Achse erfolgt, die sich aber während der Öffnung verschiebt. Unter vereinfachten Annahmen kann man das Drehgleiten auch um eine quere Achse stattfinden lassen, die durch die Gegend des Foramen mandibulae geht. Hier liegt also ungefähr die ruhigste Stelle des Unterkiefers, hier liegt auch die Eintrittsstelle von Nerven und Gefäßen.

Wenn beim übermäßigen Öffnen des Mundes wie beim Gähnen, Erbrechen usw. der Kopf den Tiefpunkt des Gelenkhöckers nach vorn überschreitet, kann er sich vor dem Gelenkhöcker verhaken (= komplette Dislokation bei genuiner oder habitueller Luxation). Bei dieser doppelseitigen oder einseitigen Luxation können die Patienten den Mund nicht mehr schließen. Der Unterkiefer muß beim Einrenken zuerst nach abwärts und dann nach hinten gedrückt werden, um den Kopf unter dem Gelenkhöcker vorbeizuführen. Am besten legt man zu diesem Zweck beide Daumen auf die Alveolarfortsätze des Unterkiefers und führt ihn in die richtige Stellung. Wenn die Bewegung des Condylus vor das Tuberculum articulare während maximaler Öffnung und das Zurückkehren in die Fossa mandibularis keine krankhaften Symptome aufweist, han-

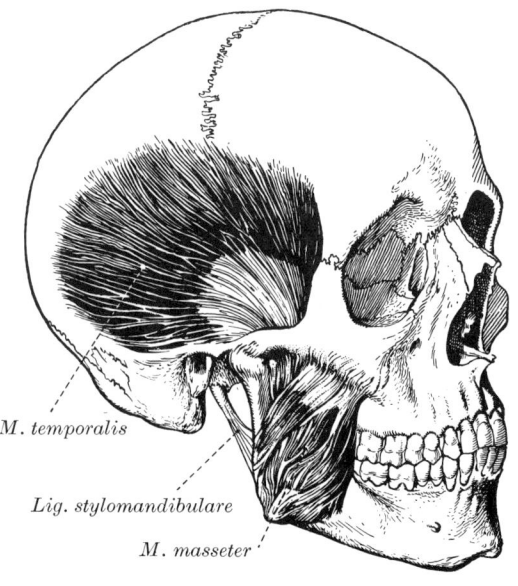

M. temporalis

Lig. stylomandibulare

M. masseter

Abb. 4.7−37. M. temporalis und M. masseter.

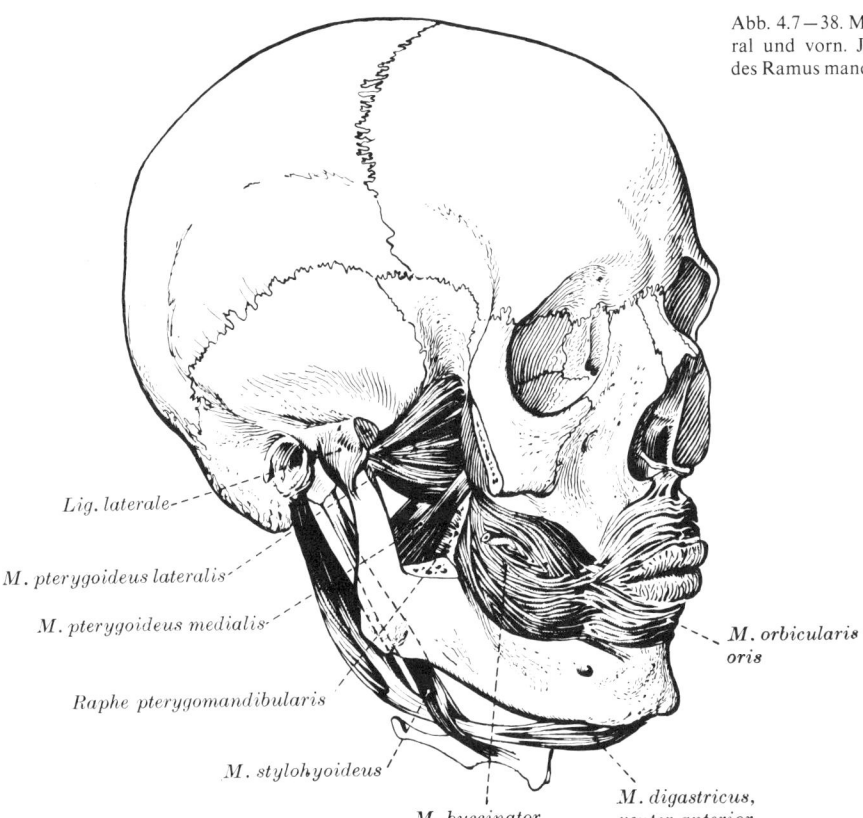

Abb. 4.7—38. Mm. pterygoidei von lateral und vorn. Jochbogen und ein Teil
des Ramus mandibulae entfernt.

Lig. laterale

M. pterygoideus lateralis

M. pterygoideus medialis

Raphe pterygomandibularis

M. stylohyoideus

M. buccinator

*M. orbicularis
oris*

*M. digastricus,
venter anterior*

delt es sich um ein physiologisches Phänomen, die
„nicht fixierte physiologische Subluxation"[1].

Für das *Vor-* und *Zurückschieben* hat der Unterkiefer bei geschlossenen Zahnreihen eine doppelte
Führung: einerseits die Gleitbahn des Discus in der
oberen Gelenkkammer, andererseits eine Gleitbahn an der Zahnreihe des Oberkiefers. Beide Bahnen stimmen nach dem Zahnwechsel nur bei wenigen Menschen so überein, daß bei der Verschiebung das richtige Ineinandergreifen der Zähne (Artikulation) gewährt wird. Die maximale Vorwärtsbewegung des Condylus in Beziehung zum Os temporale hat ein Ausmaß von 15 mm, davon bewegt
sich der Condylus nur 7 mm gemeinsam mit dem
Discus und 8 mm ohne diesen (REES 1954).

Bei der *Mahlbewegung* dreht sich ein Kopf auf
dem Tuberculum articulare um eine vertikale
Achse, während der andere Kopf seitwärts nach
vorn von diesem Höcker abgleitet und dadurch die
Zahnreihen dieser Seite zum Klaffen bringt. Dabei
wird der Bissen in die offene Zahnreihe hineingeschoben. Das Kinn verschiebt sich nach der Seite

des Kieferkopfes, der die Achse der Bewegung bildet.

Die Ausbildung des Kiefergelenkes ist individuell
sehr wechselnd und steht im Zusammenhang mit
der Beschaffenheit des Gebisses und der Bißform.

Weitere Beziehungen zwischen Bezahnung und
Kiefergelenk sind bei verschiedenen Bißarten festgestellt worden. So findet man bei den geraden Bißarten, bei denen die Schneidekanten der unteren
und oberen Zähne wie die Schneidekanten einer
Zange senkrecht aufeinandertreffen, die flache Gelenkform, bei der das Tuberculum einen flachen
Neigungswinkel besitzt und der Kieferhals gerade
nach oben gerichtet ist. Begünstigt durch das flache
Tuberculum, werden in diesem Gelenk hauptsächlich Seitenbewegungen ausgeführt, das Gelenk
wird als Gleitgelenk charakterisiert.

Umgekehrt findet man bei den stark übergreifen-
den Bißarten, bei denen die oberen Frontzähne so
stark über die unteren übergreifen, daß die letzteren
vorn weitgehend verdeckt werden, ein Gelenk mit
steiler Neigung des Tuberculum, mit stark gekrümmten Kieferkopf und einer ausgesprochenen
Umbiegung des Kieferhalses nach vorn. Durch das
Übergreifen der Eck- bzw. Frontzähne sind die Sei-

[1] Vgl. RAKOSI, TH: Funktionelle Kiefergelenkstörungen
bei Kindern. Fortschr. Kieferorthop. 32 (1971) 37-57.

tenbewegungen beschränkt, es herrschen die Drehbewegungen vor. So hat man neben dem normalen Kiefergelenk das Gleitgelenk bei geraden Bißarten und das Drehgelenk bei stark übergreifendem Biß unterschieden.

So treten auch im Gefolge von Lückengebissen und Zahnprothesen Umbauten am Gelenk ein, die als Anpassungen aufzufassen sind. Heute werden Gebiß, Kieferknochen, Kiefergelenke und Kaumuskeln als einander beeinflussende Glieder eines funktionellen Systems begriffen. Aus dieser Erkenntnis heraus hat man gelernt, Besonderheiten des Gelenkes, die früher als Varianten betrachtet wurden, zu beurteilen.

Kaumuskeln

M. temporalis
M. masseter
M. pterygoideus medialis
M. pterygoideus lateralis

Kaumuskeln im engeren Sinne des Wortes sind solche, die nur das Kauen bewirken. Daneben gibt es Muskeln, die gelegentlich beim Kauakt mitwirken, außerdem aber andere Aufgaben haben. Die Kaumuskeln gehören nicht nur funktionell, sondern auch genetisch zusammen, weil sie als Abkömmlinge der Muskulatur des Kieferbogens abgewandelte Kiemenmuskeln darstellen und demgemäß vom Nerv dieses Bogens, dem N. mandibularis aus dem N. trigeminus, versorgt werden.

M. temporalis, Schläfenmuskel (Abb. 4.7—37). Das Ursprungsfeld des platten Muskels reicht auf dem Planum temporale bis zur bogenförmigen Linea temporalis inferior. Die Muskelfasern strahlen fächerförmig zusammen und gehen in eine Endsehne über, die am Proc. coronoideus des Unterkiefers ansetzt und an dessen Innenseite weit herabreicht. Ein zweites Ursprungsfeld liegt im tiefen Blatt der *Fascia temporalis*, die, von der Linea temporalis superior ausgehend, den Muskel bedeckt und bis zum Jochbogen herabreicht. Da die Muskelfasern sowohl vom Knochen als auch von der Faszie entspringen, müssen sie von zwei Seiten, also doppelfiedrig, auf die Sehne zustrahlen, die zum großen Teil im Innern des Muskels liegt. Dadurch bekommt der Muskel eine große Anzahl von Muskelfasern und seinen hohen physiologischen Querschnitt.

Der Temporalis ist der stärkste Kaumuskel. Beim festen Kauen kann man seine Tätigkeit in der Schläfengegend durch die Haut beobachten. Bei Raubtieren reicht der Ursprung des Muskels bis auf den Scheitel, wo sich beim Gorilla sogar ein Knochenkamm als vergrößertes Ursprungsfeld bildet.

Die *Fascia temporalis* reicht von der Linea temporalis superior bis zum Jochbogen. Oberhalb des Jochbogens spaltet sie sich in zwei Blätter, von denen das oberflächliche an der Außenseite, das tiefe an der Innenseite der Knochenspange ansetzt. Der Raum zwischen beiden Blättern ist mit Fettgewebe gefüllt. Auch zwischen dem tiefen Blatt und dem Sehnenspiegel des Muskels sind Fettträubchen eingelagert. Findet nach schwerer Krankheit oder im Alter ein starker Fettschwund statt, sinken die Schläfen ein. Im Alter wird außerdem der Muskel selbst schwächer, besonders nach Verlust der Zähne; dann bildet sich auch der Proc. coronoideus zu einem schmalen Fortsatz zurück.

M. masseter, Kaumuskel (siehe Abb. 4.7—37 u. 4.7—39). Der Muskel bedeckt den Unterkieferast von außen und ist als viereckiger Wulst beim Lebenden so deutlich zu sehen, daß er schlechthin als *der* Kaumuskel bezeichnet wird. Er läßt zwei Portionen erkennen, eine oberflächliche, schrägstehende, deren Ursprung am Jochbogen nach vorn gerückt ist, und eine tiefe, senkrecht verlaufende, die nur dicht vor dem Kiefergelenk sichtbar wird. Beide Teile bilden eine Tasche, die von hinten her zugänglich ist. Die mehrfach gefiederte äußere Schicht zieht schräg nach hinten in die Gegend des Angulus mandibulae, wo die Sehnenbündel an den Tuberositates massetericae ansetzen. Die tiefe Schicht inseriert an der Außenfläche des Kieferastes.

Die Insertion des Masseter kann bis auf den Proc. coronoideus hinaufreichen, so daß eine Verbindung mit dem Temporalis zustande kommt. Die tiefe Schicht ist auch ihrem Bau nach von der oberflächlichen unterschieden, sie besitzt feinere Muskelfasern und auffallend viele Muskelspindeln. Auf dem Masseter liegt die Ohrspeicheldrüse, die beide von einer gemeinsamen Hülle überzogen werden; wo sie den Muskel bedeckt, heißt sie *Fascia masseterica*.

Dringt man zwischen dem vorderen Rand des Masseter und dem Wangenmuskel nach hinten, gelangt man in eine Tasche, in der sich ein Teil des BICHATSchen Fettpfropfes findet (Abb. 4.7—45). Der Fettpfropf wird beim Öffnen des Kiefers in die Tasche eingesaugt und tritt beim Kieferschluß wieder nach vorn. Er verhält sich etwa wie der Fettkörper des Kniegelenkes, der vom Luftdruck in den eröffneten Kniegelenkspalt hineingedrückt wird. Es handelt sich um Baufett, das auch bei starker Abmagerung nicht entspeichert wird.

M. pterygoides medialis (Abb. 4.7—38 u. 4.7—39). Er bedeckt die Innenfläche des Kieferastes und bildet somit ein Gegenstück zum Masseter. Am Kieferwinkel stoßen beide Muskeln in einem Sehnenstreif zusammen und umfassen den Kiefer mit einer Muskelschlinge. Er entspringt von der gesamten Fossa pterygoidea, eine kleine Portion kann auch auf die äußere Lamelle des Flügelfortsatzes übergreifen

Abb. 4.7—39. Kaumuskeln von dorsal. Am Unterkiefer sind Muskelursprünge eingetragen.

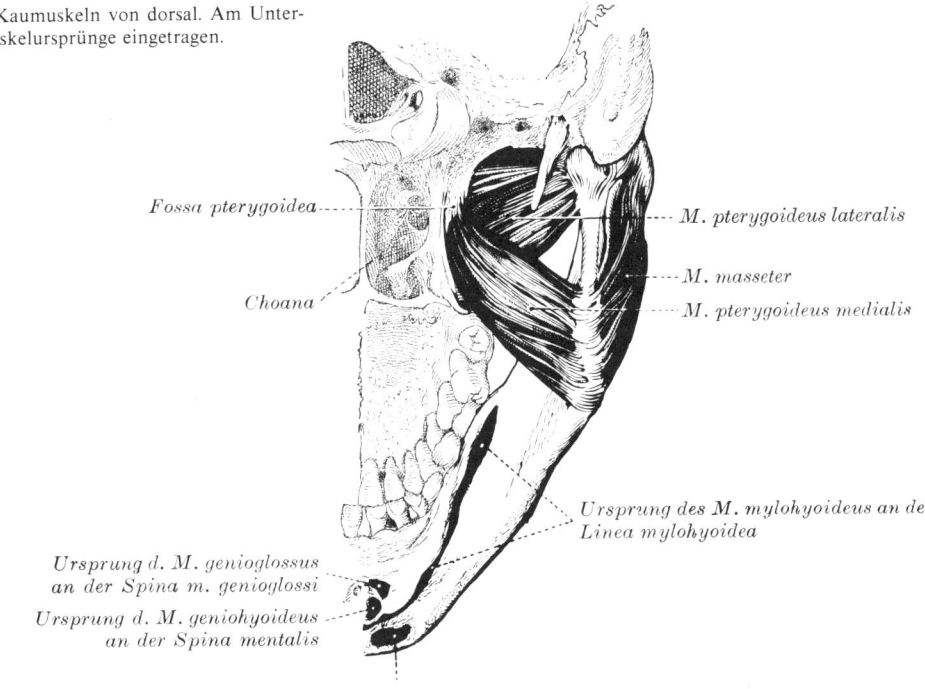

Fossa pterygoidea

Choana

M. pterygoideus lateralis

M. masseter

M. pterygoideus medialis

Ursprung des M. mylohyoideus an der Linea mylohyoidea

Ursprung d. M. genioglossus an der Spina m. genioglossi

Ursprung d. M. geniohyoideus an der Spina mentalis

Fossa digastrica

(Abb 4.7—39). An der Innenseite des Kieferwinkels liegt gegenüber der Masseterinsertion die Tuberositas pterygoidea, die dem Muskel zum Ansatz dient.

M. pterygoideus lateralis (Abb. 4.7—38 u. 4.7—39). Das Wesentliche an diesem Muskel ist die Tatsache, daß der Ursprung *vor* dem Ansatz am Gelenkfortsatz liegt, so daß die fast horizontal verlaufenden Muskelfasern den Kiefer nach vorn ziehen können. Der Pterygoideus lateralis ist jedoch auch für die Öffnungsbewegung wichtig. Der Muskel entspringt mit einem Hauptkopf von der Seitenfläche der Lamina lateralis processus pterygoidei und mit einem akzessorischen Kopf von der Schläfenfläche der Ala major ossis sphenoidalis. Die obere Portion geht in den Discus des Kiefergelenks über, so daß dieser geradezu als eine Sehnenplatte des Muskels aufgefaßt werden kann. Die untere Portion inseriert in der Fovea pterygoidea des Processus condylaris mandibulae.

Die bei den Kaubewegungen wirkenden Kräfte[1])

Die Schließmuskeln der Kieferzange sind in absteigender Reihe der Temporalis, der Masseter und der Pterygoideus medialis. Beim Kieferschluß ohne Belastung ist wohl der Temporalis vorwiegend tätig, er bewirkt offenbar gegen die leichte Bremswirkung der Kieferöffner die Feineinstellung, z. B. beim Sprechen. Beim Kauen hingegen kommt die Masseter-Pterygoideus medialis-Schlinge hinzu. Der Kieferkopf rückt hinter den Gelenkhöcker und nimmt dabei den Discus mit, denn es gibt keinen Muskel, der den Discus zurückziehen kann.

Eine besondere Stellung unter den Kaumuskeln nimmt der Pterygoideus lateralis ein. Er öffnet etwas die Kieferzange und schiebt dabei mit seiner oberen Portion den Discus nach vorn auf den Gelenkhöcker. Beim Öffnen des Mundes kann die Kieferzange nur gespreizt werden, wenn der Processus condylaris capitis mandibulae nach vorn rutscht. Bei alternierender Wirkung ist der Pterygoideus lateralis der Hauptmahlmuskel; indem er den wandernden Kopf nach vorn führt, dehnt er gleichzeitig den Antagonisten, der in den horizontalen Zügen des hinteren Temporalis der gleichen Seite zu suchen ist. Dadurch wird die rückwärtsschwingende Wirkung dieses Muskelteils erhöht. Die Rückschiebung des Unterkiefers erfolgt also durch das hintere Drittel des Temporalis.

Für die Mundöffnung kommen neben dem Pterygoideus lateralis die Mundbodenmuskeln, vor allem Mylohyoideus und Digastricus, in Frage (Abb. 4.7—40).

Die Kräfte zur Kieferöffnung sind mannigfaltiger und deshalb schwieriger zu analysieren als die

---

[1]) Vgl. hierzu Kapitel: „Der Kauapparat" im 2. Band dieses Lehrbuchs.

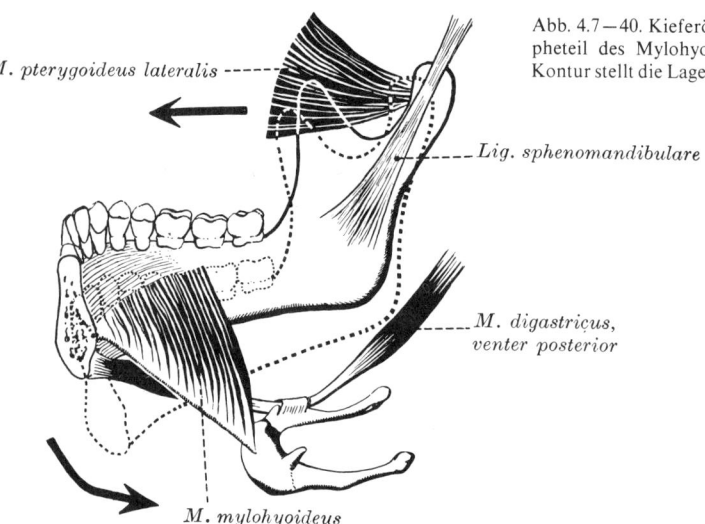

M. pterygoideus lateralis

Lig. sphenomandibulare

M. digastricus, venter posterior

M. mylohyoideus

Abb. 4.7—40. Kieferöffnung durch Pterygoideus lateralis, Rapheteil des Mylohyoideus und Digastricus. Die punktierte Kontur stellt die Lage des geöffneten Kiefers dar.

Kräfte für den Kieferschluß. So ist das Zungenbein für die erste Zeit der Kieferöffnung durch die Unterzungenbeinmuskeln am Sternum festgestellt. Es soll während dieser Zeit der Rapheteil des Mylohyoideus mit dem Digastricus als Drehöffner wirken. Wenn die Öffnungsmuskeln den Tonus der Schließmuskeln überwinden, erfolgt die Öffnung, wobei die Schwere des Kiefers mit in Rechnung zu setzen ist. Nach dem Tod sinkt der Unterkiefer herab, da die Schließmuskeln erschlaffen. Er wird mit einem Tuch hochgebunden, weil nach eingetretener Totenstarre der Schluß unmöglich wäre. Die Kieferöffner sind in der Lage, ein Gewicht von 2,9 kg zu heben. Die submandibularen Kieferöffner würden aber den Kopf im Sinne einer Beugung nach vorn ziehen, wenn das nicht die Nackenmuskeln verhindern würden.

Die Kieferöffnung kann aber auch umgekehrt erfolgen, wenn der Unterkiefer festgestellt wird und der Schädel durch die Nackenmuskeln im Atlantooccipitalgelenk nach hinten gekippt wird. Dann werden die Nackenmuskeln zu Öffnern des Kiefers. Wenn man einen Bissen zum Munde führt. senkt man den Kiefer und hebt meist den Schädel, so daß

beide Zahnreihen wie die Schaufeln eines Baggers auseinanderweichen.

Die Kraft der Schließmuskeln kommt offenbar in erster Linie zwischen den Zahnreihen zur Geltung. Indessen läßt sich die aus dem physiologischen Querschnitt der Schließmuskel errechnete Muskelkraft nicht restlos in nutzbare Kauarbeit umsetzen. Wenn die Zahnreihen geschlossen sind, könnten die Schließmuskeln sich noch weiter verkürzen, es besteht eine sog. „Übersuffizienz". Wird der Druck weiter gesteigert, dann wird schließlich die Wurzelhaut schmerzhaft, so daß hier eine Grenze für den Druck gelegen ist. Bei reflektorischer Maximalkontraktion der Schließmuskeln kann es sogar zu einer Beschädigung der Zähne kommen. Der im Leben gemessene relative Quetschdruck zwischen den Molaren ist geringer als die theoretisch errechneten Kräfte; er soll im Mahlzahnbereich bis 72 kg, im Schneidezahngebiet noch unter 20 kg betragen. Als abgerundete Werte haben sich ergeben für den Masseter 29 kg, den Temporalis 36 kg, den Pterygoideus medialis 18 kg und den Pterygoideus lateralis 17 kg. Diese Kräfte sollen sich in unterschiedlicher Weise auf die verschiedenen Funktionen des Unterkiefers verteilen.

Kopf- und Halsmuskeln und ihre Wirkung

Obere Zungenbeinmuskeln

M. digastricus
M. stylohyoideus
M. mylohyoideus
M. geniohyoideus

Diese Muskelgruppe beteiligt sich an der Bildung des Mundhöhlenbodens. Die Muskeln bewegen

zum Teil den Unterkiefer und sind dann Hilfsmuskeln für den Kauakt. Sie werden von Kopfnerven versorgt und gehören daher, obwohl sie am Halse liegen, zu den Kopfmuskeln.

So sollen an der Schließbewegung der Temporalis mit 35 kg sowie Masseter und Pterygoideus medialis zusammen mit 43 kg beteiligt sein. Die absolu-

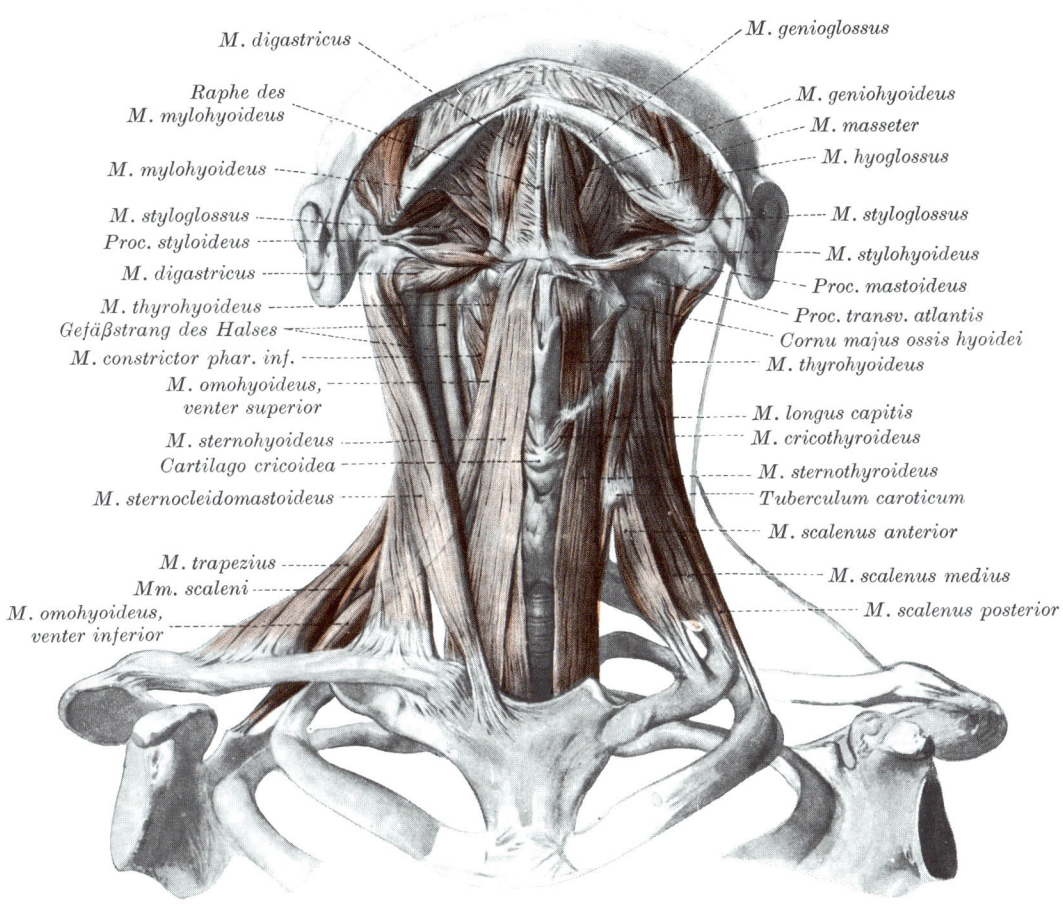

M. digastricus

Raphe des
M. mylohyoideus

M. mylohyoideus

M. styloglossus
Proc. styloideus
M. digastricus

M. thyrohyoideus
Gefäßstrang des Halses
M. constrictor phar. inf.

M. omohyoideus,
venter superior

M. sternohyoideus
Cartilago cricoidea

M. sternocleidomastoideus

M. trapezius
Mm. scaleni

M. omohyoideus,
venter inferior

M. genioglossus

M. geniohyoideus
M. masseter
M. hyoglossus

M. styloglossus
M. stylohyoideus
Proc. mastoideus
Proc. transv. atlantis
Cornu majus ossis hyoidei
M. thyrohyoideus

M. longus capitis
M. cricothyroideus

M. sternothyroideus
Tuberculum caroticum

M. scalenus anterior

M. scalenus medius
M. scalenus posterior

Abb. 4.7—41. Muskeln des Halses. Rechts oberflächliche, links tiefe Schicht.

te Kraftentfaltung des Temporalis muß dabei gegenüber der von Masseter und Pterygoideus medialis relativ viel größer sein, da infolge seiner starken Fiederung der Kräfteabfall höher ist. Setzt man die gesamte Muskelkraft, die zur Adduktion des Unterkiefers führt, gleich 100%, entfielen auf Masseter und Pterygoideus medialis ca. 55% und auf den Temporalis ca. 45%[1]).

Beim Neugeborenen sind die Kaumuskeln in ihrer relativen Mächtigkeit zueinander unterschieden vom Erwachsenen. Beim zahnlosen Greisenkiefer wiederum zeigt sich eine rückschrittliche Veränderung an den Kaumuskeln ebenso wie ein Umbau am Kieferknochen, am Kieferwinkel, am Muskelfortsatz und am Kiefergelenk.

Bei einer einseitigen Lähmung der Kaumuskeln

im engeren Sinne, einschließlich des Mylohyoideus und vorderen Digastricus-Bauches, ist der Kieferschluß fast ungestört. Bei einer Öffnung aber weicht der Unterkiefer nach der Seite der Lähmung ab, da der Pterygoideus medialis und der Mylohyoideus der gesunden Seite den Kiefer zu sich herüberziehen; es fehlt ihnen der Widerpart.

M. digastricus, zweibäuchiger Unterkiefermuskel (Abb. 4.7—38, 4.7—40 u. 4.7—41). Der hintere Bauch entspringt in der Incisura mastoidea des Schläfenbeins, der vordere kommt aus der Fossa digastrica des Unterkiefers. Beide streben in einem abwärts konvexen Bogen aufeinander zu und vereinigen sich dicht oberhalb des Zungenbeins in einer runden Zwischensehne. Diese wird von einer Faszienschlinge an das Zungenbein gefesselt, ohne daß sie hier eine nennenswerte Gleitbewegung ausführen könnte. Bei feststehendem Zungenbein hilft der Muskel, den Kiefer zu öffnen, sonst hebt er das Zungenbein.

[1]) Vgl. SCHUMACHER, G. H.: Funktionelle Morphologie der Kaumuskulatur, Fischer, Jena 1961

MOLITOR, J.: Untersuchungen über die Beanspruchung des Kiefergelenks. Z. Anat. Entwickl.-Gesch. 128 (1969) 109-140

Beide Bäuche sind ihrer Herkunft nach verschieden, wie das die Innervation noch verrät. Der hintere Bauch wird wie der M. stylohyoideus, mit dem er auch verschmolzen sein kann, vom N. facialis innerviert, der vordere kann als eine Abspaltung des M. mylohyoideus aufgefaßt werden und wird wie dieser vom N. mylohyoideus aus dem 3. Trigeminusast innerviert. Der vordere Bauch kann mit einem Teil seiner Fasern in die Richtung des M. mylohyoideus einbiegen.

M. stylohyoideus (Abb. 4.7—38). Er entspringt vom Proc. styloideus und zieht als schlanker, spindelförmiger Muskel zum Zungenbein, wo er sich in zwei Bündel spaltet, um die Zwischensehne des Digastricus zu umfassen. Die Bündel inserieren an der Basis des großen Zungenbeinhorns, zeigen aber in ihrem Verhalten zum Digastricus mancherlei Varianten. Der Muskel wirkt besonders beim Schluckakt und zieht das Zungenbein nach hinten oben.

Innervation: N. facialis.

M. mylohyoideus (Abb. 4.7—40 u. 4.7—41). Die Muskeln beider Seiten bilden den Boden der Mundhöhle und heißen daher auch *Diaphragma oris*. Sie verspannen wie eine querliegende Gurtung den Bogen des Unterkiefers. Wenn man von hinten oben auf diese Muskelplatte blickt (Abb. 4.3—26), bekommt man erst den richtigen Eindruck von ihrer Lage. Die Muskelfasern entspringen an der Linea mylohyoidea an der Innenseite des Unterkiefers (Abb. 4.7—39) und verlaufen medianwärts. Dabei erreichen die hinteren den Zungenbeinkörper, die vorderen treffen sich in einem bindegewebigen Streifen, Raphe, der in der Mittellinie von der Innenseite des Kinns zum Zungenbein verläuft.

Der Muskel unterstützt die Zunge und kann sie mit dem Zungenbein heben, andererseits kann er sich bei feststehendem Zungenbein an der Öffnung der Kiefer beteiligen. Die Raphe ist durchschnittlich 5 cm lang.

Innervation: N. mylohyoideus aus dem 3. Trigeminusast.

M. geniohyoideus (Abb. 4.3—26 u. 4.7—41). Vom Mylohyoideus bedeckt, entspringt er von den unteren Zacken der Spina mentalis und verläuft dicht neben dem Muskel der anderen Seite zum Körper des Zungenbeins.

Der M. geniohyoideus ist seiner Abkunft nach ein Rumpfmuskel, der bis zum Zungenbein vorgerückt ist; er hat eine ähnliche Wirkung wie der vordere Bauch des Digastricus, mit dem er parallel verläuft.

Innervation: N. hypoglossus.

Untere Zungenbeinmuskeln

> M. sternohyoideus
> M. sternothyroideus
> M. thyrohyoideus
> M. omohyoideus

Diese Gruppe gehört zu den Längsmuskeln der vorderen Rumpfwand, die, mit Zwischensehnen versehen, am Bauch durch den Rektus dargestellt wird. Das Rektus-System ist am Halse fortgeführt und findet hier seine Anheftung an den Abkömmlingen der Kiemenbogen: Zungenbein und Schildknorpel. Die Muskeln werden von Cervicalnerven auf dem Wege über die *Ansa cervicalis* innerviert.

Es handelt sich um vier bandförmige Muskeln, deren Namen Ursprung und Ansatz bezeichnen. Sie bedecken die Halseingeweide, insonderheit die Schilddrüse und die Luftröhre, der Kehlkopf drängt sich in der Mittellinie hervor.

M. sternohyoideus (Abb. 4.3—26 u. 4.7—41). Er entspringt an der Rückfläche des Brustbeins, bis zum Schlüsselbein hinüberreichend. Beide platten Muskeln konvergieren nach oben zum Ansatz am unteren Rand des Zungenbeinkörpers.

Innervation: Aus C 1 und 2 über einen Ast aus dem N. hypoglossus.

M. sternothyroideus (Abb. 4.7—41). Er entspringt etwas tiefer und weiter medialwärts als der vorige von der Innenfläche des Manubrium und inseriert an einer schrägen Linie, *Linea obliqua*, an der Seitenfläche des Schildknorpels. Häufig besteht im unteren Abschnitt eine Intersectio tendinea. Er bedeckt die Seitenlappen der Schilddrüse.

M. thyrohyoideus (Abb. 4.7—41). Er bildet die Fortsetzung des vorigen zum Zungenbein, so daß beide als ein Muskel betrachtet werden können, der am Schildknorpel eine Unterbrechung erfährt. Da die seitlichen Fasern des Sternothyroideus sich direkt in den Thyrohyoideus fortsetzen, ist diese Unterbrechung unvollständig. Der Muskel kann bei Dehnung nur so lang werden, bis die bindegewebige Membrana thyrohyoidea gespannt ist.

An seiner medialen Seite zieht zuweilen ein Muskel vom Zungenbein oder Schildknorpel zur Kapsel der Schilddrüse: *M. levator glandulae thyroideae*. Dieser bietet viele Variationen und ist eine Abspaltung aus einem seiner Nachbarmuskeln.

M. omohyoideus (Abb. 4.3—26 u. 4.7—41). Der zweibäuchige Muskel entspringt vom oberen Rand des Schulterblattes (=Omoplata, veraltete anatomische Bezeichnung für Schulterblatt) nahe am Lig. transversum scapulae oder an der Wurzel des Proc. coracoideus. In bogenförmigem Verlauf erreicht er den Zungenbeinkörper, wo er sich seitwärts vom Sternohyoideus ansetzt. Die Zwischensehne liegt an der Kreuzung mit den großen Halsgefäßen und ist mit der Lamina praetrachealis fasciae cervicalis verwachsen, die der Muskel zu spannen vermag. Der untere Bauch, Venter inferior, kann vom Schlüsselbein einen überzähligen Ursprung beziehen.

Wirkung der Zungenbeinmuskeln

Die Zungenbeinmuskeln regulieren die Lagebeziehungen eines vielgliedrigen Systems, dessen passive Anteile aus dem Unterkiefer, dem Zungenbein, dem Kehlkopf und der Luftröhre bestehen. Die Teile sind auch durch Bänder untereinander verknüpft und bilden in ihrer Gesamtheit den elastischen Schlauch der Halseingeweide, der an Unterkiefer und Schädelbasis aufgehängt ist. Die Befestigung des Zungenbeins erfolgt hinten durch das Lig. stylohyoideum und vorn durch die Raphe des Mylohyoideus. Auf diesen Strang wirken nach abwärts die Schwerkraft und der elastische Zug der Luftröhre, der den Kehlkopf gegen den Brustkorb zu ziehen sucht und beim Hintüberlegen des Kopfes so stark werden kann, daß es fast unmöglich wird, gegen diesen Widerstand den Kehlkopf zu heben.

Die Unterteilung des tiefen Zuges der Unterzungenbeinmuskeln in einen Sternothyroideus und einen Thyrohyoideus hat den Sinn, den Abstand zwischen Zungenbein und Kehlkopf noch besonders zu regulieren, wobei die Membrana thyrohyoidea für die Längsdehnung in Reserve steht. Wenn z. B. beim Schlucken der Thyrohyoideus sich verkürzt, wird der Kehlkopf an das Zungenbein herangezogen, wobei der Kehldeckel sich nach hinten umlegen muß. Diese äußere Bewegung hat somit auch innere Umformungen zur Folge, und es reguliert der Thyrohyoideus gleichzeitig die Stellung des Kehldeckels. Es werden also beim Schlucken die

Heber durch den Thyrohyoideus bis zum Kehlkopf herab verlängert.

Schließlich können obere und untere Zungenbeinmuskeln mit ihren längsverlaufenden Zügen Kopf und Halswirbelsäule vorneigen, wenn dabei die Schließmuskeln der Kiefer eine Öffnungsbewegung verhindern. Die vorderen Halsmuskeln haben für die Vorneigung ein viel größeres Moment als die tiefen (Longus colli und Longus capitis). Sinkt das Kinn auf die Brust, schieben sich Zungenbein und Unterkiefer ineinander, der Knick der vorderen Halslinie am Zungenbein wird vertieft. Legen wir den Kopf in den Nacken, wird die vordere Halskontur fast gerade, die Zungenbeinmuskeln sind stark gedehnt.

Das Bindegewebssystem am Hals

Die Gebilde am Hals werden wie alle Teile des Körpers von Bindegewebe eingehüllt. Man unterscheidet in schematischer Weise drei sog. Halsfaszien. Da die Chirurgen ein besonderes Interesse an den Spalträumen haben, in denen sich entzündliche Prozesse ausbreiten können, ist diese Einteilungsweise berechtigt. Man muß aber auch bedenken, daß diese Spalten zugleich Verschiebespalten darstellen, die von schräg verlaufenden Verbindungsfasern durchzogen werden. So läßt sich das Rohr der Halseingeweide gegen die übrigen Teile bewegen und macht schon deshalb besondere Gleitspalten in seiner Nachbarschaft notwendig. Die stärksten Verschiebungen finden hinten zwischen dem Schlund und der Halswirbelsäule mit ihren prävertebralen Muskeln statt, die von der *Lamina praevertebralis fasciae cervicalis* (Abb. 4.7—42) bedeckt ist. Der Gleitspalt, in dem Verschiebungen und mehrere Zentimeter auftreten können, ist von langen Ver-

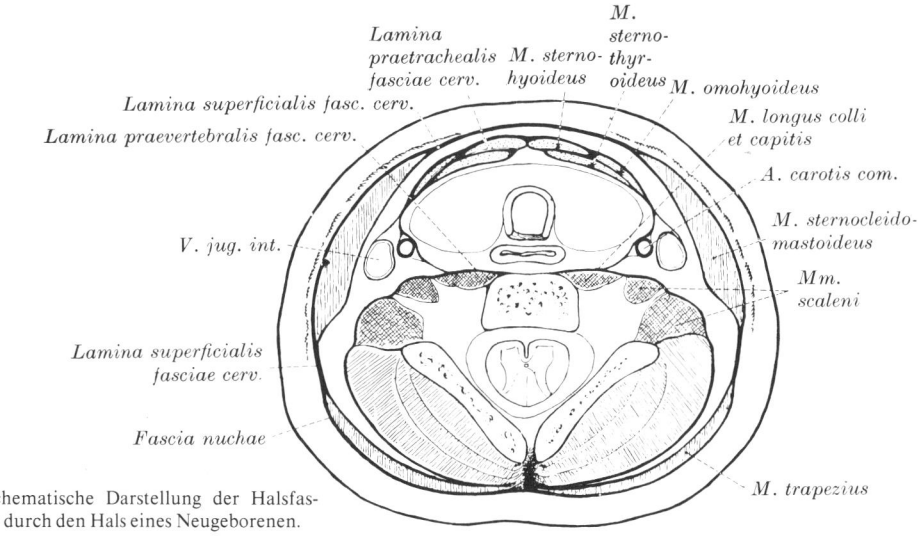

Abb. 4.7—42. Schematische Darstellung der Halsfaszien. Querschnitt durch den Hals eines Neugeborenen.

bindungsfasern durchsetzt und geht nach abwärts ohne Grenze in den hinteren Mediastinalraum der Brusthöhle über. An den Seiten des Eingeweiderohres liegen die großen Halsgefäße, A. carotis communis bzw. A. carotis externa und interna sowie V. jugularis interna und N. vagus, die gemeinsam von einer Bindegewebsscheide eingehüllt werden. Auch gegen diesen Gefäßnervenstrang, dessen Hülle nach hinten mit der tiefen Halsfaszie, nach vorn mit der mittleren Halsfaszie in Verbindung steht, verschieben sich die Halseingeweide.

Am vorderen Umfang des Eingeweiderohres treten dadurch besondere Verhältnisse auf, daß die Entfernung dieses Rohres von der Haut nach abwärts immer größer wird. Während noch das Zungenbein und ein Teil des Schildknorpels direkt unter der Haut liegen und hier von einem einfachen Bindegewebsblatt bedeckt sind, heben sich gegen den Brustkorb hin die Unterzungenbeinmuskeln von den Eingeweiden ab, da sie am hinteren Rand der Brustapertur inserieren. So entsteht zwischen der Hinterfläche dieser Muskulatur und der Vorderfläche der Halseingeweide ein Spaltraum, der mit Fett und verschieblichem Bindegewebe gefüllt ist. Die Unterteilung der vorderen Verschiebeflächen wird noch weiter betont durch die Ausbildung einer Faszie, die diese Muskulatur einhüllt, besonders stark an der ventralen Seite entwickelt ist und im wesentlichen von dem einen M. omohyoideus zum anderen reicht, mithin als dreieckige *Lamina praetrachealis fasciae cervicalis* ihre stumpfe Spitze am Kehlkopf, ihre breite Basis am Brustbein und am Hinterrand der Schlüsselbeine hat. Ein weiterer Spalt wird dadurch geschaffen, daß die mittlere Halsfaszie hinter dem Brustbein haftet, während die oberflächliche Halsfaszie über die Vorderfläche des Sternum verläuft. Dadurch entsteht ein Spatium, das mit Fettgewebe gefüllt ist, als abgeschlossener Hohlraum gegen den Kehlkopf immer schmaler wird und seitlich sich unter den M. sternocleidomastoideus erstreckt. Dieser Raum wird bei der Senkung der Halseingeweide von oben nach unten kürzer, wobei das Fett sich verformen muß.

Die *Lamina superficalis fasciae cervicalis* geht an den Grenzen des Halses in die benachbarten oberflächlichen Körperfaszien über. Sie ist ungleich stark, am kräftigsten ist sie in der Gegend der Ohrspeicheldrüse zwischen Kieferwinkel und Vorderrand des M. sternocleidomastoideus entwickelt. Sie überzieht diesen Muskel auch auf der Rückfläche, ist hier aber dünner, wie das bei den Gliedmaßenfaszien und auch bei der mittleren Halsfaszie der Fall ist, wo stets das oberflächliche Blatt stärker ist. Nach hinten geht die Faszie auf den Trapezius über, indem sie die fetterfüllte Lücke zwischen ihm und dem Sternocleidomastoideus überbrückt.

Die mittlere Halsfaszie ist dort am stärksten, wo sie mit dem Schlüsselbein verbunden ist ("Tractus omoclavicularis"). Dieser Teil bildet zugleich die Hinterwand der Oberschlüsselbeingrube, das dreieckige Feld wird als *Trigonum omoclaviculare* bezeichnet. Die Lamina praetrachealis hat nicht nur die Bedeutung einer Hülle und einer Gleitfläche, sie kann auch durch die Kontraktion der beiderseitigen Omohyoidei, die dabei aus dem bogenförmigen Verlauf in den gestreckten überzugehen suchen, gespannt werden. Die Faszie liegt wie ein gespanntes Segel vor der oberen Brustapertur und vor der tiefen Halsvene, die mit der Faszie unmittelbar verwachsen ist. Dadurch kann das Lumen der Vene offengehalten werden, und es kann in ihr ein geringerer Druck als der atmosphärische auftreten, ohne daß sie durch diese Ansaugung kollabiert. Dadurch wirkt diese Einrichtung fördernd auf den Kreislauf. Daß der Omohyoideus durch die Faszienspannung das Lumen der Vene öffnet, ist nicht zu erwarten, vielmehr sorgt er dafür, daß die Faszie nicht erschlafft, wenn z. B. durch eine tiefe Einatmung oder durch das Vorneigen des Kopfes die Entfernung von der Spitze zur Basis der dreieckigen Faszie geringer wird.

Die oberflächliche Halsfaszie setzt sich nach hinten auf die Nackenfaszie, *Fascia nuchae*, fort. Diese ist mit der Lederhaut verwachsen und im oberen Teil auffallend derb. Die Faszie setzt oben am Schädel an, verbindet sich mit dem Ligamentum nuchae und wirkt wie ein derbfilziger Gürtel, der vom Schädel herabzieht und die Nackenmuskeln zurückhält, wenn sie bei einer starken Rückneigung oder Seitneigung sich vom Schädel abzuheben und von der Halswirbelsäule zu entfernen suchen, um die Sehne des Bogens zu bilden, der durch Vertiefung der Halslordose entsteht (Abb. 4.7—44). Durch die Gegenwirkung der Faszie zusammen mit dem oberen Trapeziusteil wird bei starker Rückbeugung von Hals und Kopf die Nackenlinie nicht gerade, sondern folgt unter Faltenbildung der zunehmenden Krümmung der Halswirbelsäule. In dieser Hinsicht wirkt sie im Halsbereich ähnlich wie die Fascia thoracolumbalis an der Lendenlordose. Die Nackenfaszie bildet jedoch keine Führungsröhre für die Muskeln, wie es die Fascia thoracolumbalis tut, sondern geht im oberen Abschnitt ohne Grenze in die Lederhaut über und verbindet sich andererseits ohne Gleitspalt mit dem Muskelbindegewebe, so daß die Haut im oberen Teil direkt an den Muskel gefesselt ist und von ihm bei der Kontraktion in Falten gelegt werden kann.

M. sternocleidomastoideus, Kopfwender

Über die Zungenbeinmuskeln lagern sich zwei Muskeln, die Abkömmlinge der Kiemenbogenmuskeln darstellen und daher von Kopfnerven versorgt werden: Es sind dies der M. sternocleidomastoideus und das Platysma (Abb. 4.3—15 u. 4.7—41).

Der Muskel steigt an der Seitenfläche des Halses mit einer leicht schraubigen Drehung vom Brustkorb schräg zum Kopf empor. Er entspringt mit einem oberflächlichen Teil vom Brustbein, mit einem etwas tieferen vom Schlüsselbein lateral vom Gelenk. Bei manchen Säugetieren kommt eine Trennung beider Teile vor. Beim Menschen sind beide Köpfe meist nur am Ursprung geschieden, im übrigen Verlauf vereinigen sie sich zur Insertion am Proc. mastoideus und anschließend an der Linea nuchae superior. An Ursprung und Ansatz finden sich neben den äußeren auch innere Sehnenblätter, auf die die Muskelfasern in spitzem Winkel fiederartig zustreben.

Der Vorderrand des Muskels ist nach vorn oben leicht konvex gebogen, besonders deutlich bei Rückneigung des Kopfes, da er durch die derben Züge der Lamina superficialis fasciae cervicalis, die vom Kieferwinkel längs des Vorderrandes nach abwärts ziehen, am Ausweichen nach hinten und somit an der völligen Geradestreckung gehindert wird. Man fühlt bei Rückneigung des Kopfes unter dem Kieferwinkel eine Spannung dieser Faszie, die sofort schwindet, wenn der Kiefer geöffnet wird. In der Seitenansicht kreuzt der Muskel die Halswirbelsäule etwa in der Mitte. Am Schädel liegt der Ansatz des Schlüsselbeinkopfes des Muskels hinter der queren Achse des oberen Kopfgelenkes.

Bei einseitiger Wirkung dreht der Sternocleidomastoideus das Gesicht nach der entgegengesetzten Seite (Kopfwender), außerdem neigt er es nach derselben Seite. Die dritte Hauptfunktion hat ihm den Namen Kopfhalter eingetragen, da er den zurücksinkenden Kopf festhält oder ihn wieder vorschiebt. Indessen sind diese Bewegungen in der Sagittalebene nur im Zusammenhang mit den Nackenmuskeln zu verstehen und werden später behandelt. Wenn Kopf und Hals festgestellt sind, kann der Muskel auch den Thorax heben. Wenn die übrigen Atemmuskeln gelähmt sind, soll er allein die Einatmung bewirken können.

Die schräge Kopfhaltung wird dauernd eingenommen, wenn der Muskel einer Seite durch krankhafte Vorgänge verkürzt bleibt: sog. muskulärer Schiefhals, *Caput obstipum* (Abb. 4.7—43).

Wenn auf die genannte Weise der Kopf gedreht und gewendet wird, streckt sich der kontrahierte Muskel gerade, während der gedehnte seine schraubige Drehung um den Hals herum verstärkt.

Der Zug des Sternocleidomastoideus am Schlüsselbein tritt in Erscheinung, wenn der Knochen nahe seiner Mitte bricht. Dann wird das sternale

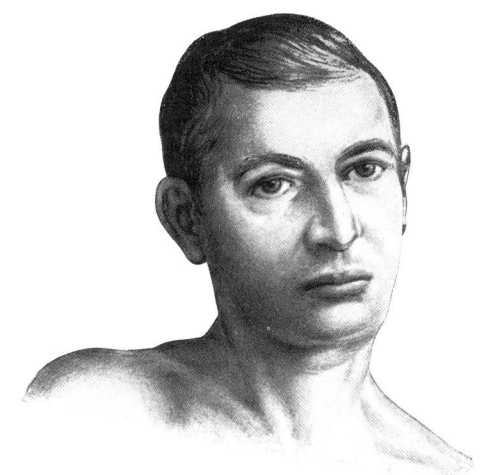

Abb. 4.7—43. Schiefhals infolge Lähmung des linken Sternocleidomastoideus.

Bruchstück hochgezogen, während das acromiale Ende durch das Gewicht des Armes festgehalten wird. Der Pectoralis major, der schräg von unten her am Schlüsselbein ansetzt, kann dem Sternocleidomastoideus nicht das Gleichgewicht halten, da er unter einem ungünstigen Winkel wirkt.

Sternocleidomastoideus und Trapezius entstehen aus einer gemeinsamen Anlage, sie behalten dabei auch die gleiche Innervation durch den N. accessorius, der den Sternocleidomastoideus im oberen Viertel durchsetzt und dem sich noch obere Cervicalnervenäste beigesellen. Die Herkunft beider Muskeln als Abkömmlinge der Wand des Kiemendarms kennzeichnet ihre phylogenetische Bedeutung im Dienste der Nahrungsaufnahme. Sie dienen der Einstellung und Haltung des Kopfes beim Aufsuchen und Erfassen der Nahrung und sind wichtige Synergisten der Nackenmuskeln bei der Öffnungsbewegung des Mundes. In der weiteren Entwicklung rücken beide Teile auseinander und fassen zwischen sich einen Spalt, dessen Basis an der Clavicula, dessen Spitze am Schädel liegt. Dieses seitliche Halsreieck, *Regio colli lateralis*, wird oberhalb der Clavicula vom unteren Bauch des Omohyoideus durchkreuzt. Hierdurch wird das erwähnte Trigonum omoclaviculare abgegrenzt. Der Vorderrand des Sternocleidomastoideus bildet mit dem Unterkieferrand und der Mittellinie des Halses die *Regio colli anterior*. In diesem inneren Halsdreieck unterscheidet man aus praktischen Gründen weitere Unterabteilungen, um bei chirurgischen Eingriffen sich leichter zurechtzufinden. So wird von Unterkiefer und M. digastricus das *Trigonum submandibulare* begrenzt. Nach abwärts folgt zwischen dem Sternocleidomastoideus, dem Digastricus und dem oberen Bauch des Omohyoideus das *Trigonum caroticum.* Im Grund dieses Dreiecks liegt die Teilungsstelle der A. carotis communis.

Prävertebrale Muskeln

Die prävertebralen Muskeln und das Scalenus-System (s. dieses) greifen von ventral her an der Schädelbasis und an der Halswirbelsäule an. Sie bilden damit ein Gegenstück zur Nackenmuskulatur. Nur Hals- und Lendenstiel besitzen als die beweglichsten Teile der Wirbelsäule ventral gelegene Muskeln für die Vorbeugung.

Die prävertebrale Muskelgruppe bildet ein langes, schmales Muskelband, das aus der Verschmelzung mehrerer Myotome hervorgegangen ist. Die Muskeln befestigen sich mit dem Schwund der Rippen an deren Abkömmlingen, den vorderen Höckern der Querfortsätze und greifen auch auf die Vorderfläche der Wirbelkörper über. Man unterscheidet einen *M. longus colli*, der sich auf die Wirbelsäule beschränkt, und einen *M. longus capitis*, der bis zum Schädel reicht (Abb. 4.3—33). Auch der *M. rectus capitis anterior* wird dieser Gruppe zugerechnet.

Longus colli und Longus capitis verlaufen in der Rinne zwischen Wirbelkörpern und Querfortsätzen und erstrecken sich vom 3. Brustwirbel bis zur Basis des Hinterhauptbeins (Abb. 4.3—33).

Der *M. rectus capitis anterior* (Abb. 4.3—33) entspringt von der Vorderfläche des Atlas an der Wurzel der vorderen Spange des Atlasquerfortsatzes und verläuft schräg medialwärts zum Hinterhaupt vor dem Foramen magnum.

Die prävertebralen Muskeln neigen den Kopf (M. rectus capitis anterior, M. longus capitis) und den Hals (M. longus colli) nach vorn oder (mit drehender Komponente) nach lateral, je nachdem, ob die Muskeln beiderseitig oder einseitig wirken.

Innervation: Plexus cervicalis.

Bewegungen von Kopf und Hals

Nachdem alle Elemente des Bewegungsapparates von Kopf und Hals besprochen sind, sei das Zusammenwirken des Ganzen kurz erläutert. Wir erinnern daran, daß der Kopf durch den beweglichen Stiel der Halswirbelsäule gegen den Rumpf nach vielen Seiten bewegt werden kann und daß er von jeder Stellung aus, die ihm die Halswirbelsäule gibt, nochmals gegen diese in den Kopfgelenken sich drehen und neigen läßt. Die große Mannigfaltigkeit der Stellungen, die dem Kopf auf diese Weise gegeben werden kann, kommt vor allem den höheren Sinnesorganen zugute. So begleiten die Kopfbewegungen die Augenbewegungen und erweitern das Blickfeld aus allen möglichen Körperstellungen heraus. Bei dieser großen Mannigfaltigkeit des Bewegungsspiels wird es nicht möglich sein, für jeden Fall die Beteiligung der einzelnen Gelenke und Muskeln festzustellen; es kann sich bei dieser Synthese nur darum handeln, einzelne typische Bewegungselemente herauszustellen.

Bei der *Vorbeugung* (Abb. 4.7—44) findet eine gleichsinnige Bewegung in den Kopfgelenken und in der Halswirbelsäule statt, wobei die Kopfgelenke nur etwa ein Viertel der ganzen Bewegung ausführen. Im Bereich des vierten bis sechsten Halswirbels herrscht dabei die größte Beweglichkeit, die Wirbelsäule wird hier nach vorn konkav, also leicht kyphotisch, die einzelnen Wirbelkörper gleiten gegenüber dem nächst unteren nach vorn. Da der Schwerpunkt des Kopfes vor der queren Drehachse des oberen Kopfgelenkes liegt, sinkt der Kopf aus der aufrechten Haltung vornüber, sobald die Spannung der Nackenmuskeln nachläßt (z. B. beim Einnicken im Sitzen) oder wenn diese gelähmt sind. Auch intakter Trapezius und Sternocleidomastoideus können auf die Dauer diese Haltungsanoma-

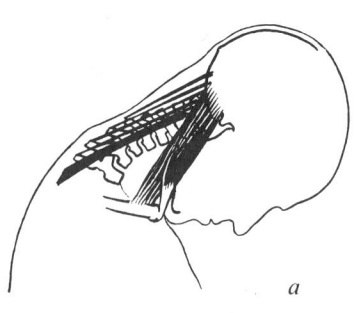 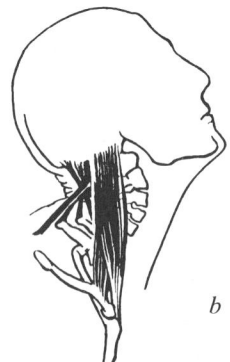 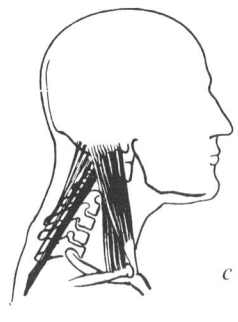

a   *b*   *c*

Abb. 4.7—44. Bewegungen von Kopf und Hals. Eingezeichnet sind der Sternocleidomastoideus und der Splenius. a) Vorneigung, b) Rückneigung, c) Vorlagerung des Kopfes (nach S. Mollier: Plastische Anatomie. 2. Aufl. Bergmann, München 1938).

lie nicht ausgleichen. Bei äußerster Vorbeugung bremsen schließlich die gedehnten Nackenmuskeln die Bewegung, das Kinn berührt die Brust, und damit werden die Halseingeweide vor einer Stauchung geschützt. Suchen wir aber die Vorbeugung aus der liegenden Stellung oder sonst gegen einen Widerstand auszuführen, kommen hierfür alle Halsmuskeln in Frage, also Scaleni, Rectus capitis anterior, Longus capitis et colli und Zungenbeinmuskeln. Bei Lähmung dieser Muskeln sinkt der Kopf beim Aufrichten des Oberkörpers aus der horizontalen Rückenlage nach hinten über. Durch eine Vorneigung des Rumpfes wird er dann seiner Schwere folgend gebeugt und in dieser Lage gehalten.

Bei der *Rückbeugung* (Abb. 4.7—44) bildet die Halswirbelsäule einen fast gleichmäßigen Bogen; Vor- und Rückbeugung können zusammen etwa 130° erreichen, wobei etwa 30° auf die Kopfgelenke entfallen. Die Bewegung wird eingeleitet durch die kräftige Nackenmuskulatur, die viel schwächere Halsmuskulatur dürfte nicht in der Lage sein, die äußerste Rückbeugung völlig abzubremsen; vielleicht bilden die dicht aufeinanderliegenden Dornfortsätze die letzte Hemmung. Die Nackenlinie folgt bis zu einem gewissen Grade der Krümmung der Halswirbelsäule unter Bildung von Falten, die direkt von den Muskeln erzeugt werden. Die vordere Halskontur ist fast gerade gestreckt, nur eine leichte Einziehung bezeichnet den vorher tief einschneidenden Knick am Zungenbein. Es erscheint damit diese Einknickung zugleich als Reservefalte, die bei der Streckung ausgeglichen wird.

Da der Sternocleidomastoideus seinen Ansatz dicht hinter der queren Kopfachse hat, kommt ihm eine rückbeugende Wirkung zu. Dabei wirkt er mit den Nackenmuskeln zusammen.

Die bei der Rückneigung gedehnten vorderen Halsmuskeln suchen auch den Kiefer zu öffnen, was durch die erhöhte Spannung der Schließmuskeln verhindert wird. Der Widerstand leistende Muskelzug reicht also vorn vom Brustbein über das Zungenbein und den Unterkiefer bis zum Jochbogen. Kontrahieren sich aber die Unterzungenbeinmuskeln gemeinsam mit den Nackenmuskeln, überwinden die ersteren, welche am längeren Hebelarm angreifen, den Tonus der Kaumuskulatur und öffnen den Mund. Ohne diese Mithilfe der Nackenmuskeln würden die vorderen Halsmuskeln den Kopf senken.

Das auffallende Übergewicht der Nackenmuskeln über die Halsmuskeln ist nicht allein von der aufrechten Haltung aus verständlich zu machen. Wenn wir den Kopf beugen, um unter der Kontrolle der Augen mit unseren Händen zu arbeiten, sind die Nackenmuskeln ebenfalls zur Erhaltung dieser Einstellung unentbehrlich. Ihre feinere Regulation erfolgt mit Hilfe des M. sternocleidomastoideus als Antagonisten.

Außer der beschriebenen Vor- und Rückbeugung gibt es noch eine *Vor-* und *Rücklagerung* des Kopfes, bei welcher die Augen unverändert geradeaus blicken. Eine Vorlagerung (Abb. 4.7—44) kommt zustande durch ein Vorbeugen der unteren Halswirbelsäule und eine Rückneigung in ihren oberen Abschnitten. Auch diese Bewegung ist eine Leistung des Sternocleidomastoideus. Ist der Muskel gelähmt, fällt der Kopf bei aufrechter Körperhaltung zurück; er ist also ein Kopfhalter, der den Kopf mit der Wirbelsäule vorschiebt. Er leistet allen Kräften Widerstand, die den Kopf gegen den Rumpf nach dorsal zu bewegen suchen. Also hilft er auch, zusammen mit den übrigen Halsmuskeln, das Kopfgewicht zu tragen, wenn man sich aus der Rückenlage aufrichtet; er erschlafft sofort, wenn der Hinterkopf wieder den Boden berührt.

Bei dieser Funktion ist er der Antagonist der Nackenmuskeln, von denen besonders der Splenius und der Levator scapulae geeignet erscheinen, den Kopf bei horizontaler Einstellung dorsalwärts zu ziehen. Man erkennt das am besten, wenn man den Sternocleidomastoideus und die genannten Muskeln in der Seitenansicht (Abb. 4.7—44) als die Schenkel eines Dreiecks betrachtet, dessen Spitze am Warzenfortsatz, dessen Basis an der oberen Thoraxapertur liegen. Verschiebt sich die Spitze parallel der Basis nach vorn, geschieht es durch Verkürzung des vorderen Schenkels (Sternocleidomastoideus), schiebt sich die Spitze nach hinten, verkürzen sich die entsprechenden Nackenmuskeln. Wenn der hintere Schenkel die Spitze des Dreiecks festhält, kann von hier aus der vordere Schenkel die Rippen heben (Einatmung). Soll sich nun der hintere Schenkel spannen, ohne daß dadurch der Kopf (= Spitze des Dreiecks) zurückgenommen wird, muß der vordere Schenkel das verhindern. Das könnte z. B. eintreten, wenn wir den Arm erheben und hierzu den oberen Trapeziusteil und den Levator scapulae gebrauchen.

Die gleichsinnige *Drehung* von Kopf und Hals beträgt nach beiden Seiten insgesamt 90°, woran die Halswirbelsäule mit zwei Dritteln beteiligt ist. Trotzdem greifen die wirksamsten Dreher am Kopf an. So kann der Sternocleidomastoideus als vorderer Schenkel des Dreiecks dessen Spitze im Bogen nach vorn wandern lassen, also eine Drehung des Kopfes nach der entgegengesetzten Seite ausführen. Hierbei soll hauptsächlich der sternale Kopf des Muskels beteiligt sein. Er würde aber zugleich den Kopf auf die Seite neigen, wenn nicht Muskeln der anderen Seite, wie Longissimus capitis, Semispinalis capitis und Splenius capitis, eine gleichsinnige

Drehung, aber eine entgegengesetzte Neigung ausführen würden, so daß das Gesicht nur gewendet wird, während sich die neigenden Komponenten aufheben. Gleichsinnig mit dem Sternocleidomastoideus arbeitet auch der Kopfteil des Trapezius. Die übrigen Strecker von Kopf und Hals rotieren in der Mehrzahl nach der gleichen Seite, auf der sie liegen. Nur Scalenus, Semispinalis cervicis und Multifidi drehen nach der entgegengesetzten Seite. Als reine Kopfkreiseler sind früher die kurzen Dreher des unteren Kopfgelenkes beschrieben worden.

Bei der *Seitneigung* von Kopf und Hals treten zu Sternocleidomastoideus und Trapzius der Levator scapulae, die Scaleni und die meisten Nackenmuskeln sowie die kurzen Muskeln der oberen Kopfgelenke bei einseitiger Kontraktion. Beim Liegen auf der einen Seite scheint auch der Trapezius ein wichtiger Kopfhalter zu sein, er hilft, den Kopf schwebend zu halten. Iliocostalis, Longissimus und Splenius capitis et cervicis neigen und drehen zugleich Hals und Kopf nach derselben Seite. Bei Splenius und Semispinalis capitis überwiegt die drehende Komponente, bei Iliocostalis und Longissimus die neigende.

Hautmuskeln des Halses und Gesichtsmuskeln

Funktionelle und historische Grundlagen

Die Gesichtsmuskeln bewegen die Lippen, Augenlider und Nasenflügel und verschieben die Haut bei der Mimik. Sie entspringen zum Teil an Knochen und inserieren in der Haut oder an Weichteilen des Gesichts. Es handelt sich also um Hautmuskeln, die keine eigene Faszie benötigen, da sie zum Teil mit der Haut verwachsen sind und diese bewegen und sich nicht unter ihr verschieben, wie das durch Faszien abgegrenzte Muskeln tun. Der Ausdruck des Gesichtes wechselt mit Kontraktion und Tonus der mimischen Muskulatur. Bei Lähmung des N. facialis, der die Gesichtsmuskulatur motorisch versorgt, hängt die Haut der gelähmten Seite schlaff herunter. Natürlich spielt auch die Beschaffenheit der Haut eine Rolle, die in der Jugend prall ist und im Alter welk wird. In eine Haut, die nicht durch Alterungsvorgänge oder innersekretorische Einflüsse dazu vorbereitet ist, werden die Gesichtsmuskeln keine dauernden Falten einprägen können.

Die Hautmuskeln reichen vom Nacken über das Gesicht zum Hals bis in Höhe der Schlüsselbeine. Nur im Gesicht zerfällt die Muskulatur in gesonderte Züge, die sich ringförmig und radiär um die Öffnungen (Mund, Lidspalte, äußere Ohröffnung) gruppieren, während sich am Hals und auf dem Schädeldach nur platte Muskelzüge finden.

Im Gesicht können seelische Regungen deshalb ungestört ihren Ausdruck finden, weil die Gesichtshaut Spielfeld allein der mimischen Muskulatur ist. Gegen Hautspannungen, die von Körperbewegungen ausstrahlen, ist die Gesichtshaut isoliert. Das geschieht im Nacken dadurch, daß sich die Haut durch Vermittlung der Nackenfaszie an den Knochen heftet, und zwar in einer Linie, die ungefähr von einem Warzenfortsatz zum andern reicht. In dieser Region wird also die starke Verschieblichkeit der Kopfschwarte abgebremst. Wäre das nicht der Fall, müßte z. B. bei einer starken Vorbeugung der Zug der Nackenhaut sich bis zur Stirn fortsetzen und die Augenbrauen in die Höhe ziehen. Am Hals liegen die Verhältnisse anders, hier kann der große Hautmuskel, das *Platysma*, sich gegebenenfalls durch Verkürzung oder Anspannung dagegen wehren, daß die Haut durch andere Bewegungen vom Hals und Gesicht weggerafft wird. Wenn fremde Spannungen sich am Hals durchsetzen, wie etwa der Narbenzug nach Verbrennungen, können die Mundwinkel dadurch herabgezogen und das Gesicht verzerrt werden.

Das Platysma, das in die Gesichtsmuskulatur übergeht, erscheint in funktioneller Hinsicht nur als Hilfsmuskel der Mimik, während es historisch gesehen die Quelle der mimischen Muskulatur darstellt. Sie entstammt der Muskulatur des Zungenbeinbogens und wird mit allen ihren Abkömmlingen vom Nerven dieses Bogens, dem N. facialis., innerviert (Abb. 3.1—5). Vom Hals aus wandert Muskulatur zum Kopf und teilt sich dabei in zwei Ströme, von denen der eine hinter dem Ohr zum Hinterhaupt, der andere vor dem Ohr auf das Gesicht gelangen. Der Hinterhauptteil verliert die Verbindung mit dem Mutterboden, am Gesichtsteil werden das oberflächliche Platysma und eine tiefe Schicht unterschieden. Die letztere bleibt beim Erwachsenen am Hals nur selten erhalten und wird hier als M. sphincter colli profundus bezeichnet.

Während sich bei den niederen Säugetieren die Gesichtsmuskulatur im wesentlichen um das äußere Ohr gruppiert und diesem eine große Beweglichkeit verleiht, ist sie beim Menschen an dieser Stelle bis auf kleine Reste rückgebildet; dafür hat die Mundöffnung auch bei den Primaten die meisten Muskeln um sich vereinigt[1]. Je weniger die vorspringenden Kiefer den Gesichtsausdruck beherrschen, je weniger die Lippen nur als Hautsäume des Kieferrandes erscheinen, desto mehr können sie sich aus den vegetativen Bindungen lösen und auch anderen Aufgaben zugeführt werden. Beim Menschen haben die Lippen den reduzierten Kiefern

---

[1] Vgl. SEILER, R.: Die Gesichtsmuskeln. Primatologie 4/6. Karger, Basel 1976

gegenüber so viel Selbständigkeit bekommen, daß sie in den Dienst der Sprache[1]) treten konnten und beim mimischen Ausdruck eine Hauptrolle spielen.

Der Hautmuskel des Halses

Platysma (Abb. 4.3—15 u. 4.7—45). Die dünne Muskelplatte beginnt in der Wangengegend des Gesichtes und am Unterkiefer bis zum Kinn. Von hier aus strahlen die Muskeln beider Seiten schräg nach abwärts, weichen dabei in der Mitte auseinander, überschreiten das Schlüsselbein und enden in der Haut der oberen Brustgegend. Bei alten Leuten, bei denen die Haut schlaff wird, drängen sich die Innenränder beider Muskeln unter dem Kinn als Längsfalten vor. Das Platysma liegt auf der oberflächlichen Halsfaszie und ist mit der Haut eng verbunden, kann diese also in niedrige Querfalten legen.

Wenn beide Muskeln sich aufs äußerste kontrahieren, wie das beim Erschrecken vorkommt, drängen die Muskelbündel durch die Haut vor und ziehen den Kiefer und teilweise sogar die Mundwinkel nach abwärts. Jedoch können nur wenige Menschen diese Kontraktion willkürlich hervorrufen, sie vermögen oft nicht einmal das Platysma durch die Haut sichtbar zu machen. Trotzdem ist anzunehmen, daß auch bei ihnen das Platysma als Hilfsmuskel der Mimik entweder im Gesichtsteil am Herabziehen der Mundwinkel beteiligt ist oder mit dem unteren Teil die Haut des Halses festhält, um sie dem Einfluß benachbarter Hautverschiebungen zu entziehen, bzw. die Haut an das Gesicht heranschafft.

Das Platysma stellt den Rest eines bei manchen Säugetieren weit über den Rumpf ausgedehnten Hautmuskels dar, der als *Panniculus carnosus* auch von anderen Muskeln seinen Ausgang nehmen kann. Beim Menschen hätte ein Hautmuskel des Rumpfes seine Bedeutung verloren, da die Bewegungen des Rumpfes und die Verschieblichkeit der Haut eingeschränkt sind und daher für die aktive Regulierung der Hautspannung kein Bedürfnis vorliegt. Außerdem können unsere Hände jeden Punkt der Körperoberfläche erreichen und dabei z. B. Insekten abwehren, die sonst, wie man bei Huftieren gut beobachten kann, durch ein kurzes Zucken der Haut zum Teil verscheucht werden.

Quer über den Ansatz des Sternocleidomastoideus und des Trapezius können Muskelfasern ziehen, die als M. transversus nuchae bezeichnet werden. Sie haben sich vom seitlichen Rand des Platysma abgezweigt und sind sehr variabel.

---

[1]) Vgl. LENNEBERG, E.H.: Biologische Grundlagen der Sprache. Suhrkamp, Frankfurt / Main 1972

Muskeln des Mundes (Abb. 4.7—38 u. 4.7—45)

M. orbicularis oris
M. buccinator
M. depressor labii inferioris
M. mentalis
M. depressor aguli oris
M. risorius
M. levator anguli oris
M. zygomaticus major
M. zygomaticus minor
M. levator labii superioris alaeque nasi
M. nasalis

M. orbicularis oris, Ringmuskel des Mundes (Abb. 4.7—45). Alle Muskeln, die zur Mundöffnung hinstreben, vereinigen sich in der ringförmigen Bahn dieses Schließmuskels, der das Lippenfleisch bildet. Aus dem Ringverlauf strahlen in der Tiefe schmale Bündel ab, die sich am Unterkiefer, am Oberkiefer und an der Haut der Nasenscheidewand befestigen.

Neben den Mundwinkeln sind in dieses System zwei senkrecht stehende Sehenenplatten eingeschaltet, die als Knotenpunkte zu fühlen sind, wenn man den Mundwinkel zwischen zwei Fingern von innen und außen betastet.

Von der Lederhaut ist der Muskel schwer zu trennen, gegen die Schleimhaut ist er aber leicht verschieblich. Er hat also auf die äußere Haut einen größeren Einfluß als auf die Schleimhaut. Die untere Grenze der Muskelplatte zeichnet sich als Kinnlippenfurche, *Sulcus mentolabialis*, in der Haut ab.

Der in das Lippenrot hineinragende Teil des Muskels biegt rechtwinkelig nach außen um. Kontrahiert er sich, wird er hochgezogen, wobei das Lippenrot sich mehr nach innen kehrt und sich dichter an die Zähne legt.

Die tonische Spannung des Muskels sucht die Mundspalte zu schließen. Der streng geschlossene Mund und der leicht geöffnete Mund sind zwei entgegengesetzte Haltungsformen der Lippen, die für den Gesichtsausdruck charakteristisch sind. Geht bei Lähmung eines N. facialis die tonische Spannung auf einer Seite verloren, kann das Ausfließen des Speichels aus dem herabhängenden Mundwinkel nicht verhindert werden. Wenn sich der periphere Saum des Muskels allein kontrahiert, wird der Mund rüsselartig vorgeschoben.

M. buccinator (Abb. 4.7—38 u. 4.7—45). Der Muskel, der die Grundlage der Wange darstellt, bildet die Fortsetzung des Orbicularis oris, dessen Fasern sich am Mundwinkel im Bereich der kleinen Sehenenplatte durchkreuzen. Die Ursprungslinie reicht hinten vom Alveolarfortsatz der letzten Molaren des Oberkiefers bis zu dem des Unterkiefers und wird auf der Zwischenstrecke von einem Bindegewebsstreif, der *Raphe pterygomandibularis*, gebil-

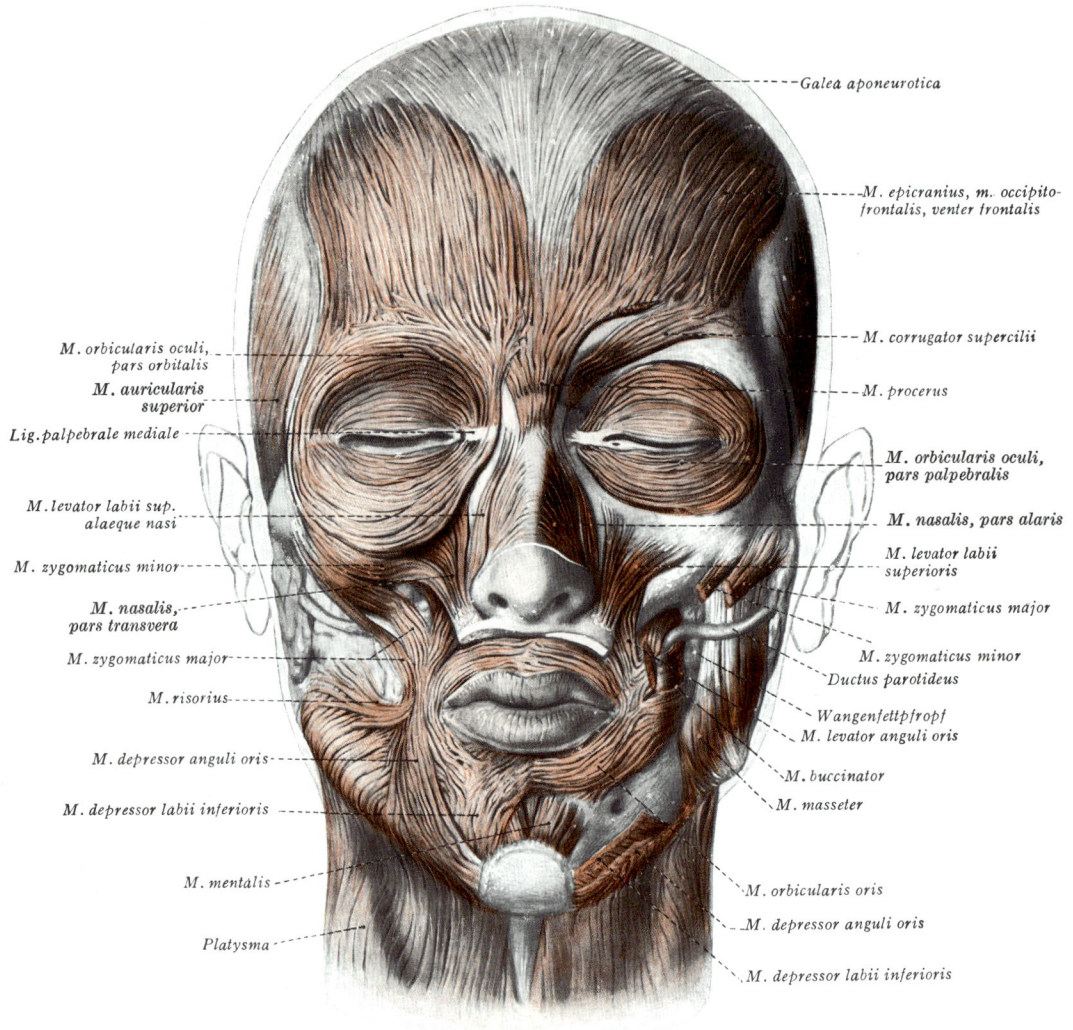

Abb. 4.7—45. Gesichtsmuskeln. Rechts oberflächliche Schicht, links tiefere Schicht.

det, die sich vom Hamulus des Flügelfortsatzes zum Unterkiefer ausspannt. Diese hinter dem Unterkieferast versteckt liegende Raphe trennt wie eine Zwischensehne den M. buccinator von einem Teil des oberen Schlundschnürers (Abb. 4.7—38).

Der Muskel wird gedehnt, wenn die Backen aufgeblasen werden (Posaunenengel), er verengt dabei durch den seitlichen Zug den Mundspalt. Von dieser Stellung aus kann er zusammen mit dem Orbicularis oris unter Druck die Luft auspressen (Trompetermuskel). Wenn der Muskel beim Lachen und Weinen die Mundwinkel durch aktive Kontraktion nach der Seite zieht, wirkt er als Antagonist des Orbicularis oris. Bei einseitiger Kontraktion zieht er den Mundwinkel auf dieselbe Seite. Seinen Tonus teilt er der Wange mit. Wenn beim

Kauen die Bissen zwischen Zahnreihen und Wange geraten, kann der dadurch gedehnte Buccinator sie wieder zwischen die Zahnreihen befördern.

Im Raum zwischen Buccinator und Masseter liegt der früher erwähnte Wangenfettpfropf (BICHAT), der sich bei Bewegungen des Kiefers oder der Wange den wechselnden Raumverhältnissen anpaßt. Soweit sich der Fettpfropf gegen den Buccinator verschiebt, besitzt der Muskel eine Gleitschicht in Gestalt einer Faszie. Ein Bündel des Muskels setzt am Kinn an, dicht am Ursprung des M. mentalis.

M. depressor labii inferioris (Abb. 4.7—45). Er bildet teils eine Fortsetzung des Platysma, teils entspringt er vom Unterkiefer unterhalb des Foramen mentale und zieht schräg nach oben innen zur Haut

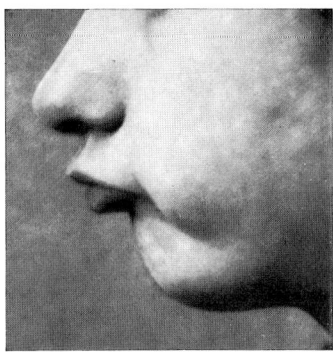

Abb. 4.7—46. Wirkung des M. mentalis (aus VIRCHOW, H.: Gesichtsmuskeln und Gesichtsausdruck. Arch. Anat. Physiol. 1908, 371—436).

der Unterlippe. Beim Abziehen der Haut müssen daher viele Fasern durchgeschnitten werden.

Der Muskel zieht die Unterlippe herab.

M. mentalis, Kinnmuskel (Abb. 4.7—45). Er entspringt an der Alveole des seitlichen Schneidezahns und zieht schräg abwärts zur Haut des Kinngrübchens. In der Mittellinie durchkreuzen sich die Muskeln beider Seiten. Sie ziehen die Kinnhaut in die Höhe und damit auch die Furche zwischen Kinn und Lippe. Dadurch wird der Unterlippe Haut zugeschoben, die sie beim Vorstrecken benutzen kann. Es entsteht die „Schnute" oder „Flunsch", wie sie Kinder beim Heraufziehen des Weinens machen (Abb. 4.7—46).

M. depressor anguli oris (Abb. 4.7—45). Die dreieckige Muskelplatte hat ihre Basis am Unterkieferrand und dringt hier mit ihren Ursprüngen zwischen die Bündel des darunterliegenden Depressor labii inferioris gegen den Kochen vor. Die Spitze des Muskeldreiecks strahlt in das Fasergeflecht des Mundwinkels, hängt auf diesem Wege mit dem Orbicularis und dem Levator anguli oris der Oberlippe zusammen.

Der Depressor anguli oris zieht die Mundwinkel

herab und streckt dabei den oberen Bogen der Nasenlippenfurche, die von der Nase aus den Mundwinkel umzieht und oft tief einschneidet. Diese Stellung gibt dem Gesicht den Ausdruck des Unzufriedenen, Mürrischen, Verachtenden (Abb. 4.7—47).

Einige Fasern ziehen in die Haut des Kinns und können eine Querfurche dicht unter dem Kinnrand erzeugen. Bei starker Fettentwicklung soll die Furche das Doppelkinn trennen. Auf der gleichen Bahn können beide Muskeln über das Platysma hinweg durch quere Fasern zusammenhängen, M. transversus menti.

M. risorius, Lachmuskel (Abb. 4.7—45). Quer oder schräg vom Mundwinkel ausstrahlende Fasern, die in der Wangenhaut inserieren, Sie erzeugen das Lachgrübchen und können zugleich den Mund beim Lachen breitziehen (Abb. 4.7—47).

Der Muskel ist meist recht dünn, oft fehlt er ganz.

M. levator anguli oris (Abb. 4.7—45). Er entspringt in der Fossa canina unterhalb des Foramen infraorbitale und zieht als viereckige Muskelplatte aus der Tiefe heraus zum Mundwinkel. Hier bestehen Verbindungen zum Depressor anguli oris.

Der Levator anguli oris zieht den Mundwinkel nach oben.

M. zygomaticus major, Jochbeinmuskel (Abb. 4.7—45). Er entspringt vom Jochbein und zieht schräg abwärts über die Wange zum Mundwinkel, von wo er teils in die Muskeln, teils in die Haut einstrahlt. Er ist der typische Lachmuskel, hebt die Mundwinkel, vertieft die Nasenlippenfurche und gibt ihr einen fröhlichen Schwung (Abb. 4.7—47).

Seitlich neben der Nase inseriert in der Oberlippe ein meist kräftig ausgebildetes Muskelbündel, zu dem sich drei Muskeln vereinigen, welche sich funktionell in ihrer mimischen Wirkung voneinander unterscheiden.

M. zygomaticus minor (Abb. 4.7—45), ein Faserzug, der medial seines stärkeren Brudermuskels, dem Zygomaticus major, vom Jochbein entspringt und mit dem Orbicularis oculi noch zusammen-

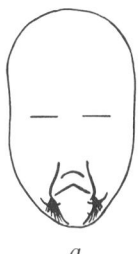
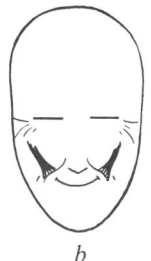
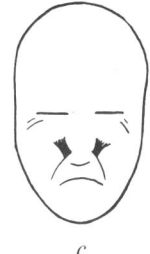
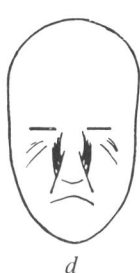

a   *b*   *c*   *d*

Abb. 4.7—47. a) Mitwirkung des M. depressor anguli oris beim Ausdruck der Unzufriedenheit und Verachtung. b) Mitwirkung des M. zygomaticus major beim Lachen. c) Mitwirkung des M. zygomaticus minor und des M. levator labii superioris alaeque nasi beim Ausdruck des Weinens. d) Hebung des oberen Endes der Nasen-Oberlippen-Furche durch den M. nasalis (bitterlich weinen) (nach DUVAL / GAUPP: Grundriß der Anatomie für Künstler. 7. Aufl. Enke, Stuttgart 1922).

hängt. Er strahlt zur Haut der Oberlippe in die Gegend der Nasenlippenfurche (Abb. 4.7—45 u. 4.7—47).

M. levator labii superioris alaeque nasi (Abb. 4.7—45) schließt sich medial an den vorigen an, entspringt dicht unter dem Margo infraorbitalis, überspannt in seinem Verlauf zur Oberlippe die tiefliegende Fossa canina.

Der *M. nasalis* (Abb. 4.7—45) ist ein Sammelbegriff für die Pars transversa (früher: M. compressor naris) und die Pars alaris (früher: M. dilatator naris).

Die Pars transversa entspringt vom Stirnfortsatz des Oberkiefers und gelangt als schmales Bündel, das sich aus dem Orbicularis oculi gelöst hat, zur Insertion an den Nasenflügel, mit einigen Fasern auch in die Haut der Oberlippe (Abb. 4.7—45). Die vereinigten Muskelzüge strahlen in das Hautfeld medianwärts der Nasenlippenfurche; sie heben die Oberlippe, entblößen dabei die Schneidezähne und verformen die Nasenlippenfurche zu einem unlustigen Bogen. Sie sind beteiligt an den Ausdrucksbewegungen des Weinens (Abb. 4.7—47), der Unzufriedenheit.

Die Pars alaris entspringt seitlich von der Apertura piriformis und strahlt zum Nasenrücken, wo sich die Muskeln beider Seiten in einer Dorsalaponeurose vereinigen. Die unteren Bündel ziehen quer über die Nasenflügel, die oberen laufen steiler, ein kleines Bündelchen findet den Weg zur häutigen Nasenscheidewand.

Der Muskel zieht die Weichnase nach abwärts, was bei manchen Menschen schon beim Sprechen im Profil zu sehen ist.

Mimische Muskeln der Lidspalte

M. orbicularis oculi

M. corrugator supercilii

M. procerus

M. orbicularis oculi, Ringmuskel des Auges (Abb. 4.7—45). Man unterscheidet einen auf dem Orbitalrand liegenden Teil als *Pars orbitalis* von der die Lider bedeckenden *Pars palpebralis.* Beide finden ihre knöcherne Befestigung in der Gegend des medialen Augenwinkels; sie sind nicht in einer Ebene ausgebreitet, sondern schmiegen sich dem Orbitalrand und den auf dem Augapfel ruhenden Lidern an. Am Übergang zwischen beiden entsteht eine tiefe Furche.

Die *Pars orbitalis* entspringt von der Crista lacrimalis anterior und dem medialen Lidbändchen, Lig. palpebrale mediale, und umkreist wie ein Brillenrand das Auge. Die Muskelfasern sind dicker und fester an die Haut gebunden als bei der Pars palpebralis. Bei der Kontraktion zieht der Muskel die Haut gegen den medialen Ursprung hin, wobei ra-

diäre Hautfalten am äußeren Augenwinkel entstehen: „Krähenfüße".

Vom medialen Augenwinkel aus strahlen die Fasern fächerförmig in die Höhe. Ein Teil der Fasern inseriert in der Haut am Kopf der Augenbraue und zieht diese herab: *M. depressor supercilii.*

Die *Pars palpebralis* ist feinfaseriger und liegt direkt unter der dünnen, fettlosen Lidhaut. Zwischen die Muskelbündel greift die Sehne des M. levator palpebrae superioris. Die Pars palpebralis entspringt vom Lig. palpebrale mediale und ist am lateralen Augenwinkel durch eine bindegewebige Raphe teilweise unterbrochen. Die Muskelfasern bedecken die sog. Lidfaserplatte, den Tarsus palpebrae, die wie zwei Schalen die Lider verfestigt. Bei geöffneten Lidern entsteht besonders oben eine tiefe Einziehung zwischen Orbitalrand und Lid, die verdeckt wird durch eine vom Orbitalrand herabhängende Deckfalte. Bei krankhafter Flüssigkeitsansammlung in der Folge bestimmter Nierenerkrankungen sammelt sich diese zuerst unter der leicht verschiebbaren Lidhaut (Lidödem).

Die Pars palpebralis ist beim Lidschlag allein tätig, beim starken Zukneifen wirkt auch die Pars orbitalis mit.

Beim Lidschluß wird auch ein Druck auf den Augapfel ausgeübt, der so groß werden kann, daß z. B. nach Staroperationen durch das krampfhafte Zukneifen der Glaskörper aus der Wunde herausgepreßt werden kann.

Die Pars palpebralis besitzt einen kleinen rechteckigen Abschnitt, der von der Crista lacrimalis posterior und der hinteren Wand des Tränensackes entspringt, *Pars lacrimalis,* und sich von hinten her in die Lidränder weiter fortsetzt. Diese letzte Ausstrahlung bewirkt das Anschmiegen der Lidränder an den Augapfel; die Pars lacrimalis soll durch Erweiterung des Tränensackes ansaugend auf die Tränenflüssigkeit wirken.

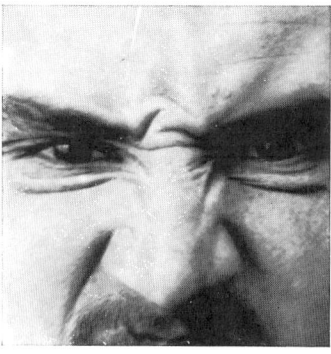

Abb. 4.7—48. Wirkung des M. procerus, Querfalten auf der Nasenwurzel (aus H. Virchow 1908).

M. corrugator supercilii (Abb. 4.7—45). Vom Ursprung am Stirnbein dicht oberhalb der Nasenwurzel zieht er schräg aufwärts zur Haut der Augenbraue. Aus der Tiefe kommend, muß der kräftige Muskel den Frontalis durchbrechen. Die Muskeln ziehen die Haut zur Nasenwurzel hin und erzeugen dabei auf der Glabella senkrechte Falten. Es entsteht der Ausdruck ernsten Nachdenkens; in Verbindung mit dem Frontalis bekommt das Gesicht einen leidvollen Zug, er ist der „Grammuskel".

M. procerus (Abb. 4.7—45). Er entspringt am Nasenrücken und strahlt, auf dem Frontalis liegend, senkrecht zur Stirnhaut in die Höhe. Er erzeugt eine tiefe Querfalte an der Nasenwurzel (Abb. 4.7—48) und ist damit ein Antagonist des Frontalis, hat aber den Depressor supercilii zum Helfer.

Muskeln des Schädeldaches, M. epicranius

M. occipitofrontalis
M. temporoparietalis

Das Schädeldach ist von einer Sehnenhaube, *Galea aponeurotica*, überzogen, die mit der Kopfhaut zur Kopfschwarte fest verbunden ist, sich aber gegen die Knochenhaut verschieben läßt. Die Kopfschwarte läßt sich daher leicht vom Schädel ablösen, skalpieren. Die Galea steht vorn und hinten mit Muskelbäuchen in Verbindung und erscheint daher mit ihrem stärksten Teil als deren Zwischensehne. Es handelt sich um den *Venter frontalis et occipitalis*. Beide werden mit ihrer Zwischensehne als ein einheitlicher M. occipitofrontalis aufgefaßt.

Venter frontalis, Stirnmuskel (Abb. 4.7—45). Er beginnt in der Haut der Brauengegend und der Glabella und endet mit seinen aufsteigenden Fasern in Höhe des Stirnhöckers in der Galea. Nach oben zu weichen die Muskeln beider Seiten etwas auseinander.

Der Muskel ist der eigentliche Stirnrunzler. Wenn die Galea durch den Zug des Venter occipitalis festgehalten wird, werden die Brauen in die Höhe gezogen. Der Ausdruck, der hierdurch entsteht, ist der Aufmerksamkeit und des Aufhorchens.

Der Venter frontalis ist dabei Antagonist des Orbicularis oculi, dessen Fasern er zum großen Teil senkrecht durchsetzt. Somit kann er die Lider etwas anheben, und er versucht das auch dann noch, wenn der Tonus des eigentlichen Lidhebers beim Einschlafen bereits nachgelassen hat und die Augen zuzufallen drohen.

Manche Menschen können auch die Kopfhaut vor- und zurückschieben; dabei wird der Venter frontalis wohl durch jene Muskeln unterstützt, die vorn am Knochen entspringen (Procerus, Depressor supercilii) und die Strinhaut herabziehen können.

Venter occipitalis, Hinterhauptsmuskel. Er entspringt am Hinterhaupt von der obersten Nackenlinie bis zum Warzenfortsatz und verläuft schräg aufwärts zur Galea.

Der Venter occipitalis glättet die Falten der Stirn; meist wird der schwache Muskel nur durch seine Spannung die Galea festhalten, um dem Venter frontalis ein Punctum fixum zu geben.

M. temporoparietalis. Dieser meist unscheinbare und variable Anteil des M. epicranius spannt sich zwischen der Gegend des Ohres und der Galea aponeurotica aus.

Muskeln um das äußere Ohr

Im Gegensatz zu den meisten Säugetieren ist beim Menschen die Muskulatur des äußeren Ohres zurückgebildet. Es gibt wohl einzelne Menschen, die etwas mit den Ohren wackeln können, jedoch sind die Muskeln dünn, variabel und erreichen zu einem Teil gar nicht mehr den Ohrknorpel.

M. auricularis anterior, vorderer Ohrmuskel. Ein schmaler, dünner Muskelzug, der in horizontalem Verlauf vorn die Ohrmuschel erreicht, dabei in einer tieferen Schicht liegt als der folgende.

M. auricularis superior, oberer Ohrmuskel (Abb. 4.7—45). Er ist der kräftigste, liegt über dem Ohr, entspringt vom Schläfenteil der Galea und zieht in konvergentem Verlauf zum Ohrknorpel, die hinteren Fasern gehen in die Galea.

M. auricularis posterior, hinterer Ohrmuskel. Zieht dicht unter der Haut zur Hinterwand der Ohrmuschel.

Mienenspiel und Gesichtszüge[1]

Die Mimik des Menschen hat sich aus der phylogenetisch alten Motorik des Kiemendarms entwickelt. Affekte wie Angst, Wut, Ekel, Freude und Trauer wie auch die dazugehörigen Laute vermittels der Kehlkopfmuskulatur äußern sich bei allen Säugetieren in prinzipiell gleicher Weise.

Nachdem die einzelnen Muskeln des Gesichts beschrieben wurden, ist noch zu prüfen, wie bestimmte Muskelgruppen gewisse Ausdrucksweisen zustandebringen. Da es unmöglich ist, die Beteiligung der einzelnen Muskeln an den zahlreichen Abstufungen des Mienenspiels zu erörtern, soll nur der typische Bewegungsmechanismus zweier Ausdrucksweisen dargestellt werden.

Allgemein gilt, daß die Gesichtsfurchen etwa senkrecht zum Zug des verursachenden Muskels entstehen.

---

[1] Vgl. Lange, F.: Die Sprache des menschlichen Antlitzes. 4. Aufl. Lehmann, München 1952.

Beim *Lachen* verbreitern die Zygomatici die Mundspalte und heben die Mundwinkel. Ein vorhandener Risorius würde zugleich das sog. Lachgrübchen erzeugen. Die Nasolabialfurche nimmt durch die Zygomaticus-Wirkung einen geschwungenen Verlauf (Abb. 4.7—47). Am Auge wird die Lidspalte verkleinert, es entstehen dabei kleine Fältchen am äußeren Augenwinkel. Auch die Nasenlöcher werden etwas geöffnet. Bleiben beim Lächeln die Lippen geschlossen, entsteht der Ausdruck des gezwungenen Lächelns, das bei manchen Menschen zu einer maskenhaften Verkleidung des Gesichtes führt.

Beim *Weinen* zieht der Depressor anguli oris den Mundwinkel herab. Die Nasenlippenfurche wird steilgestellt (Abb. 4.7—47). Der Orbicularis oculi schließt die Lidspalte, der Corrugator supercilii zieht die Augenbrauen zusammen und bildet die Gramfalten.

Über die seelische Verwendung der Bewegungs- und Haltungsmechanismen der Gesichtshaut können hier nur einige Grundregeln aufgestellt werden, wobei zunächst von der Gestalt des Gesichtes als der Grundlage der Mimik abgesehen wird. Da der Bewegungsapparat für die Mimik keine Gelenke besitzt, ist er plastisch und besonders geeignet, die feinsten Regungen in allen Abwandlungen widerzuspiegeln. Aus diesem Instrument kann die Psyche mehr herausholen als z. B. aus zwangsläufigen Scharnieren, es treten also die nervösen Einflüsse freier hervor als sonst. Wohl kann man einige Grundmechanismen auf die Beteiligung einzelner Muskelgruppen zurückführen, aber schon die Abstufungen des Lachens entziehen sich jeder mechanischen Analyse.

An das mimische Instrument darf man nicht mit denselben Vorstellungen herangehen, die bisher bei der Analyse des Bewegungsapparates angewendet wurden. Wohl kann man z. B. die Hand als Greiforgan aus ihrem Bau verständlich machen. Sowie aber die Hand zu Ausdrucksbewegungen benutzt wird, denkt man nicht mehr daran, diese aus mechanischen Einzelakten zusammenzusetzen, aus dem richtigen Gefühl heraus, daß diese Analyse hierbei nicht mehr das Wesentliche treffen würde. Die Bewegungsformen der arbeitenden Hand werden in der *Gebärdensprache* der Hand nur symbolisch angedeutet; sie haben keine zweckhaften Beziehungen mehr zur Umwelt, sondern deuten auf den seelischen Vorgang, der sie hervorgebracht hat. Hier liegt der Wesenskern aller Ausdrucksbewegungen, seien sie mimisch oder pantomimisch.

Während aber bei der Hand die Ausdrucksbewegungen nur einen Teil ihrer Gesamtleistung darstellen, ist das bei den Gesichtsmuskeln anders. Hier wird die Mimik zur wesentlichen Leistung.

Auch die mimischen Bewegungen erscheinen abgelöst und gleichsam sublimiert von ursprünglich zweckhaften Bewegungen, die der Annäherung an Sinnesreize oder ihrer Abwehr dienten. So werden noch bei Erwachsenen, in stärkerem Maße bei Kindern, unangenehme Sinnesreize damit beantwortet, daß die Ringmuskeln an den Sinnespforten das Eindringen dieser Reize durch Zusammenziehung abzuwehren suchen. Umgekehrt öffnen sie sich zum Einlaß angenehmer Reize. Diese Reaktionen können auch dann ausgelöst werden, wenn in unserer Psyche Vorstellungen von solchen Reizen auftreten.

Bei angeborener Blindheit, bei der Lichtreize nicht mehr aufgenommen werden und daher die Reaktion der zugehörigen Gesichtsmuskeln fehlt, erlischt zugleich die Mimik an Auge und Stirn, bzw. wird sie auffallend starr.

Normalerweise zeigen sich nämlich bei geistiger Tätigkeit die begleitenden mimischen Bewegungen hauptsächlich an der Stirn und in der Umgebung des Auges. Die Falten der Stirn nennt VIKTOR V. SCHEFFEL (1826-1886) die Narben der Gedanken. Die Gemütsbewegungen hingegen kommen mehr in der Umgebung des Mundes zum Ausdruck. So ist der Mund nach JOHANN KASPAR LAVATER (1741-1801) das beseelteste aller Organe. Seine Muskulatur, deren radiäre Züge sogar in doppelter Schicht vorhanden sind, wird zu vielfältigeren Zwecken gebraucht als die der Umgebung des Auges: für Nahrungsaufnahme, Mienenspiel und Sprache.

Der Ausdruck des Gesichts wird nicht nur durch Bewegungen, sondern auch durch die Spannung der Gesichtshaut bedingt. Hierüber lassen sich folgende allgemeine Regeln aufstellen:

Körperliche und geistige Ruhe werden von einer leichten Herabsetzung des Tonus der Gesichtsmuskulatur begleitet, die bei der Ermüdung bis zur Erschlaffung geht, während bei der Tätigkeit die Spannung ansteigt, wie z. B. bei der „gespannten" Aufmerksamkeit. Bei niedergeschlagener Stimmung wird die mimische Muskulatur im unteren Gesichtsteil schlaff, die Mundwinkel hängen herab, das Gesicht wird lang. Umgekehrt werden bei gehobener Stimmung auch Lippen und Wangen gehoben, und beim Lachen wird das Gesicht breit.

Weite Öffnung des Auges und des Mundes bedeutet ursprünglich eine Bereitschaft zur Aufnahme von Reizen. Man findet diese Haltung aber auch bei plötzlicher Erregung, bei Überraschung und in weiterer Steigerung beim Entsetzen.

Eine Veränderung des Gesichtsausdruckes kann bei schweren körperlichen und seelischen Krankheiten auftreten. Es gibt allgemeine Zeichen und besondere Ausdrucksformen für bestimmte Krankheiten. Zu den allgemeinen Zeichen kritischer Zustände gehört der plötzliche Verfall der Gesichtszüge, z. B. die Facies abdominalis (Facies Hippocratica), die bei schweren Erkrankungen in der Bauchhöhle unter Mitbeteiligung des Bauchfells auftritt. Eine genaue Beschreibung dieses Gesichtsausdrucks ist schwierig; es bleibt dem ärztlichen Blick überlassen, in den Gesichtszügen der Kranken zu lesen[1]). Bei einer einseitigen Lähmung der Gesichtsmuskeln wird die gelähmte Gesichtshälfte schlaff und mehr oder weniger faltenlos, die Lidspalte ist erweitert, die Nase verbiegt sich nach der gesunden Seite, der Mundwinkel steht tiefer.

Unsere Darstellung begann mit der Betrachtung des bewegten Mienenspiels als etwas Dynamischem; sie führt zu etwas Statischem, indem sie von dem vorübergehenden Gesichtsausdruck bei Stimmungen zu dem dauernden Gesichtsausdruck, der sog. *Physiognomie*, gelangt. Es ist anzunehmen, daß die physiognomischen Züge dauernd festgehaltene mimische Züge darstellen. Die Bewegungen hinterlassen nur dann Spuren, wenn sie oft genug stattgefunden haben und wenn die Haut hierzu die geeignete Beschaffenheit bekommt. Gewöhnlich ist die Faltenbildung der Haut mit dem Altern verbunden, aber manche Falten, z. B. die Nasolabialfalte, bilden sich schon bei Kindern.

Es muß ferner bedacht werden, daß die bewegte und die gefaltete Gesichtshaut nur die Oberfläche des Gesichts darstellt, das unter der Haut noch einen gestalteten Untergrund besitzt. Auf dieser Grundlage bilden sich Mimik und Gesichtsausdruck.

Geringgradige Asymmetrien des Schädels sind eine Teilerscheinung der allgemeinen Asymmetrie des Skeletts. Wie früher ausgeführt, ist das linke

[1]) Vgl. SÜDHOFF, H., K.F. KLOSTERMANN und W. TISCHEN-DORF: Der Diagnostische Blick. 3. Aufl. Schattauer, Stuttgart 1979.

Bein gewöhnlich länger als das rechte, in Verbindung damit sind Form und Stellung des Beckens asymmetrisch, die Wirbelsäule hat eine leichte Skoliose und die Hinterhauptskondylen sind verschieden hoch. Am Schädel zeigt das Schädelgewölbe die stärksten Abweichungen, bezogen auf die Medianebene. Es besteht ferner eine Verbiegung der Nasenscheidewand, die sich schon in der Fetalzeit ausbildet und bei stärkeren Graden zu Störungen der Atmung führt; auch die Nebenhöhlen der Nase sind rechts und links ungleich, ebenso die Augenhöhlen und die Kiefer. Von wo der Anstoß zu dieser durch den ganzen Körper ziehenden Ungleichheit beider Seiten ausgeht, ist ungeklärt. Sicher ist aber, daß manche krankhaften Vorgänge eine verstärkte Asymmetrie erzeugen, wie z. B. der muskuläre Schiefhals oder Verwachsungen zwischen Hinterhaupt und Wirbelsäule, also Vorgänge, durch die der Kopf zwangsmäßig schief gestellt wird. Durch die sich ausbildende Asymmetrie wird die Schrägstellung zum Teil wieder ausgeglichen. Wenn in der Kindheit die krankhaften Ursachen, wie beim Caput obstipum, beseitigt werden können, bildet sich die krankhafte Asymmetrie des Gesichtes wieder zurück.

Alle Gesichts-Asymmetrien sind wesentliche Elemente des Ausdrucks. Die Künstler haben die Unterschiede beider Seiten oft dargestellt, weil dem Gesicht dadurch ein besonderer Reiz verliehen wird. Die Wirkung dieser Asymmetrien wird deutlich, wenn man auf fotografischem Wege das Gesicht aus zwei linken oder zwei rechten Hälften zusammensetzt, indem man jeweils eine Gesichtshälfte im Spiegelbild ergänzt. Es zeigt sich dann, daß diese Gesichter vom Original stark abweichen. Jedes Gesicht ist unverkennbar eine lebendige Einheit, deren individueller psychischer Ausdrucksgehalt mit messenden Methoden kaum bestimmbar ist.

5. Erklärung der wichtigsten Begriffe und Fachausdrücke der vorhergehenden Kapitel zur makroskopischen Anatomie des Bewegungsapparates

abdomen, -inis n *(l)* = Bauch, Unterleib; urspr. auf den Unterleib trächtiger Schweine angewendet, übertragen auf den Menschen: Wanst eines Schlemmers. abdere *(l)*: wegtun, verbergen; a, ab, abs *(l)* = apo *(gr)*: Präp. von, von . . . her; dare *(l)*: geben, tun.

abdominalis, -e: Adj. zu abdomen; zum Unterleib gehörig.

abductor, -oris m *(l)* = der Abzieher, Wegführer. – ab: von, von . . . ab, weg; ducere: führen, ziehen.

M. abductor: Muskel mit wegführender Wirkung.

accessorius, -a, -um (l) = hinzutretend, hinzukommend. – accedere: dazugeben, dazutreten; ac, ad: Präp. zu, an, bei, heran; cedere: treten, gehen, zuteil werden.

N. accessorius: XI. Nerv; dieser kam 1664 zu den damals bekannten 10 Hirnnerven hinzu.

acetabulum, -i (l) = Hüftgelenkspfanne; urspr. das Essigschälchen: ein Gefäß, in welchem aromatischer Essig auf die Tafel gestellt wurde, um Brot darin zu tränken. – acetum, -i n der Essig; -ulus: Diminutiv-, d. h. Verkleinerungsform.

acetabularis, -e: Adj. zu acetabulum.

Achilles, -is m *(l)* = Achilleus: griechischer Held vor Troja, Sohn des Peleus und der Thetis, Urenkel des Zeus; er wurde von Paris durch einen von Apoll gelenkten Pfeil getötet, und zwar an der Ferse, d. h. der Pfeil durchtrennte die Sehne des M. triceps surae; daher: Achillessehne.

acromion, -ii (l) = akrómion *(gr)*: Schulterhöhe, Schulterspitze. – akros: das äußerste u. ohmos: die Schulter, die höchstgelegene Stelle an der Schulter = das äußerste Ende der Spina scapulae.

acromialis, -e: Adj. zu acromion.

acromioclavicularis, -e *(l)*: vom Acromion zur Clavicula ziehend; siehe acromion u. clavicula.

adductor, -oris m *(l)* = Heranführer, Hinzuziehender. – adducere: heranführen, hinzuziehen; ad: heran, an; ducere: führen, ziehen.

M. adductor: Muskel mit heranziehender Wirkung.

adiposus, -a, -um (l) = fettreich, fetthaltig. – adeps, -ipis m und f: weiches Fett wohlgenährter Tiere und Menschen im Gegensatz zu sebum, -i n: der Talg, z. B. Glandulae sebaceae: die Talgdrüsen; -osus: Suffix mit der Bedeutung: reich an etwas.

adminiculum, -i n (l) = Stütze, Beihilfe. – ad: an, heran; minae, -arum f: die Zinnen, die Mauern; -ulus: Dim. – urspr.: Anpfählung, Anstützung, an die Mauer gestützt bzw. befestigt; anat.: Sehnenverstärkung.

Adminiculum lineae albae: Verstärkungszug der Linea alba an der Symphyse.

affixus, -a, -um (l) = angeheftet, befestigt. – P.p.p. von affigere: anheften; ad, ac, af-: an... heran, zu; figere: heften, befestigen, „fixieren".

ala, -ae f *(l)* = 1. der Flügel a) als Bewegungsorgan, b) als Ruder der Segelschiffe, c) Flanken der Legionen; 2. die Achsel: als Reproduktion der ala (Flügel) des Vogels; daher auch für die Schulter und den Oberarm verwendet. Ala ossis humeri: Oberarm, von der „ganzen Schulter" sank die ala zur Grube der Schulter = Achselhöhle herab und wird in dieser Verwendung für eine Synkope von axilla gehalten.

alaris, -e: Adj. zu ala.

albus, -a, -um (l) = weiß, weißglänzend. – alphós *(gr)*: weißer Ausschlag (Hautausschlag).

albicans: P.p.a. von albicare: weiß sein, schimmern.

albugo, -inis f: weißer Fleck (Auge).

albugineus: Adj. zu albugo. Tunica albuginea: derbe weiße Bindegewebshülle.

alveolus, -i m *(l)* = kleine Mulde, Bienenzelle, die mit einem feinfaserigen Fachwerk durchzogenen Raumabteilungen. – Dim. zu alveus, -i m: Höhlung, Bauch, Flußbett; urspr.: bauchige Vertiefung; anat.: Lungenbläschen, Zahnfach. – aulóhn *(gr)*: Schlucht, Graben, Tal.

alveolaris, -e: Adj. zu alveolus.

amphiarthrosis, -is f *(l)* = bänderstraffes Gelenk mit nur geringer Beweglichkeit. – amphi *(gr)*: ringsum, herum, zu beiden Seiten; arthron *(gr)*: Glied, Gelenk.

anatomia, -ae f *(l)* = die Kunst des Zergliederns. – ana *(gr)*: auf, an, daran; temnein *(gr)*: schneiden, gliedern; anatemnein: zerschneiden, zergliedern.

anatomicus, -a, -um: Adj. zu anatomia.

anconeus, -a, -um (l) = zum Ellenbogen gehörig. – ankóhn *(gr)*: der gebogene Arm, der Ellenbogen; urspr.: der Armbug, Eingebogenes; Etym. unsicher.

angulus, -i m *(l)* = Winkel, Ecke. – Etym. unsicher; änkylos *(gr)*: krumm; änkýla *(gr)*: Handgelenk, Schlinge, Bogensehne.

angularis, -e: Adj. zu angulus; winkelig, eckig.

ansa, -ae f *(l)* = Öse, Schlinge, Henkel. – von hänia oder ansia *(gr)*: der Zügel, der dem Zugvieh durch die Nase gezogene Zügel.

anserinus, -a, -um (l) = Adj. zu anser, -is m: die Gans.

Pes anserinus: Gänsefuß, Ansatz von 1. M. gracilis, 2. M. sartorius, 3. M. semitendinosus.

antebrachium, -ii n *(l)* = Unterarm, Vorderarm. – ante: vor, vorher; brachium, -ii n: der Arm.

antrum, -i n *(l)* = Grotte, Höhlung, Höhle. – ántron *(gr)*: die Höhle.

anus, -i m *(l)* = Kreis, Ring, After (ring). – Etym. unsicher.

analis, -e: Adj. zu anus.

anulus, -i m: Dim. zu anus; kleiner Ring.

anularis, -e: Adj. zu anulus.

anococcygeus, -a, -um: vom After zum Steiß verlaufend; siehe anus u. coccyx.

aorta, -ae f *(l)* = Hauptschlagader. – aéirein *(gr)*: etwas in die Höhe heben, um es zu tragen. – 1. Hippokrates: Luftröhrenast = Bronchien; nach seiner Vorstellung hingen die Lungen an den Ästen der Luftröhren (Bronchien). – 2. Aristoteles transferierte das Wort auf die große Schlagader, an welcher das Herz hängt.

apertura, -ae f *(l)* = Öffnung, Loch. – aperire: öffnen, erschließen, aufdecken.

apex, -icis m *(l)* = äußerste Spitze; urspr.: Befestigung, Anfügung. – apere: anfügen, verknüpfen.

apicalis, -e: äußerst spitz, zur Spitze gehörend.

aponeurosis, -is f *(l)* = flächenhafte platte Sehne. – apo *(gr)*: von . . . weg; neuron . . . her, voran, gleich nach; neuróein *(gr)*: die Sehne anspannen; die Stelle, von der der Muskel (die Sehne) angespannt wird. – Aponeurose der breiten Bauchmuskeln, des Zwerchfells, der Handfläche.

aquaeductus, -us m *(l)* = Wasserleitung, Anat.: mit Flüssigkeit gefüllter Kanal, Bsp.: Aquaeductus cerebri: Liquor leitende enge Verbindung zwischen 3. und 4. Ventrikel. – aqua, -ae f: Wasser; ductus, -us m: Zug, Leitung.

arcus, -us m *(l)* = Bogen, Kreisbogen. – Etym. unsicher.

arcuatus, -a, -um u. arcualis, -e: Adj. zu arcus; bogenförmig gekrümmt.

Linea arcuata: kaudales bogenförmiges Ende des hinteren Blattes der Rectusscheide.

area, -ae f *(l)* = Bezirk, freie Fläche, Stelle.

areola, -ae f: Dim. zu area; Bsp.: Areola mammae: Warzenhof.

areolaris, -e: Adj. zu areola.

arteria, -ae f *(l)* = Schlagader, Arterie. – von áer *(gr)*: Luft u. täréein *(gr)*: enthalten, bewahren; früher glaubte man, in den Hohlräumen sei Luft enthalten und unterschied: 1. die tracheische Arterie = rauhe Luftröhre; 2. die leiische Arterie = glatte Luftröhre (arterielle Blutgefäße).
arteriosus, -a, -um: Adj. zu arteria.

articulatio, -onis f *(l)* = Gelenk. – articulus, -i m: Fingerglied, Knoten; Dim. zu artus, -us m: Gelenk, Glied; artéyin *(gr)*: zusammenfügen, gliedern; arthron *(gr)*: Glied, Verbindung.
articularis, -e: Adj. zu articulus; gelenkig.

asper, -era, -erum (l) = rauh, uneben.
Linea aspera: rauhe Linie an der Femurrückseite zur Anheftung der Adduktorenmuskeln und des kurzen Bizepskopfes.

atlas, -antis m *(l)* = 1. Halswirbel. – Atlas: griechischer Heros, der die Säulen des Himmels trug. – a: Intensivum; tlas: P.p.a. von thänai *(gr)*: tragen; der starke Träger.
atlantoaxialis, -e: vom Atlas zum Axis verlaufend; siehe atlas u. axis.
atlantooccipitalis, -e: vom Atlas zum Hinterhaupt verlaufend; siehe atlas u. occiput.

auditivus, -a, -um (l) = das Hören betreffend. – audire: hören.

auris, -is f *(l)* = Ohr. – Oús *(gr)*: Ohr.
auricula, -ae f: Dim. zu auris; das kleine Ohr, die Ohrmuschel, das Herzohr.
auricularis, -e: Adj. zu auricula.

axis, -is m *(l)* = 1. Achse, 2. Halswirbel; er gibt die ruhende Achse an, um welche sich der 1. Halswirbel dreht. – von axón *(gr)*: Wagenachse, Himmelsachse.

basilicus, -a, -um (l) = königlich. – basilikos *(gr)*: königlich; basileus *(gr)*: der König. – Herleitung umstritten; nach HYRTL aus dem Arabischen „al-basilik".

basis, -eos f *(l)* = Grundfläche, eigentl. der Untergrund, die „Basis". – basis *(gr)*: Grundlage.
basalis, basilaris, -e: Adj. zu basis; zur Basis gehörend.

biceps, -itis m *(l)* = zweiköpfig. – bi: zweifach, zwie; caput, -itis n: der Kopf.
bicipitalis, -e: Adj. zu biceps = zum zweiköpfigen (Muskel) gehörend.
bicipitoradialis, -e: zum zweiköpfigen Muskel und zur Speiche gehörend; siehe biceps u. radius.

bifurcatio, -onis f *(l)* = Gabelung. – bi: zwei, zwie, zweimal; furca, -ae f *(l)*: die Gabel, die „Furke".
Bifurcatio tracheae: Luftröhrengabelung in Höhe des IV. Brustwirbels.

bipartitus, -a, -um (l) = zweigeteilt. – bi: zwei; pars, -tis f: der Teil.

brachium, -ii n *(l)* = Arm, Zweig, Stiel. – brachion *(gr)*: Oberarm, Arm. – 1. bei den Römern: der gesamte Arm einschl. Unterarm und Hand; 2. bei den Griechen: Oberarm; 3. veraltet: Brachium pontis: der Brückenarm; 4. Brachium colliculi: von der Vierhügelplatte ausgehende armähnliche Stränge.
brachialis, -e *(l)*: Adj. zu brachium; zum Arm gehörend.
brachiocephalicus, -a, -um *(l)*: zum Arm und Kopf gehörend; siehe brachium u. cephalos.
brachioradialis, -e *(l)*: zum Arm und zur Speiche gehörend; siehe brachium u. radius.

brevis, -e (l) = kurz, klein, schmal. – von brachýs *(gr)*: kurz u. brachéa *(gr)*: seichte Stelle.

bucca, -ae f *(l)* = Wange, Backe, Mund. – von býktäs *(gr)*: heulend, vom Wind; bu *(idg)*: aufblasen, schwellen.
buccalis, -e: Adj. zu bucca.

buccinator, -oris m *(l)* = Hornbläser. – von bucina, -ae f = Hirten- und Waldhorn; býkäná *(gr)*: Horn, Trompete; bos, bovis m: das Rind u. canere: singen; d. h. das aus einem Rinderhorn angefertigte Blasinstrument. – Anat.: tiefer Wangenmuskel.

bulbus, -i m *(l)* = zwiebel- oder knollenförmige Anschwellung bzw. Verdickung. – von bólbos *(gr)* = Zwiebel, „Bolle".

bulla, -ae f *(l)* = Blase, Kapsel, Knospe. von bucca entlehnt; siehe bucca.

bursa, -ae f *(l)* = Beutel, Tasche, die „Börse". – von býrsa *(gr)* = die abgezogene Haut, das Fell, der Schlauch.

caecum, -i n *(l)* = das Blinde. – caecus, -a, -um, Adj.: blind, dunkel von kaikias *(gr)* = Nordostwind als der dunkle u. kaikos *(idg.)* blind, einäugig.

calcaneus, -i m *(l)*, auch calcaneum, -i n *(l)* = Fersenbein. – von calx, -cis f *(l)* = Ferse, Fuß; calcare = mit Füßen treten, stoßen.
calcanearis, -e: Adj. zu calcaneus, zum Fersenbein gehörig.
calcaneocuboideus, -a, -um: zum Fersen- und zum Würfelbein gehörend; siehe calcaneus u. cuboideus.

calvaria, -ae f *(l)* = Hirnschale, Schädel, Schädeldach. – von calva, -ae f: Hirnschale; urspr.: haarlose Haut des Kopfes, von calvus, -a, -um: kahl, haarlos; erst später knöchernes Schädeldach.

canalis, -e (l) = röhrenförmig. – Adj. zu canna, -ae f: die Röhre, der Kanal; ebenso canalis, -is m und f: die Röhre, der Kanal, die Rinne; canaliculus, -i m oder canalicula, -ae f: Dim. zu canalis; urspr.: cánna *(gr)*: das Rohr; vgl. „die Kanne".

caninus, -a, -um (l) = zum Hunde gehörig.
Dens caninus: dens = der Zahn u. canis, -is m = der Hund; der menschliche Eckzahn wird wegen seiner Ähnlichkeit mit dem des Hundes als dens caninus bezeichnet; – kýon *(gr)*: der Hund.

caput, -itis n *(l)* = Kopf, Haupt, Hauptsache. – kephalos *(gr)*: der Kopf.
capitulum, -i n *(l)*: Dim. zu caput: Köpfchen.
capitalis, -e u. capitatus, -a, -um: Adj. zu caput.

clivus, -i m *(l)* = Hügel, Abhang. – clivis: ansteigend, abschüssig, geneigt; von klinein *(gr)*: neigen, beugen.

capsula, -ae f *(l)* = kleine Kapsel, Dim. zu capsa, -ae f: Kapsel (für die Bücherrollen); capere: fassen, packen von cápsa *(gr)*: die Kapsel; káptein *(gr)*: fassen, greifen.
capsularis, -e: Adj. zu capsula.

carotis, -idis f *(l)* = die Kopfschlagader. – von kar(a) *(gr)*: der Kopf u. karos *(gr)*: der Schwindel u. karoein *(gr)*: betäuben; die Kompression und die Verstopfung der Carotiden macht eine Benommenheit des Kopfes oder Schwindel.
caroticus, -a, -um: Adj. zu carotis.
caroticotympanicus, -a, -um: von der Halsschlagader zur Ohrtrompete verlaufend; siehe caroticus u. tympanicus.

carpus, -i m *(l)* = Handgelenk, Handwurzel, ursp.: Abgepflückte, Frucht. – carpere *(l)*: pflücken, ernten; karpizomai *(gr)*: ernten; kárpos *(gr)*: Stelle, durch welche die Hand mit dem Vorderarm beweglich zusammenhängt, später Inbegriff der acht Handwurzelknochen.
carpeus, -a, -um und carpalis, -e: Adj. zu carpus.
carpometacarpeus, -a, -um *(l)*: von der Handwurzel zur Mittelhand verlaufend; siehe carpus u. metacarpus.

cartilago, -inis f *(l)* = Knorpel am menschlichen und tierischen Körper sowie an Pflanzen. –von chondrode *(gr)*: Benennung von knotenartigen Endverdickungen der Knorpel; Etym. unsicher.
cartilagineus, -a, -um und cartilaginosus, -a, -um: Adj. zu cartilago, wobei das Suffix -osus: reich an etwas bedeutet.

cavum, -i n *(l)* auch cavus, -i m = Hohlraum, Höhlung, Loch. – von cóilos *(gr)*: hohl.
cavus, -a, -um: Adj. zu cavum.
cavitas, -atis f: Höhlung.
caverna, -ae f: der Hohlraum.

cellula, -ae f *(l)* = Kämmerchen. – Dim. zu cella, -ae f: Gehirnkammern, Inneres eines Tempels, Vorratskammer, Zelle; celare: verbergen; kéllion *(gr)*: Keller; Raum, wo man etwas versteckt; kalýptein *(gr)*: verhüllen, verbergen.

centrum, -i n *(l)* = Mittelpunkt. – kéntron *(gr)*: Stachel; Punkt, an dem der Stachel des Zirkels einsticht.

cephalicus, -a, -um (l) = den Kopf betreffend. Vena cephalica = Hautvene auf der Radialseite (= „Kopfseite") des Armes.

cerebrum, -i n *(l)* = Gehirn, Großhirn. – von karára und kára *(gr):* Kopf.

cerebellum, -i n: kleines Gehirn, Kleinhirn; Dim. zu cerebrum.

cerebellaris, -e: Adj. zu cerebellum.

cervix, -icis f *(l)* = Hals, Nacken. – von kerbikárion *(gr):* Kopfbänder, Kopfhalter.

chiasma, -atis n *(l)* = Zeichen eines schiefen Kreuzes ähnlich dem des griechischen Buchstaben Chi: X; auffallende Stellen in einem Buch wurden mit dem Handzeichen X markiert; chiazein *(gr):* spalten, ritzen.

chirurgicus, -a, -um (l) = chirurgisch. – cheir *(gr):* Hand u. érgos *(gr):* tätig: cheirurgia: Tätigkeit mit der Hand, Wundarzneikunst.

choana, -ae f *(l)* = hintere Nasenöffnung. – choáne *(gr):* Trichter, Schmelzgrube, Schmelztiegel.

chondro- *(gr):* Vorsilbe von chondros *(gr):* Knorpel, Korn, Graupe.

chorda, -ae f *(l)* = Darmsaite; anat.: Strang, Saite. – chórde *(gr):* Darm; später die aus dem Darm bereitete Wurst und dann die aus dem Darm bereiteten Saiten, Bogensehnen oder Schnüre.

cingulum, -i n *(l)* = Gürtel. – von kinglis *(gr):* Gitter, Umfriedung u. cingere *(l):* gürten.

circum- (l) = peri- *(gr):* im Kreise, rings, ringsumher, um, in der Nähe, um ... herum; vereinfacht aus in circum: im Kreise; von kirkos *(gr)* oder krikos *(gr):* Ring, Kreis.

circumferentia, -ae f *(l)* = Umkreis, Umfang. – circum: Adv. von circus: im Kreis; Vorsilbe für: ringsumher, ringsum; ferentia von ferre *(l)* u. pherein *(gr):* tragen, bringen.

clavicula, -ae f *(l)* = Schlüsselchen; anat.: Schlüsselbein. – Dim. von clavis, -is f: der Schlüssel, aber auch ein schwach S-förmig gekrümmter Stab, mit welchem ein Reif in Lauf gesetzt wurde; dieser gleicht genau dem Schlüsselbein; S-förmiger Schlüssel, S-förmig gebogene Türklinke, später Klinke und Schlüssel synonym gebraucht; kleis *(gr):* Ringel, hakenförmige Öse, Ruderrolle, Schlüsselbein; kleiein *(gr):* verschließen mit einem Riegel, Balken.

clavipectoralis, -e *(l):* vom Schlüsselbein zur Brust verlaufend; siehe clavicula u. pectus.

clinoideus, -a, -um (l) = lagerähnlich, bettlägerig. – klinoeides *(gr):* lagerähnlich; klinae: Lager, Bett, Sofa u. -eides: ähnlich, förmig.

coccygeus, -a, -um (l) = zum Steißbein gehörend. – Adj. zu coccyx, -igis m: der Kuckuck; das Ende der Wirbelsäule (3-4 Knochenstücke) sieht einem Kuckucksschnabel ähnlich.

cochlea, -ae f *(l)* = Schnecke mit gewundener Schale, Wendeltreppe. – kochlias *(gr):* Behältnis für Schnecken; cochlear, -aris m: Löffel, dessen spitzes Ende zum Ausziehen der Schnecken aus ihrer Schale diente.

collateralis, -e (l) = seitlich, zusammen auf einer Seite. – co-, con-, cum-: zusammen, mit; lateralis, -e: Adj. zu latus, -eris n: Seite, Flanke.

collis, -is m *(l)* = Anhöhe, Hügel. – kolónos *(gr):* Hügel, Gipfel, Spitze.

colliculus, -i m: Dim. zu collis.

collum, -i n oder collus, -i m *(l)* = Hals von Menschen und Tieren. – von kýklos *(gr)* u. colxs *(got):* der Kreis, der Hals.

columna, -ae f *(l)* = kleine Säule, Fuß, Zäpfchen. – von kylindros *(gr):* Rundholz, Walze.

communis, -e (l) = gemeinsam, mitleistend, mitpflichtend. – Adj. zu commune, -is n: gemeinsames Gut, Gemeingut; co-, cum-: mit, zusammen u. moenia, -ium n: Leistungen, Pflichten.

concha, -ae f *(l)* = Muschel, Höhle. – von konché *(gr):* Muschel, Schnecke.

condylus, -i m *(l)* = Gelenkhöcker, Gelenkkopf. – kondylos *(gr):* Fingerknöchel, Gelenkkopf; kondos *(gr):* rundlich; 1. Gelenke zwischen den Fingerphalangen im gebogenen Zu-

stand an ihrer Streckseite; harte, rundliche Hügel; 2. Gelenkköpfe und Gelenkfortsätze.

condyloideus: einem Höcker ähnlich.

condylaris, -e: höckerig.

conjugatio, -onis m und *conjugata, -ae* f *(l)* = Verbindung; für alles paarige verwendet; später der sagittale Durchmesser des Beckens. – conjugare = conjungere: verbinden, zusammenhängen; con-: zusammen, mit u. jugare: jochen, paaren.

Conjugata vera: der sog. gerade Durchmesser, geringste und damit geburtsmechanisch wirksame Distanz vom Promontorium und der am stärksten in das Beckenlumen vorspringenden Stelle der Symphysenhinterwand.

connexus, -a, -um (l) = verbunden, verknüpft. – P.p.p. von connectere: verbinden; con-: zusammen, mit; nectere: knüpfen, binden, fassen.

conoideus, -a, -um (l) = kegelförmig. – konoides *(gr):* kegelähnlich; kónos: Keil, keilförmig u. -eides: Gestalt, Form.

coracoideus, -a, -um (l) = rabenschnabelähnlich. – korax *(gr):* der Schnabel u. -eides: Gestalt, Form, Gebilde.

Processus coracoideus: Rabenschnabelfortsatz.

coracobrachialis, -e: zum Rabenschnabelfortsatz und zum Arm gehörend; siehe coracoideus u. brachium.

cornu, -us n *(l)* = Horn, Gehörn. – von keras *(gr):* alles aus Horn Gearbeitete.

corona, -ae f *(l)* = Kranz, Krone, auch Iris und Regenbogenhaut. – koróne *(gr):* 1. Krähe; 2. Bezeichnung für verschiedene, gekrümmte und gerundete Gegenstände; 3. Haken am Ende des Bogens, an welchem die Bogensehne mittels eines Ringes eingehängt wird.

coronalis, -e: Adj. zu corona.

corpus, -oris n *(l)* = Körper, Leib, Rumpf. – Etym. unsicher.

corrugator, -oris m *(l)* = Runzeler. – corrugare: runzelig machen, zusammenrümpfen; cor-, con-: zusammen, mit u. ruga, -ae f: Hautfalte, (Runzel).

costa, -ae f *(l)* = Rippe; Etym. unsicher; unter Annahme eines k-Präfixes von os, ossis n *(l):* der Knochen.

costalis, -e und costarius, -a, -um: Adj. zu costa.

coxa, -ae f *(l)* = Hüfte; eigentl. Schenkelbein. – Etym. unsicher. káksa *(altind):* Achselgrube.

cranium, -ii n *(l)* = Schädel, knöcherner Schädel. – kranion *(gr):* Schädel, Hirnschale, eigentl.: Helm; da die Schädelknochen das Gehirn wie ein fester Helm (galea) umschließen.

cremaster, -eris m *(l)* = Aufhänger. – kremánnymi *(gr):* aufhängen, schweben lassen.

M. cremaster: Aufhängemuskel, Hebemuskel, der am Samenstrang bis zum Hoden hinunterreicht.

cribrosus, -a, -um (l) = siebartig, reich an Sieben. – von cribrum, -i m: das Sieb; cernere *(l)* u. krinein *(gr):* unterscheiden, scheiden, sich entscheiden.

cricoideus, -a, -um (l) = ringförmig. – krikos *(gr):* Ring, jeglicher Ring u. -eides *(gr):* Form, Gestalt, Gebilde.

crista, -ae f *(l)* = Leiste, Kante, Kamm auf dem Helm, eigentl. Federbusch auf dem Kamm. – Etym. unsicher.

Crista galli: Hahnenkamm; anat.: Knochenkamm, an dem die Falx cerebri befestigt ist.

cruciatus, -a, -um (l) = gekreuzt; 1. gemartert; 2. anat. gekreuzt im Sinne des X. – P.p.p. von cruciare: kreuzigen, martern; crux, -is f: Kreuz sowohl in Form eines T als auch X (meist T), Marterholz.

cruciformis, -e: kreuzähnlich, kreuzförmig; siehe crux u. forma, -ae: die Form.

crus, cruris n *(l)* = 1. Unterschenkel, Bein; 2. Gebilde, die nach Form und Anordnung mit Schenkeln verglichen werden.

cubitus, -i m *(l)* oder cubitum, -i n *(l)* = Ellenbogen, Ellenbogengelenk, Unterarm. – cubare: liegen; kybiton *(gr):* Ellenbogen, Schale, Schüssel, daraus cubus, -i m: der Kubus, der Würfel (Kubik); kybos *(gr):* Höhlung vor der Hüfte beim Vieh, Wirbelknochen, Würfel, eigtl.: Auge auf dem Würfel.

cuboideus, -a, -um: würfelförmig; Adj. zu cubus u. -eides: Form, Gestalt.

cuneiformis, -e (l) = keilförmig. – cuneus, -i m: Keil, keilförmige Anordnung.

cuneonavicularis, -e: vom Keilbein zum Schiffsbein verlaufend; siehe cuneus u. navicula.

cupula, -ae f *(l)* = Kuppel. – Dim. zu cupa, -ae f: die Tonne, das Grab; kýpae *(gr)*: Grube, Gewölbe, Dach in Form einer Halbkugel, Kuppe.

decussatus, -a, -um (l) = X-geformt. – P.p.p. von decussare: in die Form eines X bringen; decem: 10 u. as, assis m: die Münze; AS = der Zehner als X geschrieben.

deltoideus, -a, -um (l) = delta-förmig. – griech. Buchstabe u. -eides: Gestalt, Form.

deltoideopectoralis, -e: zum M. deltoideus und M. pectoralis gehörend; siehe deltoideus u. pectus.

dens, dentis m *(l)* = Zahn, Zinke. – von hodón oder hodoús *(gr)*: Zahn, Zinke.

dentinus, -a, -um: Adj. zu dens.

depellatus, -a, -um (l) = hinabgetrieben, weggeführt. – P.p.p. von depellare: hinabtreiben, weg-, fortleiten; de-: weg, von, herab u. pellere: treiben.

dexter, -tra, -trum (l) = rechts, günstig, (der, die, das) Rechte. – von dexios *(gr)*: rechts, günstig.

diagonalis, -e (l) und *diagonalis, -is* f = schräg und die Schräge. dia-: durch, hindurch u. gonia *(gr)*: Winkel, Ecke; durch die Winkel führend.

diameter, -tri f *(l)* = Durchmesser. – dia- *(gr)*: durch, hindurch; metron *(gr)*: Maß.

diaphragma, -atis n *(l)* = Scheidewand, Grenzwand, Zwerchfell.

diaphrassein *(gr)* = durch eine Scheidewand trennen; dia-: durch, hindurch; phrassein: abtrennen, umzäunen.

diaphysis, -is f *(l)* = Diaphyse, Mittelstück des Röhrenknochens. – von diaphyestai *(gr)*: dazwischenwachsen, durchwachsen, auseinanderwachsen.

diarthrosis, -is f *(l)* = freie Gelenkverbindung. – diarthrosis *(gr)*: das Zerlegen in Glieder; dia-: durch, auseinander u. artron *(gr)*: Gelenk, Glied.

digastricus, -i m *(l)* = der Zweibäuchige. di , dis *(gr)*: zwei, zwie u. gaster *(gr)*: der Bauch, der Magen.

digitatio, -onis f *(l)* = finger-, (klauen-)artige Bildung. -digitus, -i m: Finger, zehenförmige Eindrücke; von daktylos *(gr)*: Finger, Zehe.

digitatus, -a, -um und digitus, -a, -um: Adj. zu digitus; mit fingerartigen Gebilden versehen.

diploe, -oes f *(l)* = Diploe – spongiöse Substanz zwischen der äußeren und inneren knöchernen Platte des Schädeldaches. – diploe *(gr)*: Doppelteil, das aus zwei Tafeln bestehende Schädeldach; dann das zwischen den Tafeln liegende.

diploicus, -a, -um: Adj. zu diploe; zur Diploe gehörend.

discus, -i m *(l)* = (Wurf-)Scheibe. – von discos *(gr)*: Scheibe, Wurfscheibe.

distalis, -e (l) = distal, weiter vom Rumpf entfernt liegend; Gegensatz zu proximal. – di-, dis-: auseinander u. stare: stehen.

dorsum, -i n *(l)* = Rücken, Bergrücken. – von de(i)ras *(gr)*: Anhöhe, Hügel.

dorsalis, -e: Adj. zu dorsum; 1. zum Rücken gehörend; 2. dorsal, zum Rücken hin, rückenwärts.

ductus, -us m *(l)* = Führung, Leitung; anat.: Gang, Kanal. – deuco *(idg)* u. ducere *(l)*: führen, leiten, ziehen.

durus, -a, -um (l) = hart, derb. – drys *(gr)*: Eiche.

dura mater: harte Hirnhaut; pia mater: weiche Hirnhaut; das griech. Wort leptos: weich wurde statt mit tenuis, -e *(l)* mit pius, -a, -um *(l)* übersetzt.

eminentia, -ae f *(l)* = Erhöhung, das Hervorragende. – eminere: hervor-, herausragen; e-, ex-: heraus, hervor; mons, -tis m: der Berg.

emissarium, -ii n *(l)* = Abflußkanal, Abzugsgraben. – e-, ex-: aus, heraus, ab, weg- u. mittere: schicken, senden.

epicondylus, -i m *(l)* = der auf dem Condylus liegende Fortsatz; anat.: dem Muskelansatz dienender Knochenfortsatz am Condylus. – von epi- *(gr)*: auf, darauf u. kondylos *(gr)*: Knorren, Condylus.

epicranius, -a, -um (l) = auf dem Schädel befindlich. – von epi- *(gr)*: auf, um, herum u. kranion *(gr)*: der Kopf, Schädel; alles auf dem Schädel Befindliche.

epiphysis, -eos f *(l)* = 1. Gelenkende des Röhrenknochens; 2. Zirbeldrüse. – von epiphysis *(gr)*: Zuwachs, Ansatz u. epiphyomai *(gr)*: auf etwas wachsen, anwachsen; epi-: an, darauf, auf u. phyein: wachsen lassen.

epistropheus, -ei m *(l)* = II. Halswirbel, jetzt axis. – epistropheus *(gr)*: Umdreher; von epi-: um, herum u. strephein *(gr)*: wenden. – Anat.: Der Epistropeus war früher der I. Halswirbel. Er dreht sich um den Zahnfortsatz des II. Halswirbels; heute wird allg. wegen der Doppeldeutigkeit der II. HWK: axis genannt.

epitympanicus, -a, -um (l) = auf der Paukenhöhle befindlich. – von epi-: auf, darauf u. tympanon *(gr)*: Handpauke, Tamburin.

erector, -oris m *(l)* = Aufrichter, (Erektion). – erigere: aufrichten; e-, ex-: aus, heraus, auf; regere: lenken, richten, (regieren).

ethmoidalis, -e (l) = siebähnlich, siebartig. – von ethmos *(gr)*: Sieb, Seihetuch u. -eides *(gr)*: Form, Gestalt; früher bestand die Vorstellung, daß der vom Gehirn produzierte Nasenschleim durch ein Sieb beim Herabfließen durchgeseiht würde.

extensor, -oris m *(l)* = Strecker, Ausspanner. – extendere: ausstrecken, ausspannen; e-, ex-: aus, heraus u. tendere *(l)*: spannen, strecken, ziehen; teinein *(gr)*: spannen, strecken, ziehen. – Anat.: in M. extensor . . .

externus, -a, -um (l) = äußere, äußerlich. – von exter: außerhalb, außen; Komp. zu ex: aus, heraus.

extremitas, -atis f *(l)* = äußerster Punkt, Ende. – extremus, -a, -um: später, äußerstes Ende, Gliedmaße (extrem); Superlativ zu ex: aus, heraus.

facies, -ei f *(l)* = Gestalt, Körperbau, Figur, Aussehen, Erscheinung, Gesicht. – facio: tun, machen, bewirken, hervorbringen; Etym. unsicher.

facialis, -e: Adj. zu facies.

falx, falcis f *(l)* = Sichel; anat.: sichelförmige Bindegewebsplatte. zánklon *(gr)*: Sichel.

falciformis, -e: Adj. zu falx.

fascia, -ae f *(l)* = Binde, Band; anat.: bindegewebige Muskelhülle. – fascis, -is m *(l)*: Bündel, Rutenbündel; phakelos *(gr)*: Bündel.

fascialis, -a: Adj. zu fascia.

fasciculus, -i m: Dim. zu fascia.

femur, -oris n *(l)* = Oberschenkel, Oberschenkelbein. – Etym. unsicher; vgl. femoralia = Binden um die Oberschenkel zum Schutze gegen die Kälte.

femoralis, -e: Adj. zu femur.

fenestra, -ae f *(l)* = Fenster, Öffnung, Loch. – von phanerós *(gr)*: hell, klar, sichtbar, vor allen Augen sichtbar.

fibra, -ae f *(l)* = Faser (Pflanzen-, Wurzel-); anat.: Faser von Muskeln, Bändern, Nerven und Membranen. – Etym. unsicher.

fibrosus, -a, -um: Adj. zu fibra; faserig, fibrös.

fibrinus, -a, -um: Adj. zu fiber, -bri m: der Biber (Fibrin).

fibrocartilago, -inis m *(l)*: Faserknorpel; siehe fibra u. cartilago.

fibula, -ae f *(l)* = Spange, Klammer, Schnalle; anat.: Wadenbein. – fibulare: heften; fibulatio: Verbolzung.

fibularis, -e: Adj. zu fibula.

fissura, -ae f *(l)* = Spalte, Ritze, Fissur. – findere: spalten

flexor, -oris m *(l)* = Beuger. – flectere: beugen, biegen.

fonticulus, -i m *(l)* = kleine Quelle, – Dim. zu fons, fontis m: die Quelle; wohl von fundere *(l)*: gießen, strömen.

foramen, -inis n *(l)* = Loch, gebohrte Öffnung. – forare: durchbohren, graben.

fossa, -ae f *(l)* = Graben, Abzugsgraben, Kanal. – fodere: stechen, graben, stochern.

fossula, -ae f: Dim. zu fossa.

fovea, -ae f *(l)* = (rundliche) Grube, Fallgrube für Wild. – Etym. unsicher.

frons, frontis m *(l)* = Stirn, Stirnseite, Vorderseite, Front. – von bhront *(idg)*: hervorstehen.

frontalis, -e: Adj. zu frons; 1. zur Stirn gehörig; 2. stirnwärts, frontal.

frontoethmoidalis, -e *(l)*: siehe frons u. ethmoidalis.

frontolacrimalis, -e *(l)*: siehe frons u. lacrima.

frontomaxillaris, -e *(l)*: siehe frons u. maxilla.

frontonasalis, -e *(l)*: siehe frons u. nasalis.

frontozygomaticus, -a, -um *(l)*: siehe frons u. zygomaticus.

fundus, -i m *(l)* = Boden, Grund (Fundament). – von pythmän *(gr)*: Basis von Körperteilen; pyndax *(gr)*: Grund, Gefäßboden.

funiculus, -i m *(l)* = kleiner Strang; Dim. zu funis, -is m: Seil, Tau, Strick. – von dhumis *(idg)* und thomis *(gr)*: Strick, Schnur, Bogensehne.

galea, -ae f *(l)* = (lederner) Helm, Haube. – von galeä *(gr)*: die aus dem Wieselfell gemachte Sturmhaube; vgl. cranium. Galea aponeurotica: die auf dem Schädeldach befindliche Sehnenhaube.

gaster, gastris f *(l)* = Bauch; anat.: Magen. – von gaster *(gr)*: Magen, Bauch, Unterleib.

gastrius, -a, -um: Adj. zu gaster; mit dem Magen in Verbindung stehend.

gastrocnemius, -a, -um (l) = zur Wade gehörig. – von gastrocnemion *(gr)*: Wadenmuskel; gaster *(gr)*: Bauch u. knemes *(gr)*: Wade.

gemellus, -i m und *gemellus, -a, -um (l)* = Zwillingsbruder; doppelt. – Dim. zu geminus: Zwilling, zweifach, (Gemini); geminare: verdoppeln; Etym. unsicher.

genioglossus, -a, -um (l) = vom Kinn zur Zunge verlaufend. – von geneion *(gr)*: Kinn u. glossa *(gr)*: Zunge, Sprache.

genu, genus n *(l)* = Knie. – von góny *(gr)*: Knie.

geniculum, -i n *(l)*: 1. kleines Knie; 2. Knoten; Dim. zu genu.

glabella, -ae f *(l)* = der zwischen den behaarten Augenbrauen über der Nasenwurzel unbehaarte Raum (Stirnglatze).

glabellus, -a, -um: Adj. zu glabella; Dim. zu glaber: unbehaart, kahl.

glandula, -ae f *(l)* = kleine Eichel; Dim. zu glans: Eichel, eichelähnliche Früchte; anat.: Drüse.

glutaeus, -a, -um (l) = zum Gesäß gehörig. – von gloutós *(gr)*: Gesäß, Hinterbacke.

gracilis, -e (l) = schlank, dünn, zart, (grazil). – Etym. unsicher; sicher nicht von gratia, -ae f: die Anmut.

hallux, hallucis m *(l)* = Großzehe. – Etym. unsicher.

hamatus, -a, -um (l) = 1. mit Haken versehen; 2. hakenförmig gekrümmt. – hamus, -i m *(l)*: Haken, Angelhaken.

hamulus, -i m *(l)* = kleiner Haken, Häkchen. – Dim. zu hamus, -i m *(l)*: Haken.

helix, -icis f *(l)* = Windung, äußerste Windung der Ohrmuschel. – helix *(gr)*: 1. gewundenes Armband, Spirale, Gewinde; 2. Windung des Blitzes oder der Schlange, Kreisbahn (der Sonne).

hernia, -ae f *(l)* = Leibschaden, Bruch, Eingeweidebruch. – von enterokälä *(gr)*: Darm u. kälis *(gr)*: Fleck, Schandfleck. – Anat.: 1. Bruchpforte; 2. Bruchsack; 3. Bruchinhalt. – vgl. Prolaps u. Divertikel.

hiatus, -us m *(l)* = klaffende Öffnung. – hiare *(l)*: klaffen, offenstehen; chasko *(gr)*: gähnen, klaffen.

humerus, -i m *(l)* = Oberarmbein, Knochen des Oberarms, Oberarm, Schulter. – óhmos *(gr)*: Schulter, Bergrücken; vgl. brachium: der ganze Arm.

hyo- Vorsilbe *(gr)*: anat. (in Zusammensetzungen): zum Zungenbein gehörig. – von hys *(gr)*: das Schwein; das Zungenbein sieht dem Schweinerüssel bzw. dem Buchstaben Y ähnlich.

hyoideus, -a, -um *(l)*: ypsilonförmig; anat.: zum Zungenbein gehörig.

hypochondrium, -ii n *(l)* = das unter dem Brustknorpel Befindliche, also die gesamten Organe des Unterleibs. – hypo- *(gr)* u. sub- *(l)*: unter, darunter, unterhalb; chondros *(gr)*: Knorpel. – Hypochonder: Schwermütiger, eingebildeter Kranke; der Unterleib war nach antiker Anschauung Sitz und Ursache von Gemütskrankheiten.

hypoglossus, -a, -um (l) = unter der Zunge liegend. – hypo- *(gr)*: unter, unterhalb u. glossa *(gr)*: Zunge.

hypophysis, -eos f *(l)* = Hirnanhangdrüse, Hypophyse. – von hypo- *(gr)*: unter, unterhalb u. phyein *(gr)*: wachsen; hypophysis *(gr)*: Anhängsel an der Unterseite; bei den griech. Ärzten für kranker Auswuchs gebraucht.

hypothenar, -aris m *(l)* = unterhalb der Handfläche, Kleinfingerballen. – hypo- *(gr)*: unter, unterhalb u. thenar *(gr)*: Handfläche.

ilium, -ii n *(l)*, auch ileum, -ei n *(l)*; eigentl. ile, ilis n *(l)* = Weiche, Unterleib, Eingeweide; anat.: Darmbein, Krummdarm. – ilii = ilia = ilei = 1. Pers. Pl. = die breiten Knochen der Bauchweichen; Ixys *(gr)*: Weichen, Gegend über den Hüften.

cave: Ileus, -ei m *(l)* = Darmverschlingung. – eileo *(gr)*: winden, krümmen; daher auch ileum, -ei n als Krummdarm.

iliacus, -a, -um *(l)*: Adj. zu ilium; zur Weiche, zum Darmbein gehörend.

iliocostalis, -e *(l)*: siehe ilium u. costa.

iliopectineus, -a, -um *(l)*: siehe ilium u. pecten.

impressio, -onis f *(l)* = Eindruck, Abdruck, Eindellung. – in-, im-: hinein, in u. primere: drücken, pressen.

incisivus, -a, -um (l) = zum Schneiden geeignet, zu den Schneidezähnen gehörend.

Dens incisivus: Schneidezahn; vgl.: incisura.

incisura, -ae f *(l)* = Einschnitt, Abschnitt. – incidere: einschneiden; in-, im-: hinein, in u. caedere: schneiden, graben, meißeln.

inclinatio, -onis f *(l)* = Neigung, Biegung, Zuneigung. – inclinere: neigen, beugen, hinwenden, hinneigen; clinein *(gr)*: neigen, wenden, beugen.

incus, -udis f *(l)* = Amboß, das mit dem Hammer = malleus artikulierende Gehörknöchelchen. – incudere: hineinschlagen, hämmern, bossen.

incudomallearis, -e *(l)*: vom Amboß zum Hammer verlaufend; siehe incus u. malleolus.

inferior, -ius (l) = niedriger, tiefer gelegen. – Komp. zu infra: unten, unterhalb.

infraclavicularis, -e (l) = unterhalb des Schlüsselbeins gelegen. – infra: unter, unterhalb u. clavicula.

infraglenoidalis, -e (l) = unterhalb der Gelenkgrube gelegen; siehe infra u. glenoidalis.

infrapatellaris, -e (l) = unterhalb der Patella = Kniescheibe gelegen; siehe infra u. patella.

infraorbitalis, -e (l) = unterhalb der Augenhöhle gelegen; siehe infra u. orbita.

infraspinatus, -a, -um (l) = unterhalb des Schulterblattgrates gelegen; siehe infra u. spina.

infratemporalis, -e (l) = unterhalb des Schläfenbeins gelegen; siehe infra u. tempus.

inguen, -inis m *(l)* = Leistengegend, Schamgegend; eigentl.: die Stelle, wo der Zweig am Stamm sitzt; – Etym. unsicher; inquinare: besudeln (des Schwitzens wegen); unguere: beschmieren.

inguinalis, -e: Adj. zu inguen.

inscriptio, -onis f *(l)* = Aufschrift, Überschrift; anat.: Einzeichnung (figürlich gemeint). – inscribere: auf etwas schreiben, betiteln, bezeichnen. – vgl. intersectio.

insertio, -onis f *(l)* = Anzeige, Ansatz; anat.: Ansatzstelle eines Muskels, meist punctum mobile = beweglich; Gegensatz: origo, -inis: Ursprung eines Muskels, meist punctum fixum = fest.

inter- (l): Präp.: unter, zwischen, in.

intercostalis, -e *(l)*: zwischen den Rippen gelegen; siehe inter- u. costa.

intercruralis, -e *(l)*: zwischen den Schenkeln gelegen, siehe inter- u. crus.

intermedius, -a, -um *(l)*: zwischen zwei anderen Gebilden liegend, dazwischen befindlich; siehe inter- u. medius.

intermetacarpeus, -a, -um *(l)*: zwischen den Mittelhandknochen gelegen; siehe inter- u. metacarpeus.

intermuscularis, -e *(l)*: zwischen den Muskeln gelegen; siehe inter- u. musculus.

internasalis, -e *(l)*: zwischen den Nasenflügeln gelegen; siehe inter- u. naris.

interosseus, -a, -um *(l)*: zwischen den Knochen befindlich; siehe inter- u. os, ossis n: der Knochen.

interparietalis, -e *(l)*: zwischen den Scheitelbeinen gelegen; siehe inter- u. paries.

interpubicus, -a, -um *(l)*: zwischen den Schambeinen gelegen; siehe inter- u. pubes.

intersectio, -onis f *(l)*: Einschnitt; anat.: Zwischensehne.

intersectiones tendineae: Unterbrechungen des Muskelgewebes (Zwischensehnen). – intersecare: ein-, durchschneiden.

interspinalis, -e *(l)*: zwischen den Dornfortsätzen gelegen; siehe inter- u. spina.

intertendineus, -a, -um *(l)*: zwischen den Sehnen gelegen; siehe inter- u. tendo.

intertransversarius, -a, -um *(l)*: zwischen den Wirbelquerfortsätzen gelegen; siehe inter- u. transversus.

intertrochantericus, -a, -um *(l)*: zwischen den Rollhügeln gelegen; siehe inter- u. trochanter.

intertubercularis, -e *(l)*: zwischen den Hügeln gelegen; siehe inter- u. tuberculum.

intervertebralis, -e *(l)*: zwischen den Wirbeln gelegen; siehe inter- u. vertebra.

ischium, -ii n *(l)* = Gesäß, Hüftgelenk. – ischion *(gr)*: Gesäß, Pfanne des Hüftgelenks, Femurkopf, Gesäß, Hinterbacke, Sitzhöcker, Sitzbein.

ischiadicus, -a, -um: Adj. zu ischium. – ischias *(gr)*: Hüftschmerz.

jugulum, -i n *(l)* = 1. Grube oberhalb des Schlüsselbeins; 2. Schlüsselbein verglichen mit einem kleinen Joch; 3. vordere Halsgegend, Kehle. – Dim. zu jugum: Joch; jugulare: 1. erstechen (Gefäße); 2. erdrosseln (Luftröhre); Zygon *(gr)*: Joch.

jugularis, -e: Adj. zu jugulum.

junctura, -ae f *(l)* = Verbindung. – jungere: verbinden.

Junctura fibrosa: Verbindung zweier Knochen durch Stützgewebe. Beisp.: Syndesmosis.

Junctura cartilaginea: knorpelige Verbindung. Beisp.: Symphysis.

Junctura synovialis: gelenkige Knochenverbindung. Beisp.: Articulatio.

labium, -ii n *(l)* oder *labrum, -i* n *(l)* = 1. Lippe; 2. glatter, umgebogener Rand eines Gefäßes. – lambo *(l)*: lecken, berühren; lapto *(gr)*: lecken.

labialis, -e: Adj. zu labium; zur Lippe gehörend.

lacer, -era, -erum (l) = zerrissen, zerfetzt. – von lakis *(gr)*: Felsen, Zipfel; lakizo *(gr)*: zerreißen; lacerare *(l)*: zerreißen.

laciniatus, -a, -um (l) = in Zipfel auslaufend. – lacinia, -ae f: Zipfel, Fetzen; siehe lacer. – der Effekt des Zerreißens besteht in Fetzen, welche einzeln auch Zipfel heißen; daher die Tubenzipfel.

lacrimalis, -e (l) = zu den Tränenorganen gehörend. – Adj. zu lacrima, -ae f: die Träne und alles, was wie eine Träne tröpfelt.

lacuna, -ae f *(l)* = Lücke, Loch; speziell eine mit Wasser gefüllte Vertiefung. – lacus, -us m: der See; lakkos *(gr)*: Loch, Grube, Teich; vgl. Lache.

lambdoideus, -a, -um oder lambdoides, -is *(l)* = lambdaähnlich; 11. Buchstabe des griech. Alphabets.

lamina, -ae f *(l)* = Platte, Schicht, Scheibe; anat.: Platten und Lamellen aller Art. – lamella, -ae f: Dim. zu lamina; Etym. unsicher.

lateralis, -e (l) = seitlich. – Adj. zu: latus, -eris n *(l)* = Seite, Breite, Brust.

latus, -a, -um: Adj. zu latus. – Etym. unsicher.

latissimus, -a, -um: Superlativ zu latus; der breiteste.

levator, -oris m *(l)* = Heber. – levare: heben.

ligamentum, -i n *(l)* = Band, Binde; anat.: häutige Verbindung zweier Gelenke. – ligare: binden; vgl.: obligat.

ligamentosus, -a, -um: Adj. zu ligamentum; eigentl. bänderreich; anat.: bandartig.

linea, -ae f *(l)* = 1. Linie, Richtschnur; 2. Strich; 3. anat.: Knochenleiste. – linus oder linum, -i n: Lein, Flachs, später: leinener Faden, Schnur.

Linea alba: der zwischen li. u. re. rectus abdom. gelegene weiße Streifen der Bauchmuskelaponeurose.

lingula, -ae f *(l)* = Zünglein, zungenähnliches Gebilde. – Dim. zu lingua, -ae f: Zunge, Sprache; lingere *(l)* u. leichein *(gr)*: lecken.

longus, -a, -um (l) = lang, weit. – von lonchä *(gr)*: die Lanze.

longissimus: Superlativ zu longus.

lumbalis, -e (l) = zur Lende gehörig. – Adj. zu lumbus; psoas *(gr)*, lentin *(ahd)*: Lende; Etym. unsicher.

lunatus, -a, -um (l) = mondförmig. – Adj. zu luna, -ae f: Mond; lucere: leuchten u. lux: Licht.

magnus, -a, -um (l) = groß, gewaltig, stark. – megas *(gr)*: groß, gewaltig.

maior, -oris: Komp. zu magnus; größer, stärker.

mala, -ae f *(l)* = Wange, Kinnbacken, eigentl.: Oberkiefer.

malaris, -e: Adj. zu mala.

maxilla, -ae f: Dim. zu mala; Oberkiefer. – mandere *(l)* u. mastazein *(gr)*: kauen.

malleolus, -i m *(l)* = 1. kleiner Hammer; 2. Brandpfeil, Ähnlichkeit mit einem rundköpfigen Hammer. – Dim. zu malleus, -ei m: 1. Hammer; 2. Gehörknöchel, eigentl. ein Schlachtbeil: ein riesiger Schlägel mit einem runden Kopf u. langen Stiel (zum Betäuben des Ochsen).

malleolaris, -e = malleolus, -a, -um: Adj. zu malleolus u. malleus, -e; Adj. zu malleus.

mamilla, -ae f *(l)* = Brustwarze, Mamille. – Dim. zu mamma, -ae f: 1. Mutter, Amme (Mamma); 2. Mutterbrust, Euter, Zitze; 3. anat.: weibl. Brustdrüse; mammare *(l)*: säugen, saugen u. mammaein *(gr)*: nach der Mutterbrust verlangen.

mandibula, -ae f *(l)* oder mandibulum, -i n = Unterkiefer, Kinnlade als Kauwerkzeug. – mandere: kauen; nicht sicher, ob mit maxilla identisch.

mandibularis, -e: Adj. zu mandibula.

manubrium, -i n *(l)* = Griff, Stiel, Henkel; der mit der Hand zu fassende Griff, Handgriff. – manus, -us f: Hand, eigentl. Arm; von marä *(gr)*: Hand.

manus, -us f *(l)* = Hand, eigentl. Arm. – marä *(gr)*: Hand.

margo, -inis m *(l)* = Rand, Einfassung. – marka *(got)* u. *(ahd)*: Grenze, Mark; vgl.: Marke.

massa, -ae f *(l)* = Masse, Klumpen; anat.: Gebilde von wenig charakt. Form. – von maza *(gr)*: Teig, Brei aus Gerstenmehl.

masseter, -eris m *(l)* = der Kauende. – masseter *(gr)*: der Kauende u. massein *(gr)*: kauen, kneten; anat.: der Kaumuskel.

massetericus, -a, -um: Adj. zu masseter.

mastoideus, -a, -um (l) = brustwarzenähnlich. – mastos *(gr)*: Mutterbrust, Brustwarze, Anhöhe, Hügel; -eides: ähnlich, Form, Gestalt.

maxilla, -ae f *(l)* = Oberkiefer; vgl. mala.

maximus, -a, -um (l) = größte. – Superlativ zu magnus.

meatus, -us m *(l)* = Gang, Durchgang. – meare: gehen, ziehen, fließen.

medius, -a, -um u. medialis, -e u. medianus, -a, -um *(l)* = in der Mitte befindlich, zur Mitte gehörig, dazwischenliegend. – mesos *(gr)*: mittlerer, Mitte.

mediastinum: Raum zwischen rechter und linker Lunge, eigentl. zwei senkrecht stehende Platten (Pleura), welche die Brusthöhle in eine re. u. li. Hälfte teilen und das Herz zwischen sich enthalten; Etym. unsicher; per medium tensum: das, was sich in der Mitte befindet.

mediocarpeus, -a, -um *(l)*: zwischen den Reihen der Handwurzelknochen; siehe medius u. carpeus.

membrana, -ae f *(l)* = zarte Haut, Häutchen. – Substantiviertes Adj. von membrum, -i n *(l)*: 1. das fleischige Körperglied; 2. Glied, Teil, Extremität.

meniscus, -i m *(l)* = Halbmond; anat.: Zwischenknorpel. – meniskos *(gr)*: kleiner Mond, Dim. zu mene *(gr)*: runde Bedeckung über Statuen, gebogenes Schirmdach, Monat, Mond.

Meniscus articularis: halbmondförmige Gelenkzwischenscheibe.

mentum, -i n *(l)* = Kinn, Kinnbart, hervorragende Ecke. – prominere: hervorragen.

mentalis, -e: Adj. zu mentum.

meta- (gr): Vorsilbe = nach, zwischen, inmitten, hinter.

metacarpus, -i m *(l)* = Mittelhand, Zwischenhand. – meta- *(gr)*: nach, hinter, zwischen, inmitten u. carpos *(gr)*: Hand.

metacarpeus, -a, -um u. metacarpalis, -e: Adj. zu metacarpus.

metacarpeophalangeus, -a, -um *(l)*: von der Mittelhand zu den Phalangen verlaufend; siehe metacarpus u. phalangeus.

metatarsus, -i m *(l)* = Mittelfuß, Fußwurzel. – siehe meta- u. tarsus.

metatarseus, -a, -um u. metatarsalis, -e: Adj. zu metatarsus.

minor, minus (Gen.: oris) *(l)* = kleiner, geringer. – unregelmäß. Komp. zu parvus: klein, gering.

multifidus, -a, -um (l) = vielfach gespalten. – multus, -a, -um: viel u. findere: spalten.

musculus, -i m *(l)* = kleine Maus, Mäuschen, Muskel; – Dim. zu mus, -ris m: die Maus u. mys *(gr)*: die Maus.

musculocutáneus, -a, -um *(l)*: zum Muskel und zur Haut gehörend; siehe musculus u. cutis (cutaneus).

musculotubarius, -a, -um *(l)*: zum Musculus tensor tympani und zur Ohrtrompete gehörend; siehe musculus u. tuba.

mylohyoideus, -a, -um (l) = vom Unterkiefer zum Zungenbein verlaufend. – mylos *(gr)*: Mahlstein, Backenzahn u. hyoideus, -a, -um (siehe dort); vgl. auch hyo-.

myologia, -ae f *(l)* = Muskellehre. – myo- *(gr)*: Vorsilbe von mys *(gr)*: Maus, Muskel u. logos *(gr)*: Wort, Sprache, Lehre.

naris, -is f *(l)* = Nasenloch, erweitert zur Nasenhöhle. – nasus, -i m: äußere Nase, das auffallendste und hervorragendste Gebilde im menschlichen Antlitz; Etym. unsicher.

nasalis, -e: Adj. zu nasus.

nasofrontalis, -e *(l)*: zwischen Nasenbein und Stirnbein verlaufend; siehe naris u. frons.

nasolacrimalis, -e *(l)*: zwischen Nasen- u. Tränenbein befindlich; siehe naris u. lacrima.

navicularis, -e (l) = kahnförmig, schiffförmig. – Adj. zu navicula, -ae: kleines Schiff; Dim. zu navis, -is f: Schiff.

nervus, -i m *(l)* = Nerv; früher für alles Weiße und Faserige: Sehne, Band, Flechse verwendet. – von neuron *(gr)*: Sehne, Band, Nerv.

nucha, -ae f *(l)* = Nacken. – von nugrah *(arab)*: Nacken, Nackengrube.

nuchalis, -e: Adj. zu nucha.

nucleus, -i m *(l)* = Nuß, kleiner Kern. – Dim. zu nux, nucis f: Nuß, Kern.

nutricius, -a, -um (l) = ernährend, aufziehend. – nutriri: säugen, nähren, aufziehen.

obliquus, -a, -um (l) = schräg, tief, seitwärts gerichtet. – ob-, op-: lat. Vorsilbe: entgegen, gegen, hin; limen, -inis n: Schwelle.

obturatorius, -a, -um (l) = dem Verstopfen dienend. – obturare: verstopfen.

obturatus, -a, -um: P.p.p. zu obturare.

occiput, -itis n *(l)* = Hinterhaupt. – von ob- *(l)*: entgegen, gegenüber u. caput, -itis n: Haupt, Kopf.

occipitalis, -e *(l)*: Adj. zu occiput; zum Hinterhaupt gehörend.

occipitofrontalis, -e *(l)*: vom Hinterhaupt zur Stirn verlaufend; siehe occiput u. frons.

oculus, -i m *(l)* = Auge. – wahrscheinlich Dim. zu ocus (idg), okje *(idg)* u. oktallos oder ophthalmos *(gr)*: Auge, Augenhöhle.

oesophagus, -i m *(l)* = Speiseröhre. – von oiso *(gr)*: Futur zu pherein: tragen, transportieren u. phagein *(gr)*: essen, verdauen; vgl. Phage.

oesophageus, -a, -um: Adj. zu oesophagus.

olecranon, -i n *(l)* = (Haken)fortsatz der Elle, Ellenbogen. – olékranon *(gr)*: Ellenbogenkopf; olenä / olän *(gr)*: Ellenbogen, Unterarm u. Kranon *(gr)*: Kopf; vgl. cranium.

omoclavicularis, -e (l) = von der Schulter zur Clavicula ziehend. – ómos *(gr)*: Schulter u. clavicula: Schlüsselbein.

omohyoideus, -a, -um (l) = von der Schulter zum Zungenbein ziehend; siehe ómos u. hyoideus.

opponens, -entis (l) = gegenüberstehend, gegenüberstellend. – P.p.a. von opponere: entgegenstellen, entgegensetzen; ob-, op-: entgegen, gegenüber; ponere: legen, setzen, stellen.

opticus, -a, -um (l) = das Sehen betreffend. – von op = opsis *(gr)*: Sehen.

orbicularis, -e (l) = kreisförmig. – orbiculus, -i m kleiner Kreis; Dim. zu orbis, -is m: Kreis.

orbita, -ae f *(l)* = Augenhöhle; eigentl. Kreisbahn, Wagengleis, Rad, Kreisfurche; später dann auf kreisrunde Gebilde angewandt und auf die ganze Augenhöhle übertragen.

orbitalis, -e: Adj. zu orbita.

os pneumaticum (l) lufthaltiger Knochen. – os, ossis *(l)*: Knochen u. pneuma *(gr)*: Luft, Hauch, Atem.

os pubis (l) = Schambein. – os, ossis: Knochen u. pubes: Scham.

os sacrum (l) = Kreuzbein. – os, ossis: Knochen u. sacer: heilig.

osteologia, -ae f *(l)* = Knochenlehre. – osteon *(gr)*: Knochen u. logos *(gr)*: das Wort, die Lehre.

ovalis, -e (l) = eiförmig, oval. – Adj. zu ovum, -i n: Ei u. óon *(gr)*: Ei.

palatum, -i n *(l)* = Gaumen. – Etym. unsicher, vielleicht pala *(idg)*: Wölbung.

palatinus, -a, -um: Adj. zu palatum.

palma, -ae f *(l)* = Handfläche. – von palamä *(gr)*: flache Hand, Hand.

palmaris, -e: Adj. zu palma; zur Handfläche gehörend.

papilla, -ae f *(l)* = warzenförmige Erhebung, Papille der (Haut, Niere und Zunge), urspr. nur: Brustwarze. – papula, -ae f: Blatter, Bläschen.

para- (gr): Vorsilbe = neben-, bei-. – von pará *(gr)*: neben, nebenher, daran, an . . . vorbei.

paranasalis, -e (l) = neben der Nasenhöhle. – para- *(gr)*: neben, vorbei, bei u. nares, -is: Nasenloch.

parenchyma, -atis n *(l)* = organspezifisches Gewebe. – parenchyma *(gr)*: das daneben Hineingegossene; spezifisches Gewebe von Niere, Leber, Milz u. Lunge; man glaubte: die Substanz würde dadurch gebildet, daß Blut aus den Gefäßen heraustrete und sich neben ihnen verfestige; parencheein *(gr)*: par-: daneben, u. en-: hinein, in u. cheein: gieβen.

paries, -etis m *(l)* = Wand. – Etym. unsicher.

parietalis, -e: Adj. zu paries; parietal, seitwärts; anat.: zum os parietale = Scheitelbein gehörend.

parotis, -idis f *(l)* = Anschwellung neben dem Ohr, Ohrspeicheldrüse. – parótis *(gr)*: par-: daneben, neben u. ous *(gr)*: Ohr; urspr.: Anschwellung neben dem Ohr (Mumps).

parotideus, -a, -um: Adj. zu parotis.

pars, partis f *(l)* = Teil, Anteil, Stück, Körperteil, Seite. – partiri: teilen.

parvus, -a, -um (l) = klein. – pauros *(gr)*: klein, gering, wenig.

patella, -ae f *(l)* = Schale, Opferschale; anat.: Kniescheibe. – Dim. zu patera, -ae f: flache Schale, von patere: offen stehen.

pecten, pectinis m *(l)* = Kamm, später Kamm = Grat. – pectare *(l)*; u. pekein *(gr)* = kämmen.

Pecten ossis pubis: Schambeinkamm.

pectinatus, -a, -um u. pectineus, -a, -um: Adj. zu pecten.

pectus, -oris n *(l)* = Brust, Herz, Sinn. – Etym. unsicher; paksa *(altind)*: Flügel, Achsel.

pectoralis, -e: Adj. zu pectus.

pedunculus, -i m u. pediculus, -i m *(l)* = Füßchen, Stiel. – Dim. zu pes, pedis m: Fuß; Etym. unsicher.

pelvis, is f *(l)* = Becken, Schüssel. – pellis *(gr)*: Schüssel, Bekken; pella *(gr)* u. palavi *(altind)*: Geschirr.

pelvinus, -a, -um: Adj. zu pelvis.

penis, -is m *(l)* = Schwanz, männliches Glied. – pés *(gr)*: männl. Glied.

per- (l): Vorsilbe = durch, hindurch, ganz, völlig.

peri- (gr): Vorsilbe = um herum, ringsum, ringsherum.

perforans, -tis (l) = durchbohrend. – P.p.a. von perforare: durchbohren; per-: durch, hindurch, völlig u. forare: bohren, graben.

perinéum, -i n *(l)* = Damm, Mittelfleisch, Gegend zwischen After und Scheide bzw. Hodensack. – Etym. unsicher; vielleicht perinéo *(gr)*: anhäufen, aufschichten.

periosteum, -i n *(l)* = Knochenhaut, Periost. – siehe peri- *(gr)* u. os, ossis.

peroneus, -a, -um u. peronaeus, -a, -um u. peronealis, -e *(l)* = zum Wadenbein gehörend, auf der Seite des Wadenbeins gelegen. – pero, -onis m *(l)*: Stiefel aus rohem Leder; peróne *(gr)*: Spange, Stachel.

perpendicularis, -e (l) = senkrecht, lotrecht. perpendiculum, -i n: Richtblei, Lot; perpendere: genau abwägen.

pes, pedis m *(l)* = Fuß, Bein. – von pous *(gr)*: Fuß, Bein.

petrosus, -a, -um (l) = felsig, steinig. – petra *(gr)*: Fels, Stein.

petrooccipitalis, -e *(l)*: vom Felsenbein zum Hinterhaupt ziehend; siehe petrosus u. occiput.

petrosquamosus, -a, -um *(l)* = vom Felsenbein zur Schuppe ziehend; siehe petrosus u. squamosus.

petrotympanicus, -a, -um *(l)* = vom Felsenbein zur Paukenhöhle ziehend; siehe petrosus u. tympanicus.

phalanx, -angis f *(l)* = Walze, Stamm, Ballen, Schlachtreihe; anat.: Phalangen, Glieder. – phalangs *(gr)*: 1. Rundholz, Balken; 2. Finger-, Zehenglied; 3. Schlachtreihe.

pharynx, -is m u. f. *(l)* = Rachen, Schlund. – pharynx *(gr)*: Rachen, Kehle, Schlund.

pharyngeus, -a, -um: Adj. zu pharynx.

pisiformis, -i (l) = erbsenförmig. – pisum, -i n *(l)*: Erbse; pison *(gr)*: Erbse u. forma, -ae f: die Form, Gestalt.

planta pedis (l) = Fußsohle. – planta, -ae f *(l)*: Fußfläche; pes, pedis m *(l)*: Fuß; plátos *(gr)*: Breite; platys *(gr)*: breit, weit.

plantaris, -e: Adj. zu planta.

planus, -a, -um (l) = flach, eben, plan. – planum, -i n: Fläche, Ebene; von placere *(l)*: ebnen, glätten u. planare *(l)*: plazieren, planieren.

platysma, -atis n *(l)* = Platte, ausgebreiteter Körper; anat.: großflächiger Hautmuskel am Hals; er zieht vom unteren Gesichtsteil bis auf den oberen Thorax. – platys *(gr)*: breit, weit.

pleura, -ae f *(l)* = Seite, Rippe; anat.: Rippenfell, Brustfell. – pleura *(gr)*: die Seite eines Gegenstandes, auch des menschl. Körpers; da die Rippen an der Seite des Thorax liegen, wurden sie Pleura genannt; die Membran, welche die Rippen an ihrer inneren Fläche überzieht, erhielt erst spät den Namen Pleura.

pollex, -icis m *(l)* = Daumen. – pollere *(l)*: vermögen, ausrichten, womit die überragende Funktionsbedeutung des Daumens gegenüber den anderen Fingern gekennzeichnet ist.

plica, -ae f *(l)* = Falte, alle Faltenbildungen. – plicare *(l)*: falten; pleko *(gr)*: flechten, schlingen od. ptüsso *(gr)*: falten.

poples, -itis m *(l)* = Kniekehle, Kniebeuge. – Etym. unsicher.

popliteus, -a, -um: Adj. zu poples.

porus, -i m *(l)* = Gang, Kanal, Röhre; anat.: Öffnung eines Ganges. – poros *(gr)*: Öffnung, Weg, Durchgang u. peirein *(gr)*: durchdringen.

posterior, -ius (l) = hinterer, späterer, folgender. – Komp. zu post: hinten, hernach.

posterolateralis, -e *(l)*: weiter hinten seitlich; siehe posterior u. latus.

prae- (l): Vorsilbe = vor, vorn, wegen, vor . . . her.

praepatellaris, -e *(l)*: vor der Kniescheibe gelegen; siehe prae- u. patella.

praetrachealis, -e *(l)*: vor der Luftröhre gelegen; prae-: vor, vorn u. trachea: Luftröhre.

pro- (l): Vorsilbe = vor, voran, für.

procerus, -a, -um (l) = hoch, schlank, gestreckt, lang. – pro- *(l)*: vor, hervor, für u. crescere *(l)*: wachsen, entstehen.

processus, -us m *(l)* = Fortschritt, Fortgang; anat.: Fortsatz. – procedere *(l)*: vorgehen, hervortreten, vorrücken; pro- *(l)*: vor, voran, für u. cedere *(l)*: weichen, gehen.

profundus, -a, -um (l) = tief, bodenlos. – Siehe pro- u. fundus *(l)*: in der Nähe des Bodens, in der Tiefe. – Gegensatz zu superficialis, -e: oberflächlich.

prominentia, -ae f *(l)* = Vorsprung, Erhebung, Prominenz. – prominere *(l)*: hervorspringen, hervorragen; pro-: vor, voran u. minere: ragen, drohen.

promontorium, -i n *(l)* = Vorgebirge, Vorwölbung. – von pro- u. mons, -tis m: Berg.

pronator, -oris m *(l)* = Neiger; anat.: Muskeln, die bei Drehung des Unterarms die Handfläche nach unten bzw. dorsal richten. – pronare *(l)*: vornüberneigen.

pronus, -a, -um u. pronatus, -a, -um: Adj. zu pronator; abschüssig, vornübergeneigt.

protuberantia, -ae f *(l)* = Arten von Hervorragungen u. Erhabenheiten, Protuberanz. – protuberare *(l)*: hervorragen; siehe pro- u. tuber.

psoas, psoae m *(l)* = Lende. – von psóa *(gr)*: Lende, Lendengegend, Lendenfleisch.

pterygoideus, -a, -um (l) = flügelförmig. – von pteryx *(gr)*: Flügel u. -eides *(gr)*: Gestalt, Form, ähnlich.

pterygomandibularis, -e *(l)* = vom Flügelfortsatz zum Oberkiefer ziehend; siehe pterygoideus u. mandibula.

pterygopalatinus, -a, -um *(l)*: vom Flügelfortsatz zum Gaumen ziehend; siehe pterygoideus u. palatinum.

pubes, -is f *(l)* = 1. Schamhaare; 2. Scham; 3. Mannbarkeit. – Etym. unsicher.

pudendus, -a, -um (l) = zur Scham gehörend, eigentl. dessen man sich schämen muß, schimpflich, schändlich, schmählich. – pudére *(l)*: sich schämen.

pulpa, -ae f *(l)* = Weichheit; anat.: weiche Substanz, Mark, Parenchym. – Etym. unsicher.

Pulpa dentis: Zahnmark, Markhöhle.

pyramis, -idis f *(l)* = Pyramide; anat.: pyramidenähnliches Gebilde. – pyramis *(arab)*: Pyramide.

pyramidalis, -e: Adj. zu pyramis.

quadratus, -a, -um (l) = viereckig. – quadrare: *(l)* rechteckig machen.

quadriceps, -cipitis (l) = vierköpfig. – siehe quadratus u. caput.

radius, -ii m *(l)* = Rad, Speiche des Rades, Halbmesser des Kreises, Sonnenstrahl, Unterarmknochen: Speiche. – Etym. unsicher.

radialis, -e: Adj. zu radius.

radiocarpeus, -a, -um *(l)*: von der Speiche zur Handwurzel ziehend; siehe radius u. carpeus.

radioulnaris, -e *(l)*: von der Speiche zur Elle verlaufend; siehe radius u. ulna.

radix, -icis f *(l)* = Wurzel. – radix *(gr)*: Zweig, Rute, Wurzel.

ramus, -i m *(l)* = Ast, Zweig. – Etym. unsicher.

raphe, -es f *(l)* = Naht, Hautnaht. – raphe *(gr)*: Naht, Kleidernaht; rapto *(gr)*: zusammennähen – vgl. Sutura, -ae f *(l)*: Wundnaht, Naht der Hirnschale.

rectus, -a, -um (l) = gerade, sicher, geradeaus. – regere *(l)*: richten, lenken.

recessus, -us m *(l)* = Zurückgehen, Einbiegung, Vertiefung, Winkel, Nische. – recedere *(l)*: zurückweichen; re-: zurück u. cedere: weichen, gehen.

rectum, -i n *(l)* = Enddarm, Mastdarm. – von rectus: gerade; die Bezeichnung rectum geht auf die Tieranatomie zurück und wurde auf die Verhältnisse beim Menschen übertragen.

regio, -onis f *(l)* = Gegend, Lage, Richtung. – regere *(l)*: lenken, richten, regieren; orégo *(gr)*: recken, sich recken.

retinaculum, -i n *(l)* = Halter, Klammer, Seil, das zum Halten dienende Band; anat.: 1. Werkzeug zum Aufheben und Festhalten von Weichteilen; 2. fibröse Gebilde, welche andere festhalten, damit sie nicht aus der Lage abweichen. – retinere *(l)*: zurückhalten, festhalten.

retromolaris, -e (l) = hinter dem Molaren gelegen. – retro- *(l)*: zurück, rückwärts, hinten u. molaris, -is m *(l)*: Mühlstein; anat.: Backenzahn.

rhomboideus, -a, -um (l) = rautenähnlich. – rhombos *(gr)*: die Raute, urspr.: jeder kreisförmige Körper, Kreisel, später als math. Ausdruck.

risorius, -a, -um (l) = zum Lachen dienend. – ridere *(l)*: lachen, grinsen; risor, -oris m *(l)*: Lacher, Spötter.

rostrum, -i n *(l)* = Schnabel, Rüssel. – rodere *(l)*: nagen, verzehren.

rostral: zum vorderen Körperende hin gelegen.

rotator, -oris m *(l)* = der (Herum)dreher; vgl. Rotation. – rotare *(l)*: herumdrehen, rotieren; rota, -ae f: das Rad, Wagenrad.

rotundus, -a, -um (l) = rund, kugelrund. – rota, -ae f *(l)*: das Rad; siehe rotator.

sacer, sacra, sacrum (l) = heilig. – sacrum, -i n: Heiligtum, in os sacrum: das Kreuzbein; Etym. unsicher; ieron osteon *(gr)*: der gewaltige große Knochen, aber als heilig übersetzt; die alte deutsche Bezeichnung von Kreuz ist Erhabenheit; diese sah man am Ende des Pferderückens zwischen den beiden Hüften; os sacrum hat mit dem Symbol des Christentums nichts zu tun.

sacrococcygeus, -a, -um *(l)*: vom Kreuz- zum Steißbein ziehend; siehe sacer u. coccygeus.

sacroiliacus, -a, -um *(l)*: vom Kreuz- zum Darmbein verlaufend; siehe sacer u. ilium.

sagitta, -ae f *(l)* = Pfeil. – Etym. unsicher – anat.: Bezeichnung für den Stamm von ventral nach dorsal: Pfeilrichtung; Mediansagittalebene: Ebene, durch die der Körper in zwei spiegelbildlich gleiche Teile zerlegt wird.

sagittalis, -e: Adj. zu sagitta.

saphenus, -a, -um (l) = verborgen. – al safin *(arab)*: verborgen, der Verbergende; nicht von griech. saphes = deutlich, sichtbar.

Vena saphena: so wurde die an der medialen Seite des Beins liegende Vene genannt, da sie im Gegensatz zu anderen Hautvenen normalerweise nicht durch die Haut schimmert.

sartorius, -a, -um (l) = zum Schneidern dienlich. – sartor, -oris m: Schneider; sarcire: ausbessern.

scalenus, -a, -um (l) = schief, ungleichseitig, dreieckig. – skalenas *(gr)*: ungerade, schief; alle Mm. scaleni zusammen bilden eine dreieckige Fleischmasse mit ungleichen Seitenrändern.

scaphoideus, -a, -um (l) = kahnförmig. – skaphe *(gr)*: ausgehöhltes, muldenartiges Gefäß, Wanne, Boot; skapto *(gr)*: graben.

scapula, -ae f *(l)* = Schulterblatt, Schulter, Rücken. – slapetos, kápetos *(gr)*: Grube, Graben.

scapularis, -e: Adj. zu scapula.

sella, -ae f *(l)* = Sattel, Stuhl, Sessel. – sedere *(l)*: sitzen, setzen; von hella *(gr)*: Sitz.

semi- (l): Vorsilbe = halb, die Hälfte. – von hemi- *(gr)*: halb.

semicanalis, -e *(l)* = Halbkanal, Rinne; siehe semi- u. canalis.

semicircularis, -e *(l)*: halbkreisförmig; siehe semi- u. circus.

semimembranosus, -a, -um *(l)*: halbhäutig; der M. semimembranosus ist zur Hälfte aponeurotisch; siehe semi- u. membrana.

semispinalis, -e *(l)*: zur Hälfte zum Dorn(fortsatz der Wirbel) gehörend; Bezeichnung für Muskeln, die von den Querfortsätzen der Wirbel zu Dornfortsätzen anderer Wirbel ziehen; siehe semi- u. spina.

semitendinosus, -a, -um *(l)*: halbsehnig; siehe semi- u. tendo.

septum, -i n *(l)* = Scheidewand, eigentl. Verzäunung, Einfriedigung. – saepire *(l)*: umzäunen, umhegen.

serratus, -a, -um (l) = gezähnt, gesägt. – P.p.p. von serrare *(l)*: sägen; serra, -ae f: die Säge.

sesamoideus, -a, -um (l) = sesamkornähnlich. – sesamon *(gr)*: Schotenfrucht; die Sesampflanzen stammen aus Ägypten und Arabien.

sigmoideus, -a, -um (l) = sigmaähnlich. – sigma *(gr)*: halbmondförmiges Gebilde, also ist bei ihm nicht an die spätere Form des Sigma, sondern an das ältere C zu denken.

sinister, -tra, -trum (l) = links, ungünstig. – Etym. unsicher.

sinus, -us m *(l)* = Busen, Vertiefung, Bucht, Biegung, Krümmung; anat.: geschlossene Kanäle, Blutleiter der harten Hirnhaut, weite Teile dünnwandiger Venen und Lymphgefäße, lufthaltige Räume im Knochen. – sinuáre *(l)*: krümmen, bogenförmig machen.

soleus, -a, -um (l) = seezungenähnlich, schollenähnlich. – solea, -ae f *(l)*: Seezungen, Scholle; urspr.: Sandale, Sohle.

spatium, -ii n *(l)* = Zwischenraum, Raum, Bahn, Rennbahn. – spádion *(gr)*: Rennbahn.

sphenoidalis, -e (l) = keilförmig. – sphen *(gr)*: Keil.

sphenopalatinus, -a, -um *(l)*: vom Keilbein zum Gaumenbein ziehend; siehe sphenoidalis u. palatinum.

sphenopetrosus, -a, -um *(l)*: vom Keil- zum Felsenbein ziehend; siehe sphenoidalis u. petrosus.

sphincter, -eris m *(l)* = der Schnürer, der Schnürmuskel. – sphingein *(gr)*: zusammenschnüren, würgen, zusammenziehen; sphinx: zusammenschnürende Todesdämonin.

spina, -ae f *(l)* = Dorn, Rückgrat, Wirbelsäule. – Etym. unsicher.

spinalis, -e u. spinosus, -a, -um: Adj. zu spina.

spinocostalis, -e *(l)*: vom Rückgrat zur Rippe verlaufend; siehe spina u. costa.

splenius, -ia, -ium (l) = pflasterförmig, bauschig.

splenium, -ii n *(l)* = Wulst, Bausch, Schönpflästerchen. – splenion *(gr)*: Wundverband, Pflasterstreifen, Kompresse.

spongiosus, -a, -um (l) = schwammig, porös. – spongia *(gr)*: Schwamm.

squama, -ae f *(l)* = Schuppe (des Fisches, der Schlange). – squaleo *(l)*: schuppig, rauh sein.

squamosus, -a, -um: Adj. zu squama.

stapes, -edis m *(l)* = der kleinste und dritte der drei Gehörknöchelchen; Steigbügel. – Unsicher, ob von stare *(l)*: stehen u. pes, -dis m *(l)*: der Fuß oder von la staffa *(ital)*: Stab.

stapedius, -a, -um *(l)*: Adj. zu stapes.

sternum, -i n *(l)* = Brustbein. – sterno *(l)*: ausbreiten, glätten; sternon *(gr)*: Brust, Brustbein; wörtl.: das Ausgebreitete.

sternalis, -e: Adj. zu sternum.

sternoclavicularis, -e *(l)*: vom Brust- zum Schlüsselbein verlaufend; siehe sternum u. clavicula.

sternocleidomastoideus, -a, -um *(l)*: Brustbein und Schlüsselbein mit dem Warzenfortsatz verbindend.

sternocostalis, -e *(l)*: vom Brustbein zur Rippe verlaufend; siehe sternum u. costa.

sternohyoideus, -a, -um *(l)*: vom Brust- zum Zungenbein verlaufend; siehe sternum u. hyoideus.

sternothyroideus, -a, -um *(l)*: vom Brustbein zur Schilddrüse ziehend; siehe sternum u. thyroidea.

stratum, -i n *(l)* = Zone, Decke, Ausgebreitetes, Schicht. – sternere *(l)* u. stornymi *(gr)*: ausbreiten, bedecken.

styloideus, -a, -um (l) = griffelförmig. – stylos *(gr)*: Griffel, Stiel.

styloglossus, -a, -um *(l)*: vom Griffelfortsatz zur Zunge verlaufend; siehe styloideus u. glossa.

stylohyoideus, -a, -um *(l)*: vom Griffelfortsatz zum Zungenbein verlaufend; siehe styloideus u. hyoideus.

stylomastoideus, -a, -um *(l)*: vom Griffel- zum Warzenfortsatz verlaufend; siehe styloideus u. mastoideus.

stylopharyngeus, -a, -um *(l)*: vom Griffelfortsatz zum Rachen verlaufend; siehe styloideus u. pharynx.

sub- (l) = hypo- *(gr)*: Vorsilben = unter, von unten, unterhalb.

subacromialis, -e *(l)*: unterhalb der Schulterhöhe befindlich; siehe sub- u. acromion.

subarcuatus, -a, -um *(l)*: unter einem Bogengang liegend, unter einem bogenförmig gekrümmten Gegenstand liegend; siehe sub- u. arcus.

subclavius, -a, -um *(l)*: unterhalb des Schlüsselbeins; siehe sub- u. clavicula.

subcoracoideus, -a, -um *(l)*: unterhalb des Rabenschnabelfortsatzes; siehe sub- u. coracoideus.

subcostalis, -e *(l)*: unterhalb der Rippe; siehe sub- u. costa.

subcutaneus, -a, -um *(l)*: unter der Haut liegend; siehe sub- u. cutaneus bzw. cutis.

subdeltoideus, -a, -um *(l)*: unterhalb des delta-förmigen Gebildes; siehe sub- u. deltoideus.

sublingualis, -e *(l)*: unterhalb der Zunge; siehe sub- u. lingua, -ae f: die Zunge.

submandibularis, -e *(l)*: unterhalb des Unterkiefers; siehe sub- u. mandibula.

subpubicus, -a, -um *(l)*: unterhalb des Schambeins; siehe sub- u. pubes.

subscapularis, -e *(l)*: unterhalb des Schulterblattes; siehe sub- u. scapula.

subtalaris, -e *(l)*: unterhalb des Sprungbeins gelegen; siehe sub- u. talaris bzw. talus.

subtendineus, -a, -um *(l)*: unterhalb der Sehne gelegen; siehe sub- u. tendo.

substantia, -ae f *(l)* = Substanz, allgemeiner Stoff, abstraktes Wesen, Beschaffenheit. – substare *(l)*: darunter sein, existieren, stand halten.

sulcus, -i m *(l)* = Furche, Einschnitt. – hólcos *(gr)*: Zug, Zügel, gezogene Furche; hello *(gr)*: ziehen.

super- (l): Vorsilbe = obendrauf, darüber, nach oben, über, oberhalb. – von hyper- *(gr)*: Vorsilbe = über, darüber, oberhalb u. ubar *(ahd.)*: darüber, oberhalb.

supercilium, -ii n *(l)* = Augenbraue, das über dem Augenlid Befindliche. – super- *(l)*: oberhalb, darüber; cilium, -ii n *(l)*: Wimper, Augenlid.

superciliaris, -e: Adj. zu supercilium.

superficialis, -e (l) = an der Oberfläche liegend, oberflächlich. – super-: *(l)* über, oberhalb; facies, -ei f *(l)*: äußere Gestalt. – Gegensatz zu profundus.

superior, -ius (l) = oberer, höherer, weiter oben gelegen. – Komp. zu supra-: oben, oberhalb.

supinator, -oris m *(l)* = Aufwärtsdreher. – supinare *(l)*: rücklings beugen, nach oben drehen; durch Drehung des Unter-

arms wird die Handfläche nach oben bzw. vorne gerichtet; hyptios *(gr)*: zurückgelehnt, rücklings. – Gegensatz: pronator.

supra- (l): Vorsilbe: oberhalb, über, darüber.

suprameátus, -a, -um *(l)*: oberhalb des Ganges gelegen; supra- *(l)*: oberhalb u. meatus, -us m *(l)*: Gang, Weg; von meare *(l)*: gehen, wandern.

supraorbitalis, -e *(l)*: oberhalb der Augenhöhle liegend; siehe supra- u. orbita.

suprapatellaris, -e *(l)*: oberhalb der Kniescheibe gelegen; siehe supra- u. patella.

suprapiriformis, -e *(l)*: oberhalb des birnenförmigen Gegenstandes gelegen; siehe supra- u. piriformis.

supraspinatus, -a, -um *(l)*: oberhalb des Grates des Schulterblattes liegend; siehe supra- u. spina. – Gegensatz zu infraspinatus.

sustentaculum, -i n *(l)* = Stütze, Hilfe, Unterstützung. – sustentare *(l)*: unterstützen, aufrechthalten, stützen, helfen.

sutura, -ae f *(l)* = Naht, chirurg. Naht, Nahtverbindung zweier Schädelknochen, Wundnaht. – Etym. unsicher; kassyo *(gr)*: nähen, flicken. – vgl. raphe.

symphysis, -eos u. *-is* f *(l)* = Knochenverbindung durch Faserknorpel, vgl. Junctura cartilaginea – symphýein *(gr)*: zusammenwachsen, vereinigen.

symphysialis, -e: Adj. zu symphysis.

synarthrosis, -eos u. *-is* f *(l)* = unbewegliche Knochenverbindung; Knochenfuge, die ununterbrochene Verbindung zweier Knochen ohne Gelenkhöhle (Gegensatz: Diarthrose); 1. Synchondrosen (Knorpel); 2. Syndesmosen (Bindegewebe); 3. Synostosen (Knochen). – syn- *(gr)*: zusammen u. arthron *(gr)*: Gelenk.

synchondrosis, -eos u. *-is (l)* = knorpelige Knochenverbindung. – syn- *(gr)*: zusammen u. chondros *(gr)*: der Knorpel. – vgl. Junctura cartilaginea.

syndesmosis, -eos u. *-is (l)* = Knochenverbindung durch Bindegewebe. – syn- *(gr)*: zusammen u. desmos *(gr)*: Band, Verbindung. – vgl. Junctura fibrosa.

synostosis, -eos u. *-is (l)* = knöcherne Verbindung zweier Knochen. – syn- *(gr)*: zusammen u. osteon *(gr)*: Knochen. – Bsp.: Synostose zwischen Os lunatum u. Os triquetrum, prämature oder senile Synostose der Schädelnähte oder das Kreuzbein.

synovia, -ae f *(l)* = Gelenkschmiere, willkürlich von Paracelsus geprägtes Wort; urspr.: als Ernährungssaft der Organe.

synovialis, -e: Adj. zu synovia.

talus, -i m *(l)* = Sprungbein; urspr.: der Würfel; zum Würfeln benutzte man die Sprungbeine verschiedener Tiere; dieser Name wurde dann auf das Sprungbein des Menschen übertragen. – Etym. unsicher.

talaris, -e: Adj. zu talus.

talocalcaneonavicularis, -e *(l)*: vom Sprung- und Fersenbein zum Kahnbein verlaufend; siehe talus u. calcaneus u. navicularis.

talocruralis, -e *(l)*: vom Sprungbein zum Unterschenkel ziehend; siehe talus u. crus.

talonavicularis, -e *(l)*: vom Sprung- zum Kahnbein verlaufend; siehe talus u. navicularis.

tarsus, -i m *(l)* = 1. Fußwurzel; 2. Lidplatte (bindegewebige Platte des Augenlids). – tarsos *(gr)*: Flach ausgebreiteter Gegenstand; am Fuß verstand man darunter den ganzen zwischen den Knöcheln und Zehen liegenden Teil; erst später wurden Mittelfuß und Fußwurzel scharf unterschieden.

tarsometatarseus, -a, -um *(l)*: von der Fußwurzel zum Mittelfuß verlaufend; siehe tarsus und metatarsus.

tegmen, -inis n u. *tegmentum, -i* n = Decke, Haube, Dach. – tegere *(l)*: bedecken u. stego *(gr)*: decken, bedecken, verbergen.

tegmentalis, -e: Adj. zu tegmentum.

tempus, -oris n *(l)* = Schläfe, Zeit; am ersten Grau der Schläfenhaare wird die Zeit des Alterns sichtbar.

temporalis, -e *(l)*: zur Schläfe gehörig.

temporomandibularis, -e *(l)*: vom Schläfenbein zum Unterkiefer verlaufend; siehe tempus u. mandibula.

temporoparietalis, -e *(l)*: vom Schläfen- zum Scheitelbein verlaufend; siehe tempus u. paries.

tendo, -inis m *(l)* = Sehne. – tendere *(l)* u. teinein *(gr)*: ziehen, spannen, strecken.

tendineus, -a, -um: Adj. zu tendo.

tensor, -oris m *(l)* = Spanner, Strecker. – tendere *(l)* u. teinein *(gr)*: strecken, ziehen, spannen.

teres, -etis (l) = rund, gedreht, länglich rund. – terere *(l)*: reiben, zerreiben; teiro u. tribo *(gr)*: reiben, zerreiben.

thenar, -aris n *(l)* = Daumenballen. – thenar *(gr)*: Handfläche, flache Hand, auch Vertiefung; theino *(gr)*: schlagen.

terminalis, -e (l) = zur Grenze gehörig, die Grenze bzw. das Ende bezeichnend; vgl. Termin. – terminalia: das zu Ehren des Gottes der Grenzen gefeierte Fest (23. Feb.); terminare *(l)*: begrenzen, abgrenzen, bestimmen.

thorax, -acis m *(l)* = Brustkorb. – thorax *(gr)*: Brustharnisch, Rüstung, welche Brust und Bauch bedeckt.

thoracicus, -a, -um: Adj. zu thorax.

thoracolumbalis, -e *(l)*: vom Brustkorb zur Lende ziehend; siehe thorax u. lumbalis.

thyroideus, -a, -um (l) = schildförmig. – thyreoides *(gr)*: schildähnlich; thyreos *(gr)*: der lange, viereckige türähnliche Schild.

tibia, -ae f *(l)* = Pfeife, Flöte; anat.: Schienbein. – aus den Schienbeinen von Tieren stellten sich die Römer Pfeifen her.

tibialis, -e: Adj. zu tibia.

tibiocalcanearis, -e *(l)*: vom Schienen- zum Fersenbein verlaufend; siehe tibia u. calcaneus.

tibiofibularis, -e *(l)*: vom Schienen- zum Wadenbein verlaufend; siehe tibia u. fibula.

tibionavicularis, -e *(l)*: vom Schienen- zum Kahnbein verlaufend; siehe tibia u. navicularis.

tibiotalaris, -e *(l)*: vom Schienenbein zur Fußwurzel verlaufend; siehe tibia u. talus.

torus, -i m *(l)* = Wulst, Polster; ein Teilstrick, aus deren mehreren das Tau zusammengedreht wird. – Etym. unsicher.

tractus, -us m *(l)* = Verlauf, Strang, Bahn; vgl. Traktor. – trahere *(l)*: ziehen, schleifen, schleppen.

tragus, -i m *(l)* = Erhabenheit; anat.: Wulst, flächiger Vorsprung vor der äußeren Öffnung des Gehörganges; bei den Römern: Dornstrauch, Weizengrütze. tragicus, -a, -um: Adj. zu tragus.

transversus, -a, -um (l) = querverlaufend, querliegend. – transvertere *(l)*: wenden, sich wenden, hinwenden, von einem zum anderen wenden, hinüberwenden.

trapezius, -a, -um (l) = trapezförmig, tischförmig. – trapeza *(gr)*: Tisch, Speise, die Tafel.

triangularis, -e (l) = dreieckig. – tres, tri- *(l)*: drei u. angulus, -i m: Winkel, Ecke.

triceps, -itis (l) = dreiköpfig. – tres, tri- *(l)*: drei u. caput, -itis n: der Kopf.

trigonum, -i n *(l)* = Dreieck. – tres, tri- *(l)*: drei u. gonia *(gr)*: Winkel, Ecke.

triquetrus, -a, -um (l) = dreieckig. – tri *(l)*: drei u. quatrus bzw. quadrus *(l)*: eckig, eigentl.: viereckig.

trochanter, -eris m *(l)* = Rollhügel. – von trochos *(gr)*: Rad, Rollhügel, Lauf; trochazo *(gr)*: laufen, rennen, sich im Kreise drehen.

trochantericus, -a, -um: Adj. zu trochanter.

trochlea, -ae f *(l)* = Rolle, Winde. – von trochlia bzw. trochalia *(gr)*: Rolle, Walze, Winde.

trochlearis, -e: Adj. zu trochlea.

tuba, -ae f *(l)* = Trompete, Tuba (bei den Römern war die Tuba ein gerades Instrument). – tubus, -i m: die Röhre;

Tuba auditiva: Ohrtrompete; siehe tuba: Trompete u. audire *(l)*: hören.

tubarius, -a, -um: Adj. zu tuba.

tuber, -eris n *(l)* = Höcker, Knorren, Beule. – tumére *(l)*: anschwellen.

tuberculum, -i n: Dim. zu tuber.

tuberositas, -atis f *(l)*: Vorsprung, Rauhigkeit am Knochen; siehe tuber.

tunica, -ae f *(l)* = Hemd, Unterkleid, Tunica, Haut, Hülle; anat.: Gewebsschicht. – Etym. unsicher.

turcicus, -a, -um (l) = türkisch. –
Sella turcica: Türkensattel (neulatein).

tympanum, -i n *(l)* = Trommel, Handpauke. – tympanon *(gr)*: Handpauke, Tamburin.
Cavum tympani: Paukenhöhle.

tympanicus, -a, -um: Adj. zu tympanum.

tympanomastoideus, -a, -um *(l)*: von der Paukenhöhle zum Warzenfortsatz ziehend; siehe tympanum u. mastoideus.

ulna, -ae f *(l)* = Elle, einer der Unterarmknochen. – oléne *(gr)*: ganzer Arm, Elle als Maß, Unterarm.

umbilicus, -i m *(l)* = Nabel, Mittelpunkt. – omphalos *(gr)*: Nabel, nabelähnliche Erhöhung, Mittelpunkt.

umbilicalis, -e: Adj. zu umbilicus.

uncus, -i m *(l)* = Haken, Klammer. – onkos *(gr)*: Haken, Widerhaken.

uncinatus, -a, -um: Adj. zu uncus.

unguis, -is m *(l)* = Nagel, Kralle. – onyx *(gr)*: Kralle, Klaue, Fingernagel.

unguicularis, -e: Adj. zu unguis.

urogenitalis, -e (l) = die Harn- und Geschlechtsorgane betreffend. – uron *(gr)*: Harn, Urin u. genitalis *(l)*: die Geschlechtsorgane betreffend; von genere u. gignere *(l)*: zeugen, erzeugen.

vagina, -ae f *(l)* = Scheide des Schwertes, Hülle; anat.: die weibl. Scheide. – Etym. unsicher.

vaginalis, -e: Adj. zu vagina.

vastus, -a, -um (l) = groß, weit, gewaltig, plump. – vastare *(l)*: verwüsten.

velum, -i n *(l)* = Segel, Tuch, Hülle. – velare *(l)*: verbergen, verhüllen.

vena, -ae f *(l)* = Blutader, Vene; Blutgefäß, das Blut zum Herzen hinführt. – Etym. unsicher.

venter, -tris m *(l)* = Bauch, Magen, Leib, Wanst. – Etym. unsicher.

vertebra, -ae f *(l)* = Wirbel; urspr.: Gelenk. – vertere *(l)*: drehen, wirbeln, sich im Kreise drehen.

vertebralis, -e: Adj. zu vertebra.

vestibulum, -i n *(l)* = Vorhof, Vorplatz, Vorraum, Eingang. – Vielleicht (als Kleiderablage) verwandt mit vestis, -is f *(l)*: das Kleid; Vesta: Göttin der häuslichen Herdes.

vinculum, -i n *(l)* = Band, Fessel. – vincire *(l)*: binden, fesseln.

vomer, -eris n *(l)* = Pflugscharbein. – vomere *(l)*: erbrechen (das alte röm. Pflugeisen warf die aufgewühlte Erde zu seinen beiden Seiten aus).

xiphoideus, -a, -um (l) = schwertförmig. – xiphos *(gr)*: Schwert u. -eides: -ähnlich, -förmig, Gestalt, Form.

zona, -ae f *(l)* = Gürtel, Zone. – zóne *(gr)*: Gürtel, der das Untergewand am Leibe festhält, Zone.

zygomaticus, -a, -um (l) = zum Jochbogen gehörig. – zygon *(gr)*: Joch, Jochbein.

zygomaticoorbitalis, -e *(l)*: vom Jochbein zur Augenhöhle verlaufend; siehe zygomaticus u. orbita.

zygomaticotemporalis, -e *(l)*: vom Joch- zum Schläfenbein verlaufend; siehe zygomaticus u. temporalis.

zygomaticofacialis, -e *(l)*: vom Jochbein zum Gesicht verlaufend; siehe zygomaticus u. facies.

Sachverzeichnis